4th
EDITION

原书第4版

Principles of
Neurological Surgery
神经外科学

原著 [美] Richard G. Ellenbogen

[美] Laligam N. Sekhar

[美] Neil D. Kitchen

合著 [美] Harley Brito da Silva

主译 詹仁雅

中国科学技术出版社
·北京·

图书在版编目（CIP）数据

神经外科学 : 原书第 4 版 / （美）理查德 ·G. 埃伦伯根 (Richard G. Ellenbogen) 等原著 ; 詹仁雅主译 .
北京 : 中国科学技术出版社 , 2025. 1. -- ISBN 978-7-5236-1080-0

Ⅰ. R651

中国国家版本馆 CIP 数据核字第 20242BG366 号

著作权合同登记号 : 01-2024-0620

策划编辑	郭仕薪	孙 超
责任编辑	陈 雪	
装帧设计	佳木水轩	
责任印制	徐 飞	

出 版	中国科学技术出版社
发 行	中国科学技术出版社有限公司
地 址	北京市海淀区中关村南大街 16 号
邮 编	100081
发行电话	010-62173865
传 真	010-62179148
网 址	http://www.cspbooks.com.cn

开 本	889mm×1194mm 1/16
字 数	1461 千字
印 张	54.5
版 次	2025 年 1 月第 1 版
印 次	2025 年 1 月第 1 次印刷
印 刷	北京盛通印刷股份有限公司
书 号	ISBN 978-7-5236-1080-0/R · 3356
定 价	528.00 元

Elsevier (Singapore) Pte Ltd.

3 Killiney Road, #08–01 Winsland House Ⅰ, Singapore 239519

Tel: (65) 6349–0200; Fax: (65) 6733–1817

This translation of *Principles of Neurological Surgery, 4E* by Richard G. Ellenbogen, Laligam N. Sekhar, Neil D. Kitchen was undertaken by China Science and Technology Press and is published by arrangement with Elsevier (Singapore) Pte Ltd.

Principles of Neurological Surgery, 4E by Richard G. Ellenbogen, Laligam N. Sekhar, Neil D. Kitchen 中国科学技术出版社进行翻译，并根据中国科学技术出版社与爱思唯尔（新加坡）私人有限公司的协议约定出版。

《神经外科学（原书第 4 版）》（詹仁雅，译）

ISBN: 978–7–5236–1080–0

译者名单

主　译　詹仁雅

副主译　王　峰　叶　科　朱　昱

译　者[1]（以姓氏笔画为序）

卜崚浩	马跃辉	王　峰	王　浩	王萧逸	方泽斌
叶　科	叶红星	兰　平	朱　昱	刘文超	孙天孚
严　敏	李　谷	李永达	李宏宇	李奇峰	杨骥骐
肖　峰	吴　凡	吴　晔	谷　军	沈　杰	沈　建
沈圆圆	张　超	张路远	陈　群	陈满涛	范卫健
范左栩	金　晶	金林春	周丽慧	周衡俊	郑秀珏
郑杰胜	胡　炽	禹少臣	俞建波	姜　浩	姚　瑶
徐庆生	翁宇翔	黄　欣	黄红光	黄凯源	曹　飞
龚江标	童　鹰	童鹿青	温　良	詹天翔	詹仁雅
潘剑威	潘新发	潘德生			

---

[1] 注：译者沈杰来自浙江省肿瘤医院，其余译者均来自浙江大学医学院附属第一医院。

主译简介

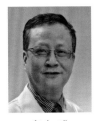

詹仁雅

医学博士，浙江大学教授，主任医师，博士研究生导师。国家临床重点专科、浙江大学医学院附属第一医院神经外科主任。

1983 年毕业于原浙江医科大学，毕业后留校，分配至原浙江大学医学院附属第二医院神经外科工作。1991 年获硕士学位，2001 年获德国医学博士学位。1996 年 1 月，浙江大学医学院附属第一医院引进人才筹建神经外科，詹仁雅教授担任科主任。科室成立之初额定床位 10 张，发展至今已成为拥有五个临床病区，核定床位 219 张，年门诊量超 42 000 人次，年手术量达 7600 余例的国家临床重点专科。同时，科室亦是国家首批神经外科住院医师规范化培训和专科医师规范化培训基地及浙江大学硕士、博士学位授予点。

中华医学会神经外科学分会第五届、六届全国委员，中国医师协会神经外科医师分会第一至七届全国委员，中国医疗保健国际交流促进会神经外科分会全国常务委员，中国研究型医院学会精准神经外科专业委员会常务委员，中国医药教育协会神经肿瘤专业委员会常务委员，浙江省神经科学学会副理事长兼神经外科医师分会主任委员，浙江省医学会神经外科学分会主任委员，浙江省抗癌协会神经肿瘤专业委员会主任委员，浙江省医师协会神经外科医师分会副会长。《中华神经外科杂志》《中华神经外科疾病研究杂志》《国际神经病学神经外科学杂志》《中国临床神经外科杂志》《浙江创伤外科》等期刊编委。从事神经外科专业临床及教学科研工作 40 余年，擅长脑血管病、脑肿瘤等的诊断和治疗，2012 年"中国名医百强榜"上榜名医，2014 年荣获王忠诚中国神经外科医师学术成就奖。主持多项国家自然科学基金、浙江省重点研发计划项目。荣获 2014 年度王忠诚中国神经外科医师学术成就奖。培养了硕士研究生 60 名，博士研究生 30 名，博士后 7 名，留学生 2 名。主译《神经外科手术技术图谱》，全国高等学校医学规范教材《外科学》神经外科分编负责人，全科医学岗位培训教材《伤病的社区康复》《颅脑创伤临床救治指南》编委。以第一作者和通讯作者身份在 Neurology、Critical Care、Journal of Neurosurgery、Biomaterials 及《中华神经外科杂志》等中外权威学术期刊发表论文 200 余篇。

内容提要

本书引进自 Elsevier 出版集团，是一部全面概述神经外科疾病的历史和现状、基本原理、常用技术的实用指南。全书共九篇 63 章，不仅对神经外科传统理论进行了全面的概述，还对最新学说、诊疗原则、转化医学研究进展，以及其他相关学科的知识进行了总结，并在每章开篇对各个疾病类型的临床要点做了精辟归纳。全书配有大量表格、模式流程图、医学解剖绘图、影像图、手术照片，对神经外科疾病的诊疗知识和要点进行了翔实的注释和说明，是一部集科学性、严谨性、可读性、实用性、先进性与指导性为一体的高水平专著，适合各级神经外科医师、医学生阅读参考。

原书编著者

原著

Richard G. Ellenbogen, MD, FACS
Professor and Chairman
Theodore S. Roberts Endowed Chair
Department of Neurological Surgery
University of Washington
Seattle, Washington

Laligam N. Sekhar, MD, FACS, FAANS
Professor and Vice Chairman

Neurological Surgery
Harborview Medical Center
University of Washington
Seattle, Washington

Neil D. Kitchen, MD, FRCS (SN)
Consultant Neurosurgeon
National Hospital for Neurology and Neurosurgery
Queen Square
London, United Kingdom

合著

Harley Brito da Silva, MD
Department of Neurological Surgery
Harborview Medical Center
University of Washington
Seattle, Washington

编者

Isaac Josh Abecassis, MD
Department of Neurological Surgery
University of Washington
Seaucle, Washington
Chapter 42, Pineal Region Tumors

Vijay Agarwal, MD
Fellow in Neurosurgery
Emory University School of Medicine
Atlanta, Georgia
*Chapter 45, Endoscopic Approaches to
 Ventricular Tumors and Colloid Cysts*

Pankaj K. Agarwalla, MD
Department of Neurosurgery
Massachusetts General Hospital
Boston, Massachusetts
*Chapter 50, Application of Cumnt Radiation
 Delivery Systems and Radiobiology*

Christopher S. Ahuja, MD
Associate Professor of Neurosurgery
University of Toronto
Toronto, Ontario, Canada
Chapter 33, Spinal Cord Injury

**Andrew Folusho Alalade, MBBS, MRCS,
 FRCS(SN), FEBNS**
Post-CCf Skull Base Fellow
Victor Horsley Department of Neurosurgery
The National Hospital for Neurology and
 Neurosurgery
London, United Kingdom
*Chapter 41, Convexity and Parasagittal Versus
 Skull Base Meningiomas*

Saira Alii, MBBS, BSc (Hons)
Neurosurgery
Leeds General Infirmary
Leeds, Great Britain
*Chapter 11, Posterior Fossa and Brainrtem
 Tumors in Children*

Kristian Aquilina, MD, FRCS
Consultant Paediatric Neurosurgeon
Great Ormond Street Hospital;
Honorary Senior Lecturer
Devdopmental Neurosciences Programme
UCL Institute of Child Health
London, United Kingdom

Chapter 12, Craniopharyngiomas

Rocco A. Armonda, MD
Associate Professor and Director
Department of Neurosurgery
Uniformed Services University of the Health
 Sciences
Bethesda, Maryland;
Director, Neuroendovascular Surgery
MedStar Washington Hospital Center and
 Georgetown University Hospital
Washington, D.C.
Chapter 27, Penetrating Brain Injury

Lissa Baird, MD
Head of Pediatric Neurosurgery
Oregon Health and Science University
Portland, Oregon
Chapter 14, Nontraumatic Stroke in Children

James W. Bales, MD, PhD
Department of Neurological Surgery
University of Washington
Seattle, Washington
Chapter 25, Closed Head Injury

Nicholas C. Bambakidis, MD
Professor of Neurosurgery
Case Western Reserve University School of
   Medicine
Director and Vice President of the
   Neurological Institute
University Hospitals Cleveland Medical Center
Cleveland, Ohio
*Chapter 22, Spontaneous Intracerebral
   Hemorrhage*

Daniel L. Barrow, MD
Pamda R. Rollins Professor and Chairman
Department of Neurosurgery
Emory University School of Medicine
Atlanta, Georgia
Chapter 17, Anterior Circulation Aneurysms

David F. Bauer, MD, FAANS, FAAP
Assistant Professor of Neurosurgery and
   Pediatrics
Children's Hospital at Dartmouth-Hitchcock
   Medical Center
Lebanon, New Hampshire
*Chapter 13, All Other Brain Tumors in
   Pediatrics*

Jeffrey S. Beecher, DO
Neurovascular Chief Fellow
University at Buffalo, State University of New
   York
Buffalo, New York
*Chapter 23, Endovascular Treatment of Acute
   Stroke and Occlusive Cerebrovascular
   Disease*

LCDR Randy S. Bell, MD
Assistant Professor
Uniformed Services University of Health
   Sciences
Attending Neurosurgeon
National Capital Neurosurgery Service
Walter Reed National Military Medical Center
Bethesda, Maryland
Chapter 27, Penetrating Brain Injury

Antonio Belli, MD
Professor of Trauma Neurosurgery
University of Birmingham
Birmingham, United Kingdom
*Chapter 26, Critical Care Managemmt of
   Neurosurgical Patients*

Edward C. Benzel, MD
Emeritus Chairman of Neurosurgery
Cleveland Clinic
Cleveland, Ohio
*Chapter 35, Degmerative Spinal Disease
   (Cervical)*
*Chapter 36, Degmerative Spinal Disease
   (Lumbar)*

Robert H. Bonow, MD
Department of Neurological Surgery
University of Washington
Seattle, Washington
Chapter 8, Hyd rocephalus in Children
Chapter 25, Closed Head Injury
*Chapter 54, Spasticity: Classification,
   Diagnosis, and Managemmt*

Umberto Marcello Bracale
Unit of Vascular and Endovascular Surgery
Department of Public Health
Università degli Studi di Napoli "Federico II"
Naples, Italy
*Chapter 48, Endoscopic Approaches to Skull
   Base Lesions*

Samuel R. Browd, MD, PhD
Professor of Neurological Surgery
University of Washington School of Medicine;
Attending Neurosurgeon
Seattle Children's Hospital
Seattle, Washington
Chapter 8, Hydrocephalus in Children
*Chapter 54, Spasticity: Classification,
   Diagnosis, and Managemmt*

Ketan Bulsara, MD
Neurosurgery Division Chief
UConn Health
Farmington, Connecticut
*Chapter 21, Cavernous Malformations of the
   Brain and Spinal Cord*

David W. Cadotte, MD
Neurosurgery and Pediatrics Neurosurgery
University of Toronto
Toronto, Ontario, Canada
Chapter 33, Spinal Cord Injury

Paolo Cappabianca, MD
Professor and Chairman of Neurological
   Surgery
Universià degli Studi di Napoli Federico II
Napoli, Italy
*Chapter 48, Endoscopic Approaches to Skull
   Base Lesions*

Luigi Maria Cavallo
Neurosurgery
Department of Neurosciences, Reproductive
   and Odontostomatological Sciences
Università. degli Studi di Napoli Federico II
Napoli, Italy
*Chapter 48, Endoscopic Approaches to Skull
   Base Lesions*

Alvin Y. Chan, MS
Medical College of Wisconsin
Milwaukee, Wisconsin
*Chapter 35, Degenerative Spinal Disease
   (Cervical)*

*Chapter 36, Degmerative Spinal Disease
   (Lumbar)*

Roc Peng Chen, MD
Associate Professor of Neurosurgery
University of Texas Health Science Center
Houston (UTHealth) Medical School
Houston, Texas
*Chapter 21, Cavernous Malformations of the
   Brain and Spinal Cord*

Peter A. Chiarelli, MD
Department of Neurological Surgery
University of Washington
Seattle, Washington
*Chapter 28, Traumatic Skull and Facial
   Fractures*
Chapter 29, Injuries to the Cervical Spine

Omar Choudhri, MD
Department of Neurosurgery
Stanford University
Stanford, California
*Chapter 21, Cavernous Malformations of the
   Brain and Spinal Cord*

Michelle Chowdhary, MD
Assistant Professor in Neurological Surgery
University of Washington
Seattle, Washington
*Chapter 46, Microsurgical Approaches to the
   Ventricular System*

Jason Chu, MD
Department of Neurosurgery
Emory University School of Medicine
Atlanta, Georgia
*Chapter 44, Pituitary Tumors: Diagnosis and
   Management*

Lt. Michael J. Cirivello, MD
Neurosurgery
National Capital Neurosurgery Consortium
Walter Reed National Military Medical Center
Bethesda, Maryland
Chapter 27, Penetrating Brain Injury

Pablo Picasso de Araujo Coimbra, MD
Hospital Geral de Fortaleza
Hospital Institute Dr. Jose Frota
Fortaleza, Brazil
*Chapter 59, Surgical Management of Infection
   of the Central Nervous System, Skull, and
   Spine*

Kelly L. Collins, MD
Department of Neurological Surgery
University of Washington
Seattle, Washington
*Chapter 54, Spasticity: Classification,
   Diagnosis, and Management*

Juliane Daartz, PhD
Radiation Oncology
Massachusetts General Hospital
Boston, Massachusetts
*Chapter 50, Application of Current Radiation
Delivery Systems and Radiobiology*

Oreste de Divitiis, MD
Division of Neurosurgery
Department of Neurosciences, Reproductive
and
Odontostomatological Sciences
Università degli Studi di Napoli Federico II
Napoli, Italy
*Chapter 48, Endoscopic Approaches to Skull
Base Lesions*

Wolfgang Deinsberger, MD, PhD
Professor and Chairman
Neurochirurgische Klinik
Klinikum Kassel
Kassel, Germany
*Chapter 59, Surgical Management of Infection
of the Central Nervous System, Skull, and
Spine*

Simone E. Dekker, MD, PhD
Postdoctoral fellow
Department of Neurological Surgery
Case Western Reserve University School of
Medicine
University Hospitals Cleveland Medical Center
Cleveland, Ohio
*Chapter 22, Spontaneous Intracerebral
Hemorrhage*

Michael C. Dewan, MD
Department of Neurological Surgery
Vanderbilt University Medical Center,
Nashville, Tennessee
*Chapter 7, Spinal Dysraphism and Tethered
Spinal Cord*

Salvatore Di Maio, MCDM, FRCS(C)
Assistant Professor of Neurosurgery
Jewish General Hospital
McGill University
Montreal, Canada
*Chapter 47, Skull Base Tumors: Evaluation
and Microsurgery*

Dale Ding, MD
Neurosurgery
University of Virginia
Charlottesville, Virginia
*Chapter 16, General Principles for the
Management of Ru Wptured and Unruptured
Intracranial Aneurysms*

Richard G. Ellenbogen, MD
Professor and Chairman
Department of Neurological Surgery

University of Washington
Seattle, Washington
*Chapter 3, Clinical Evaluation of the Nervous
System*
Chapter 25, Closed Head Injury
Chapter 42, Pineal Region Tumors
*Chapter 46, Microsurgical Approaches to the
Ventricular System*

Chibawanye Ene, MD, PhD
Department of Neurological Surgery
University of Washington
Seattle, Washington
*Chapter 54, Spasticity: Classification,
Diagnosis, and Management*

Michael Fehlings, MD, PhD
Professor of Neurosurgery
University of Toronto
Halbert Chair in Neural Repair and
Regeneration at the
University Health Network
Toronto, Ontario, Canada
Chapter 33, Spinal Cord Injury

Flávio Leitão de Carvalho Filho, MD
Hospital Geral de Fortaleza
Hospital Institute Dr. José Frota
Fortaleza, Brazil
*Chapter 59, Surgical Management of Infection
of the Central Nervous System, Skull, and
Spine*

James R. Fink, MD
Associate Professor of Radiology
University of Washington
Seattle, Washington
*Chapter 4, Principles of Modern
Neuroimaging*

Kathleen R. Tozer Fink, MD
Department of Radiology
University of Washington
Seattle, Washington
*Chapter 4, Principles of Modern
Neuroimaging*

Jared Fridley, MD
Assistant Professor of Neurological Surgery
Warren Alpert Medical School of Brown
University
Providence, Rhode Island
*Chapter 32, Treatment of Spinal Metastatic
Tumors*

George M. Ghobrial, MD
Neurosurgeon
Thomas Jefferson University Hospital
Philadelphia, Pennsylvania
Chapter 30, Thoracolumbar Spine Fractures

Michael Gleeson, MD, FRCS, FRACS, FDS
Professor of Neurotology

National Hospital for Neurology and
Neurosurgery
London, United Kingdom
Chapter 49, jugular Foramen Tumors

Atul Goel, MCh (Neurosurgery)
Professor and Head
Department of Neurosurgery
Seth G. S. Medical College and K.E.M.
Hospital
Mumbai, India
Chapter 34, Craniovmebral Junction

Ziya L. Gokaslan, MD, FAANS, FACS
Chief of Neurosurgery
Rhode Island Hospital
Chairman of the Department of Neurosurgery
Warren Alpert Medical School of Brown
University
Providence, Rhode Island
*Chapter 32, Treatment of Spinal Metastatic
Tumors*

JamesTait Goodrich, MD, PhD, DSci (Hon)
Professor of Clinical Neurosurgery, Pediatrics,
Plastic and Reconstructive Surgery
Leo Davidoff Department of Neurosurgery
Director, Division of Pediatric Neurosurgery
Children's Hospital at Montefiore
Montefiore Medical Center
Albert Einstein College of Medicine
Bronx, New York
*Chapter 1, Landmarks in the History of
Neurosurgery*

Gerald A. Grant, MD, FACS
Associate Professor of Neurosurgery
Arline and Pete Harman Endowed Faculty
Scholar
Division Chief, Pediatric Neurosurgery
Stanford University School of Medicine
Stanford, California
*Chapter 3, Clinical Evaluation of the Nervous
System*

Bradley A. Gross, MD
Fellow in Endovascular Neurosurgery
Barrow Neurological Institute
St. Joseph's Hospital and Medical Center
Phoenix, Arizona
*Chapter 20, Vascular Malformations
(Arteriovenous Malformations and Dural
Arteriovenous Fistulas)*

Joseph Gruss, MD
Marlys C. Larson Endowed Chair in Pediatric
Craniofacial Surgery
University of Washington
Seattle, Washington
*Chapter 28, Traumatic Skull and Facial
Fractures*

Lia Halasz, MD
Assistant Professor of Radiation Oncology and
Neurological Surgery
University of Washington
Seattle, Washington
Chapter 52, Description of Proton Therapy

Brian W. Hanak, MD
Department of Neurological Surgery
University of Washington
Seattle, Washington
Chapter 8, Hydrocephalus in Children
Chapter 42, Pineal Region Tumors

Todd C. Hankinson, MD, MBA
Associate Professor
Neurosurgery
Children's Hospital Colorado/University of
Colorado Aurora, Colorado
*Chapter 10, Chiari Malformations and
Syringohydromyelia*

James S. Harrop, MD
Professor of Neurological Surgery and
Orthopedics
Sidney Kimmel Medical College at Thomas
Jefferson University
Section Chief, Division of Spine and
Peripheral Nerve Disorders
Thomas Jefferson University Hospital
Philadelphia, Pennsylvania
Chapter 30, Thoracolumbar Spine Fractures

Carl B. Heilman, MD
Professor and Chairman of Neurosurgery
Tufts Medical Center
Boston, Massachusetts
Chapter 43, Cerebetlopontine Angle Tumors

Robert S. Heller, MD
Department of Neurosurgery
Tufts Medical Center
Boston, Massachusetts
Chapter 43, Cerebetlopontine Angle Tumors

S. Alan Hoffer, MD
Assistant Professor of Neurological Surgery
and Neurocritical Care
Case Western Reserve University School of
Medicine
University Hospitals Cleveland Medical Center
Cleveland, Ohio
*Chapter 22, Spontaneous Intracerebral
Hemorrhage*

Christoph P. Hofstetter, MD, PhD
Department of Neurological Surgery
University of Washington
Seattle, Washington
Chapter 29, Injuries to the Cervical Spine

Jonathan A. Hyam, BSc, FHEA, FRCS, PhD
Consultant Neurosurgeon

The National Hospital for Neurology and
Neurosurgery
Honorary Senior Lecturer
Institute of Neurology
University College London
London, United Kingdom
*Chapter 57, Deep Brain Stimulation for
Movement Disorders*
*Chapter 58, Stereotactic Functional
Neurosurgery for Mental Health Disorders,
Pain, and Epilepsy*

Kate Impastato, MD
Department of Surgery/Plastic Surgery
University of Washington
Seattle, Washington
*Chapter 28, Traumatic Skull and Facial
Fractures*

Semra Isik, MD
Bahcesehir University Faculty of Medicine
Department of Neurosurgery
Istanbul, Turkey
*Chapter 11, Posterior Fossa and Brainstem
Tumors in Children*

Greg James, PhD, FRCS
Consultant Neurosurgeon and Honorary Senior
Lecturer Great Ormond Street Hospital
University College London Great Ormond
Street Institute of Child Health
London, United Kingdom
Chapter 12, Craniopharyngiomas

R. Tushar Jha, MD
Neurosurgery
MedStar Georgetown University Hospital
Washington, D.C.
*Chapter 9, Diagnosis and Surgical Options for
Craniosynostosis*

Kristen E. Jones, MD
Assistant Professor of Neurosurgery
University of Minnesota
Minneapolis, Minnesota
Chapter 37, Pediatric and Adult Scoliosis

Patrick K. Jowdy, MD
Department of Neurosurgery
School of Medicine and Biomedical Sciences
University at Buffalo, State University of New
York
Buffalo, New York
*Chapter 23, Endovascular Treatment of Acute
Stroke and Occlusive Cerebrovascular
Disease*

Samuel Kalb, MD
Department of Neurosurgery
Barrow Neurological Institute
St. Joseph's Hospital and Medical Center
Phoenix, Arizona

*Chapter 20, Vascular Malformations
(Arteriovenous Malformations and Dural
Arteriovenous Fistulas)*

Robert F. Keating, MD
Professor and Chair
Department of Neurosurgery
Children's National Medical Center
George Washington University School of
Medicine
Washington, D.C.
*Chapter 9, Diagnosis and Surgical Options for
Craniosynostosis*

Cory M. Kelly, BS
Cerebrovascular Neurosurgery Research
Scientist
Department of Neurological Surgery
University of Washington
Seattle, Washington
*Chapter 24, Endovascular Treatment of
Intracranial Aneurysms*

Neil D. Kitchen, MD, FRCS
Neurosurgeon
Victor Horsley Department of Neurosurgery
The National Hospital for Neurology and
Neurosurgery
London, United Kingdom
*Chapter 41, Convexity and Parasagittal Versus
Skull Base Meningiomas*

Andrew L. Ko, MD
Assistant Professor of Neurosurgery
University of Washington
Seattle, Washington
Chapter 38, Low-Grade Gliomas
Chapter 40, Brain Metastasis
Chapter 53, Trigeminal Neuralgia
*Chapter 55, Surgery for Temporal Lobe
Epilepsy*

Matthew J. Koch, MD
Department of Neurosurgery
Massachusetts General Hospital
Boston, Massachusetts
*Chapter 50, Application of Current Radiation
Delivery Systems and Radiobiology*

Douglas Kondziolka, MD
Professor of Neurosurgery
Vice Chair, Clinical Research (Neurosurgery}
Professor of Radiation Oncology
Director, Center for Advanced Radiosurgery
NYU Langone Medical Center
New York, New York
*Chapter 51, Radiosurgery of Central Nervous
System Tumors and Arteriovenous
Malformations*

Chao-Hung Kuo, MD
Fellow in Neurological Surgery

University of Washington
Seattle, Washington;
Fellow in Neurosurgery
Taipei Veterans General Hospital
Taipei, Taiwan
Chapter 55, Surgery for Temporal Lobe Epilepsy
Chapter 56, Extratemporal Procedures and Hemispherectomy for Epilepsy

A. Noelle Larson, MD
Associate Professor of Orthopedic Surgery
Mayo Clinic
Rochester, Minnesota
Chapter 37, Pediatric and Adult Scoliosis

Michael T. Lawton, MD
Professor and Chairman, Department of Neurological Surgery
President and CEO, Barrow Neurological Institute
Chief, Vascular Neurosurgery
Robert F. Spetzler Endowed Chair in Neurosciences
Barrow Neurological Institute
Phoenix, Arizona
Chapter 18, Surgery for Posterior Circulation Aneurysms

Amy Lee, MD
Associate Professor of Neurological Surgery
University of Washington;
Attending Neurosurgeon
Searcle Children's Hospital
Searcle, Washington
Chapter 28, Traumatic Skull and Facial Fractures

Michael R. Levitt, MD
Assistant Professor of Neurological Surgery, Radiology, and Mechanical Engineering
University of Washington
Seattle, Washington
Chapter 15, Medical and Surgical Treatment of Cerebrovascular Occlusive Disease
Chapter 24, Endovascular Treatment of Intracranial Annlrysms

Elad I. Levy, MD, FACS, FAHA
Professor and Chairman of Neurosurgery and Radiology
School of Medicine and Biomedical Sciences
University at Buffalo, State University of New York
Buffalo, New York
Chapter 23, Endovascular Treatment of Acute Stroke and Occlusive Cerebrovascular Disease

Jay S. Loeffler, MD, FACR, FASTRO, FAAAS
Herman and Joan Suit Professor of Radiation Oncology
Professor of Neurosurgery
Harvard Medical School
Chair, Department of Radiation Oncology
Massachusetts General Hospital
Boston, Massachusetts
Chapter 50, Application of Current Radiation Delivery Systems and Radiobiology

Timothy H. Lucas II, MD, PhD
Assistant Professor
Director, Surgical Epilepsy Center; Laser Neurosurgery Center; Neurosurgery Gene Therapy
Assdate Director, Center for Neuroengineering
University of Pennsylvania
Philadelphia, Pennsylvania
Chapter 46, Microsurgical Approaches to the Ventricular System

Suresh N. Magge, MD
Associate Professor of Neurosurgery and Pediatrics
Children's National Medical Center
George Washington University School of Medicine
Washington, D.C.
Chapter 9, Diagnosis and Surgical Options for Craniosynostosis

Edward M. Marchan, MD
Department of Neurosurgery
Thomas Jefferson University
Philadelphia, Pennsylvania
Chapter 30, Thoracolumbar Spine Fractures

Henry Marsh, MD, CBE, MA, FRCS
Consultant Neurosurgeon
St George's Hospital
London, United Kingdom
Chapter 2, Challenges in Global Neurosurgery

Alexander M. Mason, MD
Assistant Professor of Neurosurgery
Emory University School of Medicine
Atlanta, Georgia
Chapter 17, Anterior Circulation Aneurysms

Panagiotis Mastorakos, MD
Department of Neurosurgery
University of Virginia
Charlottesville, Virginia
Chapter 16, General Principles for the Management of Ruptured and Unruptured Intracranial Aneurysms

D. Jay McCracken, MD
Department of Neurosurgery
Emory University School of Medicine
Atlanta, Georgia
Chapter 44, Pituitary Tumors: Diagnosis and Management

Rajiv Midha, MD, MSc, FRCSC, FAANS
Professor and Head
Department of Clinical Neurosciences Calgary Zone
Alberta Health Services
University of Calgary Cumming School of Medicine
Scientist, Hotchkiss Brain Institute
Calgary, Alberta, Canada
Chapter 61, Management of Peripheral Nerve Injuries
Chapter 62, Entrapment Neuropathies and Peripheral Nerve Tumors

Ryan P. Morton, MD
Endovascular Fellow
Department of Neurological Surgery
University of Washington
Seattle, Washington
Chapter 40, Brain Metastasis

Kyle Mueller, MD
Department of Neurosurgery
MedStar Georgetown University Hospital
Washington, D.C.
Chapter 27, Penetrating Brain Injury

Jeffrey P. Mullin, MD
Department of Neurosurgery
Cleveland Clinic
Cleveland, Ohio
Chapter 35, Degenerative Spinal Disease (Cervical)
Chapter 36, Degenerative Spinal Disease (Lumbar)

Mustafa Nadi, MD
Division of Neurosurgery
Department of Clinical Neurosciences and Hotchkiss Brain Institute
University of Calgary
Calgary, Alberta, Canada
Chapter 61, Management of Peripheral Nerve Injuries
Chapter 62, Entrapment Neuropathies and Peripheral Nerve Tumors

Peter Nakaji, MD
Professor of Neurosurgery
Barrow Neurological Institute
St. Joseph's Hospital and Medical Center
Phoenix, Arizona
Chapter 20, Vascular Malformations (Arteriovenous Malformations and Dural Arteriovenous Fistulas)

John D. Nerva, MD
Department of Neurological Surgery
University of Washington
Seattle, Washington
Chapter 15, Medical and Surgical Treatment of Cerebrovascular Occlusive Disease

Toba N. Niazi, MD
Department of Pediatric Neurosurgery
Miami Children's Hospital
University of Miami Miller School of
    Medicine
Miami, Florida
*Chapter 31, Intradural Extramedullary and
    Intramedullary Spinal Cord Tumors*

Jeffrey G. Ojemann, MD
Professor and Richard G. Ellenbogen Chair in
    Pediatric
Neurological Surgery
Department of Neurological Surgery
University of Washington;
Division Chief of Neurological Surgery
Seattle Children's Hospital
Seattle, Washington
*Chapter 56, Extratemporal Procedures and
    Hemispherectomy for Epilepsy*

Adetokunbo Oyelese, MD, PhD
Assistant Professor of Neurosurgery
Warren Alpert Medical School of Brown
    University;
Surgical Director for the Comprehensive Spine
    Center
Rhode Island Hospital
Providence, Rhode Island
*Chapter 32, Treatment of Spinal Metastatic
    Tumors*

Nelson M. Oyesiku, MD, PhD, FACS
Professor and Vice Chairman of Neurosurgery
Emory Univeristy
Adanta, Georgia
*Chapter 44, Pituitary Tumors: Diagnosis and
    Management*

Anoop P. Patel, MD
Assistant Professor of Neurological Surgery
University of Washington
Searcle, Washington
Chapter 39, High-Grade Gliomas

Eric C. Peterson, MD, MS
Assistant Professor of Neurological Surgery
University of Miami
Miami, Florida
*Chapter 16, General Principles for the
    Management of Ruptured and Unruptured
    Intracranial Aneurysms*

David W. Polly, Jr., MD
Professor and Chief of Spine Surgery
Spine Division
University of Minnesota
Minneapolis, Minnesota
Chapter 37, Pediatric and Adult Scoliosis

Helen Quach, BMed/MD
Medical Officer

Concord Repatriation General Hospital
Concord, Australia
*Chapter 45, Endoscopic Approaches to
    Ventricular Tumors and Colloid Cysts*

Shobana Rajan, MD
Staff Anesthesiologist
Cleveland Oinic
Assistant Professor
Departments of General Anesthesiology and
    Outcomes Research
Case Western Reserve Lerner College of
    Medicine
Cleveland, Ohio
*Chapter 5, Neuroanesthesia and Monitoring
    for Cranial and Complex Spinal Surgery*

Ali Ravanpay, MD
Assistant Professor of Neurological Surgery
University of Washington;
Searcle Veterans Affairs Hospital
Searcle, Washington
Chapter 38, Low-Grade Gliomas

Leslie C. Robinson, MD, PharmD, MBA
Department of Neurosurgery
University of Colorado
Aurora, Colorado
*Chapter 10, Chiari Malformations and
    Syringohydromyelia*

Ricardo Rocha, MD
Clinica Otoimagem and Clinica Radiogenese
Fortaleza, Brazil
*Chapter 59, Surgical Management of Infection
    of the Central Nervous System, Skull, and
    Spine*

Trevor J. Royce, MD, MS, MPH
Harvard Radiation Oncology Program
Massachusetts General Hospital
Boston, Massachusetts
*Chapter 50, Application of Current Radiation
    Delivery Systems and Radiobiology*

James T. Rutka, MD, PhD
Professor and R.S. McLaughlin Chair
Department of Surgery
University of Toronto Faculty of Medicine;
Director of the Arthur and Sonia Labatt Brain
    Tumour Research Centre
Division of Paediatric Neurosurgery
The Hospital for Sick Children
Toronto, Ontario, Canada
*Chapter 11, Posterior Fossa and Brainstem
    Tumors in Children*

Laligam N. Sekhar, MD, FACS, FAANS
Professor and Vice Chairman
Neurological Surgery
Harborview Medical Center
University of Washington

Searcle, Washington
*Chapter 6, Surgical Positioning, Navigation,
    Important Surgical Tools, Craniotomy, and
    Closure of Cranial and Spinal Wounds*
*Chapter 19, Complex Aneurysms and Cerebral
    Bypass*
*Chapter 47. Skull Base Tumors: Evaluation
    and Microsurgery*
Chapter 53, Trigeminal Neuralgia

Warren Selman, MD
Harvey Huntington Brown, Jr. Professor and
    Chairman
Department of Neurological Surgery
Case Western Reserve University School of
    Medicine
University Hospitals Cleveland Medical Center
Cleveland, Ohio
*Chapter 22, Spontaneous Intracerebral
    Hemorrhage*

Ashish H. Shah, MD
Department of Pediatric Neurosurgery
Miami Children's Hospital
University of Miami Miller School of
    Medicine
Miami, Florida
*Chapter 31, Intradural Extramedullary and
    Intramedullary Spinal Cord Tumors*

Hussain Shallwani, MD
Research Associate
Neurosurgery
University at Buffalo, State University of New
    York
Buffalo, New York
*Chapter 23, Endovascular Treatmmt of Acute
    Stroke and Occlusive Cerebrovascular
    Disease*

Deepak Sharma, MD, DM
The Virginia and Prentice Bloedel Professor of
    Anesthesiology and Pain Medicine
Division Chief, Neuroanesthesiology and
    Perioperative Neurosciences
University of Washington
Seattle, Washington
*Chapter 5, Neuroanesthesia and Monitoring/or
    Cranial and Compkx Spinal Surgery*

Mohan Raj Sharma, MD
Professor of Neurosurgery
Tribhuvan University Teaching Hospital
Kathmandu, Nepal
Chapter 2, Chalknges in Global Neurosurgery

Daniel L. Silbergeld, MD
Arthur A. Ward Jr. Professor of Neurological
    Surgery
Adjunct Professor of Pathology
University of Washington

Seattle, Washington
Chapter 38, Low-Grade Gliomas
Chapter 40, Brain Metastasis

Dulanka Silva, MA, MBBChir, MPhil (Cantab), MRCS
Department of Neurosurgery
Queen Elizabeth Hospital
Birmingham, United Kingdom
Chapter 26, Critical Care Managemmt of Neurosurgical Patients

Harley Brito da Silva, MD
Department of Neurological Surgery
Harborview Medical Center
University of Washington
Seattle, Washington
Chapter 6, Surgical Positioning, Navigation, Important Surgical Tools, Craniotomy, and Closure of Cranial and Spinal Wounds
Chapter 19, Complex Aneurysms and Cerebral Bypass
Chapter 59, Surgical Managemmt of Infection of the Central Nervous System, Skull, and Spine

Luke Silveira
Boston University School of Medicine,
Boston, Massachusetts
Chapter 43, Cerebellopontine Angle Tumors

Edward Smith, MD
Associate Professor of Neurosurgery
Harvard Medical School
Director, Pediatric Cerebrovascular Neurosurgery
Boston Children's Hospital
Boston, Massachusetts
Chapter 14, Nontraumatic Stroke in Children

Domenico Solari, MD
Division of Neurosurgery
Department of Neurosciences, Reproductive and
Odontostomatological Sciences
Università degli Studi di Napoli Federico II
Napoli, Italy
Chapter 48, Endoscopic Approaches to Skull Base Lesions

Hesham Soliman, MD
Assistant Professor of Neurosurgery
Medical College of Wisconsin
Milwaukee, Wisconsin
Chapter 32, Treatment of Spinal Metastatic Tumors

Teresa Somma
Division of Neurosurgery
Department of Neurosciences, Reproductive and
Odontostomatological Sciences

Università degli Studi di Napoli Federico II
Napoli, Italy
Chapter 48, Endoscopic Approaches to Skull Base Lesions

Robert M. Starke, MD, MSc
Department of Neurological Surgery
University of Miami
Miami, Florida
Chapter 16, General Principles for the Managemmt of Ruptured and Unruptured Intracranial Aneurysms

David C. Straus, MD
Assistant Professor Neurosurgical Oncology and Skullbase
Surgery Palmetto Health-University of South Carolina
School of Medicine
Columbia, South Carolina
Chapter 19, Complex Aneurysms and Cerebral Bypass
Chapter 53, Trigeminal Neuralgia

Charles Teo, MBBS, FRACS
Conjoint Professor
Department of Neurosurgery
University of New South Wales
Sydney, Australia;
Consulting Professor
Department of Neurosurgery
Duke University
Durham, North Carolina;
Yeoh Ghim Seng Visiting Professor
Department of Neurosurgery
National University Hospital
Singapore
Chapter 45, Endoscopic Approaches to Ventricular Tumors and Colloid Cysts

Ahmed Toma, MB ChB, FRCS (Neuro. Surg.), MD (Res)
Consultant Neurosurgeon
Victor Horsely Department of Neurosurgery
National Hospital for Neurology and Neurosurgery
Honorary Senior Lecturer
UCL Institute of Neurology
London, United Kingdom
Chapter 60, Hydrocephalus in Adults

Yolanda D. Tseng, MD
Assistant Professor of Radiation Oncology
University of Washington
Seatcle, Washington
Chapter 52, Description of Proton Therapy

R. Shane Tubbs, MS, PA-C, PhD
Chief Scientific Officer
Seatcle Science Foundation
Seatcle, Washington;
Adjunct Professor

University of Dundee
Dundee, United Kingdom
Chapter 10, Chiari Malformations and Syringohydromyelia

Kunal Vakharia, MD
Department of Neurosurgery
School of Medicine and Biomedical Sciences
University at Buffalo, State University of New York
Buffalo, New York
Chapter 23, Endovascular Treatment of Acute Stroke and Occlusive Cerebrovascular Disease

Alessandro Villa
Unit of Neurosurgery
Azienda Ospedaliera Civico - Di Cristina-Benfratelli
Palermo, Italy
Chapter 48, Endoscopic Approaches to Skull Base Lesions

Scott D. Wait, MD
Director of Pediatric Neurosurgery
Levine Children's Hospital
Charlotte, North Carolina
Chapter 45, Endoscopic Approaches to Ventricular Tumors and Colloid Cysts

Brian P. Walcott, MD
Fellow in Endovascular Neurosurgery
University of Southern California
Los Angeles, California
Chapter 18, Surgery for Posterior Circulation Aneurysms

Connor Wathen, BS
Cleveland Clinic Lerner College of Medicine
Cleveland, Ohio
Chapter 35, Degmerative Spinal Disease (Cervical)
Chapter 36, Degenerative Spinal Disease (Lumbar)

John C. Wellons, Ill, MD, MSPH
Chief, Division of Pediatric Neurosurgery
Professor of Neurosurgery and Pediatrics
Department of Neurosurgery
Vanderbilt University Medical Center
Chapter 7, Spinal Dysraphism and Tethered Spinal Cord
Chapter 10, Chiari Malformations and Syringohydromyelia

Mark Wilson, PhD, MBBChir, FRCS(SN), MRCA, FIMC
Professor of Brain Injury
Department of Neurosurgery
Imperial College
London, United Kingdom;
Gibson Chair of Pre-Hospital Care

Faculty of Pre-Hospital Care
Royal College of Surgeons
Edinburgh, Scodand
Chapter 63, Prehospital Neurotrauma

Amparo Wolf, MD, PhD
Department of Neurosurgery
NYU Langone Medical Center
New York, New York
*Chapter 51, Radiosurgery of Central
    Nervous System Tumors and Arteriovenous
    Malformations*

Linda Xu, MD
Department of Neurosurgery
Stanford University
Stanford, California
Chapter 3, Clinical Evaluation of the Nervous

System

Tong Yang, MD
Pediatric Neurosurgeon
Sanford Medical Center
Fargo, North Dakota
*Chapter 6, Surgical Positioning, Navigation,
    Important Surgical Tools, Craniotomy, and
    Closure of Cranial and Spinal Wounds*

Christopher C. Young, MBChB, DPhil
Department of Neurological Surgery
University of Washington Medical Center
Seattle, Washington
Chapter 29, Injuries to the Cervical Spine

Ludvic Zrinzo, MD, PhD
Associate Professor

Unit of Functional Neurosurgery
Sobdl Department of Motor Neuroscience and
    Movement Disorders
UCL Institute of Neurology, University
    College London;
Consultant Neurosurgeon
Victor Horsley Department of Neurosurgery
National Hospital for Neurology and
    Neurosurgery
London, United Kingdom
*Chapter 57, Deep Brain Stimulation for
    Movement Disorders*
*Chapter 58, Stereotactic Functional
    Neurosurgery for Mental Health Disorders,
    Pain, and Epilepsy*

补 充 说 明

　　本书收录图表众多，其中部分图表存在第三方版权限制的情况，为保留原文内容完整性计，存在第三方版权限制的图表均以原文形式直接排录，不另做中文翻译，特此说明。

　　书中参考文献条目众多，为方便读者查阅，已将本书参考文献更新至网络，读者可扫描右侧二维码，关注出版社医学官方微信"焦点医学"，后台回复"9787523610800"，即可获取。

中文版序一

作为授业者，我们总是力图结合自身的经验教训，将复杂多变的神经系统疾病归纳总结为便于吸收掌握的原则、要点，一是希望教学内容"少而精"，二是有助于学生根据原则举一反三，触类旁通。

华盛顿大学的 Richard 教授深耕神经外科几十载，将其宝贵的临床经验凝练为 *Principles of Neurological Surgery* 一书。该专著自出版以来广受读者好评，如今已更新至第 4 版。本书通过九大版块，全面描述了常见神经系统疾病的定义、发病机制、诊断、治疗及预后特点，每章节还提纲挈领地总结出要点。本书配有大量精美的插画、临床影像及手术、病例图片，便于深入理解神经系统疾病。作为神经科学的工具书，相信大多数读者都能轻松、高效地掌握此书的精华。

浙江大学医学院附属第一医院詹仁雅教授团队将该书以中文译本呈现给读者，本人有幸受邀为此译本作序。希望这本译著能给广大神经科学读者带来帮助。

人类大脑是自然界最神奇的器官之一，承载着我们的记忆和情感、行动和感知。而神经科学是研究大脑的学科，通过不断探索和了解大脑的奥秘，我们逐渐揭开了人类意识的起源、认知的原理、疾病的病因、功能的修复等。

目前，我国正在实施的脑科学研究计划，是以阐释人类认知的神经基础为主体，以认知障碍相关重大脑疾病诊治及类脑计算与脑机智能技术为两翼的"一体两翼"研究布局。我们期盼有更多的临床医师，积极主动与神经科学家及物理学、工程学、材料学和人工智能等学科专家密切合作，将神经科学作为终身奋斗的事业，携手揭开大脑的神秘面纱。

中国科学院院士
首都医科大学神经外科学院院长
首都医科大学附属北京天坛医院神经外科教授

中文版序二

进入 21 世纪，神经外科历经百年的医学理念与突飞猛进的技术，又一次站在了发展的关键节点。神经系统及其相关疾病如同浩瀚的星空，有太多未解之谜，而神经外科作为一门分支庞大的综合性外科学科，在新的理论基础不断建立、新的诊疗技术不断涌现的当下也迎来了前所未有的发展机遇。在探索神经外科的星辰大海之路上，系统地了解和掌握神经外科疾病诊治及相关领域的知识与进展对于从事神经外科事业的医务人员来说尤为关键。

Principles of Neurological Surgery 是世界神经外科领域的经典专著之一，内容丰富，几乎涵盖了神经外科临床的各个方面，在世界神经外科学界备受推崇。本书作者都是世界神经外科学界的权威专家，不仅对他们自身丰富的临床经验进行了总结，更是引入了近年来领域内的新理念、新技术，并密切结合临床需要进行系统阐述，旨在为神经外科医生解决很多临床中遇到的实际问题。相信无论是刚入门的神经外科青年医师，还是已经学有所成的专家、教授都会从中获益。这部著作自 1994 年首次出版以来，历经 3 次修订。本书作为全新第 4 版，原书的编著者在内容上又进行了更新和补充，不但对原有章节的内容进行了增补和修改，还在原有框架结构基础上增设了一些新的相关章节。全书共分为九篇 63 章，从神经外科学历史、基础知识到神经外科疾病，编排更为合理，同时还增加了与神经外科学发展相关的新内容，如脑深部电刺激治疗运动障碍性疾病等。这些新的修订使得本书能够更好地帮助神经外科中青年医师提高学习的针对性及学习效率，提升学习效果，进而更好地指导临床实践。

以詹仁雅教授为首的浙江大学医学院附属第一医院神经外科的专家们此次精心翻译了目前最新的第 4 版，为我国神经外科广大医务工作者带来了一部高级的神经外科参考书，值得推荐。相信它会对神经外科及相关科室医师的临床治疗、教学和科研工作起到指导作用，成为他们的良师益友。最后我谨对本书的著者和译者致以深切的谢意，也希望中文版能对我国神经外科的发展发挥更大作用。

教育部长江学者特聘教授
复旦大学附属华山医院院长
复旦大学附属华山医院国家神经疾病医学中心主任
中华医学会神经外科学分会主任委员

毛颖

译者前言

应中国科学技术出版社之邀，在各位同道的共同努力下，全新第 4 版的译著终于完成并即将出版。

现代神经外科是历史最短但发展最快的学科，随着不断地学习应用各种新理论和新技术，神经外科学已成为一门分支庞大的综合性学科。随着医学教育的快速发展，神经外科医师的规范化培训也提到议事日程上。

创建于 1996 年的浙江大学医学院附属第一医院神经外科，秉承"惟仁惟正、至精至诚"的科训，经过近 30 年的发展，已成为国家临床重点专科及国家级住院医师和神经外科专科医师规范化培训基地。在住院医师和专科医师的培养实践中，我们一直在寻找适合于年轻一代神经外科医师的教科书和参考书。感到高兴的是，经过两年多的努力，科室同仁翻译的 Laligam N. Sekhar 教授和 Richard G. Fessler 教授编著的 *Altas of Neurosurgical Techniques*（《神经外科手术技术图谱》）于 2011 年出版，受到广大神经外科同仁和年轻医师的喜爱。而 Richard G. Ellenbogen 教授、Laligam N. Sekhar 教授和 Neil D. Kitchen 教授编著的 *Principles of Neurological Surgery* 与 *Altas of Neurosurgical Techniques* 相映成彰，可作为住院医师规范化培训及神经外科专科医师培养的配套教材，供大家学习参考。

翻译工作虽然艰苦而乏味，但反复琢磨各位专家的精彩论述，常会使人豁然开朗。翻译的过程同样也是学习的过程，对神经外科疾病的领悟水平和对英文文献著作的理解能力都有了很大提升。在这部译著即将付梓之际，我要感谢浙江大学医学院附属第一医院神经外科可爱的同事们，感谢他们在百忙之中抽出时间一起精心编译，在我即将卸任主任之际完成我的心愿。感谢我的恩师陶祥洛教授和 H. M. Mehdorn 教授对我的教育、培养和帮助。感谢赵继宗院士、毛颖教授在百忙之中为本译著作序。感谢王峰、叶科、朱昱三位副主译协助我完成对整部译著的最后审校。感谢中国科学技术出版社的信任和支持。最后感谢我的家人一直在精神上、生活上、工作上给予我无私的关爱与支持。

由于译者众多，编译风格不尽相同，加之中外术语规范及语言表述习惯有所不同，中文翻译版中如有不妥之处，望广大同道和朋友予以指正。

相信本书的每位译者的辛勤工作都将为中国未来神经外科的发展所铭记。

浙江大学教授，主任医师，博士研究生导师
浙江大学医学院附属第一医院神经外科主任

原书前言

关心人本身及其命运，必须始终成为一切技术奋斗的目标……在你们埋头于图表和方程式时，永远不要忘记这一点。

Albert Einstein

承蒙读者厚爱，*Principles of Neurological Surgery* 已更新至第 4 版。我们很高兴看到以前的版本被医学生、住院医师、护师和执业神经外科医师所喜爱。本书面向这些亲爱的读者，无论是年少的还是有经验的，用于指导他们的学习和教学。非常感激我们的患者，是他们激励着我们每天都处于最佳的状态工作，并将经验代代相传。我们希望本书有助于塑造知识面更广的临床医师并最终使我们的患者获益。

医学教育界发展迅速，我们的学生不一定以我们曾经的方式学习。本书撰写时我们仔细听取了学生们的建设性意见，介绍了他们学习基本神经外科原则的个人方法。科学信息正在以指数级的速度增长，因此掌握广泛的神经外科手术技术对于现代医学生来说，比我们这一代人更具挑战性。目前有许多优秀的百科全书式的神经外科参考书，而我们的工作旨在提供一种更简单、连贯、实用的培训工具。

我们希望本书能成为医学生每天使用的工具书。我们认识到，互联网页和易于搜索的同行评论文献已经取代了以往的纸质多卷合订本，因此我们对本书采取了不同的方法，使得复杂而广泛的神经外科知识更易于理解。为更好地阐述概念和技术，本书将堪比艺术作品的绘画，条理清晰的表格和适时出现的插图与深入浅出的文本相结合。作者们还添加了"临床要点"，作为各章节关键要点的总结，并在参考目录中进一步补充了他们认为值得深入研究的"精选关键参考文献"。

很幸运能有两位杰出的神经外科专家加入，包括 Sekhar 教授（美国）和 Kitchen 教授（英国）。这两位教授对我们领域的关键要素有着敏锐的眼光，他们是国际公认的医学教育大师和杰出的手术技术大师。当然，本书的成功得益于一个以专业知识而闻名世界的顶级作者团队，他们最新的成果贡献也被收录到这个版本之中。本书由耐心且经验丰富的 Elsevier 团队负责出版和监督。

我衷心地感谢作者、艺术家和编辑们所投入的宝贵时间和辛勤工作。他们创作了一部具有非凡视觉吸引力的著作，内含准确严谨的解释、美轮美奂的彩图、简明扼要的表格，辅助说明的照片。我们希望这种方式对我们的读者来说是真实的、持久的、愉悦的，并有益于我们的患者。

Richard G. Ellenbogen

致 谢

致 Sandy、Rachel、Paul 和 Zach，感谢你们的耐心、幽默和关爱！

Richard G. Ellenbogen

谨以此书献给我亲爱的妻子 Gordana，以及我的孩子 Daniela、Kris 和 Raja，是他们不断激励我走向成功。此外，感谢我的学生 Harley Brito da Silva，感谢他辛辛苦苦的工作，帮助本书顺利完成。

Laligam N. Sekhar

谨以此书献给 Mandy、Jim、Harry 和 Molly。

Neil D. Kitchen

目 录

第一篇 概 述

第 1 章 神经外科史上的里程碑 ⋯⋯⋯⋯⋯⋯⋯⋯⋯⋯⋯⋯⋯⋯⋯⋯⋯⋯⋯⋯ 002

第 2 章 全球神经外科面临的挑战 ⋯⋯⋯⋯⋯⋯⋯⋯⋯⋯⋯⋯⋯⋯⋯⋯⋯⋯ 035

第 3 章 神经系统的临床评估 ⋯⋯⋯⋯⋯⋯⋯⋯⋯⋯⋯⋯⋯⋯⋯⋯⋯⋯⋯⋯ 041

第 4 章 现代神经影像原理 ⋯⋯⋯⋯⋯⋯⋯⋯⋯⋯⋯⋯⋯⋯⋯⋯⋯⋯⋯⋯⋯ 059

第 5 章 颅脑和复杂脊柱手术的神经麻醉与监测 ⋯⋯⋯⋯⋯⋯⋯⋯⋯⋯⋯ 083

第 6 章 手术体位、导航、重要的外科工具，开颅术及头颅和脊柱伤口的闭合 ⋯⋯ 098

第二篇 小儿神经外科

第 7 章 椎管闭合不全和脊髓栓系 ⋯⋯⋯⋯⋯⋯⋯⋯⋯⋯⋯⋯⋯⋯⋯⋯⋯⋯ 112

第 8 章 儿童脑积水 ⋯⋯⋯⋯⋯⋯⋯⋯⋯⋯⋯⋯⋯⋯⋯⋯⋯⋯⋯⋯⋯⋯⋯⋯ 129

第 9 章 颅缝早闭的诊断和手术选择 ⋯⋯⋯⋯⋯⋯⋯⋯⋯⋯⋯⋯⋯⋯⋯⋯⋯ 144

第 10 章 小脑扁桃体下疝畸形和脊髓空洞积水症 ⋯⋯⋯⋯⋯⋯⋯⋯⋯⋯⋯ 164

第 11 章 儿童颅后窝和脑干肿瘤 ⋯⋯⋯⋯⋯⋯⋯⋯⋯⋯⋯⋯⋯⋯⋯⋯⋯⋯ 177

第 12 章 颅咽管瘤 ⋯⋯⋯⋯⋯⋯⋯⋯⋯⋯⋯⋯⋯⋯⋯⋯⋯⋯⋯⋯⋯⋯⋯⋯ 198

第 13 章 所有其他儿童脑肿瘤 ⋯⋯⋯⋯⋯⋯⋯⋯⋯⋯⋯⋯⋯⋯⋯⋯⋯⋯⋯ 213

第 14 章 儿童非创伤性卒中 ⋯⋯⋯⋯⋯⋯⋯⋯⋯⋯⋯⋯⋯⋯⋯⋯⋯⋯⋯⋯ 223

第三篇 血管神经外科

第 15 章 脑缺血性疾病的内科和外科治疗 ⋯⋯⋯⋯⋯⋯⋯⋯⋯⋯⋯⋯⋯⋯ 236

第 16 章 破裂和未破裂颅内动脉瘤治疗的一般原则 ⋯⋯⋯⋯⋯⋯⋯⋯⋯⋯ 248

第 17 章 前循环动脉瘤 ⋯⋯⋯⋯⋯⋯⋯⋯⋯⋯⋯⋯⋯⋯⋯⋯⋯⋯⋯⋯⋯⋯ 258

第 18 章 后循环动脉瘤的外科手术 ⋯⋯⋯⋯⋯⋯⋯⋯⋯⋯⋯⋯⋯⋯⋯⋯⋯ 275

第 19 章 复杂动脉瘤的脑血管旁路术 ⋯⋯⋯⋯⋯⋯⋯⋯⋯⋯⋯⋯⋯⋯⋯⋯ 288

第 20 章 血管畸形（动静脉畸形与动静脉瘘） ⋯⋯⋯⋯⋯⋯⋯⋯⋯⋯⋯⋯ 305

第 21 章 脑和脊髓的海绵状血管瘤 ⋯⋯⋯⋯⋯⋯⋯⋯⋯⋯⋯⋯⋯⋯⋯⋯⋯ 316

第 22 章 自发性脑出血 ⋯⋯⋯⋯⋯⋯⋯⋯⋯⋯⋯⋯⋯⋯⋯⋯⋯⋯⋯⋯⋯⋯ 325

第 23 章 急性脑卒中和闭塞性脑血管病的血管内治疗 ⋯⋯⋯⋯⋯⋯⋯⋯⋯ 334

第 24 章 颅内动脉瘤的血管内治疗 ⋯⋯⋯⋯⋯⋯⋯⋯⋯⋯⋯⋯⋯⋯⋯⋯⋯ 346

第四篇 创 伤

第 25 章 闭合性颅脑损伤 ·· 358
第 26 章 神经外科患者的重症监护管理 ······················ 381
第 27 章 穿透性脑损伤 ·· 411
第 28 章 创伤性颅骨及面部骨折 ································· 434

第五篇 脊 柱

第 29 章 颈椎损伤 ··· 464
第 30 章 胸腰椎骨折 ··· 482
第 31 章 脊髓髓外和髓内肿瘤 ······································ 488
第 32 章 脊柱转移性肿瘤的诊治 ································· 498
第 33 章 脊髓损伤 ··· 507
第 34 章 颅颈交界区——重新评价 ······························ 522
第 35 章 脊柱退行性疾病（颈椎） ······························ 537
第 36 章 脊柱退行性疾病（腰椎） ······························ 542
第 37 章 儿童和成人脊柱侧弯 ······································ 549

第六篇 肿 瘤

第 38 章 低级别胶质瘤 ·· 562
第 39 章 高级别胶质瘤 ·· 569
第 40 章 脑转移瘤 ··· 575
第 41 章 凸面、矢状窦旁和颅底脑膜瘤 ······················ 582
第 42 章 松果体区肿瘤 ·· 591
第 43 章 小脑脑桥角肿瘤 ·· 610
第 44 章 垂体瘤：诊断与治疗 ······································ 619
第 45 章 内镜入路治疗脑室肿瘤和胶样囊肿 ··············· 646
第 46 章 脑室系统的显微手术入路 ······························ 653
第 47 章 颅底肿瘤：评估与显微外科 ··························· 668
第 48 章 颅底病变的内镜入路 ······································ 679
第 49 章 颈静脉孔区肿瘤：副神经节瘤和神经鞘瘤 ······· 688

第七篇 放射外科和放射治疗

第 50 章 现代放射治疗设备的应用及放射生物学 ·········· 696
第 51 章 中枢神经系统肿瘤与动静脉畸形的放射外科治疗 ··· 709
第 52 章 质子治疗简述 ·· 717

第八篇　功能性疼痛

第 53 章　三叉神经痛 ··· 728

第 54 章　痉挛：分类、诊断和治疗 ··· 736

第 55 章　颞叶癫痫外科手术 ·· 743

第 56 章　颞外手术和大脑半球切除术治疗癫痫 ······················ 753

第 57 章　脑深部电刺激治疗运动障碍性疾病 ·························· 763

第 58 章　立体定向功能性神经外科治疗精神疾病、疼痛及癫痫 ··· 780

第九篇　杂　类

第 59 章　中枢神经系统、颅骨和脊柱感染的外科治疗 ············· 788

第 60 章　成人脑积水 ··· 803

第 61 章　周围神经损伤的处理 ·· 813

第 62 章　周围神经卡压性疾病和周围神经肿瘤 ······················ 823

第 63 章　神经创伤的院前处理 ·· 841

第一篇

概　述
General Overview

第 1 章　神经外科史上的里程碑 ………………………………………………………… 002

第 2 章　全球神经外科面临的挑战 ……………………………………………………… 035

第 3 章　神经系统的临床评估 …………………………………………………………… 041

第 4 章　现代神经影像原理 ……………………………………………………………… 059

第 5 章　颅脑和复杂脊柱手术的神经麻醉与监测 ……………………………………… 083

第 6 章　手术体位、导航、重要的外科工具，开颅术及头颅和脊柱伤口的闭合 ……… 098

第1章 神经外科史上的里程碑
Landmarks in the History of Neurosurgery

James Tait Goodrich 著

王 峰 译 詹仁雅 校

"如果一个医生治好一个受伤的自由人，他将得到十块银币，但如果患者是平民之子他只能得到五块，如果是奴隶他只能得到两块。但是，如果一个医生使用手术刀治疗一个受伤严重的患者却导致其死亡，他将被剁掉双手。"

——汉谟拉比法典（公元前 1792—公元前 1750 年）

神经外科史上发生了许多事件并成了里程碑，这些将是本章的重点。在了解我们职业的历史后，神经外科医生也许能够更仔细地探究本书的后续章节，以避免他或她的"双手被剁掉"。

为了掌握神经外科的主要发展趋势和事件，本章分成一系列相应的历史时期。在每一个时期，都会讨论神经外科的关键主题、历史人物，以及神经外科技术的研发和应用。

一、史前时期：环钻术的发展

神经外科医生通常被认为是第二古老的职业，第一个是卖淫。早期人类认识到，要击倒敌人或动物，直接损伤头部是最快的手段。话虽如此，史前外科与现代继承者相比，在其早期的发展中缺乏一些基本要素：对解剖学的理解，对疾病概念的认识，以及在一个有机的系统中对疾病起源的理解。未能掌握这些重要原则阻碍了内科和外科两者的实践。直到 20 世纪初，"现代"外科学，特别是神经外科，才被认为是一门独立的专业。现在神经外科医生已经从单纯的"钻孔工"，发展成为能够熟练运用 21 世纪复杂的立体定位无框架导航系统的计算机迷。

在世界各地的许多博物馆和学术藏品中，都有最早神经外科手术方式"颅骨环钻术"的案例[1-4]。学者们对这种早期手术的起源和手术原因提出了许多论点和解释，但迄今为止尚未找到令人满意的答案。宗教问题、治疗头部损伤、释放恶魔和治疗头痛都曾被提出，不幸的是，没有足够的考古证据为我们提供答案。在检视一些早期颅骨时，这些早期外科医生的技能非常出色。许多环钻术后的颅骨骨显示愈合的迹象，证明这些早期患者在手术后幸存了下来。图 1-1 显示了两个早期（秘鲁，约公元前 600 年。译者注：已对原著修改）环钻术后的颅骨标本，它们显示了死亡前颅骨已经愈合的证据。在美洲，杜米刀（tumi）是最常见的环钻手术器械，图 1-1 展示了一些杜米刀实物。图 1-2 呈现了一个早期南美外科医生的案例，展示了预后良好的黄金镶嵌的颅骨成形术。

许多博物馆和私人藏品中都有赤陶俑、石雕像，以及其他雕刻品，它们清楚地描述了几种常见的神经系统疾病。制作这些藏品的工匠通常描绘的是脑积水、颅骨畸形、脊柱裂，以及各种形式的外伤和瘢痕的图像。笔者添加了两个来自奥尔梅克（Olmec）

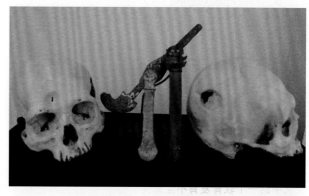

▲ 图 1-1　约公元前 600 年两个秘鲁的颅骨，显示枕部环钻术愈合良好（右侧颅骨），额骨环钻术愈合良好（左侧颅骨）；在颅骨中间的是 3 个典型的用于行环钻术的青铜材质杜米刀（笔者收集）

和玛雅（Maya）文明的案例，其中一个是患有软骨发育不全的年轻人，一个可能是由于脊髓脊膜膨出而严重脊柱后凸畸形的年轻人[5]（图 1-3）。

二、古埃及和古巴比伦医学：萌芽期

古埃及时期涵盖了大约 30 个连续的王朝，目前已知最早的执业医师就出自这个时期：Imhotep（"带来和平的人"，公元前 3000 年）被认为是第一个医学半神，一个可能更精通魔法的圣人。从这一时期开始，出现了三个重要的内科和外科文献，为我们提

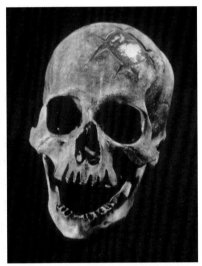

▲ 图 1-2　用黄金镶嵌的早期颅骨成形术，愈合良好（秘鲁利马黄金博物馆）

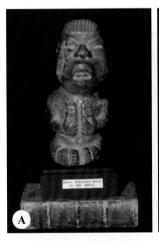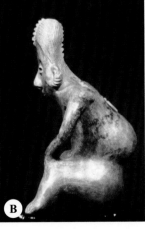

▲ 图 1-3　A. 大约公元前 1500 年，墨西哥土著奥尔梅克文化中的一个软骨发育不全侏儒，可能伴有脑积水的翡翠雕像，这显示了患有软骨发育不全等一些畸形的人在贵族宫廷中备受关注；B. 西墨西哥纳亚里特土著地区一名主要问题可能是脊髓脊膜膨出的严重脊柱后凸畸形的年轻人雕像（笔者收集）

供了那个时代外科实践的观点。这些文献收藏品是 *Ebers*、*Hearst* 和 *Edwin Smith* 文稿抄本，其中两个在这里重点讨论[6, 7]。

古埃及人因其在木乃伊制作过程中发展的技能而被人们铭记。现在历史学家已经证明，这一时期也进行过解剖。对现有古埃及纸莎草纸文稿的研究表明，医学实践在很大程度上是基于魔法和迷信。治疗措施依赖于简单的原则，其中大多数原则是在几乎不干预的情况下自然恢复健康。在治疗骨骼损伤中，古埃及人意识到固定很重要，因此他们推荐使用夹板。正如他们大量药典证明的那样，他们的药材也令人印象深刻。

Ebers 古医籍写于《汉谟拉比法典》（公元前 1792—公元前 1750 年）后约 500 年，被认为是现存最古老的医学文献（包括大约 107 页的象形文字），饶有趣味的是它对同时代外科实践的讨论[7]。文献中讨论了肿瘤的切除，并建议通过手术引流脓肿。

写于公元前 1700 年之后 *Edwin Smith* 纸莎草纸文稿，被认为是最古老的关于外科手术的书籍，文稿是一个 15 英尺长、1 英尺宽的纸莎草纸卷轴（4.5m × 0.3m；图 1-4）[6]。原文中共包含了 48 个病例，包括那些涉及脊柱和头颅的损伤。每个病例都给出一个诊断，然后阐述病情预后。由于 James Breasted 的学术工作，已将这张文稿的古埃及语翻译成英语。原始文稿仍由纽约医学院拥有和保存[6]。

在这些文稿碎片中除了孤立的病例外，几乎没有发现关于神经外科的实际应用。然而，从这些文

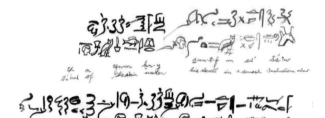

▲ 图 1-4　**Breasted** 翻译的 *Hearst* 文稿中讨论头部损伤的手稿页

Breasted JH. *The Edwin Smith Papyrus*. Published in Facsimile and Hieroglyphic Transliteration with Translation and Commentary. Chicago: University of Chicago Press; 1930. 笔者收集

稿中可以明显看出，古埃及医生能够对头部和脊柱损伤进行分类，必要时甚至会整复颅骨骨折。Edwin Smith 文稿（约公元前 1700 年）首次描述了颅骨骨缝、颅内脉动及脑脊液（cerebrospinal fluid，CSF）的存在。文稿中首次出现了闭合伤口时缝合线的使用及专门为颅脑损伤设计的头部敷料的应用。从 31 号病例中可以清楚地看出，古埃及医生对颈椎损伤后果的理解，其中的颈椎半脱位受伤者被描述为四肢瘫痪、尿失禁、阴茎异常勃起和射精。在古希腊医学院，对头部和脊髓损伤的理解得到了进一步发展；在这里，首次提出了关于头部损伤的处理和所制订的治疗原则。

三、古希腊和拜占庭早期：神经外科的起源

神经外科的第一次正式发展发生在古希腊的黄金时代。在古代，没有外科医师把自己局限于严格意义上的"神经外科"。正如 Herodotus、Thucydides 和 Homer 所记录的那样，当时由于战争和自相残杀的冲突，头部受伤很多。古希腊人对角斗士运动的热爱也导致了严重的头部受伤。因此，和现在一样，体育运动和战争是当时研究和治疗头部损伤资料的主要来源。

这一时期最早的医学著作是 Hippocrates（公元前 460—公元前 370 年）的贡献，Hippocrates 是 Asclepiadae 及其学派最著名的人物[8]（图 1-5）。幸

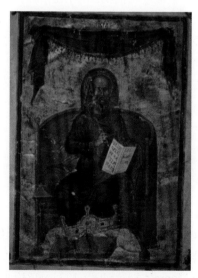

▲ 图 1-5 已知的医学之父 Hippocrates 最早的画作之一，可追溯到公元前 8 世纪左右（由法国巴黎国家图书馆提供）

亏 Hippocrates 描述了许多神经系统疾病，其中许多是由战争和运动损伤引起的。他是第一个提出在任何手术决策中颅骨损伤部位都很重要这一概念的人。大脑易受损伤的程度按部位从小到大进行分类，前囟损伤的风险大于颞区损伤，而颞区损伤又比枕区损伤更危险[9]。

Hippocrates 记述了许多神经系统疾病。对蛛网膜下腔出血最早的描述之一来源于他的 Aphorisms[10]："当健康状况良好的人如果不发热却突然出现头痛，不说话径直躺下，呼吸时有鼾声，他们会在七天内死亡。"

Hippocrates 首次对环钻的使用进行了详细的书面描述。他颇有见识地支持在脑挫伤处进行钻孔，而不是在颅骨凹陷骨折处（后果太严重），并告诫切勿在颅骨缝上进行环钻术，因为存在损伤下方硬脑膜的风险。Hippocrates 建议钻孔时在环钻头上"滴水"，以防过热损伤硬脑膜，从而展示其良好的外科技术。

Hippocrates 非常重视头部损伤。在"头部创伤"一节中，他警告不要切开大脑，这可能会发生对侧肢体抽搐。他还警告不要在颞动脉上做皮肤切口，这可能导致对侧抽搐（或者可能导致严重的皮肤出血）。Hippocrates 对大脑功能定位有了简单的理解，并认识到头部损伤的严重预后。

Herophilus of Chalcedon（公元前 335—公元前 280 年）是一位早期重要的神经解剖学家，他来自 Bosporus 地区，后来就读于 Alexandria 的学校。Herophilus 与他的前辈不同，据他自己所说，他除了解剖了 100 多个动物之外，还解剖了人体。Herophilus 是最早开展解剖学命名法并形成解剖学术语的人之一。他的贡献之一是将神经的起源追溯到脊髓。然后，他将这些神经分为运动束和感觉束。他将在当时经常被混淆的神经与肌腱进行了重要的区分。在他的解剖学著作中，首次对大脑的脑室和静脉窦进行了解剖学描述，窦汇（torcular Herophili）的描述来源于此。脉络丛的首次描述也出现在这里，因其与胎儿的血管膜相似而得名。他还详细描述了第四脑室，并注意到其底部的特殊排列，因其"类似于钢笔的凹槽"，他称之为"菖蒲"（calamus scriptorius）。在他的许多其他贡献中，他认识到大脑是神经系统的中枢器官和智力的所在地，这与 Aristotle 的以心为中心的观点形成了鲜明对比[11]。

这位解剖学家并非十全十美，因为 Herophilus

也因引入了解剖学生理学中存在时间最长的错误之一而被铭记：细脉网[12]（图 1-6），一种存在于偶蹄目动物中而不存在于人类的结构。这种结构充当大脑底部的吻合网络。这种不准确描述的结构后来成为教条，在人类脑功能的早期生理学理论中起着很重要的作用。后来，Galen of Pergamon 对细脉网进行了详细的错误描述，并被后来的阿拉伯和中世纪学者进一步推崇。直到 16 世纪，当 Andreas Vesalius 和 Berengario da Carpi 的新解剖学清楚地表明，细脉网并不存在于人类时，学术界才消除了这种解剖学错误。

进入古罗马和医学院时代，我们遇到了 Aulus Cornelius Celsus（公元前 25 年—公元 50 年）。Celsus 既不是内科医生也不是外科医生，确切地说，他是一位对外科手术产生重要影响的医学百科全书作家。他的著作公正而适度地评论了那个时代对立的医学流派：教条主义、方法主义和经验主义。作为古罗

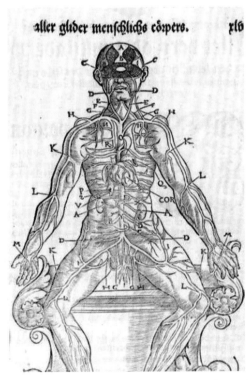

▲ 图 1-6　"细脉网"是古代引入的是一种错误的解剖结构，首先由 **Herophilus** 提出。这种解剖学上的错误在 **Galen** 和其他人的著作中得到了进一步发展，直到文艺复兴时期才得到纠正。这里有一个很好的摘自 **Ryff 1541** 年关于解剖学书上的例子

引自 Ryff W. Des *Aller Furtefflichsten ... Erschaffen. Das is des Menchen... Warhafftige Beschreibund oder Anatomi.* Strasbourg: Balthassar Back; 1541.

马 Tiberius 和 Caligula 皇帝的顾问，他受到极大的尊崇。他的著作 *De re Medicina*[13] 是继 Herophilus 之后现存最早的医学文献之一。他的著作对早期医生产生了巨大影响。他的作品如此重要，以至于在 15 世纪当印刷术引入时，Celsus 的著作比 Herophilus 和 Galen 的著作优先印刷。

Celsus 进行了许多有趣的神经外科观察。*De re Medicina* 中含有由脑膜中动脉出血引起的硬膜外血肿的准确描述[8]。Celsus 评论说，外科医生应该始终在疼痛较剧烈的一侧进行手术，疼痛部位是环钻术最好的定位。考虑到硬脑膜对压力及疼痛的敏感性，这已被证明是良好的临床预警。Celsus 准确描述了脑积水和面部神经痛，他还认识到颈椎骨折会导致呕吐和呼吸困难，而下脊髓的损伤会导致双腿的无力或瘫痪，以及尿潴留或尿失禁。

Rufus（约公元 100 年）在 Trajan 统治时期（公元 98—117 年）居住在沿海城市 Ephesus。Rufus 的许多手稿得以保存，并对拜占庭和中世纪的编纂者产生重大影响。由于他作为外科医生的高超技能，使得他的许多外科著作直到 16 世纪仍被很好地记录[14]。Rufus 对覆盖于大脑上的膜的描述依然是经典。他清楚区分了大脑和小脑，并对胼胝体进行了可信的描述。他对脑室系统的解剖结构有很好的理解，对侧脑室、第三脑室、第四脑室和中脑导水管都有清晰的细节描述。Rufus 还提供了松果体和垂体的早期解剖学描述，对穹窿和四叠体的描述也准确而优雅。他是最早描述视交叉，并认识到它与视觉有关的人之一。Rufus 的研究之所以如此精确，必须归功于他在那个年代使用了解剖（主要对猴子），而当时的罗马学派是避免亲自解剖的。

Galen of Pergamon（Claudius Galenus，公元 129—200 年）是一位有着巨大影响的出色的人，他作为原创的调查者、编辑者和编纂者，也是 Hippocrates 和 Alexandria 学派的主要倡导者。作为 Pergamon 角斗士的医生，他有许多接触到人类创伤的机会。

作为医生的经验和他的科学研究使 Galen 能够对神经解剖学做出多种贡献。他是第一个区分软脑膜和硬脑膜的人。他的贡献还包括对胼胝体、脑室系统、松果体、垂体及漏斗的描述。早在 18 世纪 Alexander Monro's Secundus（1733—1817 年）解剖学描述之前，Galen 就清楚地描述了现在称为室间孔（foramen of Monro）的结构。他还准确地描述了

Sylvius 导水管（中脑导水管）。他进行了许多有趣的解剖实验，如脊髓横断由此导致的离断水平以下的功能丧失。在一项对猪的经典研究中，清楚地描述了切断喉返神经导致声音嘶哑的后果（图 1-7）。Galen 是有记录的第一次尝试对脑神经进行识别和编号。他描述了 12 对脑神经中的 11 对，但通过合并最终只得到 7 对。他认为嗅神经只是大脑的延长，因此没有计算在内[15]。

在观察大脑功能时，Galen 提出了一些原创的概念。他相信大脑控制着智力、幻想、记忆和判断。这与早期学校教学如 Aristotle 的心脏中心论严重违背。Galen 摒弃了 Hippocrates 认为大脑只是一个腺体的观点，并赋予它具有自主行动和感知力的概念。

通过动物实验，Galen 认识到颈部损伤会导致上臂功能障碍。在一项脊髓损伤的研究中，Galen 详细描述了一个今天被称为 Brown-Siquard 综合征（即脊髓半切的患者出现偏瘫伴对侧感觉丧失）的经典病例[16]。Galen 对脑积水症状和体征的描述也很经典，对这种疾病的理解使他能预测哪些脑积水患者的预后较差。Galen 在治疗头部损伤方面比 Hippocrates 更不受约束，他主张更积极地整复凹陷的颅骨骨折、伴有血肿的骨折和粉碎性骨折。Galen 建议去除骨碎片，特别是那些嵌入大脑的碎片。Galen 对脑损伤的预后评估也比 Hippocrates 更乐观，他评论说"我们已经看到一个严重受伤的大脑愈合了"。

Paul of Aegina（公元 625—690 年）在亚历山大学校接受训练，被认为是最后一位伟大的拜占庭医生。他是一位广受欢迎的编纂了拉丁和希腊学派作品的作家。他的著作直到 17 世纪仍然非常受欢迎。除了他的内科技能外，Paul 还是一位技术娴熟的外科医生，他的患者来自四面八方。他按照传统，尊重古人的教诲；但也引入了自己的技术，且效果很好。他因其经典著作 *The Seven Books of Paul of Aegina* 而被人们铭记，其中有关于头部损伤和环钻术使用的优秀章节[17, 18]。Paul 将颅骨骨折分为几种类型：裂缝、线形、挤压、凹陷、弓形骨折，以及婴儿的凹陷性骨折。在颅骨骨折中，他发明了一种有趣的皮肤切口，其中包括两个以直角相交的切口，形成希腊字母 X。为了给患者提供更好的舒适性，他在患者的耳朵里塞满羊毛，这样环钻的噪音就不会引起患者过度的焦虑。为了使伤口更好地愈合，他用浸泡了玫瑰油和葡萄酒的宽大绷带包扎伤口，小心地避免压迫大脑[18]。

Paul 对脑积水也有一些有趣的看法，他认为这有时是由助产士的粗暴动作引起的。他首先提出脑室内出血导致脑积水的可能性。

> "脑积水疾病……发生于婴儿，由于分娩过程中助产士不恰当地挤压他们的头部，或者是由于其他一些不明的原因；或者由于一根或多根血管破裂，外渗的血液转化为无法流动的液体……"（Paulus Aeginetes）[18]。

作为一个勇于创新的人，他为神经外科操作设计了许多手术器械。在他的早期手稿中有许多工具，包括起子、刮匙和咬骨钳。他创新性地将环钻的钻头设计成锥形，以防止插入脑内，以及各种锐利的刀刃用于方便切割。回顾他的伤口处理可以发现一些非常有经验的见解，使用葡萄酒（有助于消毒，

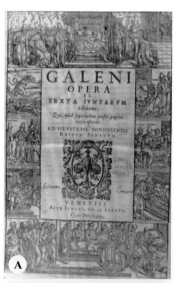

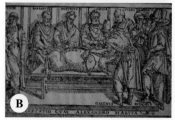

▲ 图 1-7 A. Galen 的 *Opera Omnia* 的扉页，**Juntine** 版，威尼斯；边框上有许多寓言场景，展示了早期的医学实践；**B.** 底部中间的面板放大显示，**Galen** 正在进行猪的喉返神经切断导致声音嘶哑的经典研究

引自 Galen. *Omnia Quae Extant Opera in Latinum Sermonem Conversa*, 5th ed. Venice: Juntas; 1576-1577.

尽管这个概念当时还不清楚），并强调敷料的应用避免大脑受压。后来，Paul 对阿拉伯医学，特别是对阿拉伯 / 伊斯兰外科的鼻祖 Albucasis 产生了巨大影响[19]。

四、阿拉伯和中世纪医学：昏昏欲睡的学术

从大约公元 750 年到 1200 年，主要的医学知识中心是阿拉伯 / 伊斯兰和拜占庭文明。公元 1000 年后，随着西欧的复兴，对外科和内科的研究也在那里重新发展起来。

（一）阿拉伯 / 伊斯兰学术

随着我们走出拜占庭时期，阿拉伯 / 伊斯兰学校在内科学和外科学的发展中变得至关重要。蓬勃发展的阿拉伯 / 伊斯兰学校付出了巨大的努力，来翻译和整理幸存的希腊和罗马医学原文。幸亏他们惊人的热情，到 9 世纪末，最好的希腊和罗马医学提供给了阿拉伯读者，这个贡献巨大。虽然僵化的学院教条主义成为教育的趋势，但是在此期间许多原创的概念和手术技术仍被明确地引入。在解剖学研究中，一些较为知名的人物开始挑战 Galen，指出他的一些明显的解剖学错误。

伊斯兰医学从 10 世纪到 12 世纪蓬勃发展。其中最杰出的学者、作家、医生是 Avicenna、Rhazes、Avenzoar、Albucasis 和 Averroes。在这些伟大医生的翻译著作中，人们看到了他们推崇古希腊和古罗马前辈著作的非凡努力。伊斯兰学者和医生成为 Hippocrates 和 Galen 教义的守护者和研究者。但话虽如此，有明确证据表明，这些学者和医生延续了原创性研究和解剖学研究，这在《古兰经》（Koran）或《伊斯兰教法》（Shareeh）中都没有被禁止，这是西方的普遍观点。

回顾这一时期，人们发现医生很少进行手术。相反，人们还是期望他们能从较早期的"学术"著作中学习如何写作，并作一些通俗易懂的演讲。外科手术的卑微任务被分配给了下层社会的人，也就是外科医生。尽管出现了这种趋势，但这个时期还是出现了一些有影响力和创新精神的人物，我们将回顾他们的贡献。

在这个伊斯兰医学的时代，我们看到一种现在常见的医学传统——床边医学说教式教学法被引入。除了极少数例外，外科医生的地位仍然很低。一个不幸的做法是重新引入了古埃及时期用烧红的烙铁

烧灼伤口以控制出血。在某些情况下，使用热烧灼代替解剖刀来进行外科的切开，这种做法明显导致烧伤和随后的伤口愈合不良（图 1-8）。

这一时期一位重要的伊斯兰学者是 Rhazes（公元 845—925 年）。回顾他的著作，人们可以清楚地看到一位博学的医生，他忠于 Hippocrates 教义，并在诊断学上颇有建树。虽然他起初是一名宫廷内科医生而不是外科医生，但他在外科方面的著作于 18 世纪仍然具有影响力[20]。Rhazes 是最早讨论并概述脑震荡概念的人之一。他认为头部受伤是所有伤害中最具破坏性的，他主张只对颅骨穿透性损伤进行手术，因为结果几乎总是致命的。Rhazes 认识到颅骨骨折会导致大脑受压，因此需要整复以防止持续损伤。Rhazes 认为脑神经和周围神经同时具有运动和感觉成分。在设计手术皮瓣时，需要了解神经的解剖和走行，以防止面部或眼部麻痹。

Avicenna（公元 980—1037 年）是巴格达著名的波斯医生和哲学家，被称为"第二位博士"（第一位是 Aristotle）。在中世纪，他的著作被翻译成拉丁文，并成为欧洲主要大学的主导学说直到 18 世纪。随着印刷书籍的引入，据说他的 Canon Medicinae 是继《圣经》之后印刷量居第二的书籍。Avicenna 传播古希腊教义如此令人信服，以至他们的影响一直流传至今。他的主要作品，Canon Medicinae 是一部基于 Galen 和 Hippocrates 著作的百科全书式作品[21]，大多是临床的观察报告，主要与药物学有关[21]（图 1-9）。Avicenna 的医学哲学主要遵循 Hippocrates 的体液理论及 Aristotle 的生物学概念。在 Avicenna 的 Canon Medicinae 中有许多有趣的神经病学发现，如第一个准确地解释癫痫的临床表现，他的治疗方式除了各

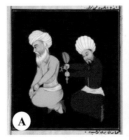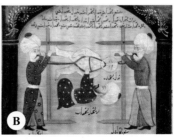

▲ 图 1-8　**A.** 奥斯曼帝国时期的医生在背部应用烧灼术；**B.** 手稿页显示 Avicenna 使用图中方法减轻和稳定脊柱损伤
引自 Sabuncuoglu S. Cerrahiyyetu'I-Haniyye [Imperial Surgery] [translated from Arabic]. Ottoman Empire circa 15th century. 作者收藏后复制的手稿，约 1725 年

种药物还有电鳗的休克疗法。他描述了脑膜炎并认识到这是脑膜的感染和炎症。看来 Avicenna 可能进行过解剖学研究，他对小脑蚓部和"尾状核"进行了正确的解剖学阐述。Avicenna 引进了使用金质或银质的金属管插入气管进行气管造口术的概念，并提出了许多治疗脊髓损伤的创新性技术，包括一些受伤脊柱的稳定装置。Avicenna 对脑积水的治疗也有一些深刻的思考，他认识到脑外积水（大脑和硬脑膜之间的液体）可以引流且相对安全。然而，真正的脑内积水治疗起来更危险，最好是不干涉或是用药物治疗[22]。*Canon Medicinae* 显然是他最大的贡献，连同他对 Galen 著作集的整理和翻译，直到 18 世纪此书依然有足够的影响力。

在神经外科历史上经常被忽视的人物是一位著名的波斯 / 伊斯兰医生，名叫 Haly Abbas（Abdul-Hasan Ali Ibn Abbas Al Majusi，公元 930—994 年）。这位伊斯兰医学黄金时代的作家写了一部名为 *The Perfect Book of the Art of Medicine* 的著作，也称为

Royal Book[23]（图 1-10）。他在波斯出生并接受教育，这是一个他从未离开过的地方，正是在这里，他撰写了关于医学的重要著作。在他的书中，他用 110 章专门介绍了外科实践。回顾他的著作，他关于脊柱损伤的著作基本上是复制早期希腊学者的，特别是 Paul of Aegina，主要由脊柱损伤的外部稳定装置组成。外科手术干预很少被提倡。在书中第十九篇，第 84 和 85 章，他对凹陷性颅骨骨折的治疗进行了详细介绍。他还描述了可能发生的不同类型的骨折及其潜在的损伤机制。他非常赞同硬脑膜应该保持完整，不被破坏，除非颅骨骨折穿破硬脑膜。在这种情况下，这些碎片需要被移除。他整复骨瓣的技术包括钻一系列紧密排列的骨孔，然后用凿子将它们联通。

他会为患者着想，将一团羊毛球放入患者耳朵里，以阻挡来自钻孔的声音。然后用浸过药的葡萄酒敷料包扎头部伤口，酒精似乎能起到消毒的作用。这些章节还包含了有关术中脑肿胀和脑水肿有趣的

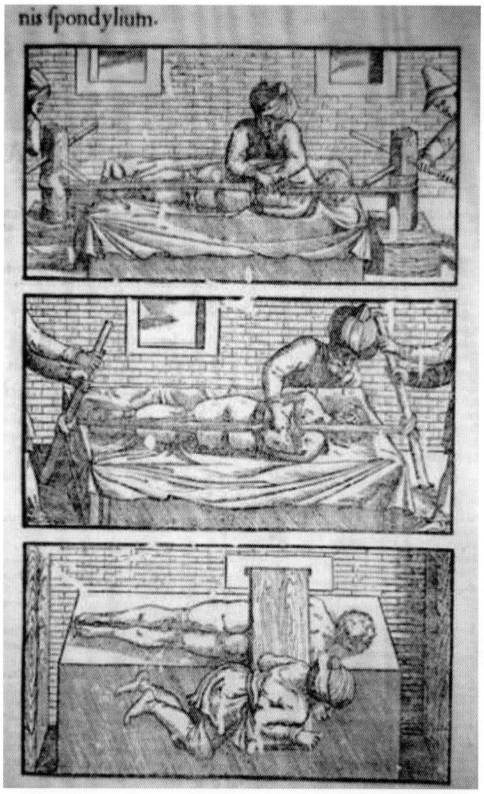

▲ 图 1-9　Avicenna 开发了许多装置来处理脊髓损伤和脊柱稳定。图中所示的是一个"机架"系统，使用一系列绞盘和拉伸装置来重新对脊柱进行复位

引自 Avicenna. *Liber Canonis, de Medicinis Cordialibus, et Cantica.* Basel: Joannas Haruagios; 1556.

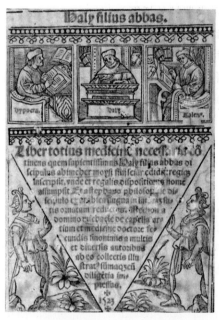

▲ 图 1-10　Haly Abbas 医学和外科著作第 2 版的扉页；在这个具有寓意的扉页中，我们看到 Haly Abbas 在中间，Galen 和 Hippocrates 在两侧

引自 Haly Abbas [Abdul-Hasan Ali Ibn Abbas Al Majusi]. *Liber Totius Medicine necessaria continens quem sapientissimus Haly filius Abbas discipulus Abimeher Muysi filii Sejar editit: regique inscripsit unde et regalis depositionis nomen assumpsit. Et a Stephano philosophie discipulo ex Arabica lingua in Latinam ... reductus. Nacnon a domino Michaele de Capella ... Lugduni.* Lyons: Jacobi Myt;1523.

讨论，在这种情况下，外科医生应该进一步寻找可能残留的骨碎片并将其去除。如果头部敷料太紧而导致肿胀的发生，则应将其松开。遗憾的是，Haly Abbas 还提倡对反应不佳的患者进行头静脉放血和诱发腹泻，这种原始技术直到 19 世纪中叶才被放弃。

在伊斯兰传统中，Albucasis（Abu al-Qasim Khalaf ibn al-Abbas Al-Zahrawi，公元 936—1013 年）既是一位伟大的翻译家也是一位认真的学者，他的著作 *Compendium*[24]（大约 30 卷）主要关注外科学、营养学和药物学。在其引言中有一个为什么伊斯兰医生在手术方面进步如此之小的有趣的讨论，他将这种失败归因于缺乏解剖学研究和对经典知识的了解不足。他推广的一种令人遗憾的医疗实践是频繁使用催吐药来预防疾病，这种使人衰弱的医疗实践被称为"净化"，并一直延续到 19 世纪。

Compendium 最后的章节是外科医生最重要的部分，包括对当时外科实践冗长的概述[24-26]。该著作在 Salerno 和 Montpellier 的学校中被广泛使用，因此在中世纪的欧洲产生了重要影响。本书的一个独特之处是手术器械的插图及其使用说明，Albucasis 在书中对其进行了详细的介绍。Albucasis 设计了许多器械，其中一些是基于 Paul of Aegina 早前所描述的。他的"不下陷"环钻的设计是经典的（他在环钻上放置了项圈以防止陷入），并成为许多后来环钻/环锯设计的模板（图 1-11）。

Albucasis 的外科专著是一部非凡的作品——理性、全面、插图精美，旨在教授外科医生每种治疗的细节，包括伤口敷料的使用类型。然而，人们不禁要问，患者是如何忍受某些手术技术的。对于慢性头痛，将热烧灼器应用于枕部，通过烧灼皮肤而不灼伤颅骨。另一种头痛治疗方法需要钩住颞动脉，扭曲并结扎，然后本质上是将其撕扯出来。Albucasis 认识到脊柱损伤的影响，特别是脊椎的脱位：在完全半脱位时，患者表现出不自主活动（排尿和大便）和四肢松弛，他认为死亡几乎是必然的。他提倡的一些减轻脊柱损伤的方法，比如结合使用圆木和绞车，但是相当危险的。凭着敏锐的洞察力，他主张应该清除椎管中的骨碎片。为给手术患者提供舒适感，他发明了一种"麻醉"海绵，其中的有效成分包括鸦片和大麻，将海绵敷在患者的嘴唇上，直到患者失去知觉为止。

对于脑积水（遵循 Paul of Aegina 的教导，他认

为这种疾病与助产士产钳钳住头部时太粗暴有关），虽然他注意到其结果几乎总是致命的，但 Albucasis 还是推荐引流。他将这些糟糕的结果归因于松弛之后的大脑"瘫痪"。关于引流部位，Albucasis 指出，外科医生绝不能切开动脉，因为一旦出血可能导致死亡。对于脑积水患儿，他会用头巾紧紧"捆绑"头部，然后让孩子进食几乎没有液体的"干饮食"——这在当时是脑积水先进的治疗计划[25, 26]。

Serefeddin Sabuncuoglu（1385—1468 年）是外科史上连接伊斯兰和中世纪学校桥梁的一位重要人物。著名的奥斯曼外科医生 Sabuncuoglu 住在现在隶属于土耳其小亚细亚北部地区的一个小城市 Amasya。在奥斯曼帝国的辉煌时期，Amasya 是商业、文化和艺术的主要中心。当他在 Amasya 医院当医生时，于 83 岁高龄完成一部名为 *Imperial Surgery*（*Cerrahiyyetü'l-Haniyye*）的医学书，是土耳其医学文献中的第一本彩色插图教科书[27-30]。原始手稿只有三份已知的副本，两份在伊斯坦布尔，第三份在巴黎国立图书馆[27]。这本书最早写于 1465 年，书的第 1 版共分三章，涵盖 191 个主题，均涉及外科手术。每个主题都由一个简洁却富有诗意的句子组成，随后详细描述了特定疾病的诊断、分类和手术技术。这本书在那个时代

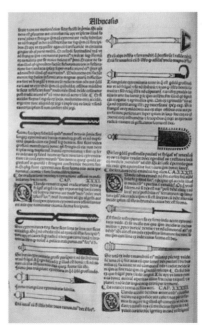

▲ 图 1-11　**Albucasis 的一些器械设计，包括一对治疗婴儿脑积水的胎头刀**

引自 Albucasis. *Liber Theoricae Necnon Practicae Afsaharavii*. Augsburg: Sigismundus Grimm & Marcus Vuirsung; 1519.

是独一无二的，因为几乎所有的外科手术过程和插图都是彩色的，尽管这种类型的绘画在伊斯兰教是被禁止的（图 1-12）。

（二）中世纪的欧洲

Constantinus Africanus（Constantine the African，1020—1087 年）将伊斯兰医学引入 Salerno 学校从而引入欧洲（图 1-13）。Constantine 曾在巴格达学习，在那里他受到伊斯兰 / 阿拉伯学者的影响。后来，他退休到 Monte Cassino 的修道院，在那里将阿拉伯手稿翻译成拉丁文，一些学者认为翻译得相当不准确。由此开启了医学著作意译和音译的新浪潮，只不过这次是从阿拉伯语回归到拉丁语[31]。他的工作使得人们能够衡量有多少内科学和外科学知识因多次翻译而丢失或扭曲，尤其是针对解剖学著作的翻译。同样值得注意的是，Constantine 通过每年对一头猪的解剖，将解剖学重新引入。不幸的是，那些与早期经典著作不符的解剖观察记录被忽视了！正如过去 400 年的状态一样，外科教育和实践仍在沉睡。

Roger of Salerno（公元 1170 年前后）是当地传说中的外科领袖，意大利第一位外科学作者。在中世纪时期他在外科方面的工作产生了巨大的影响（图 1-14）。他的 *Practica Chirurgiae* 提到了一些令人感兴趣的手术技术[32]。Roger 介绍了一种独特的技术，通过让患者屏住呼吸（Valsalva 动作），然后观察是否出现脑脊液漏或气泡产生，来明确颅骨骨折患者的硬脑膜撕裂，即脑脊液漏。作为处理神经损伤技术的先驱，他主张对断裂的神经进行再吻合。在修复过程中，他特别注意神经束的对齐。他的著作中有几章专门讨论颅骨骨折的治疗，正如下面讨论所述。

"当骨折发生时，它会伴有各种伤口和挫伤。如果肌肉组织挫伤较轻，但颅骨损伤较重，应将肌肉通过十字形切口切开并向下分离至颅骨，以整复每一处颅骨凹陷。然后在切口处放置一块轻薄的纱布一天后拔除，如果有颅骨碎片，则要将其彻底清除。如果颅骨有一边未折断，则将其留在原位，必要时用扁平的剥离子将凹陷处抬高，并在颅骨上凿孔，以便凝结的血液可以被一小块羊毛和羽毛浸润吸收。当伤口坚实后，我们用棉绒覆盖，然后必要时也可以让患者洗澡（不一定非得等到伤口与周围皮肤平齐）。在他洗完澡后，我们薄薄地涂上一层用艾草、玫瑰水和鸡蛋制成的清凉的膏药就可以了。"[32]

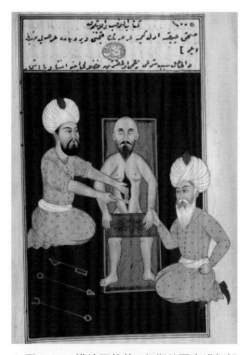

▲ 图 1-12 描绘阿拉伯 / 伊斯兰医生进行解剖时的不同寻常的彩色插图，通常被《古兰经》所禁止；在拜占庭和中世纪时期解剖是由医生和解剖学家共同完成（笔者收集）

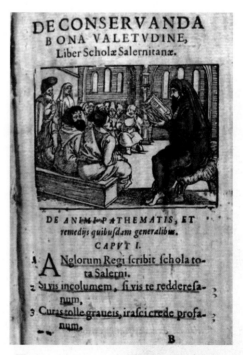

▲ 图 1-13 Constantine the African 在 Salerno 大学演讲；按照当时的典型方式，这位教授正在给学生们做关于 Hippocrates 和 Galen 的医学教义方面的"权威"讲座（笔者收集）

在回顾 Roger of Salerno 的著作时，我们几乎看不到在解剖学领域的新发现。他满足于概括早期的论著，特别是 Albucasis 和 Paul of Aegina 的论著。他非常喜欢治疗用的膏剂；好在他并不大力提倡用油脂治疗硬脑膜损伤。他引用 The Bamberg Surgery 著作[33]，倡导使用环钻术治疗癫痫。

Theodoric Borgognoni of Cervia（1205—1298 年）是一位中世纪极具创造力的外科医生，被认为是使用无菌技术的先驱——当然不能等同于如今"洁净"的无菌技术，而只是一种基于避免形成"黄脓"的方法。他经过多次尝试发现伤口良好愈合的理想条件：这些措施包括控制出血、清除受到污染或坏死的组织、避免无效腔，以及小心地使用浸满了葡萄酒的伤口敷料，这在当时也是非常现代的观点（图 1-15）。

Theodoric 的外科学著作，成书于 1267 年，提供了中世纪外科手术的独特视角[34]。他主张一丝不苟（可以媲美 Halstedian）的手术技术。有抱负的年轻外科医生要在有能力的外科医生手下接受训练，并在头部损伤领域有丰富的知识。有趣的是，他认为外伤时可以切除部分脑组织而对患者几乎没有影响。他认识到颅骨骨折的重要性，特别是凹陷性骨折，应该整复凹陷的颅骨。他相信硬脑膜的刺破或撕裂

可能导致脓肿形成和癫痫发作。为了让即将接受手术的患者更加舒适，他开发了自己的"催眠海绵"，其中含有鸦片、曼陀罗、毒芹，以及其他成分。将它放在患者鼻孔处，直到患者入睡。他描述了这种舒适度的提升，其结果对患者和外科医生都有好处（图 1-16 和图 1-17）。

William of Saliceto（1210—1277 年）是 13 世纪最有才华的外科医生。他是 Bologna 大学教授，所著的 Chirurgia[35] 尽管受到 Galen 和 Avicenna 的强大影响，但还是被许多人认为是高度原创的。值得称赞的是，William 用手术刀切开技术取代了阿拉伯的烧灼技术。他还发明了神经缝合技术。在神经病学领域，他认识到大脑控制着自主运动及小脑的非自主功能。

Leonard of Bertapalia（1380?—1460 年）是中世纪外科的杰出人物。他来自 Padua 附近的一个小镇，并在那里和附近的 Venice 开展了广泛且收获颇丰的实践。他是解剖学研究最早的提倡者之一。事实上，他在 1429 年的外科课程就包含解剖一名被处决后的死刑犯。Leonard 对头部损伤有着浓厚的兴趣，最终神经系统手术占据了他著作内容的 1/3[36, 37]。他认为大脑作为最宝贵的器官，是自主和非自主功能的根源。他为颅骨骨折的处理提出了一些有趣而准确的

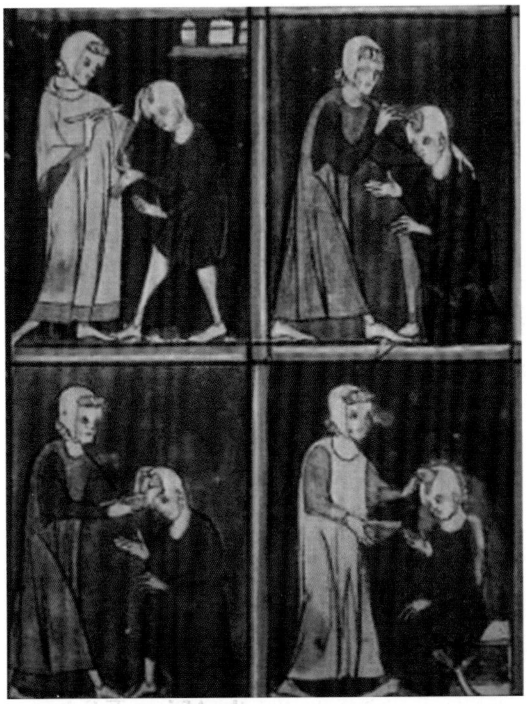

▲ 图 1-14 这份中世纪早期手稿描绘了 Roger of Salerno 正在进行的开颅手术

引自 Bodleian Library, Oxford, UK

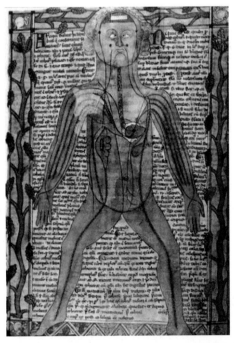

▲ 图 1-15 摘自 five-figure series，这幅插图揭示了中世纪对人类循环系统和神经系统的理解，并清楚地阐明了 Galen 的细脉网解剖学错误

引自 Bodleian Library Collection, Oxford, England

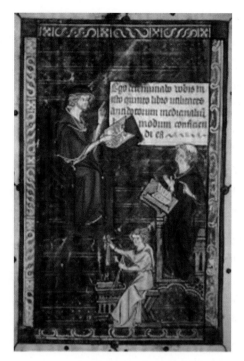

▲ 图 1-16 中世纪"典型"讲座画面，教授向学生发表"权威"演讲，朗读 Hippocrates、Galen，以及其他一流学者的经典著作（Gerard of Cromona 所著，Avicenna Canon 医学翻译家，巴黎，大约 1320 年，法国巴黎国家图书馆）

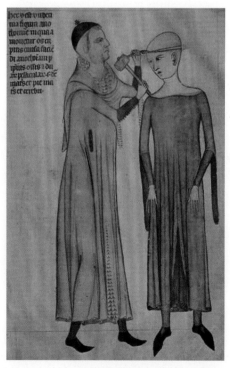

▲ 图 1-17 中世纪的解剖学家进行头部解剖
引自 Guido de Papia [Papaya], Anatomia circa 1325. Musèe Condé, Chantilly, France

见解。他相信，外科医生应始终避免使用可能导致化脓的材料，始终避免使用可能会使颅骨进入大脑的有张力的敷料，如果一块颅骨刺入大脑，必须将其取出！

Lanfranchi of Milan（1250—1306 年）是 William of Saliceto 的学生，他延续了老师用手术刀代替烧灼的做法。在他的 *Cyrurgia Parva* 中，倡导使用缝合进行伤口修复[38]。他对颅骨骨折使用环钻术从而减轻硬脑膜刺激的相关指南是经典的。他甚至发明了一种用于手术的食管内插管技术，这种技术直到 19 世纪末才被普遍采用。

Guy De Chauliac（1298—1368 年）是 14 世纪和 15 世纪最有影响力的外科医生，也是一位学识渊博且具有历史敏锐度的作者。他的 *Ars Chirurgica* 对外科实践是如此重要，直到 17 世纪仍被复制和翻译，历时近 400 年。大多数历史学家认为这本外科手册是那个时代主要的外科教材[39, 40]。

他在 *Ars Chirurgica* 中对头部受伤的讨论展示了他智慧与才干的广度。他建议在进行头颅手术之前，应该理全发，以防止头发进入伤口并干扰一期愈合。在处理凹陷性颅骨骨折时，他主张采用一种有趣的早期消毒方法，将葡萄酒放入凹陷处以帮助愈合。他将头部伤口分为七种类型，并详细描述了每种类型伤口的处理方法。头皮伤口的外科处理只需要清洁和清创，而合并有凹陷性颅骨骨折必须通过环钻术和抬高颅骨进行治疗。对于伤口修复，他提倡一期缝合，并描述了良好的效果。对于止血，他推荐使用鸡蛋清，从而帮助外科医生解决了一个常见而困难的问题。

五、16 世纪：解剖学探索

随着文艺复兴的开始，外科手术开始发生深刻的变化。为了解决内科和外科的实践问题，内科医生和外科医生都重新引入了基本的实践调查技术，这对现在的人体结构解剖的常规实践影响深远。一系列的知名人物 Leonardo da Vinci、Berengario da Carpi、Johannes Dryander、Andreas Vesalius 等领导了这场运动。自古希腊罗马时代以来的许多解剖学错误得到纠正，并且使人们对手术产生了更大的兴趣。在这个极具创造性的时期，这些知名人士奠定了现代神经解剖学和神经外科学的基础。

Leonardo da Vinci（1452—1519 年）是文艺复兴

时期的典型人物。Leonardo 多才多艺，被公认为艺术家、解剖学家和科学家。他走上解剖台，以便更好地理解表面解剖学与他的艺术创作之间的联系与意义。在此研究的基础上，他建立了肖像解剖学和生理解剖学[41-43]。Leonardo 博览群书，熟悉 Galen、Avicenna、Mondino 和其他人的著作。通过对这些著作的学习，他发现了他们对解剖学的错误认知。

我们应该将许多解剖学上的第一归于 Leonardo 的研究。Leonardo 绘制了第一张关于脑神经、视交叉、臂丛和腰丛的粗略图。Leonardo 制作了第一个脑室系统的蜡铸，从而提供了脑室系统解剖最早的准确视图。他的蜡铸技术包括如下几个步骤：从颅盖中取出大脑，通过第四脑室注入融化的蜡，出口管放置在侧脑室中以便空气逸出，待蜡变硬时他去除外部的脑组织，只留下一个简单而优雅的脑室铸型（图 1-18）。

结合他的艺术研究，Leonardo 提出肌肉控制中的拮抗概念。他的实验研究包括解剖手指神经，并注意到受影响的手指不再有感觉，即使放在火中也是如此。Leonardo 计划出版一部解剖学巨著，将分 20 卷发行。由于他的合作者 Marcanonio della Torre 于 1509 年早逝[44]，这部作品没有出版。从 Leonardo 去世的 1519 年到 16 世纪中叶，他的解剖学手稿通过其同事 Francesco da Melzi 在意大利艺术家中流传。在 16 世纪中后期，这些解剖学手稿一度丢失，在 18

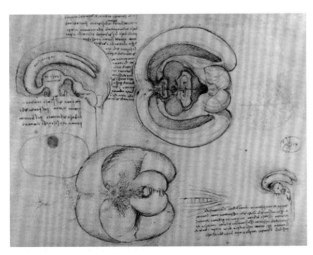

▲ 图 1-18　摘自 Leonardo 的 *anatomic codices*：Leonardo 用自己设计的蜡型铸件，勾勒出脑室系统的轮廓；该技术包括将融化的蜡注满脑室，同时将空气从出口管排出

引自 Leonardo da Vinci. *Quademi d'Anatomia*. Christiania: Jacob Dybwad; 1911-1916.

世纪才被 William Hunter 重新发现。

Ambroise Paré（1510—1590 年）是一个没有受过良好教育且谦逊的胡格诺派教徒，但却是外科史上最伟大的人物之一。事实上，许多人认为他是现代外科之父。他利用来自长期军事经验中的外科资料，将大量实践知识融入他的著作中。Paré 做的一件不寻常的事，即使用本地语言也就是用法语而不是拉丁语出版了他的著作，使他的作品得以更广泛地传播。由于他的手术能力和良好的效果，Paré 成为一名受王族喜爱的外科医生。法国的亨利二世所受的致命伤是一个重要的案例，从中可以深入了解 Paré 对头部损伤的理解。亨利二世受伤时，Paré 在场，尸检时他也在场。Paré 对该病例的临床观察包括头痛、视物模糊、呕吐、嗜睡和呼吸减弱。根据临床观察和病史，Paré 推测损伤是由于一条大脑皮质桥静脉撕裂造成的，尸检发现国王患有硬膜下血肿证实了他的观察结果。

回顾 Paré 的外科手术作品[45, 46]，有关大脑的部分最能反映当时的外科手术实践。第 10 卷专门讨论颅骨骨折。Paré 重新引入了使用 Valsalva 呼吸动作早期整复凹陷性颅骨骨折的方法："从胸部向外呼气然后屏住呼吸，脑实质和脑膜会膨胀和隆起，脑膜破裂处会有气泡和脑脊液渗出。"[36] 这个动作也有助于血液和脓液的排出（图 1-19）。

在回顾 Paré 的手术技术时，我们发现与以前的作者相比，这些技术有了显著的进步。Paré 对环钻、剃刀和刮刀的使用进行了大量的讨论。他主张彻底去除骨髓炎性骨，切开硬脑膜，排空凝血块和脓液，这些过程以前是由缺乏训练的外科医生战战兢兢地执行。Paré 强烈主张伤口清创，强调必须清除所有异物。Paré 在外科手术方面的一个重要进展是他偶然的发现，不应将沸腾的油注入伤口，尤其是枪伤。在一次战斗中，沸腾的油用完了，他就用蛋黄、玫瑰油和松节油的混合物代替。他发现使用这种新配方大大改善了伤口愈合，显著降低了致残率与死亡率。他还用结扎法代替热烧灼来控制出血，这促进了伤口愈合并显著减少失血，尤其是在截肢手术时。

在 1518 年，Giacomo Berengario da Carpi（1460—1530 年）的一部杰出著作问世[47]。这本书的问世是因为 Berengario 成功治疗了遭受严重颅脑损伤并幸存下来的 Lorenzo dé Medici（Urbina）公爵。在这次事件后不久的一个梦中，Hermes Trismegistus 神（Thrice-Great Mercury）造访 Berengaria，鼓励他写一篇关于头部外伤的专著。由于这个梦，Berengario 的 *Tractatus* 问世了，而且是第一部专门用于治疗头部损伤的印刷作品。该书不仅讨论了原创的外科技术，还提供了用于处理颅骨骨折的颅骨器械的插图（图 1-20）。Berengario 介绍了使用可置换的颅骨钻头进行钻孔。书中有许多包括患者的病情描述、治疗方法和临床结果的案例。这部作品仍然是对 16 世纪脑外科手术最好的记载。

Berengario 不仅是一位娴熟的外科医生，还是一位出色的解剖学家。Berengario 为我们提供了脑室最早和最完整的论述之一。从他的解剖学研究中，Berengario 发展了松果体、脉络丛和侧脑室的描述。他的解剖插图被认为是首次根据实际解剖而不是历史漫画的出版发行。他的解剖学著作在这一时期意

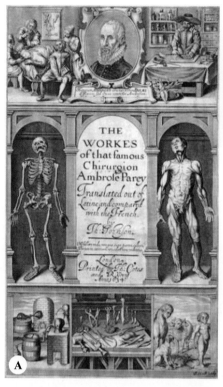

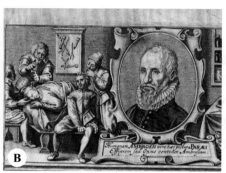

▲ 图 1-19　A. Ambroise Paré 的伟大外科著作的英译版扉页，在顶部中间 Paré 图示有一个环钻术的场景，旁边的图是该场景的放大；B. Paré 著作扉页中环钻场景的放大，作为一名军医，Paré 处理过大量的头部外伤和颅骨骨折

引自 Paré A. [Johnson T, translator]. *The Workes of That Famous Chirurgion Ambroise Parey*. London: Richard Coates; 1649.

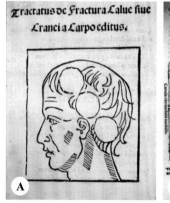
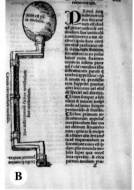
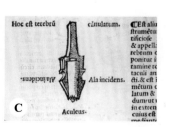

▲ 图 1-20　A. Berengario da Carpi 的 *Tractatus de Fractura Calvae* 扉页上的木刻装置；B. Berengario 设计的环钻支架；C. Berengario 的环钻显示出许多复杂的颅骨切割和角度设计，以避免误伤脑组织

引自 Berengario da Garpi J. *Tractatus de Fractura Galvae Sive Cranei*. Bologna: Hieronymus de Benedictus; 1518.

义重大，这是最早对 Galen 和其他人著作教条信仰的挑战。

于 1536 年问世的 *Anatomiae*（1537 年有扩增）是一本重要的书，很有可能最早涉及了"精准"神经解剖学。这本书是由马尔堡的一位医学教授 Johannes Dryander（Johann Eichmann，1500—1560 年）撰写[48, 49]。这部作品包含一系列整版插图，显示连续的大脑 Galen 式解剖（图 1-21）。Dryander 从头皮的分层解剖开始，层层分离递进，移除颅盖骨。接下来，图示脑膜、大脑和颅后窝。在颅骨的图示中首次出现了额骨缝的图解。对于 Dryander 的研究来说，重要的是对颅骨、硬脑膜和大脑进行公开的解剖演示，并在这部专著中详细记录了解剖的结果。一幅图描绘了脑室系统和小室学说理论（cell doctrine theory），其中，想象、常识和记忆都位于脑室中。这部书存在许多不准确之处，反映了中世纪的经院哲学，但尽管存在这些错误，这本书还是应该被视为神经解剖学的第一本教科书。

Volcher Coiter（1534—1576 年）是 Nuremberg 的一名军队外科医生和城市内科医生，有幸在 Fallopius、Eustachius 和 Aldrovandi 的指导下学习。这些学者为 Coiter 最初的解剖学和生理学研究提供了推动力。他描述了脊髓前根和后根，并区分了脊髓中的灰质和白质。他对脊髓的兴趣促使他对脊髓进行解剖和病理研究，包括对去大脑模型的研究。他在活体受试者身上进行了许多实验，包括先于 William Harvey

发现心脏跳动。他在鸟类、羔羊、山羊和狗的颅骨上钻孔，并且是第一个将大脑的搏动与动脉搏动联系起来的人。他甚至打开颅腔切除部分大脑并报告没有不良影响——一个早期令人惊讶的大脑定位功能[50]。由于他热衷于通过人体解剖进行解剖学研究，他与宗教法庭发生了冲突，最终被反宗教改革派监禁，他们对正在挑战已经被接受的研究成果的这些医生和解剖学家们抱有极大的怀疑。

Giovanni Andrea della Croce[51]（1509—1580 年）将外科手术技巧与文艺复兴时期的设计风格相结合，创作了一些早期神经外科手术场景的雕刻画。这些场景令人印象深刻，因为手术是在家庭住宅中（通常是在卧室）进行的。大多数神经外科手术插图都是环钻术（图 1-22）。Croce 还提供了一系列新设计的自带防陷入的安全功能的环钻。他的环钻涉及一项独特的创新，即模仿木工钻的风格，通过附加一

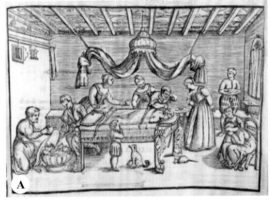

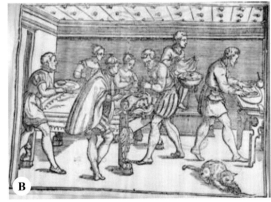

▲ 图 1-22　**A.** 出自 Croce 的经典外科专著，16 世纪文艺复兴时期的一个经典场景，在一间布置优雅的贵族卧室里，在宠物狗和孩子的陪伴下，在床边完成环钻术；**B.** 一名意大利外科医生和他的助手进行环钻术，身边摆满了手术器械（**Croce GA della.** *Chirurgiae Libri Septem.* **Venice: Jordanus Zilettus; 1573.**）

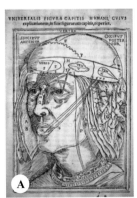
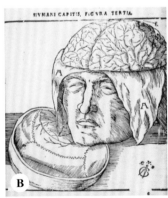

▲ 图 1-21　**A. Dryander** *Anatomiae* 中的插图，显示了他对头皮和头颅的分层解剖，根据小室学说理论大脑的功能在脑室系统而不是大脑；**B. Dryander** *Anatomiae* 的插图显示了头皮、颅骨和大脑的解剖，以及在颅盖上看到的颅骨缝

引自 Dryander J. *Anatomiae*. Marburg: Eucharius Ceruicornus; 1537.

个弓来旋转环钻。提出并图示各种锥形设计的环钻钻头。在他的医疗设备中有手术器械的插图，包括一些用于抬起凹陷颅骨的设计巧妙的起子。在回顾 Croce 的著作时，我们发现它主要是从 Hippocrates 到 Albucasis 这些早期权威的著作汇编，但他的治疗建议和器械设计确是令人惊讶地超前于那个时代。

如果不提及伟大的解剖学家和外科医生 Andreas Vesalius（1514—1564 年），对 16 世纪外科的讨论将是不完整的。显然，他有一颗聪颖的头脑，很早就摒弃了他的 Galen 学派老师的解剖学观点。Vesalius 在巴黎学习，师从传统 Galen 学派解剖学教育家 Johann Günther（Guenther）。Günther 很快就认识到 Vesalius 的技能，将他描述为一位有天赋的解剖师，一个拥有非凡医学知识的人，一个很有前途的人。尽管受到了赞誉，Vesalius 很快从他的巴黎医学研究中得出结论，基础解剖学存在许多错误。遵循 Berengario da Carpi 等 16 世纪早期解剖学家的风格，Vesalius 强烈主张解剖必须由教授亲自动手，而不是由解剖员进行。通常的做法是让一名解剖员，往往是一名未受培训的外科医生，在也只是阅读过 Galen 的解剖学教科书的教授指导下探查尸体，教科书的错误与解剖发现的不一致就这样被忽略了。Vesalius 对解剖学的描述来自他自己的观察，而不是对 Galen 等著作的解释。考虑到当时坚定的正统 Galen 式教学，他显然面临着他的老师们的一些强烈反对。

Vesalius 的解剖学研究在 1543 年出版的杰作 *De Humani Corporis Fabrica* 中达到顶峰[52]。第 7 卷中关于大脑解剖的部分提供了详细的解剖学讨论及卓越的版画（图 1-23）。Vesalius 注意到[53]，"被斩首的人头最适合（研究），因其可以在审判官和行政长官的友好帮助下在处决后立即获得。"

Vesalius 主要是一名外科医生，在著作中关于大脑和硬脑膜覆盖的章节讨论了损伤机制，以及各种膜和骨如何被设计用来保护大脑[53]。有趣的是，仔细检查著作中几个插图标识的首字母，可以看到"小天使正在进行环钻术"！对于神经外科医生来说，Vesalius 对脑积水的理解做出了一项有意义的早期贡献：在第 1 卷中他讨论了"其他形状的头"，其中对脑积水儿童进行了以下早期描述。

"在 Genoa，一个小男孩被一个妇人抱着挨家挨户地乞讨，并被比利时贵族 Brabant 的演员们公开展览，他的头毫不夸张地比两个正常人的头大，两边都鼓起来。"[52]

在其著作第 2 版（1555 年）中[54]，Vesalius 描述了第二个病例，一名年轻女孩的脑积水，她的头"比任何男性都大"且在尸体解剖时取出了 9 磅水。作为这些研究的结果，Vesalius 提出了重要的见解：液体（即脑脊液）聚集在脑室而不是硬脑膜和颅骨之间，指出了早期 Hippocrates 的错误。Vesalius 进行了许多有趣的临床观察，但没有提出无论是外科还是内科的任何有效的治疗方法。

1546 年，Charles Estienne（1504—1564 年）在巴黎出版了一部杰出的解剖学著作[55]。这本书是继 Berengario da Carpi（两本书）、Dryander 和 Vesalius 之后，在欧洲出版的解剖学系列书籍中的第五本。这本书虽然比 Andreas Vesalius 的书晚了 3 年出版，但实际上已于 1539 年完成，由于法律问题而推迟出版。这部作品包含了大量美丽而异乎寻常的解剖图版，主题以华丽而富有想象力的文艺复兴为背景（图 1-24）。这本书显然缺乏 Vesalius 式的解剖细节，并重复了 Galen 的许多错误。神经系统的解剖插图非

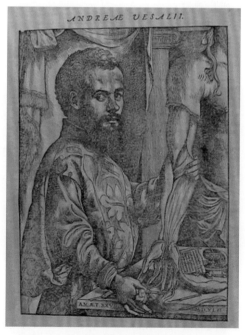

▲ 图 1-23 伟大的解剖学家 Andreas Vesalius 的肖像，在他的代表作中展示手臂的解剖

引自 Vasalius A. *De Human! Corporis Fabrica Libri Septem*. Basel: Joannes Oporinus; 1543.

常生动，但在解剖细节上存在缺陷。典型的插图展示颅骨被切开后大脑完整的解剖图案。虽然像脑室和大脑这样的大体结构可辨认，但缺少可靠的解剖细节。

到 16 世纪末解剖学兜了一圈，回到原位，否定了大量的较早期的错误学说。在 Vesalius 和 Berengario 的著作中，教授亲自动手的解剖显然纠正了文献中长期存在的许多解剖错误。如果没有这些思想和概念上的根本转变，神经解剖学是不可能发展的。如果没有准确的神经解剖学，怎么能有神经外科实践？正如我们将看到的那样，这需要近 300 年的外科艺术、手术技巧和解剖学的发展才能实现。

六、17 世纪：神经病学的起源

在 16 世纪，解剖学是讨论的主题，随着 17 世纪的到来，我们看到了科学和医学惊人增长的一段时期。Isaac Newton、Francis Bacon、William Harvey 和 Robert Boyle 等伟大的科学家在物理学、实验设计、血液循环的发现和生理生化方面做出了重要贡献。随着科学学会的建立，科学思想的公开传播首次出现（如伦敦皇家学会、巴黎科学院和德国自然科学家协会）。这些社团和与之相关的个人极大地改善了科学设计和教育方式，并促进了空前的科学信息交流。

21 世纪开始了第一次对人类大脑的深入探索。Thomas Willis（1621—1675 年）是众多研究者中的领导者，后来 Willis 环就是以他的名字命名的（图 1-25）。Willis 是一位时尚的伦敦医生，在牛津大学接受教育，1664 年在伦敦出版了他的 *Cerebri Anatome*[56]（图 1-26）。随着这部著作的出版，我们有了第一个人脑准确的解剖学研究。Willis 在这项工作中得到了 Richard Lower（1631—1691 年）的帮助。在第 7 章中，Lower 通过实验研究证明，当"环"的一部分被结扎时，吻合的血管网络仍然为大脑提供血液。Lower 指出，"如果碰巧有一条或两条（动脉）被阻断，可以很容易找到另一条通道代替它们"（见图 1a，第 27 页）[56]。引人注目的大脑雕刻版画是由伦敦著名人物 Christopher Wren 爵士（1632—1723 年）绘制和雕刻的，他经常出现在 Willis 的解剖现场。直到 Albrecht Haller 在 18 世纪的解剖学参考书目中使用了"Willis 环"这个名称，大多数外科医生才知道这个环是以 Willis 的名字命名的[57, 58]。

感谢 Thomas Willis 为我们引入了神经病学（neurology）概念，或者神经元学说，在这里使用纯解剖学意义上的术语。神经病学这个词直到 Samuel Johnson 在 1765 年的词典中定义之后才被普遍使用，现在神经病学一词包含了解剖学、功能学和生

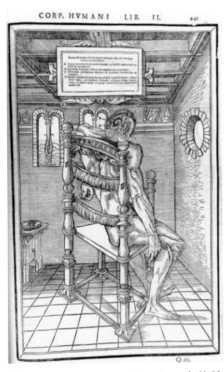

▲ 图 1-24　**Estienne *De Dissectione* 中的神经解剖图，显示了一名坐在别墅豪华房间中的男子大脑的轴向解剖**

引自 Estienna C. *De Dissectione Partium Corporis Humani Libri Tres*. Paris: Simon Colinaeus; 1546.

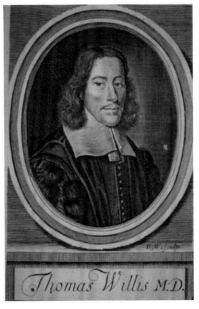

▲ 图 1-25　**Thomas Willis（1621—1675 年）**

理学的整个领域。Willis 环在这一时期的 Vesling[59]、Casserius[60]、Fallopius[61]、Humphrey Ridley 的解剖学著作中也有详细描述[62]。

另一部关于大脑解剖学的重要著作是由 Humphrey Ridley（1653—1708 年）撰写的。这本书的独特之处在于它是用本地语（英语）而不是通常的拉丁语书写，因而被广泛传播[62]（图 1-27）。Ridley 在牛津大学墨顿学院和莱顿大学接受教育，1679 年获得医学博士学位。在他关于大脑的研究问世时，许多关于大脑的古老理论仍然盛行。17 世纪的解剖学家脱离早期的小室学说理论，开始认识到大脑是一个独特的解剖学实体。现在知道脑功能是脑实质的特性而不是存在于脑室内。

Ridley 在这本书中描述了一些关于大脑解剖学的原创观察。他独创性地对刚被处决的其中大多是被绞死的罪犯进行解剖学研究。Ridley 意识到绞刑会导致大脑血管充血，因此更容易识别解剖结构。回顾他对 Willis 环的描述，可以发现他的观点比 Willis 更准确。Ridley 补充了对大脑后动脉和小脑上动脉更完整的描述。该网络的吻合原理通过他对血管的注射研究得到了进一步阐明。他对深部核团的理解，

特别是对颅后窝解剖结构的理解优于包括 Thomas Willis 在内的先前的作者。对穹窿及其通路的首次准确描述也出现在这本专著中。Ridley 对蛛网膜进行了早期准确的描述。Ridley 的著作并非完全没有错误，例如他还是坚持认为"细脉网"的存在。

尽管 Wilhelm Fabricius von Hilden（1560—1634 年）年轻时受过古典教育，但家庭的不幸使他无法接受正规的医学教育。遵循当时盛行的学徒制，他在外科学这一较小的领域学习。幸运的是，他选择的老师是当时最优秀的创伤外科医生之一。有了这样的教育，他在杰出的外科职业生涯中取得了许多进步。

他的大部头著作 Observationum et Curationum 包括 600 多个外科病例及许多关于脑的重要而原创的观察结果[63]。先天性畸形、颅骨骨折、枪弹取出技术和野外手术器械都有清晰地描述。他进行了颅内出血（伴精神错乱的治愈）、脊柱的移位、先天性脑积水和新生儿的枕部肿瘤（即脑膨出）手术；他还对脓肿进行了环钻术，并声称治愈了一个多年的失语症患者。他使用了磁铁去除患者眼睛中的金属碎片，这一疗法提高了他的声望。

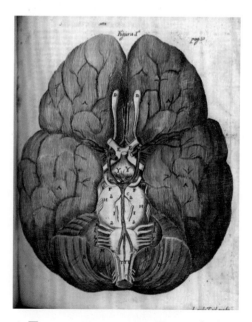

▲ 图 1-26 **Thomas Willis** 于 **1664** 年出版的 *Cerebri Anatome*，图示现在被称为"**Willis** 环"的描述；直到 **18** 世纪，**Albrecht Haller** 在其解剖学目录中命名了"**Willis** 环"[57]

引自 Willis T. *Cerebri Anatome: Cui Accessit Nervorum Descriptio et Usus.* London: J. Flesher; 1664.

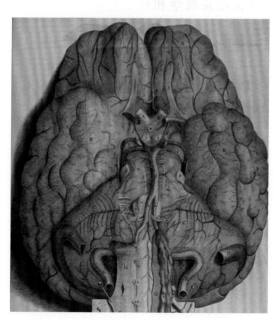

▲ 图 1-27 在解剖学上，由 **Ridley** 详述的"**Willis** 环"比 **Willis** 的演示更准确

引自 Ridley H. *The Anatomy of the Brain, Containing Its Mechanisms and Physiology: Together With Some New Discoveries and Corrections of Ancient and Modem Authors Upon That Subject.* London: Samuel Smith; 1695.

Johann Schultes（Scultetus）of Ulm（1595—1645年）在其 *Armamentarium Chirurgicum XLIII* 中提供了自 1518 年 Berengario 出版以来首次出现的有关神经外科器械的详细描述[64]。他的书稿被翻译成多种语言，影响了整个欧洲的外科手术。它的重要性在于对手术器械的设计细节和手术工具从古至今的详细介绍。有趣的是，Scultetus 插图中的许多器械至今仍在使用。Scultetus 详细介绍了涉及颅骨和大脑损伤的各种手术过程。一些 17 世纪最好的详细介绍手术技术的插图为此书增色不少（图 1-28）。

James Yonge（1646—1721 年）是 Galen 之后最早强调"脑损伤是可以治愈的"的人之一。十分恰当的是，Yonge 著名的小专著题为 *Wounds of the Brain Proved Curable*[65]。Yonge 是一名 Plymouth 海军外科医生，最令人铭记的是他的瓣状切断技术。在他的专著中，Yonge 详细描述了一名 4 岁儿童的颅骨广泛复合骨折合并脑组织外溢的脑部手术，手术很成功，患儿存活。Yonge 还报道了他在文献中发现的从 Galen 那时开始的 60 多例被治愈的脑外伤病例。

七、18 世纪：勇于冒险的外科医生

18 世纪是医学和科学界非常活跃的时期。

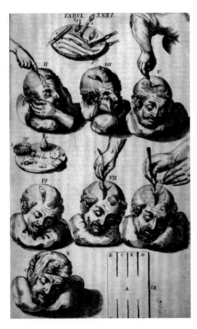

▲ 图 1-28　**Scultetus 详细描述的 17 世纪神经外科的环钻技术**

引自 Scultatus J. *Annamentarium Chirurgicum XLIII*. Ulm: Balthasar Kühnan; 1655.

Priestley、Lavoisier、Volta、Watt 等许多人的工作推动化学成了一门真正的科学。Thomas Sydenham、William Cullen 和 Herman Boerhaae 重新引入了一种自拜占庭时代以来基本上已消失的临床床边医学。在此期间，对患者的诊断检查有所进展，尤其是著名的 Auenbrugger 胸部叩诊的采用。Withering 引进了使用洋地黄治疗心脏问题。Edward Jenner 为世界提供了天花疫苗，开始消除人们对这一瘟疫的恐怖。

18 世纪产生了一些聪明且勇于冒险的外科医生。Percivall Pott（1714—1788 年）是 18 世纪英国最伟大的外科医生。他的贡献巨大，其中有几项适用于神经外科。他的著作 *Remarks on That Kind of Palsy of the Lower Limbs Found to Accompany a Curvature of the Spine* 描述了一种现在被称为 Pott 病的状况[66]。他的临床描述是很好的，包括对脊柱的驼背和结核的状况有很好的概述。有趣的是，他并没有将脊柱畸形与瘫痪相联系。他还描述了颅骨膜下积脓为表现的颅骨骨髓炎，现在称为"Pott 头皮肿块"（Pott puffy tumor）。Pott 坚定地认为，应该对这些病变进行钻孔，以清除脓液并给大脑减压。

在是否使用环钻的持续争论中，Pott 是干预的坚定支持者（图 1-29 和图 1-30）。在他关于头部损伤的经典著作中[67]，Pott 认识到头部损伤的症状是大脑损伤而不是颅骨损伤的结果。他试图区分脑的"压迫"和"震荡"损伤。

"在这些病例中进行钻孔的原因是：第一，立即缓解由外渗液体压力引起的症状；第二，颅骨和硬脑膜之间形成的炎性物质可以排出；第三，为了避免这种危害，正如已有的经验所示，最好期望上述提及的膜上不要遭受此等暴力……"

"在……仅仅骨折没有颅骨凹陷，或者提示诸如震荡、外渗或炎症的症状出现时，可作为预防措施，因此只是一种选择，而不是立即必须的。"[67]

Pott 敏锐的临床观察、床边治疗及对头部损伤的积极处理，使他成为第一位现代神经外科医生。他在头部外伤著作序言中提出的警告，至今仍然有效。

John Hunter（1728—1793 年）是英国外科学和

解剖学领域最杰出和最有才华的人物之一。他在解剖学、病理学和外科学方面的知识和技能，以及对工作的奉献精神使他能够做出许多重要的贡献。尽管 Percival Pott 是其早期的先生与导师，Hunter 仅接

受了最低限度的正规教育。Hunter 在 *A Treatise on the Blood, Inflammation, and Gun-Shot Wounds* [68] 一书中，借鉴了他多年的军事经验（1761—1763 年西班牙战役期间，他担任英国军队外科医生）。遗憾的是，关于颅骨骨折的部分只占了一段，没有提供任何原创的内容。然而，他对血管疾病的讨论相当先进，尤其值得赞赏的是侧支循环的概念。观点源于他对一头雄鹿进行的颈动脉结扎手术实验，他注意到侧支循环产生的反应 [69]。

Benjamin Bell（1749—1806 年）是爱丁堡最杰出和最成功的外科医生之一。他是第一个强调手术中减轻疼痛的重要性的人之一。他的著作 *A System of Surgery* [70]，写得非常清晰和精确，使其成为 18 世纪和 19 世纪最受欢迎的外科著作之一。在关于头部损伤的部分中，书中对脑震荡、脑压迫和脑炎症之间的差异进行了有趣而重要的讨论——每种都需要不同的治疗模式 [70]。Bell 强调了解除大脑压迫的重要性，无论是由凹陷性颅骨骨折引起的，还是由脓液或血液引起的压迫——这在那个时代是非常积极的方法（图 1-31）。Bell 是最早注意到脑积水通常与脊柱裂有关的人之一。他对脊髓脊膜膨出的治疗包括结扎脊髓脊膜膨出囊的基底部。Bell 详细介绍了硬膜外血肿的概念及其症状，他主张迅速清除。他对外伤引起的脑受压症状的讨论是经典的。

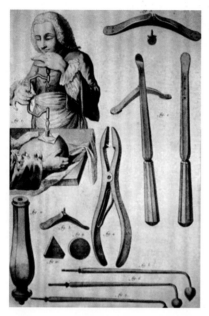

▲ 图 1-29　在 **Diderot** 的 *Encyclopédie* 中 **18 世纪环钻术的图解**；假使外科医生可以将下巴放在环钻手柄上，从而能够对环钻钻头施加额外的压力；周围的器械是各种颅骨起子、咬骨钳和烧灼器

引自 Diderot D. *Encyclopedie ou Dictionnaire Raisonnes Des Sciences Des Arts et Des Metiers*. Paris: 1751-1752.

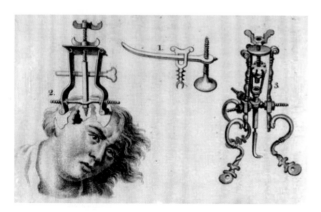

▲ 图 1-30　**Percival Pott** 设计的环钻术装置包括三脚架系统；为了抬起凹陷的颅骨骨折，他设计了一个可以钉入骨折的环钻螺钉，然后用杠杆动作抬起骨折

引自 Pott P. *Observations on the Nature and Consequences of Wounds and Contusions of the Head, Fractures of the Skull, Concussions of the Brain*. London: C. Hitch and L. Hawes; 1760.

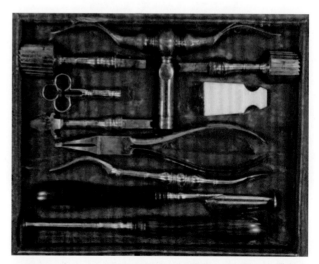

▲ 图 1-31　18 世纪的便携式环钻套装，配有环钻和抬起颅骨骨折所需的工具和起子；在无菌术问世之前的时代，这些器械上经常沾满了先前手术留下的骨粉和碎骨片（笔者收集）

"各种症状……表明大脑处于压迫状态（其中）……最常见也是最显著的症状如下：眩晕；视物模糊；昏迷；自主运动的丧失；呕吐；呼吸中风样鼾声；不同肌肉的痉挛性颤抖；瞳孔呈散大状态，即使眼睛暴露在明亮的光线下；不同部位，特别是头部受伤部位的对侧肢体的瘫痪；大小便失禁；脉搏变慢且许多情况下脉搏不规则。"（第 3 卷第 10 章第 3 节）[70]

Lorenz Heister（1683—1758 年）出版了另一本 18 世纪最受欢迎的外科教科书。他是一名德国外科医生和解剖学家（当时的常见组合），于 1718 年出版了他的 Chirurgie。随后被翻译成多种语言并被广泛传播[71]。这本书之所以受欢迎，是因为它传递了广泛的外科知识及书中有着许多有价值的手术插图。在头部外伤的治疗中，Heister 对环钻术持保守态度（图 1-32）。对于只涉及脑震荡和脑挫伤的创伤，他觉得环钻术太危险。在这个无菌术问世之前的时代，考虑到感染和脑损伤的额外风险，这并不离谱。

"XXVII. 但是当颅骨如此压迫时，无论是成人还是婴儿，无论是骨折还是部分裂开，必须立即清除：在清洁伤口后，凹陷但仍粘连的骨折必须恢复到原来的位置，分离的碎骨片必须去除，外渗的血液通过颅骨钻孔排出。"（第 100 页）[71]

Heister 采用许多被证明是最有用的技术。为了控制头皮出血，他使用了一种"钩形的针线"，当放置和拉紧时，可减少伤口边缘的出血。他还指出，当助手对皮肤施加压力时，边缘出血也可以减少。在脊髓损伤中，Heister 是相当积极的，主张暴露骨折的椎骨并去除损坏脊髓的碎骨片，尽管他承认这种尝试的严重后果并不少见。

Francois-Sauveur Morand（1697—1773 年）描述了脑脓肿最早的手术之一。Morand 有一个患者，是名僧侣，他患上了中耳炎，随后继发伴有颞叶脓肿的乳突炎[72]。他在坏死骨上钻孔，发现有脓液。他在伤口内放置了一根羊肠线芯，但它继续排脓。他重新打开伤口，这次用十字形切口打开了硬脑膜（在当时是非常冒险的策略），发现了脑脓肿。他用手指探查脓肿，尽可能多地去除内容物，然后将香脂和松节油滴入腔内。他放置了一根银管用于引流，随着伤口愈合，他慢慢地拔出银管。脓肿痊愈，患者存活。

Domenico Cotugno（1736—1822 年）是那不勒斯内科医生，是首次描述脑脊液和坐骨神经痛的人[73]（图 1-33）。他在约 20 名成人身体上进行了许多试验。使用腰椎穿刺技术，证明脑脊液的特性。

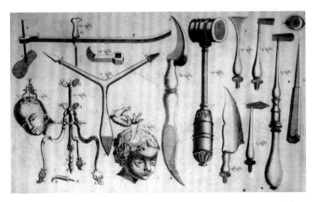

▲ 图 1-32　Lorenz Heister，一个有独创性的 18 世纪德国外科医生，设计了自己的环钻术套件，其中包括许多有趣的手术设计；Heister 图示一种不寻常的技术以抬起儿童凹陷性骨折；Heister 在凹陷的骨折处钻了两个小孔，将一根皮绳穿过骨孔，将骨折向外抬起

引自 Heister L. A General System of Surgery in Three Parts. London: W. lnnys; 1743.

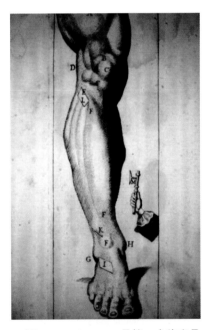

▲ 图 1-33　Cotugno 是第一个将坐骨神经痛归因于坐骨神经而不是当时流行的风湿病的人

引自 Cotugno D. De Ischiade Nervosa Commentarius. Napoli: Fratres Simonii; 1764.

在 *De Ischiade Nervosa Commentarius* 中，他证明了坐骨神经痛的"神经"起源，将其从风湿性关节炎中区分出来，当时这两种疾病被混为一谈。Cotugno 发现了脑脊液循环通路，表明它在软脑膜 – 蛛网膜间隙中循环，并经由导水管和大脑凸面流过大脑和脊髓。他还描述了脑萎缩中看到的代偿性脑积水。

1709 年，Daniel Turner（1667—1741 年）出版了一部小型且现在很难见到的专著[74]。这本书的标题是 *A markable Case in Surgery: Wherein an Account Is Given of an Uncommon Fracture and Depression of the Skull, in a Child About Six Years Old; Accompanied With a Large Abscess or Aposteme Upon the Brain*（图 1-34）。这篇令人相当沉痛的文章也许是我们对 18 世纪早期脑损伤治疗的最佳视角。

读起这个病例令人非常不安，是以这一时期坦率而有些冗长的风格写成的。Turner "被匆忙地叫到一个大约六岁的孩子那里……孩子被棍棒打伤……他被认为已经死了，好一段时间都不说话了。"Turner 检查了头部，发现一个相当大的凹陷，得出的结论是孩子处于极大危险之中。他派人去叫理发师来剃头。等待理发师时，他打开孩子手臂上的静脉给他

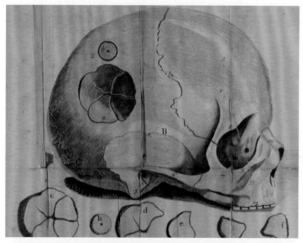

▲ 图 1-34 严重颅骨骨折儿童在伤后幸存下来；图中显示的是已完成的各种环钻术和沿图下缘排列的已切除的骨折

引自 Turner D. *A Remarkable case in Surgery: Wherein an Account Is Given af an Uncommon Fracture and Depression af the Skull, in a Child About Six Years Old; Accompanied With a Large Abscess or Aposteme Upon the Brain. With Other Practical Observations and Useful Reflections Thereupon. Also an Exact Draught of the case, Annex' d. And for the Entertainment of the Senior; but Instruction of the Junior Practitioners, Communicated.* London: R. Parker; 1709.

放血大约 6 盎司。孩子恢复意识，呕吐并主诉头痛。Turner 选择推迟手术。但第二天发现孩子仍然呕吐、烦躁不安和发热，他决定进行探查。通过一个经典的 X 形切口，他发现"颅骨被打得粉碎，连同破损的脑膜进入脑组织内"。他抬起颅骨，发现"一个足以容纳近 2 盎司液体的空腔"。术后患者醒来时"脉搏急促，口渴和头痛……但没有呕吐。他很懂事。"术后第二天，他去看望孩子，发现他仍然发热，但没有其他症状。他取下敷料，确认了骨折整复的程度只是部分被抬起。他此刻进行了环钻术，去除了他认为可以安全取出的骨头，并进行了灌肠。

下面是一份关于手术的详细报告，其中包括对一块颅骨在抬起时飞过房间的描述。去除四块颅骨后硬脑膜现在搏动得很好。伤口用浸泡红葡萄酒的柔软海绵清理干净。患者被抬到床上，并用"两到三汤匙的 Cephalic Julep"恢复精神。尽管做出了所有这些努力后患者情况良好，但取下敷料后，还是发现了散发着难闻气味的恶臭物质。会诊医生的建议是伤口换药。相反，Turner 打开了右颈静脉并放血 6 盎司（170g）。还在颈部涂抹了发泡剂，晚上给予润滑剂灌肠。第二天，Turner 仍然对现状不满意，因此他重新探查了伤口，排出了大量脓性物质。

为了清除和引流脓液，该患者进行了几次额外的探查。放置套管进行引流并仔细照护伤口，但是尽管如此，患者还是在 12 周后死亡。

Louis Sebastian（又名 Nicolas）Saucerotte（1741—1814 年）是波兰国王的第一位外科医生，后来成为法国军队的外科医生。正如神经外科历史上经常发生的情况一样，战争为 Saucerotte 提供了训练和处理头部受伤的许多机会。他重新引入了对冲伤的概念。在一篇关于头部损伤的综述中，他详细描述了一系列颅内损伤及其症状，包括由于血凝块引起的大脑压迫[75]。Saucerotte 描述了典型的共济失调病例，包括角弓反张和眼球颤动，这是小脑病变的结果。他将大脑划分为受伤"区域"，指出严重受伤的区域位于大脑的底部，而前脑的受伤具有最好的耐受性。

在 18 世纪，脑部手术的方法发生了显著的变化。外科医生在处理头部受伤方面变得更加积极，与脑损伤相关的临床症状得到了更好的认识。不幸的是，在许多情况下，由于感染和对如何控制这种发病率缺乏了解，预后仍然很差。由于麻醉尚未得到很好

的发展，最好的外科医生是有着"最快"和最灵巧双手的医生。

八、19 世纪和 20 世纪：麻醉、无菌术和大脑定位

在 19 世纪，三项重大创新使外科取得了巨大进步。麻醉使患者在手术过程中免于疼痛，抗菌和无菌技术让外科医生大大降低了术后感染风险，而脑定位的概念帮助外科医生做出诊断并计划手术方式。

在 21 世纪上半叶，外科技术和神经病理学的提高为这些创新铺平了道路。John Abernethy（1764—1831 年）在圣巴塞洛缪医院接替 John Hunter，并遵循他的实验和观察传统。Abernethy 的手术技术与他的前任没有什么不同；在他的 *Surgical Observations*[76] 中值得注意的是，他对大脑和脊髓损伤所有机制都进行了深思熟虑的探讨。他进行了已知最早的切除引起疼痛的神经瘤手术。切除神经瘤并吻合神经；术后疼痛消退，感觉恢复，证明了吻合的有效性。

Sir Charles Bell（1774—1842 年），苏格兰外科医生和解剖学家，是一位多产作家。他在爱丁堡大学接受教育，大部分职业生涯都在伦敦度过。他因对神经科学的许多贡献而被人们铭记，包括对脊神经根的运动和感觉成分的区分。他写了许多关于外科手术的著作，其中许多精美的插图都是他自己绘制的。这些手绘彩色插图在细节、准确性和美观方面在当时都是无与伦比的（图 1–35）。在描述环钻术

时，Bell 详细介绍了他在 1821 年练习的技术。

"让患者对着光躺在床或沙发上——剃光头——在枕头上放一块蜡布——让枕头稳固支撑患者的头部。将束带或海绵放在头部的一侧，让一个强壮的助手牢牢抱住患者的头，其他人用手按住患者的手臂和膝盖。"

"外科医生希望这些器械可以依次递给他——手术刀、骨锉、环钻、刷子、穿刺针和探针等。并不时地递给他起子，镊子和放大镜等。"（第 6 页）[77]

同样在 19 世纪上半叶，许多勤奋的人为神经病理学病变的研究提供了基础。出现了几个优秀的图谱，色彩优美，病理正确。其中最著名的是 Robert Hooper、Jean Cruveilhier、Robert Carswell 和 Richard Bright（图 1–36）。Cruveilhier 的图谱在外观上是最引人注目的，其大脑和脊椎的插图在那个时期是无与伦比的[78]。

Jean Cruveilhier（1791—1874 年）是巴黎大学病理学新职位的首位上任者。他拥有 Salpêtrière 和 Musée Dupuytren 停尸房提供的大量尸检材料。利用这些来源的材料，他对神经系统的病理做出了许多原创性描述，包括脊柱裂（图 1–37）、脊髓出血、桥小脑角肿瘤、多发性硬化症、肌萎缩，以及可能是脑膜瘤最好的早期描述。这些工作在 13 年的时间里陆续发表并出版了一系列分册[79]。Cruveilhier 等的详细描述为后来的大脑定位研究提供了基础。了解肿

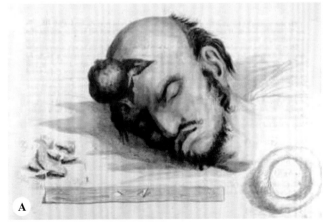
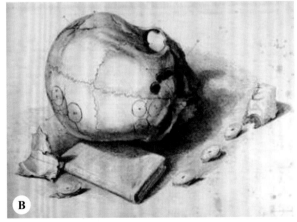

▲ 图 1–35　**A. Charles Bell** 既是一名外科医生，又是一位技艺精湛的艺术家，图示他探查并修复伴有脑疝的开放性颅骨骨折的手术技术；移除的骨碎片显示在插图的左下角；**B. Bell** 手术图谱中的一张颅骨定位的临床素描，图示颅骨上可以安全钻孔的各个区域

引自 Bell C. *Illustrations of the Great Operations of Surgery*. London: Longman, Rees, Orme, Brown, and Greene; 1821.

瘤及其对大脑的临床病理学影响，对于神经外科和神经系统检查的后续发展至关重要。Harvey Cushing 是提起关注 Cruveilhier 的病理准确性和临床相关性的第一人。他在关于听神经瘤的论文和经典脑膜瘤专著

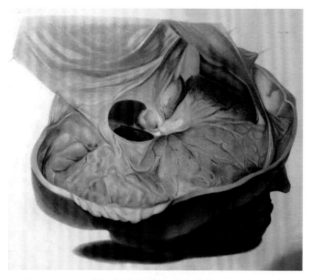

▲ 图 1-36 **19 世纪伟大的神经病理学图谱之一，Richard Bright** 图示了一个 **20** 多岁死于严重脑积水的年轻患者的典型病例；这幅手绘彩色平版画完美地阐明了脑积水的尸检结果

引自 Bright R. *Report of Medical Cases*. London: Longman, Rees, Orme, Brown, and Greene; 1827.

中，引用了 Cruveilhier 著作的部分内容[79-81]。

（一）麻醉

几个世纪以来，外科医生们尝试了各种方法来降低人们对疼痛的敏感性。曼陀罗、大麻、鸦片及其他麻醉药、"催眠海绵"（浸渍鸦片）和酒精都曾被尝试过。1844 年，康涅狄格州哈特福德市的一名牙医 Horace Wells 在牙科手术中引入了氧化亚氮（笑气）的使用；然而，他的一名患者的死亡阻止了他的进一步研究。在 W.T.O. Morton 的激励下，J. C. Warren 于 1846 年 10 月 16 日使用乙醚诱导患者处于昏迷状态，在此期间切除了颌下区的血管肿瘤。James Y. Simpson 更喜欢在 1847 年作为麻醉药被引入的氯仿，他在英国也做出了类似的努力。关于哪一个是最好的麻醉药，存在很多争论。然而，其结果是，外科医生不需要约束患者或以极快的速度进行手术，而且患者在手术过程中免于疼痛。

（二）无菌术

即使有最好的外科技术，如仅耗时 3min 的环钻术，患者还是常常死于术后化脓和感染。发热、脓性物质、脑脓肿和引流伤口都打败了最好的外科医生。许多世纪以来，外科医生害怕打开硬脑膜，以免因感染带来的灾难。在感染问题显著减少之前，没有外科医生能轻松地进行头部或脊髓手术。

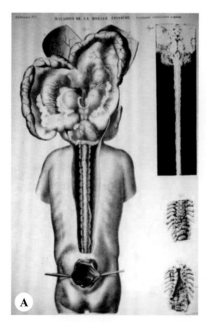
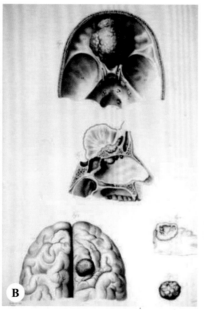
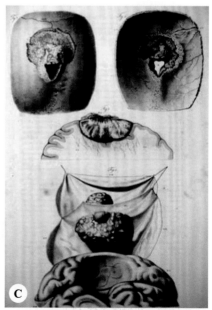

▲ 图 1-37 **A. Cruveilhier** 的精细图解显示了一个患有脊柱裂和相关脑积水的儿童：这是呈现 **19** 世纪上半叶病理学插图质量的一个很好范例；**B.** 累及颅底、嗅沟和凸面的各种脑膜瘤的很好实例；**C.** 一个伴有破坏性骨侵袭和骨缺损的凸面脑膜瘤的很好实例

引自 Cruvailhier J. *Anatomie Pathologique du Corps Humain*. Paris: J.-B. Bailliere; 1829-1842.

利用 Louis Pasteur 提出的细菌概念，Joseph Lister 将无菌术引入手术室（图 1-38）。外科医生第一次使用无菌技术和洁净的手术室，可以在感染可能性相当小的条件下对大脑进行手术。蒸汽灭菌器、石炭酸喷雾器、板刷和 Halsted 橡胶手套真正预示着外科一场革命的来临。

（三）大脑定位

在阐明脑定位概念之前，对脑病变或脑损伤进行诊断是没有意义的（图 1-39）。在 19 世纪 60 年代，几位研究者，包括 G.T. Fritsch 和 E. Hitzig[82] 及 Paul Broca，引入了大脑定位的概念，即大脑的每个部分都负责特定的功能（图 1-40）。

1861 年，Paul Broca（1824—1880 年）提出了语言区的想法[83]。他的研究是基于 Ernest Auburtin（1825—1893 年?）的工作，Auburtin 有一位患者是向自己额部开枪试图自杀的绅士。他幸存下来，但留有左侧额骨缺损。通过这个缺损，Auburtin 能够将压舌板作用于前额叶，施加压力时患者不能言语，移除压舌板时言语恢复。Auburtin 立即认识到其临床意义。Broca 进一步定位了一名癫痫患者的语言区，患者失语，只能发出 "tan" 的发音，患者因此得名。在尸检中，Broca 发现左额下回软化，并据此推测言语的大脑定位[83, 84]。后来，Karl Wernicke（1848—1904 年）识别出另一个与言语传导缺陷有关的大脑区域[85]。

这些研究导致了对脑功能定位研究的爆炸式增长，如 David Ferrier（1843—1928 年）的消融研究[86]。现代神经病学创始人 John Hughlings Jackson（1835—1911 年）通过电的研究证实了脑的重要功能区并发展了癫痫的概念[87]。在俄亥俄州工作的 Robert Bartholow（1831—1904 年）发表了 3 例脑肿瘤病例的系列报道，将观察结果与解剖学发现联系起来[88]。

后来 Bartholow 进行了一项惊人的将这些类型的病理发现相关联的临床研究。1874 年，他照料一位名叫 Mary Rafferty 的女性，她因感染而出现巨大的颅骨缺损，进而两侧大脑半球都有部分暴露。通过这些缺损，他用电刺激大脑；不幸的是，患者随后死于脑膜炎。Bartholow 记录到："将两根绝缘的针引入左侧，直到它们的尖端与硬脑膜充分接合。当形成回路时，右臂和右腿发生明显的肌肉收缩。"[89] Bartholow 刺激了许多脑区，仔细记录了他的观察结果。这些临床观察结果支持了他假设的大脑功能定位。他的研究在今天会在伦理上受到质疑。

（四）外科技术的进步

19 世纪的一些杰出外科名人推动了外科技术的一些重大进步，特别是在神经外科领域。直到 19 世

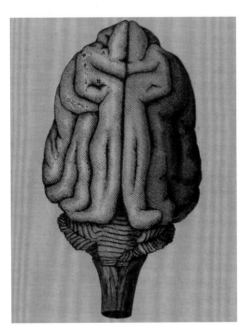

▲ 图 1-39　19 世纪 70 年代开启了大脑定位概念的曙光；两位名叫 **Fritsch** 和 **Hitzig** 的德国研究人员完成了最早的定位研究之一，他们通过皮质电刺激记录诱发的运动；这张暴露在外的狗大脑皮层图展示了大脑皮层受到刺激的部位

引自 Fritsch GT, Hitzig E. Über die elektrische Erregbarkeit des Grosshirns. *Arch Anat Physiol Wiss Med* 1870;300-332.

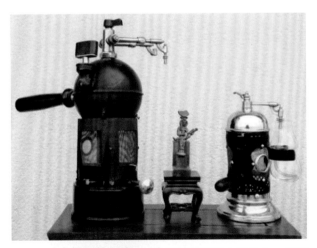

▲ 图 1-38　外科医生在 19 世纪取得的巨大进步之一是引入了外科无菌技术；这里图示两个早期的石炭酸喷雾器；外科医生或其助手会在手术开始前喷洒房间和患者；尽管早期取得了令人鼓舞的结果，但在近 **25** 年后，所有外科医生才采纳了 **Lister** 无菌技术的原则（笔者收集）

纪末，神经外科还不是一个亚专业；普外科医生通常戴着一顶黑色大礼帽，留着胡须，并且总是自以为是地进行脑部手术。

Sir Rickman Godlee（1859—1925 年）（图 1-41）于 1884 年切除了最著名的脑肿瘤之一[90]，即第一个通过大脑定位成功诊断的脑肿瘤。一个名叫 Henderson 的男性患者，局灶性运动性癫痫发作 3 年。癫痫从面部的局灶性发作开始，然后涉及手臂，然后是腿部。在手术前的 3 个月，患者已经出现了肌无力，最终不得不放弃工作。神经内科专家 Alexander Hughes Bennett（1848—1901 年）根据神经系统检查的结果得出结论，定位了脑肿瘤，并建议外科医生将其切除。Godlee 切开 Rolandic 区，通过一个小的皮质切口切除了肿瘤。患者术后存活，有些轻微的肌无力，整体情况良好，但一个月后死于感染。做出诊断和定位的 Bennett 医生，以及两位著名的英国神经病学家 J. Hughlings Jackson 和 David Ferrier，观察了这一具有里程碑意义的手术。所有这些内科医生都对大脑定位研究是否会在手术室提供必要的结果非常感兴趣。结果很好，这例手术仍然是神经外科进展中的一个里程碑。

Sir William Gowers（1845—1915 年）是英国神经病学卓越群体中的一员。利用最近发展起来的一些生理学和病理学技术，他在细化大脑定位的概念方面取得了巨大的进步。Gowers 以其写作的清晰度和条理性而闻名，他的神经学著作仍然是经典[91-93]。这些调查性研究允许外科医生在紧急的情况下对大脑和脊髓进行手术。

Sir Victor Alexander Haden Horsley（1857—1916 年）是一位英国普外科医生，他在神经外科的萌芽期推动了神经外科的发展。Horsley 于 19 世纪 80 年代早期开始了他的大脑实验研究，当时正值大脑定位争议的高峰期。Horsley 与 Sharpey Schäfer 合作，使用感应电刺激来分析和定位灵长类动物大脑皮质、内囊和脊髓中的运动功能[94-96]。在 1891 年与 Gotch 进行的一项经典研究中，他使用弦线电流计表明电流起源于大脑[97]。这些实验研究表明 Horsley 大脑定位是可能的，并且可以使用改编自普外科的技术安全地进行大脑手术。1887 年，与 William Gowers 合作，Horsley 对 Gowers 的患者，45 岁的陆军军官 Golby 上尉进行了椎板切除术。Golby 因脊髓肿瘤逐渐丧失双腿功能。Gowers 通过检查定位了肿瘤，并

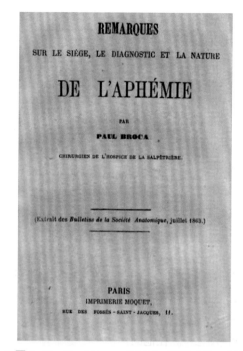

▲ 图 1-40 **Paul Broca**（**1824—1880 年**），大脑定位研究的先驱，这里展示他关于失语症和大脑定位的经典研究之一，在这个案例中，一个左下额叶损伤的患者患有表达性失语症

引自 Broca P. Remarques sur le siège de Ia faculté du language articulé suMe d'une observation d'aphémie (perte de la parole). *Bull Soc Anat Paris* 1861; 36:330-357.

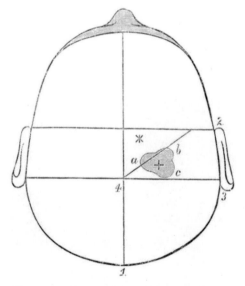

▲ 图 1-41 **Bennett** 和 **Godlee** 于 **1884 年**关于脑肿瘤早期手术经典论文中的图解，其中神经科医生（**Bennett**）定位肿瘤（如图所示），外科医生（**Godlee**）成功切除肿瘤

引自 Bennett AH, Godlee RJ. Excision of a tumour from the brain. *Lancet* 1884;2:1090-1091.

向 Horsley 指出手术部位；胸 4 神经根上的良性"纤维黏液瘤"被成功切除[98]。

Horsley 对神经外科做出了许多技术上的贡献，包括使用蜂蜡来颅骨止血。他进行了最早的颅骨切除手术之一，以治疗颅狭窄和缓解颅内压升高。对于无法手术的肿瘤患者，他发明颅骨切除减压术。为了治疗三叉神经痛，Horsley 主张切断三叉神经的后根以缓解面部疼痛。他用他的技术天赋，帮助 Clarke 设计了第一个有效的脑外科立体定向装置（图 1-42）。虽然从未用于人体手术，但 Horsley Clarke 立体定向框架启发了所有后来的设计[99]。

Sir Charles A. Ballance（1856—1936 年）是一位在伦敦大学学院接受医学教育的英国外科医生。Ballance 是神经外科的早期先驱，通过结扎颈静脉进行了第一次乳突切除术。Ballance 是最早移植和修复面神经的人之一。在他的脑外科专著中，Ballance 提出了许多相当现代的想法[100]。这本书来自 1906 年一系列的 Lettsomian 讲座，其中包含了关于脑膜、肿瘤和脓肿的三个系列讲座。Ballance 的论著非常准确地认识和描述了慢性硬膜下血肿，并详细描述了手术的成功。其他成功的手术包括一例硬膜下囊肿。Balance 常规使用当时刚引入的腰椎穿刺治疗头部损伤和化脓性脑膜炎的病例。Ballance 还记录了一个有趣和效果明显的治疗先天性脑积水的技术，包括双颈总动脉结扎。在治疗脑脓肿时，Ballance 提倡通过引流来排空脓肿；他认为在某些情况下，完全摘除脓肿是可取的。Ballance 用 243 页的专著讨论了脑肿瘤，并记录了 400 个此类病变的广泛手术经验。他最重要的也是最近才被文献所认可的病例之一，是一名于 1894 年切除了"右小脑窝的纤维肉瘤"（即听神经瘤）并在 1906 年报道预后良好的患者；这似乎是最早的小脑脑桥脚肿瘤手术之一[100, 101]（图 1-43）。在一个关于肿瘤外科手术意义深远的评论中，Balance 满怀希望："我相信，对于这些可怕的病例来说，更幸福的一天的黎明已经到来。"

苏格兰外科医生 William Macewen（1848—1924 年）于 1879 年 7 月 29 日成功完成脑部肿瘤手术（图 1-44）。使用精细的手术技术和最近开发的神经系统检查，他定位并切除了一名 14 岁患者右眼上方的骨膜肿瘤。该患者存活了 8 年多，却死于急性肾炎。尸检时未发现肿瘤。到 1888 年，Macewen 已经手术治疗了 21 例神经外科病例，只有 3 例死亡，18 例成功康复，与早期病例系列相比有了显著变化。Macewen 认为他的成功是出色的大脑定位和良好的无菌技术的结果。Macewen 于 1893 年出版了关于脑部化脓性感染及其外科治疗的专著[102]，这是最早成功治疗脑

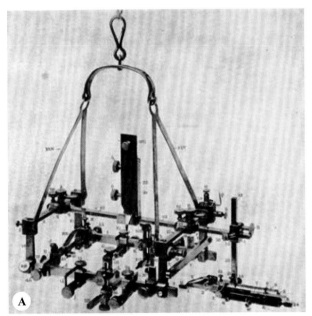
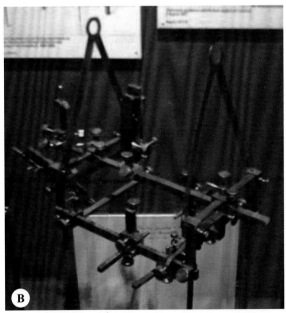

▲ 图 1-42　**A. Horsley-Clarke** 立体定向框架是为动物研究设计的，从未用于人体；然而，它成为现代人类立体定向框架的前身；**B.** 英国伦敦科学博物馆展出的 **Horsley-Clarke** 立体定向框架原件；这些原始框架几乎没有现存

A. 笔者收集；B. 笔者于 2009 年 10 月 13 日拍摄的照片；引自 Horsley VAH, Clarke RH. The structure and functions of the cerebellum examined by a new method. *Brain*. 1908;31:45-124.

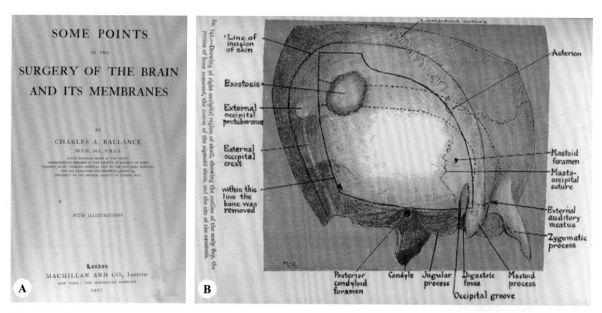

▲ 图 1-43　**A.** Ballance 19 世纪脑外科专著的扉页；**B.** Ballance 的第一次成功切除听神经瘤的颅后窝入路解剖结构示意
引自 Ballance CA. *Some Points in the Surgery of the Brain and Its Membranes.* London: Macmillan; 1907.

脓肿的专著。他的发病率和死亡率统计数据与今天报道的任何病例系列数据一样好。

Joseph Pancoast（1805—1882 年）在抗菌和麻醉引入之前的那个时代，出版了 19 世纪美国最著名的外科专著之一 [103]（图 1-45）。Pancoast 在宾夕法尼亚州的费城度过了他的学术生涯，在那里他是内科医生和费城医院的访问外科医生（visiting surgeon）。他后来于 1838 年成为杰斐逊医学院的外科和解剖学教授。Pancoast 的 *Treatise* 有 80 个四开页包括 486 幅带有惊人手术细节的平版画。现在依然可以根据这些平版画将不同手术技术按图索骥完美呈现。这些插图非常生动，以至于宗教纯化论者经常删除描绘了女性生殖器的图 69 和图 70。关于头部损伤和创伤的部分清楚地阐述了环钻术和凹陷骨折复位技术。Pancoast 是最早采用三叉神经横断手术治疗三叉神经痛的人之一。

Fedor Krause（1857—1937 年）是一位普外科医生，他对神经外科的浓厚兴趣使他成为德国神经外科之父。他于 1909—1912 年出版的 3 卷神经外科图谱 *Surgery of the Brain and Spinal Cord*，是最早详细介绍现代神经外科技术的图谱之一；此后，它已经历了约 60 版 [104]（图 1-46）。就像 William Macewen 一样，Krause 是神经外科无菌技术的主要支持者。他的图谱描述了许多有趣的技术。脑膜瘤的"手指"摘除由形象的插图显示。许多原创的神经外科技术

被综述，包括切除瘢痕组织治疗癫痫。Krause 是经硬膜外入路到三叉神经半月节（gasserian ganglion）治疗三叉神经痛的先驱。除了横断第Ⅷ对脑神经治疗严重耳鸣外，他还是经额入路开颅术的先驱。为了解决松果体区和第三脑室后部的肿瘤，他开创了小脑上 - 幕下入路。Krause 是第一个提出可以安全切除小脑脑桥角肿瘤（如听神经瘤）的人。有趣的是，Krause 退休后到了罗马，在那里他放弃了神经外科，继续了他最大的爱好，弹钢琴。当被问及他最希望人们记住的是什么时，答案不是神经外科医生，而是古典钢琴家。

Antony（Antoine）Chipault（1866—1920 年）在神经外科一直是一个默默无闻的历史人物；然而，他是先驱之一，曾被认为是法国神经外科的潜在之父。1866 年 7 月 16 日，Chipault 出生于法国奥尔良镇，出生时的名字为 Antonie Maxime Nicolas Chipault。他的父亲是一名外科医生，他 18 岁时开始在巴黎学习医学。他最初是一名妇科医生，但后来对神经病学产生了兴趣。他最初对脊髓的解剖学产生了兴趣，并出版了一本现在罕见的开创性专著：*Etudes de Chirurgie Médullaires* [105]。1891 年，他开始在 Hotel Dieu 与 Duplay 教授一起工作，在 Duplay 的影响下他对颅脑病理学产生了兴趣。1894 年，他出版了关于脊柱和脊髓外科的经典著作。Chipault 发表了一系列关于大脑和脊髓的论文，包括关于 Pott 病、

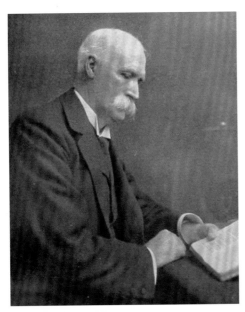

▲ 图 1-44 **William Macewen**（1848—1924 年），苏格兰外科先驱，从 19 世纪 80 年代开始专攻脑外科

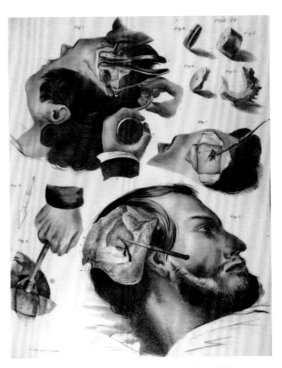

▲ 图 1-45 在 Lister 引入无菌术之前的时期，**Joseph Pancoast** 不戴手套，身着街头服装，为凹陷性颅骨骨折患者行颅骨切除术

引自 Pancoast J. *A Treatise on Operative Surgery; Comprising a Description of the Various Processes of the Art, Including All the New Operations; Exhibiting the State of Surgical Science in Its Present Advanced Condition.* Philadelphia: Carey and Hart: 1844.

颅骨修补术、脊髓外伤、后根离断治疗疼痛，以及脑肿瘤和脑出血的手术治疗等主题。他在神经外科领域进行了多项技术创新，包括介绍脑膜瘤附着硬膜的切除，一种新的椎板切开技术，以及用于闭合头皮切口的小夹子的开发。他通过钻孔脑室外引流治疗脑积水，并提出了一种治疗颅缝早闭的颅骨切除方案（图 1-47）。他率先使用钢丝和钢板来固定创伤和畸形的脊柱。1894 年，他的外科杰作 *Chirurgie Opératoire du Systéme Nerveux* 问世，这是一部极受欢迎的作品，被翻译成英语、西班牙语、意大利语、德语、罗马尼亚语和塞尔维亚 - 克罗地亚语[106]。他还引进了最早致力于脊髓和颅脑手术的期刊之一，*Les Travaux de Neurologie Chirurgicale*。尽管有这样辉煌的职业生涯，他还是在 1905 年淡出了大家的视线，停止了神经外科的所有写作和工作。原因被认为是突发不明原因的截瘫。Chipault 和家人搬到了法国奥尔尚附近的侏罗山。他于 1920 年去世，享年 54 岁，仍处于默默无闻的状态。

美国费城杰斐逊医学院外科教授 William W. Keen（1837—1932 年）是美国在外科手术中使用 Lister 抗菌技术的最强烈倡导者之一。对 Keen 手术步骤的描述，提供了这位创新的外科医生消毒处理的当代的观点。

"所有地毯和不必要的家具都从患者的房间搬走。手术前一天仔细清洁墙壁和天花板，用石炭酸溶液擦洗木制品、地板和剩余的家具。并在手术前一天早上用于喷洒房间而不是用于手术期间。手术的前一天，将患者的头发剃光，用肥皂、水和乙醚擦洗，并用浸湿的氯化汞敷料覆盖直到手术，然后用乙醚和氯化汞反复清洗。将手术器械在水中煮沸 2h，新的深海海绵（象耳）在使用前用碳酸和升汞溶液处理。外科医生的双手用肥皂和水、酒精和升汞溶液清洗和消毒。"（第 1001～1002 页）[107]

美国最早的神经外科专著之一，*Linear Craniotomy*，是由 Keen 编写的[108]。他描述了难以鉴别的小头畸形和颅缝早闭。然后，他在 1890 年在美国首先开展狭颅症手术。他发明了一种通过分离副神经脊髓支，以及第一、第二和第三脊神经后根治疗痉挛性斜颈的技术[109]。他还将 1897 年在欧洲首次描述的 Gigli 锯，于 1898 年引入美国外科[110, 111]。

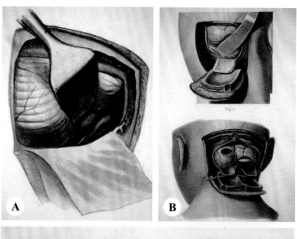

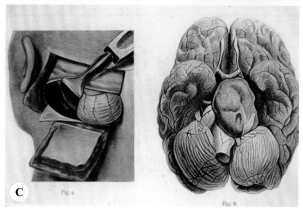

▲ 图 1-46　A. 20 世纪初，我们发现几位才华横溢的普外科医生正在做神经外科手术，图示 **Fedor Krause** 对小脑脑桥角的暴露；**B. Krause** 在颅后窝开颅术中所使用的骨瓣技术；**C. Krause** 展示了他的针对小脑脑桥角肿瘤的入路，右图清楚地勾勒出听神经瘤的解剖结构及其与面神经的关系

引自 Krause F, Haubold H, Thorek M, translators. *Surgery of the Brain and Spinal Cord Based on Personal Experiences*. New York: Rebman; 1909-1912.

　　美国第一部脑外科专著不是由神经外科医生撰写的，而是由纽约神经病学家 Allen Starr（1854—1932 年）撰写的[112, 113]（图 1-48）。Starr 是哥伦比亚大学神经疾病的教授及美国神经内科的领袖。他在欧洲接受培训，在 Erb、Schultze、Meynert 和 Nothnagle 的实验室工作，这些经历为他在神经病学的诊断方面奠定了坚实的基础。他与普外科医生 Charles McBurney（1845—1913 年）密切合作，达成脑部手术不仅可以安全地进行，而且在处理某些神经病学的问题也是必要的共识[114]（图 1-49）。他在序言中总结了自己的观点。

　　"脑外科目前是一个既新颖又有趣的学科。仅仅在过去的五年内，才普遍尝试通过手术来改善癫痫和低能、从大脑中去除血凝块、切开

脓肿、切除肿瘤及缓解颅内压……本书的目的是清楚地阐明有关脑部疾病的基本特征，使读者在任何情况下都能确定病理过程进展的性质和位置，解决是否可以通过手术干预消除疾病的问题，并评价手术的安全性和成功的概率。"[112]

　　1923 年，Harvey Cushing 在回顾自己的一个病例时，对 Allen Starr 评论道。

　　"鉴于 Allen Starr 在神经病学方面的地位及他对外科事业的兴趣，我相信如果他拿起的是手术刀而不是笔，现在我们对这些事情上的认知将提前 30 年。我敢肯定，当他站在手术台旁边，看到他正在指导的术者正绝望而笨拙地处理大脑时，他的手指一定痒过很多次吧。"[115]

　　Harvey William Cushing（1869—1939 年）被认为是美国神经外科之父（图 1-49）。在约翰斯·霍普金斯大学接受教育，师从首屈一指的普外科医生 William Halsted（1852—1922 年），Cushing 从他的导师那里学到了一丝不苟的手术技术。按照当时的规范，Cushing 在欧洲度过了一段时间；他在瑞士首都伯尔尼 Theodore Kocher 实验室工作，研究脑脊液的生理学。这些研究使得他的重要专著于 1926 年第三次发行[116]。正是在这个实验期间，Cushing 明确了颅内压升高与高血压和心动过缓相关联的现象，现在被称为"库欣现象"。在欧洲旅行期间，他遇到了几位神经外科的重要人物，包括 Macewen 和 Horsley。他们促使 Cushing 将神经外科视为终身的努力方向（图 1-50）。

　　Cushing 对神经外科文献的贡献太广泛，无法在这简短的一章中列出。他最有意义的著作之一是 1912 年出版的一本垂体手术专著[117]。这部专著开创了垂体研究多产的历程。库欣综合征是在 1932 年出版的最后一部关于垂体的专著中定义的[118]。在 1926 年与 Percival Bailey 合著的一本经典专著中，Cushing 提出了一种合理的脑肿瘤分类方法[119]。他于 1938 年与 Louise Eisenhardt 合著的关于脑膜瘤的专著至今仍是经典之作[120]。

　　Cushing 作为哈佛大学 Moseley 外科教授于 1932 年退休，此时他完成了第 2000 例脑肿瘤手术[121]，基于细致、创新的手术技术和从生理和病理学角度了解大脑功能的努力，毫无疑问他对神经外科做出了

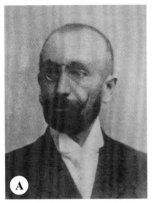
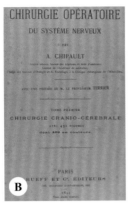
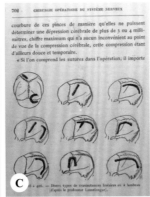

◀ 图 1-47 **A. Antoine Chipault**, 法国神经外科先驱之一；**B. Chipault** 神经系统外科手术专著的标题页；**C. Chipault** 治疗颅缝早闭的颅骨切除术图解

引自 Chipault A *Chirurgie Operatoire du Systems Nerveux.* Paris: Rueff at Cie; 1894-1895.

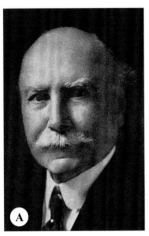
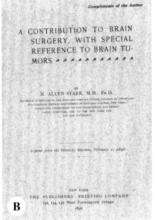

▲ 图 1-48 **A. Allen Starr**（1854—1932 年），纽约著名神经学家，撰写了美国最早的致力于脑部手术的专著之一；**B.** 在 **Allen Starr** 的一篇早期论文中，他主张可以对脑肿瘤行安全的颅脑手术

引自 Starr MA. Discussion on the present status of the surgery of the brain, 2: a contribution to brain surgery, with special reference to brain tumors. *Trans Med Soc NY.* 1896; 119-134.

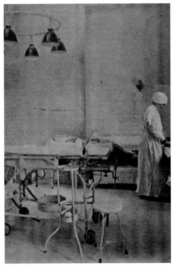

▲ 图 1-49 一张古老的早期蛋白印相照片，显示约 1910 年纽约神经病学研究所的手术室；纽约神经病学研究所是美国第一家专门从事神经病学和神经外科治疗的研究所；与 21 世纪的"现代"手术室相比，这种早期手术室的技术设备显然要少得多

卓越的贡献。Cushing 在退休后的最后几年担任耶鲁大学斯特林神经病学教授，作为一名热心的藏书家，在那里他整理了关于 Andreas Vesalius 著作的非凡专著[122]。Cushing 的一生被他的密友和同事 John F. Fulton 如实地记录了下来[123]。

Walter Dandy（1886—1946 年），在约翰斯·霍普金斯大学 Cushing 的训练下，对神经外科做出了许多重要贡献。基于 Luckett 在颅骨骨折后偶然发现的脑室内空气[124]，Dandy 发明了气脑造影技术[125-127]（图 1-51）。这项技术为神经外科医生提供了通过分析脑室内空气位移来定位肿瘤的机会[127]。费城神经外科医生 Charles Frazier 在 1935 年评论了气脑造影术的重要性及其在神经外科实践中的影响。

有太多时候，在对现有的神经学证据进行最仔细的评估后，探查仍未发现肿瘤，极端的颅内张力会导致脑疝，以至于到必须牺牲骨瓣的程度，随后皮肤缝合会在持续的压力下裂开，伴随着脑真菌和脑膜炎作为不可避免的后果。但气脑造影术已消除所有这些恐怖。神经内科医生被迫认识到其在正确颅内定位中的重要地位，并且神经外科医生也频繁地要求使用[128]。

Dandy 是一位富有创新精神的神经外科医生，在方式和技术上比 Cushing 更加积极。他是第一个证明听神经瘤可以完全切除的人[129, 130]。他在脑积水的治疗上投入了大量精力[131-133]。Dandy 介绍了去除脉络丛以减少脑脊液产生的内镜技术[134]。他是最早一批用圈套结扎或金属夹夹闭治疗脑动脉瘤的人[135]。他关于第三脑室及其解剖的专著至今仍是标准，其解剖学插图是已有作品中最好的[136]。

在脊髓外科领域，20 世纪上半叶出现了两位重要的美国人物：纽约神经研究所神经外科教授 Charles Elsberg（1871—1948 年）和宾夕法尼亚大学外科教授 Charles Frazier（1870—1936 年）。到 19 世纪末，J. L. Corning 开始研究脊柱脊髓，他证明腰椎穿刺用来诊断是安全的[137]。H. Quincke 继续推广这一做法；这些早期研究促进了脊柱外科的发展[138, 139]。

基于在第一次世界大战期间积累的外科经验，Charles Frazier 决定从事神经外科职业。Charles Frazier

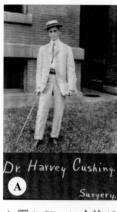
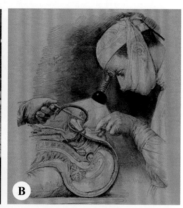

▲ 图 1-50　A. 大约 1900 年，**Harvey Cushing** 在约翰斯·霍普金斯大学接受训练，他是一名衣着整洁的年轻人；这张图片来自约翰斯·霍普金斯大学一张从未出版过的专辑；B. **Harvey Cushing** 是垂体和蝶鞍区经蝶入路的早期先驱者之一；有传言说，**Cushing** 使用热头灯有效地阻止烦人的或不专心的住院医生入场（笔者收集）

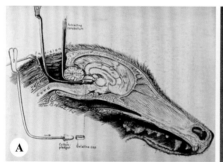
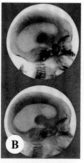

▲ 图 1-51　A.**Walter Dandy** 对神经外科最大的贡献之一是他对实验性脑积水的研究；在这张图中，他展示了他在狗模型中产生脑积水的实验模型；B. 这些显示脑部病变的 **X** 线研究是在 **Walter Dandy** 脑室造影的经典研究中产生；在这项技术中，脑脊液被空气替代，从而在 **X** 射线上勾勒出脑室的轮廓

引自 Dandy WE. Experimental hydrocephalus. *Trans Am Surgical Assoc*. 1919;37:397-428; Dandy WE. Ventriculography following the injection of air into the cerebral ventricles. Ann Surg. 1918;68:5-11.

1918 年出版的脊柱外科教科书是该学科最全面的著作[140]；他总结了大量现存文献，并确定能够安全地完成脊柱手术。

另一位脊柱外科先驱是来自纽约市的 Charles Elsberg。Elsberg 的技术无可挑剔，并取得了极好的效果。到 1912 年，他已经报道了一组 43 例椎板切除术。到 1916 年，他出版了三部脊柱手术专著中的第一部[141, 142]。在脊髓髓内肿瘤的治疗中，Elsberg 介绍了一期脊髓切开的技术。通过等待一段时间，导致髓内肿瘤自行挤出，然后在二期手术中，肿瘤被切除[143]（图 1-52）。他全力以赴，一直在寻找新的技术。他与纽约神经研究所的神经放射学家 Cornelius Dyke 合作，肿瘤暴露后，他在手术室用定向放射治疗脊髓胶质母细胞瘤！这些程序是在仅接受局部麻醉的患者中进行的。在耗时半小时的放射治疗过程中，外科医生和助手站在一定距离之外的玻璃挡板后方[144]。

Leo Davidoff（1898—1975 年）是 20 世纪神经外科的天才之一（图 1-53）。他出身于立陶宛，是一个鞋匠的儿子，出身卑微，与八个兄弟姐妹移民美国。十几岁的时候，Davidoff 在一家工厂工作，养家糊口；工厂经理赞赏他的技能和奉献精神，并资助了他的教育，从而使他于 1916 年从哈佛大学毕业。1922 年，他作为全国医学毕业生荣誉协会成员在哈佛大学完成医学学位。Davidoff 在 Harvey Cushing 的指导下接

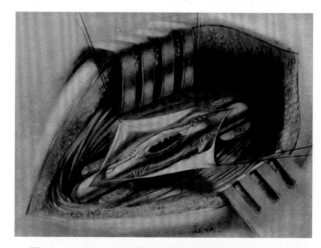

▲ 图 1-52　**Elsberg** 切除脊髓髓内肿瘤的两阶段步骤；**Elsberg** 的技术包括椎板切除，然后在肿瘤上方切开脊髓；肿瘤的压力导致其被挤出；在之后的第二次手术中，外科医生可以安全地切除"被挤出"的肿瘤

引自 Elsberg CA. *Tumors of the Spinal Cord*. New York: Hoeber; 1925:381.

受训练，并成为他最喜欢的学生之一，以 Cushing 的性格这并不是一件容易的事。Cushing 曾经被问及他会允许谁为他做脑瘤手术，他的回答是"好吧，我想我会让 Davey（Davidoff）来做"。Davidoff 最初于 1929 年与 Charles Elsberg 一起加入纽约神经病学研究所。在这里，他利用神经研究所完成的数百张气脑造影片，开始了对气脑造影片中正常解剖结构的开创性研究。1937 年，他与 Cornelius Dyke（1900—1943 年）合作出版了经典专著 *The Normal Encephalogram*[145]。这部作品及后来与 Bernard Epstein（1908—1978 年）出版的 *The Abnormal Encephalogram*（1950 年）[146]成为 30 多年来一直具有影响力的最重要的两本神经放射学著作。Davidoff 精益求精的研究使他被称为神经放射学之父。1937 年，当 Bryon Stookey 担任所长时，他离开了神经病学研究所，进入布鲁克林的犹太医院。1945 年，Davidoff 成为蒙特菲奥医院的神经外科主任，与两位当代巨人——神经病学的 Houston Merritt 和神经病理学的 Harry Zimmerman 一起工作。Davidoff 后来在阿尔伯特·爱因斯坦医学院的成立中发挥了重要作用，并于 1955 年成为神经外科的第一任主席。Davidoff 是 Harvey Cushing 协会的创始成员，并于 1956—1957 年担任美国神经外科医师协会主席。他的员工描述 Davidoff 是一个难以对付的领导，守时、苛刻和挑剔。他的手术室细致有序，不允许不必要的声音或言语。从来没有人提高嗓门，仅仅是一眼，即使是在手术口罩后面，对新来的实习医生或手术护士来说都可能

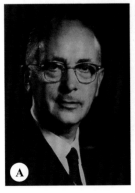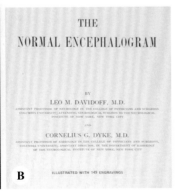

▲ 图 1-53　A. Leo Davidoff 与 Harvey Cushing 一起接受培训，后来成为纽约阿尔伯特·爱因斯坦医学院神经外科的首任主席；B. Davidoff 关于正常脑室造影专著的扉页，这是一项继 Dandy 早期脑室造影之后的开创性工作

引自 Davidoff L, Dyke C. The Normal Pneurnoencsphalogram. Philadelphia: Lea & Febiger; 1937.

是一次令人不寒而栗的经历。他在神经放射学方面的开创性工作，以及他对患者诊治和住院医师培训最高标准的全面承诺，这些遗产留存于 200 多部科学出版物中。

除了 Dandy、Cushing 等开创性的技术外，还引入了许多诊断技术，使得神经外科医生可以更准确便捷地定位病变，其重要性也由神经内科医生向神经外科医生转移。其中，Jean Athanase Sicard（1872—1929 年）提出了一种使用不透明物质的脊髓造影术[147]。通过使用不透射线的碘化油，可以在 X 线上显示出脊髓及其组成部分的轮廓。里斯本神经病学教授 Antonio Caetano de Egas Moniz（1874—1955 年）在动物研究中完善了动脉插管和脑血管造影术。这项工作需要研究许多种碘化合物，其中许多会导致实验动物抽搐和瘫痪。然而，他的想法是正确的，到 1927 年，血管造影与气脑造影术相结合，为神经外科医生提供了颅内内容物的第一个详细视图[148, 149]。讽刺的是，Moniz 后来因其在精神外科而非脑血管造影方面的工作获得 1949 年诺贝尔医学奖。

1929 年，Alexander Fleming（1881—1955 年）发表了一篇报道，内容是关于第一次观察到一种似乎可以阻止细菌生长的物质。这种物质被确定为青霉素，预示着医学和外科学新纪元的来临[150]。在第二次世界大战期间，抗生素在治疗细菌感染方面得到了完善，进一步降低了开颅手术感染的风险。

作为神经外科在 20 世纪发展的领域之一，脑积水的疾病、病理和手术治疗得到清晰的概括。Walter Dandy 和他的团队研究了这种疾病的病因。1952 年，Nulsen 和 Spitz 开发了一种用于治疗脑积水的单向阀。设计的关键是防止回流并保持单向流动。John Holter（1956 年）利用当时最新研制的硅橡胶设计了一套将脑脊液从大脑输送到心脏的阀门和管道系统；在 20 世纪 60 年代确实已放置了成千上万个这样的系统。随着更好的阀门设计、更好的植入材料和更低的并发症发生率，该技术不断改进而更适合脑积水患者。

神经外科手术的一个决定性契机随着一位名叫 Godfrey Newbold Hounsfield 爵士的工程师的诺贝尔获奖作品和他的计算机辅助体层成像（computer assisted tomography，CAT）设计而到来[151]。神经外科医生首次能够通过无创性技术使颅内病理可视化。起初是宝丽来胶片上质量差的颗粒状图像，而现在神经外科医生可以轻松获得精致的高分辨率的带有

多模态网格的三维图像。这项开创性的工作使一名工程师（不是医生）于 1979 年第一次获得诺贝尔生理学或医学奖，距离其 1973 年发表的开创性论文仅 6 年（图 1-54）。

结论

20 世纪上半叶引入了神经外科领域的规范化。20 世纪 20 年代，Elsberg、Cushing 和 Frazier 说服美国外科医师学会将神经外科确定为一个独立的专业。经过大约 5000 年的不断研究和几代人的不懈努力，才使神经外科变成今天的模样（图 1-55）。

今天，进入神经外科手术室的患者可以进行感染风险最小化的无痛手术，而且手术很少会定位错误。由于磁共振成像和计算机体层成像，神经系统疾病的定位几乎不成问题。脑内病变的术中计算机定位正迅速成为全世界的标准。一些颇具启发性的前卫思想者认为，21 世纪 20 年代的神经外科医生将仅仅是数据工程师，他们只需要通过机器人和实时扫描仪将数据输入到计算机化的手术室即可。这种场景与我们的 Asclepiad 祖先那个时代大相径庭，而他们只能低声念着神秘的咒语，双手合十，并提供偶尔有效的草药而已。

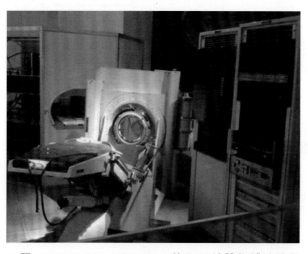

▲ 图 1-54　**Godfrey Hounsfield** 的 **EMI** 计算机辅助体层成像（**CAT**）扫描仪的早期模型，现在被收藏在英国伦敦的科学博物馆（笔者于 2009 年 10 月 13 日拍摄）

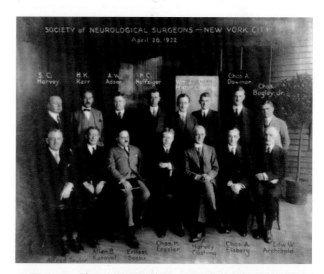

▲ 图 1-55　神经外科医师社团，后来的美国神经外科医师协会，于 1922 年 4 月 28 日在纽约市举行会议；这里描绘的人物是美国神经外科作为独立外科专业的早期创始人（照片来自 **Leo Davidoff** 的遗产，笔者于 2007 年获得）

第 2 章　全球神经外科面临的挑战
Challenges in Global Neurosurgery

Mohan Raj Sharma　Henry Marsh　著

王　峰　译　　詹仁雅　校

"你可能永远不知道你的行动将会带来什么结果。但如果你什么都不做，就不会有任何结果。"

——Mabatma Gandbi

临床要点

- 约占世界人口 80% 的 100 多个发展中国家，都面临着神经外科资源有限的命运。
- 低收入环境中常见的限制包括愚昧和文盲、政府和私营部门政治意愿的缺乏、神经外科医生数量较少、神经外科设备和配套服务有限、资源分配不均、人才流失、转诊机制不健全，以及几乎不存在康复服务。
- 有限的现代诊断检测手段有助于医生机敏地应对临床工作。医生们学会了保持灵活的工作态度和团队合作，他们极大地提高了即时应对、协调和组织方面的技能。对这些国家许多地方性的疾病状况进行了广泛的研究。
- 发展中国家的神经外科仍是真正的普通神经外科，其亚专业服务仅局限于少数几个中心。强调经济实惠的方法，合理利用可用资源及增加对临床判断的信赖，有助于这些地区神经外科的发展。
- 在发达国家接受培训和执业的神经外科医生，在去这些地方工作之前，应该充分认识到其局限性和潜在的机会。
- 目前迫切需要个人、社区、政府和非政府组织，以及国际合作伙伴的共同努力，通过改变社会文化、经济和政治领域的因素来提高神经外科的水平。

全球神经外科涉及发展中国家神经外科服务的发展。按照惯例，低中收入国家统称为发展中国家。在 2016 财年，世界银行将低等收入国家定义为 2014 年人均国民总收入（gross national income，GNI）不超过 1045 美元，将中等收入国家定义为人均 GNI 为 1045～12 736 美元[1]。亚洲、撒哈拉以南非洲的许多国家，以及中美洲的一些国家属于这一类。据估计，世界上 80% 以上的人口生活在 100 多个发展中国家之中[2]。

值得注意的是，即使在发达国家，不同地区的医疗水平也可能存在明显的差异。农村人口的增加与照护程度的降低有关。例如，美国有近 1/4 的人口生活在农村地区，但只有大约 10% 的医生在那里执业[3]。

神经外科是一种医学专业，如果要很好的实践，需要非常昂贵的设备和专业人员。中枢神经系统从创伤和手术中恢复需要时间，并且需要复杂的康复治疗，这在发展中国家是很难获得的。在贫困国家，复杂神经系统疾病患者的治疗选择有限，许多患者根本无法接受治疗。因此，全球神经外科面临着巨大的挑战。

一、工作环境的挑战

（一）缺乏政治意愿

发展中国家的政策制定者对神经外科的公共卫生优先重视程度较低，从而导致各级医疗卫生服务严重不足。需要重新研究神经外科对一个国家的影响，并给予比目前更优先的考虑。近年来，在人民健康和安全立法方面取得了一些进展。对摩托车手实行的头盔法、对机动车驾驶员和前排乘客实行的强制安全带，以及对酒后驾驶的零容忍，在许多发展中国家都开始越来越受到欢迎。

（二）资源分配不均

在一个国家的不同地区，可以得到的神经外科资源分配差异很大。大多数神经外科医生和相关的专家往往都集中在大城市。例如，截至 2015 年，在尼泊尔的 43 名神经外科注册医生，其中 34 名是在尼泊尔首都加德满都[4]。在理想的世界里，应该存在一个"轮轴辐射"型的中心与区域服务模式，简单的病例在周边地区进行治疗，复杂的病例转诊到中心。糟糕的交通基础设施，加上不愿离开中心工作的医生，以及懦弱的中央政府，使得神经外科服务的合理分配在实践中难以实现。

（三）人员能力不足

专业人员队伍是任何医疗体系生存的基本先决条件。缺乏基础教育设施、严格而漫长的培训期、农村有限的培训机会，以及长时间而不可预测的工作时间，在很大程度上阻碍了许多年轻而有抱负的医生在发展中国家从事神经外科职业。非洲每 10 万人中神经外科医生的中位数为 0.01，东南亚为 0.03，而美洲为 0.76，欧洲为 1.02[5]。

医疗移民是日益严重的健康管理人力资源危机的重要因素[6]。尽管有各种规定，以确保培训人员在接受海外培训后返回祖国，但仍有大量医疗专业人员留在国外[6, 7]。在访问专家的支持下建立当地培训，可能有助于减少这种情况。

在缺乏专业神经外科基础设施情况下，在普外科进行治疗对于贫困人群来说是一种可行的选择。在发展中国家，由普外科医生治疗一些神经外科患者（特别是创伤）是切实可行的。然而，这需要明智地使用资源并了解其局限性和约束条件。

许多国际组织致力于在发展中国家推广神经外科。这些国家的领导人应该与这些组织建立一个强大的网络联系，以便提高当地的能力。这可以包括捐赠基本器械、订阅期刊、赞助参加会议，以及短期培训项目。

（四）工作量增加

发展中国家的神经外科医生面临着复杂的挑战。首先，这些地区流行的传染病和先天性疾病造成了巨大的工作量，且经常消耗有限的资源。其次，快速的城市化导致了颅脑和脊髓创伤的激增。最后，现代诊断设备的出现通常已经超过了已被诊断的日益常见的肿瘤和卒中等疾病的治疗能力。在许多地方，没有专门的神经外科手术室（operating room，OR）或重症监护室（intensive care unit，ICU）。神经外科必须经常与其他外科专业竞争使用 OR 和 ICU。常常可以看到大量积压的未经治疗的患者。

（五）缺乏适当的设备

在世界的许多地区，没有基本的神经外科器械，即使是简单的慢性硬膜下血肿也无法进行治疗，患者必须被送往其他地方。昂贵的高科技设备——如神经外科手术台、手术显微镜、超声吸引器和神经导航设施或是没有，或者是处于不能正常工作的状态。当地制造的器械价格便宜得多，可以很好地工作并且频繁使用。许多普外科的手术器械也可以利用，而只购买一些常规操作所需的特殊器械，将节省资金（图 2-1）。

用于颅脑创伤手术	用于脑肿瘤手术
• Hudson 手摇钻和钻头	• Hudson 手摇钻和钻头
• Gigli 线锯套装	• Gigli 线锯套装
• Dandy 型动脉夹	• Dandy 型动脉夹
• 咬骨钳	• 垂体钳
• 双极电凝	• 双极电凝
用于分流手术	**脊柱手术**
• Hudson 手摇钻和钻头	• Weitlanar 牵开器
• 分流通条	• 咬骨钳
• 分流系统	• Kerrison 椎板咬骨钳
	• 垂体钳
对于 ETV	• 骨刮匙
• Hudson 手摇钻和钻头	• 神经钩
• 基本内镜	• 双极电凝

▲ 图 2-1　常规神经外科手术所需的专用器械配置
ETV. 内镜第三脑室造瘘术

（六）缺乏合理的转诊机制

一个运行良好的转诊系统通过明确界定和职责划分将一级医院和二级医院与三级保健中心联系起来。不幸的是，在许多发展中国家，转诊机制要么不存在，要么很随意。外科医生之间的专业和商业竞争大大加剧了这个问题[8]。

（七）愚昧和文盲

许多人不知道现代神经外科可以治疗什么疾病，所以根本就不寻求神经外科诊治。许多神经系统疾病（癫痫、共济失调等）被认为是鬼魂附体的结果[9]，因而去看江湖郎中是很常见的。此外，神经系统疾病常被贴上耻辱的标签，导致依从性差，延误寻求治疗的时间，从而失去治疗机会[10, 11]。患者的随访不规则且严重不足。患者常常住得距离医院很远的地方，要么负担不起第二次出行，要么不了解随访的目的。有时，随后有计划的治疗被误解为是第一阶段治疗的失败。

（八）康复不足

良好的康复计划会对卒中和脊髓损伤患者的预后产生巨大影响。大约 60% 的发展中国家没有神经康复服务[12]。即使有康复服务，也被设置在主要的城市地区[13]。训练有素的专业人员不足意味着这项任务往往委托给训练不足的护理人员和护工[12]。

（九）混杂因素

还有一些其他的因素阻碍了神经病学公共服务系统的顺利运作。治疗费用是一个重要因素。现有保险系统很少或根本没有这些疾病的付费服务，即使患者到达了这些医疗机构，但许多患者仍无法接受治疗。"耗材"的不间断供应也是一个问题。漫长的地理距离意味着许多急症患者来医院时病情已经非常严重了。

这里强调的挑战是发展中国家神经外科发展不足的根本原因。虽然实质性的改进不太可能快速或轻易地实行，但可以做出许多努力来改进它。使用已被证实经济效益的方法，合理使用现有资源，以及依靠临床判断都是非常重要的[14, 15]。

二、特定状况的处理

（一）小儿神经外科

世界上近 86% 的儿童生活在发展中国家[16]，而很少有小儿神经外科医生。脑积水（hydrocephalus，HCP）和神经管缺陷很常见。只要有适当的外科机构，通常可以毫不困难地对这些疾病进行诊治。

儿科 HCP 值得特别讨论，因为它构成了手术工作量的重要部分，并且在患儿身体和家庭经济上都有长期影响。发展中国家常见的原因是结核性或化脓性脑膜炎，与神经管缺陷相关的 HCP 及先天的问题。因为近期和长期预后被认为并不严重，而且治疗费用昂贵，部分临床医生常常不愿意推荐或进行 HCP 手术。然而，最近的证据表明[18]，婴儿 HCP 的治疗既具有成本效益又有可持续性。未经治疗的婴儿 HCP 所付出的经济代价，要比单纯的治疗费用昂贵得多。已建议将 HCP 的预防和治疗视为撒哈拉以南非洲的主要公共卫生优先事项[18]。

大多数进行脑室腹腔（ventriculo-peritoneal，VP）分流术的 HCP 患者使用的都是本地制造的分流装置，这种分流装置价格便宜很多，但与昂贵的分流装置一样有效[19]。晚期发现是常规而不是例外。已有 HCP 未经治疗而导致第三脑室自发性破裂的报道[20]。通常使用硅橡胶婴儿喂养管进行脑室外引流[20]。分流感染率通常很高需要昂贵的抗生素治疗，这对许多家庭来说可能是难以承担的经济负担[17]。Warf 倡导的内镜第三脑室造瘘术（endoscopic third ventriculostomy，ETV）显然是分流的一种非常令人满意的替代方法，在亚洲和非洲的许多发展中国家都得到了成功的实践[21-23]。即使是对于炎症后 HCP，其有效性也被证实[24]。ETV 联合脉络丛烧灼的效果也已被探索，并已获得更广泛的认可[25]。

同样的，不需要复杂的技术就可以处理不同级别的神经管缺陷。许多简单的病例其病变通过超声检查即可以得到可接受的结果。

在发展中国家，儿童脑肿瘤在很大程度上未能得到治疗：或者是因为诊断延误导致肿瘤太大无法手术，或者是一开始就没能诊断出这些病例[26]。

（二）创伤

外伤是发展中国家发病和死亡最常见的原因，2/3 的外伤死亡发生在发展中国家[27]。世界卫生组织（World Health Organization，WHO）估计，98% 的儿童外伤死亡发生在世界最贫穷国家，死亡人数是工业化国家的 5 倍[28]。由于生活条件的恶劣、安全游戏场所的不足，以及儿童照护选择的缺乏，发展中国家的儿童更容易受到外伤的威胁。头部损伤（head injury，HI）和脊髓损伤（spinal cord injury，SCI）最常见的原因是高处坠落，其次是道路交通事故（road traffic accident，RTA）[27, 29]。

各级医疗机构都面临着挑战：预防、院前急救、紧急治疗和康复。在发展中国家的许多地区，仍然没有可行驶机动车辆的道路连接；崎岖地形下狭窄道路的急转弯使这里成为世界上最危险的道路之一[30]；公共汽车经常在车顶上载客；所有这些因素共同构成了 RTA 的完美配方。

基本上不存在院前急救，家庭成员、亲属、村里的老人和旁观者提供了最初的照护和营救。运送到医疗机构也存在着类似的缺点，在最初受伤和治疗之间有延迟（图 2-2）。空中转运受限，救护车服务仅限于机动道路，所以用临时"交通工具"运送患者是通常的转运方式（图 2-3）。这里有许多隐患，转移缓慢而费力，而最重要的因素是患者病情恶化的风险；一些患者将永远无法到达医疗机构[31, 32]。

大多数到达神经外科中心的头部外伤患者都得到了合理的诊治。然而，因为设备的成本过高，颅内压监测并不是通常的做法。完全性 SCI 是发展中国家入院时最常见的损伤形式[29, 31]。即使事故发生时损伤是不完全性的，也可能会在转运过程中成为完全性的。5000 年前 Edwin Smith 纸莎草书上"一种无法治疗的疾病"定义这些不幸的 SCI 患者仍然成立，因为没有有效的康复设施，而这些设施主要是由不锈钢制成。

SCI 并发症的处理也是一个重要的问题。与发达国家相比，压疮的发病率很高[33]。与工业化国家相比，资源匮乏国家报道的深静脉血栓形成发病率非常低[31, 34, 35]。其原因可能包括遗传和饮食因素，以及发展中国家肥胖和心力衰竭患病率低[31, 36]。

SCI 患者的长期生存也是悲观的[32]。发展中国家的 1 年死亡率最高，在撒哈拉以南非洲的一些国家，SCI 的发生可能在 1 年内成为致命性的疾病[29]。除了努力改善院前转运和 HI 及 SCI 的急诊处理外，迫切需要采取适用于当地的预防措施，如学校健康项目和道路安全升级。

（三）感染 / 寄生虫传染

由于耳道感染治疗不足和不良的生活条件，脑脓肿、硬膜下和硬膜外脓肿及脑膜炎后脑积水是发展中国家常见的神经外科疾病。在发展中国家，一年内可能会看到结核病的全部表现。可表现为结核性脑膜炎、结核瘤、脓肿、脑积水、结核性蛛网膜炎，或者结核性脊柱炎。脑内一些结核性占位性病变可能与多形性胶质母细胞瘤（glioblastoma multiforme，GBM）相混淆（图 2-4）。同样，会遇到所有形式的神经囊尾蚴病，构成了诊所和病房中的大量患者。在脑内表现为"蛛网膜囊肿"的棘球蚴囊也并不罕见（图 2-5）。

（四）肿瘤

近几十年来，由于人口的增长、预期寿命的延长，以及神经影像学检查技术的普及，发展中国家正在诊断出更多的脑肿瘤。尽管如此，诊断往往被延误，最终诊断时肿瘤非常大，因此预后往往很差[37]。大多数肿瘤手术只需要基本的手术器械，就能够在最少资源的基础上被合理而安全地切除[38]。

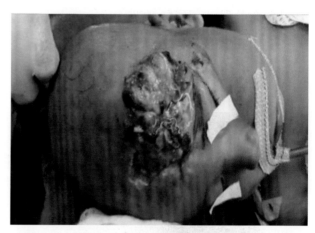

▲ 图 2-2　出生第 9 天被猴子咬伤的新生儿照片；在伤口出现严重感染的第 17 天后，家人才将他带到神经外科；经过反复清创和最后的植皮，患儿得到很好的恢复

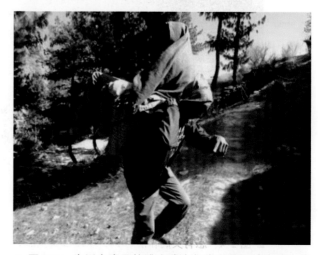

▲ 图 2-3　生活在喜马拉雅山脉人们常见的运输方式；患者被背在简易的竹篮里

需要复杂的多学科治疗和辅助治疗的肿瘤，如 GBM、颅咽管瘤和脊索瘤，在资源有限的发展中国家很难以有意义的方式进行治疗，决策往往与发达国家不同。因为发展中国家的资源有限，一个患有脑瘤的孩子不太可能从治疗中获得有意义的好处。当绝望的父母面临这种情况时，可能会非常困难。

（五）血管疾病

脑血管神经外科学习曲线陡峭，并且受到用于治疗动静脉畸形（arteriovenous malformation，AVM）和动脉瘤医疗设施（脑血管造影、手术显微镜和 ICU）的限制，这意味着只有少数中心能够开展此类手术。由于血管内栓塞比显微手术夹闭更昂贵，即使可以获得也很少会用到，因此几乎所有的动脉瘤都进行显微手术夹闭[39]。

（六）脊髓

SCI 的处理如前所述。在非创伤性脊柱疾病中，结核病是很常见的[40]。通过有限的清创术和支具，以及抗结核治疗来处理。内固定适用于涉及多个椎骨的广泛性疾病。

三、癫痫，立体定向和功能神经外科

由于缺乏专业知识、设施和设备，在发展中国家，功能性神经外科和癫痫手术充其量还处于起步阶段。

四、结论和建议

在许多发展中国家，神经外科是一个正在迅速崛起的专业，但这些国家很难立即采用发达国家的诊治策略。造成这种状况的原因很多：社会和政治因素、职业对抗与竞争，这些因素与单纯的经济因素一样重要。可以提出以下建议。

• 良好的院前急救和有效的转运系统对改善急性神经系统疾病救治能力是必不可少的。

• 地区性神经外科单位需要建立一个明确的方案，确定哪些患者可以在当地接受治疗，而哪些患者应该转诊至更专业的中心。

• 需要开展减少颅脑和脊柱脊髓创伤发生率的公共卫生运动。

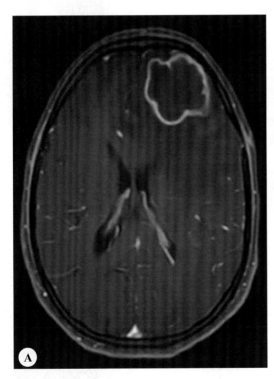

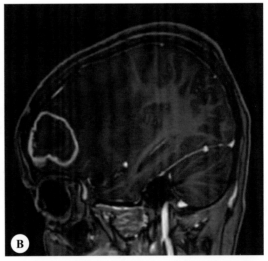

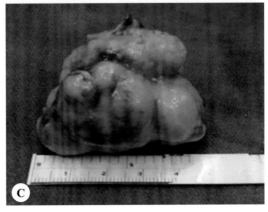

▲ 图 2-4　患有头痛和视力下降的 16 岁女孩的头部增强磁共振扫描（A 和 B），以及手术切除的标本（C）；病变的组织病理学检查证实为结核瘤

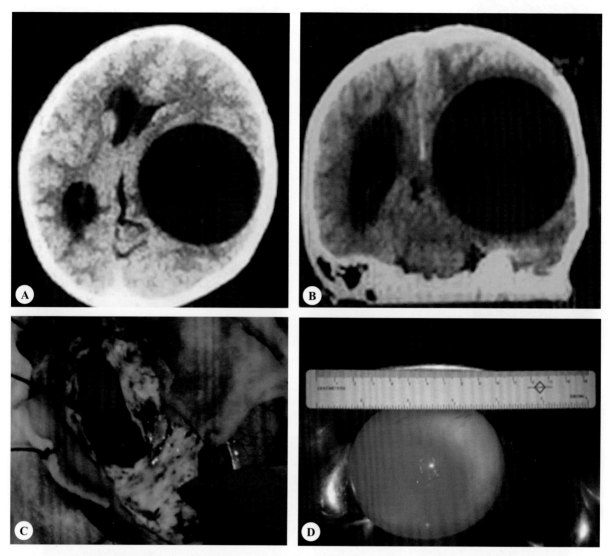

▲ 图 2-5　患有癫痫和头痛的 15 岁男孩的头部 CT（A 和 B）和术中照片（C），以及手术切除的完整标本（D）；经组织病理学检查证实为棘球蚴囊

- 需要建立康复中心。
- 必须组织神经外科国家继续培训项目，这可以通过与发达国家同事的合作来推进。

以上所有这些建议都需要高年资外科医生和神经外科医生的合作，以最高的职业传统共同努力，始终将患者的利益放在第一位。

第 3 章 神经系统的临床评估
Clinical Evaluation of the Nervous System

Gerald A. Grant Linda Xu Richard G. Ellenbogen 著

王 峰 译 童 鹰 校

只有两种医生：那些用大脑实践的人和那些用舌头实践的人。

——Sir William Osler

临床要点

- 开始临床检查之前，无论患者是在椅子上、床上还是在检查台上，要仔细倾听并观察患者。如果只专注于一个明显缺陷，可能会错过重要的细节，如肢体无力或语言缺陷。彻底而巧妙地引出病史和检查仍必不可少，并构成神经外科医生工作的基石。"倾听和观察"与病史、检验和影像学检查结合，将有助于指导神经外科治疗。
- 锥体束功能障碍的体征包括强直、无力、快速交替的运动减慢、反射亢进，以及 Babinski 征或 Hoffman（长束）征。锥体束损害通常会导致快速轮替运动减慢，但与小脑损害相比，准确性得以保留，小脑损害可导致运动速度正常但不准确。
- 基底节震颤通常在休息时出现，但随着运动而消失；与此相反，小脑震颤在休息时程度最轻，随着运动而加剧（意向性震颤）。
- 在探究一侧瞳孔扩大的原因时要谨慎，因为瞳孔越大越令人印象深刻，即使患者实际上存在对侧瞳孔缩小的 Horner 综合征。
- 压迫性病变，如动脉瘤，可能产生瞳孔扩大伴上睑下垂和疼痛性眼肌麻痹，这不同于糖尿病所引起的瞳孔回避、无痛性眼肌麻痹。
- 视动性眼震的存在可用来确认皮质视觉并排除癔症性失明；然而，其缺失的意义尚无定论。
- 第Ⅳ对脑神经损伤导致上斜肌麻痹，从而使头部补偿性倾斜向受累眼的对侧，以抵消复视。第Ⅳ对脑神经麻痹患者在行走时存在下台阶或下视困难。
- 注意幼儿任何不对称或明显偏好于其中一只手；在 24 个月之前存在明确的手偏好，可能需要怀疑存在中枢神经系统或周围神经的损伤。
- Babinski 征不对称在任何年龄都是异常的，可能反映了上运动神经元的损伤。
- 15 月龄以下儿童的囟门通常是未闭的，这为检查颅内压提供了一个途径。如果一个安静的儿童，直立或坐位时囟门隆起，可以认为颅内压是高的。

面对患有复杂神经系统问题的患者，从诊断到手术所需的分析方法，类似于侦探解答谜团必须做的工作。磁共振成像（magnetic resonance imaging, MRI）和其他复杂的影像学技术的发展可能会导致一些人认为病史询问技巧或神经学临床检查是多余的，但这种理念完全不是神经外科医生的理智与职责的准确反应，尤其是在多发性病变或偶然发现的情况下，敏锐的神经外科医生的工作是正确地将影像学发现与病史和体格检查结果联系起来，以确定是否需要干预，以及对特定患者是否需要特殊考虑。因此，世界各地的神经外科医生仍在被训练，以磨炼他们的分析思考和人际交往技能，以便他们可以引导患者获取病史和神经系统体格检查，为放射学检查提供佐证。

病史和神经系统检查仍是评估可手术治疗的神经系统疾病患者的核心。神经外科医生的工作需要基本的调查研究，全面的神经解剖学知识，适当地利用现有可用的诊断工具，最后还需要娴熟的人际交往技能。正确识别神经系统问题是神经外科医生工作中最重要的部分之一，这是一项强制性技能，必须在患者取得成功的手术结果之前进行。这是我们所做一切的基础。

一、神经病学病史

神经病学病史是医学院一项常规教学，仅依靠所获得的准确病史就可帮助临床医生对 90% 左右的患者进行正确诊断。一名熟练的临床医生所获得的病史信息，通常能揭示出患者疾病的全部解剖和病因。在依赖复杂的神经影像学之前，病史能够指导神经学检查确认功能障碍。对于一个出色的临床医生来说，掌握神经系统的解剖定位技能是至关重要的。

这个复杂而绝妙的系统由 10 个子系统组成（从实际角度来看）：皮质、锥体束、基底节、脑干、脑神经、小脑、脊髓、神经根、周围神经和肌肉。了解神经系统的每个子系统就相当于掌握一个完整内脏器官的解剖结构。许多子系统垂直（锥体束、脊髓背柱）或水平（皮质、脑神经、脑干）延伸很长距离，这使得准确的解剖定位复杂化。为了评估神经系统的功能状态，神经外科医生需要掌握相关的解剖学基本知识，以及对辅助影像学检查及实验室检查作用的理解。除了视神经乳头可以通过眼底检查进行评估外，神经系统的其余部分无法被直接观察，因此，在临床水平上，疾病通常必须从正常功能的紊乱中推断出来。

二、局灶性皮质体征

我们将从大脑皮质的顶部开始这次旅行，然后继续往下走。通常，在检查过程中与患者的对话可

以将明显的皮质缺陷引出。以通晓事理和条理清晰的方式谈论和回答问题的能力，揭示了很多关于大脑皮质的信息。更细微的皮质缺陷需要细致的测试，通常是通过神经心理学检查，对其的解释需要进行专业化的训练。神经心理学检查更常应用于现代神经外科干预的术前和术后阶段[1]。这些测试可以提供有关执行功能、记忆、语言、视觉空间处理、学术功能、处理速度、动机和性格等方面的详细信息。重要的是要了解术前存在哪些细微的缺陷，以及术后缺陷改善的程度，或者术后哪些新的缺陷需要积极的康复干预来改善。

在广泛性卒中中，检查者必须了解两种主要类型的皮质病理征：局灶性和双侧半球性。局灶性皮质体征将检查者引导至半球的特定皮质区。大脑半球的某些部分也被称为沉默区，因为这些区域可能没有损伤的定位证据[2, 3]。

左侧额叶功能障碍可导致 Broca 失语症，也称为运动性或表达性失语症，其特征是言语停顿、缓慢和不流畅[4]。语言损害如果发生在弓状束，一个连接 Wernicke 区和 Broca 区的密集纤维束，影响患者的重复短语的能力，但不会损害理解力（表 3-1）。

尽管右侧额叶很大，但却是一个相对沉默的脑叶，除了失去语调（语言中的变化和情感）。具有重要临床意义的主要区域是运动区（4 区）、辅助运动区（6 区）、前额眼动区（8 区）和皮质排尿中心（额叶内侧面）。额叶在人格和后天性社会行为中起着主要作用。额叶功能障碍可能导致动力缺乏、冷漠、个人卫生丧失、无法处理家庭事务或业务，以及抑制解除。

左侧顶叶功能障碍的特征性体征包括右侧皮质感觉丧失、右侧感觉运动性癫痫发作，或者 Gerstmann 综合征，其特征是手指失认（无法识别自己的手指）、计算不能（无法计算数字）、不能辨别左右和没有失读症的失写症（能够读但不能写）。左侧顶叶皮质功能障碍的另一个体征是皮质感觉丧失，并导致图形觉缺失（无法识别在其皮肤上写的数字）。感觉性癫痫发作可能会沿着感觉带向上或向下扩散，被描述为杰克逊癫痫（Jacksonian march）。这种发作性抽搐通常是阵挛性的，始于身体的一个部位，如拇指或手指，并沿着皮质功能定位的典型模式扩散到同侧手腕、手臂、面部和腿部（图 3-1）。发作后可能出现分布区域相同的 Todd 瘫痪。右侧顶叶病变

失语症类型	病　变	理解能力	流畅程度	命　名	重　复
表 3–1　语言障碍的分类					
Broca	额下回	+	–	–	–
Wernicke	颞上回	–	+	–	–
传导	顶叶	+	+	±	–
经皮质运动	额叶	+	–	–	+
经皮层感觉	颞叶	–	+	–	+
完全性	半球	–	–	–	–

引起特征性的空间感知障碍和左侧忽视。

在 98% 的右利手人群中，Wernicke 区位于左侧颞叶。在大多数左利手人群中，Wernicke 区仍位于左侧颞叶或双侧颞叶中 [5, 6]。只有少数左利手的 Wernicke 区局限于右侧颞叶 [7]。Wernicke 区的损害会导致感觉性或感受性失语症，其特征是流利的言语中充满了胡言乱语。书面单词来自枕叶皮质，而口语单词可能来自两个颞叶。命名错误会导致言语混乱，通常是后上颞叶病变的结果，但可能存在相当可变的定位。与颞叶 Wernicke 区相邻的是另一个称为"命名性失语中心"的区域，在不同人之间有不同的定位。颞叶功能障碍的另一个特征是局灶性颞叶癫痫发作，被描述为由恐惧感、嗅幻觉、愉悦感或似曾相识感组成的发作。颞叶癫痫发作另一个

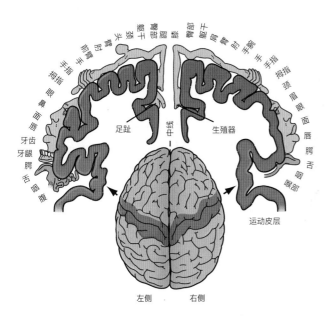

▲ 图 3–1　躯体感觉皮层和运动皮层

常见的表现是自动症，这是一种短暂性的自动行为，在此期间患者对自己周围的环境失去感知，无法与其他人交流。复杂部分性癫痫发作患者可能会经历短暂的突然的难闻的气味（如烧橡胶），即嗅觉先兆。颞叶功能障碍也可能导致上象限盲（失去 1/4 的视野），被描述为"馅饼在天空中"，这是由于位于颞叶内视辐射的 Meyer 襻中断所致。

左侧枕叶功能障碍导致右侧同向性偏盲（视野右半部分的丧失），理论上这个视野的丧失也可能是由左侧视束或左侧丘脑外侧膝状体的病变引起的。因此，视交叉后任何部位的损害都可能导致右侧或左侧偏盲。颜色失认症（无法命名颜色）是由于从枕叶投射到 Wernicke 区（左侧颞叶理解中心）纤维中断的结果。

胼胝体的病变阻止了半球间信息的传递，因此患者的左手不能听从指令，但右手保留了对这些相同指令的执行能力。胼胝体的另一种综合征是没有失写症的失读症（无法阅读但保留了书写能力），是由从左枕叶延伸到胼胝体压部的损害引起的。

嗜睡、昏睡、昏迷、定向障碍、意识混乱、健忘、痴呆和谵妄等体征通常是由双半球功能障碍引起的，而不是由简单的局灶性皮质病变引起 [2]。

三、锥体束

锥体束起始于皮质运动区，然后向下穿过大脑进入脊髓。在大脑半球中，它被称为冠状辐射，然后成为内囊、大脑脚和锥体束，在延髓 – 脊髓交界处交叉，最后进入脊髓成为皮质脊髓束。在功能上，发生于锥体束任何位置的损害都可以产生同样的长

束征。锥体束功能障碍的体征包括强直、无力、快速轮替运动减慢、反射亢进和 Babinski 征 [8]。通过活动主要关节了解阻力程度来检查肌张力。肌力通常使用表 3-2A 的分级系统从 0 到 5 进行分级；强直是一种肌张力亢进的类型（放松的肢体对屈曲和伸展的阻力），见表 3-2C。

锥体束任何部位的急性损害都可产生弛缓性偏瘫，至少最初如此，随后会出现痉挛。如果支配肢体的整个皮质区受损，锥体外系可能无法参与，可发生急性肢体全面性弛缓性瘫痪。术中监测已被用于减轻皮质脊髓束的损伤 [3]。锥体束损害通常会导致手臂和腿部瘫痪，或者面部和手臂瘫痪，或者三者同时瘫痪 [9]。面瘫可表现为鼻唇沟轻微变浅；然而，不累及前额（额肌），因为每侧前额的肌肉都有双侧大脑半球（皮质脑桥纤维）双重支配。反重力肌（腕屈肌、肱二头肌、臀大肌、股四头肌和腓肠肌）受影响较小。对分组肌力的特定测试也非常有用（表 3-3）。

旋前肌偏移（手臂伸展，手掌向上），双足站立、单足跳跃、足趾行走（腓肠肌），足跟行走（胫前肌）和深屈膝（髋部近端肌肉）。典型的锥体损害通常会导致快速轮替运动的减慢，但准确性得以保留。这与小脑损害形成了对比（见后面的讨论），小脑损害可导致快速但不准确和草率的动作。

反射在检测细微的锥体束损害方面也非常重要，尤其是在不对称的情况下。反射采用数字系统进行分级，见表 3-2B：0 表示反射缺失，描述可触及但不可见的反射；1+ 是低活跃性但存在；2+ 是正常；3+ 是过度活跃；4+ 意味着不持续的阵挛；5+ 是持续的阵挛。阵挛是由强直的肌肉如足踝，被突然拉伸引起的一系列有节奏的不自主肌肉收缩。锥体束损害也可能丧失皮肤反射（当你轻划某人的腹部时获得的腹部抽搐）和提睾反射（L_1、L_2 神经支配；用棉签沿大腿内侧向上划所诱发的睾丸收缩）。上腹部皮肤反射由 T_8 和 T_9 介导，下腹部由 T_{10}~T_{12} 介导。例如，如果下腹部反射消失，但上腹部反射被保留，则病变可能在 T_9 和 L_1 之间。Hoffmann 反射反映了该侧反射亢进和痉挛，提示锥体束受累。它是通过折屈中指的远端指骨引起；病理反应包括拇指屈曲。Babinski 反射是锥体束功能紊乱最著名的体征。Babinski 反射是上运动神经元疾病的一个重要体征，但不应将其与由于足底过度敏感而导致的更延迟的自主膝关节和足趾退缩相混淆 [10]。

表 3-2A 医学研究委员会肌力分级量表

级别	强度
0	无肌肉收缩
1	颤动或收缩迹象
2	不能抵抗重力的主动运动
3	抵抗重力的主动运动
4	主动对抗重力和阻力
5	正常力量

表 3-2B 深部腱反射检查分级量表

级别	反射反应
0	反射消失
1+	反射不足
2+	正常，容易引出
3+	反射亢进，反应过度
4+	阵挛，非常活跃或交叉

表 3-2C 改良 Ashworth 肌肉痉挛程度评定量表

级别	痉挛
0	正常肌张力
1	肌张力略有增加，可以在运动范围结束时有羁绊感或轻微阻力
1+	肌张力略有增加，可能会有轻微羁绊感，后 1/2 运动范围中有轻微阻力
2	在整个运动范围内肌张力均有阻力，但能够轻松移动肢体
3	肌张力明显增加，肢体运动范围移动比较困难
4	刚性屈曲或伸展，不能被动移动肢体

Babinski 反射是通过轻划足底的外侧缘来获得的，从足后跟开始，然后向足趾移动。刺激应该是强有力的，但不是令人疼痛的。异常反应称为 Babinski 征，包括大姆趾迅速地背屈，随后其他足趾呈扇形分开。Babinski 征存在于婴儿期，但通常在大约 10 月龄大（6—12 月龄）时消失。当足底反应产生模棱两可的结果时，可以通过轻划足背的外侧面

表 3-3　深部腱反射		
反　射	节段水平 *	周围神经
二头肌	**C₅**~**C₆**	肌皮神经
桡三头肌	C₆、**C₇**、C₈	桡神经
肱桡肌	C₅~C₇	桡神经
股四头肌	L₂、**L₃**、L₄	股神经
跟腱	L₄、L₅、**S₁**、S₂	坐骨神经

*. 粗体字表示贡献最大的脊髓节段

来测试，被称为 Chaddock 征。

　　一般来说，痉挛程度越高，锥体束病变越可能位于脊髓，尤其是双侧痉挛[11]。相反，由脊髓内锥体束损害产生的偏瘫或单瘫是不常见的。涉及面部的偏瘫损害位于面神经核以上的位置，但如偏瘫未涉及面部，损害不是必须位于面神经核以下。轻度或慢性脑积水也可导致下肢比上肢更加严重的锥体束功能障碍。膀胱轴突可被与脑积水相关的脑室扩张所拉伸，引起尿急和尿失禁。最后，需要记住的是，脊髓通常终止于 L₁~L₂ 椎体水平，因此，神经系统上的 L₅ 在解剖学上位于下胸椎。

四、锥体外系

　　与控制力量和精细灵活的锥体束不同，基底节控制运动的速度和自发性。基底节功能障碍出现两种基本模式：运动过多或运动不足。基底节震颤的首要特征是它在休息时出现，在运动时消失，这与休息时很轻微而运动时很明显的小脑震颤（意向性震颤）相反。锥体外系疾病的力量和深部腱反射正常，并且没有 Babinski 征。然而，肌张力要么是低的，如舞蹈症；要么是亢进的（僵硬的），如在具有齿轮样僵直的各种类型的运动迟缓，被称为齿轮症。

　　舞蹈症的运动是手、足或面部的小肌肉不自主、不规则的突然运动，也可以是近端足以引起整个手臂的轻微抽搐。如果是更大的近端肌肉而不是小的远端肌肉不自觉地退缩，患者则可能会出现投掷症。投掷症可以是单侧的，而舞蹈症几乎总是双侧的。手足徐动症的运动较慢，更连续和更持久，可能涉及头部、颈部、肢带和四肢远端。肌张力障碍的运动类似于涉及身体较大部分加固的手足徐动症。

斜颈或颈部扭转痉挛是颈部肌张力障碍的一个例子，它是一侧胸锁乳突肌持续收缩的结果。锥体外系疾病的姿势和步态异常在帕金森病患者中最具有诊断性（震颤、运动迟缓和僵硬）[12]。帕金森病患者的典型表现是表情茫然、很少眨眼、前倾行走、慌张步态（拖足跑步）。一旦启动，最初运动迟缓的患者可能难以停止。同时，患者的手以每秒 3 次的速度剧烈地颤抖，患者说话也缺少正常的语音和节奏上的变化。

五、脑神经

　　有 12 对脑神经，但只有第Ⅲ~Ⅻ对脑神经进入脑干（第Ⅰ和Ⅱ对不进入）。诊断脑神经病变只是一个开始，因为损害可能位于脑神经行程中的任何位置。

（一）第Ⅰ对脑神经：嗅神经

　　嗅神经从筛板开始，没有在丘脑中中继，在额叶下方返回颞叶。测试嗅觉时需独立测试每个鼻孔，避免使用腐蚀性物质如氨气，由于对鼻黏膜的刺激，除了测试嗅觉神经外，还测试三叉神经（Ⅴ）。虽然单侧嗅觉缺失最可能的解释是局部鼻腔堵塞，但嗅沟脑膜瘤也可出现。Foster-Kennedy 综合征的特征是同侧嗅觉丧失、同侧视觉迟钝伴视神经萎缩（视神经直接受压），以及对侧视盘水肿（颅内压升高），通常是由于嗅沟或内侧型蝶骨嵴脑膜瘤引起的。Kallmann 综合征是一种由于细胞迁移障碍而导致双侧嗅觉丧失的遗传性疾病，并伴有不育症。多达 30% 的头部外伤并发嗅觉丧失，这是由于嗅神经穿过筛板时发生的剪切性损伤。

（二）第Ⅱ对脑神经：视神经

　　视神经很复杂，可用多种方式检查，以评估视力、色觉、瞳孔、视野，以及直接检眼镜观察。视神经病变早期会影响视力，20%~25% 的视觉纤维来自于黄斑并走行于神经中心。如果患者的视力不是 20/20，且不能通过屈光来改善（通过纸板上的针孔看，一个很好的床边测试），那么视力障碍很可能是神经性的。应注意中等照明条件下瞳孔的大小、形状和对称性。如果瞳孔不等大，那么确定哪个瞳孔异常很重要。一个常见的错误是探究一侧瞳孔扩大的原因，因为瞳孔越大越印象深刻，即使患者实际上是 Horner 综合征出现患侧瞳孔缩小。如瞳孔缩小一侧有眼睑下垂，则患者可能患有 Horner 综合征，但如果眼睑下垂位于瞳孔扩大一侧，则患者可能为同侧动眼神经损害。此外，Horner 综合征的光反射和调节反射正常，而动眼神经损害则表现为迟钝。

当发现患者的瞳孔广泛扩张、光反射和调节反射瞳孔固定，且不伴有上睑下垂时，有可能是药物性瞳孔（如阿托品滴眼液滴眼）。Marcus Gunn 瞳孔（传入性瞳孔障碍）是由摆动手电筒测试所引发了一种视神经功能障碍形式：将昏暗的光线照射到右眼，注意右瞳收缩程度（左瞳也收缩）。将光线转向左眼，仔细注意左侧瞳孔。如果该瞳孔的第一反应是扩大，而不是保持其先前的小尺寸，则可能存在左侧视神经功能障碍（即传入性瞳孔障碍）（图 3-2）。检查者必须忽略"虹膜震颤"，这是一种正常的瞳孔相位不稳定，伴有交替的收缩和扩张波动。视神经损害可以通过视野测试和直接的检眼镜检查来证实，这两种情况将在本章稍后的神经眼科部分进行讨论。复视患者的检查也需要系统的方法，因为复视可能是由眼部、神经系统或眼外肌疾病（甲状腺功能亢进）引起的。遮盖测试可用于评估双眼复视患者。这项测试是基于这样一个事实，即当眼球试图向无力肌活动的方向注视时，两幅图像的分离会变得最大。通过确定哪只眼睛必须覆盖才能消除外部图像，可以识别出受影响的眼睛，因为虚假图像总是被投影为外部图像。

（三）第 Ⅲ、Ⅳ 和 Ⅵ 对脑神经

第 Ⅲ 对脑神经——动眼神经，是眼球运动的三对神经之一，其他的是第 Ⅳ 对（滑车）和第 Ⅵ 对（外展）脑神经。眼球内收和提升不良，眼球向外下斜视，提示第 Ⅲ 对脑神经麻痹。第 Ⅲ 对脑神经也支配上睑提肌，这是打开眼睑的肌肉。副交感神经纤维穿行于第 Ⅲ 对脑神经的内上方，以收缩虹膜并刺激睫状体使晶状体聚集。作为总的原则，如果瞳孔受到影响，病因有可能是外科相关疾病来源的（压迫）。如果未受影响，病因更可能是内科相关疾病来源的（糖尿病、颅动脉炎、动脉硬化、梅毒及偏头痛）。压迫性病变，如动脉瘤，选择性损伤这些位于表面的副交感神经纤维，产生瞳孔扩大，伴有上睑下垂和痛性眼肌麻痹。相反，糖尿病更常通过动脉微血栓损害内部运动轴突，导致无瞳孔累及的无痛性眼肌麻痹[13]。交感神经支配 Müller 肌，也会轻微抬高眼睑，受伤时会导致上睑下垂和瞳孔散大，或者 Horner 综合征。如果支配眼球的交感神经在颈动脉分叉之前被中断，也可导致同侧面部无汗症。一些交感神经也会沿着颈总动脉上升，跟随颈外动脉到达面部，刺激面部汗腺。

如果瞳孔对光反应消失，解剖学鉴别诊断包括传入支（视网膜、视神经、视束）和传出支（前顶盖、Edinger-Westphal 核、动眼神经中的副交感神经纤维，以及虹膜中的瞳孔收缩肌）。能够适应近视力但对光线无反应的瞳孔（光反射消失而调节反射存在）被称为 Argyll Robertson 瞳孔，常见于三期梅毒患者。当然，随着 20 世纪初以来这种疾病的减少，这种发现已经很罕见了。在 Adie 瞳孔（又称强直性瞳孔）中也可看到对光反射与调节分离（light-near dissociation），通常是单侧的，这是由副交感神经功能障碍引起的。当 Adie 综合征失去副交感神经支配的早期时，瞳孔相对较大，但随着时间的推移和神经再支配，瞳孔会缩小。这是一种奇特而不明原因的良性失调，通常只影响一只眼睛，是睫状神经节损伤或疾病的结果，实际上通常是炎症性的。松果体区肿瘤也会损害中脑前顶盖导致对光反射与调节分离。松果体区肿瘤最典型的表现是损害中脑上视中枢，并引起一组称为 Parinaud 综合征（四叠体综合征）的背侧中脑体征：①向上或下凝视困难；②双侧对光反射与调节分离；③瞳孔散大；④眼睑回缩。

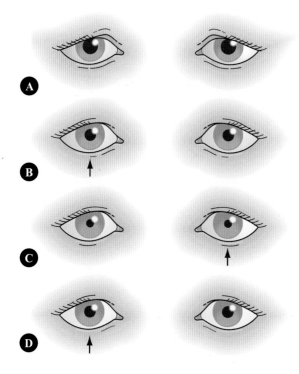

▲ 图 3-2　**Marcus Gunn** 瞳孔在直射光下反常扩大（↑）

一般来说，眼球震颤可能是由于迷路或脑干 / 小脑病理所致，可能是中枢性或周围性的，被定义为一种不随意的节律性快速往返运动（表 3-4）。上升性或下降性眼球震颤几乎总是起源于中枢，代表着小脑和脑干之间的连接中断（小脑扁桃体下疝畸形、颅底凹陷、扁平颅底，或者小脑中线病变，如儿童髓母细胞瘤）。水平性眼球震颤通常起源于外周，特别是如果患者可以通过注视一个目标来停止眼球震颤。发生在两个轴上的眼球震颤，表现为旋转性眼球震颤，提示两个半规管的功能紊乱。斜视性眼阵挛是眼球震颤的另一种形式，其特征是眼球在各个方向上无节律、快速地来回扫视震荡，也被称为舞蹈眼（dancing eye）[14]。在成人中，斜视性眼阵挛与感染后脑病及肺癌或乳腺癌有关，尽管在年幼的儿童中，它与神经母细胞瘤有关。视动性眼球震颤的存在可以用来确认皮质视力；可是，其缺失的意义尚无定论[15]。当视动带（optokinetic tape）（白色背景上的一系列垂直黑线）从患者的左侧拉到右侧时，右侧顶枕叶向右侧追踪目标（平滑追踪，慢动眼相）。眼睛扫视左侧追踪每一个新到达的目标（快动眼相）。

在右侧顶枕病变中，向右侧的平滑追踪（慢动眼相）丧失。然而，由于大脑后动脉梗死引起的枕叶卒中通常不会损害视动性眼球震颤。相反，肿瘤可能会跨越血管边界并阻断平滑追踪发生器。

向左看的动作涉及两条脑神经：左侧第 VI 对脑神经（左侧外直肌）和右侧第 III 对脑神经（右侧内直肌）（图 3-3）。内侧纵束（medial longitudinal fasciculus，MLF）损害或核间性眼肌麻痹（internuclear ophthalmoplegia，INO）有三个经典征象：①对侧内直肌无力导致侧视时内收麻痹，因为 MLF 无法向第 III 对脑神经传递信息将眼向内牵拉；②外展眼睛时出现眼球震颤；③保留了会聚能力，表明内收时内直肌无力的原因不在第 III 对脑神经或肌肉本身。发生第 III 对脑神经损害时，眼睛会向下倾斜（上斜肌的继发性抑制作用）和向外（外直肌作用），当测试受累眼的侧向凝视时，复视将得到改善。

第 IV 对脑神经或滑车神经损害会引起上斜肌无力和复视。这种无力导致头部代偿性倾斜远离受累眼的一侧以进行补偿，被称为 Bielschowsky 征。患有第 IV 对脑神经麻痹的患者可以通过将头部向未受

类 型	特 征	病理位置	可能的病因疾病
上行	上行性眼球震颤	小脑蚓部	小脑或髓质病变，Wernicke 脑病
下行	下行性眼球震颤	颈髓交界处	小脑扁桃体下疝畸形 I 型，颅底内陷，脊髓空洞，枕骨大孔病变，多发性硬化症，Wernicke 脑病
会聚回缩	会聚运动，同时球体缩回眼眶	延髓，中脑，前脑，三脑室后部	松果体肿瘤
眼球浮动	急向下，缓慢移回初始位置	脑桥	脑桥被盖出血或卒中
眼球扑动	快速来回扫视，与视辨距不良有关	小脑	神经母细胞瘤，隐匿性肺癌或乳腺癌
眼阵挛	持续、不自主、随机的混乱扫视（舞蹈眼），睡眠中继续	小脑齿状核	神经母细胞瘤，隐匿性肺癌或乳腺癌
视辨距不良	快速再固定时过度或不足，左右震荡，快速移向病变侧	小脑	多发性硬化症
单眼震颤	垂直	眼	获得性失明
先天性眼球震颤	水平急动，即使在上下凝视时也保持水平	眼	先天性
点头状痉挛	斜颈，点头和摆动性眼球震颤	未知	发育性，6 个月至 3 年

表 3-4 眼球震颤的分类

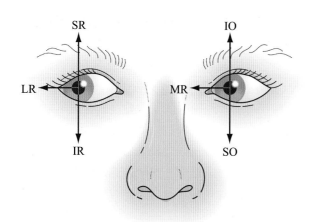

▲ 图 3-3　测试眼外肌主要牵拉运动的简化方案

IO. 下斜肌；IR. 下直肌；LR. 外直肌；MR. 内直肌；SO. 上斜肌；SR. 上直肌

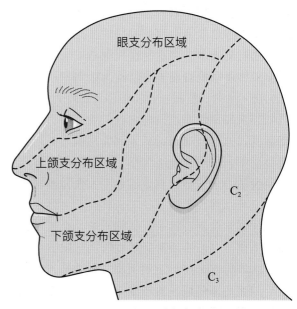

▲ 图 3-4　头部皮神经供应区域示意

影响的一侧倾斜来减少或消除他们的复视。将头部向患侧肩膀倾斜会加重复视。复视患者在向下看时特别麻烦，因此当患者试图走下一组楼梯时尤其成问题。在一些患者中，这种头部倾斜可能被误诊为斜颈。第 Ⅵ 对脑神经或外展神经麻痹是最严重的眼球运动异常，因为复视几乎持续存在于视线的各个方向。在休息时，受累眼被内直肌的无对抗行为拉向内侧。多发性硬化症因为脑干内的斑块影响，是孤立性第 Ⅵ 对脑神经麻痹的最常见原因。第 Ⅵ 对脑神经从脑桥被盖沿着腹侧走行，经岩骨嵴上方到鞍背，进入海绵窦，外侧为颈动脉神经，内侧为动眼神经、滑车神经、三叉神经 V_1 和 V_2。颅后窝肿瘤可引起脑积水，脑积水也可拉伸岩尖处的外展神经引起复视。由于第 Ⅵ 对脑神经走行较长，因此是闭合性颅脑损伤中最易受伤的脑神经。良性短暂性外展神经麻痹也可发生于轻度感染后的儿童。更严重的乳突炎（Gradmigo 综合征）可引起耳痛，并合并第 Ⅵ、Ⅶ、Ⅷ 对和偶尔第 Ⅴ 对脑神经损伤。这些症状必须与 Ramsay Hunt 综合征（膝状体带状疱疹）区分开来，后者有耳疱疹和第 Ⅶ 对脑神经麻痹。

（四）第 Ⅴ 对脑神经：三叉神经

三叉神经控制感觉和运动功能：前额和面部（包括口腔内）的感觉，以及咀嚼肌（颞肌、咬肌、翼状肌）的力量。三叉神经的三个分支分别表示为 V_1、V_2 和 V_3。重要的是要认识到，在下颌角上有一个很大的区域由 C_2 和 C_3 神经根分布，面部非器质性感觉丧失的患者通常声称麻木延伸到下颌线和发际线处（图 3-4）。在测试角膜反射时，不应让棉签越过瞳孔前方，否则患者会看到棉签并眨眼（假阳性）。此外，如果角膜反射存在，双眼应同时闭上。角膜反射减弱或消失可能是小脑脑桥角听神经瘤的早期体征。海绵窦内病变（如动脉瘤、脑膜瘤、颈动脉海绵窦瘘和垂体瘤）均可引起面部麻木。然而，海绵窦病变通常不会发生下颌麻木，因为脑神经 V_3 不像脑神经 Ⅲ、Ⅳ、Ⅵ、V_1 和 V_2 一样进入海绵窦。遭受面部和下颌闪电样剧烈疼痛的患者，通常是由牙龈或嘴唇的触发点引起，可能患有三叉神经痛[16]。三叉神经痛的主要特征是疼痛，没有任何客观的神经系统异常（即感觉或运动功能障碍）。原因被认为是动脉或静脉襻在脑桥根入脑桥区对三叉神经产生脉动，有时是脑干脱髓鞘的小斑块，如多发性硬化症，虽然小脑脑桥角或岩尖的任何肿瘤都可能引起三叉神经痛发作。尽管带状疱疹可以影响身体的任何神经，但通常较年轻人群好发于胸段神经根，而在老年人中，则好发于 V_1 神经。

（五）第 Ⅶ 对脑神经：面神经

面神经控制着面部和前额所有的肌肉。面神经对正常的眨眼没有作用，而是有助于强迫性眨眼。面瘫，包括面部一侧的脸颊和前额，无论是意志性还是情绪性的，都表明脑桥面神经核和面部肌肉之间的面神经（周围）有损害。一般来说，如果前额幸免于面瘫，那么面瘫是"中枢性"的，是下行的脑桥皮质运动神经元损害的结果。因为完整的半球通路提供了足够的交叉神经支配，闭眼和前额运动将保持相对完整。证据还表明，上面部运动神经元几乎没有直接的皮质输入，而下面部神经元则有，因此受到的影响更大[17]。当面神经离开脑干中的神经核时，其他神经以混合的方式支配泪腺，分布于镫骨肌（抑制耳朵中的吵闹噪音）和舌前 2/3 的味蕾。同侧味觉丧失和泪液产生及听觉亢进（噪音太大）证实患者的面瘫是下运动神经元功能障碍的结果。大多数情况下，没有相关感觉丧失的急性周围性面肌无力是由 Bell 面瘫导致的，后者是由面神经管内段面神经受到急性炎症侵袭所导致，目前对这种急性炎症知之甚少。这种疾病在数周或数月内恢复，预后良好。眼睑痉挛是一种反复发作的双眼不自主强力闭眼痉挛，部分可扩展到面部其他肌肉，认为是局灶性肌张力障碍的一种形式，而不是真正的脑神经功能障碍。面肌痉挛的特征是一侧面部反复痉挛，很可能是由于面神经离脑干区被搏动的动脉襻刺激所导致[17, 18]。

（六）第Ⅷ对脑神经：听神经

听神经将听力从耳蜗传递到脑干，并将迷路平衡信息传递到脑干。背景噪音中语言辨别力的早期丧失，需要怀疑听神经瘤。距离第Ⅷ对脑神经最近的神经是面神经；然而，在听神经之后，最常受影响的神经是三叉神经。

神经性耳聋的高音相对丧失，而中耳性耳聋的低音相对丧失。音叉也有助于区分由中耳疾病（传导性耳聋）引起的神经性耳聋和由第Ⅷ对脑神经损伤（感觉神经性耳聋）引起的神经性耳聋。在 Rinne 试验中，将音叉固定在乳突上，同时掩盖另一只耳朵。当音叉仍能在耳前听到，但在乳突上不再听到时，则为 Rinne 试验阳性结果，这是正常的情况（气导＞骨导）。而 Weber 试验时，将音叉放在头顶部正中，如果两耳听到的相同，那么听力正常。在传导性耳聋中，受影响的耳朵会听到更响亮的音叉声音，而在感音神经听力损失中，受影响的耳朵不会听到音叉的声音。更详细的听力评估可以通过正规的听力图获得，建议所有的听神经瘤患者都进行听力图检查。听力图的结果包括纯音听阈均值（pure tone average, PTA）和言语识别率（speech discrimination score, SDS）。这些值在任何潜在的干预前后都应该随访。

认识到单侧颞叶损害不会产生听力损失也是很重要的。第Ⅷ对脑神经进入脑干后，沿着脑干两侧上升到双侧颞叶。前庭系统的紊乱可发生在迷路（即梅尼埃病）或神经（听神经瘤、颞骨岩部骨折），或者在大脑的颞叶（癫痫）。梅尼埃病的特征是与耳鸣和进行性耳聋相关的眩晕反复发作三联征。

（七）第Ⅸ、Ⅹ和Ⅺ对脑神经

第Ⅸ对脑神经舌咽神经主要控制舌后和咽部的一般感觉。舌咽神经唯一控制的肌肉是茎突咽肌，迷走神经和舌咽神经在支配咽部感觉方面有很多重叠，临床上不容易测试。迷走神经是脑神经中最长的。它主要是运动性的，当无力时会导致同侧声带麻痹。一侧声带的麻痹会导致声音嘶哑、音量下降及无法爆发性咳嗽。单侧腭或咽麻痹甚至可能无症状。第Ⅺ对脑神经，即脊髓副神经，有两部分：脊髓部分离开上颈髓，通过枕骨大孔进入颅后窝，在此与离开髓质的第Ⅺ对脑神经附件部分相连接。然后脊副神经进行 U 形回转通过颈静脉孔，支配同侧胸锁乳突肌（sternocleidomastoid, SCM）和斜方肌。如测试左侧 SCM，要求患者将颏部放到右肩。试着把脸拉回左边，感觉左侧 SCM 的肌力。因此，左侧 SCM 将头部拉向右侧，斜方肌帮助耸肩并将手臂抬高至水平位以上。斜颈是由对侧 SCM 的部分间歇性收缩引起的。

（八）第Ⅻ对脑神经：舌下神经

舌下神经支配舌肌，损伤后将导致同侧舌肌萎缩。在试图伸舌时，由于颏舌肌没有对抗，舌头会偏向弱侧。双侧舌肌无力或瘫痪比单侧瘫更常见，可能是由肌萎缩性侧索硬化症或重症肌无力引起的，尽管后者没有萎缩或肌束震颤伴无力。当舌头安放在口底时，通常会出现肌束震颤。肌萎缩侧索硬化症（amyotrophic lateral sclerosis, ALS）患者的第一个体征通常是持续性舌部肌束震颤。

六、小脑

平稳而有效的自主运动执行取决于激动和拮抗肌的协同作用。小脑功能障碍的一个标志是一组肌肉不能协调动作。轮替运动障碍的特征是难以进行快速的交替运动。辨距不良是指难以准确地到达目标或完成过指试验。小脑疾病时，运动的速度、节律、幅度和平稳性都可能受到影响。一种相对常见的小脑震颤，称为蹒跚步态，老年人也可以表现出快速、精细的头部摆动。相对于帕金森病患者的前后失衡，小脑共济失调是左右失衡。然而，与交叉的锥体系和锥体外系不同的是，右侧小脑半球控制右臂和右腿，反之亦然。通常情况下，小脑震颤出现于手臂伸展时（姿势性震颤），但震颤几乎总是会随着意向而恶化（意向性震颤）。小脑疾病也会影响言语，导致言语性共济失调，称为断续言语。此外，无法完成指鼻动作或踵趾行走是小脑功能障碍的特征。姿势的不稳定性可以通过 Romberg 试验来评估，这是一种对前庭功能的非特异性测试，经常被用来证明关节位置感觉的丧失。当患者闭上眼睛双足并拢站立不稳时，检测结果为阳性。然而，如果患者不能睁眼双足并拢站立，那么就不可能进行真正的 Romberg 试验。在单侧前庭或小脑疾病中，患者偏向受损侧。

扫视测试是通过让患者在两个相距约 1 英尺（约 0.3m）的目标之间来回扫视进行的。持续过指试验阳性的辨距不良患者可能患有小脑功能障碍。当患者凝视病变一侧时，小脑半球病变可能会引起粗大的眼球震颤。眼球位置不稳定最极端的例子是眼阵挛，很可能是小脑病变引起的。眼阵挛通常发生在患有神经母细胞瘤的婴儿中，被描述为闪电般的随意眼球运动，通常称为舞蹈眼。

七、脊髓、神经根和肌肉

最后要考虑的神经环路是脊髓、神经根和肌肉。然而，在区分神经根和周围神经病变之前，重要的是辨别上运动神经元和下运动神经元病变。如前所述，上运动神经元的体征包括痉挛、无力、快速轮替运动减慢、反射亢进和 Babinski 征。下运动神经元损害（神经根或周围神经）可导致特定神经根或周围神经分布区的肌肉萎缩、肌束震颤、肌张力下降或无力，以及反射减弱。为了诊断脊髓病变，长束征需要与神经根或节段征相结合（图 3-5）。肌束震颤是肌肉自发的随意收缩，通常太小而无法移动关节，但在检查受影响肌肉上的皮肤时可以看到。然而，为了明确自发性肌肉抽搐为肌束震颤，肌肉必须完全处于休息状态。存在肌束震颤意味着较低的运动神经元功能障碍，虽然异常可能发生在脊髓（腹角）或沿周围神经直至肌肉附着点的任何地方。纤维性颤动是可从单个肌纤维中获得的最小电位，当支配肌肉的运动神经元在其细胞体、运动根或周围神经本身受损时，3 周后发生肌纤维失神经支配。

Brown-Sequard 综合征影响脊髓的左半侧或右半侧，其特征是同侧无力对侧疼痛和体温下降，以及

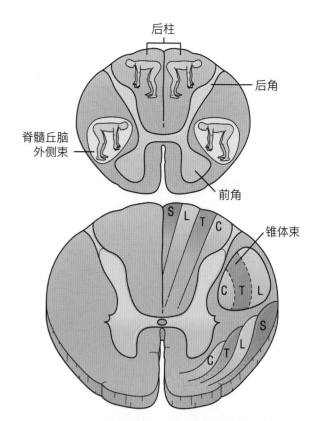

▲ 图 3-5　后柱和脊髓丘脑外侧束的组织都是躯体区域特异性的，但两个系统的层次堆叠方向是相反的；在后柱中，骶骨纤维大部分是内侧的；在脊髓丘脑束中，骶骨纤维主要是外侧的

病变下方的同侧振动和本体感觉丧失（图 3-6）。脊髓前动脉综合征的特征是肌肉松弛，然后是痉挛、无力、快速轮替运动减慢、反射亢进和 Babinski 征，以及病变下方的双侧疼痛和体温下降，但振动或本体感觉存在（感觉分离）[19]。

脊髓空洞症（脊髓缓慢扩张的囊肿）或位于中央的脊髓肿瘤也可能导致感觉分离。下运动神经元体征伴有上肢感觉分离，实际上是颈髓脊髓空洞症的特殊体征。脊髓空洞可能是先天性的、发育性的，甚至是创伤后的，可在脊髓损伤后以延迟的方式出现。偶尔，脊髓空洞会延伸到延髓（被称为延髓空洞症），导致舌和咽部肌萎缩、肌束震颤和无力[20, 21]。维生素 B_{12} 缺乏会导致另一种感觉缺失分离，称为联合系统疾病。在这种疾病中，振动和本体感觉丧失，但疼痛和温度觉得以保留。由于维生素 B_{12} 缺乏而引起的周围神经病变也可能出现下运动神经元体征。脊髓中央管综合征是另一种以创伤后四肢瘫痪（手臂更严重）为特征的脊髓综合征，在颈椎过伸损伤后没有感觉丧失，通常发生于既往存在颈椎管狭窄的

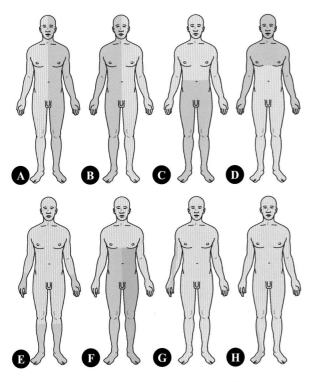

▲ 图 3-6　器质性感官丧失的常见模式

A. 半球病变导致的半球感觉丧失；B. 由于外侧延髓病变，痛觉和温度觉交叉丧失；C. 中胸段脊髓感觉水平；D. 脊髓空洞症导致痛觉和温度觉分离；E. 周围神经病变导致远端对称感觉丧失；F. 由于 Brown-Sequard 综合征，一侧交叉脊髓丘脑束损伤，另一侧后柱损伤；G. 由于颈神经根病引起的皮肤病感觉丧失；H. 腰骶神经根病引起的皮肤病感觉丧失

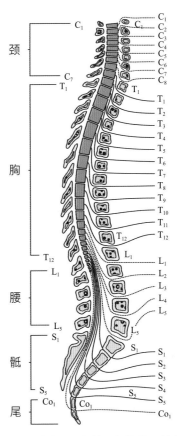

▲ 图 3-7　脊髓节段和脊神经与椎体和棘突的关系

老年人。损伤脊髓腹侧角可导致手臂和手的下运动元体征，而损伤皮质脊髓束可导致痉挛性四肢瘫[22]。因脊髓的中心是一个血管分水岭区，这使其更容易受到水肿导致的损伤，此外，颈纤维比支配下肢的腰纤维位于更内侧。由于枕骨大孔损害引起的交叉瘫也可能导致手部无力，这种无力将从一只手开始，然后向同侧腿和对侧发展。

在检查可能患有脊髓病的患者时，有一些容易犯的错误需要注意[3]。首先，记住到腿部的锥体束终止于 L_4（Babinski 征涉及踇长伸肌：L_5），在解剖学上大约终止于 T_{12} 椎体（图 3-7）。因此，痉挛性瘫痪需要做颈椎或胸椎 MRI，而不是腰椎 MRI。因为上颈髓的压迫性病变会损害脊髓的血液供应，此外，皮质脊髓束中的下行腿部纤维比手臂纤维更容易缺血。对于痉挛性瘫痪不能将病变想当然地定位于胸椎和腰椎区域之间。其次，不伴面瘫的偏瘫不一定是颈脊髓病的结果，因为内囊中的锥体束病变也可

以不伴面瘫。但无论如何，脊髓病变很少会导致偏瘫。最后，手和手臂的萎缩可能是枕骨大孔处高颈髓髓外占位的结果。髓外占位性病变位于脊髓外，可以是硬膜内也可以是硬膜外。根据病史和检查很难区分是髓内还是髓外引起的脊髓病变。一般来说，髓外病变会拉伸神经根，导致受影响节段的脊髓和神经根受到压迫，因此比髓内病变疼痛更剧烈。此外，髓外病变在仰卧位更容易引起疼痛，这与平躺可以缓解疼痛的椎间盘突出相反。棘突扣诊和直腿抬高通常会引起髓外病变疼痛，而不会引起髓内病变疼痛。相反，髓内病变更可能产生萎缩、感觉分离，以及早期肠道和膀胱问题。骶神经保留也会有助于诊断，因为骶感觉纤维位于脊髓丘脑束的外侧，在患有髓内病变的患者中可能不受影响。马尾综合征和脊髓圆锥综合征对于区分外周根症状也很重要。任意位置的病变都会阻断到达腿部的多个运动和感觉根，产生双下肢萎缩和无力、反射减弱、足下垂和感觉异常。

无论涉及什么运动，周围神经系统都是最终的共同通路。周围神经病变有三类：影响单一周围神

经（单神经病变：腕管），多个随机单一神经（多发性单神经病变），以及三个和三个以上周围神经（多神经病变）。单神经病变是通过发现单一周围神经分布区的运动 / 感觉混合丧失来诊断的。多神经病变的诊断是通过远端对称性的袜套 / 手套样感觉丧失或下运动神经元体征，以及远端深部腱反射消失来确定的。神经电生理研究在某些疾病的诊断和预后方面也可能有价值，可能有助于区分运动神经元和肌肉的病变，以及区分脊髓和周围神经的病变。

仅近端肌无力是肌病最常见体征。肌病患者会抱怨难以持续使用大的肌群，如难以爬楼梯或自己洗头。在步态检查中，他们可能会蹒跚而行，因为臀中肌无力导致骨盆左右倾斜。患者可能还必须身体前倾、双手推起才能从椅子上站起来，这意味着骨盆带无力。当孩子们试图从地板上站起时，他们也会适应骨盆带的无力，从四肢着地的姿势开始，双手支撑于大腿和膝盖上，逐渐撑起躯干（Gower 征）。肌强直是肌肉收缩后松弛延迟引起的肌病征象，发生于先天性肌强直症、强直性肌营养不良和先天性副肌强直症。通常，肌强直患者与你握手时不会放手。对于广泛对称性肌无力患者，须注意任何感觉缺失，以免将肌病性无力与 Guiliain-Barré 综合征相混淆，后者是一种伴有远端振动和反射消失的急性周围神经病。肩以上的肌肉对重症肌无力和肉毒素中毒特别敏感，这两种疾病会损伤神经肌肉接头。患者可出现以眼肌麻痹、上睑下垂、咀嚼无力、吸吮困难、吞咽困难和舌无力为主的纯运动性综合征，但手臂和腿部没有锥体束征。几乎任何眼外肌麻痹都酷似重症肌无力[23]；核间性眼肌麻痹、向上或向下凝视麻痹、外展神经麻痹，以及不涉及瞳孔的动眼神经麻痹。神经肌肉阻滞产生"易疲劳"的肌无力，随着每次肌肉收缩而进一步恶化。

八、儿科患者

对婴儿或儿童的神经系统评估从出生史、社会史、发育史、家族史和体格检查开始。应该注意孩子的整体外观，特别是存在任何畸形特征或神经皮肤异常，如咖啡斑、神经纤维瘤[24]、Sturge-Weber 综合征的面部葡萄酒样色斑、结节性硬化症的脱色素性痣，以及颅缝早闭所致的颅面畸形。重要的是要检查颈部、背部和毛发区的中线处是否有任何缺

陷，特别是臀褶水平以上中线处的小酒窝，这可能表明存在隐匿性脊柱闭合不全或皮毛窦。应通过视诊、触诊和听诊检查头部。形状、头颅的大小和不对称性可能提示存在小头畸形、脑积水、颅缝早闭（颅骨骨缝过早融合）或脑萎缩。最大头围应根据患者的年龄和性别记录在标准图表上。由基层医疗工作者和神经外科医生检查所绘制的头围曲线是检查的重要组成部分，可能在出现症状之前提示颅内病变。颅骨的总体外观、静脉怒张，以及前囟的触诊可能提示颅内压升高。前囟的触诊是神经系统检查的另一个重要组成部分。在坐姿中，囟门应该是凹陷的；在仰卧位时，可能会更饱满（图 3-8）。通过触诊前囟，可以估算出几毫米水柱范围内的颅内压。婴儿应平躺，头部应轻轻地从检查台上抬起。当囟门变平时，颅内压等于颅外压。如果用毫米作单位，测量孩子的头部高出心脏水平线（生理零点）的高度，那么就可以很好地估算出婴儿的颅内压。如果当一个安静的婴儿完全直立或坐着时，其前囟门始终保持鼓起和饱满，那么这意味着颅内压已经增高了。影像学研究，如计算机体层成像（computed tomography，CT）或头部 MRI 是合理的选择。前囟通常在 18～24 月龄时闭合，而后囟则在 2～3 月龄后

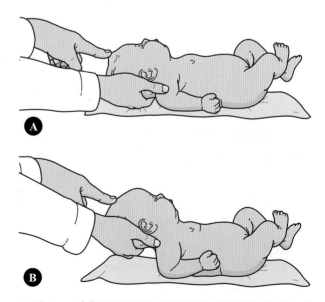

▲ 图 3-8 囟门外观变化可用于评估儿童颅内压变化；在图 B 中，当儿童的头部抬高到右心房水平以上 5cm（任意生理零点）时，囟门从凸起（A）变为扁平；平坦的囟门意味着颅内压等于颅外压，因为头部的高度比心脏高约 5cm，所以颅内压约为 5cmH₂O；这种方法可用于估计囟门未闭（15 月龄以下）儿童的颅内压；如果婴儿安静时直立姿势下囟门仍膨胀，意味着颅内压升高

闭合。对于大约 9 月龄以前的婴儿，在完全黑暗的环境中用手电筒透照头部的透照法是一种老式但有用的方法，可以在床边发现严重脑积水、蛛网膜囊肿或硬膜下积液。然而，它已经成为一门过时的技术，头颅超声已经取代了这种曾经重要的历史诊断方式。头部叩击，也有历史意义，严重脑积水患者可能会产生中空或"破壶"样共振（Macewm 征）。在妊娠 30 周后，脑神经检查可以更可靠地进行，因为在此之前，瞳孔对光的反应不可预测，并且不容易引起呕吐反射[5]。眨眼反射通常用于确定小的婴儿是否存在功能性视觉，而新生儿则不存在[25]。轻微程度的瞳孔大小不等并不罕见，特别是婴儿和幼儿。眼底检查是神经系统检查的重要组成部分（参阅神经眼科下的讨论）。在 2 岁以内的患者中，因为可膨胀的颅骨具有抵消颅内压升高的能力，真正的视盘水肿伴早期视盘边缘闭塞和中央静脉搏动缺失是罕见的。髓母细胞瘤是一种能够侵袭上髓帆的中线小脑肿瘤，可引起双侧第 IV 对脑神经麻痹。落日征是指静止时眼睛被迫向下偏移，并伴有向上凝视麻痹。Parinaud 综合征是一种向上凝视麻痹，可见于所有由于脑积水或松果体区占位压迫松果体上隐窝和四叠体向上凝视中枢的患者。

通过关节和四肢的被动运动两侧对比检查肌张力。在生命的最初几个月，存在肘部、臀部和膝关节的屈肌正常的肌张力亢进。9 月龄时出现钳夹握力表明精细运动发育。应仔细注意幼儿不对称或对某一只手的明显偏爱，因为在 24 月龄之前存在明确的手偏好可能需要引起存在中枢神经系统或周围神经损伤的怀疑。爬行通常在 9—12 月龄时出现，婴儿在 12—15 月龄时开始行走，尽管呈宽基步态且不稳。

小的舞蹈样运动在健康婴儿中很常见，而且是短暂的，在大约 6 周龄时出现，在 14—20 周龄时逐渐减少。肢体肌张力也可通过许多反射来评估。抓握反射受额叶调节，出生时就存在，但在 4—6 月龄时消失。Moro 反射（惊跳反射）是一种原始的惊吓反应，包括手臂的伸展，然后屈曲，同时手指伸展，由快速改变婴儿的头部位置引起的。Moro 反射从出生到 4 月龄都存在。通过抚弄婴儿口周可引出觅食反射，这会使头部转向刺激的方向。Landau 反射（俯卧悬垂反射）是通过支撑婴儿的腹部保持俯卧位来评估的。通常情况下，头部伸展，臀部弯曲。如果存在下肢无力，则可能不会发生髋关节屈曲。妊娠 33 周后可引起四肢的一般性反射。Babinski 征是一种病理性反射，由从足底外侧面足跟向足趾方向钝性划过引发。这种病理征在新生儿 2 岁之前是正常的。然而，不对称的 Babinski 征在任何年龄都是异常的，可能反映了上运动神经元病变。如果对称，三到四拍的非持续性阵挛也可以是正常的，虽然任何年龄的持续性阵挛都是可疑的。

九、神经眼科

如果没有对视觉系统进行详细的研究，神经系统检查是不完整的。由于视觉系统的范围及其与其他脑区的密切关系，可以获得许多有价值的信息。色觉在神经眼科检测外侧膝状体通路损害中尤为重要。有趣的是，对红色物体的视野更易受到这些区域损伤的影响。同样的，视神经束病变可能产生不协调的色觉偏盲缺陷。面对面视野检查(confrontation testing)的结果通常按患者所见进行记录，这意味着在面对面视野检查期间逆转了检查者看到的缺陷。应仔细记录视野缺损的性质：左侧中央盲点（视神经病变）、双颞侧偏盲（视交叉病变）、右上象限偏盲（左颞）、黄斑回避的偏盲（视束病变），以及右侧同向偏盲暗点病变（枕极尖端）（图 3-9）。负责外周视野的距状皮质区位于前方，而负责黄斑视力的区域集中在最尖端：上视野位于距状裂下的下半部，下视野位于皮质的上半部。应特别注意缺陷是否穿过眼水平子午线，由于血管阻塞引起的视网膜病变不会引起这种视野缺损。由于维生素 B_{12} 缺乏、毒素或青光眼引起的视野缺损通常会延伸到盲点。最后，由于器质性视野缺陷在中线有一个尖锐的垂直边缘，缺陷可能穿过垂直子午线。负责中央视觉的视网膜黄斑位于视盘的颞侧，当连接至视交叉时聚向中央进入视神经。这种在视神经中传递中央视觉的乳头黄斑束非常容易受到外部占位性病变的压迫性影响。同样重要的是，检查由于交叉性鼻侧纤维受损（Traquair 前交叉综合征）而导致的对侧眼早期颞侧视野缺损（对侧交界性暗点）（图 3-10）。

视盘水肿的重要性在于它通常与颅内压升高有关，这可能是仅有的客观体征。视盘水肿（视神经乳头肿胀）可能会以多种方式导致视野缺陷：盲点的扩大、渗出液进入黄斑、慢性视盘水肿引起胶质增生、脑积水引起的视盘水肿和双鼻侧偏盲、脑疝拉伸大

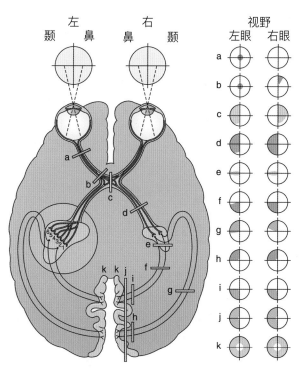

▲ 图 3-9　视觉通路不同部位病变产生的特征性视野缺陷

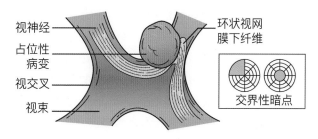

▲ 图 3-10　交界性暗点可能是由于占位性病变影响视神经与视交叉交界处所致

脑后动脉导致黄斑回避性偏盲。尽管还应考虑脑脊液（CSF）循环或再吸收的干扰情况，但鉴别诊断中必须包括由于大脑中任何占位性病变引起的颅内压升高。在颅内压升高的最初几个小时内视盘水肿并不常见，一般在颅内压升高后的一两天内开始出现。在颅内压恢复正常后，视盘水肿也可能持续数周。急性球后神经炎可引起类似的检眼镜表现，这是视神经对各种毒性和代谢性损伤的反应，通常见于多发性硬化症的发作（Devic 病）。典型的视野缺损是中央暗点，在症状上，患者主诉中央视觉被一个"绒球"或"充满蒸汽的窗"所遮挡，伴有眼睛的些许不适感。

　　复视并不总是由于眼外神经麻痹引起的。例如，甲状腺毒症的特征是由于炎症性肌病进程而导致的上直肌和外直肌无力。重症肌无力的特征是复视和

眼睑下垂，易疲劳。疲劳状态下的复视也可能是由于外斜视和已显露的终身斜视所导致的。必须确定复视发作的敏锐度，假如存在任何变化或缓解也可以帮助区分先前的诊断。疼痛发作可能提示由于动脉瘤扩张引起的压迫性损害导致第 III 对脑神经麻痹。相关的眼部充血可能会增加眼眶内肉芽肿性病变的可能性，无论是假瘤还是 Tolosa-Hunt 综合征（复发性单侧眼眶疼痛伴有短暂的眼外神经麻痹和红细胞沉降率高，对类固醇有显著反应）。颈动脉海绵窦瘘也可引起疼痛和眼球突出的红眼，有时还伴有搏动性，并可与迅速恶化的视敏度、球结膜水肿和眼球运动受限有关。单眼复视可能是眼睛本身的一种病理征象，特征是覆盖另一只眼睛复视仍持续存在。

十、辅助诊断检验

　　如果仅凭临床依据或借助辅助性神经诊断测试无法达到明确的诊断，有时最好的测试是第二次复查。然而，神经诊断程序迅速增长的复杂性和诊断准确性，对于是否还需要详细和系统的神经系统查体是一种挑战。

　　几乎一致的是，对于创伤或新发神经功能缺陷的患者，脑的平扫 CT（即无对比增强）就足够了。CT 是排除存在出血的最佳检测方法，在检测脑内急性出血方面比 MRI 更灵敏。对于颅内钙化和颅缝早闭的检测，三维重建 CT 也优于 MRI。CT 血管成像（CT angiography，CTA）通过快速静脉推注造影剂，该检查得以对血管结构进行选择性成像，在评估蛛网膜下腔出血以定位动脉瘤病理、短暂性脑缺血发作患者的颈动脉狭窄，或者创伤性颈动脉或椎动脉解剖方面非常有用。CT 灌注还可以标示出缺血区和缺血危险区，是评估急性缺血性卒中的关键，并且可以比 MRI 更快地完成。CT 也是评估颅底和颅盖（即颅面疾病）的首选检查，因为它有显示精致的骨细节的能力。

　　MRI 是无创的，不暴露于电离辐射，在评估神经系统疾病方面具有多种临床用途。然而，由于其成像采集时间较长、在相关临床研究中较少应用于患者，除非需要脊髓成像，否则不常规用于急性脑外伤或不稳定的创伤患者。MRI 在检测如肿瘤、动静脉畸形、脱髓鞘疾病、慢性创伤性改变、脊髓损伤或卒中等神经功能障碍的结构性原因方面提供了极好的解剖学细节。一般来说，T_1WI 提供了更好的

结构解剖视图，而 T₂WI 对水（脑积水）和脑水肿非常敏感，是病理检测的优先选择。在颅后窝病变的检测和特性描述方面，MRI 远优于 CT。MRI 已被用于确定颞叶内侧硬化或存在皮质结构异常的癫痫患者的解剖结构，描绘血管襻对三叉神经的压迫，以及评估小脑扁桃形下疝畸形和脊髓空洞症或正常压力脑积水患者的 CSF 流量。弥散加权成像（diffusion weighted imaging，DWI）对水质子的布朗运动极为敏感，可用于进展期卒中的早期评估。弥散张量成像（diffusion tensor imaging，DTI）可以描绘出特定白质束的位置或破坏。功能 MRI（functional MRI，fMRI）用于可视化特定活动增加的皮质活性。DTI 和 fMRI 都被用于手术计划，以避免损伤大脑关键及语言区。磁共振血管成像（magnetic resonance angiography，MRA）（动脉造影或静脉造影）是评估血管结构并避免有创的脑血管造影的很好的方法。MR 灌注技术已经发展到可以量化缺血或充血区域的血流量，并已用于脑肿瘤、卒中和蛛网膜下腔出血患者。MRI 可以与高分辨 MR 波谱检查相结合，以评估测得的波谱峰，能够反映所研究体素区域内代谢物和某些神经递质的浓度。脊髓 MRI 是筛查脊髓疾病和创伤最有效的方法，可以与钆造影剂结合用于肿瘤或感染的诊断。通过检测静脉氧的变化来识别皮质激活，功能 MRI 可用于运动和体感皮层的术前定位。

快速 MRI 扫描，简称数分钟多次切割 MRI 扫描，现已应用于儿童，在评估巨头畸形、脑积水、分流障碍和急性脑部改变时，可避免辐射且无须镇静。"微成像"概念已被广泛接受，许多儿科中心已实施快速或半傅里叶采集单发射快速自旋回波（half-Fourier acquisition single-shot turbo spin-echo，HASTE）MRI 替代有辐射暴露的 CT。

在眼底检查和 CT 或 MRI 检查后，对怀疑患有中枢神经系统细菌、真菌或病毒感染，以及蛛网膜下腔出血的患者，需要进行 CSF 分析。腰椎 CSF 压力记录也可用于诊断假性脑肿瘤和正常压力性脑积水，但需要意识到，当用膝盖压在患者腹部及当患者屏住呼吸时，会产生虚假的颅内压升高。腰椎穿刺的主要危险是由于局灶性疾病导致颅内压升高患者可能出现的颞叶钩回疝。CSF 通常是透明无色的。白细胞或细菌会导致脑脊液混浊，出血可由"血性腰椎穿刺"或蛛网膜下腔出血引起。在正常成人的

CSF 中，每毫升有 0～4 个淋巴细胞或单核细胞，无多形核淋巴细胞或红细胞。新生儿中可能存在多形核淋巴细胞，但通常不会在 1 岁以上健康儿童的 CSF 中发现。一般来说，在 CSF 中每 700 个红细胞可以"抵消" 1 个白细胞（译者注：可以用红细胞与白细胞之比 700 : 1 的关系粗略计算白细胞值）。葡萄糖的 CSF/ 血浆比率通常为 0.60～0.80。低蛋白含量表明血 – 脑或血 – 脑脊液屏障的存在，尽管在出血（1000 个红细胞使总蛋白水平提高 15mg/L）或椎管内肿瘤患者中发现蛋白水平升高。在脊髓肿瘤中，脊膜瘤或神经纤维瘤等髓外硬膜下肿瘤的 CSF 蛋白值往往高于 1000mg/L（表 3-5）。

不论是在蛛网膜下腔出血、可疑的颈动脉海绵窦瘘、创伤，还是动静脉畸形的术前计划阶段或肿瘤术前辅助栓塞，当前血管造影在确定血管分布方面都起着辅助作用。血管造影仍是金标准，如果 MRA 或 CTA 的灵敏度或特异度与血管造影相当，则有一天可能会取代脑血管造影的诊断能力。

正电子发射体层成像（positron emission tomography，PET）结合氟脱氧葡萄糖或 FDG（[¹⁸F] 氟 –2– 脱氧葡萄糖 –6– 磷酸）在临床上用于评估痴呆、脑肿瘤和癫痫患者。FDG 被转运到细胞中，在转化为 6– 磷酸葡萄糖后成为一种不会进一步降解的基质，因此是脑代谢的一个极好的标志物。痴呆患者 PET 扫描常有异常，表现为额叶和顶叶代谢降低。FDG-PET 可用于评估颞叶癫痫患者。一般来说，发作间期癫痫发作侧的颞叶呈低代谢，但在发作期可能是高代谢的。最后，FDG-PET 已被用于脑肿瘤研究，以显示肿瘤的最恶性成分（即高代谢），评估预后，以及鉴别复发性肿瘤与放射性坏死。

单光子发射计算机体层摄影（single-photon emission computed tomography，SPECT）通常使用发射 γ 射线的同位素，如锝（⁹⁹ᵐTc），来评估脑灌注和脑血管储备。使用六甲基丙烯胺肟（hexamethyl-propylene amine oxime，HMPAO）作为脑血流的标志物，脑血管储备可以使用或不使用脑血管扩张药 Diamox 来测定。HMPAO 具有亲脂性可以通过血脑屏障，然后迅速转化为亲水的形式并被保留在大脑中。SPECT 也被证明可用于定位颞叶癫痫患者的异常脑区。

经颅多普勒超声已被用于记录颅外和颅内动脉的流速。记录的速度不是血流的直接测量，而是当动脉直径保持不变时，流速和流量之间存在的

疾 病	压 力	红细胞 /mm³	白细胞 /mm³	鉴 别	葡萄糖（mg/L）	蛋白质（mg/L）
正常	正常	0	0～5	单核	450～800	150～450
细菌性脑膜炎	↑	0	500～100 000	中性粒细胞	低	↑
结核性脑膜炎	↑	0	50～500	单核	低	↑
病毒性脑膜炎	正常至↑	0	5～500	单核	正常	150～1000
蛛网膜下腔出血	正常至↑	10 000～50 000	↑与红细胞数量呈比例	单核和中性白细胞	正常	↑
多发性硬化	正常	0	0～50	单核	正常	200～1000
Guillain-Barré 综合征	正常	0	0～50	单核	正常	200～5000
脑肿瘤	正常至↑	0	0～100	单核	正常	可变（↑听神经鞘瘤）

表 3-5　各种疾病典型的脑脊液发现

比例关系。经颅多普勒超声在无创判断蛛网膜下腔出血后血管痉挛程度、评估颅内血管狭窄的血流动力学、监测闭合性颅脑损伤和循环微栓塞后的自动调节，以及评估颈动脉内膜剥脱术或动静脉畸形切除术期间脑血流的变化方面具有非常宝贵的价值。

肌电图和神经传导研究通常可以帮助评估神经肌肉疾病或脊柱疾病，如椎间盘突出症或脊柱病。将针电极插入肌肉，肌肉活动产生动作电位。正常的静息肌肉是电沉默的，除了针插入产生的插入电位。在肌肉去神经支配后，出现纤颤电位。神经传导速度可用于鉴别脱髓鞘及轴索变性与肌肉疾病。运动神经的传导率可以通过在两点刺激神经并记录每个刺激与肌肉收缩之间的潜伏期来测量。刺激周围神经后记录体感诱发电位，并对左右侧敏感性进行对比。

十一、脑肿瘤的诊断与研究

病史和体格检查仍是对所有怀疑患有原发性或继发性脑肿瘤的患者进行初步评估的金标准。然而，CT 和 MRI 的出现改变了这种诊断模式[26]。脑肿瘤的主要症状和体征是头痛、呕吐、精神萎靡、认知能力下降和视盘水肿。这些症状最常见于颅后窝肿瘤或阻塞脑脊液循环的肿瘤。然而，一般来说，因头痛就诊的患者中只有不到 0.1% 患有脑肿瘤。因此，这是初诊医生所面临的诊断困境。发生于成年患者

的首次癫痫发作（非发热、非代谢诱发、非创伤性）需要进行脑电图（electroencephalogram，EEG）或 MRI 或 CT 等影像学检查。脑电图尽管可能被误导为正常，但在评估癫痫发作患者中很有价值，脑电图正常无法排除癫痫或器质性疾病的存在，单一正常的脑电图价值很小。在成年人中观察到的基本节律称为 α 节律（频率为 8～13Hz），当患者闭上眼睛放松时就会出现，当患者睁开眼睛或集中注意力时就会被抑制。

血管造影仍在肿瘤研究中发挥作用，特别是在显示和栓塞（闭塞）高度血管性肿瘤（如脑膜瘤、脉络丛肿瘤或血管母细胞瘤）的血供方面。成人幕上肿瘤占脑肿瘤的 90%，不同脑叶中的肿瘤发生率与脑叶大小大致成正比。与儿童不同，成人中 20%～30% 的脑肿瘤被证明是转移瘤。因此，胸部 X 线片和仔细的体格检查至关重要。

十二、头痛

幸运的是，并不是所有严重的头痛都是由脑肿瘤或动脉瘤引起的，头痛的严重程度与其病理严重程度并不一致。全世界数有数百万人患有与器质性病理状况无关的头痛。然而，详细的头痛病史对于决定进一步的检查是非常重要的，特别是在急性状况下。我们经常建议对存在头痛问题的患者记录头痛日志。所有的颅外结构，包括动脉和肌肉，都对疼痛敏感。在颅内，硬脑膜和硬脑膜血管对疼痛敏

感，尽管大脑本身、皮质血管和软脑膜蛛网膜对疼痛不敏感。疼痛也可以来自从与头部共享神经支配的其他结构（如眼睛、耳朵、鼻窦和牙齿）[7, 4, 27]。头痛的时间模式、位置和辐射、诱发因素、加重和缓解因素、伴随症状、家族史，都应该被考虑[28]。

大约 97% 的动脉瘤性蛛网膜下腔出血会出现头痛。头痛通常很严重，被描述为"我一生中最严重的头痛"。它们是突发性的，可伴有呕吐、畏光、晕厥（卒中），假性脑膜炎和意识丧失。典型的偏头痛位于额颞部，呈搏动性，通常是单侧，可能伴有视觉、恶心和情绪变化等前驱症状。丛集性头痛起病快、持续时间短，特征是眼部和眼周疼痛，伴有流泪和流涕。夜间发作更为频繁，通常聚集发作持续 6～12 周。良性霹雳头痛会在不到 1min 内达到最大强度，50% 的患者是突然的、严重的全头痛，并伴有呕吐。鉴别严重的偏头痛或霹雳头痛与蛛网膜下腔出血性头痛并不容易。通常需要腰椎穿刺或 CT，这是最灵敏的筛查测试。脑血管造影仍然是动脉瘤诊断的金标准，但许多机构正在同时使用 CTA。

典型紧张性头痛的特征是枕下肌紧压感，这种感觉扩散到头顶，并因压力而加剧。典型的压力性头痛发生在醒来或一天结束时，因屈体或运动而加重，镇痛药可有缓解效果[29]。患有小脑扁桃体下疝畸形Ⅰ型相关头痛的患者经常抱怨头部或颈部感觉到"咳嗽引起的"症状，咳嗽、大笑、弯曲或任何与 Valsalva 相关的动作会加重症状，休息时症状减轻。镇痛药通常对这些头痛不起作用。60 岁以后开始出现的表现为颞区疼痛和压痛的头痛，可能代表颞动脉炎，可伴有血沉升高、视力障碍和全身不适。

十三、血管病

临床上区别肿瘤性或其他占位性病变与卒中，必须依赖疾病的病程。卒中后，实际上很少发现血管闭塞，因为大多数闭塞是暂时性栓塞，栓塞后快速再通。卒中强调症状的突然发生，这是脑血管意外的单一独有特征。重要的是要认识症状发作的一过性，以反复出现短暂性偏瘫并能完全恢复为特征，称为短暂性脑缺血发作。出血性卒中的主要类型包括：①经典的由外侧豆纹动脉破裂导致的高血压性脑出血，②与脑动静脉畸形相关的出血，③由起源于穿过蛛网膜下腔血管的动脉瘤破裂引起的蛛网膜下腔出血，④淀粉样血管病。霹雳头痛、急性恶心、呕吐和颈部僵硬是蛛网膜下腔出血和脑膜炎的标志。对脑血管病患者进行诊治时应考虑三个因素：①病变范围是典型的一个可识别的血管闭塞吗？②是否存在任何血液病可能诱发或酷似脑血管意外？③是否有任何致病因素或伴随疾病，如高血压、心房颤动、血管狭窄或心肌梗死？如果临床高度怀疑为蛛网膜下腔出血且 CT 正常，则应进行腰椎穿刺。通常 CSF 是无色透明的；因此，如果 CSF 呈粉红色或血性的，则必须通过对三个连续的 CSF 样本进行细胞计数来区分腰椎穿刺损伤和蛛网膜下腔出血。通常的方法是，将少量 CSF 离心并检查上清液。如果上清液呈黄色，则极有可能发生了蛛网膜下腔出血。然而，超早期腰椎穿刺（＜2h）可能早于可确定是否发生蛛网膜下腔出血的时间窗。有时，眼科检查可能发现被认为是继发于蛛网膜下腔出血的视网膜或玻璃体积血[8, 30]。这种与蛛网膜下腔出血相关的视网膜出血综合征称为 Terson 综合征。

十四、癔症和诈病

一种疾病通常可解释所有的症状和体征；然而，患者可能患有多种疾病、新旧疾病、器官性和功能性疾病[3]。虽然神经诊断测试准确性很高，但神经外科医生的额外职责是识别诈病患者，因为癔症症状在神经系统比其他任何器官系统更常见[3]。

从脑皮质起始，癔症和诈病的功能体征表现为癫痫发作、口吃、失忆和昏迷。心因性癫痫发作最明确的检查是癫痫发作期或发作间期正常的脑电图。发作后脑电图也应有异常慢波。如果医生碰巧目睹了一次运动性癫痫发作，应将关注重点集中于抽搐，应该有快速阶段和缓慢阶段（真正的抽搐），而不仅仅是震颤。包括患者自己名字在内的记忆缺失通常是癔症。癔症性昏迷能够通过冷热试验很容易诊断。眼球震颤的存在表明脑干和皮质之间保留着生理联系。

反应性瞳孔不一定表示癔症性失明，因为在中脑后方可能存在病变，损害视辐射或枕叶皮质。失明时正常的视动性眼球震颤确实表明癔症或诈病，因为视动性眼球震颤需要从视网膜到枕叶皮质的连接完整。狭窄的视野也应该是锥形的。每次检查者将其与患者之间的距离加倍时，完整视野的直径应加倍，而不仅仅剩下保留的管状视力的一个中央核心区。有些患者可以通过在看侧面时会聚眼睛来模仿第 VI 对脑神经麻痹。瞳孔也会有收缩，但遮住一只眼睛时复视通常会消失。不过单眼复视只发生在罕见的情况下，如视网膜脱离或晶状体脱位[31]。

当肌肉逐渐放松时，引发塌陷样或齿轮样无力与真正肌无力的鉴别可能是一个挑战。在用力测试单个肌肉的力量时，检查者突然放手。如果肌肉不能回弹到收缩位，可能存在癔症性无力。测试握力时，注意拇指；如果拇长屈肌没有弯曲远端指间关节，则患者并没有真正付出最大努力。Hoover 法是检测患者努力不足的另一种方法。将一只手掌置于患者足后跟下，检查者要求患者抬起另一条腿抵住检查者的另一只手。如检查者没有感觉到足后跟抵住他的手掌，则患者并没有真正尝试抬腿。癔症性偏瘫患者也忽略了锥体损害选择性减弱胫前肌。虽然他们拖着腿，但并没有环转运动；事实上，他们故意抬高足趾以防止刮擦地板。保持弯腰或蹲姿在假的无力中是很常见的，由于这种姿势需要足够的肌肉力量，因此表明为非神经系统无力。肢体因疼痛而退缩也揭示了另一种常见癔病症状的假象：明显的感觉丧失。通过证明中线的非器质性振动觉分离，可揭露出癔症性偏身感觉减退（图 3-11）。Waddell 也描述了几种非器质性体征，如轻扣下背部或足趾背屈时的疼痛[32]，统称为 Waddell 征。我们希望这篇综述为评估神经系统疾病患者提供一个全面而系统的方法。

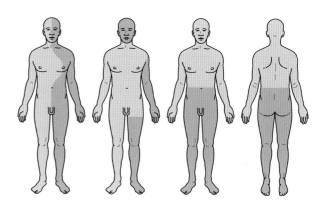

▲ 图 3-11　非器质性感觉丧失的常见模式

第 4 章　现代神经影像原理
Principles of Modern Neuroimaging

Kathleen R. Tozer Fink　James R. Fink　著

卜崚浩 译　童鹰 校

临床要点

- 头颅 CT 平扫是评估神经外科急症（如脑外伤、脑出血和急性脑积水）的首选影像学检查。
- 头颅 CT 平扫可显示缺血性脑梗死的早期表现：包括脑沟消失、灰白质界限不清和致密血管征。
- 急性脑梗死患者的 CT 灌注影像中，缺血半暗带常表现为造影剂平均通过时间延长但脑血容量正常；这类病灶常可通过神经介入治疗挽救。
- 血管内增强扫描在详细评估血管结构及识别占位性病变和感染导致的血脑屏障破坏时有良好的效果。
- 血管流空影在磁共振 T_2WI 中最易辨别，而评估脑水肿最适宜用液体抑制反转恢复成像。
- T_2^* 加权梯度回波和磁敏感加权序列能清楚地显示血液代谢产物，用于评估微量脑出血和小的海绵状血管瘤极为敏感。
- 功能磁共振成像（fMRI）可检测到涉及语言、视觉或运动等特定任务的脑区内血氧水平的改变。
- 弥散加权成像（DWI）在弥散受限区域（如急性卒中）表现为高信号，而在表观弥散系数（apparent diffusion coefficient，ADC）图上为低信号。这些序列可以用于鉴别环形强化病灶：如原发性中枢神经系统淋巴瘤和脓肿的中心非强化区在 DWI 上信号亮，ADC 图上信号暗；而胶质瘤和转移瘤的坏死区则与之相反。
- 弥散张量成像（DTI）可以检测水分子在脑白质纤维束内的优势弥散方向，可用于指导功能区病灶的安全切除。
- 在单光子发射计算机体层摄影（SPECT）中，致痫灶表现为发作期血流高灌注，发作间期血流低灌注。

神经影像在神经外科临床实践中至关重要，因此神经外科医生有必要掌握各种影像方法的优缺点。随着全球影像检查的数量增加，患者的安全性问题，如电离辐射和造影剂使用的风险及医疗保健费用增加等问题显得越来越重要。

尽管在神经外科实践中使用影像学的随机对照研究和成本 – 效果分析的研究数量仍然很少，但这种情况正在改变。为了使临床工作者能更方便地了解某一具体临床情况下最适用的影像学检查等相关知识，美国放射学会（American College of Radiology，ACR）发布了《美国放射学会适用性标准》（*ACR*

Appropriateness Criteria）以对临床诊治中的影像学实践进行指导[1]。这一标准由放射学和非放射学相关专家共同组成的多学科小组对期刊文献进行系统评价后形成的共识组成。临床工作者可免费在线访问该标准，并用搜索引擎检索对患者症状及影像检查方法进行检索（https://acsearch.acrorg/list ）[2]。

本章将对当下常用的神经影像技术的基础知识进行简述，着重介绍评估神经外科常见疾病的不同影像技术的优劣，并简要讨论影像检查中的辐射暴露及对比剂相关风险等因素。随后，在 CT 一节中，详细介绍了与神经外科医生有关的关键影像学知识。MRI 一节中，从不同角度分析各种 MRI 序列的优势，也会介绍 CT 和 MRI 的血管成像，并简要介绍弥散张量成像、磁共振波谱和功能磁共振成像等新兴影像技术。

一、原则

（一）X 线成像摄片

X 射线于 1895 年由 Wilhelm Roentgen 首先发现，该射线是由阳极阴极系统在真空环境下产生的携带电磁能的一种光子束[3]。和可见光相比，X 射线具有较高的能量和较短的波长，当它和不同大小的原子发生碰撞时，X 射线会穿透物体或被物体吸收。一般来说，钙或金属等较大的原子（密度大的，不透射线的）比水或空气等较小的原子和分子（密度小的，透射线的）更易吸收射线能量。当患者暴露在 X 射线中时，射线能量会被体内各类组织成分（骨骼、软组织、鼻窦等）不同程度的吸收；透过的射线照射到感光元件上，从而产生反映身体组织的 X 射线衰减特性的二维投影。

X 线透视检查是 X 线成像的一种类型，该技术能快速连续获得 X 线图像，并在屏幕上进行实时显示。在 X 线血管造影中，造影剂常在连续透视的同时被注入血管内。数字减影血管造影（digital subtraction angiography，DSA）是一种能更清晰地显示血管中造影剂的技术，其原理是在注射造影剂前先拍摄一帧基线图像，并在注入造影剂后拍摄的图像中减去该基线图像。现代的血管造影系统，在单次造影剂注射中通过围绕患者的快速旋转透视单元获得多个不同角度的投影图像，并以此重建出血管结构的三维影像。

（二）X 线计算机体层成像

1972 年，Godfrey Hounsfield 和 Allan Cormack 发明了第一台计算机轴向体层成像扫描仪，两人也因此在 1979 年获得诺贝尔生理学或医学奖[4]。此后，CT 扫描设备飞速发展，无论是在扫描速度还是分辨率上都有巨大提升。现代扫描仪使用螺旋 X 射线管和探测器阵列围绕患者运动，从平板内的组织光束或射线获得组织衰减信息。该信息经由重建算法，通常为滤波反投影法重建二维图像，得到标准的轴向图像[5]。矢状位、冠状位和斜位可在轴位图像基础上经重建获得。静脉或肠内使用的造影剂可进一步使血管或消化道等中空结构显影。

CT 值的单位为亨氏单位（Hounsfield unit，HU），亨氏单位描述了物体在扫描平台上恒定的线性衰减系数，其中水和空气的 CT 值分别被定义为 0 和 –1000HU。衰减系数大于水的物体的 CT 值为正值，小于水的为负值[4, 6]（表 4–1）。

表 4–1 不同物体的 CT 值

组 织	CT 值（HU）
空气	–1000
脂肪	–100～–60
水	0
白质	35
灰质	45
血——急性出血	50～70
钙化	＞150
密质骨	1000
金属	≫1000

在浏览 CT 影像时，可选用不同的窗宽窗位设置使不同的组织结构达到最好的观察效果。窗位是 CT 图像灰阶的中心位置，窗宽是图像上显示的 CT 值范围[6]。例如，大脑灰质的 CT 值为 35HU，白质的 CT 值为 45HU，为了将灰质和白质区分开，就需要选用一个较窄的窗宽来凸显这一 CT 值上的细微差别。另外，如果需要观察骨组织等致密的结构，则可选用较宽的窗宽来显示不透光组织的边界。大部分的医学影像浏览软件都能很方便地调节窗宽和窗位设置。

除了窗宽和窗位，CT 影像还可使用不同的重建算法进行后处理，常用的算法包括骨算法和标准算法[5]。在任一 CT 数据上均可使用上述两种算法以增强显示某些特定的结构。标准算法是将相邻像素的 CT 值进行平均以凸显软组织细节，该算法在评估灰白质界限和发现急性出血上具有较好效果。骨算法图像着重显示组织边缘，因此可突出显示钙化和金属等高密度物体。该算法可以很好地区分充气的肺组织和血管及肺结节等软组织结构，因此常用于对肺实质的观察。

CT 扫描的相关问题

(1) 辐射暴露：随着临床上 CT 应用的大幅增加，

临床工作者和大众对医学影像检查带来的辐射暴露和 X 射线相关致癌风险的认识日渐提高。根据《美国放射学会医疗辐射剂量白皮书》的报道，CT 检查量在 1980 年仅为 300 万次，而这一数字在 2005 年飙升至 6000 万次[7]。虽然总体来说 CT 的应用对患者的诊疗无疑是有益的，但由此带来的辐射剂量累积仍可能导致患者肿瘤发生率的升高；在美国，约有 1% 的肿瘤可能与医学辐射暴露相关。对日本原子弹爆炸幸存者的研究结果显示，低至 50mSv（毫希沃特）的辐射剂量即可使肿瘤风险升高。毫希沃特是衡量有效辐射剂量的单位，反映了辐射剂量对组织的不良影响程度[8]。

辐射暴露导致的肿瘤风险高低在不同组织中有所不同，神经组织对辐射的耐受度相对较高；但在神经影像检查时，其他对辐射敏感的组织同样也暴露在射线中。例如，角膜暴露可以剂量依赖的方式导致白内障。单次头颅 CT 中晶状体接收到的辐射剂量高达 50mGy（毫戈瑞，辐射吸收剂量单位）[9, 10]，使用眼罩或现代 CT 扫描仪自带的辐射降低功能可有效减少辐射剂量。500mGy（相当于 10 次 CT 检查）即可引起晶状体透明度下降，而 >4Gy 的辐射暴露剂量（相当于 80 次 CT 检查）就能导致白内障并影响视力。2011 年，国际放射防护委员会发表的《关于组织反应的说明》将晶状体的辐射吸收剂量阈值降低到 500mGy[11]，其中儿童比成年人更敏感。

在对患者进行影像检查（尤其是带有电离辐射的检查时），应遵循"可合理达到的最低量"（as low as reasonably achievable，ALARA）原则，从而使患者的辐射暴露最小化。该原则旨在平衡患者的风险及临床获益，虽然一般情况下这些风险往往是微不足道的。此外，临床工作者在进行血管造影或脊柱内固定手术等操作时，也需注意自身防护。更多关于辐射暴露及保护的具体问题可以在放射学科医生和医学物理师处得到解答。

(2) 碘对比剂：碘对比剂可能与肾衰竭患者罹患造影剂肾病（contrast-induced nephropathy，CIN）有关，尤其是糖尿病患者。该疾病是指血管内注射碘造影剂后出现肾功能急剧恶化，血肌酐值较基线升高 5mg/L 以上。降低 CIN 风险的策略包括通过静脉或口服液体进行扩容。碳酸氢钠和 N- 乙酰半胱氨酸输注优于生理盐水[12]。此外，针对肾功能不全的患者，可以考虑适当减少造影剂的剂量或换用等渗非

离子型造影剂。当然最理想的预防措施是避免在肾功能不全患者中使用血管内造影剂，尽管这并不总是可行的。

碘造影剂的一个潜在并发症为造影剂过敏，据统计，CT 增强扫描后造影剂过敏反应的发生率为 0.2%~0.7%（约 1/225）[13, 14]。这类造影剂反应轻重程度不一，大部分为轻症，表现为恶心、呕吐或皮疹等症状；仅有很小一部分为重症，低渗离子型造影剂中的重症变态反应发生率仅为 0.05%（1/2000）[13, 14]，严重的造影剂过敏反应可表现为支气管痉挛、喉头水肿和循环衰竭等。

对于有中重度造影剂过敏史的患者，一些预防用药方案可以降低再次发生过敏反应的危险，但仍无法完全消除。标准的口服预防用药方案包括泼尼松（在注射造影剂前的 13h、7h、1h 分别口服 50mg）或甲泼尼龙（在注射造影剂前的 12h、2h 分别口服 32mg），并联合苯海拉明（在注射造影剂前的 1h 口服 50mg）[15]。也可采用快速静脉预防用药方案，在注射造影剂前的 4h 静脉应用一次甲泼尼龙琥珀酸钠（40mg）或氢化可的松琥珀酸钠（200mg），并在注射前的 1h 静脉应用苯海拉明（50mg）。该方案仅需提前 4~5h 准备，但其临床有效性的证据支持不如标准口服预防用药方案。其他耗时 <4~5h 的用药方案一般被认为对预防造影剂过敏反应无效[13]。

（三）磁共振成像

在诸多科研工作者的数十年努力下，磁共振成像（MRI）已经从科研工具发展成了当下医学影像诊断的必要检查。MRI 是基于核磁共振（nuclear magnetic resonance，NMR）原理，由 Felix Bloch 和 Felix Bloch 首次发现，两人也由此荣获了 1952 年诺贝尔奖。基于组织内在的 NMR 信号可以用来表示不同组织的特征和差异。化学家 Paul C. Lauterbur 和物理学家 Peter Mansfield 利用 NMR 技术开发了获得二维磁共振图像所需的梯度磁场及数学公式，并于 1973 年[16] 和 1974 年[17] 公布了首批磁共振图像。Raymond Damadian、Larry Minkoff 和 Michael Goldsmith 等也在促进磁共振技术的发展和应用中做出巨大贡献[18]。2003 年，诺贝尔生理学或医学奖共同授予给 Paul C. Lauterbur 和 Peter Mansfield，以表彰他们在 MRI 方面做出的开创性工作。

MRI 的物理学原理非常复杂，并非本章节叙述的重点。简单来说[19]，磁共振机器内会产生一个沿

着颅顶—足底（Z）轴极强大的电磁场，人体内的质子（主要是水分子中的氢原子）会沿着磁场方向有序排列产生纵向磁化。而向主磁场内的质子发射特定频率的射频（radio frequency，RF）脉冲，会使质子吸收脉冲能量并导致其在水平或垂直平面上（X-Y 轴）的排列方式发生改变，这一过程称为横向磁化。当停止发射 RF 脉冲后，质子首先会在 X-Y 轴方向上回到原有的平衡状态，该过程称为自由感应衰减，其速率由检测样本分子结构决定，这一衰减是 T_2WI 信号的基础；随后，质子以一个较慢的速率在 Z 轴方向上回到平衡状态，这一速率由质子周围的分子结构决定。当质子重新回到平衡状态，磁共振扫描仪中围绕患者的接收线圈能接收并检测到这些质子释放出的射频能量。通过分析计算质子共振频率和相位的微小变化，MRI 系统能重建出人体内每个信号的精准位置。因此，MRI 系统能生成患者的横截面影像，其每一个像素（对应一定体积的组织，或者称体素）取决于相应组织的磁场微环境。

根据这一基本原理，研究人员开发出了大量脉冲序列以显示不同的组织特性[19]。不同脉冲序列对应着时间、顺序、重复和方向等不同参数的射频脉冲。基础的序列包括自旋回波，梯度回波包括 T_2^* 加权梯度回波（GRE）和磁敏感加权成像（SWI），反转恢复包括短时间反转恢复（STIR）和液体抑制反转恢复（FLAIR），以及在弥散、灌注和功能磁共振技术中使用的平面回波成像。本章节的后续部分将详述这些序列在临床中的实际应用。

磁共振血管成像（MRA）可由多种扫描技术获得，包括时间飞跃、相位对比和钆剂增强 MRA。在时间飞跃血管成像中，射频脉冲被施加在某一部分组织上使得该部分组织内的血液中的质子的纵向磁化矢量被改变[19]。当这些质子随着血流运动并在未被施加射频脉冲的组织中被检测到。可以通过施加饱和脉冲来消除反方向行进的质子的纵向磁化来选择血液流动的方向。例如，为了选择性地显示颈部动脉内向上运动的血液中的质子，在扫描范围之上（如颅内）施加饱和式脉冲，使颅内血液中的质子的纵向磁化在向下流入颈静脉前即被中和。

相位对比血管成像是另一种检测血液或脑脊液中质子运动的方法[19]。该技术对质子施加双极梯度磁场，静止的质子先后接受正向和负向磁场的作用因而并不产生相位差。运动的质子在移动出磁场前仅收到单一方向磁场的作用，因而产生正向或负向的激活。

对比增强血管成像利用钆对比剂来突出显示血管。钆是一种强顺磁性物质，可导致 T_1 显著缩短（T_1 加权序列中高信号）。静脉应用钆对比剂后，动脉相或静脉相采集的 T_1 加权序列可清晰显示血管结构。上述血管成像技术均可进一步行三维重建。

磁共振成像的相关问题

MRI 和 CT 相比有着诸多优点，如对软组织显示良好且无电离辐射；但 MRI 仍有其缺点。MRI 的检查时间明显长于 CT，且图像易受活动干扰，这两点因素导致对急症患者和儿童进行 MRI 扫描更为困难。此外，MRI 线圈必须紧靠扫描部位放置，且 MRI 扫描仪的内径比 CT 更为狭小密闭，因此不利于幽闭恐惧症或大体型患者的检查。

MRI 的超强磁场对体内有特定金属植入物或铁磁性异物的患者来说存在一定安全风险。部分金属植入物或异物会在外界磁场的作用下发生移动，并可能造成灾难性后果（如旧款的铁磁性动脉瘤夹）。某些金属物体会在扫描过程中被加热，从而导致患者的不适甚至引起组织损伤。上述效应随 MRI 磁场强度的增加而增强，如在 3T MRI 比 1.5T MRI 更为明显。此外，某些植入物，如迷走神经刺激器、脑深部刺激器和心脏起搏器等设备会在射频脉冲作用下产生热效应而损坏或导致组织损伤。值得注意的是，即便是不在扫描范围内的植入物或异物也会受到 MRI 磁场的影响，而且现代的 MRI 扫描仪的主磁场是始终存在的。

目前有很多信息资源可以告诉我们某一特定植入物是否是磁共振兼容或被认为在磁共振检查中是安全的，包括磁共振安全、教育和研究协会维护的网站（http://mrisafety.com）[20]。这个网站提供了一个可免费检索的数据库，包含了各类植入物和设备的磁共振安全性信息。此外，放射科医生和 MRI 技术员也能就磁共振安全性提供宝贵的意见。

钆对比剂：MRI 检查中钆对比剂的使用也存在一定风险。钆对比剂过敏反应的发生风险低于碘造影剂，据报道，其发生率为 0.04%～0.07%（约 1/2000）[13, 14]。一项钆对比剂使用后不良反应队列研究显示，88% 的患者表现为轻症，重度不良反应（需应用肾上腺素治疗）的发病率仅为 0.001%～0.01%（约 1/20 000）。

2006 年以来，肾衰竭患者发生肾源性系统纤维化（nephrogenic systemic fibrosis，NSF）和钆对比剂使用之间的相关性被逐步揭示。NSF 表是进行性纤维化的疾病，累及皮肤和软组织，多发生在肢端，也可累及横纹肌和横膈[21, 22]。尚无有效治疗方法。目前认为该疾病是由钆在组织中沉积导致，且无法通过透析预防[23]。

NSF 在接受钆对比剂的肾功能不全患者中的发病率仅为 1%～7%[13, 22]。该疾病常发生于肾小球滤过率<15～30ml/min 的急性或慢性功能不全患者，以及肾脏或肝脏移植患者[21]。因此，在肾功能不全的患者中应慎用钆对比剂，而在肾小球滤过率<30ml/min 的患者中应尽可能避免使用钆对比剂。基于钆的造影剂已经按照其与 NSF 发生的关联强度进行分类，美国食品药品管理局（Food and Drug Administration，FDA）现在禁止在高风险患者中使用与 NSF 病例数量最多相关的一些对比剂[13]。对高风险的患者，需要权衡钆对比剂相关风险及增强检查的临床获益，因此推荐临床医生与放射科医生共同商讨此类患者的临床决策。

近年来，有部分研究报道了反复多次使用钆对比剂会导致患者脑组织内终身出现钆沉积。脑组织的一些区域更容易受累，包括苍白球、齿状核，且某些钆对比剂与该现象存在更强的关联。这种钆沉积现象发生在完整血脑屏障和正常肾功能患者中，其病理生理学机制尚不明确。虽然目前关于残余钆沉积的健康风险和临床重要性的研究正如火如荼地开展，但截至目前，尚未发现其对患者健康有不利影响[24]。

二、临床影像学

（一）X 线片

作为神经影像学曾经的支柱，头颅平片现在已经在很大程度上被 CT 和 MRI 所替代。目前该技术仍用于分流管或其他神经外科植入物如鞘内泵、脑深部刺激器的评估中。

头颅平片目前最多用于对分流装置的检查，患者常需要拍摄两个角度的头颅平片以评估分流装置的脑室端和远端的位置，分流方向（如心房、腹腔或胸膜腔），分流阀的类型和设置等状况，并可由此鉴别分流不良的可能原因[25]。利用头颅平片，可以很方便且廉价地发现分流管、分流阀和导管的扭曲或

中断，且避免了 CT 的高辐射风险和 MRI 的高耗时等不足。大部分分流阀的类型和设置也可通过头颅平片来分辨。

头颅平片也可用于颅骨的评估。虽然头颅平片在颅骨骨折或鼻窦炎的诊断中的作用已经基本被 CT 所取代，但仍在某些情况下被临床使用。线性非移位性骨折在轴位的 CT 图像中可能会被漏诊，但在头颅平片中能清晰地显示。这类骨折也可通过 CT 定位扫描或 CT 三维重建发现。此外，伽马刀及立体定向活检患者在安装立体定向框架前，也可进行头颅平片检查以发现射线可透性颅骨病灶。

（二）计算机体层成像

头颅 CT 平扫具有临床易获取、速度快、价格相对低廉等特点，已成为目前最主要的急诊神经影像检查手段。CT 检查可快速发现多种颅内病变，尤其是颅内出血，占位病灶及评估脑室系统。CT 对钙化、脂肪、空气和金属异物极为敏感。此外，CT 能快速评估颅内病变的并发症，包括占位效应和脑疝。该检测的潜在劣势包括辐射暴露和费用相对较高；此外，CT 对急性卒中、细微强化和微小病灶等脑实质病变不如 MRI 敏感。

1. 平扫影像

考虑到头颅 CT 平扫在神经外科临床工作中的重要作用，在此对头颅 CT 中常见的重要影像表现逐一描述。

(1) 占位效应和脑疝：颅内占位性病变会挤压正常颅内解剖结构从而产生占位效应和脑疝。占位效应可影响局部结构，造成脑室受压或脑沟变浅。局部占位效应会引起经大脑镰或天幕等固定结构的脑组织位移，即引起脑疝。脑疝是严重神经损伤的重要预测因子。

脑疝可分为多种类型，如大脑镰下疝、颞叶钩回疝、天幕裂孔疝（上疝或下疝）及小脑扁桃体疝（图 4-1）。脑组织还可从颅骨缺损处向颅外疝出。通过 CT 可以很好地诊断所有类型的脑疝。

大脑镰下疝多为大脑半球额叶或顶叶占位性病变引起，病变同侧的扣带回受到推挤后从质韧的大脑镰的下缘向对侧疝出[26]（图 4-1G）。当中线移位明显时，可因大脑前动脉受压引起脑梗死。中线偏移距离可以反映大脑镰下疝的程度，通常选择在透明隔、Monro 孔或第三脑室层面测量。值得注意的是，当比较同一患者在两次检查间的中线偏移程度

时，需选择相同层面进行测量。

颞叶钩回疝是一种单侧的天幕裂孔下疝，常累及颞叶内侧面的钩回，在影像上表现为海马旁回前缘的局部凸起（图 4–1B）。其病理生理学机制是由于颞叶或颅中窝占位导致的颞叶内侧面向内向下疝出（图 4–1F）。在对颞叶钩回疝进行影像学诊断时，需先找到鞍上池，并由此观察有无钩回向内侧疝出及同侧的中脑周围池受压。在重度脑疝病例中，疝出的钩回会压迫同侧大脑脚[26]，并导致脑干向对侧移位。部分病例还会由于脑脊液流出障碍导致对侧颞角脑脊液潴留。在脑干受压前识别并治疗脑疝，是降低该类患者严重神经功能障碍发生率的关键。

天幕裂孔疝的严重程度可以根据中脑周围的基底池（包括中脑周围池，环池和四叠体池）的形

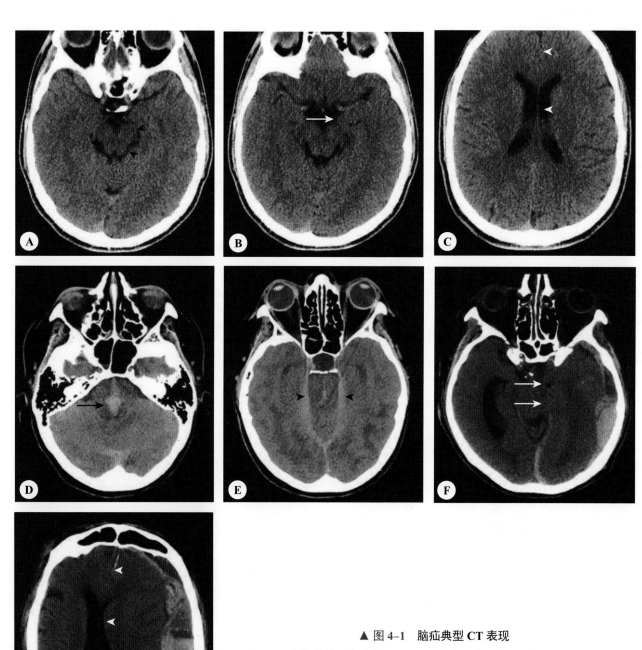

▲ 图 4–1 脑疝典型 CT 表现

A 至 C. 21 岁患者的正常头颅 CT，可见形态正常的中脑周围池及环池（A，黑箭头），钩回（B，白箭），大脑镰和透明隔（C，白箭头）；D 和 E. 50 岁女性患者，天幕裂孔下疝，快速进展的神经功能衰退，CT 见天幕裂孔下疝，中脑周围池和环池完全消失（E，黑箭头）并伴有脑桥 Durent 出血（D，黑箭）；F 和 G. 71 岁急性硬膜下血肿男性，颞叶钩回疝，注意钩回和海马旁回向内移位（F，白箭），右侧侧脑室颞角扩大和大脑镰下方的透明隔向右侧移位（G，白箭头）

态来评估[26]。在颅内压极高或局部占位效应极大的患者中，大脑从天幕裂孔向下疝出，首先导致基底池的狭窄甚至消失。如果颅内压持续增高，疝出的脑组织会进一步压迫脑干，导致中脑横径变短（图 4-1D 和 E）。天幕裂孔疝也会导致大脑后动脉分支被压向天幕切迹边缘，引起颞叶或枕叶梗死；中脑导水管受压时还会引发脑积水。严重的天幕裂孔疝会导致脑干出血（Duret 出血），出现这一征象的患者常难以存活。

如果颅内的占位效应发生在颅后窝，小脑内容物可沿天幕裂孔向上疝出[26]。这一移位同时还伴随小脑扁桃体从枕骨大孔向下疝出（小脑扁桃体下疝）。天幕裂孔上疝的影像在天幕裂孔层面和下疝无明显差别，但常能在颅后窝发现巨大占位。小脑扁桃体下疝在轴位 CT 图像上能看到枕骨大孔区的挤压和延髓周围池的消失。矢状位重建可以更好地显示天幕裂孔上疝和小脑扁桃体下疝。

(2) 出血：CT 检查对颅内出血非常敏感。一般来说，急性期出血（伤后数小时内）表现为高信号，CT 值为 50～70HU[27]（图 4-2A）。随着血液成分的分解和重吸收，血肿的密度逐渐下降。亚急性期（1～6 周）的血肿表现为等密度（图 4-2B）。而慢性期的血肿在 CT 上的密度近似于脑脊液。在慢性硬膜下血肿的患者中，因为血肿腔内存在不同时期的出血，常表现为混杂密度或出现液平。

超急性期出血（正在出血或出血后立即进行检查）的影像表现存在一定异质性（图 4-2A）。活动性出血可在增强 CT 中看到造影剂外渗。在贫血或凝血性疾病患者中，急性期出血也可表现为等密度。

CT 能很好地显示出血部位（图 4-3）。常见的颅内出血部位包括：硬膜外（硬脑膜与颅骨内板之间），硬膜下（硬脑膜和蛛网膜之间），蛛网膜下（蛛网膜和脑表面之间），脑实质内和脑室内。脑出血的部位对其出血原因的诊断有重要的提示作用。

外伤可在上述任一部位造成出血，其中硬膜外和硬膜下血肿患者常有外伤史。硬膜外血肿大多与动脉出血有关，多位于颞部并伴有颅骨骨折。部分硬膜外血肿还可由静脉窦损伤导致。硬膜下血肿多来源于轻微外伤导致的硬膜下腔内桥静脉撕裂出血，多发生于脑萎缩明显的老年人群。

蛛网膜下腔出血可由外伤或脑血管疾病导致。经典的蛛网膜下腔出血来源于颅内动脉瘤破裂，因此无外伤史或存在某些可疑征象的蛛网膜下腔出血患者，应进一步行血管检查（DSA、CTA 或 MRA）。蛛网膜下腔出血也可来源于皮质静脉梗死等静脉病变。

脑室内出血通常由脑实质内血肿进展导致。在较罕见的情况下，孤立的脑室内出血可由动脉瘤破裂、动静脉畸形、脉络丛病变或转移瘤导致。

除了外伤，还有多种病因可导致脑实质内出血，包括高血压性血管病变、血管炎、淀粉样血管病变或动静脉畸形出血等。实质性病灶如肿瘤或海绵状血管瘤也可能出血。缺血性脑梗死的患者也可能发生梗死灶出血。正因为脑实质内出血的病因多样，结合临床病史至关重要，同时还需要进一步完善增强 CT、血管造影或 MRI 等影像学检查。

(3) 水肿：水肿在 CT 上表现为脑实质内因含水量增加而密度降低。血管源性水肿表现为脑白质密度减低，伴脑回增宽和脑沟消失。皮质带被保留，灰白质分界清晰。血管源性水肿常与占位性病变、静脉阻塞和出血等病变有关。细胞毒性水肿表现为脑回增宽和灰白质分界不清，常由缺血、梗死和缺氧性脑损伤导致。弥漫性脑水肿常在影像上表现为弥漫性的脑沟和脑池消失并伴有灰白质分界不清，由急性脑外伤或重度弥漫性缺氧性脑损伤导致。

(4) 梗死：虽然 CT 对急性期脑梗死并不敏感，但 CT 检查仍是急性期脑梗死的重要检查，可用于诊断或排除脑出血或占位等其他神经系统疾病[28]。脑梗死的早期 CT 表现包括缺血组织局部水肿导致的脑沟消失和灰白质分界不清等（图 4-4）。CT 较窄的窗宽能更好地显示灰白质的密度差异，因此在该窗宽下仔细观察灰白质交界区有利于早期发现脑梗死灶。在脑梗死早期，灰白质分界不清主要是由于细胞毒性水肿导致。此外，再次查看症状相关的脑区也能提高脑梗死的检出率。增强 CT 通常不用于脑梗死的评估，因为亚急性期脑梗灶中的局部强化会干扰早期诊断。

大脑中动脉（middle cerebral artery，MCA）供血区脑梗死的典型影像学特征为岛叶皮质的灰白质界限不清的"岛带征"和 MCA 致密血管征。此外，壳核和尾状核头的外侧界消失也可早期提示 MCA 供血区脑梗死（图 4-4）。MCA 致密血管征常可提示 MCA 急性栓塞。值得注意的是，因为 MCA 中钙化的粥样硬化斑块也可在 CT 中表现为高密度，所以应

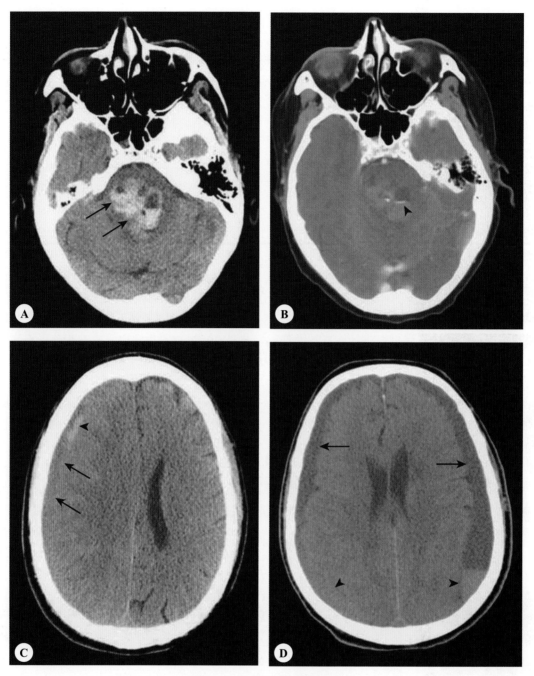

▲ 图 4-2　不同时期的颅内出血

A. 67 岁女性患者，急性意识状态下降，头颅 CT 平扫显示脑桥高密度急性出血灶（黑箭）；另可见低密度区，伴有液平，提示超急性期出血；B. 该患者的增强 CT 显示血肿内存在层状增强结构（箭头），提示活动性造影剂外渗；C. 50 岁男性，剧烈头痛 2 周，平扫 CT 显示等密度硬膜下血肿（SDH）（黑箭），血肿内可见高密度区（箭头），提示新发出血；D. 72 岁患者，跌倒，平扫 CT 显示低信号慢性硬膜下血肿（黑箭），右侧的层状等密度部分及左侧液平（箭头）提示新发出血

该同时对比对侧的 MCA 以提高诊断的特异度。基底动脉闭塞时也有类似的致密血管征，但其灵敏度较低。最后，如果有可疑的基底动脉环分支闭塞，应进一步完善 CTA 或 MRA 等血管成像。

（5）脑积水：平扫 CT 可以很好地显示脑室系统。

患者的年龄及脑实质萎缩程度可以在一定程度上影响脑室大小，因此评估脑室大小时需同时观察脑沟的形态。如果脑室扩大的同时脑沟正常且基底池仍较宽，则往往是由脑萎缩导致。年轻患者，即便脑室仅有轻度扩张，但有明显的脑沟和脑池消失，则

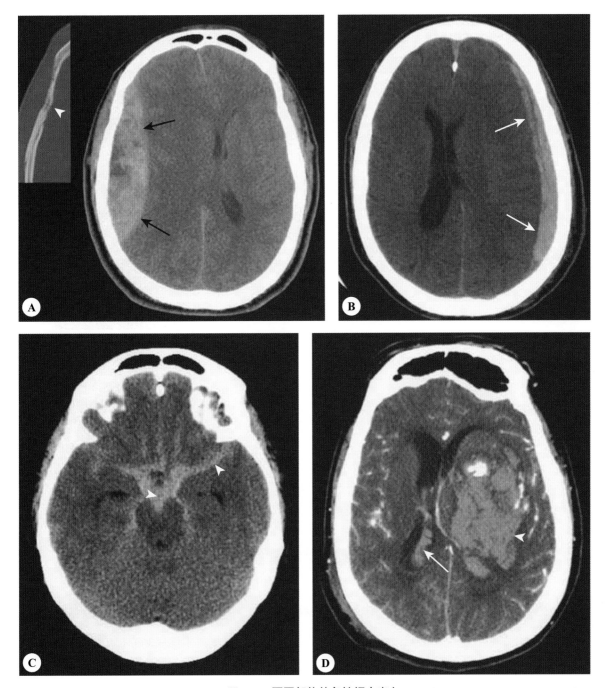

▲ 图 4-3 不同部位的急性颅内出血

A. 38 岁患者，从 20 英尺（约 6.1 米）高处坠落，CT 显示急性硬膜外血肿（EDH）伴低密度的超急性出血（黑箭），左上角小图可见与血肿相关的线性非移位颅骨骨折（白箭头）；B. 50 岁患者，跌倒，CT 显示急性硬膜下血肿（白箭），注意图 A 和 B 中均可见大脑镰下疝；C. 45 岁女性患者，霹雳样头痛，CT 显示动脉瘤破裂导致的广泛基底池及侧裂池蛛网膜下腔出血（SAH）（箭头）；D. 55 岁患者，意识丧失，增强 CT 显示巨大基底节区脑出血（白箭头）并破入脑室（白箭），注意血肿腔内的高亮造影剂渗出，提示存在活动性出血

更需要警惕脑积水的存在（图 4-5）。脑积水的继发征象包括脑脊液在室管膜下的渗出，迫使脑脊液聚集在脑实质间质内，特别是侧脑室周围。

脑积水可分为交通性或非交通性，前者由脑脊液的重吸收障碍导致，后者由脑脊液流出受阻导致。交通性脑积水可累及整个脑室系统，包括第四脑室；而非交通性脑积水仅导致梗阻部位近端的脑室扩张。如果临床上怀疑梗阻性脑积水，则应仔细寻找梗阻

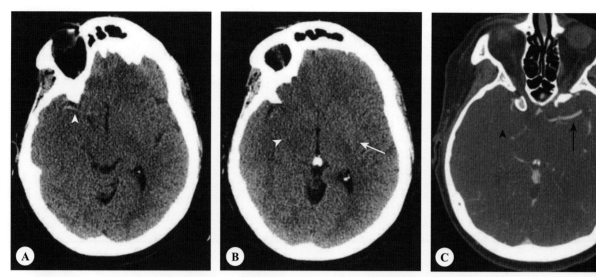

▲ 图 4-4　44 岁患者，大脑中动脉梗死，表现为明显的左侧偏瘫及偏身感觉障碍

A. MCA 致密血管征：右侧 MCA 的 M1 段见线状高密度灶（白箭头）；B. 右侧尾状核和豆状核周围灰白质分界不清（白箭头），左侧正常（白箭）；C. CTA 显示与左侧正常 MCA（黑箭）相比，右侧 MCA 不显影（黑箭头）；CTA. CT 血管成像；MCA. 大脑中动脉

的根本原因。MRI 在某些病例中尤其适用，因其可以更敏感地显示微小病灶并能提供多维的解剖学评估。

2. 增强 CT

碘剂增强 CT 在一些情况下具有较高的临床价值。例如，疑似肿瘤或脓肿等颅内占位在增强影像中显示得更为清晰，造影剂的应用也加强了对微小病灶检出的灵敏度。此外，增强 CT 还可发现开颅术后的感染，表现为局部积液和边缘强化。一般来说，在颅内占位性病变的检出中，MRI 比 CT 更为敏感。增强 CT 优于 MRI 的方面包括，更易完成、检查耗时短、适用于病情不稳定或 MRI 禁忌（如体内有金属置入物）的患者，以及无法行 MRI 检查的体型巨大患者。

(1) CT 血管成像：头或颈部的动脉相 CT（arterial phase CT，CTA）在评估动脉粥样硬化、脑卒中、动脉瘤和动静脉畸形等脑血管疾病中非常有用。CTA 常作为蛛网膜下腔出血的首选检查，在病因不明的颅内出血的诊治中也有重要作用。动脉相检查能评估血管性疾病。增强头颅 CT 还可以显示颅内占位性病变以及活动性造影剂外渗。静脉相 CT（venous phase CT，CTV）可用于评估静脉窦或脑静脉有无闭塞或损伤。

CTA 优势在于易于获得、检查耗时更短，且避免了常规造影引发的卒中和血管夹层等潜在风险。

虽然血管造影能提供更多 CTA 无法呈现的信息，如血流动力学情况等。血管造影能显示血管狭窄处的血流延迟流出，或者动静脉畸形和硬脑膜动静脉瘘中的动静脉分流及病灶的供血动脉及引流静脉等信息（图 4-6）。多时相低剂量 CTA 能在一定程度上弥补这一不足，该检查额外采集了毛细血管相和静脉相影像，可评估病灶血管区域内血管强化的出现和延迟情况，但侧支血管内的血流方向仍需经血管造影进一步明确[29]。

在很多中心，CTA 取代了传统血管造影在蛛网膜下腔出血评估中的地位。虽然 CTA 在小动脉瘤的检出上的灵敏度不如血管造影[30]，但新的多层扫描及三维重建技术能提高 CTA 的灵敏度[31]。此外，CTA 还可提供附加的解剖信息，如动脉瘤和颅底骨质的关系，以及血栓形成的情况等（图 4-7）。

(2) CT 灌注成像：CT 灌注成像（perfusion CT，CTP）是一种特殊类型的增强 CT，在静脉注入造影剂的同时对部分脑实质进行连续的扫描以获得一系列图像。运用中心容积定律得到脑血流量 [（cerebral blood flow，CBF），单位为 ml/（100g · min）]、平均通过时间 [（mean transit time，MTT），单位为 s] 和脑血容量 [（cerebral blood volume，CBV），单位为 ml/100g 组织] 等参数的分布图[32]。

对彩色 CT 灌注分布图的定量分析可以发现灌注异常的脑区。对数据的定量分析还可获得 CBF、

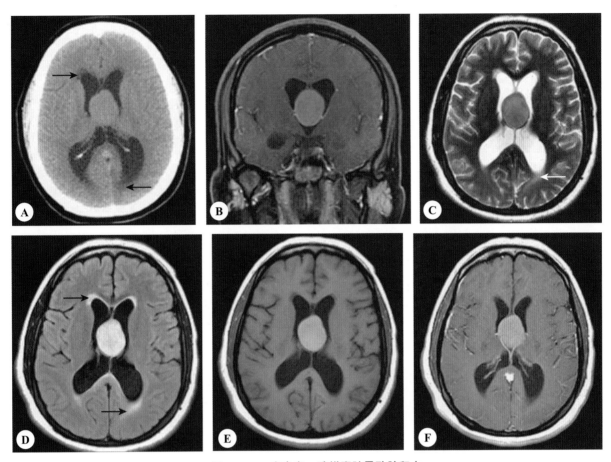

▲ 图 4-5　32 岁患者，胶样囊肿导致脑积水

A. 头颅 CT 平扫显示侧脑室扩大伴侧脑室角周围低密度区（黑箭），提示脑积水；B 至 F. 冠状位增强 T_1（B）、T_2（C）和 FLAIR（D），以及平扫（E）及 T_1 加权（F）影像显示枕骨大孔处均质非强化占位，为典型的胶样囊肿影像表现；注意 T_2 和 FLAIR 影像中可见脑脊液经室管膜移位至脑室周围（C 和 D，箭）；FLAIR. 液体抑制反转恢复

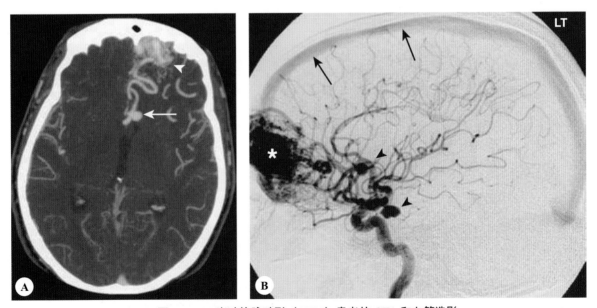

▲ 图 4-6　26 岁动静脉畸形（AVM）患者的 CTA 和血管造影

A. CTA 可见起源于扩张的大脑前动脉（AVM 供血动脉）的动脉瘤（白箭），左额叶血管巢在 CTA 中清晰显示（白箭头）；B. 常规血管造影显示病灶（星号）及动静脉分流导致的上矢状窦提前显影（黑箭）；图中黑箭头所指为动脉瘤

CBV 和 MTT 的具体数值[33]。表 4-2 列举了每一项参数的正常值[34]。

临床上 CTP 常用于评估急性脑卒中患者可挽救的缺血半暗带。在缺血情况下，脑血流量减小。脑组织 CBF<20ml/（100g·min）提示缺血。当 CBF<10ml/（100g·min）时，超过缺血性阈值，脑组织会遭受不可逆损伤[35]。在急性脑卒中患者的评估中，将 CBV 和达峰时间（time to peak，TTP）或 MTT 分布图的比较有助于发现缺血半暗带[36]。

CBV 分布图可以反映核心脑梗死区的大小[36, 37]，其显示的核心脑梗死区和 MRI 上弥散受限区域高度一致；MTT 图能最准确地反映灌注降低的区域[36]。缺血半暗带在 CTP 中表现为 MTT 延长（>6s）[35]而 CBV 相对正常（MTT 异常区域减去核心脑梗死区）。

缺血半暗带范围较广的患者更易从动脉内溶栓或其他积极治疗中获益。

CTP 还可用于评估脑血管储备[35]。与乙酰唑胺负荷的氙 CT 相似，患者可在基线和乙酰唑胺或 CO_2 负荷后进行灌注 CT 检查。上述任何药物可以使脑血管扩张。在局部脑组织灌注减低的患者中，这一脑血管自我调节机制可以通过血管扩张降低血流阻力，进而增加缺血区的 CBF。脑血管储备是指脑血管系统有多少额外的血管扩张能力。如果一个患者没有脑血管储备，则他的脑血管无法完成代偿性扩张。当应用血管扩张药后，灌注正常的脑区的血管会扩张并导致 CBF 升高。无脑血管储备的脑区中的血管已经扩张到最大值，因此相比正常脑区其 CBF 反而相对下降（图 4-8）。当盗血现象发生时，血管储备

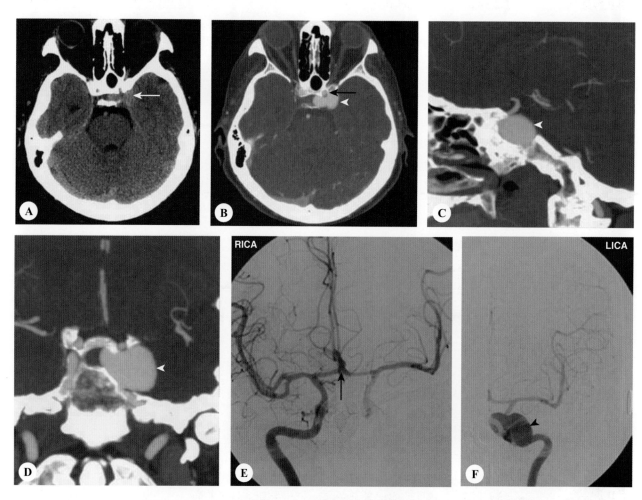

▲ 图 4-7　66 岁复视女性患者

A. 头颅 CT 平扫显示左侧海绵窦区高密度病灶，延伸至鞍区（箭）；B 至 D. 轴位（B）、矢状位（C）和冠状位（D）CTA 图像更清楚的显示了左侧颈内动脉海绵窦段囊状动脉瘤（箭头），凸入鞍区；注意动脉瘤和颈内动脉床突段（B，黑箭）的关系；E. 右侧颈内动脉造影见造影剂经过前交通动脉使左侧前循环显影；F. 行左侧颈内动脉造影再次证实动脉瘤（箭头）

正常的脑区灌注增加会进一步导致无血管储备的脑区 CBF 减低。此类丧失脑血管储备的患者在血管再通治疗中获益。

(3) 双源 CT：双源 CT 是一种新技术，它使用两种不同的 X 射线能谱对患者进行成像，一种是大约 140kV 的高能谱，另一种是 80kV 或 100kV 的低能谱。这种技术只适用于为此目的而设计的 CT 扫描仪，称为双源 CT 扫描仪。患者在两个 X 射线能级同时成像，射线可以由单个球管先后产生，也可由两个球管产生（双源）。因其每个能谱的剂量反而低于标准 X 射线剂量，所以患者接受的总剂量不会显著增加。

由于组织吸收 X 射线的不同方式，依赖 X 射线的光子能量和组织构成的元素的原子特性相互作用，双源 CT 能显示组织内各种成分的细微差别。具体来说，由氢、氧、氮和碳原子组成的低原子量有机物质，可以通过在每个能级上基于体素比较组织的吸收特性来与钙和碘等高原子量元素相区分。此时，一次只能区分出三种不同的组织类型。对于脑成像，这可能是脑组织、脑脊液、碘（来自静脉碘造影剂）或钙[38]。

双源 CT 的临床应用包括基于增强 CT 的虚拟非增强图像重建，从而将急性出血和碘造影剂强化区分开来。其他潜在的应用包括颅内出血灶中造影剂外渗的检出，卒中动脉溶栓治疗后造影剂沉积和急性脑出血的鉴别（图 4-9）。此外，重建钙成像图后，无须和其他影像对比就可很好地区分钙化灶和急性出血。

表 4-2　CT 灌注成像正常值		
参　数	值	单　位
脑血流量	30～70	ml/(100g·min)
脑血容量	2.2～4.2	ml/100g
平均通过时间	3～6	s

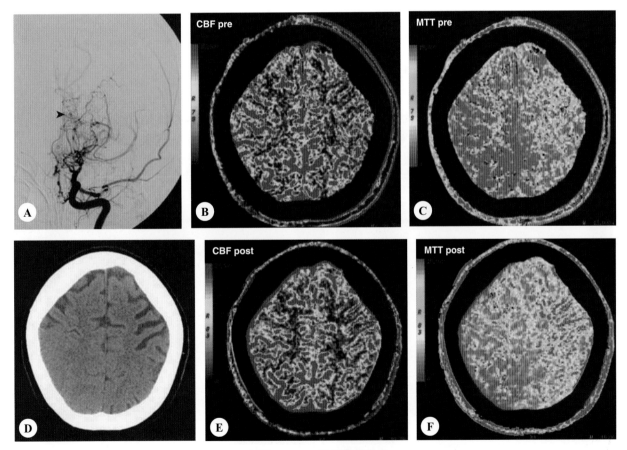

▲ 图 4-8　26 岁烟雾病患者

A. 脑血管造影显示特征性的烟雾样血管；B 和 C. 基线的脑血流量（CBF）和平均通过时间（MTT）图显示左半球轻度 CBF 减少和 MTT 延长；D. CT 平扫显示左半球脑实质体积缩小，但无局部软化灶，提示既往无皮质梗死发生；E 和 F. 吸入 CO_2 扩张血管后，CBF 和 MTT 图显示两侧半球灌注差距加大，提示该患者脑血管储备受损

双源 CT 还可在图像中实现骨质减影，通过判断体素内是否存在钙成分并予以消除。该功能在头颈部 CTA 检查中有潜在的应用价值，特别是对横突孔中的椎动脉和颅底颈动脉的评估。

（三）MRI

MRI 是一种检测大脑异常病变的敏感方法。MRI 有较高的软组织分辨率，对脑梗死、出血和微小病灶等颅脑疾病非常敏感。正因为 MRI 在诸多疾病的诊断中都扮演重要角色，本章节将着重介绍不同的 MRI 序列在疾病诊断中的作用。近年来 MRI 研究的持续深入，越来越多的新的、快速的序列被逐步开发出来。

1. T_1 加权成像

T_1 加权图像一般用于显示解剖结构。在 T_1 序列上，灰质比白质更暗（低信号）。某些物质的 T_1 弛豫时间更短，因此在 T_1 序列上比其他结构更亮（高信号）（图 4-10）。在 T_1 序列呈高信号的物质包括脂肪、高铁血红蛋白、某些钙化、黑色素（常见于黑色素瘤转移）、含蛋白质的液体和钆对比剂等。在某些病例中，血流甚至在未使用造影剂的情况下就在 T_1 信号上呈现高信号，尤其在颅底。这种血流相关的强化或流动伪影是由未被饱和的质子随血流进入成像平面导致[39]。

静脉应用钆对比剂后，T_1 加权图像可用于评估病灶强化情况。血脑屏障的破坏使得钆对比剂能积聚在组织的血管外间隙中，导致 MRI 图像中出现强化（图 4-11）。对比剂最常用于肿瘤的磁共振检查，但除此以外，脓肿、血肿、脱髓鞘病变，以及亚急性脑梗死都会导致血脑屏障的破坏并在影像上出现强化。如果感兴趣区在颅盖骨、颅底和脊柱等骨髓内，增强脂肪抑制序列能很好地消除骨髓中脂肪成分导致的 T_1 信号高信号，从而更加清晰地显示强化范围。

2. T_2 加权成像

T_2 加权图像和密切相关的 FLAIR 序列常共同用于液体积聚和水肿情况的评估，许多颅内病理改变都在 T_2 加权和 FLAIR 上表现为高信号，包括水肿、新生物、胶质增生和脱髓鞘等。FLAIR 实际上是一种特殊的 T_2 加权序列，其抑制了来自脑脊液的自由水信号，因而脑脊液表现为低信号而非 T_2 中的高信号。在 FLAIR 中含有蛋白质的液体信号未被完全抑制，其信号要高于脑脊液，因此可鉴别空腔中是充满了脑脊液还是含有蛋白质的液体。然而，FLAIR 易受脑脊液流动伪影的干扰，特别是在颅后窝的影像上，而 T_2 在颅后窝和脑干的微小病灶检出中更为灵敏。

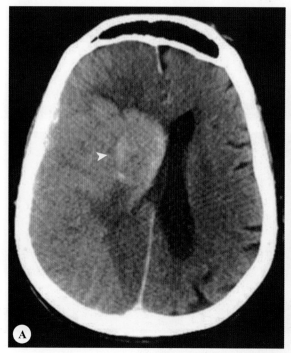
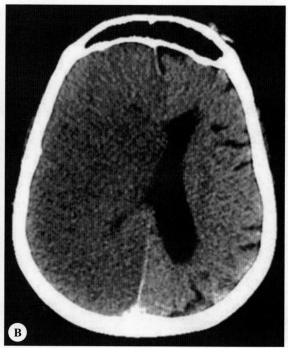

▲ 图 4-9　双源 CT；52 岁患者，急性右侧大脑中动脉梗死经血管内治疗后

A. 术后复查的头颅 CT 平扫显示右侧大脑中动脉供血区高密度，中心可见局部密度增高区（白箭头）；B. 同一层面减去碘的成分后生成的虚拟非增强 CT 显示梗死的范围且未见颅内血肿；原始图像的高密度区为造影剂的局部沉积

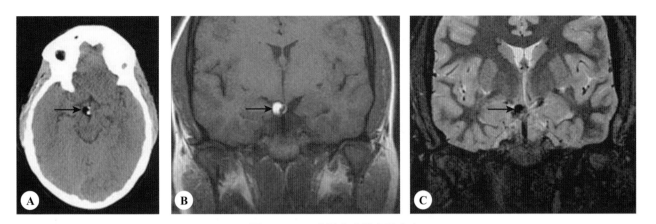

▲ 图 4-10 35 岁鞍上皮样囊肿患者

A. CT 显示病灶脂肪密度伴外周钙化（箭）；B. 冠状位 T₁ 显示病灶内脂肪高信号；C. 在 T₂ 加权抑脂序列显示低信号

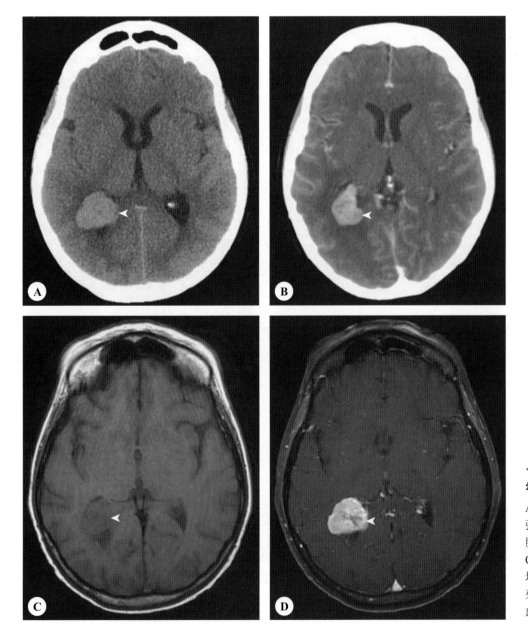

◀ 图 4-11 30 岁患者，幼年时接受过颅内放疗

A 和 B. 平扫（A）和增强（B）CT 显示右侧侧脑室三角部强化病灶；C 和 D. T₁ 平扫（C）和增强（D）脂肪抑制序列也显示强化病灶，考虑脑室内脑膜瘤

高分辨率重 T_2 加权序列可以用于观察基底池中的细小结构，如脑神经。因此该序列有助于小的听神经瘤或三叉神经痛等神经血管压迫病变的诊断。该序列还可用于评估脑脊液腔隙，如在第三脑室造瘘术前明确第三脑室形态，或者评估中脑导水管判断中脑导水管狭窄情况，后者可以导致脑积水。这些特殊序列的名称在不同的供应商中有所不同。

T_2 加权图像也可显示血管流动空影，基底动脉环、颈动脉、椎体和基底动脉的流空都很常见。可以通过硬脑膜静脉窦的流空来评估其通畅性，由动静脉畸形引起的病理性血流流空也很容易在 T_2 成像上评估。

3. T_2^* 加权成像

标准的 T_2^* 加权梯度回波（gradient echo，GRE）序列着重显示导致磁化率伪影的局部磁场不均匀。磁场不均匀区域会引起信号丢失，故在图像上显示为黑色。这种磁场的不均匀可以由磁场本身的缺陷导致，也可以由局部存在的铁磁性或顺磁性物质如金属或是血液成分等产生。钙也可导致磁敏感性伪影，但其强度不如金属或血液成分。因此，T_2^*GRE 对微小的脑出血非常敏感，在临床上被用于发现高血压、淀粉样血管病变、弥漫性轴索损伤和海绵状血管瘤导致的微小或陈旧性出血（图 4–12）。

磁敏感加权成像（susceptibility weighted imaging，SWI）是一种高空间分辨率的 3D 梯度回波序列，可以很清晰地显示出血、钙化和血管等磁化率改变的区域[40]。这一序列的优势在于能进行多平面重建且有很高的灵敏度。事实上，SWI 比传统的 T_2^*GRE

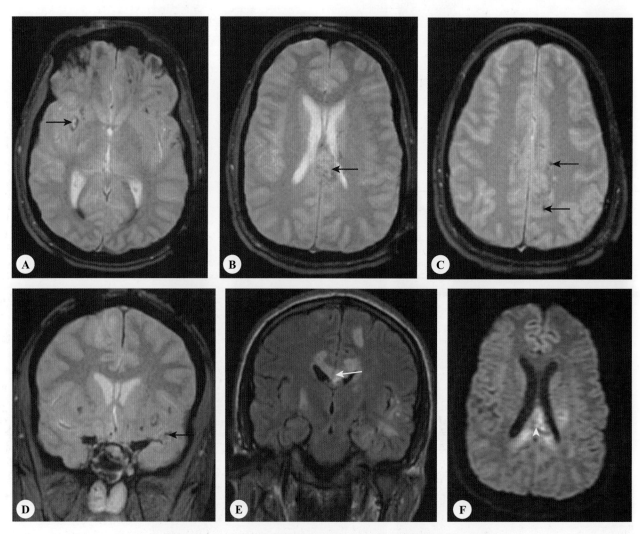

▲ 图 4–12　34 岁车祸伤患者脑出血在 T_2^* 加权梯度回波序列中表现

轴位（A 至 C）和冠状位（D）T_2^*GRE 影像显示微出血灶导致的多灶性信号缺失（黑箭）；FLAIR（E）和弥散加权成像（F）显示胼胝体压部广泛受累；上述表现符合弥漫性轴索损伤的影像特点；FLAIR. 液体抑制反转恢复；GRE. 梯度回波

检出小出血灶更敏感[41]，并能发现多种血管畸形[42]。当然，SWI 的高灵敏度也会导致假阳性增加，因为并非所有信号丢失区域都代表出血灶。

4. 弥散加权成像

DWI 本质上是一系列 T_2 加权序列，通过在三个正交方向上分别施加相反的梯度脉冲来检测水分子中质子的运动。如果没有检测到水分子的净运动，则其 T_2 信号不改变，在 DWI 上呈高信号。相反，水分子沿施加梯度方向的净运动[43]会引起去相位效应导致 T_2 信号丢失，因而在 DWI 上呈低信号。在水分子布朗运动受限的区域，因为无水分子的净运动，DWI 呈现高信号（提示弥散受限）。然而，因为 DWI 序列含有 T_2 加权信息，原本呈 T_2 高信号的区域在 DWI 序列中仍表现为高信号，这一现象称为 T_2 透射效应。为了区分 T_2 透射效应和真正的弥散受限，需要借助表观弥散系数（ADC）图。T_2 透射效应区域在 DWI 和 ADC 图中均亮，而弥散受限区域在 DWI 中亮而在 ADC 图中暗。

急性脑梗死是导致 DWI 中弥散受限的最重要病因。虽然弥散受限区通常被认为代表了梗死核心区，但一项系统综述发现 24% 患者的弥散受限区是可逆的[44]，这 24% 的患者中有一半接受了溶栓治疗。该研究提示了急性脑梗死中 DWI 高信号区可能代表了梗死核心区和部分的可逆性缺血组织。

脑脓肿、弥漫性轴索损伤、急性脱髓鞘和细胞丰富的肿瘤（如中枢神经系统淋巴瘤）也可表现出弥散受限。DWI 在以下两种情况中尤为有用。脑实质内环形强化病灶的鉴别诊断，包括颅内肿瘤如转移瘤、高级别星形细胞瘤及脑脓肿。化脓性脑脓肿的中心非强化部分典型的表现为弥散明显受限，ADC 值降低（图 4-13）。这可以把脓肿与坏死性肿瘤相鉴别，坏死性肿瘤的 DWI 信号通常正常或升高，但也有例外。

有一种情况是 DWI 特别有助于鉴别表皮样囊肿和蛛网膜囊肿，例如，发生于小脑脑桥角池的囊肿。表皮样囊肿 DWI 信号亮[45]（图 4-14）。蛛网膜囊肿在所有序列上和脑脊液的信号一致，DWI 呈低信号。

5. 脑出血不同时期的 MRI 变化

脑实质出血的 MRI 影像令人困惑，因为影像学的表现会随时间改变[27, 46]。血红蛋白的状态通过氧化状态的变化影响铁的磁性能，引起 T_1 和 T_2 信号的改变。掌握这一 MRI 信号变化规律有助于临床判断脑出血的时期，并能避免将脑出血误诊为颅内占位性病变（表 4-3）。

超急性期脑出血尚为液态血液，主要含有尚在细胞内的氧合血红蛋白。在这一阶段，出血灶表现为 T_1 等信号，T_2 高信号。在急性期（12 小时至 2 天），血红蛋白逐渐转变为去氧血红蛋白，因此血肿在 T_2 中转变为低信号而在 T_1 中仍为等信号。在亚急性早期（2~7 天），血肿被进一步分解，去氧血红蛋白转变为正铁血红蛋白，此时正铁血红蛋白仍处于细胞内部。这一时期的血肿在 MRI 上表现为 T_1 高信号，T_2 低信号。在亚急性晚期（8 天至 1 个月），红细胞被逐步溶解，游离于细胞外的正铁血红蛋白在 T_1 和 T_2 上均为高信号。最后，随着血肿进入慢性期（数月至数年），血红蛋白中的铁以含铁血黄素和铁蛋白的形式储存，在 T_1 和 T_2 上均表现为低信号[46]。

6. 磁共振血管成像

MRA 可以在使用或不使用造影剂的情况下采集。非增强 MRA 的原理是标记血液中运动的质子后，通过捕捉质子的流动来显示血管。增强 MRA 的原理和 CTA 类似，都是通过造影剂使血管显像，因此增强 MRA 的图像质量在很大程度上受造影剂团注时间准确与否的影响。这些成像技术的基本原理在前面的章节中已描述。

由于血液在基底动脉环内是前后、上下和左右三个方向流动，颅内血管的时间飞跃（time-of-flight, TOF）MRA 进行三维扫描。只要患者能在扫描过程中保持静止，三维 TOF-MRA 就能在不使用造影剂且无辐射风险的情况下，生成颅内主要血管的高分辨率图像。增强 MRA 在某些特定的情况下有其优势，如在动静脉畸形中用于评估其中的慢速血流或小血管的血流情况。

由于颈部的血流主要是上下方向，因此颈部的非增强 MRA 运用二维 TOF 技术。颈部更大的扫描范围需要在多个层块上获取图像。如果患者在相邻层块影像采集时发生移动，则会导致影像在血管走行上产生阶梯伪影，从而使得影像无法解读。消除该伪影的一种方法是使用增强 MRA。在静脉注入造影剂后的动脉强化峰值期直接以冠状位扫描颈部血管。无论是何种 MRA 方法采集的图像，都需基于最大密度投影（maximum intensity projection, MIP）或薄层二维多平面重组（multiplanar reformation, MPR）以得到三维影像。

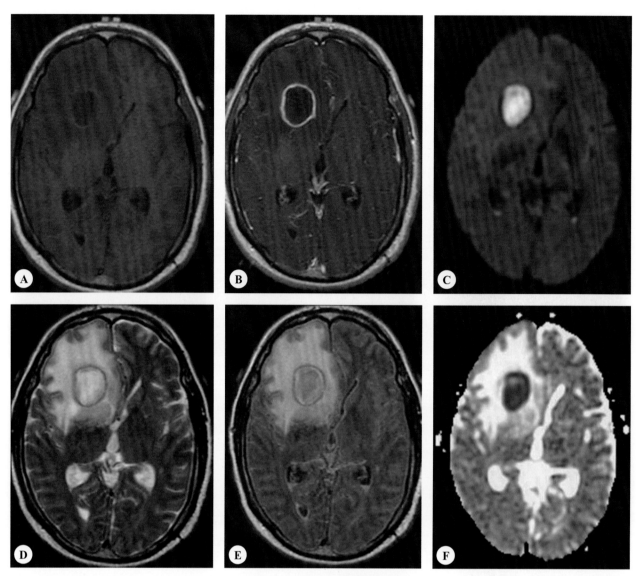

▲ 图 4–13　弥散受限的影像表现

45 岁男性头痛；T_1 平扫（A）、T_1 增强（B）、DWI（C）、T_2（D）和 FLAIR（E）及 ADC 图（F），显示右侧额叶环形强化病灶；典型的脑脓肿影像特点，包括弥散受限 [DWI 信号亮（C），ADC 信号暗（F）] 和病灶周围 T_2 低信号环（D）；注意 DWI（C）和 FLAIR（E）中脑室内分层碎片，提示脑室播散；ADC. 表观弥散系数；DWI. 弥散张量成像；FLAIR. 液体抑制反转恢复

阶　段	血肿时间	血肿成分	T_1	T_2
		表 4–3　脑出血不同时期的 MRI 表现		
超急性期	＜12h	氧合血红蛋白（细胞内）	等信号	高信号
急性期	12 小时至 2 天	去氧血红蛋白（细胞内）	等信号	低信号
亚急性早期	2～7 天	正铁血红蛋白（细胞内）	高信号	低信号
亚急性晚期	8 天至 1 月	正铁血红蛋白（细胞外）	高信号	高信号
慢性期	数月至数年	含铁血黄素	低信号	低信号

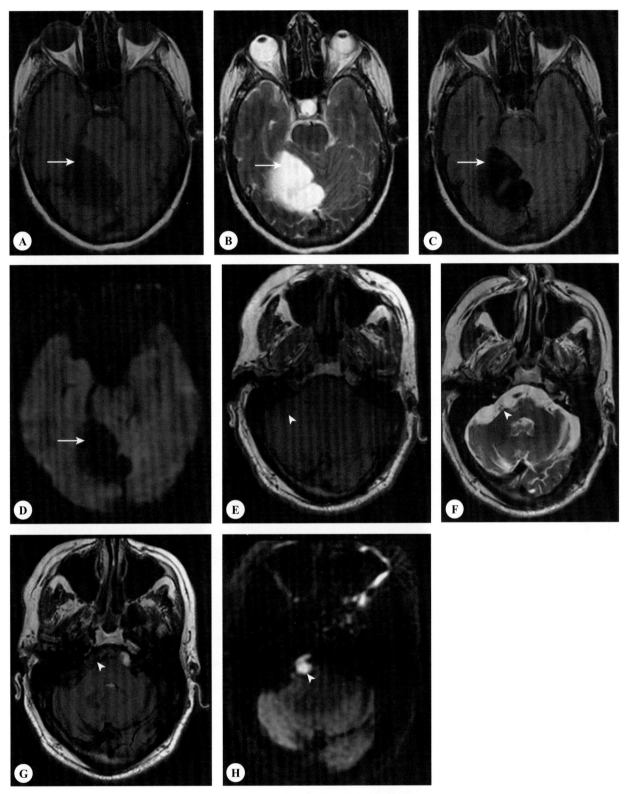

▲ 图 4–14　两名颅后窝病变患者影像表现

77 岁女性患者，意外发现颅后窝蛛网膜囊肿，其 T_1（A）、T_2（B）、FLAIR（C）和 DWI（D）影像；蛛网膜囊肿的影像特征即为在各序列中均呈脑脊液信号的囊状结构；37 岁患者，右侧小脑脑桥角池表皮样囊肿，其 T_1（E）、T_2（F）、FLAIR（G）和 DWI（H）影像；病灶在 T_1 和 T_2 中和脑脊液信号一致，但在 FLAIR 中未被完全抑制；注意 FLAIR 序列中的左侧小脑脑桥角池的流动伪影，表现为 FLAIR 信号升高；表皮样囊肿的典型影像表现为 DWI 信号亮；FLAIR. 液体抑制反转恢复；DWI. 弥散张量成像

通过比较血管闭塞和锁骨下动脉盗血综合征来说明颈部增强和非增强 MRA 之间的差异（图 4-15）。在血管闭塞的情况下，被标记的质子并未流过闭塞的血管，因此 TOF-MRA 无血流信号；同时，增强 MRA 中血管因闭塞而无造影剂显影（图 4-15，颈动脉）。相反的，在锁骨下动脉盗血的情况下，患侧椎动脉的血流方向被逆转。因为左侧椎动脉内的血流方向是自上而下的，二维的 TOF-MRA 未能发现血流信号。原因是该序列采集时需在颈部血管上方施加饱和式脉冲以消除颈静脉的血流信号，而颈静脉信号可能与颈动脉重叠，使之显示不清。由于锁骨下盗血时左侧椎动脉的血流由上而下，因此逆流的椎动脉中被标记的质子因与颈静脉血流同方向在二维 TOF-MRA 上也被抑制。但在增强 MRA 中，患侧椎动脉虽然逆流但血管仍开放，所以能在注入钆对比剂后显影（图 4-15）。

通过硬脑膜静脉窦的非增强 TOF 或相位对比序列也可以评估颅内静脉结构，即 MR 静脉造影（MR venography，MRV）。通常来说，推荐联用轴位和冠状位扫描以显示上矢状窦和乙状窦的血流。

（四）磁共振灌注成像

MR 灌注成像是 CT 灌注成像的补充。其成像方法有两种，静脉注射造影剂或动脉自旋标记技术。增强的 MR 灌注成像，在静脉团注造影剂经过全脑时采集影像。利用动态磁敏感对比（dynamic susceptibility contrast，DSC）技术在造影剂通过脑实质期间进行 T_2^* 加权扫描。钆对比剂的顺磁性会导致 T_2^* 信号降低。根据随时间变化的信号降低趋势可以绘制出信号强度 – 时间曲线。计算其曲线上方面积即负性增强积分，就可反应脑血容量（CBV）[47]。由此曲线图，进一步生成 CBV、CBF 和 MTT 等灌注图像。如果使用基于 T_1 的脉冲序列，则该技术称为动态对比增强（dynamic contrast-enhanced，DCE）MR 灌注，该技术的基本原理和前面介绍过的 CT 灌注类似。

DSC 和 DCE 磁共振灌注现在已被用于诸多临床疾病的诊治中，包括脑卒中和性质不明的颅内病灶。在急性脑卒中的影像中，磁共振灌注和弥散图像异常的不匹配区代表缺血半暗带，即脑组织缺血但尚未坏死。灌注异常可以由多种方法定义，最常用的标准为 TTP 延迟[48]，也可用 MTT 延长来判断。缺血半暗带较大的患者通常可在动脉内溶栓或其他挽救半暗带脑组织的治疗方案中获益（图 4-16）。

动脉自旋标记（arterial spin labeling，ASL）是一种非增强的磁共振灌注技术，在成像平面近端应用反向脉冲标记动脉血流[49]。当这些被磁性标记的质子流入大脑信号采集区，它们在脑组织中的分布达到平衡，在扫描中起到示踪剂的作用。将非标记像减去标记像，得到动脉血流相对含量的图，相当于脑血流图。此外，还能定量计算以 ml/(100g·min) 为单位的脑组织的 CBF 值。

ASL 磁共振灌注技术目前已在脑卒中等多种疾病中得以应用。通过视觉或定量分析 CBF 值，将 CBF 图与 DWI 图进行比较，也可以显示灌注 – 弥散不匹配的区域，被认为与缺血性半暗带相关[50]。文献中报道的 ASL 灌注 MR 序列的其他用途包括慢性脑缺血、癫痫、新生物、血管畸形和过度灌注的评估[51, 52]。

（五）功能磁共振成像

功能磁共振成像（fMRI）的原理是在患者进行功能任务的同时采集一系列脑影像。其脉冲序列达到最大化以显示血氧水平的增加，从而显示脑区的激活[53]。检测到的信号变化非常小，需要患者重复执行任务，使扫描数据得以累积，以获得足够的信噪比用于分析。

fMRI 在临床上已被广泛使用[53]。fMRI 已被用于确定计划手术治疗的癫痫患者其语言和记忆的优势侧。功能区肿瘤患者也可通过 fMRI 定位功能区，从而更好地规划肿瘤切除范围。该技术还被广泛用于科研工作中以评估和定位不同的大脑功能。毋庸置疑，随着这一领域研究的进展，fMRI 还将会有更多的新用途。

（六）弥散张量成像

弥散张量成像（DWI）是一种更复杂的弥散加权成像，和 DWI 仅在三个方向上进行数据采集不同，DTI 要在 6 个及以上方向上检测水分子的运动方向[54]。在大脑中，水分子受细胞结构影响存在某一优势弥散方向，这种特点称为各向异性（anisotropy），在 DTI 图像中，各向异性以部分各向异性（fractional anisotropy，FA）绘制图的形式呈现。FA 值高（FA 更接近 1.0）的区域显示水分子运动有更强的方向性，而 FA 值低（FA 更接近 0）的区域水分子运动方向性则较弱。大多数情况下，水分子沿着已知的白质束走向运动，通过分析大脑中的水分子运动模式，就可以重建出白质纤维束结构图（DTI 示踪成像）。

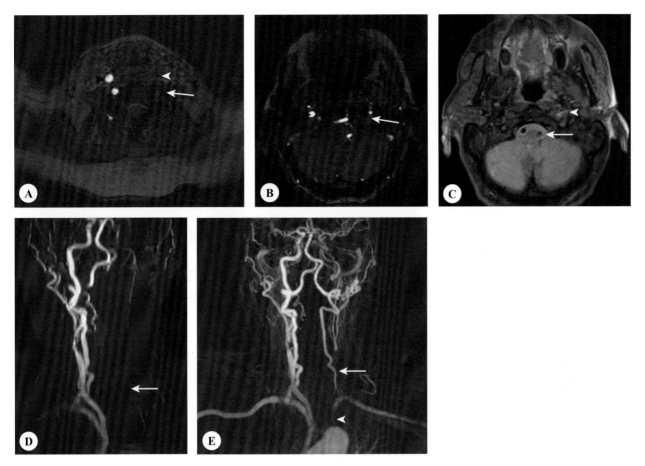

▲ 图 4-15　磁共振血管成像（MRA）

70 岁女性患者，反复跌倒；非增强二维时间飞跃 MRA（2D TOF-MRA）影像（A、B、D）中可见正常的右侧颈动脉及椎动脉（图 A 和 B 中的黑箭头），左侧椎动脉（白箭）及颈动脉（白箭头）无血流相关信号；轴位质子密度加权脂肪饱和序列成像（C）显示左侧颈动脉的异常流空影（白箭头）和右侧颈动脉（黑箭头）和椎动脉（白箭）的正常流空影；钆对比剂增强 MRA（E）显示左侧椎动脉增强后显影（白箭）但左侧颈动脉不显影，注意左侧锁骨下动脉起始部狭窄（白箭头）；血管造影证实该患者存在锁骨下动脉盗血综合征，左侧椎动脉中血液逆流（因此在 2D TOF-MRA 中无血流相关信号），左侧颈动脉闭塞（TOF-MRA 和增强 MRA 均无血流）

在临床实践中，DTI 用于功能区脑肿瘤患者的重要纤维束重建。通过选择关键的解剖位置并计算两者间的水分子运动的各向异性，即可重建出某一特定的纤维束并对纤维束和病灶的解剖关系进行展示。DTI 技术的应用有助于肿瘤最大程度的安全切除[55]，但必须强调的是，DTI 重建得到的纤维束仅是基于水分子移动的各向异性分析而来，并非实际的白质纤维束本身。

DTI 在已有多种研究用于评估白质纤维束的完整性。目前的研究热点包括评估多发性硬化、头部外伤和衰老 / 痴呆的轴索通路的丧失。

（七）磁共振波谱成像

MR 波谱成像（MR spectroscopy，MRS）是一种对脑组织采样并分析已知代谢物的方法。在临床

MRS 应用中，因为组织中质子含量丰富，氢质子（^{1}H）的 MRS 目前最常用。MRS 有多种数据采集方法。单体素 MRS 针对单个体积的组织进行研究。在不同的回波时间（echo time，TE）对该组织进行扫描，以显示不同的代谢物。短 TE 扫描中回波时间大概为 35ms，长 TE 扫描中的回波时间常采用 144ms 或 288ms。如果代谢物存在，无论采用任何一种回波时间的 MRS 检查均可以显示代谢物峰值对应的 N- 乙酰天冬氨酸（N-acetyl aspartate，NAA）、肌酸（creatine，Cr）、胆碱（choline，Cho）、乳酸（Lactate，Lac）和脂质（lipid，Lip）。当 TE 为 144ms 时，乳酸峰通常在基线以下而不是高于基线，并经常显示为双峰模式，有助于把它和相邻的更宽的脂质峰区分开来。此外，短 TE 扫描还能显示另外的代谢产物包括谷氨酰胺及

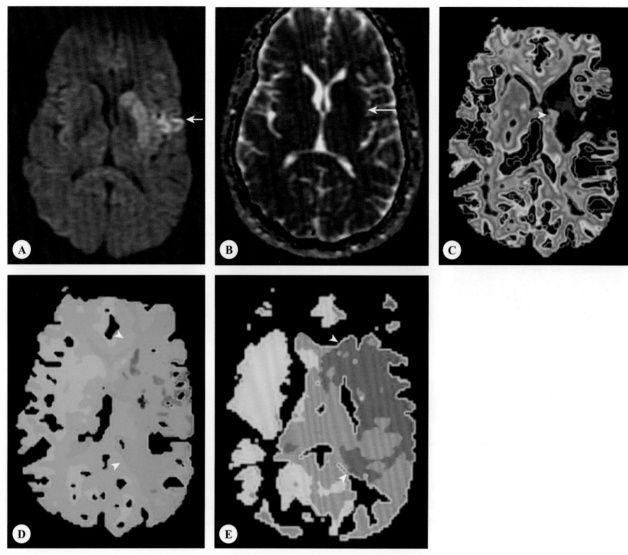

▲ 图 4-16　56 岁急性右侧偏瘫患者

弥散加权成像（A）和表观弥散系数（ADC）图（B）显示左侧基底节和岛叶弥散受限区，提示急性脑梗死；脑血容量图（C）显示区域和弥散受限区基本一致，提示脑梗死核心区；平均通过时间（MTT）（D）和达峰时间（TTP）（E）分布图显示更大范围的灌注异常区域（白箭头），这些处在灌注异常区域内但尚无弥散受限的组织即为缺血半暗带

谷氨酸（谷氨酸类化合物，Glx）和肌醇（myoinositol，MI）等。

多体素 MRS 与单体素技术的不同之处在于同样对一个组织层块进行扫描，层块中却包含许多更小的体素。当扫描完成后，不仅可以测定层块内的每个体素，还能将相邻体素相加，对感兴趣区域的选择更为灵活。此外，病灶周围的正常脑组织也能被纳入多体素 MRS 的扫描层块内，用于和病变组织进行对比。

不同的代谢物代表了不同的生理学过程[56]。Cr 在整个脑实质中浓度相对稳定，通常被用作细胞代谢的内部参考峰。NAA 常被用作神经元完整性的标记，而 Cho 常被用作反映细胞增殖的细胞膜转换的标记。Lac 代表细胞内存在无氧呼吸。肌醇 MI 代表神经胶质细胞。Lip 代表髓鞘的坏死或破坏。

波谱峰值的模式可以帮助确定病变是否为肿瘤[57]。例如，Cho/Cr 值升高，NAA 峰降低和 Lac 峰的出现常提示肿瘤（图 4-17）。然而，MRS 的诊断挑战之一是各种代谢物的相对代谢峰高度的变化可能与病因无关，在这种情况下，MRS 的结果需要结合其他影像学检查共同判读。

（八）核医学影像

神经外科医生在临床工作中还会使用核医学影像。核医学指的是一种成像检查，在这种检查中，

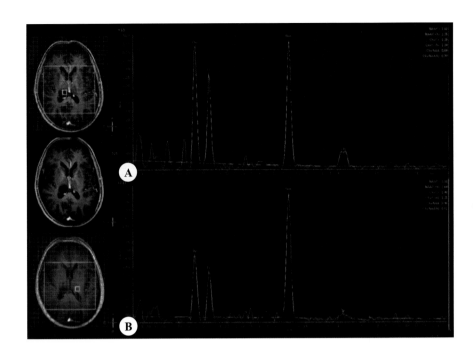

◀ 图 4–17　42 岁丘脑肿瘤患者的多体素长回波时间（TE=288ms）右侧丘脑病灶的 MRS 图像，与对侧正常组织进行比较（左列中图为 T_1 增强影像）

A. 右侧丘脑病灶内体素显示，与 Cr 峰相比，NAA 峰降低，Cho 峰升高，存在 Lac 峰；B. 左侧正常丘脑内体素显示正常的波谱结构；病理结果提示为间变星形细胞瘤（WHO Ⅲ级）

放射性标记的化合物被注射到患者体内，然后用专门的探测器评估这种物质在体内的分布。核医学影像包含多种扫描技术，包括 PET 和 SPECT，在本章节中，仅对后者进行介绍。

SPECT 是一种可用于检测脑灌注等变化的核医学成像方式[58]。在脑 SPECT 检查时，被放射性核素标记的示踪剂通过吸入或静脉注射的方式进入患者体内。示踪剂在脑实质中积聚，其分布模式与脑组织内的血流量成比例。随着放射性核素的衰减，这些放射性示踪剂释放出光子。脑血流量相对较高的区域，如灰质，有更多的放射性示踪剂积聚，因此比血流量较低的区域，如白质，释放更多的光子。这些光子被放置在患者头部周围的伽马摄像机探测到，信息被重建成体层扫描图像。图像中的每个体素强度代表放射性示踪剂的相对摄入量。由于体素是相互比较的，不直接检测实际的脑血流量，因此临床上的脑 SPECT 是一种定性检测（除了氙 CT 灌注检查，该检查会在后文中介绍）。

为了能通过血脑屏障，示踪剂一般为脂溶性。脑 SPECT 中最常用的示踪剂包括静脉用的锝 –99m（^{99m}Tc）标记化合物和吸入用的放射性标记的氙气（^{133}Xe）。静脉示踪剂可以在数分钟内被吸收，并在数小时内保存稳定，因此在注射示踪剂后可立即检测灌注情况。以吸入 ^{133}Xe 为示踪剂的脑 SPECT 可以定量检测脑血流量，但该检查需要昂贵的特定设备，故而在临床上很少使用。

除了检测脑灌注情况，SPECT 技术还可用于体内其他化合物或其他部位的检测。例如，疑似脓肿的病灶中如有放射性标记的白细胞聚集可支持脓肿诊断[59]。脑 SPECT 还可用于分子影像检查。例如，使用放射性标记的受体配体，如神经递质，可用于定位受体活动[60]。

在临床上，脑 SPECT 最常用于癫痫、脑血管病和痴呆的评估。癫痫常表现为致痫组织的局部脑血流量显著增加[61]（图 4–18）。因为 ^{99m}Tc 示踪剂可被脑组织快速吸收并停留达 6h，所以放射性核素可以在癫痫发作起始的数分钟内注入患者体内，并在癫痫发作停止、患者情况稳定的情况下进行 SPECT 扫描。癫痫发作时的灌注情况（发作期 SPECT）可以和发作间期的灌注情况（发作间期 SPECT）对比。致痫灶表现为发作期高灌注，发作间期低灌注，当脑电图和临床数据相冲突或不具特异性时，该检查具有较高的临床价值，此外，该检查还能显示继发性全面性癫痫的致痫灶。临床上有癫痫样活动的患者如缺乏脑灌注改变，常提示假性癫痫发作或其他非癫痫性发作现象。与 MRI 和 EEG 相结合，SPECT 是癫痫患者术前评估的有效辅助手段[62]。

脑血管疾病和卒中也可以用脑 SPECT 进行评估[63]。SPECT 可用于新发卒中患者中缺血半暗带的评估，虽然临床上更常使用 CT 和 MR 的灌注成像，因为这两种技术更易获得、扫描时间更短且空间分辨率更高[64]。脑 SEPCT 还可用于慢性脑缺血患者脑血管储备的评估。患者在使用血管扩张药（乙酰唑胺或 5% CO_2 吸入）后，静脉注射放射性核素标记的示踪剂。在灌注正常的组织中，血管扩张药的使用

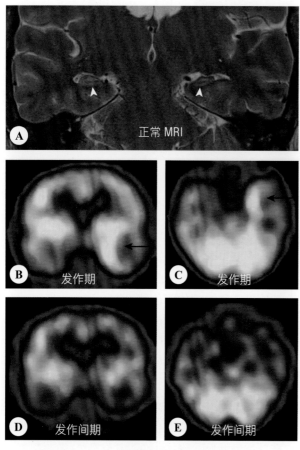

▲ 图 4–18　39 岁药物难治性癫痫女性患者

颞叶冠状位高分辨率 T_2WI 显示海马结构正常（A，箭头）；癫痫发作期和发作间期的 ^{99m}Tc- 双半胱氨酸乙酯（^{99m}Tc-ECD）脑 SPECT 图像分别见（B 和 C）和（D 和 E）；冠状位（B 和 D）和轴位（C 和 E）图像证实，相比于静息状态，左侧颞叶内侧在发作期示踪剂摄入明显增加（黑箭）

会导致局部高灌注。但在病变血管供血区，并不出现高灌注，病变血管无法扩张或已扩张至最大限度，引发盗血现象反而导致局部低灌注。对此类患者，可以考虑进行血管重建治疗[65]。

脑血管痉挛也可用 SPECT 评估。脑血管痉挛是蛛网膜下腔出血后的常见并发症，并可导致脑缺血或梗死[66, 67]。脑血管造影是诊断脑血管痉挛的金标准，但 SPECT 也可用于显示可疑脑血管痉挛患者的低灌注区[68]。一项研究表明，血管造影证实的血管痉挛 24h 内进行 SPECT 检查，不能证实 SPECT 具有预测效用，该研究结果可能会限制 SPECT 在脑血管痉挛诊断中的进一步应用[69]。

最后，SPECT 等核医学检查还是脑死亡的一种无创性确诊手段[70]。在脑死亡的患者中，脑灌注的缺失导致颅内无示踪剂摄取。大部分的头颈部血流经过颈外动脉循环导致图像上出现"热鼻征"（hot nose sign）。但是仅靠脑 SPECT 不足以诊断脑死亡，必须结合临床来明确诊断[71]。

结论

神经影像在神经外科临床实践中扮演重要角色。识别占位效应、脑疝、水肿和缺血等神经外科基本病变的影像表现是快速诊断神经外科急症的第一步。MRI 是诊断诸多颅脑疾病的有效辅助检查，不同的 MRI 序列提供独特的信息有助于鉴别诊断。神经影像还是目前研究的前沿和热点，有望在多个领域取得长足的进步，尤其是灌注成像、DTI 和 fMRI 等领域。了解这些新模态的基本概念将有助于将这些技术纳入临床实践中，因为它们在临床上的应用越来越多。

第 5 章　颅脑和复杂脊柱手术的神经麻醉与监测
Neuroanesthesia and Monitoring for Cranial and Complex Spinal Surgery

Shobana Rajan　Deepak Sharma　著

兰 平 译　　方泽斌 校

临床要点

- 系统的麻醉前评估，包括优化并存疾病，对于最佳的围术期医疗照护至关重要，以防止最后一刻取消手术和降低不良后果的风险。
- 围术期外科之家是一种以团队为基础的医疗照护模式，其目标是通过手术经验指导患者，提高照护和康复质量，改善预后，降低成本，提高患者满意度。
- 神经麻醉的首要目标是提供麻醉和镇痛，优化全身和脑血流动力学，提供良好的手术条件，并促进麻醉的早期苏醒。
- 各种麻醉药具有独特的全身和大脑药效学作用和特定的药代动力学特征。药物的选择是由几个因素决定的，包括患者的特征、神经病理、计划的手术过程和术中神经监测。通常采用一种结合强效、短效阿片类药物的平衡麻醉技术。
- 神经外科患者的气道管理至关重要，特别是颈椎不稳定和颅内压升高的患者。成功的气道管理包括仔细选择药物和插管器械，从使用传统的直接喉镜到视频喉镜和纤维支气管镜。
- 术中颅内压的管理包括渗透治疗、过度通气、适当体位、脑脊液引流、维持血流动力学稳定和足够深度的麻醉。
- 尽管缺乏有力的证据，药理学爆发抑制通常用于在全身性和局灶性脑损伤及脑血管疾病的情况下提供术中神经保护。
- 术中神经监测通常用于早期发现医源性神经损伤。脑电图、脑皮层电图学、体感诱发电位和运动诱发电位，以及视觉和听觉诱发电位是最常用的监测方式。
- 近红外光谱和颈静脉血氧饱和度测定用于监测全脑氧合，经颅多普勒超声用于监测神经外科手术中的脑循环。
- 脊柱手术麻醉包括定位期间的照护、围术期疼痛的管理、预防和处理大出血的策略、术后视力丧失的预防，以及在颈椎不稳定情况下对气道进行目标导向的液体治疗管理。

颅脑和复杂脊柱脊髓手术的神经麻醉包括术前评估、麻醉处理、术中神经电生理监测、麻醉后的苏醒和恢复、术后恢复等围术期处理。成功的麻醉管理需要了解神经生理学、神经药理学和神经监测，还要与外科团队合作建立围术期管理路径。本章概述了神经外科手术的围术期和麻醉管理。

一、麻醉前评估

麻醉前评估的基本目标是获得相关的患者信息、术前优化、风险评估和制订合适的麻醉方案。麻醉前评估是围术期外科之家模型的关键组成部分（图 5-1）。除此之外，还包括减少不必要的对患者无益（如术前常规检验）的干预措施，以及减少取消手术和降低术后住院时间的努力。麻醉前评估改善了围术期管理，避免了推迟 / 最后一分钟取消手术的情况，降低患者不良结局的风险，还降低了不必要的常规医疗咨询的成本[1]。

除了需要神经外科手术情况相关的评估外，麻醉前评估还包括引起并发症的医疗问题（如高血压、冠状动脉疾病、肺病、内分泌疾病和肾病）的病史。确定严重程度、控制程度和术前优化的可能性。记录患者机能的能力评估。询问手术和麻醉史时应重点关注气道管理中的任何困难，药物过敏反应（变态反应、乳胶过敏、造影剂过敏）、术后恶心呕吐、疼痛控制和任何不良事件。记录用药史。长期服用皮质类固醇的患者在围术期可能需要补充皮质类固醇。尽管血管紧张素转化酶（angiotensin-convening enzyme，ACE）抑制药和抗凝血药可在术前停止，但 β 受体拮抗药和抗高血压药通常在术前持续使用。考虑到对器官功能、药物剂量和手术期间不良反应风险的影响（例如，吸食可卡因患者的高血压危象和心肌缺血），记录患者的社会史，包括吸烟、饮酒和非法药物摄入史。恶性高热和假性胆碱酯酶缺乏的家族史至关重要。恶性高热是由特定麻醉药引发的罕见并发症，如果遇到可能是致命的；因此，避免潜在的能引起反应的刺激物是至关重要的。假性胆碱酯酶缺乏与神经肌肉阻断药氯化琥珀胆碱和米库氯铵的复苏时间延长有关[2]，因此必须避免使用这些肌肉松弛药。

麻醉前评估包括体格检查，以记录生命体征（血压、心率、呼吸频率、氧饱和度）和体重指数（body mass index，BMI）。在神经外科患者中，建立基线血压对于确保最佳的围术期脑和脊髓灌注维持非常重要。BMI 增加可导致气道管理困难。此外，过度肥胖与心脏病和糖尿病有关。从麻醉医生的角度来看，

气道检查是体检的重要组成部分。气道管理不当可能会对神经系统预后产生不利影响。考虑到一些特定的手术需要，如血流动力学稳定性和脊柱的固定，应仔细评估患者的气道，以便于通气和气管插管。插管困难风险的评估包括：Mallampati 评分[3]、颏甲距离、是否存在深覆𬌗或反𬌗，以及颈部整体屈伸度（表 5-1）。对于近期进行过幕上开颅手术的患者，以及患有肢端肥大症或颈椎病变的患者，由于颞下颌关节僵硬可能会导致患者的张口明显减小，应考虑到困难气道可能。及时识别潜在的困难气道，可以采用辅助设备和对策进行适当规划，并制订备用方案，提高患者安全。

表 5-1　麻醉前气道评估	
张口度	是否足以安全地插入喉镜
Mallampati 气道分级（Ⅰ～Ⅳ级）	更高级别：插管困难
颈部的活动度	伸展受限：声门显示不良
颏甲距离	<7cm 提示喉头高，窥喉困难
颈部周长	男性>43.2cm，女性>40.6cm：预示着通气和插管的困难

实验室检查的复阅对于排除贫血、血小板减少、肾功能和电解质异常、凝血功能异常和妊娠（如果可能）非常重要。在可能大量失血的手术中，确保正确的血型筛查和抗体筛查非常重要。美国麻醉医师协会麻醉前评估工作组指出，可根据临床特点，可命令或要求选择性地进行术前检查，以达到指导或优化围术期管理的目的[4]。例如，术前静息 12 导联心电图（electrocardiogram，ECG）对于患有已知冠心病、严重心律失常、外周动脉疾病、脑血管疾病或其他形式的严重结构性心脏病的患者是合理的。大多数神经外科患者需要进行血红蛋白或血细胞比容、血糖和电解质，以及凝血功能的检测，而有时可能需要检测苯妥英钠的血药浓度。不明原因的呼吸困难患者和心力衰竭伴呼吸困难进展或其他临床状态改变的患者可能需要术前评估左心室功能。

麻醉前评估的一个重要方面是识别高风险患者，以便提供更好的围术期管理，告知患者预期风险，在手术前进行选择性转诊，进行专门的术前

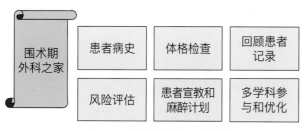

▲ 图 5-1　围术期外科之家模型

调查，启动旨在降低围术期风险的术前干预，并安排适当的术后医疗照护策略[5]。美国麻醉医师协会（American Society of Anesthesiologists，ASA）的身体状况评分被广泛用于此目的（表 5-2）[6]。修订的心脏风险指数（revised cardiac risk index，RCRI）是预测非心脏手术后主要心脏并发症的简单且广泛使用的指数[7]。它包含六个同等权重的组成部分：冠状动脉疾病、心力衰竭、脑血管疾病、肾功能不全、糖尿病和高风险外科手术。

患者教育是麻醉前评估的一个关键组成部分。ASA 指南建议，为降低肺部吸入胃内容物相关并发症的严重程度，清澈液体的禁食时间应至少为 2h，清淡膳食的禁食时间为 6h[8]。现在人们已经认识到，以非碎片化的方式对围术期进行优化管理，产生连续的医疗照护，可以提高康复率，降低内外科并发症，并降低成本和减少住院时间。这是加速康复和围术期外科之家的概念。围术期外科之家是一种基于团队的医疗照护模式，其目标是通过手术经验指导患者并提高照护质量，从而提高康复率、改善结局、降低成本和提高患者满意度。对该模型进行系统的麻醉前评估至关重要[9]。

二、神经生理学与麻醉神经药理学

神经麻醉的主要目标是在为外科医生提供最佳手术条件的同时，确保患者在安全麻醉的情况下有足够的镇痛和遗忘，有效控制心血管和呼吸参数，并维持足够的脑和脊髓灌注。在正常和病理情况下，麻醉药和麻醉技术对脑循环、代谢和颅内压（intracranial pressure，ICP）有不同的影响，在成功的麻醉管理中必须考虑到这些因素。

正常的大脑接收 14% 的心输出量，消耗 20% 的氧气摄入量。脑血流量（cerebral blood flow，CBF）与代谢需求相关。尽管自动调节的实际极限有所不同，CBF 在脑灌注压（cerebral perfusion pressure，CPP）的广泛范围内保持相对稳定在 50ml/（100g·min）左右。对于某个给定的血压值，CBF 值可能高于或低于传统的自动调节曲线估计值。因此，CBF 的管理应以多因素综合一体的 CBF 调节框架为指导，特别是对于有脑缺血风险的患者。CPP 依赖于平均动脉压和 ICP。后者取决于颅内血容量（intracranial blood volume，CBV）、脑实质、脑脊液容量和中心静脉压。脑血流受 $PaCO_2$ 影响较大，受 PaO_2 影响较小。在 20～60mmHg 的生理范围内，CO_2 张力每变化 1mmHg，CBF 变化 3%～4%，CO_2 改变后数秒内 CBV 随之下降。因此，急性过度通气可迅速降低 CBV 和 ICP。然而，过度通气可能导致医源性缺血。全身 CO_2 张力的长期变化伴随着脑脊液中碳酸氢盐的主动转运来恢复正常的酸碱平衡。因此，过度通气对 CBF 的影响不会持续超过 24h[10]。随着过度通气的开始，脑脊液和大脑细胞外液空间的 pH 都增加，导致 CBF 突然下降。然而，由于碳酸酐酶功能的改变，碳酸氢盐从脑脊液中排出，pH 在 8～12h 内恢复正常。因此，应该有选择地进行短暂的轻度至中度过度通气。低氧血症导致脑血管扩张和 CBF 增加，但这些作用直到 $PaO_2 < 50mmHg$ 才会发生。在神经外科患者中这些稳态机制可能受损。因此，在

表 5–2　美国麻醉医师协会（ASA）身体状态分类系统		
ASA Ⅰ	正常健康的患者	健康，不吸烟，很少饮酒
ASA Ⅱ	患有轻度全身性疾病的患者	如吸烟、妊娠、社交饮酒、肥胖、糖尿病和高血压（控制良好）
ASA Ⅲ	患有严重全身性疾病的患者	控制不良的糖尿病、高血压、酒精依赖、心脏起搏器、射血分数低、终末期肾病等；神经外科患者通常就属于这一类
ASA Ⅳ	患有持续威胁生命的严重全身性疾病的患者	如近期的心肌梗死、脑血管意外、冠状动脉疾病、持续的心脏缺血或严重的瓣膜功能障碍、射血分数严重降低、脓毒症等
ASA Ⅴ	垂死的患者，如果不手术，就不能存活下来	如严重创伤、占位效应的颅内出血、多器官 / 系统功能障碍
ASA Ⅵ	被宣布脑死亡的患者，他的器官正在作为供体被摘除	

意识水平改变的患者中，脑代谢可能会被抑制，ICP 可能升高，流量 – 代谢耦合可能丧失，自动调节可能受损，血脑屏障可能被破坏。除严重损伤外，脑组织对 CO_2 的反应性通常是保留的。

在麻醉患者中，脑循环受到多种过程的影响：麻醉引起脑代谢活动的抑制 [11]，麻醉药对脑血管的药物和剂量相关效应 [12, 13]，交感神经活动的抑制 [14]，以及全身血流动力学的紊乱。心输出量通过影响脑血管阻力而改变脑循环和 CBF [15]。静脉麻醉药，包括硫喷妥钠和丙泊酚，是间接的脑血管收缩药，减少脑代谢，并相应减少 CBF。脑自动调节和 CO_2 反应性都被保留。氯胺酮是一种弱的非竞争性 N– 甲基 –D– 天冬氨酸（N-methyl-D-aspartate，NMDA）拮抗药，具有拟交感神经特性。它对大脑的影响是复杂的，部分取决于其他同时施用药物的作用。依托咪酯会降低大脑代谢率、CBF 和 ICP。同时，由于其对心血管的影响最小，CPP 得到很好的维持。尽管脑电图的变化与巴比妥类相似，但依托咪酯增强体感诱发电位，且比硫喷妥或丙泊酚引起的运动诱发电位波幅降低更小。然而，它可能会降低组织氧张力。右美托咪定（Dexmedetomidine）是一种高选择性的 α_2 肾上腺素能受体激动药，提供镇静而不引起呼吸抑制，除非以更高剂量使用，否则不会干扰电生理图谱，并保持血流动力学稳定。它特别适用于帕金森病患者的深部脑刺激器置入，以及需要复杂神经系统检测的清醒开颅手术。吸入麻醉药对大脑的作用是双重的：它们本质上是脑血管舒张药，但它们的血管舒张作用在一定程度上被脑代谢率降低引起的流量 – 代谢耦合介导的血管收缩作用所拮抗。低剂量吸入麻醉时流量不变，高剂量吸入麻醉时流量增加。尽管挥发性麻醉药具有扩张血管的潜力，但已被成功地用于神经麻醉而对患者没有任何有害影响，通常浓度低于最低肺泡有效浓度（minimum alveolar concentration，MAC）。然而，当颅内压升高到足以导致依从性严重下降时，主要用全静脉麻醉（total intravenous anesthesia，TIVA）可能是稳妥的。

三、开颅手术麻醉

开颅手术的主要麻醉目标见图 5–2。神经外科手术通常在插管和控制通气的全身麻醉下进行（清醒开颅术除外）。麻醉诱导和气管插管是对于颅内顺应性受损患者的关键环节。麻醉技术的目标应该是在不增加颅内压或影响 CBF 和 CPP 的情况下诱导麻醉和气管插管。诱导期血压升高会增加 CBV，促进脑水肿。持续高血压可导致 ICP 显著升高，CPP 降低，并有脑疝风险。动脉血压的过度降低同样会损害 CPP。最常见的诱导技术是使用丙泊酚并适度过度通气以降低颅内压。给予神经肌肉阻滞药以促进通气，防止插管时紧张或咳嗽，紧张或咳嗽都会突然增加 ICP。静脉注射阿片类和丙泊酚会钝化交感神经反应；此外，短效 β 受体拮抗药如艾司洛尔可用于预防插管相关的心动过速。非去极化药如维库溴铵均被或罗库溴铵均被用于插管。氯化琥珀胆碱是快速序列诱导或有潜在气道困难时的首选药物。

麻醉可通过吸入麻醉、全静脉麻醉和阿片类联合应用来维持。即使刺激时间很少，也建议采用神经肌肉阻滞药物以防止紧张、屈曲或运动，同时可进行运动诱发电位监测。在刺激最强烈时，如皮肤切开、硬膜打开、骨膜操作，包括三点头架的装卸等，麻醉可能需要加深。丙泊酚静脉麻醉常用于开颅手术，因为它能产生与剂量相关的 CBF、脑氧代谢率（cerebral metabolic rate of oxygen，$CMRO_2$）和 ICP 的降低；起效和代谢去除都很快；对电生理监测的干扰最小；其代谢抑制作用可能提供神经保护 [16]。由于可降低平均动脉血压，应注意维持 CPP。鉴于氯胺酮潜在的神经保护特性，其在神经外科中的重新使用再次引起了麻醉医生的兴趣 [17]。阿片类是平衡麻醉技术的一部分，可以在术前提供镇痛。传统的阿片类，如吗啡、哌替啶和氢吗啡酮，通常不适合用于颅脑手术，因为它们的半衰期较长，可能会干扰及时的神经评估。短效药物如芬太尼和瑞芬太尼更常用于颅脑手术。瑞芬太尼是一种高效的选择性阿片受体激动药，该特性使其成为一种高效的药物来处理神经外科病例中出现的可变生理应激源。它可被非特异性的血浆和组织酯酶迅速水解；这使得它的作用具有短暂性。其作用精确，易于滴定。此外，它还是非累积性的，在用药停止后可迅速恢复（归因于快速清除）。对环境敏感的半衰期非常短（3～4min），与注射时间无关。其独特的药动学特征使其在神经麻醉中具有很高的地位。虽然它有助于早期神经评估，但其镇痛作用是短暂的，并可引起药物耐受和痛觉过敏。

四、神经麻醉中的气道管理

仔细的气道管理包括确保和维持气道通畅，确

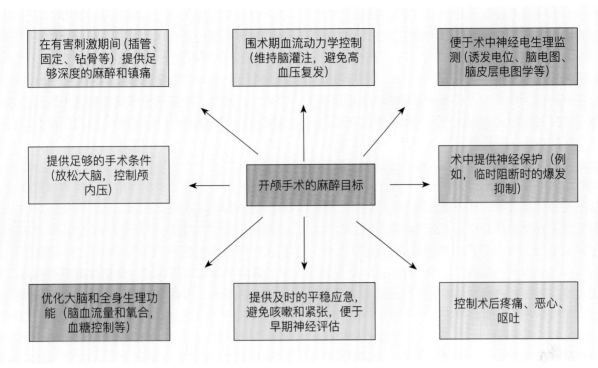

▲ 图 5-2　开颅手术的麻醉目标

保足够的通气和氧合，这是神经外科手术的关键。美国麻醉医师协会为麻醉医生提供实际操作咨询和"困难气道处理流程"，为评估和管理困难气道情况提供指导。成功的气道管理包括恰当的术前评估。在清醒插管和睡眠插管之间做出选择通常取决于面罩通气的预期难度。表 5-3 和表 5-4 分别列出了预测面罩通气困难和插管困难的因素。Mallampati 评分可以预测在插管过程中对气道进行全喉镜检查的难度[3]。适当的颈部伸展是很重要的，因为它能使患者在插管时处于嗅物位，这有助于口腔、口咽和喉部长轴的对齐。无法实施嗅物位是插管困难的预测因素。影像学检查可以在确定气道管理之前提供额外的信息，这取决于情况的紧急程度。CT 和 MRI 可以确定可能的困难气道的性质。

麻醉诱导导致功能残气量（functional residual capacity，FRC）下降，可归因于仰卧位、肌肉麻痹和麻醉药的直接作用。预吸氧是指在麻醉诱导前，让患者通过面罩吸入 100% 的氧气，以氧气取代肺部的氮气，从而延长呼吸暂停患者发生血红蛋白脱氧的时间。这种延长的呼吸暂停时间为患者在麻醉医师固定气道和恢复通气期间提供了额外的安全保障。在外科手术患者的气道管理中，避免缺氧和高碳酸血症是至关重要的。最常见的诱导全麻的技术是标准的静脉诱导，这需要给予快速作用的静脉麻醉药，然后使用肌肉松弛药，通过喉镜检查，防止反射性喉封闭和插管后咳嗽来改善插管条件。快速序列诱

表 5-3　影响面罩通气困难的因素
• 年龄＞55 岁
• BMI＞26kg/m² （肥胖）
• 没有牙齿
• 有胡子
• 打鼾史
• 气管肿瘤

表 5-4　预测插管困难的因素
• 插管困难史
• 不能耐受嗅物位和颈部伸展受限
• 张口受限（门牙间隙＜3cm）
• 牙列不正，门齿突出
• 高拱腭
• Mallampati 评分＞3 分
• 甲状腺距离＜6～7cm
• 咬上唇试验得分高

导（rapid sequence induction，RSI）是标准静脉诱导存在胃内容物反流和肺误吸风险的情况下（如颅内高压患者）的一种麻醉改进技术。在充分预吸氧后，同时施加环状软骨压力，气管插管，不试图通过氧袋和面罩提供正压通气。目的是迅速达到最佳插管条件，以尽量缩短从失去意识到气管插管在气道内安全固定的时长。环状软骨加压是指在环状软骨环上施加压力以堵塞食管上部，从而防止胃内容物反流到咽部。

在预计面罩通气困难和插管困难的情况下，最安全的气道管理方法是在患者保持清醒时确保气道安全[18]。在这种情况下气道局部应用局麻药是必要的。利多卡因因其起效快、治疗指数高、制剂和浓度多种多样而成为最常用的清醒气道局部麻醉药物[19]。也可以使用其他药物，如苯佐卡因和可卡因。表面麻醉的目标是舌咽神经、喉上神经和喉返神经，这些神经都支配口咽和喉部的感觉。然后使用纤支镜固定气道。现在已经有了各种各样的可视喉镜，使气道管理发生了革命性的变化。此外，声门上气道，也被称为喉罩通气道（laryngeal mask airway，LMA），也增强了患者的通气能力。喉罩通气道指的是一种特殊的设备，可被盲插入咽部，提供一个专门的通道，用于通气、给氧和输送麻醉气体，而不需要气管插管。喉罩通气道是 ASA 困难气道处理流程的关键组成部分。图 5-3 为处理预期困难气道的典型准备物品。

在颈椎手术中，气道管理是避免颈髓损伤的关键。在这种情况下，关键是在气管插管期间保持颈

部处在一个中立的位置，尽量减少颈部活动。在这种情况下，使用可视喉镜是有益的。比较使用直接喉镜、LMA 和纤维支气管镜插管时上颈椎运动的研究表明，纤维支气管镜插管在上颈椎产生的运动最少[20, 21]。因此，在颈椎手术气道管理中往往首选纤维支气管镜插管。

五、渗透疗法和利尿药

提供术中脑松弛和颅内压控制的麻醉策略见表 5-5。甘露醇是术中最常用的渗透性利尿药，因为它能迅速减少脑容积。剂量通常为 0.25～1g/kg 体重。甘露醇输注应超过 10～15min，并根据需要重复给药。如果给得很快，它可以增加循环容量，虽然这是暂时的，但对于心功能差的患者来说却是危险的。它还会引起电解质紊乱和容量不足。在重症监护环境中，高渗盐水（hypertonic saline，HTS）代替甘露醇的情况正在增多[22]。HTS 不会引起利尿和容量不足，因此在低血容量的情况下可能更有用。高渗盐水的浓度可为 3%～23.4%，目标血钠在

表 5–5 术中脑松弛及颅内压控制策略	
1	维持足够深度的麻醉和镇痛
2	选择合适的麻醉药（预期脑肿胀患者使用静脉麻醉药）
3	最佳体位，轻微抬高头部，避免颈部过度弯曲或旋转
4	血流动力学参数优化
5	控制性通气，正常低 CO_2 到中度低 CO_2（$PaCO_2$ 30～35mmHg）[a]
6	甘露醇（渗透性利尿药）
7	呋塞米
8	高渗盐水
9	脑脊液引流（脑室外引流）
10	肿瘤 / 血管源性水肿患者使用类固醇[b]
11	治疗发热 / 癫痫
12	丙泊酚 / 硫喷妥钠静推用于爆发抑制

a. $PaCO_2 < 30mmHg$ 的短时间低碳酸血症应仅在紧急情况下或其他降低颅内压操作失败时使用；b. 颅脑损伤患者不应使用类固醇

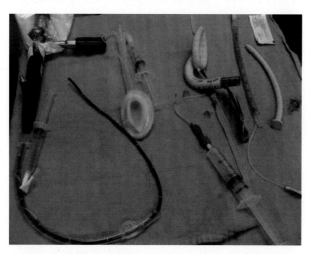

▲ 图 5–3　纤维支气管镜对预期困难气道的准备物品；喉罩通气道（经典和插管）

140～150meq/L。如浓度＞2% 必须通过中心静脉给药。此外，也有报道称 HTS 对甘露醇失效的患者有效[23]。利尿药（通常为呋塞米）有时与渗透性利尿药联合使用，其基本原理是甘露醇建立了渗透梯度，将液体从脑实质中汲出，呋塞米通过加速血管内间隙水的排出，维持梯度。神经元和神经胶质细胞具有调节细胞体积的稳态机制。尽管它们因甘露醇产生的渗透压增加而收缩，但由于特发性渗透压的积累，它们的体积迅速恢复，从而使内部和外部环境之间的梯度最小化。其中一种特发性渗透物是氯化物。循环利尿药能抑制氯离子必须通过的通道，从而延缓正常的容量恢复机制。

六、爆发抑制

爆发抑制由于其在急性脑损伤中提供神经保护的诱人潜力，在药理学一直是一个热门领域。它已在全脑损伤和局灶性脑损伤中进行了研究。麻醉药如巴比妥酸盐、丙泊酚、依托咪酯、咪达唑仑和吸入剂可使脑氧代谢率大幅降低（约50%），这有助于在 CBF 受损的情况下保护大脑。麻醉爆发抑制尚未发现对心脏停搏昏迷幸存者[24]和脑动脉瘤患者[25]有明显益处。在创伤性脑损伤的情况下，没有足够的证据来确定益处或危害[26]。目前基于低水平证据的药物抑制爆发的适应证包括难治性癫痫持续状态[27]，难治性颅内高压（如创伤性脑损伤）[28]，以及脑血管手术（如颈动脉内膜剥脱术）术中神经保护[29]。脑电图（EEG）监测可对爆发抑制进行分级，通常被量化为爆发抑制比，尽管最佳的爆发抑制比尚不清楚。维持平均动脉压在爆发抑制期间是重要的，由于麻醉药的血管扩张潜力，这可能导致严重的低血压。为了确保侧支血流和灌注，重要的是在血管升压药的帮助下保持系统压力升高，并限制血管临时阻断的持续时间。在手术结束时，爆发抑制通常可导致延迟复苏，因此将其持续时间减少到最小是有必要的。

七、脑血管疾病的血流动力学管理

（一）动脉瘤性蛛网膜下腔出血

蛛网膜下腔出血（subarachnoid hemorrhage，SAH）后导致致残率和死亡率显著上升的两大并发症是再出血和血管痉挛。大多数专家建议没有高血压病史的患者收缩压控制在 140mmHg 以下。收缩压＞150mmHg 与动脉瘤再破裂有关；同时，血压过低会导致脑缺血。在麻醉诱导期间动脉瘤破裂虽然罕见，但通常是由气管插管时血压突然升高引起的。因此，动脉瘤手术麻醉诱导的目标是通过避免增加任何透壁压力来降低动脉瘤破裂的风险。气管插管前应预防插管引起的正常高血压反应，使用药物如静脉注射利多卡因和短效、可滴定的药物如艾司洛尔或尼卡地平来降低血压。在分离动脉瘤过程中，麻醉的目标是维持正常血压，避免高血压。大多数外科医生会临时阻断主要供血动脉[30]。临时阻断的潜在风险包括局灶性脑缺血和随后的梗死，以及阻断对供血动脉的损害。5～7min 的阻断并及时再灌注通常是耐受良好的，但对于巨大的动脉瘤来说，这个时间通常是不够的。因此，为了延长临时夹闭的持续时间，许多机构采用了爆发抑制。轻度至中度低温也被用于延长可耐受阻断的持续时间，尽管它没有被发现是有效的，因此在临床实践中并不常用[25]。

（二）腺苷诱导的心脏停搏

当由于动脉瘤的位置（如颈内动脉旁或基底动脉）、大小（如巨大动脉瘤干扰近端动脉的显示）或近端动脉粥样硬化严重而无法阻断时，临时夹闭可能不适用。在这种情况下，用腺苷进行短暂心脏停搏是动脉瘤减压的一种选择，这有助于永久动脉瘤夹的最佳定位[31]。它也适用于术中动脉瘤意外破裂的情况，它有助于保持一个清晰的手术视野。腺苷可引起高度房室传导阻滞，在数秒内降低心率，随后出现短暂的心脏停搏。腺苷诱导的心脏停搏的持续时间与剂量有关，但可有很大差异[32]。动脉瘤的瘤腔压力降低可随着心脏停搏立即发生，并在血压恢复之前的深 - 中度低血压期间维持。通常在心脏停搏前诱发爆发抑制，以降低心脏停搏和低血压期间脑耗氧代谢率。腺苷剂量为 0.29～0.44mg/kg 可导致 57s（26～105s）的中度低血压[32]。腺苷不适用于反应性气道疾病、心脏传导疾病、冠心病患者。心律恢复时可发生一过性心房颤动、室性心动过速、心房扑动等心律失常。偶尔也会发生 ST 段压低。在有经验的医生指导下，腺苷诱导的短暂性心脏停搏是一种有效且安全的动脉瘤夹闭方法。

（三）动静脉畸形与血流动力学

脑动静脉畸形（arteriovenous malformation，AVM）具有独特的脑循环变化。快速和大量的血液流经动静脉畸形团，导致沿分流路径的脑动脉低血压。动静脉畸形患者的动脉压呈现从基底动脉环到动静脉畸形病灶逐渐下降的趋势[33]。即使流量保持相对正常，与分流系统平行的循环床也会以低于正常压力灌注，导致大脑自动调节曲线向左移位。这种现象可以用自动适应调节来解释[34]。术中出现手术部位弥漫性出血或脑肿胀，术后出现出血或肿胀，可归因于正常灌注压突破（normal perfusion pressure breakthrough，NPPB）或"充血"并发症。NPPB 归因于术前低血压区域在术后因全身血压的不受控而导致的再增压所引发的脑充血。因此，在动静脉畸形切除术中诱导性低血压可能是有用的，特别是对于有深部动脉供血的大型动静脉畸形。深部供血血管出血可能难以控制，降低动脉压有利于手术止血，并可能阻止正常灌注压突破。重要的是，在切除大型动静脉畸形后，需要维持低于正常值的血压（低于术前基线）。

八、低体温

近一个世纪以来，人们一直有兴趣将低温作为一种潜在的神经保护措施，用于患有严重颅内疾病的患者。治疗性低温，或者目前所称的目标温度管理，旨在减弱继发性损伤机制的级联反应。低温是一种与巴比妥类不同的降低 CMRO$_2$ 的非药理学方法，它不仅降低了神经元细胞的活性代谢，还降低了神经元细胞的基础代谢。这种保护作用比单纯的代谢抑制更大，可能与缺血细胞兴奋性神经递质的释放减少有关[35]。有充分的证据支持治疗性低体温用于心脏停搏后的循环恢复[36, 37]。然而，在颅内动脉瘤手术中，术中低温似乎没有好处[38]。在一项大型、前瞻性、国际性、多中心、双盲研究中，将 1001 例临床级别良好的动脉瘤性蛛网膜下腔出血患者［世界神经外科医生联合会（World Federation of Neurological Surgeons，WFNS）评分为 Ⅰ、Ⅱ或Ⅲ］，随机分为术中低温组（目标温度 33℃，使用表面冷却技术）或常温组（目标温度 36.5℃）。术后 90 天评估预后，主要使用格拉斯哥昏迷量表评分。两组间结局指标无显著差异。此外，尽管在肺炎、脑膜炎或伤口感染率方面没有差异，但有迹象表明术后菌血症可能在低温组更常见。低温疗法也未被发现对包括创伤性脑损伤在内的其他神经系统疾病有效[39]。此外，低体温的不良影响，如应激引起的缺氧区氧合减少、凝血功能障碍、肺炎和复温后 ICP 的反弹增加可

能会抵消潜在的神经保护作用。尽管低体温的好处还有待证实，但体温过高对大脑非常有害，必须避免。

九、血糖管理

围术期血糖控制是神经外科一个重要而又有争议的话题。高血糖可引起继发性脑损伤，导致糖酵解率升高，表现为乳酸与丙酮酸的比值升高，导致脑实质内代谢性酸中毒，活性氧产生过量，神经元细胞死亡[40-42]。虽然应该避免极端的血糖水平，但很少有数据支持最佳血糖水平或在神经外科患者的围术期管理中具体使用强化胰岛素治疗来维持正糖状态。强化胰岛素治疗还发现导致低血糖发生率更高[43-45]。因此，严格控制血糖与强化胰岛素治疗仍然存在争议。神经外科患者高血糖的原因有很多。手术应激可激活神经内分泌反应，从而拮抗胰岛素的作用，并易发生酮症酸中毒[46, 47]。应激还会诱发由促炎性细胞因子产生的胰岛素抵抗[48, 49]。神经外科手术中常用的地塞米松可引起医源性高血糖。大脑很容易受到血糖水平极端变化的影响。美国糖尿病协会和美国临床内分泌学家协会根据现有证据[50]，将胰岛素治疗的上限设定为 1800mg/L（10mmol/L）。同时也建议在危重患者和围术期维持血糖水平控制在 1400～1800mg/L（7.8～10.0mmol/L）。从本质上讲，尽管高血糖一直被证明与不良后果有关，但强化胰岛素治疗的益处仍不清楚。在围术期应定期监测血糖，并按制度流程方案进行胰岛素输注管理。

十、术中神经监测

围术期神经监测不仅对指导外科操作很重要，而且对麻醉干预也很重要，优化大脑生理状态，从而避免并发症，并可能改善神经预后。对清醒、合作的患者进行临床神经检查通常被认为是神经监测的金标准。术中唤醒技术已被广泛应用于切除癫痫病灶和颅内占位病变的开颅手术中。该技术要求患者保持清醒和合作，以确定颅内病变与大脑语言区等功能区的接近程度，从而允许外科医生安全地进行切除而不造成神经功能缺损。这通常包括在手术开始时产生一段时间的意识丧失，然后维持全身麻醉，使用或不使用人工气道（喉罩通气道或口咽/鼻通气道），以利于开颅。手术暴露后，患者被平稳唤醒以参与运动或语言记录，随后患者可被麻醉以切除颅内病变及关颅。各种麻醉药包括丙泊酚、右美

托咪定和瑞芬太尼可以成功地用于清醒开颅手术[51]。颈动脉内膜剥脱术的术中清醒神经学检查常用于检测颈动脉阻断时的脑缺血。

（一）脑电图和脑皮层电图学

根据 10-20 国际电极放置系统，脑电图可以通过放置在头皮上的电极来测量。由于脑缺血和严重代谢抑制的脑电图表现相似，必须考虑临床情况。脑电图通常用于监测脑血管手术期间的爆发抑制。术中脑电图监测也有助于诊断非惊厥性癫痫。脑皮层电图学（electrocorticography，ECoG）提供的脑电信号具有较高的信噪比、较低的伪影灵敏度以及较高的空间和时间分辨率。术中 ECoG 是通过直接在脑表面或脑内放置特殊电极阵列（使用条状、网格或深部电极）来完成。它不仅用于指导癫痫病灶的定位，还用于评估癫痫病灶切除的完整性。ECoG 模式取决于多种因素，如电极位置、术前用药和麻醉药。尖锐的癫痫样电位是癫痫的特征。自发性癫痫样活动（interictal epileptiform activity，IEA）是临床癫痫发作间期的脑电图记录，其特征为棘波、尖波或两者的任何组合，对癫痫的诊断具有较高的阳性预测价值[52]。因为 ECoG 记录受到麻醉药的影响，麻醉药的

选择必须谨慎。维持一个稳定的低麻醉深度在术中 ECoG 中是很重要的。镇静剂量的丙泊酚和右美托咪定对自发 IEA 的影响最小，适合用于术中 ECoG[53]。有时，术中 ECoG 中可能没有自发的发作间期放电，需要干预以激发癫痫样活动。20～100μg/kg 剂量的阿芬太尼可以产生尖峰激活，而美索比妥的效果可能是不确定的[54]。

（二）诱发电位

诱发电位监测中枢神经系统的完整性，从刺激点沿神经元通路传导至接收点。主要包括躯体感觉诱发电位（somatosensory evoked potential，SEP）、运动诱发电位（motor evoked potential，MEP）、脑干听觉诱发电位（brain auditory evoked response，BAER）和视觉诱发电位（visual evoked potential，VEP）。图 5-4（上肢正中神经体感诱发电位）和图 5-5（上肢运动诱发电位）分别表现为典型的上肢 SEP 和 MEP 波形。表 5-6 列出了 SEP 和 MEP 之间的比较。SEP 监测时在手腕或足踝分别电刺激混合运动神经和感觉神经，如正中神经或胫后神经，并用足够的能量（10～50mA）去极化感觉和运动纤维。运动纤维的去极化引起神经支配肌肉的抽搐，表明神经受到了

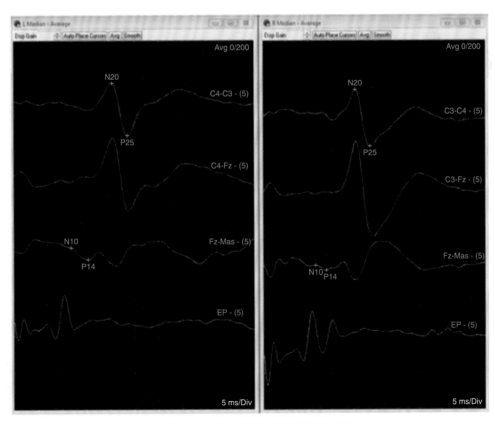

▲ 图 5-4　上肢正中神经体感诱发电位

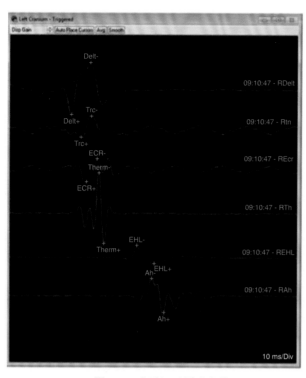

▲ 图 5–5　上肢运动诱发电位

充分的刺激。在感觉纤维中，去极化波沿神经上升，进入脊髓背根，然后在髓质中交叉。这种传递完全是不间断的，但在丘脑和初级感觉皮质之间有许多突触。由于 SEP 通路上有许多突触，因此该波形容易受到麻醉药和低血压、低体温等生理因素的影响。当产生信号的结构由于损伤或血液供应中断而直接或间接处于危险状态时，SEP 监测就很有帮助。脑干和丘脑易受基底动脉及其穿支血管损伤的影响，而早期皮层波形在上肢受刺激时的大脑中动脉区域和下肢受刺激时的大脑前动脉区域尤其易受缺血影响。脑神经也可能被刺激以引起皮质反应。最常见的是，听觉神经可能会被放置在耳道中的耳机发出的咔嗒声刺激，并在相应的听觉皮质上测量到反应。脑干听觉诱发电位对麻醉药的影响特别强烈，该检测在听神经瘤和其他小脑脑桥角肿瘤的手术中用于监测第Ⅷ对脑神经的完整性。视觉诱发电位监测在技术上更具挑战性，在手术中应用并不广泛。MEP 通常由放置在上肢和下肢远端和近端肌群的针电极记录，并测量由放置在运动皮质上的头皮针电极施加的电刺激所产生的复合动作电位。然后，信号通过内囊和小脑脚沿皮质脊髓束或锥体束传递，在脑干交叉，并在脊髓前角下行。MEP 在运动皮质水平特别容易受到麻醉药的影响，前角细胞去极化对吸入麻醉药

特别敏感。在神经血管外科手术中经常使用 MEP。

SEP 和 MEP 都可能受到生理和药理学变量的影响，因此保持环境和药物浓度尽可能恒定是很重要的。一般来说，缺血、损伤或药物的抑制作用等干扰信号传递的因素往往会增加潜伏期，降低 SEP 的振幅和 MEP 的振幅。根据干扰的严重程度，振幅变化可以由减弱直至消失进行分级，而振幅的恢复则决定于病因和持续时间。SEP 和 MEP 均表现出侧向性，但药物浓度和生理因素等全局性因素会对 SEP 和 MEP 产生双向影响。手术过程通常对诱发反应有更多单向的影响，可能对一种模式的影响比另一种更大。低血压、缺氧、低血细胞比容等因素会降低灌注和氧分压，一般会降低 SEP 波幅，增加潜伏期，同时降低 MEP 波幅[55]。体温过低也会对信号产生负面影响[55]。全麻药物有抑制 SEP 波幅、增加 SEP 潜伏期和 MEP 波幅的倾向。丙泊酚对 MEP 通路的前角细胞突触影响较小，可能比吸入剂更适合用于监测 MEP[56]。虽然吸入剂可诱导 MEP，但重要的是将其肺泡浓度限制在至少 0.5 左右。这通常是通过同时使用阿片类药物来实现，特别是瑞芬太尼，它对 MEP 几乎没有影响。在常用的吸入剂中，地氟醚对 MEP 的影响最小[57]。静脉注射药依托咪酯和氯胺酮对 MEP 和 SEP 有增强作用（振幅增加）[58]。右美托咪定在低剂量时对 MEP 和 SEP 的影响很小，但在高剂量时，它会抑制这两种信号[59]。神经肌肉阻滞药引起的 MEP 振幅的分级下降与阻断程度成正比，因此一般避免在 MEP 监测中使用；然而，如果密切监测神经肌肉阻滞的程度，就有可能减弱与肌肉反应相关的运动，并导致神经肌肉阻滞药物更持续地作用[60]。如果在不同时使用 MEP 的情况下使用 SEP，那么使用神经肌肉阻滞药物实际上通过消除肌电图伪影增强了信号[61]。

（三）颅内压和脑灌注压

颅内压升高可发生在颅内病变的患者，如严重的颅脑损伤、蛛网膜下腔出血、颅内肿瘤、脑水肿等。显然，及时发现和治疗颅内压升高是很重要的。颅内压可用脑室内导管（脑室外引流管）、置入脑实质的光纤监测器或硬膜下硬膜外探头进行测量。脑室内导管提供最准确的 ICP 监测；它还允许脑脊液外引流来治疗颅高压。ICP 的管理有可能影响预后，特别是当管理是有目标性的、个体化的，并辅以其他监测数据的情况下。

表 5-6　躯体感觉和运动诱发电位的比较

	躯体感觉诱发电位（SEP）	运动诱发电位（MEP）
通路	刺激施加于外周，反应信号通过中枢神经系统上行，并通过放置在体感皮层上的电极记录	施加在运动皮质上的刺激，反应信号通过中枢神经系统下行，通常记录于上肢和下肢的肌肉群
技术方面	采用信号平均的方法，在低电压刺激下反复刺激周围神经，并从背景脑电图中得到 SEP 波形	最常见的方法是在头皮上施加大电压刺激，并从插入肌肉的针电极中获得反应；通常是在几秒钟内连续 2～6 次刺激组成的短时间刺激
安全问题	可连续运行	通常会引起全身震颤；刺激的时机必须与手术配合；需要使用咬块以避免损伤舌头；有癫痫病史和体弱的患者慎用
麻醉药	挥发性麻醉药和丙泊酚会降低波形的振幅并增加潜伏期；阿片类收效甚微；氯胺酮和依托咪酯增强信号；右美托咪定具有剂量相关的抑制作用；氧化亚氮降低振幅；利多卡因效果甚微	与 SEP 相似，但挥发性麻醉药对 MEP 振幅的影响大于丙泊酚；地氟醚对 MEP 振幅的影响最小；氧化亚氮对 MEP 振幅影响较大
肌肉松弛药	可以使用；降低电噪声，提高信号质量	大多数中心不喜欢使用，因为它们削弱肌肉反应；若监测四个成串刺激并保持恒定，可谨慎使用
形态效用	下肢皮质反应对大脑前动脉区域的缺血尤为敏感，上肢皮质反应则集中在大脑中动脉的区域	运动纤维穿过内囊时会紧密地捆绑在一起，因此特别适用于可能涉及供应该区域穿支的颅底动脉瘤的夹闭手术

（四）颈静脉血氧饱和度测定

颈静脉血氧饱和度测定可监测脑氧合以检测术中脑饱和度下降，并指导麻醉干预，如优化过度通气治疗和管理灌注压、液体和氧合等，以优化脑生理状态[62-64]。虽然颈静脉血来源自双侧大脑半球，但建议将颈静脉球导管放置在脑静脉优势引流一侧的颈内静脉，虽然经常有争论认为在局灶性脑损伤的情况下，导管应放置在脑损伤的同侧。通过脑血管造影检查静脉口径（图 5-6），通过 CT 评估颈静脉孔大小，或者是通过超声比较颈内静脉的尺寸，可以很容易地确定脑静脉的优势侧。颈静脉血氧饱和度测定的潜在并发症包括颈动脉的意外刺破、气胸、神经损伤、感染和血栓形成。然而，对于经验丰富的医生来说置管是安全的。正常颈静脉血氧饱和度范围为 55%～75%，超出两端的值反映脑缺血或充血。已经证明颈静脉血氧饱和度≤55% 与颅脑损伤（traumatic brain injury，TBI）患儿的神经系统预后不良有关[65]。成人颅内手术期间颈静脉血氧饱和度测定能够发现危急的术中脑饱和度下降[66]，并指

导应维持的最低血压，以避免颅内动脉瘤手术期间可能出现的全脑灌注不足[67]。监测颈静脉血氧饱和度有助于精准控制过度通气的程度，从而在安全范围内通过脑血管收缩来实现脑松弛[68]。在低血细胞比容，且血流动力学和呼吸机参数处于最合适水平的情况下，低颈静脉血氧饱和也是输血的指征。

（五）近红外光谱

近红外光谱（near-infrared spectroscopy，NIRS）已经被越来越多地用于测量围术期局部脑组织氧饱和度（regional cerebral tissue oxygen saturation，rSO_2），这主要是基于 NIRS 传感器易于放置在前额，脑氧合数据的连续可用性，rSO_2 值易于解释，以及逐渐积累的数据支持脑血氧测定在各种临床环境中的实用性。正常 rSO_2 为 60%～75%。rSO_2 的变化可能受到各种因素的影响，包括心输出量、血压、CO_2 分压、动脉 pH、吸入氧浓度、温度、局部/区域血流和血红蛋白浓度，因此 rSO_2 监测可以指导治疗以优化这些参数。在颈动脉内膜剥脱术中应用 NIRS 监测脑氧合已被广泛接受，特别是指导颈动脉阻断期间转流

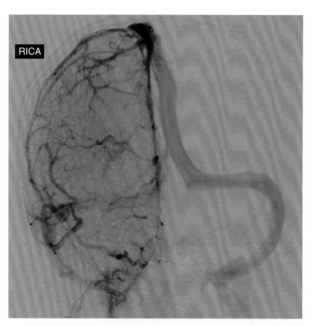

▲ 图 5-6　脑血管造影显示脑静脉左侧优势引流

的必要性。

（六）经颅多普勒超声

经颅多普勒超声（transcranial Doppler，TCD）是一种无创、无放射性的便携式技术，通过距离门控脉冲多普勒超声提供关于脑循环的连续实时信息。高动力循环、高碳酸血症、充血、脑血管痉挛、动脉狭窄、挥发性麻醉药和动静脉畸形等均可导致脑血流速度（cerebral blood flow velocity，CBFV）增加。相反，CBFV 可因低血压（低于自动调节极限）、低碳酸血症、低体温、颅高压和使用静脉麻醉药而降低。TCD 可用于评估脑组织的自动调节。表 5-7 列出了 TCD 在围术期的应用。

十一、脊柱手术的麻醉注意事项

除了可能的脊柱不稳定和神经功能缺损外，接受脊柱手术的患者往往患有慢性疼痛，并可能有多种共病，所有这些都使他们面临更多术后并发症和更长住院时间的风险。脊柱手术的主要麻醉问题见图 5-7。通常，脊柱手术是在俯卧位下进行的。俯卧位的麻醉注意事项见表 5-8。

十二、术中失血

接受重大脊柱融合手术的患者面临着失血过多需要输血和发生与输血相关的并发症的风险，如免疫反应、感染传播或输血相关的急性肺损伤。降低

表 5-7　经颅多普勒超声在围术期的应用
颅内血管狭窄 / 痉挛的检测
脑充血的检测
• 颅内动静脉畸形切除 / 栓塞术后
• 颈动脉内膜剥脱术后
• 监测脑血流的充分性
• 颅外动脉狭窄 / 闭塞（如颈部外伤）
• 颅内外旁路移植手术后
• 颈动脉内膜剥脱术（评估颈动脉阻断时是否需要转流）
• 接受颅外手术的头部外伤患者
• 坐位手术
• 右至左心脏分流的诊断（"气泡试验"）
栓子监测
• 脑卒中
• 颈动脉内膜剥脱术
大脑自动调节的评估
• 脑血管对二氧化碳反应性的评估

这些风险的策略包括增加术前红细胞量和减少术中失血量。术前红细胞量可以通过使用促红细胞生成素、静脉注射铁剂、维生素 B_{12} 和叶酸进行优化。术前自体储血[69]、术中红细胞回收、氨甲环酸[70]、即时凝血检测、避免体温过低可有效减少输血的必要性。在脊柱手术中[71]，预防性给予高剂量氨甲环酸（1g，然后 100mg/h 直到缝合皮肤）已被证明可以显著减少失血量和输血的需求。

接受阿司匹林和氯吡格雷治疗的患者也可以从旨在评估去氨加压素治疗的个体疗效而进行的现场试验中获益[72]。计划进行择期手术的患者越来越多地使用新型口服抗凝血药进行治疗，如直接凝血酶（达比加群）和 Xa 因子抑制药（利伐沙班、阿哌沙班和依度沙班）。使用这些药物治疗的患者只有在适当地停药后才应进行手术。大剂量凝血酶原复合物浓缩物（prothrombin complex concentrate，PCC）可有效逆转利伐沙班、阿哌沙班和依度沙班的抗 Xa 因子作用[73]。

十三、手术后视力丧失

围术期视力丧失（perioperative visual loss，POVL）是脊柱外科手术中一种罕见但毁灭性的并发症。据报道，脊柱手术后 POVL 的发生率为 0.03%～0.2%[74-76]

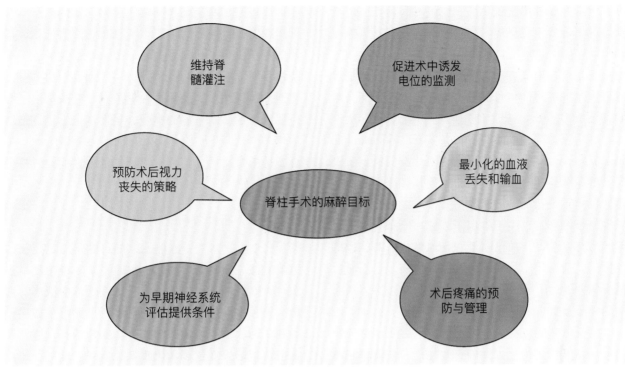

▲ 图 5-7　脊柱手术的主要麻醉问题

表 5-8　俯卧位相关问题	
俯卧位期间固定气管导管、静脉导管和动脉导管	断开或脱离可导致气道或血管通路中断
避免眼睛受压	避免术后视力相关并发症
臂板的放置	对防止臂丛神经的牵拉损伤很重要
颈部中立位	防止颈髓缺血性损伤
骨性隆起的适当垫衬	避免过度的压迫所致的神经麻痹
密切的血流动力学监测	俯卧位可引起血流动力学波动
腹部应悬空	腔静脉压力升高可导致脊髓血流量减少，并导致出血过多
可能需要更高剂量的射线穿透组织	操作人员暴露在更多的辐射中

视力丧失的常见机制被认为是眼球受压导致眼压升高，影响流向视网膜中央动脉的血流。因此，头颈部的位置及经常检查眼睛是很重要的。提出的另一种机制是眼球后缺血性视神经病变（posterior ischemic optic neuropathy，PION）。通常表现为麻醉清醒后无痛性视力丧失。它还与脊柱手术中俯卧位时头部静脉受压时间延长有关。与脊柱手术相关的缺血性视神经病变的危险因素包括：男性、肥胖、使用 Wilson 支架、更长的手术时间、更大的失血量和非输血给药中较低的胶体晶体比[77]。许多因素已经被认为会导致 POVL 的发生，包括贫血、栓塞、低血压、眼球受压、俯卧位、输液量或类型，以及既往的疾病[78]。美国麻醉医师协会的实践咨询建议，考虑向预计手术时间长、大量失血或两者兼而有之的患者告知这种风险。应尽可能避免明显的生理和血流动力学干扰，并应在晶体补液中加入胶体作为术中液体治疗的一部分[79]。

十四、疼痛管理

围术期疼痛的处理是重大脊柱手术后的一个重要挑战。许多机制会导致围术期疼痛，包括伤害性、炎症性和神经性机制。阿片类镇痛药通常是治疗术后疼痛的一线药物。然而，许多患者在手术前长期服用阿片类药物，因此可能对其有耐受性。由于外周和中枢敏化作用导致痛觉过敏和药物耐受，这些患者在术后可能会出现疼痛加重，需要比通常剂量高出 2～3 倍[80, 81]。增加剂量可导致呼吸抑制、心脏并发症、肠梗阻、尿潴留、住院时间延长、患者满意度下降等不良反应。多模式疼痛管理有可能减轻术后疼痛，同时减少阿片类药物的总消耗量[82, 83]。疼痛管理的多模式方法已经受到欢迎，其目标是针对许多不同的疼痛信号通路，减少患者的疼痛，同时使不良反应最小化。使用的药物类型可以从许多排列中选择，包括非甾体抗炎药（nonsteroidal antiinflammatory drug，NSAID）、阿片类药物、肌松药、抗惊厥药和对乙酰氨基酚。有 B 级证据表明加用非甾体抗炎药（如塞来昔布）和 A 级证据表明对乙酰氨基酚和加巴喷丁类用于多模式镇痛有助于缓解术后疼痛[84, 85]。加巴喷丁和普瑞巴林是第二代抗惊厥药，通常用于治疗慢性神经性疼痛。它们通过结合 N 型电压门控钙通道的 $\alpha_2\delta$ 亚基起作用，从而抑制神经递质的释放并降低神经元兴奋性。

由于氯胺酮或利多卡因在减少术后阿片类药物的使用量和促进恢复方面的有效性，术中被越来越多的提前使用。对于接受不同类型外科手术的阿片类[86] 及阿片样药物依赖[87, 88]患者，使用低剂量外消旋氯胺酮可减少急性术后镇痛药的使用量和疼痛程度。氯胺酮的阿片类效果在术后 24～48h 内最大。人们认为，氯胺酮在该患者亚群中的功效作用机制复杂，不仅涉及 NMDA 和阿片类受体，还涉及兴奋性和抑制性神经递质之间的平衡。静脉注射利多卡因的抗炎作用是通过抑制 NMDA 受体[89, 90] 和白细胞启动作用介导的[91]。利多卡因刺激抗炎细胞因子白细胞介素 –1 受体拮抗药的分泌[92]，并已被证明可减轻疼痛、术后恶心呕吐和并降低严重并发症的发生率[93]。

十五、术后加速康复路径

现在人们已经认识到，以非碎片化的方式优化围术期管理并进行连续的医疗照护，可以促进康复，减少内科和外科并发症，降低成本和住院时间。这是快速康复和围术期外科之家的概念。入院前咨询、营养、最佳的多模式镇痛、最佳的液体治疗、围术期血糖控制、预防体温过低，以及预防术后恶心呕吐，都是加速康复路径的关键组成部分。加速康复外科（enhanced recovery after surgery，ERAS）的概念，也称为术后快速、加速或迅速康复，是由 Henrik Kehlet 首次提出的[94]。

术后加速康复的路径旨在通过提高围术期医疗照护质量来加快康复，同时通过将已知的知识整合到实践中，而非发现新的知识。ERAS 的核心内容涉及的关键因素，如患者教育、改善术前营养、缩短禁食时间、术前碳水化合物负荷、多模式疼痛管理、适当的液体治疗、使用短效麻醉药、减少失血、维持体温、预防术后恶心呕吐、早期下床活动、物理治疗和康复。虽然有强有力的证据表明 ERAS 对结直肠手术有益[95]，但仍缺乏证据证明它们在脊柱手术中的益处。

十六、神经外科患者的液体管理

在重大手术中，液体治疗的目标是通过足够的组织灌注、细胞完整性和电解质平衡来维持细胞稳态。对麻醉师来说，神经外科患者的术中液体管理是一项独特的挑战。神经外科患者可能由于使用强效利尿药、手术相关的尿崩症、脑盐消耗，或者颅脑损伤下的失血过多而出现低血容量。此外，还需要注意保持低脑含水量，以避免脑水肿和颅内压升高。由于使用高渗药物和利尿药，可能存在相关的电解质失衡，使得情况变得复杂。在选择液体类型时，应考虑液体通过血脑屏障流动的重要决定因素，如渗透浓度和渗透压。脑血流动力学的控制始于控制全身动脉压，而全身动脉压又基于足够的心脏前负荷。

血脑屏障是一种高度选择性的渗透性屏障，它将循环血液与中枢神经系统中的脑细胞外液隔离开。血脑屏障由大脑内皮细胞构成，大脑内皮细胞通过紧密连接形成至少 $0.1\,\Omega m$ 的极高的电阻率[96]。在正常情况下，血脑屏障允许水、一些气体和脂溶性分子通过被动扩散穿越，此外允许对神经功能至关重要的葡萄糖和氨基酸等分子的通过选择性转运穿越。许多病理状况，包括卒中、缺血、肿瘤、动静脉畸形、癫痫发作，以及代谢性和感染性脑病，都会破坏这种脆弱的屏障，增加对液体和溶质的通透性，并可能导致脑肿胀和颅内压升高。因此，对于神经外科患者，需要谨慎选择静脉输液及液体的渗透压。

静脉输液

晶体液是指胶体渗透压为零的溶液。晶体液可以是高渗性（甘露醇、高渗盐水）、低渗液（5% 葡萄糖、乳酸林格液）或等渗液（生理盐水）。给予低渗晶体液，如 5% 葡萄糖，可导致过量的游离水，引起颅内压增高和脑水肿。相反，给予渗透压很高的高渗溶液，如甘露醇，会导致脑含水量和颅内压的下降。胶体液指具有类似于血浆胶体渗透压的溶液（约 280mOsm）。一些常用的胶体有 5% 和 25% 白蛋白、6% 羟乙基淀粉（Hespan）、右旋糖酐和血浆。晶体液是围术期最常用的静脉液体。虽然胶体液已经成为术中液体管理的一部分，但高成本妨碍其常规应用[97]。更重要的是，迄今为止最大的 Meta 分析专门检测了白蛋白的治疗效果（对照于所有胶体液组），并再次报道，与晶体液组相比，使用白蛋白治疗的患者的临床结局没有显著性差异[98]。对于大多数简单的择期开颅手术，晶体液就足够了。

然而，在需要大容量给药的情况下，等渗晶体和胶体的组合可能是合适的。胶体在长时间的脊柱内固定手术中特别有益，被用于替代失血，并有助于预防术后全身肿胀（与俯卧位有关）和气道肿胀。在神经外科手术中应谨慎使用各种含淀粉的溶液，因为除了稀释减少凝血因子外，还会直接干扰血小板和Ⅷ因子复合物。右旋糖酐可能干扰血型鉴定和交叉配血，此外还可能导致肾衰竭。这些不良反应限制了羟乙基淀粉和右旋糖酐在神经外科手术中的应用。人血白蛋白有 5% 和 25% 两种规格。白蛋白的分子量约为 69 000，占血浆总蛋白重量的50%，并构成血浆 80% 的胶体渗透压。由于这些原因，并且由于其对凝血功能没有不良反应，白蛋白被认为是对神经外科患者有用的扩容剂。然而，生理盐水与白蛋白液评估（Saline versus Albumin Fluid Evaluation，SAFE）研究将白蛋白与生理盐水在创伤性颅脑损伤患者液体复苏中的作用进行对比研究，发现白蛋白组患者的死亡率高于生理盐水组[99]。

目标导向的液体治疗（goal-directed fluid therapy，GDT）可能有助于在围术期为个体患者建立液体平衡，有证据表明该治疗方案可降低术后致残率，从而提示该治疗可应用于多种手术场景。传统的测量方法无法充分识别和指导液体治疗[100]。中心静脉压值及其变化率均不能准确评估血容量或预测患者对液体负荷的反应[101]。当前已经开发出监测血流动力学参数的侵入性更小的方法。这些方法包括食管多普勒监测和动脉波形分析（每搏量变异、脉压变异）。其他方法需要动脉和中心静脉通路来测量心输出量。LiDCO 和 PiCCO 系统在初始校准后，使用脉冲轮廓分析来测量每搏量。

十七、麻醉后苏醒

神经麻醉的新目标是：①快速苏醒，便于神经学评估；②平稳苏醒，预防咳嗽、呕吐和高血压；③提供充分的术后镇痛；④预防术后恶心和呕吐。措施包括应用短效麻醉药以实现快速觉醒。重要的是要确保肌松药被充分逆转，以减少术后通气不足或气道阻塞，这二者可能会增加由高碳酸血症引起的脑水肿的风险。许多麻醉医生通常使用静脉注射利多卡因、瑞芬太尼或短效降血压药如艾司洛尔和尼卡地平来达到患者平稳的苏醒[102, 103]。

总之，成功的麻醉和神经监测对于颅脑和脊髓手术术后达到理想的结局是至关重要的。有效的麻醉管理从术前评估开始，包括与多学科专家团队开展仔细的术中管理以及制订平稳的麻醉复苏计划。

第6章　手术体位、导航、重要的外科工具，开颅术及头颅和脊柱伤口的闭合

Surgical Positioning, Navigation,Important Surgical Tools, Craniotomy, and Closure of Cranial and Spinal Wounds

Tong Yang　Harley Brito Da Silva　Laligam N. Sekhar　著

方泽斌　译　童鹰　校

临床要点

- 手术体位旨在优化手术路径，避免二次损伤，减少术者疲劳。本章主要讨论颅脑及脊柱手术的常用体位。
- 神经导航有助于提高手术的精准性，减少对重要神经血管结构的损伤。对适宜的病灶采取微创"锁孔"手术时，神经导航是不可或缺的。
- 合理地选择和使用外科手术工具，能够提高外科医生有效和安全地处理各种复杂神经外科疾病的能力。本章会讨论神经外科常用的手术工具。
- 开颅术的目的是为手术提供充足的操作空间和直达手术病灶的路径，同时避免在手术过程中损伤周围的神经血管组织。本章将会讨论切口皮瓣设计的指导原则和技术技巧，从而使开颅更安全和便利。
- 切口闭合需密切注意避免切口的裂开，并提高美容效果。

现代神经外科作为一个成熟的亚专业，从19世纪末以来，已经取得了长足的进步。这一进步是建立在我们对神经解剖和生理的不断深入理解，手术工具和影像学的持续创新，以及对患者预后结局的严格评估基础之上的。如今，我们能够有效地治疗许多神经系统疾病，其中一些不久之前还是禁区。虽然人们正在努力追求神经系统疾病的尖端治疗技术，但在神经外科实践中，牢固掌握现有神经外科技术基础是安全有效地救治所遇到患者的先决条件。

一、手术体位

患者体位的摆放是任何外科手术的第一步。周密的术前计划需考虑到患者的体位，因为最佳的体位便于接近病灶，减少并发症，并且最大限度地减少术者疲劳。神经生理监测越来越多地用来记录术前存在的功能缺失，识别术中或术后发生的损伤，其中部分损伤可以通过术中及时地改变体位来避免[1]。

二、颅脑手术体位

对于颅内病变，根据病变的部位和选择的手术入路，术者可以采取仰卧、侧卧、俯卧或坐位等体位[2]。合适的头位可为术者提供到达病灶最直接的路径，而免于穿过重要的大脑结构。同时，合适的头位可利用重力减少脑的其他部位对术野的阻挡，尽量减少对脑组织的牵拉[3]，避免因过度旋转颈部和压迫颈内静脉造成静脉回流障碍而导致的脑肿胀，避免因颈部过度弯曲引起的气道梗阻或颈椎管狭窄患者的脊髓损伤。

患者身体需用多根条带加以固定，以避免术中

为更好地观察病变部位而调整床位所造成的身体移动。我们已经开发了定制的手术床和侧轨附加垫枕，以提供额外的支撑。铺巾前要进行"倾斜测试"，以确保术中手术床向各个方向移动时患者的身体是安全稳固的。患者的关节位置应处于松弛状态，主要关节处的骨性隆起处应加垫枕；在确定最终位置后，处于压迫之下的软组织和坚硬表面之间的任何接触区域（如手臂上的静脉连接器或大腿上的 Foley 连接器）应加垫枕，以避免皮肤坏死或周围神经受损[4]。

（一）头部的固定和保护措施

脑部手术涉及头部的固定。在避免术中头部突然移动的同时，也要兼顾其手术可及，以便术者的操作不被患者身体的其他部位或手术床所阻挡。神经外科的独特之处在于，患者的头部通常被放置于手术床之外，并用头部支架悬空固定。通常用与手术床相连并带有一次性头钉的三点式头架固定头部（如果计划术中影像，则使用能透过射线的头架）（图 6-1）。对于颅骨较薄的幼儿[5]，以及头部不需要太多移动的患者（如外伤去骨瓣手术，或者脑脊液分流术），通常使用马蹄形头托。

在使用带头钉的头架固定前，应复习术前 CT 和既往的神经外科手术史。术前的颅骨缺损，慢性脑积水引起的颅骨异常变薄，额窦大小，乳突气化，颅骨上的硬件装置（如脑室外引流管，分流装置或刺激器装置），头皮上的旁路移植血管或潜在的供体血管［如颞浅动脉（superficial temporal artery，STA）或枕动脉（occipital artery，OA）］都应被考虑。如果

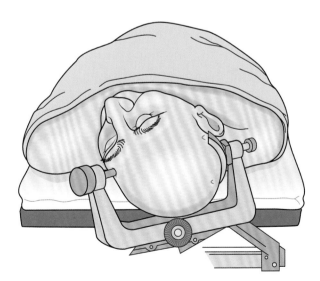

▲ 图 6-1　患者取仰卧位，头部用三点头架固定悬空

头钉刺入骨窦，可能引起脑脊液漏；如果穿透薄的颅骨（如颞骨鳞部），可能导致颅骨骨折和硬膜外出血，甚至颅内损伤。头钉应沿着想象中的头带平面钉入以提供最佳的机械支撑，并应避免钉入较厚的头部肌肉中（如颞肌），从而在提供良好的稳定性同时避免头钉拔出后过多的出血。头架通常设定适当的力度（根据年龄的不同，成人患者为 60~80 磅，儿童选择较小的力度[5]）并在连接到手术床之前锁定。根据患者的最终头位，把头钉小心地固定在颅骨上，然后施加适当的力度，并确保所有连接都是紧密安全的，这样可避免发生患者头部从头钉上滑落这一罕见却潜在的危险事件。

一旦将头架固定在床上，神经导航装置和脑组织牵开装置就可以连接在头架上。所有的连接部位都应再次检查以确保没有松动。因为任何潜在的非计划的头部活动都可能造成显微镜下的巨大偏移，并可能在操作过程中对大脑带来灾难性损伤。此外，头钉不要太靠近切口，以利于切口准备和头皮缝合的无菌原则。有时会不得已在手术快结束时撤除头钉以保证无张力缝合头皮。

如果患者是俯卧或侧卧在马蹄形头托上，应注意避免压迫眼睛或耳朵。

（二）仰卧位

仰卧位可用于多数涉及颅前窝、颅中窝病变的手术。分流手术也可采用这种体位进入脑室系统和腹部。如果病变沿中线分布，则应采用垂直仰卧位。如果病变位于侧裂，通常将头转向对侧 30°。对于靠近视神经颈动脉池或上斜坡的病变，需将头旋转 45°，使得病灶位于术者直视的显微镜视野中。如果病灶位于前交通动脉、视交叉、第三脑室前部或颞叶，则通常将头旋转 60°，使颧骨位于最高点。对于小脑幕切迹附近或颞后区病变的患者，如果术前检查颈部活动度良好，静脉引流系统无明显不对称，且监测颈静脉压无升高证据时，则头部可能需要旋转 70°（图 6-2）。对于旋转头部超过 45° 者，应在肩膀或躯干下放置肩垫以避免颈部的过度旋转。对于肥胖患者或颈部短小或僵硬的患者，可能需要进行术前测试以确保患者能够耐受计划的体位。

头部摆位时有三个运动方向轴：轴向的旋转、矢状面的屈伸及冠状面的弯曲（图 6-2 至图 6-4）。通过三个轴选择一个特定角度的目的是让手术者能通过显微镜直视病灶，通过减少患者身体的阻挡来

创造最大的手术空间，使颈静脉回流通畅，以及利用重力让周围脑组织的遮挡最小化。对于颅底病变，患者的头部通常是伸展的，对于额叶后部或顶叶病变，以及经脑室入路，患者的头部通常需要前屈（图 6-5）。

（三）侧卧位

侧卧位通常用于远离中线的岩部或颅后窝病变。对于超过 4h 的手术，可以用手臂吊带将手臂悬吊在床外。对于手术时长较短的病例，可仅在支撑侧腋下放置一个腋窝卷。如前所述，在身体摆位也有三个潜在的运动轴。应避免矢状面过度屈曲，以防止气道阻塞（下颌和胸骨之间至少两指宽）。头部可以在冠状面朝向地面屈曲，以展开头部和肩部之间的

空间，从而提供最大的手术空间。在轴位上向术者旋转有助于观察脑干，而远离术者旋转有助于观察内听道（internal auditory canal，IAC）（图 6-6）。如果椎动脉的单侧优势明显，应避免过度的屈曲或旋转导致其闭塞并造成潜在的脑干缺血和损伤。

（四）俯卧位

俯卧位适用于颅后窝中线处或枕部的病变。如果病变偏向一侧，也可采用侧卧位并用吊带悬吊手臂。头部屈曲（在下颌和胸骨之间保持两指的宽度）并在矢状面抬高可使沿头部和颈部的弧线相对平展，有助于打开颅颈交界处，并提供最佳的视角。乳头和外生殖器应无直接压迫，并将头和足置于高于心脏的水平，以促进静脉回流（图 6-7）。

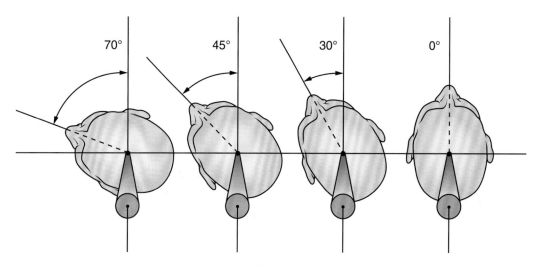

▲ 图 6-2 头部在轴向旋转的角度及其效果

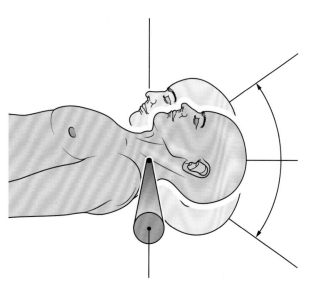

▲ 图 6-3 矢状面的头部运动轴

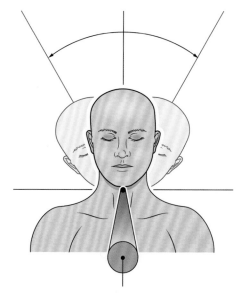

▲ 图 6-4 冠状面的头部运动轴

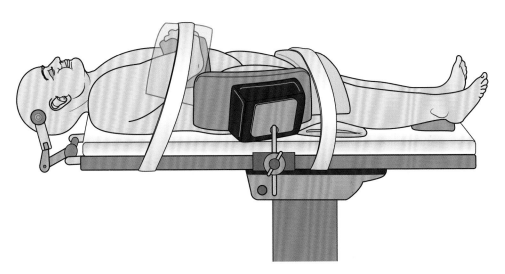

▲ 图 6–5　垂直仰卧位的侧视图
将定制的连接于侧轨的垫枕置于患者侧方以提供额外的支撑

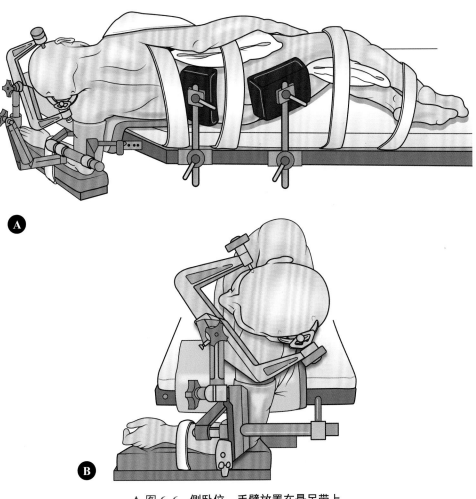

▲ 图 6–6　侧卧位，手臂放置在悬吊带上
A. 背侧视；B. 头侧视

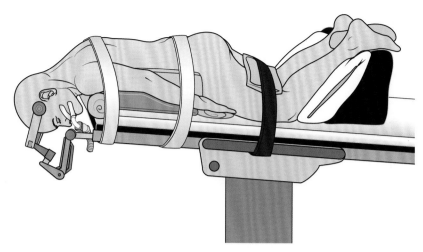

▲ 图 6-7　俯卧位

（五）坐位与半坐位

坐位（最好是半坐位）可用于松果体区或脑干背侧的病变，因为它有助于减少术区的积血并通过重力改善术野的暴露（图 6-8）。然而，这个体位已经被充分证明会增加致命性空气栓塞事件的发生率[6]。心前区多普勒监测、心房导管抽吸、左侧头低位和心血管支持通常用于检测和治疗空气栓塞[7]。在这种体位下，术中外科医生通常需要向前伸展手臂。在增加术者疲劳度的同时降低了操作的精确度。为了减少术者的肌肉疲劳，应使用可供手臂支撑的小支撑台。不过，我们发现侧卧位同样能够胜任一些可能需要坐位手术的病例。

（六）脊柱手术体位

脊柱手术最常用的体位是仰卧位和俯卧位。仰卧位用于颈椎前路手术。颈部通常处于伸展状态，中立位牵引有时被用来牵开脊椎（无论是因关节面损伤而导致脊椎错位的创伤病例，还是对于退行性疾病病例）以促进椎间盘间隙的张开。需要将肘部垫起，而肩膀可能需用胶带固定并往下拉，以利于术中 X 线的观察（图 6-9）。

俯卧位用于颈椎后路手术，也用于大多数胸腰椎病变。对于颈椎病变，头部通常需要头架固定。对于脊柱下段的病变，头部被放置在面罩中。手臂可以向上置于扶手上，也可以沿着身体一侧收起来，这取决于手术区域。肩部位置应放松，为既往存在肩部活动受限的患者提供舒适的空间[4]。俯卧位脊柱手术的一个罕见但严重的并发症是术后视力下降，其病理生理学机制尚不清楚。避免眼部受压被认为是至关重要的，尤其是需要长时间俯卧位并有潜在

大量失血风险的脊柱手术病例[8]。Wilson 支架通常用于腰椎间盘切除术，以充分暴露视野，但在融合术中不应使用该支架以保持腰椎生理前凸。Jackson 手术床通常用于融合手术，它有利于术中 X 线的观察，减轻额外的腹压，并能让脊柱不稳定骨折的患者安全地将体位从仰卧改为俯卧位，以及在畸形矫正手术中改变脊柱序列（图 6-10）。

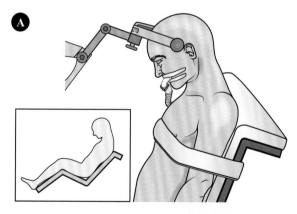

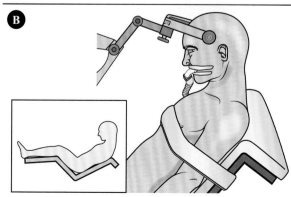

▲ 图 6-8　A. 坐位；B. 半坐位

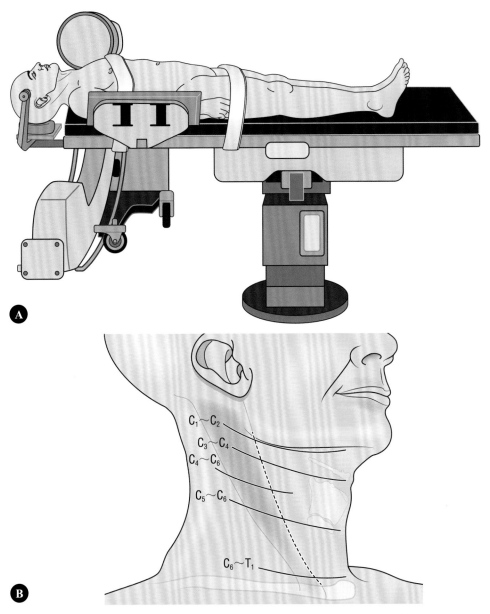

▲ 图 6–9　**A.** 颈椎前路手术的仰卧位；**B.** 前路切口脊椎水平的标记

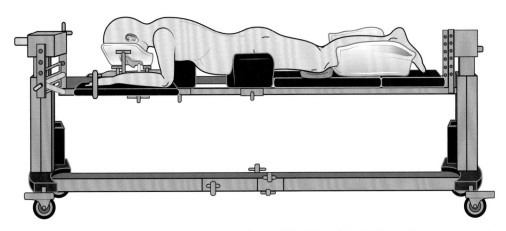

▲ 图 6–10　在 **Jackson** 手术台上进行的俯卧位腰椎融合手术

三、神经导航

虽然全面理解手术解剖和术前影像的细致检查对安全有效地到达神经外科手术病灶非常重要，而神经导航提供了一条更精准安全的路径，尤其是那些病灶小、位置深、靠近重要血管神经或正常解剖结构有明显扭曲变形的病变。神经导航协助外科医生设计最佳路径并促进微创"锁孔"入路治疗合适的病变[9]。对于脑部病变，分有框架和无框架两种导航系统。有框架导航系统通常用于脑深部电刺激电极置入或立体定向放射外科治疗，有时也用于脑干病变的活检。无框架系统可用于各种颅内病变，其通常基于光学或磁性进行注册结构上的定位。术前规划应包括优化导航装置的定位，使其能够"看到"感兴趣的区域，当术中需要时能用手术显微镜定位。定期地实施核查校准可确保准确性和避免误导。在术野内患者颅骨上设置参考点，用于纠正在手术过程中发现的误差。我们应该认识到脑组织移位对导航准确性的影响，尤其是在大的肿块被切除时或出现严重脑肿胀的情况下。对于脑室解剖结构比较复杂或存在变异的病例，无框架导航系统也可用于引导分流手术中脑室引流管的放置。

现已开发出用于脊柱的导航定位系统。对于胸椎病变、X 线显示不清的肥胖患者、椎弓根小或严重畸形的患者，术中导航有助于安全、快速地放置脊柱固定器械。

四、重要手术工具

现代神经外科医生有大量手术工具可供使用以有助于安全有效地进行外科治疗。使用合适的工具可以增加病变部位的暴露、减少对周围组织的损伤、减少出血并优化术区解剖结构的可视性。

（一）手术磨钻

手术磨钻的应用提升了开颅的便利：去除颅底骨质，从而暴露下方的神经血管结构，减少脑组织的牵拉，并优化脊柱手术中的骨性减压和器械置入。磨钻可以是气动或电动的，转动开关可以手控或足控。钻孔器或橡子状钻头用于颅骨最初的钻孔。在钻孔时，应进行持续冲洗，以防止骨粉堵塞钻头或一旦内层皮质骨钻透时自动停止装置受损[10]。在神经血管结构附近应使用更细小的钻头，包括粗糙和精细的金刚钻头进行精细地磨除。为了清除骨粉，

帮助散热，减少热损伤，持续冲洗是非常必要的。棉片应远离高速钻头，以免被卷入，造成钻头不必要的移动和对周围结构的损伤。

超声骨刀（Sonopet，Stryker；Kalamazoo，Michigan，US）也用于精细部位的骨质去除。与高速磨钻不同的是，必须使用棉片类材料来保护靠近超声骨刀头端的动脉和神经。因为有一些神经损伤病例的报道，我们通常不使用超声骨刀超吸视神经管，而常用金刚钻头进行视神经管去顶。当进行颅底暴露、移除鼻眶骨、眼眶切开或颧骨切开时，可以使用铣刀（图 6-11 至图 6-13）。

（二）电凝

电凝可用于止血和切开软组织结构。单极电凝

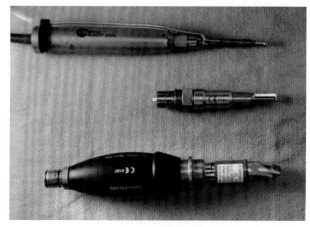

▲ 图 6-11　各种钻头附件

下方的是钻孔器附件，中间是铣刀（Thieme. Atlas of Neurosurgical Techniques；Brain volume 1 chapter1.）

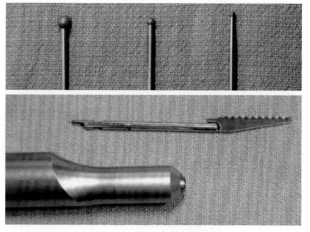

▲ 图 6-12　金刚石钻头和铣刀

上图是各种尺寸的金刚石钻头，下图是用于去除颅底骨质的铣刀（Thieme. Atlas of Neurosurgical Techniques；Brain volume 1 chapter1.）

常用于最初浅表软组织的切开。患者身上需要贴上接地电极片。此外，应注意避免直接灼伤皮肤。

双极电凝是现代神经外科不可或缺的工具。电流的设置可以根据目标组织的类型进行调整（较低的电流用于更精细的组织）。双极的头端有不同的尺寸和角度，手柄有不同的长度，带有滴水附件或由助手提供滴水的不粘尖端，可以用来避免粘连和清洁术野（图 6-14）。当使用双极时，应通过吸引或轻柔按压出血部位来准确识别出血点。应采用短促的针对性电凝，而不是不加选择的过长时间地烧灼；不过，为确保彻底止血，充足的电凝时间是必要的。

（三）显微镜和内镜

手术显微镜的引入给外科医生治疗位于精细血管神经结构处的病灶提供了清晰的视觉效果、放大倍数，充足的照明和助手的辅助观察。根据手术侧别和部位，观察者的光学器件需要放置在合适的位置。此外，每次手术前都需要平衡显微镜，以确保术中移动的稳定性。对于使用口控器控制显微镜的外科医生，或者需要神经导航，或者术中需行吲哚菁绿（indocyanine green，ICG）血管造影或 5- 氨基乙酰丙氨酸（5-aminolevulinic acid，5-ALA）肿瘤显像的手术，手术前应检查和选择所需附件及其功能兼容性的相关设置。

内镜已被广泛用于治疗脑室内病变和通过鼻腔通道到达中线颅底病变。内镜也被用来帮助术中观察显微镜直视下的视野盲区。内镜需要在术前进行白平衡和对焦，以确保良好的成像质量。内镜的冲洗系统需要定期进行设置和检查，以确保在实际手术过程中能有效地发挥清洁作用。

（四）超声

硬脑膜被打开前，多普勒超声可用于定位肿瘤、囊肿或血肿，并在手术过程中帮助监测病灶切除的程度，以作为神经导航系统的补充。微型多普勒探头通常用于评估神经血管病变中血流的情况，并在扩大经鼻内镜手术中帮助识别硬膜开放之前颈内动脉的位置。

超声吸引系统常被用于肿瘤减容或癫痫手术中脑组织的切除。吸引强度可以根据被切除组织的类型进行调整，以确保有效切除，同时减少对邻近结构的间接损伤（图 6-15）。

（五）手术器械

手术器械是外科医生用来打开软组织、移除骨质、解剖分离病灶，切除或消除异常结构以达到治疗目的的工具。较大的工具用于最初的暴露，一旦遇到精细的结构，则使用较精致的工具。不同大小的各种咬骨钳（如 Leksell 咬骨钳、Kerrison 咬骨钳和 Pituitary 咬骨钳）被用来去除骨或软组织。镊子用于抓取组织，在术区制造张力以帮助解剖，并协助夹持精细材料的操作，如电极导线或精细缝线。解剖器［如刮匙、Penfield 和 Rhoton 显微解剖器（图 6-16）］用于分开组织层，并方便病灶的分离。剪刀用于锐性分离软组织，不同大小的缝线用于缝合不同类型的结构。动脉瘤夹用于夹闭异常的血管结构。各种大小的棉片，或者"橡胶皮片"

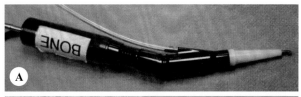
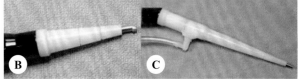

▲ 图 6-13　A. 超声骨刀；B 和 C. 用于超吸软组织的超声骨刀附件（Thieme. Atlas of Neurosurgical Techniques；Brain volume 1 chapter1.）

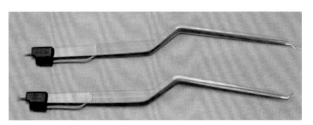

▲ 图 6-14　带自动滴水装置的双极电凝，其尖端可呈向下弯曲或向上弯曲（Thieme. Atlas of Neurosurgical Techniques；Brain volume 1 chapter1.）

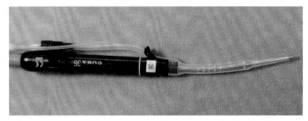

▲ 图 6-15　超声软组织吸引器，超声乳化外科吸引器（Thieme. Atlas of Neurosurgical Techniques；Brain volume 1 chapter 1.）

（图 6-17），经常被用来保护精细的组织和便于解剖。吸引器吸头具有不同的尺寸和形状。带有小孔和拇指可调节侧孔的吸头通常用于显微外科手术。其可在提供可控的吸力、轻柔而短暂的牵拉和切吸功能的同时，不会因为吸力对组织造成显著的损害。牵开器用于保持手术区域的敞开，以便外科医生可以不受阻碍地进到病灶区域。应避免长时间过度牵拉精细的神经血管结构以免造成间接损伤[3]。此外，利尿药的使用、合适的头位、颅底骨质的去除、脑池的开放和脑脊液外引流等方法有助于充分地暴露手术区域。

五、开颅术

开颅术的目的是去除颅骨的阻挡以抵达颅内组织。开颅面积应该足够大以提供足够的通道并能容纳潜在的继发性脑肿胀。微创"锁孔"入路可用于合适部位的病变，并与神经导航和内镜辅助的可视化相结合[11]。我们通常计划的开颅手术范围比皮瓣小

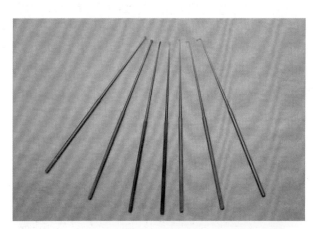

▲ 图 6-16　常用的 Rhoton 显微器械（Thieme. Atlas of Neurosurgical Techniques；Brain volume 1 chapter 1.）

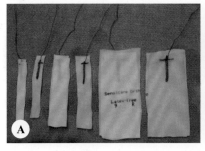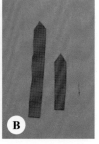

▲ 图 6-17　A. 棉条；B. "橡胶皮片"

Thieme. Atlas of Neurosurgical Techniques; Brain volume 1 chapter 1.

2cm，以避免术后皮肤感染直接延伸到硬膜外或硬膜下空间。

（一）皮瓣

开颅术首先要设计皮瓣。头皮血管丰富：颞浅动脉主要提供头皮前中部分的血供；枕动脉提供头皮后部分的血供；眶上动脉和滑车上动脉也供应额部头皮。对于需要使用颞浅动脉或枕动脉旁路移植的患者，皮瓣基底应尽量宽，以确保旁路移植血管作为供体后头皮有足够的侧支血供。对有既往手术史的患者，如果一条或多条头皮动脉受损，应向整形外科医生咨询，以帮助规划、切开及闭合皮瓣，避免皮瓣坏死和愈合不良。颞浅动脉常常跨过颧弓根部走行于耳屏前方，因此耳前切口通常在耳屏前方 0.5cm 以内，在切皮时需仔细解剖该区域以免损伤颞浅动脉。枕动脉在乳突后方沿二腹肌沟离开颅骨，该区域附近的任何切口都应争取分离和移开枕动脉，而不是牺牲它。皮瓣的长度和宽度应精心设计，理想情况下皮瓣最大长度不应超过宽度的两倍，以保证整个皮瓣有充足的血供。

面神经额颞支位于头皮皮下组织内脂肪垫与颞浅筋膜之间，行于颞浅动脉前。对于需要将头皮瓣与颞肌分离以增加眶缘和颧骨暴露的入路，应将额颞支与头皮瓣一同翻起，以防止牵拉损伤和术后面部肌肉无力[12]。皮肤切口应始于耳屏前方 0.5cm，以避开颞浅动脉和面神经额颞支。筋膜间分离法可以将面神经分支与皮瓣一同翻起。在额骨颧突后 2cm处，在脂肪垫内的颞浅筋膜上做一个切口，将筋膜层从肌肉上剥离，并连同皮瓣一同翻起（图 6-18）。对于仅暴露眶壁上外侧缘的冠状切口，不需要进行

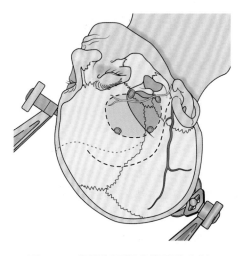

▲ 图 6-18　额颞部开颅术的弧形手术切口

筋膜间分离[13]。骨膜层应尽量保留，特别是在需要切除和重建额窦的入路中。

保留附着于颞上线处颞肌的骨成形骨瓣已经被广泛使用。鉴于其有助于颅骨愈合且更美观，尤其适用于儿童患者[14, 15]。

对于所有不采用骨成形骨瓣的经额颞部的入路，颞肌从颞骨上剥离并牵开，为开颅提供操作空间。术后颞肌萎缩和颞部凹陷是一个常见的美容问题并影响患者满意度。颞肌的神经血管供应来自于与骨膜相邻的颞肌腹侧深面，潜行在分隔肌肉和颅骨的那层薄而有光泽的膜内。据报道，一种使用骨膜剥离器从临近颧骨的下方向上沿颞上线的肌肉附着处剥离肌肉的逆行剥离技术已被证实可以减少对供应颞肌的神经血管的损伤，从而减少后续的颞肌萎缩[16]。在闭合过程中，为了让肌肉舒展而有张力，肌肉和筋膜需重新缝合，也有助于肌肉愈合和减少萎缩。

（二）开颅抬起骨瓣

为了避免并发症，在开颅过程中避免硬脑膜和脑损伤是至关重要的。由于年龄较大的患者的硬脑膜更薄，更粘连，因此对此类患者来说，这可能较为困难。对于硬脑膜已有瘢痕形成的二次手术或脑肿胀的患者来说这也同样困难。此时，可采取前面已经描述的一些颅骨切开前松弛大脑的措施。这里将描述一些开颅的技术"诀窍"以供参考。

使用钻孔器或橡子钻头来开颅形成颅骨骨瓣。对于大多数前方的入路，其中一个骨孔应打在解剖学的关键孔[17]。对于需要暴露横窦和乙状窦交界处的开颅术，通常在星点附近钻孔[18]。对于需要穿越上矢状窦或横窦的开颅术，由于此处硬脑膜可能与颅骨粘连，而静脉窦损伤可能导致迅速和潜在的灾难性出血，我们倾向于采用四步法。首先，我们在静脉窦附近钻孔（图 6-19A）。随后开始切除静脉窦附近的颅骨（图 6-19B）。其次，在切向直视下，用剥离子将静脉窦与颅骨分离（图 6-l9C），并在充分暴露和保护下，在静脉窦上方切开颅骨。最后，进行对侧开颅（图 6-19D）。抬起骨瓣时必须非常小心，以免损伤静脉窦。静脉窦出血可以通过直接加压，原位缝合或悬吊缝合到周围骨缘来控制。对于蝶骨嵴较厚的患者，颅骨铣刀可能会撕裂硬脑膜，损伤脑组织和侧裂血管。因此，在掀开骨瓣之前，应该先磨一个凹槽使骨头变薄。凹槽要足够深，这样就

不需要用过大的力量就可以沿凹槽折断颅骨，避免骨折线不受控制地延伸到颅底。

年龄较大的患者往往有薄而粘连的硬脑膜，可以采取多孔开颅术，以降低硬脑膜撕裂的风险和颅骨铣刀底板对大脑的损伤。其方法是使用各种剥离器剥离钻孔周围的硬膜，围绕钻孔做一个小的骨瓣，然后在骨窗缘之外进一步分离硬膜。这样就可以做一个较大的第二圈骨瓣。必要时可重复这一过程，以达到所需的暴露范围（开颅颅骨内切除技术）。

我们倾向于使用超声骨刀或金刚钻头磨除骨质以暴露横窦乙状窦交界处或去除在 C_1 横突孔上方的骨质，以减少潜在的血管损伤。我们通常使用 3mm 金刚钻头在冲洗下打开视神经管，以避免对视神经的热损伤。

骨瓣被取下后，必须进行细致的硬膜外止血，以减少血液的流入，提供一个干净的术野。如果硬膜外止血不充分，术后也可能发生硬膜外血肿。采用双极电凝止血法止住硬脑膜血管出血。氧化纤维素卷（Surgical Fibrillar, Ethicon 360; Somerville, New Jersey, US）可用于控制骨窗边缘的硬膜外出血。在骨窗边缘打孔用于悬吊，将硬膜外层紧密地缝到骨缘，有助于减少硬膜外出血。

六、头颅和脊柱切口的闭合

切口闭合是外科手术的一个重要组成部分。虽然此刻手术室内的氛围会较前放松，但即便是缝合最后一针，都需保持细致的注意力。切口缝合不佳可导致切口裂开、感染和美观缺陷。

（一）开颅手术切口的闭合

开颅手术切口的闭合包括几个步骤。首先是缝合硬脑膜以防止脑脊液漏（特别是后颅窝或颅底病变的病例），并在脑和颅骨之间形成一道屏障。如果有脑肿胀或硬脑膜因烧灼或干燥而收缩时，则需要使用自体筋膜或人工脑膜加以修补。接着是回置骨瓣，除非因担心脑肿胀而去骨瓣。通常使用可吸收聚乙二醇（polyglycolide, PGA）板和螺钉或钛板和螺钉将骨瓣重新连接到骨缘。对于非常年幼的儿童，可以用缝线穿过骨缘钻取的小孔来固定骨瓣。我们须努力确保前额部骨缘的对合良好，否则缺损会很醒目。此外，骨对位不良可导致自体骨吸收。如果在开颅手术后有明显的骨质缺损，可以使用钛网或骨水泥来填补缺损。我们越来越多地推荐所有患者

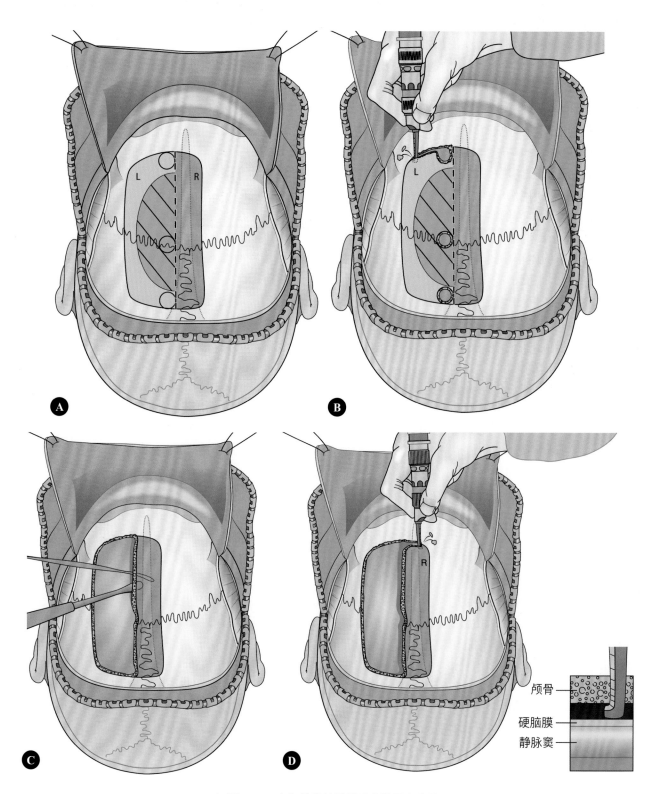

▲ 图 6-19　上矢状窦处开颅手术的四个步骤

　　A. 第一步：颅骨钻孔；B. 第二步：去除左侧骨瓣；C. 第三步：切线视线下将静脉窦与颅骨分离；D. 第四步：移除右侧骨瓣，在矢状窦上用铣刀铣下骨瓣

使用可吸收板，因为根据我们的经验在手术一段时间后钛板和螺钉会成为约 25% 患者的外源置入性刺激物。

下一步是在一定的张力下使用可吸收缝线将颞肌重新固定至颞上线，以减少肌肉萎缩。对于外伤病例，为了缓解外伤引起的脑肿胀，颞肌通常不再被紧密地缝合。最后一个步骤是头皮缝合，用可吸收缝线反向间断地缝合帽状腱膜。帽状腱膜的缝合应该紧密且均匀，可以为头皮的闭合提供拉伸强度。如果帽状腱膜缝合时有很大的张力，在尝试缝合之前，可能需要移除三点头架，或者进一步分离头皮和周围颅骨来移动头皮。最后使用不可吸收线或皮钉闭合头皮（小儿患者通常使用可吸收缝线）。

（二）脊柱切口的闭合

脊柱切口的闭合同样包括数个步骤。对于需要硬脊膜打开的手术，硬脊膜的闭合是第一步。先使用缝线缝合，如果无法直接缝合则辅以硬膜补片和密封胶，硬脊膜扩大有时是必要的。特别是腰椎节段的硬脊膜闭合后，在进行下一步操作前笔者通常采用 Valsalva 法来检查是否有脑脊液漏。覆盖的软组织通常需要逐层缝合以消除无效腔。深部的肌肉层和筋膜层使用较粗的可吸收缝线间断或连续缝合。真皮下层可使用可吸收缝线反向间断缝合。如果皮肤和下方筋膜之间存在较大的潜在腔隙，则需要将皮下组织固定到下方筋膜层上，以避免形成皮下血肿或皮下积液。如果缝合皮肤时皮缘张力较大，可能需要逐层分离皮下组织以促进皮肤的移动和闭合。皮肤可以使用不可吸收或可吸收缝线缝合。对于有伤口愈合问题的肥胖或糖尿病患者，可以附加支撑保持缝线以提供额外的伤口支撑。

结论

对外科解剖学的深刻理解和对外科基础技术的良好掌握使外科医生能够安全和有效地治疗各种神经外科疾病。仔细的术前计划，有效使用现有的手术工具和设备，以及对潜在并发症的预测是确保患者安全和改善手术结局的重要步骤。

第二篇

小儿神经外科
Pediatric Neurosurgery

第 7 章　椎管闭合不全和脊髓栓系 ……………………………………… 112

第 8 章　儿童脑积水 ……………………………………………………… 129

第 9 章　颅缝早闭的诊断和手术选择 …………………………………… 144

第 10 章　小脑扁桃体下疝畸形和脊髓空洞积水症 …………………… 164

第 11 章　儿童颅后窝和脑干肿瘤 ……………………………………… 177

第 12 章　颅咽管瘤 ……………………………………………………… 198

第 13 章　所有其他儿童脑肿瘤 ………………………………………… 213

第 14 章　儿童非创伤性卒中 …………………………………………… 223

第 7 章　椎管闭合不全和脊髓栓系

Spinal Dysraphism and Tethered Spinal Cord

Michael C. Dewan　John C. Wellons　著

翁宇翔　译　　詹仁雅　校

临床要点

- 椎管闭合不全是由神经管的不完全形成或紧邻神经管和附近原椎的结构发育异常引起的一系列疾病。
- 包括脊髓脊膜膨出的几种形式的闭合不全，均与孕产妇营养缺乏有关。为母亲和育龄妇女补充叶酸已经使全球开放性神经管缺陷的发病率显著下降。
- 原发性神经形成障碍是由于神经褶不完全融合所致，包括开放性神经管缺陷（如脊髓脊膜膨出）、脊髓脂肪瘤和皮毛窦。尾侧脊髓和骶骨的组成部分在次级神经管形成的过程中发育。这一阶段的疾病会导致终末端脊髓囊状突出、尾侧脊髓发育不全和终丝脂肪沉积等疾病。脊髓纵裂畸形被认为是异常的原肠胚形成所致。
- 脊髓脊膜膨出通常在出生后通过囊肿减压、分离和硬膜缝合，然后进行皮肤闭合来治疗。在一组脊髓脊膜膨出的胎儿群体中，在妊娠第 19～25 周进行的宫内修复已证实可以减少脑积水分流术的需求，而且认知和运动功能也有明显的改善。
- 隐性椎管闭合不全是指由不同成分组成的皮肤覆盖异常的一组疾病，包括脂肪脊髓脊膜膨出、皮毛窦、脊髓纵裂畸形和终丝脂肪沉积。患者通常表现为脊髓栓系综合征，可能包括各种皮肤特征，以及神经、泌尿和骨骼系统的缺陷。
- 超声检查、CT 和 MRI 有助于确定和描述目前的闭合不全的类型和程度，并有助于术前讨论和手术计划的制订。
- 手术治疗椎管闭合不全的主要目的是预防今后的神经功能恶化及停止现有的神经功能减退。
- 椎管闭合不全术后最常见的早期并发症是脑脊液漏。脊髓再栓系是最重要的晚期并发症，通常在骨骼轴向生长期间出现，需要手术松解。
- 大多数患有严重椎管闭合不全的患者需要由包括神经外科医生、泌尿外科医生和儿科医生在内的多学科团队进行终身管理。

椎管闭合不全是由不完全或异常的神经管融合引起的一系列先天性畸形。如果病变局限于一个或多个节段的骨性后弓，则称为脊柱裂。单纯性下腰椎脊柱裂是一种常见的影像学发现，尤其是在儿童中，其本身没有任何意义。相反，骨性脊柱裂可伴有多种复杂异常，包括脊髓、神经根、硬脑膜，甚至盆腔内脏结构。在这些情况下，椎管闭合不全是儿童和成人残疾的主要原因。

脊髓的形成始于妊娠第 2 周和第 3 周，这一过程被称为初级神经管形成，包括三个不同的生殖细胞层和脊索的形成。在妊娠第 21 天，神经管首先在枕骨区域折叠并融合。然后，以拉链样的方式，向头侧和尾侧延伸，直到头侧神经孔（第 24 天）和尾侧神经孔（第 26 天）分别完全闭合。胚胎分离是神经管与上覆的外胚层分离的过程。当过早发生分离时，用于脂肪瘤样分化的间充质细胞可能会迁移到潜在的神经结构中，从而导致一系列疾病，包括硬膜内脂肪瘤和脂肪脊髓脊膜膨出。如果分离失败（非分离异常），外胚层和神经外胚层之间会形成开放的连接。广泛的分离不全会导致常见的脊髓脊膜膨出，以及较少见的皮毛窦和脊髓囊样突出。次级神经管形成在尾侧神经孔闭合后开始，包括神经管形成和退行性分化。上腰椎以下的神经管形成和退行性分化都比初级神经管形成的过程更不明确。因此，这一阶段的错误会导致一组更为异质性的异常，包括脊髓栓系（tethered spinal cord，TSC）、终末端脊髓囊样突出、骶前脊膜膨出和尾部退化综合征[1]。

除了神经管缺陷（neural tube defect，NTD）的胚胎学分类外，还根据体格检查将椎管闭合不全分为两大类：①囊性脊柱裂，包括脊髓脊膜膨出，表现为通过皮肤和骨缺损的神经组织疝出，这在出生时十分明显；②隐性脊柱裂，潜在的神经缺陷病变被表面完整的皮肤覆盖，包括脊髓纵裂、脂肪脊髓脊膜膨出、脊髓栓系、骶前脊膜膨出、脊髓囊样突出和尾部退化综合征。这些疾病的体征可能不明显，而症状可能要到儿童后期甚至成年后才会出现，因此早期识别很重要。只有通过早期（预防性）和适当的手术干预才能保存神经功能。

一、脊髓脊膜膨出

脊髓脊膜膨出是涉及脊柱的最常见的严重出生缺陷，每 4000 名婴儿中就有 1 名患病[2]。其病因尚不清楚，但有受环境和遗传影响的证据。遗传危险因素的作用得到了这种疾病家族聚集性的大量研究的支持。叶酸缺乏症和神经管缺陷之间的密切关系促使世界各地的公共卫生部门努力为育龄妇女补充膳食叶酸，这也使得脊髓脊膜膨出的发病率大幅下降，然而在发展中国家中营养缺乏仍然是一种负担，故而发病率下降的幅度较小。自 20 世纪 80 年代初以来，发达国家脊柱裂的患病率一直在逐步下降，因为越来越多的人主张在产前检查并选择性终止妊娠。由于多项临床试验证明叶酸补充剂具有保护作用，美国疾病预防控制中心（Centers for Disease Control and Prevention，CDC）建议所有育龄妇女每天服用 0.4mg 叶酸[2, 3]。尽管如此，加强食物供应可能较之单独补充叶酸对预防神经管缺陷是更有效的策略。

新的疗法旨在再生背弓结构，包括纳米技术和干细胞疗法[4]，尽管它们仍处于实验阶段，但这提供了进一步的希望。

如前所述，脊髓脊膜膨出是一种开放性神经管缺损，由初级神经发育过程中错误的分离引起。在第 26～30 天发生的错误与尾侧神经孔的闭合相关，从而解释了腰骶椎这种缺陷多发的原因。最终，神经外胚层与外胚层不完全分离，神经组织（包括神经、脑膜和脑脊液）通过骨质缺损处疝出。脊柱异常是更广泛的中枢神经系统异常综合征，通常还包括脑积水、脑回异常和后脑的小脑扁桃体下疝畸形Ⅱ型。

胎儿畸形产前诊断的发展使产前识别脊髓脊膜膨出变得平常。有危险因素的家庭常规进行羊膜腔穿刺术，检测羊水甲胎蛋白和乙酰胆碱酯酶，这对于鉴别开放性病变与皮肤覆盖的肿块（如脊髓囊样突出）很重要。羊膜腔穿刺术和超声筛查的综合准确率超过 90%。产前 MRI 使用 T_2 加权快速成像序列也可用于显示小脑扁桃体下疝畸形Ⅱ型和其他相关异常特征[5]。此外，胎儿 MRI 可通过检查骨性异常基础上的脊髓异常来对超声检查结果进行补充[6]。研究表明，这种产前成像研究有助于判断预后。具体而言，产前影像研究确定的病变程度似乎可以预测神经功能缺损和运动潜能，但不能预测胎儿脑室扩大的程度或后脑畸形的程度[7]。家长就预期的预后和关于流产的决定或闭合手术的选择均能得到专业的建议。

大多数未选择终止妊娠的脊柱裂胎儿在出生后才接受特殊治疗。在美国，这些婴儿通常通过剖宫产分娩[8]，尽管这种方法相对于阴道分娩的益处尚未得到明确证实。应根据患儿脊髓功能水平告知其父母预后情况，并强调闭合缺损是一种挽救生命的措施，但不会改变原有的神经功能缺损。

（一）术前管理

处理新生儿脊髓脊膜膨出的第一步是由儿科医生和神经外科医生进行仔细的体格检查（图 7-1）。全面的评估将发现相关异常，包括心脏和肾脏缺陷，这些可能是手术闭合脊柱缺损的禁忌。资料表明，如果使用广谱抗生素，脊髓脊膜膨出闭合治疗可以安全地延迟长达 1 周时间，以便有时间与患儿父母讨论。然而，在大多数情况下，闭合需在出生后 48～72h 内进行。在脊髓脊膜膨出中，红色颗粒状神经基板被珍珠状的"上皮带"包绕，必须将其完全切除以防止包涵体皮样囊肿的出现。大多数脊髓脊膜膨出呈椭圆形，并与长轴垂直。如果病灶方向为水平位，则水平缝合皮肤可能是更优的选择。跨越相对较大的水平表面区域的缺损可能不适合用稍后描述的传统皮肤闭合方法。在这些情况下，特别是当需要复杂的皮瓣重建以实现完全、牢固的闭合时，建议整形外科医生参与。在等待手术闭合时，婴儿应俯卧位，用无菌盐水浸湿的纱布敷料疏松地覆盖于囊或神经基板上。确保来自附近肛门的粪便内容物不会向上移动至缺损处。这可以通过在缺损的尾侧缘下方和肛门上方放置水平黏附的薄膜屏障来实现。

大约 85% 的脊髓脊膜膨出患者表现出脑积水，或者在新生儿时期发展为脑积水[9]。头部较大或囟门隆起提示进展性脑积水，需要进行头部超声或 CT 检查。在无明显颅高压的情况下出现喘鸣、呼吸暂停或心动过缓提示有症状性小脑扁桃体下疝畸形 Ⅱ 型，这也提示该类患儿预后不良。新生儿的神经系统检查是困难的，区分腿的自主运动和反射运动同样困难。一般认为，任何疼痛刺激后出现的腿部运动都是反射性的。足部挛缩和畸形表示该水平节段的瘫痪。几乎所有受影响的新生儿都有膀胱功能异常，但这在新生儿中很难评估。肛门扩张、感觉迟钝证实为去骶神经支配。

通常情况下，首先闭合背部，除非必要，脑脊液分流手术将被推迟。在有明显脑积水的病例中，如果颅内压升高影响脊柱闭合的完整导致脑脊液漏，则可以同时进行背部闭合和分流术。然而，在背部闭合术期间或之前进行脑脊液分流术可能等同于对原本不会发生持续性脑积水的患者进行不必要的治疗。背部闭合的目的是用多层组织封闭脊髓，以阻止皮肤细菌的进入和防止脑脊液漏，同时保留神经功能，最大限度地降低将来脊髓栓系的风险。实现这一目标需要对所涉及组织层的三维解剖结构有透彻的了解（图 7-2）。

（二）手术技术

患者以侧卧位或仰卧位进行插管，然后转为俯卧位，在胸部和臀部下方放置手术专用垫，使腹部自然下垂（图 7-3）。外科医生尝试以垂直或水平的方向接近囊或缺损的底部，以确定哪一个缝合方向会导致最小的皮肤张力。缺损处和周围皮肤按标准方法消毒铺巾，但必须特别注意不要让碘伏接触到中枢神经基板。如果复杂的皮瓣闭合需要扩大切口，则应相应地扩大术前准备区域。

沿着选定的轴，在正常皮肤和较薄的上皮带交界处做一个椭圆形切口。形成囊底部的全层皮肤是有活力的，不应切除。切开皮下组织，直至光滑的硬脊膜或筋膜层。将囊底向内侧分离，直到看到进入筋膜的缺损。通过钝性和锐性相结合分离松解进

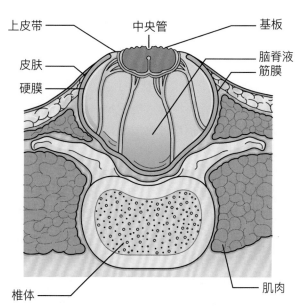

▲ 图 7-2　脊髓脊膜膨出的横断面解剖

神经基板可见于背侧，通常位于囊的中央；它与全层皮肤之间被一层珍珠状组织，即"上皮带"隔开；神经组织从皮肤、筋膜、肌肉和骨骼的缺损处疝出；背侧硬膜和上皮带汇合，附着在基板外侧，形成囊顶

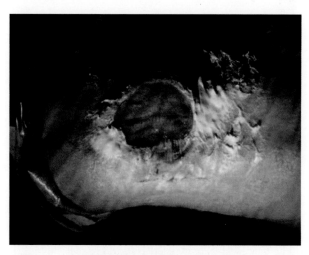

▲ 图 7-1　患脊髓脊膜膨出的新生儿在出生后不久，其胎脂仍覆盖部分背部；可以看到缺损的同心解剖层，包括中缝、神经基板、上皮带和正常皮肤

入筋膜缺损处软膜囊之间的所有粘连，以最大限度降低栓系风险。通过放射状切口切开神经基板周围的皮肤进入囊内。用剪刀沿基板周围切除上皮带和皮肤并丢弃。重要的是切除所有的上皮带，以防日后形成表皮样囊肿或皮样囊肿。此时，神经基板游离于外翻的硬膜上方（图 7-4）。

接下来"重建"神经基板，使其整齐地排布于硬脊膜管内，并使软脊膜表面与硬膜闭合处接触。这也被认为可最大限度降低未来脊髓栓系发生的风险。6-0 缝线将基板一侧的软脊膜 - 蛛网膜 - 神经连接处与另一侧间断缝合，将基板折叠成管状。缝合中央管的全长。

然后注意硬膜，它外翻并与周围筋膜松散连接。以低压单极、锐性和钝性分离相结合的方式，直接分离硬膜并向两侧内侧反折，直到游离足够的硬膜以实现缝合（图 7-4）。使用 4-0 缝线连续缝合法以密闭方式缝合硬膜。如果可能，可将筋膜作为一个单独的层进行处理，在两侧以半圆形横向切开，将

其从下层肌肉中提起，并向内侧反折。与硬膜一样，筋膜也用 4-0 缝线连续缝合（图 7-5）。腰部的脊髓脊膜膨出的尾端及大多数骶骨病变的筋膜薄弱，因而在该水平的闭合可能是不完全的。在极少数情况下，如果硬膜不足无法实现严密的闭合，可使用牛心包移植物完成尾侧的闭合。

用组织剪或手指钝性分离皮肤。如有必要需沿着通道将皮肤一直游离到腹部（图 7-5）。在大多数情况下，正中矢状面（垂直）的一期皮肤缝合最容易，但偶尔水平缝合可导致更小的张力。使用垂直间断褥式皮肤缝合的双层缝合是首选方式。

非常大的病变需要特殊技术。宽的圆形缺损可以用简单的旋转皮瓣来进行修复（图 7-6）。各种类型的"Z 形成形术"和松弛性切口已经被描述，这在非常大或困难的病变中可能是必要的。特别大的缺损可能需要肌皮瓣，它提供了一个含有丰富血供的更坚固的、多层次的闭合[10]。较少用到异体皮肤移植和组织扩张等替代技术[11, 12]。

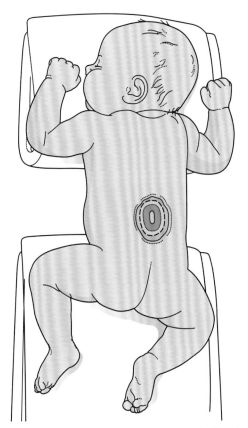

▲ 图 7-3　行脊髓脊膜膨出闭合术对患者进行定位

将婴儿置于俯卧位，在胸段和髂嵴下放置手术专用垫以减少硬膜外出血；皮肤切口在上皮带的外侧呈环形；垂直方向的椭圆形切口适用于大多数闭合

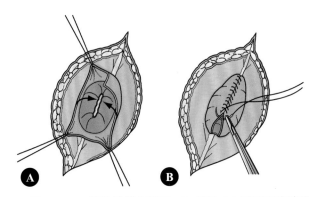

▲ 图 7-4　A. 牵拉并缝合硬膜；B. 使用 4-0 不可吸收缝线连续缝合硬膜

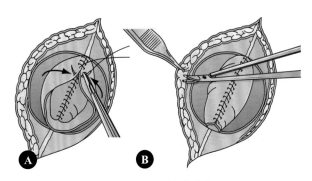

▲ 图 7-5　筋膜缝合

A. 用连续缝合法缝合筋膜，尾端的修复可能不完整；B. 用剪刀或手指钝性游离皮肤

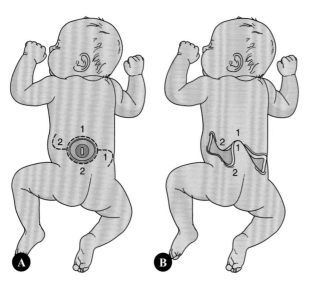

▲ 图 7-6　简单的旋转皮瓣

A. 作一个 S 形水平切口，包围圆形缺损；B. 这点类似于洼地，在垂直方向和水平方向上减小张力，最终皮肤缝合呈 W 形

（三）术后管理

术后，患者应保持俯卧位，髋关节过伸，尽可能减少伤口的继发性张力。缝合的创面用湿润的抗生素浸渍敷料疏松覆盖，以便每天多次检查创面。大多数患者会出现脑积水，并可能在伤口愈合期间出现。虽然最终的脑脊液（cerebrospinal fluid，CSF）分流最好在背部愈合后进行，但早期干预可能是必要的，特别是当颅内压力增加使伤口有脑脊液漏和崩裂的风险时。脑积水的治疗时机基于每日头围测量、囟门评估、伤口检查、定期的头部超声检查，以及颅内压升高的症状和体征（如呼吸暂停或心动过缓）。

对脊髓脊膜膨出患儿的照护是终身的，手术闭合只是开始。神经功能恶化可能预示着一个进展过程，如分流故障、脊髓积水、脊髓栓系或症状性小脑扁桃体下疝畸形Ⅱ型。考虑到脊髓脊膜膨出的多系统影响，泌尿外科、骨科和儿科专家之间的多学科合作对于优化功能和生活质量是至关重要的。在接受早期背部闭合手术的患者中，92% 的患者可存活 1 年[13]。根据前瞻性结局队列数据，已知 17 岁之前的存活率为 78%[14]，但到 40 岁时，存活率降至 46%[15]。死亡主要与小脑扁桃体下疝畸形Ⅱ型、继发于胸部畸形的限制性肺病、分流故障和尿脓毒血症有关。高于 T_{11} 的感觉水平异常与死亡风险增加有关[15]，可能是由于尿脓毒血症风险增加[16]。尽管大

多数需要支架和拐杖，但约 75% 的脊髓脊膜膨出儿童可以行走。大约 75% 的存活婴儿具有正常的智力（定义为 IQ＞80），但因脑积水需要分流术治疗的婴儿中，只有 60% 具有正常的智力[17]。存活的成年人正常的智力下降到 70%[18]。

内镜第三脑室底造瘘术（endoscopic third ventriculostomy，ETV）在脊髓脊膜膨出相关的脑积水治疗中的作用已得到适度的关注。Kulkarni 及其同事报道经 ETV 治疗的患者中 CSF 分流成功率＞60%，从而避免了与分流术相关的长期并发症[19]。同时，Benjamin Warf 通过 ETV 联合脉络丛烧灼术（endoscopic third ventriculostomy/choroid plexus cauterization，ETV/CPC）治疗脊髓脊膜膨出患者的脑积水[20]。在 115 名患者的队列中，在随访近 20 个月时 76% 的患者成功避免了分流术[21]。尽管前景看好，但在 ETV/CPC 广泛应用于这一人群之前，可能需要对患者长期认知和生活质量结局指标进一步的研究。

二、子宫内脊髓脊膜膨出修复术

由于脊髓脊膜膨出通常在妊娠 20 周前被发现，因此它是分娩前少数几种适合手术治疗的情况之一。宫内脊髓脊膜膨出修补术作为产后修补术的一种替代方法，在特定的患者人群中已得到广泛应用。宫内修复术的基本原理来自于妊娠期间发生神经功能恶化的证据[22]。在妊娠 17～20 周前，胎儿的超声影像上可以看到正常的下肢运动，但大多数晚期妊娠患有脊髓脊膜膨出的胎儿和新生儿有一定程度的畸形和瘫痪。这种恶化可能是神经组织暴露于羊水和胎粪的结果，也可能是暴露的神经基板与子宫壁碰撞造成的直接损伤。子宫内缝合后可减少或消除神经组织损伤。

动物研究（通过椎板切除术和将胎崽脊髓暴露在羊水中建立脊柱裂模型）证明，如果在出生前闭合病变，腿部功能会得到改善[23]。此外，有证据表明，大多数脊柱裂患者会发生小脑扁桃体下疝畸形Ⅱ型，这种畸形是后天获得的，可以通过子宫内闭合来预防[24]。

1997 年，范德堡大学儿童医院和费城儿童医院首次成功通过子宫切开术进行了脊柱裂的子宫内修复术[25, 26]。3 年前，他们曾尝试通过内镜技术进行子宫内闭合，但效果不理想并立即放弃。经过宫内治疗的胎儿因为分娩可能引起子宫破裂而选择剖宫产

分娩。两个机构的早期经验表明，相比于出生后治疗的婴儿，接受宫内治疗的婴儿后脑疝的发生率降低，并且可能减少了对分流的需要[27, 28]。费城和范德堡儿童医院的综合经验表明，与出生后治疗的患者相比，宫内治疗的患者发生需要分流术的脑积水的概率较低[29, 30]。据推测，胎儿期闭合脊柱病变可以消除脑脊液漏，从而减少对分流术的需求，同时也减少了对后脑的压迫。这可以减少后脑疝的发生，并解除第四脑室流出道的梗阻[31]。

孕妇通常能够较好的耐受宫内闭合脊柱裂。大约 5% 的胎儿死于无法控制的分娩和早产相关的并发症。宫内操作和手术闭合技术的改进和不断完善可能会降低围生期并发症发生率[32]。对产前接受治疗的儿童的下肢功能分析显示，与接受传统产后修复治疗的一组对照受试者相比，两者结果没有统计学差异[33]。然而，该系列中评估的许多儿童在手术时下肢已瘫痪，这削弱了可能的益处。相比之下，费城儿童医院的一项系列研究表明，产前超声检查证实胎儿手术前腿部运动完整的其腿部功能可能得到潜在的改善[34]。皮样包涵体囊肿和脊髓栓系的延迟发生可能对长期预后产生不利影响[35]。尽管相对于产后修复，产前手术在尿动力学检查中观察到了轻微的改善[36]，但似乎并不能减少儿童期间歇性导尿的需要。小脑扁桃体下疝畸形Ⅱ型的发生率和分流术的需求可能会降低[28]，但目前尚无长期资料的支持。

在脊髓脊膜膨出管理研究（management of myelo-meningocele study，MOMS）试验之前[37]，评估了37 个接受宫内治疗的脊柱裂婴儿与传统治疗的历史对照受试者的结局[9]。然而，因为接受宫内闭合术的胎儿为高度选择的一组病例，这种比较容易产生较大的偏倚。此外，脊柱裂的医疗管理不断改善，使得与历史对照受试者的比较特别困难。

由三家机构（费城和范德堡儿童医院、加州大学旧金山分校）组成的联盟进行了一项关于脊柱裂宫内治疗的非盲随机对照试验［脊髓脊膜膨出管理研究（MOMS）］，以获得关于胎儿脊髓脊膜膨出闭合术获益的确切答案[37]。在妊娠 16～25 周接受脊柱裂产前诊断的孕妇被随机分为两组，一组在妊娠19～25 周进行宫内修复术，另一组在证实胎肺成熟后行剖宫产术。主要研究终点是 12 个月时需要分流术和胎儿 / 婴儿死亡。次要终点包括神经功能、认知

结局和产妇并发症。对治疗意义的分析表明，主要终点的风险显著降低，由于产前手术的有效性，该研究提前结束。产前手术组受益于分流术需求减少（40% vs. 82%）和正常后脑解剖结构的较高比例；与产后组相比，在 30 个月时更有可能独立行走。两组中无产妇死亡，新生儿不良结局相似。然而，产前手术与更多的妊娠并发症、增加的早产频率和较高的新生儿呼吸窘迫综合征发生率有关。到目前为止，这是唯一一项证实脊柱裂宫内治疗有明显益处的随机研究。这些获益是在经验丰富的有严格纳入标准的中心实现的，必须仔细权衡较高的早产率和孕产妇并发症发生率的影响。此外，对 MOMS 参与者的亚组分析发现，在接受宫内手术初次筛选时脑室较大的患儿对分流的需求增加，接近产后修复中观察到的比率[38]。特别是在侧角脑室大小>15mm 的胎儿中，79% 的产前治疗需要分流术。同时，脑室大小<10mm 的患者中只有 20% 需要分流术，脑室大小为 10～15mm 的患者中有 45% 需要分流术。因此，在进行手术前，患者及其家属应考虑到这一点。

为了减少孕产妇并发症和宫内操作，一些人提出了一种利用生物贴片简单缝合皮肤的宫内镜技术。一项小型（$n=10$）、单臂试验证明了这种技术的可行性，但与 MOMS 试验中使用的传统技术相比无明显优势[39]。内镜修复术有着相似的脑积水和神经运动结局。然而，流产、胎膜早破和更多的早产可能会限制内镜修复术的广泛应用，直到开发出更安全、更精细的技术。

宫内修复的长期结果有限，但迄今为止令人鼓舞。42 名儿童的 10 年神经功能结局数据发现，近 80% 的儿童可以在社区活动，大多数儿童在选定的行为和认知指标上的得分在平均范围内[40]。然而，接受胎儿脊髓脊膜膨出修复术的患者表现出比社区同龄人明显更多的执行功能缺陷。总体而言，早期神经发育结局可预测未来 10 年结局，产前修复后是否需要分流与适应性行为缺陷相关。早期数据表明胎儿脊髓脊膜膨出修复可改善长期功能状态[40]，但需要进一步的随访。

三、隐性椎管闭合不全与脊髓栓系综合征

本章的其余部分将专门讨论隐性椎管闭合不全（occult spinal dysraphism，OSD）及其各种形式，它们通常是共存的。与开放性神经管缺陷（如脊髓脊

膜膨出）相反，这类疾病局限于脊柱下段的病灶大多被全层皮肤所遮挡。因此，诊断一些不太常见的 OSD 具有挑战性，需要综合临床症状和影像学数据。在胚胎学上，大多数 OSD 亚型是由畸变的次级神经管形成导致的，即初级神经管形成阶段后连接障碍的过程。在次级神经管形成过程中，髓索由被称为尾部细胞团的原始神经干细胞聚集形成。髓索形成初级神经管（口侧）和骶尾部附件（尾侧）之间的连接。在一个称为退行性分化的过程中，先前形成的尾部结构经历了精确有序的坏死，到妊娠 11 周时，只剩下终丝、尾骨韧带和圆锥的终室。退化失败被认为会导致终丝肥大，而退化异常和不完全则导致脂肪脊髓脊膜膨出。脊髓纵裂的胚胎学仍知之甚少[41]，但它可能涉及卵黄囊和羊膜腔之间胎儿神经肠管的持续存在，允许内胚层成分通过分裂的脊索疝出，并导致迁移的间充质成分形成"骨棘"。在出生时，远端圆锥位于 $L_2 \sim L_3$ 水平。随着骨骼的生长，神经轴延长，圆锥在幼儿期"上升"到 $L_1 \sim L_2$ 间隙[42]。任何一种 OSD 亚型都可以看到位于 L_2 水平以下的圆锥提示病理性脊髓栓系。

OSD 症状可能有多种原因。胚胎发育过程中脊髓和神经根的异常形成可导致永久性神经功能缺损，如脊髓脊膜膨出。椎管内生长的局部肿块（脂肪瘤或神经管原肠性囊肿）可导致压迫症状。脊髓栓系综合征是脊髓牵拉的结果，可发生于与隐性椎管闭合不全相关的任何疾病，它也可以发生在圆锥已经完成上升的成年人身上。

为了识别隐性闭合不全，必须认识到与各种疾病相关的各种综合征的重要性（表 7-1）。皮肤综合征是指覆盖脊柱下段任何中线的皮肤异常。这种异常通常是闭合不全的信号，对它的识别对于尚未出现泌尿系统或骨科方面症状的婴儿尤为重要。如果凹陷位于臀褶以上的上骶椎或腰椎水平，则可能有意义，但位于臀褶内或下方的尾骨最低点上的尾骨窝无特殊意义[43, 44]。皮肤异常可包括引人注目的毛发"牧神的尾巴"（图 7-7）、皮毛窦、血管瘤（图 7-8）或皮肤覆盖的脂肪团块（图 7-9）。骨科综合征在幼年时明显，或者在儿童期逐渐发展，常见的有高弓足、爪形趾、长短腿和脊柱侧弯。任何有异常排尿模式的婴儿或幼儿、在排尿训练后新发尿失禁及任何年龄有泌尿系感染的儿童，都应考虑泌尿系统综合征。神经系统综合征可发生在任何年龄，表现为

腿部肌肉萎缩或无力、足部麻木或神经根性下肢疼痛。总之，患者可能出现上述任何一种综合征，但一般而言，婴儿主要表现为皮肤异常，年龄较大的儿童出现泌尿系统、神经系统或肿瘤综合征，成人常主诉疼痛（表 7-1）[45]。

表 7-1 隐匿性脊柱闭合不全的症状和体征

症　状	频　率
足畸形	39%
脊柱侧弯	14%
步态异常	16%
腿部无力	48%
感觉异常	32%
尿失禁	36%
复发性尿路感染	20%
大便失禁	32%
皮肤异常	48%

改自 Pang D: Sacral agenesis and caudal spinal cord malformations. *Neurosurgery* 1993;32:755–758.

MRI 的广泛使用尤其是在临床资料不一致情况下，为 OSD 提供了更多的实质性证据。虽然 MRI 对很小的婴儿灵敏度较低，但它可以定位圆锥水平，并提供尾侧脊柱结构的详细特征。在新生儿中，由于他们的体型较小，图像质量可能不佳，如果临床高度怀疑，则需要在 6 个月时重复扫描。扫描检查圆锥水平时不应低于 $L_2 \sim L_3$ 间隙，并检查是否存在脂肪团、脊髓裂或终丝肥大。膀胱增大提示骶神经根功能障碍。尿动力学检查可通过检测神经源性膀胱的早期和晚期体征来帮助确定真正的症状[46, 47]。在一些终丝肥大的病例中，MRI 扫描可能是无法明确的，如果临床高度怀疑，可能需要手术探查。脂性终丝是一种常见的 MRI 发现，如果圆锥在正常水平，并且没有脊髓栓系的临床症状，通常不需要手术。出现在圆锥附近的脂肪可能代表了不同的临床情况，并且可能更容易引起脊髓栓系[48]。然而，包括下肢功能和异常尿动力学在内的临床症状在很大程度上决定了是否需要手术干预。

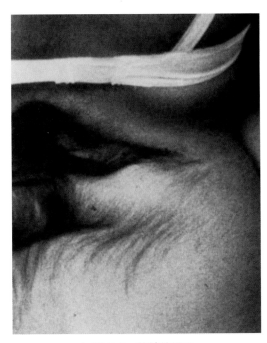

▲ 图 7-7 牧神的尾巴

下脊柱中线上覆盖的多毛丛高度提示闭合不全状态；它不与任何特定的疾病相关，可发生于脂肪脊髓脊膜膨出、脊髓纵裂或终丝肥大（经许可转自 Rothman RH, Simeone FA. *The Spine*. 3rd ed. Philadelphia: WB Saunders; 1992. ）

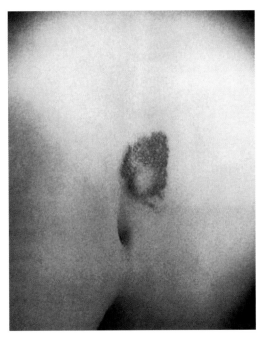

▲ 图 7-8 血管瘤和皮毛窦

覆盖骶骨远端或尾骨的皮毛窦在正常婴儿中很常见，一般不代表闭合不全状态；任何腰椎中线上的血管瘤或窦道都需要进一步检查（经许可转自 Rothman RH, Simeone FA. *The Spine*. 3rd ed. Philadelphia: WB Saunders; 1992. ）

四、脂肪脊髓脊膜膨出

脂肪脊髓脊膜膨出是小儿神经外科常见的隐性椎管闭合不全。这个术语实际上用词不当，因为它暗示神经组织通过脊柱裂孔疝入脊膜囊，但事实并非如此。实际上是脂肪组织通过背侧骨缺损嵌入圆锥，附着于皮下肿块，而不是神经组织。尽管如此，这一术语在文献和实践中已经得到长期应用。虽然是一个特异性的术语，但脂肪脊髓脊膜膨出本身代表了脂肪瘤性脊柱畸形的一个谱系，最初由 Chapman 及其同事分类[49]，后来由 Pang 及其同事进行了完善[50]。脂肪瘤的亚型是基于脂肪瘤与脊髓或圆锥的关系，包括背侧脂肪瘤、移行型脂肪瘤和终末端脂肪瘤。如果脂肪瘤嵌入圆锥的背侧面，则称为背侧脂肪瘤，通常含有大量的皮下成分（图 7-10 ）。脂肪瘤沿着脊髓附着于其外侧面，硬脊膜和软脊膜融合。感觉根正好出现在"融合侧线"的正前方，因此，感觉根和运动根都不在脂肪瘤的实质内。终末端脂肪瘤在圆锥尾端与之相连，几乎是脊髓本身的延续。剩余的脂肪瘤则完全位于椎管内或通过脊柱裂缺损向背侧延伸。脂肪瘤或替代终丝，或者终丝单独位于前方。神经根通常位于脂肪瘤的前方，但

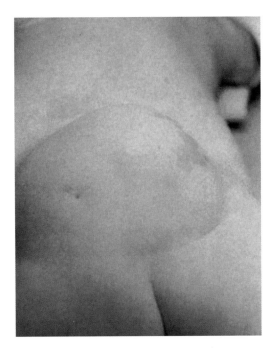

▲ 图 7-9 婴儿脂肪脊髓脊膜膨出

腰骶部皮肤覆盖的脂肪肿块是典型表现

也可位于肿块本身的纤维前部（图 7-11 ）。移行型脂肪瘤与背侧型相似，不同的是移行型脂肪瘤向下延伸至圆锥，常与尾部脊髓形成一个不可预测的平面。

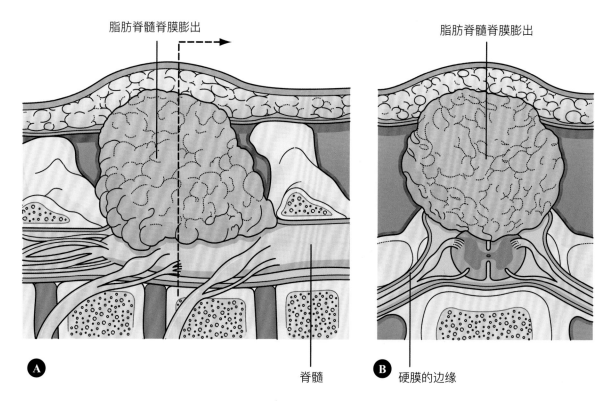

▲ 图 7–10　**A.** 背侧型脂肪脊髓脊膜膨出，脂肪瘤广泛附着于圆锥的背侧面，通过硬膜和骨缺损与皮下肿块相连，神经根位于脂肪瘤腹侧；**B.** 背侧脂肪瘤的横断面视图，外侧附着线由脂肪瘤和硬脊膜边缘形成，必须对其进行松解，注意神经根在这条线的腹侧

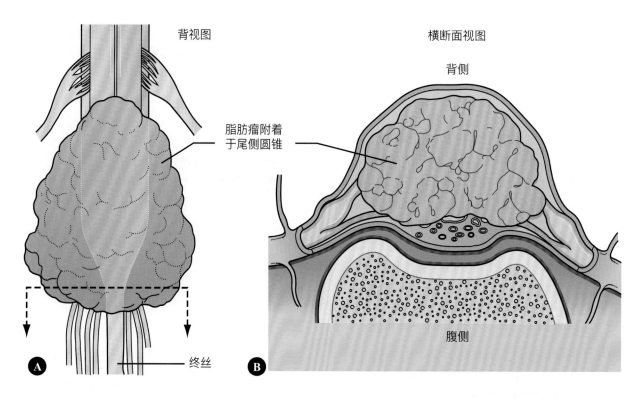

▲ 图 7–11　尾侧脂肪瘤的手术（**A**）和横断面视图（**B**）；神经根向前走行，可附着于脂肪瘤的腹壁

然而，一旦确定了平面，神经组织总是可以在病理肿块的腹侧和侧面找到。最后，Pang 及其同事[50] 提出另一个亚型：复杂型脂肪脊髓脊膜膨出。在复杂型中，在喙侧迅速退化为一个尾部由脂肪瘤和神经组织组成的模糊网状结构，异常组织通常位于腹侧。不管是哪种亚型，是从尾侧突入圆锥的脂肪脊髓脊膜膨出，还是附着于脊髓背侧的脂肪脊髓脊膜膨出，脂肪瘤 - 脊髓平面的存在和方向的识别，对手术入路的制订有重要价值[49]。

皮肤上的斑痕（多毛症、色素沉着或可触及的皮下脂肪瘤）通常与脂肪脊髓脊膜膨出并存，因此患者通常在早期就被诊断。即使没有明显的神经功能缺损，大多数权威人士强烈支持早期手术干预，最好是在出生后的前 6 个月[51-53]。一旦发生严重的神经功能缺损，基于脂肪脊髓脊膜膨出患者的自然史，恢复神经功能的机会是不可预测的。相比之下，在经验丰富的神经外科医生手中产生新的神经功能缺损的风险虽然不可忽略，但却很低。因此，预防性手术的目的是松解脊髓，尽可能多地切除脂肪瘤，重建硬膜以避免脑脊液漏和脊髓栓系的发生。在该病的自然病程中，神经功能缺损可能发生在快速生长期和活动期，脊髓可能受到牵拉和损害，而预防性手术似乎提供了一个比该病症的自然病程更好的结局。相对不常见的患有脊髓脂肪瘤且缺乏皮肤标记的成年患者在不知不觉之间加剧的神经或泌尿系统症状出现时才被延迟诊断。识别和手术计划均从复查 MRI 开始。脂肪瘤通常可以被确定为背侧组（图 7-12）或尾侧（终丝）组（图 7-13）。

手术技术

使用全身麻醉，患者俯卧位，在臀部和胸部下放置专用手术垫，使腹部自然下垂。肌电图（electromyography，EMG）或躯体感觉诱发电位（somatosensory evoked potential，SEP）的电生理监测已成为脊髓脂肪瘤手术治疗的常规方法，特别是对于不确定的变异或混淆的组织平面。沿着垂直轴在皮下肿块周围做一个椭圆形皮肤切口。然后沿圆周切开皮下组织直至腰背筋膜（图 7-14）。将脂肪瘤与其下方筋膜钝性分离，直至可以看到中间的筋膜缺损入口。插入自固定牵开器，同时触及底部完整的椎弓板。沿中线切开棘突和椎板上的筋膜，并对该节段椎板进行广泛的切除，暴露下方的正常硬膜。

此时，它可以帮助切除有岛状皮肤附着的巨大的脂肪团。

从正常硬膜水平开始，用双极电凝熔化硬膜外脂肪，直到暴露硬膜缺损。在缺损上方做一个中线硬膜开口，暴露脊髓。当硬膜开口向缺损下方进行时，在脂肪瘤喙的末端可见一束缠绕脊髓的厚纤维组织横带，将其和硬膜一起打开。硬膜开口向尾侧延伸至脂肪瘤周围的任意一侧（图 7-15）。

此时，通常会发现脂肪瘤对应于两种最常见的亚型之一：背侧或末端脂肪瘤。从脊髓背侧嵌入圆锥的脂肪瘤以浅表到融合外侧线的平面将脊髓的背侧肿瘤切除，神经根在前方显露（图 7-16）。使用双极电凝、显微剪和解剖器上的刀片，侧方分离这些融合线，先在一侧，然后另一侧。超声波吸引器可能有助于吸除脂肪瘤，识别并分离终丝。当将大部分脂肪瘤从脊髓中切除后，有时可以重新缝合软脊膜，以重建正常的管状结构（图 7-17），这在理论上可以防止再栓系。

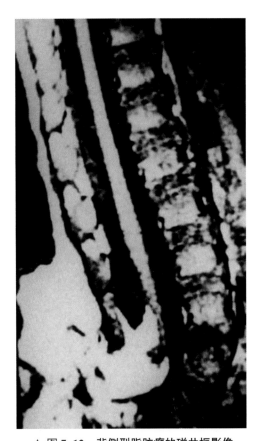

▲ 图 7-12　背侧型脂肪瘤的磁共振影像

肿块背侧插入圆锥内，它通过脊柱裂缺损与皮下肿块相连（经许可转自 Rothman RH, Simeone FA. The Spine. 3rd ed. Philadelphia: WB Saunders; 1992.）

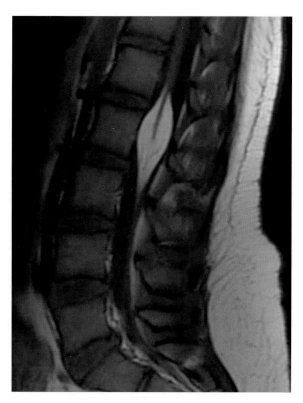

▲ 图 7-13　尾侧型脂肪瘤磁共振影像

脂肪瘤完全位于尾侧椎管内，脊髓栓系在硬膜囊的尾部

尾部嵌入圆锥的脂肪瘤必须在远端切除所有的功能性神经根。没有必要完全切除脂肪瘤，这可能会对圆锥和神经根造成损伤。简单的脂肪瘤切除可以解除栓系点，通常可以达到手术目的。然而，Pang 及其同事报道，更积极的脂肪瘤切除可以降低再栓系率[54]。

当脊髓无粘连时，则闭合硬膜。在一些情况下，可以直接连续缝合硬膜。然而，在大多数情况下，需要移植物来防止硬膜的狭窄。尽可能地缝合肌肉、筋膜和皮肤。

手术是相对安全的。主要问题是术后脑脊液漏和假性脊膜膨出，需要再次手术探查。大多数系列报道了少数患者的病情因手术而恶化；然而，如果将该手术结果与未经治疗的病例的结果进行比较，后者的特点是病情逐渐恶化和残疾，手术的益处通常大于非手术干预。再栓系仍然是最重要的长期问题，临床的恶化提示需要进一步的探究[55]。

五、脊髓纵裂与脊髓纵裂畸形

脊髓纵裂一词源于希腊语"diastema"，意为纵裂，指先天性脊髓分裂。这个术语用来描述分裂，

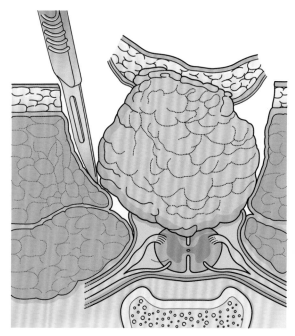

▲ 图 7-14　脊柱脂肪瘤的初始暴露

皮下肿块周围的皮肤呈椭圆形切开，切口一直延伸到腰背筋膜；分离从内侧进行，直到看到脂肪瘤的瘤体通过脊柱裂和硬膜缺损进入椎管

往往不伴随异常的棘突。尽管仍有争议，但脊髓纵裂畸形（split cord malformation，SCM）的胚胎发生被认为是由神经基板背侧中线瘘管引起的，该瘘管导致脊索发育异常[56]。临床上，它在儿童或年轻成人中表现为脊髓栓系综合征[57]，主要见于女性中，最常见于下胸椎或上腰椎。大多数患者有中线皮肤异常，这可能与纵裂水平相对应，也可能不对应。最常见的是多毛斑，但也可以看到各种其他皮肤异常。实际上所有患者最终发展为脊柱畸形（脊柱后凸），这主要被认为是骨结构异常而不是神经起源的结果。

Pang 的两型分类方案在儿科神经外科医生中得到了普及[41, 57]。建议用更通用的术语 SCM 代替脊髓纵裂，脊髓纵裂可能是两种类型之一。Ⅰ型 SCM 由两个半髓组成，中间被骨或软骨中间隔隔开，每个半髓都位于自己的硬膜鞘中。Ⅱ型 SCM 由两个半髓组成，包裹在同一硬膜鞘内，并由纤维间隔隔开。两者都与脊髓栓系密切相关。

神经系统症状是脊髓栓系的结果，如果有的话直到成年才会出现。症状可以包括背部疼痛、步态障碍、肌肉萎缩、痉挛和泌尿系不适等。这些异常不具有特异性，在鉴别诊断时必须考虑其他情况，

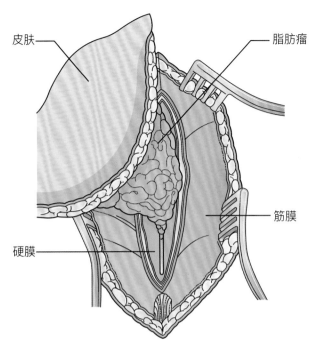

▲ 图 7-15　脊柱脂肪瘤的手术治疗

对最低的完整神经弓进行椎板切除术，并在该水平打开硬膜；硬膜切口向尾侧延伸，直至发现脂肪瘤

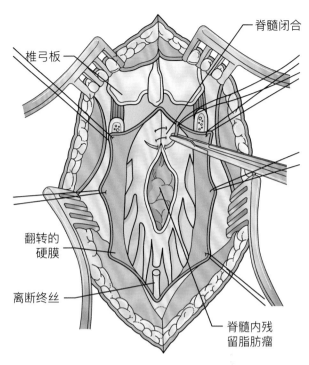

▲ 图 7-17　脊髓的重建

脂肪瘤已经用二氧化碳激光切除了很大一部分，在圆锥内形成了一个空腔；可以间断缝合以防止再栓系

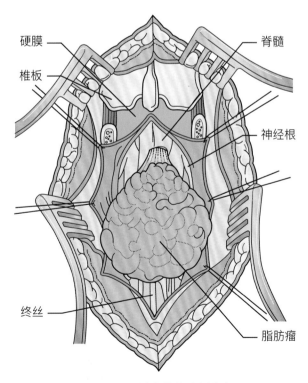

▲ 图 7-16　融合线的外侧分离

在脂肪瘤的两侧可见明显的融合线。在外侧融合线和下方的神经根之间通常可以形成一条通道

如脊髓肿瘤、Friedreich 共济失调和脊髓空洞症。如果脊髓栓系不被认为是病因，脊柱侧弯矫正手术后可能会发生神经功能恶化。

与其他形式的 OSD 一样，MRI 仍然是主要诊断方法。双侧半髓被清晰地显示出来，这是 SCM 分型所必需的单侧或双侧硬膜腔。低位圆锥常证实 SCM 是典型 TSC 症状的原因。但 CT 虽然不是必需的但有助于确定间隔的性质（纤维性或骨性），以及显示椎体解剖结构以制订手术计划。脊柱 X 线片上的典型表现是，在前后位片上显示椎管呈纺锤形增宽，中线的椭圆形骨块从椎体向后突出，侧位片上通常看不到突起。对整个脊柱进行评估是很重要的，以免遗漏继发性病变，如脂肪瘤或终丝肥大。

手术的明确指征包括进行性神经功能缺损和脊柱侧弯。当对脊柱侧弯进行脊髓松解手术时，通常建议先对 SCM 进行单独手术。切除骨棘可能导致诱发电位信号暂时丢失，从而影响脊柱侧弯矫正的安全性。然而，在某些情况下，这两种手术可以一起进行[58]。对无症状患者的处理仍有争议，特别是对无症状的成年人。由于手术的潜在风险及大量患者在整个生长过程中一直无症状（或存在稳定缺陷），一些术者倾向于采用更保守的方法[59]。目前，关于无症状儿童在前 2 年内接受预防性手术的益处，普遍达成了共识[60, 61]。另外，年龄较大、无症状且手术并发症增加的成年人，随访观察可能效果更好。术后神经功能下降的风险在骨性中隔最大程度地遮盖住脊髓分裂区域的 SCM 亚型中可能最高[61]。

手术技术

患者的体位与标准椎板切除术相同。与标准椎板切除术一样，游离并向外牵开中线两侧的椎旁肌，因为脊髓纵裂可与骨间隔共存故应避免使用骨膜剥离器和海绵进行钝性分离。椎板切除至少从间隔上方和下方的一个完整节段开始，在骨棘周围进行，暴露硬膜裂口（图 7-18A）。硬膜裂口通常会向头侧延伸至骨棘，但在尾侧紧紧地围绕骨棘，这表明存在栓系。中隔剥离器将间隔从周围的硬膜中分离出来。使用咬骨钳或高速磨钻切除间隔的浅表部分，以保护脊髓。一旦裂隙被减压后，裂隙周围的硬膜是开放的，所有硬膜内粘连（包括无功能的旁正中背侧神经根）在裂隙处被分离（图 7-18B）。切开硬脊膜袖和间隔的较深部分至前椎管的水平。没有必要且不适合缝合前硬膜，因为其与后纵韧带紧密结合可防止脑脊液漏。此外，缝合线处可能是未来栓系的潜在部位。严密缝合后硬膜，必要时使用移植物。如果怀疑与肥大的终丝关联，可将其分离，必要时采用单独的椎板切除术。

虽然有些患者的神经功能可能有所改善，但该手术仍被认为是预防性的。并发症包括神经系统功能恶化和脑脊液漏。术后晚期恶化可能是未能完整去除骨棘、未能解决相关病变或罕见的隔膜再生导致的结果。

六、骶前脊膜膨出

骶前脊膜膨出是一种非常罕见的疾病，它是由于脊柱前表面的缺损而导致硬膜囊疝，通常发生在骶骨。它有时伴有骶前肿块和肛门直肠畸形，这种情况称为 Currarino 三联征[62]。蛛网膜囊外侧为硬膜，内侧为蛛网膜，内有脑脊液，偶尔也含有神经成分。如果囊较大，可表现为盆腔肿块。大多数前脊膜膨出是先天性的，这可以从儿童的表现中得到证明。与典型的后脊髓脊膜膨出不同，它与脑积水或小脑扁桃体下疝畸形无关。这种疾病背后的胚胎学缺陷尚不完全清楚，但腹侧硬膜发育异常产生缺损可导致蛛网膜疝出。

该病变在女性中更常见，通常可能表现为盆腔肿块。症状通常由骶前肿块压迫骨盆邻近结构导致，包括便秘、尿急、性交困难和腰痛等。儿童偶尔会表现为排便时头痛。主要的体格检查结果是直肠或盆腔检查发现一个光滑的囊性肿块。

同样，MRI 是首选的影像学检查方法，通常可以显示腹侧硬膜边缘及囊内是否存在神经成分。当盆腔囊肿和蛛网膜下腔之间的关系不明显时，可能需要进行甲泛葡胺 CT 脊髓造影检查。

因为不存在自行好转的可能性，且未经治疗的女性患者分娩时发生盆腔梗阻的风险显著增加，建议对有症状的病变进行手术治疗。如果没有妊娠的可能性，并且反复经直肠检查发现病变没有增大，则无须手术，随访观察即可。

不应进行经直肠或阴道抽吸囊肿等操作，这可能导致脑膜炎。如果由于其他原因行开腹手术，且术中发现脊膜膨出，则应终止手术并行进一步检查。已有通过开腹手术进行外科治疗的报道[63, 64]，然而，大多数术者更喜欢骶椎板切除术入路，因为这样可以看到囊肿的椎管内部分，分离粘连，并离断终丝[62]。手术的目的是松解脊髓，对盆腔肿块进行减压，并修复脑脊液漏。

手术技术

手术前 48h 开始使用抗生素和肠道准备，以防肠穿孔的发生。在全麻下，患者置于椎板切除术的体位。从 $L_5 \sim S_4$ 行腰骶椎板切除术，纵向打开后硬膜（图 7-19）。仔细牵开硬脊膜管内的神经根，分离终丝以暴露通往盆腔囊肿的硬膜口。如果没有神经根进入囊内，且囊颈较窄，可简单地缝合前硬膜（图 7-20）。如果硬膜囊向尾侧延伸，骶神经根在硬膜囊上方穿出，则可简单地结扎硬膜鞘。如果前壁缺损较宽，不能充分移动到视野中进行一期缝合，则经直肠将囊折叠或将筋膜移植物缝合到缺损边缘可能有所帮助。如果神经根从缺损处穿出，则必须在穿出时将硬膜或移植物折叠在神经根周围[65]，缝合后方的硬膜。术后，给予通便药以避免用力排便。困难的病例，需要进行第二次盆腔手术。

文献中描述的手术结果通常良好[64]。并发症包括脑膜炎、脑脊液漏和神经根进入脊膜膨出囊导致的神经问题。

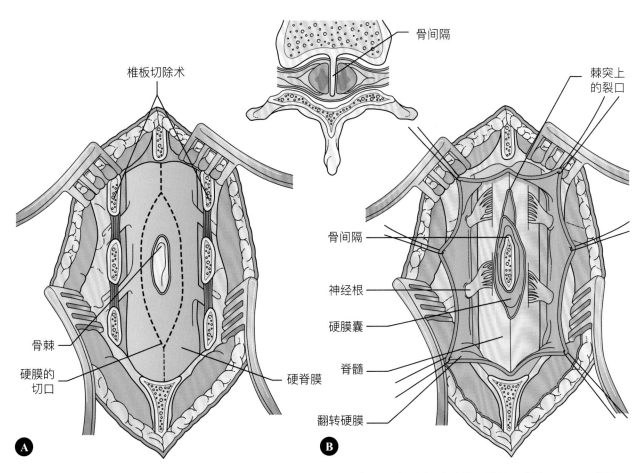

▲ 图 7–18　**A.** 脊髓纵裂，在骨间隔的上方和下方进行全椎板切除术，并从侧面去除骨以暴露硬膜裂，显示硬膜裂口；**B.** 脊髓纵裂，切开硬膜，在骨间隔上钻孔至下方椎体水平时，硬膜囊可以起到保护脊髓的作用，分离的脊髓尾端紧紧包裹着骨棘的下表面，表明存在栓系

七、先天性皮肤窦道与终丝肥大

先天性皮肤窦道是指一组先天性畸形，其中衬有鳞状上皮的管状通道从覆盖脊柱的皮肤向内延伸至不同深度。窦道终止于皮下组织、骨、硬膜、蛛网膜下腔、终丝、椎管内皮样囊肿或脊髓内神经胶质细胞团内。窦道可发生于脊柱的各个节段，但最常见于腰骶下部，常与单纯窦道或尾骨凹陷相混淆。成人皮肤窦道是后天性病变，被认为继发于创伤或慢性炎症，与蛛网膜下腔或神经组织无关。尾骨凹陷是一种轻微的胚胎缺陷，当脊柱开始伸长时，骶尾韧带在其上的皮肤上产生一个凹陷，与椎管没有沟通，可直接在下方触及尾骨。相比之下，先天性皮肤窦道是一种重要病变，因为它使皮肤菌群进入脑脊液通路，导致脑膜炎反复发作。它也会引起脊髓栓系，从而导致进行性神经问题。病变的特征是臀沟上方腰骶棘上的中线皮肤凹陷，还可伴有其他皮肤异常，如血管瘤或多毛斑（图 7–10）。

一种与此相关的情况是所谓的脊膜膨出，它被认为是开放性闭合不全的一种不完全形式，脊膜、纤维组织和一些神经组织将脊髓栓系在背部一小块皮肤上。影像学显示从低位圆锥延伸到皮肤的异常通道。然而，现在人们认识到，即使圆锥处于正常水平，脊髓也可能发生栓系[66]。只有在有明确的临床症状时才能怀疑这种情况。

典型的 MRI 中可以发现一个从皮肤到硬膜腔的连续通道。在强烈的临床怀疑但没有影像学证据或影像学证据有限的情况下，手术探查可以进行，但 MRI 具有识别皮样囊肿或脓肿的优势，这些囊肿或脓肿可以与皮肤窦道相通。考虑到复发性脑膜炎和栓系的风险，对皮肤窦道的随访观察没有作用。因此，即使在新生儿中，也要尽早进行手术以切除整个窦道[67, 68]。因为窦道可以延伸相当长的距离，进行这种手术的外科医生必须做好进行广泛的硬膜内剥离的准备。在典型病例中，窦道始于皮肤凹陷处，向头侧穿过位于脊柱上方的软组织，穿过背侧硬膜。一旦进入硬膜内，纤维束可与终丝相连，终丝增厚并可含有皮样成分（图 7-21）。

手术技术

患者取俯卧位，消毒边界应远高于起始部位。在窦口周围做一椭圆形皮肤切口，包括窦口周围的异常皮肤在内，锐性分离窦道直到筋膜缺损处。保持窦道本身的完整性将极大地简化解剖剥离，因为它提供了一个向周围组织探查的通道。如果窦道穿过硬膜，则在窦道水平上方进行椎板切除术。如果窦道附着于硬膜，则在中线的附着点上方打开硬膜，并围绕进入点向下切开。任何硬膜内管道都必须探查至其终点，即使这涉及广泛的椎板切除术，因为残留的组织有生长为皮样包涵体囊肿的能力。通常，在确认头侧附着范围之前必须进行连续的椎板切除术。当遇到硬膜内皮样囊肿时，尽可能在不侵犯包膜的情况下将其完全切除。在囊肿破裂或感染的情况下，蛛网膜炎伴神经根瘢痕可能不利于完全切除。在这种情况下，应谨慎地进行囊内脓性物质和皮样物质的清除，但不应试图从神经根上去除瘢痕囊壁。

应完成严密的硬膜缝合，除非缝合会压迫残留的感染的皮样囊肿。在这种情况下，硬膜保持开放，而仅对肌肉和筋膜进行缝合。

终丝肥大综合征可在没有皮肤凹陷或窦道的情况下发生。如果患者表现出典型的脊髓栓系综合征，MRI 扫描可显示低位圆锥，但可能无法显示增厚的终丝。在这些病例中，甲泛葡胺 CT 脊髓造影可以显示病变，尽管手术探查和离断终丝可能效率更高。

八、骶骨发育不全、脊髓囊状突出和泄殖腔外翻

许多涉及尾椎的复杂畸形已被描述，其中一些可能引起神经外科医生的注意[69, 70]。这些可能涉及多个器官系统，包括肛门闭锁、VACTERAL 综合征（椎骨异常、肛门闭锁、心脏异常、气管食管瘘、食管闭锁、肾和肢体异常）、OEIS 复杂畸形（脐膨出、泄殖腔外翻、肛门闭锁和脊柱畸形）和骶骨发育不全。所有这些情况都可能与脊髓栓系综合征共存。

许多人认为这些个体存在于尾部退化综合征的谱系中，因此具有相似的胚胎学异常。异常的严重程度决定了可能的脊柱病理和处理。单纯性肛门闭

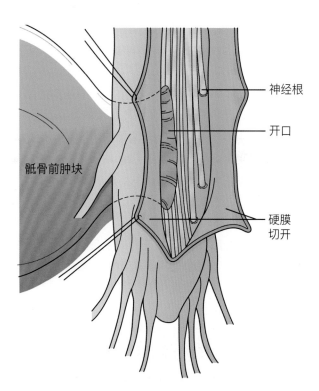

▲ 图 7-19 骶椎板切除治疗骶前脊膜膨出
纵向打开硬脊膜，暴露骶神经根和盆腔肿块开口

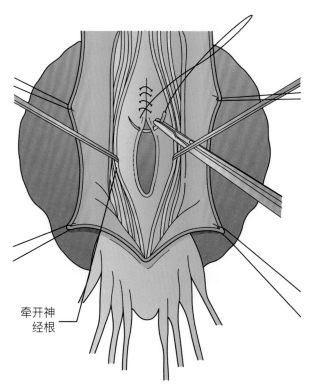

▲ 图 7-20 骶前脊膜膨出
牵开神经根，开口用连续缝线缝合；不要尝试切除盆腔肿块

锁与终丝肥大有关，这种情况下可能没有皮肤的异常，建议使用 MRI 进行筛查。出现臀部变平、短臀间裂和髂嵴突出等异常则应怀疑存在骶骨发育不全。脐膨出、生殖器畸形和泄殖腔外翻的新生儿可能伴有皮肤覆盖的腰骶部肿块，可能表现为脊髓囊状突出或脂肪脊髓脊膜膨出。脊髓囊状突出可与这些复杂综合征同时发生或单独发生。它通常被认为是终室的一种极端形式，终室是一种正常的解剖变异，在非相关疾病而进行的 MRI 扫描中被经常看到。终末脊髓的中央管扩张形成巨大的囊性结构，表现为腰骶部皮肤覆盖的肿块。胎儿超声检查可能会将脊髓囊状突出与囊性脊髓脊膜膨出混淆。脊髓总是被束缚固定的。

骶骨发育不全与母体糖尿病有关。Pang 基于骶骨的外观把这些病例分为五种类型[69]。实际上，可以将这些异常分为高位圆锥和低位圆锥。高度对称的骶骨发育不全与在 T_{11} 或 T_{12} 附近终止的缩短的棒状圆锥有关。尽管不存在栓系，但硬膜管腔狭窄被报道为迟发性恶化的原因。低位不对称的骶骨发育不良更有可能有低处的脊髓栓系。总的来说，在患

有肛门直肠畸形的儿童中报道了 24% 的栓系，在患有复杂畸形的儿童中栓系的发生率高达 43%[71]。栓系的机制包括脊髓囊状突出、脂肪脊髓脊膜膨出和单纯性终丝肥大。

多系统畸形婴儿的初期处理通常是非神经外科的，包括结肠造口术、脐膨出闭合、尿路改道和气管食管瘘重建。当患儿情况稳定时，选择性地进行脊柱 MRI 检查。胎儿 MRI 也可以做出诊断[72]。当圆锥处于正常水平时，通常不需要神经外科干预。当全身情况允许时，圆锥位置较低的病例应该接受脊髓栓系松解术。应在结肠造口回纳之前进行脊髓栓系松解术，这样可以避免伤口受到粪便污染。即使是运动水平高的婴儿也应该进行预防性的栓系松解术，因为可能会有所改善。

手术与其他脊髓栓系综合征的手术相似。脊髓囊状突出的手术包括确定囊以上的正常解剖结构，切除囊和最后一个完整神经根水平以下的所有组织（图 7-22），并松解栓系。硬膜重建可能需要移植物。

无栓系或成功进行栓系松解术的患者仍将留有稳定的功能缺陷。如果出现新的体征或症状，应重复进行 MRI 检查以确定再栓系、空洞形成或硬膜管腔狭窄的发生。患者可能需要神经外科医生、儿科普通外科医生、泌尿科医生和骨科医生的长期照护。

结论
椎管闭合不全是由神经管及其相关结构的异常

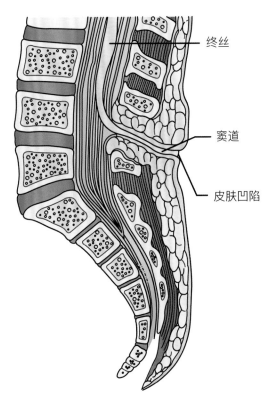

▲ 图 7-21 典型先天性皮肤窦道的横断面解剖

窦道可延伸至任何深度，但常向头侧延伸，进入硬膜，与终丝相连

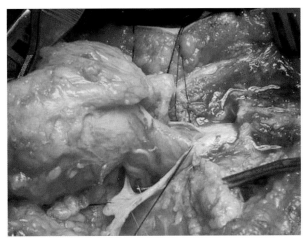

▲ 图 7-22 末端脊髓囊状突出的手术照片

脊髓的末端从硬膜缺损处突出；手术切除该组织，同时保留椎管内的前根

胚胎形成引起的一种广泛而多样的疾病。神经、皮肤、泌尿和骨科症状可能独立出现，也可能联合出现，这促使我们完善内科和外科检查。椎管闭合不全的手术治疗仍在不断发展，其主要目的是稳定任何现有的残疾或防止随后的神经功能恶化。支持特定手术入路和技术的 I 类证据有限（表 7-2）；然而，像 MOMS 试验这样的研究为这一领域未来的成功提供了路线图。

致谢

本章内容得益于 Leslie N. Sutton、Joel A Bauman 和 Luke J. Macyszyn 在第 3 版中所做出的贡献。

表 7-2　循证医学		
陈　述	参考文献	证据水平
曾生过脊柱裂患儿的母亲服用叶酸可使脊柱裂复发的相对风险降低 72%	[2]	I
妊娠期叶酸摄入可使脊柱裂首次发病率相对风险降低 42%	[3]	I
子宫内脊柱裂修复术后，在 12 个月时需要放置分流管的相对风险降低 52%，30 个月时独立行走的可能性增加 2 倍；对于无并发症的脊髓脊膜膨出胎儿，临产前剖宫产导致产后运动功能水平平均降低 2.2 个节段（优于阴道分娩）	[37]	I
在腰骶凹陷的患者中，超声检查在筛查隐性椎管闭合不全方面比 MRI 更具成本效益；MRI 对高风险患者更为有效，如肛门直肠畸形患者	[44]	II / III
需要进行脊柱脂肪瘤翻修手术的患者，其神经管－椎管比增大的可能性是最初行脊柱脂肪瘤手术患者的 2.2 倍	[50]	III
脂肪脊髓脊膜膨出修补术后有症状性再栓系的患者发生移行型脂肪脊髓脊膜膨出的可能性是未发生再栓系的患者的 6.6 倍	[55]	III
在隐性椎管闭合不全且伴有皮肤斑痕的患者中，有神经功能缺损的患者年龄＞1 岁的可能性是无神经功能缺损患者的 11 倍	[67]	III
胎儿脊髓脊膜膨出的修补术可改善长期功能结局，通过行走状态、行为和认知指数评分进行测量	[40]	III

第 8 章　儿童脑积水
Hydrocephalus in Children

Robert H. Bonow　Brian W. Hanak　Samuel R. Browd　著
姜　浩　译　　胡　炽　校

临床要点

- 脑积水是一种常见的儿童神经外科疾病，也是最棘手的疾病之一。
- 脑积水是一种因脑脊液循环通路受阻或脑脊液吸收障碍导致脑脊液病理性积聚的疾病，它可以引起颅内高压和神经功能受损，若不及时治疗，最终可致昏迷甚至死亡。
- 脑脊液分流是治疗脑积水的主要方法，但其存在诸多并发症，包括：分流故障、过度分流或分流不足，以及分流相关感染。
- 内镜第三脑室造瘘术（ETV）也是儿童脑积水的一种治疗方式，通过在第三脑室底部造瘘，建立新的脑脊液循环通道。如果瘘口有效，部分患儿可以避免进行分流手术。患儿年龄、脑积水病因和既往分流手术史是预测第三脑室造瘘术有效性的三个重要指标。

脑积水是神经外科的常见病之一，尤其在儿童高发，发病率可达 1/1000[1-3]。在美国，每年有 40 000 名患儿因脑积水入院，每年的医疗开支高达 20 亿美元，这给患者、家属，以及医疗卫生系统带来的压力和负担不可小觑[4]。脑积水以颅内的脑脊液病理性积聚为表现，可引起颅内高压和神经功能受损，病情迁延，最终可导致昏迷甚至死亡。

一、颅内压

婴儿的颅骨骨缝在 2 岁时闭合，形成一个固定容积的颅腔；颅腔内容物决定了颅内压（ICP）。一个健康儿童的颅腔内容物由 80% 的脑组织、10% 的脑脊液和 10% 的血液构成；上述任一内容物增多都将导致颅内压的上升，即 Monro-Kellie 法则[5]。颅内压会随着年龄增长而升高，从新生儿期的 ≤2mmHg 到青年和成人期的 ≤15mmHg（表 8-1）。颅内病灶如肿瘤或血肿会占据颅腔额外的空间并对脑组织产生压迫，引起颅内压的上升。由于相对较低的静脉压和较好的脑顺应性，健康儿童对颅高压的代偿能力较大。当压力

上升时，脑脊液会从脑室经蛛网膜下腔引流至静脉系统来减少颅内脑脊液体积，从而代偿颅内压力。但当病灶体积过大超出上述代偿机制时，颅内压会显著升高。上升的颅内压会导致脑灌注压（定义为平均动脉压和颅内压的差值）下降，引起脑缺血。

儿童脑积水患者一旦颅缝闭合，脑脊液顺应性就会受到限制，这里顺应性指的是颅内压增值与颅内容积增值的比值。顺应性越差，固定容积增值所产生的颅内压增值也就越大。或者，压力 - 容积关系可以通过压力 - 容积指数（pressure volume index，PVI）的形式量化，即产生颅内压十倍变化所需的容积变化。重要的是，PVI 与年龄显著相关；在青少年中 PVI 为 25ml，而在婴儿中仅为 8ml[6]（图 8-1）。因此，一个对 14 岁青少年无碍的脑脊液体积增量对于儿童却可能是致命的。

二、脑脊液动力学和病理生理学

脑脊液是一种脑和脊髓周围的无色透明液体。它主要由脑室内的脉络丛产生，少部分也可由脑室

后脑脊液通过后正中孔和外侧孔离开脑室系统流入基底池的蛛网膜下腔，并进一步流向大脑凸面，最终进入蛛网膜颗粒并通过压差被静脉系统吸收[10]。根据这个理论，在脑脊液循环通路任意位点的梗阻都将导致脑脊液的积聚从而产生脑积水。

表 8–1 不同年龄的正常颅内压	
年　龄	颅内压范围（mmHg）
新生儿	<2
婴儿	1.5～6
儿童	3～7
青少年和成人	<15

改自 Greenberg，2010[117]

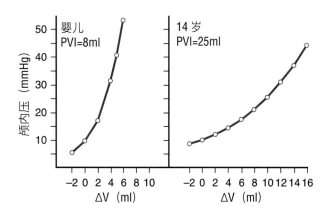

▲ 图 8–1　正常婴儿（左）和青少年（右）的压力 – 容积曲线

PVI. 压力 – 容积指数；ΔV. 容积变化值

改自 Shapiro K, Morris WJ, Teo C. Intracranial hypertension: mechanisms and management. In: *Pediatric Neurosurgery of the Developing Nervous System*. Philadelphia: WB Saunders; 1994:307–319.

表 8–2　正常的脑脊液成分		
成　分	脑脊液	血　浆
	浓度（mg/100ml）	
蛋白质	16～38	6300～8500
糖	45～80	80～120
氨基酸	1.5～3	4.5～9
肌酐	0.5～2.2	0.7～2
尿酸	0.4～2.8	2.9～6.9
尿素	5～39	22～42
胆固醇	微量	100～150
乳酸	8～25	10～32
磷酸盐（无机）	3.4	4.7
	浓度（mmol/kg）	
Na^+	147	150
K^+	2.86	4.63
Ca^{2+}	1.14	2.35
Mg^{2+}	1.1	0.8
Cl^-	113	99
HCO_3^-	23.3	26.8
pH	7.3	7.4

改自 Hladky, et al. 2014[118]; Merritt, et al. 1937[119]; 和 Davson, et al. 1996[120]

壁和脊髓的室管膜细胞分泌[7]。脉络丛呈绒毛状，由立方上皮围绕着高度血管化的结缔组织核心构成。成人的脉络丛可通过超滤作用，以每分钟 0.35ml 的速率每天产生约 500ml 的脑脊液。与血浆相比，脑脊液中的钾、钙、葡萄糖、碳酸氢盐和总蛋白浓度更低（表 8–2）[8]；这些浓度梯度由脉络丛上皮细胞的主动转运建立，并通过细胞间的紧密连接维持。脑脊液不但可缓冲外力对脑组织的机械损伤，而且能够清除脑内的代谢产物并转运激素。约 10% 的脑脊液位于脑室系统，其余存在于脊髓和颅内的蛛网膜间隙内。

脑脊液的生理和病理机制尚未完全阐明，仍需进一步研究[9]。脑脊液的经典假说描述了一个"容积运动"（Bulk Flow）模型（图 8–2），即室管膜和脉络丛产生的脑脊液从侧脑室经 Monro 孔流入第三脑室，再由第三脑室经中脑导水管进入第四脑室。然

上述有关脑脊液循环通路的理论并非毫无瑕疵。例如，脑脊液并非仅由脑室产生，蛛网膜下腔也可通过静水压和渗透压缓慢生成脑脊液[11, 12]。此外，很多学者认为除了蛛网膜颗粒，包括神经根鞘膜和筛板的淋巴管在内的诸多结构同样参与脑脊液的吸收[13-15]。事实上，Dandy 本人也曾通过实验证实了这一点[16]；他发现经腰椎穿刺注入的染料仅过了 2min 就出现在血液中，而染料需要 1h 才到达蛛网膜下腔。

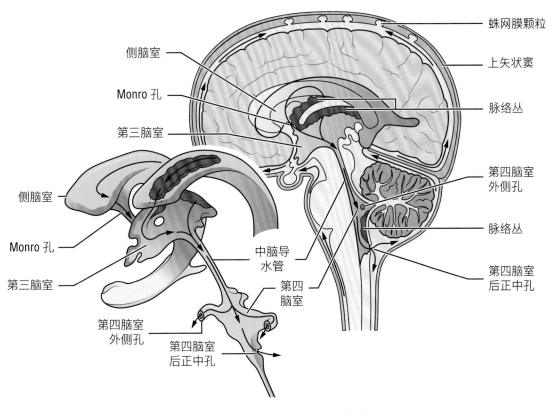

▲ 图 8-2　展示正常脑脊液通路的图示

容积运动模型也不能完全解释脑积水的形成与发展。该学说认为脑室系统梗阻可以阻断脑脊液循环通路，从而导致脑脊液积聚和梗阻点近端脑室扩大。但若梗阻位于蛛网膜颗粒或静脉系统，目前尚不清楚为何仅脑室系统选择性扩大；按照这个学说，所有脑脊液空间包括蛛网膜下腔都理应增大，但这与临床所见不符。

事实上，脑脊液动力学并非如容积运动模型所提的那样简单。相反，我们现在知道脑脊液流动不是一直连续和单向的；而是随着脑血容量变化与心动周期同步搏动，以衰减动脉系统传入颅内的强压力波[17, 18]。脑脊液搏动可在脑室外引流患者中观察到，并且很容易使用心脏门控动态相位增强 MRI 进行成像[19-21]。在健康人体中，吸气产生的胸腔负压通过静脉系统传递至颅内的蛛网膜下腔，产生叠加于脑脊液搏动上的缓慢顺流[22]。

由于经典容积运动的局限性，另外一种"流体动力学模型"被提出来解释脑积水的形成与发展。在这个模型中，颅内搏动，而不是受阻的脑脊液流，成为脑积水的主要驱动因素。该模型的支持者认为，引起脑积水的根本原因是颅内顺应性受损，导

致脑实质中的动脉压力波增加。这些压力波被传送到毛细血管床，增加下游动脉的阻力并进一步放大动脉的压力波[21]。实验证据表明心室内搏动增加可引起脑室增大，但这一现象背后的机制并未被彻底阐明[9, 23, 24]。

笔者更倾向于将上述两种模型结合起来解释脑积水的成因。当然，容积运动模型对于预测梗阻位点上游的脑室扩张是实用的。在笔者看来，脑积水患者颅内压较高，而脑脊液生成和吸收的不平衡将引起顺应性变差。对于梗阻性脑积水，这种不平衡可能仅限于部分脑室系统；但也可能归结于静脉系统吸收脑脊液障碍。无论如何，脑脊液的积聚会引起颅内压进行性上升，破坏顺应性，并降低其衰减与心搏同步的脑搏动的能力[18]。这些因素对脑积水的相对作用大小仍不明确，脑积水研究领域内的学者对脑积水的定义和分类仍然存在争议，目前尚未达成一个能完美解释脑脊液循环生理和病理生理学的统一模型。

三、脑积水的分类

脑积水常被分为梗阻性和非梗阻性脑积水，但

这种命名法存在一定的误导，因为在容积运动模型下所有类型的脑积水都存在一定的脑脊液循环梗阻。但有一个例外，就是因脑萎缩引起的脑室扩张。一种被更广泛采用的分类方法是将脑积水分为梗阻性和交通性。组织学上，交通性脑积水可以通过脑室充气造影来诊断，该技术将气体置换脑脊液显示脑室结构后，通过 X 线片进行显影[26]。但随着现代神经影像技术的普及，这项技术已经很少被使用。当病灶（如第四脑室肿瘤）阻塞脑室循环通路引起脑脊液积聚时，这种脑积水被称为非交通性。当梗阻区域位于蛛网膜颗粒或静脉系统时，交通性脑积水就会出现。图 8-3 描绘了梗阻性脑积水的常见梗阻位点及各个位点相应的常见病灶。Rekate[25] 提出了一种根据梗阻解剖位点区分不同类型脑积水的分类方法，包括室间孔、中脑导水管、第四脑室流出道、基底池、蛛网膜颗粒、静脉流出道，或者无明确梗阻部位（如脉络丛乳头状瘤相关的脑脊液过度分泌）。

（一）脑积水的常见病因

1. 侧脑室

脉络丛肿瘤占儿童脑肿瘤的 1.5%～3.9%，约为人群发病率的 3 倍[27-29]。该肿瘤在 3 岁以下的儿童尤为常见，多数为良性的脉络丛乳头状瘤。患有脉络丛肿瘤的儿童的脑脊液分泌速度是正常人的 3～4 倍[30]，近 2/3 的患者可通过手术切除肿瘤治愈脑脊液过度分泌相关的脑积水。脉络丛肿瘤和其他脑室内

占位也可阻塞侧脑室内的脑脊液通路导致单侧脑室积水，引起颞角扩张。手术切除肿瘤通常能缓解这类的梗阻性脑积水，但存在部分病例术后仍有持续性脑积水并需要长期治疗。这些手术失败病例可能是由于术中出血诱导炎症反应并阻塞基底池或蛛网膜颗粒造成的。

脉络丛增生是一种较为少见的脑脊液分泌过度造成脑积水的疾病。影像学可见侧脑室三角区巨大的脉络丛及伴随的脑室增大。这类脑积水可通过内镜下电凝或手术切除脉络丛进行治疗[31]。

Monro 孔的梗阻较为少见，也可诱发脑积水。Monro 孔可以先天性闭锁或存在膜性结构阻挡。脑室内出血或脑室炎也可引起胶质增生或膜性结构形成，导致 Monro 孔的狭窄或闭塞。这类儿童可形成单侧脑室扩大，若不及时治疗，将引起患侧颅腔的不对称性增大（图 8-4）。在无法进行分流手术的前提下，内镜下透明隔造瘘引导脑脊液向健侧脑室引流，是治疗 Monro 孔梗阻相关脑积水的备选方式。

在出生体重<1500g 的早产儿中，约有 20% 患儿可发生脑室内出血。出生体重越低，胎龄越小，脑室内出血的风险越大[32, 33]。总体来说，16% 脑室内出血的早产儿会继发脑出血相关脑积水。脑积水常发生于Ⅲ、Ⅳ级的脑室内出血患儿，Ⅰ、Ⅱ级则非常少见（表 8-3）。早产儿的脑室内出血发生在脑室内，但出血原因较复杂。有学者认为血液降解产

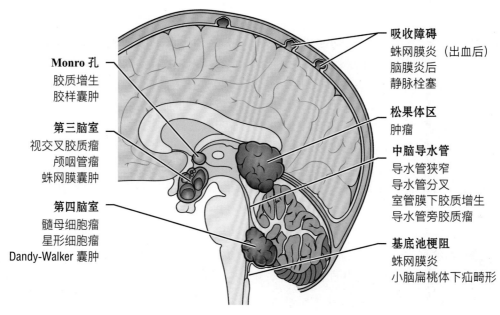

Monro 孔
胶质增生
胶样囊肿

第三脑室
视交叉胶质瘤
颅咽管瘤
蛛网膜囊肿

第四脑室
髓母细胞瘤
星形细胞瘤
Dandy-Walker 囊肿

吸收障碍
蛛网膜炎（出血后）
脑膜炎后
静脉栓塞

松果体区
肿瘤

中脑导水管
导水管狭窄
导水管分叉
室管膜下胶质增生
导水管旁胶质瘤

基底池梗阻
蛛网膜炎
小脑扁桃体下疝畸形

▲ 图 8-3 脑脊液常见梗阻位点示意

物可诱导脑室壁、蛛网膜下腔和蛛网膜颗粒炎症级联反应，引起室管膜下胶质增生、脑膜瘢痕化，最终造成脑脊液循环和重吸收障碍[34, 35]。此外，出血后脑顺应性下降也可诱发脑积水。

2. 第三脑室

位于第三脑室的囊肿和肿瘤可造成梗阻性脑积水。年幼儿童可见第三脑室室管膜和蛛网膜囊肿。这类病灶的影像学信号表现类似于脑脊液；在高对比度和高分辨率磁共振序列如稳态构成干扰序列（constructive interference in steady state，CISS）中，可见薄层囊壁。治疗上，内镜囊壁造瘘是一种可选方式，但部分患儿仍需进行分流手术，将一根或多根分流管脑室端置入囊和脑室内，引流其中的脑脊液[36, 37]。

下丘脑和视觉传导通路胶质瘤常见于神经纤维瘤病Ⅰ型，这类胶质瘤如果增大并引起第三脑室梗阻也可以造成脑积水。因为肿瘤的位置，这类患者通常不采取肿瘤切除，而是进行姑息性脑脊液分流。

胶样囊肿是一种较为罕见的，好发于第三脑室前上方的肿瘤；尽管其在 2 月龄的婴儿中也有报道，但在儿童中的发病率仍低于成人[38]。胶样囊肿被认为是先天性疾病，通常在肿瘤增大阻塞 Monro 孔产生症状后被发现。胶样囊肿通常经开颅或内镜手术切除，也可通过立体定向囊液抽吸治疗[39-42]。少数患者也需要接受脑脊液分流手术。

鞍上肿物如颅咽管瘤，若向上生长压迫第三脑室也会产生脑积水。这类患者偶尔需要行脑室外引流术暂时引流脑脊液，但多数脑积水可在肿瘤切除后完全缓解。

3. 中脑导水管

中脑导水管区的梗阻可以形成特征性的"三室"（triventricular）脑积水，导致双侧侧脑室和第三脑室的增大。通常，第四脑室保留原有大小（图 8-5）。正常的婴儿中脑导水管长度为 12～13mm，直径仅有 0.2～0.5mm[43]，所以容易受到内外因素的影响而发生梗阻，如自身发育畸形或外源性压迫。

中脑导水管畸形包括狭窄、分叉、分隔或室管膜下胶质增生（图 8-6）。在中脑导水管梗阻的患者中，仅有 4%～8% 存在先天性狭窄[44]，而多数狭窄是由于出血、宫内感染（如弓形虫病）或流行性腮腺炎病毒性脑炎引起的室管膜下胶质增生造成的[45]。约 10% 存在先天性孤立性脑积水的男性患儿存在 X 连锁基因 *LCAM1* 的突变，该基因用来编码一种神经黏附分子[46, 47]。此类患儿中，突变的严重程度可能与脑积水程度相关。

中脑导水管区肿瘤是产生外源性压迫的主要

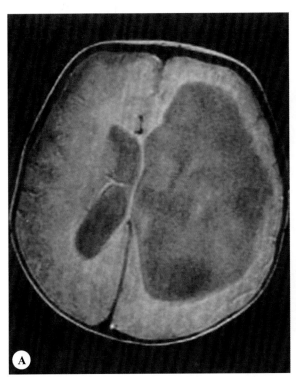
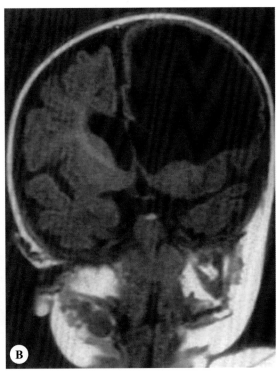

▲ 图 8-4 **CT 显示左侧 Monro 孔梗阻引起的脑积水**

表 8-3 早产儿的脑室内出血分级	
分 级	描 述
I	室管膜下出血
II	脑室内出血但无脑室扩张
III	脑室内出血伴脑室扩张
IV	脑室内出血伴脑内出血

因素。顶盖的低级别胶质瘤会使中脑导水管四周的脑实质增厚引起狭窄甚至梗阻（图 8-7）。这种类型的肿瘤好发于神经纤维瘤病 I 型的患儿，如果相关脑积水得到有效处理，临床上常呈现出良性的病程[48, 49]。松果体区肿瘤好发于儿童[50]，这类肿瘤会压迫中脑被盖，导致中脑导水管梗阻。多数松果体区肿瘤对于放射治疗敏感，若手术或放射治疗能缓解肿瘤的占位效应，其相关脑积水可以得到迅速缓解。

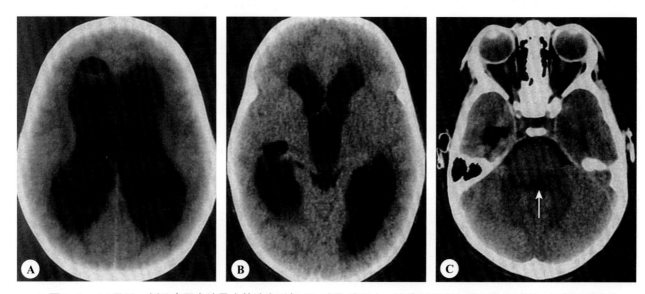

▲ 图 8-5 CT 显示一例儿童因中脑导水管狭窄引起"三室"脑积水；注意侧脑室和第三脑室扩张，但第四脑室大小正常

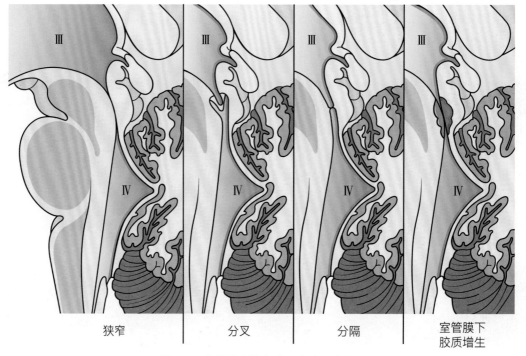

▲ 图 8-6 中脑导水管病灶所致脑积水的示意

一般来说，内镜第三脑室造瘘是治疗中脑导水管梗阻相关脑积水的优选方案。这种术式将在后文进一步阐述。

4. 第四脑室

肿瘤是第四脑室梗阻相关脑积水中的最常见的病因。在儿童中，约 1/4 的脑肿瘤位于颅后窝[51]，这些肿瘤可以阻塞第四脑室并产生梗阻性脑积水。事实上，很多颅后窝肿瘤患者最初是因为脑积水症状就医的，部分患者在肿瘤切除后仍需接受脑积水的长期治疗。

患有 Dandy-Walker 畸形的婴儿可表现为脑积水。Dandy-Walker 综合征发病率很低，约为 4/10 万，以小脑蚓部发育不良和第四脑室囊肿为特征[52]。Dandy-Walker 综合征常伴随其他遗传综合征和染色体疾病，包括 2q、5p、8p、13q、16q 和 17q 的染色体突变[47]。孕产妇糖尿病、妊娠期间服用华法林和巨细胞病毒或风疹感染可能会增加其发病率[47]。70%～90% 的 Dandy-Walker 综合征患儿存在脑积水，约 2/3 的患者还伴随其他中枢神经系统发育畸形[53-55]。这类患者需要接受分流手术或第三脑室造瘘术[55-57]；对于分流术后分流故障的患儿，囊肿造瘘术可以作为备选治疗方案[58]。

5. 基底池、蛛网膜颗粒和静脉系统

基底池的脑脊液流通梗阻和蛛网膜颗粒或静脉系统病变引起的脑脊液吸收障碍可造成交通性脑积水。儿童交通性脑积水的常见病因有脑膜炎、蛛网膜下腔出血和外伤。年轻女性口服避孕药会增加静脉窦栓塞的风险，既往文献已报道了静脉窦栓塞引起脑积水的病例[59]。

一些幼儿存在大脑凸面蛛网膜下腔的扩大，这又被称为（良性）脑外积水。存在脑外积水的儿童偶尔伴发轻度脑室扩张并表现为头围迅速增长。与其他类型脑积水不同，大多数良性脑外积水存在自限性，通常不需要任何干预即可在 2 岁时完全消失。也存在极少数脑外积水的患儿需要接受分流手术。目前，产生脑外积水的病因尚不清楚，但可能与蛛网膜颗粒的发育迟滞有关[60]。

（二）临床表现

儿童脑积水的症状和体征因年龄而异（表 8-4）。因为早产儿脑白质纤维束尚未髓鞘化，其大脑顺应性强；在头围增长前可能出现巨大脑室。这部分患儿可能没有任何症状或表现为呼吸暂停伴或不伴有心动过缓。随着脑脊液进一步积聚，囟门变得紧绷且搏动消失。头皮静脉扩张，头颅最终发育成球形。脑出血后并发脑积水的早产儿，其每周头围增值超过 2cm。与此相比，健康早产儿每周头围增加 1cm，而伴随严重并发症的早产儿头围每周仅增长 0.5cm。

足月儿通常表现为易激惹、呕吐、喂养困难和昏睡。囟门往往是隆起的，当脑积水加重也可导致囟门紧绷、搏动消失。当脑积水导致头围增大过快时可产生颅缝分离；健康婴儿在出生后 1～3 个月的头围增长速度为 2 厘米 / 月，4～6 个月为 1 厘米 / 月，

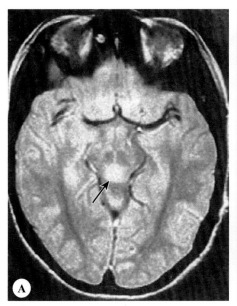
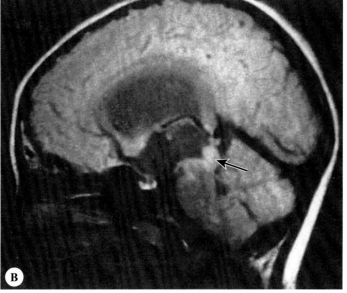

▲ 图 8-7　横断位（A）和矢状位（B）MRI 扫描显示了顶盖胶质瘤（箭）所致的脑积水

表 8-4　各年龄段脑积水的症状和体征		
早产儿	婴　儿	幼儿及更年长的儿童
• 呼吸暂停 • 心动过缓 • 囟门隆起、紧绷 • 头皮静脉扩张 • 球状头型 • 头围快速增大	• 易激惹 • 呕吐 • 嗜睡 • 头皮静脉明显 • 头大畸形和头围快速增大 • Parinaud 综合征 • 视盘水肿	• 头痛 • 呕吐 • 嗜睡 • 复视或视物模糊 • 视盘水肿 • Parinaud 综合征 • 反射亢进

7～12 月为 0.5 厘米 / 月。当儿童的头围增长超过 95% 的百分位数时，需要警惕脑积水。相比于维持正常增速的 95% 百分位数头围，从 50% 快速增长至 95% 百分位数的头围更需要排查脑积水。另外，颅内压力可通过颅内容积乘以 PVI 进行定量计算，即产生 10 倍颅内压改变所需要的容积变化。而 PVI 与年龄显著相关；其在青少年中为 25ml，在婴儿中仅为 8ml[6]（图 8-1）。因此，一个对青年无碍的脑脊液体积增量对于儿童却是致命的。

年长的儿童和青少年通常表现为头痛、恶心、呕吐和嗜睡，其他非特异性症状包括行为改变和学习成绩下降。

不管年龄大小，眼科检查可以发现视盘水肿，有时还因滑车神经麻痹产生复视。脑积水也可压迫中脑背侧产生 Parinaud 综合征，表现为双眼同向上视运动麻痹、上睑下垂（Collier 征）和光反射消失但调节反射存在。婴儿也可出现 Parinaud 综合征和视盘水肿。

如果脑积水患儿未能得到及时的诊治，伴随颅内压升高，患儿可表现为嗜睡、意识混浊，甚至昏迷。病程后期也会出现心动过缓、高血压和反常呼吸，又被称为库欣反应。库欣三联症提示颅内压过高和脑疝前兆。昏迷患儿即使没有出现库欣反应仍需警惕，因为并非全部患者都出现三联症表现。相反，对于一个清醒和警觉的患儿，单纯的心动过缓并不意味存在严重的颅高压。

（三）诊断性检查

病史和体格检查对脑积水的诊断有一定帮助，而影像学检查对脑积水的确诊至关重要。患者需要完善头颅 CT 或 MRI 以评估脑室是否扩大。CT 和 MRI 的横断位影像不但能够准确评估脑室大小和形态，而且能够发现其他颅内压增高的征象，包括脑

沟受压变窄，基底池消失，脑室旁间质水肿。当颅内压增高时，脑室内高压将使脑脊液跨室管膜渗透至脑室旁白质，CT 上表现为相应区域的低密度灶（图 8-8），MRI 上，表现为同区域的 T_2 和 FLAIR 序列上的高信号。

CT 和 MRI 也有助于明确脑积水的病因。CT 可以显示出血和较大占位，并且通过静脉注射碘化造影剂可以提高病灶检测的灵敏度。与 MRI 相比，CT 相对便宜，检查时间短，且更加普及；但 CT 检查是基于射线的，会使患者暴露于辐射中，增加受检者生存期患癌风险，尽管风险很小[61, 62]。

相比而言，MRI 不会让患者暴露于辐射，而且能获得更清晰、对比度更高的脑组织影像。CT 上无法显示或显示不清的病灶能够被 MRI 探及，且病灶细节更清晰。尽管 MRI 存在诸多优势，临床中仍会遇到不少情况，因费用高和耗时长的特点，MRI 的应用受到一定限制。一些特殊 MRI（如 T_2-HASTE）因其具有相对低分辨率、高对比度的 T_2 序列的特点被更多临床医生接受作为脑积水确诊患儿的随访工具[63]；这些序列扫描能够清晰地显示脑室结构，相较于传统 MRI，其检查速度更快，也不需要像 CT 一样将患者暴露于射线。

更先进的 MRI 序列如相位对比电影 MRI 和时空翻转脉冲 MRI 被用于评估脑脊液的流通。这类 MRI 序列可能显示非梗阻性脑积水的阻塞位点[64-66]。

（四）治疗

脑积水的治疗原则是防止神经功能下降。尽管诸如碳酸酐酶抑制药乙酰唑胺类已被用于治疗脑积水，但这类药物并不能有效降低进行分流手术的必要性[67, 68]。因急性脑积水或分流故障造成的恶性颅高压需在术前应用甘露醇或高渗盐水等高渗药物。

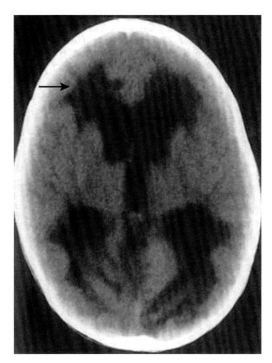

▲ 图8-8　CT横断位扫描显示侧脑室旁白质（箭）的跨室管膜脑脊液渗出

1. 脑室外引流

脑室外引流术（external ventricular drain，EVD）是通过在脑室端短期置入引流管将脑脊液引流至床旁储液装置的手术。通常，手术通过发际线内的小切口做一个骨孔，将引流管穿过脑组织置入侧脑室额角。引流管远端经头皮下隧道穿出并连接床旁储液装置。脑室外引流术在紧急情况下可在床边快速完成，也可术后仍然留置用于引流脑室内组织碎片和血液降解产物从而降低分流依赖的风险。脑脊液的引流量可通过升高或降低引流装置进行调节。当脑脊液不再需要引流时，很多神经外科医生倾向于逐步抬高引流系统并夹闭一段时间来观察患者是否耐受，但也有研究认为拔除脑室外引流管前这种循序渐进的做法是没有必要的[69]。若患者能够耐受关闭脑室外引流系统且无脑积水症状反复和脑室扩大，脑室外引流管可以拔出；若不能耐受，患者通常需要更彻底的治疗。

2. 脑脊液分流术

脑脊液分流术是脑积水的核心治疗。手术通过硅胶管将脑室中的脑脊液引流至人体的其他腔隙，如腹腔、右心房或胸腔。引流的脑脊液可经过正常生理作用被上述腔隙重新吸收。多数分流系统具有3个组分，分别是一根脑室端引流管，一个单向的、

压力调节或流量控制阀门，以及一根经皮下隧道至终点的远端引流管。多数分流系统预装有储液囊，其可经皮穿刺获取脑脊液样本或评估分流状态。

多数阀门被设计成指定压力开放模式，即只要跨阀门压力大于设定压力，阀门就会保持开放状态。一些阀门则被设计成流量控制模式，使其能在跨阀门压力和患儿体位改变时保持流量的恒定。无论上述哪种模式，阀门都会预设不同档位并根据患者需求进行压力和流量的调节。现在很多神经外科医生倾向于选用可调压分流阀，从而允许医生在手术后对阀门的开放压力进行调节。在有效性上，压力调节阀门和流量控制阀门之间，或者可调压和不可调压阀门之间似乎并不存在区别[70, 71]。

分流管脑室端放置存在多种路径（图8-9）。目前没有确切证据表明何种路径最佳，通常取决于神经外科医生的个人习惯和患者自身解剖结构。对于额部入路，分流管脑室端的置入深度和年龄相关，4～6cm。置入深度需要通过术前影像学检查明确。尽管解剖标志可用于引导脑室端引流管的穿刺方向，但无框架电磁手术导航系统的应用可进一步提高置管的精准度，从而避免因为分流管位置不佳造成二次手术[72]。

利用一钝头通条建立皮下隧道，分流管阀门远端经皮下隧道穿行至终点。在终点作一切口，将分流管远端置入体内腔隙。若引流至腹腔，可在脐上中线处或右上腹肋下作一小切口开腹（图8-10）。另一种方法是先将一钝头穿刺套管插入腹腔，然后将分流管远端经套管外鞘置入腹腔内[73]。若患者既往有多次腹部手术史，腹腔镜下放置分流管远端不但能简化手术操作，而且能让外科医生确保分流管位于腹腔内[74]。

若因腹腔感染或广泛粘连，分流管远端不适合置入腹腔，右心房也可作为分流终点。右心房置入分流管远端最常采用改良 Seldinger 技术：先将导丝和撕开式导管置入颈内静脉，然后分流管远端经撕开式导管鞘置入右心房，并通过荧光透视确认导管尖端位置[75]。

对于年龄在4—5岁的儿童，胸腔可以作为分流管远端放置的另一选择。但对于4岁以下的儿童，胸腔的脑脊液重吸收能力较弱，脑脊液引流至胸腔可引起胸腔积液进行性增多，导致呼吸受限。膀胱和胆囊也可作为少数难治性脑积水分流管远端的放置位点，但存在更高的并发症发生率[76-78]。

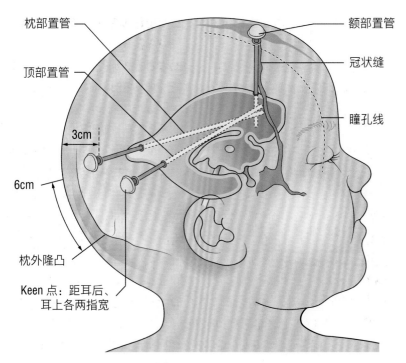

▲ 图 8-9　脑室外引流管穿刺路径示意

3. 内镜第三脑室造瘘术（ETV）

ETV 适用于经过筛选的部分脑积水患儿。该手术通过在第三脑室底造瘘，建立非交通性脑积水患者脑脊液循环的额外通道。而对于一些交通性脑积水患儿，此手术也被认为是有效的，因为脑室造瘘术让脑室外的压力波传导至蛛网膜下腔 [79, 80]。第三脑室造瘘能够治愈部分脑积水患儿，从而使其避免进行分流手术。但并非所有患者都适合，恰当的患者筛选对于手术的有效性尤为重要。

年长患儿的预后总体上要优于年幼患儿。在相关系列研究中，新生儿的 ETV 有效率仅为 28%，远远低于大龄儿童和成人 70%～80% 的有效率 [81-84]。手术成功率也和脑积水的病因相关，诸如中脑导水管狭窄或顶盖胶质瘤等第三脑室远端梗阻性病变有更高的手术成功率，而对于早产儿相关脑室内出血、脊髓脊膜膨出或感染相关脑积水，患儿从手术中获益的概率较小 [82, 85-87]。既往脑积水手术史也可能对 ETV 的手术效果产生负面影响，但尚存争议。

ETV 成功评分也能反映上述临床现象。ETV 成功评分率先由 Kulkarni 及其同事在 2009 年提出，用来预测术后 6 个月造瘘口的通畅性 [82]。他们收集了 6 个医疗中心共计 618 名接受 ETV 治疗的患儿，发现三个决定手术成功与否的重要因素，即患儿的年龄，脑积水的病因，以及既往脑积水分流手术史（表 8-5）。每个因素得分总和的百分比即为 ETV 手术的成功率。

外科医生也必须考虑到每个患者的解剖学特点，尤其是第三脑室底部。确切地说就是在基底动脉、第三脑室底和斜坡之间必需要有足够的空间用于造瘘，以免损伤血管造成灾难性的后果。完善术前跨第三脑室矢状位层面高分辨率磁共振（如 CISS）以充分了解这些解剖要点尤为重要。

进行 ETV，外科医生通常在中线右侧发际线内作一小切口。脑室镜通过骨孔进入侧脑室额角并看到 Monro 孔。推进镜子，经过 Monro 孔探及第三脑室。脑室镜下，在乳头体前、漏斗隐窝后的第三脑室底面用钝头器械做一瘘口（图 8-11），然后用一球囊导管将瘘口扩大。部分病例出于安全考虑，在脑室镜通道会留置一根脑室外引流管。术后造瘘口的通畅性可通过相位对比磁共振评估，该技术可直接检测跨三脑室底部瘘口的搏动性水流信号 [88]。

4. 帽状腱膜下储液囊和脑室帽状腱膜下分流

高级别脑室内出血的早产儿常常继发脑积水，但体重在 2kg 以下的婴儿往往难以耐受脑室腹腔分流手术。笔者所在的医疗中心，会对需要治疗的出生体重较轻的脑积水患儿采用脑室帽状腱膜下分流

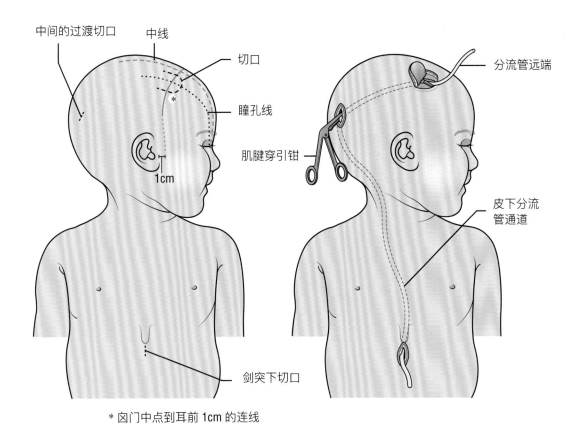

中间的过渡切口
中线
切口
瞳孔线
肌腱穿引钳
分流管远端
皮下分流
管通道
1cm
剑突下切口

* 囟门中点到耳前 1cm 的连线

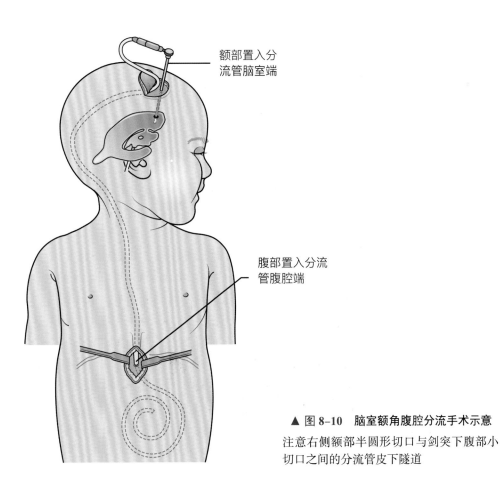

额部置入分
流管脑室端
腹部置入分
流管腹腔端

▲ 图 8-10 脑室额角腹腔分流手术示意
注意右侧额部半圆形切口与剑突下腹部小
切口之间的分流管皮下隧道

分　值	年　龄	病　因	既往分流史
0	<1 月龄	感染后	既往分流史
10			无既往分流史
20	1 月龄至<6 月龄	• 脊髓脊膜膨出 • 脑室内出血 • 非顶盖脑肿瘤	
30	6 月龄至<1 岁	• 中脑导水管狭窄 • 顶盖肿瘤 • 其他病因	
40	1 岁至<10 岁		
50	≥10 岁		

表 8-5　ETV 成功评分

ETV. 内镜第三脑室造瘘术

改自 Kulkarni 等，2009[82]；其分值越高，ETV 手术的成功率越大

术（图 8-12）。该手术能将脑室内的脑脊液引流至帽状腱膜下重吸收。分流系统包含一帽状腱膜下储液囊，必要时可通过经皮穿刺抽取储液囊中的脑脊液。当该患儿需要持续的脑脊液引流时，在体重超过 2kg 的前提下，可行脑室腹腔分流。

（五）分流相关并发症

尽管现代科技进步和手术技巧提升，分流相关并发症却仍是脑积水治疗的一大难题[89]。这些并发症可归为三大类：①分流装置故障；②分流装置正常工作下存在过度分流或分流不足；③感染。表 8-6 列举了其他一些相对少见的并发症。

1. 分流故障

分流后的机械性阻塞是目前最常见的并发症，2 年发生率高达 50%[90]。分流系统应被视作由机械部件所构成，在其使用周期内，每一部件均可发生功能异常，分流系统的每一处都有可能阻塞。阻塞最常见于分流管脑室端，其原因在过去很长一段时间被认为是脑室内的脉络丛或组织碎片堵塞管路；现在则更多的归咎于星形细胞和小胶质细胞迁移进入分流管脑室端的侧孔[91]（图 8-13）。分流阀也可能因机械性故障或组织碎片和红细胞降解产物的阻塞导致脑脊液流通受阻[92]。阻塞位点还可以位于远端分流管，这在迟发性的分流故障中更为常见[92]，阻塞物通常是组织碎片和降解产物。远端分流管故障还

可因患儿长高使得分流管从腹腔脱出造成脑脊液重吸收障碍。腹腔感染也可通过在分流管腹腔端周围形成假性囊肿阻碍脑脊液的引流。

分流故障的患儿会出现与其年龄相符的脑积水症状和体征（表 8-4）。婴儿通常表现为易激惹、无精打采、呕吐、囟门隆起和头围增长迅速。大龄儿童和青少年会出现头痛、恶心、呕吐和嗜睡。上述症状可缓慢出现，也可快速进展；而体征往往进行性加重，但偶尔也存在波动。因为有些患儿的症状不典型，所以向患者和家属询问既往分流故障产生的症状和体征十分重要。分流故障需尽快处理，否则后果可能是灾难性的。当分流术后的患儿重新出现脑积水的症状和体征时，在症状和体征改善之前需要假定分流系统存在梗阻。

如果在仔细询问病史和查体后怀疑患者出现分流故障，则需尽快完善神经影像学检查。头颅 CT 有助于评估脑室大小的改变。头部、躯干和腹部的 X 线片可用于证实分流管的断裂和扭曲。这些检查必须进行前后对比；对于病情严重程度的判断，脑室的前后体积变化比单纯脑室容积的大小更为重要。尽管绝大部分分流故障的患儿会出现脑室扩大，但仍有一小部分患儿，既往接受了复杂的神经外科手术，因脑组织的顺应性下降脑室扩张反倒是不明显。

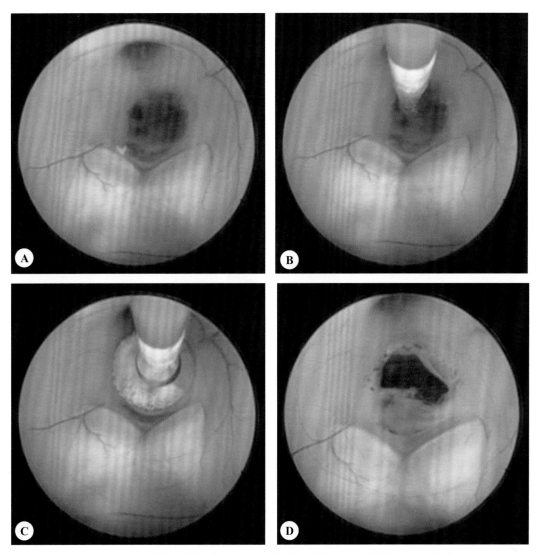

▲ 图 8–11　内镜第三脑室造瘘术，显示了脑室镜下第三脑室造瘘的步骤

A. 探及第三脑室底部；B. 予 Fogarty 球囊导管穿通第三脑室底部；C. 球囊充气扩大造瘘口；D. 第三脑室底部瘘口

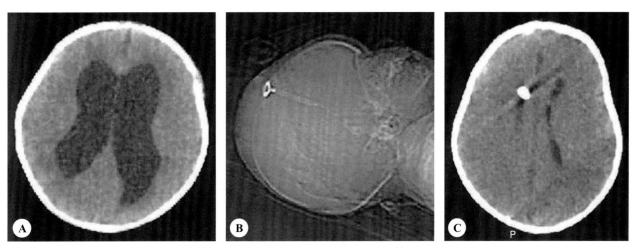

▲ 图 8–12　帽状腱膜下储液囊

A. CT 显示脑出血后脑积水患者中的巨大脑室；B. 头颅侧位 X 线片可见脑室帽状腱膜下分流装置的置入；C. CT 横断位片显示术后 1 个月脑室间隔明显缩小

表 8–6　各部位分流相关的非常见并发症				
颅　内	皮下组织	腹　腔	心　房	胸　腔
• 硬膜下积液	• 分流管断裂或脱开	• 腹腔假性囊肿	• 心内膜炎	• 气胸
• 硬膜下血肿	• 分流管钙化	• 肠道穿孔	• 分流性肾炎	• 胸腔积液
• 脑实质内出血		• 疝		• 脓胸

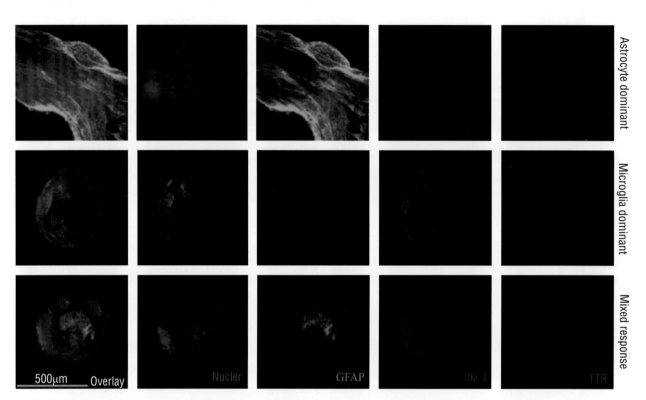

▲ 图 8–13　Immunohistochemical staining demonstrates occlusion of the inlet holes for a ventricular catheter with ingrowth of astrocytes (top row), microglia (middle row), and a mixed population of cells (bottom row). (Reproduced with permission from Hanak BW, Ross EF, Harris CA, Browd SR, Shain W. Toward a better understanding of the cellular basis for cerebrospinal fluid shunt obstruction: report on the construction of a bank of explanted hydrocephalus devices. *J Neurosurg Pediatr*. 2016:18:213–223.)

如果临床病史、体格检查和影像学检查不能明确，可通过使用 25G 蝴蝶针穿刺分流阀并测量颅内压和检查脑脊液通畅性进行进一步的评估。如果穿刺针内有脑脊液自发性流出或存在水柱波动，则可以判定脑室端分流管通畅。蝶形针还可连接压力计进一步测定颅内压；正常颅内压值与患儿年龄和分流阀参数相关。若穿刺后未见脑脊液流出或测得的压力显著高于预期值，则可能存在分流功能异常。在一些医疗机构，对于高度怀疑分流故障的患儿，会进一步接受核医学检查。在该检查中，分流阀储液囊会被注射一种存在放射性的同位素，然后通过放射性核素显像技术追踪同位素通过近端分流管向脑室，远端分流管向腹腔、心脏、胸腔弥散[93]。

分流管梗阻可以是一种急症，需要紧急手术处理。在手术室，手术医生需要检查分流系统的每一部件并对任一功能异常的部件进行更换。

2. 分流不足和过度分流

一些患儿对颅内压非常敏感，会因为脑脊液分流过少或过度产生类似于分流故障的脑积水症状。分流不足引起的头痛会因平躺而加重，而站立会加剧分流过度相关头痛。在某些引流过度的患儿中，头颅 CT 上可以看到脑室变小。严重的过度分流会引起硬膜下血肿或硬膜下积液，少数情况下甚至需要手术清除。

所有患儿仍需完善一系列检查排除分流系统梗阻，并鉴别其他原因引起的头痛，如偏头痛。当所有可能均被排除，高度怀疑分流不足或过度分流时，可以通过调节分流阀设定参数观察疗效。若分流阀是固定压力时，在患儿症状持续时，需要在手术室根据分流情况更换分流阀门。

3. 分流相关感染

分流相关感染是脑积水分流术后的严重并发症，存在较高的致残率。多数感染在术后短期内发生，70% 以上发生在 1 个月内，近 90% 发生在术后 6 个月内[94]。感染后患儿常出现发热、头痛、全身不适、白细胞增多和炎症指标上升，有时还可见手术区域或分流管走行区的局部红肿。炎性产物可能会阻塞分流管或阀门，同时引起分流故障。在一些病例中，炎症顺着分流管进一步扩散至远端分流管所在腔隙，导致腹膜炎、脓胸、菌血症或心内膜炎。同时伴有腹膜炎和分流故障症状的患儿需要接受腹部影像学检查来排除假性囊肿。假性囊肿是腹腔内的包裹性积液，其可阻碍远端分流管的脑脊液引流造成分流故障；近一半的假性囊肿患者伴有感染[95]。如果伴有分流故障，头颅影像学检查可显示脑室扩大。在存在脑室炎的严重感染患儿中，若伴有脑室积脓，增强 MRI 上可出现脑室壁强化和弥散受限区域。

绝大多数的分流相关感染源自手术，致病菌最常见的是皮肤菌群。超过一半的分流感染是由表皮样葡萄球菌引起的，其次是金黄色葡萄球菌，约占 1/3[96]。其他革兰阳性球菌、革兰阴性菌和厌氧菌也可以引起分流相关感染。存在腹腔假性囊肿的分流感染患儿，脑脊液常被培养到痤疮丙酸杆菌[95]。分流相关感染的危险因素包括年幼、胃管留置史、神经外科手术史和分流装置调修手术史[97-99]。

分流相关感染患儿的治疗通常包括抗感染药物治疗、分流装置的取出和脑室外引流术[100]。尽管存在一些保留分流装置经治疗感染好转的病例报道，但取出分流装置能够显著提升感染控制的成功率和患儿的最终预后[101]。脑脊液培养和药敏试验可明确致病菌并指导抗感染治疗。当脑脊液培养阴性后，仍需巩固性抗感染治疗至少 2 周，部分细菌可能需要更长时间。在脑脊液培养明确细菌完全清除后，可

重新进行分流手术。

已有许多关于降低分流术后感染发生率的临床研究，部分可见一定成效。例如，一项由脑积水临床研究网络发起的大型多中心临床试验发现一套标准化的抗感染流程可以将分流术后的感染率从 8.8% 降到 5.7%，下降了 36%。这套标准化抗感染流程包括术前、术后抗生素，术者带双手套，手术间门上的术中提醒以减少手术室人员进出和含碘手术敷料的使用[102, 103]。分流装置和手术技术上的改进同样减少了术后感染发生率。如使用抗生素预浸泡的分流管[104-107] 和在分流管置入同时进行抗生素鞘内注射[108] 被证实可降低分流术后感染率。

四、预后

分流系统尽管不完美，但仍是救命工具，它能显著提高脑积水患儿的预后。在一项早期的研究中，113 名脑积水患儿中[109] 有 65 名接受了分流手术，他们的 5 年生存率为 61.8%，而剩余未接受手术的患儿的 5 年生存率仅为 33.8%。在这些存活的患儿中，有 33.8% 的分流术后患儿智商测试高于 75，而在未接受手术的患儿中，仅有 5.5% 达到 75 以上。总体上，40%～65% 的脑积水患儿智力正常，相比于脑积水本身，患儿智力的正常与否更取决于脑积水的病因[110]。脑积水相关的分流感染和反复分流故障会导致智力上预后不良或过早死亡[111, 112]。

五、结论和未来方向

脑积水是神经外科的常见病。尽管脑积水很常见，但对疾病的认知却不深，且现有的治疗方法并不完美[89]。目前研究试图阐明分流梗阻的潜在机制，并努力开发新型材料以降低分流系统故障的概率[113, 114]。除此之外，对脑脊液动力学受损的相关信号通路的更深入的理解为未来的研究和临床干预提供了药物治疗的靶点。例如，转化生长因子 β 信号通路被发现作用于出血后蛛网膜下腔的瘢痕化和纤维化，其分子拮抗剂在临床前试验中的效果令人惊喜[115, 116]。期待这些科学成果能够继续增强我们对脑积水这一疾病的理解和认识，提升我们的治疗水平，并最终改善脑积水患儿的预后。

第 9 章　颅缝早闭的诊断和手术选择
Diagnosis and Surgical Options for Craniosynostosis

R. Tushar Jha　Suresh N. Magge　Robert F. Keating　著
杨骥骐　译　　张　超　校

临床要点

- 在颅缝早闭中，颅骨在垂直于融合缝的方向上停止生长，而在未受影响的颅缝处则继续生长（Virchow 定律），从而导致特征性的颅盖骨变形。此外，颅底和颅盖骨的发育是相互关联的，一个部位的变化可能会影响另一个部位的生长参数。

- 颅缝早闭可能伴随着颅内高压，升高程度与受影响的颅缝数量呈正相关，从单颅缝早闭的 8%～14%，到多颅缝早闭的约 47%。怀疑有颅内压升高的儿童可能表现为易激惹、喂养困难、生长迟缓、头痛、发育迟缓、视力减退、颅顶高耸、眶上凹陷或颅骨缺乏圆周形生长。CT 的变化可能包括颅骨内侧面"打铜征"（beaten copper，犹如铜器捶打过后的回旋印痕）外观或侵蚀，以及脑室和脑池压迫。脑积水和小脑扁桃体下疝畸形也可能与颅缝早闭综合征（如 Crouzon、Apert、Pfeiffer 综合征）有关。

- 越来越多的生长因子受体［成纤维细胞生长因子受体（fibroblast growth factor receptor，FGFR）、转化生长因子受体（TGF-βR）］、生长因子［（FGF2、TGF-β、骨形态生成蛋白（bone morphogenetic protein，BMP）］及转录因子（MSX-2 和 TWIST），被认为与颅缝早闭的发病机制有关，而且这个名单在未来无疑会继续增加。胃肠道畸形也与 FGFR 相关的综合征性颅缝早闭病例有关。

- 由于缺乏客观标准，对颅缝早闭手术的最佳时机仍有争议。然而，大多数颅面外科医生在患儿 3—12 月龄时进行手术。因为正常的大脑和颅骨在出生后的两年内生长最为迅速，早期手术试图利用这一快速生长时期，促进颅腔容积的扩大。内镜辅助下的微创手术进行骨缝松解可在 1—4 月龄进行，一般比开放性的颅盖骨重构术要早。

- 仰卧位睡眠导致的后变形性斜形头，一般通过改变体位、物理治疗或头盔治疗即可解决，很少需要手术治疗。

颅缝早闭被定义为头颅的一条或多条纤维性缝过早地闭合。单纯性颅缝早闭是指单条骨缝过早融合，而复杂性颅缝早闭是指多条骨缝受累。在正常情况下，婴儿的颅骨会均匀地扩展，以容纳不断增长的大脑。颅缝的过早融合限制了颅骨在垂直于融合缝方向的生长。然而，颅骨在未受影响的颅缝处仍继续生长（Virchow 定律）[1]。这不仅可能导致外观上的畸形，也可能导致大脑发育的潜在困难。虽然目前在单纯性颅缝早闭患儿中，出现颅内压升高的可能性很低，但在复杂性颅缝早闭或单纯性颅缝早闭发病较晚的情况下，该风险较高[2-4]。随着时间的推移，对颅缝早闭的早期诊断和随后的治疗改善了患儿的容貌和临床效果，同时降低了发病率。颅缝早闭的手术目的仍然是松解受影响的骨缝，并使颅骨生长正常化，以适应大脑的发育。如今的神经外科医生和颅面外科医生都具备了大量的创新技术，包括内镜手术方法、牵引成骨术、弹簧辅助颅骨成形术和计算机辅助建模。此外，随着时间的推移和经验的积累，治疗颅缝早闭的工具和技术也在不断发展和成熟。

一、历史

长期以来，人们一直认为颅缝早闭是由于颅缝异常发育所致。早期，Hippocrates、Galen 和 Celsus 等研究者首先认识到颅缝的重要性及其与头型的关系。1791 年，Sommerring 指出，颅骨的生长发生在骨缝上，骨缝过早闭合会导致垂直于受累骨缝方向的生长受到限制[5]。Virchow 除了证实 Sommerring 的发现外，还是第一个描述了在平行于受累颅缝的平面内发生颅盖骨代偿性生长，并对不同类型的头颅畸形进行了分类[1]（图 9-1）。这些观察结果在随后的一个世纪里成为指导颅缝早闭手术的主要原则。1910—1920 年，Crouzon 和 Apert 随后观察到，在某些情况下，颅面畸形只是更复杂综合征的一部分。

随着时间的推移，人们对颅盖骨生长和颅底之间的关系有了更好的认识。1959 年，Moss 确定了颅底在颅盖穹窿发育和发展方面的重要性[6]。他观察到，颅底的发育先于颅盖穹窿的发育，颅底的特征性异常与颅盖骨缝异常有关。然而，随后在动物模型实验中发现，在特定的颅缝处限制生长会导致特征性的颅骨畸形，酷似单纯型颅缝早闭的形状[7-9]。此外，20 世纪 70 年代末出现的 CT 提供了一种新的影像学工具，可以比普通 X 线片更准确地观察到解剖学上的畸形。由于这些研究和影像学方面的进步，目前认为颅缝早闭的发病机制是由于颅底和颅盖骨生长障碍共同引起的。

二、流行病学

颅缝早闭在每 2000～2500 名活产婴儿中可见 1 例[10]。这种情况可分为单纯性与复杂性，或者非综合征与综合征（表 9-1）。单纯性颅缝早闭占大多数，复杂的颅缝早闭占 5%～15%[10]。根据大型颅面疾病中心的报道，综合征患儿占 15%～20%，而非综合征患儿占大多数，为 80%～85%[11]。

单纯性颅缝早闭通常零星发生，其中矢状缝和额缝早闭的 7%～8% 来自家族性聚集[11]。所有种族发病率都相近；但是，颅缝的病理类型不同会导致男女的发病率有差异。最常见的受累部位是矢状

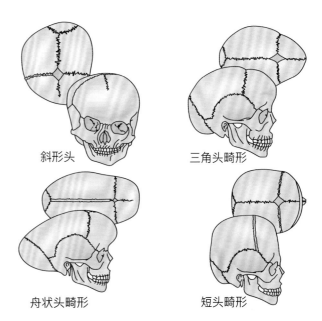

斜形头　　　　三角头畸形

舟状头畸形　　短头畸形

▲ 图 9-1　特定颅缝处的生长受限导致特征性的异常头型
单侧冠状缝早闭常伴随同侧的眶上和额部扁平及对侧代偿性额部凸起（前斜形头）；额缝的过早闭合可能导致形成三角形的头部（三角头畸形）；矢状缝早闭的特点是头部变长和变窄（舟状头畸形）；双侧冠状缝早闭导致短而宽的头部，额部高耸（短头畸形）

表 9-1　颅缝早闭的分类	
累及的骨缝	表　征
矢状缝	长头畸形，舟状头畸形
冠状缝（单侧）	前斜形头
冠状缝（双侧）	短头畸形
额缝	三角头畸形
人字缝	后斜形头
多骨缝	苜蓿叶头，尖头畸形

缝，占所有病例的 45%～68%[12, 13]。矢状缝早闭的男女比例为（3.5～7）∶1[14]。据报道，矢状缝早闭的常染色体显性遗传模式的外显率为 38%[15]。目前，额缝早闭是第二常见的颅缝早闭类型，发生在 23.7%～27.3% 的病例中，男性占 75%[11-13]。

既往统计，额缝早闭占所有颅缝早闭病例的 10%～15%，但许多研究者注意到其发病率已显著增加，其中涉及各种因素（母亲年龄增加、手术适应证的变化等），但至今没有找到明确的原因[233, 234]。单侧冠状缝早闭，又称前斜形头，约占颅缝早闭患

儿的 18%[12]，女孩比男孩多，比例为 3 : 2[16]。人字缝早闭，称为后斜形头，在儿童中相对罕见，观察到的发病率为 0.9%～4%[17-19]。必须将人字缝早闭与目前普遍存在的获得性枕部斜形头（也称为姿势性斜形头）相区别，在姿势性斜形头中，患侧枕骨变平，但没有相关的颅缝融合。这种现象很可能与1992 年以来为减少婴儿猝死综合征（sudden infant death syndrome，SIDS）的发生而开展的"仰睡大行动"（back to sleep campaign）鼓励幼儿采用仰卧睡姿有关[20]。

虽然单纯性颅缝早闭的散发性使准确的风险预测难以确定，但即便没有其他家庭成员患病，未来兄弟姐妹的患病风险也会翻倍。当父母一方和孩子都患病时，随后的风险上升到 50%。反之，如果父母均未患病，而两个兄弟姐妹患病，则另外兄弟姐妹患病的风险接近 25%[21]。

有超过 100 种综合征与颅缝早闭有关，这些综合征通常以常染色体显性遗传方式为特征[22]。其中，Crouzon、Apert 和 Pfeiffer 综合征是最常发生的（图 9-2）。综合征性颅缝早闭通常与多处颅缝（冠状缝、矢状缝等）有关，而且可能伴随其他系统表现（表 9-2）。

三、遗传和致病因素

颅缝早闭的病因由于其异质性，仍然不够明确。然而，现在已知有许多因素会促进或涉及颅盖骨缝过早闭合。多种致畸物、基因突变、代谢紊乱和血液病都与颅缝早闭有关（表 9-3）。有趣的是，母方吸烟与孤立发病的颅缝早闭有关[23]，而父方年龄过大也被发现与额缝早闭的高发生率有关[12]。此外，已有 8 例报道，颅缝早闭是一种罕见的、为胎儿接触甲氨蝶呤后的并发症[23]。

随着分子遗传学的发展，候选基因突变及颅骨

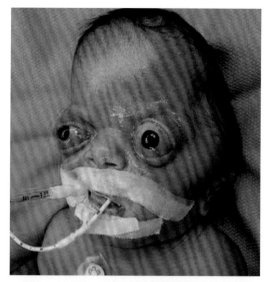

▲ 图 9-2　患有 Pfeiffer 综合征的新生儿，表现为苜蓿叶头畸形；其特点是额部高耸，颞部膨大，双侧眶上退缩和突眼，以及面中部发育不良

畸形的分子相互作用已被阐明[24, 25]。骨缝的正常生长和形态发生取决于骨缝间质内的骨祖细胞增殖和成骨前缘的成骨细胞分化之间的微妙平衡[26]（图 9-3）。现在已知大多数综合征性颅缝早闭是由编码成纤维细胞生长因子受体（FGFR-1、FGFR-2 和 FGFR-3）及转录因子 TWIST 和 MSX2 的基因突变引起的[27-33]。此外，这些基因也是所有颅骨畸形病例中约 25% 的责任基因[34]。一般来说，功能获得性突变与 MSX2 和 FGFR 基因有关，而功能丧失或单倍体功能不足的异常则见于 TWIST 基因突变[35]。

FGFR-1 和 FGFR-2 的基因改变与 Crouzon 综合征、Apert 综合征、Pfeiffer 综合征和 Jackson-Weiss 综合征有关[30, 36-39]。FGFR-1 已被发现可调节成骨细胞的分化；因此，功能获得性突变可能通过促进成骨细胞的分化和骨形成而使颅缝过早融合[40]。此外，FGFR-2 与成骨细胞凋亡的激活有关。正如 Chen 及其同事所揭示的，功能增益突变导致细胞凋亡增加，

综合征	累及骨缝	形态学表现
Crouzon	冠状缝，矢状缝	面中部发育不良，眼眶变浅，突眼，眶距过宽
Apert	冠状缝，矢状缝，人字缝等	面中部发育不良，眼眶变浅，突眼，眶距过宽，对称型并指（趾），胆道闭锁，脑室扩大，泌尿生殖系统 / 心血管系统畸形
Pfeiffer	冠状缝，矢状缝	面中部发育不良，突眼，眶距过宽，宽拇指 / 蹬趾

表 9-2　颅面骨发育不良的相关综合征

表 9-3　已知造成颅缝早闭的原因	
血液系统疾病	• 地中海贫血
	• 镰状细胞贫血
	• 真性红细胞增多症
致畸药	• 丙戊酸
	• 维 A 酸
	• 氨基蝶呤
	• 苯妥英
遗传相关疾病	
代谢性疾病	• 佝偻病
	• 甲状腺功能亢进症
黏多糖贮积症	• Hurler 综合征（多发性骨发育不良综合征）
	• Morquio 综合征
	• 黏脂贮积症Ⅲ型
β- 葡糖醛酸糖苷酶缺乏症	
发育畸形	• 前脑无裂畸形
	• 脑膨出
	• 小头畸形
	• 脑积水（分流后）

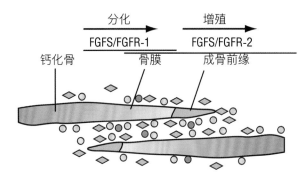

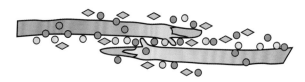

▲ 图 9-3　骨缝的正常生长和形态发生取决于骨缝间质内骨祖细胞的增殖和成骨前缘的成骨细胞分化之间的微妙平衡

经 Elsevier 许可改自 Linn C, Li D, Li C, et al. A Ser250Trp substitution in mouse fibroblast growth factor receptor 2 (Fgfr2) results in craniosynostosis. *Bone* 2003;33:169-178.

以致细胞数量减少和两相邻颅骨之间的距离缩短。最终发展成为两个相邻颅骨的物理接触，最终导致过早闭合[41]。

一些 FGFR 相关颅缝早闭患儿和小鼠突变体的临床报告都与胃肠道疾病有关。在一个对 FGFR 相关颅缝早闭综合征的患儿和含有 FGFR-2 的 W290R 突变的 Crouzon 综合征小鼠模型中胃肠道症状的研究结果表明，FGFR 相关颅缝早闭综合征和胃肠道畸形之间有直接关系。基于这些结果，患有 FGFR-2 相关颅缝早闭综合征的儿童应考虑胃肠道畸形的可能[226]。

在非综合征性颅脑畸形中同样也观察到生长因子受体的改变。FGFR-3 相关的冠状缝早闭，也被称为 Muenke 型颅缝早闭，是由于新的突变或与常染色体显性遗传模式有关[43]，已在高达 52% 的非综合征双侧冠状缝早闭患儿中发现[42]。Gripp 及其同事观察到 10.8% 的单侧冠状缝早闭患儿 FGFR-3 突变呈阳性，随后建议对所有单侧冠状缝早闭患儿进行检测以评估复发风险[44]。这些指导方案是鉴于观察到 43% 的 Muenke 型颅缝早闭需二次手术[45]。

研究表明，转化生长因子 -β 受体（TGF-βR）与综合征及宫内头颅压迫相关的颅缝早闭有关。Loeys 及其同事发现 TGF-βR1 和 TGF-βR2 的突变与心血管、颅面、神经认知和骨骼发育改变的综合征之间存在联系[46]。Hunenko 及其同事证明，在经历了宫内压迫导致冠状缝早闭的小鼠中，TGF-βR1 和 TGF-βR2 的上调[47]。这些证据表明，在颅面生长和发育过程中，机械力能够改变生长因子介导的信号。

除了上述的生长因子受体外，它们相应的配体也被发现是颅骨成骨细胞增殖和随后颅缝融合的一个组成部分。FGF2 已被证明能提高大鼠胎儿成骨细胞的增殖率，并促进颅骨器官培养中额缝的过早融合，同时与宫内压迫相关的冠状缝早闭有关[47, 48]。在动物和人类模型中，融合的缝和未融合的缝之间的 TGF-β 异构体表达的相反模式已经被证实。Opperman 及其同事证明 TGF-β3 的水平在下降，但 TGF-β1 和 TGF-β2 在额缝融合后继续表达[49]。骨形态生成蛋白（bone morphogenetic protein，BMP）是 TGF 超家族的成员，参与了广泛的发育作用，包括骨形成、骨骼形态和肢体发育。一些研究者已经证明了 BMP 及其拮抗药在决定颅缝生物学方面的关键作用。小鼠颅缝的原位杂交结果显示，BMP-2 和 BMP-4 在成骨前缘表达，BMP-4 在矢状缝和后额缝的颅缝间质和硬脑膜表达[50]。Nacamuli 及其同事发现 BMP-3，一种骨形态生成蛋白拮抗药，在正常融合的后额缝中减少，而在正常的矢状缝中增加[51]。

转录因子的突变也被认为是导致综合征形式的颅缝早闭的原因。Liu 及其同事将 MSX2 转录因子的功能增益突变与 Boston 型颅缝早闭联系起来[52]，TWIST 蛋白是激活成骨细胞分化的转录因子，已被发现可引起 Saethre-Chotzen 综合征[28]。Woods 及其同事建议对所有双侧冠状缝早闭或单侧冠状缝早闭的患儿进行 *TWIST1* 突变筛查，因为这种基因改变比同一颅缝的非双侧冠状缝早闭有更大的复发性颅内高压和后续二次手术的风险[53]。

四、解剖学和病理学因素

颅骨的发育可分为脑颅骨和面颅骨的形成，这一过程在妊娠 23～26 天开始。脑颅骨的生长通过膜性骨化形成，而面颅骨的发育则通过骨化形成。颅缝在妊娠 16 周时形成，位于众多成骨前缘的交界处，是骨形成和沉积特别活跃的区域，直接受到大脑生长和硬膜反射的潜在拉力及局部生长因子的影响。

颅骨在出生后的 12 个月内生长最为迅速，大脑的体积在 6 个月内翻倍，到 2 周岁时再次翻倍。尽管在前 2 年中，颅骨的生长最为明显，但其生长以线性方式可持续到 6—7 岁，这时颅骨的大小为成人的 90%。这种颅骨的生长大部分发生在骨板之间的缝隙中。在颅缝区的中心，保持着一群增生的骨祖细胞。这些骨细胞的一部分进入成骨分化的途径，在骨边缘形成分泌骨基质的成骨细胞，促进颅骨的生长[54]。正常的颅缝闭合是由前向后、由外向内进行的，额缝通常在 9—11 月龄闭合[55]，其余的颅缝在成年后融合。

增殖、分化和凋亡之间的平衡被打破，导致颅缝及其闭合处过早骨化[56]。打破这种平衡的因素包括遗传或获得性生长因子受体 / 配体的变化，硬膜和骨缝细胞之间失去直接接触，以及外部机械力的增加。如前所述，许多综合征形式的颅缝早闭是由于 FGF/FGFR、TGF-β/TGF-βR 和 BMP 级联的改变。大脑发育不全和脑积水都与继发性颅缝早闭有关，这

种现象可能是由于硬脑膜接触的缺失造成的[55, 57]。臀位和双胎妊娠都与宫内压迫相关的颅缝早闭有关，源于机械力信号转导[58]。

五、影像学和诊断评估

颅缝早闭的术前评估包括详细的病史、体格检查和影像学检查。病史应了解通常由朋友或家人注意到的不对称的颅盖骨畸形、家族史，以及颅内高压的症状，包括但不限于头痛 / 呕吐、发育里程碑延迟、烦躁和眼球运动麻痹。体格检查应评估特征性的颅盖骨形状和不对称性、前囟门的过早闭合（通常在 12—15 月龄前是开放的）、骨缝周围的骨嵴（钙化），以及颅内高压的迹象，如视盘水肿、眶上凹陷、严重的尖头和严重的额部 / 枕部凸出。常规眼底检查视盘水肿是预测较大儿童颅压升高的准确方法，但对 8 岁以下儿童不是 100% 灵敏（25% 假阴性）[59]。颅面不对称应以头围、颅骨指数和人体测量的形式进行记录。在有经验的初级保健医生 / 护士或颅面外科医生的初步评估中，通过病史与检查相结合往往就能确诊。

颅缝早闭放射学检查的作用因临床医生而异。目前，产前超声检查记录宫内颅缝早闭的情况并不少见[60-63]。在一些中心，除了超声评估外，胎儿 MRI（图 9-4）也提供了重要的产前诊断[64]。在产后随访阶段，可能需要通过放射学检查以证实诊断，并排除相关的颅内异常。因为颅骨平片的灵敏度差，假阳性率高，因此 CT 检查仍然是骨性融合最敏感的晴雨表。低辐射方案是大多数医院的标准流程，在海平面水平，宇宙辐射的剂量接近每年 0.24μSv，而常规 CT 的辐射剂量为 0.8～5mSv[235]。三维 CT（3D CT）的出现为受影响骨缝及整个头颅形状提供了一个绝佳的视角，从而使诊断更容易并有助于手术计划的制订[60, 65, 66]。三维 CT 并不是强制要求完成，主要是用来确诊多处 / 复杂的颅缝病理或显示颅底病理的情况。

CT 也可提供颅内压升高的放射学证据。颅内高压的出现取决于受影响骨缝的数量及患儿的年龄，从单颅缝早闭的 8%～14% 到多颅缝早闭的约 47%[2, 3]。尽管很少有儿童会表现出颅内压升高的临床症状，但在 CT 中颅盖骨内板被侵蚀（打铜征）的情况并不罕见。正如 Tuite 及其同事所报道的那样，弥漫性"打铜征"与颅内压升高有关[67]。尽管在所

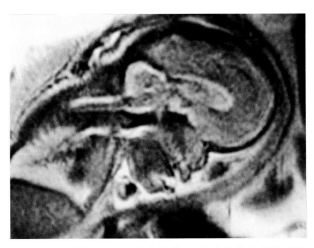

▲ 图 9-4　患有 Pfeiffer 综合征的 30 周胎儿的矢状位磁共振成像，提示为四叶草头颅，需要在出生后第 1 周内进行近乎完全的颅盖骨切除术

有类型的颅脑畸形中都常见到蛛网膜下腔的扩大，但这些扩大通常会自动消失，因此不能将此作为颅内压升高的特征性表现[68]。如果有任何压力升高的证据，应考虑尽早手术。这对患有综合征的患儿尤其重要，如 Crouzon 综合征、Apert 综合征和 Pfeiffer 综合征。这些患儿有较大的发生脑积水和小脑扁桃体下疝畸形并伴有颅内高压的风险。

CT 和 MRI 检查同时也可以评估大脑是否有结构或功能异常。少数患儿可能存在未被识别的颅内异常，可能包括脑积水、胼胝体部分缺失、全脑畸形或局灶性皮质发育不良。据报道，在他们的矢状缝早闭患儿中，有高达 5% 的患儿存在未被确认的潜在的颅内病变[69, 236]。

六、治疗

（一）手术适应证

颅缝早闭外科干预的基本目标是矫正颅骨轮廓畸形，并预防潜在的社会心理功能障碍、颅内高压和智力障碍。既往对简单的颅缝早闭进行手术治疗的目的，主要是出于美观和社会心理因素的考虑[70, 71]。然而，自 20 世纪 90 年代以来，由于大众对颅内高压及未矫正的单颅缝早闭的大龄儿童所致的轻度但明显的发育迟缓的关注，因此单纯性颅缝早闭也被考虑进行颅缝松解[2, 3, 72-74]。与单纯性颅缝早闭相比，复杂的或综合征性的颅缝早闭患儿会出现更严重的神经系统和容貌异常[3, 75-77]。因此，对这些婴儿进行手术治疗被认为是更为必要的。

（二）手术时机

由于手术年龄对术中血流动力学、麻醉风险、术后颅骨生长和随后的智力发育有不同的影响，因此对颅缝早闭整形手术的最佳时机仍有争议。在术中血流动力学方面，Meyer 及其同事发现，较大年龄患儿（＞6 月龄）术中出血量较少[78]。除了术中出血量较少外，大婴儿对术中出血的耐受性比小婴儿更强。从颅骨生长的长远角度来看，目前没有明确的数据支持。1987 年，Whitaker 发现随着手术年龄的增大，二次手术的可能性也会增加[79]。另外，Fearon 及其同事发现，在矫正所有类型的单颅缝性颅缝早闭后，较大年龄患儿（≥12 月龄）的颅骨生长减弱[80]。因为硬脑膜很难使骨再生，因此 12 月龄以上的患儿术后可能需行颅骨缺损修补，这些都需要进行权衡。从智力发育的角度来看，Arnaud 及其同事发现，当患儿在 12 月龄前进行手术时，术后智力改善的效果明显更好[42]。

虽然文献对颅缝早闭矫正的最佳时间并无定论，但大多数颅面外科医生在患儿 3—12 月龄大时进行手术。具体的时间取决于所使用的手术方法。内镜矫正一般在 3—4 月龄时完成。相比之下，开放性手术矫正往往要晚些进行。Fearon 及其同事在患儿 4 月龄时对矢状缝早闭进行治疗，在 9 月龄时对所有其他单颅缝早闭（额缝、冠状缝和人字缝）进行治疗[80]。Marchac 及其同事回顾了他们 20 多年来对 983 名患儿进行手术的经验，讨论了他们的手术时机[81]。患有短头畸形的婴儿在 2—4 月龄时接受了浮动额骨瓣手术，患有矢状缝早闭的婴儿在 2—4 月龄时接受矢状旁颅骨切开术，如果在 6—9 月龄时就医则行额部颅骨重塑手术，而患有额缝或单侧冠状缝早闭的婴儿在 6—9 月龄时接受额部颅骨重塑手术。笔者所在中心回顾分析了 12 年来接受开放式颅面手术的 212 名患儿，其结果支持以 6 月龄或更大月龄为界进行手术重建的优点[227]。在他们的病例中，手术重建的平均年龄为 11.3 月龄，其中非综合征患儿的平均年龄为 10.6 月龄，综合征患儿的平均年龄为 19.3 月龄。二次手术的可能性与年龄有关，在年龄较大的患儿中较少[227]。

（三）麻醉

基于动物模型的实验数据，引发了大众对麻醉是否影响大脑发育和神经认知的关注。因此，一些大规模的儿科麻醉前瞻性研究已经开始，用来评估全身麻醉对婴儿大脑发育的任何潜在有害影响。尽管比较疝气修补手术时全身麻醉与局部麻醉的 GAS 研究仍在进行中，但是根据第 3 版韦氏学前和小学智力量表（WPPS I～Ⅲ）评估 5 年智商得出的早期结果未能发现有重大问题。此外，小儿麻醉和神经发育评估（pediatric anesthesia and neurodevelopment assessment，PANDA）研究发现患儿在 3 岁前接受了腹股沟疝手术；结果发现与兄弟姐妹之间无智商差异。记忆力、注意力、执行功能、语言、运动 / 处理速度或行为方面的次要结果也没有显示出差异。亚组分析也没有显示出由于麻醉暴露时间较长或在出生后第一、第二或第三年接受麻醉而存在任何差异。

（四）手术方式

关于矫正颅缝早闭的最佳手术方式，文献中一直存在争议。早在 1890 年，Lannelogue 就提出了开放式的颅面手术方法，他主张尽早通过开放式手术松解融合的颅缝，以防止颅内高压[82]。在 Lannelogue 的原则基础上，一些中心已经对所有类型的颅颌面畸形的开放式颅骨重塑手术进行了大量的随访报道[79, 80, 83-87]。Whitaker 及其同事在 1979 年报告 421 例伴有一到两个眼眶移位的颅内手术，其中死亡率 2.2%，感染率 6.2%，脑脊液漏发生率 2.2%[85]。8 年后，随着经验的增加和技术的完善，Whitaker 及其同事于 1987 年在对 164 例开颅手术的报道中指出，死亡率为 0%，感染率为 3.7%，脑脊液漏发生率为 1.2%[79]。关于开放式颅面手术的后续效果，McCarthy 及其同事在 20 年的随访中发现，简单颅面畸形的二次手术率为 13.5%，复杂颅面畸形的翻修率为 36.8%[86, 87]。随着经验的积累和开放性手术技术的完善，二次手术率有所下降。Sloan 及其同事报道，250 名患儿的二次手术率为 7.2%；Fearon 及其同事报道，248 名单纯性颅缝早闭患儿的翻修率为 2%[80, 84]。在笔者所在机构，单颅缝早闭的二次手术率为 3.9%，如果将非综合征患儿的双侧冠状缝早闭包含在内，二次手术率则增加到 5.4%。

为了解决开放性颅面手术的切口长度、手术失血量和住院时间等问题，学者们提出了动态改善颅骨的微创技术。这些技术包括内镜颅缝松解术、弹簧辅助颅骨成形术和牵引成骨术。以简要概述这些新技术。

1. 内镜颅缝早闭矫正术

Jimenez 和 Barone 在 20 世纪 90 年代中期开创了内镜手术治疗颅缝早闭的先河[88-94]，现已被许多治疗颅缝早闭的外科医生所采用。虽然不同的机构采用的技术不同，但总的来说，其理念是在婴儿早期（最好在 3—4 月龄）进行微创内镜辅助下的目标骨缝条状颅骨切除术。手术只需 1～2 个小切口，然后婴儿戴上几个月颅骨成型头盔，这段时间内由于婴儿头部快速生长，有助于矫正头型。内镜条状颅骨切除术可用于单颅缝或多颅缝早闭。这种手术技术的具体细节将在本章后面的小节中针对每种类型的颅缝早闭进行描述。

总结 Jimenez 和 Barone 的研究数据[88-94]，平均手术时间在 3—4 月龄，平均手术时间约为 60min，平均估计失血量（estimated blood loss，EBL）约为 30ml 或约为估计血容量（estimated blood volume，EBV）的 5%，输血率约为 10%，平均住院时间一般为 1 天，并发症率为 0%～6%。这些数值远远低于与开颅技术相关的 25%～500% EBV 的失血量、25%～500% EBV 的输血量及 2～5 天的住院时间[93]。MacKinnon 及其同事还发现，用内镜修复单侧冠状缝早闭的儿童可能比用额眶前移术治疗的儿童在长大后有较轻的眼部并发症，如 V 型斜视[95]。内镜手术二次再手术率（5%～8%）与开放性颅顶重塑手术相似。

荷兰对 111 例非综合征的内镜辅助条状颅骨切除术的回顾性分析进一步支持了这种技术的"良好"结果[227]。在这些病例中，64 例手术针对矢状缝早闭，34 例针对额缝早闭，13 例针对单侧冠状缝早闭。手术的平均年龄为 3.9 月龄，平均手术时间为 58min，平均估计失血量为 34ml。平均住院时间为 2.6 天，术后头盔治疗的平均时间为 10 个月[227]。

研究还表明，内镜手术及术后头盔治疗比开放性手术更具有成本效益[239-240]。内镜颅缝早闭手术已经成为颅缝早闭小婴儿（<3—4 月龄）重要的手术方法。研究表明，如果由训练有素的外科医生进行手术，这种手术方法结合术后头盔疗法非常安全且效果良好。

2. 弹簧辅助的颅骨重塑术

1997 年，Lauritzen 在 Persing 及其同事在兔子模型成功的基础上，首次在人类身上进行了弹簧辅助下的颅骨重塑术[96, 97]。这种技术依赖于一个标准的开放性切口，在狭窄的颅缝处进行截骨，在截骨处放置 Ω 形拉力弹簧，并沿着可能代偿性生长的区域放置压缩弹簧（图 9-5）。植入的弹簧通常在术后 4～7 个月后拆除。2008 年，Lauritzen 及其同事介绍了他们在各种颅面手术中使用弹簧辅助颅骨整形术的许多经验[98]。结果包括平均手术时间为 97～215min，平均失血量为 143～503ml，平均住院时间为 5～6 天，颅骨成形术后 6 个月的舟状头畸形婴儿的平均头颅指数为 74，二次手术率为 6%，继发于弹簧压迫的颅内高压为 3%，以及死亡率为 0。在这项研究之后，David 及其同事们分享了他们对首批 75 例弹簧辅助手术治疗舟状头畸形的经验[99]。平均随访时间为 46 个月，平均头颅指数为 75.4，与开放性颅骨重建术的患儿相当，并在 3 年和 5 年的随访中保持不变。这种创新的手术方式同样有不足，如需要二次手术来取出弹簧及不能三维地控制弹簧作用方向。

3. 牵引成骨法

沿着弹簧辅助颅骨成形术的思路，牵引成骨术已被用于治疗颅缝早闭。这种方法需要一个标准的开放性切口，在狭窄的颅缝部位进行截骨，并放置内部和外部的牵引装置（图 9-6）。放置 3～5 天后，激活装置，持续数周，直到达到预期的成形效果，然后再进入 2～3 周的巩固期。鉴于对这种技术的评价仅限于少数病例报道[100-112]，其长期安全性和疗效目前还不清楚，但早期结果似乎很有希望。

鉴于资深作者在开颅重建颅颌面方面的丰富经验，将在不同类型的颅颌面手术中描述这种手术的操作步骤和手术效果。

七、临床表现及治疗

（一）额缝早闭（三角头畸形）

1. 临床特征

额缝早闭常伴有不同程度的容貌异常。患儿可能表现为轻度的额缝骨嵴，不伴有其他异常。额缝的过早闭合也可能导致头颅形态的三角形化，也就是所谓的三角头畸形。严重的患儿额头可能会出现突出的"龙骨"，同时伴有眶板的凹陷和前颅底缩短（图 9-7）。

在非综合征性颅缝早闭中，额缝早闭与染色体异常、其他脑畸形和认知 / 行为障碍的关系最大。轻度的额缝早闭与 3 号、9 号和 11 号染色体的异常有关[113-115]。此外，Tubbs 及其同事在评估单纯额缝早闭患儿时，发现小脑扁桃体下疝畸形 I 型的发生率为 30%，并推测这些儿童因颅前窝容积减少而面临更大的风险[116]。在疾病谱的另一端，严重的额缝早闭病例与

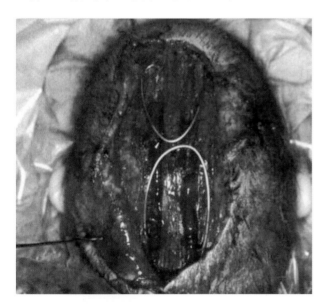

▲ 图 9-5　弹簧辅助颅骨成形术治疗矢状缝早闭；请注意，在矢状缝早闭缺损处放置了两个 Ω 形的拉力弹簧

经 Taylor & Francis 集团许可转自 Guimaraes-Ferreira J, Gewalli F, David L, et al. Spring-mediated cranioplasty compared with the modified pi-plasty for sagittal synostosis. *Scand J Plast Reconstr Surg Hand Surg* 2003;37:208-215.

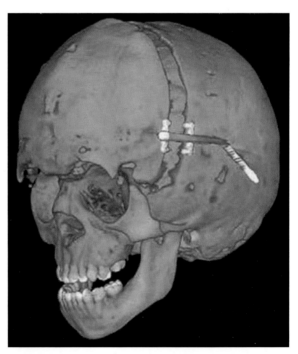

▲ 图 9-6　三维 CT 图像显示单矢量内牵引装置放置在一整块额眶截骨处

经 Elsevier 许可转自 Choi JW, Koh KS, Hong JP, et al. One-piece frontoorbital advancement with distraction but without a supraorbital bar for coronal craniosynostosis, *J Plast Reconstr Aesthet Surg* 2009;62: 1166-1173.

潜在的额叶脑畸形及其他先天性畸形有关[117]。

额缝早闭也与神经生长发育迟滞有关，缺陷从轻微到严重不等。据随访报道，额缝早闭被认为是神经心理疾病发病率最高的一种单颅缝早闭形式[118]。尽管 Becker 及其同事们发现，额缝早闭患儿的语言、认知和行为异常的发生率高达 57%，但是不同形式的单颅缝早闭之间的神经心理疾病发病率没有差异[119]。最近的研究发现，这类患儿神经发育的迟滞程度不大，甚至没有迟滞[120, 121]。Da Costa 及其同事们发现，非综合征性颅缝早闭的儿童并没有显示出

明显的智力障碍，其平均智商在正常范围。2007 年，Speltz 及其同事发现，与患儿匹配的对照对象相比，所有形式的单颅缝早闭儿童都有轻微的但可接受的神经生长发育迟滞[121]。与 Becker 的研究相似，他们发现不同类型的单颅缝早闭之间的神经心理疾病发病率没有差异[119, 121]。

2. 放射学评估

颅骨平片的放射成像可能会显示出过度骨化、中线额缝，以及严重的三角头畸形病例中的过窄眶距。然而，确诊最好是通过 CT，它可以提供清晰的骨窗，同时也可以评估脑实质（图 9-8）。额部畸形最常见于这种类型的颅脑畸形，可能同时包括胼胝体发育不良、全脑畸形和其他额部胚胎发育不良。尽管颅后窝的薄层 CT 也可以提示小脑扁桃体充满枕骨大孔，但是怀疑患有小脑扁桃体下疝畸形的患儿最好完善磁共振检查。

3. 外科治疗

Delashaw 及其同事提出，额缝早闭和三角头畸形是胚胎学上的连续体，其手术方法取决于额叶畸形的严重程度[122]。一般来说，手术的目标是使前额正常化，必要时重建眶上缘[123-129]。对于仅有突出的中线粗隆的患儿，他们的眼眶和眶上解剖结构一般是正常的，最好是通过简单的额骨塑形或切除额骨瓣，然后再进行结构的重新构建。相反，有明显的

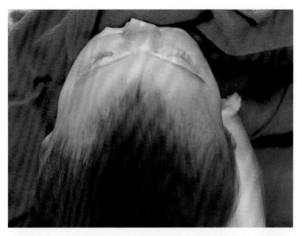

▲ 图 9-7　6 个月大婴儿的俯视图，他患有三角头畸形，表现为中线（额缝）上有明显的骨嵴，以及眶上退缩和眶距过小

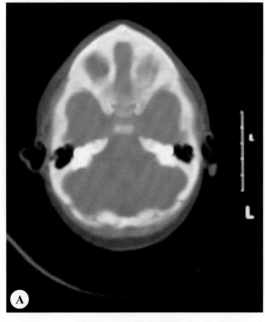
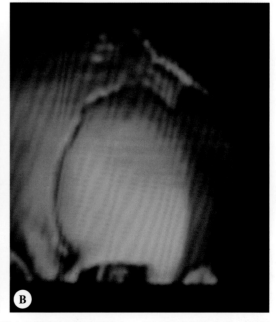

▲ 图 9-8　A. 轴位计算机体层成像（CT）显示，中线上额缝区域骨厚度增加，以及眶间距离变窄，与眼距过窄相一致；B. 三维视图清楚地显示了额缝的融合及三角头的形成

三角头和小眶距的患儿需要进行额眶重建，同时重建额骨并横向扩展眼眶。手术技术的改进包括对受累的蝶骨进行更彻底的治疗，同时矫正眶距过窄[130-132]。

眼眶重建的要点包括一个标准的冠状切口，可以充分地暴露额 – 眶区域，同时尽量减少术后瘢痕。围术期给予抗生素（头孢唑啉 10～20mg/kg 负荷剂量，每 8 小时静脉注射 8mg/kg，持续 48h）及类固醇（地塞米松 0.25mg/kg 静脉注射，持续 48h）。在手术开始前，缝合双侧眼睑。用 0.5% 利多卡因和 1∶400 000 肾上腺素浸润切口，以减少术中出血。将额部和颞部皮肤在帽状腱膜下进行解剖分离，保持骨膜完整，这也有助于减少出血（图 9-9A）。解剖到眶周组织时，要注意避免损伤眼球。暴露额部和眼眶区域后，去除额部骨瓣，暴露颅内（图 9-9B）。然后将眶上缘整块切除，以方便重建原先三角形的眶上结构。要注意切除足够的蝶骨，以便后期骨质在面中部和眼眶处的生长（图 9-9C）。如果需要矫正眶距过窄，则要移位眼眶外侧壁，同时从中间切开额骨，并移植部分颅骨。将眶上缘从中间切开，以便塑形，使额部平坦，同时可以去除外侧（翼点）的部分骨质，从而使外侧眶上角看起来不突兀（图 9-9D 和 E）。通过移植骨及可吸收内固定材料来固定眶上缘（图 9-9F）。固定好眶上缘后（图 9-9G），利用余下的骨瓣重建额骨。通常可以将原来的额骨瓣倒转（后部为现在的前部），使新的额骨瓣获得足够的宽度和轮廓。在翼点区域提供足够的强度非常重要，可以避免后期颞上部位的空虚或凹陷。因为永久性内固定材料随着颅骨生长后期可能会移位，故建议使用可吸收内固定材料进行重建（图 9-9H）。

4. 内镜治疗额缝早闭

对于年龄较小的额缝早闭患儿（<3～4 月龄），可以采用内镜条状颅骨切除术作为一种创伤较小的方法。在这种技术中，在前囟的前方做一个小切口（2～3cm）。钻孔一个，用硬质内镜探查硬膜外空间，将硬膜与骨游离。然后用剪骨刀剪开融合的颅缝。可使用钻头或超声骨刀来扩大和延长条状切除范围。颅骨切除术是从前囟门到额鼻缝。手术后，患儿需要戴上颅骨成型头盔，以使头型逐渐改变。内镜手术治疗额缝早闭在眶距过窄和三角头的改善效果上类似于开放手术[241]。

5. 结果和并发症

除非有并发症的表现，否则 90% 以上患儿的长期疗效都很好[80, 83, 123, 133-137]。Pearson 及其同事报道了 7% 的二次手术率，Fearon 及其同事报道了 2.5% 的额缝早闭婴儿的翻修率[80, 83]。对于那些最初效果良好，但随后又出现新的额部骨嵴、渐进性额部高耸或持续的额眶后上方受限的儿童，可能需要进行二次手术[138]。根据笔者的经验，尽管在最初的 CT 中未必出现颅缝融合或硬化，但随访还是会发现新的颅缝狭窄（除额缝外的部位）。

对于进行额眶重建的患儿来说，手术并发症并不多，主要包括伤口感染、脑脊液漏、术后脑膨出（图 9-10）和相对少见的眼眶 / 神经损伤。术中失血和输血的需求，导致血流动力学不稳定，对患儿构成很大的危险，绝不能低估。研究报告显示，失血量为 EBV 的 19%～58%，输血量约为 EBV 的 34%[139-142]。准确衡量失血的程度并配以相应的浓缩红细胞是非常重要的。

有人主张在额眶前移术（frontoorbital advancement, FOA）中进行控制性低血压。然而，它的好处在统计学上还没有得到证实。术者及其同事回顾了 1997—2009 年接受额眶前移的婴儿的记录，发现失血量与 FOA 期间的平均动脉压（mean arterial pressure, MAP）呈负相关。平均动脉压并不影响术中失血。相反，失血量可以导致 MAP 的改变[229, 237]。尽管这些发现对 FOA 期间控制性低血压的益处提出了质疑，但这种方法仍被常规使用。

（二）矢状缝早闭（长头畸形、舟状头畸形）

1. 临床特征

矢状缝早闭的儿童会表现出狭窄、隆起的头颅（长头、舟状头）。除了前囟过早或偶尔延迟闭合之外，还经常观察到颅缝周围的隆起。根据矢状缝过早融合的部位不同，患儿可能表现为额部或枕部凸起，或者两者兼有（图 9-11）。有些患儿还可能表现出"高耸"的头颅，也称为塔形头，这可能是颅内高压的预兆（见前面的诊断评估和影像学部分）。

对于矢状缝早闭的儿童是否存在神经生长发育迟滞的问题仍然有争议。通过对 17 项研究的综述，Speltz 及其同事们发现，孤立的颅缝早闭可能使认知缺陷或学习 / 语言障碍的风险增加 3～5 倍[143]。Becker 及其同事发现，矢状缝早闭患儿的语言、认知和行为异常率为 39%，这在单颅缝早闭患儿中是最低的[119]。然而，最近的研究发现，所有形式的单

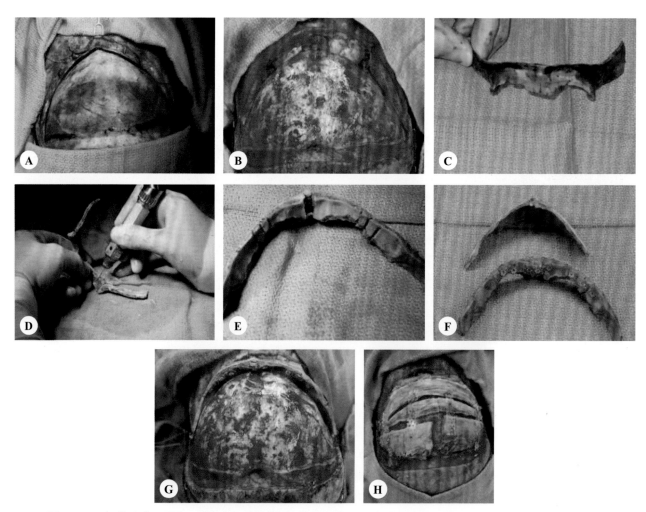

▲ 图 9-9 **A.** 帽状腱膜下剥离，暴露出额缝早闭的三角形额骨；**B.** 移除额骨瓣，显示出明显的眼距过窄和额部发育不良；**C.** 移除眶上缘；**D.** 在中线和侧翼去除部分骨质，以便于塑形；**E.** 在中间放置一个小的移植骨，去除双侧翼点部分骨质，矫正眼距过窄和眼眶凹陷；**F.** 在内表面放置可吸收内固定材料，重塑眶上缘；**G.** 用可吸收内固定材料固定中线和外侧区的眶上缘，注意在额外侧硬膜边缘的眶上缘移位程度；**H.** 用余下的额骨和颅盖骨移植物填充剩余的缺损，以达到满意的额部轮廓，同时避免过度高耸；利用可吸收内固定材料来进行额部重建

颅缝早闭患儿的神经发育都仅仅是轻微延迟甚至没有延迟[120, 121]。

2. 影像学

在儿科门诊对于这些患儿的检查一般使用颅骨平片，但是有经验的医生，仅仅需要体格检查就可以诊断，平片的效果参差不齐，高质量的平片可以显示出矢状缝的融合或骨嵴，偶尔也可以提示冠状缝或人字缝过早融合或这颅内压升高的征象。

被确定为需要手术矫正的患儿一般都能从术前的 CT 中获益。一部分患儿可能表现为长头畸形，但其他方面的影像学检查是正常的。据推测，这些患儿的"黏性颅缝"（sticky suture）是由于受影响的颅缝处有微骨刺，抑制了颅盖骨的正常生长和发育[144]。然而，这些儿童的病理特征与那些明显融合的儿童

相似，在严重的病例中，可能需颅骨重建术来改善。

三维 CT 可以更准确地描述骨缝融合的状态。此外，在 5% 或更多的矢状缝早闭患儿中，可能会出现意想不到的颅内病变[145, 236]，包括脑积水、胼胝体缺失和局灶性皮质发育不良。此外，蛛网膜下腔扩大，通常为双侧，常见于矢状缝早闭患儿[67, 140]（图 9-12）。尽管目前对于这一征象是代表局部颅内压增高还是整理颅内压增高有争议，但是由于这些情况会自行缓解，因此通常情况下，似乎并不能反映颅内压增高。

3. 外科治疗

自 20 世纪以来，矢状缝早闭的治疗方法发生了很大的变化，手术方法从最小程度切除受累颅缝和颅骨[82, 146]发展到广泛的全颅盖骨切除术[147-151]。尽

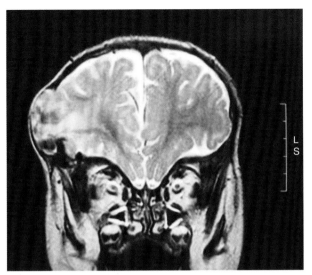

▲ 图 9-10　冠状位 MRI 显示一名 26 月龄的男孩右侧软脑膜囊肿，表现为右额部肿胀和癫痫发作；患者曾接受过次全颅盖重建术，但术后多次发生头部撞击，使病情变得复杂；囊肿通过硬膜修复和分块颅盖移植得以修复

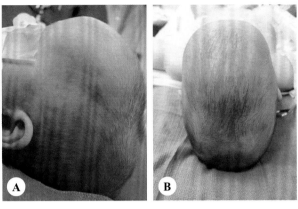

▲ 图 9-11　A. 4 月龄男婴的侧视图，显示舟状头畸形的额部凸出表现；B. 俯视图显示了拉长的头形，主要是额部和枕部的凸出

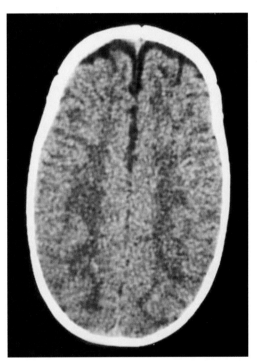

▲ 图 9-12　6 月龄的矢状缝早闭男婴的轴位 CT，显示颅骨拉长和双额蛛网膜下腔的扩张

管有相对长期的手术经验和大量的文献，但对手术的最佳时机及骨质切除的程度和广泛重建的需要仍有争议。因为颅盖骨切除和重建的程度往往与患儿发病时的年龄有关，这些问题尤其难以解决。

在矢状缝早闭的重建手术历史上，早期采取了一种最低限度的方法。1892 年，Lane 主张简单地切除病理性矢状缝，被称为单纯颅缝早闭切除术或单条颅骨切除术[146]。1968 年 Shillito 和 Matson，以及 1976 年 Hunter 和 Rudd 重新回顾了单条颅骨切除术对于这种疾病的可行性[118, 152]。得出的结论是，该技术非常安全，且耐受性良好，可为<2—3 月龄轻度畸形患儿提供足够的美容效果。然而，单纯颅缝早闭切除术有几个缺点，因为它仅去除了融合的颅缝，并没有解决颅骨形状的代偿性改变问题。具体而言，由于不能缩短头颅的前后径或解决额部凸起问题，不能为大多数患儿提供即时或长期的外观改善。它还在颅顶部留下了一大片不受保护的区域，这个区域有很高的再狭窄率和生长受限再发率[153-156]。最终的美容效果与手术时的年龄息息相关。人们普遍认为，年幼的患儿在改善颅盖骨形状的效果最好。

为了更直接地恢复正常颅骨轮廓，学者们提出切除更多的条状颅骨[69, 156-160]。Venes 和 Sayers[160]，以及 Albright[157] 描述了通过扩大切除枕顶部颅骨，来缩短前后径、扩大双顶径，以及处理额部和枕部突起的手术方法[155, 156]。以较大的颅盖骨缺损作为代价来保证外观的即时改善。

为了保持延长条状颅骨切除术的优点，同时消除术后颅盖骨缺损的缺点，Jane 及其同事提出了一种希腊字母 π 形状的延长条状颅骨切除术[158]。π 手术已成为较大婴儿（3—12 月龄）长头畸形的一种广泛使用的方法。尽管对这种方法的描述不计其数，包括 Jane 根据患儿的临床表现提出的 12 种变化[161]，但其基本步骤都涉及沿矢状缝两侧及冠状缝（或反向 π 的人字缝）切除骨质（图 9-13）。矢状窦上方的颅骨保持完整以减少出血，其继续存在不会对长期效果产生不利影响。

4. 内镜治疗矢状缝早闭

对于幼小的矢状缝早闭患儿（<3—4 月龄），已经有大量关于内镜治疗的经验和文献。在这种手术中，儿童取俯卧位（图 9-14 和图 9-15）。

在中线处融合矢状缝的两端（前部和后部）做两个小切口（2～3cm）。在每个切口处钻一个骨孔，用内镜探查硬膜外腔隙，将上矢状窦的硬膜与上覆骨质分开。然后用切骨剪刀去除融合的矢状缝。通过冲洗和明胶海绵压迫来止血，然后缝合两个切口。一些外科医生在条形颅骨切除术的基础上增加了桶状切口，但一些研究表明，这些额外的切口没有长期的好处[242, 243]。手术后孩子需要戴上颅骨成型头盔，以使头型逐渐改变。

内镜手术已被证明在治疗矢状缝早闭方面是安全且有效的，与传统的颅盖重建相比，输血率更低，住院时间更短[91, 244, 245]。此外，内镜手术的结果已被证明与传统的颅盖重建的结果相似[244, 245]。

5. 大龄婴儿

为了解决年龄较大的婴儿（>9—12 月龄）及那些有明显额部或枕部突出的儿童矢状缝早闭问题，已经开发了更积极的颅骨切除和重建手术。对于超过大脑最大生长时期的儿童（>12—18 月龄），头颅指数的矫正需要对颅盖和颅底进行大量的重建。在颅底有明显病变的情况下，正如 Moss 所提议的那样[162, 163]，许多人认为应该进行更大的手术，以提供最佳的手术矫正，并尽量减少潜在的复发。为了实现这些目标，已经报道了一些不同的手术方法，从在人字缝或冠状缝上做更宽或附加的颅骨切除的 π 手术变化，到完全的颅盖重建。

在严重或晚期出现长头畸形的情况下，有人建议进行全颅盖切除和重建，以提供最佳的美容效果，同时将发病率降到最低[147-151, 164, 165]。这可以通过切除额骨、枕骨和两侧顶骨来实现。随后，通过重建来减小前后径，加宽双顶径（图 9-16 和图 9-17）。重建需要通过金属来固定颅盖骨，这样具有非常稳固的三维稳定性，同时可以减少手术时间、术中出血和术后感染。对于在发育期的患儿，有人提出了关于永久钛金属内固定材料经颅迁移的问题，但对接受全颅盖重建的大龄患儿争议较少。此外，可吸收连接片和螺钉的引入及越来越广泛的使用，减轻了对经颅迁移和抑制颅盖骨生长的担忧。

就诊延误的患儿（18—24 月龄）值得特别考虑。尽管最初对患儿的头型缺乏关注，但随着孩子在学前班、日托班，甚至幼儿园遇到更多的社会交往，显著的颅盖骨畸形可能会变得越来越明显[71, 73, 166]。除了许多的社会心理问题外，一部分患儿还可能存在颅内压增高[3, 59, 167-170, 238]。年龄较大的儿童有明显的舟状头畸形，通常伴有额部和枕部隆起，并伴有中线部位凹陷，应密切评估是否有颅内高压（见前面关于诊断和影像的部分）。

没有上述任何颅内高压的症状或体征并不能排除颅内高压的可能性。根据笔者的经验，在临床症状不明显的患儿中也可能发现颅内压明显升高。因此，有经验的医生会经常监测那些延迟就诊的舟状头畸形的大龄患儿，避免遗漏任何（即使是细微的）ICP 升高的临床表现。对于接受舟状头手术的患儿，如果有证据表明他们的颅内压升高，将通过脑室钻孔穿刺来进行颅内压监测，在颅盖骨重建的过程中，会引流部分 CSF，以保护大脑免受短暂的压力升高所造成的损伤。在手术结束时，如果颅内压力正常（或已恢复到正常高值），则在关颅之前拔出脑室引流管。如果对后续颅内压是否升高没有把握，或脑积水的诊断仍然不明确时，可以保留脑室引流管以便进行术后监测。

6. 结果和并发症

研究比较了不同类型的开放式颅面手术治疗矢状缝早闭后的效果，一致认为更广泛的手术可以定量和定性改善形态学结果[154, 164, 171, 172]。有报道简单条状颅骨切除术的颅骨指数为 71～73[11, 164]，延长条状颅骨切除术为 71～79[164, 171]，次全/全颅盖重塑为 74～78.5[148, 149, 164, 171]。从效果上看，Kaiser 发现延长条状颅骨切除术的颅骨指数矫正率为 83%，而简单条状颅骨切除术的矫正率只有 43%[171]。Maugans 及其同事发现，全颅盖重建术的美容效果优于条状颅骨切除术，颅盖重建组有 79% 被评为优秀，而条状颅骨切除组只有 41%。此外，有两名患儿因条状颅骨切除术的美容效果不佳而需要进行二次手术[172]。

对于创伤更大的手术并发症和死亡率的担忧，已经被几个大型队列中患儿的术后良好随访结果数据所减轻。Boop 及其同事报道了 85 例 π 手术后发生的 3 例单纯硬膜撕裂[69]，Kanev 和 Lo 报道了 65 例没有发生并发症[159]。Greensmith 及其同事发现，全

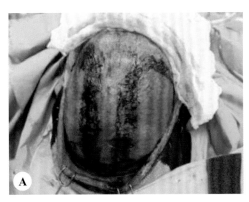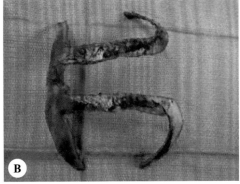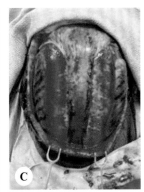

▲ 图 9-13　4 个月大的婴儿正在接受改良 π 手术

A. 亚甲蓝标记出扩展的条状颅骨切除术，它从冠状缝后方开始，沿矢状缝两侧进行，并在人字缝前方结束；B. 被切除的骨头看起来像希腊符号 π，因此该手术被命名为 π 手术；C. 然后用两根缝线将中线上剩余的骨头往前拉，有效地缩短了前后长度，扩大了双顶径，从而改善了头颅指数

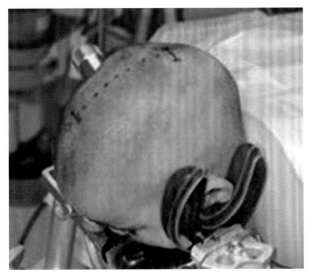

▲ 图 9-14　对于内镜条状颅骨切除术治疗矢状缝早闭，患儿被小心地置于俯卧位，脸部轻轻地放在带有胶垫的头架上；实线代表皮肤切口的位置

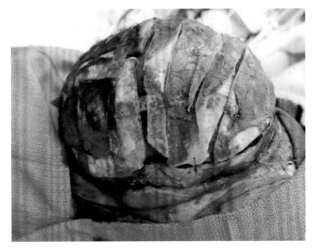

▲ 图 9-16　在患有舟状头畸形的年龄较大的儿童中进行的次全颅盖重建的侧视图；手术目标是扩大双顶径，并矫正额 / 枕骨凸起，用可吸收内固定材料加以固定

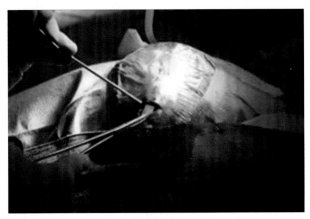

▲ 图 9-15　内镜矢状缝条状颅骨切除后取出骨条的术中照片；对于矢状缝早闭，我们的目标是使条状颅骨切除术的宽度为 1～2cm

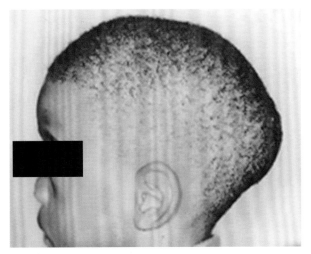

▲ 图 9-17　5 岁的男孩表现为迟发型的舟状头畸形，注意前部和后部的隆起及原前囟后部的特征性凹陷

颅顶重建后严重并发症的发生率为 3.3%（1 例空气栓塞），轻微并发症的发生率为 10%（1 例血肿和 2 例钢丝外露）[148]。然而，创伤大的手术确实需要更大的输血量及更长的住院时间。据报道，延长条状颅骨切除术的平均术中输血量在 85~120ml[153, 173]，次全颅盖重建术为 159ml[174]，全颅顶重建术为 460~485ml[148-150]。目前平均住院时间：延长条状颅骨切除术为 3.7~5.6 天[69]，次全颅盖重建术为 2.8~8.9 天[174, 175]，全颅顶重建术为 5 天[150]。

此外，还有一些围术期和术中的策略来进行无输血的颅盖骨重建术。经验丰富的作者及其同事报道了 2 名颅缝早闭患儿以无输血的方式进行手术[230]。围术期的措施包括补充铁和红细胞生成素 6 周，以提高术前的血细胞比容。在麻醉诱导和开放中心静脉通路后，抽取 100ml 患儿自体血进行等容稀释，然后定时回输 50ml。在切皮前和整个手术过程中每隔 1 小时用氨基己酸进行抗纤维蛋白溶解治疗。为了保持手术期间和术后在重症监护室的血流动力学稳定，将 MAP 保持在 55~60mmHg，并适当的补液。

（三）冠状缝早闭（前斜形头 / 短头畸形）

1. 临床特征

单侧冠状缝早闭的患儿表现为前部或额部斜形头，而双侧冠状缝早闭的患儿则表现为短头畸形。前斜形头右侧发病率较高，左右冠状缝受累的比例约为 2 : 3，原因不明[11]。前斜形头的表型特征包括同侧骨缝周边隆起、前额变平和眼眶凹陷，同时对侧额部代偿性凸起（图 9-18）。面部畸形也很常见，

包括鼻根向患侧移位，患侧耳朵前移，以及下巴向对侧偏移。由于蝶骨大翼的上移导致的同侧眼眶抬高被视为单侧冠状缝早闭的病理特征，也被称为 Harlequin 外观。斜视发病率很高（50%~60%），是由于颅底在前后方向上缩短，伴随着眶顶和滑车神经的移位，导致上斜肌功能障碍[176, 177]。尽管纠正斜形头有时会改善斜视，但最终的纠正往往需要眼科手术。有趣的是，在前斜形头患儿中左撇子比对照组患儿多出 3 倍，在左侧冠状缝融合病例中则多出 4 倍[178]。

短头畸形（双侧冠状缝早闭）的表型特征包括前额后缩 / 扁平、额部高耸和双顶径增宽。鼻梁可以很低，而且可能出现眶距过大。在 Muenke 型双侧冠状缝早闭中，颞部隆起可能很明显[179]。这些畸形综合征出现，Sloan 及其同事认为其发生率高达 57.1%[84]。另外，即使长期结果通常与综合征重叠一致，但无法准确定义已知综合征的情况也并不罕见。其他可能与双冠状关节闭锁相关的特征包括短指、感音神经性听力损失和发育迟缓。其他可能与双侧冠状缝早闭有关的特征包括手足徐动、感觉神经性听力损失和发育迟缓。

从神经发展的角度来看，患有单侧和双侧冠状缝早闭的儿童都有不同程度的功能障碍，从轻微到严重不等[42, 119, 120, 166, 180]。Becker 及其同事发现，52%~61% 的单侧冠状缝早闭患儿和 55% 的双侧冠状缝早闭患儿表现出语言、认知或行为功能的异常[119]。相反，Speltz 及其同事发现，单侧冠状缝早

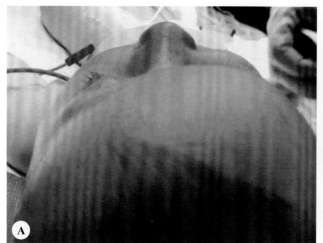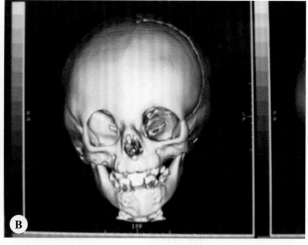

▲ 图 9-18　A. 6 月龄婴儿，患有左侧冠状缝早闭，表现为明显的左眼眶上部凹陷，左前额变平，以及代偿性的右额凸起；B. 右侧冠状缝早闭儿童的三维 CT 图像，描述了右眼眶的抬高，作为"小丑"畸形的一部分，以及鼻根向右侧的偏移

闭患儿在认知和运动技能方面的神经发育延迟程度通常较轻[121]。Arnaud 及其同事发现非综合征型短头畸形儿童的术前平均智商为 95，术后智商为 97，根据标准，这两个分数都属于"正常"范围[42]。

2. 影像学

影像学，如 CT 和 MRI，有助于确认受影响的骨缝的融合，识别所有受累骨缝，并帮助确定颅面骨质病变的范围。相关异常可能包括小脑扁桃体下疝畸形和脑积水，在综合征型短头畸形中比在非综合征型前斜头畸形中更常见。如同其他颅缝早闭一样，头颅平片的假阳性和假阴性率都很高，价值有限。

3. 外科治疗

单侧和双侧冠状缝早闭的手术目的是纠正额部和眼眶的不对称。目前，人们了解到单侧冠状缝早闭呈现出双侧畸形的变化，因此现在认为双侧矫正是最佳方法[87, 181-183]。对于前斜头畸形，采用双侧额眶前移术，以扩大受影响的前额和眼眶空间，并同时缩小对侧眼眶。双侧额眶前移术也可用于矫正双侧冠状缝早闭，这是由 Marchac 和 Renier 在 1979 年首次提出的"浮"额手术[184]。

手术的时机仍然是一个有争议的话题。然而，越来越多的外科医生倾向于早期手术。根据 164 名颅缝早闭患儿的手术经验，Whitaker 及其同事提出，治疗斜形头性颅缝早闭的理想年龄是 4—12 月龄[79]。在 1994 年的一份报道中，Marchac 及其同事们建议在 6—9 月龄对前斜形头进行额颅重建手术，在 2—4 月龄对短头畸形进行额部重建[81]。McCarthy 及其同事则建议，前斜形头患儿应在 6 月龄左右进行手术[185]。Whitaker 小组更新了其建议，指出单侧冠状缝早闭的手术应推迟到至少 6 月龄，以避免复发[186]。与这些意见相反，Posnick 建议前斜形头患儿的手术要等到 10—12 月龄[182]。

双侧额眶前移术包括松解双侧冠状缝，同时矫正双侧额部和眼眶畸形。在进行双侧睑缝合术后，要做一个标准的冠状切口。

双额骨瓣通常是整块切除，留下 1~2cm 宽的眶上缘。骨瓣范围的后界为冠状缝后方，当该骨瓣倒置时，通常可提供足够的宽度和较好的额部重建。为了防止术后持续生长受限及翼点区域的术后凹陷，蝶骨大翼需切除到床突的水平，冠状缝需要切除到颅底水平（图 9-19）。在切除患侧蝶骨大翼时必须小心，因为其向上移位可能会在去除额部骨瓣时有困

难，如果不小心，会导致硬膜撕裂及脑膜中动脉出血。移除额骨瓣后，在额颧缝处的外侧眼眶、眶顶和鼻额缝上方的鼻根处进行截骨来松解眶上缘。要注意保护下面的大脑和眼眶内容物，合理地放置牵开器。然后利用条状骨瓣来重建眶上缘，在内表面通过可吸收内固定材料来保持新的轮廓形状[231]。将重建好的眶上缘侧面和中线通过刚性固定材料（可吸收内固定材料）固定在颅盖骨体上，以改善愈合和手术后保持轮廓（图 9-20A）。经常需要将患侧的畸形扩张矫正过渡到 5%~10%，同时在外侧提供一个凸起的形状以达到满意的重建效果（图 9-20B）。通常，未受影响的眼眶会轻微向后调整，以纠正术前的代偿性过度生长。然后将额骨瓣连接到眶上缘，注意使其与患侧先前过度矫正的（5%~10%）眶上缘相匹配（图 9-20C）。用可吸收板或缝线固定剩余的骨瓣，并以常规方式进行关颅，同时进行帽状腱膜下引流。

4. 单侧冠状缝早闭的内镜治疗

对于小月龄（＜3—4 月龄）的单侧冠状缝早闭患儿，内镜下条状颅骨切除术可以提供安全和有效的治疗。术中，在融合的冠状缝中点做一个切口（如果需要，可以在中线上做第二个切口）。在融合的冠状缝中点钻一个骨孔，然后用硬质内镜探查硬膜外空间，并将硬膜与覆盖的颅骨分开。使用切骨剪刀和 Kerrison 打孔器从前囟（内侧）到鳞状缝（外侧）进行颅骨切除。超声骨刀可以帮助将颅骨切除术延伸到鳞状缝的侧面。通过冲洗和明胶海绵压迫来止血，然后缝合切口。

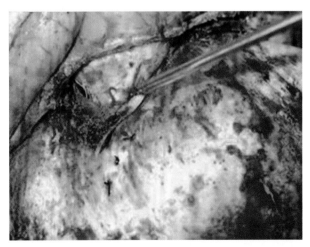

▲ 图 9-19　术中照片显示，由于右侧冠状缝早闭，右鼻翼肥大；这种骨质突出导致在没有任何硬膜撕裂的情况下切除额部皮瓣的难度增加；在手术时将其切除，有助于防止突眼的复发，并降低术后颞部凹陷的概率

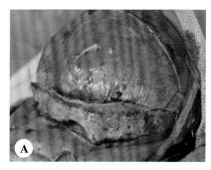
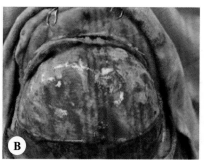
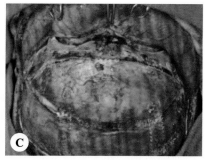

▲ 图 9–20　**A.** 3/4 斜视图，显示了重建的眶上缘位置；**B.** 眶上缘俯视图，显示不对称的嵌入，对受累一侧行轻微的过度矫正，未受累的一侧稍后移；**C.** 对额骨进行切除，以提供足够的宽度和轮廓，同时匹配重建的眶上缘，然后用可吸收内固定材料固定

内镜手术治疗单侧颅缝早闭已被证明安全且有效，它可以改善垂直凹陷、前额不对称和鼻翼偏斜的情况[246]。内镜手术也被证明比额眶前移术能带来更好的面部对称性[247]。此外，内镜手术治疗的患儿比额眶前移术后的患儿眼部获益更多，比如 V 型斜视较少[248]。双侧冠状缝早闭也被证明在大多数情况下可以通过双侧内镜条状颅骨切除术得到有效治疗，尽管这些患儿需要二次手术的机会较高[249]。

5. 效果和并发症

许多研究都涉及单侧和双侧冠状缝早闭矫正后的效果和并发症[79, 80, 83, 84, 87, 186–188]。报道的单侧冠状缝早闭的二次手术率为 3.1%～29%（作者为 2%）[79, 80, 83, 84, 87, 186]，双侧冠状缝早闭的再手术率为 20%～50%（作者为 30%）[83, 84, 87, 187, 188]。有趣的是，有两项研究集中讨论了手术年龄对单侧冠状缝早闭术后效果的影响[80, 186]。Selber 及其同事认为，在 6—12 月龄大时接受治疗的单侧冠状缝早闭患儿的二次手术率最低（7%），与 <6 月龄时接受手术的患儿或 >12 月龄时接受手术的患儿相比具有统计学意义[186]。Fearon 及其同事从另一个角度评估手术效果，调查了手术年龄对单侧冠状缝早闭患儿术后生长的影响。对 21 名单侧冠状缝早闭患儿的头围进行了测量，结果表明，早期治疗组（平均 5 月龄）的头围生长受限率为晚期治疗组（平均 14 月龄）的两倍以上[80]。

对于术后并发症和死亡率，已经有很多文献报道[79, 80, 84, 87, 186–188, 227]。单侧冠状缝早闭的并发症发生率为 0%～27%[79, 84, 87, 186, 227]，双侧冠状缝早闭为 20%～50%[84, 87, 187, 188, 227]。围术期的并发症可能包括伤口感染、硬脑膜撕裂、浅层脑损伤、脑脊液漏、脑疝形成、帽状腱膜下血肿和包括角膜擦伤的眼部损伤。更严重的围术期并发症可能涉及缺血性脑损伤、硬膜外和硬膜下出血，以及严重的输血反应。术后的长期并发症包括颅盖骨畸形复发、颅骨缺损无法填充，以及与内固定材料有关的问题。月龄超过 18—24 月龄的患儿如缺损 >2cm，往往会持续存在，最终可能需要骨移植。持续存在的内固定材料也可能是个问题，尤其是没有使用可吸收内固定材料的患儿。此外，在最终吸收之前，可吸收内固定材料聚乳酸 / 聚乙二醇持续存在 12—18 月龄的情况并不少见。在少数人中，无菌性脓肿可能会在内固定材料吸收的部位发生，但由于可自行吸收，很少需要进行探查清创。单侧冠状缝早闭的术后死亡率接近 0%[83, 84, 186, 227]，双侧冠状缝早闭的术后死亡率为 0%～10%[83, 84, 87, 187, 227]。

（四）人字缝早闭与后斜形头

1. 临床特征

现在由于人字缝早闭引起的后斜形头非常罕见，后斜形头大多继发于姿势性斜形头。了解人字缝早闭和获得性枕部斜头畸形之间的表型差异，对于做出正确的诊断和合理的治疗方案至关重要。患有"真正的"人字缝早闭的儿童，其头部呈梯形，同侧耳朵向后移位，对侧枕骨凸起，受影响的人字缝经常出现骨嵴。与此相反，获得性枕部斜形头的特点是头部呈平行四边形，同侧耳朵向前移位，同侧额部凸起，没有沿人字缝的骨嵴（图 9–21）。

越来越多的研究集中在揭示获得性枕部斜形头的致病机制和相关的临床特征。2004 年，Littlefield 及其同事报道了婴儿中的发病率为 1/68[189]。一项前瞻性的队列研究发现，男性、仰卧位、头部旋转受限、活动水平较低和初生状态是风险因素[190]。事实上，"仰睡大行动"一个不可预见的后果是不对称和对称性枕骨扁平的现象几乎成倍增加[20, 191–193]。此外，约有 30% 的病例与斜颈有关，即胸锁乳突肌肌张力增高[11]。

2. 影像学

常规情况下，在鉴别人字缝早闭和获得性枕部斜形头时不需要拍片，因为存在明显的形态学差异。在诊断不明确的情况下，可以采用颅骨平片或头部 CT。人字缝早闭中可见受累人字缝的融合，而获得性枕部斜形头可能与显著的沿人字缝的硬化有关[194]。

3. 外科治疗

患有真性人字缝早闭的婴儿可以从各种手术方法中获益[195-204]，目的是松解受影响的骨缝，使后部颅盖骨的轮廓正常。可选择的方法包括简单的早闭颅缝切除术、单侧受累枕骨重建，以及使用或不使用枕部箍带的双侧枕部重建。大多数人字缝早闭患儿除了枕部畸形外，还有明显的顶叶和额叶代偿性改变；因此，他们最好进行更多的颅盖骨切除和重建。

对于扩大颅盖骨重建术，缝合双侧睑保护眼球，并将患儿置于俯卧位。围术期使用抗生素和类固醇。通过使用与肾上腺素混合的局部麻醉药及控制性低血压麻醉，将术中出血降到最低。然后进行冠状切口，接着进行帽状腱膜下剥离以暴露枕顶区。随后冠状缝后方和人字缝前方将两块顶部骨瓣切除。留下中线骨条，以保护下方的矢状窦。切除顶部骨瓣后，在直视下，进行人字缝解剖，在横窦、矢状窦和乙状窦水平要非常小心。在中线两侧 1cm 范围内分别进行截骨，在直视下完整地剥离下方硬膜和窦后进行最后的切割。如果不慎进入窦内，特别是在星点位置，可能会导致大量失血，这也是这种手术方法的最大风险。但是，如果操作仔细并且处理得当，这种并发症在大多数患儿中是可以避免的。对切除的骨瓣进行重建，使枕部轮廓充分正常化，并用可吸收内固定材料进行固定，之前人字缝区域特意保留足够空间（图 9-22）。然后，放置帽状腱膜下引流管，并以常规方式进行关颅。

获得性枕部斜形头的治疗是由发病时的年龄和严重程度决定的。在 6 月龄前就诊时，存在颈部活动受限或神经发育不对称等病因，其治疗主要是调整姿势和物理疗法[205]。如果在 2~3 个月的治疗后畸形仍无改善甚至进展，则需要进行颅骨矫形（头盔）治疗[11]（图 9-23）。此外，Graham 及其同事建议，如果 6 月龄时头颅指数>90，或者双顶径超过正

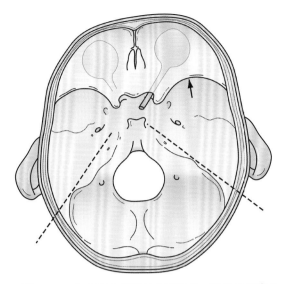

▲ 图 9-21　在右侧获得性枕部斜形头 / 姿势性斜形头的情况下颅底发生的变化；注意平行四边形的头部，右耳前移，以及右额凸起；这与单侧人字缝早闭形成鲜明对比，后者的特点是头颅呈梯形，同侧耳朵向后移位，以及对侧枕部凸起

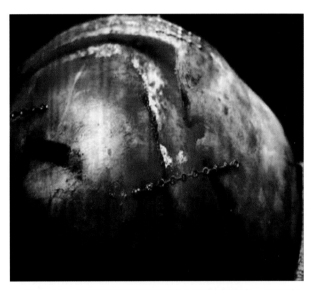

▲ 图 9-22　单侧人字缝早闭的扩大颅盖骨重建；请注意，重建的顶骨和枕骨，之前的人字缝区域通过刚性固定材料保留足够空间

常 1cm，则应采用头盔治疗[206]。除了保守治疗以外，一小部分患儿（<7%）可能需要手术矫正以获得良好的长期效果[195, 207]。

4. 效果和并发症

鉴于单侧和双侧人字缝早闭的发病率不高，只有少数研究有足够多的患儿数量来收集准确的随访效果数据[80, 83, 84, 196, 197, 199]。复发率为 0%~10%，并发

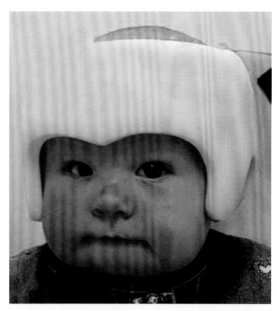

▲ 图 9-23 颅骨矫形器（头盔）治疗有助于矫正获得性枕部斜形头 / 姿势性斜形头儿童的颅盖骨生长

症率为 5.4%～13.6%。除了改善枕顶部畸形外，研究还注意到在 1 岁以下进行手术可以纠正大多数的面部不对称[196, 199]。并发症可能包括伤口感染、输血相关问题、出血、硬膜损伤，以及罕见的脑内损伤。

研究结果也表明，保守治疗在减少颅盖骨畸形方面是有效果的，仅次于体位性塑形[19, 208–215]。姿势改变和头盔治疗在 4—12 月龄最为有效，因为这段时间是大脑快速发育的时期[205]。在保守治疗的情况下，大约 95% 的婴儿可望获得满意的外观改善。在对 16 项研究进行系统回顾后，发现无论是否进行物理治疗或头盔治疗，采用相反体位都可以减少颅骨畸形；但是，无法对这些干预措施的相对有效性作

出结论[209]。关于治疗时间的问题，Thompson 注意到头盔治疗 4 个月后，头型有所改善，效果随着依从性的提高而增加[211]。

八、展望

自 21 世纪初以来的重大进展有助于改善颅缝早闭的诊断和治疗，同时也降低了手术治疗的风险。表 9-4 是对现有循证医学的总结[216-225]。对遗传基础的进一步了解，使学者们可以深入研究骨缝融合的潜在发病机制，并有可能提出新的治疗方法。手术领域内由于新的外科治疗方法的不断完善，提高了美容效果，降低了复发率。依靠动态颅顶重建的微创技术，包括内镜下颅缝松解术、弹簧辅助颅骨成形术和牵引成骨术，已经成为特定患儿的主要治疗方法，而且进一步的发展和创新也在继续推进这些技术。随着时间的推移，随着更精确的客观评价体系的标准化使用，除了最佳的矫正时间外，每种类型颅缝早闭的最优手术方法也会有答案。研究表明，可吸收内固定是一种安全有效的 FOA 期间的骨质固定方法，同时还能避免外固定的外观缺陷[231]。SeraSeal（一种由凝血因子 Ⅱ、Ⅶ、Ⅸ和Ⅹ组成的复合糖琼脂）的开发及在颅缝早闭的手术中在骨缘的应用，进一步减少了输血的需要[232]。抗纤维蛋白溶解疗法的使用可以最大限度减少术中失血，使无输血颅面手术逐渐成为常规[250–253]。

矫形器在姿势性斜形头中的价值将通过更多客观的前瞻性数据得到更好的总结。总而言之，目前颅面外科医生面临的一些问题在未来会得到解决，毫无疑问也会有很多新的挑战。

年　份	第一作者[a]	研究类型	证据等级[b]	结　论
1993	Prevot[216]	病例对照研究；比较颅盖骨化缺失与无缺失患者的特征	Ⅲ	5% 存在颅盖骨化缺失；危险因素包括感染、额部突出伴可吸收内固定材料使用，以及短头畸形
1996	Gosain[177]	前瞻性队列研究；确定斜视和头位在额部斜头畸形中的关系	Ⅱ	眼外肌运动麻痹是额部斜头畸形中异常头位的主要原因之一
1996	Renier[77]	回顾性队列研究；比较 Apert 综合征手术时间在 1 岁内和 >1 岁患儿的 IQ 分数	Ⅲ	手术时年龄与心智发展显著相关；1 岁前手术的患儿中 IQ>70 的占 50%，>1 岁者中仅 7%

表 9-4 颅缝早闭相关循证医学

（续表）

年　份	第一作者[a]	研究类型	证据等级[b]	结　论
1996	Tuite[67]	病例对照研究；比较颅缝早闭患儿与年龄性别匹配对照组的影像学表现	III	打铜征（BCA）在颅缝早闭患儿中不常见，但严重程度显著增加；X线检查不推荐用于颅内压（ICP）监测
1997	Hansen[217]	回顾性队列研究；比较三种前斜头畸形的手术技术	III	数据更支持额头 / 眼眶和鼻根矫正的双侧重置技术
2002	Kan[218]	前瞻性队列研究；评估综合征性颅缝早闭中的 FGFR2 突变	III	9%～8% 的综合征性颅缝早闭具有 FGFR2 突变
2003	Boltshauser[219]	病例对照研究；评估未矫正的舟状头患儿相对于健康兄弟姐妹的神经精神功能异常	III	在平均 IQ 值上没有统计学显著性
2006	Da Costa[120]	横断面病例系列；比较非综合征和综合征颅缝早闭的 IQ 分数（7—12 岁）和正常人的分数	III	非综合征和综合征颅缝早闭都具有正常智力；综合征性平均 IQ 较低
2006	Kelleher[220]	病例对照研究；比较手术和未手术三角头畸形的神经发育情况	III	未显示出两者差异
2006	Mathijssen[221]	前瞻性队列研究；比较早期（＜1年）与晚期（＞1年）矫正中未匹配的对照对象（UCS）的认知发展	II	认知发展与手术年龄、FGFR3 P250R 状态或存在高 ICP 无关
2007	Agrawal[222]	病例对照研究；术后胶片上的 BCA 与 ICP 表现的关系	III	45% 的 BCA 患儿在术后拍片中出现 ICP 升高的表现
2007	Rasmussen[223]	病例对照研究；比较颅缝早闭和对照对象的母亲因素	III	母亲的甲状腺疾病与颅缝早闭显著相关
2007	Speltz[121]	病例对照研究；评估手术前单纯性颅缝早闭与病例匹配的对照对象的神经发育	III	单颅缝早闭的神经发育（认知、运动）有轻度但确凿的延迟，不受病变位置的影响
2008	Windh[224]	回顾性队列研究；比较弹簧辅助颅骨成形术与改良的 π 成形术治疗矢状缝早闭的情况	III	π 成形术在 3 年后头颅指数上更接近正常范围；弹簧辅助颅骨成形术的失血量、输血需求、手术时间、ICU 和恢复时间，以及总住院时间较少
2009	Fearon[80]	回顾性队列研究；比较早期和晚期矫正的单颅缝早闭的人体测量数据	III	与较晚（12 个月）的手术相比，较早（4 个月）的额缝早闭手术与更多的生长受限有关；其他类型的趋势类似
2009	Mackinnon[95]	回顾性队列研究；比较单颅缝早闭的内镜条状颅骨切除术与前眶推进术（FOA）的眼科效果	III	在内镜治疗的患者中，随后出现的 V 型斜视、外斜视和散光范围比 FOA 治疗的患者要小
2009	White[225]	前瞻性队列研究；确定 FOA 失血的预测因素	II	出血量增加与综合征、颅底骨缝早闭、手术室时间＞5h 和月龄＜18 个月相关

a. 数字指的是本章在线列出的参考文献；b. ASPS 量表用于评定证据等级

第 10 章　小脑扁桃体下疝畸形和脊髓空洞积水症
Chiari Malformations and Syringohydromyelia

Leslie C. Robinson　　R. Shane Tubbs　　John C. Wellons, Ⅲ　　Todd C. Hankinson　著

周衡俊　译　　朱　昱　校

临床要点

- 小脑扁桃体下疝畸形是后脑经枕骨大孔疝入颈椎管的病理性改变。由于磁共振成像（MRI）被越来越多地应用，小脑扁桃体下疝畸形越来越多地被发现。

- 小脑扁桃体下疝畸形Ⅰ型（Chiari I malformation, CM I）是指在矢状位 MRI 上小脑扁桃体向下突入颈椎管内至少 3～5mm。小脑扁桃体在枕骨大孔中的嵌顿通常导致在颅后窝和颈部蛛网膜下腔之间流动的脑脊液出现解剖和生理上的阻塞。CM I 的症状通常包括因活动或 Valsalva 动作而恶化的头痛或颈部疼痛，或者脑干受压的征象。脊髓空洞可能与 CM I 有关，这些患者常表现出脊髓功能障碍的体征。

- CM I 的一种变异是小脑扁桃体下疝畸形 1.5 型。在这种情况下，延髓闩部位于枕骨大孔水平的尾侧。

- CM I 最被广泛接受的治疗方法是颅后窝减压术及去除 C_1 后弓，做或不做硬脑膜扩大减压缝合。手术的目的是扩大颅后窝，使脑脊液从颅后窝正常流入颈段蛛网膜下腔。在大多数患者，颅后窝减压术可使头痛症状消失，同时使得脊髓空洞塌陷。只有在极少数的情况下需要直接治疗脊髓空洞症。

- 小脑扁桃体下疝畸形Ⅱ型（Chiari Ⅱ malformation, CM Ⅱ）是小脑蚓部和脑干通过枕骨大孔向下移位，最常见于脊髓脊膜膨出患者。90% 的患者伴有脑积水，脊髓空洞也很常见。此外，在 MRI 上，常出现低位小脑幕、鸟嘴样顶盖、颈髓扭曲及胼胝体发育不全等脑部异常。值得注意的是少数患者会表现为急性脑干、小脑或进行性脊髓功能障碍。该类患者治疗的第一步是通过手术建立功能性分流。如果在这种情况下症状仍进展或未减轻，则可能需要有效的减压手术。

- 脊髓空洞除了后脑下疝外，还有许多原因导致其形成。脊髓空洞的症状和体征包括疼痛、皮温降低、反射改变和运动无力。对于非后脑下疝导致的脊髓空洞，治疗方法通常包括将脊髓空洞分流至腹腔或胸腔。治疗目标是引流空洞并重建通畅的蛛网膜下腔空间。

19 世纪 90 年代早期，病理学家 Hans Chiari[1] 最早描述了四种先天畸形，之后被命名为小脑扁桃体下疝畸形。小脑扁桃体下疝畸形的四种传统分型对应了后脑衍生结构不同的受累程度。其中Ⅰ～Ⅲ型这 3 种类型以出现后脑结构进行性地向颅后窝外疝出为共同特征，且程度由Ⅰ～Ⅲ型依次加重。这 3 种类型也有着共同的发病机制，即脑脊液（CSF）无法从第四脑室正常流出通道中自由流出。Ⅳ型是小脑发育不全或萎缩[2]。小脑扁桃体下疝畸形Ⅰ型（Chiari Ⅰ malformation, CM I）和小脑扁桃体下疝畸形Ⅱ型（Chiari Ⅱ malformation, CM Ⅱ）之间的病理学差异可以通过后脑下疝发生时间的差异来进行解释[3]。

尽管绝大多数后脑下疝是先天性的，但获得性 CM I 并不罕见。本章未进一步对由于颅内肿瘤及其他占位性病变，尤其是颅后窝或腰大池引流导致的小脑扁桃体疝入颈椎的患者进行论述。这些患者虽然存在 CM I，但对导致后脑下疝病因的治疗通常可

解决继发性 CM I。

对于由于颅颈交界处脑脊液失衡所导致的后脑下疝患者，可以分类为几个亚型，传统小脑扁桃体下疝畸形分型的简要描述如下。

小脑扁桃体下疝畸形 0 型——尽管患者的颅后窝可能显得"拥挤"，但没有明显的后脑下疝，这类畸形可以通过颅后窝减压手术来处理巨大的脊髓空洞[4, 5]。笔者认为这类畸形很独特，故将其非正式地称为小脑扁桃体下疝畸形 0 型，因为这类畸形的影像学表现为疑似存在第四脑室出口梗阻，并且在手术中也发现这类畸形经常对脑脊液循环产生物理阻隔，但小脑扁桃体尾部向下移位的距离尚未达到可以被认为是病理性改变的程度。目前认为间歇性的 CSF 流动异常及与 Valsalva 动作相关的间歇性扁桃体下疝可能是导致发生这种疾病的原因[6, 7]。研究表明，小脑扁桃体下疝畸形 0 型和 I 型患者可能存在相似的潜在发育或遗传异常[6]。

小脑扁桃体下疝畸形 I 型——这一类型的成人患者小脑扁桃体下疝超过枕骨大孔下方 5mm，儿童患者则超过 6mm[2, 7, 8]。脑干处于正常位置，伴或不伴有脊髓空洞形成。畸形定义中关于扁桃体向下移位距离的 5mm "规定"存在随意性。许多患者的扁桃体向下移位距离远超过 5mm，但他们仍无明显症状，尤其是婴幼儿。如果这类患者最初是由于其他原因而在无意中发现了扁桃体移位情况，那么经过一段时间的随访，他们通常仍是无症状的。随着时间的推移，这类患者的扁桃体下移程度可能会逐渐改善。然而，并不能保证所有患者都出现以上这种情况，因此仍应对患者是否出现畸形相关症状进行随访。脊髓空洞症通常与 CM I 有关。

小脑扁桃体下疝畸形 1.5 型——虽然有些容易引起混淆，但这个术语适用于介于 CM I 和 CM II 之间的患者。小脑扁桃体下疝畸形 1.5 型可以称为 CM I 的延髓变异型[8]。这一类型同时具有 CM I 和 CM II 两种类型的特征，因此最好被单独归为一类。小脑扁桃体下疝畸形 1.5 型与神经管缺陷无关，小脑扁桃体的向下移位情况与 CM I 患者相似。然而，小脑扁桃体下疝畸形 1.5 型患者的脑干和第四脑室与 CM II 患者一样出现向下移位，但没有中脑和脑桥的移位。在一项无神经管缺陷的后脑下疝患者的队列研究中，17% 的患者存在显著的脑干向下移位[9, 10]。

小脑扁桃体下疝畸形 II 型——这类畸形几乎总是发生在神经管缺陷（脊髓脊膜膨出和脑膨出）的患者中[11, 12]。这一类型包括小脑蚓部、脑干和第四脑室的向下移位。其他结构，包括脉络丛和椎基底动脉也可能发生向下移位[13]。脊髓空洞症在这一类型中常见。

小脑扁桃体下疝畸形 III 型——是一种罕见且极端的后脑下疝，可与枕部脑膨出相混淆。在所有小脑扁桃体下疝畸形患者中，这一类型占比不到 1%。这类患者可有低位枕骨或高位颈部，内含小脑和脑干的重要部分[14]。在 CM II 患者中存在的其他颅内结构异常也可出现在小脑扁桃体下疝畸形 III 型患者中。脑积水在这一类型患者中很常见，并且几乎总是存在严重的神经和发育问题。

小脑扁桃体下疝畸形 IV 型——CM IV 患者存在小脑发育不全或萎缩，而不存在后脑下疝[2, 15]。因此，对于这一类型畸形是否应纳入后脑下疝存在争议，本章节将不进一步讨论。

一、小脑扁桃体下疝畸形 I 型

对于没有脑积水情况下产生小脑扁桃体下疝畸形当前已经有许多理论解释（图 10-1 至图 10-3）。其中最有说服力的一种理论指出，患者在做 Valsalva 动作时 CSF 压力波动难以快速平衡[16-18]。在达到平衡前的延迟期，颅腔外会产生一个指向头端的矢量力（图 10-4）。与脊髓内分隔空间相关的长期颅高压可能会引起小脑扁桃体向下移位，导致颅后窝和颈部蛛网膜下腔之间 CSF 的正常流动受阻。在 Magendie 孔处 CSF 的生理性流动受阻会促使畸形的形成。阻塞 CSF 流动的原因可能包括正中孔区域蛛网膜下垂、分隔及粘连[19]。另外，临床上已经观察到腰大池腹腔分流术后椎管内压力相对低于颅内压力，可导致"医源性 CM I"，随后诱发脊髓空洞。有一些证据表明，CM I 可能是由于 9 号和 15 号染色体突变引起的[20]。

CM I 最初被认为仅发生于成年人，然而得益于 MRI 的广泛应用，目前在儿科群体中 CM I 已经被越来越多地发现。CM I 的临床表现基本上分为以下 3 类（图 10-5）：①与脑干压迫相关的体征或症状；②与小脑压迫相关的体征或症状；③脊髓空洞症继发的脊髓功能障碍。

患者常表现为枕部或颈部非神经根性的疼痛，且常伴有 C_2 皮节的感觉障碍[21]。颈部疼痛或头痛常

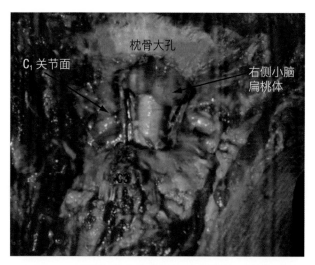

▲ 图 10-1　成年男性小脑扁桃体下疝畸形Ⅰ型的尸体解剖；注意右侧小脑扁桃体相对左侧更显著地向下移位

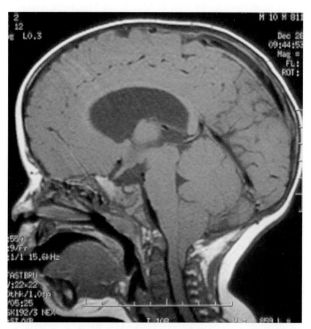

▲ 图 10-2　存在吞咽困难和小脑扁桃体下疝畸形Ⅰ型的患儿的矢状位 T_1 加权磁共振图像；注意扩张的脑室系统

因用力、咳嗽或打喷嚏引起（Valsalva 动作诱发）。尚未获得语言表达能力的儿童可能表现为易怒、哭闹、发育停滞或角弓反张等间接表现疼痛的方式。

　　通过 MRI 很容易确诊 CMⅠ。在 50%～70% 的患者中可以观察到脊髓空洞[9, 22-24]，应通过全脊髓 MRI 确诊脊髓空洞并评估脊髓空洞的累及范围。计算机体层成像（CT）可以进一步发现脊柱骨骼异常，平片可以帮助评估脊柱稳定性[25]。动态 MRI（MRI 电影）可以用于 CMⅠ 患者的手术决策，还可显示与 CMⅠ 和脊髓空洞形成相关的 CSF 流动（或不流动）

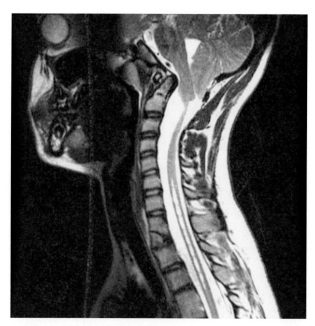

▲ 图 10-3　伴有 Valsalva 动作诱发头痛的小脑扁桃体下疝畸形Ⅰ型年轻女性患者的矢状位磁共振图像；此外，注意齿状突的后倾导致脊髓腹侧受压

模式。动态 MRI 还可以评估通过枕骨大孔的脑脊液流量，以帮助确定是否应进行减压手术，尤其是对于处在手术指征临界点的患者[8]。然而，我们没有发现这种评估手段对我们的临床实践有实质性的贡献。一项对 800 份 MRI 检查进行回顾性研究发现，"正常"或"无症状"患者的小脑扁桃体可下移到枕骨大孔下方 3mm[25]。当扁桃体下疝超过枕骨大孔下缘 5mm 时，这样的下移显然是病理性的。同样，Barkovich 等对 200 例正常和 25 例确诊为 CMⅠ 的患者进行了研究[2]。影像学研究结果表明，预测小脑扁桃体下疝畸形患者是否有症状的灵敏度和特异度取决于研究者是将枕骨大孔下 2mm（灵敏度为 100%，特异度为 98.5%）还是 3mm（灵敏度为 96%，特异度为 99.5%）作为小脑扁桃体下极水平的正常下限。另一项研究则表明，一些患者随着年龄的增长其小脑扁桃体会上移[26]。在许多 CMⅠ 病例中，颅后窝比预期的更浅或更小，这也见于 CMⅡ[18, 27]。在 CMⅠ 中可以观察到的其他结构异常，包括中线枕骨嵴、斜坡凹陷、空泡蝶鞍、扁平颅底、寰椎前弓不全、脊柱侧弯、齿状突后弯及第四脑室延长等[18, 28]。

　　目前还没有可以完全治愈小脑扁桃体下疝畸形的方法，但存在多种治疗方式（图 10-6）。必须做出的第一个判断为是否存在病变相关的症状。对于不伴有脊髓空洞的无症状患者应进行观察随访。对

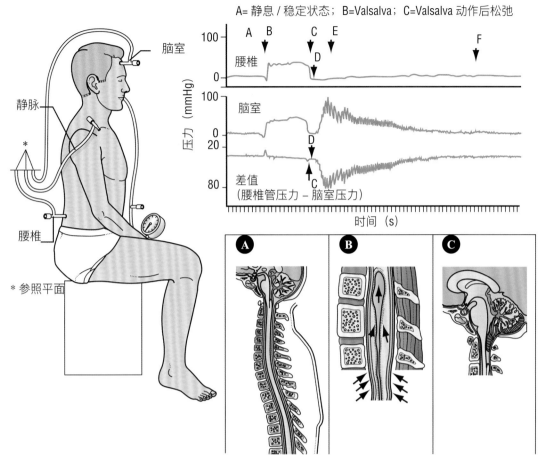

▲ 图 10-4　**A.** 同时监测小脑扁桃体下疝畸形 I 型患者脑室和腰椎蛛网膜下腔压力，静息状态下，在根据参照水平压力进行校准后，脑室和腰椎蛛网膜下腔的压力相同；**B.** 做 Valsalva 动作时，腰椎管压力突然升高，超过脑室系统的压力；**C.** 随着松弛，腰椎管压力迅速下降并重新回到基线，但由于相对于椎管内腔室的持续颅内高压，脑室压力无法快速平衡，持续的颅内高压可维持数秒至数分钟；这种由颅腔指向椎管的矢量力是小脑扁桃体向颈椎椎管逐渐移位和脊髓空洞症发生的病理生理机制

摘自 Williams B. Cerebrospinal fluid pressure-gradients in spina bifida cystica, with special reference to the Arnold-Chiari malformation and aqueductal stenosis. *Dev Med Child Neurol Suppl.* 1975;17:138-150.

于伴有脊髓空洞的患者，无论其有无临床症状，都建议进行手术干预。此外，脑干压迫和扁桃体下疝的程度也应被纳入手术指征的考量范围内。在大约 10% 的患者中，脑积水与 CM I 相关，对于此类患者，脑脊液分流术或内镜第三脑室造瘘术应作为首选治疗方式。同样，与比背侧压迫更严重的症状性腹侧压迫，尤其是伴有脊髓病损症状的患者，可能需要进行腹侧减压（经口齿状突切除）。治疗 CM I 最常见的外科手术方式是颅后窝减压。手术的目的是扩大颅后窝并重建枕大池，从而使 CSF 从颅后窝正常流入颈段蛛网膜下腔。对于大多数患有脊髓空洞的 CM I 患者，颅后窝减压消除了引起脊髓空洞症的潜在病理过程，脊髓空洞会缩小，因此不需要直接治疗脊髓空洞。

进行颅后窝减压手术时，患者取俯卧位，同时颈部屈曲（图 10-7）。切口从枕外粗隆下方延伸至 C₂ 棘突。切开棘突旁肌肉之间的无血管平面（项韧带）并向下延伸至椎板，然后进行骨膜下分离。适度切除枕下颅骨，切除范围的宽度同枕骨大孔的宽度，然后切除 C₁ 后弓。一些医生主张手术做到这个程度即可结束，或者是进一步切开硬脑膜外层，随后即关闭切口[29, 30]。一项有关硬脑膜重建术（减压缝合术）作用的随机对照试验正在招募患者。进行硬脑膜重建时，当硬脑膜打开后，松解阻碍 CSF 从 Magendie 孔流出的蛛网膜粘连，同时可以直视下检查第四脑室底部（图 10-8）。可通过另外的切口切除部分枕骨骨膜用于硬脑膜重建术。或者，硬脑膜同种异体移植也可以用于硬脑膜重建术。最后，切口

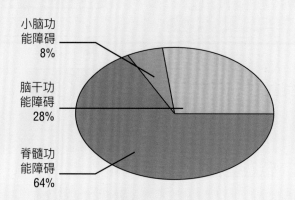

脑干
- 颈部疼痛/头痛
- 眼震
- 声嘶
- 吞咽功能障碍
- 舌萎缩/肌束震颤
- 吞咽困难
- 呃逆
- 严重鼾症
- 呼吸节律异常
- 面部麻木
- 跌倒发作
- 构音障碍

脊髓（脊髓空洞症）
- 脊柱侧弯
- 分离性感觉丧失（痛觉/温度觉）
- 躯干/四肢感觉迟钝
- 手或手臂消瘦
- 腿部痉挛
- Charcot 关节破坏
- 尿失禁
- 臂/手无力

小脑
- 共济失调
- 眼球震颤

小脑功能障碍 8%
脑干功能障碍 28%
脊髓功能障碍 64%

▲ 图 10-5　小脑扁桃体下疝畸形 I 型患者的症状和体征

按解剖层次闭合。

寰枕减压手术的长期随访效果令人满意。手术预后与年龄无关，早期治疗往往预后更好。近 85% 的患者头颈部疼痛会得到缓解，特别是由 Valsalva 动作诱发的疼痛[9, 29]。在颅后窝减压术成功的患者中，尽管不是全部，但大多数患者相关的脊髓空洞会缩小或塌陷。如果在成功进行硬脑膜重建后，在一段时间内症状未能得到改善或是脊髓空洞体积未能缩小，应考虑再次探查颅后窝，并电凝或是切除小脑扁桃体。第四脑室 - 颈蛛网膜下腔分流管的放置可能适用于对充分的颅后窝减压无效的顽固性脊髓空洞患者，尽管这种病例非常少见。延髓功能障碍、肌肉萎缩及躯干或四肢感觉迟钝等小脑扁桃体下疝畸形症状不太可能解决，但应阻止其进展。轻度至中度的脊柱侧弯有很高的改善可能性。

二、小脑扁桃体下疝畸形 II 型

小脑蚓部、脑干下部和第四脑室的向下移位，几乎仅见于脊髓脊膜膨出患者（图 10-9）。此外，还包括许多神经系统及其支撑结构以各种组合的形式出现的畸形（图 10-10）。其中尤其重要一种畸形是垂直的直窦，这种畸形由低位小脑幕和小脑幕中可能存在大的静脉湖所导致。此外，也可存在大脑镰开窗畸形，但这种开窗往往未充分成形，有时可使左右大脑半球的脑回相互交错，在轴位 MRI 上呈现出"中国印章"外观（图 10-11）。大约 90% 的 CM II 患者出现脑积水[15, 31]。在高达 6% 的 CM II 患者中发现了脊髓纵裂畸形，另外，20%～95% 的患者出现脊髓空洞症[3, 32]。其他相关畸形包括继发于丘脑部分或完全融合形成单个向后突出的尖峰形"鸟嘴状"顶盖，以及颈延交界处水平的脊髓扭结。后者是由于延髓部分连同与齿状韧带相对固定的脊髓发生向下移位引起的。这个过程中脊髓被压缩在相对较短的空间内，导致脊髓发生对折。此外，患者的小脑体积可小于正常，且小脑蚓部和邻近的内侧小脑半球之间缺乏明确的分界。内侧小脑前突的程度和周围受累组织的形态特征在患者间存在很大的差异。CM II 患者经常出现大脑皮质模式异常。CM II 患者在 CT 上的明显影像学征象包括颅盖缺裂（占 85% 的患者）、颞骨岩部后表面呈扇形改变（80%）、伴宽切迹和小颅后窝的小脑幕发育不全（95%）、枕骨大

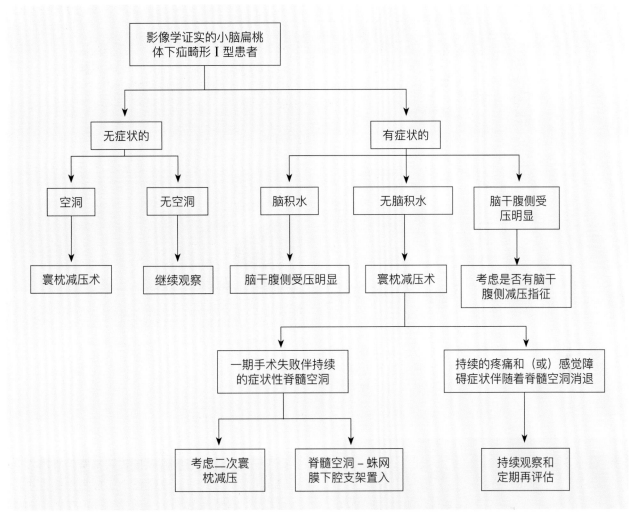

▲ 图 10-6　小脑扁桃体下疝畸形 I 型患者的治疗策略

孔扩大（73%）和小脑倒置（或小脑幕切迹上疝）。这些畸形大多可单独发生于其他疾病；而它们的组合发病高度提示 CM II。除脑积水外，脑室系统还可表现出多种异常：第三脑室可能仅轻度扩张，同时出现巨大的中间块（75%）；第四脑室通常较小或不可见（70%），常呈扁平状延伸至颈椎管；侧脑室可以不对称扩张并伴有房部和枕角的凸出（枕角扩大），透明隔常缺失。侧脑室额角和第三脑室前部常尖锐呈尖角形。这种侧脑室额角的尖锐（柠檬征）和第四室的向下移位（香蕉征）在超声检查中相对容易被观察到。上颈椎管也可出现与 CM II 相关的几种骨和脊髓畸形。在 CM II 患者中，高达 70% 出现 C_1 椎弓不完整，而缺失的骨质则被骨膜包膜相应的纤维带所取代，而 C_2 的后弓几乎总是完整的。少数患者可出现颈椎融合畸形 [33]。与 CM I 相比，CM II 中的颅底凹陷和 C_1 枕化较为罕见。另外，CM II 可以观察到

斜坡明显缩短，呈扇形。

　　CM II 的病理生理学机制可能与 CM I 类似，即难以平衡 Valsalva 动作引起的 CSF 脉冲压力 [18, 34]。对于 CM II 患者，脊髓脊膜膨出囊的 CSF 聚集或漏出会导致椎管内压力降低，并进一步导致小脑蚓部及脑干的上述部分发生移位。研究者还观察到一些患儿在接受胎儿脊髓脊膜膨出闭合术后，后脑下疝发生率下降，为上述 CM II 病理生理学机制假说提供了证据支持 [35, 36]。

　　与上节所述 CM I 的分组方式类似，CM II 的症状最好根据其功能障碍的累及区域来分类：脑干、小脑或脊髓功能障碍（图 10-12）。大约 33% 的患者在 5 岁之前会出现一些后脑下疝症状，若患者在出生后 3 个月之内出现这些症状则提示预后显著不良 [37, 38]。如果不及时对喘鸣、呼吸暂停和吞咽困难及其所导致的误吸等症状进行治疗，可能会导致患

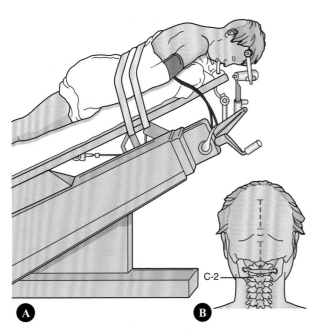

▲ 图 10-7　颅后窝减压的患者手术体位

A. 手术区域保持水平，头部弯曲并三点头架；B. 准备在枕外粗隆下方 2cm 处做一个正中直切口，并延伸至 C₂ 棘突水平，在枕外粗隆上方另做一个 3cm 的切口，以获取骨膜备移植

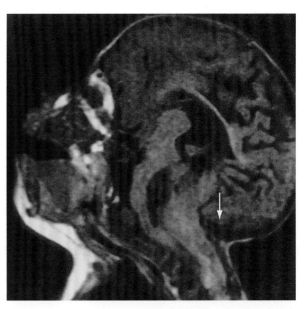

▲ 图 10-9　小脑扁桃体下疝畸形 II 型患儿的矢状位 T₁WI 像；注意大的中间块、较薄的胼胝体、鸟嘴状顶盖和脑皮质发育不良

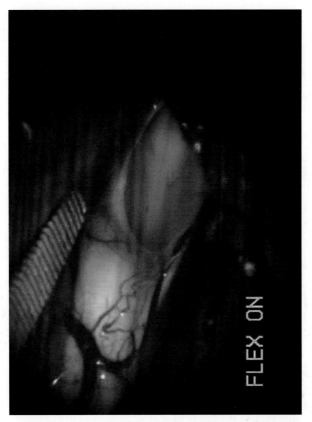

▲ 图 10-8　对小脑扁桃体下疝畸形 I 型患者进行寰枕减压后的术中观察；用镊子撑开左右小脑扁桃体，观察第四脑室的底部

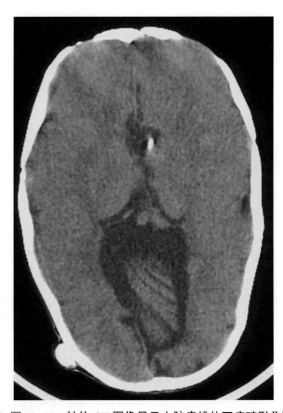

▲ 图 10-10　轴位 CT 图像显示小脑扁桃体下疝畸形 II 型患者高耸的小脑

者死亡，同时这些症状也是导致脊髓发育不良患者死亡的主要原因。眼球震颤可能是小脑功能障碍的最早期征兆，而最早期的脊髓相关症状（无力，肠和

膀胱功能障碍）则继发于下段脊髓发育障碍。需要注意的是，脊髓功能在发育过程中可能会恶化，且必须排除脑脊液分流失效、脊髓空洞形成和脊髓栓系等情况，如果存在上述情况，必须进行手术治疗。CM Ⅱ 患者群体也可存在脊柱侧弯，且脊柱侧弯可能与脊髓空洞症相关。

MRI 仍然是 CM Ⅱ 患者的首选影像学检查方法。事实上，MRI 技术的出现使前文所提到的相关脊柱发育异常的识别成为可能。颈椎动力位 X 线片有助于评估脊柱不稳定问题，而胸部和腰椎平片有助于随访评估脊柱侧弯的程度。脊髓空洞患者首选脊髓 MRI 进行诊断和随访。

需要强调的是，在对症状性 CM Ⅱ 患者进行减压手术之前，必须建立适当的脑脊液分流功能[39]（图 10-13）。因为本组患者的脑室系统大小可能不会改变，检查包括对分流的外科检查。随着这种模式的建立，笔者所在医疗中心对 CM Ⅱ 患者采取减压手术的数量显著减少。需要进行干预的症状包括吸气性喘鸣、睡眠呼吸暂停、反复吸入性肺炎、角弓反张、进行性痉挛状态或共济失调。

进行减压手术时，患者应置于俯卧位，颈部屈

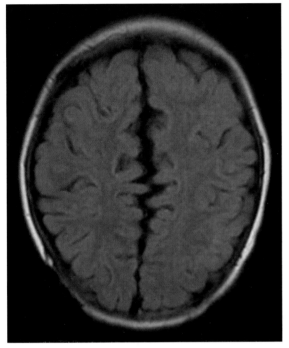

▲ 图 10-11　轴位 MRI 图像显示小脑扁桃体下疝畸形 Ⅱ 型患者中出现的"中国印章"脑回及大脑镰的缺失

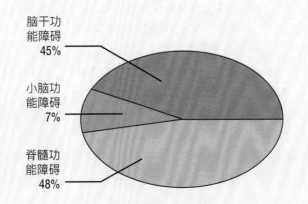

▲ 图 10-12　小脑扁桃体下疝畸形 Ⅱ 型患者的症状和体征

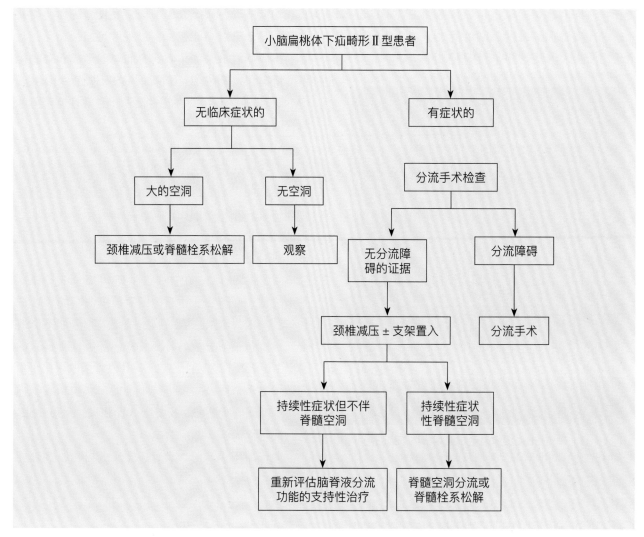

▲ 图 10-13　小脑扁桃体下疝畸形 II 型患者的治疗选择

曲。与 CM I 的减压手术不同，CM II 的减压手术很少切除枕骨大孔骨质，而是必须切除位于下疝的小脑蚓部后方的颈椎后部骨质结构（图 10-14 和图 10-15）。应大范围打开硬脑膜，并识别第四脑室。脉络丛组织通常位于其胚胎期的脑室外位置。随后，沿着这条经常异位的脉络膜丛穿过密集的蛛网膜瘢痕，通常会导向 Magendie 孔和第四脑室。这是该手术的关键解剖区域。如果正中孔的通畅性存在任何问题，则应在正中孔放置支架。若存在延髓扭结，要小心勿将其误判为小脑蚓部，否则外科医生最终会解剖到脑干。最后进行硬脑膜的扩大成形术，其余手术切口按解剖层次逐层闭合。

手术的预后取决于患者术前症状的严重程度。出现脑干相关症状的婴儿，在减压手术后症状明显改善的可能性较小。当前关于手术预后的研究较少，然而，早期干预和术前症状较轻被认为是预测手术预后良好的重要指标[38]。

三、脊髓空洞积水症

脊髓空洞积水症（syringohydromyelia）是一种由多种病因导致的继发性病理改变。术语脊髓空洞症（syringomyelia）用来描述脊髓内的任何纵向液体积聚。需要注意的是，这个术语特指中央管外的液体积聚。脊髓积水（hydromyelia）则是指体液聚集使中央管扩大。两词结合，脊髓空洞积水症更好地表达了这种病理改变。然而，为了简单起见，笔者在本章中使用了脊髓空洞症或脊髓空洞（syrinx）这一术语来表示脊髓内的任何液体积聚。已知的可能导致脊髓空洞的疾病包括创伤后遗症、小脑扁桃体下疝畸形（图 10-16 至图 10-18）、肿瘤、动静脉畸形、蛛网膜炎及隐性椎管闭合不全等。特发性脊髓

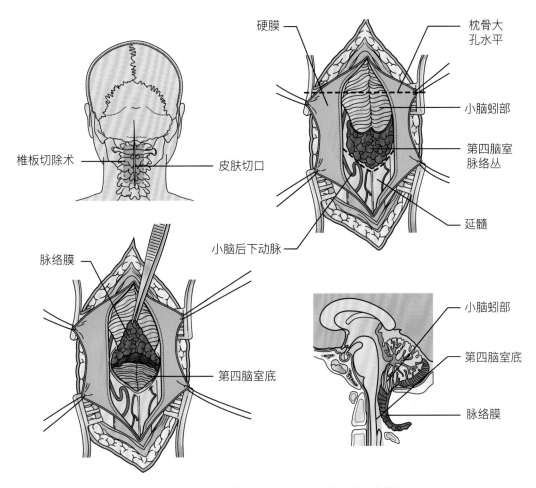

硬膜
枕骨大孔水平
小脑蚓部
第四脑室脉络丛
延髓
椎板切除术
皮肤切口
脉络膜
小脑后下动脉
第四脑室底
小脑蚓部
第四脑室底
脉络膜

▲ 图 10-14　小脑扁桃体下疝畸形 II 型患者的手术暴露

空洞症也是存在的。产生液体积聚的机制差异很大，一种非正式分类系统地将脊髓空洞分为交通性（小脑扁桃体下疝畸形，隐性椎管闭合不全）及非交通性（肿瘤，动静脉畸形，蛛网膜炎，创伤）。终末端脊髓空洞（位于脊髓下 1/3）通常不是由后脑下疝导致的。

由室管膜包围的中央管开始的液体积聚（脊髓积水）可能会导致液体从室管膜薄弱的区域渗出，进而累及脊髓白质（图 10-19）。而室管膜的缺失使空洞进一步扩张且越来越不受限制。值得注意的是，脊髓丘脑束在腹侧白质连合处的交叉纤维特别容易受到脊髓空洞扩张的影响。

症状包括手臂或胸部疼痛觉和温度觉丧失、腱反射减弱或缺失，以及下肢痉挛等。长期患病者的症状包括手部固有肌肉萎缩和脊柱侧弯。胸部和手臂的感觉迟钝性疼痛提示术后症状难以缓解。咳嗽或紧张可能会导致急性神经功能丧失。当 Valsalva 动作导致硬脊膜外静脉复合体（venous complex）扩张

时，空洞可能受到挤压从而导致脊髓内白质剥离（图 10-20）。这可能导致症状性的或无症状的空洞扩大。

MRI 是脊髓空洞积水症的最佳诊断检查方式。20%～75% 的 CM I 患者会在 MRI 上发现相关的脊髓空洞，20%～95% 的 CM II 患者会在影像学检查结果上观察到脊髓空洞[3]，最常见的是 C_4～C_6 节段[40]。一种罕见的脊髓空洞症可向外突破软脊膜并扩张，称为外生性脊髓空洞。这种类型的脊髓空洞容易与脊髓蛛网膜囊肿混淆。

脊髓空洞积水症最常见的病因是 CM I。脊髓空洞常伴有脊柱侧弯，最常见的是脊柱向左侧的凸出[15, 41, 42]。如果症状显著并影响神经功能（图 10-21），或呈进行性发展，应考虑进行治疗，同时根据病情的不同，推荐的治疗方式可有很大差异（图 10-22）。目前还没有治疗脊髓空洞症的药物。对于有手术指征的脊髓空洞，若无法找到明确的发病原因，则应考虑对颅颈交界处进行手术探查。伴有脊柱侧弯的 CM I 患者在手术后 Cobb 角通常会减小[42]。MRI 随

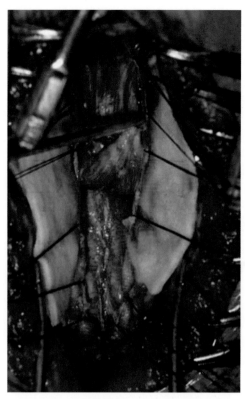

▲ 图 10-15　小脑扁桃体下疝畸形 II 型的手术视野

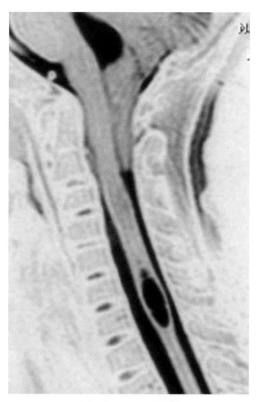

▲ 图 10-16　矢状位磁共振成像显示脊髓小空洞

访可以很容易地对脊髓空洞残留或复发情况进行评估。如果 CM I 患者在进行减压手术后，脊髓空洞仍有残留，则患者应再次接受颅后窝探查手术，观察第四脑室出口处是否发生蛛网膜再粘连[43-45]。对于首次手术后的观察等待时长尚没有共识，在笔者所在机构，无症状患者至少要观察等待 6 个月再进行评估是否需要接受第二次手术。在二次手术中，通常部分电凝或软膜下切除小脑扁桃体。当选择脊髓空洞内支架置入或空洞分流的手术方式时，应注意在病理状态下（如蛛网膜炎、创伤后），蛛网膜下腔的脑脊液流动也会受到影响，因此分流管的远端应放置在胸腔或腹腔内。若将空洞支架的远端放置在硬脊膜下，则必须确保将其放置在蛛网膜下腔，以使空洞内的脑脊液被吸收。在存在创伤性破坏的情况下，可以通过移除碎骨片或骨重排来重建开发的椎管和蛛网膜下腔。既往接受过脊柱融合会导致这种手术操作变得更加困难。有时脊髓空洞是多室分隔的，需要在多个部位进行空洞引流。若脊髓空洞

是由动静脉畸形或肿瘤造成的，则因首先针对原发疾病进行治疗。治疗效果取决于患者在治疗前的残疾程度及造成空洞的病因。对于终末端脊髓空洞的患者应评估是否存在脊髓栓系（如脂肪终丝）。若存在脊髓栓系，则应切除引起栓系的结构。若患者不存在脊髓栓系，除非存在神经功能下降的明确证据（如膀胱功能下降），否则可对患者进行观察随访。

结论

为了更好地阐明后脑下疝综合征——小脑扁桃体下疝畸形的自然病史，既需要充分的随访时间，也需要必要时的手术干预。许多神经系统的畸形可能与小脑扁桃体下疝畸形相关，但尚未形成统一的理论。迄今为止，所有针对小脑扁桃体下疝畸形的诊断和手术治疗研究结果都被归类为 II 级和 III 级证据。脊髓空洞症最常见的病因是颅颈交界处的畸形，但也可继发于一些其他的脊髓病理改变中。

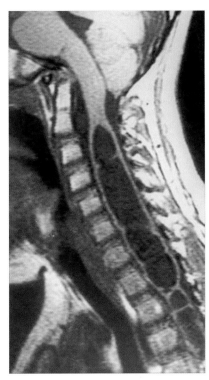

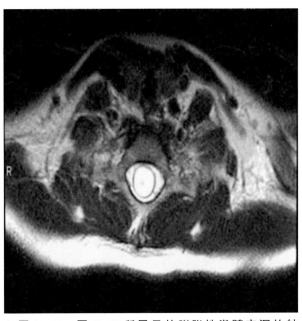

▲ 图 10-18　图 10-17 所展示的膨胀性脊髓空洞的轴位视图

▲ 图 10-17　矢状位磁共振成像显示脊髓大空洞

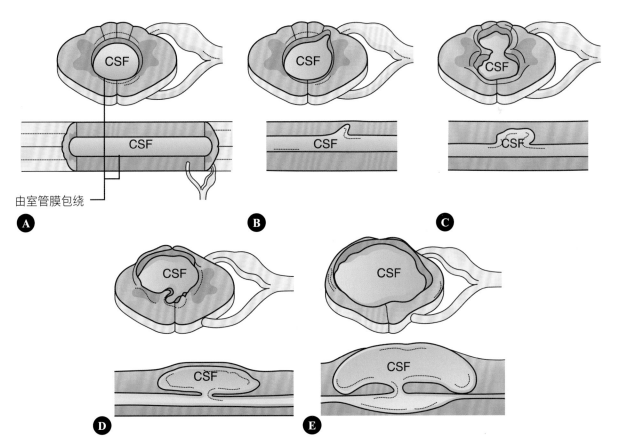

由室管膜包绕

▲ 图 10-19　由室管膜包绕的脊髓积水逐渐转变为更大的空腔并压迫脊髓中央管的过程；这个大的空腔没有室管膜包绕，因此可以被命名为脊髓空洞

CSF. 脑脊液

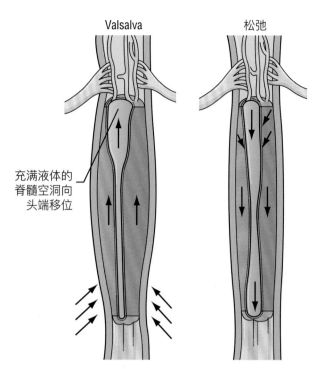

Valsalva　松弛

充满液体的
脊髓空洞向
头端移位

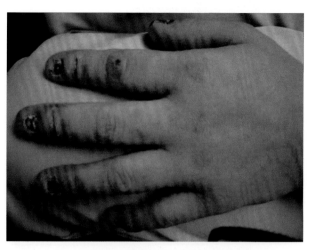

▲ 图 10-21　患有大型颈胸段脊髓空洞症患者的左手，由于钝性触物痛（dysesthetic pain）导致患者咬掉了自己的指甲

▲ 图 10-20　Valsalva 动作引起腹腔内压力增加，迫使血液进入硬膜外静脉复合体；当硬膜外静脉包围增粗的囊变脊髓并因 Valsalva 动作而被强行扩张时，可能迫使脊髓内的囊变发生移位（通常是向头端移位）；这种在患者剧烈咳嗽或打喷嚏时发生的囊变突然移位可导致患者神经系统状况的显著恶化

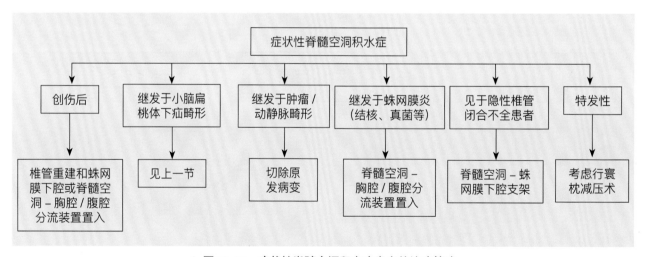

▲ 图 10-22　症状性脊髓空洞积水症患者的治疗策略

第 11 章 儿童颅后窝和脑干肿瘤
Posterior Fossa and Brainstem Tumors in Children

Saira Alli　Semra Isik　James T.Rutka　著

曹 飞 译　叶 科 校

临床要点

颅后窝肿瘤

- 由于颅后窝肿瘤的部位，其共有的临床表现特点与脑积水的进展相关。
- 组织学分型多种多样，具有不同的基因突变基础和预后。
- 为明确肿瘤播散的证据，可行脑和全脊髓磁共振随访检查。
- 枕下后正中入路是肿瘤切除最常用的手术入路。
- 对大多数颅后窝肿瘤，推荐采用肿瘤全切除术，辅以个体化的辅助治疗方案。
- 接受肿瘤切除术的患儿中，超过 30% 还需要行最终的脑脊液分流手术。
- 分子靶向疗法未来可能应用于颅后窝肿瘤的治疗。

脑干肿瘤

- 脑干肿瘤根据脑干的部位及肿瘤的性质，广义上分为局灶性或弥漫性。
- 局灶性脑干肿瘤有必要行手术切除。放射治疗仍是弥散性脑桥肿瘤的主要治疗方法。
- 神经导航、神经电生理监测和功能定位等神经外科辅助技术常用于脑干肿瘤的最大限度安全切除。
- 发生手术并发症时可能需要围术期的呼吸机通气支持、气管切开术、胃造口术等。

颅后窝肿瘤

中枢神经系统（central nervous system，CNS）是儿童实体性肿瘤最常见的部位，其中超过一半发生于幕下。尽管临床症状相似，颅后窝肿瘤是多种多样的，具有不同的组织学、分子生物学和预后。更深入地了解这些肿瘤的分子基础，以及影像学、手术技术和辅助治疗措施等临床上的进展，有助于改善这些患儿的预期寿命（表 11-1）。当然，对尽量减少术后并发症的发生，以及控制放射治疗长期后遗症的期望越来越高。尽管有了上述进步，脑肿瘤仍然是儿童恶性肿瘤相关死亡的首要原因。

一、临床表现

颅后窝肿瘤患儿的临床症状的产生是基于：肿瘤位置、大小，以及随后继发于脑积水的颅内压升高[1]。进行性加重的头痛是最为常见的临床症状，之后可出现恶心、呕吐和精神症状，症状随着脑积水的严重程度的递增而恶化[2, 3]。小脑部位肿瘤常出现颅后窝病变所特有的症状，如步态共济失调、水平性眼球震颤、震颤和测距不准等。神经系统检查结果常与颅内压增高有关，如外展神经麻痹、上视麻痹和头围增大[4, 5]。

（一）毛细胞型星形细胞瘤

小脑星形细胞瘤（cerebellar astrocytoma，CA）

肿 瘤	无进展生存（PFS）率	总生存（OS）率
PA	5 年 PFS：超过 90%	10 年 OS：85%～95%
MB	5 年 PFS：平均风险 MB 组为 85%；高风险 MB 组为 70%	高风险 MB 组 5 年 OS＜50%
室管膜瘤	5 年 PFS：23%～45%	5 年 OS：儿童为 50%～60%，婴儿为 42%～55%
AT/RT	未合并 RT 组 2 年 PFS：20%～30% 合并 RT 组 2 年 PFS：53%	未合并 RT 组 2 年 OS：53% 合并 RT 组 2 年 PFS：70%
CPP	5 年 PFS：83%	5 年 OS 为 100%，10 年 OS 为 85%
CPC		GTR 组 2 年 OS 为 52%，STR 组 2 年 OS 为 21%

表 11-1　儿童颅后窝肿瘤的最佳治疗效果的生存统计数据

AT/RT. 非典型畸胎样 / 横纹肌样肿瘤；CPC. 脉络丛癌；CPP. 脉络丛乳头状瘤；GTR. 肿瘤全切除；MB. 髓母细胞瘤；PA. 毛细胞型星形细胞瘤；RT. 放射治疗；STR. 次全切除

是最常见的原发性小儿中枢神经系统肿瘤，占小儿中枢神经系统肿瘤的 20%～25%，或颅后窝肿瘤中 30%～40%[6, 7]。小脑星形细胞瘤是 10 岁以内患儿中最常见的肿瘤性疾病，发病高峰年龄在 6—8 岁，没有显著性别差异[2, 8]。自从 1931 年 Cushing 首次报道了 CA 病例就已知小脑星形细胞瘤是轴内缓慢生长、具有良好预后和长期生存。全切除（gross total resection，GTR）后复发较为少见，文献报道复发率为 10%～29%[9, 10]。

星形细胞瘤可发生于全脑或脊髓，最常见的发病部位是颅后窝，特别是小脑（约 50%），其次还可生长在视神经通路、丘脑及下丘脑等区域（表 11-4）[6, 8]。虽然有报道与神经纤维瘤病Ⅰ型相关，但星形细胞瘤通常是散发的[11]。

1. 诊断

毛细胞型 CA 典型的表现是边界清楚的囊性病变，伴偏心实性强化结节[6, 7]。影像学表现可以有以下四种模式：①明显强化的囊壁结节或肿块伴大的囊肿，囊壁不强化；②明显强化的囊壁结节或肿块伴囊肿，囊壁呈高密度强化；③实质性肿块，无囊性成分，伴不规则强化；④大片坏死组织而没有可辨认的囊壁结节（假性囊肿）[4, 12]（图 11-1）。

2. 组织学

CA 可能由不同组织学类型的肿瘤细胞组成，如毛细胞型星形细胞瘤（图 11-1）、纤维型星形细胞瘤、高级别星形细胞瘤和毛细胞黏液样星形细胞瘤。大多数（75%）是 WHO Ⅰ级毛细胞型星形细胞瘤[13]。

肿瘤的大体组织学形态多为质软、灰红色和离散的。典型的外观是边界清楚的囊性病变伴实质性的囊壁结节。囊壁可含肿瘤或由非肿瘤性的胶质样组织组成[8, 14]。囊内容物常为黄色囊液，而有时可见钙化或含铁血黄素沉积。毛细胞型星形细胞瘤典型表现具有致密区和疏松区的双重结构，疏松区域含有原生质星形细胞、微囊肿和颗粒体；致密区域由包含 Rosenthal 纤维的双极细胞组成[14]。典型的毛细胞型星形细胞瘤，邻近的脑组织可见细胞浸润[7]。可见细胞异型性、血管内皮增殖和有丝分裂指数升高，但上述表现对无进展生存没有影响[15]。能够预测较差临床结果的组织病理学因素包括变型型的核异型性缺乏、血管透明化、坏死、钙化、少突胶质形态的出现＞25% 及软脑膜的侵袭[3, 16]。

3. 分子病理

毛细胞型星形细胞瘤可见 *BRAF* 基因位点的突变、复制和融合表达升高[17, 18]。BRAF 是 ERK/MAPK 信号通路中的下游效应分子，是参与细胞生长的调控、增殖、分化和所有细胞凋亡的最重要通路之一，在 1/3 的癌症中该通路明显失调[19]。*BRAF* 基因最常见的破坏是由于在染色体带 7q34 片段的重复导致基因 *KIAA1549* 的融合[20, 21]。最常见确定的点突变是 *BRAF*^V600E 的突变，发生在密码子 600 中谷氨

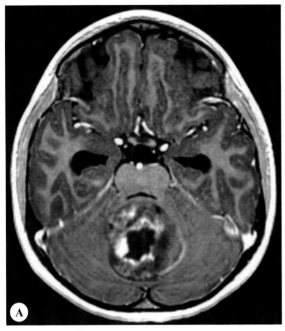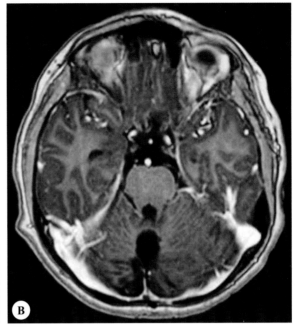

▲ 图 11-1　毛细胞型星形细胞瘤患儿手术前后 MRI

A. 横断位 T_1 加权增强扫描提示颅后窝中线区域不均匀增强的占位性病变，第四脑室被肿瘤推挤向前移位；侧脑室颞角扩大提示已出现脑积水；B. 术后 MRI 扫描提示肿瘤全切，脑积水已缓解

酸取代了缬氨酸[22]。BRAF^{V600E} 的发现为考虑用特异性 BRAF^{V600E} 抑制药进行靶向治疗提供了机会。

4. 治疗策略

CA 的一线治疗选择是手术切除，手术目标是避免神经功能缺失前提下的肿瘤全切除。手术的关键是瘤壁结节的切除。囊壁切除的必要性尚存在争议；囊壁组织切除与否在生存时间上无统计学差异[23]。肿瘤全切率可达 50%～89%[4, 24]。

影响无进展生存期（progression free survival，PFS）最重要的预后因素是肿瘤切除程度和肿瘤位置[7, 16]。大宗病例报道总体死亡率非常低，为 0%～4%[2, 25]，肿瘤次全切除与肿瘤复发率呈正相关（7% vs. 27%）[26]，但与总生存期无关。软脑膜播散并不常见，但在肿瘤部分切除和未分化肿瘤中可见[8-10]。观察到部分切除后残留的肿瘤长期稳定或自发消退的现象，因此可以采用观察策略，直到确认残余肿瘤继续生长后再进行后续治疗（放射治疗或化学治疗）[27, 28]。约 60% 的 CA 患儿切除颅后窝肿瘤后，梗阻性脑积水可自行缓解[25]。

对于病灶进展或无法手术切除的病灶，化学治疗已成为首选方案。自 20 世纪 90 年代以来，卡铂和长春新碱的化学治疗方案是有效的[29]，联合化学治疗显示 5 年无事件生存（event-free survival，EFS）单发病

灶可以达到 39%，NF1 相关胶质瘤可以达到 69%[30]。然而 40% 的患儿可出现变态反应、血小板减少、骨髓抑制[30, 31]。此外，丙卡巴肼、硫鸟嘌呤、洛莫司汀（CCNU）、长春新碱与二溴卫矛醇，或者 CCNU 与长春碱的联合疗法也已证明可以改善预后[7, 32]。

虽然放射治疗仍用于治疗 CA，但由于存在神经认知方面的不良反应，幼儿通常避免放射治疗。此外，恶性转化和辐射诱导的不良反应也已被报道[33]。一些报道显示，放射治疗与化学治疗相比，有更长的无进展生存期；然而，其他研究没有总生存期增加的证据[11]。部分研究也表明，适形质子放射治疗和立体定向放射外科治疗可能是治疗复发性、进展性和不可切除的肿瘤的安全有效的治疗策略[16, 34]。

患儿神经功能结局和生活质量的决定性因素包括肿瘤本身的病理、症状的持续时间、脑积水、手术切除的程度、术后并发症的发生率，以及任何辅助治疗的不良反应[24]。永久性神经功能障碍发生率为 15%～50%[11, 35]。小脑缄默症或小脑症状发生率取决于肿瘤的部位和大小，可高达 8%[7, 24, 36]。术后随访研究提示 1/3 的肿瘤复发出现在术后 2～5 年[9]。因此，在这段时期内进行定期扫描对发现肿瘤复发有更大的价值。

低级别胶质瘤的未来治疗将更着眼于 MAPK 通

路的分子靶向领域，目前 I 期和 II 期临床研试验包括 AZD6244，一种 MAPK 激活激酶 MEK1 和 MEK2 抑制药[22]。然而，这些抑制药的下游效应并不总是可预测的。比如索拉非尼（Sorafenib）（一种多激酶抑制剂）可导致自相矛盾的通路激活，随后出现肿瘤早期进展[37]。

癌症疫苗也是令人兴奋的治疗方法，旨在触发针对肿瘤细胞过表达的系统免疫。临床试验已经证明了疫苗对成人恶性胶质瘤的安全性和强有力的功效[38, 39]。假设基于疫苗的方法在免疫力完好的儿童或青年期更有效。在复发性低级别胶质瘤（low grade glioma，LGG）中使用胶质瘤相关抗原衍生物表位的肽类疫苗接种试验已被证明是安全的，且具有良好的活性水平[13]。

（二）髓母细胞瘤

髓母细胞瘤（medulloblastoma，MB）包括一系列仅发生于颅后窝的肿瘤亚群，是儿童最常见的恶性颅内肿瘤，占儿童中枢系恶性肿瘤的 20%～30%[40]。好发于婴幼儿和少儿，平均发病年龄 8 岁，男性患儿发病率较高，男女比为 1.5∶1[41]。10%～25% 的 MB 发生在青春期和成人，40 岁以上患者常见。约 33% 确诊时已出现蛛网膜下腔播散[41, 42]。5% 诊断为 MB 的儿童伴有遗传综合征[43]，Li Fraumeni 综合征、Gorlin 综合征和 Turcot 综合征是最常见的（表 11–2）[44]。

表 11–2	与家族性综合征相关的肿瘤
肿 瘤	**相关家族综合征**
毛细胞型星形细胞瘤	神经纤维瘤病 I 型
髓母细胞瘤	Li Fraumeni 综合征 Gorlin 综合征 Turcot 综合征
室管膜瘤	神经纤维瘤病 II 型
脉络丛乳头状瘤和癌	Li Fraumeni 综合征 Aicardi 综合征
血管母细胞瘤	Von Hippel-Lindau（VHL）综合征
皮样囊肿	Klippel-Feil 综合征

1. 诊断

大多数患者在诊断前 1～3 个月出现症状[5.45]。

MB 的 CT 和 MRI 特征性影像学表现是边界清楚、高密度的颅后窝占位，出现在中下蚓部并充满第四脑室，大部分引起脑积水[46–48]（图 11–2A 和 B）。结缔组织增生过度结节性 MB 通常为多结节性，位于小脑周围。大细胞间变性 MB 通常表现为第四脑室的小肿瘤，无脑积水，但有早期软脑膜播散[49]（图 11–2C）。

2. 组织学

1925 年，Bailey 和 Cushing 因肿瘤细胞与胚胎的髓帆相似而首次命名髓母细胞瘤[50]。基于组织病理学，被认为是一种幕下原始神经外胚层肿瘤（primitive neuroectodermal tumor，PNET）的亚型，但近年来对肿瘤细胞的微阵列研究显示，它们是一组不同于幕上 PNET 独特的肿瘤性病变。事实上，在小脑干细胞和 MB 细胞之间已显示存在密切关系[51, 52]。

根据 2007 年 WHO 分类，MB 是一类由五种变异组成的 WHO IV 级肿瘤：经典型、促结缔组织增生结节型、髓母细胞瘤伴广泛结节型、间变型和大细胞型[14]。大体上，肿瘤通常表现为质软、鱼肉样、灰红色肿块；20% 的病例中可发现肿瘤钙化，3%～5% 的 MB 中出现自发性肿瘤出血[53]。大约 2/3 的 MB 病例可出现典型的组织学表现，包括肿瘤富含未分化、小、圆或椭圆形蓝色细胞，高核质比，核深染[52, 54]。少于 40% 病例出现 Homer Wright（原始神经母细胞）菊形团[55]。有丝分裂指数通常为 0.5%～2%，Ki-67 增殖指数通常高于 20%[52, 56]。促结缔组织增生结节型变异占病例的 7%～16%[54, 56]，成人和婴儿发生率较高。其特征是双相结构，由致密的细胞间网状蛋白和结节状网状蛋白游离区（苍白岛）组成，其中肿瘤细胞表现为神经细胞表型[57]。大细胞型和间变型亚型占 MB 的 10%[54]。大细胞型 MB 由细胞核大、核仁突出、核质比例低的大圆形细胞组成。间变型 MB 的特征为细胞核成型、细胞间包裹和细胞核多形性[58]。MB 伴广泛结节型（MBEN）是间变型 MB 分化程度最高的形式，约占 3%[53, 56]。

现代基因组方法已经证明 MB 有四种独特的分子变异[59–62]。MB 的主要分子亚型是 WNT（wingless）型、SHH（sonic hedgehog）型、G3（group 3）型和 G4（group 4）型，每个亚型都表现出不同的流行病学、遗传学、复发模式和预后（表 11–3）[59, 63]。

3. 处理

目前临床治疗方法需要多模式联合，以最大限度的安全切除作为第一步治疗，其次是化学治疗和全

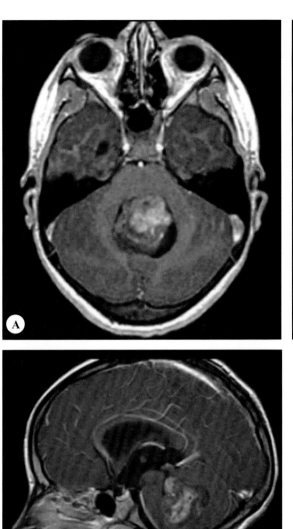

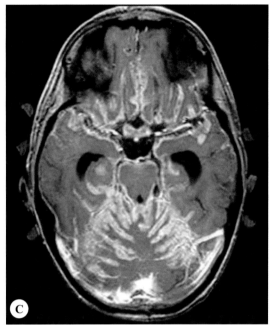

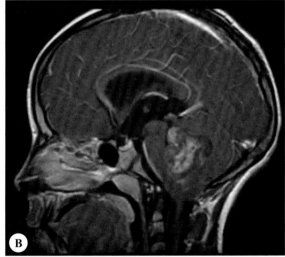

▲ 图 11-2　髓母细胞瘤患儿，临床表现为头痛和共济失调

A 和 B. 横断位和矢状位头颅 MRI 扫描显示巨大、部分增强的颅后窝肿瘤，合并梗阻性脑积水；C. T_1 加权增强扫描提示肿瘤早期即发生软脑膜播散

脑全脊髓放射治疗。年龄＜3 岁、扩散超出原发部位、术后残余肿瘤超过 1.5cm² 的被认为是高危患者[64]。

手术的目的是治疗相关脑积水，为明确诊断提供组织，并切除尽可能多的肿瘤组织。一项研究表明，肿瘤全切除组和次全切除组不存在预后的差异。因此，如存在术后神经系统并发症的风险时，不应追求肿瘤的全切除[65]。颅后窝综合征（小脑缄默症）的发生率差异很大（2%～29%），肿瘤全切除后发生率更高[66]。大多数术后小脑缄默症的患者伴有轻度到重度的认知缺陷、语言障碍和共济失调[65,66]。

大约 1/3 的患儿在肿瘤切除术后脑积水仍持续存在，因此脑积水的处理至关重要[67]。研究已经表明 SHH、G3 和 G4 亚型患儿中，接受脑脊液分流手术的比率为 22%～33%，而 WNT 亚组患儿则不需要[45,68]。

MB 亚组表现出不同的临床行为，并从亚型的特异性治疗中获益。蛋白磷酸酶抑制药去甲斑蝥素（Norcantharidin）已被证明可通过促进核 β 联蛋白的丧失来改变 WNT 信号传导并削弱 MB 的生长[69]。调节 SHH 信号传导的治疗主要聚焦在 SMO（smoothened）抑制药上，如 Vismodegib 和 Sonidegib[70]。为了克服肿瘤耐药性，将 SMO 抑制药与 PI3K 阻断药或胶质瘤相关癌基因同源物（glioma-associated oncogene homolog，GLI）抑制药联合使用可能是一种新策略[71]。对 G3 型和 G4 型 MB 的研究主要集中在抑制 MYC 相关通路活性的药物上[72]。

适形放射治疗需要高剂量的颅脑 - 脊髓轴照射，

表 11-3　髓母细胞瘤分子病理学分型

WNT	SHH	G3	G4
10%	30%	25%	35%
年龄较大的儿童和青少年：平均年龄为 10 岁	双峰型：婴儿（<3 岁）、青少年 / 年轻人（>16 岁）	婴儿和儿童	高峰期 10 岁：50% 的 MB 为儿童，25% 为成人
M=F	M=F	M/F =2/1	M/F =3/1
中线 / 第四脑室，浸润脑干背侧	成人：小脑半球 儿科：中线 / 蚓部	中线，充满第四脑室	中线 / 第四脑室
经典型	经典型＞促结缔组织增生结节型	经典型＞大细胞间变型	经典型 = 大细胞间变型
CTNNB1（90%）、DDX3X（50%）、SMARCA4（26.3%）、TP53（13.5%）、APC（Turcot 综合征）	PTCH1（45%）、SMO（14%）（婴儿）、SUFU（8%）（婴儿）、TP53（13.6%）、MYCN（8.2%）、GLI2（5.2%）、cMET（复发和生存率差）	GFI1 和 GFI1B（30%）、c-MYC（10%～20%）、PVT1（12%）、OTX2（10%）、SMARCA4、KMT2、CDH7	KDM6A（13%）、MYCN（<10%）
Chrom 6 删除（>80%）	Chrom 9q 缺失（45%）	Isochrom 17q（25%）	Isochrom 17q（60%～80%）
5%～10%	15%～20%	40%～50%	30%～40%
罕见	局灶	软脑膜	软脑膜
好	中等	差	中等
>90%	75%	45%～55%	75%

同时加强对颅后窝或者肿瘤床的局部控制，如果有转移，则加强对转移部位的照射。有趣的是，单独照射肿瘤床可以显著改善神经认知结果，但对生存的总体影响仍有待研究[73]。总生存率与分子亚群、转移状态、脑脊髓放射及肿瘤位置显著相关[65]。

（三）室管膜瘤

室管膜瘤（ependymoma）是第三常见的颅脑肿瘤，占儿童中枢神经系统肿瘤的 8%～12%，占 5 岁以内儿童肿瘤的 50%。平均年龄是 4—6 岁，男性比女性略多[74, 75]。儿童更常被诊断为幕下肿瘤（70%），而幕上和脊髓肿瘤通常发生在成人。大多数肿瘤是散发性的，但可能与神经纤维瘤病Ⅱ型（neurofibromatosis type 2，NF2）有关[76]。

1. 诊断

室管膜瘤根据 MRI 归类为三种变异。①中线型：肿瘤呈严格的外生性，源自第四脑室闩部，位于第四脑室底部（图 11-3）；②外侧型：肿瘤源自外侧隐窝，延伸并充满小脑脑桥角池内，累及脑干和脑神

经；③脑室顶型：肿瘤源自下髓帆，位于第四脑室顶部[77, 78]。软脑膜播散发生在 8%～12% 的患者，最常见于腰骶部区域的脊髓的鞘囊，典型表现是沿脊髓表面结节样或弥漫性的强化[79]。

2. 组织学

根据 WHO 分类，室管膜瘤包括Ⅰ级（黏液乳管状或室管膜下瘤）、Ⅱ级（室管膜瘤，细胞型、乳头状型、透明细胞或伸长细胞型）和Ⅲ级（间变性室管膜瘤）[14]。既往认为室管膜瘤起源于脑室的内壁或脊髓的中央管；然而近年来研究表明，辐射状的胶质干细胞可能是其起源的细胞[80]。室管膜瘤关键的重要组织学特征是血管周围假菊形团（室管膜细胞的细胞质突起向血管放射会聚）和室管膜菊形团（肿瘤细胞呈单层排列形成管腔）。肿瘤界限分明，周围脑组织无弥漫浸润。文献中关于间变性标准的精确定义及其预后价值仍存在争议[79]。

3. 分子生物学

基于全基因组 DNA 甲基化模式，研究已经确

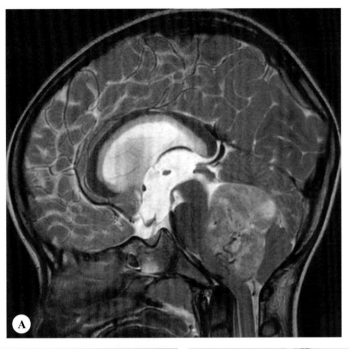

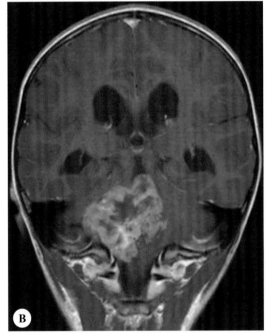
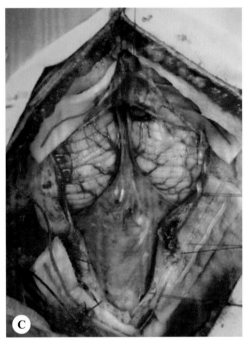

▲ 图 11-3　室管膜瘤 MRI

A 和 B. 头颅冠状位和矢状位增强 MRI 扫描显示起源自第四脑室底部的肿瘤；C. 行枕下后正中入路开颅后所见

定了神经系统不同区域所有年龄组的室管膜瘤的九个不同分子亚组和颅后窝室管膜瘤的两个不同亚组[81, 82]。A 组发生在婴幼儿的颅后窝肿瘤归类为侵袭性肿瘤。B 组肿瘤表型更偏向良性，主要见于青少年和年轻人[81]。这些肿瘤显示不同的转录组畸变，染色体 1q25 扩展最为常见。PI3K/Akt 和表皮生长因子受体（epidermal growth factor receptor，EGFR）通路

的激活，以及人端粒酶逆转录酶（human telomerase reverse transcriptase，hTERT）的过度表达与不良预后相关[83, 84]。

4. 处理

当前的标准治疗是最大程度地安全切除以明确病理诊断和解除脑积水，随后进行局部放射治疗。肿瘤的切除程度可以预测肿瘤复发、总生存期和无

进展生存期。因此通常建议行全切术，尤其对于 B 组颅后窝室管膜瘤[79, 85]。对手术后复发病灶，文献支持进行"二次探查"手术[76]。

化学治疗没有显示出任何生存获益，因此，它主要用于需延迟放射治疗的脆弱患者如婴幼儿[86, 87]。

靶向疗法对复发性室管膜瘤的疗效有限，包括 EGFR 抑制药、法尼基转移酶（farnesyltransferase）抑制药、整合素（integrin）拮抗药和 mTOR 抑制药[84]。EZH2 抑制药治疗 A 组颅后窝室管膜瘤的临床前研究取得了可喜的结果[88]。

颅后窝室管膜瘤的多变量分析揭示，肿瘤位置、病理分级、年龄和初始治疗对无进展生存期起作用[89]。1/3 的患者其中位复发时间在确诊后 2 年内[79]。

（四）非典型畸胎样 / 横纹肌样肿瘤

非典型畸胎样 / 横纹肌样肿瘤（atypical teratoid/ rhabdoid tumor，AT/RT）是一种罕见的恶性肿瘤，占儿童脑肿瘤的 1%～2%，但却是婴儿最常见的侵袭性脑肿瘤[90]（图 11–4A 至 C）。约 70% 的病例发生在 1 岁以内，超过 90% 发生在 3 岁以前。1987 年 Biggs 首次报道 AT/RT，但直到 2000 年才被归类为 WHO Ⅳ级的一个单独肿瘤实体[91, 92]。幕下 AT/RT 更常见于 2 岁以下，位于小脑半球，小脑脑桥角或脑干[14]。22% 的患者在确诊时已出现脑脊液播散。

1. 组织学

病理上，AT/RT 是一种富含细胞成分的肿瘤组织。由横纹肌样细胞，混合不同比例的 PNET 细胞，以及间充质梭形和上皮型肿瘤细胞构成（图 11–4D）。横纹肌样细胞有一个大的、偏心的、囊泡状的细胞核，核仁突出，细胞质致密嗜酸性（Sandberg，2008）。常见的特征表现包括有丝分裂象、坏死灶、出血和与邻近脑组织或硬脑膜边界不清[93]。

2. 分子生物学

原发性 AT/RT 的遗传特征是 22 号染色体长臂缺失，进而导致几乎所有病例中以 SMARCB1 表达缺失为特征的 hSNF5/INI1 基因的缺失[94]。研究表明，AT/RT 由三个具有不同临床特征的表观遗传亚群组成：① AT/RT-T-TYR 型肿瘤更常见于幕下区域，其特征是黑素体标志物 TYR 及 DNAH11 和 SPEF1 等基因的过表达；② AT/RT-MYC 型肿瘤多发生在幕上区域，显示 MYC 癌基因、HOTAIR 和许多其他 HOX 簇基因显著过表达；③ AT/RT-SHH 型肿瘤，幕上及幕下均可见，其特征是 SHH 信号通路 MYCN 和 GLI2 的高度过表达，以及 NOTCH 信号通路 ASCL1、HES5/6 和 DLL1/3 的过表达[95]。Torchia 及其同事已经证明 AT/RT 由两个不同的基因组组成：1 组的特征是幕上肿瘤，表达 NOTCH 信号调节因子 ASCL1，患儿 5 年生存率较高。2 组的特征是幕下肿瘤，ASCL1 表达缺失，5 年生存率较低[96]。

3. 处理

AT/RT 的治疗方案取决于肿瘤的位置、初始分期和患者的发病年龄，采用最大安全手术切除、脑脊髓放射和强化化学治疗等多模式方案联合。据报道，肿瘤全切除对无进展生存期和总生存期的影响显著[94, 97]。

多变量分析显示，从手术到开始放射治疗的时间和完成放射治疗的时间这两者对预后有显著影响[98]。延迟放射治疗（手术后 1 个月）被认为更有可能导致疾病进展。在治疗期间的任何时间进行辅助或挽救性放射治疗已被证明可显著地改善生存期[99]。然而，由于婴幼儿中枢神经系统易受辐射的影响，采用潜在危害较小的递送策略如质子束放射治疗也在进行中。

新的 AT/RT 治疗方法对于提高这种恶性肿瘤的生存是必要的。最有前景的 AT/RT 靶向治疗药物包括极光激酶 A 抑制药（已被证明能使 AT/RT 细胞对辐射敏感）和 EZH2 抑制药（已被证明可揭示影响细胞凋亡、神经元发育和代谢过程的全基因表达的变化）[100, 101]。其他有前景的疗法是组蛋白脱乙酰酶（histone deacetylase，HDAC）抑制药，也显示出增加 AT/RT 细胞系对辐射的敏感性[94]。

（五）脉络丛乳头状瘤和癌

脉络丛肿瘤是罕见的起源于脉络膜丛上皮的脑肿瘤，相当于所有原发性颅内肿瘤的 0.4%～0.8%，占儿童脑肿瘤的 2%～4%（图 11–5）。据报道，70% 的脉络膜丛肿瘤患者为儿童，50% 患儿在 2 岁之前确诊[102]。儿童脉络膜丛肿瘤的主要位于侧脑室（50%～70%），在颅后窝的主要部位是第四脑室（20%～40%），其次是小脑脑桥角[103]。虽然已有与 Li Fraumeni 综合征和 Aicardi 综合征相关的病例报道，这些肿瘤大多数是散发的[104, 105]。

WHO 将脉络丛肿瘤分为三种不同的组织学类型：①脉络丛乳头状瘤（choroid plexus papilloma，CPP）在组织学上为 Ⅰ 级，与正常脉络丛组织非常相似，显示许多单层上皮细胞覆盖的乳头状的小突

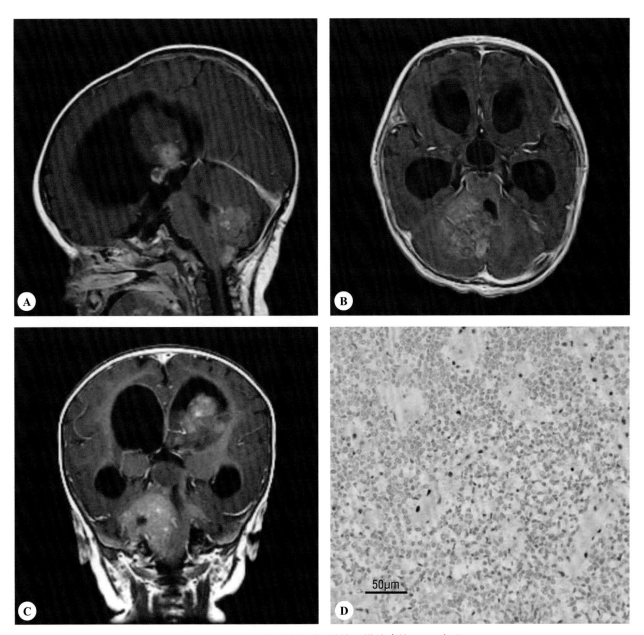

▲ 图 11-4　非典型畸胎样 / 横纹肌样肿瘤的 MRI 表现

A 至 C. 矢状位、冠状位和横断位 T_1 加权增强扫描颅后窝不均一强化病灶，合并梗阻性脑积水，左侧侧脑室可见转移性病灶；D. 组织病理 HE 染色显示小的蓝色细胞与大的纺锤状横纹肌细胞混合

起，嗜酸性胞质，圆或椭圆形核，乳头状叶；②非典型 CPP（atypical CPP，ACPP）为 Ⅱ 级，其特征是有丝分裂活性增加；③脉络丛癌（choroid plexus carcinoma，CPC），Ⅲ 级，其恶性征象包括动态有丝分裂活动、核多形性、高细胞性、乳头状生长模式模糊不清、坏死、血管增生、出血和脑组织浸润[14]。

分子生物学

据报道，DNA 甲基化图谱可将 CPC 从 CPP 和 ACPP 中鉴别开来。17 号染色体 TP53 突变的 CPP 患者预后差，而 12q 缺失与较短的生存期有关[106]。临床重要的三个分子簇已被确定：①甲基化簇 1 影响较年轻的患儿，主要位于幕上；②甲基化簇 2 影响成人，主要位于幕下且以低的肿瘤进展风险为特征；③甲基化簇 3 归类于年轻的脉络膜丛肿瘤患者，位于幕上且有较高的进展风险[107]。

完全手术切除同时解除相关脑积水仍然是 CPP 患者治疗方案的基石。尽管显微神经外科技术进步，

表 11–4　小儿颅后窝肿瘤的影像学特征

肿瘤	CT	MRI	DWI/ADC	MRS
PA	界限清楚的低密度囊肿，强化的瘤壁结节，见钙化	T_1：等 / 低；T_2/FLAIR：高增强扫描；壁结节强化	（–）受限	（–）肌醇
MB	界限清楚的均匀高密度；肿瘤强化、瘤周水肿，脑积水	第四脑室内的肿瘤，起源于小脑蚓部脑积水 T_1：低；T_2/FLAIR：高强化；均匀强化	↑↑受限 ↓ AOC	↓ /（–）NAA、↑↑胆碱峰、↑↑脂质、↑牛磺酸
室管膜瘤	低密度，不均匀增强；出血、坏死、钙化	起源于第四脑室底部，向枕大孔和外侧孔蔓延生长；T_1：等 / 低；T_2：高；增强：不均匀	受限	↑↑肌醇、↑↑脂质、↑胆碱、↑ Cho/Cr、↓ /（–）NAA
AT/RT	高密度偏心囊性病灶出血钙化	T_1：等 / 轻度升高；T_2：高；增强：不均匀；瘤周水肿	受限	↑↑胆碱、↑脂质、↑乳酸、↓ /（–）NAA
CPP	分叶性病灶，等 / 高密度脑积水 钙化囊肿 CPP；均质增强 CPC；异质增强	分叶状的；T_1：等 / 低；T_2：高；增强：均匀		↑↑肌醇、↑胆碱、↑胆酸、↓ /（–）NAA
CPC		脑积水；侵袭性；水肿；增强：不均匀		↑↑胆碱、↑肌醇、↑肌酸
血管母细胞瘤	低密度囊性结节，囊壁可见结节；结节明显强化	T_1：等 / 低；T_2：高；瘤壁结节可见血流空信号；相对脑血容量（rCBV）比率增加		
皮样囊肿	低密度囊肿，密度与脑脊液密度相似；瘤壁钙化（–）；增强	边界清楚；T_1：高；T_2：低至高；血管源性水肿（–）；增强（–）	受限	
表皮样囊肿	低 / 高密度轴外病变；病灶壁增强	T_1：低；T_2：高，类似于脑脊液的MRI信号；增强（–）	受限（–）	

AT/RT. 非典型畸胎样 / 横纹肌样肿瘤；CPC. 脉络丛癌；CPP. 脉络丛乳头状瘤；MB. 髓母细胞瘤；PA. 毛细胞型星形细胞瘤；NAA. N– 乙酰天冬氨酸

但手术仍然是一个挑战，因为这些肿瘤往往很大，血供丰富，并容易侵犯邻近的脑组织[108]。对于 CPC 患者，通过根治性手术切除以期获得肿瘤全切仍然是重要手段但通常仍不能治愈。对于不能完全切除的肿瘤或转移的 CPC 患者，需要辅助疗法，如全脑全脊髓放射治疗，对瘤腔的局部调强放射治疗伴或不伴化学治疗。术前辅助化学治疗可以减少肿瘤体积和增加手术全切的可能性[109, 110]。

（六）血管母细胞瘤

血管母细胞瘤（hemangioblastoma，HBL）是一种良性血管性病变，约占所有原发性中枢神经系统肿瘤的 2%。它是成人中最常见的颅后窝病变，但在儿童中很罕见。虽然 25%～40% 与（von Hippel-Lindau，VHL）综合征有关[111]，但 HBL 可以是散发的。患者典型的表现为颅后窝症状，值得注意的是高达 40% 的病例是由于促红细胞生成素分泌导致的红细胞增多症[112]。

HBL 的大体标本表现为樱桃红、边界清楚的囊性肿瘤[113]。显微镜下，它们由三种不同的细胞类型组成：排列在毛细血管间隙的内皮细胞、邻近内皮细胞的周细胞和大圆形透明细胞或多边形基质细胞[114]。

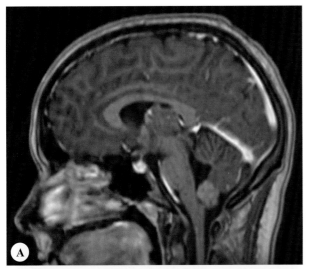

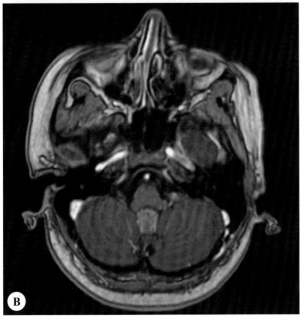

▲ 图 11-5　11 岁女孩第四脑室脉络丛乳头状瘤 T₁ 加权钆剂增强扫描

A. 矢状位；B. 横断位

手术切除是一线治疗方案且全切除可以治愈[115]。如果不能做到全切除，放射治疗——无论是伽马刀放射外科或常规的分割放射治疗——都可以实现肿瘤控制，作为手术切除的辅助手段或作为敏感脑结构病变的替代方法[114]。肿瘤复发率为 8%~25%，复发肿瘤的形态可能与原发肿瘤不同。

（七）皮样/表皮样囊肿

皮样囊肿和表皮样囊肿通常是少见的颅内先天性非肿瘤病变（0.1%~0.7%），由发育中的神经管内全能外胚层细胞和间充质细胞引起[116]。在组织学上它们是良性的，但可表现为占位效应、无菌性或感染性脑膜炎或神经血管压迫等症状。

皮样囊肿通常发生在 10 岁以内患儿，位于中线区域，囊肿内同时包含皮肤和表皮成分，常合并先天性皮毛窦道（图 11-6），可能与 VHL 综合征有关[117, 118]。

表皮样囊肿大多在成人中出现症状，倾向于发生在更外侧的颅内位置，最常见于 CPA，并且仅含有表皮样成分。患者可能会因邻近的脑神经或脑干受压而引起症状。因为术中常可见囊内容物呈特有的珍珠样外观，又称为胆脂瘤[119]。

外科切除后能够治愈。虽然囊壁组织与邻近神经解剖结构粘连紧密，完全剥除囊壁存在一定困难。此外，在手术切除囊肿期间应避免囊肿内容物溢出到蛛网膜下腔，必须小心，因为这种情况可引起无菌性脑膜炎[119]。

二、颅后窝肿瘤的手术处理

（一）脑积水的处理

70%~90% 的颅后窝肿瘤患者在确诊时即存在梗阻性脑积水[120-123]。然而，只有 20%~30% 的患者在肿瘤切除后需要接受长期的脑脊液分流手术[121, 124, 125]。因此，大多数神经外科医生都主张在神经外科切除的早期使用类固醇。尽管术前分流术现在已基本摒弃，但对于肿瘤切除术前的脑积水处理，无论通过脑室外引流术（external ventricular drain，EVD）还是内镜第三脑室底造瘘术（endoscopic third ventriculostomy，ETV），外科医生都可以在开颅前进行颅内减压。其目的是快速改善视盘水肿，防止视力损伤的进一步恶化，同时改善手术条件和术后进程[120]。

作为帮助手术决策的一种手段，Riva-Cambrin 及其同事设计了一个术前评分系统来预测切除术后 6 个月脑积水的可能性[67]。这个多变量评分系统根据患儿年龄、视盘水肿的出现、诊断时脑积水的程度、脑转移和可能的肿瘤组织学类型等变量将患儿划分为高风险或低风险组。认为是高风险的患者须在肿瘤切除时强制性实施 EVD，并在 EVD 撤除后进行更加密切的监测，且在出院后进行更高水平的随访观察[67]。作者还建议在高风险患者中可考虑预先行 ETV。

在开颅时也可选择行枕骨或 Frazier 钻孔，如果脑肿胀导致急性脑积水，可以穿刺侧脑室快速减压。

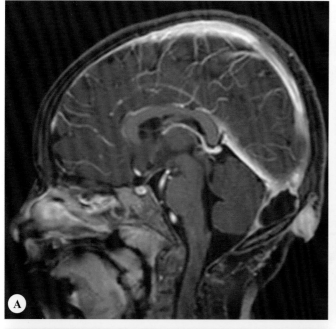

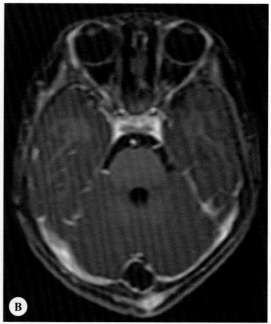

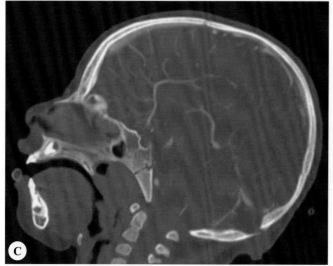

▲ 图 11-6　皮样囊肿影像学表现

A 和 B. MRI 显示窦汇区板障内病变；C. CT 见枕骨软组织样病变，枕骨溶骨样破坏，肿块表面可见明显的皮毛窦道

（二）颅后窝病变的手术入路

患者通常采用俯卧位，头部固定于屈曲位。如果病变向外侧延伸，可轻微旋转头部。头部可使用马蹄形垫（年龄 < 3 岁的儿童）或儿童头钉固定（年龄较大的儿童）。公园躺椅位适用于小脑单侧病变或小脑脑桥角区（cerebellopontine angle，CPA）占位。

枕下中线入路是切除第四脑室肿瘤最常用的手术入路（图 11-7）。经典的做法是将小脑蚓部切开，上界不超出上髓帆的下缘是明智的。其目的是为了保留位于小脑上脚深处的交叉纤维束[126]。然而存在一些切开蚓部并向外侧牵拉齿状核（引起双侧齿状核 - 丘脑 - 皮质传导通路的双侧破坏）导致小脑缄默症和平衡障碍的情况。因此，近年来对中线入路进行了一些改良，包括膜髓帆（telovelar）入路的采用。这里小脑延髓裂的自然通道通过分离扁桃体悬雍垂和扁桃体髓质的间隙而打开。悬雍垂向上和扁桃体向侧方缩回从而暴露脉络膜和下髓帆。通过这些结构进入第四脑室提供了从导水管到闩部的暴露。组织开口可以横向延伸暴露出第四脑室外侧孔[127, 128]。该入路在观察四脑室后外侧和上外侧隐窝时存在一定困难，但通过切除部分同侧扁桃体可以提供一个直接的视角[128]。尽管如此，仍应注意保护位于扁桃体上极的齿状核。

建议切除 C_1 后弓以帮助切除较大的病灶。这种入路允许一个更大的操作空间，并得到更好地从侧方到达第四脑室外侧孔的通路[129]。

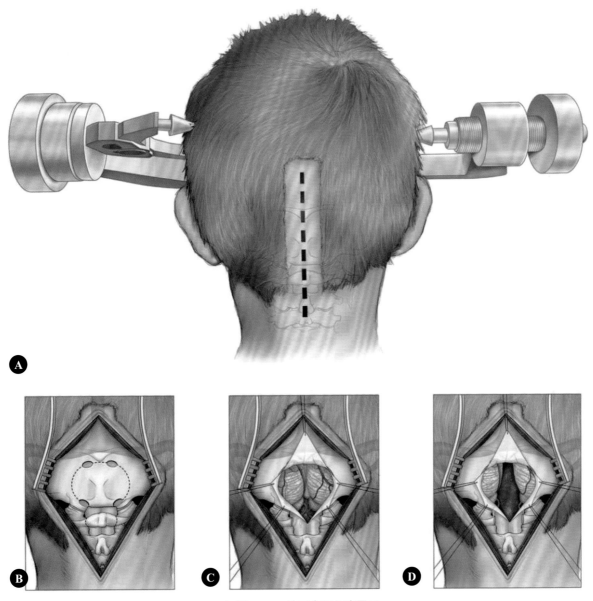

▲ 图 11-7　枕下中线入路图示

A. 患者俯卧位，头架固定头部，切口上至枕外隆凸，下至 C_2 棘突；B. 沿中线剥离显露枕骨大孔区和 C_1 后弓，上方颅骨钻孔位于横窦下方的中线两侧，下方钻孔位于两侧，铣刀完成开颅；在某些情况下，突出的枕窦可引起出血；切除 C_1 后弓可以改善手术入路；C. Y 形剪开硬脑膜，显露小脑下方，可见双侧小脑后下动脉；D. 仔细切开小脑蚓部（中线）或打开小脑延髓裂（膜髓帆入路）显露颅后窝肿瘤

枕下乙状窦后入路可用于到达 CPA 区的病变。这种入路可以充分地显示后组脑神经，并保存听力。在乳突后方 1～2cm 处做一个弧形切口。开颅时应暴露横窦和乙状窦转折处。打开硬脑膜后，开放枕大池或桥前池上的蛛网膜释放脑脊液，从而促进小脑向内侧回缩以更好地显露 CPA 区[130]。在这过程中，应注意监测和保护后组脑神经。

其他更复杂的颅底入路，如岩骨后方入路或远外侧入路，可与枕下乙状窦后入路联合或分开单独应用[131]。

（三）神经外科手术辅助

有几种工具可以辅助神经外科医生切除颅后窝病变。基于术前 MRI 或 CT 的神经导航可以帮助设计开颅和定位重要的手术标志。虽然，随着手术进行会出现"大脑漂移"，导致可信度降低。术中实时成像可以解决这一问题，尤其是在诸如室管膜瘤和髓母细胞瘤的肿瘤手术中发挥重要作用，这类肿瘤的切除程度至关重要。

一些中心已经使用术中 MRI 来实现更高的肿瘤切除率同时减少残留肿瘤的再次手术率[132]。然而，后者需强调仔细解读图像的必要性，以及术后残腔中的血液和气体而导致的图像失真的可能性。

一种更容易获得的术中成像方法是超声检查。该方法可用于导航到达肿瘤的最短路径，描绘肿瘤边缘和识别残留的肿瘤组织[133, 134]。

神经电生理学描绘和监测是提高手术安全性的另一种手段。描绘是对大脑区域受到物理刺激后的反应进行评估。例如，当在第四脑室底部进行手术时，有助于辨认和保护下面的面神经、舌咽神经、迷走神经和舌下神经核团[135, 136]。监测是在手术过程中持续激活和记录神经回路，以提供通路完整性被破坏的"警告"。为了监测脑神经和神经核团，电极可以放置在面部、咽部和舌头的肌肉上，放置在耳朵里的声音发射电极及呕吐反射的刺激器。针状电极可以放置在四肢以监测皮质脊髓束。头皮电极可以与刺激器放置在一起，以监测四肢或听觉神经中诱发的感觉电位活动，振幅下降 50% 或潜伏期增加 10%，即表明通路出现损伤[137]。当这种情况发生时，神经外科医生应立即停止手术，直到电位恢复正常。

（四）治疗并发症

小脑缄默症是颅后窝手术的一种可怕并发症，发生率为 11%～29%[138]。其定义为完全丧失言语能力而没有意识损伤。其他症状包括肌张力减退、共济失调和情绪不稳定。在术后初期言语功能保持完整，但在术后 1～5 天突然丧失。平均持续 7～8 周[139, 140]；然而，大多数患者仍会遗留一定程度的长期言语或语言障碍[138]。其潜在的病因可能是齿状核 - 丘脑 - 皮质传导通路的双侧破坏，该通路参与了自主运动和更高级认知功能的启动[141, 142]。小脑认知情感综合征（cerebellar cognitive affective syndrome，CCAS）与小脑缄默症有关，也可能是其延续[143]，其特征是执行功能紊乱、空间认知受损、人格改变和语言障碍，并导致智力水平低下[144]。它是由继发于小脑后叶的病变引起[142]。

接受脑脊髓放射治疗的患者有明显的长期后遗症，这在幼儿中尤为明显[145]。36Gy 剂量的颅脑照射可使整体智力下降 20～30 个点，23.4Gy 剂量的照射可使智力下降 10～15 个点[146]。此外，下丘脑区域照射后易出现内分泌不足，主要影响甲状腺激素和生长激素的产生[145]。

约 5% 的患者颅脑照射后发生脑血管事件。2% 的患者遭受长期的神经功能缺失[147]。

文献报道继发性恶性肿瘤现象，10.7% 的患者发展为良性肿瘤（非黑色素瘤皮肤癌和脑膜瘤），4.1% 的患者发展为恶性肿瘤（恶性胶质瘤、恶性脑膜瘤和 PNET）[148]。接受过放射治疗的患者也有较高的心理健康不良和失业风险[148]。

结论

尽管肿瘤类型广泛，手术切除仍然是颅后窝肿瘤处理不可或缺的一部分。随着所有类型肿瘤发生的表观遗传学驱动因素方面取得了重大进展，靶向分子疗法很可能会在未来充实用来治疗这些肿瘤的药物储备。

脑干肿瘤

脑干由中脑、脑桥和延髓组成，从间脑延续至颈髓。20 世纪初首次尝试脑干肿瘤切除手术，当时对这些病变的诊断仅基于病史和检查结果[149]。手术干预的高死亡率使许多人确信，无论组织学分型如何，这种肿瘤所处的核心位置使得他们不能行手术甚至因此致命[150]。然而，在 20 世纪下半叶，发现脑干肿瘤显然是一组异质群体，在特定的肿瘤亚型中，手术切除和长期生存是可能的。因此，帮助选择这些病变的分类系统开始出现[151-154]。

一、流行病学

脑干肿瘤非常罕见，但在儿童人群中发病率较高，在美国的年发病为 300～400 例[155]。它们在儿童脑肿瘤中占 10%～20%[156]，占成人脑肿瘤的 1%～2%[157]。发病高峰年龄为 7—9 岁，无性别差异[158]。

二、分类

脑干肿瘤的分类标准主要是基于病变的影像学特征，MRI 是主要的诊断方式。肿瘤大致可分为弥漫性和局灶性两种，后者由于组织学分级低且适于手术切除，预后较好。还可以根据其位置进行更明确的分类如下[159]（图 11-8）：①中脑肿瘤，起源于中脑顶盖或被盖；②脑桥肿瘤，包括弥漫内生性、

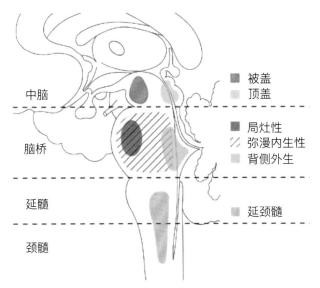

▲ 图 11-8　Schemata 脑干肿瘤分类

脑干肿瘤根据位置（中脑、脑桥或延髓）分类；中脑肿瘤，肿瘤原发于中脑顶盖或被盖；脑桥肿瘤可以是弥漫性、局灶性或背侧外生延伸至第四脑室；颈髓肿瘤可向延髓和颈髓内不同程度的延伸

中脑　被盖　顶盖
脑桥　局灶性　弥漫内生性　背侧外生
延髓
颈髓　延颈髓

背侧外生性和局灶性；③延颈髓肿瘤。其他分类系统还包括诸如肿瘤播散证据（脑脊液细胞学或脊髓造影阳性）、出血和脑积水等因素，试图更好地预示肿瘤生物学行为和患者的预后[160, 161]。

三、临床表现

在儿童人群出现的症状和体征取决于发病年龄和肿瘤位置。症状的开始可能难以确定，尤其是非特异性的症状，但进展速度表明恶性程度。

症状可能是一般性的（发育不全），也可能是脑干部位特有的脑神经症状，也可能是脑积水的相关症状（如头痛、呕吐和视力下降）。小脑功能受损也常见于影响小脑脚的上脑干病变，表现为共济失调或眼球震颤。而长束征主要出现在下脑干肿瘤中[162]。

脑神经病变可表现为眼肌麻痹、面部不对称、听力损失、发音困难、构音障碍和吞咽困难，后者可能导致反复误吸和肺炎，并容易发生术后呼吸系统并发症[158, 162]。

儿童延颈髓病变根据肿瘤中心位置，主要表现为延髓或颈髓综合征。延髓综合征包括呕吐、发育不良、后组脑神经功能障碍、头部倾斜和睡眠呼吸暂停；而颈髓综合征以颈部疼痛和进行性脊髓病为特征，较年轻患者出现运动功能减退[162, 163]。在这些患者面部疼痛也是常见症状之一[164]。

视盘水肿和斜颈继发于颅内压升高和慢性扁桃体下疝[162]。斜颈的机制尚不完全清楚，通常认为疼痛是由于 $C_1 \sim C_3$ 颈神经的脑膜升支支配的硬脑膜受牵拉及副神经（Ⅺ）受压所致[165]。

据报道患有弥漫性脑桥肿瘤的儿童可出现异常行为改变如痴笑和焦虑，且上述症状常发生在神经功能障碍出现之前[166]。这些症状可归因于大脑皮质和小脑的交互通路，该通路穿过脑桥，负责调节复杂的情感和认知行为[167]。

顶盖肿瘤患儿往往首先表现为继发于导水管梗阻的脑积水症状，随后出现脑干症状，如眩晕、共济失调、斜视、锥体征、动眼肌麻痹和 Parinaud 综合征（上视麻痹、假性 Argyll Robertson 瞳孔、会聚 - 回缩性眼球震颤、眼睑回缩和原发性共轭下视）。继发于严重脑积水的内分泌异常已被文献报道，其可能是一过性的，也可能是永久性，而且经常被漏诊[168]。

四、中脑肿瘤

（一）顶盖肿瘤

顶盖位于中脑的背侧，由下丘和上丘组成。顶盖肿瘤占儿童所有脑干肿瘤的 5%，主要病理类型是错构瘤或低级别肿瘤（85%）[169]，少数为高级别肿瘤（图 11-9）[170]。MRI 增强扫描有助于区分高级别肿瘤，因为它们通常体积较大（>2cm³），浸润邻近结构（被盖、丘脑或脑桥），表现对比增强，同时可能显示囊性改变[171]。脑脊液的播散也有报道[172]。

该区域病变的鉴别诊断包括生殖细胞肿瘤和松果体囊肿[173]。由于邻近中脑导水管，最常见的临床表现是继发于中脑导水管梗阻所致的脑积水[169, 174]。一部分患儿会有大头畸形，这可能与患儿早期即有梗阻性脑积水有关[174]。

最初的手术处理聚焦于脑积水的治疗，包括内镜第三脑室造瘘术（ETV）或脑室 - 腹腔分流术。ETV 通常是首选的手术，因为这些患儿可能有大头畸形或颅脑比例失调引起分流术后并发症的风险增加[174, 175]。如果需要，神经内镜下也可以进行肿瘤活检[170]。

虽然顶盖肿瘤在文献中最常被描述为"惰性的"，但也有报道称肿瘤在首次诊断后的不同时间点表现出进展[168, 176]。因此，建议 MRI 密切随访，同时增添监测 ETV 失效的益处。

关于手术切除肿瘤的必要性及手术时机的选择

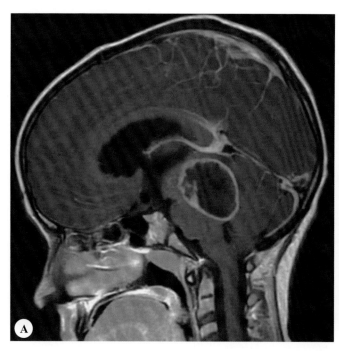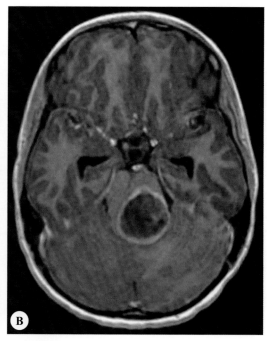

▲ 图 11-9 顶盖肿瘤的影像学表现

矢状位和横断位增强 T_1 加权 MRI 图像提示中脑顶盖不均匀增强病变，合并梗阻性脑积水

仍存在争议。较大的病变（＞10cm³）或引起进行性神经功能缺损的病变通常被认为更具侵袭性，因此更倾向于早期手术[169, 172]。较小的进展性病变可采取活检或手术切除，随后进行放射治疗[169, 174, 177]。

顶盖肿瘤的主要手术入路包括幕下小脑上入路和枕部经天幕入路。常见的术后并发症包括 Parinaud 综合征和共济失调[178]。伽马刀放射外科治疗已用于低级别顶盖胶质瘤，其5年无进展生存率为84%，但目前尚不清楚伽马刀治疗是否能较保守治疗改善预后[179, 180]。

（二）被盖肿瘤

局灶性中脑肿瘤起源于被盖，通常因累及皮质脊髓束而引起偏瘫。最常见的病理类型是毛细胞型星形细胞瘤，病变可累及丘脑。MRI 扫描最常见的影像学表现是增强的实质性病灶；也可以表现为环形强化的囊性病灶（图11-10）。

由于局灶性中脑肿瘤在发病时即体积较大，通常需要神经外科手术减积或切除。常用手术入路包括经颞部、半球间经胼胝体，眶颧经外侧裂入路等。在这些病例中，神经导航在规划手术入路和确定切除范围方面是必不可少的。其他不可或缺的神经外科辅助手段包括皮质脊髓束的持续神经电生理监测，Cavitron 超声刀和术中超声。

在神经外科手术切除肿瘤后，患儿可以定期复查 MRI。如果有残余肿瘤或肿瘤复发，可以在考虑再次手术或放射治疗之前进行化学治疗。

（三）脑桥肿瘤

1. 弥漫性内生性脑桥胶质瘤

弥漫性内生性脑桥胶质瘤（diffuse intrinsic pontine glioma，DIPG）是儿童中最常见的脑干肿瘤，预后最差，中位生存期不足1年[181, 182]。患儿通常在5—10岁表现出小脑体征、椎体束征和脑神经功能障碍（最常见的是外展神经和面神经）三联症[183]。症状发作到诊断明确的潜伏期＜6个月，大多数3个月内[184, 185]。脑积水是罕见的，发生在不到10%的患者中，而可能在疾病的晚期发生。

DIPG 在 MRI 上典型的表现为脑桥扩张，T_1 加权成像呈低信号，T_2 加权成像呈高信号（图11-11）。对比增强可能存在，但不具有预后意义[185]。肿瘤具有高度浸润性，可沿脑干向颅底延伸，进入小脑脑桥角区，经常包裹基底动脉[186]。

磁共振波谱（MRS）可作为 DIPG 的诊断，通过胆碱与肌酸及胆碱与 N- 乙酰天冬氨酸的比值增加，将其与脱髓鞘改变、脑炎和放射性坏死等非增殖性病变相鉴别[187]。值得注意的是，这些比值的升高也发生在放射治疗后肿瘤进展时[188]。

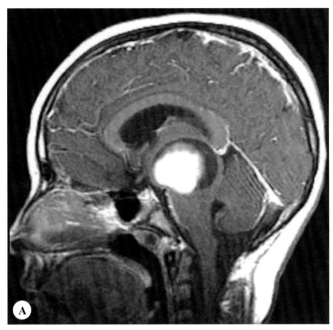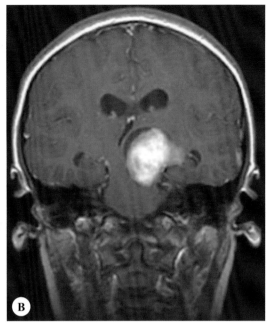

▲ 图 11-10 中脑被盖肿瘤的影像学表现

矢状位和冠状位增强 T_1 加权 MRI 图像提示被盖均匀增强病变，部分肿瘤囊性变

DIPG 不适合手术切除，但目前许多中心均在评估活检的价值。1993 年，儿童癌症小组报道，MRI 对于 DIPG 的诊断准确性使手术活检不再必要，同时也避免了对于预后极差且缺乏治疗选择的这类疾病的潜在风险[189]。不幸的是，这也导致了肿瘤标本的缺乏，因此直到现在，我们对这些肿瘤潜在的分子生物学的理解还落后于其他儿科肿瘤[190]。活检的支持者认为仅依赖影像学进行诊断存在误诊的可能。特别是在认为患有 DIPG 的患者活检中有高达 20% 的患者被诊断为 PNET[191]。然而，后者的病例很少，而更常规地进行脑干肿瘤活检的中心表明，PNET 占所有脑干肿瘤的 5%，因此极为罕见[192]。此外，在专业的神经外科中心进行立体定向活检已被证明是安全的[190, 193-196]。

由于准确的诊断和对肿瘤生物学的深入了解的需要，对于非典型 DIPG（无临床或放射学特征）患者或临床试验中的典型 DIPG 患者，活检被认为是可以接受的。在临床试验中，依靠肿瘤的分子生物学将患者分层到不同的治疗臂中[197, 198]。尽管采用了这种更实用的方法，但非典型 DIPG 的定义仍存在争议，小儿神经外科医生的意见也存在显著差异[199]。

放射治疗仍然是 DIPG 的主要治疗方法。它以分级调强放射治疗（intensity modulated radiotherapy，IMRT）的形式进行，治疗靶区含盖肿瘤组织和 1~2cm 的周围组织[183]。累积剂量为 54~60Gy，为期 6 周的疗程（1.8~2Gy，每日 1 次，每周 5 天）。使用糖皮质类固醇控制瘤周水肿。大多数患者（> 75%）的症状会有所改善，但肿瘤也会在 3~6 个月不可避免地进展。

当肿瘤进展时建议姑息性再照射。然而，这种选择的益处尚未在随机对照试验中得到验证[200, 201]。

评估新辅助、辅助和多种化学治疗方案（同步或不同步放射治疗）的许多研究，与单独放射治疗相比，未能带来明显的生存获益，而且往往导致住院时间延长[202-215]。化学治疗药物因为它们无法通过血脑屏障并在肿瘤组织内达到有效浓度，因而在很大程度上受到限制[216]。

2. 分子生物学

基于解剖样本和诊断活检的结果，关于 DIPG 的潜在分子生物学已经取得了重大发现。它已显示与非脑干高级别胶质瘤和其他儿童脑肿瘤有很大的不同。它也是一个相当复杂的实体，具有分子定义的亚群和肿瘤内异质性。

DIPG 被认为起源于神经前体样细胞群，共表达细胞标记物巢蛋白和波形蛋白[217]。这些细胞主要分布于脑桥的腹侧，在 2 岁前密度达到峰值，然后在儿童中期（6 岁）再次达到高峰。这些细胞的免疫表型及其与 DIPG 发病率的时间和空间相关性，怀疑它们

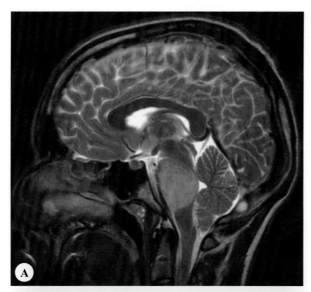

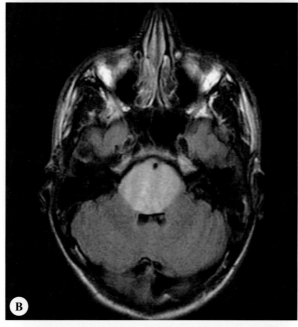

▲ 图 11-11 弥漫性内生性脑桥胶质瘤的影像学表现

A. 矢状位 T_2 加权图像显示脑桥弥漫性肿胀；B. 轴位 T_1 加权图像证实脑桥占位，无脑积水

可能是起源细胞。

DIPG 最重要的分子发现之一是组蛋白 H3.1 和 H3 变体 H3.3 的高频率点突变（80%）[218, 219]。组蛋白是基因组 DNA 被包裹的蛋白质，因此它们的修饰可以表观遗传的方式极大地影响基因表达[220]。这些突变导致赖氨酸取代蛋氨酸（K27M），并在该位点产生低甲基化的下游效应，随后增强基因转录[221]。H3.1 和 H3.3 突变相互排斥，后者的存在会带来更差的预后[222]。靶向恢复 Lys27 甲基化的治疗方法在临床前研究中已显示有望获得成功[223]。

除了组蛋白甲基化的变化外，乙酰化 / 去乙酰化是另一种使染色质转录活性增加或减少的方法。因此，在实验室研究中组蛋白去乙酰化酶（HDAC）抑制药已经在 DIPG 中与帕比司他（Panobinostat）（一种多 HDAC 抑制药）一起研究，显示出对 DIPG 细胞的特殊效力[224]。DIPG 中其他不同的普遍的突变包括那些影响 TP53、ACVR1、PI3K、EGFR、PTEN、ATRK 和 PDGFRA 的突变[225-227]。

随着我们对 DIPG 中启动分子事件的不断了解，与临床前模型中令人激动的发展[228]，人们希望能够出现大量的靶向治疗方法来克服这种毁灭性的疾病。

（四）背侧外生性脑干肿瘤

背侧外生性肿瘤约占儿童脑干肿瘤的 20%[229, 230]。据说它们起源于室管膜下胶质组织，并凸入第四脑室和周围的脑池[162]。组织学上为低级别肿瘤，以毛细胞性星形细胞瘤为主，偶有 III 级星形细胞瘤和神经节胶质瘤[162, 229]。

放射学上，它们在 T_1 加权成像呈低信号，在 T_2 上呈高信号，肿瘤使第四脑室消失及除了腹侧缘边界清晰外通常与脑干表面难以区分[229, 230]（图 11-12），常显示对比增强。

这些肿瘤可通过标准的枕下中线入路手术切除。由于希望保留第四脑室底和其下的第 VI、第 VII 对脑神经核团，因此很少能够做到肿瘤全切[162, 230]。

如果在第 X 和 XII 对脑神经核所在的第四脑室底髓纹和闩部区域损伤，也可能会出现吞咽受损、咳嗽反射丧失和构音障碍[162]。建议次全切除后进行连续影像学检查，再次手术、化学治疗和放射治疗来治疗复发[162, 230]。

神经导航、弥散张量 MRI、DTI 成像、神经电生理学监测和术中 MRI 都是有助于安全切除肿瘤的方法[231]。总体而言，背侧外生性肿瘤预后良好，长期生存率为 92%～94%。

1. 局灶性脑桥肿瘤

局灶性脑桥肿瘤可能是适合行病灶神经外科处理的方法，代表脑桥肿瘤的一种特殊类型。通常这些肿瘤位于脑桥的外侧，患者表现为局灶性神经体征，如面瘫、外展神经麻痹和共济失调。

局灶性脑桥肿瘤经典的神经外科入路包括枕下乙状窦前入路和乙状窦后入路，前者在颈静脉前部颞骨岩部钻孔，结扎切开岩上窦和小脑幕，直接进入脑桥的外侧和腹侧。

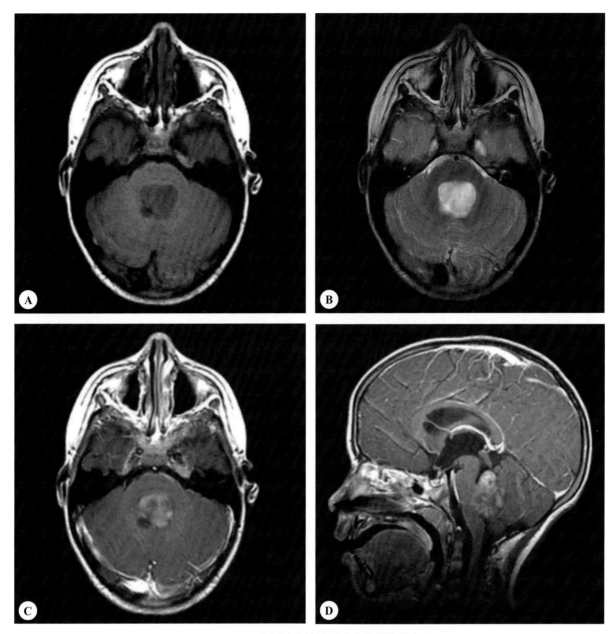

▲ 图 11-12 背侧外生性脑桥肿瘤的影像学表现

A. 轴位 T_1 加权图像显示低信号病变；B. T_2 加权显示高信号病变；C 和 D. T_1 加权增强扫描显示不均匀性肿瘤增强；矢状位图像清楚地描绘了肿瘤腹侧与脑桥没有明确分界，这是一个特征性影像学表现

　　虽然这些肿瘤中的大多数可能被证明是高级别病变，但有相当一部分是低级别病变。对于后者，辅助化学治疗和放射治疗将发挥作用。

2. 延颈髓肿瘤

　　延颈髓肿瘤多为内生性，主要是低级别病变，症状在诊断前出现的时间较长[163, 232]。通常被认为是一种向头侧延伸的内生性脊髓肿瘤[233]，其生物学特性倾向良性，受白质传导束限制[234]。由于这个原因，它们的生长是向后的，并且看起来可能有外生成分[162]。

低级别组织学包括纤维或毛细胞型星形细胞瘤及神经节细胞瘤和室管膜瘤[163, 232, 235]。偶尔，这里的肿瘤可能是高级别的，随后在影像学上表现为更弥漫的模式，具有更快速和进行性的临床病程[181]。这些更具侵袭性的病变的手术切除显示没有长期的益处[162]。

　　典型 MRI 显示 T_1 加权低信号、T_2 加权高信号[236]，肿瘤呈现对比增强（图 11-13）。低级别肿瘤通常具有清晰的边界。在增强区域内出现与颈髓或延髓相连的非增强组织或缺乏肿瘤 - 脑干界面，与较差的

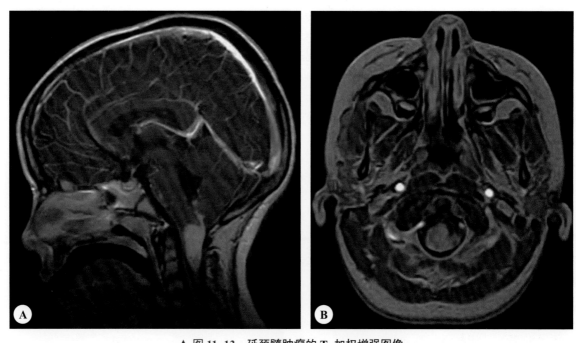

▲ 图 11–13　延颈髓肿瘤的 T_1 加权增强图像

A. 矢状位图像显示肿瘤明显增强，边界相对清楚；B. 因髓内病变导致上段脊髓明显扩张

手术预后相关 [237]。呈现传导束的弥散张量成像已被推荐用于检测运动纤维束和感觉纤维束与肿瘤之间的关系，并有助于明确是否适合手术切除和手术的相关风险 [238, 239]。

由于存在明确的手术切除界面，以往建议对低级别肿瘤行根治性切除。然而，Steinbok 及其同事认为，鉴于肿瘤的低级别性质，而且根治性切除的神经外科并发症发生率较高，为了保持生活质量，次全切除是可以接受的 [237]。

手术并发症包括四肢瘫痪、睡眠呼吸暂停、呼吸中枢受损、脑神经麻痹（特别是延髓性麻痹）、本体感觉缺损和痉挛 [162, 232, 235]。Jallo 及其同事报道，约 41% 的内生性延髓肿瘤患者需要围术期呼吸机辅助通气、气管切开术和胃造口术 [240]。幸运的是，这些患者中近 80% 最终完全恢复。手术治疗后也可能出现颈椎后凸和不稳定，这些患者可能需要枕颈融合 [163]。肿瘤复发可见于 30%～35% 的低级别胶质瘤患者 [163, 235]。

放射治疗通常在术后进行，这可以是常规的，也可以留给复发的病例 [163, 141, 142]。化学治疗的作用尚不明确。通常被认为是有时在年幼的患者中替代放射治疗或尽管行放射治疗后病情依然进展的一种辅助治疗 [163]。化学治疗可改善肿瘤 / 脑干界面的影像学表现，如果治疗后影像学显示肿瘤边界更明显，

则可考虑再次手术 [237]。

5 年无进展生存率约为 60%，总生存率为 89% [163, 235]。术前神经系统状态良好、早期手术干预和组织病理学良性的患儿无进展生存期最长 [235]。

（五）神经纤维瘤病 I 型

NF1 患者可能有类似于几种不同肿瘤类型的脑干 MRI 表现。典型的 NF1 患者无症状或临床症状轻微，其病因可归因于低级别胶质瘤、胶质错构瘤或性质不明的明亮物体（unidentified bright object, UBO）[243, 244]。由于已知 UBO 会自发消退，建议进行临床和放射学随访，对明显进展的病例进行治疗 [244]。MRS 通过与 DIPG 相比，其较低的代谢活性和较低的 N– 乙酰天冬氨酸（NAA）/ 肌酸值来帮助鉴别 UBO [245, 246]。

五、脑干病变的神经外科入路

（一）脑干活检

脑干活检用于性质不明确的病变或弥漫性肿瘤临床试验。基于框架或无框架操作都可以进行。两条路径：经小脑和经额。而经小脑入路经由小脑中脚，活检区域限制在延髓上部和脑桥。而后者需要仔细考虑脑室、血管系统和天幕结构的影响 [247]，然而该入路允许对脑干内的任何位置进行活检。两种入路在成功率和相关并发症上相仿 [248]。

经小脑入路，患者俯卧位，在横窦下方，中线和乳突之间做一个切口[247]。建议使用侧孔活检针轻轻抽吸肿瘤样本[247]。脑干活检已被证明具有较高的诊断阳性率和合理的安全性[247, 249-251]。

（二）手术入路

除了中脑病变，大多数脑干病变可以通过枕下正中入路进入。加上高位颈椎椎弓的切除可以到达向下延伸的肿瘤。综合考虑肿瘤位于脑干腹侧或背侧，其生长的方向是否在中脑、脑桥或延髓，可以帮助外科医生规划到达肿瘤的最短和最安全的手术入路[252]。例如，中脑前病变可以通过翼点、额眶颧或颞下入路及内镜入路接近[252]。中脑顶盖区肿瘤根据肿瘤生长方向是朝向第三脑室还是朝向第四脑室上部，可以选择通过幕下小脑上入路或枕部经天幕入路[252]。

尽管已经描述了切除脑干肿瘤可进入的"安全区域"，但解剖结构经常是变异的，因此建议进行术中电生理监测[162]。如果胶质增生区域出现在软脑膜表面，建议以此作为进入点进入肿瘤。神经外科切除脑干胶质瘤的一般原则包括：①辨认正常解剖；②通过探查肿瘤囊肿或定位软脑膜表面变色或肿瘤肿胀凸出部分确定到达肿瘤的最直接途径；③在分离肿瘤边缘之前充分减瘤；④如果没有明确的肿瘤边界，则停止手术。神经电生理监测是一种提供给医生实时反馈的基本辅助手段。

在切除背侧外生性肿瘤时，应避免进入第四脑室底。当切除延髓肿瘤时，必须识别脑神经而避免损伤。对脑干的过度牵拉可能导致心动过速、高血压、心动过缓等反应，这些反应须提醒神经外科医生注意，并不应被麻醉师用药无意中抑制[252]。提倡使用细尖超声吸引器来减少脑组织牵拉，能通过狭窄通道行肿瘤分块切除[162, 252]。尽管手术工具和我们对该区域复杂的解剖结构的了解已有所进步，但脑干的手术仍可能导致显著的致残率[252]。

结论

神经外科辅助工具的使用提高了对局灶性和背侧外生性脑干肿瘤进行最大切除的能力。弥漫性肿瘤的预后仍然很差，放射治疗提供短期症状的缓解，但对生存的获益很小。通过一种可能需要多种分子制剂和穿越血脑屏障的方法，提高这些患者的生存率有很大的空间。

第 12 章　颅咽管瘤
Craniopharyngiomas

Greg James　Kristian Aquilina　著

肖　峰　译　　童鹿青　校

临床要点

- 颅咽管瘤是一种组织学良性的肿瘤，但由于其所在位置重要及易原位复发的特点，给神经外科医生带来了特殊的挑战。
- 颅咽管瘤可表现为视觉、神经系统或内分泌系统症状。强烈建议神经外科医生联合眼科、内分泌科和肿瘤科医生组成多学科团队共同管理。
- 颅咽管瘤手术治疗的"传统"策略是根治性切除。然而，越来越多的证据表明，积极的手术治疗会引起垂体和（特别是）下丘脑功能障碍，从而导致严重的长期后遗症。因此，现在许多神经外科医生主张采用更保守的治疗方式，如囊肿引流或次全切除，然后进行辅助治疗（通常是放射治疗）。
- 现有文献已经报道了多种颅咽管瘤的手术方法，经鼻内镜手术目前是热点。但手术方法的选择应基于对肿瘤解剖的理解，特别强调要避免损伤下丘脑、视神经和周围血管。
- 辅助治疗对处理颅咽管瘤非常重要，如质子束治疗、立体定向放射外科和腔内治疗等，这些新的技术在原发和复发颅咽管瘤中都可以考虑使用。

颅咽管瘤是一种发病率较低但十分重要的颅内肿瘤，它给神经外科医生带来独特的挑战。颅咽管瘤在组织学上是良性肿瘤，但其生长方式表现为恶性。这种"恶性"是由于肿瘤生长于重要的脑功能区并与之紧密相连，其生物行为不可预测，且局部复发率高。肿瘤产生于 Rathke 囊的残余部分，本身的压迫与侵袭，以及手术或非手术治疗，都可能造成严重的视觉、内分泌功能和神经认知方面的障碍。人们早已认识到这些问题对颅咽管瘤治疗带来的挑战，也正因为如此，几十年来，没有哪一种颅内肿瘤的治疗方法出现过如此巨大的变化：从基于实现影像学治愈的最大限度切除，到更局限的手术，并结合辅助治疗，侧重于保护功能和把复发的风险降到最低。越来越清楚的是，对于这种复杂的肿瘤，没有"一刀切"的治疗方法，必须由多学科团队对每个病例进行评估，并根据其特点进行治疗，以达到最佳效果。尽管颅咽管瘤的多学科诊治越来越普及，但神经外科医生仍在患者的治疗决策中发挥核心作用。

一、流行病学

颅咽管瘤是一种较为罕见的肿瘤，其发病率约为每年每百万人 1.3 例[1]，在日本和西非（特别是尼日利亚）的发病率最高。在所有年龄段中，颅咽管瘤仅占每年新发现的所有中枢神经系统肿瘤的 1% 左右，但在儿科年龄组中这一比例上升到 4%[2]。颅咽管瘤有一个公认的双峰年龄分布，第一个高峰出现在学龄期（5—14 岁），第二个高峰出现在成年中后期（45—65 岁），其发病率没有性别差异。组织学诊断也随年龄而变化，乳头状型颅咽管瘤几乎只见于成人，而牙釉质型颅咽管瘤则可同时存在于成人与儿童。颅咽管瘤应被认为是一种散发性的疾病，目前尚未发现环境或遗传相关风险因素。

二、胚胎学

颅咽管瘤的发病机制认为是由腺垂体独特的胚胎学发育造成。在胎儿发育过程中，咽顶部的上皮外胚层（Rathke 囊）向上延伸并和发育中大脑的神经外胚层接触，由此形成两个外胚层之间的临时连接通道，即颅咽管。然后通道内卷，留下腺体组织，形成正常的腺垂体（或垂体前叶）[3]。牙釉质型颅咽管瘤被认为是在这一过程中，Rathke 囊与颅咽管发生不完全或错误的内陷，留下静止的上皮细胞的"巢穴"，继而发生肿瘤性改变[3, 4]。乳头状型颅咽管瘤被认为是由成人成熟垂体化生形成的，由正常垂体细胞转化为含有异常上皮细胞的巢穴，从而形成肿瘤。这些不同的理论可以解释两种颅咽管瘤类型的不同时间分布，因为成熟垂体化生是一个缓慢发生的过程，需要很多年才能够产生瘤巢[5]。

三、解剖学

鞍区解剖结构非常复杂，准备进行颅咽管瘤手术的神经外科医生必须良好掌握肿瘤和周围重要的骨质、动脉、静脉和神经的三维空间关系。在鞍上，颅咽管瘤与基底动脉环及其分支关系密切。解剖学上最重要的是，肿瘤来自鞍膈的上方还是下方，决定了它在生长过程中与周围解剖结构的关系[6]。在计划手术入路时，了解视交叉与肿瘤的相对关系——所谓的正常（鞍区中点上方）、"前置"（鞍结节上方）和"后置"（鞍背上方）位置——也是必不可少的。

发生在鞍膈下的肿瘤（膈下颅咽管瘤）生长时会将鞍膈向上推挤，最终导致视交叉和第三脑室受压和向上移位。从解剖形态上看，它们的行为类似于增大的垂体腺瘤。

来源于鞍区上方（膈上）的颅咽管瘤根据其起源于垂体柄或下丘脑漏斗部被进一步细分。起源于垂体柄的肿瘤会扩大视交叉和第三脑室底下的蛛网膜下腔，并向前延伸到视神经之间的区域（除了少数视交叉前置的情况下肿瘤完全生长在视交叉后方）。这些肿瘤被定义为鞍上脑室外颅咽管瘤（suprasellar extraventricular craniopharyngioma，SEC）。

起源于漏斗部的颅咽管瘤倾向于在脑室内和脑室外生长，因此有时被称为脑室内外型颅咽管瘤（intraventricular and extraventricular craniophar-

yngioma，IEVC），也是最常见的确诊类型[6]。它们被认为以视交叉后的方式生长，并相对较早地侵袭和穿透第三脑室底；这导致肿瘤下部向鞍上池延伸，肿瘤上部长入第三脑室内。IEVC 肿瘤几乎完全在视交叉后，也有一些肿瘤可能延伸到视交叉下，甚至生长到视神经之间。

真正的"纯"脑室内颅咽管瘤是非常罕见的，他们被封闭在一个完整的第三脑室内，在仔细的影像检查或手术探查中会发现部分肿瘤延伸到鞍上间隙，但只有少数的病例报道[7-9]。

异位颅咽管瘤，是指发生在鞍区以外，甚至中枢神经系统以外的肿瘤，目前已有病例报道，但非常罕见。手术中颅咽管瘤细胞的"播散"，导致肿瘤在远离切除部位的手术路径或开颅范围内复发，虽然罕见但已有详细报道[10-12]。原发性"真"异位病变非常罕见，但在颅内如小脑脑桥角[13, 14]、胼胝体[15]和第四脑室出口[16]、筛窦[17]和蝶窦[18]都有报道。

四、病理学

根据 2007 年世界卫生组织（WHO）的定义，颅咽管瘤是一种"良性的、部分囊性的鞍区上皮肿瘤，可能来自于 Rathke 囊上皮"，并被认定为中枢神经系统的 I 级肿瘤。

大体病理检查将颅咽管瘤分为囊性（50%）、囊实混合性（35%）和实性（15%）三类。它们通常被描述为分叶状肿块，有黏附和破坏周围结构（如下丘脑、漏斗、血管或神经）的表现。在切片上，囊中含有褐色的液体，通常被描述为"机油样"液体，该液体含有胆固醇结晶。此外，标本中还常发现钙化。上述经典的大体表现是典型的牙釉质型颅咽管瘤；而乳头状型更常见的是实质性肿瘤，没有"机油样"液体或钙化。

这两种亚型在组织学检查上有很大区别。牙釉质型颅咽管瘤是由胶质神经基质内的上皮细胞形成的"瘤巢"，成排的肿瘤细胞核或"栅栏状"的肿瘤细胞核和排列松散的上皮细胞形成的星状网结构相连；有丝分裂象很罕见，这与其良性的组织学等级一致；牙釉质型颅咽管瘤的组织学特征是"湿性角质"，由丰满、嗜酸的角质化细胞堆积而成。相反，乳头状型肿瘤由平坦的复层鳞状上皮形成，有纤维血管组织灶，无栅栏状或星状网排列；有时可见角化细胞，但未见湿性角质。

由于它们的组织学特点，免疫组化不是确诊的必要手段，但偶尔也有帮助。两种亚型的上皮细胞膜抗原和细胞角蛋白都呈强阳性。垂体标志物如催乳素和促肾上腺皮质激素（adrenocorticotropic hormone，ACTH）都为阴性。

目前对颅咽管瘤发生发展的相关分子通路的认识还不完全，许多研究仍在进行中。研究发现，在牙釉质型颅咽管瘤中，编码 β 联蛋白（β-catenin）的 CTNNB1 基因发生突变，导致 β 联蛋白的聚积与 Wnt 信号通路的激活[19, 20]。而在乳头状型颅咽管瘤中，BRAF C600E 突变率高达 100%[21]。

五、影像学

评估颅咽管瘤最有用的检查是头颅 MRI，但头颅 CT 仍有作用，特别用于评估钙化（可以可靠地鉴别颅咽管瘤与其他鞍区病变）和详细评估颅底解剖结构，以制订手术计划。颅骨平片已被 MRI 和 CT 取代，而脑血管造影只在极少数情况下适用——在 MRI 上见肿瘤与基底动脉环的关系密切，或者需鉴别巨大鞍上动脉瘤。头颅 MRI 和 CT 显示的脑脊液（CSF）流动受阻和脑积水与第三脑室的受压或阻塞有关，通常是由颅咽管瘤囊肿压迫所造成。

颅咽管瘤的 MRI 通常显示为混杂信号肿块。实体部分通常在 T_1 加权图像上为等信号，并在钆对比剂的作用下增强。囊性成分通常表现为环形强化，而囊内容物的信号可能有所不同，这取决于其中包含的蛋白质或血液分解产物含量。个别囊肿内甚至可能有液平，或者同一肿瘤内不同囊肿之间的信号不同。头颅 MRI 影像上可以识别肿瘤周边的解剖结构，并可用于将颅咽管瘤分为鞍下和鞍上型。前者通常与垂体腺瘤的鞍区扩大相似。根据前面描述的解剖学标准，后一组可分为 SEC 和 IEVC。

通过 MRI 扫描通常可以准确评估视交叉与肿瘤的位置关系。如果视交叉本身不能直接看到，前交通动脉是其位置的可靠标志，该动脉通常与视交叉的后上表面相邻。

鞍区病变的鉴别诊断很多，包括 Rathke 囊肿、视神经胶质瘤、下丘脑错构瘤、转移瘤等。CT 显示钙化，可有助于将颅咽管瘤与这些其他病变相鉴别，85%～90% 的儿童颅咽管瘤和 40%～50% 的成人颅咽管瘤中可见钙化。成人的比例相对较低，是因为该年龄组存在乳头状型颅咽管瘤组织学亚型，而乳头状型颅咽管瘤不存在钙化。这里需要注意的是，唯一可能显示类似边缘"蛋壳样"钙化的其他病变是动脉瘤。如果仍有疑虑，在手术前应进行脑血管成像（CTA、MRA 或脑血管造影）。

对手术的可行性和范围的决策是通过术前 MRI 影像的仔细分析来确定的。Paris 小组发表了一个基于术前下丘脑受累程度的分级系统来指导手术决策。Paris 分级如下：0 级，无下丘脑受累；1 级，下丘脑毗邻或受压；2 级，下丘脑受累（下丘脑不可见）[22]。后续章节将讨论这种术前影像学分级系统对手术结果和预后的影响。

六、临床表现

颅咽管瘤可以表现出多种多样的临床症状和体征；所有这些症状和体征都可以通过肿瘤与周围重要结构的关系来预测。症状可以是视觉障碍（由于压迫或损伤视神经）、内分泌疾病（下丘脑 - 垂体轴）、神经认知变化（乳头体、下丘脑和相关的边缘束），以及梗阻性脑积水（第三脑室梗阻）。不同年龄组的初始症状不同，内分泌疾病和脑积水在儿童中更常见，而视觉障碍和神经认知变化则在成人中更常见。

视觉障碍可以有多种形式，包括视野缺损和视力下降。视野缺损的性质取决于肿瘤的解剖结构，可包括双颞侧偏盲、同向偏盲、同心视野缩小和中央或旁中央暗点，其中不对称性双颞侧偏盲是最常见的类型。视野缺损通常是由于扩大的颅咽管瘤直接压迫了视觉通路的相关部分，但也可能是由于肿瘤累及穿支动脉而造成视路缺血。视力下降最常见的原因是长期的颅内压升高，如继发于梗阻性脑积水，但也可能是长期压迫的晚期效应。儿童在出现严重的视觉症状或损害之前往往不会主动报告，所以这部分患者常常在首次就诊时就出现功能性失明，这并不罕见。

内分泌功能的影响往往是隐蔽的，儿童和成人的症状常常被忽视。儿童可能表现为生长受限或青春期的延迟。成年人可能出现性欲下降和勃起功能障碍（男性）或闭经（女性）。糖尿病和肥胖可能发生在任何年龄，肥胖的存在表明丘脑下部受累。

梗阻性脑积水会引起典型的颅内压升高的症状，即头痛、恶心、嗜睡，以及由于视盘水肿（甚至视神经萎缩）而导致的视力下降。这种表现在儿童中更为常见，可能是因为成年人比儿童中更容易发现和报告更细微的症状，如视野缺损或神经认知障碍。

在成年人中，神经认知症状可能是主要特征，记忆障碍比人格改变更常见。这些症状被认为是由于肿瘤增大导致乳头体本身或海马、穹窿和乳头 - 丘脑束的连接损伤所致。

七、内分泌评估

在管理颅咽管瘤患者的多学科团队中，必须有一名经过合格培训且有经验的内分泌科医生。内分泌功能障碍可在发病时由肿瘤本身造成也可在多次肿瘤进展后产生，或者由于手术、其他治疗或其他原因造成。内分泌功能障碍会对患者的生活质量造成重大影响，甚至可能威胁到生命。事实上，20 世纪中期，颅咽管瘤围术期死亡率的降低，得益于人们对类固醇激素替代治疗和内分泌专业知识重要性的认识。

虽然在临床上常被忽视，85% 的患者在初诊时有垂体功能低下[23]，其中生长激素（growth hormone，GH）缺乏是最为常见的激素，其次是黄体生成素 / 卵泡刺激素（luteinizing hormone/follicle-stimulating hormone，LH/FSH），促肾上腺皮质激素和促甲状腺激素（thyroid stimulating hormone，TSH）缺乏发生率最低。这些激素缺乏可以通过生物化学方法检测或检测结果无异常但伴有明显的临床特征。如约有 1/4 的患者在诊断时有尿崩症（diabetes insipidus，DI），该症状是由于抗利尿激素（antidiuretic hormone，ADH）缺乏导致。

除了垂体激素缺乏外，全身症状可能是由肿瘤侵袭或手术侵扰（更常见）导致的下丘脑功能障碍或（更常见的）引起的。颅咽管瘤的典型下丘脑症状（术前或术后）是由于位于腹内侧核的饱食中枢受损而引起的肥胖，该中枢靠近第三脑室底，位于乳头体前，因此在颅咽管瘤中常受累及。这种过度饮食和肥胖往往伴随着儿童行为和学习成绩的恶化。其他下丘脑综合征发生率不高，但也可能发生，包括温度调节障碍、睡眠紊乱和渴感缺失等。

所有新发颅咽管瘤患者在发病时都应进行全面的临床和内分泌评估，并在进行外科手术之前对这些评估进行分析。评估内容应包括详细的临床检查，包括测量体重指数（body mass index，BMI）和评估血管容量状态。生化检查的确切时间表在不同机构之间有所不同，取决于内分泌和实验室服务的经验和偏好，但应包括对肾上腺、甲状腺和性腺轴，以及 GH、催乳素和 ADH 功能的全面评估，包括必要时的动态检测。

术前和术后内分泌功能的管理包括缺乏激素的外源性替代。最关键的也是首先要补充的是糖皮质激素。对未经治疗或治疗不足的类固醇缺乏患者使用甲状腺素，可诱发急性肾上腺危象。在计划手术时，需要制订术中和术后的应激剂量（额外给药）计划，这需要神经外科、麻醉科和内分泌科团队的密切合作。

在术后，尿崩症可能是一个常见的并发症，包括所谓的三相反应，即最初的多尿，随后是少尿和水潴留，最后又恢复为多尿。规律监测血钠和尿钠及渗透压是必要的，在需要时可使用 ADH 类似物。虽然许多颅咽管瘤术后患者中多见短暂的类似尿崩症的情况，但仍有一部分患者需要长期补充 ADH[24]。

随着多种治疗方式的推进和时间的推移，颅咽管瘤患者普遍存在垂体功能障碍，需要对其终身随访。对于儿童患者的管理来说，需要在特定的阶段谨慎地安排其过渡到合适的成人专家团队继续随访治疗。

八、神经眼科评估

详细的术前和术后神经眼科检查对于客观地记录与肿瘤有关的视力损伤和对手术治疗的反应至关重要，也为以后的随访建立了基线。检查应包括眼底检查（最好有眼底摄影和光学相干断层扫描）和视野检查（如 Goldmann 或 Humphrey 测试），以及常规的视力记录。

眼底检查可能发现视盘水肿，主要出现在以脑积水及其相关的颅内压升高或视神经萎缩，这可能是肿瘤对视交叉的直接压迫或长期未治疗的颅内压升高的晚期结果。

视野检查最典型的表现是不对称性双颞侧偏盲，但许多的后侧病变（或生长在视交叉后面的鞍区病变）可能导致单侧偏盲。这种同向性偏盲是不对称的，非黄斑保留的（所谓的视束综合征），与视皮质区病变所造成的视野缺损相鉴别。

在儿童中，斜视可能是一个主要的临床表现[25]。这种斜视最常见的原因是对视野缺损的代偿，但是控制眼球运动的脑神经很少累及。

九、治疗计划

在神经外科实践中，也许没有其他肿瘤会像颅咽管瘤一样在治疗意见上如此两极分化。尽管对于其他颅内肿瘤的最佳手术治疗方法都有广泛的共识，如积极的全切除（室管膜瘤）或以非手术治疗作为一线治疗方法（视路胶质瘤），但在颅咽管瘤的治疗方面有两种观点：根治性切除与计划内不完全切除（局限性切除）结合术后放射治疗。

根治性切除观点的立足点在于，颅咽管瘤是一种组织学上的良性肿瘤，全切肿瘤后的复发率较低，但是有研究指出其长期随访的原位复发率大约在 30%[26-28]。保守疗法的支持者认为，根治性切除导致患者下丘脑损伤、垂体功能不全、神经认知障碍和生活质量受损等潜在风险发生率较高[29-34]。

已证明传统放射治疗能有效地减少根治性切除和局限性切除的复发率[35-37]，但它存在长期有害影响，特别是对年幼的儿童。现在人们对使用新兴的放射治疗技术有很大兴趣，如质子束和立体定向放射外科，这些技术能减少正常神经组织的放射损伤[38-39]。

尽管目前手术切除（根治性或局限性）和放射治疗是颅咽管瘤的主要治疗方法，其他治疗方法通常与上述方法结合使用。在外科手术中，这些手术包括引流肿瘤囊液，例如，即在囊腔内放置连接到皮下储液囊的引流管，根据需要抽吸囊液，以及广泛的内镜囊肿开窗术等。其他辅助治疗包括腔内治疗，在囊肿中使用导管输送各种药物，或者全身化学治疗等。

最后，对患者个体采用哪种治疗方式将取决于治疗团队的经验和可用资源，并结合术前 MRI 影像及对内分泌和神经眼科的检查结果。正如前面在影像学部分所提到的，巴黎小组已经制订了一项基于术前影像学检查分级管理系统[22]。该小组在完成囊肿减压以减轻脑积水和缓解视神经压迫后，手术决策以此分级系统为指导：0 级和 1 级的目标是完全切除；2 级的目标是有计划的局部切除并保护下丘脑，随后进行放射治疗。通过回顾性队列研究发现，在引入该系统之前接受完全切除治疗的患者，与引入该系统后接受治疗的患者相对比，引入该系统组术后生活质量显著改善，并且无垂体功能减退或下丘脑功能障碍临床表现[22]。

虽然该系统尚未被普遍采用，但它确实为颅咽管瘤的治疗提供了一些有用的临床证据。当然，并不是所有的外科医生都认同该分级系统，其存在一定的神经影像学不确定性。此外，手术结果取决于外科医生的经验和肿瘤大小。总之，不累及下丘脑的肿瘤切除，并谨慎和明智地使用辅助治疗，是指导这类复杂患者治疗决策的原则。

十、手术技巧

除了术前决定手术的目的（根治性切除还是局限性切除），还必须考虑手术的最佳入路。颅咽管瘤的所有手术入路均已有文献描述[40-48]。最佳入路的选择是基于传统的神经外科原则：该入路提供了良好的肿瘤切除途径，避免了关键结构的损伤，并术后并发症（如脑脊液漏）风险在可接受范围内。在本章节中，将讨论不同生长方式的肿瘤的手术入路。术前术中都必须特别注意许多颅咽管瘤累及下丘脑，并可越过解剖边界侵犯下丘脑（图 12-1）。

（一）鞍膈下颅咽管瘤

单纯鞍内病变手术的最佳路径是经鼻蝶入路，该入路提供了切除肿瘤的良好视野，同时也能更好地识别并保留完整的垂体。向鞍上延伸的鞍内病变，如具有良好的大小和形态，也可以通过经鼻蝶手术进行有效的切除。经鼻蝶手术可以在显微镜下进行，但现在越来越多地通过鼻内镜进行，扩大颅底技术已被用于广泛鞍上延伸的膈下型颅咽管瘤[45]。无论采用何种技术切除肿瘤，术中解剖的原则都是相同的。一旦磨开鞍底骨质，切开硬脑膜，就需尽量识别并保护正常的垂体组织，通常的做法是将其推到一边。确定颅咽管瘤的包膜并将其从周围结构中解剖出来。囊壁通常紧密地附着于周围组织，术中需要对粘连的紧密程度和附着结构的重要性做出判断。例如，与漏斗紧密黏附的部分囊壁可残留在原位，而不是冒着损伤这个结构的风险去强行切除囊壁。处理钙化薄片时必须小心，因为这些薄片可能有锋利的边缘，可能损伤局部组织。

（二）鞍上脑室外颅咽管瘤

这些病变最好进行开颅手术，具体使用哪种入路取决于肿瘤与视交叉的关系。对于那些视交叉向上移位或延伸到交叉前间隙的肿瘤（更常见），额下入路提供了通过交叉前间隙和第二间隙的良好通路。对于那些罕见的完全位于视交叉后方的鞍上脑室外

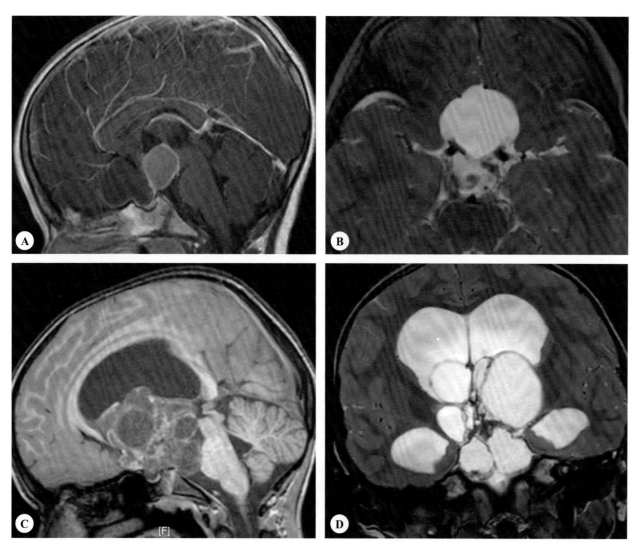

▲ 图 12-1 囊性颅咽管瘤累及下丘脑；矢状位增强 T₁WI（A）和轴位 T₂WI（B）显示鞍上囊性颅咽管瘤，有两个独立的囊腔；仅后部囊肿含有典型的褐色颅咽管瘤囊液；囊肿累及并覆盖乳头体后方的第三脑室底；矢状位增强 T₁WI（C）和冠状位 T₂ MRI 扫描（D）显示复杂囊实性颅咽管瘤，广泛累及下丘脑和第三脑室；它还可引起梗阻性脑积水，伴侧脑室扩张

病变，首选翼点入路以避免损伤下丘脑结构。每一种入路都应根据肿瘤的解剖结构进行调整，例如，对于位于下方或巨大的肿瘤，分别使用眶颧入路或双额开颅术。前纵裂入路，也适用于向鞍后扩展的大的鞍上肿瘤。而一些较大的肿瘤可能需要采用不同的手术方法进行分期切除（图 12-2）。

无论是额下入路还是翼点入路，选择使用哪一侧主要取决于肿瘤形态。对于无明显偏侧生长的肿瘤，首选非优势侧。患者术中体位采用仰卧位，头位向对侧旋转。大多数患者使用三点头架固定头部，但非常小的儿童可以用"马蹄形"头枕代替。术中导航非常有用，现在应该被认为是常规手术设备。在完成术前导航定位、皮肤准备和铺巾后，采用在发

际线后方从中线到颧弓根处额颞头皮发迹内的弧形切口。然后进行标准的额底或翼点开颅术，额窦如果开放，则修补额窦。硬膜弧形剪开后，释放脑脊液，以使脑组织塌陷，扩大操作空间。轻微牵拉额叶，通过额下进一步打开蛛网膜池，包括大脑外侧裂的内侧蛛网膜，直至暴露肿瘤。探及肿瘤后，通过打开并释放囊液减轻周边压迫，并开始解剖，同时最大限度地减少内容物溢出到脑脊液循环中。然后识别出肿瘤的瘤壁，分块进行切除，并小心保护周围的关键结构。颅咽管瘤可黏附在血管上，特别是钙化区域，并混入神经结构，如漏斗和下丘脑。此外，在瘤壁剥离过程中，许多关键穿支血管都有损伤的风险。在没有彻底检查其走行以确保其不供

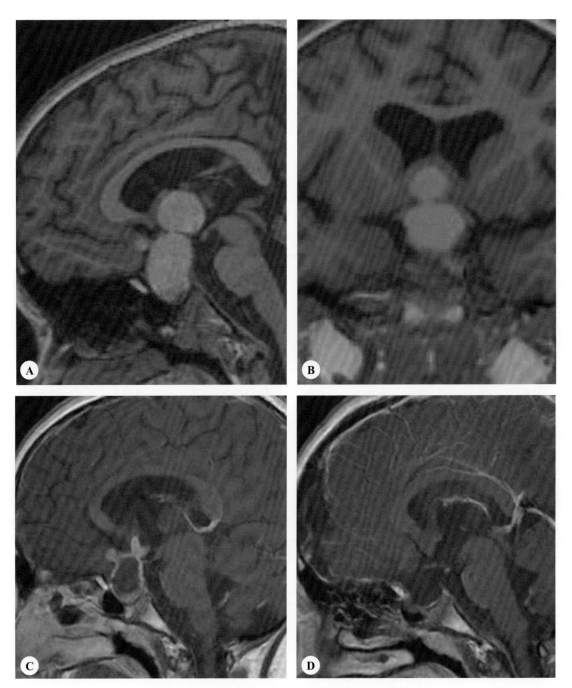

▲ 图 12-2　颅咽管瘤经脑室镜和显微镜手术分期治疗

患者是以双颞侧偏盲为表现的 8 岁儿童，为囊性鞍上颅咽管瘤，矢状位（A）和冠状位（B）增强 T$_1$WI，病变腰部可见视交叉升高并拉伸；肿瘤充满第三脑室，导致梗阻性脑积水；先经脑室镜对第三脑室内的囊肿进行减压，缓解脑积水（C）；肿瘤位于下丘脑前方，通过前纵裂入路切除（D）

应神经结构的情况下，任何血管都不应被牺牲，尤其重要的是，许多以途经方式供应肿瘤的血管也可能继续进入如下丘脑或视交叉等重要结构。如果肿瘤的某些部分紧密地附着于下丘脑，或者与下丘脑难以区分，笔者的做法是保留这部分肿瘤，随后进行辅助治疗，目的是保留内分泌功能和（特别是）下

丘脑功能。一旦达到最大限度的安全切除，使用标准的方法水密缝合硬脑膜、回置固定骨瓣并缝合头皮。笔者不常规使用腰大池外引流术，除非在术后有脑脊液漏的情况，如一些复发或放射治疗后的病例。

（三）脑室内外颅咽管瘤

对于这些肿瘤，手术入路的规划也是基于下丘脑与肿瘤的相对位置，下丘脑通常位于颅咽管瘤的中点附近。因此，最好在额下入路后经第三脑室终板向前上入路。事实上，这些肿瘤患者的终板通常由肿瘤的前侧囊壁组成。打开前交通复合体和视交叉之间的空间，可以为这些颅咽管瘤的分块减压提供良好的视野。例外情况是延伸至第三脑室上后段的较大肿瘤，经终板入路可能无法充分暴露肿瘤的边界。在这些情况下，可选择经胼胝体入路，这种方法的一个优点是它允许外科医生从肿瘤的上极开始剥离肿瘤，肿瘤通常在扩大的室间孔内"游离"，不附着于周围的神经结构。对于突破三脑室底部的巨大肿瘤，经胼胝体入路可以到达鞍上部分。然而，重要的是要记住，这是一种中线入路，其横向暴露范围非常有限。

（四）脑室内颅咽管瘤

如前所述，单纯脑室内颅咽管瘤是罕见的。由于它完全位于变薄的下丘脑上方，从下方入路进行手术存在禁忌。根据肿瘤的个体形态，可选择终板或室间孔入路。

（五）囊性颅咽管瘤

以囊性病变为主的颅咽管瘤，通常见于儿童[49]，治疗上可将导管插入肿瘤囊腔（图 12-3），并连接皮下储液囊（如 Ommaya 囊）。囊肿引流手术可能需要急诊进行，以控制脑积水和保护视力。手术操作可以纯粹通过立体定向进行，使用框架或无框架技术，或者在内镜辅助下进行。如果囊肿出现在第三脑室内，且侧脑室足够大，可选择用内镜开窗并在直视下放置导管。该手术方式在脑室较小的病例中也有描述，操作时可以使用导航来获取进入脑室的最佳路径并使用小剂量的生理盐水扩张脑室[50]。囊肿壁通常又厚又硬，不易被刺破，必须注意确保导管不会从囊肿壁上滑落，以避免导管放置位置不佳，在非直视的导航穿刺中尤其需要注意。颅咽管瘤的液体通常是黏稠的，为了避免堵管，最好使用大侧孔的大口径导管。该技术的潜在风险包括导管的感染或堵塞，因此在 Ommaya 囊穿刺时必须采用严格的无菌技术。有时，囊肿可能是多腔的，腔室之间没有液体的沟通。在这种情况下，通常更可取的是使用内镜技术打通多个腔室，以允许通过单根导管和储液囊进行引流。特殊情况下，如果内镜操作存在困难，则可能需要多根导管进行引流。

大的颅咽管瘤囊肿抽吸常会改变肿瘤与周围结构的解剖关系，抽吸后需要重新进行影像学检查以评估下丘脑受累情况。以前认为不能手术的肿瘤可能会在囊肿缩小后与下丘脑分离开，从而可以手术切除[51]（图 12-4）。

在囊肿内放置导管后，可以在放射治疗期间当囊肿扩大时进行抽吸。导管放置可通过立体定向导航来完成，但通常使用脑室镜直视下进行更直接（图 12-5）。在囊肿内放置导管还可使用囊内治疗，通常在整体治疗的后期进行[52, 53]。

十一、围术期管理及并发症

所有颅咽管瘤手术入路普遍存在手术风险，特别是内分泌并发症，如垂体功能低下和尿崩症，而某些并发症则与特定手术技术有关。最佳的围术期管理是认识到这些风险，并使用合理的策略将其最小化。

（一）感染

与所有侵入性手术相同，颅咽管瘤手术存在细菌污染风险，导致手术部位感染或脑膜炎。术前应采集皮肤和鼻黏膜拭子，以确定耐甲氧西林金黄色葡萄球菌（methicillin-resistant staphylococcus aureus，MRSA）等耐药微生物的携带情况，并去除其在手术部位的定植。现在，在所有类型的神经外科手术开始时，都常规使用全身（静脉）抗生素预防感染；确切的药物选择将取决于术者经验和术前拭子的结果。如果患者携带的微生物对标准预防药物有耐药性，则必须使用不同的抗生素。大多数单位进行经蝶手术，特别是扩大内镜经蝶手术，采取长达 5~7 天的抗生素预防性使用。事实上，通过适当的术前、术中和术后预防措施，扩大内镜经蝶手术的感染率并不比经颅手术高[45-54]。

（二）血管损伤

位于鞍上区的颅咽管瘤常侵犯甚至黏附于基底动脉环，这意味着切除肿瘤有血管痉挛、血栓形成或直接损伤的风险，可导致脑缺血或梗死。降低这种高危并发症的风险需要从术前规划阶段开始，识别可能的血管受累情况，如果有必要，通过血管成像（CTA 或 DSA）来确定血管的相对位置，以预测特别高风险的解剖分离区域。术中超声有助于在解剖过程中明确血管的走行。通常谨慎的做法是残留高度黏附血管壁的部分肿瘤进行辅助治疗，而不是以损伤血管外膜为代价对肿瘤进行完全切除。术

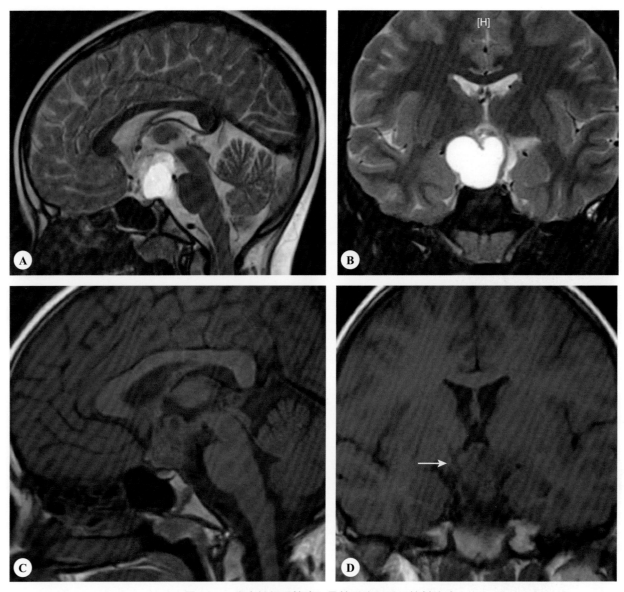

▲ 图 12-3　囊实性颅咽管瘤经导管引流加质子放射治疗

A 和 B. 矢状位和冠状位 T_2WI 显示囊实性颅咽管瘤从鞍上区延伸至第三脑室底；C 和 D. 矢状位和冠状位 T_1WI 显示导管插入后的病灶（D，白箭）；囊肿引流后，实性成分对下丘脑的累及显示的更加清晰

后，全麻复苏后应尽快进行神经系统检查，以评估任何潜在的神经系统损伤。如果发现任何问题，应立即进行影像学检查（CT）。血管损伤引起的缺血性脑卒中常有报道（开颅手术约 2.9%，经蝶手术约 2.7%）[46]。除术中直接损伤外，也有术后血管梭形扩张[55] 和血管痉挛[56] 的报道。虽然前者似乎主要是一个影像学现象而没有临床后遗症，但是血管痉挛可能是延迟缺血性神经功能缺损的病因。如怀疑血管痉挛，应行灌注成像（CT 或 MR）确认；如影像学确认，应采用提升血容量和控制性升高血压治疗，这已证明是治疗颅咽管瘤手术后血管痉挛的有效方法[57]。

（三）视觉损伤

许多颅咽管瘤患者表现为明显的视力损害和视神经病变。视神经本身脆弱的状况使他们在颅咽管瘤手术中面临较高的进一步损伤的风险，从而导致术后视力丧失。如前所述，所有患者术前应进行详细的眼科检查，包括正式的视野检查。术中应尽量避免视神经的牵拉或烧灼，也应特别注意保护视交叉的供血动脉，这些动脉在解剖过程中可能有损伤风险，如成对的垂体上动脉和在视交叉上侧面的脑膜血管网。经终板入路比使用下通道入路（如经蝶入路）有更高的视交叉缺血风险；因为经蝶入路等下

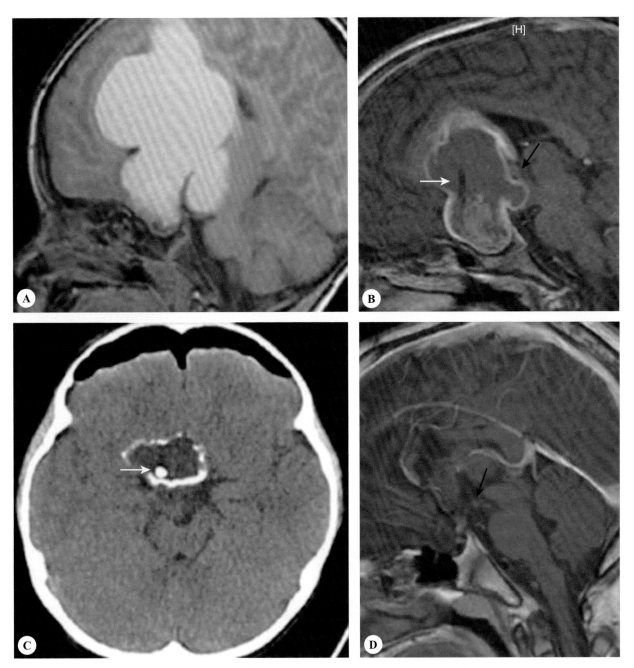

▲ 图 12-4 巨大颅咽管瘤经导管引流及显微手术切除治疗

A. 矢状位 T_2-FLAIR 扫描显示巨大囊性鞍上颅咽管瘤；B. 在导航下置入导管后，T_1WI 增强扫描显示囊肿变小，白箭指向导管，黑箭指向减压的下丘脑和第三脑室底部；C. CT 显示减压囊肿内导管（白箭）；显示的钙化即囊肿边缘；D. 经前纵裂和额下入路切除颅咽管瘤后的矢状位 T_1 增强 MRI 扫描，第三脑室底部完好无损（黑箭）

通道入路可在术中直接对肿瘤减压后再对上方肿瘤进行手术操作。一项关于颅咽管瘤手术的大型 Meta 分析发现[41]，术前视力正常患者手术后视力退化率约为 13%（包括视力下降或视野缺损）；相比之下，已有视力缺陷的患者术后视力改善率约为 50%。由邻近海绵窦的脑神经损伤引起的眼肌麻痹也是一种潜在的并发症，但大多数研究认为这比视野或视力问题要罕见得多，发生率低于 1%。术后，患者应重新进行眼科评估，以便与术前基线进行比较。术后立即出现视力急剧下降或失明提示可能有急性血肿等占位性病变，应立即进行影像学检查及二次手术探查。

（四）内分泌功能障碍

在任何颅咽管瘤手术中，具有神经内分泌功能

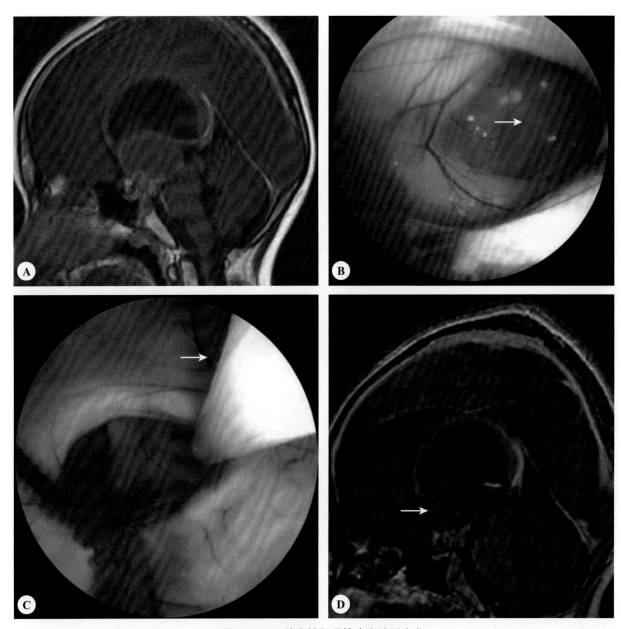

▲ 图 12-5　经脑室镜颅咽管瘤囊肿引流术

A. 矢状位 T_1WI 增强扫描显示囊性颅咽管瘤起源于鞍上区并充满第三脑室腔；B. 室间孔的内镜下影像，颅咽管瘤囊肿（箭）位于在第三脑室底；C. 在直视下将导管（箭）插入囊肿并减压；D. 矢状位 T_1WI 增强扫描显示囊肿减压成功

的关键神经结构都有损伤风险，包括下丘脑、漏斗、垂体柄和垂体。如前所述，由内分泌科医生进行的术前评估是必要的，可以发现和记录术前存在的神经内分泌功能缺陷。为了保护内分泌功能，术前应仔细阅读肿瘤影像，评估下丘脑 - 垂体轴受累情况，并进行内分泌检查。由于大多数患者在发病时已经表现出内分泌功能损伤，并且考虑到这种慢性疾病在整个病程中几乎总是会产生多种内分泌功能的缺陷，如果能够在不损害下丘脑的情况下实现肿瘤的

完全切除，那么牺牲剩余的内分泌功能（如计划性的手术破坏粘连紧密并已经萎缩的垂体柄）可能是可以接受的。然而，如果下丘脑受损，激素替代并不能恢复正常的生活质量。术中，从中线结构中切除肿瘤时，首选锐性剥离，最小程度（理想情况下是没有）牵引或电灼中线结构。当垂体位于颅咽管瘤的腹侧或前方时，仍可采用经蝶窦入路，因为推挤垂体或在其内做垂直切口仍可保存垂体内分泌功能的良好[58]。

腺垂体损伤可导致其中产生的一种或多种激素缺乏，甚至出现全垂体功能减退。在某些研究中，多种激素缺乏的发生率可高达 50%，经颅入路比经蝶入路的发生率更高[46]。术后 LH/FSH 水平降低是最常见的（高达 90%），其次是催乳素、ACTH 和 TSH（约 50%）[59]。围术期管理应与内分泌科医生密切合作，但大多数患者在麻醉诱导和术后早期接受补充外源性糖皮质激素，直到术后第二天清晨给药前的糖皮质激素检测确认有内源性激素产生后才可停药。在患者完全从手术中恢复后，内分泌科团队通常会对所有垂体前叶激素功能进行全面评估。

神经垂体损伤可导致 ADH 缺乏并引起尿崩症（diabetes insipidus，DI）。颅咽管瘤手术后 DI 的发病率差异很大，可能是由于不同的定义，文献中描述的发病率低至 4%，高至 100%[41, 46, 60]。大多数神经外科单位都有自己的术后监测方案，但都包括仔细测量液体出入量平衡（通常使用留置导尿管），记录尿液比重或渗透压，并频繁检测血钠和渗透压。外源性去氨加压素仅在达到标准时使用，通常是有明确的脱水证据，伴有血钠 / 渗透压升高，并伴有不适当稀释的尿液。尽管在术后早期，较多患者需要使用去氨加压素，但长期依赖去氨加压素的 DI 约为 70%（经颅手术）和 24%（经蝶窦手术）。

下丘脑损伤已被公认为颅咽管瘤手术预后不良的主要决定因素，可导致许多临床症状，如肥胖、暴饮暴食和行为障碍（如易怒），但也有记忆障碍、温度稳态丧失和睡眠周期紊乱等[22, 30]。严重代谢紊乱也可发生，如术后第一年体重迅速增加，能量管理异常，脂肪生成增加，并对饮食、体育活动和药物治疗反应不佳[61, 62]。约 1/3 的颅咽管瘤患儿在首发时表现为下丘脑功能紊乱[63]。下丘脑手术损伤的风险因素包括术前存在下丘脑症状、肿瘤体积较大、累及第三脑室、梗阻性脑积水、对附着于下丘脑的肿瘤进行根治性切除和乳头体后方手术[30, 64, 65]。由于其中一些症状的界定标准有些模糊，下丘脑功能障碍的发生率很难统计，但为 30%～60%，经颅和经蝶入路之间没有差异[22, 30, 41, 66]。如果采用有计划的次全切除并保留下丘脑的手术策略，下丘脑损伤的发生率将显著降低；术后联合辅助放射治疗后，肿瘤控制与根治性切除相比并无差异[22, 49, 67]。

（五）脑脊液相关并发症

脑积水的发生率为 5%～40%（Elliott），通常与第三脑室内有较大的肿瘤相关。肿瘤切除或囊肿引流通常可以解决脑积水，但 10%～15% 的患者术后仍有脑积水需要脑脊液分流手术[68]。经蝶窦手术，特别是扩大内镜经蝶手术后脑脊液漏的发生率一直是一个值得关注的问题，特别是该技术初创阶段的报道发生率更高。然而，随着颅前底重建技术的改进，如使用带蒂的鼻中隔黏膜瓣，术后脑脊液鼻漏的发生率已降低至 5% 或更低[46, 69, 70]。

十二、辅助疗法和新疗法

传统上，辅助治疗（主要是放射治疗）被视为不能手术切除的残留或复发性颅咽管瘤的二线治疗。随着颅咽管瘤治疗理念的发展和技术的进步，采用适形放射治疗技术减少对神经结构的照射（如立体定向放射外科和质子束治疗），已被更频繁地用作计划性部分切除或囊肿引流术后的一期治疗。此外，对于将腔内使用药物直接注入颅咽管瘤囊肿的研究热度也在增加。早期的经验是用放射性同位素进行近距离放射治疗，最近较多使用化学治疗，如博莱霉素和干扰素。

（一）常规放射治疗

传统的放射治疗采用分割的方式向目标照射治疗剂量，同时尽量减少对周围组织的照射。现代放射治疗技术利用基于面罩的固定技术和计算机辅助的图像引导规划技术。颅咽管瘤的放射治疗剂量通常为 50～60Gy，分为 25～30 次治疗。放射体积通常以肿瘤区外 5mm 构成临床靶区。MRI 和 CT 的联合配准可以确保将任何残余钙化都纳入肿瘤区。定期的监测成像和计划调整是必要的，以确保在放射治疗过程中发生的任何囊肿增大都包括在照射体积内[71]。

有充分的证据表明，在大多数患者中，>50Gy 剂量可有效地实现肿瘤控制[72-76]。治疗的主要潜在并发症是视觉损伤，通常认为视路的放射耐受性为 8～12Gy。其他风险包括放射性坏死、肿胀、内分泌功能障碍和认知功能减退。治疗时年龄越小对认知的影响越重，然而颅咽管瘤在儿童中发病率更高。

调强放射治疗（intensity modulated radiotherapy，IMRT）常用于颅咽管瘤。该技术涉及通过使用多叶准直器从不同方向传送的多个小光束对暴露在目标上的高剂量辐射进行"雕刻"，以减少了对邻近结构如海马体、脑干、视路和耳蜗的照射。

（二）立体定向放射外科

立体定向放射外科（stereotactic radiosurgery，SRS）（如 Leksell 伽马刀）能够以粒子束的形式向精确适形的目标提供高剂量辐射，仅对周围神经组织造成最小的辐射暴露。它使用基于框架的立体定向和计算机辅助剂量规划来实现这一目标。主要缺点是不适合较大（直径＞3.5cm）病变。立体定向放射外科已经在选择适当的颅咽管瘤中使用，并取得了一些成功[77]。

（三）质子束治疗

质子束治疗（proton beam therapy，PBT）是将带正电荷的质子送到目标靶点。虽然治疗的疗效和剂量与常规放射治疗相似，但 PBT 的优势在于利用带电粒子的物理特性，即布拉格峰（指在粒子停止之前放射剂量急剧下降），极大地改善适形性并减少关键周围结构的照射。质子束在布拉格峰后突然停止，相比传统放射疗法在放射出靶体时所产生的溢出剂量就会减少。在一个展开的布拉格峰上，一系列具有不同能量的质子确保了所有剂量都沉积在肿瘤组织内。尽管由于该技术的相对新颖，仍有待于长期随访，但文献提示 PBT 治疗的颅咽管瘤控制率为 90% 及以上[39, 78]。

（四）腔内治疗

由于大多数颅咽管瘤都是囊性的，因此在囊腔内灌注各种药物以减少或控制肿瘤的生长一直是人们研究的热点。腔内治疗适用于单囊性或有较大囊肿的肿瘤。可以通过开放、内镜或立体定向（基于框架或无框架）技术将和储液囊（如 Ommaya 囊）相连的导管置入囊内。一旦导管位置固定，通过灌注造影剂，然后进行影像学检查（通常是 CT 检查），从而进行"泄漏"测试，以确保囊肿与蛛网膜下腔隔离，治疗药物不会溢出到脑脊液或脑实质。

用于腔内治疗的药物可分为放射性同位素和化学治疗药物。放射性同位素包括磷 –32（^{32}P）、钇 –90（^{90}Y）和铼 –186（^{186}Re）。化学治疗药物包括博莱霉素和 α 干扰素也有文献报道。有病例系列研究报道了所有这些药物在控制颅咽管瘤方面的疗效，但对毒性的担忧仍然存在，并且无法提出支持该治疗建议强有力的 I 级证据[79, 80]。至少在目前，腔内治疗仍可能是复发性或不能手术的囊性病变的二线治疗方法。α2b 干扰素目前被认为是一种安全的选择，神经系统风险最小。通常情况下，患者接受 300 万 U 的 α2b 干扰素治疗，每周 3 次，持续 4 周，每次给药前均抽吸囊肿液。在迄今为止发表的最大的儿童颅咽管瘤应用研究中，60 名儿童的囊肿平均体积从 27.7ml 减少到 9.6ml[52]（图 12-6）。

十三、预后

如前所述，颅咽管瘤的良性组织学性质并没有反映在其临床行为中。越来越多的人认识到，根据神经外科或肿瘤学标准治疗成功的患者会因内分泌、下丘脑和智力功能障碍而导致生活质量受损[81]。就生活质量而言，不良结果的主要预测因素是下丘脑受累。切除的范围和诊断时的年龄不能预测长期的生活质量结果。正是对这些长期结果的认识，导致神经外科和肿瘤学界重新评估颅咽管瘤患者的管理策略。

各种干预措施，特别是手术和放射治疗联合治疗后的肿瘤控制程度已受到关注。在一项来自 SEER 数据库［The Surveillance，Epidemiology，and End Results（SEER）Program database］的综述中，2004—2008 年招募的 644 名颅咽管瘤患者的 1 年和 3 年总生存率（overall survival，OS）分别为 91.5% 和 86.2%[82]。在一项回顾 442 名成人和儿童患者的大型 Meta 分析中，2 年和 5 年无进展生存率（progression-free survival，PFS）在接受根治性全切除（gross total resection，GTR）（81% 和 67%）和次全切除（subtotal resection，STR）伴放射治疗（91% 和 66%）的患者结果相似，5 年和 10 年的总生存率（分别为 98% 和 98%，99% 和 95%）也是相似的[37]。

另一项研究回顾了 109 名儿童的病历资料，也发现 GTR 和 STR 联合放射治疗并无差异，5 年 PFS 分别为 77% 和 73%；然而，单独 STR 明显劣于 STR 联合放射治疗，5 年 PFS 分别为 73% 和 43%[35]。一项前瞻性多中心研究招募了来自中欧的儿科患者，报道了 3 年的 PFS 为 46%；然而，在此期间接受放射治疗儿童的 PFS 提高到 88%[83]。这项研究还表明，从研究的后半段招募的儿童（外科医生手术操作策略更加保守），下丘脑并发症的发生率从 35% 降低到 13%[32]。

十四、复发

颅咽管瘤复发的处理仍然是一个难题。正如初

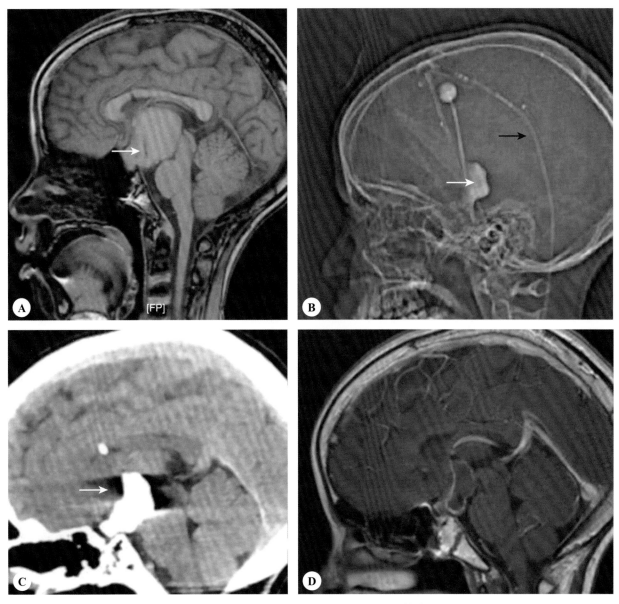

▲ 图 12-6　干扰素治疗囊性复发性颅咽管瘤

A. 矢状位 T_1WI 显示次全切除和放射治疗后数年复发的囊性颅咽管瘤，白箭指向置入囊肿的导管；B. 造影剂已注入储液囊和囊肿导管，在侧位颅骨平片上勾勒出囊肿轮廓，黑箭指向脑室 – 腹腔分流管；C. 重建的矢状位 CT 显示囊肿充满造影剂；对比剂未溢出至蛛网膜下腔证实导管在囊肿内被有效密封（白箭）；D. 完成连续 4 周囊内干扰素治疗后 8 周，矢状位 T_1WI 增强扫描显示囊腔明显缩小

次治疗是有争议的，在复发性病变中指导决策的证据更为缺乏。文献中关于复发的预测因子存在分歧。虽然有些研究表明，复发可由切除的程度来预测[84]，但其他研究并没有证明两者之间有明确的关系[85]。也有证据表明，放射治疗可降低复发风险[86]。

复发是通过临床和影像学随访相结合来发现的。大多数单位要求在疾病诊断后至少 5～10 年内定期进行眼科和内分泌检查，并进行 MRI 扫描。然而仍有研究报道更长久的复发病例，许多研究提倡对患者进行终身随访，特别是那些已知有残余病变的患者[87]。

当复发确实发生时，治疗策略与原发肿瘤相同，手术切除仍是首选，特别是如果肿瘤是实性的，目标仍是最大限度地切除肿瘤，同时保留下丘脑功能（如果存在）。在一项 97 例进行了局限性手术 + 放射治疗的颅咽管瘤患者研究中，对其中的 18 例复发进展的患者进行评估，作者得出结论，仅对囊肿进行减压长期复发率较高，最佳的治疗方法是在首次复发时尝试 GTR[88]。放射治疗和腔内治疗适用于不能完全手术切除的肿瘤。小的复发性颅咽管瘤被认为适合进行立体定向放射治疗[89]，在一项涉及 137 名患者的大型系列研究中，54% 的患者经伽马刀治疗后肿瘤缩小，16.5% 的患者肿瘤继续生长，8% 的患者囊肿扩大[38]。

结论

颅咽管瘤是一种罕见但极具挑战性的肿瘤。最佳的管理需要由神经外科医生、肿瘤科医生、眼科医生和内分泌科医生等组成的多学科团队协作完成。越来越多的人认识到，早期接受积极手术治疗的患者长期生活质量很差，这使得针对颅咽管瘤的治疗回到了更局限的手术上，许多单位开始采用辅助放射治疗，以避免下丘脑损伤。对于原发性和复发性颅咽管瘤的最佳的管理策略尚未达成共识，理想的方法仍有争议。

第 13 章　所有其他儿童脑肿瘤
All Other Brain Tumors in Pediatrics

David F. Bauer　著

童鹿青　译　　孙天孚　校

临床要点

- 儿童最常见的实体肿瘤是中枢神经系统肿瘤，占儿童所有肿瘤的 20%～25%。
- 在儿童时期，75% 的先天性脑肿瘤是幕上肿瘤。最初的症状包括脑积水、可触及的颅骨肿块、局灶性神经功能缺损、视力改变和内分泌疾病。
- 出现首发症状时，通过 CT 或 MRI 的头颅成像来诊断肿瘤。如有症状，需要进行内分泌学实验室检查。
- 遗传上使儿童易患特定脑肿瘤的神经皮肤疾病包括神经纤维瘤病 I 型、神经纤维瘤病 II 型和结节性硬化复合症。
- 在儿童幕上肿瘤中可见多种肿瘤组织学类型，包括星形细胞和胶质细胞衍生的肿瘤、神经和神经胶质细胞肿瘤、室管膜肿瘤、胚胎或幕上原始神经外胚叶肿瘤、恶性横纹肌瘤、脉络丛肿瘤、松果体区肿瘤、垂体肿瘤、脑膜肿瘤、生殖细胞肿瘤，以及来源于造血系统、颅骨或皮肤的肿瘤。

　　中枢神经系统肿瘤是儿童最常见实体瘤，占儿童所有肿瘤的 20%～25%[1]。尽管颅后窝是肿瘤最常见的位置，但在神经外科实践中可以看到许多常见和不常见的幕上肿瘤[2]。有趣的是，75% 的先天性儿童脑肿瘤是幕上的[3]。幕上肿瘤的最初症状取决于部位，可包括脑室内肿瘤导致的脑积水、颅底肿瘤导致可触及的颅骨肿块、大脑半球肿瘤导致的占位效应和局灶性神经功能缺损、视路肿瘤导致的视力变化，以及涉及下丘脑 - 垂体轴肿瘤导致的内分泌疾病。在治疗患有神经皮肤综合征（如斑痣性错构瘤病）的儿童时，必须了解特定脑肿瘤的遗传易感性，如神经纤维瘤病 I 型（neurofibromatosis type 1，NF1）、神经纤维瘤病 II 型（neurofibromatosis type 2，NF2）和结节性硬化复合症（tuberous sclerosis complex，TSC）[4]。在患者出现首发症状时，可以通过头颅 CT 或 MRI 诊断肿瘤。治疗方法多种多样，通常需通过连续成像进行长期随访，以评估潜在复发的可能。在儿童幕上肿瘤中可见多种肿瘤组织学类型，包括良性和恶性肿瘤。基本组织学亚组包括星形细胞和胶质细胞衍生的肿瘤、神经和神经胶质细胞肿瘤、室管膜肿瘤、胚胎或幕上原始神经外胚叶肿瘤（primitive neuroectodermal tumor，PNET）、恶性横纹肌瘤如非典型畸胎样 / 横纹肌样肿瘤（atypical teratoid /rhabdoid tumor，AT/RT）、脉络丛肿瘤、松果体区肿瘤、垂体肿瘤、脑膜肿瘤、生殖细胞肿瘤，以及造血、颅骨或皮肤衍生肿瘤（表 13-1）。

　　儿童常见的幕上星形胶质细胞衍生的肿瘤包括毛细胞型星形细胞瘤、毛细胞黏液型星形细胞瘤、多形性黄色瘤型星形胶质瘤、室管膜下巨细胞型星形细胞瘤、纤维型星形细胞瘤、间变性星形细胞瘤和胶质母细胞瘤[5, 6]。低级别胶质瘤（low-grade glioma，LGG）由世界卫生组织（WHO）I 级和 II 级胶质瘤组成，占儿童大脑半球肿瘤的 60%，每年发病率为 5%[5]。诊断的平均年龄为 6—11 岁[5]。这些典型的生长缓慢的良性肿瘤可表现为占位效应、

（续表）

表 13-1　儿童幕上肿瘤

星形细胞 / 胶质细胞肿瘤
- 毛细胞型星形细胞瘤（WHO Ⅰ级）
- 毛细胞黏液型星形细胞瘤（WHO Ⅱ级）
- 多形性黄色瘤型星形细胞瘤（WHO Ⅱ级）
- 室管膜下巨细胞型星形细胞瘤（WHO Ⅰ级）
- 纤维型星形细胞瘤（WHO Ⅱ级）
- 间变性星形细胞瘤（WHO Ⅲ级）
- 胶质母细胞瘤（WHO Ⅳ级）
- 少突胶质细胞瘤（WHO Ⅱ级）
- 间变性少突胶质细胞瘤（WHO Ⅲ级）

神经胶质细胞肿瘤
- 婴儿促纤维增生性神经节细胞胶质瘤（WHO Ⅰ级）
- 胚胎发育不良性神经上皮肿瘤（WHO Ⅰ级）
- 神经节细胞胶质瘤 / 神经节细胞瘤（WHO Ⅰ级）
- 中枢神经细胞瘤（WHO Ⅱ级）

室管膜肿瘤
- 室管膜瘤（WHO Ⅱ级）
- 间变性室管膜瘤（WHO Ⅲ级）

脉络丛肿瘤
- 脉络丛乳头状瘤（WHO Ⅰ级）
- 非典型性脉络丛乳头状瘤（WHO Ⅱ级）
- 脉络丛癌（WHO Ⅲ级）

松果体区肿瘤
- 松果体细胞瘤（WHO Ⅰ级）
- 中等分化的松果体肿瘤（WHO Ⅱ / Ⅲ级）
- 松果体母细胞瘤（WHO Ⅳ级）

生殖细胞肿瘤
- 生殖细胞瘤
- 畸胎瘤
- 卵黄囊瘤
- 胚胎性癌
- 绒毛膜癌

幕上胚胎肿瘤
- 原发性神经外胚层肿瘤（WHO Ⅳ级）
- 非典型性畸胎样横纹肌样肿瘤（WHO Ⅳ级）

脑膜瘤 / 脑膜肉瘤
- 脑膜瘤（WHO Ⅰ级）
- 非典型脑膜瘤（WHO Ⅱ级）
- 恶性脑膜瘤（WHO Ⅲ级）
- 脑膜肉瘤（WHO Ⅳ级）

垂体细胞瘤（WHO Ⅰ级）

造血系统肿瘤
- 恶性淋巴瘤
- 髓外急性髓系白血病（绿色瘤）
- 组织细胞瘤（朗格汉斯细胞组织细胞增生症 / 嗜酸性肉芽肿）

头骨 / 头皮
- 真皮囊肿
- 骨瘤
- 骨母细胞瘤
- 动脉瘤性骨囊肿
- 成骨肉瘤
- 脊索瘤 / 软骨肉瘤

癫痫发作、脑积水或局灶性神经功能缺损，如累及视神经会出现视力下降。虽然在成人患者中 WHO Ⅱ级星形细胞瘤最终常常发生恶性转化，但在儿童人群中这种情况并不常见[5]。

幕上毛细胞型星形细胞瘤是一种 WHO Ⅰ级肿瘤，可以位于大脑半球或深部[6]。可累及下丘脑和视路结构，最常见于 NF1 患者[7, 8]。这些肿瘤通常边界清楚，并伴有增强[6]。组织学上，肿瘤由神经胶质细胞原纤维酸性蛋白（glial fibrillary acidic protein, GFAP）阳性的双极性肿瘤细胞组成，其细胞核细长，胞质突起纤细[6]。可见含有 Rosenthal 纤维的微囊区域。其治疗方案是最大限度的安全切除，而且全切手术通常可以防止复发。

NF1 患者的视路肿瘤生长缓慢[7]（图 13-1）。对于这些肿瘤，通常会进行定期影像学随访。如果出现明显的肿瘤扩大或视力下降，则会进行化学治疗，而不是切除具有功能的视神经[8, 9]。大约一半的视神经胶质瘤患者为 NF1[7, 10]。

其他类型的幕上星形细胞瘤在儿童人群中相对少见。

一、毛细胞型星形细胞瘤

毛细胞型星形细胞瘤通常见于年幼婴幼儿（中位 10 月龄），但也见于年龄较大的儿童[6]（图 13-2）。毛细胞型星形细胞瘤最常见于下丘脑或视交叉[6]，通常表现为 T_1 低信号和 T_2 高信号，均匀增强。多形性黄色星形细胞瘤占所有星形细胞瘤的比例不到 1%，

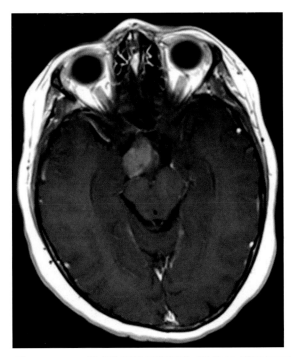

▲ 图 13-1 NF1 患者的视神经胶质瘤（轴位 T_1 增强 MRI）

2/3 的患者年龄在 18 岁以下[6, 8]。影像学通常可见带有囊性成分的实体肿瘤，伴瘤周轻度水肿。组织学因细胞多形性和不同数量的核内包涵体而有所差异。室管膜下巨细胞型星形细胞瘤（subependymal cell astrocytoma，SEGA）发生于结节性硬化症患者侧脑室壁[4, 6]。组织学上由具有丰富嗜酸性细胞质的大型星形细胞组成，细胞的胶质和神经元标志物可出现阳性。以往，脑积水患者的治疗方法是手术切除。有一种新的化学治疗药，mTOR 抑制药依维莫司已被证明对 TSC 患者的这些肿瘤有一定疗效，但需长期服用[9, 11]。儿童期丘脑胶质瘤是一种特殊的类型，很像弥漫内生型脑桥胶质瘤。丘脑胶质瘤的表现通常与其他部位的胶质瘤不同，这些肿瘤全切术后的并发症通常是不可接受的。丘脑胶质瘤占所有颅内肿瘤的比例不到 5%，其中一半发生在儿童时期[12, 13]。弥漫性星形细胞瘤（WHO Ⅱ 级）在幼儿中并不常见，在青少年晚期至成年早期更为常见[6]。组织学显示：疏松的微囊性肿瘤基质上分化良好的肿瘤性星形胶质细胞，通常细胞数量呈正常至中度增加[6]。文献曾报道过儿童时期的间变性星形细胞瘤（WHO Ⅲ 级）和胶质母细胞瘤（WHO Ⅳ 级）病例，但这些肿瘤在成人中更常见[6, 14]。在所有新诊断的儿童颅内肿瘤中，约 6.5% 为高级别胶质瘤[14]。这些肿瘤的基因突变在儿童中可能与成人不同，因为儿童

肿瘤相关文献中很少有低级别胶质瘤转化为高级别胶质瘤的报道[15, 16]。这种恶性转化通常见于成年患者的低级别胶质瘤[17]。已观察到儿童高级别胶质瘤在染色体 1p、2q 和 21q 上的增加更频繁，而在染色体 6q、11q 和 16q 上的丢失更频繁[14]。患有高级别胶质瘤儿童患者的中位生存率往往略高于具有类似组织学级别肿瘤的成人患者[6, 14, 18]。MRI 通常显示肿瘤强化，伴有瘤周水肿和可能的中心坏死。治疗方案通常包括最大限度的安全手术切除，辅以辅助化学治疗和放射治疗。与其他儿科肿瘤相比，预后较差，2 年生存率为 10%～30%[6, 14, 18]。

二、少突胶质细胞瘤

少突胶质细胞瘤在儿童中很少见，仅占 14 岁以下儿童脑肿瘤的 2%[6]。影像学上可见钙化，组织学上肿瘤细胞呈"煎蛋"状，细胞核深染，核周有晕[6]。患者可表现为癫痫，并且这种类型的肿瘤易发生于额叶。

三、婴儿促纤维增生性神经节细胞胶质瘤

婴儿促纤维增生性神经节细胞胶质瘤（desmoplastic infantile ganglioglioma，DIG）（或胶质瘤）是一种罕见的、巨大的囊性浅表性幕上肿瘤，主要发生于婴儿。它们被归类为 WHO Ⅰ 级肿瘤[19]。尽管已经发表过青少年患者的病例报道，但患者通常在 2 岁以下[19]。全球文献中已发表的个例大约有 100 个[20]。影像学检查表现为一个囊性瘤腔，其实性部分明显增强。组织学上有明显的桥蛋白增生、分化不良的神经上皮成分和皮质成分[19]。通常有核分裂活性和神经元结构的阳性染色。治疗方案为最大限度的安全切除，通常在全切除的情况下不再需要辅助治疗。

四、胚胎发育不良性神经上皮肿瘤

胚胎发育不良性神经上皮肿瘤（dysembryoplastic neuroepithelial tumor，DNET）最早由 Daumas Duport 报道 1 例通过手术切除治愈癫痫的儿童患者[21]（图 13-3）。这些肿瘤被归类为 WHO Ⅰ 级，MRI 上表现为典型的 T_2 高信号和 T_1 低信号，其中 1/3 有强化[19]。组织学上，肿瘤由垂直于皮质表面的轴突束列组成，内衬为小的少突胶质细胞。细胞学正常的神经元似乎漂浮在嗜酸性细胞基质的柱状结构之间。

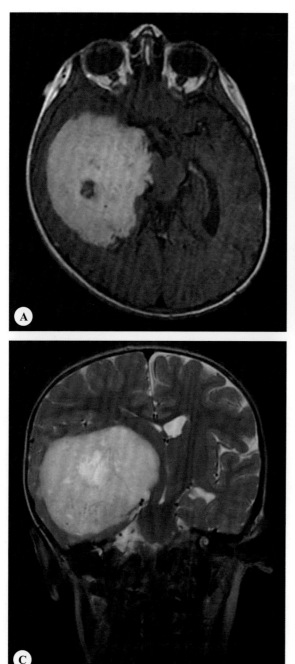

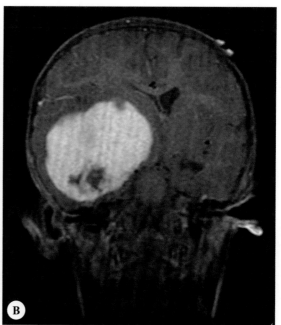

▲ 图 13-2　右侧大脑半球的毛细胞型星形
细胞瘤

A. 轴位 T_1 增强 MRI；B. 冠状位 T_1 增强 MRI；
C. 冠状位 T_2 MRI

皮质发育不良常与此肿瘤有关。在 20 岁以下脑肿瘤
患者中的发病率为 1.2%。但在该年龄组的难治性癫
痫和颞叶肿瘤患者中占 5%～15% [19, 22]。治疗方案是
手术切除，而且即使是部分切除的肿瘤也可以在多
年内保持稳定 [22]。当试图治疗癫痫时，必须小心切
除致癫痫病灶，病灶可能位于术前影像学划定的肿
瘤区域之外的局灶性皮质发育不良区域。有时使用
颅内电极进行长时程皮质脑电图监测有助于确定所
需切除的区域从而治愈癫痫 [22, 23]。

　　神经节细胞胶质瘤（神经节细胞瘤）是一种

WHO Ⅰ级肿瘤，占所有脑肿瘤的 1.3% [19]（图 13-4）。
它最常见于儿童时期，平均诊断年龄为 8.5 岁 [19]。它
可以发生在整个神经系统，但超过 70% 发生在颞
叶 [24]。最常见的症状为癫痫发作，在一些接受癫痫
手术的患者中，15%～25% 在病理学上被证实为这
种类型的肿瘤 [24]。影像学显示 T_1 低信号，T_2 高信
号，边界清晰的占位，增强程度不一。在组织学上，
肿瘤具有不规则的、发育不良的大型多级神经元群。
其组织学特征是神经元和胶质细胞成分的结合，伴
有明显的异质性 [19]。治疗方案为手术切除，根据已

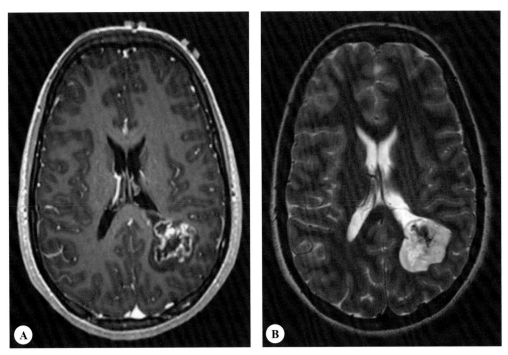

▲ 图 13-3　癫痫患者左顶叶胚胎发育不良神经上皮肿瘤
A. 轴位 T_1 增强 MRI；B. 轴位 T_2 MRI

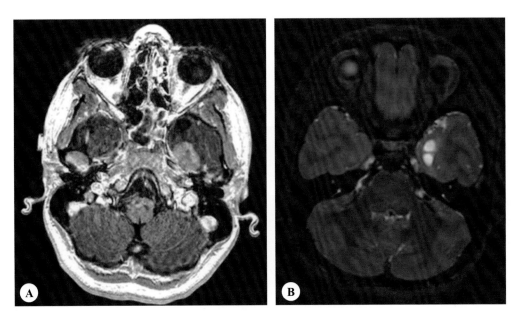

▲ 图 13-4　癫痫患者左颞叶神经节胶质瘤
A. 轴位 T_1 增强 MRI；B. 轴位 T_2 MRI

发表的资料，其 7.5 年无复发生存率为 94%[19]。

五、中枢神经细胞瘤

　　中枢神经细胞瘤是一种 WHO Ⅱ 级肿瘤，由 Monro 孔区侧脑室均匀强化的脑室内肿瘤组成，尽管它有时起源于脑实质，被称为脑室外神经细胞瘤[19]。

这些肿瘤中约有 30% 发生在 20 岁以下的患者，大多数年龄在 10—19 岁[19, 25]。组织学显示神经上皮肿瘤具有均匀的圆形细胞，显示神经元分化的特征。细胞可以表现为少突胶质样细胞，最初被分类为少突神经胶质样细胞。其治疗方案为外科手术，次全切除常会出现局部复发。

室管膜瘤是 WHO Ⅱ级室管膜肿瘤[26]。它通常见于儿童的第四脑室，但也可以起源于侧脑室、第三脑室和脊髓[27]。尽管室管膜瘤可发生于所有年龄组，但临床表现的平均年龄为 6.4 岁，常见范围为 2 个月至 16 岁不等[28]。影像学显示病灶边界清楚，增强程度多变，幕上肿瘤可能有囊性成分。在组织学上，肿瘤具有轮廓清晰的中等细胞胶质组织，具有圆形至椭圆形的细胞核，并且具有血管周围假菊形团和室管膜菊形团的组织学特征，这些组织试图重新包裹神经管[26]。已经描述的组织学亚型中，包括一种间变性亚型。该肿瘤中 30% 的染色体畸变涉及第 22 号染色体[28]。治疗方案为手术切除，颅内室管膜瘤患儿的 5 年无进展生存率为 50%[28, 29]。临床上经常对该肿瘤进行辅助放射治疗，特别是对于次全切或组织学上表现为间变性特征的室管膜瘤。室管膜瘤对标准疗法有耐药性，化学治疗通常在辅助治疗中难以发挥作用[28, 29]。

脉络丛肿瘤占 15 岁以下儿童脑肿瘤的 2%～4%，占出生后第一年诊断的脑肿瘤的 10%～20%[29]。大约 80% 的脉络丛肿瘤发生于儿童，每年平均发病率约为 0.3/100 万人[29]。大约 80% 的侧脑室脉络丛肿瘤发生在儿童时期。有三种组织学亚型：脉络丛乳头状瘤（choroid plexus papilloma，CPP）（WHO Ⅰ级）、非典型性脉络丛乳头状瘤（WHO Ⅱ级）和脉络丛癌（choroid plexus carcinoma，CPC）（WHO Ⅲ级）[29]（图 13-5）。CPP 与 CPC 的比例为 5∶1。影像学显示 T₁ 等信号、T₂ 高信号肿瘤，不规则强化，脑室内可见边界清楚的肿块。CPC 可见播散性肿瘤[30]。在组织学上，纤维血管结缔组织叶被单层均匀的立方或柱状上皮覆盖。脉络丛癌显示出明显的恶性征象，具有高 MIB-1 指数、高细胞密度和坏死面积[29, 30]。CPP 预后良好，肿块全切后 5 年生存率接近 100%。CPC 的 1 年、5 年和 10 年生存率分别为 71%、41% 和 35%[31]。

松果体区肿瘤在颅内肿瘤中占比不到 1%，其中松果体实质来源仅占 14%～27%[32]。大多数松果体区肿瘤发生在成人；然而，3%～5% 的儿童脑肿瘤是松果体区肿瘤[33]。松果体区肿瘤类型包括松果体细胞瘤（WHO Ⅰ级）、中等分化的松果体肿瘤（WHO Ⅱ/Ⅲ级）和松果体母细胞瘤（WHO Ⅳ级）[32]。大多数松果体细胞瘤发生在成人，而大多数松果体母细胞瘤发生于 20 岁之前，平均诊断年龄为 18.5 岁[32]。影像学显示松果体区肿瘤界限分明，不同程度增强，T₁ 呈低至等信号，T₂ 呈高信号。术前 MRI 弥散加权成像有助于鉴别肿瘤组织学[34]。组织学显示低级别肿瘤中小而均匀的成熟细胞类似于松果体细胞；而在

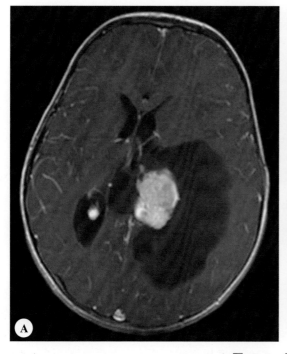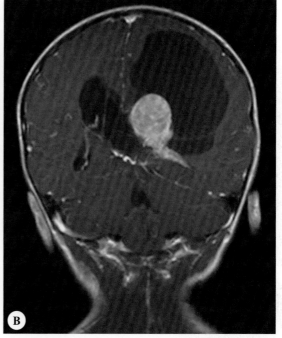

▲ 图 13-5 儿童脉络丛癌
A. 轴位 T₁ 增强 MRI；B. 冠状位 T₁ 增强 MRI

高级别松果体母细胞瘤中，则是高度无细胞形态的、密集排列的小圆细胞。松果体细胞瘤通常可保守观察而不需要进行手术全切。引起占位效应的肿瘤应予以切除，在一项病例报道中，接受手术全切后无复发的 5 年生存率为 86%～100%[32]。在另一项研究中，松果体母细胞瘤的 1 年、3 年和 5 年生存率分别为 88%、78% 和 58%[32]。在症状最早出现时，须通过颅脊髓成像进行肿瘤扩散的评估，从而评估疾病的严重程度。推荐进行辅助放化学治疗。家族性三侧性视网膜母细胞瘤患者的预后较差，典型患者在诊断后生存期不足 1 年[35]。

生殖细胞肿瘤的发病高峰为 10—14 岁，主要为男性，80%～90% 的患者年龄<25 岁[36]。大约 80% 发生在第三脑室和松果体区域周围，其次是鞍上、脑室内和大脑半球。

组织学类型包括生殖细胞瘤、畸胎瘤、卵黄囊瘤、胚胎癌和绒毛膜癌[36, 37]。呈现的症状多种多样，通常包括视觉或内分泌功能障碍，如尿崩症或性早熟。神经影像通常表现为相对于灰质呈等密度或高密度的实质肿块，并伴有明显的增强。生殖细胞瘤是最常见的生殖细胞肿瘤，它由未分化的大细胞组成，呈单形片状或小叶状（图 13-6）。这些肿瘤对放射线极为敏感，治疗通常包括活检和放射治疗。畸胎瘤由外胚层、内胚层和中胚层组织组成，这些组织重现了体细胞发育过程。成熟畸胎瘤具有完全分

化的类似成人的组织，须手术切除。未成熟畸胎瘤和恶性畸胎瘤具有不完全分化的成分，切除后可能复发。卵黄囊瘤、胚胎癌和绒毛膜癌较不常见，且有复发的倾向。有助于鉴别这些肿瘤的重要免疫组化标志物包括甲胎蛋白、人绒毛膜促性腺激素、人胎盘催乳素和胎盘碱性磷酸酶[36-38]。

幕上胚胎性肿瘤通常被称为幕上原始神经外胚叶肿瘤（primitive neuroectodermal tumor，PNET）[39]。该肿瘤在组织学上与髓母细胞瘤相似，但位于幕上。预后不良的恶性横纹肌样衍生肿瘤是 AT/RT[39]（图 13-7），这些都是 WHO Ⅳ 级肿瘤。在一项研究中，5.6% 的中枢神经系统 PNET 位于幕上[39, 40]。发病年龄范围为 4 周至 20 岁，平均 5.5 岁[39, 40]。影像学显示为实性或囊性肿块，可伴有坏死、瘤周水肿和不同程度的增强。在组织学上，肿瘤具有低分化的蓝色小圆细胞，核质比高[39]。患有幕上 PNET 的儿童往往比颅后窝髓母细胞瘤的儿童预后更差，目前 2 岁以下的儿童预后不佳[39, 40]。尽管最大限度的安全手术切除是治疗的主要手段[41]，化学治疗加放射治疗仍对治疗有帮助。ATRT 患者通常在 3 岁以下出现，且很少见于超过 6 岁的儿童。幕上和幕下 ATRT 的发生比例约为 1.3∶1[39]。影像学特征与髓母细胞瘤和 PNET 相似。组织学特征除了原始的神经外胚层、间充质和上皮特征外，还包括典型的横纹肌样细胞[39]。INI1 的免疫组织化学染色是 ATRT 敏感且特异的标

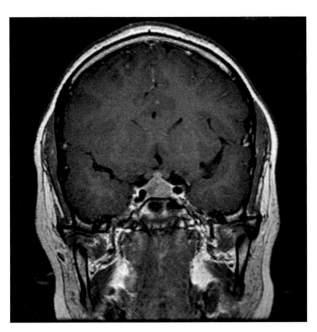

▲ 图 13-6　鞍区生殖细胞瘤（冠状位 T_1 增强 MRI）

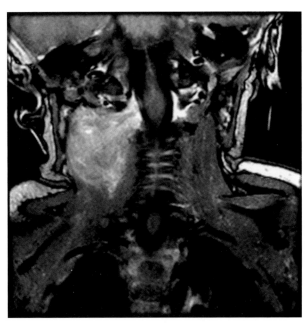

▲ 图 13-7　左侧头颈部 AT/RT（冠状位 T_1 增强 MRI）

志物[39]。这些肿瘤患者的预后较差，术后平均生存期为 11 个月[39, 40]。

脑膜瘤在儿童中极为罕见，儿童期脑膜瘤最常出现更恶性的变异[42, 43]。1%～3% 的颅内脑膜瘤发生于儿童，脑膜瘤占 1 岁以下婴儿肿瘤的 2%[43]。脑膜瘤是源于脑膜的肿瘤，影像学通常显示出一个均匀增强的基于硬脑膜的占位。目前认为肿瘤起源于蛛网膜帽状细胞。组织学多种多样，包括表现类似 WHO Ⅰ 级、Ⅱ 级和 Ⅲ 级肿瘤的亚型[42]。可见脑浸润。脑膜瘤与神经纤维瘤病、既往头颅照射有关[43]。另一种罕见的脑膜肿瘤是脑膜肉瘤（图 13-8）。文献中关于这种肿瘤的报道很少，治疗结果也没有很好的记录[44]。小型脑膜瘤的治疗可包括非手术随访、定期复查影像、放射外科和手术切除。手术全切对低级别肿瘤是有效的，而高级别肿瘤通常需要辅助放射治疗以防止复发。在少数已发表的研究中，儿童的总生存率为 83%～100%[43]。

六、垂体肿瘤

垂体肿瘤是 WHO Ⅰ 级肿瘤，约占儿童颅内肿瘤的 8%[45]。在成人中，症状通常由肿瘤的占位效应引起。这可能是因为它们生长缓慢，导致大多数肿瘤在成年后出现症状。儿童时期诊断的肿瘤往往具有内分泌活性，可表现为垂体功能障碍、催乳素分泌、促肾上腺皮质激素（ACTH）分泌过多导致的高皮质

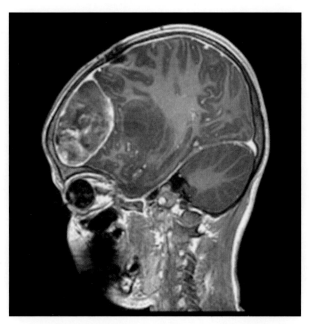

▲ 图 13-8　脑膜肉瘤（矢状位 T_1 增强 MRI）

醇症（库欣病）或生长激素分泌过多（肢端肥大症）[45]。术前检查必须包括内分泌评估和实验室检验。生长激素或促肾上腺皮质激素分泌性肿瘤的首选治疗方案是全切除，通常选取经蝶入路。催乳素瘤可以用溴隐亭或其他多巴胺激动药进行药物治疗，而药物难治性催乳素瘤可通过手术切除进行治疗。偶然发现的无细胞或无分泌性肿瘤，可定期进行 MRI 扫描，无须切除，除非有肿瘤生长导致的视路受压。辅助放射外科可用于部分切除的肿瘤。组织学上，肿瘤呈分叶状，边界清楚，周围有密集的、具有大量颗粒状嗜酸性细胞质的多边形细胞[46]。

造血系统的幕上肿瘤包括恶性淋巴瘤、髓外急性髓性白血病（或绿色瘤）和组织细胞肿瘤如朗格汉斯细胞组织细胞增生症（Langerhans cell histiocytosis，LCH）或嗜酸性肉芽肿[47, 48]。恶性淋巴瘤（原发性中枢神经系统淋巴瘤）在儿童极为罕见。髓外急性髓系白血病常见于儿童。白血病是儿童最常见的癌症类型，偶尔癌细胞会在大脑中聚集，形成一种称为"绿色瘤"的肿块（图 13-9）。绿色瘤的治疗通常包括化学治疗或放射治疗，而对于导致脑压迫和神经功能缺失的大体积病变可选择手术切除。组织细胞肿瘤是树突状细胞的紊乱[47, 48]。15 岁以下儿童的 LCH 年发病率为 0.5/10 万。LCH 最常见的表现是颅骨或脊柱的孤立性溶骨性病变。颅骨病变通常以局部头皮肿胀为首发症状。下丘脑受累的多灶性 LCH 称为 Hand-Schüller-Christian 综合征。这些病变的病因尚不清楚；然而，异常的免疫反应被认为是一个潜在的因素。LCH 最常见的神经症状是尿崩症，25% 的多灶性疾病患者会出现尿崩症[48]。LCH 的颅骨损伤在颅骨片上显示为"穿孔"，CT 和 MRI 通常显示一个溶骨性病变，病变内有软组织成分（图 13-10）。组织学上，浸润显示混合的组织细胞、淋巴细胞和嗜酸性粒细胞[47]。孤立性颅骨病变的治疗可包括手术切除或刮除，尽管有许多文献报道表明孤立病变在没有任何干预的情况下可自行消退[47, 48]。多灶性疾病可能是致命的。大多数研究的短期生存率 > 90%；然而，在患有全身性疾病的患者中，这一比例降至 70%～80%[48]。不良预后因素包括年龄<2 岁、多器官受累和化学治疗初期的反应不良[48]。治疗方案可包括手术、放射治疗和化学治疗[48]。

在儿童中可以看到许多类型的颅骨和头皮肿瘤[49, 50]。真皮囊肿是由角质形成细胞和毛囊组成的

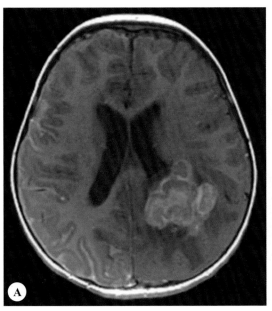
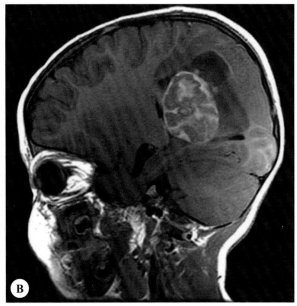

▲ 图 13-9　左侧脑室附近绿色瘤
A. 轴位 T_1 增强 MRI；B. 冠状位 T_1 增强 MRI

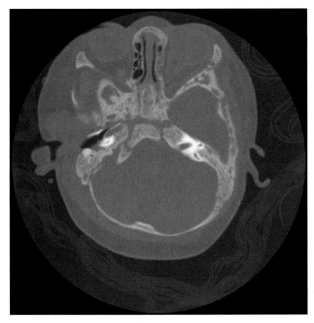

▲ 图 13-10　朗格汉斯细胞组织细胞增生症及其多灶性病损（轴位 CT）

肿瘤，可发生在头皮、颅骨和颅内空间[50]。头皮皮样囊肿通常表现为硬而无压痛的皮下结节。病变位于帽状腱膜下，通常会侵蚀到颅骨。有时皮样囊肿会穿过颅骨进入颅内，其位置可以位于硬膜下或硬膜外（图 13-11）。治疗方法是手术切除这些良性、生长缓慢的肿瘤[50]。颅骨病变可包括骨瘤、成骨细胞瘤、动脉瘤性骨囊肿、成骨肉瘤、脊索瘤和软骨肉瘤[49-51]。颅骨肿瘤可表现为局部疼痛或可触及的颅骨肿块。治疗方案通常是对有症状的病灶进行手术切除。成骨肉瘤可遍及整个颅骨，而脊索瘤则见于斜坡且常伴有脑神经功能障碍。这些生长缓慢的局部侵袭性肿瘤，对化学治疗或放射治疗不敏感，通常采用手术切除进行治疗[51]。

七、骨纤维结构发育不良

骨纤维结构发育不良是一种网状骨未转化为板层骨的骨疾病。可发生于单骨也可累及多骨（图 13-12）。3% 的骨纤维发育不良患者患有 Hand-Schüller-Christian 综合征，包括多骨性纤维发育不良、性早熟和色素沉着斑[49-51]。骨纤维结构发育不良患者可定期影像随访，以评估病变是否扩大。有证据表明，输注双膦酸盐可以帮助缓解纤维发育不良引起的疼痛[52]。严重畸形或视路受压伴视力丧失时，需要手术切除骨纤维发育不良。

结论

儿童群体可出现多种类型的幕上肿瘤，从良性到恶性不等。有些肿瘤主要见于儿童人群；而另一些肿瘤在儿童中罕见，而在成人患者中更常见。遗传性疾病和神经皮肤综合征可导致特定的颅内肿瘤。在治疗这些综合征患者时，了解这种关系很重要。

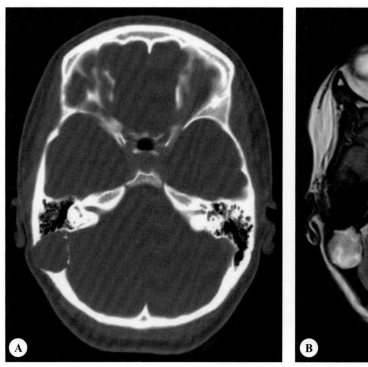
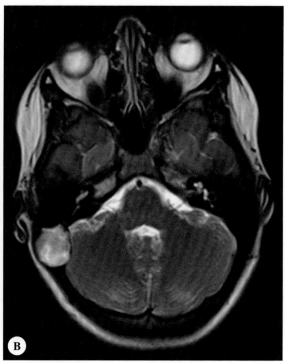

▲ 图 13-11　右侧乳突的真皮囊肿

A. 轴位 CT；B. 轴位 T_2 MRI

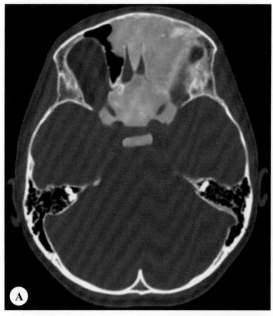
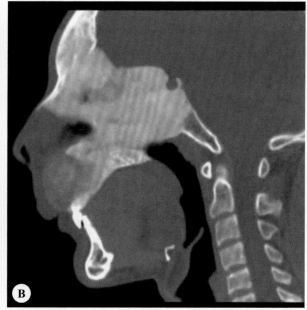

▲ 图 13-12　多骨性的额骨发育不良

A. 轴位 CT；B. 冠状位 CT

第 14 章　儿童非创伤性卒中
Nontraumatic Stroke in Children

Lissa Baird　Edward Smith　著

李永达　译　姜浩　校

临床要点

- 动静脉畸形的治疗决策应考虑与这些病变自然进展相关的终身风险。在手术可行的情况下（尤其是Ⅰ～Ⅲ级病变），应将显微外科切除和多模式治疗（血管内栓塞治疗）视为这些患者的首要治疗方式。
- 儿童卒中的临床表现随年龄和病因而变化，越年幼的儿童越易表现为非局灶性和非典型性症状，如易怒、嗜睡、睡眠和进食模式的改变。
- 早期诊断烟雾病对减少卒中后遗症是至关重要的。患者治疗时的临床状态是长期预后的最重要预测因素。因此，任何儿童卒中都应该将烟雾病作为鉴别诊断之一。
- 手术是治疗烟雾病的最佳手段。在经验丰富的神经外科中心，脑血管重建手术通常是成功的，包括颅内外血管旁路移植术等直接方法或颞肌贴敷等间接方法。虽然直接方法可以快速重建血管，但在幼儿中通常难以实现，间接方法同样可实现血管重建，但需要数月时间。

和成人相比，儿童脑卒中相对少见，但却有着更高的致死率和致残率。据报道，66% 的患儿将遗留下永久的神经功能缺陷、癫痫或发育障碍，致死率高达 10%～25%[1-4]。世界卫生组织心血管疾病监测和决策工程（monitoring trends and determinants in cardiovascular disease，MONICA）将卒中定义为"除血管原因外没有其他明显原因的、症状持续 24h 或更长时间的、导致死亡或迅速发展的局灶性或系统性脑功能紊乱的临床症状"[5]。这一定义包含了缺血性和出血性梗死，以及脑内和蛛网膜下腔出血。儿童的卒中在危险因素、临床表现、预后及致残率方面都与成人完全不同[1, 2, 6]。在成人中，80%～85% 的卒中为缺血性，15%～20% 则为出血性[1, 7, 8]。而在儿童中，约 55% 为缺血性，其余的为出血性[1, 7-11]。本章总结了儿童卒中的主要病因，强调了疾病尤其是烟雾病与神经外科的相关性。

一、流行病学

儿童脑卒中由于发病率低，现有资料十分有限。根据已有的报道，儿童脑卒中年发病率为（1.2～13）/10 万人，其中缺血性卒中为（0.63～7.8）/10 万人，出血性卒中为（1.1～2.9）/10 万人[11-16]。新生儿时期的卒中发生率最高，约为 1/4000[17, 18]。考虑到误诊和漏诊的情况，实际的发病率应该更高[1, 19, 20]。男性比女性卒中风险更高，而且即使排除镰状细胞病患病率增加的影响，卒中在黑种人儿童中依然比在白种人或亚裔儿童中更常见[1, 7, 15, 16, 21]。约一半的儿童卒中患者存在已知的卒中危险因素，再发的概率约为 20%[22, 23]。

二、临床表现

儿童脑卒中的临床表现因年龄和病因而异，急性缺血性卒中通常表现为局灶性神经功能缺失，如偏瘫等，而出血性卒中常表现为头痛、呕吐和意识水平改变[1, 7, 13, 24-26]。儿童神经功能缺失在严重程度和发作频率上存在波动，也可表现为反复发作。癫痫的发生率高达 50%，在缺血性卒中和出血性卒中都很常见[27]。

卒中的发病年龄对临床表现存在巨大影响。越年幼的儿童越容易产生非局灶性和非典型性症状。新生儿可表现为局灶性癫痫、易怒、嗜睡、睡眠和进食模式的改变、肌张力降低和呼吸暂停，早期未发现还可产生智力发育障碍[1, 3, 18, 20, 28-32]。低于 25% 的新生儿会产生局灶性症状[11]。婴儿可产生各种非特异性症状，包括易怒、智力发育障碍、发育障碍、睡眠和进食模式的改变、呕吐、哭泣或脓毒症样症状[1, 30]。年长的儿童更易产生典型或局灶性症状，包括偏瘫、语言障碍、视觉障碍和头痛。年长儿童出血性卒中常表现为快速进展的头痛、呕吐和意识障碍[13, 15, 24, 25, 33]。

三、影像评估和电离辐射的暴露

在急性局灶性神经功能障碍发生时，应马上进行 CT 检查，以排除出血性卒中。MRI 在诊断超急性期出血性卒中同样可靠，在可选情况下，更应进行 MRI 检查以尽量减少辐射暴露[34]。

在症状发生的 12h 内，CT 检查可能是正常的，而 MRI 在早期诊断中更为敏感。急性出血诊断明确后，磁共振静脉成像（magnetic resonance venography，MRV）可以发现脑静脉窦血栓，磁共振动脉成像（magnetic resonance angiography，MRA）可以看清血管解剖[11, 27, 35]。

数字减影血管成像（digital subtraction angiography，DSA）可提供最详细和精确的血管解剖，对于鉴别血管炎、动脉夹层、小动脉畸形和卒中的结构性病因如烟雾病十分必要。

脑血管 DSA 的流程在治疗过大量儿童血管性疾病的很多医疗机构中已经十分成熟，然而，DSA 不可避免地使这些儿童暴露于电离辐射中[36-38]。2012 年，在一项英国注册的大型研究报道中称 CT 检查会增加儿童脑肿瘤的发生率，Orbach 及其团队也试图评估神经介入治疗儿童患者继发肿瘤的风险[36, 39]。预期寿命内发生肿瘤的概率在接受过神经介入治疗的儿童中显著上升，且与接受治疗时更小的年龄及更高的辐射剂量相关。

需要神经介入评估和治疗的血管病变有可能导致严重的致残率和致死率，因此对风险收益比的评估有利于将这些操作用于合适的血管病变。此外，血管成像技术的提升和合理对比剂参数的选择可以减少患儿脑组织所接受的辐射剂量，从而降低介入治疗带来的长期不良后果，因此需要在临床实践中始终贯彻[36]。在儿童患者的治疗选择上需要仔细斟酌放射剂量所带来的终身不良影响。

四、出血性卒中病因

（一）动静脉畸形

脑动静脉畸形（arteriovenous malformation，AVM）是一种先天性血管畸形，以动脉不经过毛细血管而直接与静脉连通为特征。这些病变呈现出典型的高流量，随着时间的推移，其大小或血管口径可能会增加，同时通过血管生成和多种金属蛋白酶和生长因子如血管内皮生长因子（vascular endothelial growth factor，VEGF）的调节来招募新的滋养动脉[40-45]。

部分 AVM 患者存在已知的相关基因突变。最常见的就是遗传性出血性毛细血管扩张，约占儿童 AVM 患者的 3.4%[46]。在 AVM 群体中发现 2 个基因，ENG 和 ACVRL1 分别与 85% 和 95% 的 AVM 病因相关[47]。在 35% 遗传性出血性毛细血管扩张的 AVM 患者中，家族性症状性 AVM 患者与 RASA1 突变相关[48, 49]。

AVM 每年的症状发生率约 1.1/10 万人，其总发生率可能高达 1.4%，而其中的 12%～18% 发生在儿童人群中[40, 48, 50]。AVM 最常用的评分系统是 Spetzler-Martin 评分系统，将大小、位置和引流静脉纳入评估指标，用于评估疾病的手术治疗风险[51]。

儿童 AVM 的年破裂风险为 2.2%～4%，约 52% 的儿童 AVM 会发生自发性出血[52-55]。儿童 AVM 破裂相关的死亡率可高达 21%[56]。头痛（20%）、癫痫（12%）和意外发现（16%）是其他常见的临床表现，也包括颅内盗血引起的神经功能恶化[46, 55-59]。

MRA 或计算机体层血管造影（computed tomographic angiography，CTA）可以诊断 AVM，然而，DSA 是诊断 AVM 最敏感的检查，为了详细了解 AVM 相关动脉瘤、供血动脉和引流静脉，治疗前应完善 DSA 检查（图 14-1）。血肿急性期小型 AVM 可能受压迫而导致 DSA 假阴性。因此，存在颅内急性期血肿时，在单次 DSA 阴性的情况下有必要在血肿吸收后复查血管造影。

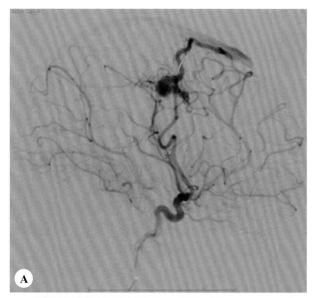

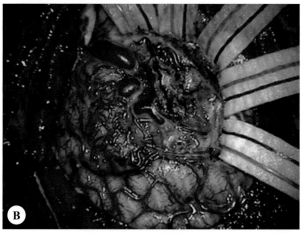

▲ 图 14-1　A. 颈内动脉 DSA 侧面投影显示的一个小型脑动脉畸形（AVM），其供血动脉主要来自大脑中动脉（∗），病灶后方是血窦和粗大的皮质引流静脉（∧）；B. AVM 切除术中影像，可见扩张的皮层 AVM 血管，强调切断引流静脉前阻断供血动脉的重要性

运动性语言中枢的 AVM 可能会导致相关神经功能皮质的位置迁移。皮质功能区定位对手术切除是至关重要的，因此功能性 MRI 在手术决策中十分重要。

皮质 AVM 的治疗方法包括手术切除、血管内栓塞、立体定向放射外科（stereotactic radiosurgery，SRS）和随访观察。治疗的选择必须考虑患者疾病的终身风险和治疗本身带来的风险。由于儿童 AVM 自然发展的危害性巨大，目前的证据通常支持治疗这些疾病[42, 46]。

在可以手术的情况下，以手术为主的多模式治疗方式经常被应用于治疗 AVM[46, 54]。栓塞是手术治疗良好的辅助工具，它可以减少 AVM 的血流量，从而降低手术出血的风险。

显微手术病灶切除全切率高（86%～100%），且严重并发症少[55-57, 60-63]。术前 DSA 可以提高栓塞成功率[46]。术后复发率约为 0.9%，术后 5 年再出血率为 0.3%[46.53]。据报道，儿童 AVM 显微手术切除预后较之成人更好，鉴于放射性治疗对儿童的长期危害较大，手术切除联合栓塞治疗 Spetzler-Martin Ⅰ～Ⅲ级的病灶需要更加慎重[63]。

对手术难以切除的 AVM，特别是 Spetzler-Martin Ⅳ级和 Ⅴ级病灶，单用 SRS 或联合血管内治疗可作为首选治疗[64, 64a]。SRS 治疗后的 3～5 年，AVM 影像学上的病灶闭塞率在 68%～88%[64-67]。

目前没有指南指导 AVM 治疗后的随访间隔和随访时长，多数既往研究将随访定为治疗后 1 年复查 DSA，随后 5 年每年复查 MRI 或 MRA。

（二）动静脉瘘

儿童动静脉瘘（arteriovenous fistulae，AVF）是一种罕见的中枢神经系统血管畸形，可分为软脑膜 AVF 和硬脑膜 AVF。软脑膜 AVF 的特点是动脉直接连通到软脑膜静脉[68]。软脑膜 AVF 可以表现为心功能不全、癫痫、巨颅、静脉曲张和颅内出血等。据报道，软脑膜 AVF 和遗传性出血性毛细血管扩张症（0%～25%）相关，而海绵状血管瘤–AVM 综合征与 RASA1 基因突变相关[68-70]。血管内治疗或手术封闭瘘口是治疗的有效手段[68, 69, 71-74]。患者术后需要严密观察，约 19% 患者术后会出现脑积水[75]。

硬脑膜 AVF 的致死率和致残率更高。硬脑膜 AVF 可表现为颅内出血、高输出量心力衰竭、巨颅、发育迟缓、认知障碍、癫痫和静脉梗阻[76, 77]。硬脑膜 AVF 与头部外伤、神经外科手术、静脉窦血栓、高凝状态和静脉窦高压有关[76, 78-81]。血管内阻断瘘口是最常用的治疗方法，但有的情况下可能需要外科手术的干预[74, 76, 82]。

（三）海绵状血管瘤

海绵状血管瘤（cavernous malformation，CM）是一团通过扁平内皮细胞连接的扩张的血管，不含有弹性蛋白、平滑肌或外膜。这些病灶中没有神经组织，并且其中 10%～20% 与发育性静脉异常（developmental venous anomaly，DVA）有关[83-90]。

CM 通常在动脉造影上不显影，但 CT 上常表现为边界清楚的团块，通常伴有钙化。MRI 可见"爆米花征"：因低压性出血导致的含铁血黄素沉积而在磁敏感成像上有特殊的表现[91-94]（图 14-2）。

根据一项大型队列研究报道，儿童 CM 的患病率为 0.6%，新生儿患病率更低，为 0.2%[95]。约 10% 的 CM 为家族性，在多病灶的患者中这一比例显著增高。约 9% 的 CM 与早先的辐射暴露有关[95-98]。

由于临床病例数量的缺乏，目前对于儿童 CM 的自然进程知之甚少。儿童 CM 可以在偶然中被发现，也可在出现出血、癫痫、头痛或局灶性神经功能症状时被发现。症状性 CM 比意外发现的 CM 预后更差[83, 95]。目前已有的资料表明，意外发现的儿童 CM 每年的出血概率为 0.2%～0.5%，而症状性或出血病灶则高达 8%～11.3%[83, 95]。

CM 出血的危险因素包括 CM 出血史、位于脑干及 DVA 相关，而病灶大小与出血风险无关[83, 95]。近期出血的病灶再出血的概率显著升高，年再出血率高达 24%[83, 84, 86, 99-103]。大多数儿童的神经功能再出血后不会恢复到原先水平，每次出血后功能都可能有所下降[88, 103-106]。因此，很多人建议尽早治疗儿童 CM。据报道，儿童脑干 CM 更易进展[83, 86, 88, 95, 107]。79%～82% 的脑干 CM 会发生出血，每年的出血率为 11.7%～16.7%[83, 107]。值得注意的是，在首次出血后的 3 年内无再出血事件，CM 的再出血风险会显著降低。

治疗手段包括观察和手术切除。SRS 治疗尚存在争议。手术切除预后良好，死亡率约为 0，造成新的神经功能缺失的概率为 4%～5%[90, 108]。如脑干等高风险区域手术后 12%～25% 会带来新的神经功能缺失，因此需要特别谨慎[105, 106]。切除无症状性病灶目前存在争议。治疗决策需要考虑病灶位置、手术风险及疾病本身带来的不良影响。

SRS 治疗目前尚存争议。目前已有的报道称 SRS 治疗可将每年的出血风险从 17.3% 减低至 4.5%[90, 102, 105, 108, 109]。SRS 有 16% 的概率导致新的神经功能缺失，并有 3% 的致死率[110]。考虑到儿童 CM 患者的预期寿命，以及短期风险和未知的长期风险，以及可能存在的因射线带来的继发损伤，SRS 的应用需要特别谨慎。手术切除在可选时应作为首选。在患儿存在多个病灶时，应考虑为患儿父母提供遗传咨询。

（四）大脑大静脉畸形

大脑大静脉畸形（vein of Galen malformation，VOGM）是脉络膜动脉或脉络膜和扩张的中脑前静脉残端瘘。VOGM 可以表现为巨颅、脑积水、高输出量心力衰竭、脑萎缩，以及脑缺血或脑出血。未治疗的 VOGM 的死亡率为 100%[111]。血管内治疗手段的进步显著改善了 VOGM 的预后，据一篇

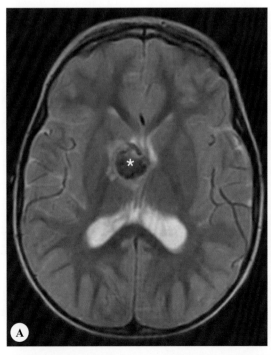
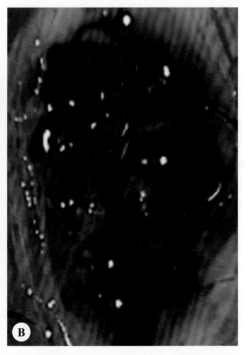

▲ 图 14-2　A. 轴位 T_2 MRI 可见室间孔旁出血性海绵状血管瘤（＊）；B. 术中所见"桑葚样"海绵状血管瘤外观

Meta 分析报道 68% 的患者治疗预后良好，死亡率约 10%[112]。

五、缺血性卒中病因

（一）新生儿卒中

新生儿的神经损伤一直是一个有争议的话题。通常将这一类患儿归类于大脑性瘫痪。围产期缺氧可导致生产相关损伤或窒息，子宫动脉闭塞可以继发于血栓事件。围产期系统性疾病也可导致缺血性脑损伤，包括弥散性血管内凝血（disseminated intravascular coagulation，DIC）、全身性感染和先天性心脏病。

很难明确新生儿卒中和不稳定的生命体征（低血压、呼吸暂停和心动过缓）之间的因果关系。脑影像可帮助评估相关组织的异常。虽然梗死组织不能修复，但梗死范围有关信息可用于评估脑肿胀的风险和可能的皮质损伤带来癫痫的可能性，以及确定卒中的总体预后。

（二）遗传性疾病

几种遗传性疾病与儿童缺血性卒中有关。这些遗传条件下需考虑家族史或新诊断的遗传病[113]。遗传性代谢紊乱可引起早发的动脉粥样硬化并导致缺血性卒中。

异常脂蛋白血症是由脂质和胆固醇代谢异常引起的，与儿童卒中患病率增加相关。蛋白 C 和 S 缺乏、抗凝血酶Ⅲ缺乏、凝血酶原 G20210A 基因突变、镰状细胞病和活化蛋白 C 抵抗都是与缺血性卒中相关的遗传性血液系统异常[11, 114, 115]。同型半胱氨酸尿症是一种遗传病，它会导致内皮细胞损伤，随后发生血栓性和栓塞性梗死。其他遗传性代谢紊乱疾病，如线粒体脑肌病伴高乳酸血症和卒中样发作（mitochondrial encephalomyopathy，lactic acidosis，and stroke-like episodes，MELAS）综合征、Fabry 病、Menkes 病和 Tangier 病也可能与卒中有关。目前尚无法直接纠正上述疾病存在的遗传缺陷，其治疗的重点是使代谢异常回归正常。早期了解易发病的情况有利于警惕神经系统后遗症，在某些情况下，可以通过预防措施来降低卒中负担。

（三）栓塞性卒中：先天性心脏病

儿童先天性或获得性心脏病可能会出现卒中。在 1000 个新生儿中，5～10 个患有先天性心脏病，约 1/3 的缺血性卒中与此相关[6, 116]。右向左分流、瓣膜疾病（包括二尖瓣脱垂）、左心肿瘤或血栓、肺动静脉瘘或心脏旁路移植手术后都可产生血栓脱落。儿童细菌性心内膜炎栓子可导致细菌性动脉瘤。儿童左心心内膜炎患者的卒中发生率更高。

需要特别注意的是 Fontan 手术——实际上是右心房与肺动脉的吻合，它是 1 岁以上先天性心脏病患儿最常见的手术之一。该手术与 2.6% 的卒中风险相关，风险期从术后第一天一直延续到术后 32 个月[117]。

（四）血栓性卒中：镰状细胞病和高凝状态

儿童血栓性卒中可能与红细胞增多症、脱水或感染有关。儿童血栓性卒中最常见的疾病之一是镰状细胞病[11]。

约每 400 个非裔美国人中就有一个患有镰状细胞病，他们一生中发生脑卒中的概率约为 10%[118]。其中大部分卒中发生在儿童时期，主要发生在 10 岁之前[119]。脑梗死通常由颈内动脉远端阻塞导致，常涉及大脑前动脉和大脑中动脉分布区。治疗手段包括补液和输血，在一些情况下，可以通过骨髓移植来纠正遗传疾病。相当数量的镰状细胞病儿童药物治疗无效，并会发展为烟雾病[120, 121]。重要的是，有证据表明，这些儿童对烟雾病的治疗反映良好，因此在这种情况下，这些儿童应考虑转诊到有相关诊治经验的神经外科中心[11, 120, 121]。

其他情况同样可能与血栓形成前病变相关。在缺血性卒中儿童中，10%～50% 被认为存在某种类型的血栓形成前状态[122-124]。这些血栓前过程可能与遗传相关，如因子 V Leiden 突变、抗磷脂抗体、高同型半胱氨酸血症和脂蛋白 a 升高；或者后天获得性的，如由感染、药物、肝病或肾病引起的凝血通路缺陷。蛋白 C、蛋白 S 和抗凝血酶Ⅲ缺乏症可能是遗传的，也可能是后天的。在所有出现缺血性卒中的儿童中，应进行这些高凝状态相关的实验室检查。

（五）颈外动脉夹层

儿童颈动脉或椎动脉可以自发产生夹层或继发于外伤。夹层部位缩窄的血管腔血流减少或夹层内脱落的栓子都可导致卒中。所有颈动脉或椎动脉夹层患者（包括成人和儿童）中，6.8% 的年龄 <18 岁[125]。临床症状通常是疼痛（头痛或颈部疼痛）及受伤部位相应的神经症状。颈动脉夹层患者可出现 Horner 综合征，可能是由于动脉周围交感神经丛损

伤及颈动脉供血区域的神经功能缺失引起。在后循环中，外侧脊髓梗死也可引起 Horner 综合征。

值得注意的是，病史可能无创伤或无重大创伤，并且在可能的致病事件和症状出现之间存在几天的间隔。虽然诊断的金标准是全脑血管造影，但颅颈夹层的诊断越来越多地采用无创成像方式，如 CTA 和 MRA[126]。由于技术限制，MRA 和 CTA 可能会遗漏一些解剖信息，特别是那些涉及后循环的病例。应特别注意 $C_1 \sim C_2$ 区域，这是椎动脉夹层最常见部位[127]。

治疗的根本是尽量减少栓塞事件，并使受伤的血管壁愈合。夹层复发的风险为 12%，并且在发病后的头几个月似乎特别高[125]。最佳的治疗方法目前仍有争议。然而，大多数中心采用抗凝血治疗而不采用抗血小板治疗。复查血管造影显示夹层愈合后停用抗凝血治疗。如症状复发或影像学进展则考虑血管内治疗。

（六）脑动脉炎

脑血管炎是儿童卒中的一种罕见病因。感染情况包括任何类型的败血症（特别是脑膜炎）、水痘、人类免疫缺陷病毒（HIV）和支原体[128-133]。非感染性原因包括多种自身免疫性疾病，包括 Behçet 病、结节病、干燥综合征、溃疡性结肠炎、川崎病和过敏性紫癜等[11, 134, 135]。

脑血管炎通常很难诊断。当脑卒中伴有发热、厌食、肌痛、关节痛、肾病、皮肤损伤等全身表现时，应考虑脑血管炎可能。表现可能是非特异性的，包括系统性脑病和局灶性（通常是多发性）神经功能缺损。使诊断更加复杂的是，卒中和其他神经系统症状可能是血管炎或其他非特异性疾病发展的结果。

以前的研究表明，只有约 4% 的儿童卒中与血管炎有关[136]。进一步的研究没有发现任何 14 岁以下儿童脑血管炎的病因[12]。综上所述，这些发现表明，即使在高危人群中，血管炎的发病率也非常低。这些数据很重要，因为神经外科医生经常会考虑进行脑活检，以试图诊断脑血管炎。

（七）儿童缺血性卒中的各种原因

儿童卒中的一个愈发常见的原因是使用非法药物。卒中被认为与使用苯丙胺、可卡因和苯环己哌啶，以及其他物质有关。可能的机制包括短暂性脑血管收缩、先前存在的心血管疾病、中毒性血管炎

和血栓形成倾向[137]。

偏头痛在儿童中通常是良性的；然而，也有与这种疾病相关的脑梗死病例报道，通常在椎基底动脉分布区域。推测这些损伤是偏头痛期间血管口径缩小导致缺血和梗死[11]。

儿童动脉粥样硬化性脑血管疾病导致卒中较为罕见。脂质代谢紊乱，以及无法控制的高血压和糖尿病可能导致这一过程。

纤维肌肉发育不良也可与儿童卒中相关。这种疾病的治疗是有争议的，但许多人赞成抗血小板药物治疗。在少数情况下，可行血管旁路移植术或血管内治疗以扩张受影响的血管段。

辐射引起的血管损害是儿童脑卒中的一个原因。最常见于肿瘤治疗患儿，它可能延迟出现。一项研究发现，接受放射治疗的中枢神经系统肿瘤患儿中，约有 6% 在影像学上表现出卒中征象[138]。最重要的与放射治疗相关的疾病是烟雾病，将在下文详细讨论[139, 140]。

（八）烟雾病

烟雾病是儿童缺血性和出血性卒中的重要原因。该病的特征是进行性颈内动脉远端及其分支狭窄，同时在大脑底部产生侧支动脉[141]。这些侧支血管在血管造影上看起来就像一团烟雾，也就是日语 "moyamoya" 一词的含义（图 14-3）。烟雾病可导致脑血供减少，产生反复短暂性脑缺血发作（transient ischemic attack，TIA）、癫痫、头痛、出血和卒中（表 14-1）。烟雾病与 6% 的儿童卒中有关[25, 40, 142]。

1. 生物标志物

烟雾病的血管造影可能呈现出多种病理生理过程，并表现为相似的影像结果（图 14-4）。对这一疾病病理生理学的探索推进了相关生物标志物的研究进展。质谱分析发现一种可能与烟雾病患者术后侧支血管化程度相关的多肽，大小为 4473Da[143, 144]。分离自烟雾病患者的循环平滑肌祖细胞表明 CD31 表达降低与不规则管腔形成相关[145]。而且在这些患者中可以发现循环 CD34+ 内皮细胞增多[144, 146-148]。

尽管烟雾病具有遗传异质性，已有两个基因被证实与这些患者的亚群相关。在亚洲高达 90% 的家族性病例中发现了 RFN213 突变，ACTA2 基因中的 R179 突变证明了与平滑肌细胞基因的相关性[144, 149-155]。血管生物标志物领域的进一步发展将有望改善这种疾病的诊断、预后和治疗[144]。

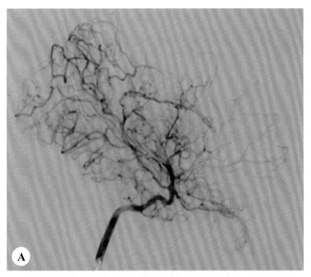

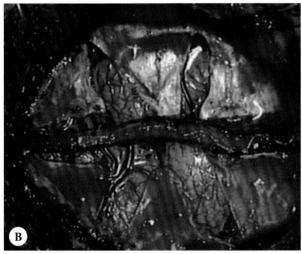

▲ 图 14-3 **A. DSA** 侧位片，可见颈动脉末端变窄，侧支血管"冒烟"，提示烟雾病；**B.** 间接旁路移植（软脑膜血管成形术）的术中照片，以头皮血管为供体重建皮质血管

2. 流行病学

烟雾病是日本最常见的儿童脑血管疾病，女性发病率几乎是男性的2倍，据报道患病率为3/10万[25, 156]。欧洲报道的发病率为每个中心每年0.3例，约为日本发病率的1/10[157]。美国2005年一项研究报道的发病率为0.086/10万人；与白种人相比，亚裔的特定种族发病率比率为4.6（95%CI 3.4～6.3），印第安人的特定种族发病率比率为2.2（95%CI 1.3～2.4），西班牙裔的特定种族发病率比率为0.5（95%CI 0.3～0.8）[158]。

患有烟雾病的成年人（主要表现为卒中）发生出血的可能性是儿童的7倍[141, 159, 160]。相比之下，儿童通常表现为TIA或卒中，由于患者年龄的

表 14-1　143 位烟雾病患者临床症状

症状	人数	百分比
卒中	97	67.8%
TIA	62	43.4%
癫痫	9	6.3%
头痛	9	6.3%
舞蹈样动作	6	4.2%
意外发现	6	4.2%
脑室或脑内出血	4	2.8%

注：由于部分患者有多种症状，故各种症状人数的总和大于总人数[163]
TIA. 短暂性脑缺血发作

原因，可能更难诊断，导致对潜在动脉疾病诊治的延误[141, 161]。

3. 自然史与预后

由于对烟雾病的自然史仍不清楚，故其预后很难预测。疾病的临床进展可以是缓慢间歇性的，也可以是伴有神经功能迅速衰退暴发性进展[162, 163]。无论病程如何，未经治疗的烟雾病患者不可避免地会发生进展[164]。如果不进行干预，这些患者每年发生缺血性卒中的风险为13%，出血的风险为7%[165]。此外，50%～66%未经治疗的患者将出现神经功能障碍进展，预后不良[67, 94]。这一数字与一项对1156名接受手术治疗的儿科患者的Meta分析中估计的仅2.6%的神经状态恶化率形成鲜明对比[166]。烟雾病患者的总体预后在很大程度上取决于治疗时儿童的神经系统状况，因此必须进行早期诊断并转诊到有治疗经验的中心[163, 167]。

许多综合征或危险因素与烟雾病有关，详见表14-2[121, 162, 163, 168]。

4. 筛查

目前没有数据支持对烟雾病进行不加选择的筛查，也几乎没有证据支持在只有一个家庭成员受影响时对烟雾病患者时进行一级筛查。然而，2008年一篇关于单侧烟雾病的论文指出，当这一特定人群定期复查时，卒中负担减轻，临床结果更好，为支持有选择性的筛查提供了证据[169]。虽然广泛筛查烟雾病尚未被纳为任何特定群体的标准，但当患有某些高风险疾病（如神经纤维瘤病I型、唐氏综合征和镰状细胞病）的患者就诊时，应常规排查烟雾病，以便

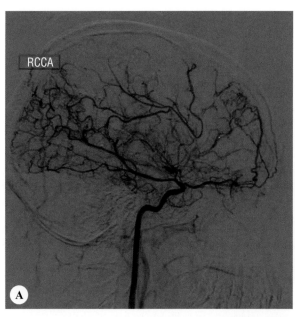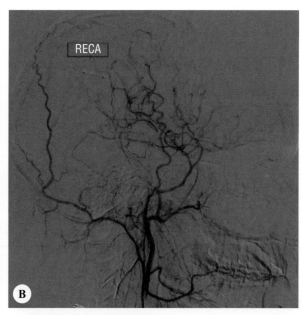

▲ 图 14-4　烟雾病患者软脑膜血管成形后的血管造影表现

A. 颈内动脉（internal carotid artery，ICA）注射显示 Suzuki Ⅳ～Ⅴ期烟雾病伴侧支血管形成，大脑中动脉（middle cerebral artery，MCA）区域皮质灌注不良；B. 颈外动脉（external carotid artery，ECA）注射显示血管形成，为 ICA 灌注不良的大脑区域提供充足的血液供应

发现有症状的患者并转诊进行相关影像学检查[170-173]。

5. 诊断性检查

对于出现任何脑缺血症状（例如，短暂性脑缺血发作，表现为偏瘫、言语障碍、感觉障碍、不自主运动或视觉障碍等）的儿童，特别是劳累、过度换气或哭泣引起的症状，都应考虑烟雾病，并开始诊断评估。烟雾病的诊断主要依赖影像学检查，包括 CT、MRI 和 DSA。

6. CT

CT 显示脑皮质分水岭、基底神经节、深部白质、脑室周围区域出血或小范围低密度灶，提示脑卒中[163]。单纯 TIA 患者的 CT 检查也可能正常。在烟雾病中所见的颅内血管狭窄可以通过 CT 血管造影（CTA）显示。因此，当 MRI 不能很好地诊断脑闭塞性血管病时，应考虑 CTA 检查。

7. MRI

MRI 和 MRA 的广泛应用使得有烟雾病相关症状的患者越来越多地接受这类检查[174-176]。急性梗死最好使用弥散加权成像（DWI），而慢性梗死最好使用 T_1 和 T_2 成像。烟雾病继发的皮质血流量减少可以从液体抑制反转恢复（FLAIR）序列中推断出来，该序列上会显示线性高信号（"常春藤征"）[177]。MRI 上最能提示烟雾病的征象是大脑内动脉、中动脉和前

动脉的流空减小，以及穿行于基底节区和丘脑内的烟雾样侧支血管的明显流空影。这些影像学表现有助于诊断烟雾病[178]。

8. 血管造影

规范的血管造影应包括完整的六支脑血管 DSA 影像，包括两支颈外动脉、两支颈内动脉和一支或两支椎动脉。在一项包含 190 个血管造影的研究中，烟雾病患者 DSA 的并发症发生率并不高于其他脑血管疾病患者[179]。

明确诊断基于特征性的 DSA 影像学表现，即颈内动脉远端狭窄延伸至近端前动脉和中动脉。最早由 Suzuki 提出将烟雾病根据疾病严重程度分为六个阶段[164]。在 Suzuki 分级系统的中间阶段，大脑底部出现广泛的侧支网络，血管造影上出现经典的"烟雾"样。颈外动脉造影对于识别先前存在的侧支血管至关重要，造影后再手术便不易破坏这些侧支血管。

9. 其他诊断技术

其他有助于评估烟雾病患者的检查包括脑电图（EEG）和脑血流检查。某些脑电图特定改变通常只在儿科患者中可以观察到，包括儿童良性癫痫，过度通气诱导的弥漫性单相慢波（称为"buildup"现象），以及和"buildup"类似，但发生时间不同的"rebuildup"现象[180]。"buildup"发生在过度通气期

表 14-2　相关疾病、危险因素与综合征	
相关危险因素或综合征	数　量
无相关因素（特发性）	66
神经纤维瘤病 I 型	16
亚裔	16
头部放射治疗	15
下丘脑 - 视觉系统胶质瘤	8
颅咽管瘤	4
髓母细胞瘤	1
急性淋巴细胞白血病	2
唐氏综合征	10
先天性心脏病（术后）	7
肾动脉狭窄	4
血红蛋白病	3（镰状细胞 2，Bryn Maw 病 1）
其他血液系统疾病	2（球形细胞增多症 1，rTP 1）
巨大颈面部血管瘤	3
脑积水（分流术后）	3
需药物治疗的特发性高血压	3
甲状腺功能亢进症	2

其他综合征，各 1 例：Reyes（远程）、Williams、Alagille、泄殖腔外翻、肾动脉纤维肌发育不良和先天性巨细胞包涵体病毒感染（远程）。2 例患者有未分类的综合征表现。有 4 名非洲裔美国人，其中 2 人患有镰状细胞病

间，而 "rebuildup" 发生在过度通气完成后，表明脑灌注减少。

经颅多普勒（transcranial Doppler，TCD）、灌注显像、氙增强显像、PET、磁共振灌注成像、乙酰唑胺激发 SPECT 等技术均已用于烟雾病的评估。这些检查可以帮助量化血流量，作为治疗之前的基线，有时还能有助于治疗决策。

10. 治疗考虑

目前还没有已知的治疗方法可以逆转烟雾病的病程。目前的治疗方案旨在通过改善受影响的大脑半球的血流来预防卒中。改善脑血流量可预防卒中，

同时减少烟雾病侧支形成，并降低症状发生率。

11. 手术指征

目前对烟雾病的手术指征和时机仍有争议[181, 182]。日本卫生福利部关于烟雾病手术治疗的指南指出："在存在明显的脑缺血并反复出现临床症状，或者局部脑血流量、血管反应性和灌注下降的情况下，根据脑循环和代谢检查的结果提示手术是必要的。"[183] 美国心脏协会（American Heart Association，AHA）指南（表 14-3）与日本指南一致：血供重建手术的适应证包括缺血症状进展或脑血流灌注不足且无手术禁忌[11]。

12. 药物治疗

如前所述，目前尚无已知的药物治疗方法能够逆转烟雾病的进展。然而，有两类药物用于减缓疾病的进展：抗凝血药 / 抗血小板药和血管扩张药。阿司匹林的抗血小板作用在烟雾病中是有效的，因为一些缺血性症状似乎是动脉狭窄部位形成的微血栓脱落后栓塞的结果[162, 163, 182, 184]。患有烟雾病的儿童通常终身接受阿司匹林治疗，6 岁以下的儿童每天接受 81mg 阿司匹林治疗，年龄较大的儿童根据症状的存在与否接受不同剂量的阿司匹林治疗[163]。由于很难维持儿童的治疗水平，以及因意外创伤而出血的风险，很少使用像华法林这样的抗凝血药，但临床上会使用低剂量低分子肝素（0.5mg/kg，每天 2 次），尤其是在神经功能不稳定或需要快速可逆抗凝血治疗的情况下如手术或造影前[185]。

钙通道阻滞药可能有助于改善烟雾病患者常见的难治性头痛或偏头痛的症状，并可能有效降低某些患者难治性 TIA 的发作频率和严重程度[184]。

13. 手术治疗

很多种手术方式被应用于临床。所有治疗的主要目的都是通过使用颈外动脉循环血管作为供体，增加向低灌注区的侧支血流，以防止进一步的缺血性损伤[162, 163]。外科手术一般可分为直接血供重建技术和间接血供重建技术。直接血管吻合手术，最常见的是颞浅动脉与大脑中动脉的吻合（血管旁路移植术），可以立即改善局部脑灌注，但由于头皮供体血管或大脑中动脉受体血管较小，这些手术在技术上往往难以实施。小血管限制了手术提供给大脑的额外侧支血流量，而基底烟雾过程本身往往会由于近端基底闭塞过程而限制血流重新分布的量。

多种间接血供重建技术应用于临床。脑 - 硬

表 14-3　临床证据：美国心脏协会儿童烟雾病管理指南（概要）

Ⅰ 级推荐

- 不同的血供重建技术可有效降低烟雾病引起卒中的风险（B 级证据）
- 对于年龄较小的儿童，由于其小口径血管使直接吻合困难，间接血供重建技术通常更可取，而直接搭桥技术更适合于年龄较大的儿童（C 级证据）
- 血供重建手术的适应证包括缺血症状进展或脑血流灌注不足且无手术禁忌（B 级证据）

Ⅱ 级推荐

- 经颅多普勒可用于烟雾病患者的评估和随访（C 级证据）
- 减少住院期间焦虑和疼痛可能会降低烟雾病患者因过度通气后血管收缩引起卒中的可能性（C 级证据）
- 术中和围术期对全身性低血压、低血容量、高热和低碳酸血症的治疗可降低烟雾病患者围术期卒中的风险（C 级证据）
- 对于血供重建术后烟雾病患者或无症状患者，可考虑使用阿司匹林（C 级证据）
- 测量脑灌注和血流储备可能有助于烟雾病患者的评估和随访（C 级证据）

Ⅲ 级推荐

- 除了经过抗血小板治疗和手术后仍频繁发生短暂性脑缺血发作或多发脑梗死的个别患者外，因为存在出血风险，大多数烟雾病患者不推荐使用抗凝药，尤其是儿童难以维持治疗水平（C 级证据）
- 在没有明显的烟雾病家族史的情况下，没有足够的证据支持在无症状个体或烟雾病患者亲属中进行烟雾病筛查（C 级证据）

脑膜 - 动脉 - 血管融合术（encephalo-duro-arterio-synangiosis，EDAS）：游离颞浅动脉，然后缝合到开放的硬脑膜切缘；颞肌贴敷术（encephalo-myo-synangiosis，EMS）：游离颞肌贴敷在脑表面，促进侧支血管发育；以及这两者的结合脑 - 肌肉 - 动脉 - 血管融合术（encephalo-myo-arterio-synangiosis，EMAS）[186-188]。这些术式有多种变体，包括单独钻孔不进行血管吻合[189, 190]和硬脑膜翻转[191]。颈交感神经切除术和大网膜转位或大网膜带蒂移植也有报道，尽管交感神经切除术因无效而被摒弃[186, 192-201]。一些文献报道直接和间接血管吻合都改善了临床症状[186, 194, 202, 203]。EDAS 手术的一种改进称为软脑膜血管吻合，采用颞浅动脉作为新侧支的供体来源，打开硬脑膜和蛛网膜，并通过细线将供体血管直接连接到脑表面[163]。该术式治疗儿童烟雾病的长期疗效已被证实[163]。美国心脏协会指南指出，这些术式如软脑膜血管重建最适于年轻患者（表 14-3）[11]。

除了关于儿童手术的一般问题外，烟雾病患者在围术期缺血性事件的风险较高。患儿住院期间常发生哭闹、换气过度，导致二氧化碳分压降低，诱发脑血管收缩继发缺血。任何减轻疼痛的手段，包括围术期镇静、无痛切口敷料和可吸收切口缝线，似乎都能减少卒中、TIA 的发生率和住院时间[204]。在手术中使用专门的监测手段，如脑电图，可能有助于识别和预防全麻状态下的脑缺血。

14. 烟雾病患者围术期管理的注意事项

全身麻醉可导致短暂的生理变化，从而影响脑血流。因为烟雾病患者的脑灌注储备减少，需要密切监测血压、血容量和二氧化碳分压，上述指标异常可导致卒中发生[204]。因此，为了降低围术期神经系统并发症的风险，需要对患者进行细致的管理，以避免围术期出现低血压、低血容量、高热和低碳酸血症[163]。如前所述，在全麻患者的神经系统评估中，术中使用全阵列头皮电极监测脑电图是有帮助的。为了防止手术中血容量过低，患者通常在手术前一晚进行积极的静脉补液。术后 48～72h，患者以正常维持需要量（以体重为基础）的 1.5 倍进行静脉输液。在术后第一天服用阿司匹林。

烟雾病的潜在手术并发症包括术后卒中、自发性或外伤性硬膜下血肿和脑出血。为了最大限度地降低围术期风险，烟雾病患者应该转到有该病诊治经验的中心。这些中心具有一定的年收治量及所需的医疗条件和资源，且拥有一支专业的医生团队和熟悉疾病相关问题处置和管理的重症监护力量。

15. 随访

细致的随访对烟雾病患者是必要的[166, 183]。在保守治疗或接受药物治疗的患者中，38.3% 最终需要手术[203]。一项对最初诊断为单侧烟雾病患者的研究发现，在这些单侧疾病患者中，27%（64 名中有 17 名）的患者发展为双侧受累，年轻患者最常见，通常在 1～5 年内发生[205]。其他数据也支持这一观点，即在患有单侧疾病的年幼儿童中，病情通常发展为双侧[206]。在那些接受手术治疗的患者中（无论是双侧还是单侧疾病），需要再次手术的比例为1.8%～18%[203]。这些数据表明，即使已接受治疗，也应定期对烟雾病患者进行临床和影像学检查。

术后血管造影或 MRI/MRA 复查通常在手术后12 个月进行，可以观察到来自供体颞浅动脉和硬脑膜动脉形成的 MCA 侧支血管[163, 203]。一项纳入接受手术治疗的 143 名烟雾病患儿的研究表明，手术可显著降低卒中风险，尤其是在术后 1 个月之后。67%的患儿存在既往卒中史，7.7% 的患者在围术期发生卒中，仅有 3.2% 的患者在至少 1 年的随访期间出现卒中。手术具有很好的远期疗效，在随访至少 5 年的患者中，卒中率仅为 4.3%（6 名中有 2 名发生在既往无卒中病史的患儿中）[163]。这项工作得到以下结论，即烟雾病的手术治疗对该病患儿的卒中预防有显著的保护作用。另一项对手术治疗烟雾病患儿的 Meta 分析进一步支持上述结论，该分析发现，在1156 名患者中，1003 名（87%）从手术血供重建中获益（症状性脑缺血完全消失或减少）[166]。

结论

缺血性和出血性卒中是儿童神经损伤和残疾的重要原因。卒中事件与诸多危险因素和病因有关，并伴有独特但经常是非特异性的神经系统表现。在出现局灶性和非局灶性临床表现的情况下，若高度怀疑梗死或出血，可以进行早期识别、诊断和治疗，这可能显著改善这些儿童的生活质量和神经系统预后。

第三篇

血管神经外科
Vascular Neurosurgery

第 15 章　脑缺血性疾病的内科和外科治疗 ················· 236

第 16 章　破裂和未破裂颅内动脉瘤治疗的一般原则 ········· 248

第 17 章　前循环动脉瘤 ································· 258

第 18 章　后循环动脉瘤的外科手术 ····················· 275

第 19 章　复杂动脉瘤的脑血管旁路术 ··················· 288

第 20 章　血管畸形（动静脉畸形与动静脉瘘） ··········· 305

第 21 章　脑和脊髓的海绵状血管瘤 ····················· 316

第 22 章　自发性脑出血 ································· 325

第 23 章　急性脑卒中和闭塞性脑血管病的血管内治疗 ······· 334

第 24 章　颅内动脉瘤的血管内治疗 ····················· 346

第 15 章　脑缺血性疾病的内科和外科治疗
Medical and Surgical Treatment of Cerebrovascular Occlusive Disease

John D. Nerva　Michael R. Levitt　著

俞建波　译　　潘剑威　方泽斌　校

临床要点

- 正常脑血管有自动调节功能，可根据脑灌注压力和代谢需求将脑血流量维持在一定范围。
- 动脉粥样硬化是一种炎症性疾病，特征是动脉粥样硬化斑块逐渐沉积，使受影响的动脉狭窄。
- 中重度的颈动脉狭窄比较常见，多普勒超声检查是最常用的初筛方法。
- 降血压药、他汀类和抗血小板药被推荐用于颅外段颈动脉和椎动脉粥样硬化。
- 颈动脉内膜切除术（carotid endarterectomy，CEA）适用于有症状且手术风险较低的患者，以及狭窄程度超过＞70% 的患者。颈动脉支架置入术作为 CEA 的替代方法，适用于手术并发症较多、对侧颈动脉闭塞、放射源性狭窄及 CEA 术后复发狭窄的症状性患者。
- CEA 也适用于围术期风险较低的狭窄程度＞60% 的无症状患者。
- 症状性的椎动脉狭窄 – 闭塞虽没有颈动脉常见，但预示着更高风险的脑缺血性事件。
- 抗血小板治疗是治疗颅内动脉粥样硬化的主要手段。
- 外科脑血供重建术是治疗症状性烟雾病的首选方法。
- 创伤性钝性脑血管损伤的筛查方案对预防中风具有成本效益。

在美国每年大约有 780 000 名新发或复发的脑卒中患者，其中 87% 是缺血性事件[1]。脑卒中是仅次于心脏病和癌症排在第三位的致死因素，是致残的首要原因[2]。短暂性脑缺血发作（TIA）和缺血性卒中引起的神经功能症状是由于脑动脉的闭塞，并且症状取决于闭塞的位置、持续时间、严重程度，以及是否有侧支循环和代偿性血流的存在。慢性的狭窄 – 闭塞性疾病可引起周围动脉供血区域的代偿性血流，并且在正常情况下由于侧支动脉的形成受累区域可以得到充分的脑灌注。急性的狭窄 – 闭塞性疾病除非立即有侧支血流代偿否则可导致神经系统症状。

脑血管闭塞性疾病是涉及颅内外颈动脉和椎动脉系统的一大类病理性疾病。这些动脉供血区域受多种病理机制的影响，包括动脉粥样硬化性疾病、烟雾病和夹层，所有这些都可能导致致残或致死的

卒中。治疗选择包括内科、外科和血管内治疗几种方法的单独或联合使用，同时可用于无症状患者的初次卒中或有症状患者的未来再发事件的预防。本章的目的是涵盖通常由神经外科医生治疗的狭窄 – 闭塞性疾病谱，并概述有争议的领域。

一、动脉粥样硬化性疾病

（一）自然病史

中重度颈动脉狭窄（即管腔狭窄率＞50%）的患病率在 70 岁以上无冠状动脉和脑血管病史的男性中约为 6%[3]。在 Framingham 研究中，基于多普勒超声检查结果，女性中重度狭窄的患病率为 7%，男性为 9%。在北曼哈顿卒中研究中，颅外动脉粥样硬化疾病占缺血性卒中的 17%[4]。

颈动脉斑块生长、进行性狭窄及导致神经功能

障碍（TIA 或卒中）的过程是复杂的[5]，北美症状性颈动脉内膜切除术试验（North American Symptomatic Carotid Endarterectomy Trial，NASCET）研究发现，有症状患者的狭窄程度（通过超声测量）与卒中发生风险呈正相关，在 18 个月的药物治疗过程中，狭窄程度 70%～79% 的卒中风险为 19%，狭窄程度为 90%～99% 的卒中风险上升到 33%[6]。在无症状患者中，卒中风险与狭窄程度之间的关系尚不太清楚，因为无症状颈动脉粥样硬化研究（Asymptomatic Carotid Atherosclerosis Study，ACAS）和无症状颈动脉外科试验（Asymptomatic Carotid Surgery Trial，ACST）均显示狭窄 60%～80% 的卒中发生率高于狭窄＞80% 的卒中[7, 8]。随着内科治疗的进步，颈动脉狭窄＞50% 的无症状患者的同侧卒中发生率为每年 0.3%～1%[9-11]。

TIA 定义为单一动脉引起的急性神经功能障碍，且持续时间<24h，事实上，TIA 的典型症状持续时间往往<15min[5]，而急性缺血性卒中患者症状持续时间>24h。TIA 发作预示着卒中的风险，这个风险在接下去的一周内为 5%，90 天内为 13%，5 年内达 30%[5, 12]。由于早期脑缺血的高复发率，脑血供重建术的益处在 2 周后逐渐减弱。女性 4 周后，男性 12 周后，有症状患者血供重建术的益处与无症状患者相似，并且手术可能还是有害的[13]。

（二）病理生理学

动脉粥样硬化是一种以动脉粥样硬化斑块进展性沉积为特征的炎症性疾病[5, 14]。危险因素包括吸烟、糖尿病、高血压和高胆固醇血症。斑块生长导致狭窄闭塞性疾病，通常发生在动脉分叉处。分叉处湍流产生剪切应力，导致内皮损伤和局部炎症。最初，脂蛋白颗粒积聚在内膜上并经历氧化修饰，促进单核细胞摄取并迁移到动脉壁。随着修饰的脂蛋白的积聚，单核细胞变成脂质负载的巨噬细胞，从而释放炎症介质。平滑肌细胞从中层迁移到内膜，在那里增殖并产生细胞外基质。同时，细胞外脂质积聚在由结缔组织纤维帽包围的中央核。随着时间的推移，纤维帽可能会钙化。病变最初从管腔向外，但随着斑块的生长管腔逐渐变窄并导致狭窄。纤维帽破裂或侵蚀可导致斑块的崩裂，从而引发凝血级联反应和血栓形成。血栓形成和斑块内出血进一步导致进行性斑块扩大和管腔狭窄。

卒中和 TIA 由多种机制引起。斑块上形成的血栓可阻塞远端动脉。动脉粥样硬化碎片如胆固醇晶体可栓塞视网膜动脉（即 Hollenhorst 斑块）。斑块破裂可导致动脉急性闭塞。夹层或内膜下血肿可由动脉壁结构弱化和暴露于血栓形成的内膜下组织引起。慢性进行性斑块生长会减少血流量，从而减少脑灌注。

（三）诊断评估

多普勒超声、CTA 和 MRA 提供有关斑块和管腔狭窄程度的信息，并帮助指导治疗。多普勒超声通常作为初筛方法，可以提供有关斑块的宏观表征及血流信息。NASCET 和欧洲颈动脉外科试验（European Carotid Surgery Trial，ECST）通过血管穿刺造影来确定颈动脉狭窄的严重程度[6, 15]。在 NASCET 标准（临床和研究最常用）中，颈动脉狭窄的百分率通过如下计算公式计算：狭窄程度（%）=（正常颈动脉远端血管直径 - 最窄处颈动脉血管直径）/ 正常颈动脉远端血管直径 ×100%（图 15-1）。颈动脉斑块被分为四型：1 型主要是出血、脂质、胆固醇和蛋白质物质；2 型是致密的纤维结缔组织，以及体积超过 50% 的出血、脂质、胆固醇和蛋白质物质；3 型为致密纤维结缔组织，出血、脂质、胆固醇和蛋白质物质的

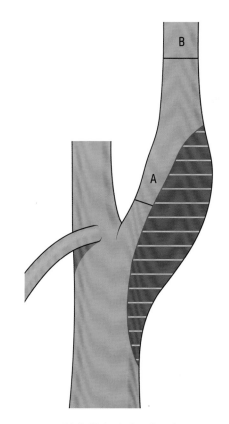

狭窄程度（%）=（B-A）/ B×100%

▲ 图 15-1　颈动脉狭窄分级的 NASCET 标准

体积＜50%；4 型为致密纤维结缔组织。

超声放射医师协会一致推荐基于超声影像的颈动脉狭窄诊断和分层[16]。表 15-1 示 ICA 和 CCA 的收缩期峰值流速（peak systolic velocity，PSV）和舒张末期流速（end-diastolic velocity，EDV）的诊断标准。CTA 和 MRA 通常应用于血流动力学有显著狭窄的患者及制订治疗计划。在结果不一致或广泛钙化的情况下，血管造影可能是必要的。一项对颈动脉斑块 MRA 特征的 Meta 分析发现，斑块内出血、富含脂质的坏死核心和纤维帽变薄 / 破裂与未来 TIA 或卒中风险的增加相关[17]。通过三维超声评估发现，对于颈动脉狭窄超过 60% 的无症状患者，斑块内有 3 个以上溃疡的患者未来 3 年发生卒中或死亡的风险是无溃疡者的 9 倍（18% vs. 2%，P=0.03）[18]。这项研究还发现，经颅多普勒探测到微栓子信号的患者 3 年卒中和死亡风险远高于未发现微栓子者（20% vs. 2%，P=0.003）。无症状颈动脉栓塞研究（ACES）也表明颈动脉狭窄超过 70% 且有微栓子无症状患者 2 年后患同侧卒中和 TIA 的风险更高（7.13% vs. 3.04%，HR=2.54），单纯同侧卒中的风险也更高（3.62% vs. 0.7%，HR=5.57）[19]。因此，有微栓子和 MRI 上有脑梗死证据的无症状患者发生卒中和 TIA 的风险更高，他们在风险分层和治疗策略中可能被认为是有症状的。

（四）颅外段颈动脉狭窄的治疗

1. 药物治疗

药物治疗的建议发表在 2011 年颅外颈动脉和椎动脉粥样硬化多学会指南中，除非特别指出，否则均为 I 级证据推荐[5]。对于无症状患者推荐将血压控制在 140/90mmHg 以下，除了超急性期，降血压治疗也是适用于有症状的动脉粥样硬化患者，但由于存在可能加剧脑缺血的风险，其目标值尚未确定（Ⅱa 级）。不管是无症状还是有症状患者，都建议使用他汀类药物降低低密度脂蛋白至 1000mg/L 以下，甚至 700mg/L 以下（Ⅱa 级）。饮食、运动和降血糖药对糖尿病患者是有益的；但是还没有证据支持维持低水平的糖化血红蛋白 A1c 的激进治疗方法有利于脑卒中的预防（Ⅱa 级）。对于没有进行血供重建手术的患者推荐使用抗血小板聚集药阿司匹林（75～325mg/d）来预防缺血性心脑血管事件，但是其对于无症状患者是否能预防脑卒中尚未可知；然而有症状患者还是推荐单用阿司匹林或氯吡格雷，或者阿司匹林联合双嘧达莫缓释片来预防卒中，要优于阿司匹林与氯吡格雷的联用。建议使用抗血小板药而非口服抗凝血药（I 级），除非存在抗血小板药的禁忌或有抗凝血的适应证（Ⅱa 级）。高同型半胱氨酸血症、缺乏运动和肥胖是卒中的危险因素，但没有给出具体建议。值得注意的是，早期试验在对比单独药物治疗与血供重建联合药物治疗疗效的时候，只单独使用了抗血小板药，而不包括他汀类或其他目前被视为标准治疗的药物。一项关于无症状颈动脉狭窄的 Meta 分析显示，同侧脑卒中的年度发病率已经从 2000 年前的 2.38% 下降至 1.13%[20]。

2. 血供重建

2011 年，脑血供重建多学会指南发布（表 15-2）[5]。

诊　断	标　准
正常	ICA PSV＜125cm/s，且没有斑块及内膜增厚，ICA : CCA PSV＜2，且 ICA EDV＜40cm/s
ICA 狭窄＜50%	ICA PSV＜125cm/s，有肉眼可见斑块及内膜增厚，ICA : CCA PSV＜2，且 ICA EDV＜40cm/s
ICA 狭窄 50%～69%	ICA PSV 125～230cm/s，有肉眼可见斑块，ICA : CCA PSV=2～4，且 ICA EDV 40～100cm/s
ICA 狭窄≥70% 但未闭塞	ICA PSV＞230cm/s，有肉眼可见斑块和管腔狭窄，ICA : CCA PSV＞4，且 ICA EDV＞100cm/s
ICA 接近闭塞	流速可能高，可能低或探测不到，参数可能不适用，主要通过明显狭窄的管腔诊断
ICA 完全闭塞	探测不到管腔和血流

表 15-1　颈动脉狭窄诊断和分级

CCA. 颈总动脉；EDV. 舒张末期流速；ICA. 颈内动脉；PSV. 收缩期峰值流速

（五）颈动脉内膜切除术

对于狭窄程度超过 70% 的有症状患者，NASCET 和 ECST 证明 CEA 优于单独药物治疗，可以明显减少同侧卒中的发生率[6, 15]。NASCET 随机将 328 名患者分到 CEA 组，331 名患者分到药物治疗组，然后在随访 18 个月后停止研究。研究显示接受 CEA 的狭窄率在 70%～99% 的患者中，30 天的围术期卒中和死亡率为 2.1%，包括围术期事件在内的同侧卒中 2 年累积风险为 9%。而在单独药物治疗组，同侧卒中的 2 年累积风险为 26%，CEA 将绝对风险值（absolute risk reduction，ARR）降低了 17%。NASCET 研究者还证明 CEA 对狭窄率在 50%～69% 的患者的益处；然而这组的围术期卒中和死亡率为 6.7%[21]。

ECST 在 10 年内随机研究了 2518 名患者，也发现 CEA 对狭窄率在 70%～99% 的患者是有益的（重新以 NASCET 标准测量），5 年同侧卒中和死亡的风险绝对值为 18.7%，但对于狭窄程度为 50%～69% 的患者则无益处[22]。综合 NASCET、ECST 和退伍军人事务合作研究（VACS）超过 3000 例的汇总分析，CEA 后 30 天内卒中和死亡率为 7.1%[23]。

ACAS 和 ACST 证明对于狭窄程度超过 60% 的无症状患者，CEA 相对于药物治疗是获益的。在 ACAS 研究中平均随访时间为 2.7 年，发现手术组的 5 年同侧卒中、围术期卒中和死亡率为 5.1%，而单独药物治疗组为 11%[7]。在 ACST 研究中，包括围术期事件在内的 5 年风险发生率，CEA 组为 6.4%，药物治疗组为 11.7%[8]。CEA 的并发症发生率为 3%。与 NASCET 研究一样，这些研究的药物治疗受限于当时的标准，如果与现代的药物管理比较，CEA 的获益率或许还要降低点[5]。

CEA 相关的风险包括出血、急性动脉闭塞、脑卒中、心肌梗死、静脉血栓栓塞、脑神经麻痹、伤口感染、颈动脉再狭窄和死亡。有症状患者接受急诊手术或再次手术，并发症风险更高[5]。

多种因素可能影响 CEA 的结果和风险，包括技术、术者经验和临床因素（图 15-2，参见手术技术部分）。关于技术的争议包括麻醉方法、转流的作用和血管缝合方式。局部麻醉下 CEA 患者可直接观察到脑功能障碍，而全身麻醉者需要神经电生理监测。脑功能监测可以确定哪些患者动脉阻断过程中需要转流。采用常规转流还是选择性转流存在争议，目前没有研究显示它们在围术期并发症方面存在差异[5]。与原位缝合相比，采用补片血管成形术缝合可能更为可取[24]。年 CEA 手术量少于 100 例的医院通常效果较差，然而，ACAS 没有显示出病例量的差异，30 天并发症发生率为 1.5%[7]。

（六）颈动脉支架置入术

随机试验尚未证明颈动脉支架置入术（carotid artery stenting，CAS）和 CEA 之间一致的综合结果差异（稍后讨论）。CAS 的风险主要有神经功能障碍（1%～5%）、动脉损伤（<1%）、动脉再狭窄（3%～5%）、装置故障（<1%）、药物并发症、穿刺

推荐级别	描　述
表 15-2　2011 年多学会指南	
I 级	颈动脉内膜切除术（CEA）适用于无创影像同侧狭窄>70% 或造影狭窄>50% 的有症状患者（即 6 个月内有卒中或 TIA 发作），围术期卒中或死亡风险<6%；颈动脉支架置入术（CAS）是 CEA 的替代方法，适用于符合上述标准的有症状患者，血管内介入治疗发生并发症风险较低；无症状患者的选择以共病、预期寿命和其他个体因素的评估为指导
IIa 级	对于狭窄>70%，且围术期并发症风险低的无症状患者，CEA 是合理的，对于老年患者和解剖结构不利于血管内治疗的患者，CEA 优于 CAS，对于颈部解剖结构不良的患者，CAS 是合理的，TIA 或卒中患者在 2 周内进行血供重建是合理的，除非有禁忌证
IIb 级	对于血管造影显示狭窄>60% 或超声下狭窄>70% 的患者，可考虑预防性 CAS，但相比单纯药物治疗其有效性尚未确立；较之单纯药物治疗，无论有症状还是无症状患者 CEA 和 CAS 的手术并发症风险均较高，因此其有效性尚未确定
III 级	对于狭窄<50% 的患者、ICA 慢性完全闭塞或严重残疾的患者，不推荐使用 CEA 或 CAS

TIA. 短暂性脑缺血发作

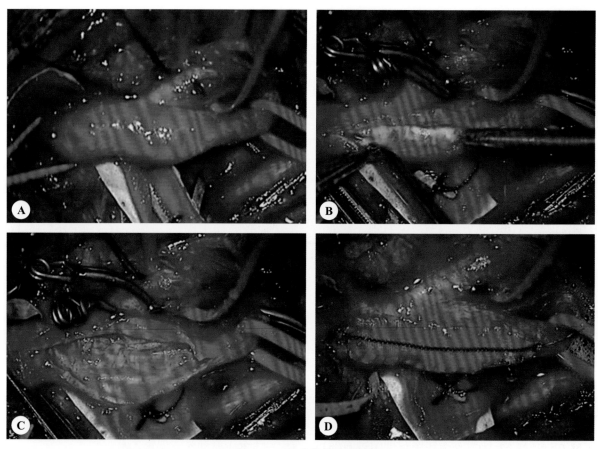

▲ 图 15-2　颈动脉内膜切除术

A. 暴露颈总动脉（CCA）、颈内动脉（ICA）、颈外动脉（ECA）；B. 纵行切开 CCA 至粥样斑块远端 ICA，斑块从动脉壁上剥离；C. 斑块完全剥离后检查动脉壁是否存在内壁损伤；D. 用补片缝合血管壁

点并发症及死亡[5]。术中会使用脑保护装置降低围术期卒中的风险，这些装置包括远端过滤器（可捕获斑块碎片）和近端保护装置（通过充气球囊阻断或逆转血流）。临床试验和注册中心数据显示栓塞保护装置（embolic protection device，EPD）可以降低卒中和死亡率，提高总体预后，但没有随机试验证实这些结果（图 15-3，见"手术技术"）[5]。

CEA 的高风险促使选择 CAS[5]。高危解剖特征包括对侧颈动脉闭塞、CEA 后再狭窄、颈部放射治疗史、病变位于 C_2 椎体以上或锁骨以下、颅内串联狭窄，以及由于糖尿病或其他原因引起的颈部手术困难。一些内科共病也可能造成 CEA 的高风险，包括充血性心力衰竭Ⅲ或Ⅳ级、射血分数<30% 及近期有心肌缺血病史。CAS 高危患者可能存在解剖动脉通路困难、抗血小板药物过敏或不良反应、同心斑块钙化、颈总动脉狭窄和管腔内血栓。

（七）CEA 与 CAS 的比较

自 2011 年指南发布以来，很多研究对比了 CEA 和 CAS 治疗症状性和无症状性颈动脉狭窄患者的预后。国际颈动脉支架置入研究（International Carotid Stenting Study，ICSS）将 1713 名症状性颈动脉狭窄患者随机分为 CAS（855 名）组或 CEA 组（858 名），平均随访时间为 4.2 年[25]。大部分患者（90%）狭窄程度为 70%~99%，且风险因素和共病相近。CAS 和 CEA 的 5 年致残和致命性卒中的累积风险相似（分别为 6.4% 和 6.5%）；然而，CAS 组发生卒中（包括非致残性卒中）的 5 年累积风险相对更高（15.2% vs. 9.4%，HR=1.71，95%CI 1.28~2.30，$P<0.001$）。根据改良 Rankin 量表（mRS），在 1 年、5 年及随访终点的功能结果相似。

无症状颈动脉试验（ACT）Ⅰ是一项前瞻性随机对照研究，纳入 1453 名患者，年龄<79 岁，狭窄程度 70%~99% 且对侧颈动脉狭窄不超 60%，对比应用栓塞保护装置的 CAS 和 CEA，随访时间 5 年[26]。主要的随访终点是术后 30 天内的死亡、卒中或心肌梗死（myocardial infarction，MI），或者 1 年内出

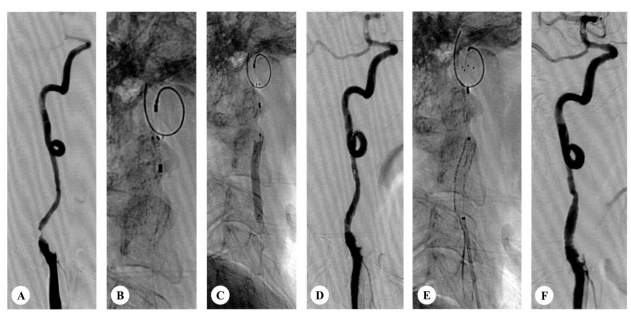

▲ 图 15-3　颈动脉支架置入术

A.（侧位）造影显示 CCA 严重狭窄，ICA 内血流受限，ECA 完全闭塞；B. 放大显示远端 EPD 就位；C. 支架置入前使用非顺应性球囊扩张成形；D. 狭窄和远端血流改善；E. 支架就位；F. 颈内动脉的狭窄和远端血流均改善

现同侧卒中。CAS 并不亚于 CEA（事件发生率分别为 3.8% 和 3.4%，*P*=0.01）。30 天内的卒中或死亡发生率 CAS 为 2.9%，CEA 为 1.7%（*P*=0.33）。CAS 和 CEA 术后 30 天至 5 年未发生卒中的比例分别为 97.8% 和 97.3%（*P*=0.51），而 5 年累积的未发生率分别为 93.1% 和 94.7%。CAS 和 CEA 的总体生存率分别为 87.1% 和 89.4%。

2010 年发表的最初的颈动脉血供重建内膜切除术对比支架置入术试验（CREST）将 2502 名症状性和无症状患者随机分成 CEA 组和 CAS 组，平均随访时间 2.5 年[27]。主要的随访终点是随机分组后围术期卒中、心肌梗死或死亡，或者 4 年内的对侧卒中。4 年同侧卒中发生率 CAS 和 CEA 之间相近（7.2% 和 6.8%，*P*=0.51）。总体而言，CAS 的 4 年卒中和死亡率更高（6.4% vs. 4.7%，HR=1.50，*P*=0.03）。在有症状的患者中，4 年累积卒中和死亡率 CAS 组为 6.4%，CEA 组为 4.7%（HR=1.37，*P*=0.14），而在无症状患者中分别为 4.5% 和 2.7%（HR=1.86，*P*=0.07）。围术期风险 CAS 更高（4.1% vs. 2.3%，*P*=0.01），心肌梗死则是 CEA 组更高（1.1% vs. 2.3%，*P*=0.03）。随访 10 年后，主要的终点事件发生率 CAS 和 CEA 两者之间没有统计学差异（11.8% vs. 9.9%，HR=1.10，95%CI 0.83～1.44）[28]。术后同侧卒中发生率 CAS 为 6.9%，CEA 为 5.6%（HR=0.99，95%CI 0.64～1.52）。若将

症状性和无症状患者分开分析，则两者之间无统计学差异。

ICSS、更新的 CREST 和 ACT I 试验均已确认在综合结果方面 CAS 与 CEA 相当，然而 CAS 的围术期脑卒中发生率似乎更高。两种方法都被认为优于传统的药物治疗，但随着药物治疗的改善，无症状颈动脉狭窄的同侧卒中发生率已经降低[20]。CREST-2 试验（NCT02089217）正在进行中，将重新评估无症状患者的血供重建。该试验分为两项独立的随机对照研究，对无症状患者的血供重建（包括 CAS 和 CEA）和最佳药物治疗进行对比，已于 2020 年结束。SPACE-2 试验原本有相同目标，但由于未能招募到足够的患者而被迫于 2015 年终止[29]。在招募停止前共有 513 名患者入组，30 天事件发生率 CEA 为 1.97%，CAS 为 2.54%，而药物治疗组为 0。

（八）颅内外血管旁路移植术

颅内外血管（extracranial-intracranial，EC-IC）旁路移植术研究和颈动脉闭塞外科治疗研究（carotid occlusion surgery study，COSS）对脑血供重建术治疗前循环动脉粥样硬化性疾病进行了评估[30, 31]，两项研究均未能表明 EC-IC 旁路移植术可以随着时间的推移降低同侧脑梗死事件的发生风险。在 COSS 研究中 30 天同侧缺血性卒中发生率在外科治疗组为 14.4%，药物治疗组为 2%，而 2 年累积发生率则

分别为 21% 和 22.7%[31]。COSS 的术后致残致死率与其他有关 EC-IC 旁路移植术的研究相似（15% vs. 12%）。手术患者 30 天时移植血管的通畅率为 98%，氧摄取分数（oxygen extraction fraction，OEF）改善。在没有围术期并发症的手术患者中，OEF 和血流动力学的改善与复发性卒中的风险降低直接相关[31]。因此，对于血流动力学功能不全、积极药物治疗后仍出现难治性症状的患者，可考虑在围术期并发症发生率较低的医疗机构进行脑血供重建术（图 15-4，见"手术技术"）。

（九）椎动脉狭窄

症状性椎动脉（vertebral artery，VA）狭窄 - 闭塞性疾病远比颈动脉狭窄少，因此对它的研究和理解较少，但这预示着发生缺血性事件的高风险。有症状的颅内椎基底动脉狭窄患者的年卒中发生率约为 10%[32, 33]。很多研究将颅外段和颅内段椎动脉狭窄及基底动脉狭窄结合在一起，在椎基底动脉 TIA 或卒中的研究中，发现椎动脉或基底动脉狭窄超过 50% 的动脉粥样硬化发生率约为 25%[34]。在同一项研究中，狭窄程度超过 50% 的椎基底动脉狭窄与年龄、性别或血管危险因素无关，而与较高的缺血性事件和复发性卒中有关。颅外段椎动脉狭窄通常发生在椎动脉起始部，但由于骨赘形成，也可能发生在颈椎的横突孔内。动态挤压该位置或颅颈交界处的颅外段椎动脉可导致发作性椎基底动脉供血不足（弓猎人综合征，bow hunter syndrome，BHS）。由于超声的技术的局限性，多普勒超声用于检查椎基底动脉系统并不可靠，因此通常推荐 CTA 或 MRA 作为诊断评估的初筛方法[5]。

治疗

椎动脉疾病的药物治疗建议与颅外段颈动脉狭窄类似[5]，对于椎动脉狭窄患者，建议使用阿司匹林进行抗血小板治疗以预防卒中和心肌梗死，对于有症状的颅外 VA 狭窄，建议单独使用阿司匹林、阿司匹林加双嘧达莫或单独使用氯吡格雷[5]。椎动脉疾病很少进行包括旁路移植术在内的血供重建手术，但是有系列病例研究报道了颅外段椎动脉和颅内段椎基底动脉的近端和远端进行血管重建取得了良好的结局[35, 36]。

椎动脉狭窄血管内治疗的回顾性研究证明血管成形术和支架置入术的安全性和有效性。一项针对 27 项研究（总病例数 n=993）的系统性评价表明，30 天内的卒中和 TIA 发作率分别为 1.1% 和 0.8%[37]，在平均随访 21 个月期间，椎基底动脉供血区域的卒中发生率为 1.3%。在平均随访 24 个月期间，30% 的裸金属支架置入和 11% 的药物洗脱支架置入术患者发生再狭窄。支架置入术后再狭窄的发生率与狭窄的长度相关，从 <5mm 发生率 21% 至 >10mm 发生率 50% 不等[38]。这些结果提示，颅外段椎动脉狭窄行支架置入术可以有良好的结局，尤其是局灶性病变。

椎动脉狭窄的血管内治疗已通过三项随机对照试验进行了前瞻性研究：CAVATAS、SAMMPRIS 和 VAST。在颈动脉和椎动脉腔内血管成形术研究（CAVATAS）中，纳入了颅内和颅外椎动脉狭窄的患者，在随访期间（平均随访 4.7 年）没有一例发生椎基底动脉缺血性卒中[39]。在支架置入对比积极药物管理预防颅内血管狭窄所致的复发性卒中研究（SAMMPRIS）中 451 名患者中有 60 名伴有椎动脉狭窄[40]。在 2 年的随访中发现首次卒中或血供重建后的 30 天内卒中或死亡的总体概率，药物治疗组为 10%，血管内治疗组为 21%，但在短期和长期 SAMMPRIS 结果中，未对椎动脉狭窄进行亚组分析[41]。VAST 是第一个旨在评估血管内治疗和药物治疗椎基底动脉缺血结局的随机对照研究[42]。在因监管要求停止试验之前，VAST 共招募了颅外段和颅内段狭窄程度超过 50% 的 115 名患者。主要结局是治疗后 30 天内的血管源性死亡、心肌梗死或任何形式的脑卒中，次要结局是随访期间出现有症状的椎动脉性卒中、复合性结局和 12 个月后的狭窄程度。主要结局发生于 3 名（5%）支架置入患者和 1 名（2%）药物治疗患者。在平均 3 年的随访期内，有 7 名（12%）支架置入组患者和 4 名（7%）药物治疗组患者发生了椎动脉卒中，11 名（19%）支架置入组患者和 10 名（17%）药物治疗组患者出现复合性结局。这些血管内试验的结果显示症状性 VA 狭窄的严重自然史，在大多数情况下，除了最佳的药物治疗之外，并未证明血管内治疗的效用。尽管结果可能因纳入颅内狭窄患者而混淆，根据 SAMMPRIS，颅内狭窄患者具有较高的围手术期风险。因此，血管内治疗应仅限于药物治疗失败的严重病例，并应在病例量大的中心治疗，以降低围术期并发症的风险。

（十）颅内动脉粥样硬化性疾病

1. 背景

据报道 8% 的缺血性卒中由颅内动脉粥样硬化性

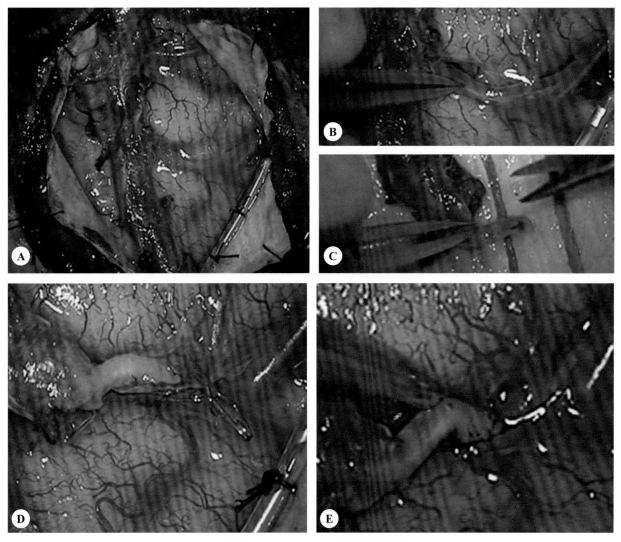

▲ 图 15-4　**STA-MCA 直接血供重建**

A. 已开颅及硬膜打开，STA 及周围组织已分离并穿过术野；B. 从蛛网膜下腔分离受体动脉；C. 修剪 STA 远端后斜行剪断，并呈鱼嘴状剪开延长切面；D. "足跟"和"足尖"缝针后再完成端 - 侧吻合；E. 剪断缝合完成吻合，移除临时阻断夹

疾病（intracranial atherosclerotic disease，ICAD）引起[4]。此类患者较为年轻，较其他缺血性卒中患者有更高的高胆固醇血症和糖尿病患病率[4]。其他的风险因素包括年龄、种族、高血压和代谢综合征[43]。ICAD 患者的年卒中风险为 10%~20%，狭窄＞70% 患者的卒中风险更高[43]。华法林 - 阿司匹林治疗症状性颅内血管狭窄性疾病（WASID）的研究发现，在药物治疗后的 2 年内发生复发性卒中的风险为 20%[44]。同样地，症状性颅内动脉粥样硬化性狭窄研究组（GESICA）前瞻性招募了 102 名 ICAD 患者，其狭窄程度＞50%，平均随访 2 年，38.2% 的患者发生 TIA 或卒中，血管性死亡率为 8.8%[45]。在超声检查有明显血流动力学异常的狭窄患者（27.4% 的患者）

中，60.7% 的患者有复发性的卒中或 TIA[45]。除了超声、CTA、MRA 和血管造影外，灌注成像通常被用来评估血管舒张状态下的血流动力学储备。这些模式包括 SPECT、PET，以及 CT 或 MR 灌注等。一旦给药（通常是血管扩张药，如乙酰唑胺），与正常区域相比，血流动力学功能不全区域的脑血流量（CBF）可能会减少或不增加，因为 ICAD 远端血管已经最大限度地扩张以满足循环需求。

2. 治疗

根据 WASID 的研究成果，包括抗血小板治疗在内的药物管理是治疗 ICAD 的主要方法，该研究将华法林与阿司匹林进行了比较，发现华法林的并发症发生率更高[44]。TCD 上发现微栓子信号预示着 ICAD

缺血性事件的复发[46]。CLAIR 随机对照研究发现，阿司匹林联合氯吡格雷的双抗治疗较阿司匹林单抗更能减少 ICAD 患者的微栓子信号[47]。

尽管进行了最大程度的药物治疗，ICAD 引起的卒中发生率仍然很高，这催生了评估 ICAD 血管内治疗的研究。SAMMPRIS 评估了血管成形与翼展支架系统（Stryker Neurovascular，Kalamazoo，MI）置入术加药物治疗与单独药物治疗狭窄程度为 70%～99% 的 ICAD 患者[40]。主要终点（30 天内卒中或死亡）发生率在血供重建组为 14.7%，药物治疗组为 5.8%（P=0.002）。SAMMPRIS 研究的长期结果与此类似：在平均 32.4 个月的随访后，15% 的药物治疗患者及 23% 的支架置入患者出现主要终点，累积概率更低（P=0.0252）[41]。超过 30 天后，两组均有 10% 的患者出现主要终点。支架置入术患者具有更高的任意卒中发生率（26% vs. 19%，P=0.0468）和大出血的风险（13% vs. 4%，P=0.0009）。SAMMPRIS 证明了药物管理作为一线治疗症状性 ICAD 的优势，部分原因是血管内治疗的围术期并发症的高发；然而，尽管有积极的药物管理，该研究并未评估复发性脑卒中患者。有如下情况的患者可考虑血管内治疗：ICAD 狭窄程度为 70%～99% 的患者、血流动力学功能不全者和药物治疗难治性复发性缺血事件的患者。

在 EC-IC 和 COSS 试验中，由于围术期卒中发生率高，EC-IC 旁路移植术治疗（之前讨论过）对颅内血管狭窄亚组没有发现益处，并不推荐在研究试验之外或特殊情况下应用。

二、烟雾病

烟雾病是一种累及颈内动脉床突上段，以及大脑前和大脑中动脉近端的狭窄 – 闭塞性血管疾病。这个名字来源于在血管造影中看到的异常网状血管，"Moyamoya" 在日语中的意思为 "吸烟时吐出的一团朦胧状烟雾"[48]。特发性烟雾血管病变（即 moyamoya disease，MMD）是特发性的，可能具有遗传性[49]。另外，烟雾综合征指的是继发于其他疾病的烟雾样血管，这些疾病包括唐氏综合征、神经纤维瘤病 I 型、放射治疗后、镰状细胞病、胶原血管疾病、慢性血管闭塞或自身免疫性疾病。

（一）流行病学和自然病史

MMD 可以影响诸多种族人群，但最初被认为主要影响亚洲人群。亚洲和北美洲表型已被描述，两者的

症状性 MMD 患者均具有较高的再出血或缺血的风险。

在亚洲表型中，患者可能在 10 岁内出现脑缺血，或者在三十几岁出现脑出血[48]。日本的年发病率为 0.35/100 000[50]，女性和男性的比例为 2：1[49]。在亚洲型 MMD 中，若未经脑血供重建术，年再出血概率为 7%，年死亡率为 28%[51]。

在北美表型中，患者在二十几岁到四十几岁发病，最常见的表现为成人或儿童脑缺血，女性和男性的比例为 3：1[52, 53]。在美国的年发病率为 0.086/100 000[54]。在一项队列研究中，年缺血性事件的发生率为 13.3%，年出血率为 1.7%[55]。

（二）病理生理学和影像分级

烟雾病由管壁平滑肌细胞增生和管腔血栓形成而非炎症和粥样硬化引起[56, 57]。烟雾相关侧支有血流增加和应激相关变化的证据，包括弹力层断裂、中层变薄和微动脉瘤的存在[58]。值得注意的是，这些组织病理学变化影响颅内血管结构，但不影响颅外循环。Suzuki 描述了基于狭窄闭塞和侧支变化的 MMD 的六个影像学分期，尽管这些分期不一定与临床症状相关（表 15-3）[48]。

表 15-3　烟雾病的造影下 Suzuki 分期	
分　期	描　述
I	颈内动脉（ICA）分叉部狭窄，没有侧支血管
II	ICA 分叉部狭窄，大脑前动脉和大脑中动脉扩张，以及烟雾侧支动脉形成
III	ICA 进一步狭窄，大脑前动脉、大脑中动脉近端狭窄，烟雾侧支血管增多
IV	颈外动脉（ECA）的侧支血管增多
V	烟雾侧支血管开始减少，ECA 的侧支血管进一步增加
VI	ICA 分叉部闭塞，烟雾侧支消失

（三）治疗

血供重建手术是症状性 MMD 治疗的首选治疗方法。药物治疗包括每日口服阿司匹林，以及维持足够的水分、避免过度换气和避免低血压以保持足够的脑血流量。血供重建治疗的目标是通过增加脑血流量来改善 MMD 的血流动力学功能不全，这已被

证明可降低出血和缺血事件的发生率[59-63]。治疗指征为影像学确诊烟雾病，包括有症状的或分期较高的无症状性疾病或有疾病进展的证据。分期较低的无症状的大脑半球，没有缺血证据，可先药物保守治疗，但需要密切随访。症状发作后血供重建的时机存在争议，需要在预防复发性缺血或出血的治疗需求与血供重建相关的围术期风险增加之间取得平衡，手术风险的增加是因为在肿胀的大脑上进行操作的技术原因，以及 MMD 对手术和维持脑血流量的应激敏感性增加。血供重建术可以是直接的，也可以是间接的。直接血供重建通过吻合颅外血管至皮质动脉立即增加脑血流量，最常见的是颞浅动脉至大脑中动脉（STA-MCA）旁路移植术（图 15-4，见"手术技术"）。间接血供重建依赖于通过将皮质表面覆盖具有较强血流供应的硬脑膜或肌肉组织来形成颅外至颅内的侧支，它包括脑硬脑膜动脉贴敷（EDAS）、脑硬脑膜动脉颞肌贴敷（EDAMS）、软脑膜血管重建、多点钻孔等手术方式。

与间接血供重建相比，直接血供重建已被证明可显著减少再出血，但需要足够大小的供体血管（STA）和受体血管（皮质 MCA）；然而，在一项中国研究中，这两种方法的结局都优于单独的药物治疗（任何血供重建的 7.4% vs. 药物治疗的 37.1%）[59]。间接血供重建术 EDAS 已被证明可改善缺血症状。在一项北美研究中，98% 的经治疗的大脑半球可看到侧支血管，82% 有脑灌注增加的证据[60]。手术侧半球 5 年无脑卒中生存率为 94%，未经治疗侧半球为 36%（P=0.007）。尽管这两种技术都能显著改善 MMD 的自然病程，但儿童患者皮质血管较为细小，因而间接血供重建术更常用于儿童患者[61-63]。

三、夹层

动脉夹层发生在动脉内膜损伤时，使得血液流动于动脉壁两层之间。这会产生假腔，使真腔变窄，并且随着外膜的扩张也会导致假性动脉瘤的发生。这种损伤还会激活凝血级联反应，导致血栓形成及进一步的潜在动脉狭窄和栓塞事件。夹层可以在任何颅外和颅内的脑血管中发生。

（一）创伤性颅外动脉夹层

创伤性颅外动脉夹层通常是钝性脑血管损伤（blunt cerebrovascular injury，BCVI）的结果。在创伤性入院患者中 BCVI 占 0.5%～1.0%[64, 65]。随着对

外伤患者的 CTA 筛查的提高，检出率有上升趋势，对于预防卒中是具有价值的[64-66]。这些情况的外伤患者必须筛查 BCVI：颈部软组织血肿，<50 岁患者的颈动脉血管杂音、脑梗死、Horner 综合征、TIA，以及单侧神经功能障碍；以及高能创伤机制导致的上颌骨 LeFort Ⅱ 或 Ⅲ 型骨折，复杂下颌骨骨折，点状的深部颅内血肿，颈椎半脱位，颈椎骨折延伸至横突孔，或者任何 C_1、C_2、C_3 骨折[65-67]。总的来说，BCVI 病例 62% 为颈内动脉，38% 为椎动脉[65, 68]。最常用的 BCVI 分级量表有 5 个等级［Denver 标准（也称为 Biffl 标准）][65, 68]。卒中风险随着损伤等级的增加而增加，从 Ⅰ 级损伤的 <10% 到 Ⅴ 级损伤的 100%。表 15-4 列出了一项研究中各分级的定义及各级发生的频率[69, 70]。阿司匹林常用于有抗凝血禁忌的外伤患者。在初次住院期间，可以进行 TCD 以监测栓子，栓子的存在应给予额外的药物或手术治疗[66, 71]。随访期间可使用动态影像，因为低级别病变可进展或发展为假性动脉瘤（外伤后 7～10 天此风险 Ⅰ 级为 8%，Ⅱ 级为 43%）[68]。对于严重血流受限、药物治疗后仍持续存在微栓子或反复出现神经功能缺损及假性动脉瘤扩大的患者，需要进行血管内支架置入或牺牲血管[68, 71, 72]。由于动脉血外渗，Ⅴ 级损伤需要立即进行血管内干预（通常是牺牲血管或覆膜支架置入术）。

表 15-4　钝性脑血管损伤 Denver 标准

级 别	发生频率	定 义
Ⅰ	54%	管腔不规则或夹层伴管腔狭窄 <25%
Ⅱ	20%	夹层或壁内血肿伴管腔狭窄 ≥25%
Ⅲ	13%	假性动脉瘤
Ⅳ	10%	闭塞
Ⅴ	3%	横切面有游离外渗

（二）自发性颅外动脉夹层

ICA 的自发性颅外动脉夹层年发病率为 3/100 000，VA 为 1/100 000，是 40 岁以下患者 20%～30% 发生卒中的原因[73]。自发性夹层可能由反复微创伤、共病如感染、放射治疗和颈部肿瘤，以及几种动脉病变如肌纤维发育不良、马方综合征、Ehlers-Danlos 综

合征Ⅳ型等引起[74]。经治疗后自发性夹层的年卒中发生率低于 BCVI。ICA 永久性狭窄或闭塞与同侧卒中相关年风险为 0.7%，TIA 的相关年风险为 0.3%[75]。抗血小板和抗血栓药都可用于无假性动脉瘤的夹层，以降低卒中的风险[75, 76]。假性动脉瘤通常具有良性的临床病程，血管内干预的指征尚不明确[74, 77]。

（三）颅内动脉夹层

除了血栓引起的缺血事件风险外，导致假性动脉瘤形成的颅内夹层既可以压迫邻近神经结构，也可以破裂导致蛛网膜下腔出血（SAH）。夹层的进展可能涉及动脉穿孔，夹层扩张导致闭塞。颅内夹层的发病率和死亡率很高，尤其是假性动脉瘤存在破裂风险[78]。由于包括颅外夹层和 SAH 的其他原因，颅内夹层的确切发病率尚不清楚，但占头颈部夹层可能<10%，占动脉瘤性 SAH 病例<5%。对于导致动脉狭窄和血栓形成的内膜下夹层病例，需要抗血小板和抗血栓治疗，而血管内或手术治疗则用于 SAH 或外膜下夹层伴假性动脉瘤形成的病例[78]。牺牲血管、EC-IC 旁路移植术或血管内支架置入术是治疗选项，但最佳治疗方法尚不清楚。

四、手术技术

（一）颈动脉内膜切除术

1. 术前管理、麻醉和监护

阿司匹林在术前就开始给药且达到治疗剂量，术中及术后过程仍维持。根据外科医生的喜好使用局部/区域麻醉或全身麻醉。局麻过程中可以根据临床症状监测神经功能状态，全身麻醉过程中则可以使用脑电图或诱发电位进行监测。TCD 可以用来评估动脉阻断后脑血流的变化情况。

2. 体位和切口

患者仰卧位，颈部伸展并转向对侧，离开下颌骨沿胸锁乳突肌前缘弧形切开，或者根据颈动脉分叉位置来确定皮肤切口。切开皮肤和颈阔肌，并放置牵开器。

3. 分离

钝性分离胸锁乳突肌前缘筋膜，识别面总静脉并分开，在颈动脉鞘内识别颈内静脉。舌下肌位于颈内动脉的浅表部位，可指引舌下神经的位置，舌下神经可位于动脉分叉和下颌骨之间的任何位置。舌下神经通常靠近面总静脉，绝大部分情况下这是分离的上界。颈动脉鞘内一般在颈内静脉的前缘分

离，颈总动脉、颈内动脉和颈外动脉被分别识别暴露（图 15-2A）。如果在分离过程中出现低血压或心动过缓，可以静脉给予格隆溴铵或颈动脉窦壁局部使用利多卡因。颈内动脉的暴露范围应超出触诊或肉眼所见斑块的范围。

4. 阻断、动脉切开和斑块剥除

止血带绕过颈外动脉、颈内动脉和颈总动脉，静脉全身肝素化，然后依次阻断颈内动脉、颈总动脉和颈外动脉。阻断期间适度提高并维持血压，从颈总动脉开始纵行切开血管并向颈内动脉远端延伸（图 15-2B）。此时可以常规放置转流管，或者根据神经功能监测变化及外科医生偏好来选择是否放置转流管。将斑块从动脉壁上剥离下来，以避免产生内膜瓣或粗糙的边缘，这可能会导致动脉夹层和血栓形成（图 15-2C）。

5. 动脉缝合和血管开放

血管切开后用聚丙烯合成缝线连续缝合，根据外科医生的偏好采用原位缝合，或者用合成材料补片或自体静脉（图 15-2D）。补片缝合可以扩大血管直径，并可能降低闭塞和再狭窄的风险。依次将颈外动脉、颈总动脉、颈内动脉阻断开放。确切止血，常规放置外科引流后关闭切口。

6. 术后管理

患者术后在重症监护病房（ICU）进行监测，避免低血压和高血压。术后并发症有局部血肿、卒中、TIA、再狭窄、声音嘶哑、心肌缺血、脑过度灌注和颅神经损伤等。过度灌注可导致头痛、癫痫发作和神经功能缺损。脑神经麻痹见于 7% 的患者，<1% 患者有永久性损伤，可累及舌下神经、喉返神经、迷走神经或面神经下颌支。

（二）颈动脉支架置入术

1. 术前管理和麻醉

在支架置入术之前，给予阿司匹林和氯吡格雷的双抗治疗，且达到治疗剂量。该手术在局部或全身麻醉下进行，并按照 CEA 部分所述进行监测。

2. 通路

使用 Seldinger 技术穿刺股总动脉放置动脉鞘，在透视路径图引导下将导引导管或长鞘置入颈总动脉远端，患者全身肝素化使活化凝血时间>250s 或基线水平的 2 倍以上。

3. 造影准备和支架选择

获得颈动脉分叉解剖的放大工作角度视图（图

15-3A），测量颈内动脉狭窄的长度和直径，以及颈总动脉和颈内动脉远端直径。根据患者的解剖结构和斑块特征选择合适的支架，如锥形支架用于颈内动脉和颈总动脉直径相差较大者，开孔支架用于血管曲折，高径向力支架用于钙化斑块病变者，闭孔支架用于有高风险特征的，如斑块内出血或近期有缺血事件发生者。

4. 远端血栓保护、血管成形和支架展开

在路径图的引导下，EPD 穿过病变区到远端颈内动脉并展开（图 15-3B）。如果需要在支架置入前行血管成形术，可将非顺应性球囊通过导管推送，充气至额定压力，然后放气并取出（图 15-3C 和 D）。为防止颈动脉窦操作过程中引起低血压和心动过缓，术中可能需要静脉注射格隆溴铵，然后将支架通过导管推送到狭窄区域并展开（图 15-3E）。支架置入后有残余狭窄的病例可再行血管成形术，可用较大的非顺应性球囊进行。在血管成形和支架置入过程中，需进行回血或主动抽吸以避免发生血管栓塞，EPD 被捕获并移除。然后进行椎动脉（图 15-3E）和颅内血管造影以评估支架位置、残余狭窄和颅内栓塞。穿刺部位使用闭合装置闭合。

5. 术后管理

患者进入 ICU 行神经功能监测和血压管理，维持双抗治疗。术后并发症主要有卒中、TIA、高灌注、心肌缺血和腹股沟部位并发症。

（三）烟雾病直接血供重建

1. 术前管理和准备

患者术前开始服用阿司匹林，术后继续服用。STA 的直径和潜在的受体皮质 MCA 分支在术前血管造影中确定。患者全身麻醉，注意避免低血压，并给予抗癫痫药。患者头部向对侧旋转 30°～45°，使用多普勒超声描绘 STA 的前后分支。在后支上作一切口，长约 10cm，超过颞上线。为避免损伤 STA，不需要行局部麻醉。

2. 颞浅动脉分离

分离 STA 在手术显微镜下进行，切口应切开真皮层，锐性结合钝性分离皮下结缔组织以暴露 STA。环绕 STA 小心地用电凝制成 1cm 的组织袖带，分离 STA，小的分支予以电凝止血。

3. 颞肌分离和骨瓣切除

颞肌垂直切开后再进行水平切开，以允许肌肉

回缩，开颅过程中要小心保护 STA，硬脑膜切开前都要仔细止血。

4. 硬脑膜打开和大脑中动脉分离

放射状剪开硬脑膜，尽可能保留脑膜动脉（图 15-4A）。确定皮质 MCA 分支为受体血管后，打开蛛网膜准备好 2～3cm 长的动脉（图 15-4B）。若有必要，分支可予以电凝或用阻断夹阻断，以防止吻合过程中出血。

5. 颞浅动脉准备

用阻断夹在 STA 的远端和近端位置夹闭，准备适当长度的 STA，容许其有一定冗余以便维持供体血管的机动性。清除 STA 远端 1cm 范围内的筋膜和外膜组织，剪一斜切口，并鱼嘴状切开以延伸动脉切口长度（图 15-4C）。用肝素水冲洗 STA。

6. 吻合

STA 放置在受体 MCA 分支旁，估算受体血管切开长度，在受体动脉下放置橡胶皮片。麻醉使患者处于爆发抑制状态，略微升高血压。临时夹闭受体动脉，用 11 号刀片或钻石刀纵行切开受体血管，并用显微剪延伸。用 9-0 或 10-0 缝线连续或间断缝合方式完成端 - 侧吻合（图 15-4D）。吻合期间用肝素水冲洗吻合部位，并用血液回流来防止血栓形成。然后移除临时夹（图 15-4E），吻合口出血可通过加针来解决。吲哚菁绿血管造影和显微多普勒超声检查用于确认血流通畅性。

7. 关颅

在关颅的所有阶段都要对供体血管进行保护和通畅评估。硬脑膜边缘疏松翻转于骨缘下方，脑膜替代物以嵌合方式放置，骨瓣塑形以避免对 STA 的压迫，头皮分层缝合。

8. 术后管理

患者进入 ICU 行神经功能监测和血压管理，CTA 或 DSA 检查以确认血管通畅性。术后并发症包括吻合口闭塞、术后血肿、卒中、TIA 和感染。

（四）间接血供重建

对于烟雾病患者的间接血供重建，术前准备和麻醉管理、颞浅动脉制备分离、开颅及硬脑膜打开和关颅与直接血供重建相似。硬脑膜打开后，完整的颞浅动脉被移置到皮质表面，并可以缝合到蛛网膜上。根据外科医生的喜好也可以将颞肌瓣放置在皮质表面。

第16章　破裂和未破裂颅内动脉瘤治疗的一般原则
General Principles for the Management of Ruptured and Unruptured Intracranial Aneurysms

Panagiotis Mastorakos　Dale Ding　Eric C. Peterson　Robert M. Starke　著
潘剑威　译　　沈圆圆　方泽斌　校

临床要点

- 颅内动脉瘤的发病率在世界各地各不相同，在全世界范围内约为6%，在亚洲/芬兰人群和高危人群的发病率更高。在无危险因素的患者中，发病率约为2%。一旦动脉瘤破裂，1/3的患者面临死亡的危险，而仅有50%的幸存者能够独立生活。

- 大多数颅内动脉瘤发生于大动脉分叉处。血流动力学应力可能促进了动脉瘤最初的形成和随后的生长。动脉瘤的形成与其他许多疾病相关，包括常染色体显性遗传性多囊肾病、Ehlers-Danlos综合征、Loeys-Dietz综合征、马方综合征、结节性硬化症、纤维肌发育不良，以及其他遗传和结构易感性。

- 25%~50%的患者出现先兆症状，提示有严重蛛网膜下腔出血（subarachnoid hemorrhage，SAH）的发生。患者对头痛的描述非常重要，因为大多数情况下都会出现"霹雳"样发作或"我一生中最严重的头痛"等描述。CT可以高灵敏度地检测SAH。若扫描结果为阴性，但仍高度怀疑SAH，则可以进行腰椎穿刺进一步明确。尽管CT血管造影对直径>2mm动脉瘤能很好地成像，但脑血管造影仍然是颅内血管成像的金标准。

- SAH后再出血的风险在第1天最大（4.1%），到第14天，累积再出血发生率为19%。动脉瘤一旦形成，其最重要的发病和死亡原因则是脑血管痉挛。脑血管痉挛始于SAH后第3天，在第7~14天达到高峰。其中，约70%的患者会出现脑血管痉挛的影像学表现，约30%的患者出现临床血管痉挛而需要辅助治疗。

- 颅内动脉瘤的治疗目标是将其与载瘤动脉分离。对于已破裂动脉瘤，必须及早安全地进行治疗，以便能最大限度地治疗脑血管痉挛。症状性血管痉挛可采用三联H疗法（包括高血压、高血容量和血液稀释）和血管内治疗，即动脉内注射血管扩张药或进行血管成形术。

- 为了实现脑血管多学科治疗目标，动脉瘤患者最好在卓越的医疗中心接受治疗，这些中心在神经血管疾病临床诊治方面包括血管内治疗、显微血管手术、神经危重症监护，以及神经麻醉等所有领域都拥有丰富的专业知识。

颅内动脉瘤（intracranial aneurysms，IA）是一种血管病变，其临床决策和管理具有相当大的挑战性。在形态学和病理学上，它们有各种类型，包括囊状、梭形和夹层动脉瘤等；其病因多样，包括血流动力学、创伤性和感染性等。尽管我们对大多数破裂的颅内动脉瘤选择了干预，但对于未破裂颅内动脉瘤（unruptured intracranial aneurysms，UIA）的治疗仍存在争议。也就是说，每个未破裂动脉瘤的治疗取决于夹闭或栓塞动脉瘤的获益是否超过可能发生蛛网膜下腔出血的风险。我们已经显著提高了对动脉瘤病理生物学和病理生理学的理解，改善了其流行病学、生物学、遗传学、治疗干预和临床结果。然而，我们对这种疾病的自然史了解仍然有限，使得干预这类疾病的决策变得错综复杂。此外，随着技术的进步和血管内栓塞等新技术的出现，最佳治疗的选择问题也进一步提升。本章节阐述了颅内动脉瘤的概述、临床表现、当前的治疗选择和外科治疗技术等方面的内容。虽然颅内动脉瘤包含多种类型，但本章重点介绍其最常见的类型——囊状动脉瘤。

一、流行病学

动脉瘤的患病率很难评估，因为它聚集在各种高危人群中，并且存在无症状的病变。未破裂的动脉瘤很常见，人群诊断率为 2%～3%，普通人群尸检率为 1%～9%。然而，在不同的尸检研究和综述中观察到非常大的变异性。我们所观察到的与种族相关的动脉瘤聚集性，在亚洲和芬兰人群中的患病率较高（4%～9%）。据报道，世界范围内人群的发病率为 6%，且女性是男性的 3 倍[1-3]。

尽管常见危险因素是可变的，但最严重的危险因素被认为是遗传和家族易感性。事实上，通过遗传易感性所致的动脉瘤占所有动脉瘤的 10%～12%。动脉瘤可偶发，也可作为家族综合征的一部分，如成人多囊肾病（adult polycystic kidney disease，ADPKD）[4]、马方综合征、Ehlers-Danlos 综合征（Ehlers-Danlos syndrome，EDS）Ⅳ型、Loeys-Dietz 综合征[5]、纤维肌发育不良（fibromuscular dysplasia，FMD）、烟雾病和镰状细胞病[6]。若有一名家庭成员患有动脉瘤，则此人患病风险即为 4%，而有两名患动脉瘤的亲属，其患病风险提升至 8%～10%[7]。一篇涵盖了 19 项研究的大型 Meta 分析发现了 19 个与偶发性 UIA 相关的单核苷酸多态性（single nucleotide polymorphism，SNP），其中相关性最强的包括 9 号染色体 *CDKN2B* 反义抑制基因、8 号染色体 *SOX17* 附近的转录调节基因和 4 号染色体附近的 *EDNRA* 基因[8]。Ruigrok 及其同事回顾了颅内动脉瘤的遗传学，并报道了可能相关的基因位点包括染色体 5q 和 17cen，其中最强的关联编码为多能蛋白聚糖（一种细胞外基质蛋白）、TNFRSF13B（一种跨膜激活物）和钙调节物配体相互作用物[9]。另外还有 1p34.3-p36.13、7q11、19q13.3 和 Xp22 等位点[10, 11]。

吸烟和高血压会导致血管壁的改变和中膜体积的减小，是动脉瘤发生的可变危险因素。值得注意的是，女性吸烟者有面临动脉瘤生长和新生动脉瘤的双重风险。然而，在没有任何已知危险因素的人群中，动脉瘤的患病率仍约为 2%[12, 13]。

动脉瘤性蛛网膜下腔出血的发病率每年（6～26）/10 万人。男女比例为 1∶1.6，好发年龄为 40—60 岁。动脉瘤破裂的可变风险因素包括饮酒、吸烟和高血压[1, 14]。未经治疗的破裂动脉瘤在前 2 周的死亡率为 20%～30%。2 周时再出血的风险为 20%，1 个月时 33%，6 个月时为 50%，此后每年再出血的风险为 3%。此外，仍有高达 60% 的幸存者无法独立生活[15, 16]。

二、发病机制

颅内动脉因为缺乏颅外血管所具有的外弹力层，而在全身血管系统中显得格外独特。颅内动脉瘤的发病机制被认为是由多种先天因素造成的，如血管壁缺陷（即中膜和弹性层）、弯曲段和弯曲处的血流动力学负荷，以及来自较大载瘤血管的小血管起始处的中膜不连续。此外，全身性疾病因素也被认为与动脉瘤的形成相关，如退行性改变、高血压、动脉粥样硬化、结缔组织疾病和血流动力学因素。

大多数动脉瘤位于近端动脉树的分叉处，这表明血流动力学因素在动脉瘤形成中起着重要作用（图 16-1），此外，新生动脉瘤的形成已被证明发生在交通动脉，并且在颈内动脉（ICA）闭塞后通过交通动脉募集侧支血流后发生致命性动脉瘤破裂。此外，与高流速状态（如动静脉畸形）相关的动脉瘤发生率高于普通人群，其中一些病变在治疗血管畸形后会自行消退。最后，无论是血管内还是显微外科手术，治疗不彻底都可能导致动脉瘤复发[17]。

与动脉瘤形成相关的其他因素包括创伤、感染和肿瘤栓子。创伤性动脉瘤更多为梭形，位于颅底附近。感染性动脉瘤有多种病因，但最常见的是继发于细菌性心内膜炎。最后，动脉瘤可由肿瘤种植于血管壁并通过血行播散引起，且最常与心脏黏液瘤有关。

血流动力学在动脉瘤破裂中起着重要的作用。使用计算流体动力学，已经证明高的瘤壁剪切力是

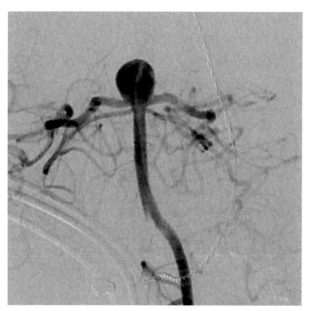

▲ 图 16-1 脑血管造影显示基底动脉顶端动脉瘤

高流量动脉瘤生长和破裂的主要原因，而低流量动脉瘤破裂的主要因素是动脉瘤内高压和血流停滞。事实上，破裂动脉瘤比未破裂动脉瘤具有更加不稳定的血流模式和更高的平均血管壁剪切力[18, 19]。

三、自然史

颅内动脉瘤的自然史可分为两大类：破裂和未破裂。对于未破裂的颅内动脉瘤患者，自然史很难下定论。据估计，每年的破裂率约为 1%～2%，有些人群（如日本人群）每年报道的破裂率为 3.2%[20, 21]。目前用于预防动脉瘤破裂的血管内或外科治疗方案均为有创，并有相当大的并发症风险。对于前循环中的一些小动脉瘤，预测的破裂风险远小于治疗后并发症的风险，因此许多小动脉瘤可以随访观察。然而，这些动脉瘤中有一小部分确实发生破裂，而且由于这些动脉瘤远远多于其他动脉瘤，因此大多数动脉瘤性蛛网膜下腔出血继发于这些小动脉瘤。归根结底，需要更好的风险预测模型和更大规模的研究来指导评估 UIA 的管理。

未破裂颅内动脉瘤的国际研究（International Study of Unruptured Intracranial Aneurysms，ISUIA）是关于直径＞2mm 未破裂动脉瘤自然史的最著名和最常引用的观察性研究。在 ISUIA 之前，尽管缺乏临床益处的证据，UIA 的预防性治疗已经进行了几十年。这一现象可能是多种因素共同作用的结果，包括蛛网膜下腔出血后凄惨的结局和如果患者接受选择性治疗则更有利的结局。ISUIA 研究回顾性部分于 1998 年发表，共纳入 1450 名未破裂动脉瘤患者[22]，而前瞻性部分于 2003 年发表，涉及 61 个中心和 1692 名患者[15]。回顾分析表明，直径＜10mm 的动脉瘤年破裂风险为 0.5%，手术相关的发病率和病死率远远超过这些动脉瘤的破裂发生率[22]。相关前瞻性研究发现，对于直径＜7mm 且无蛛网膜下腔出血病史患者、＜7mm 伴有蛛网膜下腔出血病史患者、7～12mm、13～24mm、≥25mm 的前循环动脉瘤，5 年破裂发生率分别为 0%、1.5%、2.6%、14.5%、40%。对于后交通动脉（posterior communicating artery，PComA）和后循环动脉瘤，直径＜7mm、7～12mm、13～24mm 和≥25mm 患者的 5 年破裂发生率分别为 2.5%、14.5%、18.4% 和 50%[15]。ISUIA 最大的问题之一是，观察研究报道的自然史破裂率高于 ISUIA 报道的自然史破裂率。动脉瘤破裂的历史风险为每年 1%～2.5%，而 ISUIA 测定的直径＜10mm 的动脉瘤年破裂率为 0.07%。低破裂率的可能性包括已排除可能接受过治疗的患者（年轻的或有症状的患者），以及海绵窦段的动脉瘤，海绵窦段动脉瘤比其他部位的动脉瘤出血的可能性要小得多。有一点值得我们特别关注，许多观察性研究报道称，大多数自发性 SAH 发生在直径＜7～10mm 的动脉瘤中[23]。

日本未破裂脑动脉瘤研究（Unruptured Cerebral Aneurysm Study，UCAS）是一项针对直径为 3mm 或更大的 UIA 进行的前瞻性观察性研究（n=5720，6697 个动脉瘤）。UCAS 在 2001—2004 年招募了年龄≥20 岁（平均年龄 62.5 岁）的 UIA 患者[21]。其动脉瘤的年破裂率为 0.95%。与 ISUIA 相似，UCAS 显示 UIA 的自然史受大小和位置的影响，但也发现与子囊的存在有关；也显示直径＜7mm 的前循环动脉瘤仍有较大的破裂风险。此外，尽管 ISUIA 显示后循环和 PComA 动脉瘤更容易破裂，但 UCAS 发现两者中，后循环动脉瘤较不容易破裂[21]。重要的是要注意这两项研究之间的人种差异，具体而言，在 ISUIA 中，90% 的队列是白种人，而 UCAS 是基于日本人口的。总之，UCAS 确定了动脉瘤破裂的危险因素，包括动脉瘤位于前交通动脉（anterior communicating artery，AComA）和后交通动脉、子囊的存在，以及直径＞7mm。

一项有助于了解 UIA 自然史的研究是家族性颅内动脉瘤（familial intracranial aneurysm，FIA）研究，比较了家族性动脉瘤与偶发性动脉瘤的破裂风险 [24]。在这个研究中，在一个至少有 2 名患病亲属的家庭中，548 名未受影响的一级亲属接受了 MRA 筛查。在这些患者中，113 名为破裂动脉瘤，只有 5 名直径＞7mm，其年破裂风险为 1.2%，比 ISUIA 的对照组高 17 倍。因此，家族性动脉瘤患者的小动脉瘤可能比大小相似的偶发性动脉瘤具有更高的破裂风险 [25]。

由于目前对囊状 UIA 自然史了解有限，是否治疗囊状 UIA 仍有争议。截至目前，资料主要集中在动脉瘤特征上。PHASE 评分（人群、高血压、年龄、动脉瘤大小、另一个动脉瘤导致的 SAH 既往史、动脉瘤部位）结合来自 6 项前瞻性队列研究的患者数据，以确定预测 UIA 破裂的因素，然后构建风险预测模型，用于估计 5 年破裂风险 [26]。因此，考虑到地理位置、高血压、患者年龄、动脉瘤大小、早期 SAH 史和动脉瘤部位，构建了一个实用的风险评分。当考虑到其他危险因素时，性别、是否吸烟和多发性动脉瘤对破裂风险没有重要影响。这并不意味着它们不重要，而是在考虑到构成 PHASE 评分的六个因素时，它们没有附加的预测价值，也就是说，数据不应理解为吸烟对破裂风险没有影响 [26]。本研究的局限性包括在研究中使用不同的成像模式来评估动脉瘤大小，以及选择偏倚的可能性，因为如果动脉瘤生长，ISUIA 或 UCAS 中的患者可以接受治疗，从而将潜在的破裂动脉瘤患者从队列中排除。如今，纯粹的自然史研究是不可能的，只有最古老的芬兰研究是在 UIA 未接受治疗的时期进行的，这可能解释了芬兰队列破裂率增加的原因 [27]。PHASE 评分也与动脉瘤生长相关 [28]。一项对 3 个三级中心的前瞻性研究表明，在每 2.7 个患者的年随访期间，动脉瘤增长率为 12%。动脉瘤最初大小是预测动脉瘤生长最强有力的指标，特别是前循环动脉瘤。较高的 PHASE 评分与 UIA 增长风险增加相关，更重要的是，动脉瘤生长被证明是动脉瘤破裂结果的替代指标 [28]。

这些研究的一个重要局限性是没有考虑动脉瘤形态学，UCAS 仅解释了子囊 [21]。动脉瘤形态会影响瘤壁剪切应力，从而影响生长和破裂。一些较小的研究试图将基于图像的形态学参数作为动脉瘤破裂的预测因素 [29, 30]。更具体地说，如瘤颈宽度、瘤顶宽度、动脉瘤形状、高宽比（高度 / 颈部宽度）和瓶颈因素（顶部 / 颈部宽度）[31]。其中，较高的高宽比（＞1.6）被认为与破裂风险增加有关 [30]。其他形态学特征，如分叶状、子囊和表面不规则等，长期以来都与较高的破裂风险相关。最后，周围脉管系统的血流动力学可能会使特定的 UIA 处于更大的破裂风险中（例如，优势 A1 供血的前交通动脉瘤）[32]。考虑到颅内动脉瘤的广泛性，平衡前瞻性数据和临床经验对于正确和个体化地评估个体患者的破裂风险是必要的。

在破裂的情况下，大约 1/3 的患者在 SAH 后 2 周内死亡，另外 1/3 存活但神经功能恢复较差，余下的 1/3 存活且神经功能恢复良好。再出血的高峰期是在最初的 24～48h 内，对于未经治疗的病变，在最初的 24h 内再次出血的风险为 4%，2 周内再次出血的风险为 30%。尽管神经危重症监护的进步提高了动脉瘤性 SAH 的生存率，但神经系统的发病率仍大致相同。最初动脉瘤破裂后的最大风险是再次破裂。若动脉瘤稳定，最大的风险是迟发性脑缺血和脑血管痉挛，从而强调了破裂后早期干预和密切监护的重要性 [33]。

四、临床表现

颅内动脉瘤可表现为无症状的偶然发现，伴有脑神经和其他神经功能损害的前哨事件，或者 SAH。UIA 通常是被偶然发现的，没有相关症状。当由于动脉瘤的压迫和占位效应而出现症状时，大脑中动脉（middle cerebral artery，MCA）动脉瘤可能会引起偏瘫、视野缺损和癫痫发作；PComA 或基底动脉动脉瘤可引起动眼神经麻痹和脑干压迫；ICA 海绵窦段动脉瘤可导致海绵窦综合征。较大或巨大的动脉瘤进行性血栓形成引起的血栓栓塞并发症可能导致短暂性脑缺血发作或卒中。其他常见的神经功能缺损表现包括视力丧失（如传入性瞳孔障碍）、三叉神经症状、外展神经麻痹、眼球震颤、眩晕、持续恶心和精神状态改变 [34]（图 16-2）。

大约 25% 的 SAH 患者在就诊前几周出现了前哨性头痛。这些前哨事件被认为是由于轻微渗漏或急性动脉瘤生长所致。通过对可能的哨点事件积极检查进行早期诊断，可以预防 SAH 并改善预后。任何突然发作的霹雳性头痛都应认为与颅内动脉瘤有关，除非明确为其他病因。

对于出现明显动脉瘤破裂的患者，最常见的临床症状和体征是突然出现的一生中最严重的头痛发作、严重恶心和呕吐、精神状态改变、颈项强直和意识丧失。确定这些患者至关重要，因为动脉瘤再破裂具有毁灭性的后果，死亡率超过 50%。

1968 年，Hunt 和 Hess 记录了患者的临床分级及其手术后的转归，指出分级良好（即Ⅰ～Ⅲ）的患者在手术中表现更好，而Ⅳ和Ⅴ级患者表现较差。有趣的是，待Ⅳ级或Ⅴ级 SAH 患者病情好转至较低级别时再手术，预后比在较差状态下直接进行手术更佳[35]。35%～50% 较差分级的患者通过积极的药物治疗改善了神经功能预后。尤其重要的是使用了脑室外引流术，它可以区分不良分级的患者是由于 SAH 的血管反应抑或是 SAH 并发的脑积水所导致。由于高级别患者对手术的耐受性较差，一般采用药物治疗、脑室外引流和血管内治疗，除非由于血栓的存在而产生占位效应导致患者的反应迟钝。颅内高压征象伴生命体征不稳或血管灌注区域无灌注，可能是介入治疗的禁忌证。世界神经外科学会联合会（World Federation of Neurosurgical Societies，WFNS）量表是一种替代的分级系统，它结合了格拉斯哥昏迷量表（Glasgow coma scale，GCS）和局灶性神经功能缺损评分[36]。

五、诊断

CTA 和 MRA 目前被广泛用于评估颅内血管病变，但它们不够敏感，不一定能检测出直径＜3mm 的动脉瘤。CTA 的平均特异度为 96%～98%（直径＜3mm 的动脉瘤为 90%～94%，＞4mm 的动脉瘤为 100%），灵敏度为 96%～98%[37]（图 16-3）。事实上，一些研究者预测 CTA 有可能取代 DSA 成为诊断颅内动脉瘤最可靠的方法[38]。CTA 的优点包括扫描时间短和适合于手术计划良好的骨成像。CTA 的局限性包括对涉及颅底颈动脉或造影剂填充海绵窦的病变缺乏灵敏度。MRA 的灵敏度为 70%～99%，特异度为 100%。三维时间飞跃法（time-of-flight，TOF）MRA 是应用最广泛的技术，提供了良好的空间分辨率，它对湍流引起的信号缺失相对不敏感，并且允许在同一时间段内进行断层 MRI。然而，对于危重患者来说，这种方法的操作时间太长，而且这种方式对运动伪影非常敏感[37]。导管数字减影血管造影（DSA）是评估动脉瘤的金标准，这是一种侵入性手术，可能会出现并发症，包括短暂性脑缺血发作的风险为 1%，中风的风险为 0.01%，股动脉损伤的风险为 0.05%～0.55%，腹股沟血肿的风险为 7%～11%，肾脏并发症的风险为 1%～2%[39]。

关于 SAH 的诊断，随着 CT 技术的进步，SAH 检测的灵敏度 / 特异度在最初 2 天内超过 98%[40]，据报道，使用第五代扫描仪时为 100%[41]。因此，腰椎

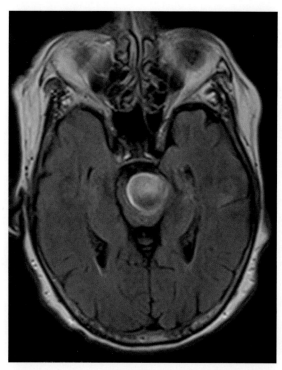

▲ 图 16-2 **MRI 液体抑制反转恢复（FLAIR）序列**显示一枚对脑干产生显著占位效应的基底动脉动脉瘤

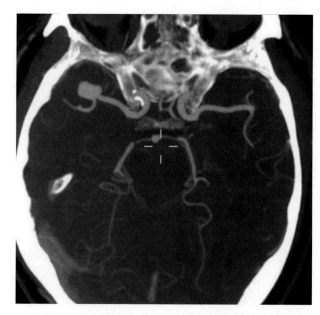

▲ 图 16-3 **CT 造影（CTA）显示大脑中动脉动脉瘤**

穿刺不一定需要，除非暗示事件发生在发病前至少3 天，或者尽管有强烈的临床怀疑，但头颅 CT 为阴性。腰椎穿刺是用于检测红细胞和含铁血黄素沉积的证据。

六、蛛网膜下腔出血

蛛网膜下腔出血的治疗包括神经重症监护和药物治疗。颅内动脉瘤的治疗方法有随访观察、血管内栓塞、显微外科夹闭或多种方法联合治疗（图 16-4）。1990 年，国际动脉瘤手术时机研究（International Study of Timing of Aneurysm Surgery，ISTAS）是一项前瞻性的观察性研究，旨在评估手术干预时机对动脉瘤性 SAH 预后的影响。总体比较表明，早期手术（0～3 天）的致残率和死亡率优于晚期手术（第

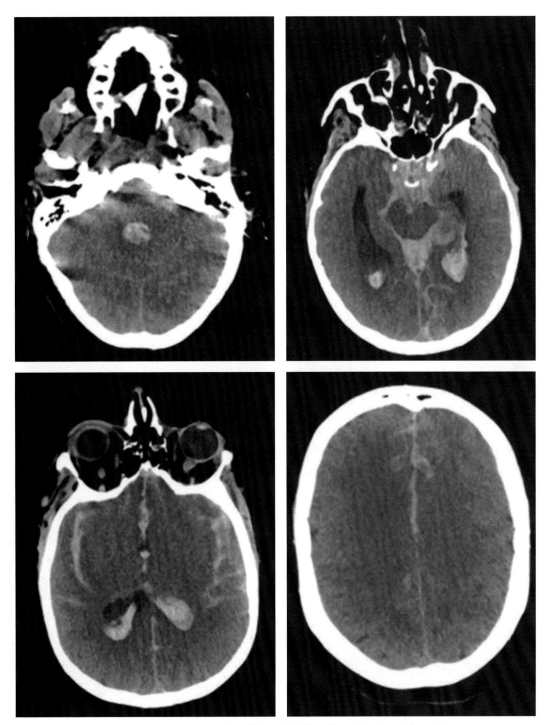

▲ 图 16-4　CT 显示颅内动脉瘤引起的蛛网膜下腔出血及脑室内出血

10 天）。在等待延迟手术期间，与干预事件相关的死亡率几乎等于早期手术后的死亡率。计划在第 7～10 天进行手术的围术期和术后并发症发生率都很高，导致总体死亡率较高 [42, 43]。根据 ISTAS 的总体趋势，外科医生倾向于对破裂动脉瘤进行更早期的手术干预，因为对于早期或晚期手术，患者的预后没有差异，但有机会进行积极的药物治疗，包括在动脉瘤术后控制高血压从而缓解血管痉挛。然而这项研究以来，SAH 治疗技术取得了进步，因此在当前对其结论的有效性提出了质疑 [44]。

治疗的目标是尽快将动脉瘤排除在循环之外，从而将再出血风险降至最低，这是由于再次出血对患者来说通常都是毁灭性的。破裂动脉瘤再出血的高峰期发生在最初 48h 内。然而，如果患者在非工作时间就诊，很可能由于手术室和医护人员准备不足而带来的风险将会超过推迟手术的风险。因此，建议在下一个择期手术日进行动脉瘤手术，届时可以组建合适的神经外科团队。另一个需要考虑的因素是血管痉挛的发生。破裂动脉瘤应在迟发性脑缺血发生之前予以保护，以避免为预防血管痉挛而采取的高血压和高容量治疗而增加再出血的发生。尽管这一比例很低，但有关治疗时机的问题仍有一些争议。一些当代脑血管外科医生建议在入院后 24h 内治疗所有分级良好的患者，除非在医疗上不安全。对于分级较差的患者，建议进行脑室外引流术，并在 24～48h 内进行血管内治疗或外科手术治疗。

全身情况可能会阻碍患者进行动脉瘤治疗。抗纤溶疗法（如氨甲环酸）有助于降低再出血的风险。国际合作动脉瘤研究发现，使用抗纤溶药后 14 天的再出血率降至 11.7%，而不使用抗纤溶药的患者再出血率为 19.4%。然而，抗纤溶药的使用增加了血管痉挛时发生缺血事件的风险，从而使两组的死亡率持平 [45]。

脑血管痉挛（cerebral vasospasm，CVS）是动脉瘤性蛛网膜下腔出血后致病和致死的主要原因 [46]。CVS 会导致 7% 的 SAH 患者永久性神经系统受损，而其中又有 7% 的患者可能是致命的。其可被定义为临床血管痉挛，即 SAH 后迟发性缺血性神经功能障碍（delayed ischemic neurologic deficit，DIND），特征为精神状态改变（altered mental status，AMS）或迟发性缺血神经功能缺失。影像学血管痉挛定义为通过 CTA 或 DSA 等成像方式诊断的动脉狭窄。影像

学和临床血管痉挛可能不一致，即血管造影中 CVS 可在没有临床表现的情况下发生，而 DIND 可能在没有血管痉挛的影像学证据的情况下被诊断。通过血管造影，可在 30%～70% 的动脉瘤性蛛网膜下腔出血患者中发现 CVS；然而，只有 20%～30% 的动脉瘤性蛛网膜下腔出血的患者中诊断出有症状的 CVS。CVS 通常发生在 SAH 后 3～14 天，并在 1 个月内缓慢消退。临床表现评估（基于 Hunt-Hess 评分或 WFNS 分级量表）和颅内出血量（根据改良 Fisher 评分进行分级）与 DIND 的风险独立相关 [35, 47]。尽管已有多项研究表明，内皮素 –1 和一些炎症标志物参与了 CVS 的发生发展，但其发病机制仍不清楚 [48]。

CVS 主要通过临床标准进行诊断，SAH 后患者需要持续 14 天的密切监测和治疗。除了 DSA 可显示 CVS 外，经颅多普勒超声（TCD）、CTA 和 MRA 也可发现 CVS。此外，还可以使用 MRI（弥散加权成像 / 灌注加权成像）和 CT 灌注来研究脑血流变化。

CVS 的治疗传统上采用三 H 疗法，即血液稀释（hemodilution）、高血压（hypertension）和高血容量（hypervolemia），从而最大限度地改善血流动力学因素。然而，积极的三 H 疗法并没有显示出更有益的效果，它降低了血液的氧气转运能力，增加了突发性肺水肿的风险。因此，在 CVS 的治疗中，应将患者收住神经重症监护病房，鼓励适当高血压状态（收缩压 160～220mmHg），维持正常血容量（而非高容量），并应避免因脑性盐耗综合征导致的脱水时可能出现的血液浓缩。重要的是，治疗和允许的高血压可能由临床检查所驱动，直到神经功能缺损被逆转。对于三 H 疗法治疗无效的有症状的 CVS 患者，也可以采用血管内介入治疗，包括动脉内注射血管扩张药或球囊血管成形术。除了大血管痉挛外，SAH 还会引发更复杂的事件，这可能会导致血管造影上未见明显血管痉挛区域却出现斑块状梗死。体液平衡和尼莫地平用于预防与血管痉挛相关的迟发性缺血性神经功能障碍 [49]。

七、颅内动脉瘤的治疗

自从血管内介入治疗方法出现以来，动脉瘤的治疗方法已经历了极大的转变，这大大促进了介入治疗设备的发展。这使得治疗决策更加复杂，需要根据动脉瘤的特征、破裂状态、患者特征，以及医生和患者的偏好制订个体化的治疗方案。

（一）未破裂动脉瘤的治疗

如前所述，UIA 的自然史有助于临床决策。目前，缺乏前瞻性随机对照试验来指导 UIA 的治疗。大多数已发表的关于 UIA 的文献都是回顾性的。我们关于 UIA 治疗的最佳信息是基于观察到的动脉瘤治疗的并发症发生率与未破裂动脉瘤的自然病程相比较。

如果采用保守治疗，则需通过 MRA 或 CTA 进行定期随访。没有最佳随访间隔时间，但建议至少进行 3 年的年度随访，然后逐渐降低频率。对于非常小的动脉瘤（如 2~3mm）可延长随访间隔时间。重要的是要向患者强调可变危险因素的重要性，包括吸烟、高血压（HTN）及饮酒（EtOH）[50]。经证实，动脉瘤增大后动脉瘤破裂的风险也随之增加。一项研究发现，有增大迹象的动脉瘤破裂风险为 2.4%/ 患者年，而无增大的动脉瘤破裂风险为 0.2%/ 患者年[51]。

在 ISUIA 研究中，1900 名 UIA 患者接受外科手术治疗，451 名患者接受血管内治疗。治疗并不是随机的，接受血管内治疗的患者年龄较大，动脉瘤较大，基底动脉顶端动脉瘤更常见。结果显示，手术组与治疗相关的死亡率为 1.8%，血管内治疗组为 2%，手术组致残率略高。在随后 1 年的随访中，外科治疗组患者总死亡率为 12.6%，而血管内治疗组为 9.8%。多因素分析表明，年龄 >50 岁、动脉瘤直径 >12mm、后循环动脉瘤、既往卒中史和局灶性症状（如神经压迫症状）是手术组预后不良的危险因素。血管内治疗组的动脉瘤大小与较差的预后相关。ISUIA 的结果表明，年龄和动脉瘤形态（即大小和形状）是手术后致死致残的决定性因素。动脉硬化或动脉壁钙化在夹闭术后发生缺血性并发症的风险高达 50%，而斑块状血栓形成的动脉瘤也可能同样会导致缺血性卒中风险增加。后循环动脉瘤也与较差的预后相关[1, 52]。

一项对 2600 名 UIA 患者进行的回顾性队列研究表明，与血管内治疗相比，手术后患者住院死亡或出院到疗养院或康复中心的情况更为常见（分别为 18.5% 和 10.6%）[53]。同样，加利福尼亚大学旧金山分校 2001 年的研究表明，血管内治疗的不良结局风险为 10%，而外科治疗的不良结局风险为 25%[54]。这些报道表明，对于 UIA，血管内栓塞可能比夹闭术更安全。然而，我们必须考虑到，这些研究不是随机的，即使大多数接受血管内治疗的患者比接受手术的患者年龄更大，并且有更多的内科共存病。

动脉瘤的外科治疗代表了传统干预方法的金标准，因为它将动脉瘤可靠地排除在血液循环之外。在一些医疗中心，对于许多未破裂动脉瘤，血管内治疗正在取代显微外科夹闭手术。当考虑动脉瘤治疗的风险和益处时，闭塞率是一个关键问题，必须与每种治疗方案相关的发病率和死亡率相权衡[55]。大多数评估血管内治疗闭塞率的研究报道称，动脉瘤栓塞后即刻完全闭塞率为 50%~70%，约 90% 的动脉瘤接近完全闭塞（>90% 闭塞）[56-60]。尽管有这样的结果，但在后续随访中，多达 32% 的患者可能会有一些瘤颈残留。此外，进行性血栓栓塞率为 25%，总体再通率为 49%（巨大动脉瘤接近 90%），这表明在某些情况下可能需要手术才能实现完全闭塞[61, 62]。尽管外科手术在生理上将动脉瘤排除在血流循环之外，防止了动脉瘤的再生长，而血管内治疗在生理上并未将动脉瘤排除在循环之外，理论上可以从动脉瘤壁的任何部位生长和复发。重要的是，大脑中动脉动脉瘤的手术效果非常好，这引发了关于该部位动脉瘤手术和血管内治疗的争论。由于 MCA 动脉瘤的分支解剖、宽颈和异形，长期以来一直被认为不适合栓塞治疗。因此，有人针对这些动脉瘤提出了"夹闭优先"的决策[63]。

动脉瘤支架辅助治疗在 20 世纪 90 年代末，特别是在 21 世纪初，随着 Neuroform 支架（Stryker，Kalamazoo，Michigan）的发展，成为球囊重塑的替代产品。动脉瘤腔内治疗的物理优势有三方面。首先，载瘤动脉和动脉瘤之间的动脉搏动不耦合被认为会导致血流中断，并延长血液通过动脉瘤的平均循环时间，从而增加血栓形成的可能性。血栓形成后，最终的血栓降解和巨噬细胞的吸收可导致动脉瘤收缩。其次，一旦置入载瘤动脉，它被认为会引起生长效应，强化瘤颈，降低动脉瘤复发的可能性。最后，它提供了一种机械支架，以促进瘤颈部新生内膜的生长，从而促进闭塞[64]。Benitez 及其同事于 2002 年发表了支架辅助弹簧圈栓塞的最早研究报告之一，指出 49 名患者中有 41 名获得了成功治疗。然而，总体并发症发生率为 10.7%，包括 5 名患者死亡（8.9%）和 4 名患者血栓栓塞事件（7%）[65]。在克利夫兰诊所的一项支架辅助弹簧圈栓塞的前瞻性研究中，45.9% 的患者实现了完全或接近完全的闭塞，52% 的患者发生了进行性血栓形成，23% 的患者明显再通。值得注意的是，尽管这些数据并不优于单独的弹簧圈栓塞治疗，但该队列中的动脉瘤形态包括了宽颈动脉瘤、梭形动脉瘤、巨大动脉瘤，以及不适合标准弹簧圈栓塞治疗的动脉瘤[66]。腔内治疗的缺点包括技术故障（在较旧的型号中更常见）、血栓栓塞并发症（高达 25% 的患者通过影像学检查可见）、支架内狭窄，以及在 UIA 患者术前或 SAH 患者支架置入后立即进行抗血小板治疗的需求。

在使用 Neuroform、Enterprise（Codman, Raynham, Massachusetts）和 Leo 支架（Balt, Montmorency, France）的研究中，我们注意到一些接受支架治疗但未同时进行弹簧圈栓塞的患者由于自发性血栓形成，动脉瘤有一定程度的缩小。在其中一些病例中，放置了多个重叠支架，增加了表面积覆盖率，进一步阻断了动脉瘤的血供。根据这些观察研究，开发了血流导向装置，如 Pipeline 血流导向装置（PED; Chestnut Medical Technologies, Menlo Park, California）。这些装置提供 30%～35% 的金属表面覆盖率。生理学研究表明，支架展开后立即发生变化，通过载瘤血管的层流得到改善，动脉瘤内血流减少，血栓逐渐形成，随后血栓降解和动脉瘤重塑。使用传统血管内技术治疗大型和巨大型宽颈动脉瘤的长期效果不佳，复发和再治疗率较高。PED 血流导向技术已经成为一种治疗复杂动脉瘤的独立技术，与传统的血管内治疗技术相比，显示出了显著的有效性及与支架辅助弹簧圈栓塞相似的安全性[67]。在两项前瞻性研究中证明了这些装置的安全性和有效性：PED 用于颅内动脉瘤的治疗（PITA），以及不可栓塞和治疗失败的动脉瘤治疗（PUFS）。PITA 是欧洲三个中心针对 PED 的第一个多中心、单臂临床研究，在 30 天和 180 天的随访间隔时间检查了 31 名宽颈动脉瘤（直径>4mm）UIA 患者。该研究显示，31 名患者中有 30 名在技术上获得了成功，93% 的患者完全闭塞，2 名发生围术期卒中[68]。2013 年的 PUFS 研究是一项前瞻性研究，对 107 名患者进行大直径（>10mm）、宽颈、前循环 UIA 的研究，UIA 来自 ICA 岩骨段至垂体上动脉。随访 3 年后，76 名患者中有 71 名完全闭塞，5 名需要再次进行弹簧圈栓塞或 PED 治疗，之前闭塞的动脉瘤没有再通，3% 的患者出现严重不良反应，但无永久性神经系统后遗症。因此，本研究得出结论，PED 对复杂的巨大近端 ICA 动脉瘤是安全有效的[69, 70]。下一代血流导向装置包括 Surpass 支架（Stryker, Kalamazoo, Michigan）和血流

重导向腔内装置（FRED; MicroVention, Inc., Tustin, California）。血流导向装置的使用受到输送困难的限制，这取决于 ICA 的弯曲度，同时需要双联抗血小板治疗（dual antiplatelet therapy, DAPT）。

血流导向装置的最大担忧是潜在的覆盖分支血管，特别是供应关键脑部结构（如基底节、丘脑、脑干）的分支。在正常情况下，分支血管有虹吸作用，将血流从载瘤动脉吸出。因此，只要存在动脉到毛细血管的压力梯度，动脉就能在其开口表面积覆盖 50% 的情况下依然保持通畅。血流导向装置需要使用 DAPT 进行预负荷，因此急性 SAH 是使用这些支架的相对禁忌证。

（二）破裂动脉瘤的治疗

国际蛛网膜下腔动脉瘤试验（International Subarachnoid Aneurysm Trial, ISAT）是一项随机、多中心研究，用来对比动脉瘤破裂时使用弹簧圈栓塞和动脉瘤夹闭手术的安全性和有效性[71]。在这项试验中，1070 名患者被随机分配到开颅夹闭治疗组，1073 名患者被分配到弹簧圈栓塞治疗组。2 个月和 1 年随访的主要结局是改良 Rankin 量表（modified Rankin Scale, mRS）为 3～6 分（不能生活自理或死亡）患者的比例。大多数患者为前循环动脉瘤（仅 2.7% 为后循环），其中前交通动脉占 50.5%，ICA 占 32.5%，MCA 占 14.1%。在 1 年随访中，23.7% 的血管内治疗患者和 30.6% 的外科手术患者达到主要终点。血管内治疗组的相对风险降低了 22.6%，绝对风险降低了 6.9%。此外，1 年后再出血率非常低（血管内治疗组为 0.15%，外科手术组为 0.07%）。ISAT 表明，对于这两种方法均可以治疗的破裂动脉瘤患者，更倾向于采取血管内介入治疗。值得注意的是，在研究中心接受治疗的许多患者并没有被纳入此项研究，因为发起者未对这些患者进行随机分组。这引发了对选择偏倚的担忧。然而，在 5 年随访中，由于动脉瘤复发、再出血及与复发相关的发病率，ISAT 使用弹簧圈栓塞治疗的优势消失了。

根据 ISAT 的结果，Barrow 破裂动脉瘤试验（Barrow Ruptured Aneurysm Trial, BRAT）试图进一步评估急性破裂动脉瘤夹闭与栓塞的安全性和有效性。在这项研究中，500 名患者入选，472 名患者符合入组条件。其中 239 名患者随机接受夹闭手术，233 名患者随机接受栓塞治疗。分配完成后，神经外科医生可以浏览影像资料和治疗方案。如果被

分配到的医生认为患者采用另一种方式治疗效果更佳，则允许交叉。在 1 年随访中，33.7% 的外科手术患者与 23.2% 的血管内治疗患者的预后较差（定义为 mRS 3～6 分）。夹闭与栓塞后不良结局的比值比为 1.68，绝对差值为 10.5%，支持血管内治疗。当根据治疗分析对患者进行评估时，绝对差值甚至更大（15.5%）。此外，在栓塞组中，没有患者再次发生蛛网膜下腔出血。即使在校正了混杂因素后，夹闭手术 1 年后预后不良的比值比为 1.72。总体而言，BRAT 的结果与 ISAT 相似。值得注意的是，更多的患者从栓塞治疗转为夹闭手术，而非夹闭手术转为栓塞治疗（分别为 75 例和 4 例）。具体而言，14 名患者出现血肿，需要进行外科手术清除；一些动脉瘤被认为太小，无法进行血管内治疗；颈部宽度不适宜；或者分支血管解剖阻碍了闭塞。这一点很重要，因为它强调了 BRAT 患者的特殊性，包括对于同样可以通过夹闭或栓塞治疗的动脉瘤，栓塞是更安全的选择；然而，由于试验中超过 30% 的破裂动脉瘤无法接受血管内治疗，因此夹闭术更为通用[72]。

在 3 年随访中，BRAT 有一些重要发现。接受夹闭术的患者预后不良的风险不再具有统计学意义（35.8% vs. 30%；P=0.25），尤其是前循环动脉瘤。然而，当按位置分析时，后循环动脉瘤显示血管内介入治疗效果更好。重要的是，后循环动脉瘤也没有随机分组，21 个小脑后下动脉（PICA）瘤有 18 个和 6 个小脑上动脉（superior cerebellar artery，SCA）瘤有 5 个通过夹闭治疗。有趣的是，与其他对弹簧圈耐久性提出质疑的观察结果一致，夹闭组的动脉瘤闭塞程度更高，动脉瘤复发率和再治疗率更低。尽管在第 1 年后没有再出血的发生，但 10.6% 的弹簧圈栓塞治疗患者在第 1 年再次接受了治疗，而夹闭组只有 4.5% 患者，在第 2 年和第 3 年，又有 2 名弹簧圈栓塞治疗的患者进行了治疗。总的来说，13% 的弹簧圈栓塞治疗患者需要再次治疗，而夹闭术患者

只有 5%（P=0.01）。58% 的弹簧圈栓塞患者在初次治疗后实现了完全闭塞，这在 3 年随访时降至 52%，而 85% 的夹闭术患者实现了完全闭塞，这在 3 年随访时为 87%[73]。在 BRAT 的 6 年随访中，前循环动脉瘤的预后也没有明显差异。夹闭组和栓塞组的闭塞率分别为 96% 和 48%，而总再治疗率分别为 4.6% 和 16.4%[74]。

在对破裂动脉瘤进行夹闭与栓塞治疗的决策过程中，需要考虑多种因素。血肿清除的必要性、年轻患者、宽颈形态、大脑中动脉动脉瘤部位、复杂或不利的分支血管解剖和曲折的近端血管系统是倾向于手术夹闭治疗的因素。相反 Hunt-Hess 分级较高（Ⅲ～Ⅴ级）、脑水肿、需要抗凝、后循环动脉瘤、瘤颈比（D/N）>2、梭形动脉瘤，以及可同时接受血管内治疗的多发性动脉瘤是倾向于栓塞治疗的因素。无论采用何种方法，治疗后颅内动脉瘤再破裂（cerebral aneurysm rerupture after treatment，CARAT）研究表明，最初治疗时的动脉瘤闭塞程度是动脉瘤性 SAH 患者动脉瘤再破裂的一个强有力的预测因子，因此应完全闭塞动脉瘤。在 CARAT 研究中，栓塞后动脉瘤再破裂的总体风险往往比夹闭术后更大，但差异无统计学意义[75]。

结论

尽管已有了几十年的先进知识和研究，颅内动脉瘤的发病率和死亡率仍然很高。未破裂颅内动脉瘤的自然史仍有争议，尤其是直径<7mm 的动脉瘤。其他形态学因素也与破裂风险有关，但似乎没有一个因素能够预测破裂的发生。对于每个未破裂动脉瘤的评估应综合考虑各个方面的因素，包括病变特征和患者共病，以及患者对治疗计划的风险规避和预期。现代管理策略应该涉及神经血管治疗的各个方面，包括神经血管内科医生、神经危重症监护和神经麻醉。

Alexander M. Mason　Daniel Louis Barrow　著
范卫健　译　　方泽斌　校

临床要点

- 虽然血管内介入治疗是动脉瘤治疗的重要组成部分，但熟练掌握脑动脉瘤的显微外科手术技术对神经外科医生是必要的。
- 对不同部位动脉瘤的夹闭手术都需要一些独特的技巧和方法，这对完全夹闭及安全夹闭动脉瘤是至关重要的。
- 棉片（连同垫片）是动脉瘤手术的重要辅助材料，在许多情况下可以进行无牵拉手术。
- 高效而精确的分离外侧裂使得动脉瘤手术变得更加简单，这是神经外科医生需要掌握的基本技术。

颅内囊状或浆果状动脉瘤很常见，发病率为 1%～3%[1]。基于对 83 个研究人群中 1450 例未破裂颅内动脉瘤（UIA）的回顾性研究显示，颅内动脉瘤的总体患病率约为 3.2%，平均年龄为 50 岁，在女性、常染色体显性遗传多囊肾病患者和有脑动脉瘤破裂家族史的人群中患病率更高[2]。其他与颅内动脉瘤发生率较高相关的疾病包括：多发性内分泌瘤 I 型[3]、遗传性出血性毛细血管扩张症[4]、Ehlers-Danlos 综合征 IV 型[5]、神经纤维瘤病 I 型[6] 和马方综合征[7]。

前循环动脉瘤约占颅内动脉瘤的 85%，根据其解剖位置进行分类[8]，最常见的发生位置是前交通动脉（anterior communicating artery，AComA）、大脑中动脉（middle cerebral artery，MCA）分叉部、眼动脉（ophthalmic artery，OA）和颈内动脉（internal carotid artery，ICA）发出分支处，包括眼动脉、垂体上动脉（superior hypophyseal artery，SHA）、后交通动脉（posterior communicating artery，PComA）、脉络丛前动脉（anterior choroidal artery，AChA）和颈内动脉分叉部（表 17-1）。颈内动脉海绵窦段也是动脉瘤形成的常见部位，这类动脉瘤通常是硬膜外的，有着不同的自然史和治疗选择。

表 17-1　前循环动脉瘤

动脉瘤位置	发生率 [a]
颈动脉海绵窦段	8.3%
颈内动脉	29.9%
前交通动脉或大脑前动脉	12.3%
大脑中动脉	29.0%
后交通动脉	8.5%
椎基底动脉系统（基底动脉顶端除外）	4.9%
基底动脉顶端	7.0%

a. 报道的发生率结果来自于国际非破裂颅内动脉瘤研究（ISUIA）试验的 4060 名患者

一、影像学检查

虽然由于其他临床症状，颅内动脉瘤被越来越多地在横断面成像研究中发现，包括计算机体层成像（CT）和磁共振成像（MRI），然而仍有多达 50% 的动脉瘤是在首次蛛网膜下腔出血后被发现的[9]。虽然 CT 和 MRI 筛查是有用的，但计算机体层血管成像（computed tomography angiography，CTA）和磁共振血管成像（magnetic resonance angiography，MRA）通常可以更准确地判断动脉瘤的位置和形态。在有足够先进的影像学设备和必要的图像处理软件条件下，有经验的医生可以发现直径在 3～4mm 以上的动脉瘤[10, 11]。对于颅内动脉瘤的常规筛查或术后随访，可能的情况下首选无创影像学检查，当然这些检查也可用于制订治疗计划，但经导管脑血管造影仍然是明确动脉瘤及其形态影像学检查的金标准。三维脑血管造影的出现显著提高了对动脉瘤形态、周围穿支动脉及载瘤动脉的分辨能力。

二、解剖学

对脑血管解剖学的全面了解，以及对颅内动脉瘤的位置及相关细微差别的充分认识是极其重要的。有一些原则适用于所有的颅内动脉瘤，但也应考虑特定位置动脉瘤之间的细微差别。解剖学包括一般脑血管解剖、颅内动脉瘤和其他脑血管疾病的解剖，这些都是帮助学习和掌握颅内动脉瘤及其治疗的基础。

三、颈内动脉

颈内动脉在颈部的起源通常在颈外动脉（external carotid artery，ECA）分支的外侧，向上朝颅底走行。颈内动脉 – 基底动脉吻合在制订诊断和治疗计划中是非常重要的。最常见的是原始三叉动脉（primitive trigeminal artery，PTA），它连接颈内动脉海绵窦段和胚胎背侧纵神经动脉[12]。从分叉处开始，颈动脉可以分为 7 段：颈段（C1）、岩骨段（C2，分为垂直和水平段）、破裂孔段（C3）、海绵窦段（C4）、床突段（C5）、眼段（C6）和交通段（C7）[13]（图 17–1）。

解剖学上，颈段（C1）开始于颈动脉分叉处（大约在第四颈椎水平），并向颅底走行。岩骨段（C2）从颈动脉进入颈动脉管入口处开始，在那里先垂直走行，然后水平行进（前内侧）。随后颈动脉离开颈动脉管，开始破裂孔段（C3），在那里颈动脉继续穿过破裂孔，结束于岩舌韧带[14]。海绵窦段（C4）从近端外侧硬脑膜环穿过海绵窦，并在远端硬膜环穿出。床突段（C5）非常短，在前床突（anterior

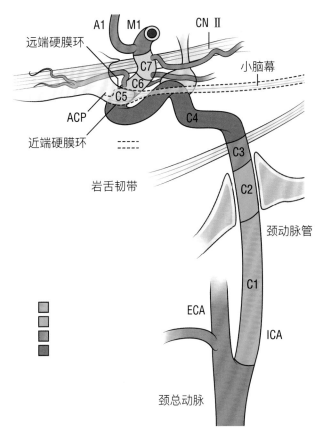

▲ 图 17–1 颈动脉分段

颈内动脉分段如下：颈段，C1；岩段，C2；破裂孔段，C3（C2 和 C3 一起构成"岩部"）；海绵窦段，C4（功能上与常用的"海绵窦部"相同）；床突段，C5；眼段或床突上段，C6；交通段或终末段，C7（C6 和 C7 共同构成常用的"床突上段"）

CN Ⅱ. 第Ⅱ对脑神经；ACP. 前床突；ECA. 颈外动脉；ICA. 颈内动脉

clinoid process，ACP）下方从远端硬膜环延伸至近端硬脑膜环。眼段（C6）开始于近端硬膜环，此时颈动脉进入蛛网膜下腔，结束于 PComA 起点。在前床突 – 眼段（C5-C6）交界处缺乏可靠的血管造影标志，这使得在血管造影上难以区别，MRI 或 CTA 等检查可能会有帮助。C6 段产生眼动脉，这在传统上被用来帮助确定这一节段的起始位置。实际上，位于眼动脉或其远端的动脉瘤被认为至少部分位于硬膜内和蛛网膜下腔内。颈动脉虹吸部，也称为前环（Dolenc 分类），包含远端海绵窦段、整个床突段和眼段近端[15]。交通段（C7）始于 PComA 起点，终于 ICA 分叉处，在此处 ICA 分为大脑前动脉（anterior cerebral artery，ACA）和大脑中动脉（middle cerebral artery，MCA）。

了解和明确与诊断或临床相关的分支很重要。颈段（C1）没有固定的分支；岩骨段（C2）发出颈鼓动脉，也可能发出翼管动脉；海绵窦段（C4）有几个分支，包括脑膜垂体动脉，它分为垂体下脉、脑膜背侧动脉、小脑幕缘动脉、下外侧干和McConnell 垂体囊动脉。尽管这些都是重要的功能血管，可能涉及硬脑膜动静脉瘘及脑膜瘤的血供，但它们在脑动脉瘤中很少起作用。此外，海绵窦段动脉瘤并不少见，但除了巨大动脉瘤外，它们通常都位于硬膜外。由于海绵窦内结构受到局灶性压迫，大动脉瘤偶尔会而出现症状，可能需要使用血管内技术进行治疗。虽然在 90% 的解剖中，眼段（C6）发出眼动脉[16]，但在少数情况下，眼动脉可能起源于床突段（C5），或者更近端。眼动脉的一个分支，泪腺动脉发出泪腺动脉脑膜返支，逆行通过眶上裂，与脑膜中动脉分支相吻合，这具有重要的临床意义[12]。此外，一些眶外眼动脉分支与颈外动脉的筛窦和面部分支存在广泛吻合，在近端闭塞时，这些分支可成为远端 ICA 的重要血流来源。C6 段的第二条重要动脉是垂体上动脉（superior hypophyseal artery，SHA），它和眼动脉都是可能形成动脉瘤的部位。交通段（C7）有两个分支。首先，后交通动脉向下外侧发出，向后走行，在 P1-P2 交界处与大脑后动脉（posterior cerebral artery，PCA）汇合。胚胎型PCA 是基底动脉环的正常变异，同侧 P1 闭锁或发育不全，PCA 远端的主要供应来自后交通动脉。因此，当发现胚胎型 PCA 时，必须将其保留。第二支是脉络丛前动脉，它可能是双干的，也是动脉瘤形成的常见部位。ICA 末端是 A1 和 M1 的分叉处，其远端分支穿过前穿质并供应内囊。

大脑前动脉（ACA）起源于视神经上方颈内动脉 A1 段，向腹内侧走行至前交通动脉复合体（anterior communicating artery complex，ACoAC）。在此过程中，它发出数条（多达 12 条）内侧豆纹动脉向后供应基底前脑，向下供应视交叉和视神经（图17-2）。其他的穿支可以从 ACoAC 后方发出，供应下丘脑、穹窿柱，以及其他结构。因此，在动脉瘤处理时应尽可能避免交通动脉的闭塞。Heubner 返动脉是最大且通常最长的 ACA 穿支，它从 A2 近端或A1 远端发出。尽管一些患者的 ACoAC 可能发育不全或闭锁，但可以假设存在开放的豆纹动脉。

A2 段通过半球间裂内的交通动脉分支到对侧 A1段后，横穿半球间裂，与对侧对应部分配对。交通段的变异是规律的，常见的解剖变异包括双干、三干、开窗、襻和其他异常。A2 段从胼胝体的 ACoAC中延伸出来，眶额动脉和额极动脉从这节段开始分支。在胼胝体喙部，A2 分支转入胼周动脉及胼胝体缘动脉，称为 A3 段，这是动脉瘤常见的形成部位。在这一节段中，通常可以看到分支部位的解剖学变异。胼胝体缘动脉在扣带回中移行，分支成为额内侧动脉和旁中央动脉。一种常见的解剖变异是胼胝体缘动脉的缺失，其末端分支直接起源于胼周动脉；A3 远端分支包括前额支（通常来自胼胝体缘动脉）、旁中央支和顶叶分支。

从 ICA 分叉的第二个主干是 MCA。MCA 从分支点开始，在侧裂内走行，并发出多个分支动脉（图17-3）。尽管存在双干或发育不全等变异，在解剖学上 MCA 的分支和起源是相对一致的。M1 段在侧裂深部走行，其方向和长度是可变的。M1 段发出的内侧豆纹动脉分支在临床上非常重要，应强调对它们的保护。对解剖知识的了解及操作时对内侧豆纹动脉的保护，可以防止沿 M1 段分离时产生的损伤。沿这一节段较大的分支包括颞前动脉和颞极动脉，如果需要，任何一支都可以作为血管旁路移植术的供体动脉。

MCA 的分叉类似于前交通动脉复合体，存在变异。通常分为上干和下干，但在大约 15% 的患者中发现了三叉分支，也存在分叉成多个小分支的情况。一般来说，当发现上干时，它将发出额底外侧动脉分支、额前沟动脉分支、中央前及中央（中央沟）末端分支。下干形成颞下支（前、中、后）、角支及两个顶支（前、后）。其终末分支的变异相对规律，且是可预测的。由于小分支在外科医生的视野中往往很难辨别，因此对于有 MCA 病变的患者，识别患者特定的血管解剖结构尤为重要。

四、前循环动脉瘤的手术方法及一般原则

前循环的常见动脉瘤通常与颅内血管分叉部有关联，包括颈内动脉海绵窦段、眼段和垂体上动脉、后交通和脉络膜前动脉、ICA 血泡样动脉瘤和终末段动脉瘤、前交通和胼周动脉瘤，以及 MCA 和 MCA远端动脉瘤。在国际未破裂颅内动脉瘤研究（ISUIA）的回顾性队列研究中，无蛛网膜下腔出血（SAH）病史患者在 ICA 和 MCA 的动脉瘤是最常见的[17]。

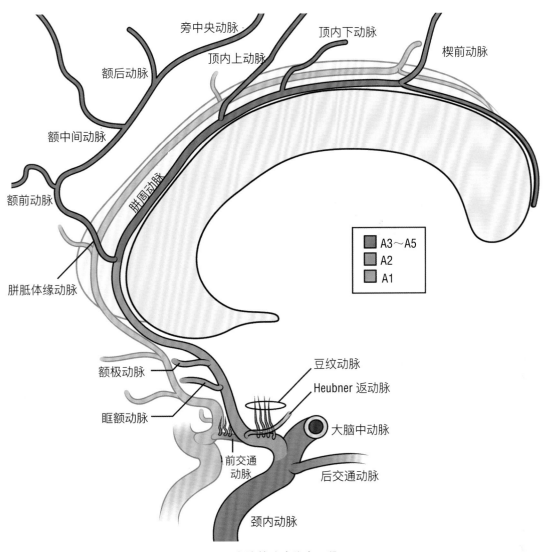

▲ 图 17-2　大脑前动脉分为五段，A1～A5

A1 包括前内侧中央动脉（内侧豆纹动脉）、Heubner 返动脉（可变异）和前交通动脉；A2 分支包括眶额动脉（额叶底内侧动脉）和额极动脉；A3 也称为胼周动脉，发出胼胝体缘动脉，然后终止于顶内动脉（上、下）和楔前动脉，胼胝体缘动脉分为额内侧动脉（前、中、后）和旁中央动脉；A4 和 A5 段是远端较小的分支，通常称为胼胝体（胼胝体上）动脉

　　在打开硬脑膜之前，需要强调几点，这不仅适用于前循环动脉瘤，还可以应用到所有类型的脑血管手术中。在打开硬脑膜之前，应与麻醉人员沟通和讨论关于甘露醇等渗透性药物给药的完成与呼气末 CO_2 水平情况，并使用有效的神经麻醉技术。对于破裂和未破裂脑动脉瘤患者，笔者团队通常使用（0.5～1）g/kg 的甘露醇，以帮助大脑松弛，最大限度地减少或消除脑组织牵拉，并发挥其神经保护作用[18]。应确保手术室内有神经保护药（如丙泊酚或苯巴比妥）。尽管很少需要，但笔者让麻醉师准备好腺苷，以便在术中发生动脉瘤破裂时使心脏临时停

搏。虽然未破裂的动脉瘤在打开硬脑膜时出血极为罕见，但巨大的或不典型粘连的动脉瘤更容易破裂。由于硬脑膜打开时，相关的压力变化使得破裂的动脉瘤更容易再次破裂。因此，准备充分的动脉瘤外科医生在打开硬脑膜之前应该有几个辅助设备。调整好手术显微镜、同时铺好巾并打开光源。如果外科医生喜欢使用搁手架等，也应铺巾并摆放到位。动脉瘤夹和显微手术器械应打开并准备好，同时准备好临时夹。虽然在手术中通常应尽可能避免使用牵开器，但牵开系统仍应连接、安装和到位，以便在需要时可以立即使用。对于非常大的或近端动脉

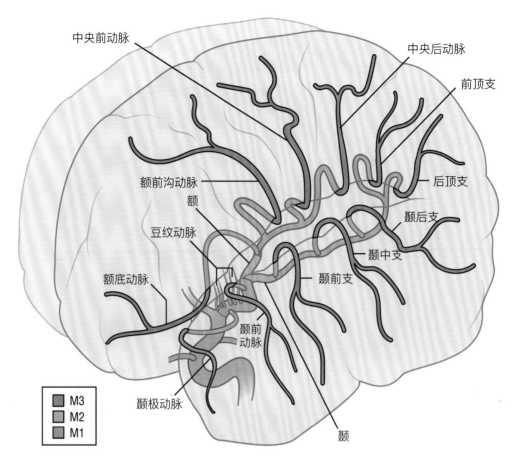

▲ 图 17-3　大脑中动脉分为四段，M1～M4

M1 包括内侧和外侧豆纹动脉、颞前动脉、颞极动脉和钩动脉；M2 分支包括额支和颞支，其中命名的分支被认为是 M3 分支；额支包括额底动脉、额前沟动脉和中央前/后动脉；颞支包括前、中、后分支，以及前、后顶支；M4 由侧裂池内分支延伸到大脑半球凸面上的分支组成，也被称为皮质段

瘤，应考虑在颈部暴露 ICA。即使是最有效的颈动脉暴露所需的时间也可能会导致灾难性的出血，特别是在只有一个外科医生的情况下。最后，术前应对患者进行"血型和血交叉"备血。在打开硬脑膜之前记住这些一般原则可以将意外的破裂从灾难性转变为可以有效控制的局面。

蛛网膜下腔的分离对于动脉瘤的安全分离和治疗至关重要。在未破裂的情况下，蛛网膜下腔可以提供一条通往颅底及其内部结构绝妙的通路，包括基底动脉环。相反，在动脉瘤破裂的情况下，同样的空间充满了血液，这对安全识别正常和病变的脉管系统造成了挑战。蛛网膜下腔可被从皮质表面到基底池的蛛网膜分为相连的各个脑池，其中充满脑脊液（CSF）。充分释放脑脊液可以使得脑组织松弛，并使相关血管更容易暴露可视。神经外科医生在熟练掌握脑池和血管解剖知识基础上，可以充分利用

蛛网膜下腔的空间。通过对蛛网膜下腔进行仔细的分离和解剖，沿着血管树和脑池找到动脉瘤和责任血管，并施行手术计划。

蛛网膜下腔分离应从皮质表面开始进行锐性分离。侧裂池包含 M1 及其分支、豆纹动脉的起始部、颞极动脉和颞前动脉、MCA 分叉部，及其主要分支的起源。对于眶颧入路和翼点入路，最好从皮质表面分离侧裂池，从远端到近端锐性分离，避免损伤远端动脉分支和大脑中静脉[19]（图 17-4）。笔者通常从远端到近端，由浅到深打开侧裂池，首先识别出 M2 分支，然后再识别出 M1 分支。重要的是要避免通过一个狭窄的通道进行手术，而应沿着皮质表面打开侧裂池。首先是浅层，然后再到中间平面，最后在 M2 血管和分支所在的平面结束。侧裂池的方向会根据头部的位置而变化，但它始终是倾斜向下的。对于侧裂池内的 MCA 动脉瘤，如 MCA 分叉部动

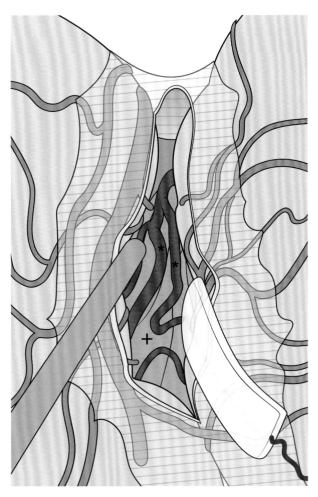

▲ 图 17–4 侧裂池的分离有几个重要的原则：清晰地显露下方的静脉，重点是静脉的保留，以及侧裂池底部和 M2 段的识别（＊）；尽可能以无创伤性和无牵开器的分离为目标；沿着靠近大脑中动脉分叉处及岛叶边缘（＋）的 M2 段远端进行分离

瘤，需要对该技术进行调整（见下文中的 MCA 动脉瘤部分）。不损害外侧裂还允许沿着额叶和颞叶安全通行，从而避免对优势半球的语言区域和中央沟的损伤[20]。此外，尽管血肿或蛛网膜下腔出血在某些病例中可能是决定因素，但在某些情况下，可以跟踪和排出血肿及蛛网膜下腔血液，从而更迅速地暴露侧裂池。在急性 SAH 后，首次打开侧裂池可能具有一定挑战性。通常，较多的蛛网膜下腔积血会使侧裂池的识别变得困难。一种有用的技术是在打开脑池之前使用结核菌素注射器（译者注：按 1ml 注射器）将空气注射到侧裂池中，使空气填满蛛网膜下腔，这会使打开侧裂池变得更加简单。

根据动脉瘤的位置，一些原则可以指导外科医生进行更好地分离，它们不仅适用于侧裂池的分离

和提供进入基底动脉环的入路，还可以应用于大多数入路。清楚地了解动脉瘤的位置、形态和大小是至关重要的。识别侧裂池底部的动脉远端分支，可以向近端追踪较大的主干血管。近端分离的范围应由三个原则来指导。如果需要，应优先考虑对无穿支的近端动脉进行临时阻断。首先，获得"近端控制"是脑血管外科的基本原则，它使动脉瘤意外破裂有了挽救和成功的机会。其次，分离时应该充分松弛大脑，提供一个无张力的工作区域，以减少对牵开器的依赖并且优化工作角度。最后，如果需要进行旁路术，应考虑使用潜在的供体血管。在某些情况下，近端动脉可以作为旁路术的供体血管（如颞前动脉），如果是这样，应该充分暴露。另外，在开颅时应尽可能保留颞浅动脉，特别是在 ICA 和 MCA 动脉瘤患者中。应避免由于害怕破裂就匆忙夹闭动脉瘤，而减少对动脉瘤和紧邻静脉的解剖分离。对于大多数经侧裂入路暴露的动脉瘤，通常应考虑暴露视神经颈动脉池以识别无穿支区近端血管，以及打开基底池使脑脊液流出。在蛛网膜下腔出血的患者中，笔者通常打开终板，使脑脊液进一步流出，以降低患者术后继发脑积水的风险。

侧裂池的静脉引流模式差异很大，虽然静脉引流本身的独特解剖结构并不是分离的首要考虑因素，但应该强调对患者解剖结构的适应。此外，虽然传统上认为脑静脉的保护是次要的，但实际上保护静脉是至关重要的。Kageyama 及其同事[21]指出，脑静脉的保护是影响脑动脉瘤开颅手术患者预后最重要的因素。Spetzler 及其同事后来也证实了这一观点[22]，他们认为，术后血管造影显示大脑中浅静脉受损的患者更容易发生脑水肿，尽管这些研究有局限性，但大多数有经验的动脉瘤外科医生都认识到仔细分离技术和静脉保护的重要性。

应强调关于分离和暴露的一些细微差别。在无穿支血管的区域进行分离是最重要的，在该区域可以使用临时夹。除非绝对必要，否则应避开 M1 分支和 A1/ICA 末端的下表面。在继续向近端分离时，逐步确定避开这些穿支区域的临时夹位置，从而可以在必要时实现安全的临时阻断。Yasargil 强调细致的锐性分离和清晰视野的重要性。显微吸引器、显微手术剪、双极电凝和 Rhoton 剥离子是最常见的器械，应被视为手术的"固定"器械。除了在马上要操作的区域，应使用止血纱布、湿棉片或特氟龙来保护大

脑。在侧裂池内放置手术棉球或棉束，可实现非创伤性剥离和动态牵拉，这些物品可作为内在止血剂，最大限度提高手术效率。

手术分离应尽可能以可重复的方式进行。使用渐进式方法可以在一定程度上提高效率，并减少错过可能对手术结果至关重要的步骤的机会。分离侧裂池，然后分阶段进行初步分离和最终分离。笔者发现，用器械进行动态牵拉代替固定牵开器的使用带来的创伤较小。接下来是夹闭和最终的评估步骤。组织编排水平和渐进式方法因外科医生而异，但所有熟练的脑血管外科医生都应该采用模式化和精确的方法。

（一）初步分离

如前所述，随着有效且无创地打开侧裂池（或胼周动脉瘤病例中的半球间裂），动脉瘤的初步分离开始了。这包括几个步骤，并高度依赖于动脉瘤的位置和血管结构。在初步分离过程中，动脉瘤的确切位置通常已被确定——此时动脉瘤本身没有被解剖出来。在确定瘤顶的方向和邻近的血管后，测试在血管近端放置临时动脉瘤夹以确保合适的夹子和正确的安装。通常沿着该段血管放置一块垫片，以便发生动脉瘤意外破裂时可以顺着垫片找到近端控制部位进行临时瘤夹夹闭。随着显微镜的每一次移动，近端夹闭部位必须重新定位，以适应新的角度。应避免这个位置因角度过大而被遮挡。通常不需要远端控制，但由于 ICA 动脉瘤（C6 和 C7 段）的侧支血流强劲，偶尔需要远端控制。如果存在这个问题，在进一步分离之前确定这些远端控制点是极其重要的。虽然暂时性血管闭塞是动脉瘤手术的一个重要辅助手段，但在使用时仍应谨慎。Woetgen 及其同事发现，接受临时夹闭的破裂动脉瘤患者在术后有缺血性损伤和血管痉挛的趋势，并且随着夹闭时间的延长 MCA 组患者出现缺血性损伤的趋势更大[23]。

在初步分离过程中，在确定近端闭塞区、动脉瘤的位置、朝向及相关血管后，继续进行锐性分离。随着复合体定位和识别工作的完成，此时通常存在一个将记忆中的血管造影图像与已确认的血管解剖结构进行实时比较和校对的机会。俗话说"知己知彼，百战不殆"[24]，这对于识别和探查相关血管尤为重要。在这个初步的解剖分离过程中，当明确瘤颈和瘤顶的形态并开始分离它们时，确认出"暂定的动

脉瘤颈"位置，选择和安装好临时动脉瘤夹以便在意外出血的情况下使用。但这应尽量避免，除非绝对必要。最后，在此节点，与手术室团队，包括外科医生助手的沟通是很重要的，同时器械护士应该再检查预期用到的手术器械。团队成员可以得到片刻的修整机会。

（二）最终分离

偶尔，初步和最终分离可以同时进行，但对于新手来说，应该是分步的、审慎的和精确的步骤。最终分离包括确认确切的瘤颈及实施理想夹闭的精确路径。必要时，应将小的或粘连的血管从瘤顶上剥离出来，但如果可以在不损害血管的情况下使用瘤夹，则应避免这一步骤。只有在可能位于动脉瘤夹叶片之间，由于瘤颈或瘤囊的扭转而有闭塞的风险，或者有其他风险的血管才需被分离或游离。通常情况下，部分或有意的不完全分离可使血管充分游离，足以使瘤夹可以安全地放置于血管后方。应该保护周围的小血管或静脉，因为它们往往被遮蔽或开始出血，从而影响最终的视野。在最后的准备过程中，棉片是理想的材料。锐性分离仍是基本原则，细致的分离是最重要的技巧。这也通常是缺乏经验的外科医生解剖不充分的原因。

最终分离是否包括动脉瘤顶，这将取决于动脉瘤的大小、位置、是否存在粘连血管，以及病变的整体位置。一般来说，动脉瘤越大，完全分离瘤顶的获益越小，但分离后对整个动脉瘤进行操作和控制会更游刃有余。同样的，最终分离阶段是否应用临时动脉瘤夹依术者而定。这样做可以在一定程度上减轻术者的压力，也可以降低血管或瘤囊的张力，从而简化最终的分离和夹闭。但如前所述，暂时性阻断可能会带来潜在的并发症，偶尔还会给人错误的安全感。最后，利用显微多普勒超声对流出端或远端血管进行检查，注意其音调和特征是很有价值的。即使在吲哚菁绿（ICG）视频血管造影出现后，显微多普勒超声仍起着至关重要的作用，它可以检查血管情况，并与 ICG 相互补充。笔者通常也会让麻醉团队准备 ICG，并将其"排成一行"，但除非团队中有人从外科医生那里听到明确的指示，才会在适当的时候注射 ICG。

（三）夹闭

通过适当的准备和暴露，瘤夹夹闭不应该是手术中最具挑战性的部分，但动脉瘤夹的选择是至

关重要的。虽然对于特定的动脉瘤位置有特定的瘤夹配置，但最终的选择是基于动脉瘤解剖结构高度个体化的。考虑的因素包括完全地将动脉瘤排除在血循环之外，同时保证载瘤血管和相关分支的通畅。一般来说，用尽可能短的瘤夹来完成瘤颈的完全夹闭是最好的。这可以避免意外地夹闭瘤颈远端的正常血管。笔者发现，临时夹的使用可以使瘤囊变软，并使得术者最后对瘤颈和相关血管的检查可以在直视下进行。一旦使用，临时夹取下时应小心，首先将瘤夹在原位张开叶片以确保没有意外的出血；如果有出血，通常需要在确定出血点后重新临时夹闭。一旦放置瘤夹，应立即探查瘤夹尖端的长度，以确保瘤颈完全夹闭，且瘤夹不会损伤周围的血管。虽然在手术显微镜下进行探查是必要的，但外部观察往往不足以确定载瘤血管和分支的通畅程度，尤其是大动脉瘤和厚壁动脉瘤。术中显微多普勒超声、视频吲哚菁绿血管造影（indocyanine green angiography，ICGA）和术中数字减影血管造影（DSA）都是检查和记录动脉瘤完全夹闭和周围血管正常充盈的有用的辅助手段。在最近一项比较术中使用 ICGA 和 DSA 的单中心分析中，两种方法发现的非预期动脉瘤显影、载瘤血管损伤和围术期卒中的发生率相仿，这表明 ICGA 可以作为术中 DSA 可接受的替代技术[25]。任何的不足都应通过小心和慎重的调整瘤夹进行纠正。动脉瘤残留部分通常可以通过重新调整瘤夹或增加一个瘤夹来消除。

虽然动脉瘤夹的选择和夹闭方式具有挑战性，需要经验和计划，但应记住几个原则。如果感觉瘤夹放置的不完美，请避免将它部分打开并移动它，如果可以将瘤夹留在原来的位置，并且可以安全地放置第二个瘤夹，则应考虑此方案。偶尔，用于重建血管的薄壁瘤颈或动脉瘤残余可能在放置瘤夹后出血。在这种情况下，将一小块棉片放在动脉瘤夹的尖端，找到并缝合出血点，可以提供即刻且永久的止血，而不必进一步闭塞瘤颈。

在最后夹闭前，应尽可能考虑并评估瘤颈钙化或动脉粥样硬化程度。如果瘤夹没有在预期闭合位置夹紧，将瘤夹重新放置于远离瘤颈的位置可能会实现额外的夹闭。危险的是，掺和的钙化可能会因操作阻塞载瘤血管或远端血管，也可能会使瘤夹的有效闭合及动脉瘤的完全夹闭变得不可能。有时需要采用新的夹闭策略或使用组合夹来增加对动脉瘤

的闭合力，一个主开窗夹附加第二个覆盖开窗的短夹也可以用在较短的单个夹段上增加闭合力。在极端情况下，有经验的外科医生偶尔会对瘤颈部施加外部压力以破除钙化。虽然很少需要旁路移植术，但需要做好相应的准备。

（四）最终评估

一旦外科医生通过多普勒超声或 ICG 术中荧光造影对夹闭的解剖结构的初步评估感到满意，然后就应该进行最终评估。外科医生应确保当脑组织处于原位时，瘤夹没有对邻近组织造成影响，并且在移除辅助装置时不会发生非预期的旋转或邻近血管出血。术中血管造影是确保动脉瘤完全闭塞和正常血管系统正常充盈的金标准。远端栓塞或其他意想不到的血管造影并发症应与获得直观与非直观的血管解剖成像诊断信息的重要性相权衡，这只有通过血管造影才能实现。

五、前循环动脉瘤亚型

每个动脉瘤都有其独特的挑战。了解特定动脉瘤的独特细微差别及其难点，将使一个准备充分的外科医生避免常见的并发症，并改善患者的预后。

（一）颈内动脉近端动脉瘤

海绵窦段动脉瘤在自然史和治疗选择方面是独特的。因为这类动脉瘤是硬膜外动脉瘤，并且具有良性的自然病史，因此通常不需要治疗。但当出现症状时，现在通常采用血管内方式进行治疗。床突段动脉瘤位于两个硬膜环之间，除非它们穿透硬膜环，否则一般是不在蛛网膜下腔内的。ICA 的眼段可能在眼动脉或垂体上动脉的起始处形成动脉瘤。

如前所述，眼段动脉瘤起源于 ICA 的上表面，刚好超过 OA 的起点。这与颈动脉虹吸部末端的血流动力学特征相符。这个解剖结构复杂的区域值得特别提及和研究，因为对这一环节的理解可以在需要时指导治疗。在大约 10% 的患者中，OA 分支是从海绵窦段或更常见的床突段（C5）ICA 向近侧发出的。SHA 分支位于内侧，比 OA 稍远。与 OA 动脉瘤上方的定向矢量相比，SHA 动脉瘤虹吸血流向量的横向分量是 OA 动脉瘤血流动力学分量。

多种解剖上的细微差异使近端 ICA 动脉瘤的治疗具有挑战性，在制订治疗计划时需要考虑这些因素。眼动脉段动脉瘤的"近端控制"如果在床突段可以通过磨除前床突来实现，如果是岩骨段可以通

过暴露颈动脉来获得。在所有近端 ICA 动脉瘤的病例中，颈动脉都应该做好手术前准备并在术野内。在手术开始时考虑切开颈部是谨慎的，但不是必须的，尤其是对于新手外科医生而言。如果切开颈部，应绕 ICA 颈段松散放置双股血管线圈。应避免在需要近端控制时才计划切开颈部。大多数患者颈部小切口易愈合，且暴露时间短。对于床突段动脉瘤，ICA 的床突段不能用于近端控制，应考虑岩骨段或颈动脉。

在近端 ICA 动脉瘤的手术中，外科医生应随时准备磨除前床突，以充分暴露位于床突段或眼段的动脉瘤。前床突是一个骨嵴，形成视神经管的顶部，下方与视柱相连接。了解前床突与 ICA 和视神经的关系对于近端 ICA 动脉瘤的安全治疗至关重要。虽然在肿瘤入路中描述了硬膜外切除前床突，但由于近端动脉瘤可能存在粘连和发生意外破裂，应避免这种手术方式。在硬膜外分离过程中，尽量去除蝶骨小翼和眶后 1/3，将前床突的剩余部分留给硬膜内操作。从视神经入口的内侧点到 ICA 外侧点（远硬膜环）弧形打开硬脑膜后，可发现 ICA 和视神经就在下方（图 17-5）。虽然笔者过去使用金刚砂磨头和 1mm 的 Kerrison 咬骨钳，但现在更喜欢使用超声骨刀来去除视神经管顶部和前床突。保留视神经和颈动脉之间的视柱。在这个阶段经常有海绵窦静脉出血，可以用强力促凝血药来控制出血。然后，根据动脉瘤的位置和视柱的厚度，将视柱蛋壳样磨除或折断。使用骨蜡封闭骨缘可以防止该部位出现少见的但非常棘手的脑脊液漏。完成这三个步骤后，可以锐性打开远硬膜环和镰状韧带以暴露 ICA 的床突段，从而暴露该段的动脉瘤和提供近端控制，以及 OA 和 SHA 动脉瘤近端瘤颈的暴露。如果打开硬膜环以暴露 SHA 动脉瘤，应尽可能地周边延长硬膜环开口，以允许在 ICA 腹内侧面移动和显示动脉瘤。此外，在视神经上方打开镰状韧带可以松解神经，并对有时在眼动脉动脉瘤中可见的栓系进行减压。如果动脉瘤的近端瘤颈清晰可见，则无须去除前床突，从而避免潜在的并发症。

现在近端临时夹的位置已确定。如果使用床突段进行近端控制，则尽可能使用一个迷你临时夹来使视野最大化。动脉瘤夹的选择将取决于动脉瘤的起源及其特定的形状。一般来说，眼动脉动脉瘤的理想瘤夹是一个侧角的瘤夹，直立时叶片与 ICA 长

轴平行。SHA 瘤通常需要一个开窗夹，开窗用于重建 ICA 管腔，叶片位于 ICA 的腹侧中间，以夹闭动脉瘤。尽管应尽量减少对神经的操作，但对视神经和栓系点应行初步分离（图 17-6）。

最终分离应谨慎进行。由于正常的颈动脉在外科医生和位于 ICA 腹侧面的动脉瘤颈之间，而且视神经在这个水平上覆盖于 ICA 的上部，因此 SHA 动脉瘤具有挑战性。视神经的可移动可以尽量减少对它的损伤。如果有必要，去除前床突和视神经管顶部的价值也会带来显著的优势。

（二）后交通和脉络丛前动脉动脉瘤

在 ICA 的交通段分出 M1 和 A1 之前，向外侧发出后交通动脉（PComA）和脉络丛前动脉（ACH），它们彼此之间密切相关。ACH 的位置通常紧邻 PComA 发出点的远端，随着每一个 PComA 动脉瘤手术暴露与结扎，需要对其加以确认和保护。虽然 ACH 最常起源于 ICA 主干，但其正常变异包括起源于 PComA、近端 M1 或 ICA 分叉部。近端 ACH 的走行是在 ICA 的后内侧，并且与钩回的内侧相关。PComA 的第二个解剖学考量是胚胎型 PComA 的存在，此时 P1 功能性缺失。因此胚胎型 PComA 不仅沿其走行提供丘脑穿支，还提供同侧 P2～P4 段。由于这种解剖变异失去了基底动脉环的冗余性，故保留胚胎型 PComA 成为重中之重。

经侧裂入路是按照标准方式进行同时需要一些额外的考虑。PComA 动脉瘤可以而且应该被认为黏附于小脑幕游离缘或颞叶内侧，并且紧邻视神经颈动脉三角。因此外科医生应该沿着一个向前方向的轨迹来解剖侧裂从而减少对颞叶的牵拉。然后，沿着侧裂解剖同时循着 M1 分支到达分叉处，同时保持向着血管头端而非血管外侧的解剖，完成一个重要的步骤就是确认作为初始目标的视神经颈动脉三角的内容。在极少数情况下，前床突可能会遮盖 PComA 动脉瘤，无论去除或不去除前床突，在颈动脉的近端控制可能是必要的。初步分离应探寻并确认 ACH。理想的情况下，术前影像学检查可指导外科医生判断其与动脉瘤颈的关系。有时，手术台或显微镜需要在此时调整为更外侧的角度。确定近端和远端控制点应在此节点完成，因为视神经和前床突经常阻挡清晰的手术通路，有时具有挑战性。假如需要可放置临时瘤夹，但是在临近动脉瘤处放置一个临时夹通常会减少使用这种方法的任何优势。

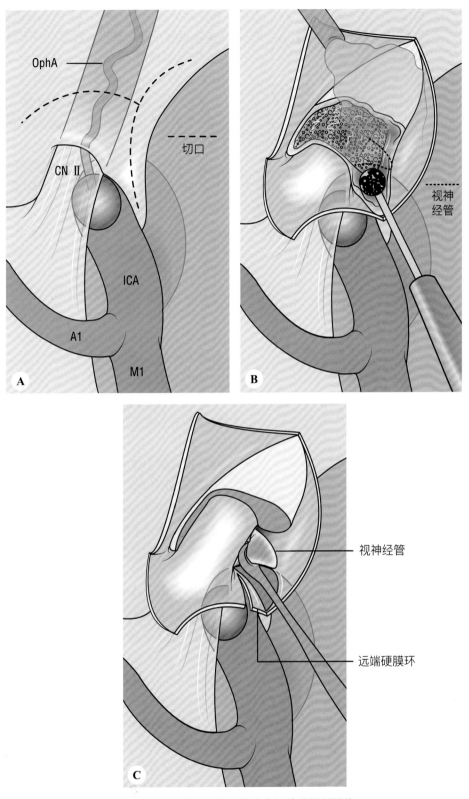

▲ 图 17-5　右侧硬膜下前床突切除的解剖结构

A. 在前床突（ACP）上以"T"形切开硬脑膜，并向内侧延伸至视神经（CN Ⅱ）；B. 在连续冲洗下，用金刚钻磨除前床突，直到暴露视神经管顶部、眶尖和视柱；C. "去壳"后的最后一项工作可以用显微刮匙或 1mm 的 Kerrison 咬骨钳完成，最后，海绵窦静脉出血可以用止血剂填塞，随着 C6（眼段）完全暴露，现在可以识别近端颈动脉和动脉瘤瘤颈，如果需要，现在可以切除远侧硬脑膜的其余部分。OphA. 眼动脉；CN Ⅱ. 第Ⅱ对脑神经；ICA. 颈内动脉

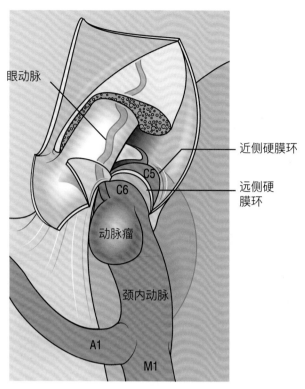

▲ 图 17-6　未破裂眼动脉动脉瘤、颈内动脉和视神经的解剖结构

显示近侧和远侧硬脑膜环的三维解剖及眼动脉的起源，远侧硬膜环与眼动脉和动脉瘤的关系是可变的，通常在手术中明确

在视神经外侧平行打开镰状韧带可以扩大临时夹的放置空间。如果需要，可以去除前床突。

最终分离如果还没有完成，应设法游离和保护ACH。这将涉及瘤颈的分离，尤其要确定 ACH 是否完全来自 PComA，以及是否涉及 ICA。在最终分离过程中确定动眼神经可尽量减少损伤及避免意外的损伤（图 17-7）。很少需要固定牵开器，但如果需要，最好将其放置在额叶并平行于侧裂和视神经。首先对远端瘤颈和 ACH 的确切位置进行最终解剖，然后向近端解剖，确定 PComA 及其与 ICA 和动脉瘤的关系。最后，使用 Rhoton 解剖器来确定 PComA 和动脉瘤之间的平面。要非常小心地避免操作或解剖动脉瘤顶，因为它们通常黏附于这个位置的小脑幕或脑实质上。ACH 和 PComA 夹闭前的多普勒超声检查非常重要。这一操作最好在颈内动脉内侧进行，这是至关重要的，尤其是在胚胎型 PComA 动脉瘤中。

PComA 动脉瘤的夹闭通常选择略微弯曲的动脉瘤夹，将近端叶片沿着 PComA 的近端放置在血管和动脉瘤交界处，尽量在直视下完成这一操作过程，同样继续在直视下将远侧叶片推进到 PComA 和 ACH 之间。瘤夹的轻微弯曲有助于消除邻近 ICA 的"狗耳朵"现象。最后一个旋转动作是外科医师的手朝着地面放下，最大限度地减少远端叶片夹住远端 PComA 的可能性，也使瘤夹与 ICA 更加平行。应立即检查 ACH 和远端叶片，以及暴露 ICA 的腹侧面以确保没有被 ICA 遮挡的残留是至关重要的。尽管术中血管造影通常会在 PComA 病例中产生高价值的结果，特别是对胎胚型 PComA 动脉瘤，ICGA 将确认远端 PComA 和 ACH。

ACH 动脉瘤的暴露和夹闭方式与 PComA 动脉瘤基本相同，瘤夹的选择取决于动脉瘤的特定的血管构造。

（三）大脑中动脉动脉瘤

MCA 始于 ICA 与 M1 和 ACA 的分叉处。M1段在侧裂池底部沿着蝶骨嵴走行，分为上干和下干，即 M2 分支。这种分支发生变异的可能性较高，近15% 的患者发出三个分支[26]。从 M1 分支发出的豆纹动脉供应前穿质深部。术前影像学检查应仔细研究分支的解剖变异和结构。

对于 MCA 分支处动脉瘤，需要改进侧裂池处的分离，因为在完成充分的近端控制或脑松弛之前，可能会在侧裂池中碰到动脉瘤。在 MCA 的病变中，通常会保留颞浅动脉，因为如果需要，可以安全有效地进行旁路移植术。一般来说，可以采用下述两种方法中的一种分离侧裂池。第一种 MCA 暴露方法是浅表分离，在侧裂池上方打开蛛网膜从而暴露侧裂池，在浅表层沿着蝶骨嵴近端到视神经颈动脉池，这只是打开侧裂池的第一层。通过这种方式暴露视神经，打开视神经颈动脉池，释放脑脊液，大脑得以松弛。然后可以探查 ICA 的近端控制位置，通常在 M1 段。一旦建立了近端控制，可以沿着 ICA 向远端分离至分叉处和 M1，同时选定一个临时夹闭位置，确保临时夹闭 M1 没有穿支血管危险，通常尽可能在 M1 远端，以避免豆纹动脉的闭塞。然后沿着M1 向远端进行分离，以识别从近端到远端的分支。分离和暴露 MCA 的第二种方法是深部入路，在分叉处和动脉瘤复合体下进行分离，以识别远端 M1。一旦确定近端控制，就可以分离整个侧裂池，完成侧裂池的浅层分离，并充分暴露动脉瘤复合体。虽然这种方法对不在侧裂池底部的动脉瘤很有效，但存在几个缺点，它会在近端得到充分控制之前过早暴

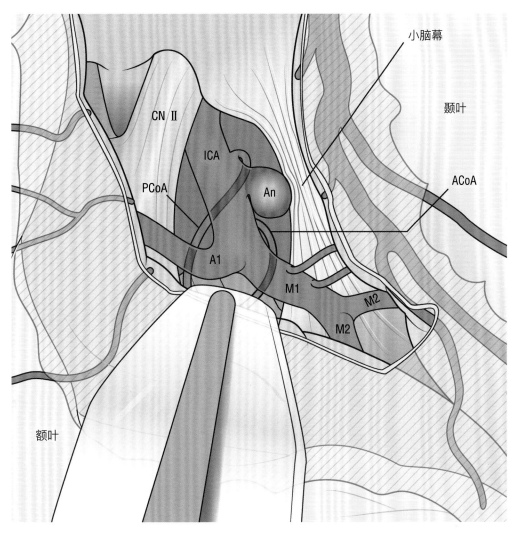

▲ 图 17-7　后交通动脉（PComA）动脉瘤

PComA 起源于颈内动脉（ICA）的外侧，并走行于动脉的后侧和背侧；远端识别通常可以在 ICA 内侧进行；在最终分离 PComA 动脉瘤之前，应始终识别到脉络丛前动脉，因为它的保存是至关重要的。CN Ⅱ . 第 Ⅱ 对脑神经；PCoA . 后交通动脉；ICA . 颈内动脉；An. aneurysm，动脉瘤；ACoA . 脉络丛前动脉

露动脉瘤，如果分离不小心，会将豆纹动脉置于危险之中，并且在 M1 暴露之前，它会形成一个狭窄的分离通道。因此，这种深入路只能由经验丰富的外科医生或在浅表动脉瘤中使用。无论采用何种解剖入路，都应该强调在开始分离之前广泛打开侧裂池的重要性。

MCA 动脉瘤的初步分离包括识别近端控制点，以及了解动脉瘤瘤顶、瘤颈和载瘤血管的方向（图 17-8A），对于 MCA 动脉瘤而言，这通常与术前影像相关，并在心理上适应术野。虽然一些 MCA 动脉瘤很容易从周围的实质中分离出来，但许多 MCA 动脉瘤通常有一个小的盖支，在背侧粘连或被遮挡。

最后，了解瘤夹的角度和使用，使瘤夹的叶片不会损伤 M2 分支的起始部是最重要的。

MCA 动脉瘤周围的最终分离应快速进行（图 17-8B）。由于这类患者放置临时夹较容易，笔者经常会临时夹闭它们，以软化瘤顶并完成分离。MCA 动脉瘤通常有较宽的瘤颈，并且经常将瘤颈或瘤囊并入瘤颈的其中一条远端血管，从而使瘤颈看起来更宽。识别真实瘤颈的重要性不但在于允许准确地夹闭动脉瘤，而且还可以最大限度地减少将正常载瘤动脉折叠到夹闭结构中。应始终对 M2 分支和相关的较小分支进行多普勒超声检查。

MCA 动脉瘤的夹闭应与其他动脉瘤夹闭方式

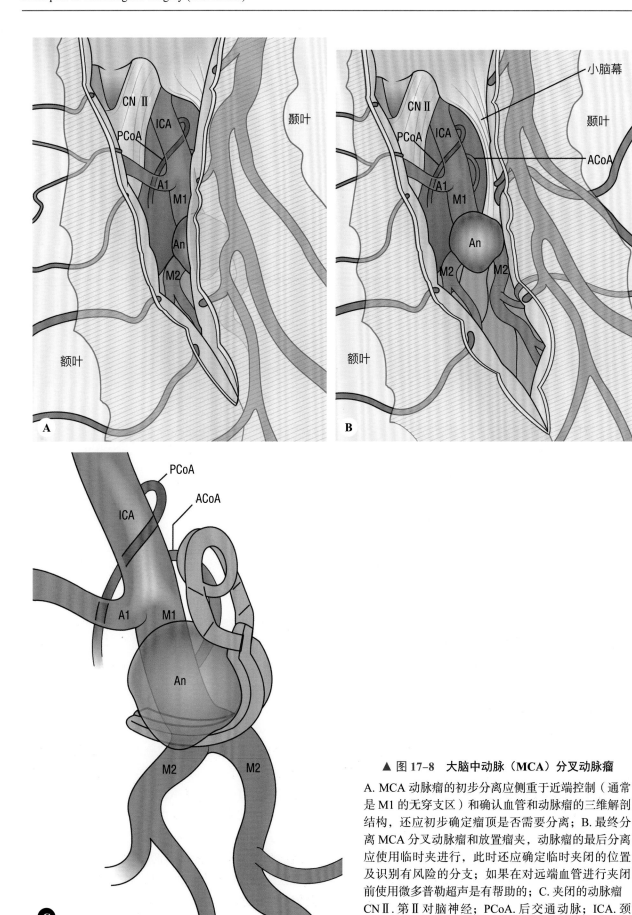

▲ 图 17-8　大脑中动脉（MCA）分叉动脉瘤

A. MCA 动脉瘤的初步分离应侧重于近端控制（通常是 M1 的无穿支区）和确认血管和动脉瘤的三维解剖结构，还应初步确定瘤顶是否需要分离；B. 最终分离 MCA 分叉动脉瘤和放置瘤夹，动脉瘤的最后分离应使用临时夹进行，此时还应确定临时夹闭的位置及识别有风险的分支；如果在对远端血管进行夹闭前使用微多普勒超声是有帮助的；C. 夹闭的动脉瘤
CN Ⅱ. 第Ⅱ对脑神经；PCoA. 后交通动脉；ICA. 颈内动脉；An. 动脉瘤；ACoA. 脉络丛前动脉

相同，但也有几个细微差别。由于前面提到的宽颈是经常遇到的。可以通过选用比平时略高的瘤夹夹闭动脉瘤，同时监测到夹闭后载瘤血管的狭窄程度。这样就可以在夹闭时重建瘤颈和载瘤血管。在夹闭过程中，必须仔细观察可能导致远端血管狭窄或闭塞的瘤夹扭转。同时，由于许多 MCA 动脉瘤的复杂形态，可能需要多种瘤夹。一般来说，放置瘤夹处理动脉瘤颈远端，同时应允许另外的瘤夹放置在更近端的位置以完成夹闭。除了最简单的动脉瘤之外，外科医生应该避免使用单一的瘤夹来重建任何血管的诱惑。如前所述，MCA 动脉瘤的钙化是很常见的，即使是最熟练的外科医生也会遇到这一挑战。由于这些动脉瘤的完全暴露，一旦其中一个动脉瘤被夹闭，多普勒超声检查、视频吲哚菁绿荧光血管造影和术中血管造影等检查将验证其是否完全闭塞以及正常血管系统是否保留。

（四）前交通动脉动脉瘤

AComA 动脉瘤入路侧的选择值得注意，因为它们通常既可以从左侧也可从右侧进入。A1 的优势侧和复合体的整体方向及外科医生的偏好可能倾向于某一侧入路的选择。对于特定的病例，有些人主张采用右侧入路，除非有无可辩驳的理由需要从左半球进入而选择左侧入路。对于 AComA 动脉瘤，采用与其他动脉瘤类似的经侧裂入路和解剖侧裂，最终形成一个从外侧至内侧的解剖通道。一旦确认并打开了视神经颈动脉池，沿着 ICA 向后分离并到达 ICA 分叉处。在 MCA 和 ACA 分叉后，A1 分支向内侧走行，并稍微向前移动至 AComA 复合体，从那里开始，同样由对侧 A1 供应，通过基底动脉环腹侧面的交通动脉，作为成对的 A2 向远端走行。AComA 复合体的完全分离需要确认到 12 条血管：成对的 A1 和 A2 段，同侧和对侧的 Heubner 返动脉，以及交通段本身[14]。其他分支包括相关的 A1 穿支和双侧眶额动脉和额极动脉，但它们很少被动脉瘤累及。对每位患者前 7 条血管的识别都是非常重要的。Heubner 返动脉的识别是具有挑战性的，通常从 A1 远端由此朝向外侧发出。Heubner 返动脉从近端 A2 或交通段本身发出并不罕见，但根据经验，它几乎总是紧邻 AComA 的。其次，应保留来自远端 A1 和 AComA 的穿支，它们是与 AComA 动脉瘤治疗相关并发症的潜在来源。

一旦在视神经上方识别出 A1，第一个近端临时

瘤夹放置位置就已确定。在进一步分离之前，位于额叶腹侧的蛛网膜也被分离。这一步骤的目的是识别对侧视神经，并利用重力使额叶离开颅底。

然后沿着 A1 进行初步分离，顺着长轴分离另外的蛛网膜。根据 AComA 动脉瘤的轨迹，此时必须做出一些决定（图 17-9A）。与 MCA 动脉瘤相比，此处的动脉瘤几乎可以涉及所有分支，夹闭前的分离没有必要显示所有的流入和流出血管。制订术前计划、了解动脉瘤朝向及预期可能被遮挡的血管将是有帮助的。除了 AComA 动脉瘤的挑战外，这个复合体几乎总是有一个旋转分量，通常由优势动脉和血流轨迹决定[27]。由于有许多因素会导致显著的变异，所以外科医生应该熟悉术前 3D 成像的解读，以便于最终分离确认。指向上方或后方的动脉瘤将允许从复合体下进行分离至对侧 A1 和 Heubner 返动脉，从而识别成对的 A1、成对的 Heubner 返动脉和同侧 A2，这也使得在对侧可以有一个区域用于 A1 的临时夹闭。此时进行进一步分离很有诱惑力，但如果可能的话，必须先识别两条 Heubner 返动脉。无论如何，在这个初步分离中，沿着半球间裂从同侧 A1 头侧至 A2 的分离已完成。同样，根据动脉瘤的方向，对侧 A2 也可以在这个部位的动脉瘤复合体上方看到。虽然最终的识别是必要的，但并不是所有的分支都可以在夹闭之前被识别出来。对侧 A1 或对侧 A2 可能可以在最终分离后被识别出来，但通常两者很难被同时识别。基于这些原因，指向前方或下方的动脉瘤治疗上可能更加简单。

只有在必要时，才需切除直回，但须谨慎考虑可能带来的后果。对于指向后方的动脉瘤经常是需要的。直回位于嗅束的内侧，最好使用显微剥离子和吸引技术来有效地切除，并保留下覆盖在血管上的半球间裂蛛网膜。然后小心地打开蛛网膜，以保护位于蛛网膜下的穿支和 Heubner 返动脉。这种操作通常暴露同侧 A1 和双侧 A2。虽然在初步解剖阶段避免分离瘤颈，但对对侧 A2 的熟悉和精确定位很重要。这是因为它与对侧 A1/A2/ 交通段之间的连接对于成功和安全地夹闭 AComA 动脉瘤至关重要。这种复合体上方对侧 A2 的定位技术，甚至可以用于经常掩盖该血管的向上突出的动脉瘤。

在最后阶段，我们通常从识别有危险的穿支开始，特别是沿着交通动脉的后方，然后首先关注对侧瘤颈，再是同侧瘤颈（图 17-9B）。在这个阶段，

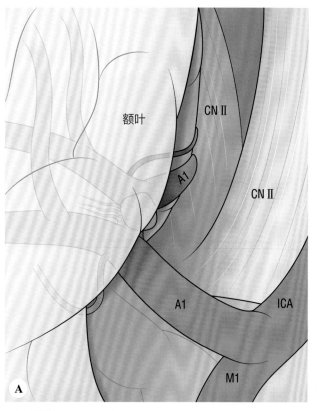

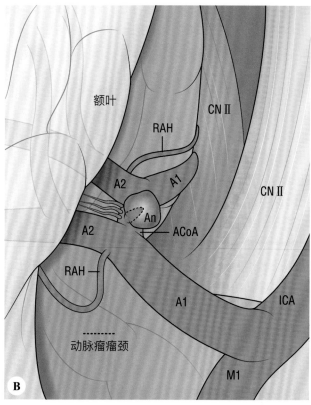

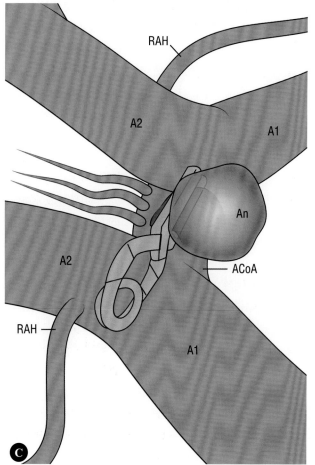

▲ 图 17-9　前交通动脉（AComA）动脉瘤

A. AComA 动脉瘤的初步分离应侧重于动脉瘤的正确定位、对侧 A1 的近端控制及同侧 A1 和 A2 的识别；B. 充分暴露 AComA 复合体的基底部和颈部，并识别对侧的 A2 和 Heubner 返动脉，AComA 动脉瘤的最终分离应集中于瘤颈和粘连血管的分离，以及对侧血管的识别；有时，受到动脉瘤大小或形态的影响，只有在动脉瘤被夹闭后才能确定远端血管；一些外科医生会选择在最后一次分离时在对侧 A1 近端放置瘤夹；C. 夹闭后远端血管和动脉瘤的探查，夹闭后，应立即检查近端和远端血管

CN Ⅱ. 第 Ⅱ 对脑神经；ICA. 颈内动脉；RAH. Heubner 返动脉；An. 动脉瘤；ACoA. 脉络丛前动脉

如果可以识别对侧 A1 并且可以安全地避开 Heubner 返动脉，则可以考虑临时夹闭对侧。通过在直接解剖区域之外放置临时夹，术者可以在需要时直接进入同侧 A1 进行临时夹闭。如果在最终分离或夹闭过程中出现出血，对侧 A1 的安全识别往往是具有挑战性的。对于尖端朝下或朝前的动脉瘤，暂时夹闭对侧 A1 可能更具挑战性，但通常没有太大必要。

由于其操作通道狭窄，同时考虑到 AComA 动脉瘤复合体存在恒定的旋转成分，在 AComA 动脉瘤中瘤夹的应用具有挑战性。此外，如前所述，相关血管的最终分离和暴露有时在夹闭过程的后期进行。保持瘤夹叶片与前交通动脉平行，最大限度地减少复合体上的残留和扭矩，并减少对穿支的潜在损伤（图 17-9C）。在夹闭过程中使用瘤夹叶片作为微型牵开器，最大限度地提高了在夹闭过程中通路的可视性。瘤顶尖端指向后方的 AComA 动脉瘤通常需要使用开窗夹，开窗夹包围同侧 A2，叶片避免损伤对侧 A1～A2 连接处。在最后的夹闭和操作过程中，应暴露对侧 A2、对侧 A1 和 Heubner 返动脉、交通动脉穿支及同侧血管。在动脉瘤被夹闭后，用显微多普勒超声完成对主要血管和前面列出的分支的检查。ICGA 可用于评估 Heubner 返动脉和对侧 A2 的血流情况。根据笔者的经验，术中血管造影对 AComA 动脉瘤具有很高的诊断价值[28]。

（五）胼周动脉动脉瘤

胼周动脉起自交通段的 A2 段，在胼胝体喙部分为 A3，然后在水平段分为 A4，远端分支为 A5 不常涉及。胼周动脉的分叉处、沿胼胝体走行的动脉分支和沿扣带回沟走行的胼胝体缘动脉，是胼周动脉瘤最常见的位置。但固有的动脉解剖和动脉瘤的位置都是高度变异的。因此，对动脉的分离可能具有挑战性。

与可以通过翼点入路或眶颧入路经侧裂夹闭的前循环动脉瘤不同，胼周动脉瘤通常采用半球间入路。由于 ACA 远端与半球间裂密切相关，绝大多数胼周动脉瘤可以从右侧入路进入。使患者的头部处于右侧朝下的侧位，利用重力使额叶与大脑镰分离。将头部与地面平行，并使头顶向上倾斜，便可以直接看到大脑镰。对于新手来说，胼周动脉瘤的操作可借助于立体定向导航。因为这种技术有助于确认入路轨迹和动脉瘤的大致位置。一般来说，开颅范围位于冠状缝前 2/3 及后 1/3，矩形骨窗范围应延伸

到上矢状窦。应该强调是在窦上而不是靠近上矢状窦的重要性。外科医生打开硬脑膜到上矢状窦后，便获得一个可以向下观察大脑镰的通路。如果偏离这个通路的角度过大，将大大限制对深层的观察。重要的是，这样还增加了对牵开器的需求。开颅的位置可以做出调整，但应强调骨窗位置的前移和手术入路的偏前和偏深是初始手术时最常见的陷阱。笔者更倾向于采用骨瓣范围相对较大的开颅手术方案，以避免损伤上矢状窦的桥静脉。从额叶到上矢状窦的引流静脉的损伤或血栓形成可能是毁灭性的。因此，应该尽一切努力保护它们并在它们周围操作。笔者通常采取在较大的静脉上放一块浸有肝素的明胶海绵来防止血栓的形成。肝素可通过静脉壁被吸收，起到局部抗凝血作用。最初的入路和解剖通过硬膜下间隙进入胼胝体，并识别成对的胼周动脉。

初步分离应沿着胼周动脉向胼胝体喙部近端进行（图 17-10）。使用棉球向前移动可以在必要时提供局部的回缩。这种分离对于破裂的动脉瘤可能是危险的，因为血块或瘤顶可能黏附于脑表面。因此，在分离过程中应尽量减少过度牵拉。沿胼周动脉近端移行可以发现远端的 A2。其位于胼周动脉和胼胝体缘动脉分叉之前，是动脉瘤最常见的位置。同时，这也是近端控制的理想位置。应该进行评估以确认是载瘤动脉，而不是其对侧对应的血管。受到视野的深度和角度的影响，在比 A2 更近端的操作是具有挑战性的。因此，对于这些较近端的动脉瘤，采用经额入路比较有利。

最终分离包括识别同侧的近端和远端血管（图 17-10 和图 17-11）。有几支血管粘连在动脉瘤复合体上，最终需要被分离和保留的情况并不少见。与 AComA 动脉瘤类似，对同侧及对侧血管的三维影像很重要。笔者发现，如果在分离过程中可以暴露和游离对侧血管，就可以在对侧血管上放置一块棉片，将它们与直接视野有效隔离。术前影像学检查通常可以让外科医生了解瘤颈的确切位置，从而最小化分离瘤顶。在夹闭前，胼周动脉瘤通常有足够的空间进行临时夹闭，这有助于最后的分离，但由于视野的深度及外科医生通常处于头顶的方向，最终分离往往具有挑战性。术前、术后对同侧和对侧血管的多普勒超声检查可以即时反映动脉瘤远端闭塞情况，ICGA 和术中 DSA 可证实动脉瘤完全闭塞，周围血管系统正常充盈。

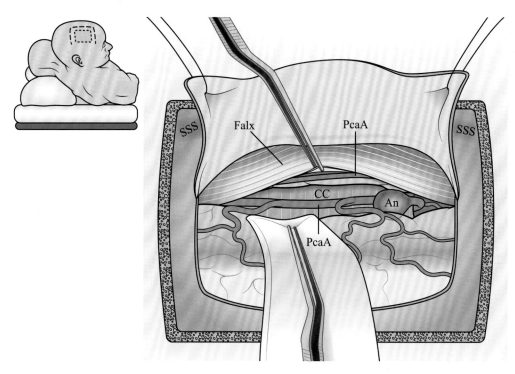

▲ 图 17–10　胼周动脉瘤的位置

中线胼周动脉动脉瘤病变侧位于半球下部；通过重力来辅助收缩，便于暴露

SSS. 上矢状窦；Falx. 镰；CC. 胼胝体；PcaA. 胼周动脉；An. 动脉瘤

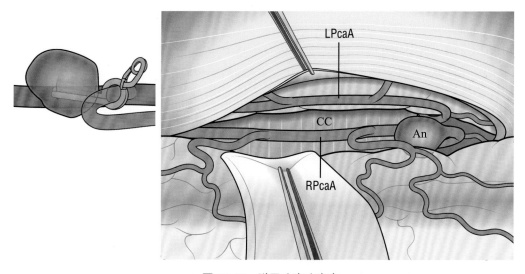

▲ 图 17–11　胼周动脉动脉瘤

应沿着 A3 分支近端分离，确保识别出正确的血管；由于个体的解剖结构差异，识别双侧血管可以确保不会跟随不正确的血管到达动脉瘤；虽然不经常这样做，但立体定向导航有助于识别正确的轨迹；沿着胼胝体膝部，通常可以找到近端血管；在使用开窗夹夹闭后，远端分支经常有损伤的风险；确认足够的远端流量是至关重要的

LPcaA. 左胼周动脉；CC. 胼胝体；An. 动脉瘤；RPcaA. 右胼周动脉

第 18 章　后循环动脉瘤的外科手术

Surgery for Posterior Circulation Aneurysms

Brian P. Walcott　Michael T. Lawton　著

谷　军　译　　俞建波　校

临床要点

- 小脑上动脉动脉瘤通常适合夹闭手术，因为它们常从中线的侧方发出，这使得从颈内动脉 – 动眼神经三角可以获得良好的视野。与基底动脉顶端动脉瘤相比，其发病率较低，通常不累及丘脑穿支血管。
- 基底动脉顶端动脉瘤可以经多种入路到达。如果经外侧裂入路，充分分离额颞叶可以获得最大化的术区视野和角度。
- 术前仔细阅读 CTA 有助于外科医生判断载瘤动脉、动脉瘤及骨性结构之间的关系。对于基底动脉顶端动脉瘤，了解其与斜坡的上下位置关系，对于制订手术策略非常重要。
- 远外侧入路是小脑后下动脉起源动脉瘤的主要入路。它能够暴露出硬脑膜内的椎动脉，在延髓外侧和小脑下部之间提供充分的视野，便于夹闭。
- 在自然病史上，后循环动脉瘤比前循环动脉瘤更容易破裂。

一、背景

后循环动脉瘤（位于椎动脉、基底动脉及其分支）的手术治疗通常十分具有挑战性。它们处于较低位脑神经和脑干之间的狭小空间，一些重要的骨质需要被磨除，比如部分枕髁，以获取最大的手术视野和角度。不像前循环动脉瘤，基底动脉顶端动脉瘤的近端阻断具有挑战性。尽管如此，选择合适的患者，这些部位病变的外科手术也可以获得良好的效果 [1-4]。除了与这些动脉瘤有关的解剖学和技术上的挑战外，其发病率低也使得在教学，以及如何掌握这些病变方面变得困难。在发病率上，它们较之前循环动脉瘤相对少见 [5]。随着血管内治疗技术的发展，适合外科手术的病例越来越少。临床上对血管内治疗的广泛偏好，往往导致少数无法行弹簧圈栓塞或置入血流导向装置的复杂病例，才考虑行外科手术 [4, 6]。因此，学员和教师都必须最大

限度地利用每一个可能的病例来获得必要的临床经验，以发展这些动脉瘤的安全手术治疗所需的独特技能 [7, 8]。

二、小脑上动脉动脉瘤

在所有的后循环动脉瘤中，小脑上动脉（superior cerebellar artery，SCA）动脉瘤最适合显微外科手术。它们位于前循环动脉瘤手术常用的入路（如翼点入路）暴露范围之外。通过颈内动脉 – 动眼神经三角沿着后交通动脉远端逐步深入，分离 Liliequist 膜，从而显示基底动脉上部区域。由于位置毗邻，SCA 动脉瘤常被错误地被与起自基底动脉上 1/3 的其他动脉瘤归为一组，即基底动脉分叉部动脉瘤和大脑后动脉动脉瘤 [9-12]。在许多已发表的系列研究和试验中，由于这些动脉瘤相对不常见，需要将它们归入后循环或椎基底动脉动脉瘤的类别。这就消除了许

多将 SCA 动脉瘤与其他动脉瘤区分开来的具体解剖和显微手术因素。

SCA 动脉瘤具有适合外科手术治疗的特点，与其他源于基底动脉上部的动脉瘤类似，主要的显微外科原则仍然正确：通过蛛网膜间隙的解剖三角广泛暴露，充分暴露动脉瘤，保护丘脑穿支动脉。然而，与基底动脉顶端和大脑后动脉（PCA）动脉瘤不同，它们几乎总是与起源于基底动脉分叉的后壁并沿 PCA 后上方 P1 段的丘脑后穿支动脉分离。随着动脉瘤的生长，SCA 动脉瘤的顶部使这些动脉及其相关穿支远离瘤颈部，从而使它们更易保留。为了夹闭这些动脉瘤，瘤夹的尖端必须穿过 PCA 的下方（或 SCA 的上方），那里通常不存在穿支（图 18-1）。一般来说，简单的 SCA 动脉瘤也常从中线向侧方突出，位于颈内动脉 - 动眼神经三角的视野里。这种解剖结构使 SCA 动脉瘤明显不同于基底动脉分叉动脉瘤，后者在更靠近中线位置，更难探察，可以位于小脑下动脉（inferior cerebellar artery，ICA）后面的脚间窝，且紧邻重要的丘脑穿支血管。SCA 动脉瘤与其他上基底动脉瘤或后循环动脉瘤不同，其外科手术并发症率和死亡率[12-14] 并不高。通常采取标准的翼点开颅术，充分分离外侧裂蛛网膜间隙就能得到很好的 SCA 动脉瘤术区视野。利用术前矢状位 CTA[15]，在翼点开颅术的基础上选择性地进行眶切开术（改良眶颧开颅术），能够在鞍背上方获得向上拓展的空间。对于在后床突或斜坡下方的少数病变，经海绵窦入路，磨除前后床突，推开动眼神经，可以良好地显露出相关解剖结构[16, 17]。

三、基底动脉（顶端）动脉瘤

基底动脉分叉部（顶端）动脉瘤治疗难度很大，既往有着很高的致残率和致死率[12-14]。难点在于病变位置很深，且与重要的丘脑穿支动脉关系紧密。这些丘脑穿支不易辨别，可能紧邻动脉瘤壁，在夹闭或分离过程中，不小心就闭塞了。这些重要穿支直接供应脑干和丘脑，闭塞的后果非常严重。尽管血管内治疗逐渐成为许多此类动脉瘤治疗选择，但仍有部分此类动脉瘤最佳治疗方式是显微手术（图 18-2 至图 18-4）。动脉瘤的某些特性适合手术干预，如体积很小、宽颈和管腔内血栓导致血管内栓塞很难或无法实现。某些动脉瘤，单纯弹簧圈栓塞不能

安全实施，需要支架辅助，但这会增加蛛网膜下腔出血患者的缺血和出血风险[18]。血流导向支架是可用于复杂动脉瘤治疗的又一选择，然而，后循环置入血流导向支架可能引起无法预知的穿支闭塞，导致脑干和丘脑缺血[6, 19]。因此对于许多病例而言，外科手术仍是一种必要的治疗方式。

到达基底动脉顶端有两种重要的手术入路：经颞下和经侧裂入路。笔者更喜欢眶颧开颅的经侧裂入路，这种入路可以在最小的牵拉下达到最大的术区暴露范围。完全切除眶壁，并用硬膜瓣压迫眼球，同时切除颧骨，可以使手术医师获得从眶上经外侧裂到颞前甚至颞下宽广的手术视野。手术路径根据动脉瘤的确切位置和显微结构进行确定和修正。

首先，患者体位与标准翼点开颅术相似。最好进行筋膜下软组织剥离，将两层筋膜从颞肌上分离，然后沿着眼眶侧方的后缘和颧骨的上缘切开深层筋膜，暴露完整的眶颧部分。颞肌翻向下方，进行标准的额颞开颅术。用铣刀经过 6 次截骨将眶颧部分的颅骨整体切开，这也可使切口处的骨质损失最少。第一处切口经过颞骨颧突（颧弓根），第二处和第三处切口经过颧骨颞突（颧隆凸），先从颧弓的下外侧边缘延续到颧骨的一半，然后从眶下裂经颧骨到达相同的终点。第四处切口沿着眶顶中间由前向后至眶上切迹的外侧。助手可以用可弯曲的牵开器帮助保护眼眶。第五处切口经眶顶后部由中间向侧方，距额骨内板后方 2～3cm（以保留眶顶），外侧止于蝶骨嵴和翼点的骨质较厚处。第六处切口穿过眶外侧壁，从眶外侧开始进入眶下裂，并与前一个切口在蝶骨嵴和翼点汇合，然后将眶颧部分整体切除。当切除颧骨不能增加手术视野时，可采取改良眶颧入路以保留颧骨。

手术时，需要充分分离外侧裂，暴露出颈内动脉近端、颈内动脉末端和后交通动脉。视神经 - 颈内动脉 - 动眼神经三角上方的蛛网膜需要进行锐性分离。如果后交通动脉有阻碍，可以在靠近大脑后动脉处进行分离（胚胎型大脑后动脉不适宜）。如果动脉瘤在矢状位上位于斜坡顶部的下方，可以采取经海绵窦入路，磨除前后床突，以到达基底动脉近端。如果无法对基底动脉临时阻断，可以使用腺苷酸进行心脏停搏或低温停搏[13, 20-22]。一旦能够看到动脉瘤，需要进一步分离以显示出双侧大脑后动脉、

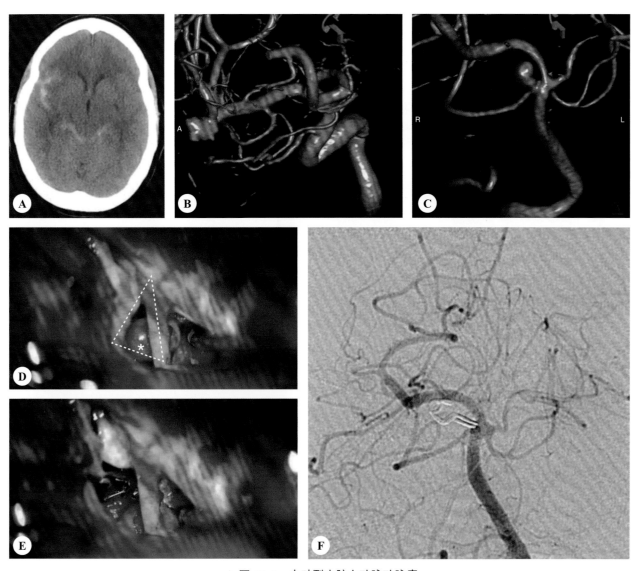

▲ 图 18-1　未破裂小脑上动脉动脉瘤

53 岁女性，有动脉瘤性蛛网膜下腔出血家族史，表现为剧烈头痛和短暂的意识丧失；A. 常规头颅 CT 显示蛛网膜下腔出血主要聚集于右侧裂；B 和 C. 三维脑血管造影显示多发动脉瘤，包括 1 枚 6mm 的大脑中动脉动脉瘤（B）和 1 枚 4mm 的小脑上动脉（SCA）动脉瘤（C）；结合蛛网膜下腔出血聚集部位和更大的直径，大脑中动脉动脉瘤被认为是责任动脉瘤；2 枚动脉瘤可以同时经翼点开颅进行治疗；D. 术中显示隆起的动脉瘤顶部（*），位于颈内动脉 - 动眼神经三角区（虚线）；E. 用 1 枚动脉瘤夹夹闭动脉瘤；F. 术后造影显示 SCA 动脉瘤完全消失，SCA 和大脑后动脉（PCA）都得到保留

小脑上动脉和丘脑穿支血管，以便确定夹闭方式。因为基底动脉顶端位置较深，活动度有限，经常会用到较长的动脉瘤夹。这种技术利用瘤夹叶片前部夹闭瘤颈，同时保持持夹器和弹簧与手术医师视线不在同一直线上，以免阻挡视线。为了确保整个瘤颈有足够的闭合力，有时需要叠加多枚瘤夹。一旦动脉瘤被夹闭，要仔细辨认夹闭是否完全，以及载瘤血管和丘脑穿支是否保留。多普勒超声、荧光造影或血管造影可用来进一步加强验证[23-25]。

四、小脑后下动脉动脉瘤

小脑后下动脉（posterior inferior cerebellar artery，PICA）动脉瘤是一种独特的后循环动脉瘤，通常发生在与椎动脉的分支起始处，也可能发生在动脉上的任何一点处。外科手术的重点是直接夹闭分支处的动脉瘤，以及对周围血管病变节段（梭形动脉瘤和夹层动脉瘤）进行各种形式的血管重建。

夹闭 PICA 起始处动脉瘤的主要手术入路是远外侧入路[26]。远外侧开颅术对起源于椎动脉这个特

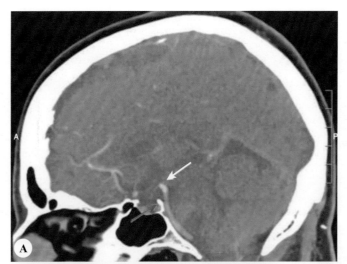

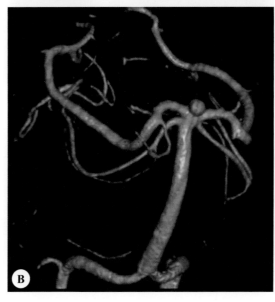

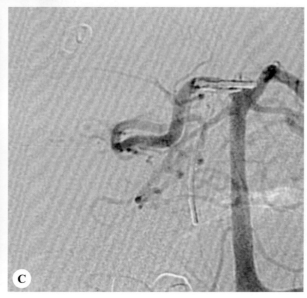

◀ 图 18-2　未破裂的小型基底动脉顶端动脉瘤

53 岁女性，有颅内动脉瘤家族史，偶然发现基底动脉顶端动脉瘤；A. 术前 CTA 显示动脉瘤（白箭）和鞍背（红箭）之间的关系；B. 术前脑血管造影显示 1 枚 3mm，轻微向前突出的基底动脉顶端动脉瘤，采取右侧眶颧开颅术进行动脉瘤夹闭，可以暴露出这枚"高跨"动脉瘤，在手术中发现 1 枚大脑中动脉分叉部小动脉瘤，也予以夹闭；C. 术后血管造影显示动脉瘤都完全消失

殊部位的大多数 PICA 动脉瘤提供了一个良好的通路。患者体位采取改良的公园长椅位或 3/4 俯卧位，病变侧朝上。悬空的手臂悬挂在台面末端，用软垫包裹固定，然后用下面三个步骤固定头位：①在前后平面内屈，直至下巴距离胸骨一指宽；②向病灶对侧旋转 45°（鼻子朝向地面）；③侧方向地面下转 30°。这些步骤使得斜坡垂直于地面，可以让外科医生向下看到椎动脉的轴线，同侧乳突成为术区的最高点。患者同侧肩膀用布带向后拉伸以打开颈枕角。尽管存在差异，仍要采取典型的"曲棍球棒"形切口，从 C₄ 棘突沿颈部中线延伸至枕外隆凸，外侧沿项上线至乳突，终止于乳突尖下方。皮瓣翻向外下方以暴露枕骨和枕骨大孔。接下

来行 C₁ 椎板切除至动脉沟外侧，骨膜下分离可以安全识别硬膜外的椎动脉，以便继续分离，并最终实现硬膜外的近端阻断。接下来，枕下开颅术从中线部位的枕骨大孔开始，向上至横窦水平的肌肉翻折处，尽可能向外侧延伸，然后绕回至枕骨大孔。开颅后，用咬骨钳和高速磨钻将枕骨大孔进一步开放，枕下开颅要越过中线。最后，要用金刚钻磨头磨除枕髁后内侧的 2/3。枕髁切除的前缘是髁突导静脉或前中部的硬脑膜转折处，能够沿着脑膜平面提供切线方向的视野。髁突切除使硬脑膜瓣完全平坦，类似于翼点开颅术中磨平翼点。硬脑膜切口从颈中线开始，越过环窦，到达骨窗外侧边界，切开后，就能暴露出硬膜内的椎动脉走行，并

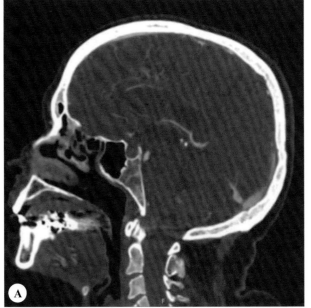

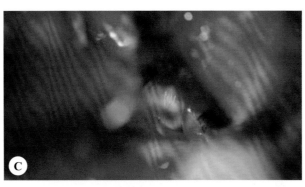

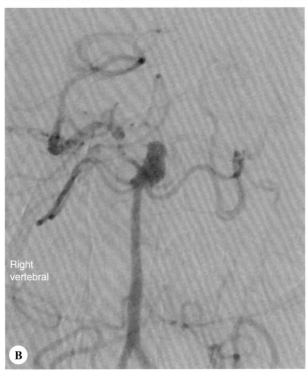

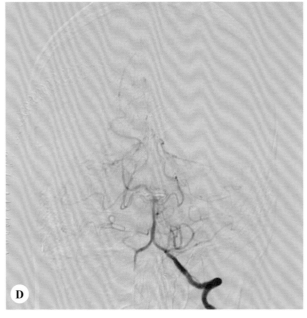

▲ 图 18-3 未破裂基底动脉顶端动脉瘤

63 岁女性，长期头痛，突然加重为剧烈头痛；A.CTA 显示基底动脉顶端动脉瘤，瘤颈在斜坡后方（"低位"）；B. 术前脑血管造影显示 1 枚椭圆形宽颈动脉瘤，偶然发现右侧有两根小脑上动脉；C. 采取眶颧开颅术经海绵窦入路来夹闭动脉瘤颈，磨除前后床突和部分上斜坡，分离出动脉瘤颈并夹闭；D. 术后血管造影显示动脉瘤完全消失，所有的分支血管都保留

在从延髓外侧至小脑下部的夹角间提供充分的操作空间[27]。

该处视野显示出中脑外侧和腹侧，可以辨认椎动脉穿入硬脑膜并上升至椎基底动脉的汇合处，也能显示出后组脑神经（Ⅸ、Ⅹ、Ⅺ和Ⅻ），它们在分离和夹闭 PICA 动脉瘤的过程中有损伤风险。后组脑神经非常脆弱，这可能是尽管动脉瘤夹闭良好，但

结局不如预期的原因[28]。当动脉瘤完全显露时，囊状动脉瘤的夹闭相对简单。当梭形动脉瘤或夹层动脉瘤发自于近端时，远外侧开颅术能够提供血管切除 - 再吻合或切除 - 再移植的视野（图 18-5 和图 18-6）。

发自于 PICA 远端的动脉瘤，开颅术需要根据病变的精确位置和治疗策略来制订。例如，病灶位于

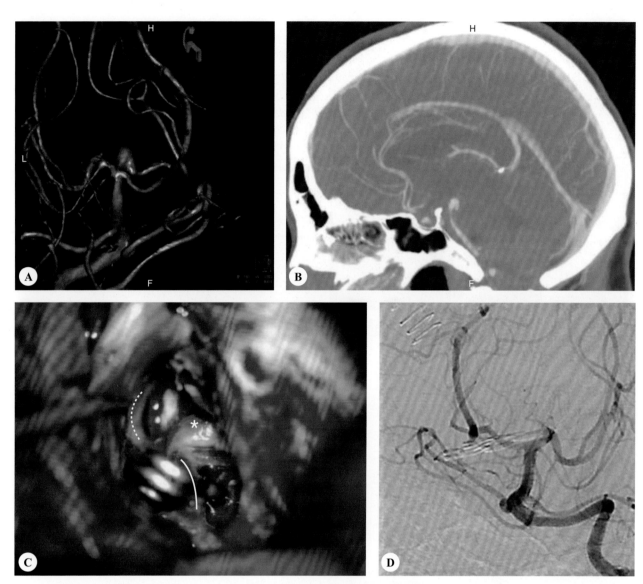

▲ 图 18-4　破裂基底动脉顶端动脉瘤

52 岁女性，突发剧烈头痛；A. 脑血管造影显示 1 枚破裂的 5mm 基底动脉顶端动脉瘤；B. CTA 显示动脉瘤向后方突出；C. 采取眶颧开颅夹闭动脉瘤（虚线：对侧 PCA，实线：同侧 PCA，*：基底动脉），磨除后床突以获取经过颈内动脉 – 动眼神经三角区的夹闭动脉瘤视野；D. 术后血管造影显示动脉瘤完全消失；PCA. 大脑后动脉

膜髓帆延髓段需要乙状窦后入路（图 18-7）。对于更远段的病灶，需要枕下开颅术。

五、后循环的其他动脉瘤

动脉瘤可以发生在后循环的其他任何血管，但概率比 SCA、PICA 和基底动脉顶端要低，这些包括小脑前下动脉（anterior inferior cerebellar artery，AICA），椎动脉（vertebral artery，VA）和 PCA。尽管可以采取颞下经岩骨入路，手术到达位于 AICA 的动脉瘤仍具有挑战性[29]。对于椎动脉动脉瘤，因为血管弯曲，常需要根据动脉瘤的具体位置来制订开颅方案（图 18-8 和图 18-9）。大脑后动脉动脉瘤，

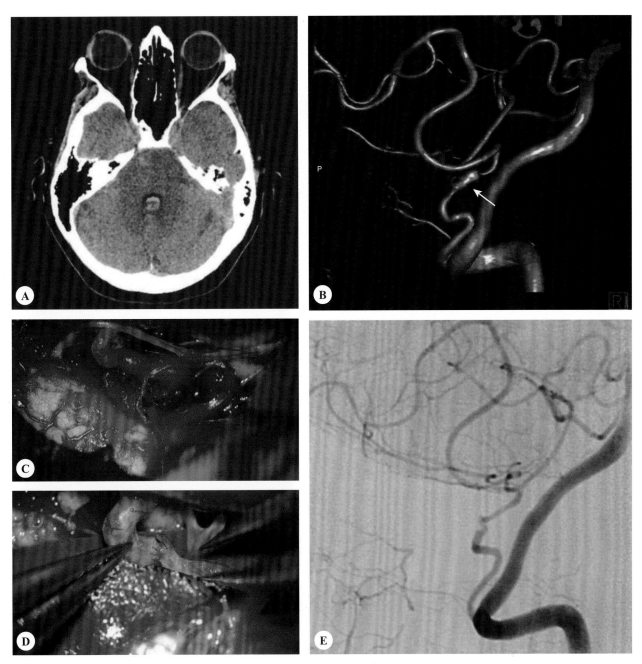

▲ 图 18-5　小脑后下动脉夹层

58 岁女性，表现为突发恶心、呕吐和头痛；A. 术前普通头颅 CT 显示出血位于第四脑室；B. 三维血管造影显示小脑后下动脉 1 枚梭形夹层动脉瘤，难以夹闭或栓塞；C 和 D. 这个患者采取远外侧开颅术进行动脉瘤切除和血管吻合术；E. 术后血管造影显示良好的小脑后下动脉

如果位于 P1 和 P2 段，可以认为是基底动脉顶端的延续，采取类似的手术策略。它们可以经侧裂入路到达，并沿着 PCA 从近端到远端的轨迹进一步向外

延伸。与基底动脉顶端动脉瘤类似，重要的丘脑穿支血管需要保留，夹闭前后的仔细检查是手术极为关键的环节之一（图 18-10 和图 18-11）。

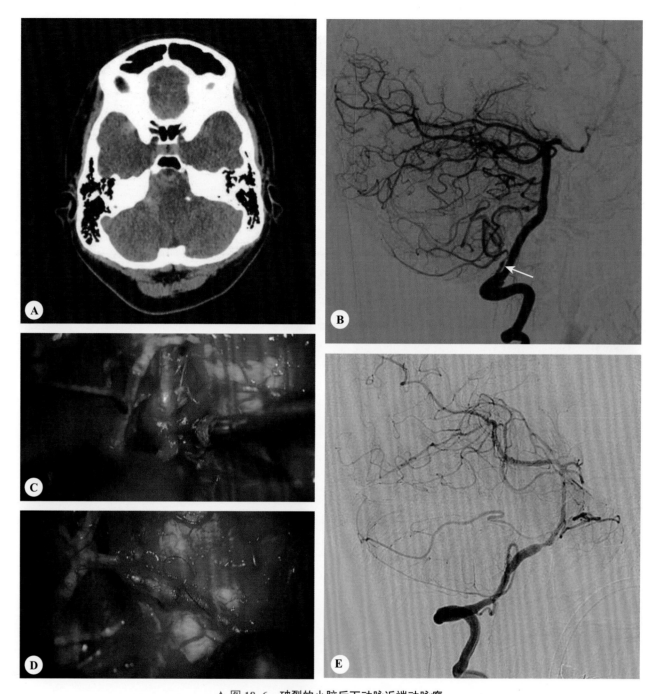

▲ 图 18-6　破裂的小脑后下动脉近端动脉瘤

39 岁女性，表现为突发剧烈头痛；A. 急诊就诊后显示蛛网膜下腔出血位于枕骨大孔附近；B. 术前血管造影显示右侧小脑后下动脉（PICA）延髓侧段的 1 枚梭形动脉瘤；C 和 D. 采取远外侧开颅术进行 PICA 的切除 - 血管吻合；E. 术后血管造影显示 PICA 良好，无动脉瘤残留和吻合口狭窄

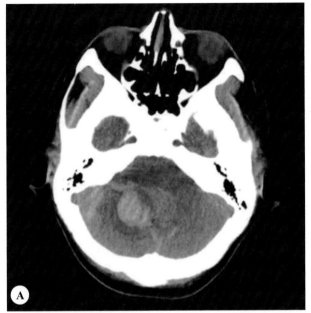

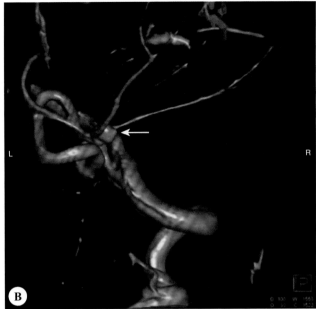

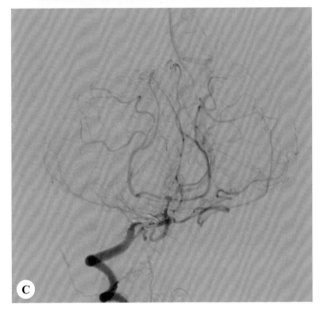

▲ 图 18-7 破裂的小脑后下动脉（PICA）远端动脉瘤

35 岁女性，因呕吐、晕厥送至急诊室；A. 普通头颅 CT 显示 2.5cm 的小脑血肿；B. 术前三维血管造影显示 PICA 膜髓帆延髓段动脉瘤，采取乙状窦后入路进行动脉瘤夹闭；C. 术后血管造影显示动脉瘤完全消失

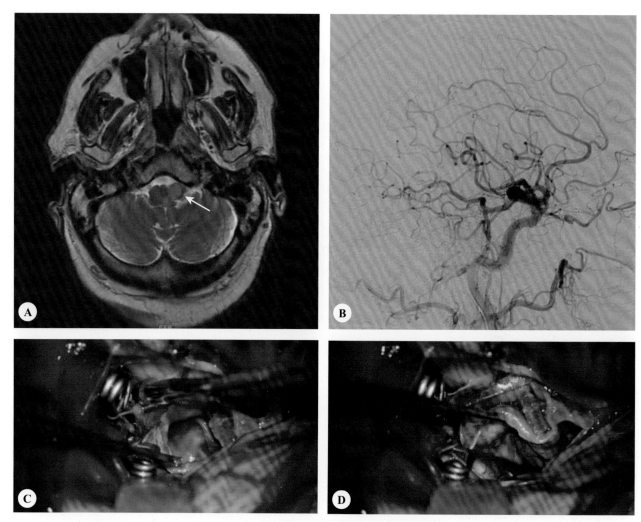

▲ 图 18-8　血栓性椎动脉动脉瘤伴脑干压迫

70 岁男性，表现为头痛伴恶心 10 天，同时有声音嘶哑和吞咽困难；A. MRI 显示 1 枚血栓性椎动脉动脉瘤，伴有脑干占位效应；B. 术前血管造影显示左侧硬膜内椎动脉完全血栓化，右侧椎动脉发育不良；C 和 D. 采取远外侧开颅术切除动脉瘤内血栓，以解除导致脑干压迫的占位效应

六、争论

虽然后循环动脉瘤的处理策略逐渐倾向于血管内治疗而非显微外科手术，但特殊的动脉瘤和患者特点仍需充分考虑，而不是泛泛地从仅仅关注于破裂动脉瘤的随机研究中得出的结论。例如，导致脑干受压的梭形动脉瘤，很小并且有腔内血栓，或者伴有分支血管的，通常更适合显微外科手术。对于椎基底循环的动脉瘤，在 Barrow 破裂动脉瘤试验（Barrow Ruptured Aneurysm Trial，BRAT）中，尽管

此类动脉瘤可能被交叉至动脉瘤夹闭治疗组，但是对于与椎基底动脉动脉瘤而言，弹簧圈栓塞与夹闭手术相比具有重要优势。选择偏倚、术者的熟练程度、外部有效性问题和治疗组间的差异，使得这些结果的解释变得复杂，对于这些病变的最佳治疗方式仍存在不确定性。许多后循环动脉瘤都可以从显微外科治疗中获益。作为外科医生，我们有责任保持对这些病变的熟练治疗，同时继续努力，以更好地理解治疗模式对预后的影响。

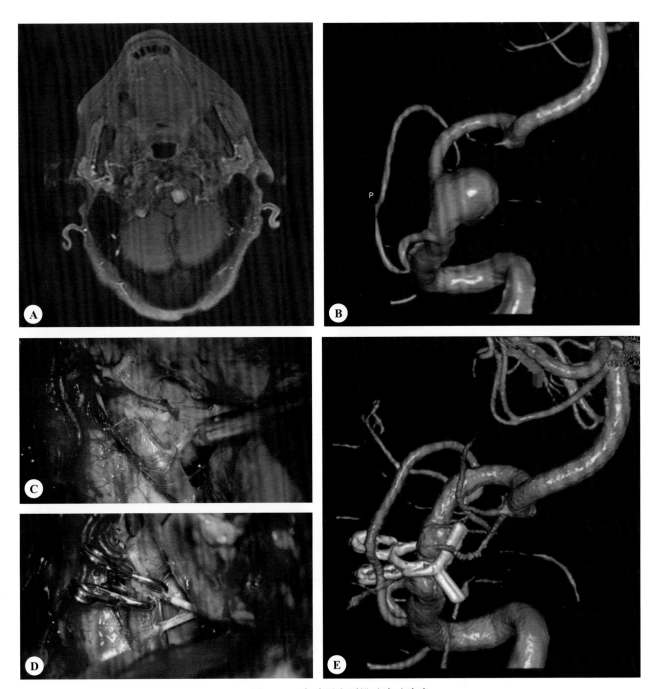

▲ 图 18-9　未破裂大型椎动脉动脉瘤

74 岁女性，表现为站立时跌倒；A. MRI 显示 1 枚大型未破裂椎动脉动脉瘤；B. 术前三维血管造影显示左侧椎动脉 1 枚宽基底动脉瘤；C. 采取远外侧开颅术行动脉瘤夹闭；D. 用 2 枚跨血管动脉瘤夹交叉夹闭动脉瘤，保留了小脑后下动脉；E. 术后血管造影显示没有动脉残留和载瘤血管狭窄

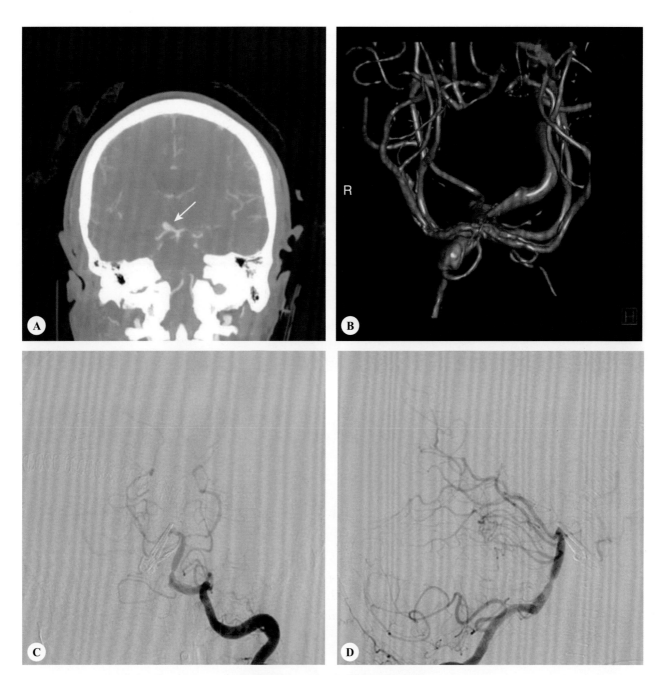

▲ 图 18-10 破裂大脑后动脉动脉瘤

44 岁女性，患有肌纤维发育不良，突然晕厥后送至急诊室，发现弥漫性蛛网膜下腔出血；A. CTA 显示右侧大脑后
动脉 P2 段直径 8mm；B. 三维血管造影显示病灶位于 P2 段和后交通动脉交界处，采取右侧眶颧开颅术行动脉瘤夹闭；
C 和 D. 术后血管造影显示动脉瘤完全消失

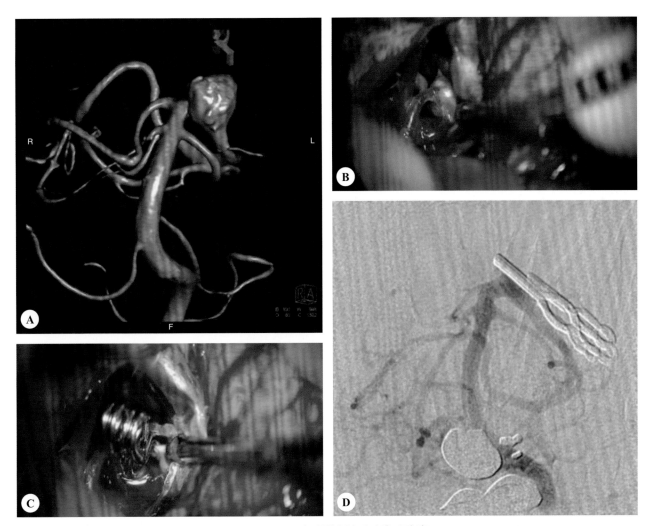

▲ 图 18-11　未破裂大脑后动脉动脉瘤

67 岁女性，出现头痛后行头颅 MR 检查，发现左侧大脑后动脉 P1 段 1 个 11mm 的动脉瘤；A. 血管造影显示 P1 段载瘤血管发育不良，动脉瘤颈宽 6.5mm，患者行开颅夹闭重建术；B. 采取左侧眶额开颅术，暴露出颈内动脉 – 动眼神经三角区的动脉瘤；C. 用多枚排夹夹闭动脉瘤；D. 术后血管造影显示示动脉瘤完全消失，并重建了载瘤血管

第 19 章　复杂动脉瘤的脑血管旁路术
Complex Aneurysms and Cerebral Bypass

David C. Straus　Harley Brito Da Silva　Laligam N. Sekhar　著

刘文超　译　　范卫健　校

临床要点

- 脑血供重建技术是治疗复杂脑动脉瘤的重要手段。
- 仔细的术前计划，以及供体、受体及桥血管的选择是旁路术成功的关键。
- 恰当的选择低流量或高流量旁路术对于提供足够的血供重建和避免灌注不足很重要。
- 经验丰富的术中神经麻醉监护和细致的术后监测是手术成功的关键。

一、旁路术适应证

前面的章节已经详细阐述了破裂和未破裂脑动脉瘤的自然病史和治疗指征。复杂动脉瘤由于一些原因可能需要旁路术才能获得最佳治疗：不能通过血管内介入治疗的海绵窦内和基底动脉动脉瘤，当需要进行开放手术重建时，最好采用血供重建治疗。有明显的瘤内机化血栓和迂曲血管的动脉瘤，或者瘤颈处有动脉粥样硬化或钙化的动脉瘤，采用血管旁路术联合近端闭塞或阻断会更安全，可以降低直接夹闭所造成的相关狭窄或栓塞风险。非囊状动脉瘤如血泡样动脉瘤、夹层动脉瘤和梭形动脉瘤常需要旁路术。旁路术也很好地应用于某些复杂动脉瘤，比如当血管内治疗需要支架或血流导向装置，而患者存在抗血小板治疗的禁忌（药物抵抗，患者依从性差或破裂动脉瘤），或者作为血管内治疗失败后的挽救性治疗。随着血管内治疗技术的不断进步，保持对复杂动脉瘤不断发展的治疗策略认识很重要。脑血管旁路术和使用瘤内装置、血流导向装置或支架辅助弹簧圈等血管内治疗之间存在重叠适应证，这要求外科团队仔细衡量每个治疗方式相对的安全性和效果，从而获得最合适的治疗策略。

二、术前计划

采用计算机体层血管造影（CTA）、磁共振成像（MRI）和磁共振血管成像（MRA）来评估患者潜在的病变。采用选择性四根血管造影技术来评估病变动脉的结构和侧支循环情况。三维（three-dimensional, 3D）立体旋转血管造影和图像重建有助于手术的规划和可视化。颈外动脉和颈总动脉造影不仅可以显示于颅外-颅内旁路术时供体血管（如颞浅动脉和枕动脉）的直径，也对规划近端桥血管在颈动脉的吻合位置有价值。在某些情况下，可能还需要进行脑血流量（CBF）或单光子发射计算机体层摄影（SPECT）检查。

常规的医学评估，特别是全面的心脏评估是至关重要的，因为用于暂时抑制代谢的药物和用于暂时诱导血压升高的药物会影响心脏功能。术前 2 天，患者开始口服阿司匹林 325mg，用到术后 2 天。如果患者对阿司匹林过敏，可以使用小剂量的氯吡格雷（75mg）。

常规行大隐静脉和桡动脉双功能超声检查和 Allen 试验。桥血管的选择取决于四个因素：①受体血管的尺寸，这是主要的决定性因素；②能否有适合的供体血管；③桥血管的有效性；④血流量增加的需求程度。颞浅动脉（superficial temporal artery，STA）- 大脑中动脉（middle cerebral artery，MCA）吻合后即刻测得的血流量为 20～60ml/min，而桡动脉桥血管（radial artery graft，RAG）和隐静脉桥血管（saphenous vein graft，SVG）旁路术后平均即刻血流量分别为（133±70）ml/min（受体血管为后循环动脉时较低）和（160±50）ml/min[1]。血流速率取决于供体血管、受体血管及桥血管的直径。桡动脉作为桥血管时，血管直径每增加 1mm，流速增加 33ml/min；桡动脉直径应该 >0.22cm，长度≥20cm。桡动脉血管痉挛的问题大多可通过使用压力扩张技术得到解决[2]，但偶尔可能需要血管成形术。隐静脉桥血管[3-5]能提供最大的血流量，但是湍流可能导致吻合口闭塞（特别是受体血管），以及对慢性脑缺血患者的充血和出血风险是其潜在的缺点。当流速超过 200ml/min 时，充血风险会增加[6]。隐静脉桥血管直径应 >0.3cm，长度也是 >20cm。在没有其他供体血管可行的情况下，也可使用胫骨前动脉。

预防性抗生素在切皮前 1h 静脉注射，通常用头孢曲松 2g，术中每 4 小时加用一次。常规使用预防性抗癫痫药（通常为磷苯妥英）和甘露醇。采用平衡麻醉技术。使用神经电生理监测包括躯体感觉诱发电位（somatosensory evoked potential，SEP）、运动诱发电位（motor evoked potential，MEP）和脑电图（electroencephalogram，EEG），必要时也可监测脑神经。患者在整个手术过程中血 CO_2 浓度维持在正常状态。在开始血管吻合前，立即静脉注射 2500U 肝素。对于未破裂动脉瘤，在动脉临时阻断期间患者的血压要比基础值提升 20%，并使用丙泊酚对患者进行脑电爆发性抑制。对于破裂动脉瘤，血压（blood pressure，BP）应维持在 120mmHg 或以下直到动脉瘤闭塞。对于这类患者，在临时阻断期间，如果 MEP 信号改变，则可以在动脉瘤流入道阻断后进一步提升血压。所有病例均应行术中吲哚菁绿（ICG）血管造影和显微多普勒超声评估。只有特定的病例需要术中脑血管造影。

患者术后接受肝素皮下注射治疗，每日 2 或 3 次，每次 5000U，持续 5～7 天。使用静脉作为桥血管的患者术后使用阿司匹林 325mg，每日 1 次，服用终生。使用桡动脉和其他类型动脉作为桥血管的患者，术后服用阿司匹林至少 6 周。

血管重建手术可分为局部血管旁路术和颅外—颅内（extracranial-intracranial，EC-IC）血管旁路术[7]。局部血管旁路术包括：①再植术（端 - 侧吻合）；②端 - 端再吻合术；③侧 - 侧吻合术；④短移植血管插入式旁路术。这些术式是利用已经存在于颅内的动脉，这些动脉通常最适合用于替代中小尺寸的动脉。颅外 - 颅内血管旁路术则分为低流量、中流量或高流量旁路术。低流量旁路术提供 <50ml/min 的血流量（如 STA-MCA 和 OA-PICA）；中流量旁路术提供 50～90ml/min 的血流量，通常是桡动脉吻合至后循环血管；高流量旁路术（血流量 >100ml/min）通常包括桡动脉桥血管或隐静脉桥血管用于替代大血管如小脑下动脉或基底动脉。

一般来说，局部旁路术适用于动脉瘤术中和远端动脉瘤切除时发生的意外血管损伤。如大脑中动脉（MCA）分支再植术、MCA 分支修复、大脑前动脉（anterior cerebral artery，ACA）- ACA 或小脑后下动脉（posterior inferior cerebellar artery，PICA）-对侧 PICA 侧 - 侧吻合、PICA -（同侧）小脑前下动脉（anterior inferior cerebellar artery，AICA）吻合。在类似的情况下，如果距离太长无法进行直接再缝、植入或侧 - 侧吻合，可以插入短移植血管，包括颞浅动脉（superficial temporal artery，STA）、枕动脉（occipital artery，OA），甚至甲状腺上动脉（superior thyroid artery，SThyA）进行血管旁路术。STA-MCA 或 OA-MCA 旁路术用于脑血流增加需求比较小，而且被替代的是小血管，比如 PICA。RAG 搭旁路术适用于存在一定的侧支循环，受体血管不够大（≥2mm），或者血流量的增加或替代需求是中等量时。脑血流量的增加和 RAG 的实际直径呈正相关。如果需要很高流量的脑血流替代时，则选择 SVG 旁路术，或者依次使用双旁路术（双 RAG 或一根 RAG 和一根 SVG）。

三、手术技巧

（一）颞浅动脉 - 大脑中动脉旁路术

患者取仰卧位，头部朝向对侧旋转 60°，同侧肩膀下方放置一个卷垫。术前仔细审阅脑血管造影；至少要有一支足够大的 STA 分支能够使用。通常情况下顶支比额支更合适，但是如果额支更粗，也可使用额支。少数情况下两个分支可能都要用上。STA 及分支的走行用多普勒探头追踪确认，并用记号笔或细针在头皮上标记出来（图 19-1）。虽然颞浅动脉

- - - 头皮切口

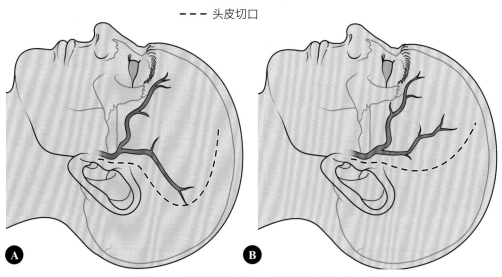

▲ 图 19-1　不同的头皮切口获取颞浅动脉（STA）

在准备切开头皮之前，应用多普勒超声追踪并标记 STA 在头皮上的走行；A. 暴露和获取更多后方延伸的 STA 顶支的皮瓣；B. 根据 STA 供体分支的解剖位置，可采用较小的皮瓣

可以通过直接切开技术进行追踪，但是对于动脉瘤手术，作者更偏爱皮瓣技术。皮瓣的设计应该有一个较宽的基底，以便皮瓣在损失单个 STA 分支（或双分支）后有额外的血供。STA 在颧弓上方大约 2cm 处穿出帽状腱膜层，也就是在该点前方 STA 分出了额支。用精细的显微剪和显微镊分离颞浅动脉；颞浅动脉应该一直追溯到颧弓。颞浅静脉和动脉在颧弓附近伴行。游离的颞浅动脉应连带部分结缔组织。小的分支用双极电凝凝固，较大的分支用 8-0 尼龙线结扎后离断。旁路被置于动脉瘤以外大脑中动脉的 M3 或 M4 分支处，以重建由于夹闭过程而失去血流的动脉。将表面覆盖蛛网膜的受体血管游离出来，将一块小的橡胶条（一块橡胶手套）置于动脉下。一根 Spetzler 微延展吸引导管（NMT Medical, Inc., Boston, Massachusetts）放置在血管附近以吸除液体，间歇冲洗以保持术区干净无血。在修剪 STA 之前，先用一枚临时动脉瘤夹阻断 STA 最近端。STA 末端 1cm 的血管外膜剥离干净后，用一根钝头针插入并用肝素盐水冲洗管腔；把 STA 近端的临时夹松开，然后再夹闭，从而使肝素盐水充分灌注这段动脉。将 STA 末端剪成稍微鱼嘴样的斜面切口，吻合口可以是端 - 端吻合或端 - 侧吻合，通常选择后者。进行端 - 侧吻合时，临时动脉瘤夹分别夹闭拟吻合段 MCA 分支的血管两端，然后用显微剪剪开一个 3mm 长的小切口。用肝素盐水冲洗切口以

清除血液。10-0 尼龙线留置在吻合口两端，先后在 STA 的鱼嘴根部和对面的尖部缝合打结以固定桥血管处于适当的位置。一侧的吻合使用连续缝合，缝线环稍微留长，最后在该侧吻合口末端收紧松弛的线结。翻转血管后另一侧吻合使用间断缝合，也就是所有缝线到位后再收紧打结（图 19-2）。最后一针缝合打结前，用肝素盐水冲洗血管内腔后再收紧缝线。先释放 MCA 分支上的临时动脉瘤夹（先远端后近端），然后再释放 STA 上的临时夹。小的渗漏通常可用小片明胶海绵堵住。使用多普勒探头检查 STA 内的血流。行端 - 端吻合时，将 MCA 分支末端剪成斜面切口，并呈鱼嘴样以扩大开口。血管切缘必须用显微镊轻柔地操作，可以直接操作，也可以用反压技术。缝针穿过血管壁后向前推进，然后从对侧夹住缝针并拉出。在吻合口近角处，缝针最好分别穿过两层血管壁，其余部分可一次穿过两层血管壁（图 19-3）。

（二）枕动脉 - 小脑后下动脉旁路术

OA-AICA 或 OA-PICA 旁路术用于后循环动脉瘤。OA 的分离是相对困难，必须清楚认识其解剖走行。此外，相较于 STA，OA 在年龄＞50 岁的人群中经常不健全。OA 水平走行于乳突尖和二腹肌的深面，在头夹肌的内侧，头最长肌的内侧或外侧，头半棘肌的外侧。然后穿出肌筋膜进入皮下组织，在上项线水平转为垂直走行。OA 走行迂曲，并发出多

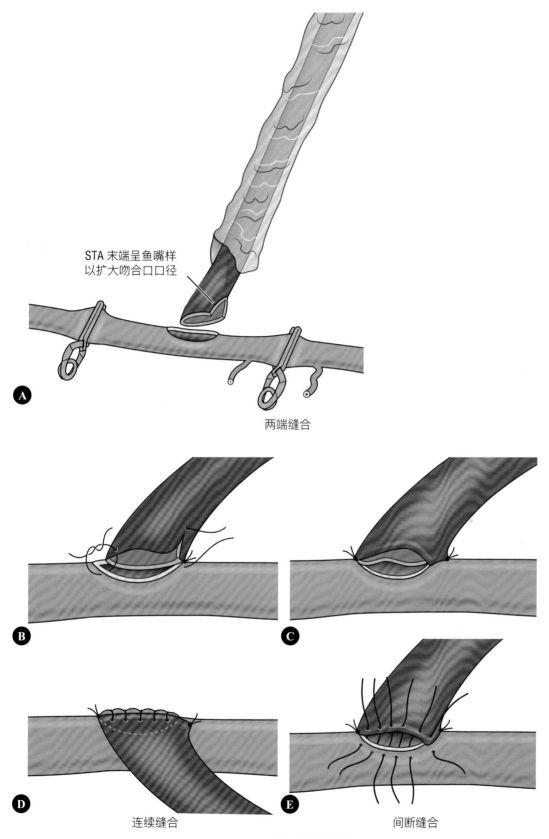

STA 末端呈鱼嘴样
以扩大吻合口口径

A

两端缝合

B

C

D

连续缝合

E

间断缝合

▲ 图 19-2　端 - 侧吻合技术

A. 制备供体血管和受体血管，包括剥离颞浅动脉（STA）末端的血管外膜和鱼嘴状修剪供体血管以扩大吻合口；B. 先缝合固定吻合口根部；C. 然后再缝合一针固定对侧的吻合口尖部；D. 吻合口远侧使用连续缝合；E. 近侧则用间断缝合

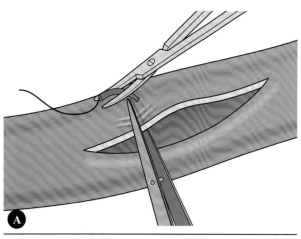

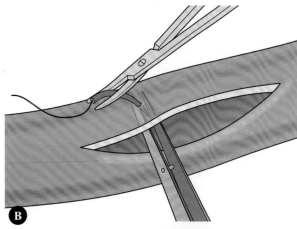

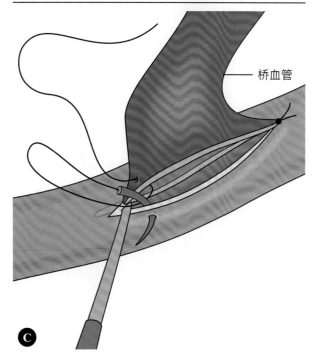

▲ 图 19-3　缝合技巧

A 和 B. 缝合针从外到内穿过供体血管壁；C. 缝合针从内到外穿过受体血管壁，使线结留在吻合口外面

个肌肉分支。取颅后窝倒 U 形头皮切口，将头皮及皮下组织瓣翻转。使用多普勒声谱图标记 OA 走行。仔细解剖游离枕动脉，分离过程中可能会遇到来自伴行静脉或肌支棘手的静脉渗血（图 19-4）。迂曲的走行增加血管分离难度。电凝较小的分支，结扎较大的分支。分离时动脉周围留一条外膜组织。OA 的分离比 STA 更困难。对于颅后窝旁路术，将 OA 游离至血管穿出肌筋膜并垂直向上走行处就足够了。然后行乙状窦后开颅，并去除枕骨大孔边缘。如果选择 PICA 作为桥血管，将 PICA 从小脑扁桃体环中分离开，并从蛛网膜上游离出来。OA-PICA 旁路术类似于 STA-MCA 旁路术。如果 AICA 是受体血管，则将 AICA 在第Ⅷ对脑神经后面的侧支分离出来用于吻合。通常难以水密闭合硬脑膜，但可环状缝合硬脑膜，并用纤维蛋白胶加固。然后缝合好肌层和头皮层以防止脑脊液漏。Spetzler 微延展性吸引导管（NMT Medical，Inc.，Boston，Massachusetts）对于吸除切口处的血液和脑脊液非常有用。如果分离过程中不小心损伤了枕动脉，也可以用桡动脉在枕动脉二腹肌沟处至受体血管之间插入桥血管。

（三）侧 – 侧吻合

该术式通常用于 ACA-ACA（A3 与 A3，或者 A4 与 A4）或 PICA-PICA（扁桃体段）之间旁路术。吻合的血管之间必须是本来就相互靠近，或者能够通

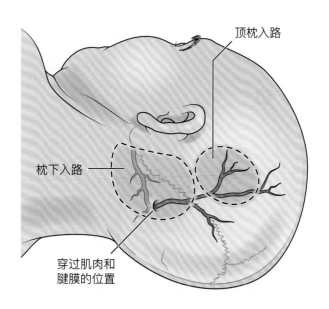

▲ 图 19-4　枕动脉的解剖走行

枕动脉走行迂曲，穿过枕下肌肉组织并穿透腱膜层；可以用于小脑前下动脉和小脑后下动脉旁路术的供体血管

过松解牵拉使之相互靠近。对于 A3-A3 吻合（胼周动脉到胼周动脉）或 A4-A4 吻合，可采用一个小的双额冠状切口半球入路。游离两根血管后，将一个橡胶条放置在两根血管下面。使用临时动脉瘤夹分别夹闭每根血管的两侧。两根血管的上内侧面上分别做大约 3mm 的直切口（或者小椭圆切口）。可以切除部分血管上壁以扩大吻合口。吻合口两端先用 9-0 或 10-0 尼龙线缝合固定。首先通过由内而外的技术缝合较深或后壁，然后缝合浅壁或前壁。最后移除临时动脉瘤夹（图 19-5A 至 E）。这是一种非常有效的技术，尽管应用的比较少，却相当成功。

（四）直接重建 / 移植血管插入式旁路术

脑动脉直接重建通常应用于脑动脉瘤切除后或血管壁意外撕裂后。当重建的动脉难以牵拉移动以进行无张力缝合时，就必须使用短移植血管进行插入式旁路术。对于一些患者（如 MCA 动脉瘤），可能对分支血管使用切断再植术。在所有这些情况中，手术技巧都是相似的。进行直接重建时，把要重建的动脉两端锐性斜切，并且在相反的两个断端分别剪成一个稍微的鱼嘴样切口（图 19-6）。在血管下方放置一根橡胶条，使用临时动脉瘤夹夹闭两根血管。相对的两端使用 9-0 或 10-0 尼龙线缝合固定后，先在一侧连续缝合，另一侧使用连续或间断缝合。在最后一个结打紧前，用肝素盐水冲洗血管腔内。由于动脉在一侧缝合后经常无法翻转，所以应先从内部缝合后壁，类似于前面的侧 – 侧吻合技术，然后再缝合前壁（图 19-7）。动脉分支再植术通常用于在动脉瘤夹闭过程中分支血管无法保留的情况下，常见于 MCA 动脉瘤。再植术可直接进行血管吻合，或者使用插入式桥血管（图 19-8）。

（五）高流量旁路术

不同的旁路术策略，定位和开颅的方式也各不相同。将受体血管、供体血管和桥血管（RAG 或 SVG）暴露。为桥血管建立一个宽阔的隧道。桥血管的获取应在即将行血管吻合之前。孤立受体血管，在计划吻合的受体血管段不应有任何重要的穿支血管。只有在血管吻合部位的近端和远端充分暴露和准备好后，才可获取桥血管。获得桥血管后，另一个独立的手术区域在显微镜下准备桥血管。用肝素盐水冲洗桥血管，并把桥血管两端的动脉外膜和静脉一起剥离去除。对于桡动脉，采用压力扩张技术制备桥血管，以防止血管痉挛。将一根小钝头针插入桡动脉，将管腔中的血液冲洗干净，然后手术助手医生用手指在针头附近大约 4cm 处将动脉捏紧，然后通过针头用肝素生理盐水施加压力使血管强力充盈，直到动脉明显可见"弹起"和扩张。然后将动脉折叠在钝针上，再从另一端重复这一过程。对于 SVG，必须注意确保桥血管的放置没有任何扭曲，静脉走向与预期血流方向完全一致（考虑到静脉瓣的存在）。

然后把注意力转向桥血管吻合部位的准备。桥血管的每一端都斜切呈椭圆形，如需要，可在切口近端剪成一个鱼嘴样开口。先行远端（即颅内端）吻合。用适当尺寸的临时动脉瘤夹夹闭受体血管。吻合时间一般不宜超过 45min，最好不要超过 30min，对于大脑后动脉（P2 或 P3 段）和小脑上动脉（S2 段）可延长至 50min。用记号笔标记受体动脉侧及桥血管末端。切开受体血管后，在受体血管上剪开一个 1.5~2 倍受体血管直径长的椭圆形开口。对于端 – 侧吻合来说，桥血管的最佳走向为 45° 角（供体到受体血管）。缝合的厚度应根据血管壁的厚度而定。颅内血管缝合一般用 8-0 或 9-0 尼龙线，通常先缝合固定动脉吻合口的两端，然后在较难操作的一侧进行连续缝合，最后在较易操作一侧连续或间断缝合 8 针。在靠近两端处要特别注意，以确保缝合包括了动脉的内膜和中膜，并且没有缝到对侧壁。吻合完成后，要用肝素盐水冲洗桥血管，然后再打紧最后一个线结。先用临时动脉瘤夹夹闭桥血管，然后再释放受体血管上的临时动脉瘤夹。将桥血管穿过已经建立好的皮下隧道，并与供体血管吻合。对于桡动脉桥血管，可以通过耳前隧道或耳后隧道从颈部切口穿出。耳前隧道可用一个大的胸腔引流管（通常是 14F）建立，作为桡动脉桥血管的通道。对于耳后隧道，作者更喜欢在隧道的后方做一个皮肤切口，连接颈部和头部的切口。对于大隐静脉桥血管，首选耳后隧道，以使桥血管进入颅内前的走行与受体 MCA 平行，从而减少桥血管内的湍流。如果隐静脉桥血管与颈内动脉床突上段相吻合，则首选耳前隧道。也可以用超声骨刀沿着隧道在骨面上刻出凹槽，以便于桥血管有更多的空间扩展，防止表面的皮肤压迫桥血管。

然后进行近端吻合，最经典的近端吻合部位是颈外动脉、颈段颈内动脉和椎动脉 V2~V3 段。在某些情况下，二腹肌沟附近的枕动脉或颧突下方的

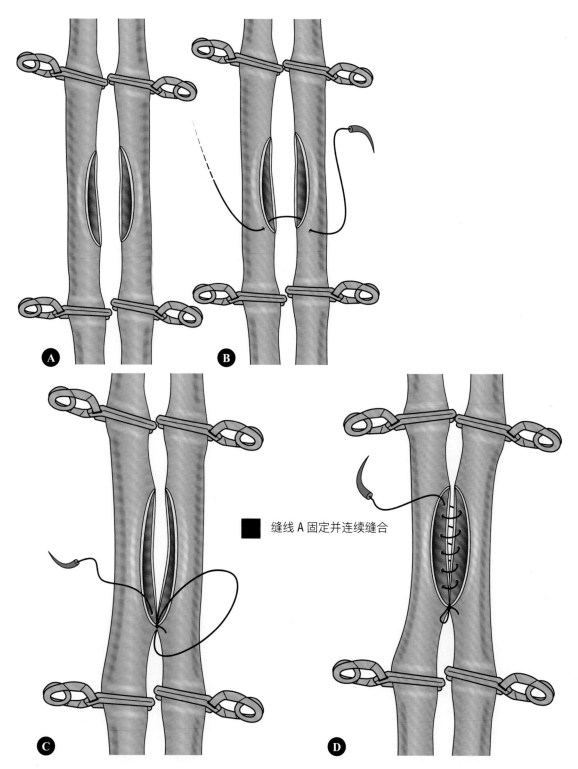

▲ 图 19-5　侧 – 侧吻合技术

A 和 B. 在两根血管上做等距并对齐的动脉切口（经典的是 PICA-PICA 或 ACA-ACA）；C 至 F. 在吻合口的顶端缝合一针并把线结打在管腔外面，然后将针穿过血管壁回到吻合口血管腔内，这使得吻合口的后壁可以从血管腔内完成连续缝合，完成后壁缝合后，缝线通过对侧顶端的血管壁返回到血管腔外侧；G 和 H. 从任意两侧顶端开始进行第二根和第三根的连续缝合，两根线在中点打结，完成吻合

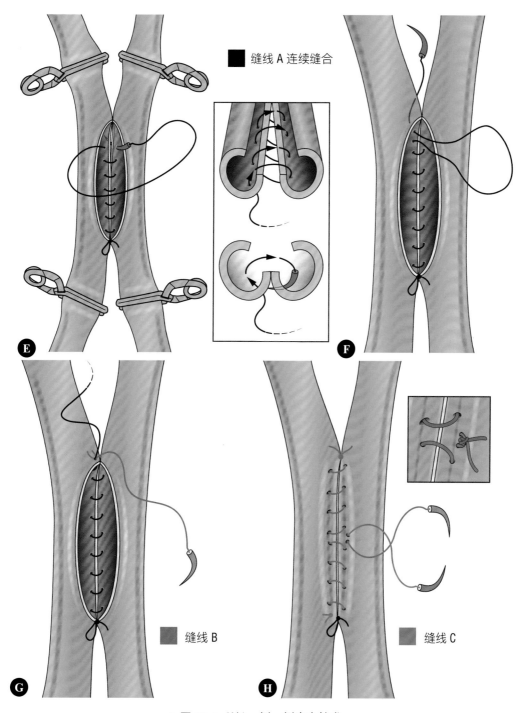

■ 缝线 A 连续缝合

■ 缝线 B

■ 缝线 C

▲ 图 19-5（续）　侧 – 侧吻合技术

A 和 B. 在两根血管上做等距并对齐的动脉切口（经典的是 PICA-PICA 或 ACA-ACA）；C 至 F. 在吻合口的顶端缝合一针并把线结打在管腔外面，然后将针穿过血管壁回到吻合口血管腔内，这使得吻合口的后壁可以从血管腔内完成连续缝合，完成后壁缝合后，缝线通过对侧顶端的血管壁返回到血管腔外侧；G 和 H. 从任意两侧顶端开始进行第二根和第三根的连续缝合，两根线在中点打结，完成吻合

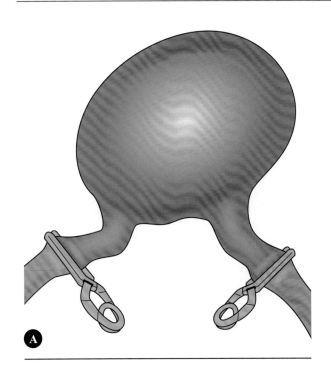

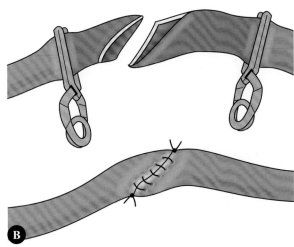

▲ 图 19-6 动脉瘤切除和直接血管重建技术

颞浅动脉也可用于近端吻合。吻合方式可以选择端 - 端吻合或端（桥血管）- 侧（供体血管）吻合。当桥血管和供体血管的尺寸有明显差异时，采用端 - 侧吻合为佳。当采用端 - 侧吻合时，用血管打孔器在供体动脉上打出一个椭圆形孔洞，孔洞的直径通常为 3.5～4.5mm，必要时，这个开口还可以再扩大。通常用 8-0 尼龙线或 7-0 Prolene 缝线完成吻合。可以进行连续缝合，或者一侧连续缝合，另一侧间断缝合或 8 字缝合。血流恢复后，静脉桥血管和桡动脉桥血管都会扩张，静脉桥血管的扩张程度更明显。因此，静脉桥血管在吻合时必须保持轻微张力。当术者检查吻合口是否有泄漏或扭曲时，先打开近端临

时动脉夹，然后再打开远端临时夹。桡动脉桥血管可以通过回血排尽空气，但这对于静脉桥血管是不可能的，所以如果血管内存在空气，可以通过小分支或小的穿刺针部位排出。通过显微多普勒探头和 ICG 血管造影来确认桥血管和受体血管内的血流。硬脑膜被剪成一个圆形，以便桥血管自由进入。在骨瓣上形成一个适当的洞口，给桥血管提供空间使之能够没有任何扭结或张力的进入。骨瓣复位固定后用多普勒再次检查桥血管血流。永远先缝合硬脑膜，然后再缝合颈部（如果旁路术是起自 ECA 或 ICA），然后回置骨瓣，缝合皮肤。每个环节都要用多普勒检查桥血管血流。如果仍有担心，可以进行术中血管造影进一步核查。术后桥血管通畅性的监测一般包括每小时进行一次多普勒检查，持续 24h。应该显示良好的舒张期血流，因为即使在桥血管闭塞或接近闭塞的情况下，也可以显示单独的收缩期血流。如果对桥血管的功能有任何不确定，则进行脑血管造影。

四、病例分析

（一）病例 19-1

55 岁，男性，既往有延髓卒中病史（伴有持续神经功能缺损），在楼梯上不慎跌倒导致 C_2 骨折。影像学检查还显示一个巨大的椎基底动脉动脉瘤（图 19-9A 至 F），该动脉瘤在 4 年多的时间里已经显著增大并引起脑干的明显压迫。体格检查显示患者嗜睡，四肢轻瘫，右侧角膜反射消失，右侧三叉神经分布区感觉减退，右侧面神经不完全麻痹，右侧听力完全丧失，最小吞咽反射。患者接受了脑室腹腔分流术、C_2～C_3 前路融合固定术、气管切开术和经皮胃造口术。基底动脉中段动脉瘤的治疗分两步完成。第一步包括右侧颞部开颅和乙状窦入路及远外侧入路，从而暴露右侧椎动脉颅外末端的 V2 和 V3 段。第二步（图 19-9G）先使用胫前动脉作为桥血管连接右侧椎动脉 V3 段和右侧大脑后动脉 P2 段进行"分流旁路术 / 血流导向旁路术"，右侧优势侧椎动脉血流喷射入动脉瘤，进一步闭塞该侧椎动脉（V4 段）动脉瘤近端以减少动脉瘤的血流（图 19-9H 和 I）。虽然初期动脉瘤仍然缓慢充盈，但在 6 个月随访时动脉瘤内完全血栓形成（图 19-9J 和 K）。患者的临床症状开始好转；在 12 个月后病情趋于稳定。患者在专业的护理机构中保持意识清醒，有右半轻

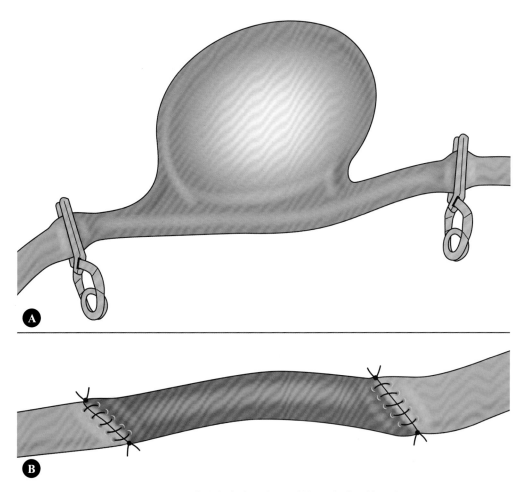

▲ 图 19-7　切除动脉瘤并用移植血管插入完成血管重建的技术

偏瘫和后组脑神经麻痹（mRS 4）。

评论

这是一种非常特殊的动脉瘤，在过去有不同的治疗方法，包括保守观察、Pipeline 栓塞装置（pipeline embolization device，PED）、旁路术联合远端或近端闭塞和血管内弹簧圈闭塞。该患者的预后和严重的术前神经功能缺损相关，特别是后组脑神经麻痹。

（二）病例 19-2

54 岁，左利手男性，院外出现一过性失语和右侧肢体无力，症状快速恢复。影像学显示一个巨大且伴有部分血栓形成的左侧大脑中动脉 M2 段动脉瘤（图 19-10A 至 D）。动脉瘤第一次治疗是用血流导向密网支架（blood flow-directed mesh stent，FDS）置入大脑中动脉（图 19-10 E 和 F）。患者的动脉粥样硬化很严重；5 个月后由于短暂失语发作行脑血管造影，显示支架通畅，动脉瘤少量充盈，而 CT 显示动脉瘤明显生长。患者出院回家，FDS 置入术后 7 个月，患者在家中被发现意识障碍和严重的语言障

碍。患者再次入院，CT 显示动脉瘤显著增大，周围明显水肿，以及大脑镰和小脑幕切迹疝（图 19-10G 和 H）。动脉数字减影血管造影（intraarterial digital subtraction angiography，IADSA）显示支架通畅，支架内漏导致动脉瘤持续充盈（图 19-10I）。患者被送入重症监护室（ICU）并作手术准备。首发症状后 4h，患者在 ICU 病情急剧恶化，左侧瞳孔散大，并出现去脑强直。急诊行左侧额颞大骨瓣减压术 + 前颞叶切除术；患者的术中诱发电位在开颅术后得到恢复，因此决定进一步处理动脉瘤。由于患者的颞浅动脉直径比较大，且其桡动脉和隐静脉与供体血管不匹配，所以行 STA-MCA 旁路术，受体血管选择 M2 分支（图 19-10J）；随后行动脉瘤夹闭孤立和瘤内减压术。动脉瘤内发现 FDS 装置是通畅的，但是支架没有内皮化。由于脑肿胀明显，术后移除患者的骨瓣，几个月后再次手术回纳骨瓣。术后 IADSA 也显示动脉瘤闭塞，各 MCA 分支通过桥血管出现血液充盈（图 19-10K 和 L）。患者术后逐渐恢复。术

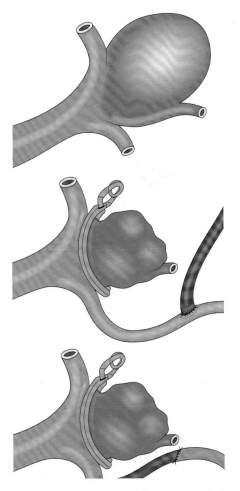

▲ 图 19-8　如果重要的分支连同动脉瘤被夹闭，分支本身可以沿受累血管的远端进行重新植入

后 14 个月时，患者能够独立行走、无偏瘫、所有活动均能自主，但仍有轻度表达性构音障碍。患者首次 mRS 评分为 5 分，末次随访时 mRS 评分恢复到 2 分。

评论

这是一个"超适应证"使用 PED 治疗 MCA 巨大动脉瘤的病例，效果不佳。然而，通过搭桥术和动脉瘤孤立术成功地进行了挽救。

五、排查

如果静脉桥血管的血流较差，外科医生应该在离开手术室前予以纠正处理（图 19-11）。血管造影通常能发现原因，但如果血流非常弱且流速缓慢，则问题可能在血管造影上无法明显地显示出来。患者必须给予充分的肝素化。首先，在远端吻合口附近做一个小的静脉切口以检查血流，可以从桥血管

的远端和近端进行。如果是从桥血管近端来的血流比较差，问题则出在近端吻合口或隧道。近端吻合口的问题可能需要动脉切开或近端吻合的翻修术来解决。如果通过桥血管的逆行血流良好，最常见的问题是由于血流过多，导致受体动脉通过桥静脉血流时发生血管扭结。可以用牵引缝线将桥血管拉回到硬脑膜以解除血管扭结。如果沿着隧道有压迫，可以做一个小的皮肤切口直接松解卡压。如果在第一个 24h 内出现桥血管血栓（血流良好时很罕见），则有必要用新的桥血管再次进行血管吻合。如果已经出现血栓，就无法再使用同一桥血管。要么使用新的大隐静脉，要么使用桡动脉 [21]。

六、结局

（一）潜在并发症

1. 缺血性损伤

在良好的技术和快速吻合的情况下，这是一种罕见的并发症。只要缺血性损伤不是发生在穿支供血区，患者通常都能恢复。

2. 术后即刻发生桥血管闭塞

采用上述细致的技术，桥血管发生闭塞是罕见的事件。它的发生可能是由于技术问题或患者处于高凝状态。术中发生桥血管闭塞时，应快速识别，并如前述进行处理挽救。当发生于术后（小概率事件），如果患者有相应症状，则需要再次手术，重新吻合一根新的桥血管。在这个时期重新开通闭塞的桥血管是不可能的。

3. 硬膜外血肿

通常发生在大量渗血和肝素部分逆转的情况下。可以暂时去掉骨瓣 48～72h，并放置帽状腱膜下引流。3～5 天后等患者病情稳定再放回骨瓣。

4. 再灌注出血

这种罕见但有可能的并发症，在治疗近期有卒中病史的患者时必须牢记于心。当术后血流量超过 200ml/min 时，发生风险显著增加。对于这类患者，数周内血压必须保持低于正常水平。

5. 血管痉挛

这种情况在 RAG 使用压力扩张技术后是非常罕见的。可通过日常的桥血管血流多普勒超声进行检测，或者在临床可疑的情况下进行 CT 血管造影。这种情况下，患者可能需要在接受双抗治疗后行血管成形术。

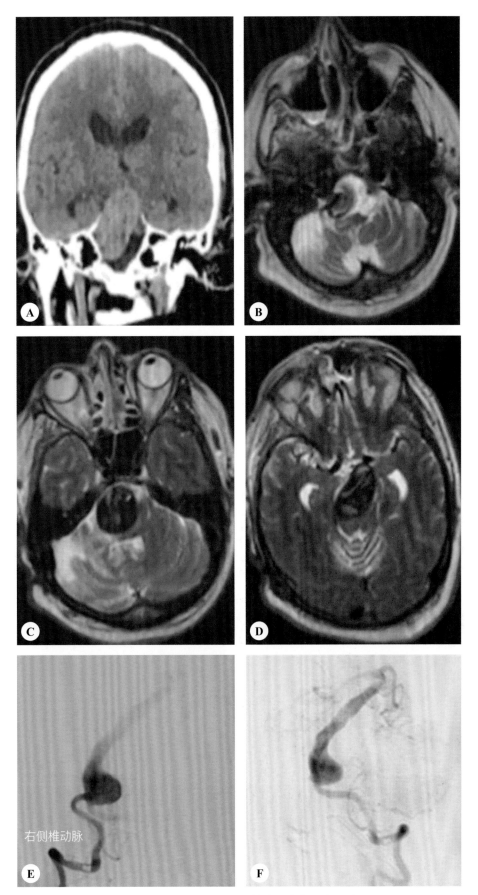

▲ 图 19-9 **A** 至 **F.** 巨大椎基底动脉瘤伴脑干受压

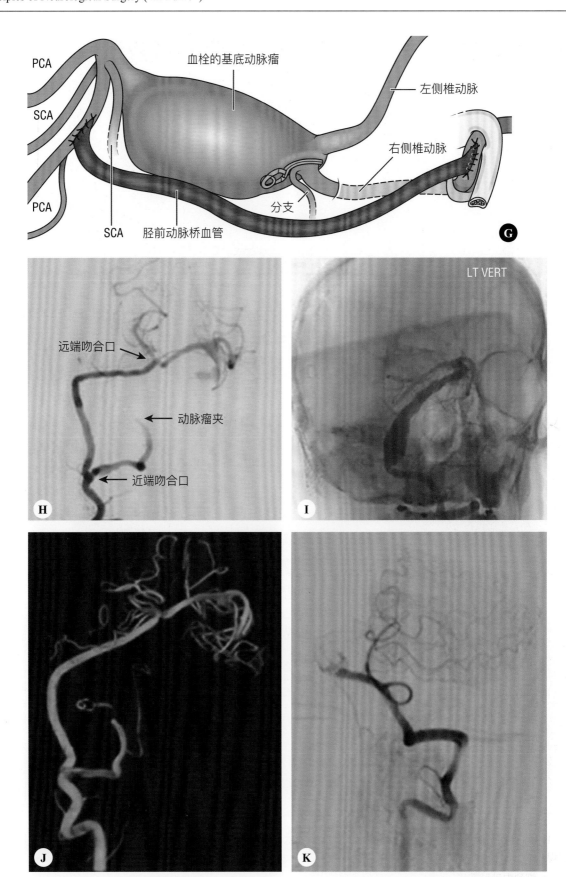

▲ 图 19-9（续） **G.** 计划绕过动脉瘤行右侧 **V3-P2** "分流" 旁路术的示意；**H** 和 **I.** 旁路术的初步结果，显示吻合口通畅，动脉瘤内的血流动力学有所改善；**J** 和 **K. 6** 个月后随访时动脉瘤内完全血栓形成

PCA. 大脑后动脉；SCA. 小脑上动脉

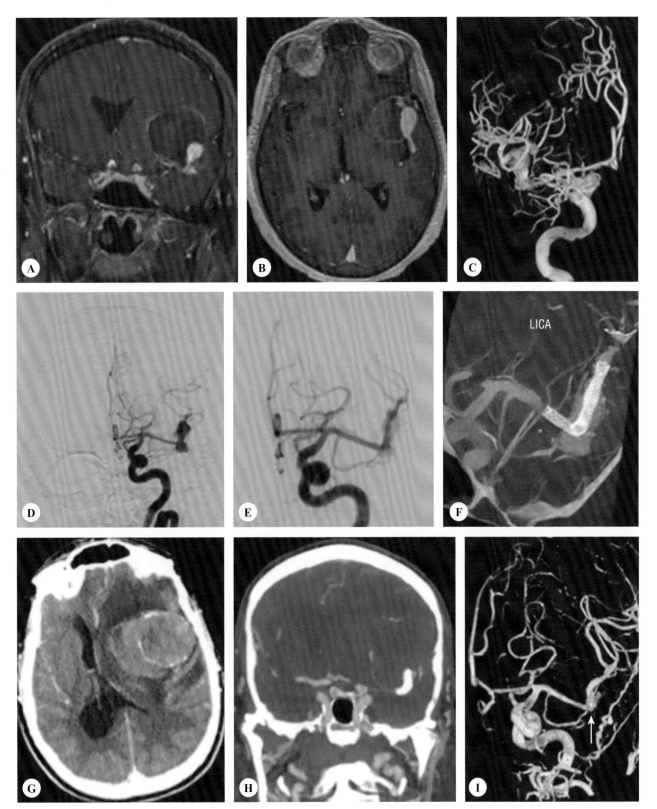

▲ 图 19–10　**A** 至 **D.** 左侧大脑中动脉巨大动脉瘤；**E** 和 **F.** 首次行血流导向支架置入治疗；**G** 至 **I.** 术后动脉瘤生长并出现脑疝（**G** 和 **H**），由支架内漏入动脉瘤导致

LICA. 左侧颈内动脉造影

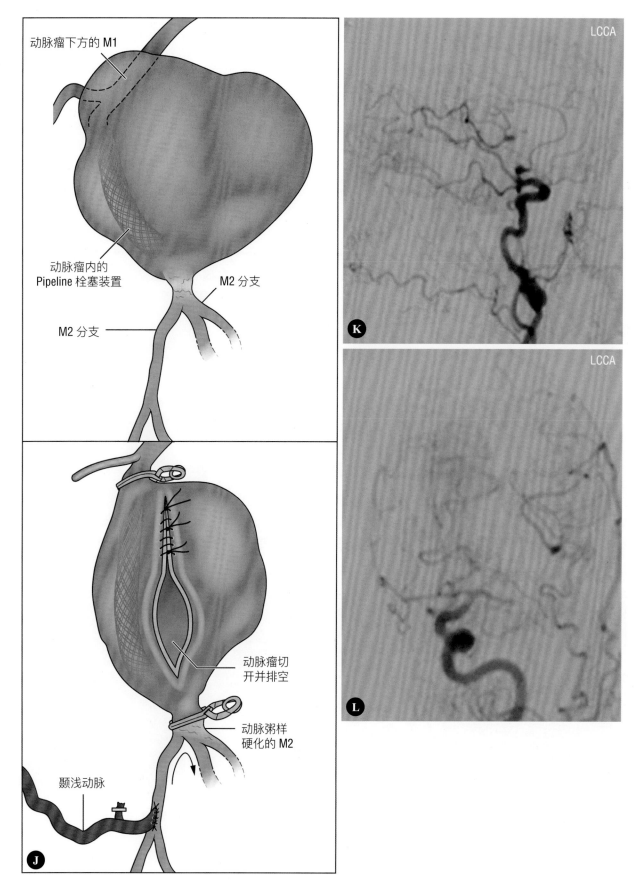

▲ 图 19–10（续） J. 计划的 STA-M2 旁路联合动脉瘤孤立术的示意；K 和 L. 术后显示动脉瘤完全闭塞和 STA-MCA 旁路通畅
LCCA. 左侧颈总动脉造影

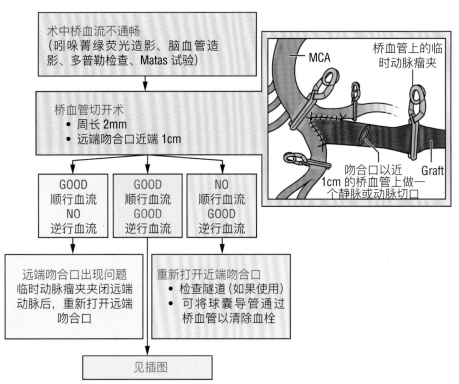

▲ 图 19-11　吻合完成后旁路闭塞的故障排除算法

（插图）在远端吻合口附近的供体桥血管上做一个小的血管切口，通过检查顺行和逆行的血流情况以确定闭塞是位于近端吻合口还是远端吻合口；如果存在血管扭结，则表明顺行和逆行血流都存在

Graft. 桥血管；MCA. 大脑中动脉

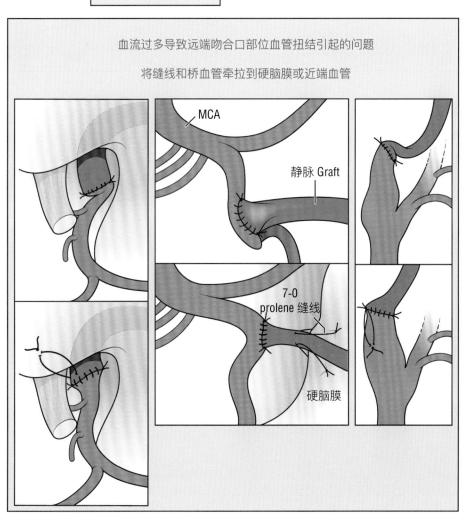

6. 桥血管取出部位并发症

包括感染、皮下积液、血肿和淋巴囊肿。如果发生了这些并发症，可能需要行切口修复术。

7. 桥血管远期发生闭塞或狭窄

这些并发症极少发生。治疗方案包括血管内支架置入，和节段性切除桥血管或使用另一根桥血管搭桥，从而绕过狭窄区域。

在目前血管内治疗时代，已经发表的关于脑血管重建术治疗复杂动脉瘤患者的结局见表 19-1[7-9]。所列的研究在随访及定义和报告结局的方法上各不相同，特别是在发病率和桥血管通畅率方面，因此很难进行直接比较。

表 19-1　血管内治疗时代脑血管旁路术治疗脑动脉瘤的预后			
	编号 A	编号 B	编号 C
患者数量	130	82	57
破裂动脉瘤	35%	21%	26%
旁路远期通畅率	88%	91%	74%
动脉瘤闭塞率	98%	98%	86%
术后 GOS>3 或 mRS<4	87%	90%	82%
发病率	25%	5%	16%
死亡率	6%	5%	13%

第 20 章　血管畸形（动静脉畸形与动静脉瘘）

Vascular Malformations (Arteriovenous Malformations and Dural Arteriovenous Fistulas)

Samuel Kalb　　Bradley A. Gross　　Peter Nakaji　著

严　敏　译　谷　军　校

临床要点

- 脑动静脉畸形是一种高流量、高压力的脑血管发育异常，可引起癫痫、脑缺血或盗血症状、脑出血，从而导致神经功能缺损。

- 脑动静脉畸形根据治疗风险进行分型，包括病灶的大小、病灶是否位于功能区，以及病灶的引流静脉情况（浅静脉 vs. 深静脉）。

- 完全闭塞动静脉畸形可以减少出血并减轻癫痫。目前的文献显示部分治疗难以降低动静脉畸形的出血概率。脑 / 脊髓动静脉畸形的治疗方式包括手术切除、放射治疗、血管内栓塞，以及综合治疗。

- 硬脑膜动静脉瘘是一种脑膜动脉和硬脑膜静脉窦 / 软脑膜静脉直接连通的脑血管病变，临床上可出现耳鸣、视力减退、静脉高压引起的神经功能损伤，甚至颅内出血。

- 硬脑膜动静脉瘘根据是否存在皮质静脉引流而导致的静脉高压或出血的风险进行分型，但同时也需要考虑是否引流静脉扩张及患者最初发病形式。

- 硬脊膜动静脉瘘是最常见的脊髓动静脉短路，临床表现为静脉高压导致的神经功能缺损。手术切除是有效的治疗方案，成功率高，并发症少。部分硬脑膜动静脉瘘可选择血管内栓塞治疗。

动静脉畸形（arteriovenous malformation，AVM）和硬脑膜动静脉瘘（dural arteriovenous fistula，dAVF）是中枢神经系统最常见的两种血管畸形。脑 AVM 可引起脑出血、脑缺血、盗血症状、癫痫发作，脊髓 AVM 还可引起脊髓静脉高压。AVM 由供血动脉(硬 / 软脑膜动脉)、畸形团（一团发育异常的病理血管，缺乏毛细血管网）、引流静脉（软脑膜静脉）组成。而 dAVF 患者则可表现为搏动性耳鸣、视力减退、静脉高压引起的神经功能缺损。脑 dAVF 的病理表现为脑膜动脉和硬脑膜静脉窦 / 软脑膜静脉的直接连通。脊髓 dAVF 患者往往表现出脊髓静脉高压的症状，此类 dAVF 是供应硬脊膜或神经根的动脉在穿过椎间孔的硬脊膜时，与脊髓引流静脉在硬脊膜上沟通形成瘘口，静脉血动脉化。

自从 20 世纪 60 年代以来，对于血管畸形的研究已经在病理学、解剖学、胚胎学领域取得了大量的成果，并且神经影像学、神经血管诊断学也取得了巨大的发展，手术技术得以长足的进步，治疗流程得以不断的优化。尽管如此，血管畸形的自然病史和发病机制仍充满争议，这也为神经外科医生和神经介入医生提出了挑战，激发了多学科合作，以更好地了解疾病的发展过程，以期改善治疗结果。

一、定义和分类

中枢神经系统血管畸形是中枢血管的发育不良

形成的，目前发现有 4 种类型：发育性静脉异常、毛细血管扩张、海绵状血管瘤、动静脉畸形和动静脉瘘。发育性静脉异常，又称发育性静脉瘤，它是一种特殊的静脉结构，将正常脑组织的血流直接通过深部一束称为"海蛇头"（caput medusa）状的异常静脉引流（图 20-1A）。发育性静脉异常患者通常没有临床症状，基本无须处理。毛细血管扩张是发育不良的小毛细血管，被认为是海绵状血管瘤的前体病变。海绵状血管瘤是一种低压力的、浆果状的毛细血管病变（图 20-1B），生长缓慢但易出血。随着时间的推移，它们通常会引起癫痫发作或局部神经功能损伤，从而需要进行手术切除。

　　AVM 和 dAVF 是本章的重点。不同于其他类型的血管畸形，AVM 和 dAVF 的病理特点是动静脉短路，动脉血直接流入静脉系统，中间没有毛细血管网。这种动静脉短路会造成高血流量和高血流压。

　　神经系统中的动静脉畸形存在三种类型：丛状、瘘管状，以及两者的结合。瘘管状动静脉畸形即动静脉瘘（AVF），表现为单纯的动静脉短路，动静脉之间没有毛细血管网。动静脉瘘最常见于中枢神经系统的硬膜上，因而又称 dAVF。软膜动静脉瘘非常少见，通常认为是先天性病变，年轻人特发。丛状动静脉畸形表现为供血动脉与一丛分化较差的未成熟血管团相连接，然后引流至静脉系统（图 20-2）。

　　AVM 和 dAVF 有众多的分类系统。脊髓 AVM 的分类侧重于病变的解剖，脑 AVM 的分类则更侧重于评估各种治疗方式的风险。多种分类系统都有相同的目标：治疗准确性和使用便利性[1, 2]。Spetzler-Martin 分级系统[3]（图 20-3）是最常用的 AVM 分型系统。它基于 3 个简单变量：病灶大小（1～3 分），病灶位置（如果在功能区，评 1 分），深静脉引流（如果有，评 1 分）。三个变量的数值之和就是最终等级，级别为 I～V 级。I～II 级患者因手术风险较低可采取手术切除治疗，IV 或 V 级的患者因手术风险较高而建议保守观察处理。需要强调的是，这个分级系统涉及的手术风险是基于一个经验丰富的神经外科团队的经验，因此广泛有效性可能受到限制。此外，需要注意其他因素（如穿支供血和弥漫性巢团样血管结构）可能增加手术风险，而较年轻的患者和已有出血的 AVM 则提示较低的手术风险。Spetzler-Martin 分级系统中没有考虑这些因素，但是 Lawton 补充量表中包含了这些因素[4]。

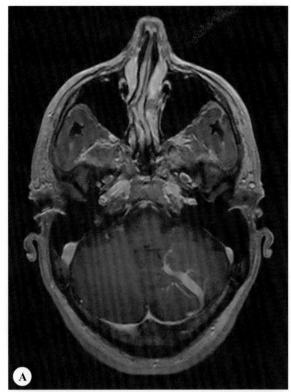

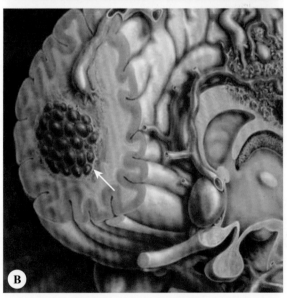

▲ 图 20-1　A. 影像学上，发育性静脉异常往往表现为一条笔直静脉伴随顶部放射状的引流静脉；B. 典型的海绵状血管瘤（箭），外形呈浆果状；海绵状血管瘤在大小和位置上有很大差异

图 A 经 Barrow Neurological Institute, Phoenix, Arizona 许可使用；图 B 经 Thieme 许可使用

　　目前已有几种分级系统用于预测脑 AVM 放射外科治疗的成功率，它们通常考虑病灶的大小、位置及年龄。这类分级系统的评分方程为：（0.1）×（病灶体积，ml）+（0.02）×（患者年龄）+ 0.3 ×（病

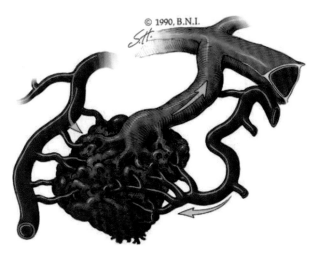

▲ 图 20-2　脑动静脉畸形，其特征为供血动脉（绿箭）、血管巢和引流静脉（蓝箭）

经 Barrow Neurological Institute, Phoenix, Arizona 允许使用

灶位于基底节区 / 丘脑 / 脑干）[5]。评分＜1 分的患者中达到无放射损伤的完全闭塞病例高达 89%。另有一种 Virginia 放射外科 AVM 量表则是基于病灶体积（＜2ml 得 0 分，2～4ml 得 1 分，＞4ml 得 2 分）、病灶位置（1 分）及是否存在病灶出血（1 分）。此量表总评分为 0 分或 1 分的患者中达到无放射损伤的完全闭塞病例分别为 83% 和 79%[6]。

基于原始 Djindjian 分类系统的 dAVF 分类系统有助于预测其自然病史[7]。Ⅰ 型 dAVF 表现为血流引流至静脉窦，提示较低的静脉高压和颅内出血的风险。Ⅱ 型表现为血流引流至静脉窦并反流入皮质静脉，提示较高的颅内出血风险。Ⅲ 型表现为血流直接引流至皮质静脉。Ⅳ 型表现为血流直接引流至皮质静脉并引起静脉明显扩张。Borden 和 Shucart 将 Djindjian 分级系统中的 Ⅳ 型去除，并试图将该分级系统应用到脊髓动静脉瘘。尽管 Borden 和 Shucart 分级并没有用于脊髓病灶，目前仍有些人在临床中用它来代替 Djindjian 分级系统。Cognard 等[8] 曾对 Djindjian 分级系统作了详细的阐述（表 20-1）。

二、影像学诊断

对怀疑有颅内出血的患者，头颅 CT 平扫是首选的检查方式（图 20-4）。虽然它无法确定是否存在 AVM，但是对存在钙化的 AVM 有一定的鉴别作用。而增强 CT 可以显示 AVM 的血管强化特征，也可以显示 dAVF 异常扩张的硬膜窦或引流静脉。

CTA 是诊断脑 AVM 的有效检查（图 20-5）。CTA 不仅可以测算病灶体积，明确相关血管，还能量化病灶所需的栓塞材料。此外，CTA 还能为显微外科手术或放射外科治疗提供立体定位。而在 AVF 中，CTA 可以显示其不对称扩张的动脉，具有较高的诊断灵敏度和特异度。因此，CTA 可作为怀疑瘘的患者的筛查工具。在一项对 125 例脑 AVM 的研究中，CTA 对 AVM 的诊断灵敏度达到 90%，而 MRA 只有 74%。对于未出血 AVM 和直径＞3cm 的 AVM，CTA 的诊断灵敏度则分别上升至 96% 和 100%。该研究特别强调了 CTA 在诊断 AVM 相关动脉瘤上的诊断灵敏度明显优于 MRI[9]。

当然，MRI 在诊断和治疗 AVM 过程中也有其自身的作用（图 20-6A）。MRI 既可确定 AVM 病灶复杂的结构，也可定位相邻的组织结构，为制订治疗计划提供很好的帮助。在 MRI 的 T_2 加权像，低信号可以显示各类血管的流空影，同时，在血管巢周围，T_2 加权像和梯度回声上的低信号也可显示含铁血黄素沉积，提示亚临床出血。MRA 和 MRV 还可以清晰显示病灶的供血动脉和引流静脉。此外，这些影像学技术可以作为术后随访的无创性检查手段。MRI 还可以显示 dAVF 的皮质或软组织里的静脉的流空影，而 MRA 则可以显示 dAVF 明显扩张的静脉窦，以及潜在的供血动脉和引流静脉。MRI 的 T_2 加权像还有助于发现伴随静脉扩张的病变。

三、血管造影

数字减影血管造影（DSA）是诊断和评估脑动静脉畸形和动静脉瘘的金标准（图 20-6B 和 C）。血管造影中需注意以下因素：供血动脉（特别注意穿支供血）；病灶位置、大小、结构（局限或弥散）；畸形团内动脉瘤；引流静脉（深静脉或浅静脉，是否狭窄）。

供血动脉是评估 AVM 解剖结构和栓塞可行性的重点。早期的分类方案侧重于 AVM 的供血动脉数量，而目前分类方案则不再强调这一因素[3, 4]。脑室周围 AVM 主要由脉络膜动脉供血，而皮质 AVM 可能有脑膜动脉供血。脑膜中动脉供血的 AVM 特别适合栓塞。是否存在穿支供血对手术计划是至关重要的。穿支供血会让手术变得麻烦，因为外科医生不得不探查病灶深部甚至功能区组织中的供血穿支[10, 11]。栓塞这些供血穿支虽然可以很好的辅助手术，但因为供血穿支往往细小扭曲，因此栓塞难度较大[11]。

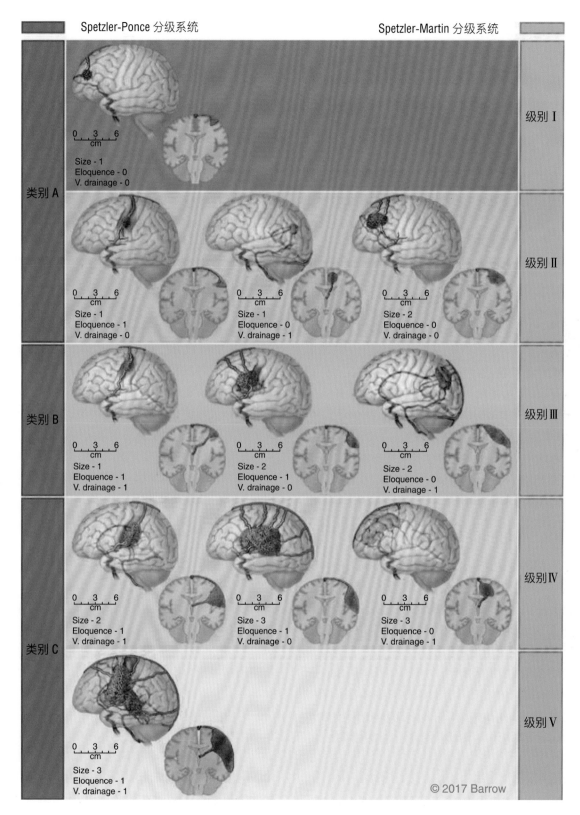

▲ 图 20-3　**Spetzler-Martin 和 Spatzler-Ponce 分级系统**

Spetzler-Martin 分级系统将动静脉畸形分为 5 个等级，Ⅰ～Ⅴ；Spatzler-Ponce 分级系统将其简化为 3 个等级，A～C；Size. 大小；Eloquence. 功能区位置；V.drainage. 深静脉引流（经 Barrow Neurological Institute，Phoenix，Arizona 许可使用）

表 20-1　Cognard 的改良 Djindjian 分级系统		
Djindjian	**Borden-Shucart**	**Cognard**
• Ⅰ型：血流引流至静脉窦或脑膜静脉 • Ⅱ型：血流引流至静脉窦，并反流入皮质静脉 • Ⅲ型：血流直接引流至皮质静脉 • Ⅳ型：血流直接引流至皮质静脉，并引起静脉明显扩张	• Ⅰ型：血流引流至静脉窦或脑膜静脉 • Ⅱ型：血流引流至静脉窦，并反流入皮质静脉 • Ⅲ型：血流直接引流至皮质静脉	• Ⅰ型：血流顺行引流至静脉窦 • Ⅱa型：血流逆行引流至静脉窦 • Ⅱb型：血流顺行引流至静脉窦，并反流入皮质静脉 • Ⅱa+b型：血流逆行引流至静脉窦，并反流入皮质静脉 • Ⅲ型：血流直接引流至皮质静脉 • Ⅳ型：Ⅲ型合并皮质静脉扩张 • Ⅴ型：血流直接引流至脊髓髓周静脉

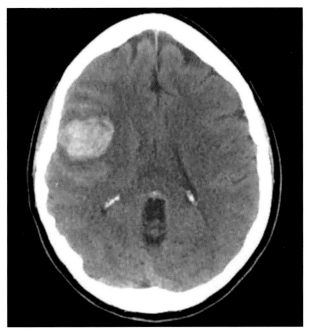

▲ 图 20-4　螺旋 CT 平扫显示颅内出血，出血灶中细微的钙化表明有潜在的动静脉畸形

经 Barrow Neurological Institute, Phoenix, Arizona 许可使用

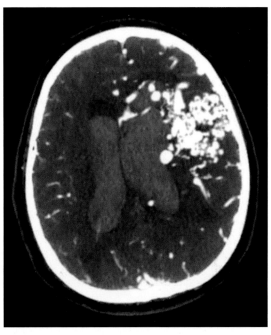

▲ 图 20-5　头颅 CT 血管显影（CTA）显示左侧大脑半球动静脉畸形（AVM）破裂出血破入脑室

经 Barrow Neurological Institute, Phoenix, Arizona 许可使用

　　病灶位置对于评估动静脉畸形的自然病史和治疗风险具有重要意义。相对于表浅位置的 AVM，深部 AVM 的自然病史显然更糟 [12, 13]。深部或位于功能区的 AVM 不仅手术风险更高，手术效果也更差 [3, 4, 6, 14, 15]。虽然目前的研究没有明确病灶大小和自然病史之间的关系 [12, 13]，但是越大的 AVM 往往预示着更大的手术风险和更差的手术疗效 [3-6, 14, 16]。同样，弥散型 AVM（相对于局限型）也有着更大的手术风

险和更差的手术疗效 [4, 10]。

　　是否存在畸形团内动脉瘤对于评估 AVM 的自然病史和制订治疗计划非常重要。这种高风险因素可以明显增加颅内出血的风险。我们可以通过术中夹闭或介入栓塞来处理它。

　　引流静脉也是评估 AVM 自然病史和制订治疗计划的重点。深静脉引流是 AVM 出血的独立危险因素 [12, 13]。虽然缺少自然病史研究证实，但是目前

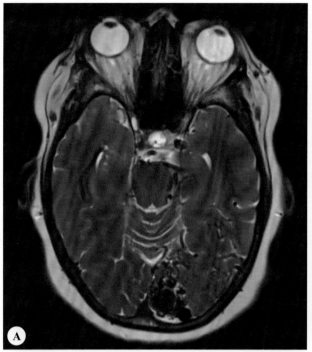

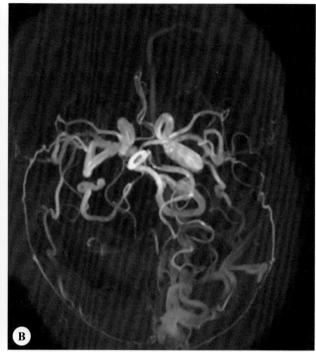

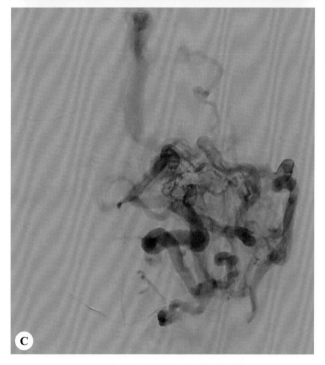

▲ 图 20-6　A. 头颅 MRI T₂ 加权像显示左枕叶动静脉畸形（AVM），由于"血管流空"，动静脉在 MRI 的 T₂ 加权像上呈黑色；B. 头颅 MRA 只显示动静脉畸形的血管，而看不到大脑组织；C. 该动静脉畸形的血管造影图像

经 Barrow Neurological Institute, Phoenix, Arizona 许可使用

认为引流静脉狭窄或引流受阻也是出血的危险因素。AVM 具有深静脉引流虽然不会增加放射外科或介入栓塞治疗的风险，但却是显微外科手术的麻烦。

四、流行病学和自然病史

根据多项流行病学研究，AVM 的发病率为（5～613）/10 万人[17, 18]，平均发病年龄在 30—40 岁，无明显性别差异，而最常见的临床症状是出血。一项 Meta 分析显示 AVM 总体出血概率为 52%[12]；癫痫发生率为 27%。其他临床表现还有头痛、脑缺血发作及盗血症状。另一项 Meta 分析指出 AVM 平均每年出血概率为 3%，其中无出血史 AVM 的数值为 2.2%，有出血史 AVM 的数值为 4.5%，而且出血后一年内再次出血的风险数值更高[12]。一项针对 293 例脊髓 AVM 的研究也得出了类似的结论[12]，同时这项研究发现病例平均发病年龄为 29.1 岁，无明显性别差异，其中半数患者的临床表现为出血，平均每年出血概率为 4%。

一项针对 395 例脑 dAVF 病例的综合性分析显示，其中 141 名低风险 dAVF 患者（没有皮质静脉引流）的平均发病年龄为 51 岁，男女比例为 0.7 ∶ 1[19]，最常见的临床表现为耳鸣。如果累及海绵窦，则表现为眼部症状，很少出现颅内出血，且仅有 1.4% 的患者进展为皮质静脉引流。而其中 254 名高风险 dAVF 患者大多是高龄（平均 59 岁）和男性（男女比例1.5 ∶ 1），其中 30% 表现为出血，30% 表现为静脉高压，其余表现为偶发的耳鸣或视力减退。这些病例平均每年出血概率为 6%，Ⅳ 型 dAVF 每年出血概率达到 21%，曾有出血史的患者每年出血概率更是高达 46%。但是对于偶然发现的无症状 dAVF，平均每年出血概率则降至 2%。

脊髓 dAVF 发病高峰在 60—70 岁，且有明显的性别差异［男女比为（2～3）∶ 1］[20]，最常见的临床症状为脊髓静脉高压，很少有出血，且出血的都是有着颅内静脉引流的颈髓 dAVF。

五、临床表现

AVM 的出血性表现与许多解剖特征有关。然而，尚不清楚这些解剖特征是否能预测 AVM 破裂的可能性。高出血风险因素包括病灶小、位置深、引流静脉少、供血动脉压力高[13, 21-24]，另外，血流相关性动脉瘤及高血压也能增加出血风险[13, 25]。AVM 出血的后遗症取决于病灶位置。深部小的 AVM 出血往往局限于脑实质，而表层的 AVM 出血则可伴有蛛网膜下腔出血。脑室旁 AVM 出血则可能破入脑室内。有时多种形式的出血可以同时出现。而 dAVF 出血则往往表现为蛛网膜下腔出血。因此，在蛛网膜下腔出血的鉴别诊断时应考虑 dAVF，而确诊 dAVF 需要进行六血管的脑血管造影。

AVM 另一个常见的临床表现是癫痫，特别是病灶位于大脑皮质区的 AVM。15%～30% 的患者会出现局部或全身性癫痫发作[26, 28]。与癫痫相关的解剖特点包括大脑皮质区的病灶或供血动脉、外侧裂区域的病灶、引流静脉扩张，以及静脉曲张与畸形团内动脉瘤缺失的关系[27, 29]。另外，存在颈外动脉供血、位于颞叶或顶叶的 AVM 也容易出现癫痫发

作[29]。目前认为 AVM 引起癫痫是由于脑缺血、血流动力学改变、占位效应或病灶微出血导致的皮质刺激或重塑。致痫性 AVM 和非致痫性 AVM 的长期出血风险差别不大。然而，对于高龄患者及存在多种全身性疾病的致痫性 AVM 患者来说，最理想的治疗方案可能并非手术，而是抗癫痫药控制，特别是对于那些无法完全手术切除病灶的患者来说更是如此。对于难治性癫痫的 AVM 患者而言，可以与癫痫专家商讨采用多种抗癫痫药联合方案。可以使用脑电图、磁谱仪或单光子发射 CT 等脑医学工具来确定癫痫病灶的位置。因为大多数 AVM 本身并没有正常的组织功能，因此癫痫病灶与 AVM 病灶的相对位置有助于制订最佳的治疗方案，比如放射外科[30, 31]。

部分 AVM 患者会出现头痛或局灶性神经功能损害表现。6%～14% 的患者有慢性头痛，特别是枕部 AVM 患者更为常见。头痛也可以是出血的前兆症状[26]。这种头痛类似于偏头痛，病灶侧明显，不同的是这种头痛往往是长期存在的。医生需要告知患者，AVM 治疗的目标是完全消除病灶以降低出血风险。

3%～10% 的患者会出现神经功能损害表现。根据 AVM 的形态学不同，神经功能损害可以是暂时性的，也可以进展性的，甚至是永久性的。神经功能损害往往继发于病灶的占位效应或是动脉盗血引起的血流动力学紊乱。动脉盗血是高容量的动静脉短路分流引起的，它以牺牲正常血管床为代价，将血流重新导向分流，从而破坏了正常大脑组织的血流供应[31]。目前的理论认为，较大的 AVM 更容易出现动脉盗血。然而盗血现象并不常见，因为 AVM 病灶周围的大脑组织大多都已适应这种低灌注[32]。

六、发病机制和疾病进展

AVM 的发病机制尚不明确。传统的观点认为 AVM 是胚胎发育紊乱的结果，出生时就已存在。胚胎血管发育是连续性的三个过程：血管发生、血管生成和动脉生成[33, 34]。血管发生指的是血管祖细胞分化为成血管细胞（内皮细胞的前体），并形成一个未成熟血管的随机网络，最终融合形成一个原始的毛细血管丛。血管生成包括血管平滑肌细胞的选择性凋亡和迁移，以形成稳定的血管床。胚胎期血管发生和血管生成之间复杂的相互作用需要细胞增殖、迁移、分化和程序化的多个步骤。这一阶段的任何

紊乱都可能是形成先天性 AVM 的起始因素。从胎儿期开始，动脉生成可能有助于观察 AVM 的生长和重塑。在血管壁剪切应力的介导下，动脉生成可能是低阻力 AVM 获得额外血液供应的机制。

支持 AVM 先天性起源的证据仅限于 AVM 结构与发育中的胚胎血管和遗传联系之间的组织学相似性，如遗传性出血性毛细血管扩张症和 Wyburg-Mason 综合征。有研究表明，在完全手术切除后，AVM 可以重新形成、进展和复发[10, 35-37]，从而可以确认它们是动态的病变，能够随着时间的推移而重塑。

七、分子生物学和遗传学

AVM 与许多组织增生的因素有关[34]，其中一些类似于脑肿瘤生长过程[38, 39]。研究认为，进一步鉴定相关血管生成因子将使未来的靶向治疗成为可能。目前，已有大约 900 个基因被证明与 AVM 相关[34, 40]。然而，有关分子因素的详细讨论超出了本章的范围，在此仅讨论 AVM 中异常高表达水平的因素。

血管内皮生长因子（VEGF）不仅在 AVM 中存在，而且在周围组织中也存在。在胚胎发育过程中，高水平表达的 VEGF 在血管生成、血管增殖和毛细血管迁移中起着关键作用。而在成年期，VEGF 的表达通常被抑制，但在低氧微环境下，缺氧诱导因子（hypoxia-induced factor，HIF-1）会引起 VEGF 的高水平表达，从而刺激 AVM 的生长。

成纤维细胞生长因子（fibroblast growth factor，FGF）被认为在血管新生过程中协助祖细胞向成血管细胞分化。成纤维细胞向平滑肌细胞的分化可能受碱性成纤维细胞生长因子的调控，而该因子与 AVM 静脉的动脉化有关。最后，血管生成素调节平滑肌细胞的增长和周细胞向内皮细胞的发展被认为在血管生成过程中能够促进血管稳定。另外，导致 AVM 发展的血管生成因素还包括轻微创伤、静脉高压、外源性生长因子、炎症和感染[38, 39, 41, 42]。

以上这些因素表明，AVM 的发展是对发育过程中环境刺激的反应，或者是基因遗传原因。基因突变则可能是零星的或家族性的。几种遗传综合征，如 Wyburn-Mason 综合征、Sturge-Weber 病和共济失调 – 毛细血管扩张症，可能与 AVM 的易感性增加有关[34]。

遗传性出血性毛细血管扩张症，又称 Osler-Weber-Rendu 病，是一种具有可变外显率的常染色体显性遗传病。遗传分析显示两处突变：HHT1（染色体 9q）和 HHT2（染色体 12q）。伴有 HHT1 突变的 AVM 的发生率大约是 HHT2 突变的 10 倍，这证明了基因突变与 AVM 发展之间的联系[43]。除了已知的遗传性疾病外，AVM 通常发生在家庭内部，这表明其形成是一个多因素的遗传模式。尽管如此，95% 以上的 AVM 是散发的，HHT 突变只占总数的 3%[44]。

八、生理学

AVM 的血流动力学特性一直是观察和争论的主题。AVM 的生理学包括畸形团本身和周围大脑结构的生理学。AVM 生理机制的不确定性源于个体变异性。在本章中，从 AVM 的供血动脉、病灶和引流静脉这三种结构的流速和压力来讨论其血流动力学。

在这个假设模型中，任何一个结构的血流增加都会导致所有结构中有相同的血流增加。血流随着供血动脉压升高、引流静脉压降低或病灶扩张后血管阻力降低而增加。而病灶可以随着现有血管直径的增加或通过血管新生扩张而减少血管阻力。供血动脉则会因此压力降低或流速增快，直到建立一个新的平衡。若要增加病灶内的压力，可通过增加供血动脉的压力来增加流量，或者通过增加引流静脉的压力（间接地通过增加远端阻力）来减少流量。但是，该模型没有考虑 AVM 的许多复杂特性，如容量（随着阻力和压力的降低，病灶流量增加）。值得注意的是，AVM 的血流动力学在很大程度上取决于动静脉循环中最狭窄连通段的截面积。AVM 治疗中主要考虑的血流动力学是通过阻断供血动脉减少血流，这也是治疗的目标。相反，通过阻塞静脉减少血流则会增加病灶内压力，反而增加出血风险（图 20-7）。

AVM 的先天性特征表明，周围脑组织是在低灌注压力环境下发育的，因此血管床承受着较低的局部动脉压力。畸形团内较低的血流阻力导致血流优先流向病灶，从而进一步加剧周围脑组织低灌注的情况，最终可能导致神经功能损害。这种现象被称为动脉盗血现象，但它很难被确证[31]。尽管如此，还是有一些研究证据支持这种现象可以导致神经功能损害[45-47]。周围脑组织灌注压低的另一个后果是血管对正常压力变化的自动调节能力丧失。在切除 AVM 后，周围脑组织中功能失调的血管充血，将

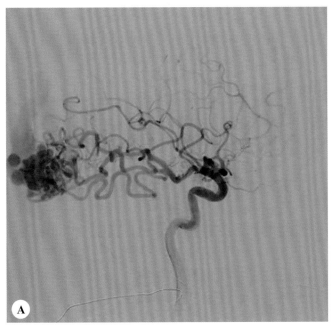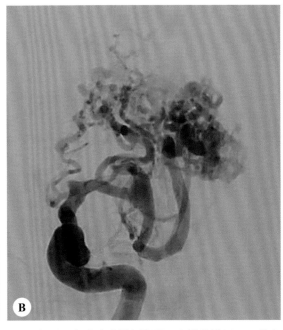

▲ 图 20-7　A. 图 20-6 所示的同一左侧枕叶动脉静脉畸形（AVM）的左侧颈内动脉造影侧位图；血管造影显示正常血管和 AVM 的扩张血管，与前者相比，后者更早充盈显影；B. 血管造影正位图的动脉期，畸形团主要由大脑中动脉分支供血，大脑前动脉也有部分供血

经 Barrow Neurological Institute, Phoenix, Arizona 许可使用

会增加出血的风险。这种现象被称为正常灌注压突破[48]。在依赖血流的成像模式（如功能性 MRI）中，必须考虑正常灌注压突破，否则可能会产生错误的结果。

九、小儿动静脉畸形

小儿自发性颅内出血需要首先考虑 AVM[49, 50]。因为儿童具有更好的神经可塑性，所以小儿 AVM 显微手术切除手术治疗效果比成人更好[51, 52]。同时，小儿 AVM 往往表现为出血或癫痫[53]。有趣的是，患有 AVM 的新生儿可能会出现充血性心力衰竭，这种情况通常发生在畸形的 Galen 静脉。在以前，继发于左向右心血管分流的充血性心力衰竭往往意味着预后较差。但目前，儿科危重症监护和血管内介入技术的进步改善了这些患儿的长期预后[54]。小儿 AVM 的处理与成人类似，低级别病变首选手术切除以防止未来的出血和复发。但是小儿弥漫性 AVM 术后易复发[55, 56]。一种解释是血管造影上不明显的微分流随着时间的推移而增大，这个说法也与动静脉分流的程度和观察到的许多小儿 AVM 体积随着时间的推移而增长的情况一致。大多数小儿 AVM 患者通过显微外科手术得到成功治疗[53, 56-58]，后续的脑血管造

影证实畸形闭塞率高，神经系统并发症发生率低[58]。治疗方法还有血管内栓塞和放射外科。血管内栓塞通常用于术前辅助治疗，而放射外科用于无法手术的病变[56]。立体定向放射外科对于无法手术的病变是安全有效的，特别适合关键脑区小的 AVM[59, 60]。对于高级别 AVM（Spetzler-Martin Ⅳ～Ⅴ级），即使采用联合治疗（显微手术、放射外科和血管内栓塞的结合），治愈率仍然很低，且并发症发生率高[57]。因此，对未出血的高级别 AVM 最好采取保守治疗[53]。小儿患者预后不良的预测因素包括治疗前功能状态不佳、高级别 AVM 和左侧病灶[57]。

十、脊髓血管畸形

脊髓血管畸形非常少见，仅占所有脊髓占位性病变的 3%～4%[61]。脊髓血管畸形的分类仍有较多争议[61-67]。脊髓血管畸形含义广泛，包括 AVM、dAVF、血管瘤、海绵状血管瘤、动脉瘤。

简单来说，脊髓血管畸形可分为硬脊膜外 AVF 和硬脊膜内 AVM、AVF。硬脊膜外 AVF 被认为是长期发展而成的获得性慢流速血管性病变。硬脊膜外 AVF 引起脊髓周围静脉系统扩张、血流停滞，最终导致脊髓缺氧。相反，硬脊膜内 AVM 和 AVF 是先

天性病变。脊髓血管畸形的临床表现有进行性脊髓病（Foix-Alajouanine 综合征）和继发于脊髓蛛网膜下腔出血的急性剧烈背部疼痛。

Anson 和 Spetzler 根据脊髓血管畸形的血管造影显示分为了四种类型[62]。Ⅰ型 dAVF 指的是神经根动脉和根静脉之间的单纯短路。Ⅰ型 dAVF 是最常见的畸形类型，占所有脊髓血管畸形的 70%，男性多见[68]。脊髓 dAVF 常见于腰椎区域[69]，临床症状取决于病变位置，是静脉充血和低灌注的结果。Ⅰ型病变患者很少有出血表现。Ⅱ型病变为脊髓腔内团状 AVM，血流供应来自脊髓前、后动脉。这类病变多见于颈髓连接处，临床表现为急性神经痛症状。Ⅲ型病变为幼年型畸形，可位于髓内或髓外。Ⅳ型 AVM 是硬脊膜内髓外病变，位于脊髓表面。Ⅳ型病变是脊髓动脉和脊髓静脉间的瘘管。另外还有一种分类方法是将脊髓血管畸形按病灶位置分为髓内和髓外[70]。

十一、治疗

外科医生常用血管内栓塞作为 AVM 手术治疗的辅助手段，如术前栓塞供血动脉或动脉瘤等高危因素（图 20-8）。一些已出血但无法手术的小型 AVM 可以选择单纯栓塞治疗[71, 72]。氰基丙烯酸正丁酯（NBCA）和 Onyx（乙烯 – 乙烯醇共聚物）是两种效果类似的栓塞剂[73]。NBCA 是一种快速聚合的液体黏合剂，适合于需要快速注入栓塞剂的高流速血管畸形[6, 74]。Onyx 是乙烯 – 乙烯醇的共聚物，易溶于二甲基亚砜中，沉淀后会形成非黏性固体[75]。目前，头端可脱卸的微导管普遍使用于 Onyx 栓塞术，术中微导管的可脱卸头端可被 Onyx 栓塞剂黏合，然后通过高压锅技术更多地注入 Onyx 栓塞剂[76]。临床上 Onyx 比 NBCA 更常用，因为它允许更长的注射时间，且具有更好的弥散性[75, 77]。笔者所在机构先前曾对 342 名患者共进行 446 次栓塞，大多是 AVM 术前辅助栓塞。手术相关的并发症率和死亡率分别为 9.6% 和 0.3%[77]。与脑 AVM 类似，脊髓 AVM 的栓塞治疗主要是作为术前辅助手段去处理血管畸形的高危因素[12]。

与脑 AVM 不同的是，栓塞治疗是脑 dAVF 的首选治疗方案，目的是达到影像学闭塞。Onyx 是里程碑式的材料进步，它允许更长的注射时间，且具有更好的弥散性。虽然颈动脉 – 海绵窦瘘和边缘静脉窦瘘仍然需要经静脉使用弹簧圈栓塞，但是大多数其他类型的 dAVF 现在已经采用经动脉使用 Onyx 栓塞。笔者所在机构之前发表的文章显示，260 例 dAVF（筛窦和环状 dAVF 除外）采用 Onyx 进行栓塞治疗，达到了 80% 的闭塞率。经首次治疗后，患者耳鸣或眼部症状的显著改善率也约为 80%。总并发症发生率为 8%，其中 3% 的病例发生永久性神经功能损害[78]。虽然手术切除是治疗脊髓 dAVF 的高成功率治疗方案，但是栓塞治疗也是一种选择，约 50% 的患者可达到有效栓塞[79]。这两种手术的目标都是在瘘口处阻断瘘的动静脉连接。对于单椎弓根供血的Ⅰ型脊髓 dAVF，栓塞可以达到治愈效果。外科手术中，通过椎板切除术暴露和分离病变，然后外科医生使用电凝处理病变旁的供血动脉即可。术中可用血管造影或吲哚菁绿视频血管造影确认手术效果。

脊髓 AVM 的治疗方式仍有些争议。直接手术切除具有很高的神经损害风险，通常用于症状进展或反复出血的患者。不过，也有一些手术切除成功的文献报道。特别是对于致密的"血管球"样 AVM，可以通过解剖分离病灶周边组织以完整切除病灶，达到良好的治疗结果。其他类型的 AVM 大多是弥漫性的，而且病灶中可能包含功能性脊髓神经组织。不同于脑 AVM 可以通过完全切除病灶而达到手术治愈，脊髓 AVM 术中往往仅进行表面"修剪"，只要离断脊髓组织内畸形的供血动脉，保证畸形不再充血，也就不会再有出血的风险。

十二、总结

血管畸形有多种不同的病理生理、临床表现、预后意义和治疗方法。有些血管畸形被认为是良性的，如发育性静脉畸形。dAVF 是一种获得性病变，病理生理学上比 AVM 简单，可以通过离断瘘口达到治愈。AVM 是一种先天性病变，不同患者在解剖结构、大小和复杂性上差异很大，因此需要根据个体的表现、症状和治疗风险选择不同的治疗方式。治疗方式包括血管内治疗、放射外科和显微手术，对于一些患者，单纯观察可能是更合适的选择。

致谢

感谢 Barrow 神经学研究所神经科学出版社的工作人员在手稿准备和插图方面的帮助，以及 Soliman Oushy 对本章的贡献。

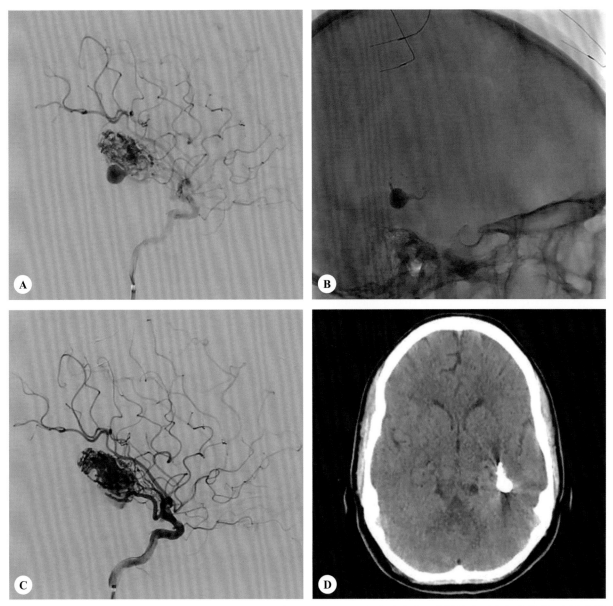

▲ 图 20-8　**A.** 颈内动脉血管造影侧位片显示颞动静脉畸形（**AVM**）伴大动脉瘤，这被认为是出血的来源，因此是栓塞的良好靶点。**B.** 减影血管造影照片上留下的动脉瘤铸型（同一视图）。**C.** 减影血管造影后获得的血管造影照片仍然显示 **AVM**，但动脉瘤已被排除在循环之外，并且明显消失。**D.** 计算机断层平片扫描显示高密度栓塞材料

经 Barrow Neurological Institute, Phoenix, Arizona. 许可使用

第 21 章　脑和脊髓的海绵状血管瘤

Cavernous Malformations of the Brain and Spinal Cord

Omar Choudhri　Roc Peng Chen　Ketan Bulsara　著

詹天翔　译　　严　敏　王萧逸　朱　昱　校

临床要点

- 脑海绵状血管瘤（cerebral cavernous malformation，CCM）是一种脑血管畸形病变，病变内包含一团致密的病理性毛细血管，其中缺乏正常的脑实质。CCM 相对常见，发病率约 0.5%，占中枢神经系统（central nervous system，CNS）所有血管畸形的 8%～15%。大多数 CCM 发生在脑部，3%～5% 位于脊髓髓内，大多位于幕上，少数位于幕下，包括脑干。

- 尽管 CCM 发病率很高，但大多数是无症状的，多为偶然发现。只有 20%～30% 的 CCM 患者出现症状，最常见于 30—50 岁时因血栓形成或出血等导致病灶扩张而出现头痛、癫痫发作和局灶性神经功能障碍等症状而就医。

- 海绵状血管瘤可以是家族性的，也可以是散发性的。家族性 CCM 多为多发病灶，患者通常有家族史，而散发性 CCM 的病灶数很少多于 2 个，并且通常没有家族史。目前已发现 *CCM1*、*CCM2* 和 *CCM3* 三个基因的突变是导致家族性 CCM 的原因，占所有突变的 96%。患者可能会出现新的病灶并影响长期临床预后。

- 唯一可以治愈 CCM 的方法是手术完全切除病灶。药物治疗的作用仅限于控制癫痫发作和缓解头痛。放射治疗的作用仍存在争议。相比之下，手术切除病灶能消除病灶的出血风险，同时近 80% 患者的癫痫症状在术后可得以控制。治疗 CCM 的主要目标是平衡手术风险与疾病自然史的风险。由于每个 CCM 患者的个体差异很大，因此需遵循个体化治疗。

- CCM 最严重的并发症是脑出血。据报道，颅后窝 CCM 患者出血的风险是其他部位的 6.75 倍，且颅后窝 CCM 的再出血率也高于其他部位。颅后窝 CCM 不仅容易反复出血，且脑干 CCM 由于靠近密集的重要传导束和神经核团，可导致严重的神经功能障碍。

- 位于高风险区域且未经治疗的 CCM 可造成严重后果，因此必须考虑对这些患者进行手术治疗。适合手术治疗的幕下 CCM 四个主要临床指标包括：① MRI T_1 加权像显示病灶累及软脑膜；②病灶反复出血导致神经功能障碍进行性加重；③病灶急性出血且出血延伸到病灶包膜外；④病灶内大量出血产生显著占位效应。由于残留 CCM 病灶会继续生长和出血，应在能够完全切除病灶的情况下才考虑行手术治疗。

脑海绵状血管瘤（CCM），或者称海绵状血管畸形，是一种低流量的血管畸形，由扩张的薄壁血管组成，病变内缺乏正常的脑实质。其大小通常从 1mm 到几厘米不等，可发生于中枢神经系统（CNS），以及其他器官如皮肤和眼球等的任何位置。病理学

上 CCM 由单层内皮细胞组成，缺乏平滑肌和弹性蛋白等成熟血管中的结构元素（图 21-1）。CCM 中的星形胶质细胞足突、周细胞等构成正常脑血管屏障的其他细胞成分也发生减少或完全消失[1-3]。肉眼上看，CCM 病灶呈红紫色。病灶通常呈多房性，可由

一层纤维外膜所包裹，使其呈现桑葚状的外观特征。由于海绵状血管瘤壁缺乏紧密连接，病灶容易出现血管渗漏，导致来源于不同时段血液成分的出血。

海绵状血管瘤可以是家族性的，也可以是散发性的。家族性 CCM 多为多发病灶（图 21-2），通常有家族史，而散发性 CCM 则多为单发病灶，且通常无家族史。目前已发现 CCM1、CCM2 和 CCM3 三个基因的突变是导致家族性 CCM 的主要病因，占所有突变的 96%。

MRI 是检测 CCM 的最佳方法，表现为 T_1 和 T_2 的高低混合信号，病灶周围由血红蛋白降解产物包裹。这些混杂成分使病变呈现出特有的爆米花形态，病变周围存在由慢性出血导致的含铁血黄素环，其在 T_1 和 T_2 加权像上都呈现低信号。轴位 MRI T_2 梯度回波序列或磁敏感序列在识别海绵状血管瘤最为敏感，由于出血产物的影响，可表现为明显的虚化伪影（图 21-2 和图 21-3）。CT 对海绵状血管瘤缺乏特异性，且对诊断的作用不大。由于 CCM 在血管造影上通常为阴性，因此血管造影对 CCM 的诊断帮助不大。但在出血后，血管造影可以检测到发育性静脉异常（developmental venous anomaly，DVA），由于 CCM 经常伴发 DVA，血管造影若发现 DVA 可提醒临床医生需要格外留意是否存在伴发的 CCM。

CCM 是较为常见的疾病类型，每 200 人中就有 1 人患病，占中枢神经系统所有血管畸形的 8%～15%[4, 5]。大多数病变位于脑组织内，其中 63%～90% 的病变位于幕上，7.8%～35.8% 的病变位于幕下[4, 6]。9%～35% 的幕下病变位于脑干[6]。

尽管 CCM 的发病率很高，但大多数病变是无症状的，多为偶然发现。只有 20%～30% 的 CCM 患者出现症状，最常见于 30—50 岁时因血栓形成或出血等导致病灶扩张而出现头痛、癫痫发作和局灶性神经功能障碍等症状而就医[7]。无症状患者偶尔也会在因其他目的而进行影像学检查时偶然发现一个或多个 CCM，而后至医院就诊。鉴于 CCM 患者的临床表现和疾病进展情况存在很大的差异，选择合适的治疗方案仍然具有挑战性。本章探讨 CCM 的不同治疗方案，并对不同情况下的诊疗方案提出建议。但在此之前，将先讨论 CCM 的自然病史，因为充分了解特定疾病的自然病史对于制订任何治疗决策都是至关重要的。

一、自然病史

CCM 的自然病史存在很大的患者个体差异。虽然 CCM 曾被认为是先天性疾病，但现在人们认识到 CCM 也可以后天发生[8]。CCM 病灶是动态变化的，可以随着病灶内血栓形成和出血而扩大，并随着血栓的再通和出血产物被吸收而缩小[8, 9]。据报道，CCM 患者最常见的症状是癫痫发作，尤其在额叶或颞叶病变中最常见[10]。病变周围通常有反应性胶质增生，这些胶质增生至少在一些病例中被认为是致痫灶。据估计，CCM 的年癫痫发作风险为

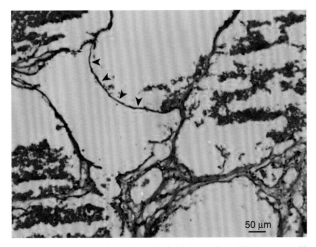

▲ 图 21-1 人类海绵状血管瘤的组织病理学图显示，单层内皮细胞（箭头）围绕着血管腔，血管腔中有形成血栓的红细胞；注意病变内没有正常的脑实质；HE 染色，比例尺为 5μm；（由美国耶鲁大学医学院 Angeliki Louvi 博士提供）

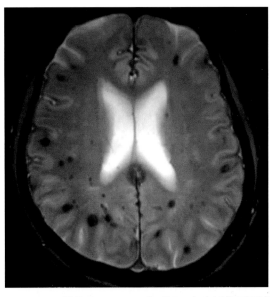

▲ 图 21-2 轴位 MRI T_2WI 序列显示多个低信号区域，符合家族性多发性海绵状血管瘤综合征的影像学表现

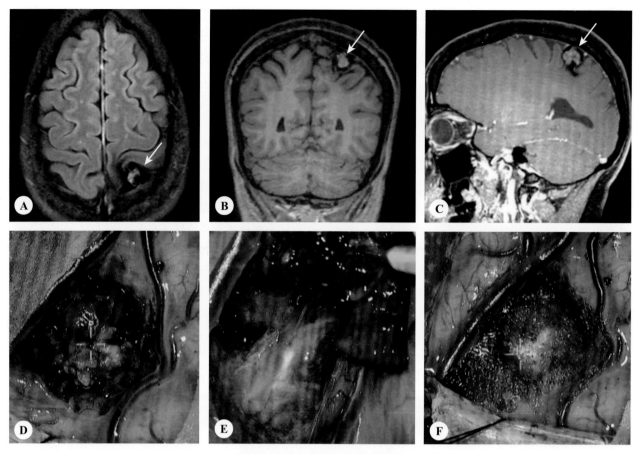

▲ 图 21-3 因右半身感觉异常及麻木而就诊的 45 岁女性

A. 轴位 FLAIR MRI 显示左顶叶病变，病变边缘低信号，符合海绵状血管瘤（白箭）；B 和 C. 在增强 MRI 冠状位 T_1 像和矢状位 T_1 像上再次显示该病变（白箭）；D. 手术术中视图显示海绵状血管瘤被两条皮质静脉包围；注意海绵状血管瘤的特征性桑葚状外观、扩张的血管腔和处于不同出血时间段的血块；E. 病变周围存在含铁血黄素假包膜，伴毛细血管供血；F. 创面用止血材料覆盖，由于病灶靠近感觉运动皮质，未切除含铁血黄素带

1%～2%。研究显示，病灶位于幕上的患者可有多种癫痫发作形式，包括失神发作、复杂部分发作和全身发作[10, 11]。

严重出血性卒中是 CCM 最严重的临床表现。由于海绵状血管瘤是一种低血流量、低压力性病变，大多数情况下其出血量相对较小，且出血由病变血管外渗引起。不过也可出现较大的出血，年发生率为 0.25%～6%，并且此类出血取决于多种因素。据报道，病灶较大且位置较深、年龄较大、妊娠和有 CCM 出血史的患者出血风险更高[7, 12]。CCM 的再出血率可高达 30%，尤其是幕下和脑干病变[12]。无症状患者或有癫痫发作的患者，出血风险通常很低，年发生率通常在 0.4%～2%[13]。出血症状通常在出血发生时最明显，并随着血肿吸收而逐渐改善。然而，随着出血反复的发生，患者的神经功能障碍往往会加重，且发生永久性神经功能障碍的风险也会增

加[14]。进行性加重的神经功能障碍通常是幕下 CCM 出血最常见的症状。由于幕下的神经结构密度高于幕上，幕下 CCM 通常在体积较小时便引起症状[15]。

二、处置方案

当前医学文献报道了四种 CCM 处置方案：定期随访、药物治疗、手术切除和立体定向放射外科。多种因素决定了适合特定患者的处理方案或方案组合，该内容将在后面的章节中介绍。本节将重点介绍这四种治疗方案，并重点介绍各方案的优缺点。

（一）期待治疗

期待治疗包括定期对病灶进行影像学随访，通常每 1～2 年 1 次。MRI 是观察 CCM 的最佳方式，也是随访的首选影像学检查。每次随访时都应将新扫描的 MRI 与之前的 MRI 进行对比，以发现病变随时间而变化的证据。应特别注意病变出现扩大或

出血的征象，若发现这些征象则可能需要对患者进行治疗，尤其对病变位于重要神经功能区域的患者。对于因为年龄大或有严重的共病而不适合手术的患者，期待治疗可能是唯一的处理方案。对于无症状患者，尤其是病变位于脑功能区的患者，也应首选非手术治疗方案。

（二）药物治疗

令人遗憾的是，治疗海绵状血管瘤的药物选择有限。海绵状血管瘤是无法通过药物治愈的，目前的药物治疗的主要作用是缓解症状，包括应用镇痛药缓解头痛，以及抗癫痫药控制癫痫发作。不过，抗癫痫药并不能控制所有癫痫发作，因此，对于药物治疗无效癫痫患者应考虑进行手术治疗。与接受期待治疗的患者类似，药物治疗患者也应定期接受MRI 检查，尤其对于按医嘱定期服药情况下仍无法有效控制癫痫症状的患者。

体外研究及基于动物模型的体内研究表明，CCM 病灶中 Rho GTP 酶的激活和内皮细胞中 RhoA 的激活是 CCM 发生的最终共同分子信号通路。他汀类可抑制由这些分子介导的信号通路，因此可能具有治疗的作用[16]。尚处于研究中的 RhoA 活性抑制药法舒地尔是一个令人期待的潜在候选药[17]。然而，还需要进一步开展临床试验来验证这些药在 CCM 患者中的有效性。

（三）手术切除

见图 21-3 至图 21-5。显微外科手术是唯一可确切治愈海绵状血管瘤的治疗手段。手术目标是在切除病灶的同时尽量减轻对周围组织的损伤。成功的病灶切除不仅能立即消除患者的出血风险，而且 75%～80% 的患者的癫痫发作可在术后得到控制[18, 19]。然而，作为最具侵入性的治疗方案，手术切除的风险也是最高的，其导致的潜在并发症包括永久性神经功能障碍甚至死亡。应在权衡海绵状血管瘤出血风险和手术风险的基础上制订手术决策。然而，对于合适患者进行手术治疗通常可以取得良好的效果。海绵状血管瘤的手术入路选择取决于其具体位置。

在确定进行手术及制订手术计划之前，有必要详细了解患者的 MRI。对血肿、海绵状血管瘤病灶和发育性静脉异常进行定位是很有必要的。最理想的手术入路既能切除病变，又能尽量减少与正常脑组织的接触，并保留相关的 DVA。对于位于幕上的

浅表病变，可采用以病变为中心的开颅手术，然后通过脑回或脑沟入路对其进行切除。对于位于丘脑、基底节或脑干等功能区的病灶，需要综合病灶至皮质的最短路径及解剖学上的皮质造瘘安全区采用相应的手术入路（表 21-1）。可以采用立体定向导航和术中超声来确定准确的手术路径。术中的脑干听觉诱发电位、躯体感觉诱发电位和脑神经图谱都是重要的手术辅助手段。

可在最接近病灶处脑皮质的软脑膜上做一个小切口以到达畸形灶或血肿。应尽量减少使用双极电凝，尤其是在脑功能区，尽量使用显微器械将海绵状血管瘤从周围神经组织中分离出来。病变周围的胶质假包膜提供了一个包饶病灶的分离平面，这使得病灶的分离过程往往比较容易。在切除脑干海绵状血管瘤时，应避免整块切除，以免损伤周围的神经束和核团。应使用显微镊子和显微剥离子进行分块切除[20]。Choudhri 及其同事报道了一种使用二氧化碳激光切除海绵状血管瘤的无接触技术，该技术对于位于深部的病变是一种有效的辅助手段[21]。切除海绵状血管瘤后，须考虑假包膜的处理方式。对于位于幕上的病变，只要病变不位于或靠近重要脑结构，就应当将假包膜一并切除。一般来说，由于形成假性包膜的胶质组织被认为是致痫灶，对于有癫痫症状的患者，将假包膜切除的益处可能超过保留假包膜所带来的风险。然而，对于位于幕下和幕上脑功能区的病变，通常不应处理假包膜。

最后，在关颅之前，应检查病变所在区域是否有海绵状血管瘤的卫星病灶或残余，若存在则应切除以防止血管瘤的复发。应注意的是，血管瘤附近 DVA 的任何相关分支都应予以保留，这些分支的破坏可能会导致静脉性梗死，从而引起严重的神经功能障碍。

（四）立体定向放射外科

立体定向放射外科对 CCM 的治疗作用仍有争议[15]。作为除开放性手术外唯一可用于海绵状血管瘤治疗的手段，立体定向放射外科对于不适合手术的患者或病变位于手术无法到达区域的患者来说，似乎是一个有吸引力的手术替代方案。然而，目前的成像技术无法检测海绵状血管瘤的闭塞程度，因此无法确定立体定向放射外科对 CCM 的有效性[22]。因此，对立体定向放射外科效果的判断必须基于临床数据（如术后出血率）分析或获取组织病理学证据

表 21-1　丘脑、基底神经节和脑干海绵状血管瘤的基本手术入路

病灶区域	具体位置	入路
基底神经节	后上部	经侧裂岛叶入路
	前下部	颈动脉上额下入路
丘脑	内侧核	经胼胝体经脑室入路
	枕核	外侧幕下小脑上入路
中脑	腹侧部	翼点、眶颧、经侧裂入路
	腹外侧部	颞下经小脑幕 ± 前岩骨切除 / 经侧裂入路
	背侧	幕下小脑上入路（正中、旁正中、外侧）
脑桥	腹外侧部	乙状窦后、颞下经小脑幕入路
	背部	枕下经膜髓帆入路、经小脑蚓部入路
延髓	腹外侧部	远外侧入路
	背侧部	枕下正中经第四脑室入路

（如经立体定向放射外科干预后的手术标本显示血管瘤完全闭塞）。一些学者对立体定向放射外科后的上述临床指标进行研究，但未发现支持立体定向放射外科可治愈 CCM 的证据。尽管一些研究报道称立体定向放射外科后血管瘤的出血率下降[23, 24]，但另一些研究（包括一些同一研究）发现立体定向放射外科后并发症发生率增加，如永久性神经功能障碍[25-27]。此外，有报道患者在立体定向放射外科失败后被迫接受开放手术切除病灶[26]。

在组织病理学方面，有研究对接受立体定向放射外科后 1～10 年患者的海绵状血管瘤标本进行评估，未发现血管瘤发生完全性闭塞。相反，这些标本的主要病理学改变符合纤维素样坏死[28]。

综合上述证据，立体定向放射外科似乎不是 CCM 的有效治疗方案，仅应用于经严格筛选的患者。

三、治疗决策

诊治 CCM 的主要目标是平衡治疗的风险和疾病自然病史的风险。由于这两者的风险在患者中存在很大差异，因此必须对每个病例进行个体化分析。本节进一步探讨导致这些风险的因素，并就适当的诊治策略提供建议。

CCM 最严重的并发症是脑出血。据报道，颅后窝 CCM 患者出血的风险是其他部位的 6.75 倍[29]，

此外也有研究表明颅后窝 CCM 的再出血率也高于其他部位。这种反复出血不仅常见，而且由于周围存在密集的关键神经传导束和核团，21%～50% 的脑干海绵状血管瘤的再出血会导致进行性加重的神经功能障碍[30-31]。

鉴于这些高危区域的海绵状血管瘤可能导致严重后果，必须始终将手术治疗纳入此类患者的治疗计划考虑内。然而，此类病变所在的位置也使得手术风险较高，因此在决定是否手术时，需要严格权衡手术风险与疾病的自然病史风险。在急性期，如果患者的神经功能因出血导致的占位效应而迅速恶化，可能需要立即手术。其他情况下，在幕下海绵状血管瘤患者如符合以下四个主要标准可接受手术治疗：① MRI 的 T_1 加权像显示病变位于皮质浅表；②病变反复出血，导致神经功能障碍进行性加重；③病变急性出血且出血延伸到包膜外；④病灶内大量出血产生明显的占位效应。此外，由于残留的海绵状血管瘤也会生长和出血，只有在能够实现完全切除病灶的情况下才考虑手术。决定脑干海绵状血管瘤是否行手术治疗的另一个关键因素是发生临床意义上的出血的次数，许多外科医生选择对存在 2 次既往出血事件的脑干海绵状血管患者进行手术治疗[32]。Porter 等对 86 名符合以上手术标准并接受手术治疗的脑干海绵状血管瘤患者的临床结局。结果

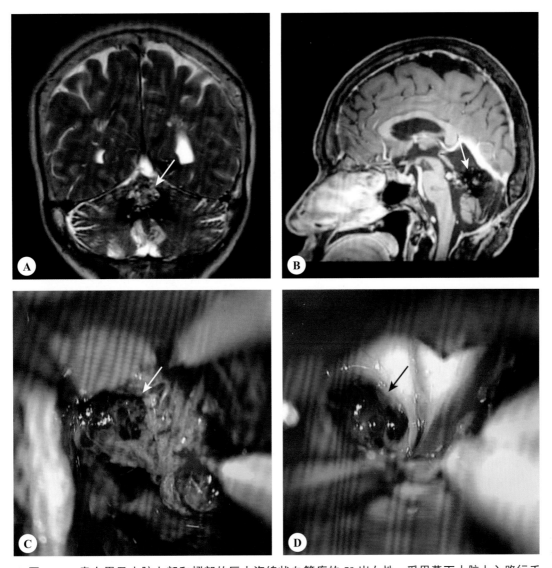

▲ 图 21-4　患有累及小脑上部和蚓部的巨大海绵状血管瘤的 59 岁女性，采用幕下小脑上入路行手术切除

A. 冠状位 MRI T$_2$WI 显示海绵状血管瘤的特征性爆米花状外观（箭）和周围的含铁血黄素带；B. 矢状位 MRI T$_1$WI 显示海绵状血管瘤（箭）位于小脑，与第四脑室及顶盖相邻；C. 手术视野显示桑葚样海绵状血管瘤（箭）、血管内血栓形成并扩张，以及处于不同出血时间段的血块；D. 海绵状血管瘤的最深部分累及第四脑室底的室管膜表面；考虑到该部分与面神经核的密切关系，未尝试切除

表明，这些患者中有 35% 出现了暂时或永久性并发症甚至死亡，12% 出现了永久性或严重的神经功能障碍。总体死亡率为 8%，其中 3.5% 与手术直接相关。尽管如此，接受手术治疗的患者的预后似乎优于保守治疗的患者。在后期随访中，87% 接受手术治疗的患者的病情较术前好转或未进展，而非手术组中该比例仅有 58%。此外，只有 10% 的手术患者在后期随访时出现病情加重，低于非手术组的 42%。虽然存在一定风险，但手术治疗对于该研究纳入的患者是合理的[6]。Gross 等对研究脑干 CCM 的 78 项

研究进行了系统性回顾分析。在 745 名患者中，683 名（92%）患者的海绵状血管瘤被完全切除。虽然术后早期并发症发生率为 29%～67%，但这些并发症往往是暂时性的。在接受手术的 683 名患者中，85% 的患者的症状得到临床改善，14% 的患者出现症状恶化，1.9% 的患者因手术相关的并发症而死亡[32]。这些结果表明，尽管存在风险，但手术对大多数患者是有益的，因此可对经仔细筛选且存在手术适应证的症状性患者行手术治疗。Chen 等在对 57 名接受手术的脑干海绵状血管瘤患者的回顾性分析后发现，

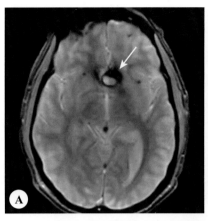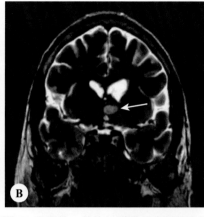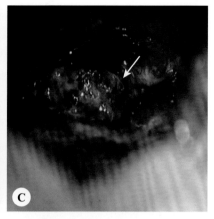

▲ 图 21-5　伴有癫痫发作和记忆障碍的 39 岁男性，其位于胼胝体喙部的海绵状血管瘤延伸至左侧脑室底，伴反复出血；在保留穹窿的情况下，采用经大脑半球间胼胝体经脑室入路切除病变
A. 轴位 MRI T_2WI 显示左侧脑室底海绵状血管瘤（箭）；B. 冠状位 MRI T_2WI 显示左侧脑室底海绵状血管瘤（箭）；
C. 手术显微镜视野显示海绵状血管瘤（箭）与大脑内静脉相邻

严格的手术适应证把控和完善的手术计划是达到良好临床结局的关键。术后有高达 70% 的患者的术前运动功能障碍得到完全恢复，20%～80% 的患者的神经功能得到恢复[33]。

据报道，幕上 CCM 的出血率较低[34]，但偶尔也可发生明显的出血。对于此类患者，通常在患者出现快速的神经功能恶化，以及预估出血会导致严重占位效应的情况下进行手术治疗。血肿可能会干扰影像学上对海绵状血管瘤的显示，因此对于不需要立即进行手术减压的患者，可推迟手术。对于其他情况的患者，有两种可选的处理方案。第一种方案为在 CCM 出血后短期内进行择期探查手术，由于此时血块仍处于亚急性期因此质地较软，尤其适合采用该方案。第二种方案即在诊断明确前采用期待治疗。

另外，幕上 CCM 容易诱发癫痫。传统意义上，应用抗癫痫药是对这类患者的首选治疗，而对于药物难治性癫痫或在药物治疗过程中癫痫发作加剧的患者则可考虑行手术治疗。在一项研究中，168 名存在癫痫的幕上 CCM 患者经过手术治疗后，65% 的患者在术后 3 年内不再有致残性癫痫发作，其中一半患者在随访期间完全没有癫痫发作[35]。其他研究也表明，可以通过早期的手术干预改善幕上 CCM 患者的癫痫症状。有研究显示，在手术前 2 个月内出现癫痫的患者，接受手术后均未再出现癫痫发作。在癫痫发作后 2～12 个月和超过 12 个月才接受手术的患者，术后癫痫发作的控制率分别为 76% 和 52%[36]。患者癫痫后任何时间接受手术治疗的临床结局均优于非手术治疗。对于有经验的术者来说，手术切除非功能区的幕上孤立性、浅表 CMM 的风险仅略高于全身麻醉的风险。此外，在前述纳入 168 名患者的研究（该研究系幕上 CMM 样本量最大的研究之一）中，没有发生与手术相关的死亡，仅有 12 名患者术后出现轻度神经功能障碍[35]。Englot 等的系统性回顾研究发现，预测海绵状血管瘤术后无癫痫发作的关键因素是病灶全切除，以及在癫痫首次发作一年内接受手术[19]。

在对有癫痫症状的患者进行手术时要考虑的一个因素是是否要切除病灶周围的胶质细胞增生带或含铁血黄素带。虽然有些研究报道称，单纯的病灶切除术可完全缓解痫样发作，但有研究指出，切除病灶周围的胶质细胞增生带和含铁血黄素带可带来更高的癫痫控制率。一项纳入 31 名患者的研究显示，14 名接受了病灶切除术 + 含铁血黄素带切除术的患者中，64% 的患者在 1 年后被归类为 Engel I 级（无致残性癫痫发作）。在接受单纯病灶切除术或病灶切除术 + 部分含铁血黄素带切除术的患者中，只有 53% 的患者达到 Engel I 级，而术后 3 年这一比例在接受以上两类治疗方式的患者中分别降至 59% 和 46%[37]。另一项研究也得到了类似的结果，在接受病灶全切 + 含铁血黄素带切除术后，77.8% 的患者在术后 1 年被归类为 Engel I a 型（无任何癫痫发作）。而接受单纯病灶切除术的患者，该比例则为 65.7%，但切除含铁血黄素带仅对癫痫发作后 2 年内接受手术的患者有益[38]（表 21-2）。

表 21-2　**Annual Hemorrhage Rates and Events Due to Cerebral Cavernous Malformations by Location**[a]

Location	Hemorrhage Rate (%/yr)	Event Rate (%/yr)
Infratentorial	3.8	10.6
Supratentorial	0.4	0.4
Deep	4.1	10.6
Superficial	0	0

a. An event refers to neurologic deterioration, defined as subjective worsening (new or increased neurologic symptoms) accompanied by objective worsening of neurologic findings, with or without a radiologically proved hemorrhage.

Modified from Porter PJ, Willinsky RA, Harper W, Wallace MC. Cerebral cavernous malformations: natural history and prognosis after clinical deterioration with or without hemorrhage. *J Neurosurg.* 1997;87:190–197.

尽管大多数的 CCM 位于脑内，但脊髓内海绵状血管瘤也占病变总数的 3%～5%[39]。这些海绵状血管瘤可单独发生，也可与脑内病变合并发生。髓内 CCM 通常位于胸段，颈段次之，罕见于腰段或脊髓圆锥。脊髓 CCM 通常表现为进行性加重的脊髓病，如感觉、运动功能障碍或两种障碍者同时发生[42]，也可因病灶内出血导致脊髓受压而表现为急性局灶性神经功能障碍[43]。尽管急性发病相关症状常会自行缓解，但是慢性脊髓病的相关症状即使在术后也通常无法改善。但手术可阻止脊髓病的进一步加重，因此对有症状的患者来说仍然是必要的。在对 26 名接受手术的脊髓 CCM 患者进行回顾性研究发现，在长期随访中，12 名（46%）患者症状得到改善，12 名（46%）症状无变化，仅 2 名（8%）出现症状恶化[42]。因此对于经筛选的患者，手术可能是防止病情进展并改善患者病情的最佳治疗方案。一项 Meta 分析发现，发病后 3 个月内接受手术切除，同时接受半椎板入路完全切除病灶的脊髓 CCM 患者的预后更好[44]。

无症状的患者相对少见，患者往往是在影像学检查中偶然发现病变从而就医。由于无法判断这部分患者将来是否会出现症状，因此难以决定治疗策略。对于没有病灶出血证据的患者，通常首选期待治疗。

四、注意事项

尽管上述指南适用于大多数 CCM 患者，但有几个患者群体需要特别注意，本节将对这部分患者进行讨论。

老年及存在严重共病的患者是一个需要特别考虑的群体。这些患者的手术风险通常很高，可能不适合手术治疗。因此对于这些患者，定期随访或药物治疗可能是更好的选择，但对于可能反复出血且导致神经功能障碍进行性加重或危及生命的病灶，手术是更合理的治疗方案。

一个需要特别考虑的群体是有多发病变的患者。几乎所有的家族性 CCM 和一小部分散发性 CCM 患者可有 1 个以上的病变。对这些患者应采用期待治疗为主的方案，而手术治疗仅适用于存在由特定的活动性病灶引发症状的患者。对于出现神经功能障碍进行性加重的患者，影像学检查有助于根据病灶大小的变化确定活动性病灶。对癫痫发作类型及发作先兆的识别及癫痫监测设备均有助于确定导致癫痫症状的特殊病灶。如果可以通过以上手段确定活动性癫痫发作，则手术干预是有必要的（表 21-3）。在一项纳入 63 名伴药物难治性癫痫的 CCM 患者的研究中，11 名患者有多个病灶，平均每个患者有 3.7 个病灶，所有患者均只有一个致病区，切除致病的海绵状血管瘤后 2 年有 9 名患者被列为 Engel I a 级，2 名被列为 Engel I b 级（无致残性癫痫发作）或Ⅳc（术后癫痫加重）[45]。遗憾的是，这些患者经常出现新发病灶，这些新发病灶可能会对长期预后产生负面影响。

不建议对有 CCM 家族史的患者进行基因筛查[46]。目前公认导致海绵状血管瘤的三个基因占 CCM 家族性突变的 96%，因此可能还有其他的导致家族性 CCM 的基因尚未被发现，而这些基因也无法通过基因筛查被发现[47]。一项纳入 20 个有海绵状血管瘤患者的家庭的研究显示，有 12 个家庭中未能检测到上述三个海绵状血管瘤相关基因中的任何一个基因的突变[48]。此外，散发性 CCM 的起源尚不清楚，可能与环境因素和遗传因素有关。有海绵状血管瘤家族史的患者若出现任何与海绵状血管瘤有关的症状，包括头痛、癫痫发作、局灶性神经功能障碍和脑出血，应行 MRI 检查。此外，应为这些患者提供遗传咨询。

结论

CCM 的自然病史具有很大的个体差异，且受多

表 21–3　癫痫完全控制（Engel Ⅰ a 级——无任何癫痫发作）与脑海绵状血管瘤位置和含铁血黄素带切除的关系 [a]

含铁血黄素带切除	CCM 部位	Engel Ⅰ a 级		
		术后 1 年	术后 2 年	术后 3 年
完全切除	颞叶	7/12（58%）	5/12（42%）	5/12（42%）
	顶叶	0	0	0
	额叶	2/2（100%）	1/1（100%）	1/1（100%）
	枕叶	0	0	0
部分或未切除	颞叶	5/8（63%）	4/8（50%）	1/7（14%）
	顶叶	3/7（43%）	1/6（17%）	1/5（20%）
	额叶	0/1（0）	0/1（0）	0/1（0）
	枕叶	1/1（100%）	1/1（100%）	0/1（0）

a. 根据含铁血黄素带切除情况和 CCM 部位进行分组，观察术后 1、2 和 3 年的癫痫完全控制率

CCM. 海绵状血管瘤

种因素的影响，包括病灶的位置、生物学状态和患者的遗传背景。因此，对 CCM 患者选择适当的处理策略是很困难的，因为不同的患者可能会经历截然不同的临床病程。一般来说，最理想的治疗策略是将与自然病史有关的风险降到最低，同时具有较低的治疗风险。因此对于严重出血发生率高的幕下 CCM 病灶通常采取手术治疗，而对于容易引发癫痫的幕上病灶则可根据患者的手术风险和癫痫控制情况采取药物治疗或手术治疗。对于有经验的术者来说，手术的并发症率和死亡率通常较低，而进一步的研究将会为 CCM 的自然病史和不同治疗方案的长期临床结局提供新的数据和见解。

第22章 自发性脑出血
Spontaneous Intracerebral Hemorrhage

Simone E. Dekker　S. Alan Hoffer　Warren Selman　Nicholas C. Bambakidis　著

李宏宇　译　严　敏　吴　凡　校

临床要点

- 在所有卒中类型中，出血性卒中约占 10%。在美国，卒中是第三大致死性疾病，并且是导致残疾的主要病因。
- 自发性脑出血最常见于慢性高血压患者，主要发生于基底节区、丘脑、脑桥和小脑的穿支动脉。然而，血管畸形、颅内肿瘤和脑血管淀粉样变性等其他病因同样会引起自发性脑出血。
- 自发性脑出血的临床症状取决于出血部位，而神经功能障碍与受累及的大脑部位有关。出血量较大时可诱发脑疝进而导致意识水平下降。如出血部位位于颅后窝，则可导致脑干神经功能障碍或脑积水。
- 脑出血患者预后与出血部位、出血量、年龄及神经损伤程度等密切相关。
- 药物治疗可预防部分患者的血肿增大。但若遇到病情迅速恶化，则需手术清除血肿。
- 新型微创外科技术，如立体定向辅助血肿腔内置管溶栓治疗及导航辅助内镜下血肿清除术，目前都逐步应用于自发性脑出血的治疗。

一、背景和流行病学

自发性脑出血定义为非创伤性脑实质内出血。脑出血（intracerebral hemorrhage，ICH），又称出血性卒中，作为卒中的一种亚型具有重要的临床意义。美国国家数据统计报道显示，在美国，卒中为仅次于心脏病和癌症后的第三大死亡原因，每年造成约 6% 的死亡[1]。脑出血约占所有脑卒中的 10%，年发病率为（15.9～32.9）/10 万[2]。脑出血在 75 岁以上人群中发病率明显升高，超过 85 岁人群的发病率会进一步增高。据报道 85 岁以上人群的发病率为 309.8/10 万，约为普通人群发病率的 7 倍[3]。尽管出血性卒中的发病率不及缺血性卒中，但总体死亡率更高。脑出血发病后 30 天内的死亡率高达 44%～52%，且近一半死亡发生在脑出血后 2 天内[4, 5]。在美国，初次脑出血的治疗费用达 406 亿美元，其中超过 60 亿美元为终身总成本[6]。在 406 亿

美元的费用里，仅 45% 的花费用于脑出血急性期治疗。此外，超过 47% 的花费源于长期门诊与护理。在脑出血患者中，仅有 20% 的患者在发病后 6 个月可以独立生活[7]。尽管这些数据强调了脑出血所造成的经济负担，但却忽略了无法量化的情感和社会影响。令人欣慰的是，脑出血的死亡率自 1958 年以来逐年下降。2005—2006 年，脑出血的死亡率降低了 6.4%[1]。这一下降归因于与心脑血管健康相关可改变风险因素的治疗显著改善。尽管如此，随着世界人口平均年龄的增加，未来脑出血的发病率仍有上升可能。

二、病理生理学

根据病因，脑出血可以分为原发性和继发性。原发性脑出血主要归因于慢性动脉高压。由于较大动脉的压力可梯度传递至较小且脆弱的穿支动脉，

原发性脑出血多发生于较大动脉分支的小穿支动脉。直径在 50~700μm 的小穿支动脉常为责任血管，且可能出现多部位的破裂出血[8]。高血压是脑出血最重要的危险因素，在一项前瞻性研究中，近 60% 的脑出血患者既往有高血压病史[9]。高血压脑出血多见于脑深部灰质，最常见的是基底节区，其次是丘脑、脑桥和小脑（图 22-1）。然而，脑叶出血并不罕见。关于脑出血部位的一项研究发现，49% 的出血位于脑深部，35% 位于脑叶，10% 位于小脑，6% 位于脑干[10]。

早在 1868 年，Charcot 和 Bouchard 通过尸体解剖发现了脑实质内血肿腔的存在，提出高血压脑出血是由微小动脉瘤破裂引起。在进一步研究中，他们发现先前所提及的微小动脉瘤实际上为假性动脉瘤或周围有渗血和纤维蛋白聚集的穿支小动脉[11]。对脑出血的组织样本及慢性高血压患者的血管样本的病理学分析，则更加清楚地证实了血管壁脂质透明样变性的过程。慢性高血压可以逐步诱发血管内膜增生、纤维蛋白沉积、富含脂肪粒的巨噬细胞聚集，并最终导致血管壁的变性坏死[11]。由于这些血管壁的病理改变更多见于高血压脑出血而非微小动脉瘤，因此可能是高血压脑出血的根本原因。

在脑出血的早期，血肿沿着血管周围神经纤维束扩散。10%~15% 的病例血肿可破入脑室，形成脑室内积血[12]。最终，由于出血部位附近脑实质的填塞和止血途径的激活，出血自行停止。出血周围的脑组织通常表现为广泛的炎症、水肿、细胞凋亡和坏死的特征，并可能导致神经功能缺失。此外，对于出血量特别大的病例，还会出现继发于占位效应的颅内压升高和脑疝。出血灶的扩张速度也是一个需要考虑的重要变量。快速扩张的出血灶对轴突和组织造成更大的直接损伤。因此，与缓慢扩张的出血灶相比，快速扩张的出血灶对邻近的神经结构所造成的损伤更大。

继发性脑出血多见于动脉瘤、血管畸形、凝血功能障碍、肿瘤、梗死后出血、脑血管淀粉样变性及药物相关性出血等。包括黑色素瘤、绒毛膜细胞癌及肾癌等在内的原发肿瘤的颅内转移灶也容易并发出血。肺癌和乳腺癌由于高发病率，需要重视存在瘤卒中的可能性。此外，包括多形性胶质母细胞

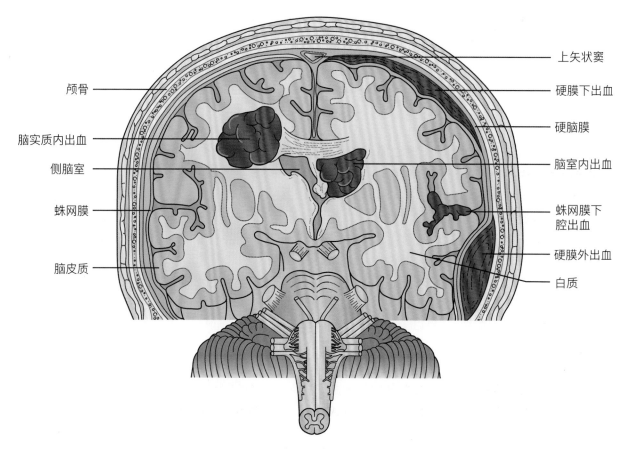

▲ 图 22-1　高血压脑出血的常见部位

瘤、少突胶质细胞瘤及室管膜瘤在内的原发性颅内肿瘤亦可并发出血[13]。尽管继发性脑出血相对少见，但在鉴别诊断时此类病因仍然需要认真考虑，因为此类患者有反复出血的可能，并可能显著增加致死率及致残率。

三、病因学

（一）高血压

正常血压是指收缩压<120mmHg，舒张压<80mmHg。根据收缩压与舒张压的数值，高血压通常被分为临界高血压、高血压1级、高血压2级和高血压3级。临界高血压是指收缩压在120～139mmHg或舒张压在80～89mmHg。高血压1级指收缩压在140～159mmHg或舒张压在90～99mmHg；高血压2级指收缩压在160～179mmHg或舒张压在100～109mmHg；高血压3级指收缩压>180mmHg或舒张压>110mmHg。多项研究证实，随着高血压分级的增高，脑出血的风险明显增加[9, 14-16]。一项Meta分析综合11项研究发现，高血压患者中脑出血的总OR值高达3.68。Sun等研究发现，临界高血压（收缩压为130～139mmHg或舒张压85～89mmHg）的RR=2.2，高血压1级的RR=5.3，高血压2级RR=10.4[16]。对于高血压3级患者，其脑出血的发病率是正常或临界高血压的5倍以上。研究表明，每增加一个高血压等级，脑出血的发病率增加22%[9]。因此，高血压的有效控制及降血压药的合理使用能明显降低脑出血的发病率[17]。

（二）脑血管淀粉样变性

在老年人群中，脑血管淀粉样变性（cerebral amyloid angiopathy，CAA）是脑出血非常重要的病因之一，占所有脑出血的5%～10%[18]。CAA是由于淀粉样蛋白沉积于血管内外膜所致，常累及大脑皮质、软脑膜和小脑的毛细血管、小动脉及中小动脉血管。CAA通常与编码载脂蛋白E基因突变有关。如果是年轻患者出现CAA相关性脑出血，则可能存在家族史[19]。年龄每增加10岁，脑出血发病率危险比（risk ratio，RR）增加1.97，65—74岁为3倍，而超过85岁则高达7倍[14, 20]。CAA相关的脑出血多见于脑叶，特别是顶叶和枕叶。这些部位的出血应当考虑到CAA的可能，尤其是高龄患者[22]。CAA常导致反复的脑叶出血，并造成致死致残率的显著增加。明确诊断为CAA的患者2年内脑出血的复发率为28%[21]。

（三）抗凝血治疗

脑出血是抗凝血治疗过程中常见且严重的并发症。口服抗凝血药的患者并发脑出血，通常伴有慢性高血压或CAA相关的严重血管病变[22]。抗凝血治疗患者脑出血的年发病率为1%，是普通人群的7～10倍[23]。鉴于脑出血与抗凝血治疗相关的高死亡率（约为70%），抗凝血治疗导致脑出血的风险相应显著性增加[24]。同时，与未服用抗凝血药患者相比，使用抗凝血治疗的患者血肿体积通常更大。由于需要及时纠正其凝血功能障碍以防止血肿再扩大，对这类患者的脑出血事件的早期识别是极为重要的。

（四）成瘾药物和酒精

某些成瘾药物能造成自发性脑出血。此类成瘾药物通常具有类交感神经作用，如苯丙胺、可卡因、伪麻黄等。类交感神经药会诱发短暂的血压升高，从而导致血管的破裂，进而引发脑出血。此外，此类药物滥用所导致的短暂性血压升高可能会造成无症状性动脉瘤或动静脉畸形的破裂出血。在年轻患者中，脑出血和蛛网膜下腔出血常与可卡因滥用有关，即使如此，仍然需要排除潜在的脑血管病变[25]。

静脉药物滥用同样与脑出血有关。首先，静脉注射非无菌药物可能诱发全身菌血症，从而导致血管壁的慢性损伤和坏死性脉管炎，破坏动脉血管壁，增加其破裂风险。其次，此类患者有可能罹患易破裂的细菌性动脉瘤（后续讨论）。

饮酒与脑出血亦有相关性。Juvela等的研究证实，在中到大量饮酒患者中，脑出血的发病率与饮酒量呈正相关。如果CAGE问卷结果提示阳性，则预示被测试者的脑出血风险增高[26]。目前，酒精诱发脑出血的确切发病机制尚不清楚，但酒精诱发的血压增高、凝血功能障碍及凝血因子水平降低或许与此有关。

（五）动脉瘤

动脉瘤常由于动脉血管壁存在薄弱处，血管内膜穿过肌层所形成。致动脉瘤形成的血管壁缺陷常源于栓塞、创伤、肿瘤及动脉粥样硬化。

1. 囊状动脉瘤

大多数动脉瘤为囊状动脉瘤，通常在先天性、遗传性和后天性（如抽烟和高血压）的共同作用下形成。鉴于其死亡率高达40%～50%，囊状动脉瘤破裂所导致的蛛网膜下腔出血是急危重症[27]。

典型的囊状动脉瘤多见于大动脉分叉处，特别是构成基底动脉环的颅内动脉。囊状动脉瘤的形成可能与遗传有关，包括 Ehlers-Danlos 综合征、成人多囊肾综合征及其他易诱发血管壁损伤的疾病。事实上，约 20% 的患者可能不只存在一个动脉瘤。此外，引起血流动力学改变的疾病，如肿瘤或血管畸形，同样能诱发动脉瘤形成。动脉分叉或三岔口处尤其容易形成动脉瘤，这些位置常由于层流的消失或更大的湍流而遭受更大的静水压力。尽管囊状动脉瘤破裂经常表现为蛛网膜下腔出血，但临近处的脑实质内血肿形成也较为常见（图 22-2）。动脉瘤破

裂后脑内血肿的存在与否可能对是否需要手术及手术时机的抉择具有重要意义。

动脉瘤的发病率约 5%，在美国有 1000 万～1500万患者[28]。据报道，动脉瘤年破裂率为 0.3%～1.3%，但不同的研究差别较大[27, 28]。

动脉瘤的年破裂率与动脉瘤的大小有关。对于直径≥10mm 的动脉瘤，其年破裂率略小于 1%。然而，对于直径>25mm 的巨型动脉瘤，第一年的破裂率达到惊人的 6%[28]。为了更好地评估两者的关系，国际未破裂动脉瘤研究组织进行了回顾性和前瞻性多中心联合研究。研究结果显示动脉瘤的破裂率与动脉瘤的位置和大小相关。位于前循环且动脉

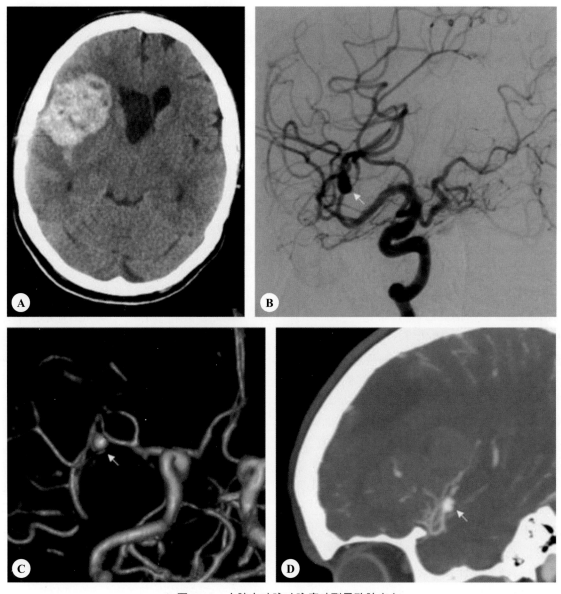

▲ 图 22-2　大脑中动脉动脉瘤破裂导致脑出血
CT 显示为高密度影证实为急性出血（A）；血管造影（B）和 CTA（C 和 D）上显示脑动脉瘤（白箭）

瘤直径<7mm 的年破裂率仅为 0.05%。但动脉瘤大小随其大小而增加，7~24mm 的动脉瘤年破裂率为 0.5%~3%，而巨型动脉瘤则为 8%。此外，位于后循环的动脉瘤的破裂率则比前循环高出 8~14 倍[29, 30]。虽然此研究在设计上存在一定争议，但它提出动脉瘤的大小和位置是影响破裂风险的重要因素。

2. 细菌性动脉瘤

细菌性动脉瘤常由脓栓所引起，具有潜在生命危险。细菌性动脉瘤通常出现于较小的皮质动脉，因为脓栓常在此驻留。感染沿着动脉壁扩散，通过破坏血管壁中膜对血管产生损害，从而诱发血管的扩张和破裂。细菌性动脉瘤常见于感染性心内膜炎患者。约 30% 的感染性心内膜炎患者伴有神经系统并发症，包括脑梗死和脑出血[31]。

3. 动脉粥样硬化性动脉瘤

严重的颅内动脉粥样硬化性疾病伴随慢性高血压会使薄弱的血管易形成动脉瘤。该类动脉瘤常累及后循环，但破裂少见。

（六）血管畸形

最常见且最有临床意义的血管畸形是动静脉畸形（arteriovenous malformation，AVM）。AVM 是一种先天性血管畸形，常有一条或多条动脉直接汇入静脉循环形成异常扩张的血管网（图 22-3）。由于它们之间不存在毛细血管网，动脉的压力直接汇入静脉系统。动静脉畸形常有较高的出血风险，其年出血率为 2%~3%。若动静脉畸形体积较小、同时存在畸形相关性动脉瘤或伴有大脑深静脉引流，则具有更高的出血概率[32]。动静脉畸形最常见的临床表现是脑出血，在有症状患者中约占 69%[33]。此类出血常见于 20—40 岁，而原发性脑出血则最常见于 50 岁之后。一般来说，如果 AVM 位置和形态适合，通常可行开颅血管畸形切除以根治病因。随着神经外科的发展，血管内介入治疗或立体定向放射外科也成为此类疾病有效的治疗方案。

其他血管畸形包括海绵状血管瘤、静脉血管瘤和毛细血管扩张症。海绵状血管瘤和静脉血管瘤常存在深部白质异常扩张的血管。海绵状血管瘤因异常血管之间不含正常脑组织而区别于静脉血管瘤。海绵状血管瘤很少发生导致神经功能障碍的出血，但微出血十分常见并且容易诱发癫痫。毛细血管扩张症最常累及脑干和小脑，以局部毛细血管扩张为特点，但极少引起出血。静脉血管瘤（又称为静脉血管畸形）通常也不会引起脑出血风险增加。

四、症状和体征

脑出血的临床症状差异很大，且与多种因素有关，包括血肿的大小和位置。与突发的蛛网膜下腔出血和脑梗死不同，其神经系统症状是逐步出现的，常在出血后数分钟至数小时内出现。许多患者表现出偏瘫或局灶性神经功能障碍。对于较大的，尤其位于颅后窝的颅内血肿，患者常表现为意识水平下降或脑干功能障碍。颅内压增高症状主要包括头痛、恶心和呕吐。1/3 患者发病时有癫痫发作，通常与脑叶出血有关[34]。与脑梗死常常累及单一血管分布区域的症状不同，脑出血可能表现为一个以上的血管分布区域的症状。此外，脑出血的症状很少在急性期改善，这也是与脑梗死或脑栓塞事件的区别之一。

根据出血位置的不同，脑出血具有很大的临床表现差异。累及基底节区的深部出血常表现为偏瘫，而累及丘脑的出血则表现为偏身感觉障碍。皮质出血常表现为局灶症状和体征，如无力、失语、视野缺损等。小脑出血常起源于齿状核区域，可压闭或扩展至第四脑室并出现典型的小脑症状，包括共济失调、眼球震颤和辨距障碍。若脑干受压明显或形成脑积水，还可能出现恶心、呕吐、脑神经麻痹、意识水平下降甚至昏迷。

脑室内出血、急性脑积水和脑疝是脑出血的严重并发症，威胁到患者的生命安全。脑出血患者中并发破入脑室者约占 40%，但死亡率却高达 45%~80%[10, 12, 35]。脑积水可因脑室出血脑室系统梗阻引起（梗阻性脑积水），亦可因血性脑脊液致蛛网膜颗粒处脑脊液吸收障碍引起（交通性脑积水）。相对少见的小脑出血及相应的脑水肿引发的占位效应可压迫第四脑室，同样会引起非脑室出血的梗阻性脑积水。患者住院期间和住院后，若出现与脑出血量不相符的意识障碍和神经功能障碍，则需要考虑脑室内出血和脑积水可能。由于脑积水或快速增大的颅内巨大血肿引起的颅内高压是神经外科的重要急症，因此在这种情况下需要紧急行脑室外引流和外科减压手术。

五、自然史

据两次的人口统计调查发现，在初次出血后

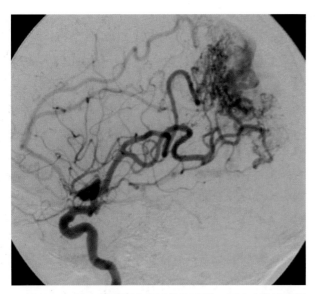

▲ 图 22-3　脑血管造影中的动静脉畸形，显示动静脉畸形的早期显影及引流静脉

20%～40% 患者出现了血肿的扩大[36, 37]。此外，血肿扩大使病情恶化的概率提高了 5 倍，并且和脑出血相关的死亡显著相关[37]。Brott 等研究发现，绝大多数血肿增大发生于出血后最初的 3～4h 内，通常伴随有神经功能的恶化。Kazui 等发现，出现血肿扩大的患者中，36% 出现于起病后 3h 内，16% 出现于起病后 3～6h，15% 出现于起病后 6～12h，只有 6% 于起病后 12～24h 出现。值得注意的是，该研究中没有患者于发病后 24～48h 出现血肿扩大。特别的，血肿扩大的速率在发病后 1h 内达到最大。并且需要注意的是，35%～46% 未出现血肿扩大的患者出现了神经功能恶化，这可能与脑水肿引发的占位效应、脑室内出血或脑积水有关[36, 37]。考虑到血肿扩大常与临床预后较差相关，稳定血凝块是脑出血初期的首要治疗原则。

如前所述，脑出血后 30 天内死亡率在 44%～52%[4, 7]。由于其高死亡率，许多研究探讨了导致此类患者预后不良的危险因素。预后不良的独立危险因素包括入院时 GCS 评分较低、年龄≥80 岁、小脑幕下出血、血肿量较大和伴有脑室内出血。其中，血肿体积是发病 30 天内患者死亡的强预测因素[38]。对于血肿量＞60ml 的深部出血患者，30 天内的死亡率为 93%，而脑叶出血的患者为 71%。致死性的具体出血量因出血位置不同而异。脑桥的出血量＞5ml 或小脑的出血量＞30ml 均会导致极高的死亡率[4]。

建议常规评估包括标准化的严重程度评分，以

帮助简化评估和提供者之间的交流。常用的评分表包括 ICH 评分表。此表由 Hemphill 等设计，旨在更准确地判断脑出血患者的预后、死亡及临床病程。此表格通过 GCS 评分、血肿体积、有无脑室内出血、幕下血肿、发病年龄＞80 岁在内的因素对患者的死亡风险进行分层。可准确预测患者 30 天内的死亡率：ICH 评分为 0 分的 30 天内死亡率为 0，而 ICH 评分为 5 分的 30 天内死亡率为 100%[39]。

六、诊断

详尽的病史和体格检查固然重要，但影像学检查则是脑出血最重要的诊断工具。CT 检查为脑出血提供了详细快捷的检查手段。脑内血肿在 CT 上表现为高密度影（高亮信号）。随着血肿氧化和裂解，其密度逐渐降低。在亚急性期，血肿密度可能与脑组织接近。而在慢性期，其表现为类似于脑脊液的低密度（暗黑信号）。除了可以明确血肿的位置、大小和形态，CT 在判断有无脑积水及因血肿所致脑组织的移位程度上亦有很大帮助。在某些病例上，CT 还可以帮助确定发病原因。

与 CT 相比，MRI 对于急性脑出血同样敏感，对于前期出血甚至更加敏感。但 MR 有其局限性，如检查时间长、检查费用高和患者耐受性差等。因此，CT 是脑出血急性期诊断的金标准。若病情稳定，则可根据需要安排 MRI 检查。脑出血在 MR 上的信号是复杂的。其具体信号随着时间而改变，并主要取决于血凝块中的分子成分。其经历从氧合血红蛋白到脱氧血红蛋白、细胞内高铁血红蛋白、细胞外高铁血红蛋白和含铁血黄素的分解代谢过程（图 22-4）。具体来说，在出血急性期由于富含氧合血红蛋白，血肿在 T_1 加权像表现为低信号，T_2 加权像表现为高信号。在 1～3 天后，由于氧合血红蛋白向脱氧血红蛋白转化，血肿在 T_1 加权像和 T_2 加权像均表现为低信号。在亚急性早期（3～7 天）血凝块开始溶解，由于细胞内高铁血红蛋白的出现，使血肿 T_1 加权像为高信号，T_2WI 为低信号。数周后（亚急性晚期，细胞裂解期），由于转化为细胞外高铁血红蛋白而使血肿在 T_1WI 和 T_2WI 上均表现为高信号。在慢性期由于含铁血黄素的出现，血肿在 T_1WI 和 T_2WI 的表现与脱氧血红蛋白一致。然而，典型的、与急性出血相关的血管源性水肿并不常见[40]。

静脉对比剂的使用可增加 MRI 发现潜在肿瘤或

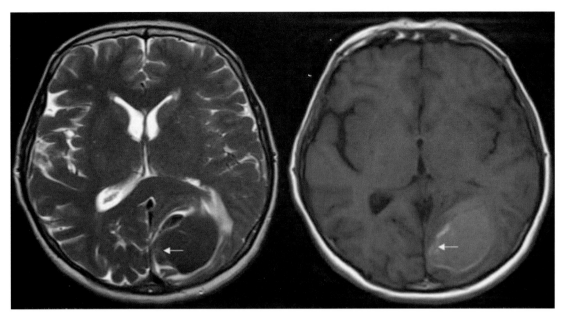

▲ 图 22-4　MRI 显示血肿从急性期到亚急性期的转变，因细胞内高铁血红蛋白向细胞外高铁血红蛋白转化而产生信号变化（白箭）

血管畸形的灵敏度。应该引起注意的是，在多数情况下，血肿都可能掩盖潜在的异常信号。待 3～4 周后血肿充分吸收，病灶显现。若怀疑脑血管畸形，则需要通过脑血管造影来明确并了解其性质。值得一提的是，约 10% 的血管病变在第一次血管造影中为阴性。随着 CT 及 MRA 检查技术的发展，提高了血管病变如动脉瘤和血管畸形的检出率，从而避免了此类患者暴露于传统脑血管造影的相关风险。这些检查中，尤其 CTA 可以在大多数肾功能正常的患者中快速完成，并对术前的紧急病灶评估有着极大的帮助。经导管脑血管造影则适用于无创性检查为阴性而临床高度怀疑为血管病变的患者，或者临床性质待定的患者。即使脑血管造影为阴性，对于临床高度怀疑血管病变的患者，应当在 7 天后再次复查血管造影，因为病灶的诊疗延误可能是致命的。CT 扫描上的"斑点征"表明血肿内对比剂的外渗，有助于识别存在血肿扩大可能的患者[41]。

七、治疗

（一）药物治疗

脑出血药物治疗包括控制血压、纠正凝血功能和缓解颅内高压，目的是为了稳定病情并消除可能加剧出血或影响预后的因素。脑出血的药物治疗是复杂的。因可能迅速出现神经功能恶化，脑出血患者应当被收住入 ICU。入住 ICU 并由神经疾病专科医生接诊可显著减少脑出血患者的致残率和致死率[42]。

由于高血压可能增加脑出血后血肿扩大的风险，因此有多项研究探索脑出血后最合适的收缩压（systolic blood preessure，SBP）目标值，但研究结果仍然存在争议。急性脑出血强化降血压试验 2（Intensive Blood Pressure Reduction in Acute Cerebral Haemorrhage Trial 2，NTERACT2）将 2839 名自发性脑出血患者随机分组为指南推荐降血压治疗组（目标 SBP ＜ 180mmHg）和强化降血压治疗组（1h 内目标 SBP ＜ 140mmHg）[43]。研究发现，强化降血压并没有改善死亡率和主要总体致残率，但早期强化降血压组的神经功能预后相对更好。然而，最终预后与最初治疗之间的关系并不明确。仅 1/3 患者在 1h 内达到了目标血压，这在控制血肿增大方面并没有明确意义。此外，对于重症脑出血或入院时血压＞220mmHg 患者的血压管理方案仍不明确。急性脑出血降血压治疗试验 Ⅱ（Antihypertensive Treatment of Acute Cerebral Hemorrhage Ⅱ，ATACH Ⅱ）以 110～139mmHg（强化治疗）和 140～179mmHg（标准治疗）进行分组来比较目标 SBP 的结局[44]。然而由于在研究中期分析结果发现强化快速降血压并不能改善治疗结局，却增加了肾脏不良事件，因此该研究被提前终止。同时，该研究的设计对于高基础收缩压水平的患者而言可能存在安全问题。总而言之，综合 INTERACT 和 ATACH 的研究证据表明，早期将 SBP

降至 140mmHg 以下是安全的，且有望改善神经功能预后。但是，快速将血压降至 110～139mmHg 不仅无益且可能有害。当前，美国心脏协会指南对控制血压的推荐如下[45]。

1. 对于 SBP 在 150～220mmHg 的脑出血患者，若无急性降血压禁忌，那么将 SBP 降至 140mmHg 以下是安全的，并可能有助于改善预后。

2. 对于 SBP＞220mmHg 的脑出血患者，使用持续静脉应用降血压药和血压监测进行强化降压可能是合理的。

3. 为了预防复发脑出血，在所有患者中均应进行血压管理，且应该在起病后马上进行。合理的长期血压控制目标为 SBP＜130mmHg 和舒张压＜80mmHg。

脑出血造成了严重的神经功能损伤，而凝血功能障碍会使病情恶化。但凝血功能障碍的常见病因较多，如获得性或先天性凝血因子缺乏、血小板异常等。最常见的凝血功能障碍原因是抗凝血或抗血小板药的使用。虽说这两类药物本身不会导致出血，但出血时这两类药物会加重病情。因缺乏正常的凝血功能，血肿会继续增大，进而加重局部脑组织损害及颅内高压。对于使用肝素的脑出血患者，每 100U 的肝素可以静脉注射 1mg 鱼精蛋白来拮抗。逆转华法林所致的凝血功能异常可以通过输注血浆来补充所消耗的凝血因子。但须注意，这并非没有风险。输血反应和循环超负荷是最常见的并发症。尽管通过输注血小板来恢复凝血因子是有效的措施，但若患者因巨大血肿导致明显占位效应且伴有严重凝血功能障碍时，输注多个单位的血小板依然疗效有限。目前，关于外源性活化Ⅶ因子的相关研究正在进行，其内源性配体可使凝血酶原转化为凝血酶，几乎可立即纠正凝血功能障碍。活化Ⅶ因子已经在一项大型的非凝血功能障碍性脑出血患者中进行了随机临床试验[46]。试验结果证明，活化的Ⅶ因子能剂量依赖性地减少血肿扩大，但并未改善 6 个月的临床治疗结局。脑出血后输注血小板（PlAtelet Transfusion in Cerebral Haemorrhage，PATCH）的Ⅲ期临床试验，探讨了输注血小板联合标准治疗和单纯标准治疗相比，是否能减少抗血小板药相关脑出血患者的死亡率[47]。结果表明，不推荐对抗血小板药相关的急性脑出血患者输注血小板，输注血小板治疗可能会导致更差的临床结局。氨甲环酸是一种抗纤溶药，能显著减少创伤性脑损伤后的死亡率和出血。为了验证氨甲环酸是否在脑出血治疗中同样有效，目前已经进行了Ⅱ期和Ⅲ期临床试验［氨甲环酸治疗脑出血（Tranexamic acid for IntraCerebral Haemorrhage，TICH-2），斑点征和氨甲环酸抑制脑出血增加 – 大洋洲试验（Spot Sign and Tranexamic Acid On Preventing ICH Growth-AUStralasia Trial，STOP-AUST）][48, 49]。

脑出血最严重的并发症之一是颅内高压，可导致全脑功能障碍和重要脑结构受压。颅内高压治疗的基础方法包括镇静和抬高床头等，进一步的治疗措施包括使用渗透性利尿药、脑脊液引流和去骨瓣减压术。

血肿周围水肿常导致较差的临床预后，因此有效控制水肿是重要的治疗目标。脑出血后血肿周围水肿的可能机制包括代谢紊乱、缺血、红细胞裂解、炎症、凝血级联反应及血脑屏障破坏等[50]。这些继发性损伤的机制可能是脑出血潜在的治疗靶点。

（二）手术治疗

一般来说，脑出血的手术治疗仅限于神经功能障碍持续恶化，需要通过手术紧急降低颅内高压并解除重要结构压迫的患者。除此之外，血肿清除能在多大程度上改善脑损伤尚不清楚。尽管对脑出血的手术治疗已经进行了大量的研究，但其疗效依然存在争议。脑出血的手术治疗临床试验（Surgical Trial in Intracerebral Hemorrhage，STICH）将 1033 名幕上脑出血患者随机分为早期（＜72h）传统开颅手术组和单独药物治疗组，结果显示两组在死亡率和 6 个月预后上无明显区别[51]。尽管没有达到统计学显著性，年轻患者、发病时 GCS 评分高、更浅表的脑出血及出血未破入脑室有着更好的治疗结局趋势。但是这一趋势并未达到统计学意义。后续研究（STICHⅡ）探讨了手术对意识清醒、脑叶血肿位于或接近脑皮质且不伴脑室出血的患者的作用[52]。研究结果表明手术对脑出血患者有益，但具体哪些患者获益最大并不明确。需注意，该研究并没有包括手术治疗可能最受益的颅内高压患者。进一步的亚组分析发现，早期手术能使预后较差的患者（GCS 9～12 分）生存获益最大，而原本预后较好的患者（GCS 13～15 分）则获益不大。此外，该研究中患者从发病到接受手术治疗的时间接近 27h。这一时间间隔太久，而发病后 4～8h 内手术可能获益最大 [53, 54]。与幕上出血相比，小脑出血患者的手术获益更多。由于临近脑干和第四脑室，任何明显的小脑血肿都应当急诊手术清除。

由于开颅手术的效果不明确，微创外科开始被应用于脑出血的治疗，包括基于导管的溶栓治疗、内镜下血肿清除和超声溶栓等。微创外科联合组织型纤溶酶原激活药清除颅内血肿研究（Minimally Invasive Surgery Plus Recombinant Tissue-Type Plasminogen Activator for ICH Evacuation，MISTIE）发现，立体定向下置管血肿清除术联合组织型纤溶酶原激活药治疗能显著减少血肿周围水肿反应，且组织型纤溶酶原激活药并无神经毒性 [55, 56]。而 MISTIE Ⅲ研究则进一步探讨明确该治疗方案是否可以提高脑出血后神经系统的预后 [57]。初步的随机对照研究结果证明了立体定向引导内镜血肿清除手术的安全性 [58]。目前，该项手术方式的运用前景正通过脑出血术中 CT 引导下内镜外科研究（Intraoperative CT-guided Endoscopic Surgery for ICH，ICES）和幕上脑内出血微创内镜手术与药物治疗研究（Minimally Invasive Endoscopic Surgery vs. Medical Management in Supratentorial Intraparenchymal Hemorrhage，INVEST）两项试验进行评估 [59]。其他主要集中于脑室内血肿清除的研究发现，小剂量的组织型纤溶酶原激活药可以安全地应用于脑室内出血 [60]。另一项名为血块溶解：评估加快脑室内血肿清除研究（Clot Lysis：Evaluating Accelerated Resolution of Intraventricular Hemorrhage，CLEAR）Ⅲ期临床试验旨在评估组织型纤溶酶原激活药的应用是否有助于加快基于导管的脑室内积血的清除，以及是否能改善患者 6～12 个月的临床结局。另外一个有前景的手术方法为立体定向引导下钻孔引流及超声导管置入溶栓术。例如，EKOS 超声清除脑内和脑室内出血的安全性研究（Safety of Lysis with EKOS Ultrasound in the Treatment of Intracerebral and Intraventricular Hemorrhage，SLEUTH）发现，通过内镜导管的超声波联合应用组织型纤溶酶原激活药可安全快速地实现自发性脑出血和脑室出血的血肿溶解和引流 [61]。总之，微创手术方法很可能在未来脑出血的治疗中扮演重要角色。

第23章　急性脑卒中和闭塞性脑血管病的血管内治疗
Endovascular Treatment of Acute Stroke and Occlusive Cerebrovascular Disease

Kunal Vakharia　Hussain Shallwani　Jeffrey S. Beecher　Patrick K. Jowdy　Elad I. Levy　著

沈圆圆　译　　方泽斌　校

临床要点

- 脑卒中是死亡和重度残疾的主要病因之一。对急性脑卒中患者的及时治疗可以显著改善患者的预后。血管内治疗是急性缺血性脑卒中的一项重要治疗方法。

- 血管内治疗前的无创影像学检查提供了一种筛选合适患者的方法。虽然 Alberta 卒中项目早期 CT 评分（ASPECTS）可以识别出可能预后不良的患者，但灌注成像可鉴别核心梗死区和可挽救脑组织，从而筛选出适合血管内治疗的患者。

- 治疗急性缺血性脑卒中的血管内治疗技术，包括大口径中间导管直接抽吸技术［如果用作首次也被称为直接抽吸首次通过技术（a direct aspiration first pass technique，ADAPT）］，使用支架回收装置来啮合血凝块并将其取出，或者将这些技术联合使用［也称为 Solumbra 技术或联合抽吸和支架回收（CASPER）］。各个不同技术的有效性和安全性比较是多个多中心随机对照试验的一个焦点。

- 继发于颅内动脉粥样硬化病变（intracranial atherosclerotic disease，ICAD）的缺血性脑卒中复发可能性很高。规模最大的随机对照试验：支架治疗对比积极药物治疗预防颅内动脉狭窄脑卒中复发试验（Stenting and Aggressive Medical Management for Preventing Recurrent Stroke in Intracranial Stenosis，SAMMPRIS）研究，未能显示经皮腔内血管成形术和支架置入术优于单纯的药物治疗。尽管如此，难以接受药物治疗的患者可能从选择较大直径球囊的血管成形术中获益。

- 症状性颈动脉狭窄患者需要及时接受治疗，以防脑卒中的复发。大型多中心随机对照试验表明，在治疗症状性的颈动脉狭窄方面，颈动脉支架置入术和颈动脉内膜切除术两者效果相当。有关两种治疗方式对无症状患者疗效的进一步对比研究正在进行中。

脑组织的新陈代谢非常活跃，需要人体 20% 的氧，而脑组织的重量仅占人体总体重的 2%。这意味着脑组织极易受到缺氧和灌注不足的影响[1]。在血流量减少的几分钟内，脑组织就会发生缺血性改变和脑梗死。脑血流量占心输出量的近 18%，每 100 克脑组织每分钟需要约 50ml 的血流量。在脑血流量降到接近正常值的 1/5 时，细胞膜泵功能失效，典型的电化学梯度消失，这将导致神经元和神经胶质的死亡[2]。

了解脑血流量和脑血容量之间的关系，对于理解如何干预及何时治疗急性脑卒中起着至关重要的作用。脑循环系统有其独特的自动调节方式，反映了脑组织维持其血流量的内在能力。压力-流量关系可以帮助外科医生了解急性与慢性闭塞的严重程度、位置和临床表现之间的动态变化，以及慢性低流量状态下的血流动力学和侧支循环情况。

一、流行病学

根据美国心脏协会《心脏病和脑卒中统计数据（2016 年更新）》，美国有超过 650 万人有脑卒中病史[3]。据报道，美国脑卒中的年发病率约为 795 000 例，这一数据还在继续上升。其中，已知 87% 是缺血性的[3]。2013 年美国每 20 名死亡者中约有 1 名死于脑卒中，平均每 4 分钟就有 1 例死于脑卒中。此外，脑卒中一直是导致长期严重残疾的主要原因之一，到 2030 年，预计脑卒中造成的相关损失将高达 1841 亿美元[3, 4]。积极努力开发和使用最新的成像方式来迅速识别脑卒中患者并为他们提供及时的治疗尤为重要，可以显著改善患者预后。

二、病理生理学

（一）动脉硬化性疾病

低密度脂蛋白（low density lipoprotein，LDL）、总甘油三酯和胆固醇水平已经被证明在动脉粥样硬化疾病中起到重要作用。随着巨噬细胞吞噬更多的胆固醇，炎症进行性加重，低密度脂蛋白增加引起的初始斑块逐渐累积[5]。由于低密度脂蛋白被高度氧化，它们往往会融入血管的内皮下层，尤其是较大的高流量血管，包括颈动脉和椎动脉[6]。这种炎症反应和平滑肌增生导致血管进一步的狭窄（图 23-1）。呈现明显弯曲和流量变化大的血管段更容易引起斑块堆积。此外，这种积聚对内膜层造成的损伤会导致血小板聚集和血栓形成。

在斑块逐渐积聚和平滑肌增生情况下，动脉壁开始扩张而管腔管径缩小。这会持续发生，以代偿流量，直到平滑肌和胶原蛋白达到其代偿最大值[7]。这种动脉粥样硬化斑块导致血管进行性狭窄直至完全闭塞。在此过程中，血栓栓塞导致缺血事件的风险逐渐增高。

类似的情况也发生在颅内血管中，导致远端脉管系统的血流受限，超过自动调节能力时就会出现症状。闭塞性疾病导致：①低灌注；②继发于斑块破裂的狭窄部位闭塞导致急性血栓形成，或者斑块

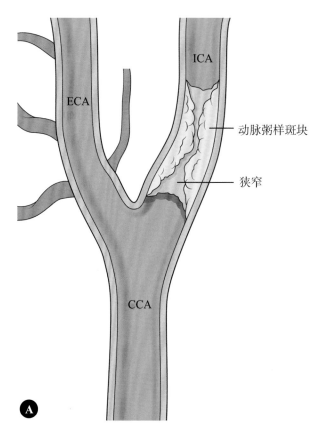

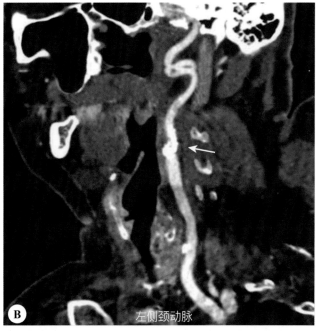

▲ 图 23-1　**A.** 颈内动脉（**ICA**）粥样硬化斑块堆积导致狭窄和血流受阻；**B.** 颈部 **CTA**，显示左颈内动脉中的慢性钙化斑块（白箭）

ECA. 颈外动脉；CCA. 颈总动脉

进行性生长导致慢性闭塞；③狭窄血管远端的血栓栓塞；④斑块附近的小穿支动脉闭塞导致远端卒中[8]。

（二）栓子和动脉夹层

脑血管系统的急性闭塞通常继发于近心端栓子脱落。最常见的病因是心房颤动或近端血管系统的动脉粥样硬化，包括前述的主动脉、颈动脉或椎动脉。在心房颤动情况下，心房中的血流缓滞会促进血栓沿心内膜壁形成。小血块最终会脱落并随高速血流和较直的路径而进入颈动脉分支。

动脉壁剥离或内膜撕裂是急性缺血性脑卒中的另一种常见机制。原因可能是外伤、医源性损伤，甚至是没有明确病因的自发形成[9]。其结果是假腔阻碍了下游血液的正常流动。当血液在内膜瓣下流动时，载瘤血管会变窄或闭塞。这会降低颅内血流并导致急性脑卒中。

三、临床发现

有症状的患者往往表现出两组主要的临床特征：①特定症状和可归因于相应血管闭塞的脑缺血；②弥漫性脑灌注不足。前循环卒中已经得到充分研究，因为它们是缺血性脑卒中最常见的部位。患者可能会出现短暂的神经功能缺损，如一过性黑矇，或者明显而持续的麻木、无力或构音障碍 / 失语。椎基底动脉供血不足通常表现为头晕、乏力，甚至短暂的四肢瘫痪及脑神经功能缺损。然而，后循环闭塞也可能表现为患者神经系统检查情况的急剧下降。

当患者出现急性脑卒中的症状体征持续时间超过 15min 时，美国国立卫生研究院健康脑卒中量表（National Institutes of Health Stroke Scale，NIHSS）是评估损伤程度的可靠工具[10-13]。此外，NIHSS 评分还有助于预测血管的闭塞[14-17]，特别是在前循环中[15, 16]，并作为短期和长期结果的预后评估工具[13, 14, 18-26]。尽管 NIHSS 评分已经成为识别闭塞患者和指导血供重建治疗的最广泛的临床方法，但仍有一些明显的局限性。研究表明，NIHSS 评分并不能准确代表后循环卒中的严重程度，因为它旨在识别前循环病变。这些研究的结果表明，后循环闭塞患者可能从急性血供重建治疗中获益，即使 NIHSS 评分很低[19, 25, 27, 28]。同样，在灌注研究中，缺血半暗带与 NIHSS 评分相关性存在相互矛盾的结论[29-31]。因此，在血管内血供重建治疗之前进行诊断性灌注检查是有价值的。

四、影像诊断

（一）缺血性脑卒中患者的初始影像学检查

当患者出现急性脑卒中症状和体征时，第一步是准确识别出缺血性脑卒中。进行的第一项影像学检查是头部 CT 平扫（noncontrast head computed tomography，NCHCT），以排除颅内出血或其他占位肿块[32]，排除后缺血性脑卒中成为更有可能的诊断。

在 40%～50% 的急性缺血性脑卒中患者中，NCHCT 可以看到早期的变化，如灰白质边界不清、岛状皮质和基底节不清晰，或者近端血管有高密度血栓[32-34]（图 23-2），但缺血性脑实质的渐进性低密度可能在急性损伤后 24～36h 才能看到[32]。弥散加权磁共振成像（diffusion weighted-MRI，DW-MRI）在识别急性缺血方面具有高灵敏度和特异度[32, 35-44]，它甚至可以区分出急性缺血和慢性损伤[32-45]。然而，在一些患者，特别是后循环缺血的患者，可以有阴性的 DW-MRI 结果[46, 47]。尽管 MRI、NCHCT 和其他基于 CT 的影像学检查灵敏度并不是最高的，但它们仍然是更快、更容易获得的，并且是大多数中心的首选[32]。

通过量化早期 NCHCT 的实质低密度和局灶性肿胀的急性变化，开发了 Alberta 卒中项目早期 CT 评分（Alberta stroke programme early CT score，ASPECTS）（图 23-3），以指导血供重建治疗和预测前循环卒中患者的预后[48, 49]。ASPECTS≤7 分的患者在溶栓治疗后出现症状性出血的风险更高，并且在 3 个月时实现功能独立的可能性较低[48, 49]。随后，Coutts 及其同事证明，当 ASPECTS 用于预测临床预后时，使用 CTA 图像比 NCHCT 更有优势[50]。同样，在开发和验证后循环 –ASPECTS（PC-ASPECTS）时，结果表明，基于 CTA 图像上的 PC-ASPECTS≤7 分与不良的临床结局相关[51]。值得注意的是，在该研究中，NCHCT 上的 PC-ASPECTS 未能预测功能结局。总的来说，不同预后患者之间的 NCHCT 或 CTA 上的 ASPECTS 和 CTA 图像上的 PC-ASPECTS 存在显著性差异，可以为急性缺血性脑卒中患者提供有用的预后信息[48-51]。

（二）血管内血供重建治疗的决策

确定导致患者症状的病因至关重要，因为每种治疗方式都是针对特定疾病的，并且有其自身的风险与收益平衡。无创诊断方式可提供指导决策过程

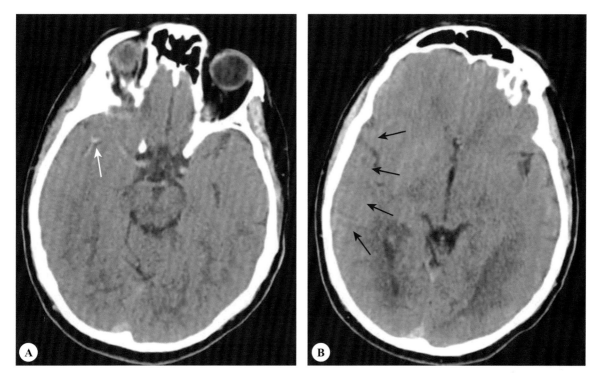

▲ 图 23–2　**A.** 在右侧大脑中动脉中发现的局灶性高密度（白箭）可能代表血流延迟或血栓；**B.** 右侧大脑半球皮质沟消失（黑箭）代表脑水肿

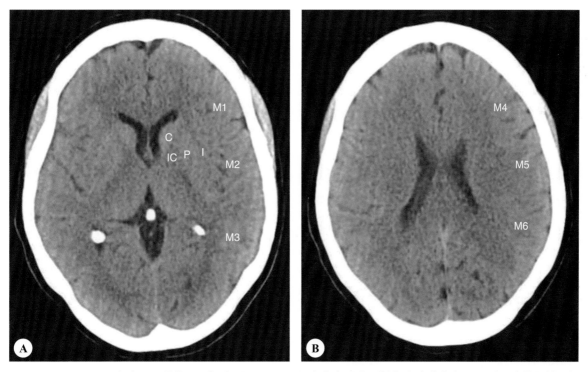

▲ 图 23–3　**Alberta** 卒中项目早期 CT 评分（**ASPECTS**）中会出现实质性低密度或灰白质区别不清的区域，每块低密度区域从总分 **10** 分中减去 **1** 分

的大量信息。据报道，CTA 在检测颅内和颅外闭塞 / 狭窄方面灵敏度和特异度接近 100%[32, 52–60]，并且在准确诊断和估计狭窄 / 闭塞程度方面可能优于 MRA[32]。

对于急性脑卒中的干预，特别是在临床决策过程中最重要的因素是不可逆脑损伤的程度和灌注检查中可挽救的缺血半暗带。CT 灌注（CTP）研究使用脑血流量（CBF）、脑血容量（CBV）和平均通过时间（MTT）来描绘核心梗死区（与正常对侧半球相比较，CBF 和 CBV 同时减少，MTT 增加）和周围半暗带（MTT 增加但 CBV 与正常对侧半球相同）[32, 61, 62]（图 23–4）。同样的，基于磁共振的研究使用弥散加权 MRI（DW-MRI）和灌注加权 MRI（PW-MRI）之间的不匹配来识别缺血与梗死[32, 63–67]。然而，由于在 PW-MRI 上识别异常所选择的阈值不同，不匹配程度也会有所不同，因此，MR 研究的实用性有限[32, 67–69]。

梗死核心区小而缺血半暗带大的患者可以从血

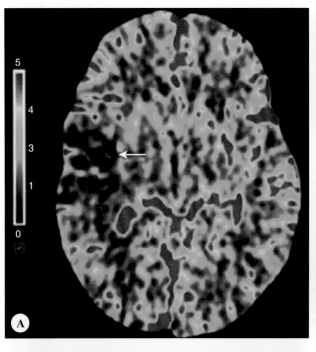

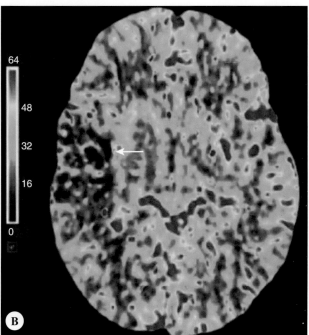

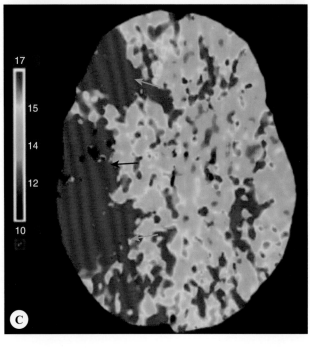

▲ 图 23-4 CT 灌注（CTP）成像显示核心梗死的焦点区域

A. 脑血容量（CBV）减少（白箭）；B. 脑血流量（CBF）减少（白箭）；C. 达峰时间增加（黑箭），达峰时间增加但 CBV 和 CBF 未改变的相邻区域代表缺血半暗带（蓝箭）

管内血供重建中获益更多。尽管一项纳入 SWIFT-PRIME 试验的患者亚组分析未能显示血管内再通治疗前 CTP 与 MRI 相比有任何额外的好处[70]，但 CTP 在选择进行血管内再通治疗的患者方面仍发挥重要作用[61]。此外，CTP 可以与分析软件结合使用，为区分梗死核心区 CBV 和 CBF 提供定量的阈值[61]。这些 CBV 的定量测量已被证明与血管内血供重建后的临床结果相关[71, 72]，并预测急性缺血性脑卒中后的出血转化[73]。随着许多医疗中心越来越多地使用 CTP 成像，更先进的灌注缺损分析和量化方法也在不断开发[61]。然而，这些灌注成像及分析技术的实用价值需要通过进一步大型的随机对照试验来评估[74]。

五、急性缺血性脑卒中的血管内治疗

2015 年美国心脏 / 卒中协会重点更新了 2013 年关于血管内治疗急性缺血性脑卒中患者早期治疗指南，建议在症状发作后 4.5h 内静脉使用组织型纤溶酶原激活药（intravenous tissue plasminogen activator，IV-tPA）[74]。已有研究证明静脉注射组织型纤溶酶原激活药后患者 3～6 个月的功能预后有所改善[74]。但是，由于静脉溶栓的时间窗较窄，出血并发症的发生率高达 6.4%[75]，并且符合其适应证的患者十分有限，仅有不到 10% 的急性缺血性脑卒中患者实际接受了静脉溶栓[76]。为了给不能接受静脉溶栓或接受了静脉溶栓仍不能改善的患者寻找补救办法，急性缺血性脑卒中的血管内治疗已成为急性缺血性脑卒中的一个重要的治疗选择。

（一）早期急性缺血性脑卒中的血管内介入治疗

20 世纪 90 年代初，人们开始尝试基于导管内技术治疗急性缺血性脑卒中，并开始在局部动脉内（intraarterial，IA）注射组织型纤溶酶原激活药[77]。随后，Prolyse 在急性脑血栓栓塞（Prolyse in Acute Cerebral Thromboembolism，PROACT）和 PROACT Ⅱ试验表明[78, 79]，动脉溶栓可以提高再通率并改善预后。不久之后，基于机械破碎血凝块以改善再通效果的想法，开发出了早期的机械取栓装置[80]。

第一代血栓回收装置包括用于脑缺血的机械性血栓清除（mechanical embolus removal in cerebral ischemia，MERCI；Concentric Medical Inc.，Mountain View，CA）装置和 Penumbra 颅内血栓分离抽吸组合系统（Penumbra，Inc.，Alameda，CA）。MERCI

装置是由具有螺旋形状的柔性镍钛合金丝组成。该装置被推送到血栓的远端，当它收回时，会捕获血栓并将其清除[77, 81]。Penumbra 系统最初使用分离装置（旨在破坏血栓）和血栓抽吸系统，该系统具有一个与血栓接触并连接到真空泵的大管腔导管；抽吸系统旨在防止远端栓塞，因为分离装置会把血栓弄碎[72, 82, 83]。

MERCI 和 Penumbra 系统在最初的研究中都显示出可喜的结果[84-86]。但与单独使用静脉溶栓或标准药物治疗相比，最终都未显示出优势[87-89]。三大主要试验：Synthesis 拓展、脑卒中介入治疗（Interventional Management of Stroke，IMS）Ⅲ和血栓切除术治疗卒中栓子的机械取栓血管再通（Mechanical Retrieval and Recanalization of Stroke Clots Using Embolectomy，MR Rescue）试验，主要采用动脉内纤溶或第一代机械取栓装置（如 MERCI 或 Penumbra）进行治疗，这些研究显示，对于急性缺血性脑卒中，血管内治疗（无论是作为初始治疗还是在静脉溶栓之后）没有使患者临床获益[87-89]。

（二）机械取栓的现状

当新一代取栓装置（即可回收支架）在急性缺血性脑卒中患者中实现血管再通和改善功能预后方面显示出明显的优越性时，第一代机械取栓装置很快就退出了舞台[90, 91]。支架回收器彻底革新了急性缺血性脑卒中的血管内治疗。支架回收器是一种自膨胀支架，用于取回血栓栓子并恢复血流[9]（图 23-5）。一根导引导管和一根中间导管用于将套着微导管的微导丝推向血栓。这个系统被称为三轴系统，因为有三层导管来接近血栓。微导丝是用于穿过血栓，然后是部署支架回收器的微导管。在接下来的 3～5min，支架回收器的支柱将与血栓接触。这段时间内，由于支架回收器提供了一个通过血栓的临时旁路，远端脑组织会恢复血流。随后，支架回收器被收回到中间导管中（图 23-6），理想情况下，血栓将被支架回收器成功取出，这是可视化的。至关重要的是如果取栓尝试后血流恢复不多或没有恢复，就不要再进行后续的造影剂注射，可能有血栓或碎片堵塞导管，它们会随着造影剂被注回患者的脑循环中。如果获取了部分血栓，可将其取出，并可使用支架回收器进行多次尝试。这种技术的优点是，在放置支架回收器时，大脑会得到暂时的血流供应。

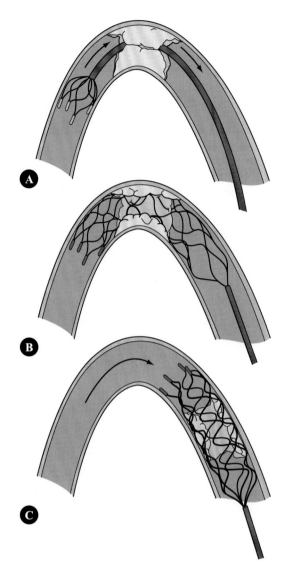

▲ 图 23-5　A. 已被 Rebar 微导管（ev3, Irvine, CA）穿过的血管中的闭塞性凝块，微导丝已与沿箭所示方向部署的 Solitaire 设备（ev3）进行了交换；B. Solitaire 装置完全展开并将凝块推到一边，立即恢复闭塞血管中的血流；C. 带有血凝块的 Solitaire 和 Rebar 与血凝块一起被拉入导引导管，并经导引导管不断用注射器抽吸

Natarajan SK, Siddiqui AH, Hopkins LN, Levy El. Retrievable, detachable stent-platform-based clot-retrieval device (Solitaire FR) for acute stroke revascularization: first demonstration of feasibility in a canine stroke model. *Vase Dis Management*. 2010; 7:E120-125.

　　五项支架取栓临床研究均显示出有效的血管再通和临床预后的改善[92-96]，分别是：荷兰急性缺血性脑卒中血管内治疗的多中心随机临床试验（multicenter randomized clinical trial of endovascular treatment for acute ischemic stroke in the Netherlands, MR CLEAN）[93]，血管内治疗小梗死灶和前循环近端

闭塞并强调 CT 至再通时间最短化研究（endovascular treatment for small core and anterior circulation proximal occlusion with emphasis on minimizing CT to recanalization times, ESCAPE）[94]，延长急性神经功能缺损溶栓时间的临床研究（extending the time for thrombolysis in emergency neurological deficits-intra-arterial, EXTENDIA）[95]，发病 8h 以内的前循环大血管闭塞性急性脑卒中血管再通的 Solitaire FR 取栓治疗对比最佳药物治疗的随机对照研究（randomized trial of revascularization with Solitaire FR device versus best medical therapy in the treatment of acute stroke due to anterior occlusion circulation large vessel occlusion presenting within eight hours of symptomatic onset, REVASCAT）[96]，以及 Solitaire 取栓作为最初血管内治疗方案用于急性缺血性脑卒中试验（Solitaire with the intention for thrombectomy as primary endovascular treatment, SWIFTPRIME）[92]。使用支架回收器取栓的血管再通率被证明高达 88%[92]。根据 2015 年美国心脏协会 / 美国卒中协会关于血管内治疗的 2013 年急性缺血性脑卒中患者早期管理指南的重点更新，支架回收器优于 MERCI 设备。在特定情况下使用其他机械取栓装置代替支架回收器可能是合理的[74]。

　　缺血性脑卒中的一种治疗方法是直接抽吸首次通过技术（a direct aspiration as a first pass technique, ADAPT）[97, 98]，其中大口径的抽吸导管是血管再通的主要方法。在这项技术中，抽吸导管被推送到血栓的近端，然后在不穿越病灶的情况下撤走微导管和微导丝。用注射器手动或用抽吸泵对抽吸导管进行抽吸。抽吸系统内没有血流，则证实与血栓完全接触。如果在抽吸导管中观察到血流，可以在没有微导管系统的情况下向血栓推进，直到血液反流停止。在连续抽吸的情况下，抽吸导管被慢慢抽出，以清除血栓，抽吸时间为 3min。如果第一次尝试（ADAPT）失败，可以进行额外的抽吸尝试，也可以考虑使用支架回收器。

　　在 Turk 及其同事们进行的最大规模的多中心前瞻性研究中，98 名急性缺血性脑卒中患者的 100 根闭塞脑血管接受了 ADAPT 取栓术。78% 的病例成功地达到了脑梗死溶栓治疗评分（thrombolysis in cerebral infarction, TICI）2b 或 3 级血流，40% 的患者在 90 天内实现了功能独立，改良 Rankin 量表（modified Rankin scale, mRS）评分为 0～2 分。同

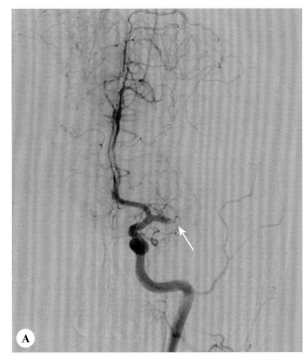

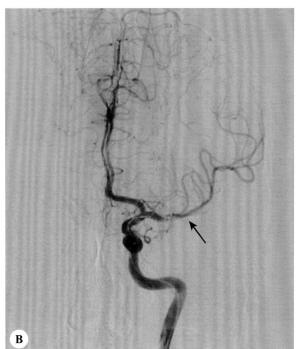

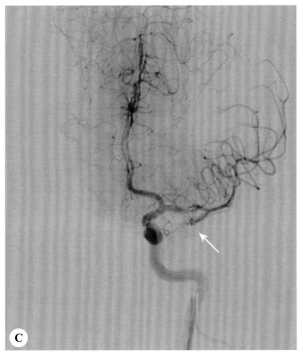

▲ 图 23-6　**A.** 数字减影血管造影的正位（AP）视图显示左侧大脑中动脉 **M1** 段（白箭）中的闭塞性血栓；**B. Stent Retriever** 装置穿过血栓进入 **M2** 上干（黑箭），观察到血流进入远端血管；**C.** 支架回收装置被移除，随后注射造影剂，显示 **M1** 段血供重建良好，**M2** 下干可能血流缓慢（白箭）

样，其他研究显示，使用 ADAPT 的再通成功率超过 75%，如果在第一次失败后使用后续补救技术，再通成功率高达 97.1%[98-100]。值得注意的是，如果手术时间超过 35min，ADAPT 的临床效益就会消失。延迟再通与出血性并发症的风险增加和不良的功能预后相关[101]。

支架回收和抽吸技术的结合，也被称为 Solumbra/Trenumbra[102] 或 CASPER 技术[103]，包括

使用一个大口径的抽吸导管，紧连支架回收器。在笔者的实践中，支架回收器的部署方式与前面描述的相同，但在 3～5min 一体化装置到位后，通过抽吸导管进行抽吸，支架回收器被收回到抽吸导管中，直到感觉到血栓边缘与导管尖端相遇。然后，在持续的抽吸下，抽吸导管和支架取出器作为一个整体一起被移除。将支架回收器和抽吸器结合在一起的基本原理是尽量减少支架回收器被取出时碎片掉落

和远端栓塞事件的发生[102]。

比较 ADAPT 和 Solumbra 的初步报告显示，ADAPT 在实现充分再通[104]和 3 个月后的良好功能预后[105]方面可能更有优势。由于更低的成本和更短的再通时间，ADAPT 已被推荐为介入取栓的一线技术[99, 104, 105]。然而，应该注意的是，在这两项研究中，获得较高再通率和良好功能预后的 ADAPT 组包括那些第一次抽吸失败并随后进行支架回收或 Solumbra 抢救技术的人[104, 105]。最近，Stapleton 及其同事直接比较了 ADAPT 和可回收支架技术，结果未能显示使用其中一项技术比使用另一项有任何直接好处[103]。2015 年美国心脏协会 / 美国脑卒中协会更新了 2013 年急性缺血性脑卒中患者早期管理指南的重点，关于血管内治疗，指南推荐使用支架回收技术作为实现血管内再通的方法[74]。然而，封闭式随机对照试验，COMPASS 试验：一种直接抽吸首次通过技术（COMPASS），比较了 ADAPT 与可回收支架技术或 Solumbra 技术，将进一步加深笔者对现有技术的安全性和有效性的理解。

（三）脑血管串珠样病变的血管内治疗

近端颈内动脉（ICA）的串珠样病变伴颅内血栓对血管内介入治疗提出独特的挑战。13%～15% 的急性缺血性脑卒中患者存在串珠样闭塞[106, 107]。虽然患者的长期预后主要取决于远端血管的再通[108]，但近端闭塞需要干预，因为它也可能是远端闭塞的罪魁祸首[106]。Heck 及其同事证实，具有上述情形的病例中，91% 接受急性支架置入术的患者获得了 TICI 2a～3 级再通[109]。一项 237 名患者的 Meta 分析表明，81% 的串珠样闭塞采用颈动脉支架置入术加支架取栓治疗，结果与之前的支架回收器研究相似[110]。

Soize 及其同事进行了一项串珠样闭塞与单纯颅内血管闭塞的前瞻性试验，结果显示串珠样闭塞在 24h 内的症状性出血率高于单纯闭塞（分别为 9.7% 和 0%）[111]。接受静脉溶栓且随后被发现有串珠样闭塞的情况则更为棘手，这可能需要在颈动脉支架置入术（carotid artery stenting，CAS）后启动双重抗血小板治疗。这将增加患者出现症状性颅内出血的风险[107]。证据显示使用阿昔单抗可导致 31% 的病例出现症状性的颅内出血[109]。相比之下，在急性情况下接受颈动脉支架置入术和取栓的患者使用双重抗血小板治疗时，症状性颅内出血的发生率仅为 4.4%[106]。然而，这两项研究都没有专门调查在抗血

小板治疗和血管内介入治疗之前接受过静脉溶栓治疗的患者的颅内出血风险[106, 109]。建议在接受静脉溶栓治疗的患者中使用抗血小板治疗时要谨慎，而这也是未来需要研究的问题。

串珠样病变面临的挑战在于决定处理近端和远端病变的先后顺序。近端血管顺行和逆行支架置入术都是合理的选择。Rahme 及其同事发现，小部分患有串珠样病变的患者在颅内取栓之前需要进行颅外支架置入[108]。支持颅外支架首先置入的因素包括：可以更好地进入远端闭塞、减少长期颈动脉狭窄及提高远端闭塞再通的机会，但其最显著的缺点是支架回收装置可能会缠绕在近端放置的支架的支柱中[106]。在尝试对远端闭塞进行取栓之前，可将导引导管推送到支架远端以避免此类情况发生[106]。反之，逆行支架置入术具有缩短远端血管再通时间的优势，临床效果也略优于顺行支架置入术[112]，但该方案可能会增加接近远端血栓的难度。此外，用导引导管穿过颈动脉病变可能加剧血管内血栓形成或破坏斑块，导致已经进行血供重建后的血管远端再次栓塞[106]。

目前尚无明确的串珠样闭塞性病变处理指南，但理解近端和远端血管再通的必要性及血管内治疗脑卒中的复杂性对于未来的介入医生至关重要。

（四）小结

在 2015 年美国心脏协会急性缺血性脑卒中治疗指南更新之前，静脉溶栓仍然是治疗急性缺血性脑卒中的唯一推荐治疗方案。在五项大型随机对照试验（MR CLEAN、ESCAPE、EXTEND-IA、REVASCAT 和 SWIFT PRIME）结果出来后，2015 年美国心脏协会 / 美国脑卒中协会重点更新了 2013 年关于血管内治疗急性缺血性脑卒中患者早期管理指南，建议前循环大血管闭塞的患者在症状出现后 6h 内使用血管内治疗[74]。当前的指南还建议，即使正在考虑血管内治疗，符合静脉溶栓条件的患者也应接受静脉注射组织型纤溶酶原激活药。超过 6h，血管内治疗的效果还不确切[74]。

六、颅内动脉粥样硬化疾病

（一）颅内动脉粥样硬化疾病的疾病负担和药物治疗

颅内动脉粥样硬化性疾病（intracranial atherosclerotic disease，ICAD）占缺血性脑卒中的 15%[113-116]。研究

表明，ICAD 患者发生复发性缺血事件和死亡的风险非常高[117]，在症状出现后的早期风险更高[117-120]，且在受影响的血管区域风险最大[116, 121]。特别指出的是，在华法林 – 阿司匹林治疗症状性颅内疾病（Warfarin-Aspirin symptomatic intracranial disease，WASID）试验中，狭窄程度也与复发率直接相关[121]；颅内狭窄程度为 70%～99% 的患者在 1 年（18%，狭窄＜70% 的患者仅为 6%）和 2 年（19%，狭窄＜70% 患者为 10%）的复发率最高[116, 121]。

ICAD 患者的主要治疗方法是双重抗血小板治疗（阿司匹林和氯吡格雷）[122]。氯吡格雷联合阿司匹林减少梗死（CLopidogrd plus Aspirin for infarction reduction，CLAIR）研究[123, 124] 和氯吡格雷联合阿司匹林减少症状性颈动脉狭窄栓塞（Clopidogrel and Aspirin for reduction of emboli in symptomatic carotid stenosis，CARESS）试验[125] 的结果表明，与单独使用阿司匹林相比，使用双重抗血小板药时，脑卒中复发率较低。然而，即使有最好的药物治疗，每年脑卒中的复发率仍在 3%～15%[126]。WASID 研究组表明，当颅内狭窄患者接受阿司匹林治疗时，复发缺血性脑卒中、出血或死亡的风险高达 22.1%，而当使用华法林时，这一风险高达 21.8%[121]。考虑到即便有最佳的药物治疗，ICAD 仍存在高风险和高发病率，血管内治疗越来越多地用于 ICAD 的治疗[122]。

（二）颅内动脉粥样硬化性疾病的血管内治疗

预防颅内血管狭窄患者脑卒中复发的支架置入术和积极药物治疗（stenting and aggressive medical management for preventing recurrent stroke in intracranial stenosis，SAMMPRIS）研究是一项规模最大的前瞻性试验，旨在比较经皮腔内血管成形术和支架置入术（percutaneous transluminal angioplasty and stenting，PTAS）联合最佳药物治疗与单独最佳药物治疗[127]。研究结果显示，在接受最佳药物治疗的 PTAS 患者中，30 天的脑卒中或死亡率为 14.7%，而仅接受最佳药物治疗的患者脑卒中或死亡率却为 5.8%[127]。然而，SAMMPRIS 研究因纳入标准不佳而受到严重批评，原因是该研究纳入了同时具有已知高风险因素的患者，包括早期治疗和≥70% 的高度狭窄[117, 127, 128]。

鉴于采用最佳药物治疗的脑卒中复发风险仍然高得令人无法接受，神经介入专家继续主张单纯血管成形术用于 ICAD 患者的治疗。用尺寸较小的球囊进行缓慢、持续的充气（次最大化血管成形术）（图 23-7）这项较新的技术被认为很有前景[129]，因为它有更高的成功率和更低的手术并发症率[116, 117, 122]。在一项针对因 ICAD 继发的狭窄＞70% 而接受次最大化血管成形术的患者的单中心研究中，Dumont 及其同事得出 30 天的并发症发生率为 4.9%，无缺血事件生存率为 91%[130]。随后，一项涉及次最大化血管成形术治疗严重颅内狭窄的小型 I 期临床试验显示出相似的成功率，30 天脑卒中率为 0%，1 年脑卒中率为 5.5%[129]。

在实践中，笔者的目标是将狭窄的颅内病变扩大至正常血管大小的 50%～70%。因为半径是影响流量最大的变量，即使是小幅增加也会对下游产生有意义的影响。有趣的是，笔者的灌注成像和参数成像显示血管成形术后血流增加。

在后 SAMMPRIS 时代，使用短期双联抗血小板治疗后长期使用阿司匹林并充分控制血压、血糖和血脂已成为 ICAD 管理的主流方法[117, 127]。然而，对于难治性 ICAD，次最大化血管成形术可能是一个可行的选择。此外，血管内治疗的时机也会影响预后。症状出现后延迟 30 天进行次最大血管成形术可能获益，但这并不确定，仍有待研究。

七、颈动脉疾病的血管内治疗

治疗颈动脉疾病仍然是降低脑卒中的前提。颈动脉内膜剥脱术的标志性前瞻性研究包括北美症状性颈动脉内膜剥脱术研究（North American symptomatic carotid endarterectomy trial，NASCET）[131]、无症状颈动脉粥样硬化研究（asymptomatic carotid atherosclerosis study，ACAS）[132]、无症状颈动脉手术研究（asymptomatic carotid surgery trial，ACST）[133] 和欧洲颈动脉手术研究（European carotid surgery trial，ECST）[134]。这些研究结果已经将颈动脉内膜剥脱术（carotid endarterectomy，CEA）确定为颈动脉疾病的有效治疗方法，可显著降低长期脑卒中的发生率。然而，直到支架置入术和血管成形术对高危动脉内膜剥脱术患者（stenting and angioplasty with protection in patients at high risk for endarterectomy，SAPPHIRE）研究的出现，美国食品药品管理局才批准使用 CAS。这项研究的结果表明，在高危患者中，CAS 并不劣于 CEA。30 天心肌梗死、脑卒中和死亡率在 CAS 组

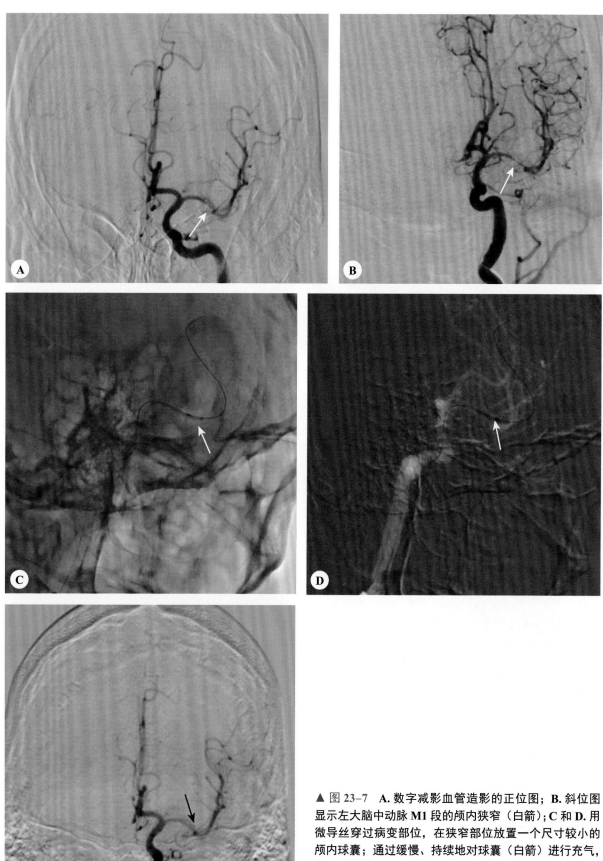

▲ 图 23-7　A. 数字减影血管造影的正位图；B. 斜位图显示左大脑中动脉 M1 段的颅内狭窄（白箭）；C 和 D. 用微导丝穿过病变部位，在狭窄部位放置一个尺寸较小的颅内球囊；通过缓慢、持续地对球囊（白箭）进行充气，每 30 秒注入 1 个大气压，达到额定压力，实现次最大化血管成形术；E. 次最大化血管成形术后的对比剂注射显示通过狭窄区域的血流得到改善（黑箭）

和 CEA 组分别为 4.8% 和 9.8%（P=0.09）。一年的心肌梗死、同侧脑卒中和死亡率在 CAS 组和 CEA 组分别为 12% 和 20.1%（P=0.048）[135]。

　　类似的，颈动脉和椎动脉腔内血管成形术研究（carotid and vertebral artery transluminal angioplasty study，CAVATAS）[136]、支架保护血管成形术与颈动脉内膜切除术（stent-protected angioplasty versus carotid endarterectomy，SPACE）[137] 及症状性的重度颈动脉狭窄患者的内膜切除术与血管成形术（endarterectomy versus angioplasty in patients with symptomatic severe carotid stenosis，EVA-3S）[138] 显示了血管内治疗颈动脉狭窄令人鼓舞的结果。颈动脉血供重建内膜切除术与支架置入研究（carotid revascularization endarterectomy versus stenting trial，CREST）[139] 将 1326 名有症状和 1196 名无症状的患者随机分配至 CAS 或 CEA 组，中位随访时间为 2.5 年。这项研究表明，在有症状和无症状的颈动脉狭窄患者中，脑卒中、心肌梗死和死亡的主要结局在 CAS 组或 CEA 组间没有统计学差异。值得注意的是，CAS 的围术期脑卒中风险（4.1% vs. 2.3%）和 CEA 的心肌梗死风险（1.1% vs. 2.3%）更高[139]。

　　目前的做法是，如果患者因解剖或共病的原因行 CEA 治疗风险过高，则选择 CAS 治疗。CREST-2 等正在进行的研究目前正在招募，以评估 CAS 在无症状颈动脉狭窄患者中的应用价值。CAS 随着技术的发展和从业者经验的增加，其安全性和有效性似乎也随之提高。使用过滤器进行远端栓塞保护显著降低了 CAS 期间症状性脑卒中的发生率。当患者存在狭窄远端有挑战性的曲折或难以穿过的严重狭窄时，可以采用带逆流的近端保护，效果理想（图 23-8）。

　　需要重视的是，在血管成形术和支架置入术期间，可能会有内膜刺激和损伤，从而导致血栓栓塞并发症。此外，血管中异物（如支架）的存在也可能是血小板聚集和随后的血栓栓塞并发症的诱因。患者需要在术前接受双重抗血小板治疗，包括阿司匹林和氯吡格雷 / 替格瑞洛，并且应在术前进行血小板功能测定以确认血小板水平适合进行血管内治疗。此外，患者在手术后需要维持双重抗血小板治疗至少 3 个月，然后终身单用阿司匹林。

结论

　　血管内治疗已经彻底改变了急性脑卒中和闭塞性脑血管疾病的治疗。自从机械取栓成为脑卒中干预新的金标准以来，它已经挽救了无数的生命。随着更好的支架、输送系统和保护装置的出现，颈动脉支架手术也变得更加安全、快速和有效。随着更多的试验不断确定最佳做法，不断地创新创造出更安全的手段来处理最复杂的脑血管疾病，未来的神经外科医生有必要接触和了解血管内技术。

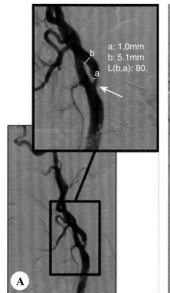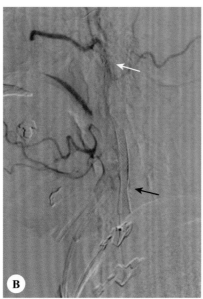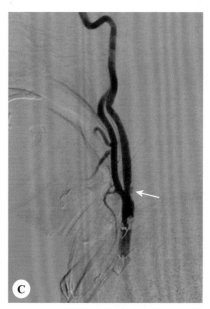

▲ 图 23-8　**A.** 数字减影血管造影的侧位图显示颈内动脉 **80%** 的狭窄（子图，白箭）；**B.** 在远端栓子保护装置（白箭）的帮助下，在颈内动脉狭窄病变处放置一个大的支架（黑箭）；**C.** 移除远端栓塞保护装置后的后续造影剂注射显示先前狭窄部位的颈内动脉直径增大（白箭）

第 24 章 颅内动脉瘤的血管内治疗
Endovascular Treatment of Intracranial Aneurysms

Ryan P. Morton　Cory M. Kelly　Michael R. Levitt　著

沈　建 译　严　敏　方泽斌 校

临床要点

- 神经外科血管内治疗正在迅速成为许多颅内动脉瘤的一线治疗方法。
- 动脉瘤栓塞（带或不带支架）和血流导向支架是颅内动脉瘤血管内治疗的主要材料。选择血管内治疗应考虑动脉瘤的位置、形态和破裂的风险。
- 如果血管内治疗不可取，手术夹闭动脉瘤仍然是主要的替代治疗方法。
- 患者在接受动脉瘤任何类型的支架治疗后，通常接受双联抗血小板治疗 3～6 个月，以降低支架相关的血栓形成风险。破裂动脉瘤的支架辅助治疗受到双联抗血小板治疗风险的限制。
- 在动脉瘤弹簧圈栓塞过程中，辅助材料如可移动球囊和永久性支架为弹簧圈提供结构支持，防止弹簧圈突入载瘤血管。
- 血流导向支架正在成为治疗宽颈动脉瘤的常用治疗方法。与传统的支架相比，血流导向支架利用更大的金属覆盖面积来阻断血液流入动脉瘤。
- 新兴的血管内技术目前聚焦于研发用于特殊位置动脉瘤及与生物活性材料相结合的血管重建装置。

概述

颅内动脉瘤可以用多种血管内技术来治疗，每一种技术都有各自的优缺点。本章介绍了血管内治疗方案的现状，重点介绍其优缺点，以探讨颅内动脉瘤的治疗实践。本文还简要介绍了颅内动脉瘤血管内治疗的未来发展方向。

（一）夹闭还是弹簧圈栓塞

国际蛛网膜下腔动脉瘤试验（international subarachnoid aneurysm trial，ISAT）和 Barrow 破裂动脉瘤试验（Barrow ruptured aneurysm trial，BRAT）的研究结果表明，对于大多数颅内动脉瘤来说，血管内治疗已经成为一线方案[1-3]。然而，每个动脉瘤、患者和外科医生都是独特的个体。如破裂动脉瘤用支架辅助栓塞将会面临挑战，因为使用支架就必然需要抗血小板治疗，而动脉瘤破裂患者服用抗血小板药有潜在的并发症[4]。此外，通常需要立即将动脉瘤从循环中排除，这使得一些技术（如分流手术）的吸引力降低。最后，动脉瘤结构的每个细节都将影响动脉瘤的最佳治疗策略。试图应用绝对的"适应证和禁忌证"往往充满了困难，因此本章旨在提供可供参考的指导方针。

（二）动脉瘤形态学

许多几何学参数已被用于评估动脉瘤更合适血管内治疗还是手术夹闭。此外，这些参数也被用来确定动脉瘤是否可采用单纯弹簧圈栓塞技术、球囊辅助弹簧圈栓塞技术（balloon-assisted coil embolization，BACE）或支架辅助弹簧圈栓塞技术（stem-assisted coil embolization，SACE）。四个主要参数是顶颈比、纵横比、顶尺寸和颈宽度（图 24-1）。

1. 顶颈比

最大瘤顶宽度与最大瘤颈宽的比值＞2 有利于单纯弹簧圈栓塞。比值＞1.6 则可选择单纯弹簧圈栓塞或采用球囊辅助或支架辅助栓塞技术。当顶颈比＜1.2 时，常规的血管内技术将面临挑战，在这种情况下，血流导向支架或手术夹闭可能会更适合。

2. 纵横比

最大瘤顶高度与最大瘤颈宽的比值＞1.6，更倾向于单纯弹簧圈栓塞。比值＜1.6，则应考虑 BACE、SACE 或血流导向技术。

3. 颈宽度

颈宽度≤4mm 的动脉瘤通常有利于单纯弹簧圈栓塞，除非动脉瘤的顶也非常小。无论其他参数如何，颈宽度＞4mm，应考虑 BACE、SACE 或血流导向技术。

4. 顶尺寸

顶尺寸＜3mm 的动脉瘤使用标准的血管内技术具有挑战性，可考虑血流导向支架，但＜3mm 的动脉瘤通常不会立即出现破裂的风险，因此经常选择密切观察。对于非常小的动脉瘤，特别是在动脉瘤破裂的情况下，手术夹闭常常是更合适的[5]。

一、动脉瘤弹簧圈

动脉瘤弹簧圈通常由铂 / 钨合金制成，是在透视下容易被看到的惰性金属。每个弹簧圈有不同的尺寸。第一个数字以"mm"为单位，是指在放置过程中形成的弹簧圈直径（图 24-2，"D"）。第一个弹簧圈的直径通常选择动脉瘤宽度的 75%，以确保安全放置。第二个数字以"cm"为单位，是指弹簧圈展开后的总长度。

弹簧圈与推送的导丝相连，可以通过热熔、电、机械等方式解脱后留于动脉瘤内。弹簧圈和微导丝封装在一个塑料保护套中，置于微导管的中心，以便导入动脉瘤。弹簧圈的柔软度是一个难以量化的值，但它很大程度上受到平均直径（图 24-2，"D"）和线圈角度（图 24-2，"α"）的影响。弹簧圈越软，就越容易放入动脉瘤内，而不会引起微导管踢管或动脉瘤破裂，但弹簧圈越软就越不容易填实[6]。研究表明使用裸铂弹簧圈治疗后的复发率为 10%～30%，因此对弹簧圈表面进行了不断修饰，以减少复发率[1, 2]。市场上有几种"生物活性"弹簧圈装置含有特殊材料可诱导炎症反应引发动脉瘤纤维化。带纤维铂金弹簧圈 VortX（Stryker，Boston，Massachusetts）、纤毛弹簧圈（ev3；Covidien，Irvine，California）和尼龙纤毛弹簧圈 AxiroFX（Covidien）已经在几个单中心研究中被用于动脉瘤栓塞，显示能够以较低的填塞密度达到＞90% 的闭塞率[7-10]。聚乙醇酸（polyglycolic acid，PGLA）弹簧圈（Matrixcoil，Stryker）在文献中显示出好坏参半的结果，但确实有较好的安全性[11-16]。聚乙醇酸（Polyglycolic acid，

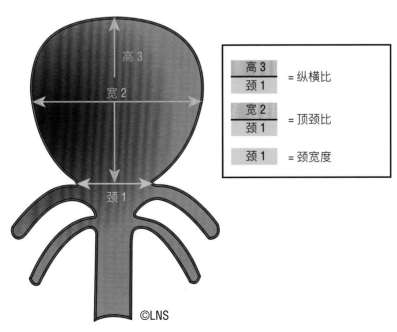

▲ 图 24-1　动脉瘤几何参数：顶颈比、纵横比、顶尺寸和颈宽度

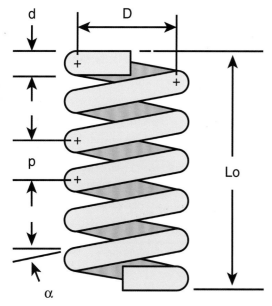

▲ 图 24-2 动脉瘤线圈尺寸

平均直径（D）、自由长度（Lo）、线径（d）、螺距（p）、线圈角度（α）

PGA）弹簧圈（Cerecyte，Micrus Endovascular，San Jose，California）是在弹簧圈内装载一个聚乙醇酸的纤维丝，随着血流而水解，导致炎症反应。与纤维弹簧圈类似，一些观察性研究表明，与标准裸铂弹簧圈相比，PGA 弹簧圈的耐久性有所提高[17, 18]；然而，两项随机试验显示 PGA 和裸铂线圈之间的放射学结果或复发率无明显差异。此外，这些试验表明，当使用 PGA 弹簧圈时，破裂动脉瘤患者在出院时的临床结果更差[19, 20]。最后，水凝胶弹簧圈（hydroCoil embolic system；MicroVention，Tustin，California）由涂有水凝胶的裸铂弹簧圈组成。水凝胶弹簧圈不会引起炎症反应，而是通过膨胀以填充瘤体空虚，达到致密填塞。虽然一些单中心研究报道了水凝胶弹簧圈填充密度的改善[21]，但一项随机试验显示水凝胶弹簧圈和裸铂弹簧圈之间的放射学或临床结果没有差异。另外，水凝胶弹簧圈治疗组报道了 5 例不明原因的脑积水[22]。

弹簧圈栓塞动脉瘤，使用了"成篮、填塞、收尾"的概念（图 24-3）。对于一个特定的动脉瘤（图 24-3A），首先选择成篮弹簧圈（图 24-3B）。这些弹簧圈通常是圆形或环形的（有时被称为 3D 弹簧圈），并为后续的"填塞弹簧圈"和"收尾弹簧圈"提供一个外部球形基础。填塞弹簧圈通常根据成

篮弹簧圈的框架走行，并占据动脉瘤内的空间（图 24-3C）。这些弹簧圈具有中等硬度，通常具有 360° 或 20° 的螺旋形状。最后，收尾弹簧圈对动脉瘤进行最终填充以达到完全闭塞（图 24-3D）。收尾弹簧圈通常是最软最细的。一些研究表明，填充密度与动脉瘤复发呈负相关[23, 24]，一般认为最佳填塞密度为 20%～25%[25]。

二、弹簧圈栓塞技术

使用放大工作角度视图的路图技术，先将一根微导丝轻轻插入动脉瘤腔。然后将微导管通过微导丝引入动脉瘤腔，为弹簧圈栓塞做准备。然后撤出微导丝，将弹簧圈经微导管送入动脉瘤腔。先填入成篮弹簧圈形成框架，然后用填塞弹簧圈最后用收尾弹簧圈。

（一）球囊辅助弹簧圈栓塞

球囊辅助弹簧圈栓塞（balloon-assisted coil embolization，BACE）技术最初由 Moret 提出[26]，被用于宽颈动脉瘤（通常定义为顶颈比＜2，纵横比＜1.6，或者颈宽度＞4mm）。BACE 技术包括在动脉瘤颈前的载瘤动脉中放置一个球囊。然后通常用 1∶1 的造影剂和生理盐水混合物充盈（因为 100% 的造影剂太黏稠，会使球囊充气更加困难）。球囊可在多个弹簧圈填塞期间保持充盈，在弹簧圈放置间隙卸除，或仅在最终的弹簧圈放置时充盈。BACE 技术具有保护载瘤血管免受线圈突出和能够在术中动脉瘤意外破裂时阻断血流的优点（图 24-4）。BACE 技术不需要使用抗血小板药物治疗。

两项大型临床试验：血管内入路治疗动脉瘤（aneurysms treated by endovascular approach，ATENA）和治疗破裂颅内动脉瘤的临床和解剖结果（clinical and anatomic results in the treatment of ruptured intracranial aneurysms，CLARITY）试验[27, 28]，分别将 BACE 技术与原始弹簧圈栓塞技术治疗未破裂和破裂动脉瘤进行了比较。在 ATENA 中，BACE 组的术中破裂率为 3.2%，而弹簧圈组为 2.2%。在 BACE 组的永久性功能障碍或死亡率为 1.4%，而弹簧圈组为 0.6%。BACE 组的总并发症发生率为 11.7%，弹簧圈组为 10.8%。在 CLARITY 中，两组患者的术中破裂率完全相同（4.4%）。BACE 组的总并发症发生率为 16.9%，弹簧圈组为 17.4%，这些结果显示 BACE 适

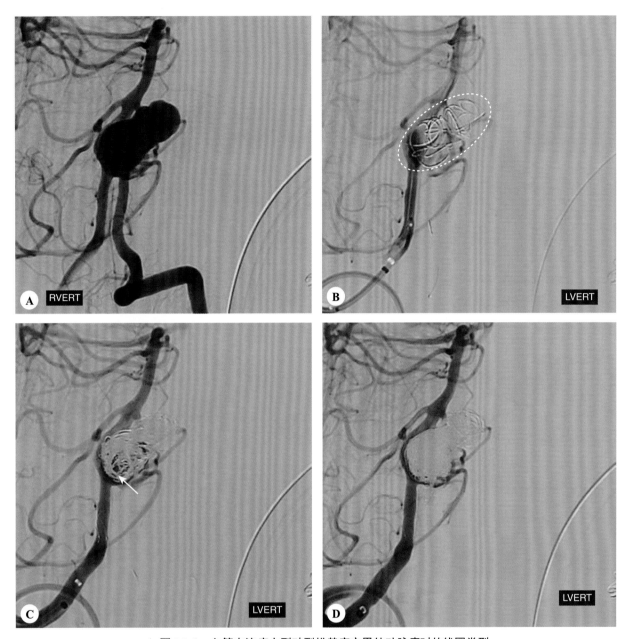

▲ 图 24-3　血管内治疗大型破裂椎基底交界处动脉瘤时的线圈类型

A. 动脉瘤栓塞前的血管造影；B. 成篮线圈提供球形框架基础，虚线标出动脉瘤的范围；C. 填塞线圈栓塞了大部分动脉瘤，但颈部仍有部分是空虚的（箭）；D. 收尾线圈增加填塞密度，动脉瘤被致密栓塞

用于宽颈或复杂瘤颈的动脉瘤。

（二）球囊的类型

HyperForm 和 HyperGlide（ev3）球囊可通过一个 0.01 英寸（0.254mm）的导丝输送，HyperForm 是球形，而 HyperGlide 是椭圆形。球囊的选择取决于动脉瘤颈和载瘤血管的解剖结构。HyperForm 和 HyperGlide 都是兼容性球囊。HyperForm 有 4mm 或 7mm 的直径和 7mm 的长度，而 HyperGlide 有 3mm、

4mm、5mm 的直径和各种长度。Transform（Stryker）球囊由一根更坚固的 0.014 英寸（0.356mm）的导丝输送，它有圆柱形或椭圆形，有 3mm、4mm、5mm、7mm 的直径和各种长度。

（三）支架辅助弹簧圈栓塞

支架辅助弹簧圈栓塞（stent-assisted coil embolization, SACE）技术通常被用于宽颈未破裂的复杂动脉瘤，这种技术需要预先使用双联抗血小板药。这些药必

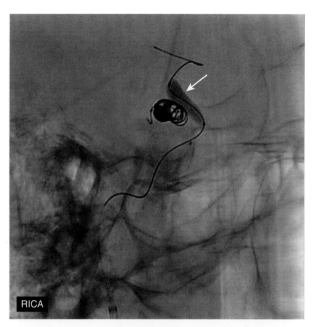

▲ 图 24-4　球囊辅助栓塞术（原始透视图像）

充气气囊导管（箭）用于辅助宽颈破裂动脉瘤的栓塞；弹簧圈在栓塞过程中被气囊保护在动脉瘤腔内

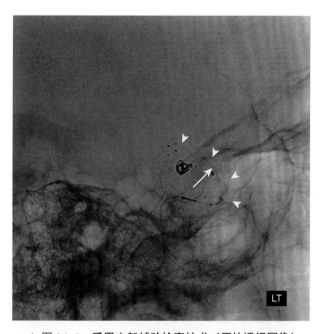

▲ 图 24-5　采用支架辅助栓塞技术（原始透视图像）

一个线圈被推入微导管（箭），通过 Neuroform 支架的网孔置入动脉瘤内（箭头）

须在支架放置后继续使用 3～6 个月，以防止支架内皮化过程中的支架内血栓形成或支架内狭窄。当紧急使用 SACE 技术时（如在动脉瘤破裂或术前未计划使用 SACE 时），术中给予阿昔单抗、依替巴肽或替罗非班，然后在手术结束时给予负荷剂量的阿司匹林和氯吡格雷[29]。

　　SACE 技术中的弹簧圈通常以"穿支架网眼"的形式操作，在微导管通过支架内腔到动脉瘤颈部后，操作者可以通过引导微导管穿过支架网眼进入动脉瘤腔进行弹簧圈栓塞（图 24-5）。或者可以在支架放置前置入微导管，有效地将微导管固定在血管内壁和支架外壁之间。在弹簧圈栓塞后，从支架和血管之间取出微导管。这种"Jailing 技术"存在一些风险，包括微导管干扰支架的释放，微导管被支架移位，以及由于弹簧圈在支架和内膜之间缠绕而导致的弹簧圈变形。

（四）自膨式颅内支架

　　自膨式颅内支架通常用于防止栓塞术中弹簧圈脱出动脉瘤腔，并且支架本身也能减少进入动脉瘤的血流（称为血流导向）。这些微支架通常由镍钛合金制成，这种金属具有热记忆性能，因此支架的形状和长度是可预测的。当释放时，支架会自我膨胀同时长度短缩，以利用径向力来贴合血管壁。Neuroform

（Boston Scientific）和 Enterprise 血管重建装置（Codman Neurovascular）是美国最常用的自膨式颅内支架，与球囊扩张支架相比，具有更好的定位性能。Enterprise 支架比 Neuroform 支架使用更简便、血管内移动更容易，还有可恢复的优点；然而，Neuroform 支架是开环设计，放置过程中不容易扭结。

　　支架不仅是弹簧圈栓塞的辅助设备，也可以保持栓塞效果的长期持久性，特别是在动脉瘤容易复发的情况下。这是因为支架对动脉瘤 - 载瘤动脉复合体的生理和生物学有几种可能的影响：改变载瘤动脉的结构，从而可能改变动脉瘤内的血流动力学，干扰进入动脉瘤的血流速度，降低涡流强度，减少壁剪切应力，减少血流的水锤效应（可导致弹簧圈压实），刺激动脉瘤颈部的内皮和新生内膜组织的增生，为动脉瘤颈部区域的生物重塑提供框架。

　　接下来将讨论各种类型的支架。

1. Neuroform 支架

　　Neuroform 支架（Boston Scientific）是一种混合型开环自膨支架，用于治疗载瘤动脉直径为 2～4.5mm 的未破裂颅内囊状动脉瘤。Neuroform 支架采用镍钛合金管网设计，根据不同的支架长度分别有 4 个、6 个或 8 个节段组成，节段之间由 2 个 60μm 的锯齿形支柱连接。支架的近端和远端各有 4 个不透射线的标记点。Neuroform 支架有不同直径，外径范围为 2.5～4.5mm，工作长度（支架完全膨胀时）为 15～30mm，金属覆盖面积约为 11%。

Neuroform 支架预装在一根输送导丝上，直径从近端外径 0.018 英寸（0.457mm）逐渐变细到远端外径 0.010 英寸（0.254mm），并带有 19mm 软的不透射线的远端标记区域。微导管远端有两个不透射线标记点，以协助支架定位。输送导丝有三个远端和两个近端不透射线标记点，并与 0.027 英寸（0.686mm）微导管兼容。对于更曲折的血管解剖结构，传统的交换技术可以提供更好的远端导丝通路。无论采用何种技术，支架释放是"脱鞘"而不是"推送"（通过固定支架输送导丝的同时回撤微导管，而不是推送输送导丝将支架推出微导管）。

支架自膨直径应大于载瘤血管最大直径约 0.5mm，支架工作长度应超过动脉瘤颈两侧各 4mm。因此，Neuroform 支架不应用于治疗瘤颈宽度＞ 22mm 的动脉瘤。在放置后，支架在自膨至 4.5mm 时长度短缩约 5.4%，支架自膨至 2.5mm 时长度短缩约 1.8%。大多数微导管可以通过支架网眼进入动脉瘤，以进行常规弹簧圈输送。

美国 SENAT 研究是一项前瞻性、非随机、多中心研究，旨在证明 Neuroform 支架在血管内治疗宽颈动脉瘤的安全性和有效性。该研究显示，术中最终血管造影显示动脉瘤达到完全栓塞的情况下，术后 12～18 个月随访的复发率低于 10%[30]。

2. Enterprise 支架

Enterprise 支架（Codman）是一种可以反复释放 - 回收的闭环自膨支架，用于治疗载瘤动脉直径为 3～4mm 的颅内囊状宽颈动脉瘤或梭状动脉瘤。Enterprise 支架由一个 60μm 的镍钛合金框架组成，表面覆有聚合物涂层，根据长度不同，支架的金属覆盖率在 4%～5%。Enterprise 支架近端和远端各有 4 个不透射线的标记点。支架的外径为 4.5mm，工作长度为 14～37mm。

该支架预装在镍钛合金输送导丝上，并与 0.021 英寸（0.533mm）的微导管兼容。距离输送导丝远端 150cm 处有一个不透射线的标记点。Enterprise 支架采用传统的血管内技术进行置入：首先，将微导管携微导丝在路图辅助下输送至动脉瘤颈的远端。然后取出微导丝，通过微导管引入支架。支架的工作长度应超过动脉瘤颈的两侧各 5mm（因此，

Enterprise 支架不应用于治疗瘤颈宽度＞30mm 的动脉瘤）。与 Neuroform 支架类似，Enterprise 支架通过"脱鞘"方式释放。在支架释放后，支架长度可能会短缩 6%～11%。由于闭环的设计，如果支架释放少于 80%，则可以重新回收支架进行重新定位释放。在成功释放后，微导管可通过支架网眼进入动脉瘤以输送弹簧圈。

自膨式支架系统研究（enterprise self-expanding stent system study）是一项美国的前瞻性、非随机、多中心研究，旨在证明 Enterprise 支架在血管内治疗宽颈动脉瘤的安全性和有效性。该研究于 2010 年结束，结果显示在血管内治疗 6 个月后，弹簧圈维持率超过了 95%[31]。

3. 全轮廓低可视腔内支架（LVIS）和 LVIS Jr. 支架

全轮廓低可视腔内支架（low-profile visualized intraluminal support device，LVIS）和 LVIS Jr. 支架是一种闭环自膨支架，用于治疗未破裂的载瘤动脉直径为 2.5～4.5mm 的颅内囊状宽颈动脉瘤。LVIS 支架（图 24-6）有四个喇叭形支柱，由 16 根螺旋金属丝手工编织而成，提供最高可达 28% 的，瘤颈部金属覆盖率。其中，14 根金属丝由镍钛合金制成，而剩下的 2 根金属丝由不透射线的钽制成，以增加可视化。此外，支架的近端和远端还各有 4 个不透射线的标记点。LVIS 支架有不同规格的产品，直径为 2.5～5.5mm，工作长度为 15～50mm，膨胀释放的自由度范围为 78%～85%。LVIS 支架的输送导丝的直径为 0.0023～0.0025 英寸（0.0584～0.0635mm），近端和远端分别有 2 个和 3 个不透射线标记点，并与 0.021 英寸（0.533mm）微导管兼容。LVIS Jr. 支架的输送导丝的直径也是 0.0023～0.0025 英寸（0.0584～0.0635mm），但可兼容 0.017 英寸（0.432mm）的微导管。

LVIS Jr. 支架有 3 个喇叭形支柱，由 12 根螺旋金属丝组成，其中 9 根由镍钛合金制成，而剩下的 3 根则由不透射线的钽制成，以增加可视化。此外，支架的近端和远端各有 3 个不透射线的标记点。LVIS Jr. 支架也有不同规格的产品，直径分别为 2.5mm、3mm 和 3.5mm，工作长度为 14～35mm，膨胀释放的自由度范围为 82%～85%。

LVIS 支架置入过程：先将微导管携微导丝输送至动脉瘤颈的远端。然后取出微导丝，通过微导管引入支架，使支架远端不透射线标记点在动脉瘤颈

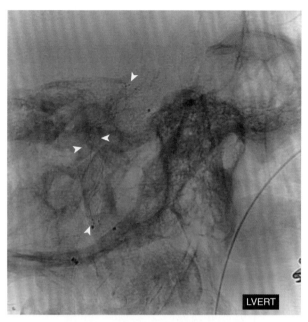

▲ 图 24-6　LVIS 支架的原始透视（箭头）

远端 7mm 处。位置满意后，使用"推拉"技术将
LVIS 支架释放在动脉瘤颈部，同时回撤微导管，确
保近端不透射线标记点在动脉瘤颈部近端 7mm 处。
置入支架后，微导管可以穿过支架网眼进入动脉瘤，
以输送弹簧圈进行填塞。Headway17 和 Headway Duo
微导管（Micro Vention）比其他微导管更容易通过支
架网眼。如果最初置入不理想，LVIS 支架总共可重
新回收—释放三次，LVIS 支架释放后最多可达压缩
长度的 80%，LVIS Jr. 可达 75%。

　　美国 LVIS 支架研究是一项前瞻性、非随机、多
中心研究，旨在研究 LVIS 支架治疗未破裂宽颈动脉
瘤的可行性、安全性和有效性。该研究显示，血管
内治疗后 6 个月，LVIS 支架辅助栓塞动脉瘤的闭塞
率＞90%[32]。

4. Atlas

　　Atlas 支架（Stryker）是一种自膨支架，用于治
疗未破裂的载瘤动脉直径为 2.5～4.5mm 的颅内囊状
宽颈动脉瘤。

　　Atlas 支架由镍钛合金制成，采用开环和闭环的
混合设计，远端开环以提高贴合性，近端闭环以增
强稳定性。锯齿形支架部件之间有四个支柱连接以
提供额外的支撑。支架近端和远端各有 3 个不透射线
的标记点。

　　Atlas 支架有 8 节段和 12 节段两种规格，分别可自
膨为直径为 3mm、4/4.5mm，工作长度为 15～30mm。

支架的工作长度应大于动脉瘤颈两侧各 4mm。因此，
Atlas 支架不应用于治疗瘤颈宽度＞22mm 的动脉瘤。
支架释放后长度可能会短缩 6.3%。该支架可以通
过 0.017 英寸（0.432mm）微导管输送，如 Excelsior
SL-10。支架预装在输送导丝上，类似于 EZ 支架导
管。根据医生的偏好，304V 不锈钢输送导丝可以选
择是否配置 8.5mm 的远端尖头。

　　Atlas 支架通过导入鞘输送至微导管内。然后用
输送导丝将 Atlas 支架推进到微导管的远端，支架远
端需要定位在动脉瘤颈远端 1.2cm 以远。支架的远
端不透射线标记点需位于微导管远端标记点的近端
1～2mm，然后通过"脱鞘"技术释放支架覆盖于动
脉瘤颈部。

　　ATLAS 研究是一项正在进行的前瞻性、多中心、
单治疗组、开放的研究，旨在研究 Atlas 支架辅助弹
簧圈栓塞治疗颅内动脉瘤的安全性和有效性。该研
究的主要有效性终点是血管内治疗后 12 个月的脑血
管造影复查显示动脉瘤完全闭塞而无须再治疗或载
瘤血管狭窄＞50%。

5. Y 形支架技术

　　颈内动脉末端、基底动脉和大脑中动脉分叉部
宽颈动脉瘤由于栓塞治疗难度较大，传统上采用手
术夹闭。然而，随着支架技术进步，Y 形支架技术应
运而生。首先，将第一个支架置入载瘤动脉的一个
分支，第二个支架穿过第一个支架的网眼，置入载
瘤动脉另一个分支中，同时需尽量避免第一个支架移
位。这种 Y 形结构为弹簧圈栓塞提供了机械支撑[33, 34]
（图 24-7）。Y 形支架辅助弹簧圈栓塞技术已成功用
于前交通动脉和大脑中动脉分叉部的动脉瘤[35]。

6. Waffle Cone 技术

　　还有一种单支架治疗分叉部动脉瘤的方法是
Waffle Cone 技术。将一个支架从载瘤血管近端开始
一直放置到动脉瘤的颈部，为弹簧圈提供了载瘤动
脉保护和机械支撑[36]。在使用 Waffle Cone 技术时
必须考虑几个风险。首先，支架可能会改变分叉部
血管的血流动力学，并可能导致动脉瘤再通。其次，
对于瘤体高度较小的动脉瘤，必须特别注意支架展
开过程中的正向牵引可能会穿透动脉瘤壁。最后，
这项技术的失败或并发症可能会使后续的替代治疗
更具挑战性。

7. 跨循环入路

　　由于载瘤动脉扭曲明显或动脉瘤的形态的原因，

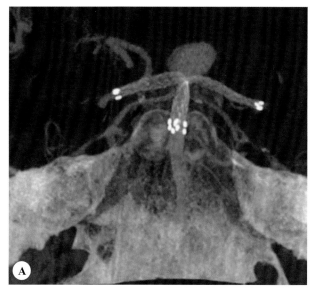
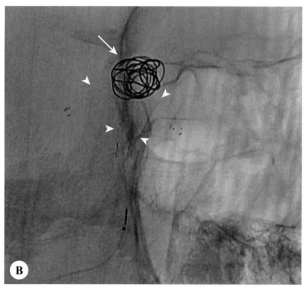

▲ 图 24-7　基底动脉分叉部动脉瘤 Y 形支架置入术

A. 两个 Enterprise 支架以 Y 形排列，以支撑基底动脉分叉部宽颈动脉瘤的弹簧圈栓塞；B. 将弹簧圈置入动脉瘤的原位透视，弹簧圈（箭）由 Y 形支架结构（箭头）支撑，而不会脱出到载瘤动脉

难以采用 Y 形支架置入术或其他辅助技术进行单一动脉顺行置管的情况下，微导管可以采用跨循环技术。例如，微导管可以从颈内动脉经后交通动脉进入椎 - 基底动脉系统（图 24-8），反之，微导管也可以从椎 - 基底动脉经后交通动脉进入颈内动脉系统。或者微导管从一侧颈内动脉经前交通动脉进入对侧颈内动脉系统。通过这种方法，可以将支架放置在 M1 段到 A1 段（颈内动脉终末动脉瘤）、P1 段到对侧 P1 段（基底动脉顶端动脉瘤）或难以到达的颈内动脉病变[37]。

三、血流导向装置

Pipeline 血流导向装置

Pipeline 栓塞装置（pipeline embolization device, PED）（ev3）是一种圆筒状的血流导向装置，用于治疗颈内动脉从岩骨段到垂体上段的大型或巨大型宽颈动脉瘤（现适应证已逐步扩大）。它彻底改变了某些类型动脉瘤的治疗。

PED 有一个支架样的设计，由 48 股 30μm 粗的金属丝编织而成，金属丝成分为 75% 钴 / 铬和 25% 铂 / 钨，从而使整个装置在射线下均匀显影（图 24-9）。PED 的可伸缩设计和金属成分使它具有良好的贴合血管性能，即使是在迂曲的血管中。

PED 具有不同规格的产品，直径为 2.5~5mm，工作长度为 10~35mm。PED 的编织结构导致了释放后不同的金属覆盖范围，这取决于该装置释放后的自膨程度。一个完全膨胀的 PED 提供了 30%~35% 的金属覆盖率。与传统支架相比，更高的金属覆盖率使该装置可以引导更多的血流远离动脉瘤穹顶，从而导致血栓更易形成。随后的 PED 内皮化最终导致动脉瘤的闭塞及载瘤动脉的治愈。PED 安装在一个 175~190cm 的 304V 不锈钢输送导丝上，可兼容 0.027 英寸（0.686mm）的微导管。整个 PED 在射线下呈现均匀的显影，近端透视标记点则用于定位。

置入 PED：微导管携微导丝置入动脉瘤颈远端至少 20mm 以远。然后取出微导丝，送入 PED 输送导丝，直到输送导丝尖端与微导管远端齐平。PED 的远端至少超过动脉瘤颈部远端 2~3mm。位置满意后，使用推拉技术将 PED 释放以覆盖动脉瘤颈部，同时回撤微导管。在释放过程中，根据 PED 的形状推断、监测和调整张力是至关重要的，以避免 PED 意外的套叠、扭转或膨胀。通过顺时针方向缓慢旋转输送导丝来解脱 PED。最新的 "Pipeline Flex" 系统不再需要这种操作，并允许回收和重新释放。如果需要多个 PED，后续置入的 PED 需要相同或更大直径。

PED 的直径应接近目标血管直径的最大部分，PED 的工作长度应超过动脉瘤颈两侧各 6mm，两端最好固定在载瘤动脉的平直段。与许多激光雕刻支架不同，PED 具有较强的伸缩性，因此在释放时可

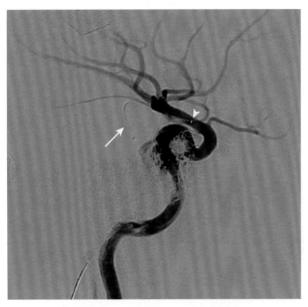

▲ 图 24-8 跨循环技术的侧位造影

置入椎动脉的微导管（箭），逆行穿过后交通动脉，导管头端（箭头）位于颈内动脉床突上段，为外伤性颈内动脉海绵窦痿的栓塞做准备

能会短缩 50%～60%。这种特性需要进一步考虑释放时可能的移位和网眼密度改变，特别是当流入和流出血管的直径不一致或载瘤血管特别迂曲时。PED 网眼较小，从而使微导管或微导丝难以穿过。因此，如需弹簧圈辅助栓塞就必须通过微导管 Jailing 技术。

美国的 PUFS 研究是一项非随机、多中心、前瞻性研究，旨在确定 PED 治疗大型或巨大型（瘤体直径≥10mm）和宽颈（≥4mm）的未破裂颅内动脉瘤的安全性和有效性。研究显示，术后 6 个月的动脉瘤完全闭塞率为 74%，术后 1 年的动脉瘤完全闭塞率为 86%，术后 3 年的动脉瘤完全闭塞率为 94%，严重脑卒中或神经系统损害的发生率为 5.6%（6/107）。由于 PED 良好的安全性和有效性，获得了美国食品药品管理局（FDA）的上市批准[38]。

一般来说，PED 和其他血流导向装置都有局限性。与所有支架一样，患者需要术后双联抗血小板治疗以避免支架内血栓形成，并且存在术后支架内狭窄的风险。与其他普通支架不同的是，动脉瘤会在血流导向装置置入后，装置完全内皮化之前，仍然保持充盈，从而仍有破裂风险。不过，可通过弹簧圈填塞来提供即时的瘤顶保护以减少破裂

风险。此外，PED 在分叉部动脉瘤中的使用受到限制，因为可能会阻断另一分支的血流（如在基底动脉顶端动脉瘤置入 PED 会覆盖大脑后动脉开口）。PED 的高金属覆盖率会减少流向被覆盖血管的血流量，从而引起血流动力学改变或血栓并发症。此外，PED 的设计可能导致装置释放后的短缩或移位。

四、闭塞载瘤动脉

当常规的血管内治疗和手术夹闭不可行时，外科医生可以考虑闭塞载瘤动脉，特别是大的颈内动脉瘤。虽然节段性血管闭塞是保护载瘤动脉的有效手段，但它也会增加缺血的风险。因此，对侧支循环的评估是考虑闭塞载瘤动脉的重要步骤。侧支循环最常见的评估方法是球囊闭塞试验（balloon test occlusion，BTO）。然而，由于缺乏灵敏度和特异度，假阴性是常见的，16%～20% 的患者通过单一侧支循环评估后仍然会在术后发生缺血性事件[39, 40]。当进行球囊闭塞试验时，笔者所在中心和许多其他中心使用血管造影、生理学和神经学标准来评估侧支循环。血管造影标准包括：在 BTO 期间对未受影响的动脉（如对侧颈内动脉或椎动脉）进行造影，测量未受影响的动脉和被阻塞的动脉的区域静脉系统显影的时间差异，因为被阻塞的动脉区域将通过前 / 后交通动脉引流的侧支循环供血。生理标准包括经颅多普勒超声（transcranial doppler ultrasonography，TCD）测量 BTO 之前和期间同侧 MCA 的血流速度，并计算 MCA 血流速度降低的百分比。神经学标准包括在 BTO 期间进行持续的神经功能检查（患者能够合作的情况下），重点关注受到影响的大脑半球的功能，如运动和语言。如果静脉期的显影时间差＜0.5s，MCA 血流速度在 TCD 上的降低＜30%，并且在 BTO 期间没有神经功能缺损[41, 42]，那么可以认为患者通过了 BTO。闭塞载瘤动脉通常可以在 BTO 后立即进行，通常是在载瘤动脉中填入多个弹簧圈来实现。笔者往往是在动脉瘤颈的远端载瘤动脉开始填入弹簧圈，以防止血液通过眼动脉或颈外动脉细小交通支回流入动脉瘤，不过有时候也可能从动脉瘤颈的近端开始填入弹簧圈。血流动力学的改变可导致血管系统的形态学甚至病理学重建，这应在随访中密切评估。

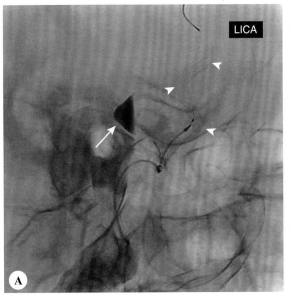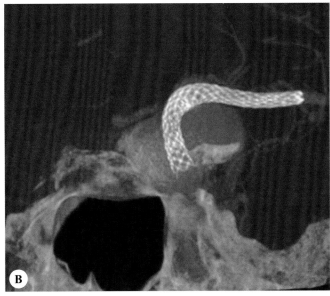

▲ 图 24-9　血流导向装置（PED）是一种支架状、可血流导向的圆柱形装置，用于治疗大型或巨大型的宽颈颅内动脉瘤

A. 用于治疗巨大未破裂后交通动脉瘤的 Pipeline 支架（箭头）的原位透视，注意动脉瘤顶内的造影剂滞留（箭）;B. 同一 Pipeline 支架横跨动脉瘤颈的冠状位增强视图

五、未来方向

（一）pCONus

pCONus 分叉部动脉瘤置入物（Phonex）是一种可回收和可拆卸的支架状血管内装置，可用于治疗宽颈的颅内分叉部动脉瘤。它本质上类似于前面描述过的 Waffle Cone 技术。pCONus 可置入于直径 2.5～4mm 的血管内，它的冠状位直径为 5～15mm，工作长度为 15mm 或 20mm。pCONus mini 可以置入于直径为 2.2～3mm 的血管内，它的冠状位直径为 4mm，工作长度为 15mm。这两种规格的 pCONus 的金属覆盖率都<5%，同时利用花瓣状结构来提供桥接及一个尼龙网来支撑弹簧圈。pCONus 可兼容 0.021 英寸（0.533mm）的微导管，并以常规的神经介入技术进行置入。

（二）PulseRider

PulseRider 动脉瘤颈重建装置（Pulse Vascular）是一种用于基底动脉顶端或颈内动脉末端动脉瘤的可拆卸和可回收的血管内装置，类似于前面描述过的 Y 形支架。该装置具有低金属覆盖率、Y 形结构、开环设计的特点，既能保持管腔通畅，又允许血流通过载瘤动脉分叉部，同时也提供贴合动脉瘤颈的支架辅助。PulseRider 已经获得了美国 FDA 的批准上市。美国临床试验 ANSWER 研究是评估 PulseRider 治疗位于基底动脉顶端或颈内动脉末端分叉部的颅内宽颈动脉瘤（瘤体直径在 2.7～4.5mm）的安全性和有效性。

（三）WEB

WEBSL（WEB Single Layer）和 WEB SLS（WEB Single Layer Sphere）（Sequent）是可拆卸和可回收的动脉瘤囊内重建装置，用于填塞分叉部和侧壁动脉瘤。圆柱形的 WEB SL 和球形的 WEB SLS 由两层微编织的镍钛合金网（216 或 218 条金属丝）制成，带有三个铂金标记点。

该装置兼容 0.027 英寸（0.686mm）微导管或 0.032 英寸（0.813mm）微导管，以常规的神经介入技术输送入动脉瘤腔。圆柱形的 WEB SL 有 26 种规格尺寸，直径为 4～11mm，高度为 3～9mm。球形的 WEB SLS 有 8 种规格尺寸，直径为 4～11mm。WEB 已在美国获得了调查设备豁免。WEB 动脉瘤囊内治疗研究（WEB intrasaccular therapy study，WEB-IT）是一项前瞻性的单臂队列研究，在美国、加拿大和欧洲的 31 个临床基底招募了 150 名患者，以研究使用 WEB 治疗破裂或未破裂的分叉部宽颈动脉瘤的安全性和有效性。

结论

血管内治疗已成为颅内动脉瘤的主要治疗方法。外科医生必须权衡血管内治疗，手术夹闭，以及保守治疗（在动脉瘤未破裂的情况下）的风险和收益。动脉瘤的位置、形态和破裂风险是决定治疗的关键因素。目前，血管内治疗主要是弹簧圈栓塞（带或不带支架）和血流导向装置。这一领域发展迅速，新兴技术包括用于复杂解剖结构的血管重建装置，以及在神经血管材料中加入生物活性材料。随着血管内治疗团队的不断壮大和技术的发展创新，将来会有越来越多的新材料和新技术应用于颅内动脉瘤的治疗当中。

第四篇

创 伤
Trauma

第 25 章　闭合性颅脑损伤 ⋯⋯⋯⋯⋯⋯⋯⋯⋯⋯⋯⋯⋯⋯ 358

第 26 章　神经外科患者的重症监护管理 ⋯⋯⋯⋯⋯⋯⋯⋯ 381

第 27 章　穿透性脑损伤 ⋯⋯⋯⋯⋯⋯⋯⋯⋯⋯⋯⋯⋯⋯⋯ 411

第 28 章　创伤性颅骨及面部骨折 ⋯⋯⋯⋯⋯⋯⋯⋯⋯⋯⋯ 434

第 25 章　闭合性颅脑损伤
Closed Head Injury

James W. Bales　Robert H. Bonow　Richard G. Ellenbogen　著

李　谷　译　　李永达　校

临床要点

- 与所有创伤患者一样，颅脑损伤（traumatic brain injury，TBI）患者必须立即接受复苏和检查。首先应关注氧合、通气、血压和格拉斯哥昏迷量表（Glasgow coma scale，GCS）评分，其次是神经系统查体，这是所有 TBI 治疗的基础。
- 即使是单次缺氧或血压过低也与重型颅脑损伤后发病率和死亡率增加有关，应避免。
- 使用糖皮质激素与更差的预后相关，不建议常规使用类固醇治疗颅脑损伤。
- 甘露醇和高渗盐水均被证明能有效降低颅内高压和改善脑灌注压（cerebral perfusion pressure，CPP）。
- 维持脑灌注压（CPP）>60mmHg 或许有助于避免重型颅脑损伤后的脑缺血。而将 CPP 维持在 70mmHg 水平以上则与呼吸系统并发症的发生相关，且不能改善预后。
- 对于病情急性加重的患者，过度通气是降低颅内高压的有效手段，但预防性的长期应用与不良预后相关，应避免。
- 抗癫痫药可减少癫痫早期发作（损伤后 7 天内），但不能减少迟发性癫痫（损伤后 7 天以上）。推荐在 TBI 后的前 7 天使用苯妥英钠或左乙拉西坦，以降低癫痫早期发作的风险。
- 颅内压监测仪对 TBI 患者颅内压升高的识别和治疗有很大的帮助。在缺乏颅内压监测的情况下，经验丰富的临床医生基于临床检查和适当的影像学检查实施的细致治疗流程亦可以达到相同的效果。
- 脑震荡发生时通常无意识丧失且可获得完全的临床康复，但当伴随多重损伤且没有康复机会的情况下，也可导致长期影响。

每年，颅脑损伤（TBI）都导致大量患者死亡和永久性残疾。2010 年，据美国疾病预防控制中心（Centers for Disease Control and Prevention，CDC）估计，在美国，TBI 无论是作为单独损伤还是合并其他损伤，在急诊科（emergency department，ED）就诊、住院和死亡的人数高达 250 万。令人惊讶的是，这些数字还是低于 TBI 的实际发生率，因为那些没有接受医疗诊治或是在门诊及诊室就诊的患者并没有被计算在内[1]。

据估计到 2020 年，TBI 将超过许多疾病成为导致居民死亡和残疾的主要病因[2]。2013 年，TBI 的直接经济负担估计为 131 亿美元。此外，还有 512 亿美元的额外经济损失（2013 年为 647 亿美元）是由随后的失业和劳动力丧失所致[3]。值得注意的是，TBI 不仅对个人和家庭造成毁灭性影响，而且对于整个社会来说，这也是一个紧迫的公共卫生和医疗问题。

神经外科医生和急诊科的创伤团队经常被要求评估和治疗 TBI 或闭合性颅脑损伤患者。这些患者可伴或不伴有颅骨骨折、颅内出血及相关的全身损伤。从神经外科的角度来看，需要立即排查颅内任何具有占位效应的病变，在 TBI 中主要是颅内出血。

硬膜下血肿、硬膜外血肿、颅内出血、脑挫伤和创伤性蛛网膜下腔出血均可在 TBI 后出现，可能需要立即接受手术治疗。上述类型的颅内出血见于 25%~45% 的重型 TBI 患者（GCS＜8）和 3%~12% 的非重型患者[4]。对于 TBI 患者的手术计划和后续治疗来说，了解损伤的受力情况至关重要。在头部受到严重创伤的患者中，旋转力会使经典的对冲伤变得更加复杂，这两者共同导致颅内血管结构剪切和继发出血。随着抗凝药物在老龄人群中使用的增加，会伴随神经外科医生在整个职业生涯中都可能会遇到这些类型的损伤。

幸运的是，随着创伤救治的历史性进展、现场救援的进步，以及专科化神经重症监护室（neurologic intensive care unit，NICU）的出现，重型 TBI 的致死率稳步下降[5]。本章讨论的当前治疗策略可以作为指南来限制 TBI 患者初始复苏后继发性脑损伤的进展（图 25-1）。

1995 年发布了第一部 TBI 患者管理的循证指南[6]，最近的更新版本于 2016 年出版[7, 8]。2000 年，Cochrane 图书馆发表了一系列综述，为 TBI 患者的诊治提供了循证标准和指南[9-11]。2016 年出版了第四版重型颅脑损伤诊治循证指南，这是关于 TBI 处理和治疗的最新建议。关于穿透性颅脑损伤管理的循证指南[12]，以及院前和儿童 TBI 管理指南[13-15] 也已被发布。脑创伤基金会（Brain Trauma Foundation，BTF）每隔几年就维护和更新其中的大部分指南，并且可以在 BTF 网站（www.braintrauma.org）上全文查阅。

目前基于 TBI 指南的治疗策略集中于对颅内压（ICP）升高的监测和控制。在美国和大多数高收入国家，这包括颅内压监测设备的使用。Chesnut 及其同事于 2016 年发表在《新英格兰医学杂志》上的一项研究表明，在缺乏 ICP 监测的情况下，执行严格的治疗流程（包括旨在治疗 ICP 升高相关因素的临床和影像学检查）对患者预后具有同样的疗效[16]。

传统上，TBI 后功能恢复的研究主要集中于预防和处理早期事件以预防慢性神经功能障碍。基于神经元保护可促进恢复的假设，抑制细胞凋亡、阻断谷氨酸诱导的兴奋性毒性，以及减轻氧化应激的药物的研发旨在减少细胞死亡[17, 18]。遗憾的是，TBI 实验室中观察到的神经保护作用尚未实现成功临床转化[19, 20]。

一、分类

考虑到患者群体中不同的损伤模式，在实验研究层面对颅脑损伤进行分类很困难，但从临床角度来看，处理颅脑损伤最实用的方法是基于机制、严重程度和影像学特征（图 25-2）。

（一）机制

颅脑损伤通常可分为闭合性或穿透性。闭合性颅脑损伤通常用于描述因跌倒、车祸和袭击所导致的损伤，而穿透伤则用于描述枪伤或刺伤。在军事作战中，简易爆炸装置的使用产生了一种被称为爆炸伤的单独类别，这种颅脑损伤在损伤模式和处理策略方面都是独特的。尽管普通的神经外科医生可能不需要处理爆炸性颅脑损伤的急性期后果，但随着更多的军人和女性经历爆炸性损伤，对此类颅脑损伤的长期考量可能很重要。

（二）爆炸所致颅脑损伤

爆炸所致颅脑损伤已成为最常见的军事颅脑损伤类型，影响近 50 万名服役人员。这种类型的损伤发生在高速、高能冲击波遇到人的头部产生反射与衍射，其能量与颅内结构相互作用下发生[21]。实验模型已经证明，生物结构受到破坏的主要原因是压力突然升高，随后迅速下降[22]。爆炸伤疾病谱的范围涵盖从轻度到重度，后者常合并多发伤。自 2001 年以来，约有 150 万名西方军事服役人员被部署到阿富汗和伊拉克，其中近 15%~30% 的人遭受了 TBI。其中，大约 80% 的 TBI 是由爆炸引起的。在这些病例中，5% 为重度的，其余为轻度至中度脑损伤[23]。

爆炸伤会导致一系列神经行为症状，包括短暂的意识错乱、昏迷、头痛、记忆和学习障碍、健忘、注意力不集中、情绪失衡，以及焦虑和抑郁加剧[24]。其中许多症状较轻，但也会对整体生活质量产生不利影响，并使士兵无法重返岗位[25]。反复暴露于爆炸伤会导致更严重的急性和长期症状的可能性增加[26]。医疗专业人员在评估潜在爆炸伤患者时面临的另一个主要挑战是这些症状与创伤后应激障碍（posttraumatic stress disorder，PTSD）的相似性。两者有类似的神经行为障碍，包括记忆困难、焦虑和抑郁。目前尚缺乏明确的评估爆炸所致 TBI 的客观指标（如影像学、分子生物标志物），但 MRI 技术和生物标志物的持续研究可能会在未来改变这一现状[27]。

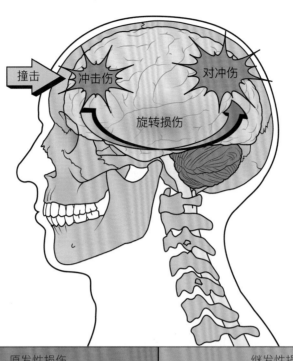

原发性损伤 （受伤时）	继发性损伤 （伤后数小时、数天、数周）

• 与物理机制有关的力
  – 坠落
  – 机动车事故
  – 袭击
• 冲击伤 – 对冲伤
  – 脑挫伤
• 血管剪切
  – 硬膜外血肿、硬膜下血肿
• 旋转力引起的轴索剪切
  – 弥漫性轴索损伤
	• 进一步导致功能障碍的细胞机制和微
	  环境变化
	• 星形胶质细胞足肿胀
	  – 血脑屏障破坏
	• 神经胶质增生
	• 谷氨酸能的释放
	  – 激活 NMDA 和 AMPA 受体
	    ◇ 细胞去极化
	    ◇ 兴奋性毒性
	    ◇ 线粒体功能障碍
	    ◇ caspase 级联反应

▲ 图 25-1 颅脑损伤导致的原发性和继发性损伤示意

（三）严重程度

1974 年，Teasdale 和 Jennet[28] 设计了 GCS 评分（表 25-1），以尽量减少观察者之间描述颅脑损伤严重程度的差异。Jennet 和 Teasdale 将昏迷定义为无法服从指令、无法言语和无法睁眼[29]。患者需要满足这一定义的所有三个方面，才能被归类为昏迷。在 2000 名重型颅脑损伤患者中，作者观察到 4% 的人无法言语但能服从指令，另外 4% 的可以言语但无法服从指令。在既不能服从指令也无法言语的患者中，16% 的患者睁开了眼睛，因此被判定为没有昏迷。自主睁眼、服从指令和有定向的患者总分为 15 分，而无法睁眼、无法言语的无活力患者得分最低为 3 分。在 3～15 分，没有一个分值可以作为昏迷的临界点。然而，根据上述定义，90% 的评分≤8 分的患者处于昏迷状态，而评分≥9 分的患者均未处于昏迷状态。因此，为了方便应用，GCS 评分≤8 分已经成为公认的昏迷的定义。

重型颅脑损伤患者和轻中型损伤患者之间的区别是显而易见的。然而，区分轻型和中型颅脑损伤更具挑战[30]。GCS 评分为 9～13 分的颅脑损伤患者被归类为 "中型"，GCS 评分为 14 分或 15 分的患者被称为 "轻型"。不同作者将 GCS 评分为 13 分的患者分为轻型或中型 TBI 组，但研究表明，入院时 GCS 评分为 13 分的患者更符合中型而非轻型 TBI 组。80% 的颅脑损伤属于轻型，10% 属于中型，10% 属于重型。Williams 及其同事报道，轻型颅脑损伤（GCS 评分为 14 分或 15 分）且首次 CT 发现颅内存

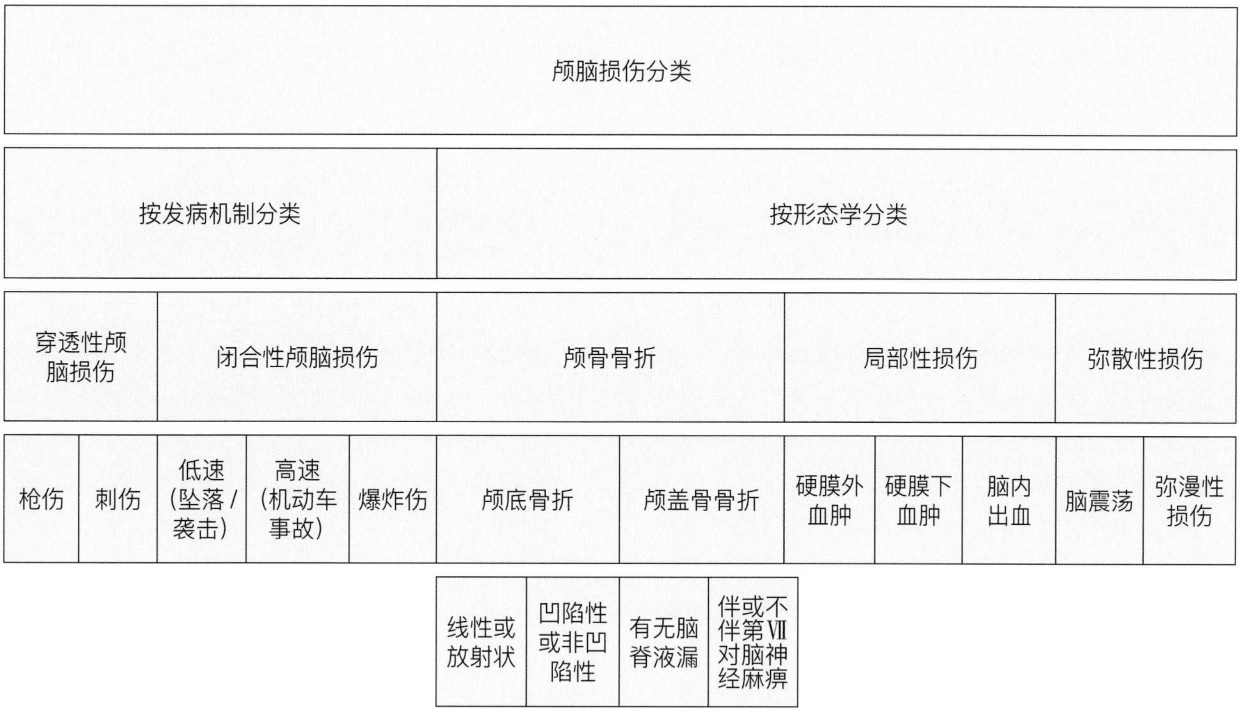

颅脑损伤分类

按发病机制分类　｜　按形态学分类

| 穿透性颅脑损伤 | 闭合性颅脑损伤 | 颅骨骨折 | 局部性损伤 | 弥散性损伤 |

| 枪伤 | 刺伤 | 低速（坠落/袭击） | 高速（机动车事故） | 爆炸伤 | 颅底骨折 | 颅盖骨骨折 | 硬膜外血肿 | 硬膜下血肿 | 脑内出血 | 脑震荡 | 弥漫性损伤 |

| 线性或放射状 | 凹陷性或非凹陷性 | 有无脑脊液漏 | 伴或不伴第Ⅶ对脑神经麻痹 |

▲ 图 25-2　颅脑损伤患者评估的简化分类方案

表 25-1	格拉斯哥昏迷量表（GCS）	
项　目		评　分
睁眼反应（E）	自主睁眼	4
	呼唤睁眼	3
	刺痛睁眼	2
	无法睁眼	1
运动反应（M）	遵嘱运动	6
	刺痛定位	5
	刺痛躲避	4
	异常屈曲（去皮质）	3
	过伸（去大脑）	2
	无法运动	1
言语反应（V）	定向正常	5
	言语错乱	4
	胡言乱语	3
	只能发音	2
	无法言语	1

GCS 总分：E+V+M；最高得分 =15 分；最低得分 =3 分

在病变的患者的神经行为缺陷程度与中型颅脑损伤患者（GCS 评分为 9～13 分）相似，但 CT 未发现颅内病变的轻型颅脑损伤患者的预后明显更好[31]。尽管认识到初始 GCS 评分确实与患者预后相关很重要，但大多数的最新文献并未区分轻型和中型。事实上，不严重的闭合性颅脑损伤最好被认为是一类"TBI 疾病谱"，涵盖了"轻型"和"中型"的传统描述。作为本章的目的，笔者将把重型颅脑损伤作为一个单独的临床疾病类型而把其他闭合性颅脑损伤作为一个疾病谱来讨论。

（四）形态学

在大多数发达国家，易于实施的 CT 可以准确地描述创伤导致的损伤组织结构。对于神经外科医生来说，这在很大程度上减少了探查性钻孔或开颅手术的必要，并可通过频繁的 CT 来评估颅脑损伤的演变，并指导诊治的决策。影像学检查在指导颅骨骨折和颅内病变的治疗中尤其重要。

颅骨骨折可能累及颅顶或颅底，可呈线性或放射状，可呈凹陷或非凹陷性。CT 显示的颅腔积气可能是颅骨骨折的另一个征象。颅骨骨折本身并不一定需要住院观察，但它也确实增加了潜在颅内血肿的风险，应通过适当的影像学和临床思维决策来进行恰当的评估。

颅底骨折的识别尤为重要，因为颅底骨折可能导致持续性脑脊液（CSF）漏。这些脑脊液漏中的大多数可以自行愈合，但有些可能需要通过腰大池引流或手术修复。脑脊液鼻漏、脑脊液耳漏、耳后出血（鼓室积血）、耳后瘀斑（Battle 征）和眼周瘀血（熊猫眼）都是可能的颅底骨折的临床表现，应提高警惕。

线性、非凹陷性颅骨骨折很少需要手术干预；然而，颅骨凹陷性骨折可造成硬脑膜损伤，可能需要手术修复。一般来说，超过颅骨厚度的凹陷性骨折需要整复。头皮裂伤以及和大脑表面直接相通的开放性或复合性颅骨骨折需要早期手术修复并应用适当的抗生素预防感染。

骨折也可能累及额窦的前壁或后壁。如果鼻窦和鼻腔（鼻额流出道）之间的沟通受阻，这些骨折会导致引流不畅和鼻窦炎。此外，如果后壁受累伴鼻额流出道阻塞，颅内感染的风险将会增加。此类骨折的治疗应基于精细的 CT 骨窗表现、鼻额流出道的通畅性及骨折导致的畸形情况来判断[32, 33]。对这些患者预防性使用抗生素并不能降低脑膜炎的发病率。

1. 颅内病变

局灶性病变包括硬膜外血肿、硬膜下血肿和脑挫裂伤 / 脑内血肿。弥漫性脑损伤，也被称为弥漫性轴索损伤（diffuse axonal injury，DAI），此类患者 CT 可能表现为病情相对较轻（图 25-3A）；然而，可以注意到小的点状出血，特别是在中线结构附近。DAI 患者通常具有与影像学检查结果不符的如感觉中枢功能异常，甚至是深昏迷等不良神经系统查体表现。

MRI 有助于了解与患者个体相关的 DAI，因为白质束损伤在磁共振检查中更为明显[34]。尽管已尝试根据影像学特征对 DAI 的程度进行分类，但迄今为止，与预后最相关的影像学表现还是损伤的影像学显著程度[35]。

2. 硬膜外血肿

这种类型的出血最常见于颞叶或颞顶叶区域，位于颅骨内层和硬脑膜之间（图 25-3B）。硬膜外血肿通常与颅骨骨折导致的脑膜中动脉损伤有关。硬膜外血肿可能与骨出血（多达 1/3 的病例）、静脉结构撕裂或动脉出血有关。据报道，在 1439 名 TBI 患者中，有 2.7%～4% 患者存在不需要手术干预的硬膜外血肿[14, 36-39]。在昏迷患者中，高达 9% 的患者可能存在硬膜外血肿。硬膜外血肿多见于 20—30 岁的患者，最常见于交通事故（53%）、跌倒（30%）和袭击（8%）[14]。在所有年龄和 GCS 分组中，硬膜外血肿手术的死亡率约为 10%[14]。更具体地说，未昏迷患者的死亡率约为 0%，反应迟钝的患者为 9%，昏迷患者接近 20%。硬膜外血肿患者的神经功能预后好于其他类型的颅内血肿患者。

3. 硬膜下血肿

在严重 TBI 患者中，12%～29% 出现硬膜下血肿（subdural hematoma，SDH）（图 25-3C）。BTF 对硬膜下血肿的回顾性研究显示，在 2870 名患者中，21% 出现 SDH。其最常发生于大脑皮质和引流静脉窦之间的桥静脉撕裂。SDH 的发病与年龄有关，年轻患者（18—40 岁）在机动车事故（motor vehicle accident，MVA）后出现 SDH 的比例为 56%，而老年患者（65 岁以上）的 SDH 通常与跌倒有关（56%）[40]。与硬膜外血肿相比，SDH 患者的损伤通常要严重得多，预后更差。SDH 患者的颅脑损伤由血肿直接压迫、脑肿胀、颅内压升高和弥漫性轴索损伤引起。在 53%～75% 的 SDH 患者中，MVA 被描述为损伤病因。在一般情况下，死亡率在 60% 左右，但通过及时的手术干预和积极的药物治疗可以降低死亡率[41]。多项研究表明，如果 SDH 患者在受伤后 3～4h 才进行手术，会导致患者的残疾率和死亡率增加。在可能的情况下，急性 SDH 手术干预的时机应在 TBI 后 2～4h 进行[14]。

4. 脑挫伤 / 脑内出血

脑挫伤相当常见，见于 8% 的 TBI 病例[14, 42] 和 13%～35% 的严重损伤病例[14]。脑挫伤通常伴有 SDH。大多数挫伤发生在额叶和颞叶，但几乎任何部位都可能发生，包括小脑和脑干。脑挫伤和外伤性脑内血肿之间的区别（图 25-3D）仍不明确。

颅内血肿的治疗取决于患者的神经系统状况。如果存在明显的占位效应（一般情况下，实际中线偏移≥5mm），建议快速进行手术清除血肿减压。目前的 BTF 指南指出，脑实质占位病变并伴有与病变相关的进行性神经功能恶化迹象、难治性颅内高压或 CT 显示明显占位效应的患者应进行手术治疗。此外，对于 GCS 评分 6～8 分的患者，额颞叶挫伤体积>20cm³，中线移位>5mm 或 CT 显示脑池受压，以及任何病变体积>50cm³ 的患者均应手术治疗[14]。

（五）诊断流程和监测：一般原则和注意事项

1. CT

CT 是评估颅脑损伤患者的首选方法，其应用可

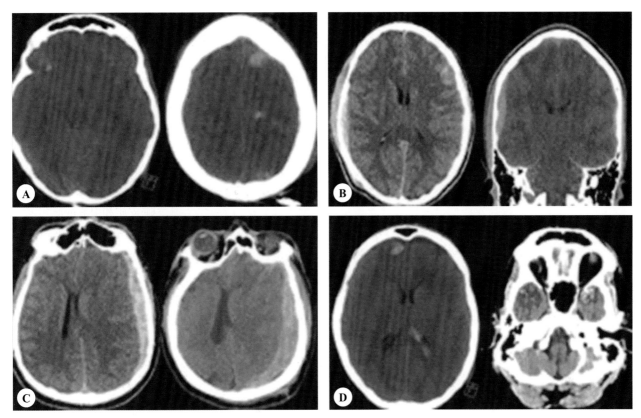

▲ 图 25-3　颅脑损伤 CT 中常见病变：弥漫性轴索损伤、硬膜外血肿、硬膜下血肿和脑实质内出血 / 挫伤

能显著改善了颅脑损伤患者的预后[43]。强烈建议在重型颅脑损伤患者入院后尽快（最好在半小时内）进行急诊 CT。处理大量此类患者的医疗中心必须安排 CT 技术人员 24h 在医院待命或居住在紧急情况下方便到达医院的地方。当患者的临床状态发生变化或不明原因的颅内压升高时，应重复进行 CT。

2. 脑震荡 / 轻型 TBI 的影像学

1999 年，在欧洲神经学会联合会的支持下，成立了一个轻型颅脑损伤工作组。工作组为轻型颅脑损伤的初步处理提供了建议[44]。

随着 CT 扫描仪的普及，常规的颅骨平片检查在大多数情况下已过时。比较头颅 X 线片和 CT 的研究表明，头颅 X 线片显示颅内出血时颅骨骨折的灵敏度和特异度较低[45]。一项 Meta 分析证实，头颅 X 线片在轻型 TBI 的临床评估中价值不大[46]。

CT 被认为是检测轻型 TBI 后急性期颅内异常的金标准。推荐用于意识丧失或创伤后遗忘患者，而对于 GCS 评分为 13 分或 14 分，或者存在危险因素的患者则必须强制性地行 CT 检查。

3. 中 – 重型 TBI 的影像学

在一项对 207 名重型 TBI 患者 CT 异常的前瞻性研究中，30% 的患者初次 CT 正常，其余 70% 的患者存在 CT 异常：10% 为低密度病灶，19% 为无须手术的高密度灶，41% 为需要手术的高密度灶[47]。

水肿在 CT 上表现为低密度区域，伴有邻近脑室的占位效应，表现为脑室系统的受压、变形和移位。水肿可为局灶性、多灶性和弥漫性。对于弥漫性脑水肿，由于没有正常密度的区域可供比较，因此可能很难观察到低密度。在这种情况下，通常会出现双侧脑室受压，这种情况可能非常严重，以至于脑室系统不可见，特别是在儿童中。

脑挫伤表现为不均匀的高密度灶，通常与低密度灶相互穿插（"盐和胡椒"样外观）。CT 表现为脑实质内多个小区域出血，并伴有水肿（图 25-3D）。边界通常不清，尽管可能很小，但常可见占位效应。根据出血程度、水肿程度和时间进程，挫伤可能主要表现为致密或透亮影。

尽管在 CT 上并不总是能够区分硬膜下血肿和硬膜外血肿，但后者通常为双凸形或透镜状的，因为硬脑膜与颅骨内板的紧密连接阻止了血肿的扩散（图 25-3B）。约 20% 的脑外血肿患者在手术或尸检时发现硬膜外和硬膜下间隙内均有血液。由于硬膜外血液与脑脊液混合的可能性很小，这些病变表现为均匀致密的集合，很少是等密度的。然而，硬膜外血肿也可能为迟发的，特别是在对侧"平衡"病变清除后。因此，如果您的机构有条件的话，建议在对侧病变清除后进行一次术中CT。

典型的硬膜下血肿比硬膜外血肿更为弥散，其内缘沿大脑表面呈凹形（图25-3C）。与脑组织相比，大多数急性硬膜下血肿呈高密度，多数亚急性病变呈等密度或混合密度，而大多数慢性血肿为低密度。凸面脑沟消失和同侧侧脑室变形可能提示存在等密度血肿。

创伤性脑内血肿通常位于额叶和前颞叶，尽管它们几乎可以发生在任何区域。大多数血肿在受伤后立即发生，但通常在第一周内会出现迟发性血肿。血肿是高密度病变，通常被水肿引起的低密度区包围。创伤性血肿比其他原因导致的血肿更常表现为多发。

以前认为创伤性脑室内出血预后不良，但现在不再这样认为。它经常伴有脑实质出血。血液相对迅速地转化为等密度影，通常在几周内完全消失。如有手术指征，可在出血较少的脑室进行脑室造瘘术，并使用脑脊液引流监测和降低颅内压，并引流血液。

急性梗阻性脑积水可继发于颅后窝血肿导致的脑脊液循环通路梗阻。然而，迟发性脑积水更为常见，约发生于6%的重型颅脑损伤患者中。

急性缺血性梗死与邻近脑组织相比表现为低密度区。脑梗死可以在发病24h内通过CT发现，超过60%的梗死可在发病7天内发现。增强CT使诊断率提高了近15%，而MRI更为敏感。

头颅CT平扫是一种快速、准确的诊断工具，可用于TBI患者的初始和连续评估。研究表明，CT结果也可作为TBI的预后评估工具[41, 48-50]。以下每个参数似乎对结果和预后都很重要：环池状态、中线移位、创伤性蛛网膜下腔或脑室内出血，以及存在不同类型的占位性病变[51]。

颈椎损伤在TBI患者中也很常见，对于严重创伤患者，在颈部活动前应首先完成颈椎正侧位平片或薄层颈椎CT平扫等检查。颈椎CT适用于无意识患者、颈椎X线片可疑或不足以诊断，以及初始平片已显示明显的颈椎骨折或疑似骨折。几项研究已经证明了完整的CT，以及矢状位和冠状位重建在排除严重的脊柱损伤方面的价值[52]。颈椎间隙增宽、滑移或旋转异常提示软组织损伤。如果没有这些迹象，似乎可以排除明显的脊柱不稳定。

4. 脑室造影术

从历史上看，在CT扫描时代之前，脑室造影曾被用来帮助识别导致脑室受压和移位的占位病变。在目前的临床实践中，基本没有行脑室造影术的指征。

5. 血管造影术

在CT出现之前，血管造影术通过检查血管形态和寻找偏移与异位来诊断占位性病变和脑组织移位。对于颈动脉管附近的颈部损伤或颅底骨折的患者，血管造影术可用于诊断和可能的治疗颈动脉或椎动脉损伤，如夹层。对于Horner综合征、吞咽困难、偏瘫、意识不清和单肢轻瘫患者，当CT未发现异常时，血管造影术有一定的诊断价值。随着CT血管成像（CTA）和MR血管成像（MRA）的出现，真正有创的脑血管造影不再被广泛使用，因为新的检查方法具有更小的创伤和更低的风险。

6. CTA

经岩骨的颅底骨折、颈部外伤或经横突孔的颈椎骨折的患者有发生颈动脉和椎动脉夹层的风险。CTA为急诊患者提供了一种快速评估颈部和颅内血管损伤的方法[53-56]。CTA使用的禁忌包括碘造影剂过敏及潜在的肾病。大多数医疗中心都有治疗此类患者的具体标准指导方案。

7. MRI

闭合性颅脑损伤患者的多种CT表现可以代表特定的GCS评分。此外，由于获取图像会受到辐射，重复CT会带来累积风险或医源性伤害[57]。在TBI患者中使用MRI有助于诊断，尤其是那些有非特异性CT表现的患者。特别有用的成像序列包括弥散加权成像（DWI）、磁敏感加权成像（SWI）、弥散张量成像（DTI）、MRI波谱成像，以及有特殊设定参数的功能MRI[58-60]。

尤其是DTI，在TBI领域引起了极大的关注，该检查的应用旨在更好地了解轻度TBI患者的预后和症状。在结构完整的轴突中，水分子受到细胞膜的限制，在轴向上的扩散程度比径向的扩散程度更高。创伤对轴突的结构性损伤将导致这种轴向扩散的减少。DTI利用这种干扰来表明结构完整性的破坏。目前及正在进行的研究证明了DTI检测白质损伤的灵敏度，并证明 DTI 结果与认知障碍呈正相关，即使在轻度 TBI 中也是如此[60]。鉴于 DTI 在研究和临床上的日益普及，它是一种值得熟悉的成像模式，在预测 TBI 的预后方面具有潜在的作用。

8. 临床电生理学

脑电图（EEG）测量放置电极的两点之间的电位差。临床中传统的常规 EEG 使用了根据国际 10～20 系统排列的 21 个头皮电极采集的数据，这是首个可以对 TBI 后患者脑生理学特征进行表征的工具[61, 62]。常规 EEG 的使用通常取决于神经危重症监护评估中观察到的颅脑损伤的严重程度。常规 EEG 的特征性表现包括广泛性或局灶性 α 波的减缓和衰减（7.5～12.5Hz）。这些记录过程中提供的信息可以检测异常的脑波模式，并已用于评估重型 TBI 的预后[63]。

9. 脑血流

单光子发射计算机体层摄影（SPECT）通过使用 γ 射线发射同位素（如 ^{99m}Tc）检测脑血流量（CBF）。SPECT 显像常用的注射剂有 ^{99m}Tc– 六甲基丙二基胺肟（^{99m}Tc-HMPAO）、^{99m}Tc– 乙基半胱氨酸（^{99m}Tc-ECD）和碘西尼。这些放射性示踪剂被注射到受检者体内以供脑组织吸收，其吸收程度与 CBF 呈正比。在射线发射同位素衰变过程中，光子通过一个被称为伽马发射的过程发射出来，被伽马相机检测到。γ 射线发射的水平与 CBF 呈比例，因此可测量 CBF 的水平。在一项针对 19 例重度颅脑损伤患者的研究中，伤后 3～36 个月（未给出平均间隔）SPECT 比 CT 或 MRI 检出更多病灶和显著降低的 CBF[64]。

虽然 SPECT 成像为评估 TBI 后 CBF 提供了一种经济有效的方法，但它无法回答的一个问题是，患者对 CBF 改变的个体生理反应是什么？众所周知，大脑控制 CBF 的自动调节过程在 TBI 中被破坏[65]。事实上，几乎任何对中枢神经系统的损伤都有可能改变图 25-4 所示的自动调节曲线。尽管这是对自我调节的简单理解，但它低估了自动调节的丧失如何显著改变大脑对系统性因素的反应方式。在大脑自动调节紊乱的患者中，由于患者中枢神经系统使用的天然保护系统无法起作用，因此血压参数和 ICP 控制变得更加复杂。因此，评估自动调节的方法可以在 TBI 患者的管理中带来有意义的进步。经颅多普勒超声技术对大脑自动调节功能动态和静态评估是评估自动调节功能障碍水平的有力

工具[66]。目前还需要进一步研究来解释其临床意义；具有完整的自动调节系统的患者可能部分免受充血和系统性高血压的影响，从而允许医生采取更为灵活的治疗模式。此外，对于自动调节功能失调的患者，必须注意控制全身血压，从而避免低灌注或高灌注[67]。

二、颅内压

自 20 世纪 70 年代初以来，随着相关技术的不断发展，人们对 ICP 监测和控制越来越感兴趣。然而，脑室内导管（或脑室造瘘术）仍然是用于测量 ICP、帮助控制 ICP 和维持脑灌注压最常用的设备[68, 69]。

脑灌注压（cerebral perfusion pressure，CPP）是平均动脉血压减去 ICP。由于脑缺血可能是重度 TBI 后影响预后的最重要的单一继发因素，监测 CPP 比单纯监测 ICP 更有用[70]。指南建议将 CPP 维持在至少 60mmHg，可能有助于避免全脑和局部缺血。已证实，CPP 显著高于 60mmHg 也可能产生有害影响，尤其是呼吸系统并发症，应避免[71]。

颅脑损伤是 ICP 监测最常见的指征。一般来说，能够遵循简单指令的患者无须进行监测，临床随访可取得满意效果。对于无法遵循简单指令并且 CT 提示异常的患者，颅内高压的发生率较高（53%～63%），需要对其进行监测[72]。CT 正常的重型 TBI 患者的 ICP 升高的发生率较低（约 13%），除非在入院时具有以下两个或两个以上不良特征：收缩压<90mmHg、单侧或双侧肌强直或年龄>40 岁。在存在这些不良特征的情况下，颅内高压的发生率（即使在 CT 正常的患者中）与入院时 CT 异常的患者一样高[72]。环池受压或消失也与 ICP 升高有关[73]。

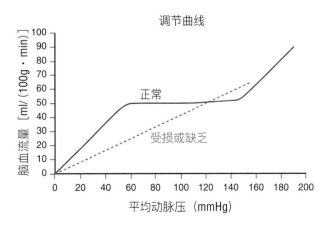

▲ 图 25-4　自动调节曲线和受损的自动调节曲线

在放松或瘫痪状态下既无低血压也无高碳酸血症的患者，正常 ICP 为 10mmHg（136mmH$_2$O）或以下（1mmHg=13.6mmH$_2$O=1.36cmH$_2$O）。ICP 在 10～20mmHg（136～272mmH$_2$O）范围内可出现颅内容积的中度紊乱；压力大于此值预示着存在颅内血肿、弥漫性脑肿胀或两者兼有等情况。

最危险的外伤性颅内占位病变的中线移位达 5mm 或以上，这与 ICP 升高有关。显著的颞叶病变可能只引起中线的轻微移位，但 ICP 可能会升高，如果看到第三脑室，其移位通常会比侧脑室更多。如果中线移位很少或没有移位，ICP 升高，且患者没有高碳酸血症，则可能存在双侧占位性病变或严重的弥漫性脑肿胀。

当 ICP 呈上升趋势时，应检查一些基础指标。患者的颈部应保持居中，以便于静脉回流。在大多数情况下，床头抬高约 30° 是有用的[74]。必须检查系统的校准情况，并确认换能器与脑室间孔处于同一水平。如果患者呼吸与呼吸机对抗，应给予镇静药或麻醉药。如果这些措施不够充分，还有各种方法可以降低 ICP，包括脑室引流、静脉滴注甘露醇和过度通气。

对于一些患者，这些措施不足以控制 ICP。这些患者通常考虑应接受去骨瓣减压术。这是一种移除一个大的单侧或双额骨瓣为大脑提供额外空间的外科手术。这些手术可有效地降低 ICP，但来自两项随机对照研究的证据表明，它们提供的益处有限。研究还表明，尽管 ICP 监测是标准治疗，但并不能明显改善结局。一项大型随机对照试验（Ⅰ级证据）发现，两种基于标准研究计划的治疗策略（其中一个由 ICP 测量值驱动，另一个由影像学和临床检查驱动）在功能结局或神经精神评分方面没有差异[16]。这表明，经验丰富的临床医生根据颅内高压的影像学和临床相关性进行的治疗可能与基于实际 ICP 值的治疗等效。然而，由于该研究的方案性质及该研究在拉丁美洲国家环境条件下有经验的重症监护室（ICU）工作人员中进行，应谨慎将结果推广到其他机构。

通过 LICOX CMP 系统可以监测脑氧。这种三腔螺栓系统的目的是提供更多的数据，包括脑组织氧合（PbtO$_2$）、体温，以及脑缺氧和缺血患者的 ICP。正常脑组织平均氧分压＞30mmHg（范围为 25～50mmHg），当＜8～12mmHg 时提示缺血，＜5mmHg 时提示细胞死亡[75]。

三、颅脑损伤的一般管理和初步评估

（一）一般检查

与所有患者一样，对于怀疑有颅脑损伤患者，首先要进行病史采集，并在病情稳定的情况下进行体格检查。对神经外科医生来说，尤其重要的是出血病史，以及使用任何增加出血风险的药物。

在心肺稳定的情况下，临床医生进行快速的全身检查，寻找其他损伤。在一系列重型 TBI 患者中，超过 50% 的患者有额外的严重全身损伤需要其他专科医生参与治疗[76]。

（二）神经系统检查

一旦患者的心肺状况稳定，立即进行快速而有针对性的神经系统检查。神经系统检查是所有 TBI 治疗的基础。各种因素可能会影响患者神经系统状态的准确评估（如低血压、缺氧、中毒、镇静或麻醉药），应在初始检查时予以考虑。

患者的 GCS 状态可快速确定，并且具有良好的观察准确性，但不应成为检查的限制。患者的年龄、生命体征、瞳孔反应和眼球运动都是决定颅脑损伤的严重程度和治疗决策的重要因素[77]。GCS 评分可对大脑皮质的唤醒能力和功能进行简单分级，而瞳孔反应和眼球运动作为脑干功能的衡量指标。高龄、低血压和缺氧都会对预后产生不利影响。

1. 瞳孔

在初始检查时，仔细观察瞳孔大小和对光反射非常重要（表 25-2）。动眼神经受压会损害副交感神经轴突，导致轻度瞳孔散大和瞳孔光反射迟钝，这可能提示颞叶/钩回疝。在疝早期阶段，由于起源于下丘脑的瞳孔运动交感神经通路受损，导致副交感神经张力和瞳孔收缩占优势，因此也可出现双侧瞳孔缩小（1～3mm）。持续的疝会导致瞳孔散大，光反应消失。在瞳孔完全散大（8～9mm）的情况下，出现上睑下垂，以及内直肌和其他由动眼神经支配的眼肌麻痹。在黑暗的房间里用强光来测定瞳孔的对光反射是必要的。计算机瞳孔测量在过去曾进行过临床测试，据报道最初的结果不明确[78]。随着技术的进步，自动瞳孔测量仪已成为重型 TBI 患者重症监护的重要工具。自动瞳孔测量与标准临床实践的直接比较表明，在重症监护人群中使用自动瞳孔测量仪可提高患者瞳孔反应评估的可靠性。当前的

表 25-2　颅脑损伤患者评估的重要检查内容

主要检查	通常作为初始急诊科诊治的一部分，但应在重点检查前进行验证	• 气道：GCS<8 分的患者应尽早插管 • 血压：避免低血压（SBP<90mmHg） • 循环：避免缺氧（PO_2<90%）
神经系统检查	GCS：3～8 分，重型颅脑损伤；9～13 分，有较高的失代偿风险；14～15 分，病情恶化风险较低	见 GCS 评分、睁眼、运动反应、言语反应
	瞳孔检查	表现
	在黑暗房间用亮光检查	单侧瞳孔散大伴有对光反应迟钝或固定→继发于小脑幕裂孔疝导致的第Ⅲ对脑神经受压
		双侧瞳孔散大伴反应迟钝或固定→缺氧性损伤或小脑幕裂孔疝导致的双侧第Ⅲ对脑神经受压
	随着自动化瞳孔测量技术的进步，如果熟悉使用，则使用瞳孔测量仪是合理的	单侧瞳孔散大，存在间接对光反射（Marcus Gunn 瞳孔）→视神经损伤
		双侧瞳孔缩小→阿片类、代谢性脑病、脑桥病变
		单侧瞳孔缩小，光反应完整→交感神经通路损伤（如颈动脉鞘损伤）
	头眼反射（洋娃娃眼）：在进行此操作之前，确认没有颈部损伤	• 左右转动头部 • 脑干未受损：眼睛远离头部转动方向
	对昏迷患者进行评估，无须对能够自主移动眼睛的患者进行评估	脑干受损：眼球在头部运动时保持固定
	眼前庭反射（冷热）：可对无法完成头眼反射检测的颈部损伤患者进行	可以用冷水也可以用温水，冷水通常更容易获得
	确保鼓膜完好无损，清除外耳道内可能的碎屑	缓慢向耳道注入冷水：眼睛转向同侧耳，眼球震颤转向对侧耳；两相的缺失表明脑干不完整
	肌力	正常——5
大体检查	重要，可提示伴随的脊髓损伤或局限性颅内损伤	严重减退（无法抵抗阻力，但能够抵抗重力）——3
	重点注意肢体是否有损伤	• 严重减退（无法抵抗重力）——2 • 水平移动——1
	感觉的检查	浅感觉与深感觉检查

GCS. Glasgow 昏迷量表；SBP. 收缩压

自动瞳孔测量仪可以测量瞳孔大小及其反应，甚至可以测量小瞳孔（＜2mm）。应考虑在任何重症监护环境中都使用自动瞳孔监测系统，以提高观察者的可靠性[79]。

在对颅脑损伤患者的检查中，识别昏迷患者可能出现的其他瞳孔异常很有用。通过摆动手电筒试验可检测视神经内的瞳孔光反射传入神经是否受损。当手电筒从正常的眼睛转向受伤的眼睛时，视神经损伤表现为瞳孔的异常反应：扩张而非收缩。这种矛盾的瞳孔扩张被称为传入性瞳孔缺损或 Marcus Gunn 瞳孔，在眼内介质没有混浊的情况下，这是视神经损伤的证据。

双侧瞳孔缩小提示阿片类的使用、代谢性脑病或脑桥的破坏性病变。脑干病变患者偶尔可以观察到单侧 Horner 瞳孔，但在外伤患者中，应注意肺尖、颈底部或同侧颈动脉鞘处传出交感神经通路中断的可能性。在昏迷的各个阶段都可以观察到具有不同光反射的瞳孔。外伤性动眼神经损伤是指患者在受伤后就出现瞳孔散大、意识水平逐渐改善和一定程度的眼肌无力。瞳孔散大（≥6mm）偶见于直接眼球损伤。这种外伤性瞳孔散大通常是单侧的，并不伴有眼肌麻痹。最后，颅脑损伤患者的双侧瞳孔散大和固定可能是失血后继发的低血压或颅内压升高影响脑血流量而导致的脑血流灌注不足的结果。如果灌注不足的时间不太长，瞳孔反射可以在血流恢复后迅速恢复。

2. 眼球运动

通过评估眼球运动，医生可以对中脑功能进行客观检查。不幸的是，在许多情况下，头部受伤的患者由于感觉缺失而无法自主运动眼球。在意识减退的状态下，使用头眼或眼前庭反射来确定是否存在眼球运动障碍。在进行头眼测试之前，必须排除颈椎骨折。

眼前庭反射可以用冰水来测试，而且只需要很短的时间。必须先清除血液或耵聍引起的外耳道阻塞，眼眶水肿患者的眼球运动可能受到限制。在清醒患者中，温度刺激会导致与强直性眼斜视方向相反的快相眼震。"冷反向，热同向"（cold opposite, warm same，COWS）指的就是这种现象。然而，在昏迷患者中，网状激活系统的功能抑制表现为对热刺激时无眼震，因此只看到强直性眼斜视（冷同向）。因此，在昏迷患者中用冷水冲洗外耳道会导致同侧

眼睛偏向受刺激侧。

在进行头眼和温度测试时，可以识别出核下、核间和核上眼球运动障碍。额叶或脑桥凝视中枢的破坏性病变会导致对侧额叶脑桥轴控制的眼球水平运动的强直性过度亢进。这种过度亢进会导致额叶病变患者的同侧眼球偏斜，以及脑桥病变患者的对侧凝视偏斜。

在颅脑损伤患者中，第Ⅲ和Ⅵ对脑神经麻痹通常不难识别。由于上斜肌的选择性作用力，第Ⅳ对脑神经麻痹通常无法在昏迷患者中被识别。然而，在清醒和恢复的患者中，上斜肌麻痹会导致复视，尤其是向下和向内凝视时。向麻痹眼肌对侧的头部倾斜会缓解复视，而向同侧头部倾斜会加重复视。核间性眼肌麻痹指的是选择性内收性麻痹，不涉及受第Ⅲ对脑神经支配的瞳孔、眼睑或眼直肌。这种眼肌麻痹是由于连接内直肌神经元的动眼亚核与对侧水平凝视中心的同侧内侧纵束断裂引起的。根据脑干损伤的程度，可以看到双侧或单侧核间眼肌麻痹。

3. 运动功能

运动功能的基本检查是通过对患者的运动力量的总体测试完成的，尽管重型颅脑损伤的患者的反应不足以做出可靠的判断。每个肢体都按照国际通用的量表（表 25-3）进行检查和分级。此外，评估患者的刺激应标准化。在评估定位时，肘关节应弯

分 级	表 25-3　肌力分级
	运动能力
5	肌肉可以在整个运动范围内移动它所连接的关节；抵抗重力，并抵抗检查者施加的全部阻力
4	肌肉可以在中等阻力的情况下，在整个活动范围内移动其连接的关节
3	肌肉可以在整个活动范围内对抗重力移动其连接的关节，但不能抵抗任何阻力
2	只有当关节的位置正确，同时消除重力，肌肉才能使其连接的关节在整个运动范围内移动
1	触诊可以发现或看见肌肉收缩，但即使消除重力也不足以产生关节运动
0	触诊未发现或未看见肌肉收缩；瘫痪

曲 90°，前臂置于患者胸部。如果患者能够将手放至下巴或下巴上方，则应标记为定位。为了评估回缩反应，对第二个手指的甲床施加压力，以测试是否有任何远离有害刺激的动作。下肢回缩与反射性的三屈反射很难区分，因此有效性降低。

（三）特别注意：弥漫性轴索损伤
弥漫性损伤 / 脑震荡

弥漫性脑损伤是由于不断增加的大脑加速 - 减速损伤引起的进行性加重的脑损伤。纯粹来讲，弥漫性脑损伤是最常见的颅脑损伤类型。弥漫性轴索损伤是一个用来描述长时间的创伤后状态的术语，伤后意识丧失超过 6h。严重的弥漫性轴索损伤多发生在交通事故中，占所有弥漫性轴损伤患者的 36%。这些患者处于深度昏迷状态，并持续很长一段时间。他们通常表现出去皮质或去大脑（强直）的迹象，即使存活下来，也往往严重残疾。

（四）脑震荡 / 轻型颅脑损伤的评估和治疗

像许多其他形式的 TBI 一样，脑震荡可以呈现多种情况。脑震荡是 TBI 的一种，约 90% 的患者保持意识清醒，但有一定程度的暂时性神经功能障碍。这类损伤极为常见，由于程度较轻，往往不会引起临床重视。轻微的脑震荡会导致头痛、短暂的意识错乱或不伴遗忘的定向障碍。这种综合征通常是完全可逆的，并且没有严重的后遗症。更严重的脑震荡可能会导致意识模糊，并伴有逆行性遗忘和创伤后遗忘，这类患者通常 GCS 为 14 分。

典型的脑震荡是一种创伤后意识丧失的状态。这种情况总是伴随着一定程度的逆行性和创伤后遗忘，创伤后遗忘的持续时间是一个很好的衡量损伤严重程度的指标。意识丧失是短暂的、可逆的。患者在 6h 后完全恢复意识，但通常要快得多。尽管绝大多数典型脑震荡患者在与损伤相关的事件中除了遗忘之外没有其他后遗症，但一些患者可能会有更持久的、有时更严重的神经功能缺陷。

对于轻度 TBI 或脑震荡患者，临床上已尝试制订优于简单 GCS 分型的方法。在过去，脑震荡定义为由于头部受伤而导致的意识丧失和一过性感觉缺失。一般认为这是一种良性疾病，恢复良好。然而，我们现在对脑震荡的理解已经大大提高，我们认识到了脑震荡本质上是轻度颅脑损伤的潜在风险和危险。如果没有及时发现神志意识的下降，大约 3% 的 "轻度或震荡性" 颅脑损伤患者可

能会意外恶化，并导致神经系统毁坏[80]。脑震荡后的症状包括记忆缺陷、睡眠困难和持续的认知功能障碍[81, 82]。

脑创伤基金会已经开始重新定义符合当代新理念的脑震荡概念，为未来的诊治方案更新提供指南[83]。其建议是将脑震荡定义为：①大脑功能的改变；②头部受到外力后发生的变化；③可能伴有短暂的意识丧失（loss of consciousness，LOC）；④在清醒的个体中识别；⑤神经和认知功能障碍的评测。

对脑震荡患者的识别已经成为运动医学中神经系统医疗的一个组成部分。为此，运动脑震荡国际共识会议于 2005 年开发了运动脑震荡评估工具（sports concussion assessment tool，SCAT），2016 年在柏林举行的第五届运动脑震荡国际共识会议上开发了 SCAT 5[84, 85]（图 25-5）。成人 SCAT 5 是评估受伤运动员脑震荡的标准化工具，医疗保健专业人员可在 13 岁及以上的运动员中使用[86]。儿童 SCAT 5 专为 5—12 岁疑似脑震荡的儿童设计[87]。SCAT 工具包括 GCS、Maddocks 评分、症状评估、认知评估、神经和颈部检查、平衡检查、协调和延迟回忆测试。SCAT 可由持证的医疗保健专业人员在场外进行管理，以帮助指导现场管理，也可在门诊进行随访，帮助确定脑震荡患者是否能够重返赛场或学校。

（五）运动损伤中的脑震荡

运动相关的损伤是儿童、青少年和年轻人脑震荡的最常见原因之一。人们越来越关注运动相关脑震荡的潜在长期后果。在 2009—2010 年和 2013—2014 年，美国大学体育协会损伤监测项目统计了每 10 000 次暴露中的脑震荡和复发脑震荡发生率。这项公共卫生倡议发现，在美式橄榄球、摔跤、冰球、橄榄球、长曲棍球、曲棍球和足球等运动中脑震荡发病率相对较高[88]。这突出了医务人员熟悉运动相关性脑震荡工具（如 SCAT 5）的必要性，这大大促进了诊治理念的变革，包括对脑震荡损伤的监测和报道。

目前尚不清楚脑震荡的长期后果。尽管大多数患有运动相关脑震荡的患者在受伤后数周内康复，但少数患者（在一些研究中多达 30%）会出现持续的 "脑震荡后症状"。脑震荡后综合征至少包括以下 3 种症状：头痛、头晕、疲劳、易激惹、记忆力受损、注意力不集中、失眠，以及对噪音和光线的耐

受性降低[89]，这些持续症状的原因尚不清楚。然而，一般的治疗策略旨在缓解症状，而不是根本原因。

虽然单次运动导致的脑震荡不太可能导致长期的不良后果，而多次脑震荡的影响似乎具有更大的潜在风险[90]。在报道有多次脑震荡病史的前美国职业橄榄球运动员中，发生抑郁和记忆问题的风险增加。许多研究调查了患有多次脑震荡的大学橄榄球运动员和足球运动员，他们在数月至数年后的神经心理测试中出现神经功能损伤[91-93]。除了认知领域的缺陷外，反复颅脑损伤也会导致公认的神经退行性疾病。慢性创伤性脑病（chronic traumatic encephalopathy，CTE）是一种神经退行性疾病，其特征是过度磷酸化的 tau 蛋白在大脑中积聚[94]。Mckee 及其同事（2013 年）介绍了 CTE 的神经病理学诊断标准。CTE 的标志性特征包括集中在脑沟深处局灶性血管周围 tau 蛋白病变和神经元内病理性 tau 蛋白包涵体。根据病理性 tau 蛋白沉积的严重程度，CTE 可分为 4 个阶段，从 I 期（孤立的局灶性血管周围 tau 蛋白病变）到 IV 期（与广泛的 tau 蛋白病理相关的脑萎缩和神经元丢失）[95]。

目前尚不清楚 tau 蛋白沉积的病理机制，也不清楚 CTE 与重复多次颅脑损伤的相关性，但这些问题已经成为重要的临床研究课题。目前的假设指出了可能的遗传因素，如 APOE 亚型的差异，使一些人在颅脑损伤的情况下容易产生神经毒性作用和线粒体功能障碍[96]。迄今为止，CTE 已在业余和专业运动员、军人，以及反复遭受颅脑损伤（通常为多次脑震荡）的个人中得到证实[97, 98]。所有经病理证实的 CTE 病例均有多次颅脑损伤的病史，这是多发性震荡和亚震荡损伤的公认后果[99, 100]。

CTE（以前称为拳击性痴呆）的病例报告表明，就诊患者（通常是拳击手）有许多共同症状，包括认知、行为和情绪障碍。最近一项研究对 36 名经神经病理证实的 CTE 患者的临床特征进行了研究，试图给出一个更完整的临床概述[101]。在这项研究中，超过 80% 的患者表现出进行性的记忆障碍。此外，超过 70% 的 CTE 患者在就诊时表现出注意力集中困难和行为功能障碍。其他症状在本质上更为多变，包括语言困难、情绪变化（包括抑郁和冲动），甚至一些患者存在运动困难。尽管这项研究是我们了解 CTE 临床表现的重要一步，但关于哪些人有发生 CTE 的风险，以及这 36 名患者的研究结果

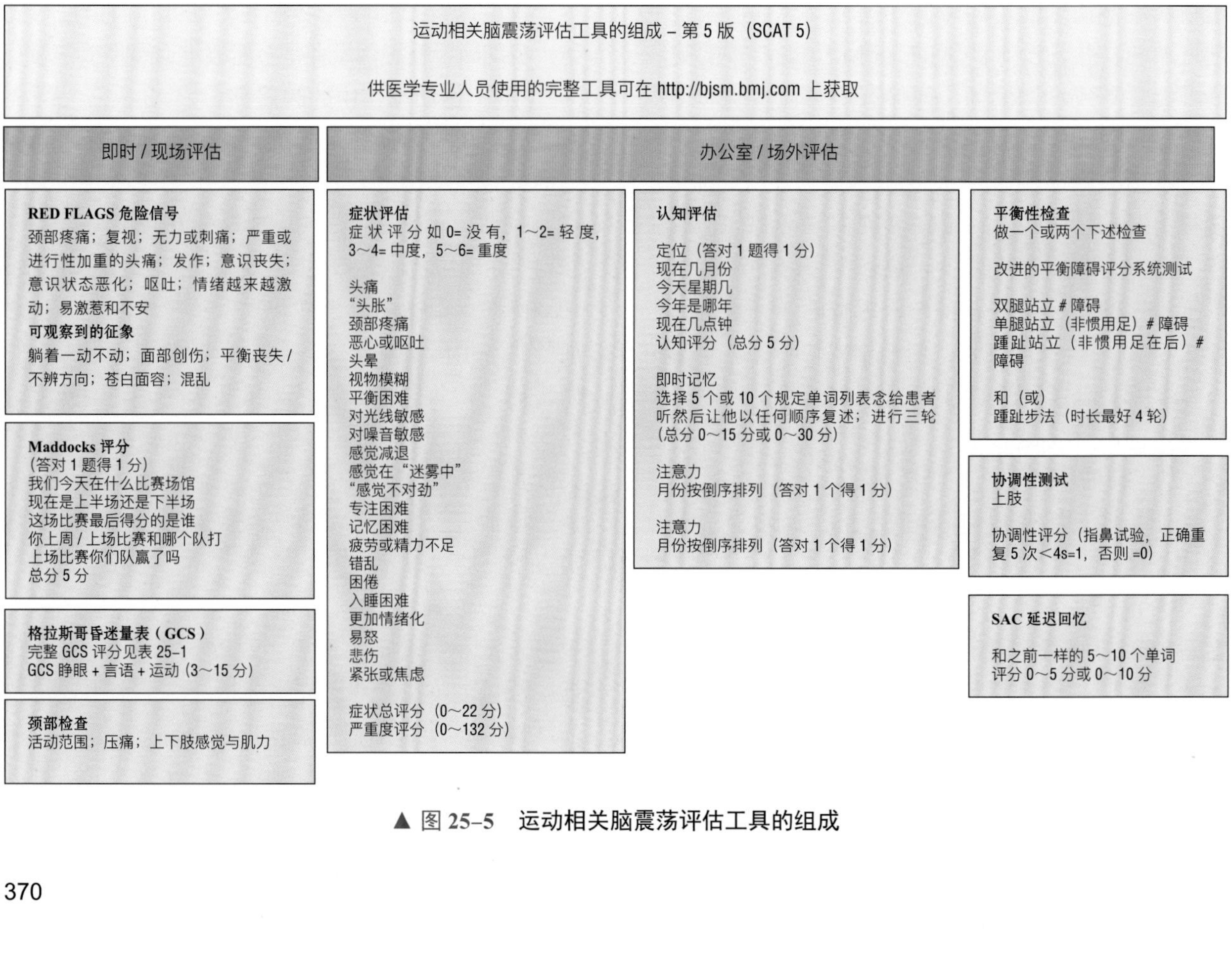

运动相关脑震荡评估工具的组成 - 第 5 版（SCAT 5）

供医学专业人员使用的完整工具可在 http://bjsm.bmj.com 上获取

即时 / 现场评估	办公室 / 场外评估

即时 / 现场评估

RED FLAGS 危险信号
颈部疼痛；复视；无力或刺痛；严重或进行性加重的头痛；发作；意识丧失；意识状态恶化；呕吐；情绪越来越激动；易激惹和不安
可观察到的征象
躺着一动不动；面部创伤；平衡丧失 / 不辨方向；苍白面容；混乱

Maddocks 评分
（答对 1 题得 1 分）
我们今天在什么比赛场馆
现在是上半场还是下半场
这场比赛最后得分的是谁
你上周 / 上场比赛和哪个队打
上场比赛你们队赢了吗
总分 5 分

格拉斯哥昏迷量表（GCS）
完整 GCS 评分见表 25-1
GCS 睁眼 + 言语 + 运动（3～15 分）

颈部检查
活动范围；压痛；上下肢感觉与肌力

办公室 / 场外评估

症状评估
症状评分 如 0= 没有，1～2= 轻度，3～4= 中度，5～6= 重度
头痛
"头胀"
颈部疼痛
恶心或呕吐
头晕
视物模糊
平衡困难
对光线敏感
对噪音敏感
感觉减退
感觉在"迷雾中"
"感觉不对劲"
专注困难
记忆困难
疲劳或精力不足
错乱
困倦
入睡困难
更加情绪化
易怒
悲伤
紧张或焦虑

症状总评分（0～22 分）
严重度评分（0～132 分）

认知评估
定位（答对 1 题得 1 分）
现在几月份
今天星期几
今年是哪年
现在几点钟
认知评分（总分 5 分）

即时记忆
选择 5 个或 10 个规定单词列表念给患者听然后让他以任何顺序复述；进行三轮
（总分 0～15 分或 0～30 分）

注意力
月份按倒序排列（答对 1 个得 1 分）

注意力
月份按倒序排列（答对 1 个得 1 分）

平衡性检查
做一个或两个下述检查
改进的平衡障碍评分系统测试
双腿站立 # 障碍
单腿站立（非惯用足）# 障碍
踵趾站立（非惯用足在后）# 障碍
和（或）
踵趾步法（时长最好 4 轮）

协调性测试
上肢
协调性评分（指鼻试验，正确重复 5 次 <4s=1，否则 =0）

SAC 延迟回忆
和之前一样的 5～10 个单词
评分 0～5 分或 0～10 分

▲ 图 25-5 运动相关脑震荡评估工具的组成

如何推广到所有多次颅脑损伤患者中，仍存在许多问题。

随着多次脑损伤（包括运动相关的脑震荡和爆炸有关的颅脑损伤）的发生率增加，认识到这些长期后果对患者的临床治疗和给予适当的建议都很重要。目前的脑震荡诊治强调了确保运动员在重新开始运动之前已得到完全康复的必要性。对于运动员是否完全从伤病中康复，最终的判断往往落在医疗专业人员身上。正是在这种情况下，SCAT 5 的详细脑震荡检查对于确定运动员是否可以安全返回赛场或学校至关重要。

（六）中型颅脑损伤

图 25-6 中的流程图概述了颅脑损伤患者治疗的评估和初步临床思维。应考虑患者诊疗过程中最初的病情严重程度和病情可能发生变化的点。

GCS 评分为 9～12 分的患者约占急诊室就诊的颅脑损伤患者的 10%。他们仍然能够遵循简单的命令，但通常会神志混乱或嗜睡，并可能有局灶性神经功能缺陷，如偏瘫。在轻中型颅脑损伤患者中，颅外其他部位的损伤在整体预后有显著影响。这些患者中大约 10% 会恶化并陷入昏迷。他们应该作为重型颅脑损伤的患者进行管理，唯一需要注意的是，他们不必常规插管。

在对 341 名 GCS 评分为 9～12 分的患者进行的一项回顾性研究中，40% 的患者初始 CT 存在异常，8% 的患者需要手术[102]。建议对即使 CT 正常，GCS 评分在 9～12 分的患者也要入院观察。如果患者的神经功能有所改善，且后续 CT 没有提示损伤，则通常可在受伤后 1～2 天内出院。如果患者病情恶化，则应将其作为重型 TBI 病例进行处理。

四、重型 TBI

重型 TBI 患者是那些在初步救治和稳定后仍无法遵循简单指令的患者。这些患者面临最大的严重并发症和死亡风险。对于这些患者，及时诊断和治疗至关重要[41, 47]。

重型 TBI 的管理

TBI 是一种高度多变且极其复杂的疾病。急性原发性损伤通常包括局灶性挫伤和弥漫性神经结构损伤，随后出现一系列继发性反应，包括但不限于

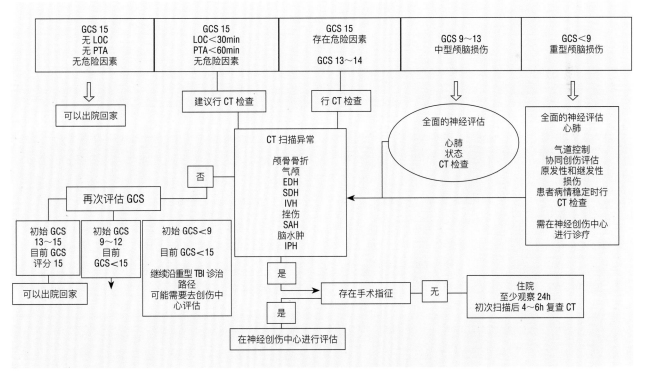

▲ 图 25-6　评估创伤性事件后颅脑损伤的流程

危险因素包括年龄＞40 岁、头痛、呕吐、高危创伤机制（如机动车碰撞）和抗凝血药使用；EDH. 硬膜外血肿；GCS. 格拉斯哥昏迷量表；IPH. 脑实质内出血；IVH. 脑室内出血；LOC. 意识丧失；PTA. 创伤后遗忘；SAH. 蛛网膜下腔出血；SDH. 硬膜下血肿

兴奋性毒性、缺血、氧化应激，以及持续的神经相关结构和化学改变[103-105]。传统上，TBI 后功能恢复的研究主要集中于预防或控制早期事件以预防慢性功能障碍，但这对 TBI 结局的改善有限[17-20]。因此，当前 TBI 诊治的主要目标是防止继发性损害。基于现有数据，脑创伤基金会和美国神经外科医生协会于 1995 年制订了 TBI 治疗方案[6-8]。治疗建议是根据科学证据而非专家意见制订的。这些建议根据临床确定性程度被分为Ⅰ级、Ⅱ级或Ⅲ级。表 25-4 列出了这些建议的概要。脑创伤基金会于 2007 年和 2016 年更新了这些指南[8, 12]。

五、药物治疗

（一）血压和氧合

气道

重型 TBI 患者应尽早进行气管插管评估。在重度 TBI 的情况下，经常会出现短暂的呼吸暂停，而长时间的呼吸暂停往往是事故现场"立即"死亡的原因。初始人工呼吸可以改善临床结局[80]。重型颅脑损伤常伴有呼吸暂停、肺不张、误吸和成人呼吸窘迫综合征，这些患者的直接处理方式是建立可靠的气道。然后使用 100% 的氧气进行通气，直到可以测血气并对 FiO_2 进行适当调整。

（二）心肺

在一项对 100 名急诊室重型颅脑损伤患者进行评估的研究中，30% 的患者出现低氧血症（PO_2＜65mmHg），13% 的患者出现低血压（SBP＜95mmHg），12% 的患者出现贫血（血细胞比容＜30%)[76]。大约 35% 的患者到达创伤中心时出现低血压。研究表明，重型 TBI 患者出现低血压（SBP＜90mmHg）会使死亡率从 27% 增加到 50%[105]。入院时低血压（SBP＜90mmHg）是 CT 正常的重型颅脑损伤患者随后出现 ICP 升高相关的三个因素之一（另外两个是年龄超过 40 岁和肌强直）[72]。如果患者出现低血压，尽快恢复正常血压至关重要。低血压通常是严重失血的标志，可能是显性的、隐性的或两者都有。相关的脊髓损伤（四肢瘫痪或截瘫）、心脏挫伤或心包填塞及张力性气胸也是可能原因。

尽管何种水平的低血压和缺氧会造成损害尚不清楚，但目前的实践要求避免收缩压＜90mmHg 和 PaO_2＜60mmHg。目前没有足够的数据支持Ⅰ级或Ⅱ级建议。BTF 先前的建议为监测血压和避免低血压（定义为 SBP＜90mmHg）提供了证据。目前的建议级别为Ⅲ级，并指出将 50—69 岁的患者的 SBP 维持在 100mmHg 以上，15—49 岁或 70 岁以上的患者维持在 110mmHg 以上水平可能会降低死亡率并改善预后[8]。先前的指南表明，存在氧合监测和避免缺氧（PaO_2＜60mmHg 或 SPO_2＜90%）的Ⅲ级证据，并且该治疗措施在所有创伤患者都是合理的[13]。

（三）高渗疗法

治疗 ICP 升高的经典高渗疗法包括甘露醇。文献也支持使用高渗盐水作为创伤复苏液治疗 ICP 升高。

甘露醇的适应证是在获得进一步的诊断或等待最终治疗期间一次性给药以降低 ICP。长时间间歇使用甘露醇已被用于治疗 ICP 升高。在大多数中心，很少有临床试验验证目前使用的甘露醇方案[16]。

甘露醇的生理作用依赖于其扩容血浆、降低血细胞比容、增加红细胞变形能力、降低血液黏度和增加脑氧输送的能力。甘露醇在建立血浆梯度的 15～30min 内起效。由于血清渗透压升高，有急性肾小管坏死的风险，因此有肾病患者或使用肾毒性药患者应谨慎使用甘露醇。如果可能，血清渗透压一般不应超过 320mOsm/L，以避免全身性酸中毒和肾衰竭。临床和实验室证据表明，长期反复使用甘露醇会加重脑水肿，从而逆转最初的有益作用[44]。甘露醇已被证明对 ICP 有持续 90min～6h，甚至更长时间的影响。

小容量复苏的研究表明了高渗盐水（hypertonic saline，HS）的治疗效果。在多发伤合并失血性休克患者中使用高渗盐水溶液，TBI 组的患者存活率提高，同时血流动力学的稳定性增加[13]。基于这一发现，有其他研究表明了它在创伤、蛛网膜下腔出血、卒中，以及其他病理性损伤中对 ICP 升高的治疗效用。

HS 对 ICP 的影响理论上是通过动员水分子通过血脑屏障，降低大脑含水量来实现的。HS 还可增加血浆容量和脑血流量。对于有潜在心脏或肺部问题的患者，必须谨慎使用 HS，因为他们有引发肺水肿的风险。对于低钠血症患者也必须谨慎使用，因为快速纠正可能导致脑桥中央髓鞘溶解。

与甘露醇相比，使用 HS 疗法的优势在于 HS 在血管内吸引水分，升高血压并维持脑灌注。甘露醇有利尿和潜在的血压降低的不良作用，会降低脑灌注压。

应　用	Ⅰ级	Ⅱ级	Ⅲ级
创伤诊治体系和神经外科医生	数据不足	美国所有地区都应有一个高效的创伤诊治体系	正如 1993 年 ACS 创伤资源委员会对受伤患者的最佳治疗的描述：神经外科医生应该有一个高效的、反应灵敏的诊治体系；神经外科医生应启动神经创伤治疗计划（院前管理和分诊），制订和执行呼叫时间表，审核创伤治疗记录以提高质量，并参与创伤教育
初始复苏期间的针对性脑治疗	数据不足	数据不足	第一要务是完全的生理复苏；在没有小脑幕裂孔疝或非颅外原因导致的进行性神经功能恶化时，不应针对颅内高压进行特异性治疗；如果有占位扩大或神经恶化的迹象，可考虑使用甘露醇；文献表明，高渗盐水可作为颅脑损伤患者的首选复苏液
血压和氧合的恢复	数据不足	应监测血压，避免低血压（SBP＜90mmHg）	应监测氧合，避免缺氧（PaO_2＜60mmHg 或 O_2＜90%）
高渗性药物	数据不足	数据不足	• 尽管高渗疗法可以降低颅内压，但没有足够的证据支持特定的建议或特定的高渗剂；需要进一步研究高渗盐水和甘露醇，以确定 ICP 升高的理想治疗方法 • 来自第 3 版：甘露醇在 0.25～1g/kg 体重的剂量下可以有效控制颅内压升高；应避免动脉性低血压
低温	数据不足	早期（伤后 2.5h 内）、短期（伤后 48h 内）、预防性低温不推荐用于改善弥漫性损伤患者的预后	汇总数据表明，与常温对照受试者相比，预防性低温治疗与死亡率降低没有显著相关性；初步研究结果表明，维持目标体温超过 48h，死亡风险会大大降低
预防感染	数据不足		不建议为减少感染而常规更换脑室导管或在放置脑室导管后预防性使用抗生素；可考虑使用抗菌药浸渍的导管来预防外引流期间导管相关感染；符合条件的患者可以早期拔管，这不会增加肺炎的风险
预防 DVT	数据不足		建议使用分级加压弹力袜或间歇充气加压（intermittent pneumatic compression，IPC）袜，除非因下肢有损伤而禁用；否则应继续使用，直至患者下地行走；低分子肝素或低剂量普通肝素应与机械预防结合使用，存在颅内出血扩大的风险；目前没有足够的数据来推荐 DVT 预防的首选药物、剂量或药物治疗起始时间
ICP 监测指征	数据不足	建议使用 ICP 监测信息对重型 TBI 患者进行管理，以降低住院期间和发病 2 周后的死亡率	数据不足

表 25–4　颅脑损伤患者Ⅰ级（标准）、Ⅱ级（指南）和Ⅲ级（可选）诊疗建议

（续表）

应 用	Ⅰ 级	Ⅱ 级	Ⅲ 级
CSF 引流	数据不足	数据不足	• EVD 系统在中脑水平调零，持续引流 CSF 比间歇使用能更有效地降低 ICP • 可以考虑在伤后的前 12h 内，对初始 GCS＜6 分的患者使用 CSF 引流降低 ICP
降 ICP 治疗阈值	数据不足	启动降 ICP 治疗的上限阈值为 22mmHg	ICP 值与临床表现和头颅 CT 检查结果相结合，可作为降 ICP 治疗时机及治疗方式的选择依据
CPP	数据不足	为达到存活和良好结局，推荐的 CPP 目标值为 60～70mmHg；60 或 70mmHg 是否是最小的最佳 CPP 阈值尚不清楚，可能取决于患者的自动调节状态	考虑到成人呼吸衰竭的风险，应避免过于积极地使用液体和升血压药将 CPP 维持在 70mmHg 以上水平的尝试
脑氧监测和阈值	数据不足	数据不足	避免颈静脉饱和度＜50%，这可能是有助于降低死亡率和改善预后的一个阈值
麻醉药、镇痛药和镇静药	数据不足	不建议预防性使用巴比妥类诱导 EEG 抑制；对于内外科治疗无效的 ICP 升高，推荐使用大剂量巴比妥类；在巴比妥类治疗之前和期间，血流动力学稳定至关重要；推荐使用丙泊酚控制 ICP，但不适用于降低死亡风险或改善 6 个月的预后；大剂量丙泊酚会导致严重的并发症（丙泊酚输注综合征）	无
营养	数据不足	建议在伤后至少第 5 天，至多第 7 天给患者喂食以达到基础热量替代，以降低死亡率 建议经胃空肠喂养以降低呼吸机相关性肺炎的发生率	数据不足
预防性抗癫痫	数据不足	• 不建议预防性使用苯妥英钠或丙戊酸钠预防迟发性创伤后癫痫发作；抗癫痫药可降低早期创伤后癫痫发作发生率（损伤后＜7 天）；早期创伤后癫痫发作与较差的预后无关 • 在预防创伤后早期癫痫发作的有效性和药物毒性方面，与苯妥英相比，没有足够的证据推荐使用左乙拉西坦	数据不足
过度通气	数据不足	不建议预防性过度通气（$PaCO_2$＜25mmHg）	• 数据不足 • 值得注意的是：相较第 3 版的变化包括不再推荐过度通气作为临时措施

（续表）

应　用	Ⅰ　级	Ⅱ　级	Ⅲ　级
糖皮质激素	不推荐使用糖皮质激素来改善重型颅脑损伤患者的预后或降低 ICP；在中型至重型 TBI 患者中，大剂量甲泼尼龙的使用与死亡风险增加相关，此时禁用	无	无

2016 年由脑外伤基金会更新；SBP. 收缩压；DVT. 深静脉血栓形成；ICP. 颅内压；TBI. 颅脑损伤；CSF. 脑脊液；CPP. 脑灌注压

先前的 BTF 指南显示，在剂量为 0.25～1mg/kg 体重情况下，甘露醇可有效控制 ICP 升高[13]。存在避免低血压（SBP<90mmHg）的 Ⅱ 级证据[13]。在最近更新的建议中，BTF 认为目前没有足够的证据支持关于使用高渗疗法的具体建议。HS 的研究表明，对于难治性 ICP 升高患者，HS 的持续输注形式与大剂量甘露醇效果相当或优于后者[106-109]。尽管目前对 HS 的建议保持不变，但多项 Meta 分析表明，与甘露醇相比，至少具有相当的 ICP 控制水平和临床结果[110]。鉴于有一些情况下不能使用甘露醇（如低血压患者），HS 似乎是降低 ICP 一种安全有效的治疗方法，当不能给予甘露醇或作为潜在的一线或辅助治疗时，应考虑使用 HS。

（四）呋塞米

呋塞米已单独或与甘露醇联合用于治疗 ICP 升高。研究表明，联合使用这些药可以增强利尿作用，使大脑萎缩更加明显和持续。静脉注射呋塞米 0.3～0.5mg/kg 是合理的。由于使用利尿药有引起低血压的风险，目前不建议在颅脑外伤患者中使用呋塞米。

（五）预防体温过低

理论上，在损伤初期减少大脑代谢需求可以降低 ICP 和减少充血，从而影响功能结局。这为低温治疗 TBI 提供了依据。尽管最初的研究似乎提示低温在 TBI 中有一定的作用，但后续的分析和进一步研究的结果却不一致。

由于存在影响结局的混杂因素，对低温试验的解读很困难。GCS 评分为 4～5 分表明接受低温治疗的患者有获得良好预后的趋势。目前，尚无针对该治疗的 Ⅰ 级或 Ⅱ 级建议。2014 年 Cochrane 数据库的一项综述发现，没有证据表明低温治疗对颅脑损伤有益[111]。低温治疗可能有效减少颅脑损伤患者的死亡和不良结局，但仅在低质量的试验中发现显著获益[13]，高质量的试验未发现低温治疗可降低死亡的可能性，不过这一高质量研究中的发现无统计学意义[13]。对于弥漫性损伤患者，不推荐早期、短期的预防性低温治疗[8]。

（六）预防感染

在多发伤患者中，插管、侵入性导管和颅内压监测仪置入可显著增加感染风险。感染可分为 ICP 监测器的感染 / 定植、外周管路感染 / 定植和肺炎。大多数预防性使用抗生素的试验都显示革兰阴性菌具有更强的毒性。目前的 BTF 指南（Ⅱa 级），建议早期气管切开以减少机械通气天数，但这不能改变死亡率或院内肺炎发生率。Ⅲ 级证据支持在使用脑室外引流（external ventricular drain，EVD）期间使用抗生素浸渍导管来预防导管相关感染[8]。

（七）预防深静脉血栓形成

创伤患者是深静脉血栓形成（deep vein thrombosis，DVT）和由此继发的肺栓塞（pulmonary embolism，PE）的高危人群，这些疾病统称为静脉血栓栓塞（venous thromboembolism，VTE）[112, 113]。VTE 与患者死亡率和并发症的升高，以及住院时间和费用的增加有关[114, 115]。Kaufman 及其同事的一项研究发现，重型 TBI 后，在不采取预防措施的情况下发生 DVT 的风险为 20%[116]。TBI 患者的 DVT 和 PE 治疗因抗凝血安全的不确定性而变得复杂，特别是在开颅术后患者或因外伤导致脑出血的患者中。

预防方案可分为两类：机械预防和药物预防。这些可以被认为是一个渐进的过程，从分级加压弹力袜到间歇性充气加压弹力袜再到抗凝药物（低剂量肝素和低分子肝素）。

在比较药物治疗和机械治疗预防 DVT 的研究中，药物治疗在预防 DVT 方面更有效，但有增加颅内出血风险的趋势[8]。在一项研究中，在受伤后 24h 才开始依诺肝素治疗的患者中，颅内出血的进展率仅为 1.8%，这与未使用过抗凝血药的历史对照相当[117-118]。目前的 BTF 指南显示了支持分级加压弹力袜或间歇性充气加压弹力袜与低分子肝素或低剂量普通肝素联合使用的Ⅲ级证据，但指南也同样指出颅内出血进展的风险[8]。鉴于有关 TBI 后 VTE 预防的安全性和有效性的文献，在考虑到颅内出血进展的风险增加的情况下，是否应将低分子肝素或低剂量普通肝素与机械预防联合使用仍存在争议。大多数研究表明，在权衡 VTE 预防的利弊后，建议在颅内出血稳定后 48~72h 开始药物预防[119]。

六、ICP 监测

监测 ICP 可用于检查患者颅内损伤是否恶化，帮助预测预后，计算 CPP，并且如果使用脑室造瘘术进行 ICP 检测，还可达到治疗性脑脊液引流的目的。将接受 ICP 监测的患者与先前报告的未监测患者的进行比较，发现接受 ICP 监测患者的预后有所改善[8, 12]。

可选择的监测方案包括脑实质内监测仪（Camino 监测仪）、脑室造瘘导管和脑氧张力监测仪（Licox）。脑室造瘘术仍然是金标准，因为它可以监测 ICP，同时可以引流脑脊液以降低 ICP[115]。Licox 监测仪能够测量 ICP 及脑氧合。如前所述，这些测量方法的效用被认为可以降低致残率和致死率。

目前，BTF 指南显示，在重型 TBI 患者中放置 ICP 监测仪可能会降低住院期间和伤后 2 周的死亡率，其证据级别为Ⅱb 级[8]。既往 ICP 监测的Ⅲ级证据表明，在 CT 正常且符合以下 2 项或 2 项以上的严重 TBI 患者中进行 ICP 监测不符合当前的推荐标准：①年龄超过 40 岁；②单侧或双侧肌强直；③收缩压＜90mmHg[13, 72]。

（一）ICP 监测技术

理想的监测器应具有几个特性，包括置入的简易性、安全性、准确性、可靠性、成本效益，以及尽可能低的故障率。医疗器械发展协会（Association for the Advancement of Medical Instrument，AAMI）是与神经外科委员会联合成立的。该协会促进了美国颅内压监测设备国家标准的制订。该标准的工作是为颅内监护仪提供标签、安全和性能要求。根据 AAMI 标准，ICP 监测仪应具有① 0~100mmHg 的压力范围，② 0~20mmHg 内的精度为 ±2mmHg，③ 20~100mmHg 内的最大误差为 10%[13]。目前的 ICP 检测仪通过表面应变、导管尖端应变或导管尖端光纤工作。导管尖端光纤在置入颅内前进行校准，否则将存在测量漂移和读数不准确的风险。

根据准确度、可靠性和成本对现有的 ICP 监测仪进行排名。排序如下：①脑室内装置（流体耦合导管），②脑室内装置（微应变计或光纤），③脑实质压力传感器，④硬膜下装置，⑤蛛网膜下腔流体耦合装置，⑥硬膜外装置[13]。

脑室导管连接表面应变仪仍是一种经济且可靠的 ICP 监测方法[13]。然而，像 Camino 或 Codman 系统这样的固态检测仪通常是可靠的，尽管它们一旦插入就无法重新校准。

除了成本效益外，当前 BTF 指南中的Ⅲ级证据支持在最初的 12h 内使用 CSF 引流来降低初始 GCS＜6 分的患者的 ICP。将 EVD 系统对准中脑水平并持续引流 CSF 似乎比间歇性引流更有效[8]。

治疗阈值和最佳脑灌注压

启动 ICP 升高治疗的阈值应基于患者的 CT 结果、临床表现和 ICP 值。多项小型研究表明，最佳治疗窗在 15~25mmHg。需要强调的是，颞部血肿或颅后窝出血的患者尽管处于神经压迫状态，但可能存在假性低 ICP 的情况。目前的Ⅱ级证据建议对 ICP＞22mmHg 的患者采取降低 ICP 措施，因为高于该水平的 ICP 值与死亡率增加相关[8]。

20 世纪 80 年代末，应对 CPP 升高（＞70mmHg）以治疗 TBI 的诊疗范式开始流行。研究发现最佳 CPP 为 60~70mmHg[8]。当前的Ⅲ级证据建议避免使 CPP＞70mmHg，因为当 CPP 高于该水平时，全身并发症会增加。当前的Ⅱb 级证据建议应避免 CPP＜60mmHg，最佳范围为 60~70mmHg[8]。对血流、氧合或代谢的辅助监测有助于判断每一位患者个体化的最佳 CPP 值。

（二）脑氧监测和治疗阈值

脑氧监测有两种方式：①脑氧监测探头，②颈静脉氧合监测。颈静脉氧合水平异常与不良预后相关。数值过高或过低都与不良临床结局相关，数值高低被认为与脑代谢有关。当测量颈动静脉氧合差时，颈静脉氧合更有指导作用，最有可能提供更准确的大脑代谢图像。

多项研究表明，脑组织氧合降低（通过脑组织氧分压 $PbtO_2$ 测量）与较差的临床结局和死亡相关[121-123]。与单独处理 CPP 和 ICP 相比，保持 $PbtO_2$ > 25mmHg，同时进行 CPP 和 ICP 管理的治疗具有更低的死亡率[121-123]。然而，由于相互矛盾的证据和相对缺乏高质量的研究，目前的建议不包括使用脑氧监测[8]。

尽管维持脑氧的治疗似乎很有希望，但颈静脉监测的证据只有Ⅲ级[8]。颈静脉饱和度低于 50% 为启动治疗的阈值[8]。

（三）麻醉药、镇痛药和镇静药

镇痛药和镇静药通常用于镇静患者，防止可能与严重躁动相关的 ICP 升高。自 20 世纪 30 年代以来巴比妥类一直被使用，因为人们知道巴比妥类能够降低 ICP[124]，同时还可降低脑代谢，具有大脑保护作用[125, 126]。巴比妥类的使用将血流量与脑代谢相结合，减少代谢低区域脑组织的血流量，并将血流量分流到代谢高的区域。

预防性给药在预防 ICP 升高方面未被证明是有效的。Cochrane 小组回顾了两项使用巴比妥类的随机对照试验，结果显示没有证据表明巴比妥类可以改善重型 TBI 患者的预后。他们还发现，当接受巴比妥类治疗时，有 25% 的概率发生低血压，这抵消了 ICP 降低带来的疗效。为了监测达到适当镇静作用的药物剂量，患者进行了 EEG 监测。用药量达到爆发抑制剂量可将大脑代谢降至最低。

丙泊酚因其起效快、作用持续时间短和可以快速进行神经系统评估等特点而被大量研究。研究表明，丙泊酚在降低 ICP 方面的作用微乎其微。一项研究报道称，与小剂量丙泊酚相比，大剂量丙泊酚显示出产生良好的神经功能预后效果[127]。丙泊酚必须谨慎使用，尤其是大剂量时，因为部分患者会出现丙泊酚输注综合征，这可能导致死亡。

BTF 指南目前有Ⅱ级证据表明，不建议为爆发抑制预防性使用巴比妥类药物。建议对难治性 ICP 进行大剂量巴比妥类药物治疗，但必须保持血流动力学的稳定，并且大剂量巴比妥类药物从未证明能够改善预后[8, 13]。推荐使用丙泊酚控制 ICP，但不能改善 6 个月的预后[8, 13]。

（四）营养

众所周知，TBI 患者存在代谢功能障碍。这些患者需要更高的氮摄入量，因为他们存在负氮平衡。研究表明，TBI 患者的热量摄入平均增加了 140%。在 7 天内实现完全热量替代时，死亡率会降低。为了达到这个目标，通常在受伤后 72h 左右开始进行热量替代。

早期喂养有三种方式：胃、空肠和肠外。在颅脑损伤患者中保持血糖正常很重要，因为高血糖导致更差的预后。

目前的Ⅱ级证据建议，患者应在受伤后第 5 天，最多 7 天通过饮食达到基础热量替代。推荐经胃空肠营养以减少呼吸机相关性肺炎的发生率[8]。

（五）预防性抗癫痫

随着指南的发表，预防性抗癫痫药在重型颅脑损伤患者中的作用已得到更明确的定义。创伤后癫痫发作分为"早期"（发生在创伤后 7 天内）和"晚期"（发生于创伤后 7 天后）[128, 129]。尽管这些药物与副作用和神经行为不良反应有关，但用于预防早期和晚期癫痫发作仍是可取的。Jennett 的经典研究发现[130]，在所有入院的闭合性颅脑损伤患者中，约 5% 的患者发生了创伤后癫痫；而在重型颅脑损伤的患者中，15% 的患者发生创伤后癫痫。研究发现，三个主要因素与晚期癫痫的高发病率有关：第 1 周内发生的早期癫痫发作、颅内血肿或凹陷性颅骨骨折。创伤后癫痫发作还与 GCS 评分 <10 分、头部穿透伤或 24h 内癫痫发作有关。尽管某些早期研究未能显示预防性抗癫痫的显著益处，但在一项针对重型颅脑损伤患者进行的双盲研究中，这些患者被随机分配到伤后 24h 内开始接受苯妥英钠或安慰剂治疗的组中，并持续 1 年，苯妥英钠可降低伤后 1 周内的癫痫发生率，但对受伤 1 周后的癫痫发作无影响[131]。这项研究似乎证明，在大多数情况下，在第 1 周后停止预防性抗癫痫药是合理的。对于有癫痫发作的患者，抗癫痫药至少持续使用 1 年。

左乙拉西坦作为一种抗癫痫药，其不良反应相对较低。有研究将其与金标准苯妥英钠的疗效进行了比较。在预防早期癫痫发作方面，它似乎与苯妥英钠一样有效，且不良反应较低[132, 133]。值得注意的是，在一项研究中，服用左乙拉西坦的患者在脑电图分析中表现出更多癫痫发作活动的倾向[132]。

在目前的 BTF 建议中，苯妥英钠和丙戊酸钠不适用于预防迟发性癫痫发作的证据等级为 II 级[8]。II 级证据表明，抗癫痫药适用于预防早发性癫痫（7 天内）；然而，创伤后早发癫痫尚未被证明与较差的预后相关[8]。

（六）过度通气

自 20 世纪 90 年代末以来，过度通气已被用于重型 TBI 的治疗。对 TBI 的病理生理学理解及过度通气导致 ICP 降低的机制使该治疗受到严格审查。过度通气通过减少 CO_2，进而导致脑血管收缩来降低 ICP。这样反过来又导致 CBF 下降。持续积极的过度换气可能导致脑缺血和卒中，特别是对于已经存在 CBF 和自动调节障碍的重型 TBI 患者。

目前的 BTF 不建议常规使用预防性过度通气至 $PaCO_2 < 25mmHg$（II 级证据）[8]。TBI 后的最初 24h 内应避免过度通气，此时 CBF 可能严重降低。之前建议将过度通气作为危重患者的临时治疗措施，但最新更新的证据也不支持这一建议[8, 13]。

（七）类固醇

尽管类固醇在减少与脑肿瘤相关的水肿方面明显有效，但其在颅脑损伤中的价值并不高。事实上，迄今为止的大多数研究都没有证明类固醇对控制 ICP 或改善重型颅脑损伤的预后有任何有益作用。此外，有证据表明类固醇可能对这些患者的代谢产生有害影响。

目前不建议常规使用类固醇来改善结局或降低 ICP（I 级证据）[8, 13]。研究表明，在中重型 TBI 患者中，使用大剂量甲泼尼龙冲击治疗可增加死亡率[8, 13]。

七、手术治疗

手术指征

对占位性病变进行手术的一个重要原因是中线移位达到或超过 5mm。这种移位可以通过 CT 或偶尔血管造影术来证实。大多数中线移位≥5mm 的硬膜外血肿、硬膜下血肿和颅内血肿需要手术清除。对于一个小血肿引起的移位＜5mm、神志清醒且神经系统完好的患者，保守治疗是合理的。然而，患者可能会恶化，因此密切的观察至关重要。如果神志有任何变化，应立即复查 CT。

颅内占位性病变伴中线移位≥5mm 的昏迷患者进行手术是合理的，除非患者已脑死亡。一些双侧瞳孔光反消失、头眼反射受损和去大脑强直的患者仍然可以获得良好的恢复。在一组病例中，19 名患者接受了最大限度的治疗，尽管出现了一系列不良预后的体征，但其中有 3 名最终进入了"良好"或"中度残疾"类别[134]。

对脑挫伤的处理仍不太明确。Galbraith 和 Teasdale[135] 在 26 名急性创伤性颅内血肿患者中发现，所有 ICP＞30mmHg 的患者最终病情均恶化，需要手术治疗。相比之下，只有 1 名 ICP＜20mmHg 的患者病情恶化。该研究中，ICP 在 20～30mmHg 内的患者被平均分配到手术组和非手术组。

入院时能够遵循指令的脑挫伤患者不需要进行 ICP 监测，通常情况下，只要简单观察即可。然而，那些不能遵循指令的患者（在语言功能区没有局灶性病变的情况下）往往有颅内高压，需要监测 ICP。大多数中线移位≥5mm 的患者需要手术治疗[136]。

有确凿证据表明，颞叶血肿较大（超过 30ml）的患者比额叶或枕顶叶病变的患者发生小脑幕裂孔疝的风险要大得多[137]。在这种情况下，应倾向于早期手术。

一旦决定患者是否手术，应立即将其送往手术室或 NICU。如果患者有占位性病变，应在送往手术室途中给予甘露醇（1～2g/kg）。与迄今为止的所有治疗理念一致，时间至关重要，占位性病变越早清除，恢复良好的可能性越大[41]。另外，如果没有发现需要手术的病变，则在 NICU 中仔细监测患者的临床和各种生理参数，尤其是 ICP 记录和连续 CT。任何无法解释和逆转的 ICP 升高至 22mmHg 以上或神经系统状况恶化，都应立即复查 CT，并采取适当的治疗措施。

由于占位性病变可能导致 ICP 升高，因此颅脑损伤患者最好使用不会增加 ICP 的麻醉药。N_2O 仅具有轻微的血管舒张作用，通常不会导致 ICP 显著增加。因此被认为是适用于颅脑损伤患者的药物。常用的组合是 N_2O 与 O_2、静脉肌松药和丙泊酚。诱导前和诱导时甘露醇可以在一定程度上减弱血管舒张作用，并在一定程度上降低开颅时的颅内高压。如果在手术过程中发生甘露醇难治性恶性脑肿胀，应使用大剂量戊巴比妥（5～10mg/kg）。但该药物可导致低血压，尤其是对于低血容量患者，因此应谨慎使用。

八、特殊考虑：弥漫性脑损伤的手术或 ICP 控制

重型颅脑损伤的结局往往是毁灭性的[138]，而对于 ICP 控制或未发现占位性病变的损伤进行手术干预仍然是一个难题。去骨瓣减压术（decompressive craniectomy，DECRA）试验纳入了通过 15min 标准措施仍无法控制 ICP 的无占位性病变的患者，并将他们随机分为接受双侧去骨瓣术或继续医疗照护两组[139]。手术组的功能结局明显较差，尽管该组患者双侧瞳孔固定和散大的比例也较高。一项类似的研究在 ICP 在 1~12h 内无法控制的患者中评估了双侧去骨瓣术或单侧去骨瓣术的疗效。这项研究显示了去骨瓣减压术在降低死亡率方面的显著获益，但幸存者致残的可能性更高。两组患者在神经系统预后的良好率上无显著性差异[140]。对较小规模的非随机研究的分析表明，DECRA 既有益处，也没有益处。在使用 DECRA 之前，应仔细评估患者[141, 142]。

（一）硬膜下血肿

急性硬膜下血肿可能是由脑裂伤、皮质血管破裂或桥静脉撕脱出血引起的。最常见的脑损伤部位是下额叶和前颞叶。在硬膜下血肿的手术治疗中，建议采用大的额颞顶部问号形切口。这使得外科医生可以处理中线附近的出血，并根据需要有效地清除额叶、颞叶和顶叶的一部分。如果患者病情迅速恶化，可以在打开其余骨瓣之前，通过小骨瓣切除术进行快速颞叶减压，这可以降低小脑幕裂孔疝的发生率。大面积颞下颅骨切除术可能有助于术后 ICP 控制。一般来说，接受开颅清除硬膜下血肿患者的临床结局优于接受颅骨切除术的患者[143]。造成这种差异的原因可能是接受颅骨切除术患者的潜在损伤不同于接受开颅硬膜下血肿清除术患者，但应强调即使在创伤手术中，也应该充分考虑手术干预的程度。

（二）硬膜外血肿

硬膜外血肿最常见于颞部，常由颞骨骨折导致脑膜中动脉撕裂引起。静脉性硬膜外血肿可由颅骨骨折或相关的静脉窦损伤导致。这些病灶往往较小，通常是一个更良性的病程。这种血肿通常在最初受伤后数小时或数天出现，可以采取非手术治疗。然而，硬膜外血肿通常代表外科干预的紧急情况，应尽快清除。应尽一切努力尽快缓解压力。对于硬膜外血肿，应采用更加局限的开颅术。

（三）脑挫伤 / 脑内血肿

脑挫伤最常位于额叶前下部及颞叶前部。通常，在 CT 上脑挫伤灶需经过数天演变后形成，由最初很小的"盐和胡椒"样病变融合形成血肿。这种现象也被称为迟发性创伤性脑内血肿。在大多数情况下，清醒和警觉的患者即使存在脑挫伤也无须手术治疗[136]。然而，昏迷和有明显中线移位的患者通常需要手术。在这两个极端之间，有些患者表现出意识水平改变或局灶性神经功能缺陷；对于这些患者来说，进行手术清创的决定并不总是容易的。通常情况下，对左侧额叶和颞叶的手术决策也是更为谨慎，因为语言中枢在这一侧。

（四）颅骨凹陷性骨折

如果颅骨的外板低于周围颅骨的内板水平，则认为颅骨骨折有明显凹陷。有时这种凹陷在 X 线片上可能不明显，但通常在 CT 上明显可见。大多数闭合性凹陷性骨折发生在幼儿，可能是乒乓球骨折。在这种情况下，可基于美观原因或脑受压而进行手术。在复合型凹陷性骨折中，伤口通常很小且污染严重。头发、皮肤或其他异物可能夹杂在凹陷的骨头碎片之间。因此，除了最简单的损伤外，均建议在手术室来闭合这类伤口。

（五）静脉窦损伤

大的静脉窦损伤是神经外科医生必须面对的最困难的问题之一。一般情况下，上矢状窦前 1/3 的结扎是可以接受的；后 1/3 的结扎最容易导致大面积脑静脉梗死；上矢状窦中间 1/3 的结扎有一些无法预测的影响。优势横窦通常无法安全结扎。虽然使用分流术来修复这些大静脉窦损伤经常被提及，但在大多数情况下，使用止血材料进行简单的加压更为实用。

（六）颅后窝血肿

幸运的是颅后窝血肿不像幕上血肿那么常见。一般来说，由于患者病情可能会迅速恶化，因此建议对大多数这类病例采用积极的手术治疗。由于暴露颅后窝通常需要较长的时间，而且脑干结构很可能因较短时间的压迫而遭受不可逆的损伤，因此外科医生应尽快对该类患者进行手术。

九、预后

GCS 已被广泛接受为描述颅脑损伤患者预后的标准方法[139]。传统的 GCS 分为 5 类，扩展的格拉斯哥预后量表（Glasgow outcome scale extended，

GOSE）将其扩展至 8 类（表 25-5）[145]。这些类别有时被归为有利结局（GR、MD）或不利结局（SD、VS 或 D）。创伤后遗忘是一个相当好的预后指标。Russel 于 1932 年首次描述了创伤后遗忘，其定义是从受伤发生到患者对正在发生的事件有连续记忆的持续时间。在大多数情况下，创伤后遗忘的回顾性测量是不可靠的。因此，Harvey Levin 开发了加尔维斯顿定向和遗忘测试（Galveston orientation and amnesia test，GOAT），以提供一个客观可靠的创伤后遗忘的评估方法。事实证明，创伤后遗忘的持续时间与最终的功能结局高度相关[146]。

多项统计研究报道了多种预后指标用于预测重型颅脑损伤的预后。由于内科和外科并发症及原有疾病的不可预测性，没有绝对可靠的预测系统。基于对大量患者的经验，已经开发了一种算法，用于预测与某些预后特征相关的近似预期结果[147]。在某个研究中心，以 100% 确定性预测死亡率的尝试似乎有效[148]。然而，当该系统应用于其他患者群体时，一些根据该量表预测将要死亡的患者反而存活了下来[149]。

十、颅脑损伤的长期后遗症

TBI 患者的神经行为功能障碍可在最初损伤后立即出现，或者在随后的数月至数年内逐步发展。无论临床表现如何，许多患者的认知和行为在他们的余生中持续发生改变[150]。对于认知和行为功能障碍的 TBI 患者，非药物治疗选择有限，认知训练通常是唯一的治疗方法。

持续性认知缺陷可分为三个领域：注意力和处理速度、记忆及执行能力[151-154]。其中，记忆困难是最常见的，也是对患者和护理人员来说最为困难的[153]。除了认知障碍外，TBI 幸存者还经常经历以情绪不稳定和情感改变为特征的行为困难[155]。重要的是，先前的 TBI 已被证明是发生精神病和精神分裂[156]、阿尔茨海默病、帕金森病、抑郁症和双相情感障碍的危险因素[157]。由于其弥漫性特征和 TBI 后所经历的各种认知障碍，很难用单一的神经功能破坏来解释这样的一系列事件。事实上，TBI 患者所经历的持续性功能缺陷可能是由于广泛且不同的神经系统功能障碍所致。这使长期治疗变得困难。

无论是"轻型"还是更严重的 TBI 类型，我们清楚的是，在了解 TBI 的病理生理学及其长期神经心理学影响方面，我们仍有很大的机会推进研究，并将这些进展转化为临床治疗和患者神经功能预后的有益改善。

致谢

特别感谢 Clifford M. Houseman、Shawn A. Belverud 和 Raj K. Narayan。他们共同撰写了本主题的先前版本的章节。

分　数	GOSE	描　述
	表 25-5　扩展的 GCS（GOSE）	
1	死亡（dead，D）	
2	植物人状态（vegetative state，VS）	患者无明显的脑皮质功能
3	较轻的重度残疾（lower severe disability，SD–）	能够服从指令，所有活动都需要帮助，无法独立生活
4	较重的重度残疾（upper severe disability，SD+）	能够服从指令，在大多数活动上需要帮助，无法独立生活
5	较轻的中度残疾（lower moderate disability，MD–）	能够独立生活，但需要帮助，不能重返工作或学校
6	较重的中度残疾（upper moderate disability，MD+）	能够独立生活，且很少需要帮助，不能重返工作或学校
7	较低水平的良好恢复（lower good recovery，GR–）	能够重返工作或学校，有轻微的活动困难
8	较高水平的良好恢复（upper good recovery，GR+）	能恢复正常活动

第 26 章　神经外科患者的重症监护管理
Critical Care Management of Neurosurgical Patients

Dulanka Silva　Antonio Belli　著

温　良　译　　杨骥骐　禹少臣　校

临床要点

- 在救治神经外科危重患者时，主要目标是预防脑缺血和神经损伤的恶化。
- 这可以通过调节各种神经生理参数来实现，包括颅内压、脑灌注压和脑血流量。
- 了解上述神经生理学原理对于理解神经危重症监护情况下治疗干预的作用机制和应用非常重要。
- 对神经外科危重患者进行初始评估需要采用系统的、有条理、可重复的方法，以便按照最重要的顺序识别、挽救和治疗威胁生命的伤害。
- 多种技术的出现使得神经外科危重患者的多模式监测和个性化治疗得以实现，一段时间内的趋势和变化比孤立的测量提供更有用的信息。
- 对于病情恶化的危重神经外科患者而言，应当明确是否存在所有神经外科患者普遍存在的并发症，以及每种神经外科疾病特有的并发症。
- 在重症监护环境下脑死亡的诊断十分重要，通晓机构、区域和国家的指导方针很必要。

了解神经外科危重患者治疗相关的概念对于优化预后至关重要。神经系统不仅容易受到最初病理过程（原发性脑或脊髓损伤）的影响，还易受到全身性因素的影响，这些因素会加剧这种原发性损伤（即继发性脑或脊髓损伤）。神经外科危重症患者在专门的神经危重症监护病房（neurocritical care unit，NCCU）接受治疗。这一范围包括在初始受伤后入院进行术前优化和稳定的极度危重患者、择期手术后早期的患者及病房里任何由稳定转向神经功能恶化的患者。

本章简要总结了神经外科危重患者治疗的关键概念，包括以下内容。

- 脑稳态、脑脊液（CSF）流量、脑血流量（CBF）和脑灌注压（CPP）、颅内压（ICP）的神经生理学原理，脑缺血及其对神经系统的病理生理影响。
- 对神经外科危重患者病情恶化的初步评估和病因诊断。
- NCCU 治疗的基本概念。
- 神经系统监测的原理包括 ICP、颈静脉血氧饱和度（$SjvO_2$）、脑组织血氧张力（$PbtO_2$），以及经颅多普勒（transcranial doppler，TCD）超声检查。
- 神经外科危重患者的一般处理细节包括 ICP 升高、癫痫发作、感染和电解质紊乱的治疗。
- 在神经外科重症监护中，需要特别考虑以下病理情况：颅脑损伤（TBI）、血管病理［动脉瘤性蛛网膜下腔出血（aneurysmal subarachnoid hemorrhage，aSAH）、动静脉畸形（AVM）、颅内出血］、脑肿瘤、颅后窝手术、神经调控和癫痫、垂体手术和脊髓损伤。
- 关于脑死亡诊断的概念。

本章内容难以全面涵盖所有主题，建议读者必要时参考相关主题的各种优秀专著和论文[1, 2]。

一、脑稳态

大多数神经外科病理中最重要的并发症是脑缺血。这是恶性循环的产物，始于最初的神经损伤，导致颅内顺应性降低、颅内压增加、脑灌注压和脑血流量降低，结果是缺血性损伤进一步加剧神经损伤（图 26-1）。

在 NCCU 中神经外科重症患者治疗的主要目的是优化全身生理功能，促进神经保护，控制 ICP 以恢复 CPP 和 CBF，从而预防缺血并限制继发性脑或脊髓损伤。理解上述参数的调控需要简要讨论相关的神经生理概念，包括 CSF 产生和流动、CBF、CPP 和 ICP。

（一）脑脊液的产生和流动

CSF 的产生为每 24 小时 450～500ml，主要有三种来源：60%～70% 通过脉络丛（位于侧脑室、第三脑室和第四脑室内），其余 30% 为脉络膜外（室管膜、脊神经根硬膜囊、脑实质）。吸收的过程是 CSF 通过蛛网膜颗粒和绒毛进入硬脑膜静脉窦，并依赖于静脉压力。产生和吸收之间的平衡在病理状态下可发生改变，必要时须采取 CSF 分流以防止 ICP 的改变。药物如呋塞米（影响氯离子转运）和乙酰唑胺（抑制碳酸酐酶）可以减少 CSF 的产生。

（二）脑血流量、脑代谢及其控制机制

尽管大脑的体积相对较小（约为总体重的 2%），但它是所有器官中代谢需求最高的，因此必须有稳定和可靠的血液流动来提供持续高水平的氧气输送和能量基质（主要是葡萄糖）。脑代谢消耗如下。

- 占静息心输出量（cardiac output，CO）的 15%，平均 CBF 为 750ml/min。
- 占基础耗氧量的 20%，平均为 50ml/min。
- 占基础葡萄糖消耗量的 25%。

CBF 与 CPP 呈正比，与颅内血管的脑血管阻力（cerebrovascular resistance，CVR）呈反比。

$$CBF=CPP/CVR$$

CVR 主要受血管直径的影响，后者由血管壁的平滑肌收缩力调节：平滑肌收缩导致血管收缩，从而缩小血管直径，导致 CVR 增加，反之亦然。CPP 与平均动脉压（mean arterial pressure，MAP）和 ICP 直接相关，公式如下。

$$CPP=MAP-ICP$$

CBF 受到多种因素的调控，包括[3]：①代谢需求（包括神经源性和代谢因素）；②自主调节（由神经源性和肌源性机制介导）；③动脉二氧化碳分压（$PaCO_2$）和氧分压（PaO_2）。

1. 血流 - 代谢耦合

CBF 在不同脑区间存在差异，其分布反映了不同脑区的代谢活动程度（血流 - 代谢耦合）。平均 CBF 为 50ml/(100g·min)，神经元活动增加的区域具有较高的代谢率，因此区域 CBF 增加［灰质平均为 80～110ml/(100g·min)；白质平均为 25ml/(100g·min)］。

代谢活性由脑耗氧代谢率（cerebral metabolic rate of oxygen consumption，$CMR\,O_2$）和葡萄糖利用的大脑代谢率（cerebral metabolic rate of glucose utilization，$CMR_{Glucose}$）反映。血流、代谢的密切匹配意味着，尽管 CBF、$CMR\,O_2$ 和 $CMR_{Glucose}$ 存在区域差异，但总体氧提取分数保持相对恒定（约 40%）。血流—代谢耦合的调节变化具有较短的潜伏期（约 1s），受区域代谢性和神经源性因素调节。

代谢因子通过负反馈机制发挥作用。最初增加的代谢活动增加了局部代谢因子的水平，使血流灌注和 CBF 增加，从而增加对这些代谢因子的清除，

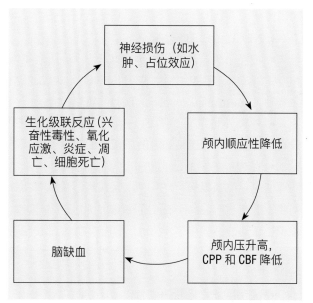

▲ 图 26-1 脑缺血——最初神经损伤后持续蔓延的恶性循环的最终产物

CBF. 脑血流量；CPP. 脑灌注压

最终导致血流减少。血管舒张因子（可增加流量）包括一氧化氮（NO）、特殊的前列腺素（PGE_2 和 PGI_2）和腺苷。这些因子的局部水平可能会因"应激"状态（如缺氧、低血压、癫痫发作）下的活性增加而升高。血管收缩因子（减少血流）包括游离钙离子、血栓素（TXA_2）和内皮素。

神经源性机制通过交感神经活动（α_2 肾上腺素能激活可使血管收缩，而 β_1 肾上腺素能激活可使血管舒张）和局部神经因子［如乙酰胆碱（ACh）、一氧化氮、血清素（5-HT）、多巴胺（DA）、P 物质、神经肽 γ］共同发挥作用。

脑功能的抑制（如麻醉、低温、镇静）都会抑制新陈代谢（$CMR O_2$，$CMR_{Glucose}$），同时伴随着 CBF 的降低，而高热和癫痫发作会增加新陈代谢和 CBF。据估计，温度每变化 1℃，$CMR O_2$ 和 CBF 的变化可高达 5%。

2. 自主调节

自主调节是指脑血管系统通过调节颅内血管的 CVR，即使在 CPP 波动时仍能维持相对恒定的 CBF 的能力。它独立于其他 CBF 控制机制，如血流 - 代谢耦合和 $PaCO_2$[4]（图 26-2）。

尽管存在脑区间和个体间差异，自主调节可在 CPP 范围内（通常在 50～150mmHg）发挥作用。然而，一旦超过调节范围，CBF 则直接取决于 CPP：>150mmHg，CPP 的增加会导致 CBF 增加，并伴有脑内小动脉的强制舒张以及脑血容量（CBV）、ICP 升高，导致血脑屏障破坏和脑水肿或出血的风险；相反，<50mmHg，CPP 降低会使 CBF 显著下降，从而导致脑缺血。

自主调节是由颅内阻力血管内的肌源性反射（主要是小动脉壁平滑肌内的张力和收缩性）和神经源性因素（如前所述的代谢因素、神经因素、交感神经活动）介导，这些因素通常比血流 - 代谢耦合缓慢。影响自主调节的其他相关临床因素包括①吸入性麻醉药（以剂量依赖性方式损害自主调节）；②既往高血压（自主调节曲线向右移动，平台变窄，因此在临床上维持恒定 CBF 所需的血压可能高于预期；将目标血压定在"正常"患者的较低水平可能会将患者置于曲线的线性部分，导致 CBF 下降和缺血风险增加）；③颅内病理过程（如外伤、肿瘤、卒中）所致的血脑屏障破坏（图 26-3）可导致自主调节功能丧失[5]。

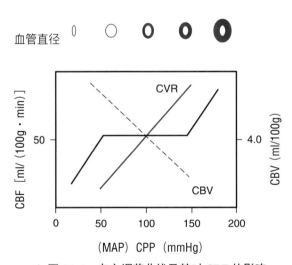

▲ 图 26-2 自主调节曲线及其对 CBF 的影响

在自主调节平台期的范围内，CBF 在 CPP 范围内保持恒定（50～150mmHg）；CPP 的下降导致血管舒张反应，血管直径增加；CVR 的相应减少使得 CBV 升高以增加和维持 CBF；当 CPP 增加时，情况刚好相反；CBF. 脑血流量；CBV. 脑血容量；CPP. 脑灌注压；CVR. 脑血管阻力；MAP. 平均动脉压（Nortje J. Cerebral blood flow and its control. In: Gupta AK, Gelb AW, eds. *Essentials of Neuroanaesthesia and Neurointensive Care*. Philadelphia: Saunders-Elsevier; 2008: Chapter 3, Figure 3.1. ）

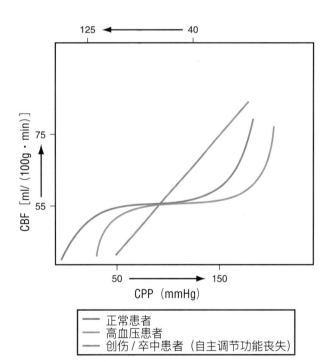

▲ 图 26-3 合并高血压（自主调节曲线向右移动，自主调节平台较窄）和其他如外伤、肿瘤或卒中等病理状态（脑血流屏障破坏导致自主调节反应丧失，正常的 S 形曲线变为直线形）对自主调节功能的影响

CBF. 脑血流量；CPP. 脑灌注压

3. PaCO₂ 和 PaO₂ 的影响

动脉 PaCO₂ 是临床上重要的脑血流量调节剂；它很容易通过血脑屏障并改变血管外的 pH。PaCO₂ 升高（高碳酸血症）可促进血管舒张，降低 CVR 和增加 CBF（达到最大血管舒张作用的上限）。相反，PaCO₂ 降低（低碳酸血症）会导致血管收缩，CVR 增加，CBF 和 CBV 降低。据估计，PaCO₂ 变化 1mmHg（1kPa 相当于 7.5mmHg），CBF 可能变化多达 4% [2ml/（100g·min）]。在临床上，对于颅内顺应性降低从而导致 ICP 升高的患者，过度通气介导的低碳酸血症可降低 CBF、CBV，从而降低 ICP[3]。

然而，如果没有明确的 ICP 控制方法，操纵 PaCO₂ 以控制 ICP 应仅作为一种短期措施，原因有两方面：①持续性低碳酸血症导致血管收缩至最大极限，超过此极限后就会发生组织缺氧和脑缺血，并伴有反射性血管舒张；② PaCO₂ 降低的作用是由血管周围 pH 的增加介导的，这将被细胞外液碳酸氢盐的相应减少所逆转，从而使 pH 正常化（通常在 6h 之内）。

动脉 PaO₂ 对 CBF 有影响，但不如二氧化碳显著；CBF 通常不会因 PaO₂ 的降低而变化，直到 PaO₂ 下降到一个阈值（大约为 8kPa），此时才会出现血管舒张反应。高氧血症可产生一定程度的脑血管收缩，被认为是一种进化产生的对抗氧自由基的神经保护机制（图 26-4）。

4. 麻醉药的影响

苯二氮䓬类和大多数静脉用麻醉药（如依托咪酯、丙泊酚、硫喷妥钠）可降低 CMR O₂ 和 CBF，从而降低 ICP。这种减少通常是剂量依赖性的。自主调节、血流 - 代谢耦合及对 CO₂ 的反应性保持不变。但是，在神经外科重症患者（如创伤性脑损伤）中，血流—代谢耦合可能受损，因此 CBF（血流）的减少可能超过 CMR O₂（代谢），导致不匹配，从而扩大脑动静脉氧梯度，出现灌注受损和脑缺血。必须牢记这一点，因为丙泊酚等药物由于 $t_{1/2}$ 时间短而被广泛使用，在需要时可迅速起效，但同时可能会导致急剧的低血压和 CPP 降低，尤其是在血容量不足的患者中。吸入性麻醉药可降低 CMR O₂，但是可亦通过血管舒张作用增加 CBF。自主调节功能受损存在剂量依赖性。氯胺酮会增加 CMR O₂、CBF 和 ICP，因此在神经外科危重患者中通常避免使用氯胺酮。

（三）颅内压

ICP 定义为颅内空间相对于大气压的压强。正常的 ICP 可能在 8~15mmHg，但受到个体差异和生理波动的影响 [如与姿势（仰卧 / 站立）和咳嗽 / 用力等机制有关]。完整颅腔内的容积是固定的，其内的 ICP 取决于颅内容物的总体积。

$$V_{TOTAL} = V_{BRAIN} + V_{BLOOD} + V_{CSF}$$

脑实质体积包括细胞内和细胞外组分，占总容积的 80%（约 1400ml）。脑血容量包括动脉血和静脉血，约占 10%（约 150ml），CSF 体积约占 10%（约 150ml）。Monro-Kellie 学说指出，某一组分的体积增加需要同等减少其他组分的体积，以保持完整颅腔内恒定的颅内压。在三个组分中，最不容易压缩的是脑实质，而最容易压缩的是 CSF 和血液组分。

增加的颅内容量（如占位性病变，像肿瘤或血肿）最初通过将颅内 CSF 排出到腰大池蛛网膜下腔、增加静脉流出量和减少 CBF 和 CBV 来缓冲。这一过程最初能够防止颅内压的升高，但对于颅内容积增加的代偿存在一定限制。这种动态关系由经典的压力—体积曲线表示[4]（图 26-5）。每单位体积的压差变化（△P/△V）是弹性，其倒数则为顺应性（△V/△P）。

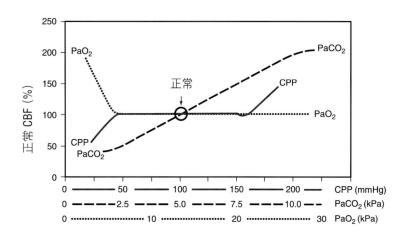

◀ 图 26-4 动脉二氧化碳分压（PaCO₂）和动脉氧分压（PaO₂）的变化对脑血管自主调节和 CBF 的影响

CBF. 脑血流量；CPP. 脑灌注压

引自 Nortje J. Cerebral blood flow and its control. In: Gupta AK, Gelb AW, eds. *Essentials of Neuroanaesthesia and Neurointensive care*. Philadelphia: Saunders-Elsevier; 2008: Chapter 3, Rgure 3.2.

长期持续的 ICP 升高的主要并发症有两个方面：①导致 CPP 降低（CPP=MAP－ICP），进而引发脑缺血性损伤；②促使脑组织在颅内间隔中"移位"和错位，造成神经组织受压和毁损性并发症（"疝"综合征；表 26-1）。

随着 ICP 监测的引入，以及发现增加的 ICP 可能会降低 CBF，以及高 ICP（20～25mmHg）与不良预后相关，控制脑损伤患者 ICP 和 CPP 的既定方案策略已成为现代 NCCU 的基石。

（四）脑缺血

避免脑缺血是降低继发性脑或脊髓损伤影响的关键点之一。大脑缺乏用于能量消耗的基本营养物质储备能力，只有极少量的氧气和能量底物可以用于能量消耗，因而对 CBF 减少的耐受性很差。

1. 病理生理学

缺血和进一步梗死的病理生理过程复杂且相互关联，广义上涉及以下机制：兴奋性毒性、组织酸中毒、自由基产生、炎症级联激活、脑水肿、细胞凋亡和细胞非程序性死亡[6]。

最初的脑灌注障碍、缺血和随之而来的腺苷三磷酸（adenosine triphosphate，ATP）生成不足导致无

法维持正常的离子梯度。继而发生不受控制的去极化，释放兴奋性神经递质（谷氨酸）和钙离子。兴奋性毒性会加剧去极化并驱动与细胞坏死和死亡有关的其他过程。缺氧导致无氧代谢和乳酸产生，引起组织酸中毒。高血糖导致神经系统损伤后预后较差的机制推测是因为它为持续的无氧代谢提供了更多的底物。

兴奋性毒性驱动神经源性和诱导性一氧化氮合酶（分别为 nNOS 和 iNOS）的激活，由此产生的一氧化氮继续生成自由基。自由基介导的 DNA 损伤和细胞膜损伤随之而来。对细胞膜的损伤可以通过损害参与离子转运的蛋白质通道进一步加剧离子梯度的恶化。DNA 损伤和缺血导致炎症级联反应的激活，通过上调和核转录促炎症细胞因子（如黏附分子），引发炎症细胞的招募和激活（如小胶质细胞），所有这些都会持续自由基介导的损伤。

细胞膜损伤导致离子转运机制紊乱，即使血脑屏障完整从细胞外空间摄取液体导致神经元肿胀（细胞毒性水肿）。随后血脑屏障破坏，出现血管源性水肿，随着血浆蛋白非调节性转运到细胞内，增加液体流入的渗透驱动力。脑水肿使 ICP 升高，加剧血

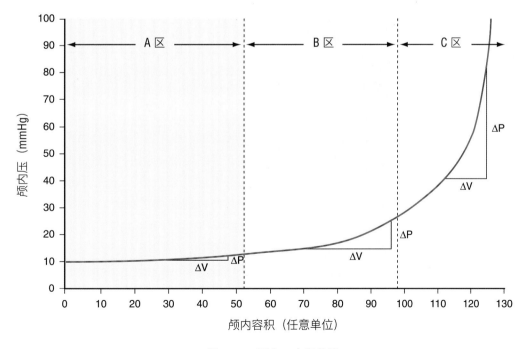

▲ 图 26-5　压力 - 容积曲线

A 区．代偿和缓冲机制（CSF 和静脉容量减少）完好无损，因此在容量出现较大变化时颅内压（ICP）变化很小或没有变化［即低弹性（△P/△V）和高顺应性（△V/△P）］；B 区．随着代偿机制减弱，相同的体积变化所引起的 ICP 改变开始增加（即弹性增加，顺应性降低）；C 区．一旦超过代偿和缓冲能力的阈值（"失代偿点"），体积的小幅增加即可导致 ICP 大量且通常呈指数增加（即高弹性，低或几乎无顺应性）

表 26-1 颅内疝综合征及其相关的临床特征		
疝类型	压迫结构	并发症和特点
扣带回疝 / 大脑镰下疝 • 内侧额叶（扣带回）在大脑镰下向对侧突出	• 大脑前动脉 • 侧脑室前角	• 对侧下肢瘫痪 • 脑积水
小脑幕切迹疝 • 内侧颞叶（钩突）突出于小脑幕切迹，压迫脑干吻侧（中脑）	• 同侧第Ⅲ对脑神经 • 同侧大脑脚 • 网状激活形成 • 周围池内的同侧大脑后动脉	• 同侧瞳孔散大固定 • 对侧偏瘫 • 意识水平受损 • 枕叶梗死致失明
Kernohan 缺口综合征 • 外侧（钩）小幕疝的变体，其中对侧结构压迫对侧小幕切迹	• 对侧第Ⅲ对脑神经 • 对侧大脑脚	• 对侧瞳孔散大固定 • 同侧偏瘫
中心疝 • 间脑结构和中脑在小脑幕切迹的下方或上方被压迫和移位	• 中脑垂直凝视中枢 • 脑桥结构 • 循环中枢	• 失去垂直向上的凝视，而有强烈的向下凝视 • 双侧固定和针尖样瞳孔 • 呼吸模式异常 • 库欣反应（心动过缓和高血压） • 心脏停搏
小脑扁桃体 • 小脑扁桃体穿过枕骨大孔并压迫延 / 颈髓交界处	• 延髓循环中枢 • 运动控制中枢	• 呼吸模式异常 • 库欣反应（心动过缓和高血压） • 心脏停搏 • 去皮质或去大脑强直

流灌注不足及缺血。

兴奋性毒性、组织酸中毒、自由基产生、炎症激活和细胞水肿的组合独立或协同引起线粒体激活并从线粒体膜释放细胞色素 C（这也是由于线粒体膜损伤而发生）。其作用是激活半胱天冬酶和其他蛋白水解酶，从而导致细胞凋亡和非程序性死亡。

前面描述的许多导致缺血相关损伤的病理生理过程虽然在急性期造成损害，但从长远来看也是至关重要的，因为最终的愈合和修复过程始于这些机制。包括 CO_2 反应性在内的自主调节的恢复及伴随瘢痕组织（通常是无功能的）的形成，最终愈合可能需要 4～6 周时间。

2. 全脑和局灶性缺血

全脑缺血伴随着 CBF 的全面降低（如继发于心搏骤停的缺血缺氧损伤）。当主要血管中的血流量出现局部减少时会导致局部缺血；梗死核心通常是由最细小动脉和终末动脉供应的区域，它们会迅速发生不可逆的细胞死亡；周围的半暗带是一个存在

神经元功能障碍和电静默迹象的区域，但它尚未发生去极化、兴奋性毒性和不可逆的细胞死亡。这种半暗带可以通过恢复 CBF 来挽救。如果未能恢复灌注，半暗带将逐渐并入中心梗死区并使其增大。在不同区域，血流量不足的阈值不同，达到一定的程度就会出现逐步恶化。这种情况的发生取决于该区域的基础代谢活动（与白质相比，灰质本身具有更高的代谢率和更高的 CBF 要求），但平均而言，CBF <（8～10）ml/（100g·min）会导致不可逆转的神经元死亡（表 26-2）。

半暗带和核心区大小取决于该区域侧支供应的强度，而灌注成像技术所基于的原理旨在帮助确定梗死核心和半暗带的相对比例，以便预测挽救性和再灌注治疗的影响，并判断预后。

二、神经外科危重症患者的初步评估

所有神经外科重症患者都应当采用系统的方法进行评估。目前存在多种方法，由创伤协会［高级创

脑血流阈值［ml/（100g·min）］	对神经元功能的影响
30	维持神经元功能的最小血管流速
20～30	神经元功能障碍伴脑电图减慢
10～20	• 可逆性神经元功能障碍可能通过恢复脑血流来挽救 • 脑电图抑制，诱发电位缺失 • 持续的进行性灌注损伤将导致延迟的神经元死亡
<10	• 不可逆的神经元功能障碍和细胞死亡 • 离子平衡丧失、去极化和兴奋性毒性的总能量衰竭

表 26-2　神经元缺血性损伤的血管阈值和功能障碍模式

伤生命支持（advanced trauma life support，ATLS）][7]/复苏委员会［高级生命支持（advanced life support，ALS）]和重症监护和外科协会［重症外科患者护理（care of the critically ill surgical patient，CCrISP）][8]率先提出。基本原则类似：采用系统的、有条理的和可重复的方法来识别、复苏和治疗危及生命的损伤，以重要性的顺序进行操作，即气道（airway，A）、呼吸（breathing，B）和呼吸功能，循环（circulatory，C）和心血管功能与液体复苏，神经系统状态和残疾（disability，D），以及整体暴露（exposure，E）和其他器官系统的评估——简称"ABCDE"方法。在创伤和神经外科患者中，始终要考虑颈椎，特别是在有脊柱不稳定和脊髓损伤风险的患者中，并采取预防措施以保持制动。遵循这样的系统化方法可以确保所有医护人员都有一种系统化的方式来处理和评估任何重症神经外科患者，识别生理紊乱，并以一致的方式与其他医务人员沟通，同时优化患者的生理状态。在神经外科患者中，目标是维持脑（和脊髓）氧合和灌注，并控制颅内压以防止对神经系统的继发性损伤，进而达到最佳疗效。

（一）气道

维持气道畅通以获得充足的氧合至关重要：大脑对缺氧和高碳酸血症非常敏感，对 CBF、CPP 和 ICP 的控制有显著的影响。意识水平的恶化也会损害保护气道的能力，增加气道阻塞和误吸的风险。存在多种技术用于气道控制，从简单的气道操作（如"双手托颌法"），到使用辅助工具（如口咽、鼻咽、喉罩气道），以及决定性的气管插管。表 26-3 总结了一些神经外科危重患者中考虑使用插管和机械通气的适应证。

在择期手术术后阶段，气道阻塞的原因可能与气道水肿或血肿有关（如颈椎前入路术后，颈动脉内膜切除术后）或在颅后窝手术中脑干和后组脑神经功能障碍。

（二）呼吸和呼吸功能

必须快速评估肺功能，以排除任何导致神经功能恶化的急性肺部疾病。尤其是创伤患者，必须排除危及生命的急性损伤，如张力性气胸、开放性气胸、血胸和连枷胸。在择期手术后的早期阶段，气胸可能是中心静脉置管后的并发症。在原本病情稳定的患者中，肺部感染、心源性肺水肿或继发于蛛网膜下腔出血后交感神经兴奋性增加的神经源性肺水肿和肺静脉血栓栓塞都是重要的鉴别诊断，在肺部恶化的情况下，应当通过适当的定向检查予以排除。

（三）循环、心血管功能和液体复苏

对于神经外科患者，确保稳定的血流动力学功能和足够的脑灌注压是至关重要的。在创伤性颅脑损伤（TBI）患者中，严重低血压（收缩压<80mmHg）是导致不良结局和影响死亡率的显著独立因素。将这个概念推广到确保在大多数神经外科病理学中识别并迅速纠正低血容量和低血压至关重要。在蛛网膜下腔出血后出现脑血管痉挛的患者中，低血容量和低血压可加速缺血性损伤。在创伤患者中，应排除心脏压塞。

尽管一定程度的高血压可能会被耐受——在 ICP 升高、占位性病变或蛛网膜下腔出血的患者中，可能会出现强烈的交感神经激活，以驱动脑灌注压和维持脑血流——但严重的高血压（如收缩压>180mmHg 或平均动脉压>120mmHg）本身可能会导

表 26-3　以系统的"ABCDE"方式呈现危重神经外科患者插管通气指征

受影响的系统	病理过程举例
气道（A）	具有阻塞风险的气道损伤（如头部受伤导致的严重颈部创伤、具有气道水肿高风险的烧伤、变态反应）
呼吸和呼吸功能障碍（B）	• 肺损伤（如伴有肺损伤的重大创伤） • 呼吸衰竭（如神经源性肺水肿、感染和吸入性肺炎、肺静脉血栓栓塞）
血液循环和心血管功能障碍（C）	心脏功能受损（如心脏损伤的重大创伤）
残疾和神经功能障碍（D）	• 气道反射丧失（如意识水平下降、脑干或脑神经损伤伴呕吐反射缺失、高位颈髓损伤） • 颅内压控制 • 癫痫持续状态
暴露和其他器官系统（E）	• 酸碱失调 • 重症脓毒症

致不良的神经系统后果，尤其是在颅内出血的情况下（如存在未处理的破裂动脉瘤）或在颅内或脊柱手术后的术后早期阶段，手术当时的止血效果可能会被破坏并引起术区出血。

导致心功能不全的原因可能包括原发性心脏疾病（如心肌梗死，特别是在患有心血管疾病的患者中），在严重创伤（如腹部损伤、骨盆损伤）的情况下其他器官系统的出血，或者可能与败血症或神经系统（ICP 升高、脑干功能障碍、蛛网膜下腔出血后交感神经过度激活、脊髓损伤伴神经源性休克、交感神经中断和脊髓损伤后自主神经反射亢进）有关。液体复苏和心肺支持，以及有创血流动力学监测和正性肌力药支持可能是有必要的。

（四）神经系统状态和残疾

神经重症患者的神经系统评估必须快速而系统且重点突出。如前所述，必须进行气道保护、氧合、血流动力学状态和脑灌注优化。评估必须包括：①意识水平；②瞳孔大小、对光反射和反应性；③上下肢运动。如果患者的血流动力学和神经系统稳定性允许，应进行更详细和完整的检查（如完整的脑神经功能、详细的认知评估）。

存在多种用于评估意识水平的量表，格拉斯哥昏迷量表（GCS）就是其中之一[9]，其优点包括易于应用、良好的观察者间和观察者内部可再现性，以及它能够根据受影响的顺序结构从解剖学上识别神经功能恶化，并且尤以运动评分与预后和结局相关。其局限性在于无法评估插管或者的言语成分，以及缺乏评估和结合脑干反射的工具（如 FOUR 评分）[10]。尽管如此，GCS 仍然是最广泛用于紧急评估意识水平和神经系统恶化，以及研究中对患者分层的评分之一（表 26-4）。

导致神经功能恶化和意识水平受损的原因可能是结构性的（具有典型并需要排除的特定神经外科疾病并发症；表 26-5）或由癫痫发作或其他代谢和生理因素引起（如气道相关、缺氧、高碳酸血症、血流动力学异常、体温、电解质、血糖、酸碱功能紊乱，以及药理学，包括催眠药、镇静药和阿片类药物过量）。

神经功能恶化可能在临床上表现为意识水平的进行性或突然变化或出现脑疝征象（表 26-1）。在插管和通气治疗的患者中，神经功能恶化可能表现为有创监测参数（ICP、$PbtO_2$ 或血流动力学）的进行性变化。在清醒患者中，ICP 升高的临床特征包括头痛、恶心和呕吐；神经功能障碍，包括假性定位体征（如继发于 ICP 普遍升高的外展神经麻痹）；以及视盘水肿（晚期迹象）。没有视盘水肿并不能排除 ICP 升高。它的存在仅表明颅内压长期升高，并通过视神经鞘与蛛网膜下腔相通。在对神经系统恶化的患者进行影像学评估时，必须鉴别出影像学上 ICP 升高相关的影像学表现，这些表现基于神经生理代偿机制，包括颅内脑脊液向腰大池转移，表现为脑沟内正常脑脊液信号消失、基底池消失、脑室塌陷或呈裂隙状；脑疝综合征在影像学上可能表现为诸如跨小脑幕的钩回疝、大脑镰下疝和扁桃体疝，以及枕骨大孔处的脑干压迫。

目的是确认病情恶化已经发生，识别可能的原因，包括在需要时使用影像诊断（如 CT、MRI），并预计是否需要手术干预或入院，如有必要，可以在神经重症监护环境中进行监测。

（五）暴露和其他器官系统评估

暴露需要对其他主要器官系统进行快速评估，

表 26-4 两种神经外科患者意识水平评估：格拉斯哥昏迷量表（GCS）评分和 FOUR 评分

评估内容		GCS	FOUR
睁眼	4	• 主动地睁眼	• 睁眼，眼球追踪，或者随指令眨眼
	3	• 听到呼唤后会睁眼	• 睁眼但无眼球追踪
	2	• 刺痛睁眼	• 听到大声呼唤后可睁眼
	1	• 对于刺激无反应	• 刺痛睁眼
	0	• —	• 始终不睁眼
	总分	• 4（最低 1 分；最高 4 分）	• 4（最低 0 分；最高 4 分）
言语	5	• 说话有机敏，且对时间、地点，人物的定向力正常	
	4	• 可应答，但说话没有逻辑	
	3	• 可说出单字或胡言乱语	
	2	• 可发出声音	不包含
	1	• 无任何发声	
	0	• —	
	总分	• 5（最低 1 分；最高 5 分）	
运动	6	• 可依指令做出各种动作	• —
	5	• 可定位疼痛刺激	• —
	4	• 对疼痛有屈曲回缩反应	• 可遵嘱竖拇指、握拳或比 V 手势
	3	• 异常屈曲反应（去皮质强直）	• 疼痛刺激能定位
	2	• 异常伸展反应（去大脑强直）	• 疼痛刺激时肢体屈曲
	1	• 无任何反应	• 疼痛刺激时肢体伸直
	0	• —	• 无反应或全身肌阵挛状态
	总分	• 6（最低 1 分；最高 6 分）	• 4（最低 0 分；最高 4 分）
脑干反射	4		• 瞳孔和角膜反射均存在
	3		• 一侧瞳孔放大和固定
	2	不包含	• 瞳孔或角膜反射其中一项缺失
	1		• 瞳孔和角膜反射均消失
	0		• 瞳孔反射、角膜反射和咳嗽反射均消失
	总分		• 4（最低 0 分；最高 4 分）
呼吸	4		• 无气管插管，呼吸节律规则
	3		• 无气管插管，潮式呼吸
	2	不包含	• 无气管插管，呼吸不规则
	1		• 气管插管，呼吸机应用下存在自主呼吸
	0		• 气管插管，呼吸机应用下无自主呼吸
	总分		• 4（最低 0 分；最高 4 分）
总分		• 满分 15	• 满分 20 分
		• 最高 15 分	• 最高 20 分
		• 最低 3 分	• 最低 0 分

并纠正可能影响结果和可能行神经外科干预的任何其他参数。如在脊髓损伤患者中，必须对胃内容物和膀胱进行减压，以避免继发于自主神经反射亢进的可能并发症。其他常见的考虑因素包括电解质、葡萄糖和肾功能的评估、可能增加出血风险的血液学参数（如血小板减少症、抗凝血药）及药物的过度使用（如阿片类药物过量）。

三、神经危重症监护病房治疗的基本概念

各种神经外科患者可能需要进入 NCCU。包括在择期或紧急手术后早期患者；先前病情稳定但出现神经系统或全身恶化，需要重症监护级别监测和治疗的患者；因病情严重而直接入院的神经外科危重患者。与评估神经外科重症患者一样，在评估和治疗 NCCU 的患者时需要采用系统的方法，以确保

表 26-5 神经外科重症患者神经功能恶化的原因

神经外科病理学	神经功能恶化的可能原因
颅脑损伤	• 弥漫性恶性脑水肿 • 挫伤的演变 • 血肿扩大 • 癫痫发作 • 迟发性脑积水
动脉瘤性蛛网膜下腔出血	• 再出血 • 血管痉挛和缺血 • 脑积水 • 癫痫发作 • 电解质（主要是钠）功能障碍
脑出血	• 血肿扩大 • 继发于脑室内血管破裂或移位——脑室系统阻塞的脑积水 • 癫痫发作
小脑出血	• 脑干压迫 • 血肿扩大 • 脑积水（第四脑室梗阻）
术后（如肿瘤切除、脊柱减压）	• 手术部位或远处出血 • 恶性脑水肿 • 脑积水 • 缺血性梗死 • 感染（浅表或深部手术部位）

生理参数得到优化并进行密切监测以发现所有神经系统的恶化并实现最佳预后。助记符 "ABCDE FLAT HUGS" 是对需要定期评估的关键参数的一种辅助记忆法（表 26-6）。

（一）气道和通气

缺氧是创伤性脑损伤患者预后恶化和死亡率增加的一个重要的独立危险因素。神经外科危重患者应进行气道通畅性的明确评估，并采取措施确保气道安全。

氧气输送的管理和生理学概念

血液中 O_2 的总含量取决于溶解在血浆中的 O_2 量（根据亨利定律，取决于 O_2 的溶解度和 PaO_2）和血红蛋白携带 O_2 的能力（取决于 SaO_2 和血红蛋白浓度）。假设温度为 37℃，血红蛋白浓度为 150g/L，在动脉血中（SaO_2 为 97%，PaO_2 为 13.3kPa），每升大约有 200ml O_2；在混合静脉血（SaO_2 75% 和 PaO_2 5.6kPa）每升有 150ml O_2。氧通量和使用量约为 50ml/L。心输出量为 5L/min 时，氧通量和使用量为 250ml/min。因此，必须了解氧气输送取决于温度（决定了 O_2 的溶解度）、心输出量、PaO_2 和 SaO_2 及血红蛋白浓度。这些参数的细致优化对于确保足够的脑氧合和灌注至关重要，从而避免继发性损伤。

应当以提供足够的氧合并避免高碳酸血症或低碳酸血症作为目标。目标因患者共病状态、既往呼吸道共病和临床状态而异，但在可行的情况下，目标应为氧饱和度（SaO_2）≥97%、PaO_2≥11～13kPa 和 $PaCO_2$ 4.7～5.3kPa（血碳酸正常）。增加氧合的机制包括增加吸入氧浓度（FiO_2）、增加吸气时间与呼气时间之比（从 1:2 到 2:2），以及应用呼气末正压通气（≤10mmHg）。峰值吸气压力不应超过 35mmHg，以确保对脑静脉回流的干扰最小。

应避免使用过度通气（分钟通气量 = 潮气量 × 通气速率）预防产生低碳酸血症，因为它会导致脑血管收缩，并有加重脑缺血的风险。就 ICP 控制而言，它只是采取更明确的控制 ICP 措施前的一项短期措施。插管和机械通气的患者应该给予足量的镇静药（静脉内催眠药；如丙泊酚、咪达唑仑）、镇痛药（如阿片类），如果需要，还应使用神经肌肉阻滞药，以避免呼吸机相关的应激、呕吐和呼吸机对抗——这些都可能引起全身性高血压、痛苦并通过胸腔内压升高的传导作用导致 ICP 升高。

应考虑在临床可行的情况下尽快使患者脱离呼

表26-6　在神经危重症监护病房中，需要定期评估和监测的主要参数

系　统	参　数
A– 气道	气道是否通畅、气道类型（如气管插管、气管切开术）
B– 呼吸	呼吸频率、氧饱和度（SaO_2）、PaO_2、$PaCO_2$、酸碱状态（pH、乳酸、碳酸氢盐）
C– 循环和心血管	心率、节律、血压
D– 神经功能障碍	意识水平（格拉斯哥昏迷量表评分 / FOUR 评分）、瞳孔大小、对称性和反应性、外周肢体运动和感觉功能
E– 暴露和其他器官系统	体温、肾功能、电解质、体液平衡和尿量
F– 营养	如果可能，肠内营养（或肠外营养）
L– 管路和有创监测	有创监测（如有指征）：中心静脉压导管、有创血压动脉导管、肺动脉导管、导尿管
A– 镇痛药、抗癫痫药、抗生素	• 镇痛药：用于评估的疼痛的口头或视觉量表，世界卫生组织镇痛阶梯 • 抗癫痫药：适当的癫痫发作控制 • 抗生素：感染的监测和治疗
T– 静脉血栓栓塞症的预防	• 机械预防：血栓弹力袜、气压加压装置 • 药物预防（如果有指征）：低分子肝素、普通肝素
H– 抬头和 ICP 稳定措施	抬高头部超过心脏和符合规范流程的 ICP 控制策略
U– 溃疡（胃）预防和恶心 / 呕吐	防止应激性溃疡（如质子泵抑制药）和止吐药的胃保护药
G– 血糖控制	维持血糖在正常范围内（4.4～8.3mmol/L；800～1500mg/L）
S– 特定的神经病学监测和神经外科病理学相关问题	• 神经监测 –ICP、$SjvO_2$、$PbtO_2$、TCD • 取决于神经外科病理学的特殊问题（如垂体手术后的术后类固醇和电解质、渗透压和液体平衡）

"ABCDE FLAT HUGS" 是一种辅助记忆法
ICP. 颅内压；$PaCO_2$. 动脉二氧化碳分压；PaO_2. 动脉血氧分压；$PbtO_2$. 脑组织氧分压；SaO_2. 氧饱和度；$SjvO_2$. 颈静脉血氧饱和度；TCD. 经颅多普勒

吸机并争取拔管。这种策略有多种好处，包括能够进行临床神经系统检查并降低呼吸机相关并发症的风险，包括呼吸机相关性肺炎[1]。大多数神经外科重症患者与普通重症监护病房的患者相比存在显著差异：大多数患者的肺功能检查正常（除了患有慢性阻塞性肺疾病的患者）；大多数只需要同步间歇指令通气或压力支持通气；其他策略，如俯卧位通气、允许性高碳酸血症和反比例通气通常很少见。因此，对呼吸机的依赖性较小，可望快速脱机。

例外的情况可能是有明显多发伤或高位颈髓损伤的患者。在预计需要长时间机械通气的情况下，应考虑尽早行气管切开术（开放性手术或经皮穿刺）。好处包括增加患者的舒适度和耐受气管插管的能力而不出现明显的咽喉反射，从而更容易进行神经学检查而不需要镇静，缩短 NCCU 的停留时间，更有效地清除气道和支气管内的分泌物，并减少因长时间插管而导致的气管喉部狭窄的风险。

（二）血液循环和心血管功能

除了一些特殊情况（如 aSAH 相关的血管痉挛可能需要高血容量），在大多数神经外科重症患者中，目标是达到正常血容量和正常血压以实现稳定的脑灌注。与心血管功能有关的基本方程式包括。

• 心输出量（CO）= 每搏量（stroke volume，SV）× 心率（heart rate，HR）。

• 血压（blood pressure，BP）= 全身血管阻力（systemic vascular resistance，SVR）× 心输出量（CO）。

• 脉压（pulse pressure，PP）= 收缩压（systolic blood pressure，SBP）– 舒张压（diastolic blood pressure，DBP）。

• 平均动脉压（mean arterial pressure，MAP）=（2/3DBP + 1/3SBP）或（DBP + 1/3PP）。

循环和液体状态及心血管功能可以通过无创或有创手段进行监测，这涉及临床和生化参数的组合。临床参数包括体重、心率、血压和每小时出入液体平衡评估，包括尿量。生化参数包括血细胞比容、酸碱状态（包括乳酸）、电解质（钠）、肾功能（尿素和肌酐）、血清和尿渗透压及尿比重[1]。有创血流动力学监测技术包括使用中心静脉压（central venous pressure，CVP）或在某些情况下使用肺动脉漂浮导管（pulmonary artery flotation catheter，PAFC）。前者对于指导液体复苏的充分性特别有用，特别是在使用渗透性利尿药（如甘露醇、呋塞米）控制 ICP 的

情况下，通过尿量评估容量不太可靠。后者可计算各种血流动力学参数，包括 SVR、CO 和肺动脉毛细血管楔压（pulmonary artery capillary wedge pressure，PACWP），所有这些参数在指导液体治疗和正性肌力药使用方面尤为重要。CVP 和 PACWP 的趋势相比绝对值更能指示液体状态。一些重症监护专家建议使用脉压变异性或收缩压变异性作为对液体治疗反应的更好的预测指标。

1. 水和电解质管理

在大多数神经外科疾病中，液体复苏和管理的目标应该是达到正常血容量、正常电解质、正常血清渗透压和正常血糖。每日液体需求量约为 40ml/kg，每小时需求量计算为①体重 0～10kg，4ml/kg；②体重 11～20kg，2ml/kg；③从 20kg 起，1ml/kg。为避免少尿，尿量应达到每小时 1ml/kg。液体管理还应考虑可变因素，如温度、发热和呼吸功能障碍对增加无感液体丧失的影响；麻醉和镇静引起的心脏抑制和血管舒张的影响；术前或围术期液体不足；以及第三间隙液体损失的重新分配。每日钠需求量为 1～2mmol/kg（或 mEq/kg），每日钾需求量为 0.5～1mmol/kg（或 mEq/kg）。

2. 体液组分和静脉补液类型

人体体液由细胞内液（intracellular fluid，ICF）和细胞外液（extracellular fluid，ECF）组成，构成比为（1～2）:3。ECF 进一步分为血管内液（I_{Vasc}）和血管外液（E_{Vasc}）。I_{vasc}（代表循环体积）与 E_{vasc}（代表间质空间、淋巴、跨细胞空间）的比例为（1～3）:4。

神经外科患者的常规静脉输液治疗应限于使用 0.9% 生理盐水或生理平衡盐溶液（如乳酸林格液、哈特曼液）。这些晶体溶液相对于人的血浆是等渗的（等张的），因此仅在 ECF 间隙中适当分布（即注入的体积的 1/4 保留在 I_{Vasc} 中，3/4 分布在 E_{Vasc} 腔隙内）。低渗（或低张）溶液，如 5% 葡萄糖（基本上是葡萄糖水溶液）在神经外科患者中应严格避免。在输注时，葡萄糖被代谢后留下低渗的水，其在 ICF 和 ECF 隔室中迅速分布。有三种可能的并发症：①只有 1/12（ECF 中的 1/3，其中只有 1/4 是 I_{Vasc}；即 1/3×1/4）原始输注的体积保留在 I_{Vasc} 腔隙中，因此它作为液体复苏剂的使用受到限制；②分布到 ICF 间隙会导致细胞和脑水肿增加并导致 ICP 升高；③与葡萄糖相关的高血糖状态可能与神经外科危重症患者的不良预后相关。

3. 高渗和渗透性利尿药治疗

高渗和渗透性利尿药治疗的例子包括甘露醇和高渗盐水（各种浓度，包括 1.8%、3%、5% 和 23.4%）。在神经外科患者中有两种特定用途。第一种也是最常见的是 ICP 升高和脑水肿的处理。甘露醇（0.5～1g/kg 静脉团注）通过多种机制发挥作用：①在完整的血脑屏障存在的情况下，在血管内产生渗透梯度，从脑细胞内吸取液体；②红细胞内脱水和红细胞形态的改变，使其更容易暂时通过脑血管，从而增加脑血流量，促使自主调节介导的血管收缩及相应的血流量减少，结果是改善了血液流变学；③作为自由基清除剂以限制炎症介导的损伤和细胞凋亡。主要并发症包括产生渗透性利尿和血管内容量不足，这本身可能会导致已经存在容量不足的患者出现低血压并加重继发性损伤。此外，在血脑屏障受损的情况下，甘露醇理论上可以进入细胞内或间质空间，加重脑水肿和 ICP 增高。因此，它不应作为预防性使用，而只能作为一种短期挽救疗法来治疗危及生命的颅内高压。使用甘露醇的患者必须放置导尿管以准确测量尿量，并确保监测血清渗透压（应保持 ≤320mOsm/L）和钠（应保持 Na^+＜155mmol/L）。如果 ICP 对甘露醇不再有明显的反应，则应停止使用。

高渗盐水是另一种降低和控制颅内高压的有效高渗剂[12]。它具有作为有效血管内容量扩张剂的附加作用——导致其在创伤环境中的液体复苏中二次使用以改善循环容量——没有与甘露醇相关的渗透性利尿，因此在其使用期间 MAP/CPP 更稳定。此外，与甘露醇相比，它的作用时间可能更长。必须监测血清钠浓度，如果血清钠＞155mmol/L，应停止使用。使用高渗盐水的困难包括非阴离子间隙代谢性酸中毒的风险、未知的最佳给药策略，以及通过外周而不是中心静脉导管输注时对外周静脉的刺激作用。表 26-7 突出列出了常用高渗盐水溶液中的大致钠浓度。

4. 血压控制

严格控制血压是神经外科患者重症监护治疗的重要组成部分。血压目标应始终根据情况进行个体化制订（如择期手术术后、紧急手术术后、aSAH 后血管痉挛、严重 TBI 的治疗）和患者基础血压（如正常血压或高血压）。

血压升高的原因可能包括生理应激（如疼痛、焦

表 26-7　常用高渗盐水中的钠浓度	
氯化钠（NaCl）浓度	钠浓度（1L 液体中的 mmol 或 mEq 数）
0.9%	154
1.8%	308
3%	513
5%	856
23.4%	4004

虑、激动）、由于镇静／肌肉松弛不足导致的呼吸机相关应激、脑缺血时为了改善灌注而进行的脑自主调节反应、既往高血压的存在（自主调节曲线向右移动，具有更高的平台和自主调节范围）和库欣反应（高血压、心动过缓和呼吸模式改变，这可能是由于即将发生的小脑扁桃体疝继发的延髓缺血，也可能是继发于 ICP 升高的 CPP 整体降低的代偿性反应）。

未控制的高血压的并发症包括脑水肿加重、颅内出血灶扩大，以及包括肺水肿和肾功能不全在内的心肺功能障碍。神经外科病理相关并发症包括 aSAH 后未处理动脉瘤的再次破裂和术后术野内止血失效引起的术后出血。因此，必须做出妥善的平衡，以确保有足够的血压来维持脑灌注，同时避免极端高血压导致出血。

在大多数情况下，应避免 SBP>180mmHg 或 MAP>120mmHg。用于治疗高血压的药物包括拉贝洛尔（如 20～40mg）和肼屈嗪 20mg（在出现明显心动过缓的情况下）。对于持续性高血压，可能需要输注拉贝洛尔或尼卡地平（初始剂量为 5mg/h，并在密切有创监测下进行剂量滴定）。

（三）神经系统评估和残疾

定期进行神经系统评估，以便早期发现任何神经系统恶化表现，并进行适当的调查和治疗（前面讨论过）。

（四）暴露和其他器官系统

充分监测尿量、液体和电解质平衡状态是至关重要的。钠、钾、镁、钙和磷酸盐等多种电解质可能发生异常。这些必须及早发现并纠正（后面讨论）。

（五）肠内和肠外营养

早期建立肠内和肠外营养是神经外科重症患者治疗的重要内容[13]。身体对任何形式的损伤（包括

作为对手术创伤的医源性反应）或重大创伤都会产生高度典型的代谢反应，由多种全身性激素系统调节，包括抗利尿激素（antidiuretic hormone，ADH）、醛固酮、儿茶酚胺、皮质醇和肾上腺皮质激素、促肾上腺皮质激素、生长激素和胰高血糖素。代谢反应通常根据代谢率分为几个阶段：低潮或休克期［24～48h 基础代谢率（basal metabolic rate，BMR）降低］，严重分解代谢的流动期（3～10 天，BMR 增加），最后是合成代谢的恢复阶段（可能持续数周至数月，BMR 下降恢复正常）。生理结果尤其是在分解代谢阶段，是能量消耗增加、蛋白质分解代谢增加、糖耐量受损伴高血糖的状态，并伴有相关并发症，如免疫抑制、器官和酶功能障碍、伤口愈合障碍、肌肉萎缩和虚弱（这可能会损害呼吸肌功能，影响呼吸驱动、肺防御机制和通气撤机的成功）。因此，必须调整和计算营养需求以考虑这种代谢反应，并立即启动营养治疗以优化恢复的机会和结果。建议早期接受来自饮食专家的指导。

肠内营养是目前营养补充的首选方法；它能保持胃肠道和黏膜屏障的完整性，防止微生物易位进入体循环，这被认为是危重患者发生全身性炎症反应综合征（systemic inflammatory response syndrome，SIRS）和多器官功能障碍综合征（multiorgan dysfunction syndrome，MODS）的关键致病因素。肠内营养的方式包括短期内的鼻胃和鼻空肠喂养，但如果预计吞咽机制将在长期内受损，则可能需要进行胃造口术或空肠造口术。与肠内营养相比，肠外营养伴随着更多的代谢和通路相关并发症，一般仅适用于无法进行肠内营养的严重胃肠道损伤（如严重的多发伤）；并需要更密集地监测血清电解质和其他指标（如葡萄糖、磷酸盐、镁）。

四、神经系统监测的原理

神经系统监测是神经外科危重患者护理和治疗的一个关键方面[14, 15]。可以实施多种有创性（如 ICP 监测、颈静脉测量、脑组织氧合、脑微透析）和无创性（如经颅多普勒超声检查、脑电图）技术。

（一）颅内压监测

可以说，ICP 监测是最常见和最广泛使用的方式，用于指导神经外科重症患者的治疗，这些患者由于意识水平明显受损或因插管和镇静而无法进行临床评估。它可以计算 CPP（MAP – ICP）及其他参数，

如反映脑血管系统的自主调节储备和顺应性的脑血管压力反应指数（pressure reactivity index，PRx）。在做出临床治疗决策时，ICP 在一段时期内的趋势和变异性、波形分析，以及与其他临床变量的相关性比单一的、孤立的 ICP 值更有参考价值。大多数关于 ICP（以及由此推算的 CPP）治疗阈值的循证参数是基于颅脑损伤（TBI）[16] 患者队列的结果；在严重的 TBI 中，平均 ICP>25mmHg 与死亡风险增加两倍相关。一般来说，ICP>20～25mmHg 被视为异常，如果持续存在，则表明需要开始积极的治疗措施。表 26-8 总结了当前可用的 ICP 监测技术的优缺点。脑创伤基金会指南建议在以下情况下进行 ICP 监测。

1. 复苏后 GCS≤8 分且头颅 CT 存在异常的患者。

2. 复苏后出现 GCS≤8 分的患者，头颅 CT 正常，但存在以下三个危险因素中的 2 个。

(1) 年龄≥40 岁。

(2) SBP<90mmHg。

(3) 单侧或双侧肢体姿态异常。

(4) GCS>8 分的患者，如果神经状况的评估不可靠或不可能监测神经功能恶化（如镇静、插管和瘫痪）。

ICP 波形有 3 个特征峰：① P1（冲击波：反映心脏收缩期动脉收缩压力波传导到脉络丛的压力波）；② P2（随着颅内动脉血管充血引起颅内容积增加而发生反弹性 ICP 增加；它是大脑顺应性的有力指标，正常情况下 P2 约为 P1 的 80%；在病理状态下颅内顺应性受损，P2 峰值大于 P1；图 26-6）；③ P3（二尖瓣反流波：反映主动脉瓣关闭的传导）。可以观察到多种常见的 ICP 波形模式（表 26-9）[17]。

脑血管压力反应指数（PRx）是另一个可以从 ICP 监测中得出的变量。虽然目前不常规使用，但越来越多的证据表明，它与 ICP 脉冲波形分析相结合可提供关于脑血管系统自主调节储备和 CPP 充分性的有用信息。在脑血管自主调节完好的患者中，平均动脉压（MAP）升高会导致反射性血管收缩，从而使脑血容量（CBV）和颅内压下降。当自主调节功能障碍时，血管扩张会随着 MAP 升高而发生，导致 CBV 和颅内压增加。PRx 是动脉血压和颅内压慢性变化之间的相关系数。负的 PRx（<0.3）表示保持脑血管自主调节能力，而正的 PRx（>0.3）则反映脑血管自主调节功能障碍（颅内压按线性方式随 MAP 变化），可能与较差的预后有关。PRx 还可以用于通过绘制 PRx（Y 轴）和 CPP（X 轴）的曲线来计算个体的最佳 CPP 目标，并评估结果曲线（通常为"U"形，基底部反映最佳 CPP 范围，此时 PRx 处于最低值）。

（二）脑氧合

在 NCCU 中，监测脑氧合正成为常规，因为单靠颅内压监测不能发现伴随和加重原发和继发性脑损伤的脑缺血和缺氧[18, 19]。主要有两种方法：①使用 SjvO$_2$ 进行颈静脉血氧饱和度测定；②脑组织氧分压（PbtO$_2$）。

1. 颈静脉血氧测定

将光纤传感器的导管置于颈静脉球中，可直接从颅内循环中采样静脉血，颈静脉血氧饱和度（SjvO$_2$），允许估计整体脑氧合、代谢、大脑的氧提取量，并计算动静脉氧梯度（A-VDO$_2$）。SjvO$_2$ 反映了脑氧输送（CBF）和脑代谢需求 / 耗氧量（CMRO$_2$）之间的平衡。

与 ICP 监护一样，SjvO$_2$ 应结合其他参数（如 MAP、PaO$_2$、PaCO$_2$、PbtO$_2$ 等，稍后讨论）来指导治疗。如过度换气的治疗效果也可以通过监测 SjvO$_2$ 来评估，因为与低碳酸血症相关的长时间血管收缩可能导致局部缺血，这可能反映在异常的 SjvO$_2$ 下降，迫使终止过度换气治疗。

颈静脉血氧测定的局限性包括①反映整体脑氧合，而不是特定的区域变化；②影响颈静脉的血栓并发症；③导管位置不当和头部位置改变的干扰；④由于混合颅外血液（如来自面部静脉）引起的误差。

2. 脑组织氧张力

直接插入脑实质的探针可以测量脑组织氧张力（PbtO$_2$– 脑组织中的氧分压），作为脑氧合的辅助和替代指标。类似于 SjvO$_2$，它反映了脑氧输送和脑代谢需求 / 氧消耗之间的平衡。现代探针可以同时测量颅内压和脑组织温度。目的是早期发现脑缺血和缺氧（即使存在正常 MAP、CPP 和 ICP）。正常值为 25～30mmHg，数值<10mmHg 被认为是病理性的，反映了严重的缺血。

PbtO$_2$ 的解读和 SjvO$_2$ 的解读几乎相同：↓ PbtO$_2$ 和 ↓ SjvO$_2$ 反映氧输送受损，伴有局部缺血（由于 ↓ CBF 或全脑低氧血症）或过度 O$_2$ 消耗和代谢需求，反之亦然（表 26-10）。与其他形式的有创神经监测一样，PbtO$_2$ 应结合 ICP 和 SjvO$_2$ 等其他参数进行解释。

表 26-8　颅内压监测的有创技术		
技　术	优　点	缺　点
连接到外部压力传感器的脑室内导管	• 金标准 • 允许脑脊液引流的诊断和治疗 • 可以无创地重新校准和重新调零	• 感染风险 • 出血风险 • 脑室系统闭塞的重度脑肿胀患者难以使用
光纤微型换能器尖端导管系统　脑实质内	• 降低感染风险 • 可插入水肿脑组织	• "漂移"风险 • 无法重新校准或重新调零 • 仅反映换能器附近的"局部"ICP，可能不能反映其他空间中的 ICP 和脑室脑脊液压力
硬膜下或硬膜外	最小侵入	• 可靠性和准确性 • 轴外压力与 ICP 之间的精确关系尚未建立

ICP. 颅内压

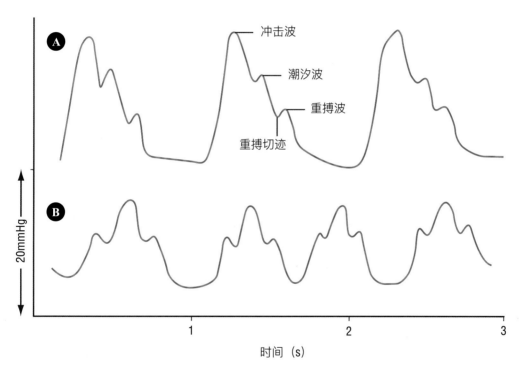

▲ 图 26-6　颅内压（ICP）波形

A. 在生理条件下看到的正常 ICP 波形具有三个峰值：冲击波、潮汐波和重搏波；B. ICP 升高和颅内顺应性降低情况下的异常 ICP 波形，P2（潮汐波）波峰大于 P1（冲击波）波峰，颅内顺应性的缺乏意味着由于颅内血管充满动脉收缩血导致颅内容积增加导致的 ICP 增加大于原始 P1 波的幅度

(1) ↓ SjvO$_2$ 和伴有 ↑ ICP 的 ↓ PbtO$_2$ 提示脑氧合和 CPP 受损继发于升高的 ICP，因而干预应着重识别和治疗升高 ICP 的原因。

(2) ↓ SjvO$_2$ 和 ↓ PbtO$_2$ 和正常或 ↓ ICP 提示脑氧合和 CPP 的损害可能反映出非 ICP 相关的原因（如全身低血压、继发于低碳酸血症的血管收缩、全身低氧血症）。

(3) ↑ SjvO$_2$ 和 ↑ PbtO$_2$ 和 ↑ ICP 可能提示脑自动调节功能受损，CBF 异常增加并伴有充血，治疗可能需要过度换气以促进低碳酸血症并降低 CBV 和 CBF。

(4) ↑ SjvO$_2$ 和 ↑ PbtO$_2$ 与 ↓ ICP 提示由于深度

模　式	描　述	意　义
表 26-9　常见的颅内压模式和病理波形		
低而稳定	ICP ＜ 20mmHg	• 单纯性颅脑损伤 • 创伤早期
高而稳定	ICP ＞ 20mmHg	脑损伤后最常见的模式
Lundberg A 型 – 高原型	• 颅内压突然升高 • 持续 5～20min • 平均波幅可能 ＞ 50mmHg • 随后降至升高的基线	• 反映 ICP 升高、CPP 降低和缺血引起的脑顺应性下降 • 预示着神经功能恶化的前驱表现 • 建议紧急干预
Lundberg B 型 – 血管源性	持续时间较短（30s～3min），峰压较低（20～50mmHg）的平均波形	• 可能是生理性的 • 与呼吸波动相关（频率与呼吸周期相对应：8～20 次 / 分）

CPP. 脑灌注压；ICP. 颅内压

镇静（如巴比妥酸盐诱导）或低体温导致需求减少。

脑组织氧合水平的局部探测与 SjvO$_2$ 提供的脑氧合水平的全局测量相比，局部探测的缺点在于只能评估探针位置周围组织的氧合水平。然而在某些情况下，这也可以被视为优点，因为可以有选择性地监测处于风险状态的组织。脑组织氧合探测是一种有创性的操作，与出血等并发症有关，这可能会影响其记录的准确性。同时，关于探针最佳位置的争议也存在：是放置在放射学正常的脑区域（以便检测早期脑缺氧和缺血，即使 ICP、MAP 和 CPP 正常），还是放置在病灶周围的组织（如缺血的灰质边缘或靠近受损脑组织的高危组织）等区域。

（三）经颅多普勒超声检查

TCD 是一种无创、实时的 CBF 间接测量方法。它允许计算与 CBF 变化密切相关的动脉血流速度（flow velocity，FV）。可以使用多普勒探头通过颅骨对多种血管进行超声检查。

• 经颞骨窗——大脑前动脉、大脑中动脉（MCA）、大脑后动脉。

• 枕下骨窗——椎动脉。

• 经眶骨窗——颈内动脉虹吸段的颈内动脉（internal carotid artery，ICA）。

• 颈部——颈内动脉颅外段和颈外动脉。

局限性在于它高度依赖操作者的水平，并受超声照射角度（血管轴和超声波束之间）影响。最可靠和常用的是大脑中动脉，因其表浅处靠近颞骨薄弱区，且此处动脉朝向较为合适。

TCD 适用于多种场景，包括。

• 动脉瘤性蛛网膜下腔出血后脑血管痉挛的检查。

－ FV$_{MCA}$ ＞ 120cm/s。

－ Lindegaard 比值（FV$_{MCA}$/FV$_{ICA}$）＞ 3。

• 脑血管反应性、自主调节储备和阈值（自动调节失效的 CPP）的评估，从而为治疗提供参考。

（四）脑微透析

微透析利用导管直接置入脑血管，在体内测量细胞外液中生化成分和代谢物的浓度。可监测多种化学成分，包括乳酸、丙酮酸（乳酸 / 丙酮酸值是有氧代谢功能障碍的标志，有助于早期发现缺血）、葡萄糖、谷氨酸和甘油。适用于创伤性脑损伤、蛛网膜下腔出血、卒中，以及一些具有肿瘤标志物的颅内肿瘤组织浸润。局限性在于它依赖于操作人员技术水平，并且属于侵入性操作，而且分析结果与导管位置存在相关性，需要仔细分析。

（五）脑电图

在神经外科重症患者中，脑电图（EEG）和其他相关的脑功能监测如双光谱指数（Bi spectral index，BIS）监测都是有效的辅助手段，有助于评估麻醉和镇静深度，以及评估患者是否存在癫痫发作（如非惊厥性癫痫持续状态）。

（六）多模态监测

技术创新和理论知识的不断进步使得可用于预防脑缺血和优化脑氧合和脑灌注的技术手段持续增

表 26–10　$SjvO_2$ 的正常阈值及偏差的原因		
$SjvO_2$ 值	临床意义	病理学
55%~75%	正常	无
<55%	缺血产生的 ↓O_2	↓CBF（由于 ↑ICP，↓MAP，血管痉挛，通气不足与 ↓$PaCO_2$ 而导致的血管收缩）
		全脑缺氧（↓PaO_2，↓血红蛋白浓度）
	消耗和大脑代谢需求的 ↑O_2	发热、癫痫发作、疼痛、焦虑和紧张，镇静作用不足
>75%	过度灌注和充血产生的 ↑O_2	↑CBF 的病理情况（如自动调节功能障碍，创伤性动静脉瘘）
		过度治疗心肺功能不全伴全身高氧（↑PaO_2）
	消耗和大脑代谢需求的 ↓O_2	深度镇静（如巴比妥类）、低温症、脑梗死和脑死亡

CBF. 脑血流量；ICP. 颅内压；MAP. 平均动脉压

多。大多数监测技术的共同点在于，一段时间内的趋势和可变性提供了比孤立测量更有指导性的评估价值，并且从每种监测方法获得的数据应结合其他参数和患者的临床表现来解释，以此提供真正的多模态评估和患者的个体化治疗[20]。

五、神经外科危重患者的一般监护细节

神经外科危重患者的常见并发症包括 ICP 升高、癫痫发作 / 癫痫持续状态、感染和电解质紊乱。需要掌握监护治疗中涉及的病理生理学相关概念。

（一）颅内压升高的处理

大多数收治神经重症患者的单位已经引入了围绕 ICP 和 CPP 目标的标准化治疗模式，此模式吸收了 TBI 治疗中对 ICP 控制的重要经验[21]。尽管不同神经疾病的病理生理学存在差异，但维持脑灌注和氧合以预防缺血的首要原则都与 ICP 和 CPP 密切相关。因此，这些原则可以普遍适用于任何神经外科危重患者。

在临床表现和生理参数的指导下，各种控制 ICP 和 CPP 的机制是以升阶梯的方式引入治疗干预的。可分为早期和晚期策略，各自对应一些药物和手术技术（表 26–11）。

后期的治疗措施，如亚低温和巴比妥类诱导昏迷，确实有很大的风险。用于实现爆发抑制的巴比妥类剂量可能导致心肌抑制、感染风险增加（尤其是呼吸系统感染）和显著的低血压（需要血管活性药物和补液来维持 MAP 和 CPP）。此外，这些措施有着较长的半衰期，神经评估可能需要较长时间[22]。应该避免预防性亚低温，关于神经保护所需的低体温时长和程度还存在争议。低温通过抑制先天免疫增加感染风险，并可导致急性肾损伤和恢复正常体温后的再灌注损伤[23]。

所有控制颅内压的干预措施的作用机制都反映了支撑颅内容积和颅内压、脑血流 / 血容量及颅内顺应性的基本神经生理概念的调节。

- 避免缺氧和低血压可预防细胞缺血和水肿。
- 头高体位和拆除 / 松开颈固定器可以增加静脉回流：降低 CBV。
- 镇静和低温会抑制大脑代谢、活动和氧耗，从而降低流量和血容量：降低 CBV 和 CBF。
- 瘫痪减少了插管时的躁动和压力，以及呼吸机对抗（防止胸内压力增加及由此引起颅内压的增加。
- 过度通气（提高呼出二氧化碳水平）有助于促进脑血管收缩：降低 CBV 和 CBF。
- 高渗疗法有助于利尿，减少血管源性水肿和间质性水肿。
- 通过脑室分流或腰椎穿刺进行脑脊液引流：降低 ICP。
- 手术切除造成显著占位效应的病变。
- 去骨瓣减压术：增大颅内容积。

（二）癫痫发作和癫痫持续状态的治疗

癫痫发作和癫痫持续状态的处理是神经外科重症监护的一个重要环节[24]。理论上，任何对皮质结构的损伤都可能降低癫痫发作的阈值。一种实用的分类将癫痫发作分为广泛性（强直、阵挛、强直阵挛、失神）或部分性（局灶性）。后者包括单纯性和复杂性（与意识丧失有关），也可进展为继发广泛性发作。癫痫持续状态（status epilepticus，SE）定义为大于两次连续发作，且没有回到基础意识状态或

持续发作超过 30min。实际上，持续＞5min 的癫痫发作应被视为 SE 并进行治疗。非惊厥性癫痫持续状态（nonconvulsive status epilepticus，NCSE）难以诊断，没有明显的病因，可能只表现为意识状态的改变。

1. 临床诊断

意识水平下降（包括各种头部外伤、插管镇静、全麻术后）患者的 SE 诊断是具有挑战性的。在经典的神经系统特征（行为改变、精神状态、阵挛、强直或强直 - 阵挛）缺失的情况下，全身情况如循环状态（心动过速、低血压）、呼吸状态（低通气、低氧血症、高碳酸血症、误吸）和发热可能是唯一的阳性表现。没有明显影像学异常的不明原因的颅内压升高可能也是一项诊断依据。

2. 病因和诱因

在已知的癫痫患者中，最常见的原因是未遵循抗癫痫药（antiepileptic drug，AED）的用药指导。其他诱因（包括无既往癫痫病史的患者）包括代谢异常（电解质、葡萄糖、肝肾衰竭）、药物相关性疾病（酒精、苯二氮䓬类戒断）、颅内病变（肿瘤、出血、卒中、颅脑损伤）、颅内感染和术后（通常是枕大区手术）的医源性疾病。

3. 并发症

SE 是一种具有严重的颅内、全身（心肺）和代谢后果的医学急症。过量释放儿茶酚胺可导致心律失常和低血压、耗氧量增加和肺水肿。意识水平的下降会导致低通气、低氧血症、高碳酸血症、丧失保护性气道反射并增加误吸风险，以及由厌氧酵解增加引起的乳酸酸中毒。横纹肌溶解可加重酸中毒，诱发肾衰竭。过度的神经元兴奋性毒性会导致坏死和凋亡、血流和代谢需求不匹配、脑水肿、ICP 升高、CPP 降低和脑缺血。SE 的总体死亡率约为 20%，具体取决于年龄、持续时间和发生 SE 的原因。

4. 检查

一旦稳定，任何 SE 患者都应接受影像学检查以排除潜在的颅内占位性病变，对于神经外科手术后稳定但出现恶化的患者尤其重要，因为它可能提示术后并发症（如术后出血）或疾病相关并发症（如动脉瘤再破裂）。诊断不确定（如 NCSE）和治疗后的

表 26-11　颅内压的治疗策略			
基本生理参数	**药　物**		**手　术**
• 避免缺氧和高碳酸血症 • $PaO_2 \geqslant 11 \sim 13kPa$ • $SaO_2 \geqslant 97\%$ • $PaCO_2$ 4.7～5.3kPa • 避免低血压 • CVP ± PAWCP 指导下 • 静脉输液，正性肌力药物，血管升压药 • 代谢相关 • 体温≤37.5℃ • 维持正常血糖 • 主要神经生理指标 • ICP≤20mmHg • CPP≥65mmHg • 次要的神经生理指标 • $SjvO_2$ 55%～75% • $PbtO_2 \geqslant 15mmHg$	早期	• 头高位（15°～30°） • 去除颈领压迫——注意预防脊髓损伤 • 控制癫痫发作 • 完全镇静和肌松 • 过度通气和↓$PaCO_2$（4～4.5kPa）仅作为短期措施 • 渗透性利尿和高渗治疗：甘露醇，高渗盐水 • 维持 Na^+<155mmol/L 和血清血浆渗透压≤320mmol/L	• 去除主要占位性病变 • 脑脊液引流和分流（脑室外引流或按需腰椎穿刺引流）
	晚期	• 巴比妥类诱导昏迷 • 使用脑电图 /BIS 监测 • 快速团注实现爆发抑制，然后维持输注 • 亚低温（温度<35℃）	去骨瓣减压术

甘露醇通常以 0.5～1g/kg 的剂量快速给药，通常使用 20% 的溶液；高渗盐水有多种浓度，包括 3%、5% 和 23.4%
剂量的使用取决于浓度 –2ml/kg 的 5% 栓剂和 30ml 的 23.4% 栓剂就是例子
CPP. 脑灌注压；CVP. 中心静脉压；ICP. 颅内压；PAWCP. 肺动脉毛细血管楔压

患者，应进行脑电检查，因为即使在强直阵挛发作停止后，较高比例的患者仍可能表现出脑电图癫痫活动的证据。

5. 治疗

气道保护、维持氧合和通气、稳定血流动力学参数和建立血管通路是首要任务。这些措施应该随着逐步增强的药物疗法而实施，几乎所有措施都可能导致低血压和心肌抑制（表 26–12）[25]。

一线——静脉推注阶段：苯二氮䓬类（如劳拉西泮、地西泮、咪达唑仑）。

二线——静脉输注阶段：乙内酰脲类（如苯妥英、磷酸苯妥英）。

一线及二线治疗的失败意味着难治性癫痫持续状态（refractory status epilepticus，RSE）。

三线——麻醉阶段：RSE 需要插管、镇静和麻醉药治疗，包括巴比妥类（戊巴比妥、硫喷妥、苯巴比妥）或催眠药（如丙泊酚、咪达唑仑）。

三线药物的剂量应进行滴定，以实现 EEG 的爆发抑制。

必须根据个体情况考虑添加神经肌肉阻滞药和肌肉麻痹药。优点是有助于插管，减少呼吸相关的咳嗽和窘迫，并预防当患者抵抗呼吸机时产生的胸腔内压力升高及由此引发的颅内压升高。风险在于可能导致后续需要机械通气、延长肌肉麻痹引起的呼吸机相关并发症、呼吸肌无力和增加危重症神经病变的风险及可能因为肌肉麻痹而掩盖癫痫活动的

	药物分类	作用机制	药　物	负荷剂量	不良反应
一线：静脉推注	苯二氮䓬类	• GABA 活性氯离子内流 • 超极化 • 抑制动作电位传播	劳拉西泮	• 0.1mg/kg（最大 4～8mg） • 快速起效（～2min）	• 呼吸抑制 • 低血压 • 抑制意识水平
			地西泮	• 0.15mg/kg（最大 10mg） • 高脂溶性	
			咪达唑仑	• 0.2mg/kg • pH 值依赖的水和脂溶性（其他制剂——鼻内给药、舌下给药——可用），但由于快速血清清除，反应也较慢	
二线：静脉输液	乙内酰脲类	• 下调电压门控钠通道重开放率 • 减少动作电位产生和传播	苯妥英	• 15～20mg/kg（输注速率 50mg/min） • 治疗范围（10～20μg/ml）	• 心脏节律障碍 • 低血压 • 心脏 QT 间期延长
			磷苯妥英	• 血浆磷酸酶代谢的苯妥英水溶性前药 • 1mg 苯妥英相当于 1.5mg 磷苯妥英 • 负荷剂量与苯妥英相似	
三线：麻醉药	短效巴比妥类		戊巴比妥	10～15mg/kg［输液维持速率 1～3mg/(kg·h)］	呼吸和心肌抑制
	苯二氮䓬类		咪达唑仑	0.2mg/kg［输液维持速率 0.05～2mg/(kg·h)］	呼吸抑制
	催眠药		丙泊酚	1～3mg/kg［维持输注速率 1～5mg/(kg·h)］	• 低血压 • 心肌抑制伴突发循环衰竭 • 高甘油三酯血症 • 代谢性酸中毒

表 26–12　癫痫持续状态的药物治疗

可能性。因此需要对风险和收益进行平衡。

（三）感染

据估计，温度每变化 1℃，CMR O_2 和 CBF 可改变约 5%。高热导致血流和新陈代谢增加，从而导致 ICP 升高。神经外科危重患者的发热（体温≥38℃）可能是由感染或非感染性病因引起的（表 26-13）。感染除了对颅内压有影响（从而影响脑灌注）外，还对可能已经有若干器官系统功能障碍的危重症患者造成"二次打击"。系统性生理失调和功能储备丧失导致多器官功能障碍的风险升高。识别、快速评估、积极使用抗生素和血流动力学支持至关重要，特别是对于脓毒症患者，争取治疗的"黄金时间"对预后起重要作用。

神经外科重症患者感染的最常见原因是肺炎[1]。其中大部分病例是由于机械通气引起的，并且感染的风险和发病率随机械通气时间的延长而增加。早期感染（通常在插管后 3 天内发病）涉及的微生物通常与社区获得性肺炎（肺炎链球菌、葡萄球菌和伤寒嗜血杆菌）相关。长时间插管后的感染（通常在插管后≥3～7 天发病）可能由常见的医院获得性病原体（铜绿假单胞菌、耐甲氧西林金黄色葡萄球菌）引起。另一个常见的感染部位是泌尿道，这通常与危重患者的尿管留置有关。有明显症状的患者应接受抗生素治疗，并更换可能被菌群定植的导管。

神经外科重症患者需要特别考虑的一个重要问题是脑室外引流装置（external ventricular drain,
EVD）感染。EVD 感染和相关的脑室炎会增加患者的致死率和致残率，延长重症监护室停留时间，并经常需要经脑室鞘内抗感染治疗。最常见的病原菌是葡萄球菌，而在长期抗感染治疗的患者中，可能涉及更具侵袭性和耐药性的病原菌。文献中越来越多的证据强调在 EVD 的处置、采样和一般治疗方面制订规范以降低总感染率（类似于对中心静脉导管患者的护理）[26, 27]。EVD 的采样应该尽量减少次数，仔细合理地规划 EVD 的采样和操作；如果进行采样，则应使用严格的无菌措施和技术——通常是按照严格的指南指导方式进行——因为这两种策略都已被证明可以降低 EVD 感染率。

（四）电解质紊乱

脑损伤后的电解质紊乱是神经外科重症患者中常见的问题，尤其是水钠平衡、其他电解质（钾、钙、镁、磷）和血糖控制方面的紊乱。临床表现是为了应对脑损伤后压力而产生的代谢性反应和急性阶段反应所导致的体内平衡机制失调和代偿性生理反应的迅速演变的交互作用[28]。治疗需要理解基本的生理原理，定期评估临床和生化参数，并及早请肾脏科医生和内分泌专家会诊以确保早期识别、及时评估和有效治疗[29]。

1. 钠稳态

钠（Na^+）是最主要的细胞外阳离子，对渗透压起着重要作用，是血浆（血清）渗透压的主要贡献者（正常为 285～295mOsm/L）。它调节水的平衡和分布

表 26-13 神经外科危重患者发热的感染性和非感染性原因	
感染性	**非感染性**
普通病因 • 肺炎（医院获得性、呼吸机相关、意识水平下降或缺乏保护性反射导致的误吸） • 尿路感染	**普通病因** • 静脉血栓栓塞症（如深静脉血栓形成、肺栓塞） • 药物引发（如抗癫痫药、抗生素） • 血液制品的输血反应
神经外科相关病因 • 手术部位感染（如切口感染） • 深部手术部位感染（如颅内脓肿、脑室炎、骨髓炎） • 一般颅内感染（如脑膜炎、脑炎） • EVD 相关性脑室炎	**神经外科相关病因** • 化学性脑膜炎 / 蛛网膜炎（如颅后窝手术后由于血性刺激脑脊液） • 中枢性高热通常是由于下丘脑功能障碍（如动脉瘤性蛛网膜下腔出血后第三脑室大量积血，下丘脑 – 垂体附近的手术后医源性发热、第三脑室肿瘤、颅咽管瘤） • 自主神经反射失调和自主神经"风暴"——以交感神经反应增强为表现（出汗、呼吸道分泌物增加、高血压、心动过速、呼吸急促）

继而控制血压（细胞内液和细胞外液间的分布取决于渗透压；细胞外液在血管内外的分布取决于静水压），并参与动作电位的产生。通过参与神经体液反应调节细胞外液容量、血压和通过肾脏机制控制水的含量，钠的浓度得到严格调节（135～145mmol/L）。

精氨酸加压素（arginine vasopressin，AVP）——也称为抗利尿激素（antidiuretic hormone，ADH）——是全身水和血浆渗透压的主要调节因子。由下丘脑的视上核和室旁核的巨细胞神经元合成，储存在神经垂体中，并在渗透（当血清渗透压升高到285mOsm/L 以上时，下丘脑中的渗透感受器控制AVP 的合成和释放）和非渗透（右心房和大静脉低压感受器和颈动脉窦高压感受器检测到血压和血管内容量降低）刺激下释放。它通过增加肾集合管中水通道蛋白的插入、生成浓缩尿和增加血浆渗透压来促进无溶质水保留。低血压和低血容量也会导致交感神经活动增加（增加 SVR 具有正性肌力和正性心率作用），肾素 – 血管紧张素 – 醛固酮（renin-angiotensin-aldosterone，RAA）轴的激活（醛固酮的盐皮质激素既具有血管收缩作用，也促进远曲小管中水钠重吸收）和糖皮质激素的释放（作用同样是促进保水保钠）。最终结果是增加循环容量和血压。

相反，心房利钠肽（atrial natriuretic peptide，ANP）和脑利钠肽（brain natriuretic peptide，BNP）通过增加肾脏钠排泄、抑制 RAA 轴、减少脑干交感神经活动、抑制口渴和盐食欲来促进排钠。

由于钠和水平衡密切相关，钠的紊乱通常与水的紊乱有关，反之亦然。低钠血症（血浆钠浓度降低）与水过多或钠（并间接通过渗透压作用于水）减少有关。高钠血症则是由于水分不足或钠过多。

2. 低钠血症

真性低钠血症（血浆 Na^+ <135mmol/L）是一种血清低渗状态，需与假性低钠血症（血清渗透压通常正常或升高）加以区别。低钠血症常见于神经外科危重患者，并可能发生在几乎所有神经外科疾病过程中，尤其是 TBI、动脉瘤性蛛网膜下腔出血（SAH）、脑肿瘤、感染和垂体手术后，这些情况下低钠血症可能导致死亡率和致残率增加、功能预后变差。它也可能与抗癫痫药（如丙戊酸钠、拉莫三嗪、卡马西平）有关。其病因多种多样，按 ECF 容量状态分类（表 26-14），需要通过临床（包括 CVP 监测、液体输入和尿量图表等心脏参数，以及意识水平）和生化（血清、尿 Na^+ 浓度和渗透压；肾功能——尿素、肌酐；血细胞比容；尿比重（specific gravity，SG）——低 SG<1.005 表示尿液稀释，高 SG>1.015 表示尿液浓缩；酸碱状态）等参数来评估 ECF 状态。

临床表现取决于低钠血症的严重程度和发病速度。主要的并发症是血清低渗状态引起的脑水肿，神经症状包括头痛、嗜睡、意识改变、癫痫、脑疝和心肺骤停。评估低钠血症的诊断方案应涉及以下问题。

(1) 血清渗透压值。

①低血清渗透压（<285mOsm/L）——真性低渗性低钠血症。

②正常或高血清渗透压（>295mOsm/L）——假性低钠血症。

(2) 如果是真性低渗性低钠血症，细胞外液

表 26-14　真性低渗性（血清渗透压＜ 285mOsm/L）低钠血症的病因，按细胞外液容量状态分类

低容量		正常容量	高容量	
尿钠低（<20mmol/L）→肾外丢失	尿钠离子高（>30mmol/L）→经肾丢失	尿钠高（>30mmol/L）尿渗透压高	尿钠高（>30mmol/L）	尿钠低（<20mmol/L）
• 皮肤（烧伤、囊性纤维化） • 胃肠（腹泻、呕吐、肠梗阻）	• 肾上腺功能不全 • 使用利尿药 • CSW • 非少尿性肾衰竭 • 肾小管间质疾病 • DKA	• SIADH • 医源性 • 甲状腺功能减退	急性少尿性肾衰竭	• 心力衰竭 • 肾病综合征 • 肝衰竭（肝硬化） • 医源性 • 营养不良 • 蛋白质丢失性肠病

CSW. 脑性盐耗综合征；DKA. 糖尿病酮症酸中毒；SIADH. 抗利尿激素分泌失调综合征

（ECF）的容积状态如何？

①低容量（脱水）。

②正常容量。

③高容量（水肿、液体超载）。

(3) 尿钠浓度和尿渗透压情况如何？

治疗原则是恢复血清钠水平和治疗原发病（表26-15）。治疗的需求和速度取决于低钠血症引起的神经系统损害的情况、病情起病的急缓，病情发展的速度及细胞外容积状态。应避免过快纠正，因为可能会诱发脑桥中央髓鞘溶解综合征（central pontine myelinolysis，CPM），这是一种不可逆的、常常致命的脑桥脱髓鞘综合征，表现为嗜睡、假性延髓性麻痹、四肢瘫痪等症状甚至死亡。对症状性低钠血症的治疗目标应是缓解症状，而不是特定的血清钠值，并应在神经危重监护病房进行监测和治疗，以最大限度地降低钠纠正过快的风险。

3. 抗利尿激素分泌失调综合征和脑性盐耗综合征

神经外科危重症患者低钠血症的两个常见原因是抗利尿激素分泌失调综合征（常见于肿瘤和外伤）和脑盐耗综合征（常见于动脉瘤性蛛网膜下腔出血中）。两者均表现为低渗性低钠血症，伴有尿钠浓度过高。区分两者的关键参数是血管内和细胞外液体容量状态（表 26-16）：抗利尿激素分泌失调综合征（syndrome of inappropriate ADH secretion，SIADH）是容量充盈状态，而脑性盐耗综合征（cerebral salt wasting，CSW）是容量减少状态。其治疗方法完全不同。

SIADH 的病理生理机制是 AVP/ADH 的过度、不适当的释放，由垂体或异位来源引起，并且伴有其正常释放的刺激缺失。急性神经系统损伤（如颅内感染、TBI、动脉瘤性蛛网膜下腔出血、颅内出血、恶性肿瘤、静脉血栓形成、垂体手术后），全身性恶性肿瘤（如小细胞肺癌导致异位 ADH 分泌的原发性肿瘤综合征），药物（如抗癫痫药、抗精神病药、抗抑郁药）和肺部疾病（如肺炎、结核病和肺脓肿）都可以导致 SIADH。确诊需要满足一定的标准（表 26-17）。

限制无电解质水通常是治疗 SIADH 的主要方法，

表 26-15 指导低钠血症治疗的原则	
血清钠离子纠正速率	• 一般情况下，症状较轻的患者每小时升高至多 0.5mmol/L • 每天最大增加量应为 8～10mmol/L • 严重低钠血症（<120mmol/L）或神经损害（如癫痫发作），需要快速纠正（每小时 1～2mmol/L），在 2～4h 内完成
监测治疗反应	• 每天两次监测血清钠离子、血清渗透压、尿钠、尿渗透压，并进行临床状态评估 • 严重的低钠血症或神经损害需要每 4～6h 评估
液体治疗取决于细胞外液的容量状况	**低容量** • 对于细胞外液体积状态的治疗应谨慎，包括等渗晶体液（0.9% 氯化钠）的补液和监测以避免心力衰竭和负荷过重 • 严重的低钠血症或神经损害可能需要补高渗盐水（如 1.8%、3%、5% 等） **等 / 高容量** • 通常情况下，限制水分摄入（每天 750～1000ml）已经足够 • 在容量过多的情况下，可能需要使用利尿药
• 额外药物干预（等或高血容量状态） • 建议在内分泌科医生指导下进行	**地美环素** • 抗生素会影响并减弱肾小管中 AVP/ADH 的作用，促进游离水的排泄 **血管紧张素受体拮抗药** • 促进自由水的丢失并保留电解质

静脉输注 1 升液体对血钠浓度的影响可通过以下公式进行估计：血钠浓度变化值 =（输液钠浓度 – 血钠浓度）/(TBW+1)。该公式默认输液期间身体无钠或水丢失且无钠或水摄入

AVP/ADH. 精氨酸加压素 / 抗利尿激素

可导致血清钠每天缓慢升高 1.5mmol/L。然而，在神经外科危重患者中，该疗法通常存在禁忌，因为液体限制可能会加重循环不稳定，增加脑缺血的风险（如动脉瘤性蛛网膜下腔出血）。在这些情况下，可能需要注射高渗盐水。药物治疗选项包括在内分泌专家指导下使用去甲肾上腺素和血管紧张素受体拮抗药。

CSW 是一种肾钠重吸收障碍和原发性利钠症，导致低渗性低钠血症和严重的血容量不足。它通常在动脉瘤性蛛网膜下腔出血后发生。其病理生理过程可能涉及利钠因子（ANP、BNP）的系统性释放、肾交感神经输入障碍或两者兼有。治疗需用等渗晶体液进行容量重建，部分患者可能需要使用高渗溶液。氟氢可的松是一种合成的盐皮质激素，可增加肾小管对钠的重吸收，以减少 CSW 患者钠和水的流失。

4. 高钠血症

高钠血症（血清 Na^+ ＞145mmol/L）可能继发于水（低渗液）缺乏或钠（溶质）过剩（表 26–18）。其临床表现类似于低钠血症。治疗涉及纠正病因，如果原发问题是水分不足，则口服（肠内）补液或相对低渗的静脉补液。在神经外科重症患者中，为防止引起脑水肿，应避免使用低渗溶液（如 5% 葡萄糖）。通过谨慎补等渗晶体液（0.9% 盐水）纠正容量缺乏，可纠正血浆钠浓度。如果问题是溶质过剩，则考虑限制盐和液体的摄入。

5. 尿崩症

尿崩症（diabetes insipidus，DI）是一种病理综合征，由于 AVP/ADH 失调，导致尿液浓缩能力丧失、无溶质水分排泄、多尿、脱水、高钠血症和血清高渗状态。DI 分为颅内 / 中枢型（下丘脑 – 垂体轴功能障碍，AVP 分泌不足；表 26–19）和肾源性（肾脏对 AVP 效应不敏感，继发于遗传、代谢和药物因素）两类。在重症神经外科患者中最常见的是颅内 / 中枢型 DI，通常发生在垂体手术 / 卒中或严重 TBI 之后。

DI 的特征是口渴、严重多尿（＞3L/d）和代偿性多饮，前提是在功能正常的口渴机制下的所有患者。在对于意识模糊和没有接触到低渗液或容量无法代偿多尿的患者，DI 会导致严重的脱水、高钠血症（血清 Na^+＞145mmol/L）、血清高渗（血浆渗透压＞295mmol/L）和不适当稀释的尿液（尿渗透压＜350mmol/L，尿液 SG＜1.005）。其他电解质紊乱（如低钾血症、低镁血症和低磷血症）可能伴随严重多尿出现，并需要进行纠正。

水剥夺试验评估肾脏浓缩能力，有助于诊断 DI。在正常个体（或原发性多饮症）中，水剥夺会刺激 AVP 的产生，降低尿量，产生浓缩尿，并增加尿渗透压。在真正的 DI 中，缺乏 AVP 意味着尿渗透压仍然很低。然而，在危重症神经外科患者中进行此类试验的安全性和可靠性是有问题的，因为它可能导致进一步的低血容量和血流动力学不稳定。在大多数神经外科患者中（尤其是接受垂体手术的患者），应采用实用主义方法诊断中枢型 DI，根据以下参数提供支持性证据：多尿（连续 3h＞250ml/h 或 3h 内＞750ml）、高钠血症和低比重尿。

治疗包括纠正高渗状态和恢复血容量。纠正速度不应超过每小时 1～2mmol/L 或每日 8～10mmol/L。

表 26–16　抗利尿激素分泌失调综合征（SIADH）和脑性盐耗综合征（CSW）的鉴别

	SIADH	CSW
血清钠离子	低	低
细胞外容量标准	正常容量	低容量
尿钠离子	高（＞25mmol/L）	很高（＞40mmol/L）
尿渗透压	高（水潴留伴有高渗浓缩尿）	高（尿钠过量排泄伴有高渗浓缩尿）
血细胞比容	正常	高
尿素 / 肌酐值	正常或低	高

实验室和生化指标常常不可靠，最可靠的临床参数是对细胞外液体容量状态的临床评估

表 26-17　抗利尿激素分泌失调综合征（SIADH）的诊断标准

- 低渗性低钠血症（血清渗透压<285mOsm/L，血清 Na^+<135mmol/L）
- 正常容量的细胞外液状态
- 正常的肾脏、甲状腺和肾上腺功能
- 不适当的尿液高渗透压（即尿液未被最大程度稀释）
- 不适当的高尿钠排泄（尿 Na^+>30mmol/L）
- 在限制水分摄入后，症状和血清钠浓度的改善

当讨论尿液和血清渗透压并考虑诊断 SIADH 时，需要强调的一个重要原则是没有固定的阈值；在正确的临床前提下，并且满足其他标准的情况下，只要血清渗透压低（通常是血清渗透压<285mOsm/L），尿液渗透压高（通常是尿渗透压>100~150mOsm/L），就可以临床诊断为 SIADH

表 26-18　高钠血症的原因

自由水消耗 （低渗液体流失）	钠（溶质）过剩
肾脏损失 - 尿崩症（神经源性或肾源性） - 渗透性（如糖尿病酮症酸中毒时的高血糖症）	**医源性** - 使用富含钠的液体静脉内补液过量 - 醛固酮增多症导致钠潴留
摄入不足 - 脱水 - 意识水平低下导致口服摄入不足	**原发性** - 原发性醛固酮增多症（肾上腺醛固酮增生瘤） - 库欣综合征（糖皮质激素过多，具有部分盐皮质激素活性）
经皮肤丢失 - 烧伤 - 发热和大量出汗	
胃肠道丢失 - 呕吐 - 腹泻 - 胃肠减压	**继发性（肾相对低灌注诱发肾素－血管紧张素－醛固酮轴活性增高）** - 心力衰竭 - 肝衰竭 - 肾衰竭
呼吸道丢失 - 过度通气	

对于具有完整口渴感和耐受性的患者，应鼓励口服水以"解渴"，这通常足以补充轻度 DI 的水缺失。对于昏迷的患者，可能需要经肠内（鼻胃管）精确滴定治疗。对于严重多尿和重度 DI 或无法饮水的患者，

表 26-19　中枢性尿崩症的原因

创伤	- 垂体择期或急诊手术后 - TBI（如果损伤位于垂体柄的远端，则 DI 可能是暂时性的，因为近端神经末梢可以再次神经支配 ADH 分泌的区域）
肿瘤	- 垂体腺瘤或腺癌 - 颅咽管瘤 - 转移瘤 - 下丘脑神经胶质肿瘤
血管性	- 垂体出血和梗死（如 Sheehan 综合征中低血容量性休克引起的急性垂体梗死） - 动脉瘤性 SAH 后
炎症	结节病
感染	- 脑膜炎 - 颅内脓肿 - 脑炎
先天性	调节 ADH 的基因缺陷（如 Wolfram 综合征——常染色体隐性遗传，以 DI、糖尿病、视神经萎缩和耳聋为特征）

TBI. 颅脑损伤；DI. 尿崩症；ADH. 抗利尿激素；SAH. 蛛网膜下腔出血

可以使用去氨加压素（Desmopressin，DDAVP），一种合成的 V2 受体激动药和 AVP/ADH 的两种氨基酸替代物，可以静脉或皮下给药（0.5~1μg）。

6. 其他电解质紊乱

神经外科危重患者可能发生多种其他电解质紊乱，包括钾、钙、镁和磷酸盐的紊乱。其病因是复杂和多因素的，其中内分泌器官对电解质和液体浓度的控制功能发生障碍可能是一些部位脑损伤的直接后果，或者在危重病患者的多器官衰竭背景下发生的全身性失调，或者由于给予不正确的电解质或补液所致。早期识别和多学科治疗至关重要，因为可能出现的并发症是多系统的，包括心血管（如循环衰竭、心律失常）或神经（如癫痫发作、昏迷）系统。如磷酸盐紊乱可能导致弥漫性肌无力并发呼吸衰竭。

7. 血糖控制

严格控制血糖的益处已在一项面向一般重症监护患者的前瞻性随机对照试验中得到证明[30]。然而，一些研究还提示应用这样严格的血糖范围可能产生

的负面影响，其中主要风险是低血糖事件。除了关于平衡糖尿病控制的益处和低血糖风险之间的最合适的"正常血糖"范围的争议之外，在一般医学或外科重症监护病房的研究结果是否整体适用于神经危重病患者同样存在一定的不确定性。脑代谢高度依赖于稳定的葡萄糖供应。急性脑损伤患者对高或低血糖的影响具有高度的敏感性。即使是轻微的低血糖也可能触发能量耗竭和代谢危机状态，而高血糖的有害影响已经有充分的证据，包括降低缺血性神经元阈值、破坏血脑屏障、增加脑水肿、乳酸酸中毒和自由基介导的损伤等。

高血糖已被证明与多种神经外科疾病的不良结果有关。一项 Meta 分析证实了高血糖与动脉瘤性蛛网膜下腔出血后不良临床结果的关联，伴有死亡和残疾的风险增加、肺炎、脑水肿和迟发性脑缺血。在脑内出血患者中，糖尿病患者和非糖尿病患者入院时血糖升高都会增加不良结果的风险。血糖浓度升高 1mmol/L 与早期死亡增加 33% 相关，最佳结果预测的血糖浓度临界值为 9.1mmol/L。

这些发现与重型 TBI 患者的情况相似，多项研究表明，虽然应尽量避免高血糖，但最佳目标血糖范围尚未确定，必须绝对避免低血糖的有害影响。根据目前的证据，TBI 患者强化胰岛素治疗（4.4~6.7mmol/L）的风险似乎超过了益处，中等程度的血糖控制（6~10mmol/L）似乎是避免高血糖和低血糖的最佳状选择[31]。

（五）静脉血栓栓塞

在神经外科危重症患者中，静脉血栓栓塞（venous thromboembolism，VTE）是一种常见并发症，可表现为深静脉血栓形成（deep venous thrombosis，DVT）或更危及生命的肺栓塞（pulmonary embolism，PE）。在创伤性脑损伤和脊髓损伤患者中（由于长期固定不动），以及颅内恶性肿瘤患者中特别常见（认为是由于凝血状态异常）。预防机制包括机械预防（如阶段性抗血栓弹力袜、间歇性气动压缩装置）和药物（如非低分子肝素或低分子肝素——依诺肝素）。关于药物 VTE 预防的启动时间应基于个体的风险—收益分析和分层分析[32]。在特殊情况下，患者因既往病史（如反复 DVT 或 PE，金属心脏瓣膜）而一直接受抗凝血治疗，当出现危及生命的颅内出血、脊髓损伤或需要高风险手术干预的颅内病变时，应寻求专家指导，就停止抗凝血治疗、桥接抗凝血治疗

或下腔静脉滤器等临时措施，以及恢复抗凝血治疗的时间等问题进行咨询。

六、常见神经外科病理过程的治疗

本章篇幅内无法提供有关每种神经外科病理过程的详细论述。本节简要概述了在神经外科危重患者中可能遇到的常见神经外科病理过程的关键细节。

（一）颅脑损伤

颅脑损伤（TBI）的病理生理机制非常具有异质性，因此制订一个涵盖所有患者和情境的单一治疗范式困难重重。治疗的主要目的是通过维持脑灌注、预防低血压（收缩压<90mmHg）和低氧血症（PaO$_2$<60mmHg 或 8kPa）——两者均独立增加死亡率和病情恶化的风险——以及避免其他全身代谢和生理异常来限制和预防继发性脑损伤。关于神经外科重症患者的多模态监测原则、颅内压和脑灌注压的治疗目标，以及治疗的其他方面（如遵照治疗颅内压增高的指南逐步升级的治疗范式）的原则，有相当一部分是从 TBI 患者治疗的研究中得出的。新版的《脑外伤基金会指南（美）》形成关于创伤性脑损伤患者治疗的详细阐述，包括危重症监护治疗[33]。本章所阐述的一般原则和目标适用于所有情况，总体目标包括以下几点。

1. 应用多模态神经监测方法，优化生理过程，促进早期识别和治疗继发性损伤，并进行个体化治疗。

2. 维持最佳脑灌注压和颅内压目标，包括高级监测目标（如 SjvO$_2$ 和 PbtO$_2$）。

3. 实施颅内压控制的逐步升级治疗方案，且应尽早实施。

（二）血管病

自发性颅内出血常发生在蛛网膜下腔，由动脉瘤破裂引起，或者发生在大脑或小脑实质内，由于血管病变[如动脉瘤、动静脉畸形（AVM）]或其他病因（如高血压、抗凝血药使用、淀粉样血管病）。需要考虑每种病理过程都有特定的细微差别。所有自发性颅内出血患者的一般监护包括严格控制血压（目标范围在正常血压和高血压之间，取决于临床目标，如果患者接受机械通气，则需要足够的镇静以避免因激动或呼吸机不同步引起颅内压升高）、预防VTE、控制高血糖。

动脉瘤破裂导致脑蛛网膜下腔出血时，会产生强烈的全身儿茶酚胺激增和交感神经激活，在发病

后 2 周内引起一系列的全身并发症并与神经损伤相叠加，需要进行仔细观察和治疗的（表 26-20）。动脉瘤性蛛网膜下腔出血后的血压控制存在挑战。未处理的动脉瘤患者的血压与再出血风险之间的关系尚未完全确定，有些研究表明收缩压＞160mmHg 与再出血风险增加有关。在存在未处理的动脉瘤时，大多数神经外科医生会将收缩压控制在 140mmHg 以下，平均动脉压控制在 90mmHg 以下。

在脑血管病的手术治疗后，应该严密监测血压。特别是在动静脉畸形围术期，血压控制的目标是平衡术中术后出血风险与维持脑灌注以降低缺血风险。因此在术后早期，患者有可能出现高血流量或正常灌注压突破引起的并发症，如脑水肿或术后出血。

如果手术后患者保持镇静状态，则通常需要监测颅内压。

小脑出血的患者由于颅后窝体积小，即使血肿较小也有压迫脑干的风险，因此应该有更低的干预门槛。手术干预的适应证取决于血肿大小、脑干受压和第四脑室缩小程度。使用侧脑室外引流进行治疗的患者需要进行密切的监测，因为引流管阻塞可能会引发急剧恶化和急性脑积水。

（三）脑肿瘤

推荐任何颅内病变的手术患者在术后即刻接受重症监护。并发症包括术后出血、由于动脉或皮质/硬脑膜静脉窦血栓和闭塞引起的医源性缺血和梗死、癫痫发作、气颅、恶性脑水肿和脑积水等。在脑肿

部 位	并发症	治 疗
颅内	突然发病	继发于血肿、脑水肿或急性脑脊液通路阻塞伴脑积水的急性颅内压增高：手术减压或脑脊液引流
	再出血	动脉瘤确切治疗以降低出血风险及相关致死率和致残率：显微外科手术或血管内介入治疗
	血管痉挛	进行连续的神经学检查以观察是否有恶化，使用经颅多普勒和 CT 灌注/血管造影进行监测（尼莫地平作为一线预防措施可改善总体预后）；传统上采用三"H"疗法（高血压、高血容量和血液稀释）进行药物干预，但实际上，足够的正常血容量和高血压至关重要；在某些情况下可能需要血管内介入治疗
	脑积水	需要仔细观察脑积水的情况；颅内出血后脑室出血的风险增加：需进行侧脑室外引流或腰椎穿刺（如无禁忌），必要时行永久分流
	癫痫发作	一级预防的作用有争议：如果癫痫发作明显，建议使用抗癫痫药治疗
电解质——Na^+紊乱		低钠血症常见；SIADH 和 CSW 都可能发生；由于会增加低血容量和血管痉挛的风险，不建议在蛛网膜下腔出血后限制液体摄入；因此应根据具体情况进行适当治疗，但在 SIADH 中避免限制液体摄入
心脏	心律失常	监测电解质：按照先进的心脏生命支持算法进行治疗
	心肌损伤	监测心肌酶谱（如肌钙蛋白）：使用 PAFC 进行 SVR、CO 和 PAWCP 等的有创监测；使用正性肌力药支持
	血流动力学调节	在进行动脉瘤的治疗之前，应严格控制血压；一般来说，应该调节到患者健时基础血压水平，避免极端情况；在确切处理动脉瘤后，如果出现血管痉挛，应该积极控制高血压
肺	肺水肿	水肿可能继发于心力衰竭或神经源性肺水肿：ECHO 用于诊断、吸氧、呼吸支持、利尿
	误吸/肺炎	意识水平低下和长时间插管会增加误吸和呼吸机相关并发症（如肺炎）风险：应尽快拔除气管插管，并积极使用抗微生物药治疗感染

表 26-20 动脉瘤性蛛网膜下腔出血后的神经和全身并发症

SIADH. 抗利尿激素分泌失调综合征；CSW. 脑性盐耗综合征；PAFC. 肺动脉漂浮导管；SVR. 体循环血管阻力；CO. 心输出量；PAWCP. 肺动脉毛细血管楔压；ECHO. 超声心动图

瘤手术后，大多数患者在前 48h 维持较大剂量地塞米松治疗，之后会迅速减量。对于接受术后糖皮质激素治疗的脑肿瘤患者，必须制订明确的逐渐减量计划以避免激素相关并发症。

（四）颅后窝手术

患有颅后窝疾病的患者需要接受严密的术后护理和监护。第四脑室或小脑脑桥角区的病变在控制心肺功能、保护气道、掌管吞咽和意识的关键脑干结构的附近。需要仔细评估患者术后吞咽、声带功能，以及气道保护能力是否完整，以避免误吸（需要言语治疗师的早期评估、通过胃管鼻饲进行肠内营养）。术后血肿可能直接压迫脑干下部结构，导致循环紊乱和病情突然恶化（如心律失常、库欣反应），而没有典型的小脑幕切迹疝的特征。脑脊液通路的阻塞诱发急性脑积水，可能需要急诊行脑室外引流。颅后窝手术后经常发生化学性脑膜炎，排除感染后仍需要进行反复腰椎穿刺放液和短期地塞米松治疗。

（五）垂体手术

接受垂体手术的患者可能存在激素分泌过多或分泌不足的症状，需要进行仔细的术前评估和优化。垂体卒中可能表现为严重的脱水和皮质醇分泌不足的特征，需要皮质类固醇替代治疗、液体补充和电解质纠正。术后可能出现医源性的全垂体功能减退 [34]，在术后即刻开始使用氢化可的松进行皮质类固醇替代治疗，直到完成下丘脑 – 垂体 – 靶器官轴的正式评估。在"应激"期（如感染），应增加皮质类固醇的剂量。术后最常见的并发症是水电解质平衡失调（暂时性尿崩症导致高钠血症；SIADH 或围术期液体过多常导致低钠血症，但需鉴别 CSW）。治疗包括评估血清 / 尿渗透压、尿钠和尿比重，以及液体平衡管理。对于伴有并发症的 DI 患者（严重多尿，高钠血症），需要使用 DDAVP 替代治疗。其他并发症较少见，包括需要经常观察的脑脊液漏、气颅导致的癫痫发作（提示硬膜修复不足需要放置腰大池引流以促进颅底重建愈合），以及常见于海绵窦持续静脉渗出导致的术区血肿。

（六）神经调控和癫痫手术

接受神经调控（如帕金森病脑深部电刺激植入）和癫痫手术的患者需要进行复杂的术前药物治疗，这些治疗必须在术后阶段在与神经内科专家的协商下继续进行。尤其是帕金森病患者，如果延误药物治疗可能会表现出显著的不随意运动或失去其

"on/off"周期的调节，从而导致显著的情绪和身体障碍。在接受癫痫手术的患者中，癫痫发作的风险（包括进展到癫痫持续状态）增加，特别是在术后即刻，可能会由术后并发症（如出血）、代谢变化、药物（如局部麻醉毒性）或高碳酸血症引发。

（七）脊髓损伤

脊髓在发生病理过程（如创伤、出血）后的原发损伤可能会由于全身因素（如低血压、低氧血症）而加重。脊髓休克是脊髓损伤后立即出现的一种症状，其特征是松弛性瘫痪，主要是由于感觉和运动功能，以及躯体和自主反射的丧失。根据受损水平，心脏和呼吸功能也可能受到影响。

下颈椎或胸椎的损伤可能会破坏心脏功能和交感神经信号输出。失去交感神经张力的结果是副交感神经活动失去抑制，表现为心动过缓（由于失去心脏的节律活动）和低血压（由于失去心脏收缩力、血管紧张功能和全身血管阻力，以及伴随的血管渗漏和第三间隙液体丧失引起的低血容量）。称为神经源性休克，会影响本已受损的脊髓灌注。与急性失血（如骨盆骨折）有关的伴发损伤可能导致真正的低血容量性休克进一步加剧脊髓损伤。

高位颈椎损伤（$C_3 \sim C_5$ 神经根支配膈肌）可能导致膈肌、肋间肌和辅助呼吸肌麻痹，造成通气功能障碍，加重缺氧。此外，肺泡通气量和肺活量、咳嗽机制清除分泌物的有效性也可能降低，导致误吸和肺部感染的风险增加。合并肺损伤（如肺挫伤、血胸）会进一步加重损害。表 26–21 总结了在处理脊髓损伤患者时需要考虑的关键监护要点。

特别需要考虑降低自主神经功能失调引起的自主性过度兴奋和高血压危象的风险，并将其影响最小化。需要积极治疗诱因（如疼痛、胃扩张、尿潴留、便秘）；应充分镇痛，及时留置鼻胃管以减轻自主神经功能障碍可能继发的胃蠕动减弱和麻痹性肠梗阻，以及留置尿管以治疗膀胱麻痹和尿潴留。患者应尽早转诊给脊髓损伤康复专科医生，以优化患者护理和治疗策略 [35]。

七、脑死亡

世界各地对脑死亡的定义和诊断存在差异 [36]。从概念上讲，脑死亡是指不可逆的大脑和脑干功能丧失，临床上通过特定生理反应和反射的缺失进行确认。严重的脑损伤不应等同于脑死亡；然

而，脑干死亡的诊断有助于停止无效的治疗。强烈建议在确认诊断时遵守特定的国家、地区和机构的指南。

脑死亡的诊断依赖以下概念的应用。

- 临床检查。
  - 确认不可逆的昏迷状态。
  - 确认病因。
  - 排除可逆性病因。
  - 脑干功能测试以确认脑干死亡的诊断。
- 辅助测试——用于支持脑死亡的诊断，包括脑电图和听觉脑干诱发电位。
- 确认性测试——通过显示脑部灌注的缺失及脑的不可存活证据来确认脑死亡的诊断；测试包括脑血管造影、经颅多普勒（TCD）超声和核医学成像。

（一）临床检查

不可逆的昏迷状态意味着患者必须完全无反应（包括没有癫痫发作和肢体运动，但脊髓反射除外）

并依赖呼吸机。病因也必须得到确认。必须排除所有可逆的病因，然后进行脑干功能测试，通过测试所有脑干反射功能来确认脑干死亡的诊断。脑干功能通常以自头向尾的顺序丧失：依次为中脑（第 III 对脑神经）、脑桥（第 V、VII 和 VIII 对脑神经）和延髓（第 IX 和 X 对脑神经）（表 26-22）。

（二）辅助测试

EEG 确认皮层电活动缺失（活动＞2mV 持续时间＞30min），并验证除了由第 VIII 对脑神经生成的第一个波外其他所有波在听觉脑干诱发电位试验的缺失。

（三）确认性测试

通过各种检查手段展示大脑缺血和灌注缺失，从而提供大脑组织无法存活的证据。脑血管造影是金标准但具有侵入性，而 TCD 是无创性的，但对操作者依赖性强。

（四）确诊要求的差异性

在不同国家中，关于确认诊断所需的观察者数

表 26-21　脊髓损伤患者的监护	
初步评估	根据高级创伤生命支持指南进行颈椎固定，轴位翻身，用脊柱板转移
气道和呼吸	• 如果有任何气道通畅性的担忧（如吸入、高位颈椎损伤、急性肺损伤），则在最小的脊髓操作下进行气管插管 • 清醒时纤维镜插管，手动直线固定脊柱
心血管	• 避免和积极治疗低血压 • 脊髓灌注可视为类似于脑灌注 • 根据有创性监测指导合理的液体输入，以避免低血容量（避免血管扩张相关的毛细血管渗漏和肺水肿） • 可能需要使用升压 / 正性肌力药支持来逆转交感神经张力的丧失
脊柱预防措施和定位	• 转移时注意——颈椎损伤，使用轴位翻身法 • 如果有吸入风险或为了控制颅内压，颈托应放松 • 体位的摆放要平衡最佳脊髓灌注（平卧休息）与气道吸入和通气（反头低足高位）的风险之间的需要
避免压疮	• 定期翻身以避免压疮（尤其是在骶骨上方） • 尽快移除脊柱板 • 颈圈应该有足够的垫料
静脉血栓栓塞症预防	（如果没有禁忌证）应该采用机械性（渐进式血栓弹力袜；间歇性气动压缩装置）和药物性（如低分子肝素）预防措施
类固醇	存在争议，有一些证据表明其有益处，但也存在并发症的风险

量、专业领域、观察者获得初级医师资格的时间、观察的持续时间，以及辅助或确认性试验的使用存在差异。在英国，必须有两名至少有 5 年资质的医生进行脑干死亡测试，并且理想情况下，他们应该是与神经重症患者救治相关的专业人员。这些专家包括重症监护医师、神经外科或神经内科医生；他们不应是器官获取或提供移植医疗服务的成员。在美国，诊断脑死亡需要证明整个大脑包括脑干功能的不可逆丧失[37]。仅凭临床检查通常是不够的，需要进行辅助和确认性测试。在英国，已确诊的严重脑损伤通常可仅凭临床检查证明脑干死亡，而不需要进行辅助和确认性测试。一些国家则建议对 1 岁以下的儿童使用确认性测试[38]。

结论

重症神经外科患者治疗的主要原则是维持脑灌注、避免脑缺血，并降低由于全身和代谢紊乱引起的继发性脑或脊髓损伤的影响。了解脑血流、脑血管自主调节、脑灌注压和颅内压相关神经生理是制订和应用各种干预治疗模式的关键，这些模式旨在调节上述参数以治疗重症神经外科患者。在评估和评价重症神经外科患者时应采用系统性的方法，以便及早识别恶化的病因、进行适当的检查，并及早升级和实施干预措施。神经监测是治疗重症神经外科患者的重要工具。多模态监测有助于制订个体化治疗方案，但是要明确，随时间推移所呈现的趋势和变化提供的信息比孤立的测量更有用，并且应结

表 26-22　脑干死亡的临床诊断标准

排除可逆因素	• 低血压 • 电解质、酸碱或内分泌功能紊乱 • 体温过低（核心温度<35℃） • 药物诱导的中枢神经系统抑制导致脑干反射丧失和等电位脑电图（如神经肌肉阻滞药、巴比妥类、阿片类、挥发性麻醉药、苯二氮䓬类、毒理学筛查） • 类似症（如继发于脑桥腹侧梗死的"闭锁综合征"、Guillain-Barré 综合征）

脑干功能测试	脑神经评估	对测试的反应
瞳孔对光反射	Ⅱ（传入） Ⅲ（传出）	瞳孔固定，散大，无对光反射
角膜反射	Ⅴ（传入） Ⅶ（传出）	双侧角膜反射缺失
对疼痛刺激的面部表情反应	Ⅴ（传入） Ⅶ（传出）	对眶上 / 甲床压迫无面部表情反应
前庭眼反射	Ⅷ（传入） Ⅲ和Ⅵ（传出）	缺乏正常的"娃娃眼"反射
眼脑反射	Ⅷ（传入） Ⅲ和Ⅵ（传出）	将 20ml 冰水灌入鼓膜通常会导致眼球向相反方向偏移；在脑干死亡情况下反射消失
咽反射和咳嗽反射	Ⅸ（传入） Ⅹ（传出）	对吸痰刺激的咳嗽或呕吐反射消失
呼吸暂停试验	由于呼吸性酸中毒触发化学感受器，导致激活脑干呼吸中枢	患者在 100% 氧气（FiO$_2$=1）下预充氧 10min；呼吸机与 T 形管 / 吸引导管断开连接，通过 T 形管 / 吸引导管提供补充的氧气（6L/min）；确保血流动力学稳定；如果在 PaCO$_2$>60mmHg 或相对正常基线上升超过 20mmHg 时没有触发呼吸动作，则视为呼吸暂停试验阳性

合患者的临床评估进行解释。所有重症神经外科患者共同的并发症包括难治性颅内压升高、癫痫发作和癫痫持续状态、电解质紊乱（尤其是钠）和感染；对每种并发症进行评估、分析和治疗的结构化方法至关重要。每种神经外科病理过程都有其独特的细微差别，在重症神经外科患者的疾病诊治中应予以考虑。最后，脑死亡的诊断并认识到继续治疗的无效性同样是重症神经外科患者诊治的重要部分。熟悉国际、地区和机构的指南及其应用至关重要。

第 27 章　穿透性脑损伤
Penetrating Brain Injury

Kyle Mueller　Michael J. Cirivello　Randy S. bell　Rocco A. Armonda　著

周丽慧　译　　杨骥骐　王　浩　校

临床要点

- 在存在穿透性脑损伤的情况下，第一步是启动高级创伤生命支持复苏，并早期转运，以获得最佳诊治。
- 穿透性脑损伤的主要治疗原则包括早期减压和相对保守的脑部清创。外科医生在追踪深部碎片时，应避免破坏功能区大脑皮质。此外，重要的是识别和清除浅表占位性血肿和异物，并尝试水密缝合硬脑膜，重建颅骨，严密缝合头皮。
- 为避免继发性损伤（如脑膜炎、癫痫、迟发性血管痉挛和卒中），应通过指南推荐的神经危重症患者的管理来监测颅内压和适时进行脑脊液引流。
- 对急性和迟发性神经血管损伤（如创伤性动脉瘤）保持高度关注，必要时进行后续的血管内诊断评估和治疗。
- 颅面骨和软组织解剖结构可以通过颅面重建技术进行一期或二期修复。

开篇案例

17 岁男性被发现头部中枪倒地后，被送往急诊创伤中心。在得到初步救治后，生命体征得以稳定，GCS 评分 7 分（E1V2M4）。他最初的临床表现和医学影像见图 27-1。

- 决定是否需要干预的重要因素有哪些？
- 如何对患者采用最佳的医疗措施？
- 在需要干预时，哪些战伤外科原则可以应用于普通创伤案例中？

穿透性脑损伤（penetrating brain injury，PBI）通常是一种神经外科急症，根据损伤机制（弹丸、碎片、速度）、损伤部位和继发损伤的不同，治疗存在挑战。当面临严重的 PBI 时，首先关注的应是患者存活的可能性。实际上，区分哪些患者的损伤是致命性的而哪些患者又能从手术中获益并不容易，特别是对于年轻且既往体健的患者。对于那些从最初的损伤中幸存下来的人来说，良好预后不仅取决于准确和早期的手术干预，还取决于是否能够及时提供高质量、多模式的神经重症诊治。

PBI 的现代治疗理念主要源自于战伤的救治经验，始于 Harvey Cushing 医生，并不断地从战时穿透性创伤救治中吸取经验教训，持续至今。此外，对 PBI 基础理论理解的加深，以及危重病诊治技术的进步使我们能够对这些患者进行最优化的诊治。尽管可能有人认为，军事和民事 PBI 有不同的损伤机制却具有同样的破坏力，但我们必须谨慎地推广战时治疗建议，并适时区分这两者的差异。因此，本章为穿透性脑损伤的现代治疗提供了历史依据，并进一步概述了适用于当前的外科和危重症诊治原则。本章还对军事经验中获得的积极的外科干预和危重症诊治措施是否适应于民事情境进行了评论，并着重描述了患者分流方案、血液学方面的挑战、循环复苏、手术技术和避免并发症的原则。

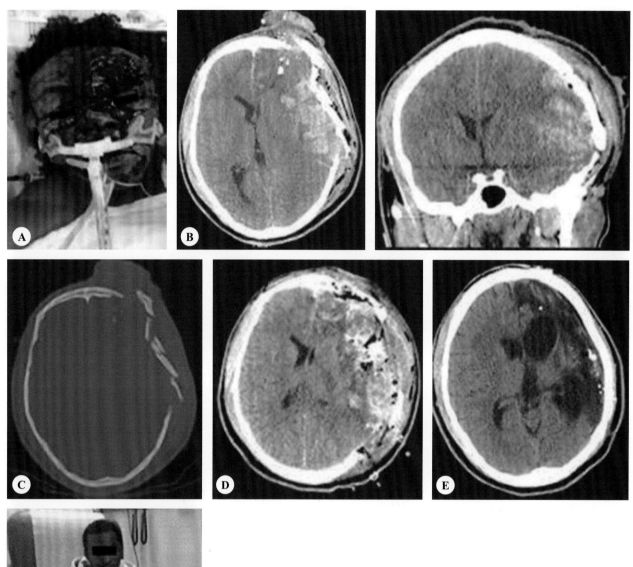

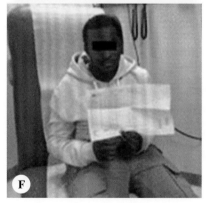

▲ 图 27-1 A. 初始表现为左侧额部枪弹出口的严重损伤；B. 轴位和冠状位头部 CT 平扫显示穿透左额顶叶皮质和外侧裂的弹道轨迹，中线右偏；入口伤位于左顶上方，出口伤位于左额窦上方；C. 轴位 CT 骨窗显示左额顶粉碎性骨折，患者的左眶顶和颧骨额突也有骨折；D. 左侧去骨瓣减压术后影像学检查；E. 几个月后，患者接受颅骨修补术，左额顶叶脑软化灶伴左侧脑室额角和枕角扩大；F. 患者和他最近的高中成绩单

一、历史

首先必须承认 Harvey Cushing 医生在第一次世界大战期间对穿透性脑损伤神经外科治疗的贡献。他于 1918 年在 *British Journal of Surgery* 上发表了具有里程碑意义的文章。文中对 219 例颅脑损伤及其相关的死亡率进行了回顾性的分析和分类[1]。在这篇文章中，Cushing 主张对坏死组织进行积极的清创、清除所有嵌入的碎片，并细致地缝合硬脑膜、帽状腱膜和头皮。Cushing 通过他新的手术和处理策略，显著降低了脑脓肿的发生率，控制出血并防止脑脊液漏，从而将三个月随访期内的死亡率从 55% 降低到了 29%（表 27-1）。

这种针对 PBI 的积极手术方法一直沿用到第二次世界大战期间，并在 1958 年由 Dr. Donald Matson 在其出版的经典专著中得到进一步完善[2]。Matson 提出了最初的生命支持干预、预防感染、保护神经

分　级	描　述	患者人数	死亡率（%）
I	头皮裂伤，颅骨完整	22	4.5
II	颅骨骨折 / 硬脑膜完好 / 伴或不伴颅骨凹陷	54	9.2
III	凹陷性颅骨骨折 / 硬脑膜撕裂伤	18	11.8
IV	伤口（沟槽形）内有碎片，通常有脑膨出	25	24
V	穿透性伤口，滞留的弹丸，通常有脑膨出	41	36.6
VI	累及脑室，同时存在（a）碎骨片或（b）弹丸	14（a）16（b）	42.81
VII	涉及眶鼻或岩前区，存在脑膨出	15	73.3
VIII	穿透伤，脑损伤严重	5	80
XI	颅脑损伤伴广泛颅骨骨折	10	50

表 27-1　Cushing 对第一次世界大战伤情的分类

改自 Cushing H. A series of wounds involving the brain and its enveloping structures. *Br J Surg*. 1918;5:558-684.

功能和恢复正常解剖结构的主要治疗原则。这些在第一次世界大战和第二次世界大战期间被应用的某些策略在当前仍然适用，并为建立和发展诸如高级创伤生命支持（advanced trauma life support，ATLS）指南[3]、无菌术、通过积极的神经危重症监护预防继发性脑损伤、避免脑脊液漏和感染，以及颅面重建原则等方面做出了贡献。枪支安全的公共教育和宣传倡导的强化促进了 PBI 的初级预防。

Cushing 和 Matson 的积极外科清创策略在朝鲜战争和越南战争中都得到了应用。在越南战争中，早期人们提倡最小化损伤的手术策略，但仍倾向于积极清创，包括清除所有骨碎片和金属异物，如Hammon 在 1971 年对 2187 例 PBI 的分析所述[4-6]。

直到 1982 年以色列—黎巴嫩冲突，CT 开始成为评估头部损伤的常规方法时，对更保守的治疗方法的提倡才让人信服。这种新策略的目标包括硬脑膜和头皮的严密闭合，而对移除功能皮质中弹片和骨碎片则更为保守。该方法在 Branvold 和以色列外科医生 6～8 年的随访研究中得到验证，证明这种手术清创方法侵袭性更小、更能保留脑组织。该方法显示出更好的神经功能预后和更低的并发症发生率。1986 年，Amirjamshidi 及其同事在两伊战争中的一份报道中得出类似结论。报告显示，采用这种更保守的手术清创方式，迟发性感染和癫痫发作的发生率并没有显著增加[7-9]。一份海湾战争中关于保守清创早期经验的报道描述了同样良好的结果[10]。

（图 27-2）。

1995 年，脑创伤基金会在该领域国际专家的协助下，根据最新的科学文献制订了第一份颅脑损伤（traumatic brain injury，TBI）指南，以解决指南指导医疗服务的需求。后来在脑损伤协会、国际脑损伤协会（International Brain Injury Association）、美国神经外科医师协会（American Association of Neurological Surgeons，AANS）和神经外科医师大会（Congress of Neurological Surgeons，CNS）成员的协作下，于 2001 年针对同一目的制订了 PBI 诊疗指南。这些指南是针对 PBI 诊疗措施的最全面的循证指导，总结在表 27-2[11]。然而，尽管在制订指南时进行了详尽的文献搜索，但没有任何一条的推荐级别达到了高于"可选择"的水平，这凸显了进一步研究的必要性。这些指南在创伤中心的应用有助于建立更好的实践标准。此外，还有更多的 PBI 诊治策略由军用转向民用化。

在阿富汗战争和伊拉克战争期间，频繁发生的颅面损伤进一步促进了严重 PBI 患者外科治疗方法的改进[12-18]。目前证据已经不支持彻底的大脑清创术，相反，早期积极的颅内减压术及采用来自民用实践中对硬脑膜和头皮进行水密缝合的颅面外科技术是目前战时实践中的主流[18]。这一策略为患者提供了使其在从战区空运到美国的过程中不至于出现颅内压明显升高的保护。在初步稳定后按照指南指导进行神经重症监护。其目的在于预防继发性神经

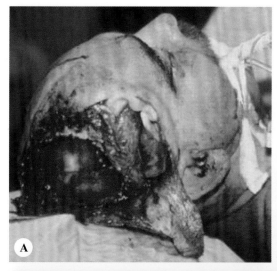

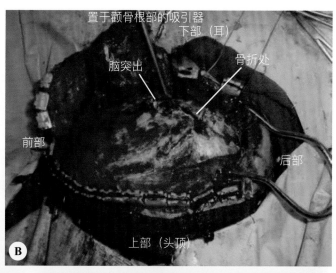

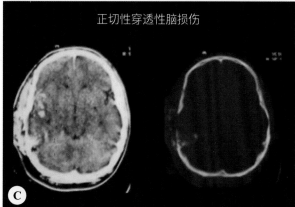

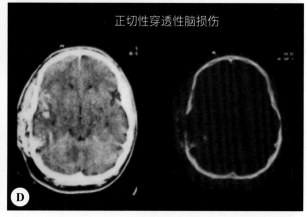

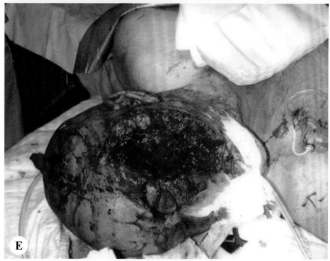

▲ 图 27-2　**A.** 后部射入的切向穿透性脑损伤；**B.** 患者因颅内高压而立即接受去骨瓣减压术；**C 和 D.** 轴位 **CT** 平扫显示头皮血肿，伴有粉碎性骨折和少量出血挫伤灶；无中线移位，基底池清晰，无占位性病灶；**E.** 颞侧面部爆炸性损伤严重，解剖连续性明显中断，皮肤皮下组织丢失，伴眼眶损伤，左侧大脑半球水肿，中线移位，环池消失，伴局灶性颞叶血肿。行左侧去骨瓣减压、颞叶血肿清除术、左眼球摘除术和分期颅底修复术，效果良好；切口起于正中线，至左耳郭后弯向乳突尖，远离损伤区。先行去大骨瓣减压术、硬脑膜减张修补术，并用来自颅骨切除术的颅骨骨瓣进行颅底修复，将皮肤闭合至颧弓水平，随后在未能闭合的颞下部分进行初步的伤口填塞，在后续的清创下，伤口最终闭合

系统并发症并使神经系统获得最佳的恢复。虽然数据仍在统计中，但初步分析的结果基本支持这种治疗模式 [15, 19]。

二、预后

根据最近的病例分析结果，神经外科进展仍然

难以改变民事 PBI 仍有较高的死亡率的现状 [20, 21]。大多数回顾性队列中的 PBI 死亡率超过 70%，和军事损伤相比，民事损伤死亡率高的原因很大程度上是由于枪伤、自杀和普遍缺乏颅骨保护（头盔）造成的 [22-26]。区分两者的其他因素见表 27-3。文献中报道的头部枪伤（gunshot wounds to the head，GSWH）

表 27-2　2001 年穿透性脑损伤（PBI）管理指南		
主　题	结　论	推荐级别
Ⅰ. 预防性使用抗生素	建议对 PBI 患者使用预防性的广谱抗生素	可选择
Ⅱ. 预防癫痫发作	建议在 PBI 后的第一周使用预防性的抗癫痫药，以防止创伤后的早期癫痫发作	可选择
Ⅲ. 颅内压监测	• 当临床医生不能准确评估神经系统体格检查或 CT 显示颅内压升高时，建议早期颅内压监测 • 目前尚不清楚是否需要清除占位性病灶	可选择
Ⅳ. 处理脑脊液漏	如果脑脊液漏不能自发闭合或暂时性脑脊液外引流无效，建议手术纠正；在初次手术期间，应尽可能水密缝合硬脑膜，防止脑脊液漏发生	可选择
Ⅴ. 神经影像	强烈建议行头颅 CT；当怀疑有血管损伤时，建议对 PBI 患者进行血管造影；常规 MRI 不推荐用于弹片导致的 PBI 的急诊处置	可选择
Ⅶ. 外科处理	建议在初次缝合前对无活性的头皮、骨片和硬脑膜进行去除，并对开放的窦损伤进行水密修复	可选择
Ⅷ. 血管性并发症	当怀疑有血管损伤时，应考虑进行 CT 血管成像或脑血管造影；如果发现外伤性颅内动脉瘤（TICA）或动静脉瘘（AVF），建议进行手术或血管内治疗	可选择

改自 Aarabi B, Alden TD, Chestnut RM, et al. Management and prognosis of penetrating brain injury. *J Trauma*. 2001;51:3-43.

表 27-3　民事与军事穿透性脑损伤的比较		
因　素	民　事	军　事
人群	不均一	均一（整体年龄偏低）
机制	枪击 / 自杀	爆炸 / 弹片
环境	现代卫生环境	可能受污染
院前处置	复杂多变	及时
送达三级医疗机构	数小时	情况多变
损伤严重得分	低	高

造成的民事死亡率为 23%～92%，其中的低死亡率队列包含许多没有硬脑膜损伤的患者[27-29]。PBI 的死亡发生在受伤后不久，70% 的患者在最初 24h 内死亡（表 27-4）。

鉴于民事 PBI 的高死亡率，临床上迫切需要了解起病时可用来更好地判断患者总体生存能力和生活质量的因素。文献中已经研究分析得出的几个预后指标总结在表 27-4。抢救后的格拉斯哥昏迷量表（GCS）评分可作为死亡和其他不良预后的一个重要预测指标[30]。这个指标对民事和军事 PBI 而言有一致的预测能力，但与民事 PBI 的死亡率相关性可能更大。在一个患者队列中，如果将 GCS 评分为 3～5 分的患者分离出来，死亡率会上升到 87%～100%[25-31]。Gressot 及其同事[32] 创建了一个评分系统来判断死亡率和总体预后良好率。其涉及的因素包括年龄、GCS 评分、瞳孔检查结果及损伤的类型。此评分系统详见表 27-5。这说明与整体的生存能力相关的除了损伤的轨迹，还有年龄和神经系统检查结果。在床边应用这样的量表能帮助了解患者的总体死亡率或预后良好率，以进一步确定如何积极地进行干预。推荐的军事和民事患者的分流方案见图 27-3。

民事和军事 PBI 之间的许多不同特征使得这两个群体的治疗策略和预后特征很难比较。但 Dubose 及其同事的一项研究比较了军事和民事严重 TBI 的流行病学和结果[19]。美国联合创伤战区登记处（Joint Trauma Theater Registry，JTTR）的军事数据库和美国外科学会创伤数据库（civilian American College of Surgeons' National Trauma Data Bank，NTDB）是同类中最大的患者数据库，通过查询严重 TBI 和 PBI 的数据，然后对孤立的 PBI 和同一时期（2003—2006 年）对照组进行匹配后进行了亚组分析。结果显示，

表 27-4 预后因素

主 题	结 论	数据级别
Ⅰ. 年龄	年龄＞50 岁与较高的死亡率相关，但原因尚不清楚	Ⅲ
Ⅱ. 损伤原因（自杀）	自伤所致头部枪伤死亡率高于其他原因	Ⅱ
Ⅲ. 损伤类型	穿透伤比切向伤或穿入伤的死亡率高	Ⅲ
Ⅳ. 武器口径	无显著性	
Ⅴ. 低血压	低血压与死亡率的增加相关	Ⅲ
Ⅶ. 凝血功能紊乱	凝血功能障碍与死亡率的增加相关	Ⅲ
Ⅷ. 呼吸窘迫	呼吸窘迫与死亡率增加相关	Ⅲ
Ⅸ. GCS	在民事伤害中，低 GCS 评分与较高的死亡率和不良结局相关；在军事伤害中，低 GCS 评分与不良结局相关	Ⅰ（民事）；Ⅲ（军事）
Ⅹ. 瞳孔大小和反应	双侧瞳孔固定和散大是致死性结局的强预测因素	Ⅲ
Ⅺ. 颅内压（ICP）	高 ICP 与高死亡率相关	Ⅱ

改自 Aarabl B, Alden lD, Chestnut RM, et al. Management and prognosis of penetrating brain iniury. *J Trauma*. 2001;51:44–86.

表 27-5 确定生存和良好功能结局的评分系统

变 量	得 分	
年龄＞35 岁	+1	
GCS 分数 3 分或 4 分	+1	
瞳孔无对光反射	+1	
弹道累及颅后窝或双侧大脑半球	+2	
生存和功能结局	**分 数**	**概 率**
死亡	0～1	25%
	2	50%
	3～5	75%
良好结局	0	50%
	1	30%
	2	10%
	3～5	0%

改自 Gressot LV, et al. Predictors of outcome in civilians with gunshot wounds to the head upon presentation. *J Neurosurg*, 2014, 121:645–652.[32]

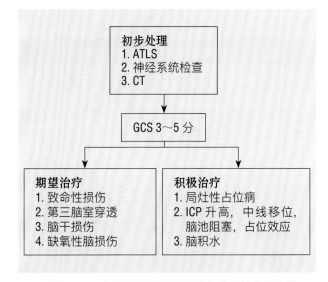

▲ 图 27-3 穿透性脑损伤的预后和处理的分流流程

与民事组相比，JTTR 军事组的神经外科干预行为增加了约 3 倍，特别是 ICP 监测频率（13.8% vs. 1.7%）。与 JTTR 军事组相比，NTDB 民事组的预后结果显示死亡率增加了 10 倍（47.9% vs. 5.6%）。尽管这些人群之间死亡率的显著差异并不意味着军民之间的死亡率存在差异，但这项研究价值在于排除了爆炸性碎片导致 PBI 伤害的混杂因素，有助于更直接地比较军事与民事枪弹伤。

　　然而，为了使这些人群具有可比性，在分析中还需考虑到民事中自杀率和近距离伤害率高。在民事 GSWH 病例中，Hofbauer 及其同事分析了直接接触、近距离、中距离和远距离射击对死亡率的影响[21]。在接受治疗的 19 名患者中，中远距离组的死亡率为 0%。相比之下，直接接触组中自伤的死亡率为 91%，非自伤的死亡率为 100%（ n=4 ）。在损伤机制和模式的变量能够更理想地匹配之前，很难比较

民事和军事 PBI 的治疗效果（图 27-4 和图 27-5 ）。

三、病理生理学

　　穿透性头部损伤的病理生理机制在许多方面与其他常见重型 TBI 相似。损伤可分为原发性损伤（直接由穿透力造成）和继发性损伤（来自原发穿透伤的并发症）。弹片轨迹及其周围的神经细胞即刻死亡（图 27-4 ）。随后继发的细胞死亡可能是由于 ICP 增

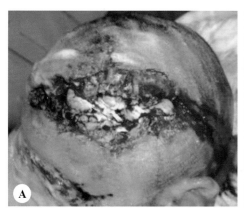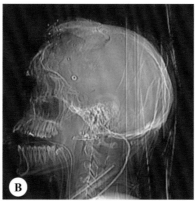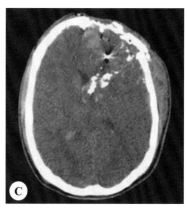

▲ 图 27-4　在非穿透性高速子弹的冲击下，患者的 Kevlar 头盔发生活塞运动，造成严重的穿透性脑损伤；这些"防护装备下"的伤口与 Cushing 描述的"水沟"伤有相似的机制和模式，但损伤的多样性可能与其相对于冲击位点的方位角有关

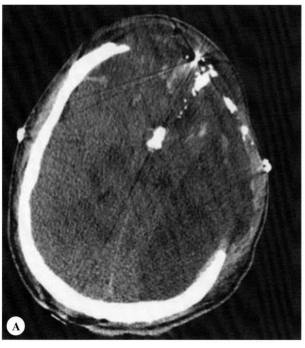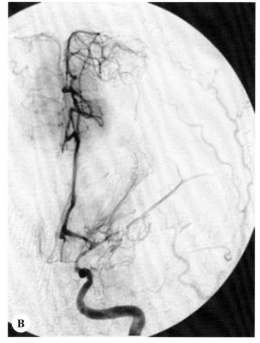

▲ 图 27-5　飞行员的 CT 显示颅骨粉碎程度，其导致了继发投射物现象；骨性碎片嵌入大脑外侧裂深处，导致大脑中动脉主要分支狭窄和闭塞，继发大脑半球大面积梗死

加、血肿占位效应、血管损伤引起的出血（图 27-5）或创伤性血管痉挛导致的迟发性缺血性神经功能缺损（图 27-6）、感染性并发症、未控制的癫痫和迟发性脑积水[33-39]。因此，外科手术和重症监护治疗策略的制订必须围绕如何减轻上述继发性神经损伤的并发症[38,39]（图 27-7）。

目前，正常凝血机制对潜在脑损伤的负面影响尚未完全阐明。然而，随着对凝血功能障碍基础机制的理解深入，人们对与 PBI 相关的血液学问题有了更多的了解。组织因子的释放与外源性途径激活有关，最开始导致高凝状态，后续则随着凝血因子的耗竭而发生出血性疾病[40]。为更好地了解引起 PBI

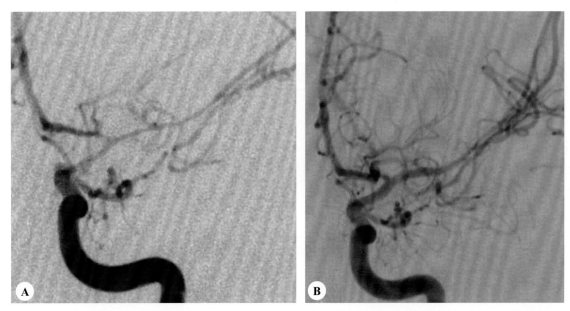

▲ 图 27-6　穿透性脑损伤患者的创伤后血管痉挛在接受动脉内尼卡地平和血管重建术治疗之前（A）和之后（B）；经颅多普勒（TCD）多次检查发现 M1 和 M2 分支的血流速度超过 250，Lindegaard 比值＞5，提示存在血管痉挛；患者的神经系统检查结果不佳，计算机体层成像（CT）上已经可以观察到有散在的梗死区域，因此认为有必要进行干预；治疗后，血流速度下降到 100 左右，Lindegaard 比值下降到 3 以下

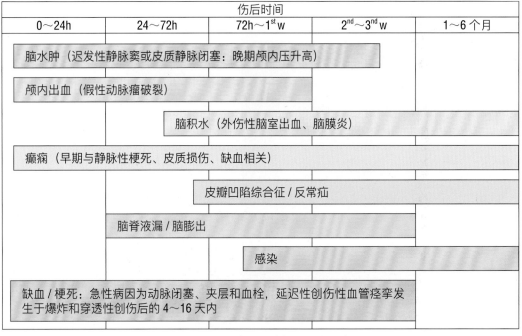

▲ 图 27-7　穿透性脑损伤的并发症

凝血功能障碍的机制，其他各种次级信号通路仍在研究中。

四、穿透性脑损伤的机制

开放性 PBI 机制在不同的分类系统中都有描述，包括如高速、低速、钝击、爆炸、贯入和穿透等描述性术语。本章将明确定义所有与头部枪伤相关的内容。穿透性碎片伤包括爆炸性或冲击性碎片伤。钝器伤包括非穿透性外力（即"防弹衣下"）造成的开放性、粉碎性和凹陷性颅骨骨折，并伴有骨碎片被压入颅内（图 27-8）。由于在参考的研究中非射入性穿透伤（即刀或棍的刺伤）发生率在美国相对较低，故本章对此不作讨论。最常见的民事和军事 PBI 病因是 GSWH。GSWH 的致命性大于战斗中发生的大多数穿透性爆炸性碎片伤，是造成民事不良预后结果的部分原因。在战斗中碎片伤和枪击伤的比例约为 7：2，在文献中战时冲突下的这一比例保持相对稳定[1, 2, 4, 5, 7, 8, 15, 31]。

弹道学或抛射体动力学特性的研究，有助于重现撞击发生时的情况[41]。终点弹道学或创伤弹道学可能与神经外科医生的工作更为相关，因为它描述了弹丸撞击组织后的行为。动能（kinetic energy，KE），也被称为伤害能，是投射物进入到大脑并造成伤害的能量。动能由方程 KE=（质量）×（速度）[2]

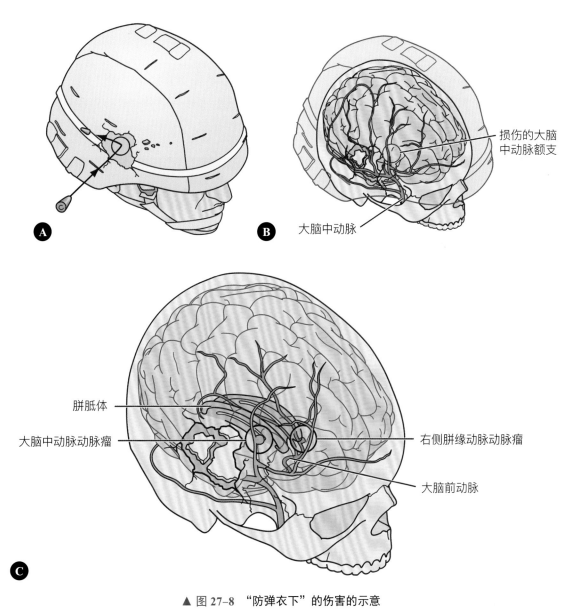

▲ 图 27-8　"防弹衣下"的伤害的示意
A. 接触点和随后的头盔内面的活塞运动；B. 造成的骨头碎片和血管撕裂；C. 假性动脉瘤形成

计算，揭示了速度对投射物杀伤潜力的相对权重。

在低速伤口中，损伤主要是由投射物本身造成。其直接在弹道内压碎组织并形成永久空腔。相比之下，高速伤口会基于投射物是否穿透或破坏颅盖及对组织的动能释放程度，产生更复杂的损伤模式。穿透性伤口的动能可计算为（质量）×（冲击速度 −出口速度）[2]。释放动能进入组织会引起空化现象：一种从初级伤口径向扩张的瞬间压力，产生破坏性的振波。当动能耗尽，空腔膨胀到最大尺寸后，该区域在负压作用下开始塌陷，并可能吸入周围的碎片。空腔随后可能会依据组织的黏弹性质而经历进一步的扩张和振荡，振荡的振幅逐渐减小。在非弹性组织如大脑中，永久空腔可能会比冲击弹的直径或轮廓大 10 倍。

投射物的其他特征包括口径、形状、偏转、进动、章动及弹道系数。子弹的口径是由武器枪管的内径定义的，因此内径代表子弹的最宽直径，可以用英寸（0.45 英寸）和毫米（9mm）来衡量，基本上近似于子弹的质量。弹丸的形状可能是尖头的或圆头的，也可能是完全球形的，如一些爆炸性弹药。形状是以下几个特征的主要决定因素。偏转是指子弹绕其长轴的旋转。当子弹的偏转角增加到 90° 时，永久性空腔的尺寸将最大化，因而组织破坏程度最大。飞行中偏转和组织内行程偏转间潜在的巨大差异解释了为什么出口的伤口可能比入口的伤口大很多倍。进动和章动是弹丸在飞行中的循环运动，对飞行稳定性的贡献大于对撞击损伤的贡献。弹道系数，或者称阻力，是阻碍子弹前进速度的因素。这一因素与初始速度共同决定武器的有效射程。加重组织破坏的其他因素包括破片和爆炸潜力，跳弹（图 27-9），有弹壳或无弹壳的子弹，空头弹或是软尖弹。

五、穿透性脑损伤的诊疗建议

（一）评估、诊断和医疗管理

PBI 会给外科医生带来巨大的"感官冲击"，使临床医生难以识别其他威胁生命的问题。作为一般的管理要点，应避免只关注头部损伤而不进行更细

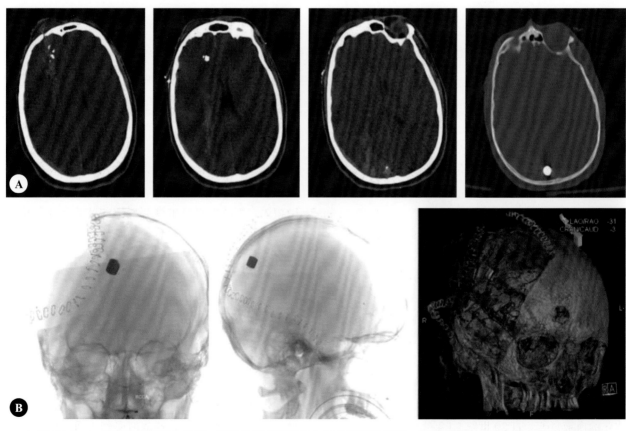

▲ 图 27-9　A. 右脑前后部完全贯通。随后的跳弹正好击中后矢状窦的侧面；急诊减压手术并复苏后患者的格拉斯哥昏迷量表（GCS）评分为 11 分，拔管后 GCS 评分为 15 分；B. 血管造影显示无血管损伤，颅骨平片和血管造影后三维重建

致的系统性 ATLS 评估。因此，建议对患者进行彻底的检查，包括对原发性和继发性创伤的排查。

在多发伤的情况下，可能需要同时干预胸腹部和颅脑创伤。在急诊室将腹部创伤超声重点评估（focused assessment with sonography for trauma，FAST）与头部 CT 相结合，有助于避免因转运至放射科导致的治疗延误。另外，在手术室内使用移动 CT 机进行成像，有助于血流动力学不稳定的患者诊断，而不必送往放射科。如果怀疑多处枪弹伤患者有严重的内脏损伤，则应进行检伤分类，并降低紧急手术的指征。如果无法进行神经系统检查，则建议放置脑室外引流或 ICP 监测，以更好地控制颅内出血或脑水肿的影响[42]。

高级生命支持复苏的准则要求外科医生把注意力集中在呼吸和循环支持上。由于战时穿透性创伤的性质，控制出血是第一要务。止血、输血、纠正凝血功能障碍是神经外科治疗穿透性创伤的关键。在早期复苏过程中，大量生理盐水的输注往往会加重脑外伤患者的严重凝血障碍，这会导致"稀释性凝血障碍"，导致失血增加，肺功能障碍，以及由此导致低血压和缺氧。稀释性凝血障碍的治疗方法是及时给予凝血因子、血小板和红细胞。此外，这有助于使用较低容量的盐水进行复苏，而盐水复苏通常是凝血因子稀释的原因。在远征的严酷环境中，军医成功地利用了来自被称为"移动"血库的活体献血者的新鲜全血。新鲜全血可以在缺乏凝血因子、血小板和冷沉淀时，特别是在军事创伤环境或民事大规模伤亡时，作为替代品满足对单一成分的凝血因子、血小板和冷沉淀的需要。回顾伊拉克战争中的伤亡情况，同样是需要大量输血的患者，似乎接受新鲜全血复苏的患者和接受血小板因子的患者具有相似的存活率[43]。

血小板是凝血途径的重要组成部分，而血小板减少已被证明是颅脑损伤患者的一个不良预后因素[44]。血小板的质量及数量问题也可能对脑外伤患者产生重大影响。Nekuludov 及其同事[45]的研究表明，与同样遭受脑外伤的全身性创伤患者相比，单纯脑外伤患者的血小板对花生四烯酸的反应性更差。床边血小板和凝血因子检测的应用，有助于进行个体化的血液复苏。自 20 世纪 50 年代以来的临床和研究情境中，血栓弹力图（thromboelastography，TEG）提供了一种从整体上了解凝血过程的手段[46]。TEG

是一种在床边进行血小板和凝血因子检测的方法，在脑外伤患者的监护和治疗中发挥了巨大的作用[47]。检测凝血功能可以让外科医生更好地制订恰当的血液成分疗法进行复苏。

总而言之，在民事场景下治疗严重 PBI 的最佳方案应包括第一时间备血、及早 TEG 检测并合理使用血小板、新鲜冰冻血浆和浓缩红细胞进行成分输血[48-52]。

应强调在可能的情况下使用包括 CT 平扫和 TEG 在内的多模态成像。而三维重建对于碎片路径的描绘和损伤区域的重建至关重要。CT 是评价颅脑穿透性损伤最常用和有效的工具。它有助于快速准确地分析弹道路径、继发颅内出血情况、眼眶和颅底骨折及相关的结构破坏情况[53]。CT 血管造影也有助于血管损伤的初步评估。不能排除则进一步行脑血管造影的可能性（图 27-7 和图 27-8）。急诊脑血管造影的作用见框 27-2。

当初次评估 CT 时，神经外科医生必须结合神经系统检查和 GCS 评分来判断生存预后。与高死亡率相关的放射学征象包括弹道路径穿过脑干或"致命区"。"致命区"是指鞍上 4cm 范围内的脑区，当该区域被从中线穿透时，通常会导致不良甚至致命的结果[54]。

由于损伤机制和高概率存在铁磁性碎片残留，不推荐将 MRI 作为 PBI 的初始检查手段。必要时使用 CT 血管造影即可对血管损伤进行合理的初步评估。Aarabi 及其同事[55]发现，CT 血管造影对检测 PBI 脑动脉损伤的总体灵敏度为 73%，特异度为 94%，阳性预测值为 89%。与识别非创伤性颅内动脉瘤相比，前者的低灵敏度与损伤动脉的直径和位置有关。继发损伤的动脉直径通常较小，并且沿着载瘤血管干分布，而非位于血管分叉部。在 Aarabi 的一组 45 名患者中，使用 CT 血管造影能够准确识别外伤性颅内动脉瘤，并有助于早期诊断。值得注意的是，CT 血管造影阴性不能排除创伤性动脉瘤的存在或延迟形成。如果仍怀疑动脉瘤，CT 血管造影可以指导临床医生进一步行脑血管造影（图 27-9 和图 27-10）。急诊脑血管造影的作用见框 27-1。

动脉损伤可能是由于弹丸的动能传递或直接接触造成的。与爆炸现象和战时受伤中看到的高能穿透碎片相比，导致平民受伤往往是能量较低的子弹。识别这些损伤可以减少继发性脑损伤，如出血和缺血。Bodanapally 及其同事[56] 确定了几个风险因素，如这些因素见于患者初始头部 CT 时，提示患者存在潜在动脉损伤的风险。他们发现，伤口穿入额底—颞区（图 27-11），伤口轨迹距基底动脉环＜2cm 或双侧伤口、蛛网膜下腔出血和脑室出血均可增加发生动脉损伤的风险。创伤性动脉瘤最显著的危险因素是子弹靠近基底动脉环，因为该区域的血管密度很高。由枪伤（gunshot wound，GSW）所致的 PBI 患者发生血管损伤的可能性是遭受钝挫伤患者的 13 倍。

由于损伤机制和铁磁性碎片残留的高概率，MRI 不推荐作为 PBI 的常规检查手段（框 27-2）。

（二）外科治疗

穿透性脑损伤患者在围术期首先应该根据基本的危重监护原则接受治疗[38, 39, 42]。外科治疗的核心是预防颅内压升高、迟发性感染和缺血及其造成的继发性损伤。常见的神经外科治疗原则包括脑干减压、降低 ICP、恢复解剖连续性和止血。对于发生了局灶性损伤的患者，如开放性凹陷性颅骨骨折，可能只需清创并修复骨折。对于半球或全脑损伤的患者，应同时行去大骨瓣减压术，以减轻继发性脑水肿，降低颅内压。环池消失、脑沟脑回消失、不能用占

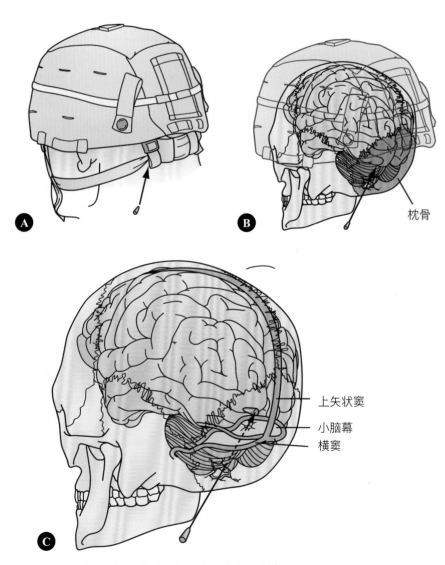

枕骨

上矢状窦
小脑幕
横窦

▲ 图 27-10　A 至 D. 直升机飞行员在试图离开敌方着陆区时被狙击手击中；子弹从左侧枕部贯入，向前上穿过左侧颅后窝 – 小脑幕，从颅骨内板反弹后停留在右侧枕叶；据报道，这名患者得以在失去知觉之前安全降落直升机；随后立即接受了颅后窝减压术；E. 之后由于继发了药物难以控制的颅内高压，接受了大脑半球去骨瓣减压术；F. 后续病情稳定，格拉斯哥预后评分（GOS）达到 4 分，并在几个月后再次入院接受颅骨修补术

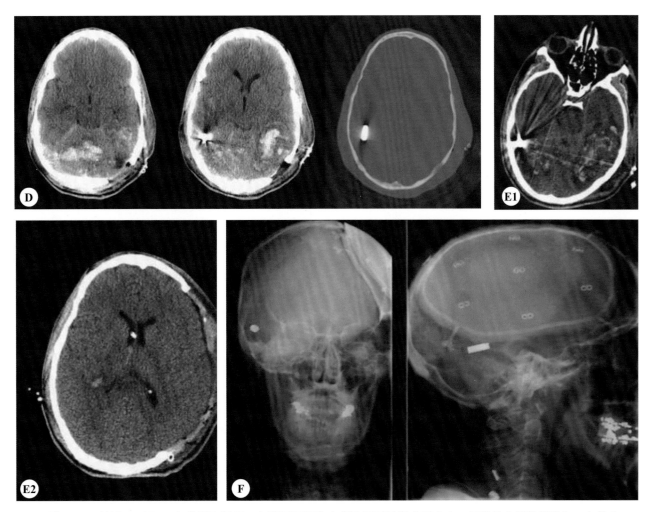

▲ 图 27-10（续） A 至 D. 直升机飞行员，在试图离开敌方着陆区时被狙击手击中；子弹从左侧枕部贯入，向前上穿过左侧颅后窝 – 小脑幕，从颅骨内板反弹后停留在右侧枕叶；据报道，这名患者得以在失去知觉之前安全降落直升机；随后立即接受了颅后窝减压术；E. 之后由于继发了药物难以控制的颅内高压，接受了大脑半球去骨瓣减压术；F. 后续病情稳定，格拉斯哥预后评分（GOS）达到 4 分，并在几个月后再次入院接受颅骨修补术

框 27-1　穿透性脑损伤的外科建议
设计头皮切口时应避开损伤的出入口
1. 确认是否存在全脑 / 半球损伤和评估去大骨瓣减压术的指征
2. 用自体骨或钛网支撑分离颅 – 面 – 眶间隔，用硬脑膜替代物进行水密硬膜缝合
3. 早期修复和固定眶带，以支持二期颅盖重建
4. 对弹道路径上和嵌入的碎片进行保守清创
5. 对于合并颈部穿透性损伤的患者，考虑在术中进行脑血管造影

位性病变解释的中线移位或大脑半球水肿，提示弥漫性脑损伤，干预效果不佳。具体针对 PBI 的手术建议总结在框 27-1 中。

取出深埋碎片的作用已被详细讨论。应充分考量深部切开引起的潜在损伤和导致脑部损坏的可能性[7-10]。只有靠近皮质表面或可用轻柔冲洗去除的浅层碎片才应接受一期清创。其他应当二期清除的碎片（金属、骨骼或环境因素）被归类在框 27-3 中。

在伊拉克的各种军事冲突中产生的颅面损伤，促进了重症 PBI 患者治疗的进一步发展[12-18]。尽管目前的证据不再支持对大脑进行积极清创，但早期和积极的颅骨减压及水密缝合硬脑膜和头皮是目前公认的做法[18]（图 27-2）。此策略保护了患者，使其在没有神经外科医生陪同的情况下，在从手术室返回美国的长途飞行中，不会出现颅内压显著升高的情况。原发伤情稳定后应接受神经重症监护，防止继发性神经功能下降，尽最大可能促进神经功能恢复。虽然数据仍在整理中，但初步分析结果似乎是支持以上观点的[15-19]。

（三）术前计划

对于神经外科医生来说，避免医源性损伤至关重要。重要静脉窦和皮质静脉损伤是实施重大减压手术时可能出现的并发症。术前应注意正常解剖结构的改变和评估碎片或子弹路径。如果怀疑横窦或乙状窦撕裂，则应在主要静脉窦周围留出一圈骨缘，以便进行硬脑膜悬吊。如果凹陷的骨片危及静脉窦，则应作一个包括凹陷区域周围骨的骨瓣，并连同凹陷骨片一起小心地抬起，并在必要时直接进行修复。在许多情况下，使用肌肉、筋膜、硬脑膜、静脉和合成同种异体骨修复静脉窦都是有效的[57]。对于这些病例，最理想的情况是保留正常的静脉血流，可用 CT 血管成像或脑血管造影证实。延迟的静脉闭塞可能导致不良预后，继而出现静脉性梗死、脑肿胀、

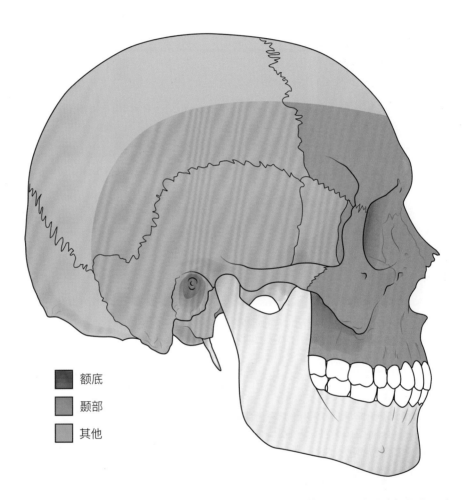

额底

颞部

其他

▲ 图 27-11　头颅三个区域的解剖划分，进入额底 - 颞区会增加颅脑损伤后发生动脉损伤的风险

引自 Uttam K. Bodanapally UK, et al. Arterial injuries after penetrating brain injury in civilians: risk factors on admission head computed tomography. *J Neurosurg*, 2015, 122: 219-226.

框 27-2　穿透性脑损伤后颅内血管造影的指征
1. 穿透性损伤通过翼点、眼眶或颅后窝
2. 穿透性碎片残留伴有颅内血肿
3. 初次探查时已明确脑动脉损伤或假性动脉瘤
4. 爆炸导致的穿透性损伤，格拉斯哥昏迷量表＜8 分
5. 经颅多普勒或 CT 血管造影有严重血管痉挛的征象

框 27-3　颅内碎片异物清除的手术指征
1. 碎片具有活动性
2. 脓肿形成
3. 血管压迫
4. 脑室梗阻（脑积水）
5. 脑脊液中检测出重金属

出血、神经功能恶化和死亡。抗凝在 PBI 相关的静脉窦闭塞中的作用尚未得到很好的研究证实。部分患者为没有出口伤的贯入性伤口，这可能是由于弹片在颅骨内侧发生明显的反弹所致。据报道，高达30% 的尸检病例中都有这种情况[58]。这些弹片随后可能反向行进，穿透另一颅内空间或停在硬脑膜边缘。应特别注意跨越硬膜间隔的损伤，特别是那些从颅后窝穿透到幕上空间的损伤。这些子弹可能需要分期减压手术，以处理单独的占位病变或减轻不同脑区内的颅内压升高症状。在极少数情况下，弹道从颅后窝进入并跨过小脑幕，进而引发迟发性静脉性梗死，导致幕上颅内压升高（图 27-8）。通常情况下，考虑到后颅窝内脑组织位置靠近脑干容易导致患者迅速死亡，应优先对颅后窝进行减压，其次是幕上减压（图 27-8）。

（四）手术技巧

在 PBI 损伤中，手术导致不良预后的风险因素包括设计欠妥的切口导致未闭合创伤性头皮撕裂、止血不充分、颅底缺损修复不充分，以及颅骨减压不充分（图 27-12）。规划切口时应将愈合特性未受外伤影响的正常皮肤组织纳入切口的一部分，这样有助于避免迟发性的伤口开裂、脑脊液渗漏及相关感染。

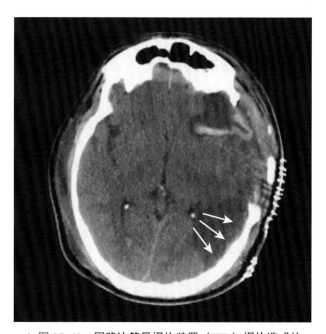

▲ 图 27-12　因路边简易爆炸装置（IED）爆炸造成的碎片性穿透性脑损伤，一名士兵接受开颅减压术；指南推荐的切除范围为：前后径 15cm，上下径 12cm；本例额颞顶大骨瓣切除术下侧和后侧的骨切除不充分，可能导致了图中所示的梗死灶

如果怀疑颅底动脉损伤，摆放患者手术体位时应考虑颈动脉近端暴露的需求。如果骨折或碎片穿透岩尖、蝶骨、前床突或视交叉等区域，则可预先进行此操作（图 27-13）。

当破坏性损伤累及额窦或前颅底时，可能需要使用自体筋膜、骨膜或脂肪来修补缺损。通过大腿阔筋膜切取术可以获取阔筋膜，这是一种很好的自体硬脑膜替代物。可根据需要备腹部脂肪用于移植。将腹部纳入术野的另一个考量因素是可以植入被去除的颅骨骨瓣。需用右前腹壁而不是左前腹壁，因为左侧有经皮胃造口术的潜在需求。将骨瓣置于皮下可以避免自体骨与患者分离，从而使其保持无菌、活性并可二次利用。骨瓣也可被拆分并用于颅底或眶带的一期重建。这一步骤可为后续的颅顶重建提供更牢固的基础，并有助于防止脑脊液漏或脑膨出。

1. 头皮切开

对于有生命危险的穿透性脑损伤，头皮切口设计往往被忽视。创伤的紧迫性和快速进展性可能会让神经外科医生做出草率的切口设计。这会破坏初次手术或未来修复的效果。大多数神经外科医生对 PBI 的陌生会增加处理时的混乱。这就迫切需要制订一套标准手术切口模式，以适应大多数穿透性颅脑损伤手术。这些建议并不一定适用于所有，但至少应包含大多数临床情况。可以根据需要，应用不同的切口来改善手术效果，最大限度地减少手术时间，减压清创大脑，止血，以及修复和关闭硬脑膜、皮肤皮下组织。两个主要切口包括单侧"反问号"切口和双冠状切口。

2. 双冠状切口 / 减压

对于损伤累及双额、眶额和颅前窝的 PBI 患者，应考虑采用这种标准的双冠状切口。这个切口也适用于经口腔或下颌下部自杀未遂后横穿颅前窝的弹道。

示例见图 27-14。这种双冠状入路便于采集颅骨骨膜、颞肌筋膜和重建眼眶、颧弓、眼眶、颅前窝和鼻筛区。该切口在发际线内，也有利于保留颞浅动脉以备后续可能的需要。

3. 单侧去骨瓣反问号切口

单侧半球损伤开颅的理想选择可能是一个大的反问号切口。其变体包括"Kempe"T 形切口。如果血管蒂受损或失去皮下组织 / 肌肉，伤口裂开可能成为术后的一个问题。最大的问题区域通常是皮瓣后

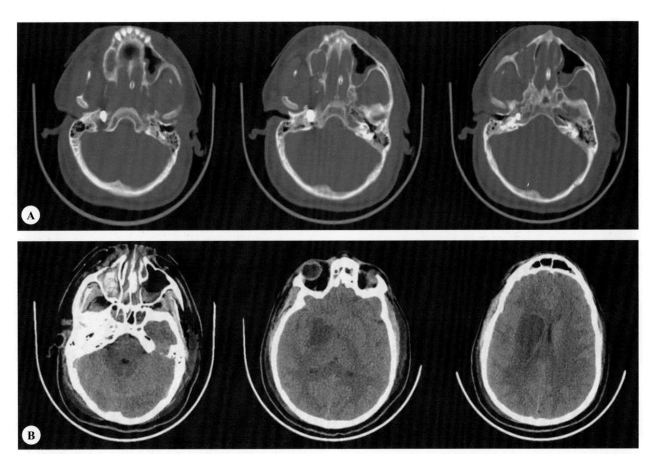

▲ 图 27–13　**A.** 在头颅轴位 CT 骨窗上显示一颗子弹嵌插在颈内动脉岩段内；**B.** 同样是轴位的脑窗显示继发的颈内动脉残端栓塞和脑梗死

上缘，可能发生缺血坏死。如果耳廓附近的入 / 出口伤口存在组织丢失，则可将 C 形切口改良延伸到耳后乳突尖后部，确保后方和上方有足够的暴露以进行去大骨瓣减压术，同时保留血管蒂以避免并发症。

4. 枕部 / 枕下切口

此类切口并不常用。顶枕切口适用于枕部和小脑损伤或后矢状窦和横窦损伤。俯卧位是达到充分暴露的最佳体位。

5. 前额 / 颌面 / 鼻 / 眼眶损伤

侧面 / 眼眶 / 颞部损伤通常横穿侧颅底、颞叶，也可能跨眶侧壁。严重情况下，弹道伤区包括耳前区、颞肌损伤和头皮大面积软组织缺损。图 27–15 和图 27–16 是此类型损伤的患者实例。根据碎片的轨迹，下颞叶及大脑中动脉和外侧 PCA 分支也易受累。谨慎的做法是颈前部作为备用手术区消毒铺巾。对于 CTA 已证实有动脉损伤的患者，应显露近端颈部 ICA、ECA 和 CCA，以在必要时对颅内 ICA 或 MCA 近端控制以便于上动脉瘤夹。保留来自 Labbé

静脉和硬脑膜外侧静脉窦的颞叶静脉引流是必要的。面中部和眼眶的受累会使软组织闭合受到挑战，可能需要就近或带血管的游离皮瓣分期缝合。

通常情况下，在弹丸横向贯通时，会发生眶 – 颧骨复合体和上颌骨破坏，眼球解剖结构完整性破坏，以及失去颅底对颞叶的支持。这些可能会导致脑脊液漏到眼眶、面部、气房，并可能导致颞叶脑组织膨出。采用自体骨联合软组织移植和带血管蒂皮瓣分期重建颅中窝可恢复额颞叶的骨性支撑和软组织覆盖。减少初次手术并发症的关键在于避免复杂和长时间的一期颅面重建术。第一次手术可能需要用颅骨、同种异体移植物或残余未失活的颞肌及筋膜覆盖大脑。早期使用脑室或腰椎穿刺引流，可能有助于避免脑脊液经面部、眼眶和外耳道渗漏。

六、血管内治疗注意事项

除了减压和颅盖重建外，可能还需要辅以血管

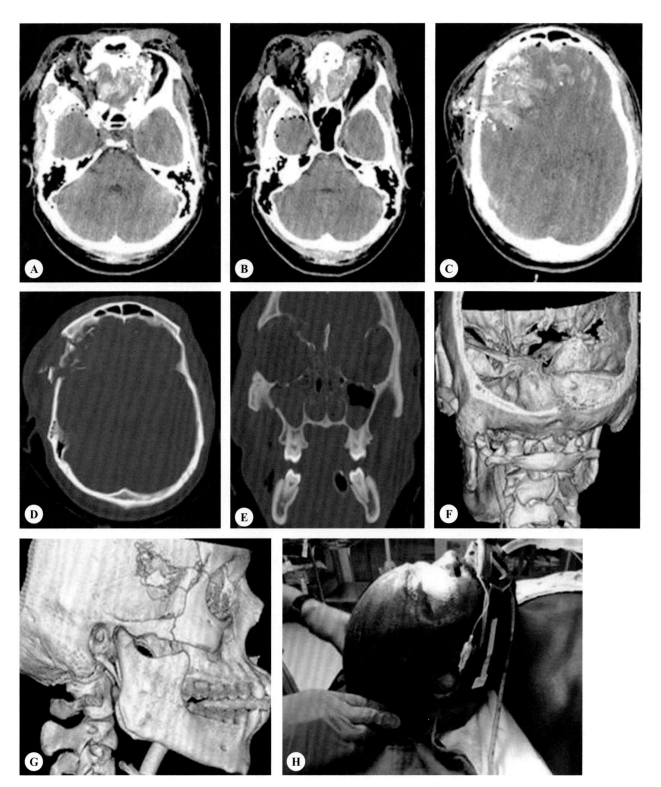

▲ 图 27-14　男性，50 岁，头部受枪弹伤

A 至 C. 头颅轴位 CT 平扫显示受伤轨迹沿切线从右侧颞区穿透至左侧眼球，右侧额叶及前颅窝均有损伤，伴双额叶血肿；D 和 E. 轴位和冠状位骨窗显示右侧额、颞和双侧眼眶的颅面骨骨折，右眼眶顶和内侧壁明显破坏；F 和 G. 三维重建显示颅前窝骨质破坏情况，右侧颞区入口处的伤口清晰显示；H 和 I. 术中照片显示子弹入口及右侧眼眶明显肿胀，子弹射出导致左眼眶眼球丧失，术后被敷料覆盖

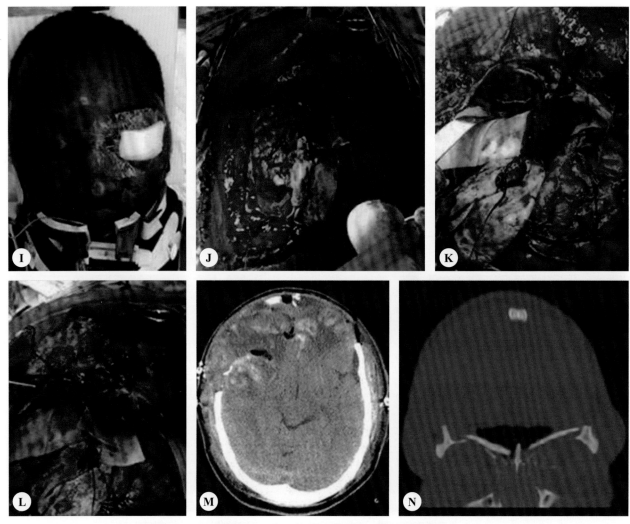

▲ 图 27-14（续） 男性，50 岁，头部受枪弹伤

H 和 I. 术中照片显示子弹入口及右侧眼眶明显肿胀，子弹射出导致左眼眶术眼球丧失，后被敷料覆盖；J. 显示术中双额皮瓣翻向下方，可见双侧额叶，结扎的矢状窦及松解的大脑镰；K 和 L. 分别显示重建左、右眶顶的手术视角，取部分移除的额骨进行眶顶重建，缝合于硬脑膜上；M 和 N. 术后影像显示双额去骨瓣减压后，眶顶重建效果理想

内介入手术来防止迟发性缺血或出血性恶化。在一些患者中，CT 血管造影可能无法显示动脉远端或隐藏在静脉、骨或金属伪影中的小动脉瘤。现代数字减影脑血管造影术比 CT 血管造影更能够清晰地显示这些较小的动脉瘤。急诊行血管造影术的适应证在框 27-2 中讨论[12-14, 16, 17, 59, 60]（图 27-17 和图 27-18）。

在某些情况下，可以配合术中脑血管造影来同时进行颅脑减压和脑血管介入治疗。在存在穿透性头颅 - 颈部复合伤的情况下，其必要性已被证明，有利于在及时脑减压的同时识别颈部血管损伤。在一台精心安排的手术中要考虑的细节包括：①雇用能熟练使用透视设备的放射技术人员；②使用射线可透的头架固定头部；③为股动脉鞘置入做适当的准备和消毒覆盖；④使患者头离开麻醉机 180°，以便外科和血管团队对腹股沟、颈部和头颅进行手术操作。然后，将 C 臂机置于头部，与患者直接对齐，以模拟双平面体位（图 27-14 和图 27-19）。

对于表现出神经系统功能恶化，可能与脑血管痉挛、静脉窦闭塞或原本闭塞的分支中新形成的假性动脉瘤有关的患者，也应考虑行限期脑血管造影检查。在重症监护室（ICU），高频的神经系统检查和经颅多普勒（TCD）监测，是临床检测此类事件的有创性最小和最可靠的措施。在未来，无创的近红外脑氧仪、脑血流探针、氙气 CT、CT 灌注、连续脑电图（EEG）和脑组织氧探针可能会更早、更敏感地识别这些问题。

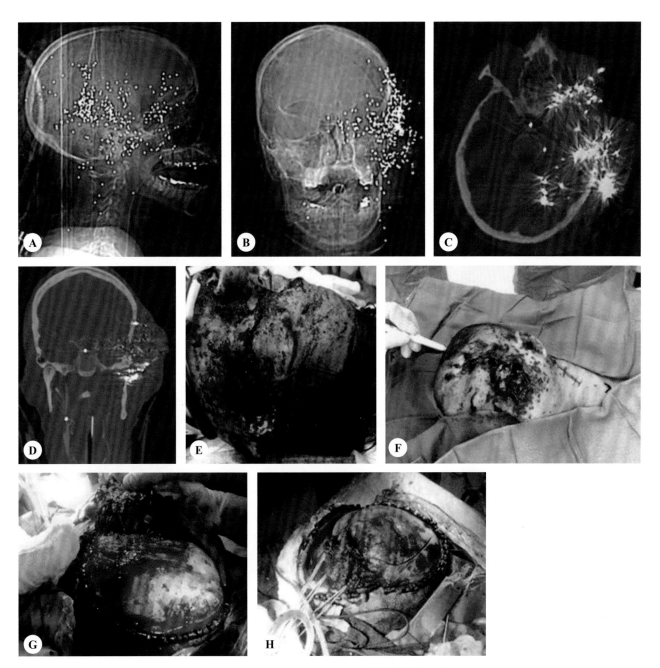

▲ 图 27-15　女性，35 岁，面部被霰弹枪击中

A 和 B. 侧位和正位影像显示大量弹片散布在左眶外侧和面部；C 和 D. 轴位和冠状位 CT 血管造影显示弹片靠近关
键血管结构，增加了继发性血管损伤的风险；E. 可见眶外侧和面部明显外伤；F. 患者准备和大切口设计，颈部设计
切口，以备近端血管控制；G 和 H. 皮瓣向前翻折，显示皮下组织中残留弹片，在移除骨瓣前首先进行观察

结论

颅脑穿透性损伤是一种复杂、高死亡率、高发病率（译者注：指在美国）的神经系统急症。在军事和民事场景下，治疗的预后近年有所改善，原因包括提高了更好的院前救治水平，更标准化和基于证据的 PBI 治疗方法，以及积极的神经外科干预。这些进展具体包括及时地在指南指导下的液体和血液复苏、保守性脑清创、早期手术减压、适当的 ICP 管理，以及颅底重建和水密性硬脑膜和软组织闭合。血管内介入技术的应用，提高了对 PBI 引起的血管并发症的处理能力。军事 PBI 治疗中的技术，包括院前急救和急诊室复苏的现代手术技术，已被用于民事患者，并取得了一定的成功。

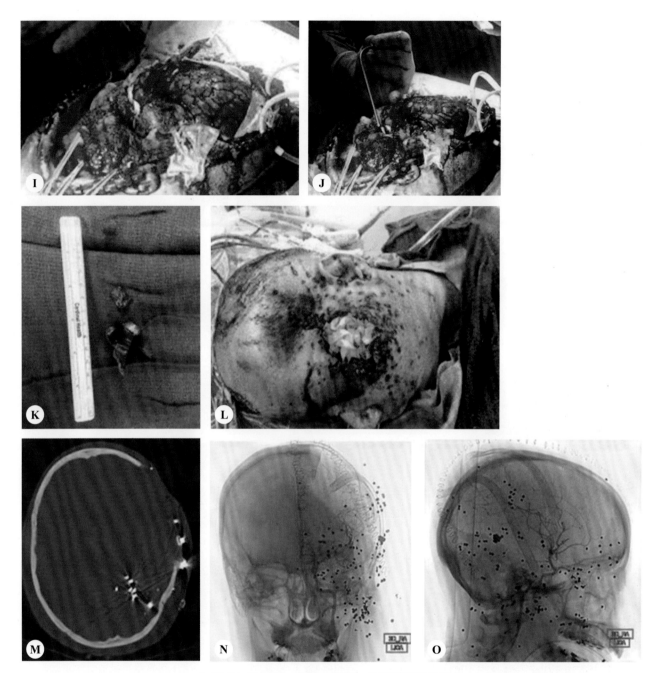

▲ 图 27-15（续） 女性，35 岁，面部被霰弹枪击中

I 和 J. 行去大骨瓣减压术，硬脑膜切开，见左额叶挫裂伤；K. 一个弹壳被取下后置于尺子旁进行比较；L 和 M. 术后图像显示左眶外侧部被填充，直至后续手术重建完成，轴位 CT 骨窗显示左侧去骨瓣减压术后残余弹片；N 和 O. 正侧位选择性 3D 左侧 ICA 造影，可见残余弹片、大骨瓣减压术后改变和术后引流情况，未发现脑动脉损伤

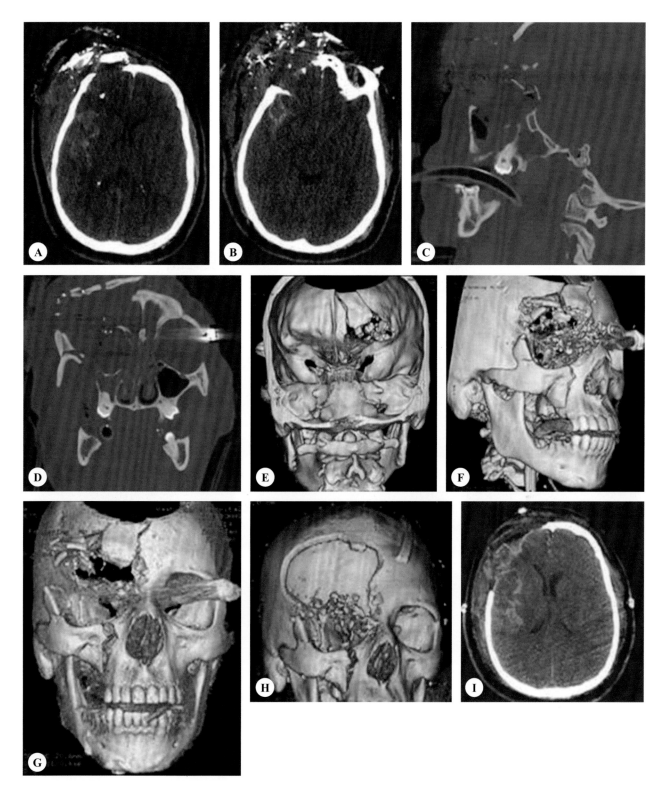

▲ 图 27-16　30 岁男性在与警方发生口角后受到多处枪伤

A 和 B. 头颅轴位 CT 平扫（A）显示右侧额叶入口伤，可疑额叶挫裂伤；C 和 D. 右眶骨及广泛右额面部骨折，延伸
至额窦，需着重关注左侧眼眶内留滞的子弹；E 至 G. 三维重建显示了颅面部骨折的受累程度和受伤轨迹；H 和 I. 术
后三维重建和 CT 显示去骨瓣减压范围

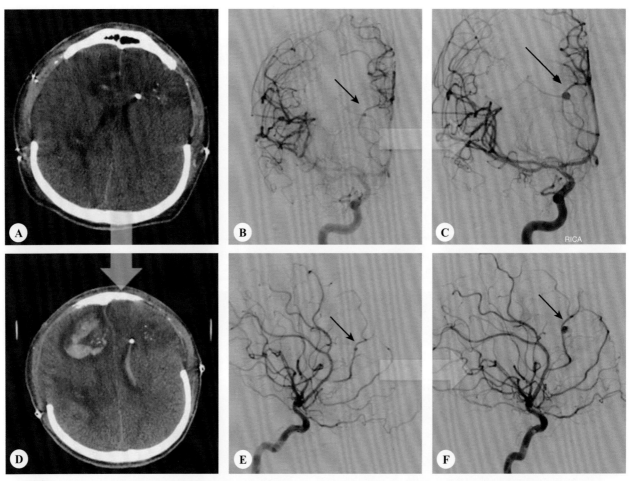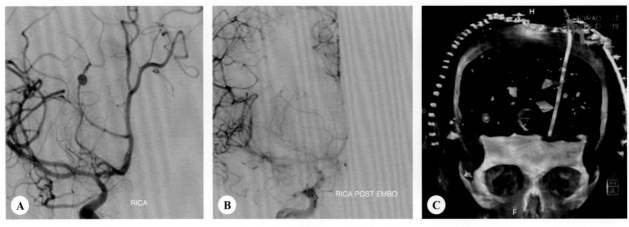

▲ 图 27–17　A. 患者因简易爆炸装置发生爆炸导致多处碎片穿透伤，行双侧额骨去骨瓣和脑室钻孔外引流术；B 和 C. 6 天后，在初始的血管造影评估中，发现了右侧一个 2mm 大小的胼周动脉假性动脉瘤，并在初始无干预的情况下进行了保守治疗；72h 后，患者出现心动过缓，并有血液从脑室引流管流出；D. 再次头颅 CT 平扫显示新的右额叶出血；E 和 F. 再次血管造影显示假性动脉瘤增大至 8mm

▲ 图 27–18　与图 27–7 为同一患者
A 和 B. 栓塞术前；C 和 D. 载瘤动脉闭塞（PAO）和 Onyx 胶栓塞术后

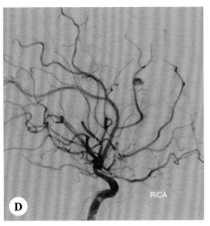
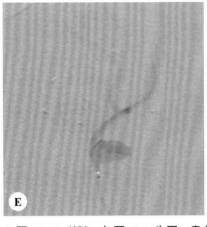
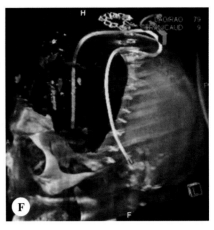

▲ 图 27–18（续）　与图 27–7 为同一患者

C 和 D. 载瘤动脉闭塞（PAO）和 Onyx 胶栓塞术后；E 和 F. 可见扩大的假性动脉瘤，以及数字减影后 Onyx 胶的投影，动态计算机体层成像（CT）上可区分该投影和贯入内部的骨碎片

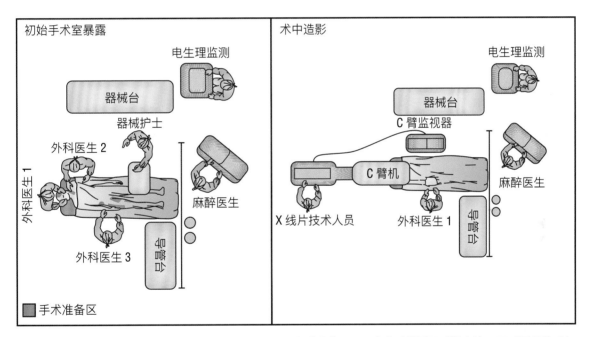

▲ 图 27–19　手术室布局显示外科医生 1：头颅暴露，外科医生 2：颈动脉近端暴露（译者注：已对原著修改）；术中头臂血管造影位置有助于 C 臂机定位、麻醉和神经监测；确保工作台辐射可透，头架与工作台底座的位置调换，以允许 C 臂机的移动；血管造影台的适当位置放置无菌水盆、闭合导管系统与对比剂、冲洗用生理盐水和股动脉鞘，导管和股动脉鞘均经过两次连续加压肝素冲洗；麻醉须适应于手术场景，应保持下肢脉搏稳定可触及，一套透明的塑料帘从导管台的边缘延伸到另一侧，称为"浴帘"

第 28 章　创伤性颅骨及面部骨折

Traumatic Skull and Facial Fractures

Peter A. Chiarelli　Kate Impastato　Joseph Gruss　Amy Lee 著

王　浩 译　　卜峻浩 校

临床要点

- 头皮完整闭合且没有潜在占位效应的颅骨线性骨折不需要固定或探查。对于粉碎性颅骨骨折，如果头皮完整闭合且头颅 CT 上无明显碎骨片引起的压迫效应，其治疗原则同线性骨折。对于闭合性颅骨凹陷性骨折，如果骨折凹陷深度＞1cm 或超过邻近颅骨厚度，则需要手术修复。如果有明显的硬脑膜撕裂，或者累及额窦，造成潜在的感染或脑脊液漏的风险，也需要手术探查。开放性的凹陷性颅骨骨折需要紧急的手术干预。

- 生长性颅骨骨折在 3 岁以下儿童中最常见，占儿童颅骨骨折的 0.05%～1.6%。如果骨折伴有硬脑膜撕裂，在大脑生长过程中，脑搏动会使硬脑膜破口和颅骨骨折逐渐增大。对于明确的生长性颅骨骨折，手术修补需打开骨折周围颅骨，再行硬脑膜修补和颅骨修补。

- 颅底骨折有导致脑神经损伤、脑脊液漏、脑血管损伤的风险，并有可能进一步导致眼眶损伤、听觉器官损伤和面部骨折，因此对于该类骨折的治疗需要神经外科、颅面整形外科或口腔 / 颌面外科、耳鼻咽喉科和眼科多学科合作。

- 对于颅骨和面部的联合损伤，颅底、额窦和硬脑膜的修复需和额面部骨折修复同期进行，以防止面颅骨的操作对硬脑膜和颅底修复造成破坏。

- 在修复鼻 - 眶部筛骨损伤时，需要注意使内眦韧带附着在移位的眶内侧缘的中间段。这一节段的复位和解剖学复位将纠正眼距过宽，而不需要重新复位内眦肌腱。

- 当用植入物或骨重建爆裂性眼眶损伤时，必须小心地重现正常的眼眶解剖隆起，以恢复正常的眼眶容积。

一、颅骨骨折

颅骨骨折有三种分类方法：按类型（线性、粉碎性、凹陷性骨折）、按解剖位置（凸面、颅底骨折）和按皮肤完整性（开放性、闭合性骨折）分类。具有高冲击力的颅骨骨折可能结构上更为复杂，可能跨越颅骨凸面和颅底。开放性（或复合性）颅骨骨折是指与颅外空间相通的骨折，可能是通过皮肤 / 软组织撕裂伤或通过鼻窦或中耳骨折。

在现代急诊处置中，当患者出现头部损伤并伴有神志模糊、呕吐、意识丧失、局灶性神经功能缺损或有关机制（如车祸、高处坠落、跌倒前精神状态改变）时，需要进行头部计算机体层成像（CT）。颅骨开放性骨折或颅底骨折的临床证据（如眶周瘀斑、乳突瘀斑、脑脊液鼻漏 / 耳漏）是影像学检查的另一个指征。在诊断为颅骨骨折的患者中，脑挫伤或血肿的发生率几乎是 CT 上未见颅骨骨折的两倍[1]。

（一）线性和粉碎性骨折

颅骨骨折的模式受冲击力及冲击力与冲击面积

比例的影响。如果冲击分散在一个足够大的区域上（如头盔损伤），颅骨骨折可以完全避免。集中在小范围内的撞击（如锤击）会对颅骨局部造成严重的创伤。颅骨线性骨折是指贯穿整个颅骨厚度的单一骨折线，发生于颅骨受冲击时未能产生足够的弹性变形情况下。该骨折通常始于受最大应力的薄弱点，位置可能远离实际冲击点，然后再断裂延伸到初始撞击点。颅骨粉碎性骨折是指当冲击力足够大，颅骨在撞击点以下破碎成多块，并进一步延伸至薄弱区域。粉碎性骨折吸收了创伤的力量，多处线状骨折从撞击点向外辐射。骨折线可以延伸并分离颅骨骨缝，这一过程称为骨缝分离。

如果头皮完整且没有潜在的占位性病变（如血肿、有压迫效应的挫伤）或硬脑膜损伤的证据时，颅骨线性骨折不需要固定或探查。即使存在头皮裂伤，也很少需要去除骨瓣探查。刀砍伤是一种例外的情况，因为它在导致颅骨线性骨折时会造成下方的硬脑膜裂伤。颅骨骨折提示发生了较为严重的头部创伤，因此还需要仔细评估大脑、面部结构和颈椎有无损伤。开放性线性骨折需彻底清除异物、失活的软组织和碎骨片。头皮裂伤边缘受损的软组织需要一并切除直至组织出血，在创面彻底清创后再予以闭合。如果没有足够的富血供软组织，则可能需要在供体区域进行旋转皮瓣和皮瓣移植。

如果头皮是完整的，且在 CT 上没有发现凹陷性的颅骨碎片，那么粉碎性骨折的治疗办法和颅骨线性骨折的治疗相同。但是对于很多病例，往往需要外科手术来治疗潜在的颅内病变。图 28-1 展示了前额部侧方撞击导致的颅骨骨折，前方出现了颅骨粉碎性骨折，在冠状位片上能明显看到骨折线（图 28-1B），从冠状缝一直延续到人字缝。骨折线跨过脑膜中动脉的走行路径并导致下方需要手术治疗的硬膜外血肿（图 28-1C）。该血肿清除后，碎骨片可予重新拼接并放回原处。

（二）颅骨凹陷性骨折

伴有碎骨片的颅骨骨折可表现为压迫硬脑膜或穿透硬脑膜 / 大脑。骨折与完整颅骨的交界面可能出现半脱位，也可能在骨折中心附近通过移位的碎片向内楔入出现半脱位。头颅 X 线片上出现双密度影可提示凹陷性骨折的存在，但仍需进行 CT 才能确定损伤的程度和深度。通过标准轴位 CT 骨窗获得的信息可通过数字化多平面视图和三维重建得

到强化。图 28-2 展示了颅骨凸面双侧大范围的粉碎性骨折，轴位上可看到冠状缝和矢状缝分离（图 28-2A），三维和冠状位重建视图可以更好地观察碎骨片本身，这有助于规划软组织切开范围以便将碎骨取出，也有助于定位骨折边缘下方隐藏 / 半脱位的凹陷碎片（图 28-2B 和 C），该病例最主要的手术指征是较大的硬膜下血肿，同时骨折需要进一步的拼接和重建（图 28-2D 和 E）。

当闭合性凹陷性颅骨骨折不合并其他需要外科手术干预的因素时，手术主要考虑的是美容问题。需要考虑的因素包括：①凹陷的程度；②骨折的位置，是否会影响颅骨的外观。凹陷 > 1cm 或超过临近颅盖骨的厚度时，一般被认为需要手术修复。虽然 1cm 是一个合理的参数，但是否手术还是应取决于患者的意见和头颅的美学因素。由颅骨凹陷性骨折直接造成的皮质损伤引起的局灶性神经功能缺损，虽然偶尔可以通过抬升碎骨片获得神经功能的改善（可能是因为增加了局部皮质血流），但大多数情况下抬升碎骨片并不会改善神经功能，提示撞击本身对皮质产生的较大损伤才是脑功能缺损的主要原因，而并非凹陷碎骨片的持续压迫。这种脑功能的缺损就像卒中或其他非凹陷性骨折引起的脑损伤一样，需要数周至数月的神经功能恢复期。同样的，颅骨凹陷性骨折后癫痫的发生也取决于打击时皮质的损伤。颅骨凹陷性骨折的治疗很少是为了促进神经功能的恢复或阻止癫痫的发生。在伤后最初几天，一旦患者从麻醉中清醒，颅骨整复手术通常是在半自主选择性的基础上进行。对于有明显的硬脑膜撕裂或骨折伤及额窦而引起颅内感染或颅脊液（CSF）漏风险的患者则存在手术探查指征。额窦骨折将在本章后续讨论。

1. 累及硬脑膜窦的颅骨骨折

如果一个凹陷的骨折碎片位于一个大的硬脑膜窦上，可能会导致颅内静脉回流受限。考虑到术中静脉窦撕裂伤可能导致大量出血，在决定对累及静脉窦的凹陷性骨折进行手术时，应额外关注术中风险。静脉窦狭窄的程度可以通过无创性检查来确定，当需要考虑静脉窦损伤时，最常用的检查是 CT 静脉造影。虽然骨折下有静脉窦的情况可以被认为是偏向保守治疗而不是立即干预（由于术中出血的风险），但是完全或接近完全的静脉窦闭塞有可能导致皮层静脉高压、颅内压（ICP）升高和静脉性卒中；而通

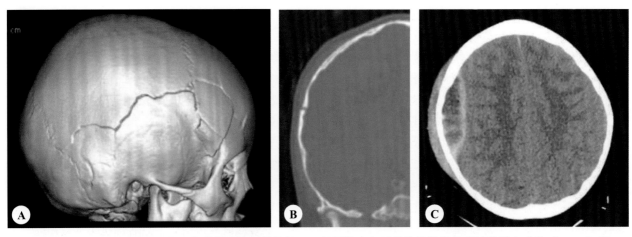

▲ 图 28-1　A. 3D 重建显示额顶部的颅骨粉碎性骨折；B. 沿冠状方向延伸的骨折部分穿过脑膜中动脉（MMA）的路径；C. 术中发现硬膜外血肿源于撕裂的 MMA

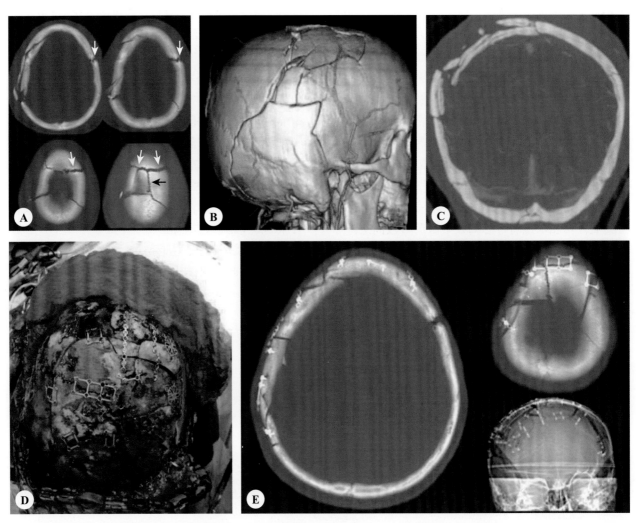

▲ 图 28-2　A 至 C. 轴位、3D 和冠状位片展示广泛的颅骨粉碎性骨折，多张轴位片上的白箭指示分离的冠状缝，黑箭指示分离的矢状缝；D 和 E. 术中照片和术后 CT 展示了重新拼接后改善的颅骨结构

过手术减轻静脉窦的压力，可以避免这些并发症的发生。

静脉窦闭塞可由静脉窦的直接压迫或血管内血栓引起。图 28-3A 和 B 显示闭合性凹陷性颅骨骨折位于矢状窦的中后 1/3，导致静脉窦狭窄。在这种情况下，不断升高的 ICP 是由于静脉高压引起的。通过手术抬高骨折片并修复颅骨骨折，术中没有观察到静脉窦的撕裂。患者术后 ICP 明显改善，随访静脉造影显示矢状窦恢复通畅。图 28-4 表明，静脉窦血栓形成可以发生在没有凹陷的骨折碎片的情况下。右侧线性非凹陷性枕骨骨折伴人字缝分离（图 28-4A）和枕乳突缝分离（图 28-4B）与完全性右横窦血栓形成有关。患者接受静脉肝素治疗，并过渡到华法林治疗 3 个月，随访静脉期血管成像显示血栓没有扩大，同时窦腔逐渐再通。在考虑脑静脉窦血栓形成的全身抗凝治疗时，必须注意是否存在颅内出血。关于外伤性脑静脉窦血栓形成长期抗凝血治疗的持续时间，目前并无随机性研究的证据，因此，现有的全身性静脉血栓栓塞的实践参数可被用作参考[2]。

伴有静脉窦受累的骨折最常见于矢状窦的前部和中部。静脉窦损伤的手术治疗包括小心地抬高碎骨片，然后用自体组织如肌肉或骨膜、棉球或明胶海绵机械填塞出血部位。如果机械压力不能及时止血，可以进行静脉窦原位修补或自体硬脑膜补片修补。有一种方法是利用硬脑膜瓣修补，这需要在撕裂区附近有完整的硬脑膜基底，并在损伤区域上折叠。当相邻颅骨存在时，硬脑膜可被固定到颅骨上，用以填塞压迫静脉窦出血，但操作时要注意避免静脉窦狭窄。当损伤位于上矢状窦前 1/3 时候，可结扎静脉窦以降低静脉卒中的风险，此外观

察静脉皮质向静脉窦的引流情况能有助于个体化评估患者卒中发生的可能性。除了结扎，还可以使用自体硬脑膜、静脉或合成材料等对静脉窦进行完全重建。

2. 开放性凹陷性颅骨骨折

根据定义，开放性或复合性颅骨骨折是指软组织和颅骨连续性遭到破坏，导致颅腔内容物暴露于潜在的与外界相接触的环境中的情况。大多数颅骨凹陷性骨折是开放性的而非封闭性的，开放性骨折导致的感染并发症影响着患者最终的治疗结局。虽然开放性凹陷性颅骨骨折患者的抗生素使用尚无系统研究，但临床上多使用广谱抗生素。抗生素的种类和持续时间根据当地的实践指南有所不同。历史上，神经外科医师建议对所有开放性凹陷性颅骨骨折患者实施紧急手术。Jenett 和 Miller 在 20 世纪 70 年代发表了一项回顾性研究，对开放性颅骨凹陷骨折患者伤后 48h 以上再行手术冲洗和清创的病例中，感染率为 36.5%。经及时手术治疗，感染率降至 4.6%。较低的感染率与较低的并发症、癫痫、神经功能缺损发生率和总死亡率相关。

最近的临床指南对开放性凹陷性颅骨骨折进行分类，包括①凹陷 >1cm 或累及额窦；②硬脑膜穿透或存在明显颅内血肿的证据；③外观畸形；④严重污染或已有感染。对于不具有上述特征的骨折，采用彻底的床边冲洗和闭合的非手术治疗效果良好，感染并发症低，甚至可忽略不计[3-5]。对于有上述特征的骨折患者应接受早期手术清创和修复，手术目标包括硬脑膜闭合、清除异物、清除失活头皮、头皮和颅骨重建（图 28-5）。

放射状头皮裂伤伴失活组织的存在可能需要进

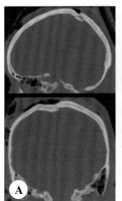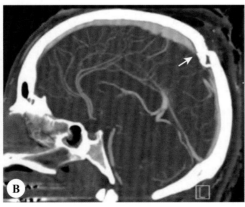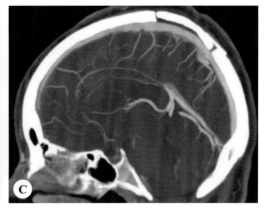

▲ 图 28-3　**A.** 平扫 CT（骨窗相）显示颅骨顶部附近的钝伤导致局部凹陷性颅骨骨折；**B.** 矢状位 CT 静脉造影显示颅骨骨折下方上矢状窦局部血流减少；**C.** 术后 CT 静脉造影显示狭窄段血流恢复

行广泛的组织清创、皮瓣覆盖、骨或软组织分期清创术，以及延迟的颅骨成形术。在认为安全的情况下可以在初次手术时进行颅骨重建。多项观察性研究表明，在初次手术时进行颅骨重建和复位是安全的，不会带来额外的感染风险[6-9]。需要考虑二期颅骨重建的主要原因是在不稳定的多发伤患者中减少麻醉时间和失血量，或者避免无法被充分清理的骨碎片造成的术区污染。

（三）儿童颅骨骨折

儿童颅骨的骨缝和颅盖骨的形态都随年龄增长而变化。颅骨的弹性模量和密度增加，使颅骨能承受更大的冲击而不发生骨折[10]。婴儿的颅骨仅为一层骨皮质，在出生后6个月内立即开始向成熟头盖骨的骨皮质 – 骨松质 – 骨皮质结构转变。成人骨的特征性板障大约在4岁时出现。与成人颅骨的大小相比，生长中的颅骨在出生时约为成人大小的25%，2岁时约为75%，10岁时约为95%[11]。骨缝线积累额外的Ⅰ型胶原，并逐步骨化形成交错的纤维骨结构，更能抵抗拉伸应力，但允许轻微的机械变形，以抵抗冲击损伤。

在儿童群体中，2%～20%的头部损伤与颅骨骨折有关，尽管其中大多数并不需要手术干预。在得到诊断的儿童颅骨骨折中，60%～90%为线状和非凹

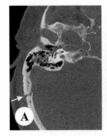
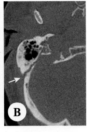
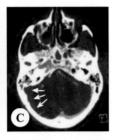

▲ 图 28-4　A 和 B. 颅骨骨折伴（A）人字缝和（B）枕乳突缝分离；C. 右侧横窦水平的 CT 静脉造影轴位片显示横窦由于血管内血栓而几乎完全闭塞

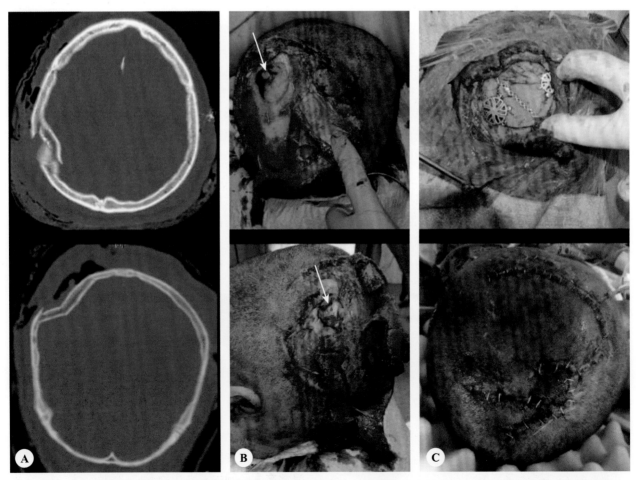

▲ 图 28-5　A. 开放性颅骨凹陷性骨折，轴位及冠状位 CT 显示凹陷深度约 1.5cm；B. 头皮手套样撕脱伤和严重污染的骨折线，创面经彻底冲洗和清创（箭所示为凹陷性骨折）；C. 围绕骨折部位进行开颅手术实现骨折的复位、重建和头皮修复

陷性骨折，大多发生于顶骨。虽然 90% 以上的线性骨折表现为可触及的颅外肿胀，但只有 15%～30% 伴有脑挫伤或血肿[12]。儿童颅骨骨折最常见的原因包括跌倒、物体碰撞到头部和车祸。当骨折发生在多块颅骨，且没有准确的病史，或者伴有其他全身性损伤（如处于不同愈合阶段的四肢骨折、视网膜出血、烧伤）时，应考虑非意外损伤。5 岁以下儿童的所有创伤伤害中约有 10% 是非意外性的。

1. 青枝骨折

由于儿童早期的骨骼结构薄且高度可变形，儿童颅骨受到外部打击后可表现为青枝骨折。具有弹性的颅骨不完全断裂并产生类似于乒乓球上的指纹压痕的骨折（图 28-6）。这些所谓的乒乓球骨折是由胎儿期的腹部创伤、出生时的损伤（如产科器械），以及出生后早期（0—3 岁）的撞击伤所引起的。这些骨折常可通过保守治疗治愈，如果凹陷的程度不超过 5mm，通常选择保守治疗。对于有明显凹陷的乒乓球骨折，有很多可行的治疗策略，包括钻孔后直接抬升骨折，以及无创的外部吸引等。

2. 生长性颅骨骨折

第一例生长性颅骨骨折（growing skull fracture，GSF）是由英国外科医生 John Howship 在 19 世纪首先报道的。后世学界对该骨折有诸多命名，包括外伤后脑积水、软脑膜囊肿、脑膜膨出和颅脑侵

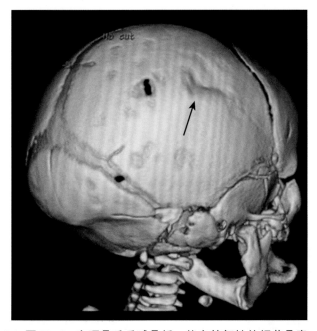

▲ 图 28-6　右顶骨乒乓球骨折，伴有特征性的颅盖骨青枝压痕

蚀[13, 14]。GSF 始于外伤引起的颅骨缺损。随着时间的推移，由于颅内的内容物（即软脑膜和脑）占据骨折线并干扰颅骨愈合，缺损会随着时间的推移而扩大。这些骨折最常见于 3 岁以下的儿童，据估计占儿童颅骨骨折的 0.05%～1.6%[15]。从初始损伤到出现 GSF 的中位时间为 18 个月。图 28-7A 显示一例伴有潜在的脑损伤的外伤性颅骨骨折。在 9 个月的随访中，患者出现了一个横跨枕叶、顶叶和额叶的巨大骨性裂隙，见图 28-7B 三维重建 CT。MRI T_2 加权像显示 GSF 的特征性表现，即脑脊液混杂聚集伴有软脑膜疝出。硬脑膜撕裂是 GSF 的必要条件，骨折分离程度越大（>4mm），GSF 可能性就越大。脑搏动与骨折边缘的相互作用可引起皮质刺激和反应性胶质增生，偶尔可导致脑穿通畸形和癫痫发作或局灶性神经功能缺损。GSF 不愈合的机制可能是生物化学性的，如硬膜裂伤区域缺乏分泌的硬膜生长因子；也可能是物理性的，如局灶性软脑膜疝和颅内内容物缓慢的搏动性侵蚀而阻碍骨折边缘的复位。隐匿性脑积水的存在可能会加重搏动性的脑 / 软脑膜的侵蚀力。

对于有形成 GSF 潜在风险的颅盖骨骨折，需密切随访来监测可触摸到的颅骨缺损。在临床高度怀疑 GSF 的情况下，可在损伤时行增强 MRI 检查，以显示硬膜撕裂，从而指导治疗或随访。对于确诊 GSF 的病例，手术修复包括围绕 GSF 开颅；闭合硬脑膜（骨膜或合成的硬脑膜补片）；并根据颅骨缺损大小，选择刃厚自体颅骨移植、合成的或网状材料等行颅骨修补。在颅骨修复中，实现硬脑膜的完全闭合和移植骨边缘的良好匹配至关重要。在合并脑积水的情况下，应在硬脑膜 / 颅骨修复之前置入分流装置。现有研究已充分报道了手术修复能很好地降低 GSF 相关癫痫和局灶神经缺损的发生。

（四）颅底骨折

1. 临床特征

颅底骨折常有合并脑神经损伤、脑脊液漏和血管损伤的风险，并可累及眼眶、听觉器官和面部颅骨。因此，颅底骨折常常需要神经外科、颅面整形或口腔 / 颌面外科、耳鼻咽喉科和眼科的多学科治疗。前颅底骨折可延伸至筛板、额窦和筛窦，造成嗅觉丧失和颅内黏液囊肿形成的风险。这些骨折也可累及眶骨和蝶骨，造成外伤性视神经病变和眶后血肿。这一区域的硬脑膜撕裂可表现为明显的脑脊

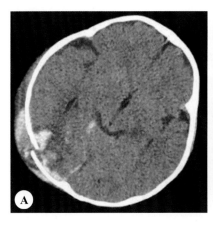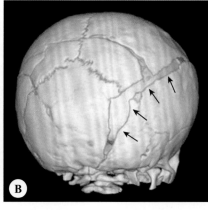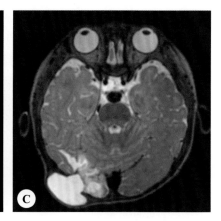

▲ 图 28-7　生长性颅骨骨折

A. 受伤时的 CT 平扫表明创伤性脑损伤和闭合性颅骨骨折；B. 9 个月随访时，三维重建 CT 显示骨折边缘广泛分离，
最大约 2cm，生长中的颅骨骨折向前延伸到额骨，向下通过枕骨到枕骨大孔；C. MRI 证实骨折内存在脑脊液聚集，
伴有软脑膜通过骨折局部疝出

液鼻漏，即脑脊液通过额鼻导管流出（图 28-8）。中颅底骨折可能危及颞骨岩部和蝶骨的神经血管结构，包括第Ⅶ和第Ⅷ对脑神经、颈内动脉、耳蜗、前庭迷路、听骨和邻近的硬脑膜静脉窦。颈内动脉损伤可导致颈动脉海绵窦瘘。颞骨骨折旁的硬脑膜撕裂，如果鼓膜或外耳道同时撕裂，可能产生脑脊液耳漏（图 28-8）。硬脑膜撕裂也可以表现为脑脊液鼻漏，因为脑脊液可通过咽鼓管进入鼻腔。枕骨斜坡和枕骨后外侧基底部骨折可表现为后组脑神经麻痹，导致咽反射减弱、吞咽困难、声带麻痹或同侧伸舌歪斜。这类骨折也可能累及枕髁，导致颅颈交界区不稳定。

重型颅脑损伤患者的颅底骨折发生率约为 4%[16]。鉴于颅底骨折可能伴随多种病理改变，详细的临床检查应包括脑神经功能的全面评估。当怀疑颅中窝损伤或颅前窝损伤时，应分别进行详细的神经耳科检查（如眩晕、眼球震颤、鼓室积血、传导性/感音神经性听力损失）和眼科检查。颅底骨折的外部征象包括双侧眶周瘀斑（眼圈淤血）（图 28-9），以及乳突的瘀斑（Battle 征）。

2. 脑脊液漏的治疗

大约 15% 的颅底骨折会伴有脑脊液漏[17]，其发生率在美国约为每年 150 000 例。硬膜撕裂可使蛛网膜下腔与鼻旁窦或中耳结构相连，成为感染途径。持续的脑脊液漏可使细菌在脑膜上定植并最终导致感染。脑脊液漏在创伤后 2 天内最多见（80% 的脑脊液漏病例[18, 19]），但延迟出现的脑脊液漏仍需保持警惕。血性鼻腔分泌物通常出现在面部骨折后，并可能在伤后数天至数周掩盖脑脊液的存在。外伤

性蛛网膜下腔出血后脑积水的发生发展可能导致迟发性脑脊液漏。颅底骨折周围的血块最初可能堵塞硬脑膜撕裂引起的脑脊液漏，但随着血块的溶解，可能出现新发的脑脊液漏。

如果骨折后出现持续性液体流出，需要评估液体是否有脑脊液成分。最基本的测试是一个所谓的"双环"征（图 28-10）。和平面色谱原理类似，血性分泌物流到患者的枕头或纸巾上后，可在中心血块周围形成一个较大的透明环。尽管这一征象的出现常被认为支持脑脊液漏，但许多血清和体液的混合物（如稀薄的鼻黏液与血液混合）可产生类似的表现，因此需要进行其他对比试验。如果液体可以收集到一个小瓶内，实验室检测葡萄糖含量有助于支持脑脊液漏的诊断。葡萄糖 > 30mg/dl 可提示存在脑脊液，尽管液体中的血液/血浆也会导致葡萄糖含量升高。最可靠的实验室检测是 β₂- 转铁蛋白，这种脱烷基转铁蛋白异构体仅存在于脑脊液和外淋巴液中，可使用凝胶电泳检测发现。注意，当检测 β₂- 转铁蛋白时，淋巴管漏液可能与脑脊液渗漏相混淆。脑脊液漏最可靠的检查方法之一是通过体格检查。让患者坐在床沿上，头靠近膝盖 2min，观察是否有液体从鼻子滴下来，来证实是否存在间歇性的脑脊液鼻漏。

由于抗生素不能有效预防脑膜炎，而且如果一旦发生感染，可能会在抗菌药的选择压力下而出现耐药菌感染，因此预防性抗生素不能长期应用于颅底骨折患者，尽管这仍然是一个有争议的话题。许多中心在颅底骨折合并脑脊液漏的情况下有限地预防性使用抗生素。一般普遍认为脑脊液漏持续超过

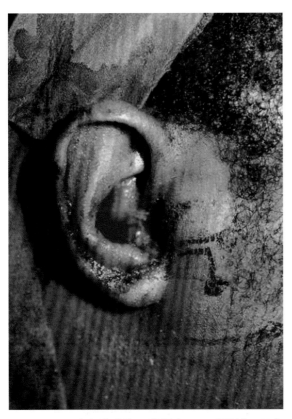

▲ 图 28-8　脑脊液从外耳道漏出，耳后区域可见血肿；这是颅中窝和颅后窝交界处骨折的体征

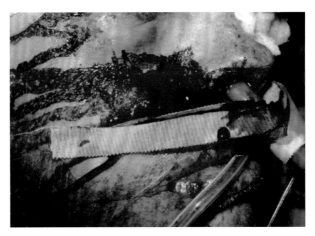

▲ 图 28-10　严重的前颅底骨折后，脑和脑脊液（CSF）从鼻子漏出；气管导管上的胶带显示"双环"征——在较暗的中心（血液）周围有更清晰的血染液体（脑脊液）

5～7 天是手术修补的指征，而不应继续保守观察。

　　脑脊液耳漏比鼻漏更容易自行愈合。颞下颌关节损伤或脱位也可引起血性或混合液体自外耳道流出。通常情况下，在耳朵上放置松散的无菌纱布垫，并在每个护理班次更换一次，可以检验脑脊液漏是否减慢或停止。脑脊液漏的初始治疗可包括观察引流量和监测感染征象（如体温升高、精神状态、白细胞计数）。将床头抬高到 30° 是一种保守治疗的策略，可以通过降低颅内压和通过重力作用对额颞部硬脑膜的机械性压迫来减少或中止脑脊液漏。如果脑脊液漏持续超过 2～3 天，可以进行连续腰椎穿刺，每次释放 30～50ml 脑脊液。此外，也可以通过腰椎置管引流，初始引流速度为 10～15ml/h。如果脑脊液漏仍持续存在，引流速度可增加至 15～20ml/h。在脑脊液引流过程中一旦出现颅内积气，需停止引流并通过手术修补脑脊液漏。经脑脊液引流难以愈合的脑脊液漏，需要行手术修补。在手术前，需要明确脑脊液漏的确切位置。对于脑脊液漏的影像学评估，可以使用非离子型碘造影剂［如碘海醇、碘帕醇（异戊醇）、甲三嗪］行 CT 脑池造影，也可以使用放射性核素扫描（如 ^{111}In-DTPA、^{99m}Tc-DTPA）。若果漏出速度较快，也可通过平面成像放射性示踪技术，在输注核素后多个时间点扫描采集数据。采集鼻拭子上的放射性示踪剂，在计数器中检测，可以发现更微量的脑脊液漏。

3. 颞骨岩部骨折

　　颞骨岩部骨折可伤及听骨、耳蜗、前庭、半规管、外耳道（external auditory canal，EAC）、面神经

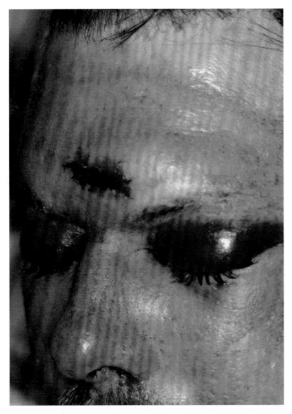

▲ 图 28-9　来自额窦开放的前颅底骨折患者的双侧眼圈淤血（熊猫眼征）

和颞蜗神经及颈内动脉岩骨段。因此，需耳鼻咽喉科团队及神经外科医生全面评估以排除听力丧失、平衡失调、眼球震颤、耳鸣和面部无力等症状。通过颞骨岩部的骨折类型通常可以提示外伤造成的神经功能损伤。沿着岩骨锥部长轴的纵行骨折可损伤听骨，因此与传导性听力障碍有关。这类骨折可沿着外耳道，从颞骨鳞部一直延伸到岩尖并破坏鼓膜，引起耳出血或脑脊液耳漏。骨折可以与面神经的膝后水平段（鼓室）相交，并通过损伤该区域的面神经而引起面部麻痹。横向骨折与颞骨岩部长轴垂直相交，骨折线可从枕骨大孔延伸至颅中窝。由于骨折线有可能穿过内耳道，因此应考虑第Ⅷ对脑神经损伤引起的感音神经性耳聋和面神经外耳道段和迷路段损伤导致的面瘫。这些骨折对骨迷路也有很大的危害 [17, 20]。

大多数颞骨岩部骨折在方向上是斜向的或多向的。真实的纵向骨折的比例超过横向骨折，为 4∶1。产生横向骨折所需的外力比纵向骨折大，且枕部受打击时也会产生横向骨折。纵向骨折发生于颞骨岩部或鳞部受到打击的情况。

二、面部损伤

面部损伤通常由高速的意外冲击导致，所以常伴有颅骨损伤。随着创伤重症监护和神经外科手术技术的不断改进，重伤后幸存的患者人数增加，也更需要神经外科和整形外科医生的协同努力。如额骨或基底颅骨的骨折通常延伸到眼眶，而中面部骨折常伴随额颅骨、额窦或眼眶骨折。此外，通过颅骨延伸至鼻窦的骨折可导致硬脑膜撕裂并伴有脑脊液漏或颅内积气。

（一）评估

1. 初步评估

任何外伤患者的初始评估都应从高级创伤生命支持（advanced trauma life support，ATLS）方案中所述的系统评估开始。紧急治疗应立即针对危及生命的事件进行开展，如①由于阻塞或神经功能状态异常导致气道损伤，②呼吸和通气，③循环（头皮或面部可能发生大出血）。在此阶段，需对每位头部外伤患者的颈椎稳定性进行评估。

2. 病史

一旦患者情况稳定后，应根据紧急医疗团队、患者或家庭成员的描述，确定受伤事件，包括速度、撞击方向和意识丧失情况。如果可能，主观视觉障碍、咬合不正、麻木和受伤前的图片或患者外貌描述有助于预测骨折模式。

3. 体格检查

依次进行彻底的面部体格检查，重点检查受伤区域的功能缺陷。应检查并记录脑神经功能，神经功能缺陷能提示骨折类型。

软组织损伤提示可能有更深层结构的损伤，在适当的检查将其排除之前，应假定存在深层结构损伤的可能。血肿通常是弥漫性的，不适合采用抽吸的方式；但局限化血肿可以通过抽吸或清除以促进愈合。撕裂伤应该用至少 3L 的生理盐水仔细冲洗、探查、仔细清创并在明确深部结构损伤情况后重新缝合。

应按从上到下的系统顺序检查面部骨骼。提示骨损伤的症状包括软组织损伤（挫伤、裂伤、血肿）、骨骼移位、捻发音、局部压痛、不适、脑神经感觉支分布区麻木、脑神经运动支分布区瘫痪、咬合不正、视觉障碍、复视、面部畸形或不对称、口内撕裂伤、牙齿骨折或撕脱、软组织内气肿，以及口鼻出血。检查者应触诊并比较两侧面部骨骼的对称性。在所有情况下，参考旧照片（如驾驶执照）对于记录既往存在的面部畸形或确定受伤前后外貌的变化都是有价值的。牙齿排列不齐（咬合不正）是骨或牙齿断裂、水肿或颞下颌关节损伤的标志。

应注意眶上、滑车上、滑车下、眶下和颏神经分布的面部感觉情况。某一特定感觉神经分布区域的感觉减弱，表明骨折导致神经受到挤压、撞击或持续压迫。通过比较双侧面部表情来测试面神经。比较眼外运动和瞳孔反应，评估对称性、瞳孔大小和双侧瞳孔对光的直接和间接反射的反应速度。

4. 放射学检查

颌面部损伤的早期评估完全基于良好的临床检查，但最终的诊断和治疗方案取决于面部 CT（图 28-11）。通过 CT 的软组织窗全面评估大脑和眼眶软组织情况，轴位（图 28-12）、矢状位和冠状位 CT 骨窗（平扫或三维重建）对于显示面上部和眼眶骨折的细节至关重要。冠状切面（图 28-13）从鼻锥开始，向后穿过眶尖。轴位扫描从头骨的上部开始，并按照标准的轴位脑成像向下扫描整个大脑。额窦附近的扫描大小和间距需减小到 5mm 或更小，以获得所需的细节。

当怀疑下颌骨骨折时，需要对整个下颌骨和颞下颌关节进行轴位 CT，以显示下颌骨和颞下颌关节的水平和垂直部分。使用遮盖法重建的三维图像（图 28-14）虽然能额外提供空间信息，但无法提供二维轴位和冠状位图像的细节。在某些情况下，特殊

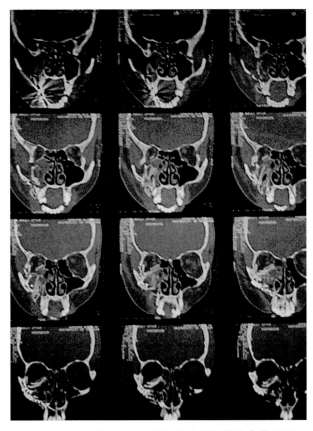

▲ 图 28-11　二维面部 CT 在面部骨折的评估中是必不可少的。可以在脑 CT 后迅速完成；轴位和冠状位应包含整个损伤区域；本图中，冠状位 CT 显示通过钢板、螺钉固定和眶底骨移植可减少颧骨骨折

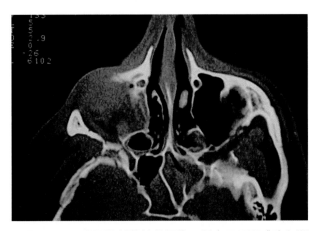

▲ 图 28-12　眼眶骨折的轴位图像，图中可见眼球陷入眶底缺损处

的重建，如在眼眶损伤的视神经纵轴上进行的重建，可以提供额外的信息。

（二）并发症

1. 气道梗阻

面部受伤会以多种方式影响呼吸。救治时必须清除骨折或撕脱的牙齿、断裂的假牙或牙桥，以及进入气道中的异物。面部骨折断端可能会移位并危及气道。此外，面部出血可导致误吸和呼吸阻塞。上颌同时有烧伤和骨折，或者鼻、上颌骨和下颌骨骨折，或者下颌骨骨折导致口腔和颈部严重出血的患者，都可能有呼吸阻塞。粗大的呼吸音、喘鸣、声音嘶哑、流口水、无法吞咽或处理口腔分泌物、胸骨后缩和发绀都预示着呼吸阻塞即将导致死亡，因此需要立即插管或气管切开。使用钢板和螺钉固定进行面部骨折复位使许多患者在术后可以不再使用上下颌固定器。因此，使用刚性固定通常可以避免气管切开术。

2. 大量出血

伴随面部撕裂伤的皮肤出血通常可以通过指压进行控制，这样可以精确地识别出血血管以进行止血或结扎。应避免在面部组织中盲目探查或不加选择地烧灼或结扎，这样会损伤面神经的分支。

闭合性颌面损伤引起的出血通常是由累及鼻窦的骨折引起的。鼻出血（鼻衄）发生于鼻、颧骨、眼眶、额窦、鼻筛骨、上颌骨和颅底骨折。虽然大量鼻咽出血通常伴随 Le Fort 上颌骨骨折，但鼻出血是许多面中部骨折类型的非特异性标志。出血通常是自限性的，必要时可采用几种方法控制出血，包括前后鼻填塞、手动复位上颌骨、应用上下颌固定（上颌骨的静止位）或外部面部加压（Barton）敷料。

若闭合性骨折导致的鼻咽部大量出血应用上述措施止血无效，可行动脉栓塞或动脉结扎术。可进行血管造影以确定出血的主要来源。

在 Le Fort 骨折中，出血通常累及上颌内动脉的分支。这条动脉的止血可以通过上颌窦后壁栓塞或选择性结扎。另外，颈外动脉和同侧颞浅动脉的动脉结扎可大大减少出血。但通常很少需要进行动脉结扎。

由于脑损伤和面部骨折患者较早发现出血，因此需根据对出血患者出凝血情况进行评估，对耗竭的凝血因子进行补充。

3. 误吸

颌面部损伤常伴有血液、唾液和胃内容物的误

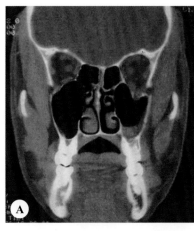 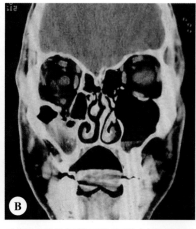 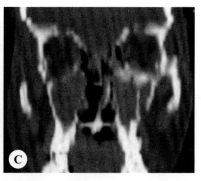

▲ 图 28-13　直接冠状位扫描图像更适合评估眼眶、鼻窦和上腭

眼眶的软组织（A）和骨（B）窗均应仔细检查，图中可见两处爆裂性骨折；A. 下直肌与骨折相邻；B. 软组织窗清楚地显示了与骨折相邻的下鼻道肌肉；C. 在无法获得直接冠状位图像的情况下，可以重建生成冠状位图像，其清晰度取决于轴位扫描的层厚

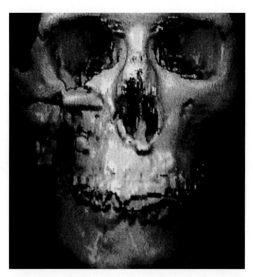

▲ 图 28-14　三维计算机体层成像（CT）增加了空间透视信息，但它们不能取代二维 CT，并且对于骨折修复不是必需的；图中可见颧骨凹陷和眼眶骨折

吸，可阻塞呼吸并引起肺实质损伤。气管插管或气管切开术是最终的治疗方法。

4. 脑损伤

昏迷或意识不清不应终止或暂缓面部骨折的治疗；许多面部骨折患者在醒来前会昏迷数周。在颌面部骨折患者中，尽管脑 CT 显示有挫伤，但额叶症状引起的神经功能缺损可能很轻微或不存在。意识模糊、嗜睡、性格改变、易怒和思维困难是额叶脑挫伤的一些较轻微症状。对于 GCS 评分为 14 分或以下的患者，尤其是在 CT 中可见外伤性脑损伤时，可在需要麻醉的患者中置入颅内压监测装置。在面部修复期间，在手术室使用颅内压（ICP）监测器或颅内脑室压力监测器可优化手术麻醉并在必要时为需要早期手术干预的多发伤患者进行脑脊液引流。

5. 迟发性脑血管损伤

迟发性脑血管损伤（blunt cerebrovascular injury, BCVI）在进展前可能会持续数天无症状，但最终导致严重的缺血性神经系统事件。在出现症状之前进行诊断和开始治疗有助于降低与迟发性颈动脉和椎动脉损伤相关的发病率和死亡率。在笔者所在的机构，存在 BCVI 高危因素是对没有 BCVI 相关体征或症状的患者进行颈部 CTA 筛查的指征。高危因素包括患有 Le Fort Ⅱ 或 Ⅲ 型骨折、下颌骨骨折或颅底骨折。

三、面部骨折的解剖学诊断与治疗

颌面部骨折的诊断可按解剖区域划分（图 28-15）。在治疗面部合并伤时，恢复伤前面部的高度、宽度和隆起对于实现骨折对位至关重要。当出现严重的粉碎性骨折时，处置就会更为复杂。了解面部骨骼和常见的骨折类型有助于面部骨折的诊断和手术固定。

（一）额骨骨折

未骨折的额骨可承受 400～1000kg 的重量，因此额骨骨折常继发于高速创伤，并且通常伴有面部骨折。额骨区域的骨折经常延伸到眶顶、鼻、硬脑膜和额叶。额骨骨折的治疗取决于骨折是开放性还是闭合性，涉及额窦前壁还是后壁，有无额鼻管破裂、骨折移位、粉性碎骨折及脑脊液漏等因素。

额窦后壁骨折与硬脑膜和额叶受伤的风险增加有关。可能伴有脑脊液鼻漏和颅内积气。额窦后壁骨折常伴有硬膜撕裂，这些撕裂沿着颅骨的前额基底区延伸，导致脑脊液漏或颅内积气。在面部受伤后的早期，小的脑脊液漏常被鼻出血掩盖。当注意到额窦后壁或颅骨前底部骨折时，应怀疑脑脊液漏的存在。

额窦的每个主要部分（通常为两个）都有一个与中鼻道相通的"管道"。因此，鼻窦损伤可能导致骨折或黏膜损伤进而引起导管阻塞（图 28-16）。黏液囊肿或脓囊肿（如果感染）可继发于梗阻。并导致严重的并发症，包括感染经颅骨侵蚀入眼眶或颅内，导致脑膜炎和脑脓肿。

额骨骨折最常见的临床症状是钝性损伤区域的挫伤或血肿，较少见的是额头或前额中央的撕裂伤。额窦骨折可通过 CT 诊断。

治疗

开放性颅骨骨折需要进行细致的清创、广泛的冲洗、硬脑膜撕裂伤的修复、硬膜外血肿的清除及额叶损伤的适当外科手术。前壁非移位性骨折且无鼻额管损伤的患者可先行观察。

前壁移位性骨折的治疗方法是将骨碎片恢复到适当位置并固定。当骨折损害鼻额管功能时，应闭塞鼻窦以避免前述的黏液囊肿 / 脓囊肿。闭塞包括去除黏膜，抹擦鼻窦壁骨质至骨质出血。然后用数层取自颅盖骨的骨质阻塞鼻额管。鼻窦的其余部分用骨屑填充（图 28-17）。不幸的是，额窦黏膜偶尔会发生再生，或者在黏膜撕裂区域形成囊肿，进而产生黏液囊肿。如果囊肿感染或侵蚀到邻近组织，可能需要手术治疗。

后壁骨折几乎总伴有前壁骨折。如果后壁骨折没有移位，且不伴有额鼻管损伤或脑脊液漏，则不需要手术，但需要使用抗生素。如果存在脑脊液漏，在采取治疗措施前可以最长观察一周。如果脑脊液漏持续存在，则需要进行硬脑膜修复，如脑膜封闭或骨质修复。

如果窦后壁完全缺失，则可通过完全去除黏膜并用多层骨移植物堵塞鼻额管来使鼻窦"颅骨化"。将片状骨移植物放置在骨缺损处和相关筛窦上（图28-18）。受累的鼻窦必须清创，以尽量减少感染和延迟黏液囊肿的形成，因为阻塞筛窦可能会导致眼眶或硬膜外脓肿。随后再对额窦前壁进行重建。完

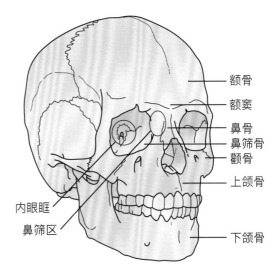

▲ 图 28-15　面部的解剖区域，包括额骨、额窦、鼻、鼻筛区、颧骨、内眼眶、上颌骨和下颌骨

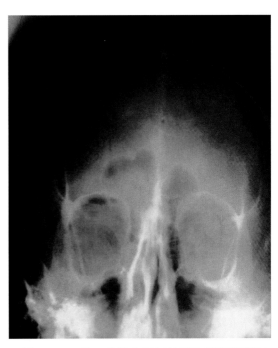

▲ 图 28-16　此 X 线片上可见骨折和额窦管梗阻，黏液囊肿可能有类似的表现

全去除鼻窦黏膜需要剥离黏膜并去除骨质上的小刺，因为黏膜有一些进入骨质微小的内陷（Breschet 孔）。

较轻的粉碎性骨折可采用使鼻窦失功能化的闭塞治疗。

（二）眼眶骨折

眼眶骨折可单独发生，但也常合并其他骨折。眶缘骨折按其位置分为眶上缘、眶内缘、眶下缘和外侧缘（图 28-19）。内眶由眶底、眶外壁、眶内壁和眶顶组成。

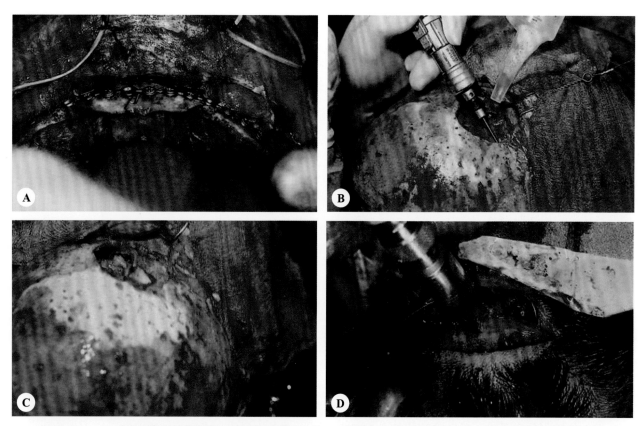

▲ 图 28-17　**A.** 应在堵塞的额窦导管上放置片状骨移植物，以覆盖经过清洁和清创的涉及颅底和筛窦的骨折；这一层并不隔水，但可在颅内和鼻腔之间开始形成隔断；**B.** 在需要闭塞鼻窦腔的情况下，彻底去除黏膜；应轻轻地磨除鼻窦壁上的小刺，以去除沿静脉延伸到窦腔骨壁的黏膜区域；**C.** 在用骨塞封闭鼻额管后，颗粒状骨移植物封闭鼻窦腔；**D.** 用开颅设备从顶骨区域获得颗粒状骨移植物

眼眶包含三个部分（图 28-19）：前缘、中缘和后缘。眼眶的中段可分为四个区域（图 28-19），边缘可分为三个部分。骨折首先发生在眼眶中间 1/3 的薄层骨质，然后是眼眶边缘。这一顺序使后眶骨折常不伴有明显的移位。

眶顶由蝶骨的大小翼组成。它将颅前窝与眼眶内容物分开。内侧，在额窦处，眶顶变薄，变得几乎透明。紧接在眶缘后方的上斜肌腱的附着点在骨折中常碎成一个单独的小碎片。上斜肌功能受损导致的复视很难治愈。外科医生必须对这一附着情况有所认识，并通过在肌肉范围之外精确地进行骨膜下分离来小心避免受伤。额窦的大小和形状变化很大，且通常是不对称的。它在 5—6 岁之后才开始发育，因此不存在于年轻的儿科创伤受害者。

眶内侧壁由筛骨的薄眶板形成。该骨由筛窦内的隔膜加固，使其具有一定的强度（图 28-20）。眶外侧壁由前方的颧骨眶突和后方的蝶骨大翼组成（图 28-21）。颧蝶缝在几乎所有颧骨骨折中均受累，仅局限于颧弓的骨折除外。眶外侧壁宽阔的表面可在复位时为正确的颧骨对位的确认提供参考。在更严重的粉碎性眼眶骨折中，眼眶多个壁的移位导致严重的眼眶畸形。由于软组织眼眶畸形不能通过二期矫正完全逆转，因此立即进行解剖重建十分重要。

外眦韧带在 Whitnall 结节处自眼睑的外侧与颧骨连接，它是外侧眶缘内侧后方的细小凸起，在颧额缝下方约 10mm。外眦韧带的前脚与帽状腱膜（或眶缘骨膜）相连，后脚在其与 Whitnall 结节的连接处连接提肌腱的外延部分和 Lockwood 悬韧带（图 28-22）。眼外肌在靠近眼眶后半部的眼眶壁移行。在眼眶的前半部分，只有一层薄薄的肌肉外锥形脂肪垫保护眼外肌免受眼眶壁骨折的影响。这层薄的"肌肉颊韧带"从眼外肌延伸到眼眶壁（图 28-23）。Leo Koorneef 对这一细韧带系统进行了描述（图 28-23），即将眼眶的软组织广泛互连，以提供所有眼眶组织（如脂肪、肌肉、骨膜和眼球）之间的结构连续性。当眼眶脂肪的特定部分因这一连续性而被限制在骨

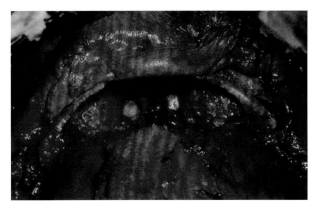

▲ 图 28-18 应该用多层骨移植物堵塞鼻额管；骨质提供坚固的结构材料来关闭颅内和鼻之间的开口；肌肉和筋膜会被迅速分解，因而无法提供稳定性

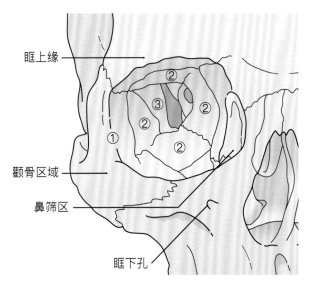

▲ 图 28-19 眼眶从前到后由三部分组成：①前面的较厚边缘，②较薄的中间部分，③眼眶后 1/3 的较厚部分；眼眶的后部为颅底；眶缘可以概念化为三个区域：上方（眶上缘）、下方和外侧（颧骨区域）和内侧（鼻筛区）

折中时会发生复视，这种眼眶所有软组织之间的相互连续性就是这类复视（眼外肌受限）发生的原因。在没有实际的眼外肌嵌顿的情况下，被限制的脂肪和韧带系统就可导致复视。

眼眶底是眼眶最薄弱的部分之一。眶下缘后方有一个凹陷部分，在其后方是一个凸起的缩窄部分。重建眼眶时必须复原这种复杂的眼眶形状。由于骨与软组织之间的复杂曲线决定了眼球的位置（图 28-24），因此在重建过程中，模拟眼眶中部的精确曲率和眼眶边缘的位置是极其重要的。必须在其准确的拱形解剖位置重建凹形眶顶，否则眼球将向下方移位。眶顶由前向后、由内向外凸起。

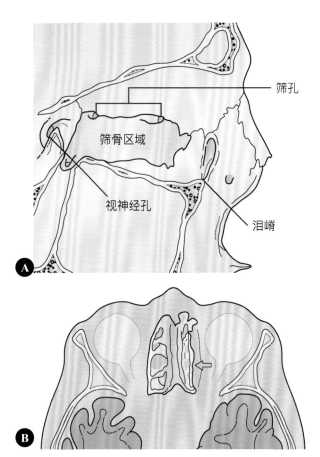

▲ 图 28-20 A. 内侧壁是眼眶中最薄的骨质，但由于筛窦内隔膜的加固，内侧壁比其厚度所表现的更坚固；前筛孔和后筛孔位于眶内侧壁的上部，与视神经管在同一水平面上；这些血管神经孔可以作为解剖学标识指导外科医生，如后筛孔提示距离视神经管仅为 5mm；B. 筛窦骨折常表现为对称压缩，其重建涉及植骨恢复正常的轮廓

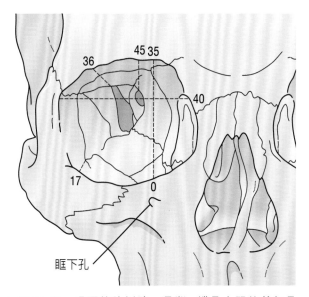

▲ 图 28-21 眼眶的外侧壁；通常，蝶骨大翼的前部骨折会导致眼眶腔的扩大；该图还显示了各种结构到眶缘的距离

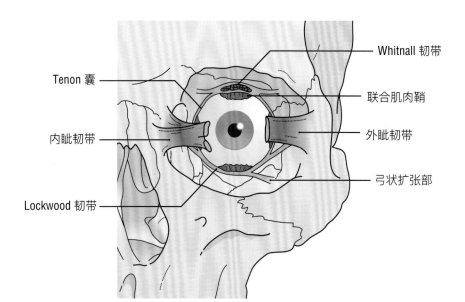

▲ 图 28-22　用于支持眼球的筋膜吊带，眼球已被移除，在内侧和外侧，内眦和外眦韧带为支撑眼球前部结构提供附着；图片显示支撑眼球下方的 Lockwood 韧带，内眦和外眦韧带，以及在它们后面的内侧和外侧颊韧带；在上方有 Whitnall 韧带；联合肌肉鞘也附着在眼球上，并为脂肪和球体支撑提供一定悬吊作用；这些韧带及其鞘与 Tenon 囊相连

Whitnall 韧带

Tenon 囊

联合肌肉鞘

内眦韧带

外眦韧带

弓状扩张部

Lockwood 韧带

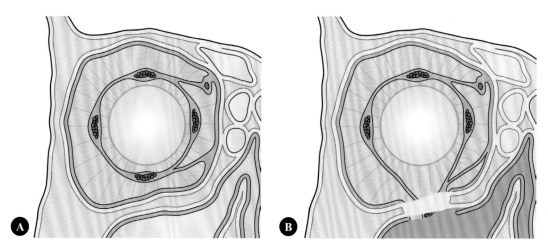

▲ 图 28-23　Leo Koorneef 描述的精细韧带系统的卡压可能会限制眼外运动

A. 正常的韧带系统将眼眶骨壁广泛连接到眼外肌和眼球；B. 眶底骨折将脂肪及其相互连接的韧带卡压在骨折部位，精细韧带系统损伤可能会影响眼球运动（引自 Koorneef L.Current concepts in the management of blow-out fractures. *Ann Plast Surg*, 1982, 9:185-199.）

眶后 1/3 包含视神经孔、眶上裂和眶下裂的后部。眶上裂以蝶骨的大小翼为界（图 28-25）。线状骨折常见于眼眶后部；然而，骨的移位并不常见。通常，眶骨的前段和中段的移位可充当"减震器"，以保护眶骨后部免受严重移位。

眼球检查对眼眶骨折患者是必需的。如眶上骨折占所有眶周骨折的 10%，但占严重眼外伤的 30%。眼球最常见的严重损伤是破裂、视网膜脱离和玻璃体或前房积血。眼球损伤对骨折治疗时的操作有严格限制，避免对眼球施加任何压力的要求可能优先于骨重建。使用 Rosenbaum 袖珍视力筛查卡可在任何手术治疗前后记录视力和瞳孔反应。如果该检查无法实现，可以评估瞳孔对光直接和间接反射。眼球对特定视线范围的运动障碍表明：继发于挫伤、局部神经损伤的脑神经麻痹或眼外肌损伤，或者眼外肌及其邻近软组织的嵌顿。

眼眶骨折通常会导致眼睑和结膜下血肿，触诊时可能会发现眼眶边缘台阶样畸形或不规则，但这种不规则可能会被肿胀掩盖。如果眶周肿胀严重，可能存在完全性上睑下垂。如果眼睑不能自行睁开，应手动打开以检查眼球是否完好。还应评估视力，并在可能的情况下评估眼外肌运动。

（三）眶底

眶底因眶下神经管的存在而更为薄弱。眶底骨

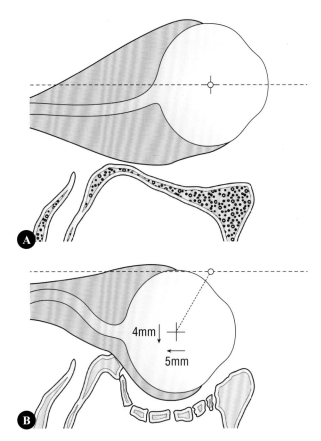

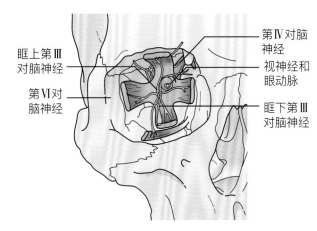

▲ 图 28-25　眶上裂内容物包括第Ⅲ、Ⅳ、Ⅵ对脑神经，第Ⅴ对脑神经（三叉）的眼支，以及血管结构；视神经孔包含在蝶骨的小翼内并容纳视神经和眼动脉

▲ 图 28-24　视神经纵轴上的眼眶曲线；显示了眶底的正常结构（A）和眼球内陷（B）的常见结构；后眼眶中存在完整的骨缘，为底部重建提供了指导；首先，应正确定位眶缘；完好无损的骨后缘为骨边缘和眼眶后部之间的骨支撑提供了支架；需要将脱垂到上颌窦的软组织抬高，以恢复眼球位置

折通常会损害眶下神经的功能，因此临床检查中上唇、同侧鼻子和上颌前牙的感觉过敏可能对眶底病变有提示作用。

　　最常见的内眼眶骨折是爆裂性骨折，其通常局限于底部和内侧壁或外侧壁的下部（图 28-26）。眼眶这部分的凹陷性骨折使眼眶组织向下移位到上颌窦和筛窦中。可见眼球内侧、下、后侧脱位。如果脂肪被嵌顿在骨折处，会进一步干扰眼球的运动，因为眼眶内部的细韧带系统连接着所有软组织（图 28-23 和图 28-26）。较为少见的情况下，下直肌可能直接嵌顿在小骨折中，导致眼球运动受限。如果上视困难并伴有眼眶疼痛、恶心和呕吐，则应怀疑儿童和青少年的典型活板门骨折（trapdoor fracture）。

　　当眶底骨折伴有复视时，可采用牵拉试验来确定骨折部位的眼眶软组织是否嵌顿。尝试进行眼球旋转时没有旋转表明肌肉或眼外系统组织受限。牵

拉试验通过镊子夹住眼球并让患者尝试旋转眼球，可显示眼外肌产生的拉力情况。由软组织束缚引起的眼球卡压最常发生在小的眼眶骨折中。

　　眼内陷表示眼球向后脱位进入眼眶（图 28-27）。眶底的大块骨折使眼眶软组织向后、向下和向内侧脱垂，导致眼球丧失支撑和眼球位置改变。体格检查时，最好通过从下方观察患者（图 28-28）或眼外测量法评估对称性来比较眼球的位置。创伤可能会导致眶周脂肪萎缩，从而导致眼球错位。急性期时，眶周损伤会导致出血和水肿，患者最初会出现眼球突出。急性眼球内陷较为少见，常提示眼眶急剧扩大。眼球从眼睑脱垂会导致角膜的润滑丧失，这是眼眶壁修复的一个紧急指征。眼球内陷通常伴有下移（眼球移位）。眼球向后移位导致上眼睑凹陷和上睑下垂。

治疗

　　许多患者的小的眶内骨折的症状会在短时间内基本消失。通常，复视是肌肉挫伤的结果，可临床观察。在没有眼球内陷证据的轻微或无移位的眶底骨折中，限制眼外运动或观察眼眶损伤就足够了。仅在功能性注视区出现复视且由肌肉或韧带系统嵌顿造成复视时才考虑手术治疗。因此，爆裂性骨折的手术指征有两个：通过 CT 和牵拉试验确认存在肌肉或韧带卡压，以及足以产生眼球内陷的眼眶扩大。在小儿活板门骨折中，应尽快松解卡住的下直肌，以防止肌肉的永久性损伤和功能障碍。这种情况通常的眶底受累超过 $2cm^2$，且骨折位移超过 3~4mm。通过 CT 可以准确地估计骨折的大小。眼眶应通过植

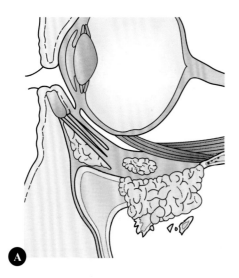

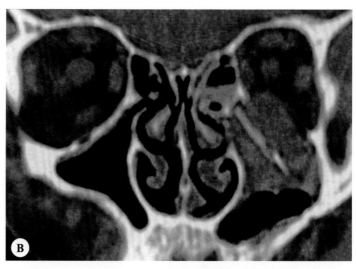

▲ 图 28-26　涉及眼眶底薄弱部分的眼眶爆裂性骨折；脂肪及与其相连接的筋膜嵌顿于爆裂的碎片中，限制了下斜肌和下直肌的运动；向上或向下凝视时，肌肉运动受限可导致复视

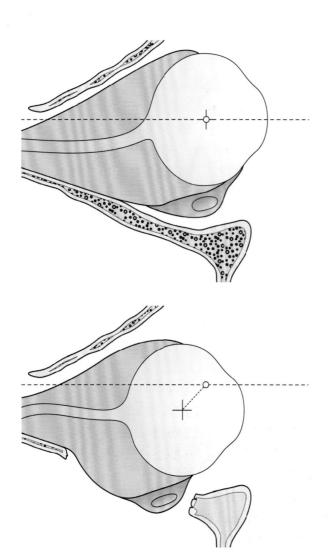

▲ 图 28-27　眼眶的扩大使眼球向后和向下位移产生眼球内陷

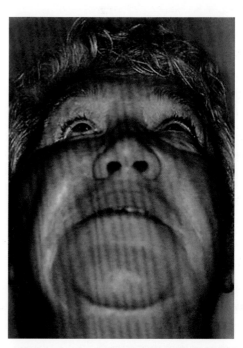

▲ 图 28-28　从下方观察眼球位置是评估眼球内陷的最准确方法

骨或在眼眶缺损边缘放置异体材料重建，以支撑眼眶内容物（图 28-29）。

（四）眶顶骨折

如果伴有硬脑膜损伤，眶顶的缺失或活动会导致搏动性眼球突出，脑搏动会传导到眼球及其附件结构。该症状可通过重建眶顶来纠正，如采用植骨将眼眶与颅内内容物进行分隔。

累及眶顶和颅中窝的骨折有时会在颈动脉和海绵窦之间形成交通（颈动脉海绵窦瘘）。外伤性颈动脉海绵窦瘘通常伴有严重的视觉和脑神经功能障碍，常有显著水肿、眼球突出、眼外肌麻痹和失明。瘘可通过动脉造影证实；若尝试闭塞瘘口则涉及血管内栓塞技术。

外伤后视力下降的最常见原因是视神经损伤，其机制可能包括切割伤、挫伤或压迫。这些损伤可能伴有或不伴有视神经管骨折。如果在受到撞击即刻出现视力丧失，视神经管骨折的减压通常不会增加视力恢复的机会。临床上常使用类固醇治疗，但其疗效却常受到质疑。当出现损害视神经管的骨位移，或者视力缺陷出现波动或恶化时，则应考虑进行视神经管减压。视神经损伤后，视盘外观多正常。视力丧失的患者可能表现为 Marcus Gunn 瞳孔，在这种情况下，瞳孔间接反射是存在的，但直接反射减退。将光线从一只眼睛摆动到另一只眼睛时，患侧眼出现反常的瞳孔扩张（图 28-30）。

视神经损伤 1 个月后才出现视盘萎缩，因此视盘萎缩不能作为视神经损伤的急性指征。如果损伤后即刻视力存在，而后出现下降，可能由于出血和水肿引起的肿胀导致的视神经管损害，进而压迫视神经。需要紧急进行手术减压或药物减压（大剂量类固醇）以治疗这种迟发性神经功能丧失。有人认为无光感的视神经损伤应常规行视神经管减压治疗，但无论采取何种措施，这种损伤的预后仍然很差。

治疗

上睑提肌麻痹可持续数月。在彻底丧失自愈机会前（至少 6 个月），不需要进行抬高眼睑的治疗，因为该症状通常会部分或完全自愈。在眼眶上部骨折时，上直肌通常不受损，但偶尔也会发生麻痹，出现类似于下直肌嵌顿的症状（无法使眼球抬起）。这些症状可结合放射学评估、牵拉试验和正式的眼肌评估来区分。眶顶骨折很少发生上睑提肌或上直肌受压。

（五）眶上骨折

由于额窦的存在，眶上缘的中央部较为薄弱。眶上缘延伸连接颞骨和颧骨（图 28-19）。额骨骨折通常在颅缝内延伸，然后累及其他区域。当骨折延伸到眶上区域时，骨骼通常会向下和向后凹陷，压缩眼眶内容物并导致眼球向下和向前脱位（图 28-31）。在损伤较有限的情况下，线性额骨骨折可能会延伸到眼眶和颅底，这些骨折会造成脑脊液漏或因水肿

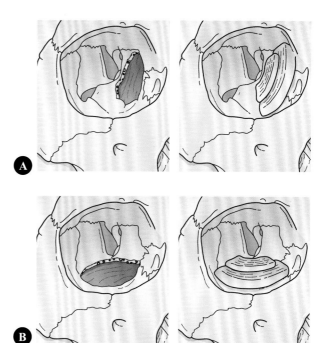

▲ 图 28-29 常见的眶内骨折涉及眶底（A）和眶内侧壁（B），骨移植物可用于恢复眶内部完整性

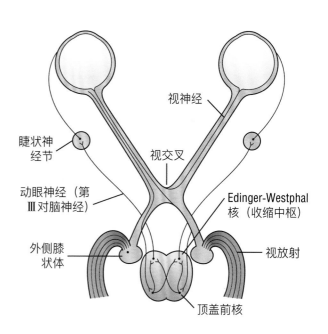

▲ 图 28-30 正常瞳孔反射通路与 Marcus Gunn 瞳孔的关系

在正常眼睛中，照射视网膜的光使视神经产生兴奋，该兴奋传导到顶盖前核，即 Edinger-Westphal 核，通过第Ⅲ对脑神经到达睫状神经节和乳头收缩肌；在涉及视网膜或视交叉前的视神经病变中，照向健侧眼的光会使患侧眼的瞳孔间接收缩，但照向患侧眼的光会导致患侧眼的瞳孔反常扩张（引自 Jabaley ME, Lerman M, Saunders HJ. Ocular injuries and orbital fractures: a review of 199 cases. *Plast Reconstr Surg*, 1975, 56:410.）

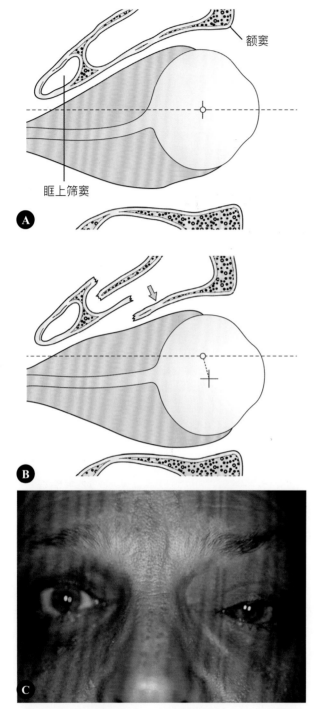

额窦

眶上筛窦

Ⓐ

Ⓑ

Ⓒ

▲ 图 28-31　在眶上骨折中，眶上缘向后下方移位导致眼球向下和向前脱位

A. 上眼眶的正常构造；B. 眶上缘移位和眼球移位；C. 眶上骨折移位的患者出现眼球向下移位

或骨移位而阻塞鼻窦引流。随着骨折类型变得更加复杂和严重，骨移位随之发生。颅骨前底部和眼眶顶部出现粉碎性骨折，线性骨折从前部延伸到颅中窝。眼眶的前部和中部的移位可吸收能量，线性骨

折从移位的骨质经眼眶的后部延伸并进入颅中窝。这些骨折可以导致颅底脑脊液漏、垂体功能紊乱，以及颞骨和前庭结构受累引起的头晕。

治疗

对无颅内损伤或脑脊液漏迹象的患者，可先观察。如果有硬脑膜损伤或骨碎片进入脑实质，则需要进行手术。

（六）外侧壁骨折

对上面部侧方的打击可能会导致外侧眶缘和颧骨骨折。外侧壁骨折最常与颧骨复合体骨折相关。颧骨骨折通常从眶下缘与上颌骨的内侧交界处延伸，穿过下眶和外眶。颧骨的嵌入会掩盖眼眶缺损的程度。

治疗

在这些情况下，重要的是要显露包括外侧壁的蝶颧缝和包括外侧眶缘的额颧缝。显露这些骨缝可确保颧骨得到充分的旋转并解除嵌顿，进而回到正确的解剖位置，此时才可以充分评估眼眶缺损。更深入的讨论见后续颧骨骨折的部分。

（七）眶内侧壁

鼻筛眼眶区域代表眼眶的内侧缘和内侧壁（图28-20）。在后方，筛窦气房削弱了鼻筛区强度，成为眶壁最薄的部分之一。累及眶内侧边缘的骨折使附着于内眦韧带的骨向后外侧移位，并阻塞泪道系统导致溢泪。眶内侧缘或眶下缘和眶底的移位改变了眼睑和眼球悬韧带的内侧连接，从而导致眼球和眦韧带异位和眼距过宽，这些症状可以通过体格检查发现。

鼻筛骨骨折可以通过双手检查来确定（图28-32）。将触诊手指用力地压在眦韧带上，与放置在鼻内的血管钳相对，"中央"（包含眦韧带）骨碎片在手指和血管钳之间移动，即证实存在可移动的骨折。

在 CT 上，环绕内侧眶缘的下 2/3 的骨折，眶的内侧和下内侧骨折，以及眶下缘、梨状孔、鼻、额骨内角突骨折都可得到显示。

眼睑内侧裂伤应考虑泪道系统损伤。泪道系统也可能因累及鼻泪管周围骨骼的骨折而受损。如果泪道系统被横切，则可在下睑的泪点处放置导管并用盐水冲洗泪道系统后，可见液体从撕裂伤处流出。

治疗

对于轻微移位的鼻眶筛（naso-orbito-ethmoidal，

NOE）骨折，如无证据提示眦间距离增加，可行密切观察，观察期间需频繁评估有无内眦间距增宽。在大多数情况下，鼻泪管阻塞由移位的骨折断端导致，并需要通过精确的复位来缓解。

大多数鼻筛骨眼眶骨折需要彻底固定，最好于受伤后2周内且肿胀消退后进行。在部分情况下，这可以经创口完成；但大部分情况下需经冠状切口（图28-33）、双侧下眼睑切口和牙龈颊沟切口实现广泛的暴露。外科医生必须仔细操作以避免在骨折复位过程中使眦韧带从骨骼上剥离。如果眦韧带因受伤

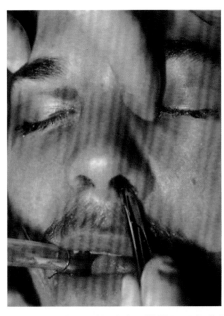

▲ 图 28-32　双手检查是通过将血管钳置于鼻腔内部，其尖端紧邻上颌骨额突上的眦韧带附着点来进行；重点是不要将血管钳放在鼻骨下方，否则会造成假阳性；将触诊手指放在眦韧带处深压；如果上颌骨的额突可以在血管钳和触诊手指之间移动，则存在鼻筛骨骨折，需要手术复位

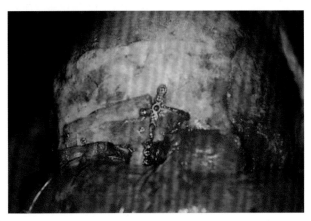

▲ 图 28-33　冠状切口可实现整个内侧部（鼻筛眶）的暴露，并显示眶上区域、眶顶和外侧眼眶

而剥离，则在骨折碎片复位完成后必须将眦韧带重新连接到眶内侧缘的适当区域。在骨折复位后，可用一组单独的经鼻钢丝经由鼻腔穿过泪窝的后部和上部，在适当的位置连接眦韧带与骨骼（图28-34）。当骨折碎片太小而无法复位，或者内眦韧带完全撕脱时，则应使用轮廓塑形的骨移植物重建内侧和下内眼眶（图28-29）。长而直的骨移植物则用于重塑鼻的外形及增加鼻高。这些骨移植物可取自颅骨、髂嵴或裂开的肋骨。

如果骨折累及泪道系统，首先需要将颅骨复位到正常位置。如果泪道系统横切，则在显微镜放大细管（0.025英寸；0.6mm）的情况下用细缝合线直接修复泪小管。上下泪点均应插管，管道应通过鼻泪管进入鼻腔。导管应被保留数月以支持泪道系统修复。

（八）Le Fort 上颌骨骨折

上颌骨骨折伴上颌骨与翼板分离被称为 Le Fort 上颌骨骨折。由 Rene Le Fort 提出了上颌骨骨折的分类（图28-35），描述了上颌骨的三条"主要薄弱线"，骨折通常是通过这三条线发生的。大多数骨折模式很难归入单一的 Le Fort 类别，而是几种类型的组合。Le Fort I 型骨折包括通过上颌内侧和外侧支柱的横向骨折，导致上颌游离漂浮。Le Fort II 型骨折是通过颧上颌缝和额上颌缝，导致上颌骨活动。Le Fort III 型骨折累及颧弓、额颧弓、鼻额缝、上额缝和眶壁，导致颅面完全分离。

1. 诊断

10% 的 Le Fort 骨折伴有上颌牙槽骨骨折，骨折线通常为矢状（纵向）方向（图28-36），该骨折使面骨更趋不稳定，并破坏了正常咬合和面部宽度。下颌骨骨折的诊断依据包括牙齿咬合不正和上颌异常活动。上颌骨骨折的诊断依据包括上颌活动、咬合不正、眶周血肿、鼻咽出血、疼痛，以及颧骨、眼眶、鼻筛骨骨折的临床表现。检查上颌的活动是必要的，以确认 Le Fort 骨折的存在，活动发生的水平提示发生 Le Fort 骨折的水平。检查时，检查者用一只手握住上颌骨，另一只手稳定头部。活动发生的水平提示发生 Le Fort 骨折的水平。某些情况下，Le Fort 骨折可能由于嵌顿或不完全骨折而无活动。当在 CT 上看到翼板受累时，必须对整个上颌骨和相关骨缝及颧骨进行相关 Le Fort 骨折的评估。

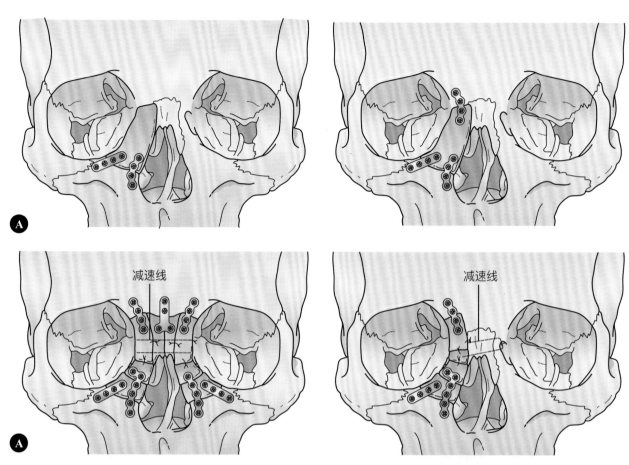

▲ 图 28-34　**A.** 钢板和螺钉内固定治疗单纯鼻筛骨眶骨折，非粉碎性骨折可以用这种方式治疗；**B.** 粉碎性骨折需要用骨折块间钢丝彻底连接所有骨折块，鼻筛眶骨折治疗的基本步骤是在两个内侧眶缘节段之间穿一根钢丝，这根钢丝经鼻后侧并在泪窝上方通过

2. 治疗

重建的目标包括恢复损伤前的面部高度、宽度、隆起和凹陷。Le Fort 骨折的主要治疗方法是通过上下颌固定实现上下颌的牙咬合。将面中部不同水平的骨折（由 CT 确定）对齐，然后用直接的钢板和螺钉固定重建鼻眶和颧上颌支柱（图 28-37），可避免或减少术后上下颌固定支具的使用。

临床上可见无咬合不正的非移位性 Le Fort Ⅰ 型骨折。对伴有异常活动度或咬合不正的患者，至少需行上下颌固定（mandibulomaxillary fixation，MMF）以实现闭合复位，但这类患者往往需要通过切开复位内固定治疗。对于开放性治疗，应使用线固定于颏下后臼齿的盔甲型管道行鼻内插管或经气管切开插管。患者的下颌髁在 MMF 之前应正确固定在颞下颌关节内，以防止 MMF 取出后出现术后前牙开颌。MMF 完成后，应暴露所有骨折，并将其松动复位，然后使用钢板和螺钉固定支柱骨折（图 28-38）。

骨移植物应跨越 3～5mm 以上的骨间隙。内固定完成后，应取出 MMF 以评估咬合情况。

Le Fort Ⅱ 型骨折的理想治疗方法是完成 MMF 后进行切开复位内固定。骨折碎片通过直接钢板和螺钉固定来对位和固定（图 28-39 至图 28-41）。眶底缺损通常用异体植入物修复。如果采用刚性内固定，可在术后早期停用上下颌固定。在术后 4～12 周内必须仔细确认咬合是否正常。上下颌固定的患者需采用流质饮食，停用上下颌固定后应改为软食饮食。鼻上部骨折可能需要经冠状切口直接固定，下眼眶缘骨折可经双侧下睑切口复位和固定。

Le Fort Ⅲ 型骨折需手术治疗颧骨、鼻筛骨和眶底骨折，这些骨折在 Le Fort Ⅰ 型水平延伸到上颌骨（图 28-40）。同样，骨折块可先用骨折块间钢丝对齐，再用钢板和螺钉固定。固定通常从稳定的颅底开始，然后以此作为稳定框架向前向后固定。面部宽度的恢复依赖于颧骨弓的正确对位。图

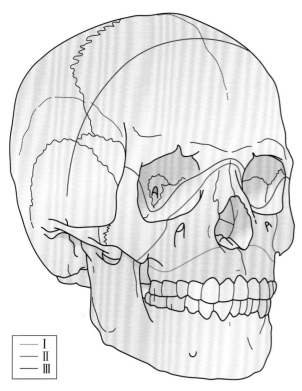

▲ 图 28-35 Le Fort 骨折

Le Fort 在尸体实验的基础上，确认了骨折在面部中部骨骼较薄的区域更常见；通常骨折为多种类型的组合；Le Fort I 型骨折水平穿过梨状孔的底部，将上颌窦的下部与面中部骨骼的上部分开；Le Fort II 型损伤中，呈锥体状的面下部骨折端与面上部骨骼分离；骨折线在 Le Fort I 型中水平向外侧延伸，然后向上穿过内侧眶下缘，并向中央穿过鼻软骨部分或鼻额交界；在 Le Fort III 型损伤中，颅骨经颧骨的内眶缘与面中部骨骼分离；骨折线始于颧骨额缝，向下延伸至蝶骨大翼与颧骨眶突的交界处，穿过眶底沿眶内侧壁延伸，造成鼻筛区和鼻额交界处粉碎性骨折，从而导致对侧眼眶横断；在临床中，常看到一侧 Le Fort 骨折线高于另一侧；通常，可见一侧发生 Le Fort III 型水平以上损伤，而另一侧发生 Le Fort II 型水平以上损伤

28-40B 展示了采用钢板和螺钉固定修复全面部骨折（Le Fort 骨折，伴鼻筛骨和下颌骨区骨折）。在固定 Le Fort 骨折之前，应先固定下颌骨髁下和联合骨折。

（九）鼻部骨折

鼻部骨折可累及软骨性鼻中隔、骨性鼻中隔、骨性鼻锥或上、下外侧软骨。NOE 骨折除了鼻骨外，还包括内眦区、筛窦和内侧眶壁的骨折。该区域骨折分为三种类型。在 I 型中，骨折形成一个较大的碎片，内眦肌腱仍然附着在上面。II 型为粉碎性骨折，内眦肌腱仍附着在一小块骨片上。III 型也为粉碎性骨折，内眦肌腱脱离。对所有颅面外伤均应评估鼻中隔血肿。

1. 诊断

鼻部骨折中有两种类型的脱位（图 28-29）：①后脱位（鼻缩短或变平，导致鼻梁变宽），②侧脱位（鼻偏曲）。任何鼻部骨折的患者都应该检查鼻腔气道。鼻部骨折的患者通常存在鼻外表面有肿胀。小的撕裂通常提示存在鼻部骨折。鼻部骨折常伴有疼痛、喘息和眶周瘀斑，但鼻出血是最可靠的征兆。鼻部的最佳影像学评估手段为 CT，它可以明确鼻部骨折，也可以排除邻近骨折。

2. 治疗

无气道阻塞或畸形的鼻骨、鼻前棘或鼻中隔的非移位骨折可保守治疗。鼻部骨折的治疗一般包括局部麻醉或全身麻醉下的闭合复位。用 Asch 钳将鼻中隔移动到合适的位置。首先通过将鼻骨向外撬开使之完全骨折（松解骨折不完全部分），然后用手指将鼻骨重塑到合适的位置。Doyle 鼻夹板（包含气道）可帮助鼻中隔复位，并减少出血。外部金属或石膏夹板在鼻锥上放置 1～2 周以在愈合期间保护鼻部。鼻腔骨折在最初的闭合复位后常残留轻度畸形。如果气道仍然受到中隔偏斜的影响，则可能在 3～6 个月后进行正式的鼻中隔切除以改善呼吸道症状。鼻锥的残余畸形需要后期行鼻截骨术（正式的鼻成形术）。

NOE 骨折应复位固定，以恢复眦间距和鼻隆起。I 型骨折通常很容易复位，因为是一个单一的碎片，可通过一、二或三点固定。II 型骨折通常更难复位，需要三点固定，通常需要经鼻钢丝来复位内眦肌腱附着的骨折碎片。III 型骨折是最难复位的 NOE 骨折，至少需要三点固定和经鼻眦部钢丝复位固定内眦肌腱。

鼻中隔血肿应紧急引流和填塞，防止软骨坏死，以及由此导致的鼻中隔穿孔。

（十）颧骨骨折

颧骨与蝶骨大翼、额、颞骨和上颌骨相连接。它形成眼眶的外侧和下部，并支持面中部上半部分的外侧区域（图 28-41）。由于颧骨与眶关系密切，需要对颧骨进行正确复位以恢复眼眶的正常容积。颧骨因其位置突出，是外伤性脱位的常见部位。骨折通常涉及整个颧骨，仅涉及颧弓的情况较少，后者会在面颊外侧形成细微的凹陷。颧弓凹陷可能会干扰下颌骨冠状突的运动，出现该症状时需要进行

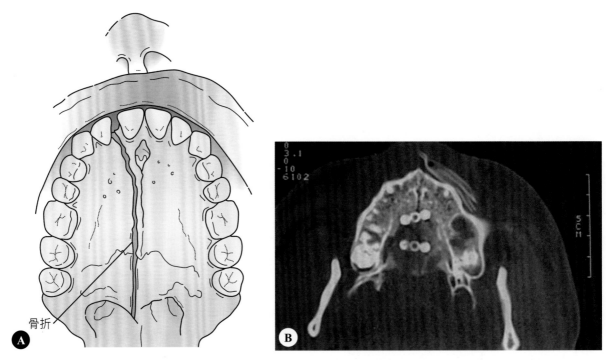

▲ 图 28-36　**A.** 上颌骨矢状骨折；**B.** 针对这例上颌骨矢状骨折，选择在口腔顶部进行切开复位和小钢板螺钉内固定

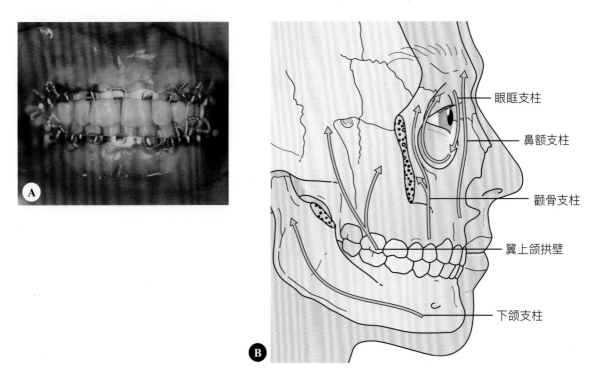

▲ 图 28-37　**A. Le Fort** 骨折的治疗始于颌间固定；**B.** 上颌骨的内支撑系统必须通过组装骨折块并使用骨折块间钢板和螺钉固定来恢复；图中可见上颌前、中、后支柱；前、后支柱通过刚性固定进行稳定，后支柱通过颌间固定而保持下颌骨的完整性

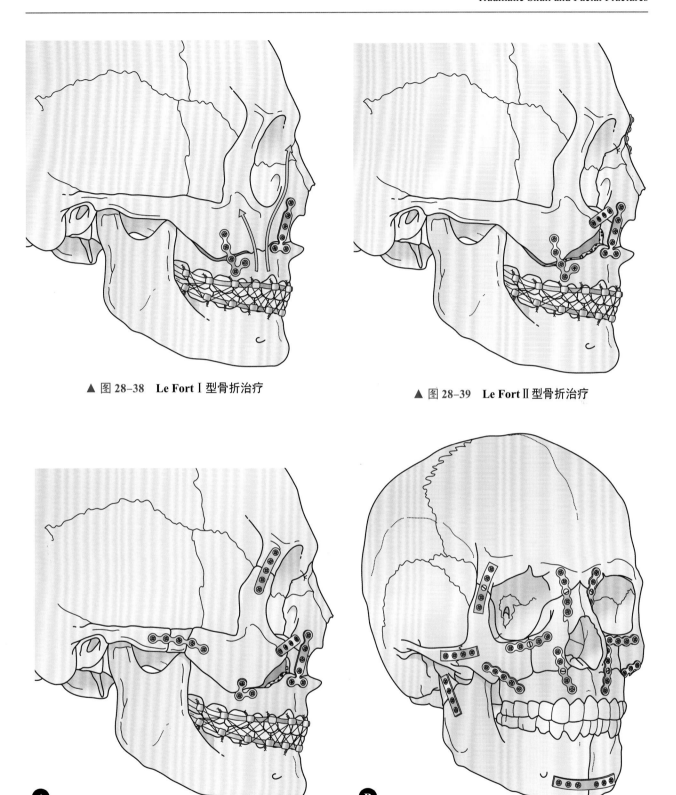

▲ 图 28-38 Le Fort I 型骨折治疗

▲ 图 28-39 Le Fort II 型骨折治疗

▲ 图 28-40 A. 使用钢板和螺钉固定治疗 Le Fort III 型骨折；B. 全面部（Le Fort 加下颌骨）骨折治疗

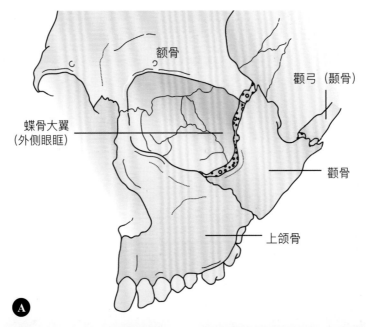

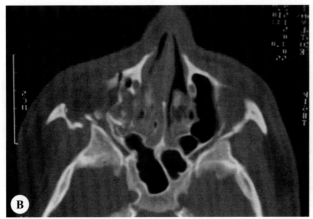

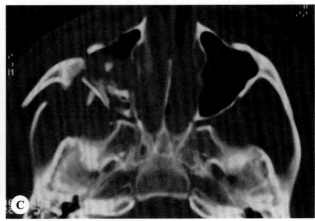

▲ 图 28-41　颧骨骨折脱位

A. 颧骨向上和额骨相连，经颧弓向上和颞骨相连，向内下和上颌骨相连，经外侧眼眶和蝶骨大翼相连；所有这些连接面在骨折复位中都必须对齐；B 和 C. CT 图像中可见典型的颧骨骨折脱位

复位。完全性颧骨骨折可累及眼眶外侧和下内壁，因此而导致眼部症状时需要进行治疗。

1. 诊断

颧骨骨折的症状见图 28-42。附着在颧骨额突上的外眦可向下移位，导致睑裂下斜。颧骨肿胀或脱位可能会干扰冠状突的运动，产生暂时性的轻度咬合障碍。面颊、眶周区和上龈颊沟可见血肿。由骨折引起的眼眶症状包括复视、眼球移位和下睑脱位。触诊眼眶边缘可发现阶梯状畸形或凹陷。触诊颧骨隆起可见患侧较健侧向后移侧。向内脱位的颧骨骨折可引起眼眶容积缩小，导致眼球突出。向外侧或向下脱位的颧骨骨折可引起眼眶容积增大，导致眼球内陷。

颧骨骨折应进行轴位和冠状位 CT（包括软组织和骨窗）以评估眼眶软组织及其与骨折的关系。

2. 治疗

不伴移位的孤立性颧弓骨折可以不手术治疗，除非患者出现牙关紧闭。移位性颧弓骨折伴明显畸形或牙关紧闭的需要复位。颧骨上颌复合体（zygomaticomaxillary complex，ZMC）骨折的治疗包括暴露、复位和钢板螺钉固定。在复位 ZMC 骨折时，应充分显露颧骨和蝶骨的关节，以确保对位准确。在正确复位后，用钢板和螺钉固定骨折。颧骨复位完成后，应重新评估眶底是否需要修复。

粉碎性骨折可采用钢板内固定结合骨折块内固定。将骨折碎片安置在适当的位置，同时使用小钢

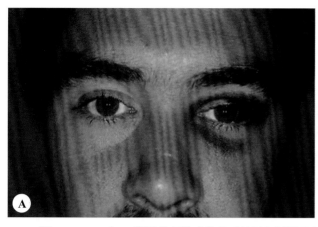
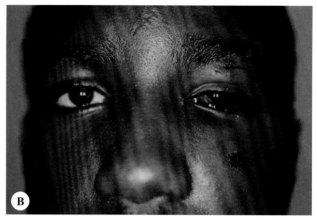

▲ 图 28-42 A 和 B. 颧骨骨折的症状几乎总是包括眶周血肿合并结膜下血肿。颧骨隆起向后移位、眶缘可触及的阶梯状畸形和眶下神经分布区麻木在临床上也较为常见；如果骨折延伸到同侧上颌窦，则会发生同侧鼻出血；B. 充血肿胀的结膜提示存在球后血肿且可能存在眼球损伤

板和螺钉进行刚性的内固定（图 28-43）。

如果在复位过程中出现外眦脱位，应在骨折块组装完成后重新固定。

（十一）下颌骨骨折

下颌骨骨折是常见的面部损伤，因为下颌骨的突出位置使其容易受伤。通常，下颌骨可同时存在多处骨折。下颌骨骨折可分为闭合性或开放性，移位或非移位，简单或复杂（粉碎性），也可根据解剖位置分类（颏、颏旁、下颌体、下颌角和下颌支，以及髁突和下颌头）。

1. 诊断

下颌骨骨折的诊断依据包括咬合不良、疼痛、肿胀、口底瘀斑、骨质疏松、骨摩擦音、牙列出现间隙或参差不齐、口内撕裂伤、牙关紧闭、颏神经分布区感觉异常等。"开颌"是指骨折使部分下颌完全脱位，使牙齿在患侧出现早接触，因而无法与对侧咬合（图 28-44）。开颌可能发生在前方、侧方或双侧。在张口时，髁下区的骨折使下颌向一侧偏离，从而阻碍了翼外肌的平衡作用。髁突和髁下区域的骨折可能导致耳道撕裂并产生出血，在临床上容易和颅中窝骨折混淆。下颌骨的牙槽骨部分相对于下颌骨体的不稳定性提示存在牙槽骨骨折。牙槽与下颌骨基底骨的分离会导致严重的牙不稳定。

下颌骨附着有很强健的肌肉，导致骨折后出现移位。全景 X 线片使用旋转 X 线管在圆周上进行环绕扫描，从而在单个平面上观察下颌骨情况。平片的侧斜位、后前位和头颅汤氏位可用于显示下颌骨。CT 是诊断下颌骨骨折最准确的检查之一，但偶尔会漏诊一些非移位性骨折。CT 还能显示骨折线在颅骨中的走行，这对于治疗计划是必要的。

2. 治疗

下颌骨骨折治疗的核心目标是恢复咬合关系、面高和面宽。下颌骨骨折的治疗取决于牙列的状态和骨折的位置。首先应用牙弓夹板和 MMF 使牙齿咬合（图 28-45）。在某些情况下，丙烯酸酯夹板可以暂时用于对齐牙列。一些骨折在"闭合复位"后需单独使用 MMF 治疗 4~6 周。对于伴有移位的下颌骨骨折，直接切开复位钢板和螺钉固定是首选治疗方法。当需要沿着下颌骨下缘进行钢板固定时，外科医生必须避开颏神经和牙根（图 28-46）。至少要在骨折每侧的稳定骨上安置两枚螺钉。与其他颅面骨折一样，粉碎性骨折的固定可以通过将多个碎片固定在一起来完成。

（十二）儿童面部骨折

在治疗儿童颅面骨折时，成人和儿童的生理差异是首先要考虑的。儿童的骨骼更有弹性和柔韧性，因此更容易发生青枝骨折，该骨折很难通过影像学诊断。儿童骨折愈合加快，骨不连罕见，因此更多骨折可保守治疗；仅需使用较短周期的 MMF。儿童出现颞下颌关节强直的风险较高，因此 MMF 不应放置超过 14 天。当骨折需要切开复位内固定时，应使用单皮质螺钉，钢板应置于下方，以避免损伤牙胚。乳牙的形状会使得牙弓夹板的放置存在一定困难，因此可能需要梨状孔固定线、环下颌线或悬吊线的支撑以获得稳定。在牙列中使用丙烯酸酯夹板有助于骨折的复位。

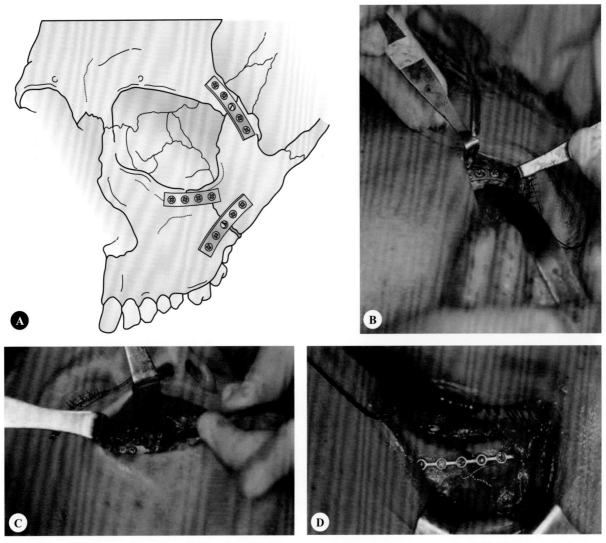

▲ 图 28-43　A. 颧骨切开复位内固定示意；B. 在颧额缝处放置坚固的面中部钢板；C. 在眶下缘处放置较薄的微小钢板；D. 根据骨折的粉碎程度，外科医生可能需要对颧上颌支柱或颧弓进行钢板固定

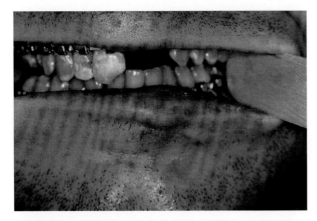

▲ 图 28-44　下颌骨骨折治疗后的"开颌"；患者因为下颌骨向后移位阻碍了下颌运动和上下颌牙齿的对齐，所以前牙不能完全咬合

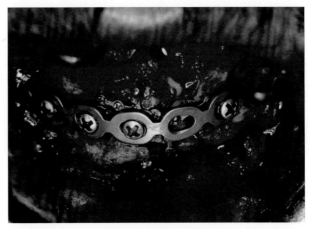

▲ 图 28-45　使用小钢板和大钢板来稳定所有节段以完成下颌骨骨折的刚性固定

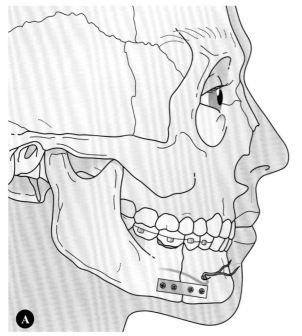

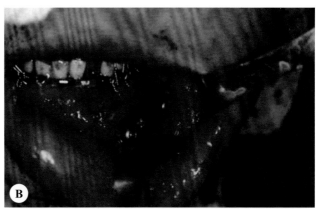

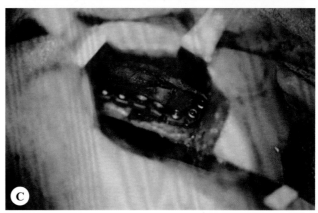

▲ 图 28-46 **A.** 下颌骨体部骨折采用沿下颌骨下缘的加压钢板治疗；**B.** 口内暴露用于下颌骨联合骨折的钢板和螺钉固定；**C.** 经上颈部外切口行下颌骨角骨折钢板螺钉固定术

因为儿童骨折愈合很快，当需要进行复位时，无论是否需要固定，都应早期或立即治疗。Le Fort 骨折在 1 周后就可能难以复位。由于儿童骨折愈合快，移位性骨折的复位通常需要在 5~7 天内完成。儿童前额颅骨突出，所以前额颅骨和眶上骨折在年轻（0—5 岁）年龄组中较为常见。儿童鼻窦发育不全，鼻窦骨不易骨折；如儿童上颌窦的尺寸较小，所以眶底骨折并不常见。孤立的眶顶骨折和眶底活板门骨折是发生在幼儿的特殊骨折类型。

第五篇

脊 柱
The Spine

第 29 章　颈椎损伤 464

第 30 章　胸腰椎骨折 482

第 31 章　脊髓髓外和髓内肿瘤 488

第 32 章　脊柱转移性肿瘤的诊治 498

第 33 章　脊髓损伤 507

第 34 章　颅颈交界区——重新评价 522

第 35 章　脊柱退行性疾病（颈椎） 537

第 36 章　脊柱退行性疾病（腰椎） 542

第 37 章　儿童和成人脊柱侧弯 549

第29章 颈椎损伤
Injuries to the Cervical Spine

Christopher C. Young　Peter A. Chiarelli　Christoph P. Hofstetter　著

黄 欣 译　龚江标 朱 昱 校

临床要点

- 颈椎是可以活动的，在遭受外力时容易造成损伤。
- 早期固定颈椎并通过影像学对颈椎进行全面评估，可以有效识别颈椎损伤情况，并将发生进一步损伤的风险降至最低。
- 临床医生应始终寻找患者脊柱力学不稳定的临床体征和影像学征象。
- 损伤机制、患者年龄和颈椎节段导致不同的损伤模式，具有不同的神经损害风险。
- 颈椎损伤类型及其稳定性决定了所需采取的干预方案，包括相对保守的外固定治疗，以及相对更具创伤性的处理，包括开放式或闭合式颈椎复位，颈椎内固定和融合。
- 脊髓损伤可能以迟发性的方式出现。
- 对于任何不完全性脊髓损伤患者，在病情允许的情况下应尽早进行复位。

　　任何在外伤后感觉颈部疼痛的患者都存在颈椎损伤的可能。对多发伤患者的初步处理原则应参照高级创伤生命支持（advanced trauma life support，ATIS）操作流程指南，优先保证患者气道、呼吸和循环的稳定。高级创伤生命支持技术的改进、严格地对患者进行固定[1]，以及急救医疗服务的发展[2]，降低了患者的早期死亡率并提高了患者的功能预后。根据美国国家脊髓统计中心的数据，每年脊髓损伤的发病率约为 17 000 例，超过 28 万人因脊髓损伤（spinal cord injury，SCI）而致残[3]。受伤的主要原因包括机动车事故（38%）、跌倒（30%）、人为暴力伤害（13%）及体育 / 娱乐活动（9%）。在人为暴力伤害中，枪伤（gunshot wound，GSW）最为多见。

　　颈椎是人体中生物力学上最复杂的结构之一。它为颅骨提供了高活动度的功能性支撑，同时保护脊髓免受伤害。从解剖学上讲，活动的颈椎相对缺乏保护，它在人体中的位置较高，容易受伤。考虑到枕 – 寰 – 枢关节与枢椎下颈椎之间的解剖学和生物力学差异，颈椎的骨折和损伤模式存在多样性。鉴于这些特点，颈椎更容易损伤，所有脊柱损伤中高达 60% 发生在颈椎（表 29-1）。根据损伤的机制和程度，脊柱损伤伴发脊髓神经损伤的发生率也存在很大差异，如孤立 C_2 轴性损伤伴发脊髓神经损伤的发生率为 1%～2%，而寰枢椎脱位伴发脊髓神经损伤的发生率接近 100%（表 29-2）。颈椎损伤的发病率和病因可因患者的性别和年龄而异。受伤时的平均年龄为 42 岁，男性占受伤人群的 80%。在儿童群体中，钝性颈椎损伤并不常见，主要发生在上颈椎（C_1～C_4）[4]。对于这类患者，韧带断裂和脱位比骨折更常见，可表现为影像学无异常的脊髓损伤（spinal cord injury without radiographic abnormality，SCIWORA）[5]。在老年群体中，女性和男性发病率相似，大多数损伤由跌倒所引起[6]。对于成人和老年患者，骨折是最常见的颈椎损伤形式[7]。

表 29-1 成人脊柱损伤发生率	
脊柱损伤节段	发生率
颈椎	60%
胸椎	8%
胸腰椎	20%
腰椎	10%
骶椎	2%

表 29-2 颈椎损伤和神经功能缺失	
损伤节段	神经功能缺失发生率
寰枕关节脱位	接近 100%
寰椎	1%～2%
枢椎	10%
C_3～T_1	6%
单侧颈椎小关节脱位	60%
双侧颈椎小关节脱位	接近 100%

由于颈椎创伤的伤情特征和其致伤原因多为高能量伤害，65% 的颈椎骨折和 80% 的颈椎多节段骨折可合并有其他部位的损伤，其中 20%～25% 的患者伴有头部损伤[8]。相反，美国国家创伤数据库的数据表明，8.6% 的脑外伤患者会伴随颈椎损伤，其中格拉斯哥昏迷量表评分低，以及遭受高能撞击的患者发生伴随颈椎损伤的风险最高[9]。此外，颈椎损伤患者存在伴随其他部位脊柱损伤的风险，8%～14% 的颈椎损伤患者会在其他脊柱区域出现损伤[10, 11]。

从公共卫生的角度来看，颈椎骨折是一种导致巨大医疗负担的疾病类型。颈椎受伤后，除了可导致患者丧失下肢、膀胱、肠道和性功能外，还会导致患者上肢功能受损。因此颈髓损伤可导致患者难以完成进食、梳洗、书写或其他需要精细手运动的工作。对于此类患者而言，手指和手部功能的丧失对生活质量的影响最大（相较性功能、膀胱、肠道或下肢功能障碍者大 5 倍[12]）。有呼吸功能不全的四肢瘫痪患者每年的医疗费较下肢截瘫患者要高出约 40%（前者 113 000 美元，后者 68 000 美元[13]）。据估计，上肢功能受损的脊髓损伤患者每年会给全美国增加 72 亿美元的直接医疗费用。

2002 年，美国神经外科医师协会（American Association of Neurological Surgeons）和神经外科医师大会（Congress of Neurological Surgeons）下属的脊柱和周围神经疾病联合分会发布了基于循证医学的颈椎和脊髓损伤治疗指南。该指南在 2013 年基于新发表的文献进行了更新，此外还纳入了既往 10 年间指南应用所积累的经验，对指南进行了修订。更新后的指南为有效治疗颈椎损伤提供了令人信服的科学依据，本章节中亦大量采纳了该指南的内容。

一、生物力学和病理生理学

在健康成年人群中，颈部的平均弯曲活动度约为屈曲 70° 和伸展 50°。向左右侧侧向弯曲的限制大约为 40°，此外颈椎可以实现各 70° 的顺、逆时针旋转[12-16]。寰枕关节（C_0～C_1）受致密的髁囊限制，几乎无法旋转，而顺时、逆时针各近 50° 的旋转主要通过 C_1～C_2 复合体的关节完成，而寰枕关节则依靠横韧带、翼状韧带和齿状突尖韧带固定[17]。颈部大约一半的屈伸运动依靠枕髁和 C_1 之间的运动，而另外约 20° 的屈伸依靠 C_1～C_2 的运动。在下颈椎，每一颈椎节段都提供了 1°～4° 的轴向旋转和 6° 的侧向弯曲活动度[18]。

许多外伤模型已被应用于颈椎损伤的生物力学研究，这些外伤模型包括跌落试验、液压压缩 / 拉伸试验、多向撞击（如汽车碰撞）、摆锤冲击和单纯数学计算模拟等[19]。这些外伤模型使用了多种实验道具，包括完整的尸体、从完整尸体上分离下来的脊柱—头标本，以及特定的椎体—椎间盘节段等。无论脊柱处于屈曲、伸展还是中立，颈椎损伤都有可能发生。在颈椎前凸的正常人群中，颈部轻度前屈（30°）即达到颈椎中立位，而颈部在进一步前屈的情况下才可能发生真正的屈曲型颈椎损伤[20]。颈椎在受到轴向负荷时，单个椎体可发生很大程度的局部过屈和过伸，通常这种单个椎体的过屈和过伸会替代邻近椎体间的交替屈曲 / 伸展，其程度取决于施加的负荷与椎体瞬时旋转中心的距离[21, 22]。通过这种椎体间"摇摆"或屈曲的机制，哪怕颈部在外伤中没有发生明显的屈曲或伸展，外伤中施加的轴向负荷仍可导致屈曲或伸展型的椎体损伤[23]。此外，由于局部椎体变形的发生早于颈部屈曲（撞击后 2～30ms），某些特定类型的骨折往往发生于颈部出现明显运动之前。据估计，人体能够承受的压缩负荷极限约为 4000N[24]，而对于前屈的承受力为 190Nm，在后伸时约为 60Nm[20]。

导致颈椎轴向负荷损伤的作用力大小随着患者年龄由成年早期到老年会出现显著的降低[19]。儿童的颈椎生物力学较为复杂，原因包括椎体进行性骨化、相对于成人更多的颈部运动，以及相较于成年人更大的头部比例导致相对更大的颈椎力矩。幼儿颈椎损伤常常发生在颅颈交界处，部分原因是幼儿枕髁较小，且齿状突软骨结合处相对薄弱[25]。儿童脊柱的影像学读片对于医生来说也存在着挑战性。例如，在颈椎影像学表现正常的儿童中约 25% 存在 $C_2 \sim C_3$ 的假性半脱位[26, 27]。正常儿童中约有 15% 可出现颈椎前凸消失，并伴有颈椎椎体楔形改变[28]。随着儿童年龄的增长，下颈椎损伤的发生率越来越高，损伤机制仍然包括韧带松弛，以及钩椎关节发育不全所引起的难以限制的颈椎侧弯。

颈椎损伤的生物力学在患者佩戴头盔或发生撞击时头部有护垫保护的情况下会发生改变。护垫已经被证明可以在空间上分散撞击到头部的力量，但与此同时，头部护垫延长了撞击力作用于颈椎的时长。护垫吸纳了碰撞物体撞击后自发转向或擦过颅骨的运动能量，延长了颈椎遭受撞击的持续时间，使护垫成为一个使颈椎处于持续受压状态的"口袋"。

（一）初步评估和体检

鉴于颈椎损伤的高发生率和脊髓损伤可能导致的严重后果，急救人员和临床医生必须对所有创伤患者可能伴随有颈椎损伤保持高度警惕。在合理、彻底地评估脊柱骨折或脊柱稳定性之前，所有存在脊柱损伤风险的患者都应被固定[29]。最常见的全脊柱固定方法包括使用适当大小的硬质颈托，以及使用固定在硬背板上的支撑块[29]。脊柱固定应在创伤现场开始实施，并在分诊、复苏、初级和二次检查期间保持。对于固定不当的患者，医生开展的其他初级检查和气道操作，理论上都可能加重已有的颈椎损伤。不过也有新的证据表明，这种加重颈椎损伤的风险可能被高估了[30, 31]。

初级创伤支持特别强调气道、呼吸和循环（心肺复苏 ABC 流程），旨在快速识别和纠正威胁患者生命的急性问题。此外，合理采用 ABC 流程治疗以保证足够的通气、氧合和组织灌注，有助于防止损伤的脊髓遭受二次伤害[32]。进行气道评估过程中，即

使患者已经使用了硬质颈托，也应注意避免对颈椎的过度搬动。在开放气道的动态操作或喉部气管插管时，可能出现颈椎过伸和过屈。急救人员应考虑到困难气道的可能性，并储备充足的专业知识和相关设备。在必要情况下应使用可视喉镜引导插管或使用喉罩气道[33]。

在创伤二次评估时，应让患者翻转躯体以便检查脊柱。对脊柱进行触诊，看是否有肿胀、畸形、错位和压痛。应进行详细的神经系统检查。对清醒患者进行运动和感觉检查，以确定受伤的程度（如果存在）。通过检测患者的各种感觉功能可以判断脊髓损伤的病理特征（如选择性痛觉和本体感觉丧失可提示 Brown-Sequard 综合征）。对于反应迟钝的患者，可观察患者四肢自主运动，或者对躯体刺激的反应，作为评估运动功能的证据。应将四肢在周围疼痛刺激下产生的运动，与不需要皮质脊髓束驱动的脊髓反射运动进行仔细区分。对所有可疑脊髓损伤的患者，必须进行直肠测压检查。球海绵体反射检查有助于判断预后。在脊髓损伤后出现瘫痪的情况下，脊髓反射缺失提示存在脊髓休克，此时无法确定脊髓损伤是否是完全性损伤。相反，存在脊髓反射（或脊髓反射恢复）提示不存在脊髓休克（或休克已恢复），而此时存在瘫痪提示患者的神经功能可得到显著改善的可能性较低。阴茎异常勃起是脊髓损伤的另一个标志，标志着盆腔血管系统中的脊髓交感神经信号输入的急性丧失。在伴有明显脊髓损伤的急性颈椎损伤患者中，深部腱反射减弱的弛缓性瘫痪很常见；此类患者中，反射亢进、Babinski 反射阳性，以及其他上运动神经元体征则不常见。

准确记录患者的神经系统检查结果非常重要，这些结果可以作为监测治疗效果的基线数据，及时发现病情急性恶化，并提供预后信息。在笔者所在医院，美国脊髓损伤协会（American Spinal Cord Injury Association，ASIA）的国际神经病学分级标准被用来记录脊髓损伤的水平、运动功能评分和 ASIA 损伤分级（图 29-1）。这个评估量表可以对患者的神经系统状况进行准确、一致和可重复的测量[34]。对于没有局灶性神经功能缺失的清醒患者，应尽早排除颈椎损伤的诊断，这有利于早期撤除患者的脊柱固定（这一点在下文中再做讨论）。同时排除颈椎损伤有助于尽早诊断和治疗其他部位的损伤，减少损伤并发症发生率，包括软组织压伤和呼吸道并发症[35]。

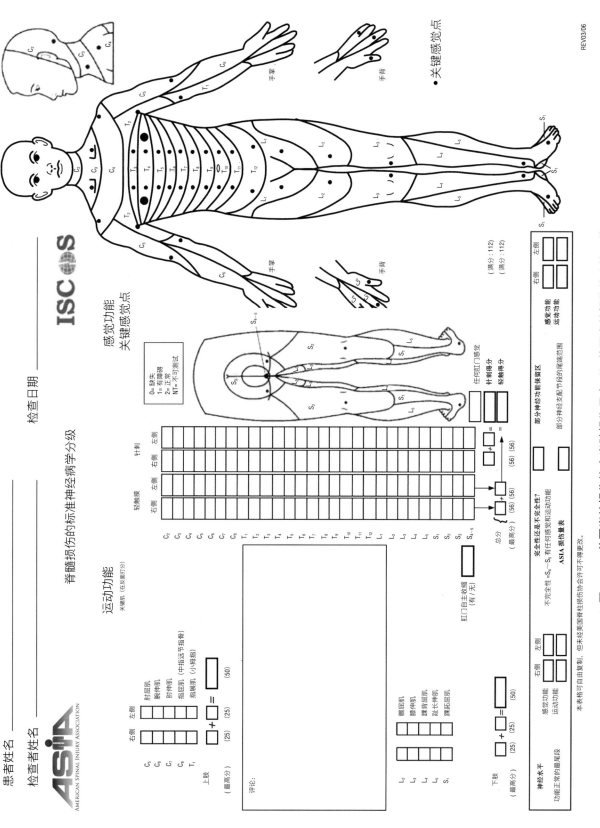

▲ 图 29-1　美国脊柱损伤协会脊髓损伤量表（经美国脊柱损伤协会许可使用）

（二）排查颈椎病情和放射影像学检查

创伤检查的一个重要部分是评估患者是否存在颈椎损伤。在排除颈椎损伤之前，患者要保持固定状态。对患者的病情进行彻底的评估十分重要，应尽快排除颈椎损伤，以尽早解除用于颈椎固定的硬质颈托[35]。这是很有利的，因为颈椎固定可能会影响颈静脉回流并升高颅内压（ICP）。此外，颈椎固定通常还会引起气道受损，阻碍动态的气道管理。对于创伤患者，佩戴颈托可导致患者更加的焦躁，并且颈托佩戴不当也是导致患者皮肤压疮的一个常见原因。

对于清醒和无症状的患者，在满足以下条件的情况下，可排除颈椎损伤[35-37]：①患者完全清醒、定向力正常，其精神状态不受化学物质或药物等的影响；②无局灶性神经功能障碍；③患者否认颈部疼痛或后中线压痛；④无其他部位严重损伤引起患者注意力分散的疼痛；⑤在体格检查中，患者颈部在正常范围内活动时无疼痛。对于此类患者，颈部固定是不必要的，如果已经使用了颈托固定，可以在未行影像学检查的情况下安全拆除颈托。对于遭受穿透性颅脑损伤的患者，最常见的致伤原因是枪弹伤，有证据表明，除非弹道轨迹表明患者颈椎直接受伤，否则没有必要对颈部进行固定[35]。对于临床上不能排除颈椎损伤的清醒患者或反应迟钝患者，初始选择的影像学检查方式是从枕部到 T_1 上端的矢状位、轴位和冠状位薄层 CT。与平片相比，CT 提供了更高的成像分辨率，且在现代创伤中心广泛使用，其灵敏度为 99%，特异度为 100%[38]。除此之外，颈椎的三维重建在复杂脊柱损伤评估和手术计划方面是非常有用的。当不能立即进行 CT 检查时，侧位、前后位和开口齿状突位 X 线片的灵敏度为 92%，阴性预测值为 99%[39]。

对于临床不能排除颈椎损伤的患者，包括有颈部疼痛或颈部中线压痛的清醒患者，或者意识不清的患者，在薄层颈椎 CT 检查结果正常的情况下，仍应继续进行颈椎固定，直到患者出现①症状缓解；②颈椎动力位平片排除颈椎不稳定；③颈椎磁共振成像（MRI）结果正常；④主治医生对损伤严重程度、患者临床风险，以及颈椎固定对其他诊治操作的影响进行全面评估后，选择终止颈椎固定。对临床上不能排除颈椎损伤患者采取这种诊治策略的原因在于隐性颈椎损伤导致神经功能恶化的可能性虽然很

低，但确实存在。在生理性轴向负荷下，直立位颈椎动力位平片有助于评估颈椎的稳定性，并有助于判断患者是否存在颈椎半脱位或异常的韧带松弛。然而，不应对意识不清的患者进行颈椎动力位平片检查，颈椎动力位平片检查应限于清醒患者。MRI 可以用于评估 X 线片或 CT 上都无法显示的软组织的情况。MRI 可以用于评估椎间盘韧带复合体、脊髓完整性，以及判断是否存在脊髓损伤，此外 MRI 还可用于判断是否存在对脊髓产生压迫的病变，如扩大的硬脊膜外血肿。综上所述，在笔者所在医院，除非高度怀疑患者存在颈椎损伤，否则对于急性多发性创伤患者，在薄层 CT 检查结合体格检查显示患者肢体对称性运动正常，且无明显神经功能缺损的情况下，即可排除颈椎损伤。这种诊疗流程对于处理同时存在头部损伤的多发性创伤患者，尤其是考虑颅内压升高的患者尤其重要[40]。尽早排除颈椎损伤有助于尽早解除患者硬质颈托，方便调节床头位置，从而促进静脉回流。对于高度怀疑颈椎损伤的患者，例如，患者若存在与头部受伤程度不相称的四肢活动障碍，在病情稳定、可以耐受进一步检查的情况下，应对患者进行 MRI 检查。一个脊柱创伤研究小组曾对 8 个美国国家一级创伤中心接诊的患者进行回顾性研究，发现在极少数病例中，导致神经功能恶化的脊髓损伤在 X 线片和 CT 检查中未被发现异常，而在 MRI 检查中却得到清楚的显示[41]。然而有趣的是，一项纳入 1718 名受试者的大样本文献 Meta 分析则支持在颈椎 CT 检查阴性后立即解除患者的颈椎固定[42]。

另外，对于存在任何局灶性神经功能缺损的患者，如考虑颈椎损伤，在颈椎 CT 和 MRI 充分排除骨性、韧带和脊髓损伤之前，应该保持颈椎固定。此外，如确认患者存在颈椎骨折，则应进行轴位全脊柱的影像学评估，因为在 8%～14% 的病例中，患者的颈椎损伤伴有其他部位的轴位脊柱损伤[10, 11]。尽管并非所有颈椎骨折患者都需要进行颈椎 MRI 检查，但对于伴有神经功能障碍的病例，以及可能存在 CT 上显示不清的椎间盘韧带复合体和血肿压迫脊髓的病例，MRI 检查往往具有重要参考价值。MRI 也适用于有颈椎基础疾病的患者，如强直性脊柱炎和弥漫性特发性骨肥厚症[43]。颈椎损伤还可能导致椎动脉和颈动脉的钝性脑血管损伤，特别是涉及 C_1 和 C_2 的损伤，或者导致相邻椎体明显半脱位或移位

的损伤[44]。对此类患者应进行颈部 CT 血管造影，以评估血管结构并排除血管损伤。

（三）颈椎骨折 – 脱位的闭合复位

经过初步临床评估和影像学检查后，应决定是否需要早期对脊柱骨折 – 脱位进行闭合复位。对创伤后的半脱位和小关节脱位进行闭合牵引复位，有利于恢复正常的脊柱序列，在大多数情况下可显著减轻脊髓压迫。在既往报道中，70%～80% 的患者都能实现闭合复位。尽管缺乏一级循证医学证据支持，但闭合牵引复位可早期减轻脊髓压迫、防止继发性脊髓损伤并改善神经功能预后[45]。许多病例报道表明，闭合牵引复位后神经功能得到迅速改善[46]。此外，骨折 – 脱位的复位往往可使患者症状得到缓解。

颈椎骨折 – 脱位可导致椎间盘膨出和突出，可见于半数以上的患者[47]。闭合复位治疗方案的一个缺点是可能导致椎间盘突出并压迫腹侧脊髓，致使患者的神经功能障碍进一步恶化[48]。对于清醒患者，

闭合复位后神经功能恶化的发生率很低，大约为1%，闭合复位前的 MRI 作用有限[49]。而如在 CT 上观察到患者的椎间盘韧带复合体存在突出和钙化，则进一步行 MRI 检查可能是必要的，这有助于判断是否应该放弃闭合牵引复位，而选择在手术室直视下进行开放复位。同样地，应对意识不清的患者或在闭合牵引复位时无法配合神经系统评估的患者在复位前行 MRI 检查，并根据检查结果选择开放或闭合牵引复位。

在繁忙的创伤中心应制订颈椎闭合牵引复位的相关流程和方案。由于尽早闭合牵引可为患者带来临床获益，同时不稳定性脊柱骨折使患者存在进一步神经损伤的风险，因此应在患者病情稳定后立即进行闭合牵引复位。在笔者所在医院，颈椎闭合牵引复位在麻醉前监护室（preanesthesia care unit，PACU）进行，并涉及多个学科，包括脊柱外科、麻醉科和放射科（图 29-2）。在获得患者知情同意后，

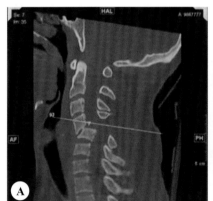
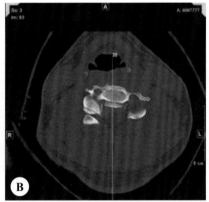
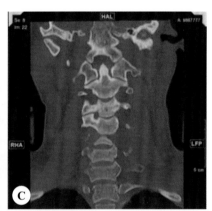
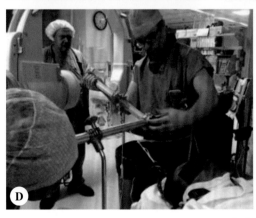
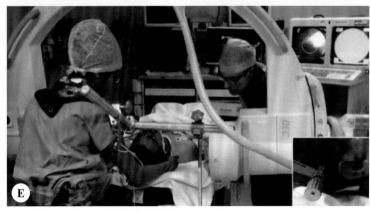

▲ 图 29-2　不完全性脊髓损伤患者 C_4～C_5 骨折脱位的闭合复位

A. 矢状位 CT 显示不稳定的 C_4～C_5 骨折脱位，椎管明显变形；B. 轴位视图显示相关的双侧小关节交锁和"裸面征"；C. 颅颈交界处的冠状位视图；在体格检查中，患者保留了骶部感觉和下肢抖动，符合不完全性脊髓损伤；D 和 E. 该患者神志清醒且能配合医生指令，因此通过牵引进行闭合复位；有经验的医护人员正使用 Gardener Wells 钳进行牵引复位，小心将钉子钉入耳朵上方的颞骨（D）；麻醉团队协助进行镇静，同时进行 X 线透视检查

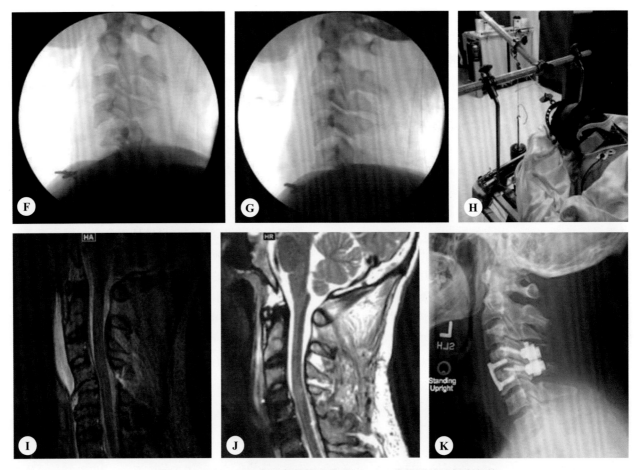

▲ 图 29-2（续） 不完全性脊髓损伤患者 $C_4 \sim C_5$ 骨折脱位的闭合复位

闭合牵引复位时，每隔 5～10 分钟增加 5 磅的重量，最终重量目标是颅骨 10 磅，受伤节段以上的每个颈椎 5 磅；F. 每次增加重量后，应检查患者的神经功能变化，并进行侧位 X 线片检查以评估脱位情况以及是否复位；G 和 H. 患者成功复位并继续维持 20 磅的牵引重量；I 和 J. 颈椎 T_2WI 检查提示脊髓损伤，脊髓内信号异常，同时未见硬膜外血肿或椎间盘韧带复合体压迫脊髓；K. 直立位 X 线片显示 $C_4 \sim C_5$ 颈前路椎间盘切除融合术（anterior cervical discectomy and fusion，ACDF）和后路脊柱融合术（posterior spinal instrumented fusion，PSIF）后脊柱力学结构稳定，颈椎序列得到恢复

患者被送至 PACU，麻醉团队为患者进行轻度镇静。患者体位为轻微的头高足低位。注射局部麻醉药后，将与 MRI 兼容的 Gardner-Wells 钳在耳上 1 英寸和外耳道稍后方适当地钉紧。进行神经系统查体和 X 线透视检查以获得患者基线资料。销钉在牵引轴的作用下会分离和弯曲颈椎，对于颈椎关节面发生错位嵌塞的患者，销钉和牵引轴将解除上、下关节突的错位嵌塞。牵引重量以 5 磅为单位增加，而助手则站于床脚并通过拉住患者的手腕约束带提供反牵引。使用 X 线透视评估复位情况，每隔 5 分钟增加一次重物，直到脊柱复位，并在加重的同时进行神经系统查体。可以安全施加的最大重量尚不确定，但一般的牵引重量计算规则是：枕部牵引使用 10 磅，每个椎体的牵引增加 5 磅（比如，$C_1 \sim C_2$ 牵引使用约

20 磅，下颈椎牵引使用 40～50 磅）。在一些研究中，使用不超过体重的 80% 或 150 磅的牵引重量也未发生不良事件[45]。如果患者出现神经症状恶化，或者在椎体在使用最大重量且椎体充分分离（1cm）的情况下仍不能复位，则应放弃闭合牵引复位。一旦实现了复位，10～20 磅的牵引重量通常足以维持复位状态。然后，患者应行 MRI 检查，并在扫描中保持牵引和脊柱序列，在必要的情况下，可进一步转到手术室进行手术处理。患者在牵引台之间转移时应该仔细协调，若操作不当可导致重复脱位，因此转移患者时应该由经验丰富的脊柱外科医生监督。

（四）颈髓损伤的重症监护治疗

颈髓损伤治疗的主要目标是：①保护和恢复神经功能；②纠正和预防脊柱生物力学不稳定和畸形；

③控制疼痛；④预防并发症。为了达到这些目的，脊髓损伤的急性期治疗包括预防继发性神经损伤，通过外固定或外科手术稳定脊柱，积极治疗疼痛和积极预防潜在的并发症。颈椎损伤患者的医疗需求众多且复杂，因此应该在重症监护病房中开展此类患者的治疗，该病房应配备外科医生、重症监护医生和康复专家在内的多学科专家。此外颈髓损伤患者通常伴随有其他部位损伤，因此需要进行密切的心肺监测和全面的治疗。许多美国国家一级创伤中心已经建立了高质量的急性脊髓损伤中心，可为患者提供卓越和专业的服务。有证据表明，在这些中心接受治疗的患者预后会得到显著改善[50]。

1. 呼吸衰竭

呼吸功能不全和肺功能障碍是创伤性脊髓损伤后常见的并发症，特别是当脊髓损伤发生在颈髓水平的情况下[51]。导致呼吸衰竭的神经因素包括膈肌（$C_3 \sim C_5$）、肋间肌及腹肌的去神经支配作用。颈部受伤后，由于组织肿胀、血肿形成或气道和周围结构的直接受损等原因，患者存在气道狭窄的风险。对于气管插管患者，应在连续评估最大吸气压（≤20mmHg）和肺活量（>10ml/kg）后再进行拔管，并充分警惕患者仍有发生早期和迟发呼吸衰竭的风险。应注意支气管肺的清洁卫生，定期进行机械性充气－排气以预防下呼吸道感染，并定期使用支气管扩张药来缓解支气管痉挛，促进呼吸道分泌物的清除。可应用氧疗以维持患者的氧饱和度在正常范围内。

2. 避免低血压

脊髓是一个代谢活跃的神经组织，对氧气的需求很高。在颈椎损伤和脊髓损伤后，保持足够的血液灌注和组织氧合是很重要的，可防止脊髓受到继发性损伤和缺氧损伤。由于颈椎损伤患者常伴随多发伤进而引发低血容量性休克或心源性休克，因此较容易出现低血压。此外，脊髓损伤患者，尤其是颈髓损伤的患者由于其受自主神经控制的血管张力降低和心脏前负荷的显著降低，可引发神经源性休克。根据 ATLS 指南，治疗过程中应控制患者的活动性出血，积极寻找并治疗引发休克的可逆的病因。根据需要使用复苏液、血制品和正性肌力药物以维持收缩压>90mmHg[32]。此外，脊髓损伤后，即使在通过手术充分减压和稳定脊柱的情况下，局部组织肿胀、水肿和炎症也仍然会降低脊髓灌注压。因此，建议在受伤后的前 7 天内，将平均动脉压维持在 85～90mmHg[51]。

3. 类固醇的作用

类固醇在颈髓损伤治疗中的价值仍有争议。现有循证医学证据不支持常规使用高剂量甲泼尼龙，且美国食品药品管理局也未批准该药用于颈髓损伤的治疗[34]。目前最受广泛引用的研究结果是于 1984—1998 年发表的美国国家急性脊髓损伤研究（National Acute Spinal Cord Injury Study，NASCIS）的 Ⅰ、Ⅱ、Ⅲ 期研究[52-56]。在这些大型前瞻性随机对照研究中，对创伤性脊髓损伤患者常规给予甲泼尼龙未能有效地改善患者的神经功能。NASCIS Ⅰ 研究对比了接受高剂量类固醇患者及低剂量类固醇的患者（1000mg/d vs. 100mg/d，持续 10 天）的临床预后，结果显示，高剂量类固醇的使用与更高的患者死亡率和并发症相关[52]。高剂量类固醇组的患者死亡率为 6%，而低剂量类固醇组的患者死亡率为 2%，高剂量组的伤口感染率是低剂量组的 3 倍，且在外伤后 1 年的随访中，两组患者的神经功能没有显著差别[55]。NASCIS Ⅱ 研究结果显示，受伤后 8h 内开始使用高剂量类固醇，并持续使用 24h 可能可使患者获益[54]。与使用安慰剂的对照组相比，先按 30mg/kg 甲泼尼龙剂量给予患者一个负荷剂量，然后再按 5.4mg/kg 给药，并持续 23h，可使患者的运动评分有改善，且这种改善效果在 1 年后的随访中仍然得到维持。析因分析结果表明，延迟使用类固醇会对患者产生有害影响，且会增加并发症发生率，包括急性胃肠道出血、伤口感染和肺栓塞。另外，支持类固醇药物治疗有效性的研究结果进一步遭到质疑，如这些结果并非是研究设计的主要临床结局（研究旨在评估和对比甲泼尼龙与纳洛酮在脊髓损伤中的疗效），且类固醇药物治疗的患者临床获益仅见于强行将 8h 作为治疗终点的析因分析结果中。随后，世界各地不同医疗中心采用与 NASCIS Ⅱ 研究相同剂量甲泼尼龙治疗脊髓损伤的回顾性和前瞻性研究均未能获得令人信服的支持类固醇药治疗疗效的证据。另外，学界对类固醇药可增加患者并发症发生率的担忧却一直存在，一些研究结果甚至表明类固醇组患者的神经功能结局较对照组更差[34]。总之，尽管已完成 4 项 Ⅰ 级前瞻性随机盲法临床试验和 2 项 Ⅱ 级前瞻性临床试验，类固醇药对脊髓损伤的治疗效果仍存有争议，相反可能导致更高的并发症发生率和致残率。即便有一些规模较小的Ⅲ级临床研究结果声称证明了类固醇药物能改善脊髓损伤患者的神经功能评分，但这些研究者也承认，这些评分改善几乎不具有实际的临床意义。

4. 低温治疗

局部和全身性低温治疗作为急性脊髓损伤的潜在治疗策略一直备受关注。低温治疗脊髓损伤的生理学原理在于降低体温可能通过多种机制起到神经保护作用，可能的机制包括：①降低体温可抑制神经炎症反应，而神经炎症反应会加剧继发性脊髓损伤；②降低体温可降低组织的代谢需求，从而防止组织缺血和缺氧[57]。在基于脊髓损伤实验模型的临床前研究中，通过标准化运动功能测试发现低温治疗可减少神经元损伤程度，促进神经功能恢复[58]。已发表的采用局部低温治疗脊髓损伤的临床研究结果则应被谨慎解读，因为这些研究往往存在多个混杂变量，如局部低温治疗同时进行手术减压和其他治疗药物（如甲泼尼龙）治疗，导致无法准确判断局部低温治疗的真实疗效[59]。最近的一些研究则采用温和的全身性血管内冷却，使体温降至 32～34℃，并维持 48h。没有确凿的证据表明低温给这些患者带来临床获益，但低温治疗并未增加并发症的发生率[60]。因此，目前美国神经外科医师协会 / 美国神经外科医师大会的脊柱疾病联合分会并不建议，或者反对使用治疗性低温疗法，并呼吁开展进一步研究以验证其安全性和疗效[61]。

二、颈椎损伤的分类

（一）寰枕关节脱位

创伤性寰枕关节脱位（atlanta-occipital dislocation，AOD）需要很大的外力，可导致高神经系统致残率和高死亡率（图 29-3）。以往 AOD 损伤被认为并不常见；然而最近的尸检报告表明，AOD 占所有交通死亡事故的 6%～8%。在与颈椎损伤相关的死亡中，20%～30% 是由 AOD 造成的[62]。创伤性 AOD 在小儿群体中是成人的两倍[63]，可能和小儿的枕髁较平、颅骨体重比例较高，或者韧带松弛有关。鉴于 AOD 诊断和治疗的进步，在及时进行治疗和固定的情况下，多达 20% 的此类损伤的幸存者可获得良好的功能恢复[64]。根据枕骨相对于颈椎的移位情况，AOD 被分为前脱位（Ⅰ型）、纵向脱位（Ⅱ型）和后脱位（Ⅲ型）[65]（图 29-4）。一旦检查或损伤的机制提示存在

AOD，必须采取严格的预防措施以预防进一步的并发症发生。首先应停止使用硬质颈托，因为硬质颈托会加剧寰枕关节的分离。可行的办法是在患者头部两侧使用沙袋，并用胶带固定以稳定上颈椎。另一种固定方法是早期使用 Halo 支架。Halo 支架可以即刻固定颈椎，并在患者随后进行开放式手术固定期间为体位的摆放和气管插管提供有效固定。AOD 患者禁止行颈椎牵引。

颈椎 X 线片对诊断 AOD 的灵敏度较差，尤其对于非纵向型损伤（非Ⅱ型）。在一项回顾性病例分析中，通过采用 Harris 法在 X 线片上测量枕骨大孔后缘中点到枢椎体后面骨皮质连线的垂直距离及枕骨大孔前缘中点到齿突尖的距离（basion-axial interval and basion-dental interval，BAI-BDI），在总计 105 名患者中发现有 53 名存在 AOD[66, 67]。结合 AOD 的临床症状体征，以及 X 线片相关的特征，如椎前软组织肿胀而无明显椎体骨折，应对患者进行进一步的 CT 或 MRI 检查。AOD 相关的临床症状和体征包括后组脑神经麻痹与单侧肢体轻偏瘫、偏瘫或高位截瘫，以及相关的呼吸功能障碍，包括呼吸暂停。通过薄层 CT 测量枕髁 – C_1 间距（condyle-C_1 interval，CCI）和 BDI 是具有高灵敏度和特异度的 AOD 诊断方法[68, 69]（图 29-3）。若 CCI＞4mm 和 BDI＞10mm 则提示结果异常。CT 还可以显示出颅颈交界处的蛛网膜下腔出血。MRI 可以显示 C_1～C_2 处硬膜外出血，此外 T_2WI 像还可显示韧带损伤。应该强调的是，AOD 是一种极不稳定的损伤类型，如果患者的脊柱序列能够暂时恢复正常，则任何影像学检查都可能出现漏诊。

当前 AOD 的治疗范式是基于已发表的最大样本 AOD 患者队列研究的结果（表 29-3）[70]。Ⅰ级损伤是指那些 BDI 和 CCI "正常"（图 29-5），而 MRI 表现模棱两可的损伤，如 MRI 显示寰枕后方韧带高信号，而寰枕关节仅有轻度或无异常信号。对这类患者，用 Halo 支架或颈托进行非手术治疗就足够了。Ⅱ级损伤的定义为，CT 检查结果至少符合一项异常，或者 MRI 检查发现寰枕关节、覆膜、翼状韧带、十字韧带存在严重异常。对这些患者应进行有效的外科稳定，需要从枕部到上颈椎进行开放复位和内固定（open reduction and internal fixation，ORIF）[64]。通过几种类型的器械来实现固定（图 29-6），且必须辅以异体或自体骨来实现关节融合。

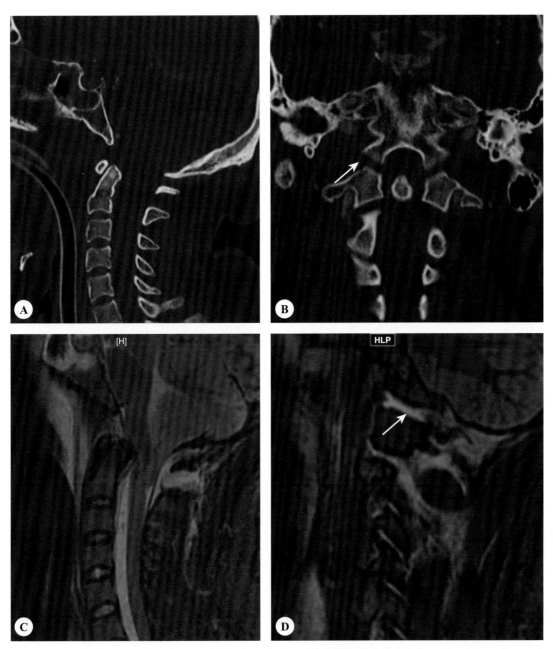

▲ 图 29-3　**A** 和 **B.** 矢状位和冠状位 CT 显示导致患者四肢瘫痪的寰枕关节脱位（**AOD**），其 **BDI**（**14mm**）和寰枕间距（**4mm**）高于正常水平；**C.** 颈椎 T_2 **MRI** 显示颅颈交界处结构严重紊乱，脊髓受压；注意寰枕后方韧带的 T_2WI 信号异常；**D.** 寰枕关节平面的矢状位 T_2 像显示关节异常信号、寰枕间距异常增加

1. 枕髁骨折

枕髁骨折（occipital condyle fracture，OCF）很难通过 X 线片发现，CT 成像是首选的诊断方式。随着枕颈交界部位 CT 检查被越来越多地应用于创伤患者的评估，枕髁骨折被识别的频率越来越高[71]。OCF 的真实发病率尚不明确，但大多数学者判断比通常认为的更常见。据报道，OCF 的发病率为 4%～19%，平均发病年龄为 32 岁，男女比例为 2 : 1[72]。

OCF 通常为孤立性损伤。可能出现迟发性脑神经功能缺损，尤其是后组脑神经麻痹。有时患者存在严重颅椎损伤的唯一线索可能是颈椎侧位片发现咽后血肿[73]。Anderson 和 Montesano 基于 CT 的解剖学研究对 OCF 进行了分类[74]（图 29-7）。孤立发生的 I 型骨折（轴向负荷所致粉碎性骨折）和 II 型骨折（颅底骨折的延伸）通常为稳定性骨折。有症状的此两类患者可以用颈托进行外固定治疗[64]。III 型骨折（翼状韧带撕脱的髁突碎片）可能不稳定，需要用颈托或 Halo 支架进行严格的外部固定。OCF 极

Ⅰ型　Ⅱ型　Ⅲ型

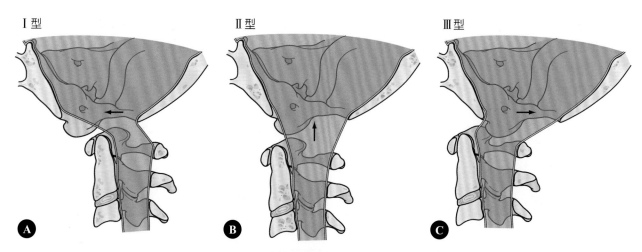

▲ 图 29-4　寰枕关节脱位（AOD）的分类方式

A. Ⅰ型，枕骨前脱位（相对于寰椎）；B.Ⅱ型，垂直脱位；C.Ⅲ型，后脱位（经 Barrow 神经病学研究所许可重新绘制）

表 29-3　寰枕关节脱位治疗模式					
研　究	等　级	CT 检查	磁共振检查	牵引试验	治疗
Horn 等，2007	Ⅰ	正常（根据既定标准）（功比率、BDI、BAI、X 线、CCI）	中度异常（寰枕后方韧带或寰枕关节高信号）	不适用	外固定
	Ⅱ	≥1 项异常结果（根据既定标准）	寰枕关节、覆膜、翼状韧带、十字韧带严重异常	不适用	内固定

BAI. 枕骨大孔后缘中点到枢椎体后面骨皮质连线的垂直距离；BDI. 枕骨大孔前缘中点到齿突尖距离；CCI. 枕骨髁 $-C_1$ 间距

Horn EM, Feiz-Erfan I, Lekovic GP, et al. Survivors of occipitoatlantal dislocation injuries: imaging and clinical correlates. *J Neurosurg Spine*, 2007, 6:113-120.

少需要手术治疗，通常可对所有孤立的 OCF 进行保守治疗，即便存在脑干受压并伴有神经损伤。未经治疗的患者可能会出现后组脑神经麻痹，但麻痹症状在患者得到外固定治疗后仍有很大机会得到缓解。如果患者存在颅颈移位或其他损伤，如寰枢椎不稳定，则可能需要行开放复位和内固定（open reduction and internal fixation，ORIF）治疗。双侧 OCF 可以被视为一种特殊的 AOD，需仔细评估后制订治疗方案。

2. 寰椎（C_1）骨折

寰椎（C_1）是枕骨与枢椎（C_2）及其他颈椎连接的桥梁。寰椎骨折占所有颈椎损伤的 3%～13%[75, 76]。C_1 的损伤大多是孤立的，但 44% 与 C_2 骨折有关，而 9% 与非连续的颈椎骨折有关，21% 的寰椎骨折患者伴有头部损伤。寰椎骨折通常是由轴向负荷引起。由于 C_1 水平椎管很宽，寰椎骨折很少引起神经损伤。

寰椎骨折存在多种类型，并存在多种分类方式。最广泛使用的分类系统是由 Landell 和 Van Peteghem 提出，该分类方式以 Jefferson 最初对骨折类型的描述为基础[77, 78]（图 29-8）。Ⅰ型骨折局限于单独的前弓或后弓。Ⅱ型骨折同时涉及前后弓，导致两个或更多的骨折块，通常称为 Jefferson 骨折。经典的四段式 Jefferson 骨折是 C_1 最常见的骨折类型，认为是Ⅱ型骨折。Ⅲ型骨折涉及侧块。C_1 环的先天性发育异常在某些情况下可被误认为是骨折，对于此类患者可行 MRI 检查以评估是否存在软组织损伤和急性骨性损伤。

寰椎横韧带（transverse atlantal ligament，TAL）的完整性是决定寰椎骨折稳定性的关键因素，对其进行评估十分必要[79]。经典的 Spence 准则通过脊柱 X 线片评估侧块（C_1 相对于 C_2）的位移程度，从而为选择合适的治疗方式提供依据[80]。具体操作方法

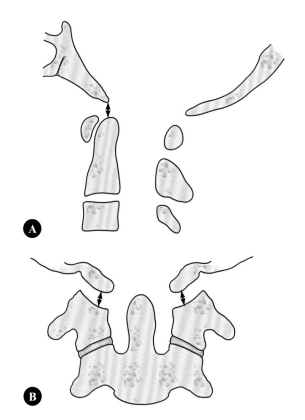

▲ 图 29-5　诊断寰枕关节脱位（AOD）的颈部影像技术

A. 枕骨大孔前缘中点到齿突尖距离（BDI）在成人超过 10mm 或在儿童超过 12mm 为异常；B. 枕髁与寰椎上关节面之间的距离在成人超过 2mm 或在儿童超过 5mm，被认为存在髁间隙异常（经 Barrow 神经病学研究所许可重新绘制）

是，在张口位 X 线片或冠状位 CT 上测量 C_1 的两个侧块在 C_2 上的位移之和。如果位移总和 ≥6.9mm，则认为 TAL 无法固定 C_1 和 C_2，为不稳定性骨折。在进入 MRI 时代后，Dickman 及其同事证明，有61% 的 TAL 断裂在应用 Spence 准则评估的情况下被漏诊；因此，他们提出应用 MRI 检查来评估 TAL 的完整性[79]（图 29-9）。TAL 中段或 TAL 插入寰椎内侧结节处的断裂被认为是 Dickman Ⅰ 型损伤，这类损伤是不稳定的，仅靠外固定无法愈合，通常需要手术固定[81]。Dickman Ⅱ 型 TAL 损伤则包括骨质撕脱，这类损伤存在仅通过外部固定治愈的可能性。如果外固定后 8~12 周的动力位 X 线片仍提示 C_1 不稳，则需要行手术固定。应根据 C_1 的损伤程度，决定是否需要进行枕颈固定术。

如果横韧带完整，孤立的 C_1 骨折可以单纯行颈椎外固定治疗。寰椎前弓或后弓骨折可采用硬质颈托治疗。具有完整 TAL 的寰椎前弓和后弓骨折

（爆裂性），可以用硬质颈托或 Halo 支架治疗。同样，粉碎性侧块骨折需要使用硬质颈托或 Halo 支架治疗。

3. 枢椎（C_2）骨折

C_2 骨折占所有颈椎外伤的 20%[76]。骨折的类型包括齿状突骨折，通过 C_2 椎弓峡部的 Hangman 骨折，以及其他类型的骨折。齿状突骨折是最常见的 C_2 骨折，约占 60%。与枢椎骨折相关的神经功能障碍发生率和急性损伤死亡率分别为 8.5% 和 2.4%[82]。尸检结果显示，在交通事故现场死亡者中，有相当一部分存在上颈椎的骨折；其中，枢椎骨折的比例估计为 25%~71%。

(1) 齿状突骨折：齿状突骨折的 Anderson-D'Alonzo 分类法见图 29-10[83]。Ⅰ 型齿状突骨折最罕见，涉及齿状突尖端附着的翼状韧带撕脱。Ⅱ 型骨折最常见，累及齿状突基底。Ⅱ A 型骨折是当前所有对 Anderson-D'Alonzo 分类法的修改中唯一被学界广泛接受的，包含与 Ⅱ 型骨折相关的粉碎性骨折；这种类型的骨折约占齿状突骨折的 5%[84]。Ⅲ 型齿状突骨折占所有齿状突损伤的 1/3，该类型的特征为骨折延伸至 C_2 椎体[75]。Ⅰ 型齿状突骨折非常罕见，因此目前很少有针对此类骨折的治疗推荐。然而，翼状韧带的破坏可能导致骨折不稳定，因此在一些情况下手术融合是必要的。Ⅱ 型骨折在仅用外固定治疗的情况下，其不愈合率高达 40%。Ⅱ 型骨折的齿状突移位<5mm，适合接受 Halo 支架治疗。然而，对于齿状突移位>5mm 的患者，仅靠外部固定的治疗失败率超过 86%；因此，这类骨折更适合手术治疗。对于老年患者，无论接受保守治疗还是手术治疗，齿状突骨折都与更高的死亡率和致残率显著相关[85, 86]。然而，50 岁以上的 Ⅱ 型齿状突骨折患者接受保守治疗后发生不愈合的概率较 50 岁以下患者高出 21 倍；因此，此类患者应首选手术治疗[32, 87, 88]。Ⅱ A 型骨折和齿状突移位 ≥5mm 的 Ⅲ 型齿状突骨折患者也应早期行手术治疗。根据骨折线的起点的方向，可选的手术方式包括前路齿状突螺钉固定或后路寰枢椎融合。Ⅲ 型骨折通常采用硬质外固定治疗。在使用 Halo 支架的情况下，Ⅲ 型骨折的融合率为 97%[82]。

(2) Hangman 骨折：Hangman 骨折，或者枢椎双侧椎弓峡部骨折（也被称为创伤性枢椎前滑脱），占所有颈椎骨折的 4%，占所有枢椎骨折的 20%[75, 82]。Hangman 骨折较少引起神经损伤[89]。Effendi 及其同

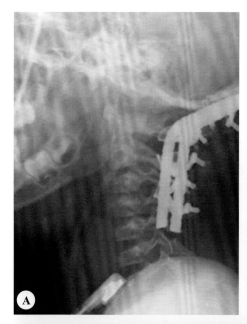
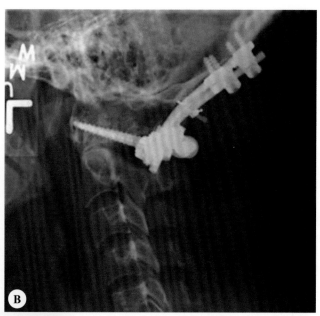
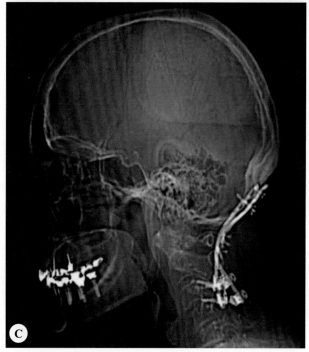

▲ 图 29-6　通过枕骨 –C₄ 钛棒固定和自体骨融合手术实现脊柱稳定

A. 枕骨 –C₄ 融合术后的侧位片，由于患者的椎动脉走行位置不利于放置 C₂ 螺钉，因此使用金属丝穿过 C₁、C₂ 椎板并与固定棒进行缠绕以进一步加固，确保颈椎的稳定性；B. 侧位片显示使用枕骨螺钉和 C₁ 侧块螺钉进行枕颈融合，同时保留了寰枢关节；C. 枕骨-C4 融合术后的侧位片，使用枕骨螺钉和 C₃～C₄ 螺钉，保留 C₁～C₂ 节段（经 Barrow 病学研究所许可使用）

事将 Hangman 骨折分为无移位型骨折（Ⅰ 型）、枢椎前部移位型骨折（Ⅱ 型），以及枢椎前部屈曲移位合并 C₂～C₃ 小关节脱位型骨折（Ⅲ 型）[90]（图 29-11 和图 29-12）。Ⅰ 型和 Ⅱ 型 Hangman 骨折使用 Halo 支架或硬质颈托进行外部固定可取得良好治疗效果。在固定之前，可能需要适当的牵引来缩减骨折移位程度。显著移位的 Ⅱ 型和 Ⅲ 型 Hangman 骨折（移位＞5mm 或成角＞10°）应优先采用 ORIF 治疗[51]。Levine 和 Edwards 进一步改良了 Effendi 的分类，将

骨折移位和成角程度纳入分类系统[91]。将 Effendi 分类法和 Levine 分类法相结合的分类法是目前最广泛应用的 Hangman 骨折分类法。对于任何类型的枢椎骨折，如果有证据表明 C₂～C₃ 存在半脱位和不稳定，应进行手术修复，因为这类存在移位的骨折如采用非手术治疗可导致很高的不愈合率[32]。

涉及 C₂ 椎体、椎弓根、侧块、椎板和棘突的骨折占颈椎骨折的近 20%[76]。C₂ 椎体骨折通常采用保守治疗[92]。寰椎和枢椎的复合骨折占所有颈椎骨折

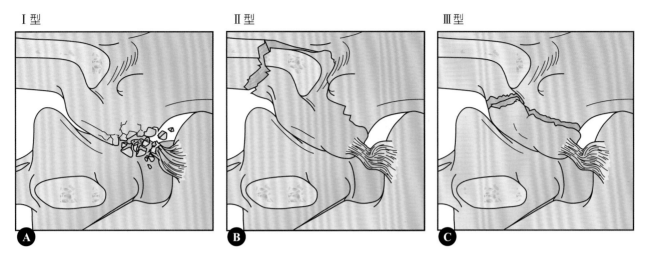

▲ 图 29-7　基于 **Anderson** 和 **Montesano** 分类系统的各类枕髁骨折（经 **Barrow** 神经病学研究所许可重新绘制）

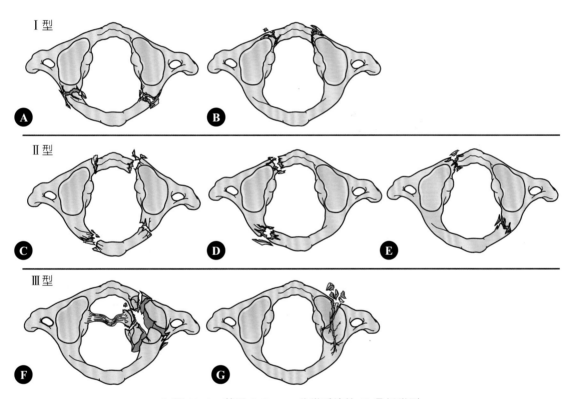

▲ 图 29-8　基于 **Jefferson** 分类系统的 C_1 骨折类型

A. Ⅰ型 Jefferson 骨折累及寰椎后弓；B. Ⅱ型 Jefferson 骨折累及寰椎前弓；C 至 E. Ⅲ型 Jefferson 骨折同时累及前弓和后弓；F 和 G. Ⅳ型 Jefferson 骨折则是累及侧块（经 Barrow 神经病学研究所许可重新绘制）

的 4%，最常见的是 C_1– 齿状突骨折（60%）和 C_1-Hangman 骨折（12%）。一般来说，C_2 骨折的类型决定了寰枢椎复合骨折的治疗方案。大多数 $C_1 \sim C_2$ 复合骨折可以通过外固定成功治疗。寰齿间距（atlanto dental interval，ADI）≥5mm 的 C_1-Ⅱ型齿状突骨折及 $C_2 \sim C_3$ 成角＞10° 的 C_1-Hangman 骨折可能存在不稳定，

可考虑行手术治疗。手术方案包括 $C_1 \sim C_2$ 后路融合、$C_1 \sim C_2$ 经关节螺钉固定、前齿状突螺钉固定、$C_1 \sim C_3$ 后路融合和枕颈融合[93]（图 29-13）。C_1 和 C_2 的前路手术包括治疗齿状突骨折的齿状突螺钉固定术（图 29-14），以及治疗 Hangman 骨折的 $C_2 \sim C_3$ 椎间融合加前路钢板内固定术[51]。

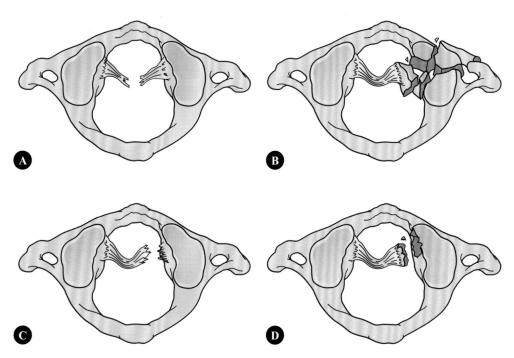

▲ 图 29-9　**Dickman** 对 **Jefferson** 分类系统进行改良，将横韧带的完整性纳入评估内容

横韧带中段（A）和韧带插入寰椎内侧结节处（B）的断裂都属于 Dickman Ⅰ 型骨折，非手术治疗无法愈合；骨质撕脱（C 和 D）属于 Dickman Ⅱ 型骨折，采用外固定治疗有相当高的愈合机会（经 Barrow 神经病学研究所许可重新绘制）

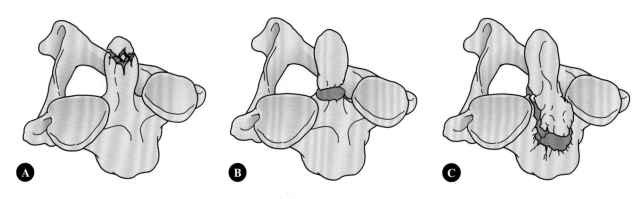

▲ 图 29-10　齿状突骨折的 **Anderson-D'Alonzo** 分类法

A. Ⅰ 型齿状突骨折仅累及齿状突尖端；B. Ⅱ 型骨折累及齿状突基底；C. Ⅲ 型骨折延伸至 C_2 椎体（经 Barrow 神经病学研究所许可重新绘制）

4. 下颈椎（$C_3 \sim T_1$）骨折

单纯的 C_3 损伤不常见，占所有颈椎损伤的不足 1%[76]。与 C_2 骨折（通常是 Hangman 骨折）相关的 C_3 骨折相对更常见一些，可累及 C_3 的椎板和棘突。C_3 可能是一个相对不容易受损伤的节段，因为它位于更易受伤的 $C_1 \sim C_2$ 复合体和 $C_5 \sim C_6$，而 $C_1 \sim C_2$ 复合体和 $C_5 \sim C_6$ 是颈椎中屈曲和伸展幅度最大的区域。

近 75% 的颈椎骨折发生在 $C_4 \sim T_1$ 节段。颈椎骨折最常见的水平是 C_5，而最常见的半脱位损伤水平是 $C_5 \sim C_6$ 间隙[94]。椎体骨折是下颈椎骨折最常见的损伤类型。按发生率递减的损伤类型依次为半脱位、小关节脱位，以及椎板、椎弓根或棘突骨折。下颈椎也可出现无骨折或脱位的单纯韧带损伤。与椎体骨折相关的半脱位导致脊髓损伤的发生率很高。双侧小关节脱位患者的神经损伤发生率接近 100%，单侧小关节脱位的神经损伤发生率为 80%[95]。需要强调的是，大多数单侧小关节脱位通常导致神经根的

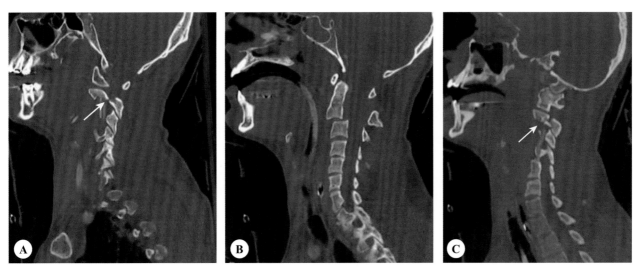

▲ 图 29-11　连续的矢状位 CT 显示 Ⅱ 型 Hangman 骨折

A 和 C. 箭显示双侧椎弓根峡部骨折移位；B. 导致 $C_2 \sim C_3$ 椎间盘间隙破坏和 C_2、C_3 脱位 >3mm；注意椎动脉与骨折部位的距离

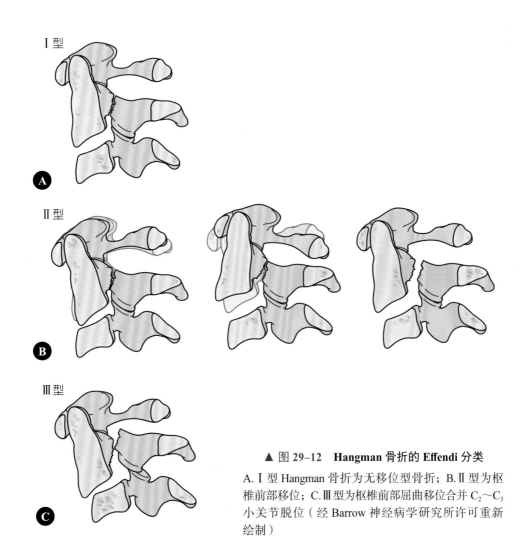

▲ 图 29-12　Hangman 骨折的 Effendi 分类

A. Ⅰ 型 Hangman 骨折为无移位型骨折；B. Ⅱ 型为枢椎前部移位；C. Ⅲ 型为枢椎前部屈曲移位合并 $C_2 \sim C_3$ 小关节脱位（经 Barrow 神经病学研究所许可重新绘制）

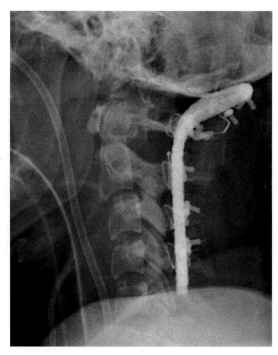

▲ 图 29-13　枕颈融合术后侧位片显示固定融合装置
经 *Journal of Neurosurgery* 杂志许可使用

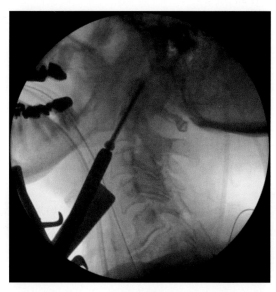

▲ 图 29-14　C_1~C_2 齿状突螺钉固定术后侧位 X 线片
经 Barrow 神经病学研究所许可重新绘制

损伤，而双侧小关节脱位则通常导致完全性脊髓损伤。在制订 C_4~T_1 脊柱损伤患者的最佳治疗方案时，必须考虑以下因素：损伤机制、损伤类型、神经功能障碍的程度，以及可能压迫脊髓的实体类型（如血肿、碎骨片或椎间盘）。这些损伤可以根据 Allen 及其同事提出的系统进行分类，包括牵拉 / 屈曲损伤（包含小关节脱位）、压缩 / 屈曲 / 垂直压缩损伤、

伸展损伤和脱位损伤 [96]。脊柱创伤研究小组研发的下颈椎脊柱脊髓损伤分类评分系统（subaxial injury classification system，SLIC）进一步纳入了椎间盘韧带复合体的完整性及患者的神经功能这两个因素，以尝试将损伤的生物力学稳定性进行量化 [32, 97]。AOSpine 基金会发布了一个新的改良分类系统，该系统试图将以往的分类系统进行整合，使新的分类系统与目前广泛使用的 AO 胸腰椎骨折分类相一致，以提高其可靠性和有效性 [98]。

脊髓损伤的一般处理原则也适用于下颈椎损伤。具体而言，C_3~T_1 骨折或半脱位应尽早进行复位，而对不可复位的脊髓压迫损伤应进行手术减压，尤其是对不完全性脊髓损伤患者。对于无移位的椎体骨折或孤立性椎体后部骨折，通常只需行外固定即可痊愈。成功复位的小关节脱位如果仅合并小关节骨折而非单纯韧带损伤，则可通过外固定来实现治愈。需要对外固定治疗患者进行连续和动态影像学随访，以排除迟发性脊柱失稳。如果闭合复位治疗骨折或半脱位失败，则需要行开放复位和修复；如果患者存在不完全性神经损伤，则需行急诊手术治疗。手术固定也适用于靠单纯外固定治疗无法治愈的患者。单纯韧带损伤的患者应首选手术修复，此类患者行非手术治疗达到治愈的可能性很小。下颈椎损伤患者的手术方案选择必须同时满足脊髓或神经根减压及脊柱稳定和融合两方面的需要。一般来说，来源于颈椎前部的病变可行前路手术，而来源于颈椎后部的病变则可行后路手术，在一些情况下需要行前后路联合手术。颈椎的后方重建包括脊髓和神经根的减压（在需要的情况下），以及使用各种金属丝、钉棒技术进行固定，且这些固定技术必须进一步通过骨性融合进行强化。此外，还可以在椎体切除或椎间盘切除术后，应用椎间植骨和前路钢板进行颈椎前路固定（图 29-15）。据统计，近 1/3 的小关节脱位损伤患者在初次行闭合复位时失败。1/3 的患者无法仅靠单纯外固定维持正常脊柱序列，完全的韧带断裂是外固定失败的预测因素 [99]。颈椎前路和后路固定手术具有很高的融合成功率；只有 2%~5% 的病例出现术后脊柱不稳定。手术治疗的适应证包括不可复位的脊髓压迫伴功能缺失，韧带损伤伴小关节不稳定，颈椎后凸达到 15° 或以上，椎体压缩达到 40% 或以上，以及半脱位达到 20% 或以上 [100]。

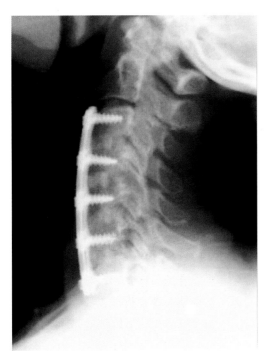

▲ 图 29-15　颈椎椎体切除融合术后 X 线侧位片

经 Barrow 神经病学研究所许可重新绘制

总之，椎体压缩性颈椎损伤在仅用外固定治疗的情况下，脊柱不稳定的发生率为 5%；伸展型颈椎骨折在单纯外固定下出现脊柱不稳定的发生率可高达 24%，而半脱位型骨折的相关脊柱不稳定发生率甚至更高。

（二）挥鞭样损伤和无影像学异常的脊髓损伤

1. 挥鞭样损伤

加速 – 减速颈椎损伤，通常称为挥鞭样损伤，与患者受突然出现的向前方 / 上方或向后方 / 下方的作用力有关。胸腔和颈椎在初始状态下处于静止状态，此时躯干如受到向上力量的冲击，可导致胸腔和颈椎向头部移位，从而造成颈椎损伤。这种损伤模式与轴向负荷导致的损伤非常相似。加速 – 减速损伤

也可能由来自后方的撞击引起。而来自后方撞击引起的挥鞭样损伤会使下颈椎发生快速伸展[101]。上颈椎则因与初始状态下静止的头部相连而发生相对屈曲。此时，位于屈曲的上颈椎和伸展的下颈椎之间的椎体节段在小关节复合体处受到很大的剪切力[102]，可能发生弯曲和断裂[103, 104]。这种作用力还可以导致韧带损伤或软组织挫伤。因此，造成挥鞭样损伤的机制与颈椎发生超出生理极限的单纯过伸运动无关，而是与相邻的屈伸的颈椎节段之间区域受到的作用力相关。不过，挥鞭样损伤相关骨折的手术治疗方案与其发生机制并无关。脊髓或周围硬膜的快速变形可导致脊髓挫伤，这种损伤可在 MRI 上清楚地显示。影像学检查还可清楚地显示关节囊或韧带的损伤程度。此外软组织拉伤或挫伤可导致疼痛和肌肉痉挛。

2. 无影像学异常的脊髓损伤

无影像学异常的脊髓损伤（spinal cord injury without radiographic abnormality，SCIWORA）是一类临床表现有脊髓功能障碍，但在 X 线片或 CT 中没有任何骨折、脱位或韧带损伤的脊髓损伤。SCIWORA 约占所有小儿脊柱损伤的 20%～35%[105, 106]。其高发生率可能是由于患儿弹性韧带松弛和骨性结构不成熟造成的。脊柱的柔性会随着年龄的增长而降低。由于现代的影像学方法通常能够揭示导致脊髓损伤的病因，如椎管狭窄、韧带增厚压迫或椎间盘突出等，因此很少有成人被诊断为 SCIWORA。随着成像技术的进步，很可能将 SCIWORA 从成人诊断中删除。

SCIWORA 患者的处理仍有争议。影像学随访的重点是及时发现迟发性脊髓病变或颈椎不稳定[107]。需要注意的是，随访时应排除可能引起进一步损伤的隐匿性颈椎不稳定。

第 30 章　胸腰椎骨折
Thoracolumbar Spine Fractures

Edward M. Marchan　George M. Ghobrial　James S. Harrop　著

王　峰　译　　龚江标　校

临床要点

- 胸腰椎交界处是脊柱中一个有弹性可弯曲的过渡区，由于动能的传递而容易受伤。
- 临床医生应对胸腰椎损伤保持高度的警惕性，因为软组织损伤的发生率可高达 50%，而继发性椎体骨折发生率为 10%～15%。
- 腹部外伤最主要的机制是注意力不集中或安全带损伤。钝性腹主动脉夹层与胸腰椎区域牵张旋转损伤相关。
- 脊柱损伤的三柱模型提示，当三柱全部损伤时，可能需要进行手术。手术的目标是恢复稳定性，平衡反方向的生物力学，并对椎管进行减压，以改善神经学结果。
- 胸椎和胸腰椎损伤后，仅通过多节段椎板切除术进行减压已证明是无效的，不应作为一种单独的治疗策略。对于脊椎骨折，椎弓根螺钉提供了三柱固定，固定强度较高，减少了需要固定的节段[1-5]。

在美国，每年约有 160 000 名患者遭受创伤性脊柱损伤，其中 10%～30% 的患者合并有脊髓损伤[6-9]。尽管这些损伤大多涉及颈椎（C_1～C_2）和腰椎（L_3～L_5）骨折，但还是有 15%～20% 的创伤性骨折发生在胸腰椎交界处（T_1～L_2），而 9%～16% 发生在胸椎（T_1～T_{10}）[10-13]。胸椎骨折继发截瘫的患者，第一年死亡率可达 7%[6, 14]，这说明了胸腰椎创伤的可怕影响。

胸椎和胸腰椎交界处呈现独特的区域解剖结构，由此产生的生物力学特征使该区域易发生创伤性损伤。胸腰椎创伤患者诊治的主要目标是及时识别和治疗相关损伤，并迅速地稳定脊柱和保护神经。

一、生物力学

在胸腰椎交界处，长而刚性的后凸胸椎突然转换为短而可移动的前凸腰椎（图 30-1）。生物力学上，这个过渡区容易损伤，也是脊椎最常见的损伤部位。高能创伤（机动车事故）是导致该区损伤的主要原因，其次是跌倒和运动相关损伤[2-5]。由于损伤的高能机制，高达 50% 的胸腰椎外伤患者合并其他脏器损伤[14]。

椎体是脊柱的主要承重结构，椎间盘将所有的力传递到相邻的椎体上[15-17]。椎间盘的纤维环承受着大部分的轴向和横向载荷，并抵抗牵拉和剪切力[18]。脊柱韧带结构在维持整体矢状平衡中至关重要。后纵韧带（posterior longitudinal ligament，PLL）是相对薄弱的韧带，与黄韧带一起对过度屈曲提供一定的限制。厚的前纵韧带（anterior longitudinal ligament，ALL）起到抵抗脊柱过伸和牵拉的作用[19]。

胸椎与脊柱的其他部分不同，因为它由肋骨支撑并和肋骨组成胸肋关节。完整的胸廓使胸椎的轴向承载能力提高了四倍。胸廓和关节面限制了胸椎的旋转，因此大多数胸椎骨折都是由屈曲或轴向压缩力矢量引起的[20]。屈曲的大部分稳定性由肋椎关节提供[21]。影响骨折程度和范围的一个重要因素是冲击力负荷率[22]。

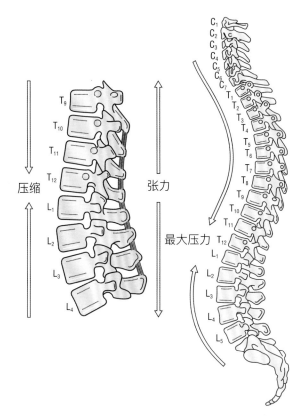

▲ 图 30-1 应力向胸腰椎交界处传递；与胸椎和腰椎的其他区域相比，能量的生物力学转移使胸腰交界处承受更大的应力，导致骨折发生率高

由于胸椎自然后凸产生的轴向载荷，胸腰椎在创伤后发生压缩性骨折的风险增加[23]。后凸的姿态导致轴向力作用于椎体的腹侧部分。如果创伤超过腹侧椎体的强度，就会导致椎体压缩性骨折（vertebral compression fracture，VCF）。创伤力也可能超过背部椎体和韧带的强度，导致背部张力带断裂。

骨结构、韧带、胸廓和固有解剖结构赋予胸椎和腰椎很强的集成性。脊柱骨折所需的巨大动能通过对软组织和胸腔内及周围的内脏组织冲击而分散，这导致相关组织合并损伤的发生率很高。据报道，合并损伤的发生率＞80%，这些损伤还涉及胸部、四肢骨骼和腹部区域[9, 24, 25]。这些高能冲击也会影响到创伤的远隔区域，如颅底。据 Petitjean 及其同事报道，高速撞击后头部损伤的发生率为 65%，可导致不全性胸脊髓损伤，其中 12% 归类为重度损伤（格拉斯哥昏迷量表评分＜8 分）[9]。

主动脉撕裂或破裂，以及相关的血流动力学损害，也可与胸椎骨折有关[9, 24, 26-28]。85% 的胸椎骨折

患者都有肺损伤，主要是肺挫伤[29]。很少情况下，食管穿孔和气管损伤也和胸椎骨折相关[30-32]。

胸腰椎区域因为没有胸廓的保护，比胸椎区域更容易并发损伤。通常，这些损伤包括空腔脏器损伤，如肠穿孔、肠系膜撕裂，或者实体脏器损伤[9, 29, 33]。

腹部损伤最常见机制是牵拉或安全带损伤[9, 29, 34]。钝性腹主动脉夹层与胸腰椎区牵张 – 旋转损伤相关[8, 34]。胸腰椎多节段骨折也与腹部损伤的高发生率相关[8]。

轴向载荷损伤，尤其是在跳跃或跌倒并用足着地的患者中，可能表现为同时有胸腰椎骨折和跟骨骨折。Miller 及其同事报道，与横突骨折相关的腹部并发损伤的发生率可达 48%[35]。因此，在治疗脊柱损伤时，医生不仅需要意识到脊柱骨折的存在，而且还要注意到同时发生的非脊柱性软组织和骨损伤的可能性。

二、放射影像学评估

在创伤患者中，骨折经常在救治的早期被遗漏。据报道，有 5%～15% 的多系统创伤患者在最初的评估中漏诊了隐匿性骨折[36-38]。与其他脊椎或四肢骨折相比，胸椎骨折在外伤性骨折中所占比例较小，很难被发现[5]。20%～50% 的上段胸椎骨折不能通过入院时的平片诊断出来[3, 25, 39]。因此，所有怀疑存在脊椎创伤的入院患者在能够进行彻底和详细的脊柱评估前都应被固定。如果不对这些患者采取适当的稳定预防措施，则可能会导致不可预见的神经功能损伤[5]。

最初的影像学评估包括脊柱正位（anteroposterior，AP）和侧位片，用于评估椎体高度的损失、椎弓根的骨折、椎弓根之间距离的增加、横突或肋骨的骨折及椎体的错位。应用侧位 X 线片检查是否存在椎体高度的丧失、头端或尾端终板的断裂、背侧皮质骨壁骨折伴椎体后缘骨折块、棘突骨折、棘突间距离增宽、椎体半脱位或成角[40]。在 AP 平面上的错位提示骨折脱位。也可以计算 Cobb 角来评估畸形[12, 41, 42]。

Cobb 角是一种应用站立位脊柱全长片评估脊柱侧弯的冠状脊柱曲线的测量方法。测量 Cobb 角时，首先必须确定侧弯的顶椎。这是相对中线位移和旋转最大的椎体。下端椎或移行也可以从顶椎的上方和下方的曲线中确定。端椎体被定义为位移和旋转

最小但仍存在于畸形曲线中的最上和最下椎体。画两条线，一条沿着上端椎体的上缘，另一条沿着下端椎体的下缘。除非侧弯的角度过大，这些线通常不会在提供的 X 线片范围内相交，因此可对这两条线各做一条垂直线。相交的垂直线之间的角度与原始线是相同的，称为 Cobb 角（图 30-2）。

在存在椎体损伤的情况下，应对整个脊柱以相互垂直方式进行成像，因为非连续脊柱骨折的发病率很高（5%～20%）[13, 24, 43, 44]。影像学上，典型的上终板胸椎骨折存在椎体高度丢失，伴或不伴错位、椎旁线增宽，可能还有纵隔增宽[25]。上胸区（T_1～T_4）成像困难导致了对平片诊断的依赖性降低。CT 在检查骨折方面比 X 线片更敏感[45]。CT 特别适用于显示中柱的完整性、椎管损伤程度，以及小关节和椎板的半脱位或骨折。

矢状位重建有助于可视化屈曲牵张损伤和骨折脱位。由于存在肩胛、肩部和周围组织的覆盖，颈胸交界处的 CT 图像重建也非常有价值。据报道，在反应迟钝的患者中，该技术可识别超过 10% 的 X 线片上未能显示的骨折[46]。然而，CT 在观察椎间盘突出、硬膜外或硬膜下血肿、韧带断裂或脊髓实质变化方面的能力有限。

MRI 进一步提高了对脊髓损伤后软组织、韧带、椎间盘和神经损伤病理解剖结构的可视化和理解能力。MRI 已经取代 CT 脊髓造影成为脊髓的首选成像工具，因为它更快、创伤性更小，并且可以更好地显示脊髓实质。

MRI 评估胸腰交界处特别有用，因为在该水平损伤的成人人群中，马尾和脊髓圆锥的位置各不相同[47]。脊髓圆锥 / 马尾过渡水平的神经系统检查结果可能很难被解释，原因包括此处存在腰脊神经，以及并发损伤的存在、患者处于镇静状态、留置导管和患者反射恢复延迟。准确的神经可视化可能有助于阐明这种临床情况下的病理解剖结构。

三、胸腰椎骨折的分类

胸椎和腰椎损伤占所有脊柱骨折的 50% 以上，占急性脊髓损伤的很大一部分[48]。鉴于这种频率和损伤的重大影响，胸腰椎外伤的手术治疗取得了显著进展。尽管如此，虽然脊柱内固定和手术技术的发明和持续发展已经取得了进展，但在脊柱创伤中的医疗决策仍存在争议[49]。已经开发了许多分类系统，试图更好地定义胸腰椎创伤并帮助治疗决策。这些系统通常基于解剖结构（Denis 柱系统）或是其所提出的损伤机制（Ferguson 和 Allen）[50, 51]。

最早的脊柱骨折分类之一是由 Watson-Jones 于 1931 年提出，主要基于屈曲损伤的诊治经验[52, 53]。随后是 Nicholl[53]，他制订了第一个详细的胸椎和胸腰椎骨折分类方法，并试图在一系列屈曲和屈曲旋转损伤中定义创伤后的不稳定骨折与稳定骨折[53]。后来，Holdsworth[54]（图 30-3）进一步研究了胸腰交界处损伤后脊柱韧带复合体的重要性，并根据损伤机制将骨折分为四种主要类型：屈曲、屈曲和旋转、伸展及压缩。如果存在由椎间盘、棘韧带、关节突囊和黄韧带组成的后韧带复合体被破坏，Holdsworth[54]进一步将这些骨折归类为不稳定性骨折。

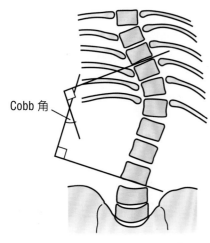

▲ 图 30-2　Cobb 角

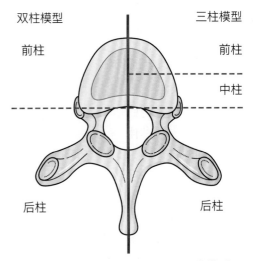

▲ 图 30-3　双柱模型（Holdsworth）与三柱模型（Denis）的比较

Kelly 和 Whiteside 认为[55]，如果没有脊柱背侧结构的脱位，神经损伤很少发生。他们根据结构标准对骨折进行分类，并且认为脊柱不是由一个而是两个独立的支撑柱组成。主要的腹侧柱由椎体组成，第二结构柱由后部神经弓和韧带组成。Denis 使用增强 CT 成像技术结合体外生物力学数据，进一步将脊柱理论改进为不同的三柱分类方案（图 30-3）。在这种分类中，腹侧柱由前纵韧带、纤维环的前半部分和椎体的前半部分组成。中间柱由后纵韧带、纤维环后半部分和椎体的背侧半部分组成。最后，后柱类似于 Holdsworth 定义的背侧韧带复合体，由椎弓根、黄韧带、关节囊与棘间韧带组成。根据 Denis 的分类方案，背侧韧带复合体的断裂仅在至少后纵韧带和背侧柱同时破坏时才会导致不稳定[54]。

Denis 将仅前柱受压（压缩性骨折）而后柱完整的脊柱骨折定义为稳定骨折。爆裂性骨折被定义为通过轴向压缩负荷产生，涉及前柱和中柱崩裂。严重的牵拉损伤导致的安全带骨折或屈曲 – 牵拉损伤，涉及后柱和中柱的断裂并以完整的前柱作为支点或铰链。Denis 方案中的最后一类是骨折脱位，定义为所有三柱的机械性损伤，使脊柱处于极不稳定状态（图 30-3）[50]。

Denis 将不稳定分为三类：机械性、神经性，或者机械和神经性。机械不稳定可能导致晚期后凸畸形。如安全带或严重的压缩性骨折危及背侧韧带复合体，可能导致脊柱后凸，并且脊柱由于背侧张力带不足而围绕完整的中柱旋转[45, 50, 56]。

通过外部固定，并在适当的时候进行手术复位和固定，可以防止这种畸形进展。轴向载荷作用导致的伴中柱破裂的严重爆裂性骨折后，可能发生神经学不稳定。这种破坏和骨折碎片向后进入椎管增加了这些患者神经学损伤风险，尤其是脊柱运动增加时。Denis 报道，20% 的严重爆裂性骨折和背韧带损伤患者在接受外固定的非手术治疗后出现了神经功能障碍。在伴有或不伴有初始神经功能缺损的爆裂性骨折或骨折 / 脱位后，可能出现神经学和机械不稳定。根据 Denis 的分析，这些损伤非常不稳定，需要减压和内固定。

McCormack 及其同事[57]创建了一个基于载荷分享原则的分类系统，该系统使用基于椎体或前柱和中柱完整性的分级评分系统。根据椎体粉碎程度、骨块移位程度及后凸畸形程度进行评分[58, 59]。这种分类方案有助于外科医生决定在背侧内固定后是否还需要进行腹侧脊柱支撑，这是由于前柱支撑不足将导致过度负荷转移到背侧结构（和器械），从而增加固定失败的风险。

Vaccaro 及其同事[60]于 2005 年提出了胸腰椎损伤严重程度评分（thoracolumbar injury severity score，TLISS），旨在简化胸腰椎损伤的分类，并提高外科医生之间治疗的一致性。该系统有助于解决早期提出的分类系统的许多局限性[60-64]。TLISS 系统根据损伤的形态来定义损伤，开创性地将患者的 PLL 状态和神经功能状态相结合[63]。

TLISS 旨在通过提供损伤严重程度评分的诊断和预后信息来辅助医疗决策。稳定的损伤模式（TLISS<4）可通过非手术的支具固定和患者主动活动进行治疗。不稳定的损伤模式（TLISS>4）可进行手术治疗，其手术原则包括矫正畸形、必要时的神经减压和脊柱稳定后患者的积极活动[60, 63]。到目前为止，TLISS 系统在许多国家、脊柱外科医生及具有不同经验水平的脊柱治疗师中表现出良好的观察者内和观察者间的可靠性[63]。对 5 名脊柱外科医生所进行的 71 例胸腰椎创伤性骨折的研究中，附有 TLISS 的详细信息和评分说明，研究结果显示外科医生之间的一致性为 96.4%[63]。此外，TLISS 的使用在许多医生的胸腰椎创伤治疗方面取得了超过 90% 的一致性[62]。

尽管 TLISS 系统已经取得了成功，但仍存在固有的局限性。迄今为止，对 TLISS 系统的许多研究都是由参与其开发的个人进行的[65]。此外，需要将 TLISS 系统和严重程度评分前瞻性地应用于脊柱损伤的治疗，以确定其与传统系统相比，对诊治和患者预后的改善情况。

四、骨折治疗

尽管存在许多分类系统，但目前尚无普遍接受的明确的治疗流程。与脊柱的其余部分一样，胸椎和胸腰椎区域的稳定性取决于骨和韧带成分的完整性。治疗这些骨折的一个难点在于，很难根据临床和影像学检查结果评估及界定脊柱不稳定。

非手术治疗适用于无进行性畸形或神经系统损伤可能的稳定损伤。根据定义，单柱损伤（如压缩性骨折和后部损伤）是稳定的，一般可以采用非手术治疗，除非发现存在过度的后凸，因为这会增加后期疼痛和畸形的可能。

双柱损伤（如爆裂性骨折）的治疗，在很大程度上取决于神经系统状态。对于神经功能完整的患者，通常推荐非手术治疗，包括卧床休息、胸腰骶矫形（thoracolumbosacral orthotic，TLSO）支具辅助下的早期活动，以及持续密切监测脊柱后凸和神经功能变化情况。Defino 和 Canto 对 20 名患者的 2 年随访结果显示矢状畸形显著减少[66]。

非手术治疗最可怕的并发症是神经功能恶化的发展。神经功能恶化的发生率似乎为 0%～20%，但仍存在较小的发生慢性或缓慢发展的不稳定的可能性。缓慢发展的不稳定通常表现为机械性疼痛，但也可能表现为神经功能缺损。

根据 Denis 的定义，爆裂性骨折是指累及前柱和中柱的椎体骨折，以至于 ALL 和椎体，包括背侧椎体皮质破坏。如前所述，没有后韧带或背侧骨折的神经功能完整患者的爆裂性骨折，通常被认为是稳定性损伤。因为有肋椎韧带复合体及胸廓的支撑，爆裂性骨折本质上更稳定[67]。

对于爆裂性骨折，如椎体塌陷<50%、脊柱后凸畸形<30°，且脊柱侧弯在标准矢状面垂直角偏移度不超过 3cm，可选择非手术治疗。鉴于这些建议得到了 Cantor 及其同事的研究结果的支持，对无神经功能缺损的爆裂性骨折的非手术治疗是 I 级证据支持[68, 44]。

因此，对于神经功能完整的患者，即使椎体后缘骨折块引起了严重的椎管狭窄，只要没有明显的提示背侧骨韧带复合体显著破坏的后凸，可以进行非手术治疗[69]。然而，如果患者在非手术治疗期间出现神经功能状态下降，在有明确的不稳定或神经压迫情况下则需要进行手术干预[70]。

Siebenga 及其同事[70] 在 34 名无神经功能缺损的 AO-A 型骨折（压缩性骨折）患者中证明了手术的益处，这些患者被随机分配到短节段后路固定组（图 30-4）和主要在胸腰椎交界处的矫形组。结果表明手术组后凸畸形和功能预后评分（视觉模拟疼痛评分）的矫正效果更好。根据几项非随机试验的结果，手术组患者在随访中恢复工作的比例更高[70]。Wood 及其同事的早期研究结果与之不同[68]，他们发现神经功能完整的爆裂性骨折的手术和非手术治疗结果没有差异；其前瞻性随机研究表明[68]，在 20 年随访中，手术和非手术组临床结果相同，无显著性差异。

一般来说，胸腰椎爆裂性骨折只有很少的严格

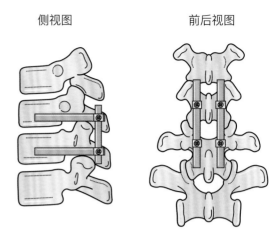

▲ 图 30-4　带椎弓根螺钉的短节段后部器械

的手术指征。对于严重且有神经功能缺损伴椎管损伤的爆裂性骨折，应进行手术。此外，对于神经功能完好但有证据表明 PLL 破坏，表现为存在 X 线片上超过 25° 的脊柱后凸或脂肪抑制像矢状位 T_2WI 上直接显示 PLL 破裂的患者，手术是必要的。

因为后柱失去了完整性，对牵拉损伤、安全带损伤和 Chance 骨折需要手术固定，以恢复后张力带。平移损伤、旋转损伤，以及从腹侧到背侧的椎间盘间隙和韧带复合体破碎的损伤通常需要行手术进行稳定。

Harrington 棒是第一个广泛用于治疗椎骨骨折的脊柱植入物。不幸的是，这种人为施加的牵张力会导致正常脊柱弯曲的丧失，目前在生物力学上处存在弊端[71]。较新的节段式内固定系统最初是为脊柱侧弯开发的。通过跨所有三柱的固定系统，实现了固定的最大化，从而使固定失败的发生率相对较低。在同一结构中可能同时存在压缩、牵拉和平移。

椎弓根螺钉固定允许对椎板骨折或缺失的椎体进行器械操作，固定所有的三柱，这是对以前的节段性固定装置的改进。刚性的增加使需要固定的节段更少，从而保留了更多的运动段。屈曲 – 牵拉损伤导致张力下的后柱和中柱断裂[15]。通常前柱保持完整，充当铰链。此类骨折的手术干预通常采用后方入路。此类损伤通常不采用前路（图 30-5），使前柱的完整性得以保留[72]。

骨折脱位损伤具有显著的牵拉因素，与安全带型损伤不同的是，它存在较大的旋转或扭矩成分，导致脊柱所有三柱的破坏[50]。因此，其导致完全性脊髓损伤的发生率很高。因此，手术干预的主要目

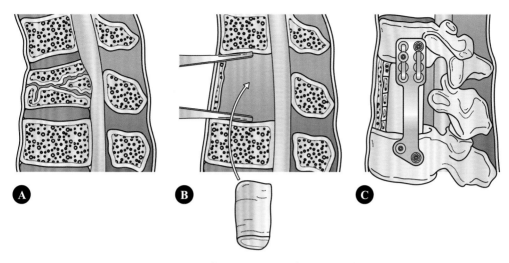

▲ 图 30-5　前路椎体次全切除融合内固定术

的仅是提供后部稳定，以促进早期活动和康复。对于极少数存在明显的来自前方压迫导致部分性神经功能缺损情况，需在骨折的后部手术复位后进行前部减压和固定[56, 73]（图 30-5）。Chapman 及其同事在他们的系列研究中报道，"腰部安全带征"（lapbelt-sign）对腹腔内损伤的阳性预测值为 0.69，阴性预测值为 0.91，表明屈曲 - 牵拉损伤的高发病率[2]。

当存在部分神经功能缺损时（常见于爆裂性骨折），改善残存的椎管损伤情况也是手术的目标。椎板切除术联合经椎弓根减压术也可改善通过脊柱后路手术实现椎管内清理。腹侧入路对于腹侧中线病变的减压和矫正严重的后凸畸形尤其有用[11]。

胸腰椎损伤后仅通过多节段椎板切除进行背侧减压已被证明是无效的，不应该作为一种单独的治疗策略进行[76, 77]。该手术会导致背侧张力带的丧失和不稳定，以及随之而来的脊柱后凸畸形的潜在进展。如果脊柱存在前凸，则去除背侧骨性成分的直接结果就是脊髓的背侧移位。

后路内固定的同时可行骨性结构融合。一些外科医生仅融合受伤的椎段，随后分期移除融合器械。另一些外科医生对存在器械固定的整个脊柱节段进行融合。但这会导致其他节段的运动损失，如前所述，这在胸椎中不太重要。使用现代的节段式固定，胸椎中需要固定以提供稳定性的节段较少，且这种固定方式引起的假关节病的发生率相对较低[78]。

随着更易于操作的脊柱固定系统的发展，微创

手术（minimally invasive surgery，MIS）在北美的使用越来越多。通过内镜完成的前路 MIS 手术不常见。后路经皮椎弓根螺钉内固定占胸腰椎创伤 MIS 手术的大多数[79, 80]。在高能爆裂性骨折中，骨水泥的硬膜外挤压风险与椎体后部骨碎片出现背侧移位的风险是相关的。因此，在高能量创伤的情况下，在进行骨水泥加固术之前，需要谨慎评估[79, 80]。最后，尚缺乏将 MIS 与开放性手术进行比较的 I 级或 II 级证据。

结论

自 20 世纪 80 年代以来，伴或不伴有神经功能缺损的胸腰椎创伤患者的治疗发生了巨大变化。开发出更有效的器械置入技术，以及建立可以立即进行治疗和康复的脊髓损伤治疗中心，无疑改善了患者的预后。尽管取得了这些进展，但大多数胸腰椎损伤患者仍接受非手术治疗，包括石膏或支具固定及早期下床行走。更积极的治疗应基于骨折分类系统的指导，这些分类系统详细说明了损伤的机制、脊柱结构的受损程度，以及迟发性机械不稳定或神经损伤的可能性。像 TIISS 系统等这样的指南现在已经应用于临床，可帮助临床医生更明智地决定哪些患者需要进行手术治疗，哪些患者需要进行非手术治疗。正如我们在本章中所述，目前还没有许多关于许多类型胸腰椎骨折绝对手术指征的明确共识。

第31章 脊髓髓外和髓内肿瘤
Intradural Extramedullary and Intramedullary Spinal Cord Tumors

Ashish H. Shah　Toba N. Niazi　著
朱　昱 译　龚江标 校

临床要点

- 脊髓髓内肿瘤（intramedullary spinal cord tumor，IMSCT）是一类极具挑战性的疾病类型，其对于所有年龄段的患者都可导致严重的神经系统残疾甚至死亡。因该类疾病患者的生存率与手术切除程度直接相关，因此在可能的情况下，手术全切除肿瘤是 IMSCT 的主流的治疗手段。
- 术前仔细评估影像学以区分不同的 IMSCT 类型至关重要。如果存在诊断为血管母细胞瘤的可能性，则必须行术前血管成像检查以指导肿瘤周围结构的定位，从而最大限度地减少术中失血。
- 术中电生理监测是防止患者术后神经功能障碍的重要且必要的辅助技术。但对于缺乏经颅运动诱发电位和可靠 D 波的全脊髓病变患者（无论是否存在脊髓空洞），手术必须非常谨慎，因为这些患者术后最容易出现不良的神经系统临床结局。
- 放射治疗和化学治疗的作用有限，并且可以导致治疗相关的并发症。

一、髓外硬膜下肿瘤

19 世纪末，Horsely 尝试通过手术切除导致患者进行性瘫痪的椎管内病变，这是记载最早的椎管肿瘤手术之一[1]。Horsely 成功切除神经纤维瘤，术后患者运动功能逐渐恢复，预示了硬脊膜内手术的潜在前景。几十年后，奥地利的 Eiselsberg 和纽约的 Elsberg 等先驱们报道了切除髓内病变的技术[2]。1925 年，Elsberg 主张采用两阶段法治疗脊髓肿瘤，第一阶段先行椎板切开和脊髓切开，第二阶段再对从脊髓切开后疝出的肿瘤进行重新探查和切除[4]。尽管这些最初的尝试取得了成功，但 20 世纪初技术的缺乏和高感染率阻碍了椎管内手术的快速发展。然而，随着显微镜、神经影像学的进展及双极电凝的出现，硬脊膜下肿瘤手术在 20 世纪后半叶重新兴起，并取得较以往更低的手术并发症率和更好的临床结局。

（一）流行病学

硬脊膜下肿瘤属于脊柱肿瘤中的一个罕见亚群，因为大多数脊柱肿瘤来源于硬脊膜外或骨性结构内。脊柱肿瘤有三种主要类型：硬脊膜外髓外肿瘤、硬脊膜下髓外肿瘤和硬脊膜内髓内肿瘤。后两者占脊柱肿瘤的少数，总发病率为（1～2）/ 10 万人。据估计，硬脊膜下肿瘤占中枢神经系统（central nervous system，CNS）肿瘤的 5%～10%[5-7]。最常见的硬脊膜下肿瘤包括脊膜瘤和神经鞘瘤，但鉴别诊断很广泛（表 31-1）。

（二）临床表现

大多数硬脊膜下髓外占位患者的症状是隐匿性的，随着时间的推移逐渐加重。这些症状大多是由于脊髓（脊膜瘤）压迫、神经根（神经鞘瘤）压迫或两者的共同作用。症状可能包括感觉减退、非特异性背痛、共济失调、肢体无力和本体感觉障碍。对于神经鞘瘤患者，通常先有神经根性症状，后有肢

表 31-1　硬脊膜下髓外肿瘤的鉴别诊断

诊　断	磁共振表现	信号特征	人群特征
神经鞘瘤（施万细胞瘤 / 神经纤维瘤 / 恶性周围神经鞘瘤）	• 椎间孔扩大 • 骨质重塑伴或不伴囊变	• T_1：等信号 • T_2：高信号 • 强化	成人 / 儿童
脑膜瘤	• 脑膜尾征 • 等信号 • 有边界	• T_1：等信号 • T_2：等信号 • 均匀强化	主要为成人
副神经节瘤	• 典型"盐和胡椒"样表现 • 位于圆锥 / 马尾 • 可伴或不伴出血	• T_1：等信号 • T_2：高信号 • 显著强化	主要为成人
孤立性纤维瘤	边界清楚	• T_1：等信号 • T_2：低信号 • 显著强化	成人
黏液乳头状型室管膜瘤	• 马尾神经 • 脊髓圆锥 • 膨胀性	• T_1：等 – 高信号 • T_2：高信号 • 强化	成人 / 儿童
皮样囊肿 / 表皮样囊肿	• 硬脊膜下边界清晰占位 • 近似脑脊液信号强度 • 弥散受限（表皮样囊肿）	• T_1：等 – 高信号 • T_2：高信号 • 无强化	儿童多于成人
转移瘤	• 变异大 • 基于硬脊膜 • 边界清晰	• T_1：等信号 • T_2：高信号 • 强化	成人
神经母细胞瘤	• 不均匀病灶伴有坏死或囊变区 • 边界欠清	• T_1：不均匀 • T_2：高信号 • 强化类型多变	儿童

体无力症状。神经鞘瘤患者出现肢体无力症状可能提示肿瘤为恶性。颈椎病变患者也可能因为上颈椎神经根受累出现头痛和枕部疼痛。胸椎肿瘤经常被漏诊，因为胸椎肿瘤可能表现为胸壁疼痛，而这种疼痛常常被误认为是内脏疾病。马尾神经的病变可能对腰椎神经根产生局部占位效应，这种效应在站立时可得到缓解（硬膜外静脉丛的充血较少）[8]。

　　对存在硬脊膜下髓外病变的患者进行详细的检查至关重要。肿瘤所在位置的脊髓节段水平应与患者的体征和症状相一致。如果发生任何不一致的情况，都应通过神经影像学或神经电生理学检查进行确认，以评估是否存在导致体征或症状的其他病变。

同时也应通过体格检查观察 Hoffman 征、肌阵挛和腱反射情况，评估是否存在脊髓病变[9, 10]。对于背侧中线病变，患者可能存在一个从感觉障碍进展到显著脊髓病的缓慢过程[11, 12]。当病变伴随脊髓空洞时，通常会有一个固定的感觉分离节段；然而，这种情况在髓内病变的患者中可能更为明显[5, 13]。

（三）影像学

　　以往硬脊膜下髓外肿瘤的诊断主要依靠详细的临床检查和计算机体层成像（CT）脊髓扫描；然而随着磁共振成像（MRI）技术的发明，更早地发现肿瘤、定位和确定肿瘤的特征已经成为可能。当前，CT 脊髓扫描更多地用于对 MRI 有禁忌证的患者（例如，体内有心脏起搏器或外来铁磁性物体的患者）[14]。

在评估椎管内肿瘤时，增强 MRI 可以识别病变及其与邻近血管的接近程度。此外，病变如无明显强化可能提示诊断不那么"可怕"，如椎管内脂肪瘤或蛛网膜囊肿。对于有长期症状或既往接受过椎管内肿瘤切除术的患者，平片检查有助于从矢状位和冠状位来评估脊柱不平衡或潜在的不稳定。表 31-1 对硬脊膜下髓外肿瘤的典型 MRI 特征进行了概述。

对于有多个硬膜下病变或全身性疾病的病例，正电子发射体层成像（positron emission tomography，PET/CT）可能有助于确定肿瘤的代谢活跃度。硬脊膜转移性病变如淋巴瘤、肾细胞癌或肉瘤在 PET/CT 图像上可能是高代谢的；然而，PET/CT 图像的分辨率比 MRI 差得多[15-17]。

（四）手术

硬脊膜下髓外病变的主要手术方式是根据病变的位置行后正中入路椎板切除术。一旦病变的定位在荧光镜下得到确认，椎板切除术一般可以在不破坏关节面复合体的情况下进行。脊柱外侧暴露（胸廓切开术、肋骨横切术）对处理一些前外侧胸腔病变也有帮助[18]。在儿童中，可进行椎板整形术以保持后柱的完整性。一旦骨质完成切除暴露，辅助的成像方式，如超声波，可以帮助指导打开硬脊膜[19]。硬脊膜可被大面积打开，并与邻近的肌肉组织临时

缝合。可根据肿瘤界面粘连情况尝试整块切除肿瘤。如果剥离平面不理想，可以用双极电凝或超声刀进行分块切除。最大限度的安全切除始终是硬脊膜下肿瘤手术的目标；然而，在某些情况下为了完全切除肿瘤，有必要牺牲感觉神经根。由于存在严重的神经系统后遗症的风险，术中监测和适当的术前讨论是至关重要的。

1. 脊膜瘤

脊膜瘤是最常见的硬脊膜下髓外肿瘤，女性患者占 80%。患者通常表现为脊髓病或感觉障碍[20-21]。脊膜瘤的 CT 图像可表现为一定程度的钙化，大多数脊膜瘤均匀强化（图 31-1）。胸部（70%~75%）和颈部（20%）是椎管内脊膜瘤最常见的位置[8, 22]。虽然脊膜瘤的病理生理学尚不清楚，但一些学者认为脊膜瘤产生于蛛网膜层的硬膜纤维母细胞[23]。有时脊膜瘤会有丰富的血供，因此仔细评估术前影像和肿瘤邻近的血管是非常重要的。脊髓肿瘤在组织学上通常是良性的，因此全部切除肿瘤是治疗的主要手段[22, 24]。全部切除肿瘤后，复发率可以保持在相当低的水平。如果担心 Ki-67 有丝分裂指数过高或肿瘤组织学不典型，建议密切随访并持续进行影像学复查。

手术方法：考虑到脊膜瘤的组织学结构，通常可以通过联合病灶烧灼、减积和切除受累硬膜等方法对脊膜瘤进行切除。脊膜瘤经常有钙化现象，这

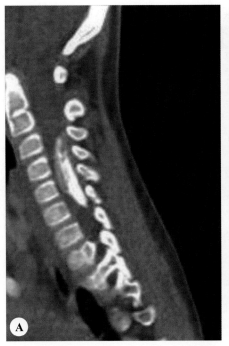
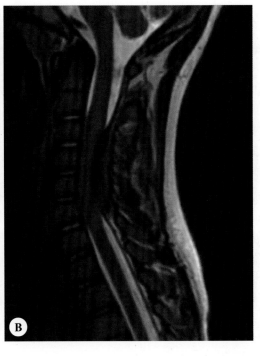

◀ 图 31-1　患有脊髓病和左臂无力症状的 7 岁男孩；颈椎 CT（A）和磁共振成像（B）显示硬脊膜下占位伴有钙化，并有椎管压迫，考虑为脊膜瘤

可能使手术切除变得复杂；而使用超声刀可能会对这种脊膜瘤的切除有帮助。如果肿瘤与邻近的神经相关组织紧密粘连，应避免完全切除。有证据表明，对于难以治疗的脊柱脊膜瘤患者，应考虑行次全切除或电凝受累及的硬膜（Simpson Ⅱ级），以避免神经系统损伤[25-27]。肿瘤的全切除必须包含切除受累及的硬膜，因此需要进行硬膜修补。在这种需要硬膜重建的情况下，可使用尸体来源硬膜和纤维蛋白黏合剂来达到水密级别的硬脊膜缺损修补。

2. 神经鞘瘤

第二常见的硬脊膜下肿瘤是神经鞘瘤，占脊柱肿瘤的 30%[28]。由于这类肿瘤发生于神经根，常可见神经根袖扩大。这一类别的肿瘤常起源于施万细胞或神经根纤维。以下将分别介绍这两类常见的组织学分型（施万细胞瘤和神经纤维瘤）。

(1) 施万细胞瘤：施万细胞瘤是最常见的神经鞘肿瘤，占脊髓所有肿瘤的近 85%[29]。它们往往是界限分明的、增强成像后显著强化的肿块，可包含囊性成分。此外，当受累及的神经穿出神经孔时，肿瘤可能呈现典型的哑铃形状。由于肿瘤会使神经纤维移位，手术的目标是在保护神经纤维的情况下进行彻底的肿瘤切除。术中用体感诱发电位和运动诱发电位进行监测可有助于在难以区分神经和肿瘤边界的情况下指导肿瘤切除。如果在影像学上看到多发性肿瘤，应鉴别诊断是否为神经纤维瘤病或施万细胞瘤病[30]。

(2) 神经纤维瘤：第二常见的神经鞘瘤——神经纤维瘤，占所有神经鞘瘤的 15%～20%，主要见于神经纤维瘤病患者。通常神经纤维瘤患者有多个病灶，并可表现出恶性 / 侵袭性组织学特征[31]。与施万细胞瘤一样，神经纤维瘤多从感觉根部产生[29-32]；然而，与施万细胞瘤不同的是，神经纤维瘤使神经纤维沿径向移位，其原因在于肿瘤是在神经纤维内部产生的。术前有必要与患者和家属仔细讨论术后肌力下降的风险及手术的目标。

(3) 手术方法：与任何硬膜外肿瘤一样，神经鞘瘤的手术要视肿瘤的位置和术前影像学特征而定。手术入路上可以利用后路 / 侧路来暴露大多数位于背侧 / 侧方的肿瘤。对于与神经根密切相关的肿瘤，在不牺牲神经根的情况下往往无法对肿瘤进行切除。与脊膜瘤一样，神经鞘瘤也可采用超声刀切除。在这类肿瘤中，神经纤维瘤往往是最难切除的，因为

神经纤维瘤导致神经发生径向移位，以及手术时难以找到剥离平面。而往往术前神经功能不佳的患者在术后神经功能状态不会发生明显变化，因此更易接受手术牺牲神经根的情况[33, 34]。

3. 副神经节瘤

副神经节瘤产生于交感神经细胞，通常位于脊髓的马尾 / 末梢区域。由于副神经节瘤是富血管性肿瘤，其在增强成像下呈显著强化，且肿瘤和神经间存在较好的边界。与颅内副神经胶质瘤一样，脊髓副神经胶质瘤具有固定的组织学特征，包含成群的 Zellballen 细胞和主细胞；然而，必须注意的是，脊髓副神经胶质瘤通常不会产生交感神经症状。在可能的情况下，应积极进行手术切除，并对残余或复发的肿瘤进行辅助性放疗。

4. 皮样 / 表皮样病变

皮样 / 表皮样囊肿尽管最常见于颅内，但也可发生在脊柱的不同位置（硬膜下、髓内、硬脊膜外等）。先天性肿瘤产生于异位的胚胎外胚层，是细胞分离缺陷的结果[35]。在外科手术和脊柱穿刺将皮肤组织引入椎管后，也有可能发生继发性皮样 / 表皮样肿瘤。皮样 / 表皮样肿瘤在 MRI 上拥有与脑脊液相似的信号强度，且弥散受限。在手术过程中，表皮样病变常被描述为珍珠状的白色肿瘤（珍珠瘤）。完善的手术计划将有助于避免和减轻与囊肿破裂相关的无菌性脑膜炎（Mollaret 脑膜炎）的风险。

5. 脂肪瘤

硬脊膜下脂肪瘤通常发生在腰椎，最常见于隐性脊柱发育不良的儿童。脊髓脂肪瘤几乎都是良性病变，并对神经根造成局部占位效应。因此对脊髓脂肪瘤需要进行手术切除和减压。此外对任何与脂肪瘤相关的皮道或瘘管也应行评估和切除。

6. 易混淆为肿瘤的硬脊膜下病变

一些病变易于与硬脊膜下肿瘤相混淆。表 31-2 总结了这些病变的一些影像学特征。

(1) 蛛网膜囊肿：脊柱蛛网膜囊肿是位于蛛网膜下腔的非肿瘤性脑脊液聚集，大多无症状。极少数情况下，蛛网膜囊肿可以生长并对脊髓产生大的影响，导致骨髓病变或神经根压迫。由于胸椎的椎管直径比较小，位于胸椎的蛛网膜囊肿似乎最容易引起症状。蛛网膜囊肿的治疗方案包括简单的开窗术，以及对难治性病变放置蛛网膜下腔分流等各种方法[36]。

表 31–2　非肿瘤性硬脊膜下髓外病变

诊　断	磁共振表现	信号特征	人群特征
脂肪瘤	• 儿童：颈髓 • 成人：胸髓 • 背侧中线病变，与脂肪类似	• T_1：高信号 • T_2：低信号 • 无强化	儿童多于成人
硬膜下椎间盘突出	椎间盘的空间延伸，脊髓受压	• 与椎间盘信号类似 • 不全性强化	成人
蛛网膜囊肿	• 类似脑脊液表现的占位 • 罕有占位效应 • 有边界	• T_1：低信号 • T_2：高信号 • 无强化	成人 / 儿童
硬脊膜动静脉畸形	• 血管流空影 • 伴或不伴脊髓信号改变 • 脊髓周围静脉增粗	• T_1：高信号 • T_2：低信号 • 强化	成人
结节病	• 边界清晰的占位（脊髓髓内或髓外） • 伴或不伴脑膜尾征	• T_1：不均匀信号 • T_2：不均匀信号 • 强化	成人

(2) 滑膜囊肿：滑膜囊肿通常位于腰椎硬脊膜外，并产生症状性根管病和背痛。脊柱反复运动和关节囊的退行性病变可导致滑膜囊肿进展，并使症状加重。有时，滑膜囊肿会被误认为是硬脊膜下的非强化性病变；因此，术前仔细检查以鉴别滑膜囊肿和其他更严重的疾病类型是必要的。症状学特征、关节面的位置和病灶无明显强化这些信息有助于尽快准确诊断滑膜囊肿。滑膜囊肿通常采用保守治疗，但治疗方案也可包括经皮抽吸或腰椎减压和融合 [37-38]。

（五）辅助治疗

对于一些难治性脊髓肿瘤，应用辅助治疗以达到局部控制可能是必要的。辅助治疗方案主要包括放射治疗和化学治疗。放射治疗通常应用于间变性 / 恶性脊髓肿瘤术后仍有大量肿瘤组织残余，或者是髓外肿瘤复发的患者。对于组织学为 Ⅲ/Ⅳ 级的恶性肿瘤，术后可尽快开始辅助性放射治疗。对于侵袭性较弱的肿瘤（间变性脊膜瘤，或者施万细胞瘤），可在肿瘤复发时进行放射治疗 [39]。由于硬脊膜下病变的位置靠近脊髓，很难对其进行放射治疗。因此，放射外科的优势在于其能够有效地对肿瘤瘤床进行重点照射，同时避免邻近的神经受到放射影响。此外，放射外科还可以在某些特殊情况下，如患者不

适合接受手术时作为一种主要的治疗方法 [40]。但必须注意的是在放射外科治疗中应确保肿瘤邻近的脊髓接受的辐射不超过 10Gy。有报道表明在接受脊髓放射治疗后，放射所诱发的脊柱毒性为迟发性的（＞6 个月）。因此，放射治疗对硬脊膜下病变的作用相对有限，手术仍是治疗的主要手段 [41, 40]。

其他辅助治疗方式包括磁共振聚焦超声（MR-focused ultrasound，MRFUS）和激光间质热疗（laser interstitial thermal therapy，LITT）。虽然这两种方法主要适用于颅内病变，但 MRFUS 和 LITT 在理论上也适用于一些难治性的或无法手术的髓内病变。MRFUS 利用声波在一个非常小的聚焦场中产生凝固性热能（60℃），并可以用 MRI 监测。非消融性 MRFUS 可在较长的时间内产生较少的能量（即较低的温度），以产生肿瘤内部空泡化和肿瘤组织的微剪切。MRFUS 的其他潜在影响包括破坏血脑屏障及免疫调节 [42, 43]。

与 MRFUS 类似，LITT 通过激发热能引起肿瘤组织破坏，并可以用 MRI 监测。然而，LITT 需要在病灶内引入导管并加以固定。对于颅内硬脑膜下病变，LITT 的试验取得了一定的成功，且并发症率极低；但对于脊柱硬脊膜下病变，导管的放置和固定可能存在困难 [44, 45]。不过随着导管技术的改进，在

不久的将来 LITT 可能成为硬脊膜外骨转移瘤，甚至恶性硬脊膜下病变的治疗方案。

二、脊髓髓内肿瘤

脊髓髓内肿瘤（intramedullary spinal cord tumor，IMSCT）是罕见的病变，占所有中枢神经系统肿瘤的 2%～4%[46]。此外 IMSCT 还占成人所有椎管内肿瘤的 20%，占儿童椎管内肿瘤的 35%[47]。小儿和成人群体中 IMSCT 的病理特征有所不同，室管膜瘤在成人群体中最常见，而星形细胞瘤在儿童和青少年中最常见。总的来说，室管膜瘤是最常见的 IMSCT，其次是星形细胞瘤，然后是其他各类肿瘤。其他可发生于脊髓髓内的肿瘤包括血管母细胞瘤、神经节细胞瘤、副神经节细胞瘤、原发性中枢神经系统淋巴瘤、黑色素瘤和表皮样囊肿（表 31-3）。有时 IMSCT 也可由原发恶性肿瘤的转移所导致。目前 IMSCT 对于医生来说是一个重大的临床挑战，主要原因包括缺乏明确的诊疗标准、肿瘤位置多变导致治疗选择局限，以及药物递送困难。

IMSCT 可以发生在全脊髓的任何位置，最常见于颈髓（33%），其次是胸髓（26%），发生率最低的肿瘤位置是位于脊髓圆锥水平的腰段脊髓（24%）[48]。有人提出，颈髓的 IMSCT 的发生率较高与该段脊髓灰质比例较高直接相关[48]。磁共振检查是评估 IMSCT 的金标准检查；根据不同肿瘤的类型，可使用不同的磁场强度和对比强度。

IMSCT 最常见的症状是弥漫性或根性背痛。这种疼痛可能时好时坏，但在夜间可能更严重。由于 IMSCT 可引起非特异性症状，因此对于儿童 IMSCT 的诊断往往具有挑战性。33% 的 IMSCT 患儿有进行性脊柱侧弯，其最初的表现症状可有也可无背痛。运动能力下降和频繁跌倒可能是极低龄幼儿的主要症状，而这常常被误认为是动作笨拙，从而可能导致诊断延误[49]。IMSCT 还可侵犯脊髓、躯体感觉和运动通路从而导致麻痹或运动障碍、伴随振动感丧失和位置感丧失的脊髓背柱功能缺失、肌痉挛和肌

表 31-3　脊髓髓内肿瘤的鉴别诊断

诊　断	磁共振表现	信号特征	人群特征
室管膜瘤	• 不均匀膨胀性占位 • 瘤内或周围囊变 • 常见瘤内或肿瘤边缘出血灶（帽子征）	• T_1：等 – 低信号 • T_2：高信号 • 显著均匀强化	成人多于儿童
黏液乳头状型室管膜瘤	• 椎体重塑改变 • 椎弓根受侵蚀 • 椎间孔增大	• T_1：等信号 • T_2：高信号 • 显著强化	成人多于儿童
星形细胞瘤	• 脊髓髓内椭圆形，梭形膨胀性占位 • 罕见出血	• T_1：等 – 低信号 • T_2：高信号 • 大多中度强化	儿童多于成人
血管母细胞瘤	脊髓背侧表面伴显著的血管流空信号和结节	• T_1：结节低信号，伴或不伴血管流空信号 • T_2：结节和囊变均为高信号 • 结节显著强化	成人多于儿童
神经节胶质瘤	• 累及全脊髓 • 无水肿 • 肿瘤散在强化，肿瘤中心无强化	• T_1：不均匀信号 • T_2：均匀信号较不均匀信号多见 • 散在强化	儿童多于成人
转移瘤	局灶性强化病灶伴显著水肿	• T_1：低 / 等 / 高信号 • T_2：高信号 • 局灶性强化，环形征	主要为成人

力下降。膀胱和肠道功能丧失往往是 IMSCT 最不常见的症状，通常得到诊断时已处于较迟的阶段，通常此时前述症状已经非常明显[49, 50]。

IMSCT 的经典治疗方案主要包括切除或活检。包括化疗和放疗在内的辅助治疗一般应用于肿瘤复发，或者为避免神经损伤而未完全切除的高级别肿瘤。这些治疗方案是基于 I 类和 II 类证据。临床预后的最佳预测因素包括术前神经系统状况和肿瘤病理学结果[51]。肿瘤病理学结果已被证明可以预测最大切除范围、神经功能结局和复发率。肿瘤全切（gross total resection，GTR）通常被认为是一个很好的临床结局预测因素，但有证据表明，手术治疗星形细胞瘤导致更高的长期神经系统并发症发生率，并没有给患者带来临床获益[52]。

对患者进行肿瘤活检术还是肿瘤切除手术完全取决于正常脊髓实质和肿瘤之间是否有清晰的分界面[53]，而分界面的情况在不同的 IMSCT 病理亚型中是不同的。室管膜瘤通常在肿瘤和脊髓实质之间有一个清晰的平面，而星形细胞瘤则因其浸润特性，肿瘤边缘和正常脊髓实质之间界限模糊。这使得全切髓内星形非常困难，同时该特征提高了手术过程中损伤上行和下行脊髓束而导致神经功能障碍的风险[53]。

术中神经生理监测（intraoperative neurophysiologic monitoring，IOM）是一种有用的外科工具，可以在肿瘤活检或切除过程中使用以避免术后神经功能恶化。经颅运动诱发电位（motor evoked potential，MEP）和感觉诱发电位（sensory evoked potential，SEP）对于评估肿瘤切除术后脊髓的完整性非常重要。由于在髓内脊髓肿瘤手术中可能单独损伤或联合损伤脊髓体感通路或运动通路，必须联合使用 SEP 和 MEP。除了需要监测通过外周刺激来完成的标准皮质 SEP 外，对通过经颅电刺激（transcranial electrical stimulation，TES）完成的肌肉经颅运动诱发电位（mMEP）和硬膜经颅运动诱发电位（D 波）MEP 也都要进行监测。在肿瘤切除过程中，外科医生应交替监测 D 波和 mMEP，并在手术的最关键步骤中维持刺激。通过单脉冲 TES 技术获得的 D 波，可以对皮质脊髓束的功能完整性进行半定量的评估，是预测术后运动能力临床结局最有力的指标。如果术中出现电位消失，应停止手术，用温盐水大量冲洗伤口，提高血压，并评估麻醉药的使用，直到电位恢复[54]。如果电位没有恢复，应放弃手术并唤醒

患者。对于存在全脊髓病变的患者，无论是否存在脊髓空洞，手术干预都必须非常谨慎，由于无法获取经颅运动诱发电位 MEP 和可靠的 D 波，因此很容易在术后出现不良的神经功能临床结局。由于存在很大风险，对于这些患者的手术应以肿瘤活检而非肿瘤切除为目标。

放射治疗对 IMSCT 的作用尚不明确，有些报道称其疗效良好，而另一些报道则显示尽管放射治疗在临床中常规使用，但实际没有给患者带来获益。当有肿瘤全切导致神经损伤的风险从而存在手术禁忌，或者对于高级别肿瘤患者，可以使用辅助放射治疗。辅助放射治疗并非没有风险，同样存在相关不良反应，包括放射性脊髓病、脊柱生长受损、脊柱畸形、放射性坏死、血管病变、限制性肺部疾病、正常脊髓实质受损，以及 20 年内 25% 的患者出现继发性恶性肿瘤的风险[46, 55, 56]。这些长期的不利影响对于儿童尤为严重，因此和患儿家长必须进行充分的病情沟通。

化学治疗对于 IMSCT 的作用存在争议，但儿童 IMSCT 患者对化学治疗的接受度更高，因为儿童 IMSCT 患者更易受到放射治疗不良反应的伤害[49]。以往只有在肿瘤切除术和辅助放射治疗不成功或不适合时才使用化学治疗，且化学治疗有其自身的局限性，具体而言包括化学治疗药物无法穿透血脊髓屏障（blood-spinal cord barrier，BSCB）、脑脊液脉动作用和化学治疗药的全身作用。化学治疗不应该被认为是放射治疗的无害替代。例如，Allen 及其同事报道[57]，他们治疗的 75% 的高级别小儿 IMSCT 患者出现了明显的化学治疗相关毒性，其中一名患儿死于急性肾衰竭，另一名患儿则出现双侧听力丧失。鉴于当前治疗方式存在的缺陷、治疗结果不理想，以及 IMSCT 病灶的局部性，我们迫切需要针对分子途径的新的治疗方案，包括能够绕过 BSCB 的靶向药物递送和局部给药等，从而避免化学治疗的全身性毒性作用。

（一）室管膜瘤

室管膜瘤是成人（尤其是男性）最常见的 IMSCT，占成人所有髓内肿瘤的 50%～60%，也是儿童第二常见的 IMSCT[49, 58]。室管膜瘤产生于脑室和脊髓中央管内的室管膜细胞。室管膜瘤可分为四种不同的组织学亚型：细胞型、乳头状型、透明细胞型和伸长细胞型[47]。绝大部分的室管膜瘤在组织学上是

良性的，尽管个体间在生长速度方面表现出一些生物学上的差异。大多数室管膜瘤属于世界卫生组织（WHO）肿瘤分级体系中的 II 级肿瘤，但黏液乳头状型室管膜瘤属于 WHO I 级肿瘤，间变性室管膜瘤属于 WHO III 级肿瘤。黏液乳头状型室管膜瘤占所有室管膜瘤的 50% 以上。它一般产生于脊髓终丝，而通常位于脊髓马尾部 [59, 60]。其他三种类型的室管膜瘤符合 IMSCT 的典型位置分布，通常位于颈部和胸部脊髓。大多数室管膜瘤是缓慢生长的病变，表现为慢性背痛 [59]，但间变性室管膜瘤往往更具浸润性，病情进展更迅速。

在影像学上，50%～90% 的室管膜瘤表现为不规则扩张性的占位；可存在瘤内或周围的囊肿，并伴随或不伴随脊髓空洞。肿瘤出血性灶常见于肿瘤内或肿瘤边缘。通常情况下，室管膜瘤累及多个节段，平均横跨 3～4 个脊柱水平。室管膜瘤在磁共振 T_1WI 中往往呈高信号，在 T_2WI 中呈低信号。在对比剂使用下呈现明显的不均匀强化（图 31-2）。室管膜瘤最常见于颈髓，其次是胸椎，再次是脊髓圆锥。如前所述，典型的黏液乳头状型室管膜瘤位于脊髓圆锥，但也可以见于骶尾部的软组织中 [59, 60]。

室管膜瘤是无包膜、非浸润性的 IMSCT，通常与周围的脊髓有明显的分界线，可作为有效的剥离平面。因此，肿瘤全切是治疗室管膜瘤的主要方法。Guidetti 及其同事研究表明 [61]，室管膜瘤切除范围是患者总生存率的一个强有力的预测因素，90% 以上的患者在肿瘤全切后症状得到改善。对于黏液乳头状型室管膜瘤患者来说，与进行或不进行放疗的次全切除术（subtotal resection，STR）相比，单纯的肿瘤全切这一项因素就与肿瘤复发率下降显著相关。在可能的情况下，治疗目标应尽量达到肿瘤全切。Feldman 及其同事还观察到 [62]，患有黏液乳头状型室管膜瘤患者的儿童比成人更容易从放射治疗中获益，这表明儿童和成人群体的肿瘤之间存在固有的生物学差异，这一现象值得进行更深入的研究。

辅助性放射治疗不适用于肿瘤全切患者，但可用于肿瘤次全切除、肿瘤复发和不能手术的患者。Feldman 及其同事也报道称 [62]，无论肿瘤切除的程度如何，放射治疗都与室管膜瘤较低的总复发率无关。需要进一步的前瞻性研究来观察和明确放射治疗对这部分患者的益处和风险情况。

对室管膜瘤的化学治疗存在争议，且缺乏有说服力的数据。然而，化学治疗在儿童患者中有重要作用，因为辅助性放射治疗对儿童患者群体引起的相关并发症率最高。Chamberlain 团队的研究显示 [63, 64]，室管膜瘤对依托泊苷（一种拓扑异构酶-2 抑制药）的敏感性不强，仅 20% 的患者有部分疗效。该研究由于入组患者数量少而存在局限性，但突出了新型化学治疗药物研究的重要性。

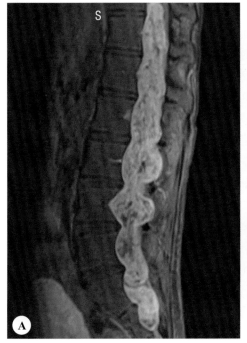
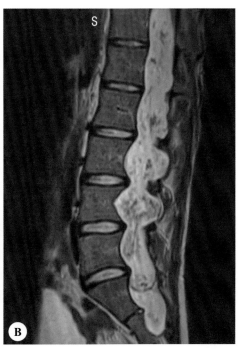

◀ 图 31-2　一个有下肢神经根病变和膀胱尿失禁症状的 22 岁男性；MRI T_1 增强序列（A）和 T_2 序列（B）显示整个马尾区域的不均匀强化病灶，考虑为室管膜瘤

（二）星形细胞瘤

星形细胞瘤是儿童中最常见的 IMSCT，占该人群所有 IMSCT 的 60% 以上，且是成人中第二常见的 IMSCT[65]。星形细胞瘤是一种原发性脊髓髓内肿瘤，起源于星形细胞。星形细胞瘤大多数是低级别病变，如青少年毛细胞型星形细胞瘤（juvenile pilocytic astrocytoma，JPA）WHO Ⅰ 级，而纤维型星形细胞瘤 WHO Ⅱ 级和间变性星形细胞瘤更为少见[65]。星形细胞瘤常见于 5—10 岁的青春期前的儿童，常伴随有脊柱侧弯、夜间加重的疼痛、脊髓病、腹痛，以及肌肉萎缩[47, 49, 65]。

在影像学上，星形细胞瘤往往表现为强化浸润性脊髓占位。它们更多见于颈髓，其次是胸髓，然后是腰髓。长度往往为 1～3cm，一般跨越少于 4 个脊髓节段，但也可表现为显著的全脊髓病变。脊髓星形细胞瘤往往为椭圆形，并在脊髓内呈纺锤形扩张。40% 伴有肿瘤囊变或脊髓空洞，且在磁共振检查中囊液信号比脑脊液信号稍高。肿瘤的实体部分在 T_1WI 上呈低信号，在 T_2WI 上呈高信号。星形细胞瘤很少出血，使用对比剂时可有轻 - 中度强化。通常仅通过 MRI 来区分星形细胞瘤和室管膜瘤是很有难度的，但星形细胞瘤偶尔会不对称或偏离脊髓中心，可用来区分星形细胞瘤与室管膜瘤[59]。

星形细胞瘤比室管膜瘤更具浸润性，通常在正常脊髓和肿瘤之间缺乏明确边界。因此通常在不造成严重神经功能损伤情况下无法实现肿瘤全切，导致星形胶质瘤患者的总体预后比室管膜瘤差。Raco 及其同事报道[50]，只有 12% 的 WHO Ⅱ 级星形细胞瘤患者达到肿瘤全切，而 WHO Ⅲ 级或 Ⅳ 级患者均未达到肿瘤全切。Babu 及其同事[52] 报道，在 46 名接受星形细胞瘤手术切除的患者中，37% 的患者术后神经功能缺损比术前更严重，这个结果凸显了星形细胞瘤浸润性生长的特征，以及术中将肿瘤与正常脊髓实质分离的难度。因此星形细胞瘤手术不倡导进行肿瘤全切，而应采用肿瘤次全切除术，把保留神经功能作为最为重要的任务。然而，正如 Karikari 及其同事所指出的[51]，接受肿瘤次全切除的星形细胞瘤患者的肿瘤复发率为 47.6%，这与接受肿瘤次全切除的室管膜瘤患者的 7.3% 的肿瘤复发率数据形成鲜明对比[51]。

对于星形细胞瘤复发患者，放射治疗是标准治疗方案[46]。由于星形细胞瘤患者多为儿童，评估放射治疗的风险非常重要。而支持化学治疗作为星形细胞瘤有效治疗方式的证据仍有限。仅有少量的研究证实了替莫唑胺作为星形细胞瘤潜在辅助治疗的有效性。Chamberlain 和 Tredway 的研究结果显示[46]，经替莫唑胺治疗的复发性星形细胞瘤患者的 2 年无进展生存率为 27%，中位生存期为 3 个月；然而，替莫唑胺也存在药物相关的毒性，这突出了开发新型治疗药物的重要性，这类新型治疗药应能直接针对受肿瘤影响的特定脊髓节段，以避免全身毒性反应。

（三）血管母细胞瘤

脊髓髓内血管母细胞瘤占所有 IMSCT 的 3%～4%，是继室管膜瘤和星形细胞瘤之后的第三大成人 IMSCT 类型[66]。血管母细胞瘤来源于脊髓和小脑内血管系统的间质细胞。由于与血管系统的密切关系，血管母细胞瘤存在丰富的毛细血管，并拥有丰富的血供和不断增长的血管生成能力。血管母细胞瘤最常出现在小脑（83%），但有 13% 发生于脊髓髓内[67]。

有 10%～20% 诊断为脊髓血管母细胞瘤的患者存在 Von Hippel-Lindau（VHL）病[46]。对所有患髓内血管母细胞瘤的患者做全面的检查是很重要的，主要目的在于排除 VHL 病，以及其他可能的病变，如嗜铬细胞瘤、胰腺囊肿、多发性血管母细胞瘤和肾细胞癌等。VHL 病患者可因基因突变导致包括血管内皮生长因子（VEGF）在内的几个基因转录增强，从而促进包括血管母细胞瘤在内的血管性肿瘤的发生[47]。

脊髓血管母细胞瘤多发生于脊髓背侧。因此，患者通常表现为脊髓背柱相关的神经功能障碍，包括进行性浅表感觉和本体感觉障碍。脊髓血管母细胞瘤还可能导致出血，既可以是蛛网膜下腔出血（73%）也可以是髓内出血（27%），这与病变的血供有关，并可导致急性神经功能恶化[68]。

脊髓血管母细胞瘤多见于胸髓节段，其次是颈椎、腰髓和骶髓。它们多位于脊髓背侧的软脊膜下，影像学检查表现为均匀的强化。血管母细胞瘤常有血管流空效应，并在不同的 MRI 序列中均有清晰显示，还常伴有脊髓髓内囊性变。影像学上存在较大的脊髓空洞也高度提示血管母细胞瘤。由于脊髓血管结构的改变，在远离肿瘤的地方可能有水肿导致的弥漫性脊髓增粗（不伴随脊髓空洞）[58]。由于血供异常丰富，血管母细胞瘤很容易与室管膜瘤和星形细胞瘤相鉴别[67-69]。

血管母细胞瘤多为 WHO Ⅰ 级肿瘤，通常不会发生恶性变。手术切除术是髓内血管母细胞瘤的主要治疗方法，因为该肿瘤往往与正常脊髓存在清晰的分离平面，从而易于实现肿瘤全切。在手术前获得肿瘤的血管成像很重要，目的在于确定主要的供血动脉以及引流静脉。根据外科医生和介入专家的经验水平，在可行的情况下可考虑进行肿瘤栓塞，从而使手术切除更容易。显微外科手术切除肿瘤的策略是先用低功率的双极电凝凝固肿瘤的主要动脉供血，然后凝固并缩小肿瘤，再进一步凝固静脉引流，最后整块切除肿瘤[58]。

由于脊髓髓内血管母细胞瘤手术通常能实现肿瘤全切，因此缺乏针对脊髓髓内血管母细胞瘤放射治疗和化学治疗的深入研究。少数有关抗血管生成疗法的研究结果参差不齐，表明血管生成抑制药可能仅对一部分的血管母细胞瘤有效，而有效性的水平取决于肿瘤中 VEGF 基因的上调水平[69, 70]。

（四）神经节胶质细胞瘤

脊髓神经节胶质细胞瘤是一种罕见的 IMSCT，它既起源于神经元，也起源于神经胶质细胞，并同时含有神经胶质细胞和神经节细胞两种细胞[71]。这些病变最多见于儿童群体中，并在 30 岁以下的人群中发病率最高。在一组 348 名脊髓神经节胶质细胞瘤患者队列中，大龄儿童和青少年是比例最高的两个年龄段。脊髓神经节胶质细胞瘤多见于颈髓，而全脊柱受累的情况也较常见。脊髓神经节胶质细胞瘤很难通过 MRI 来确认，MRI 上肿瘤中心可有散在强化或无强化。脊髓神经节胶质细胞瘤病灶也可有含铁血黄素或钙化，而且往往没有水肿。脊髓神经节胶质细胞瘤患者中常可见脊柱侧弯和骨质重塑。

患者的症状还常常包括背痛、肢体无力和进行性脊髓病[47, 73, 74]。

脊髓神经节胶质细胞瘤通常是良性病变，为 WHO Ⅰ 级或 Ⅱ 级，但也有恶性变的报道，多涉及肿瘤中的胶质细胞。因此与其他 IMSCT 一样，活检和切除是治疗脊髓神经节胶质细胞瘤最主要的手段。脊髓神经节胶质细胞瘤的肿瘤全切率（83.3%）远高于颅内神经节胶质细胞瘤[72]；然而，由于肿瘤位于颈髓内，且肿瘤中的胶质细胞具有浸润性，需要将肿瘤全切除与术后神经功能恶化的风险进行权衡。放射治疗和化学治疗在脊髓神经节胶质细胞瘤中的作用还不是很清楚，需要更多研究以进一步评估疗效。脊髓神经节胶质细胞瘤的相对复发风险高于大脑和脑干的神经节胶质细胞瘤，10 年生存率为 83%[66, 73]。

（五）脊髓髓内转移瘤

脊髓髓内转移瘤是罕见的病变，仅见于 0.4% 的恶性肿瘤患者，占所有 IMSCT 患者的 1%～3%[55]。最容易发生脊髓髓内转移的原发肿瘤是肺癌、乳腺癌和淋巴瘤[47, 55]。脊髓髓内转移瘤患者的预后是很糟糕的，为此，快速和准确的诊断对生存是至关重要的。Hashii 及其同事报道[75]，脊髓髓内转移瘤患者的中位生存期不到 4 个月，而且所有治疗都没能让患者的病情得到缓解。由于转移性肿瘤与正常脊髓实质之间完全没有明确的边界，再加上预后不佳，手术干预似乎不是合理的选择。维持这些患者的生活质量是最重要的任务。放射治疗对治疗肿瘤有一定的好处，但对周围正常脊髓实质有伤害，且可预见会导致神经功能恶化。文献中只有个别病例报告报道了化学治疗药对于脊髓髓内转移瘤具有一定疗效[75, 76]。

第32章 脊柱转移性肿瘤的诊治
Management of Spinal Metastatic Tumors

Hesham Soliman　Jared Fridley　Adetokunbo Oyelese　Ziya L. Gokaslan　著

禹少臣　译　　朱昱　范左栩　校

临床要点

- 脊柱转移性肿瘤的诊治需要包括外科、肿瘤放射科、肿瘤科和介入放射科在内的多学科团队共同参与。患者已经处于癌症Ⅳ期，存在全身性肿瘤控制不良。治疗目标是缓解病情而非完全治愈。针对脊柱转移性肿瘤治疗方案是多样化的，需要根据患者的一般情况、系统性疾病、预期寿命，以及临床表现、肿瘤范围和病理学特征等因素进行个体化治疗。
- 脊柱转移性肿瘤患者最常见的症状是疼痛（包括神经根性疼痛、机械性疼痛，以及生物性疼痛），其次是神经功能障碍。必须对患者进行彻底的临床评估以判断是否存在潜在的脊柱不稳定。对于新发现的肿块，建议进行全身影像学检查，并对全脊柱行增强磁共振检查（MRI）和计算机体层成像（CT）检查。可对原发肿瘤或转移性肿瘤进行活检（10%～20%的脊柱转移性肿瘤无明确的原发肿瘤）。
- 对于预期寿命至少达到3个月的患者可选择手术治疗。

一般来说，神经受压迫是脊柱转移性肿瘤患者的手术指征之一。轴向负荷下的机械性脊柱疼痛提示是脊柱存在潜在不稳定，应对此类患者采取积极的治疗以稳定脊柱。其他手术指征包括顽固的神经根性痛、脊柱畸形和脊柱半脱位。根据患者的一般情况、症状和疾病的严重程度，以及外科医生的手术经验，可选择前路、后路或联合入路等方案。特别是对肾细胞癌、黑色素瘤和甲状腺癌等富血供肿瘤，可在手术前对肿瘤的供血动脉进行血管内栓塞治疗。

放射治疗是脊柱转移性肿瘤的主要治疗手段，治疗选择包括分次常规外照射治疗（conventional external beam radiation therapy，cEBRT）、大分割或单次射波刀立体定向放射外科（stereotactic radiosurgery，SRS）治疗。肿瘤对放射线的反应性可因肿瘤的病理学特征和治疗剂量的不同而存在差异。对放射线不敏感的及有明显硬膜外扩散生长的肿瘤需

要行手术切除。对于后者可选择行分离手术，以尽量减少对脊髓的辐射毒性。此外放射治疗还可能具有长期有效控制生物性疼痛的作用。

椎体成形术/脊柱后凸成形术是椎体转移性肿瘤手术切除或放射治疗的辅助治疗手段，并可快速控制生物性疼痛及机械性疼痛。此外还能提高椎体成形术后放射治疗的疗效，并有效降低放射治疗后骨折风险。对于放射治疗控制失败和不能耐受手术的患者，椎体成形术/脊柱后凸成形术可作为独立的治疗方案。肿瘤射频消融术则是另一种治疗方案选项，可单独使用或在椎体成形术/脊柱后凸成形术或放射治疗之后应用，适用于手术条件差或有疼痛症状的患者。

脊柱激光间质热疗（spine laser interstitial thermo therapy，sLITT）是手术/放射治疗失败后的一种姑息性治疗方案，尤其对于神经功能低下患者可替代硬脊膜外肿瘤分离手术。该治疗方案的优势在于患

者住院时间较短及患者可更早地接受放化疗，但对该治疗方案的长期研究将有助于进一步识别最适合接受该治疗的患者群体。

尸检发现高达 70% 的癌症患者存在骨转移，而脊柱转移是最常见的骨转移类型[1,2]，可见于 30%～90% 的骨转移中，其发病率预计随着患者总生存率和骨转移诊断率的提高会进一步上升。

与脊柱骨转移相关的最常见的原发肿瘤依次是乳腺癌、肺癌和前列腺癌[3]。肿瘤的传播存在多种途径，包括直接传播（如从胸 / 腹 / 盆腔或从脊柱旁肌肉转移），以及更常见的血源性传播（由于原发肿瘤有丰富的血液供应和 Batson 的无瓣静脉系统）[4]。脊柱转移性肿瘤位于硬脊膜外，可延伸到椎体、脊柱后部，还可侵入脊柱旁肌肉组织，包括前部肌肉（腰肌 / 膈肌）和后部肌肉（多裂肌），此外还可进入椎管和椎间孔。胸椎是最常见的脊柱转移部位（70%），其次是腰椎（20%）、颈椎和骶椎，这种现象可能与各脊柱节段的相对骨量大小有关。

值得一提的是硬脊膜下转移（包括髓外转移及髓内转移）。出现硬脊膜下转移的原因在于肿瘤细胞脑脊液播散，提示肿瘤存在柔脑膜的种植性转移。这些转移性肿瘤可来源于脑转移瘤或脑原发性肿瘤（如多形性胶质母细胞瘤 / 室管膜瘤），且肿瘤既可以是自然发生的，也可发生于颅脑手术后。其治疗原则与骨转移性肿瘤完全不同，相关内容会在本书脊髓肿瘤相关章节中讨论。

脊柱骨转移肿瘤的诊治需要多学科团队的参与，包括外科（脊柱外科、整形外科、耳鼻咽喉科、心胸和血管外科）、肿瘤放射科、肿瘤科和介入放射科。脊柱转移性肿瘤的患者处于癌症Ⅳ期，存在全身性肿瘤控制不良，因此治疗目标是缓解病情而非完全治愈。针对脊柱转移性肿瘤治疗方案是多样化的，需要根据患者的一般情况、系统性疾病、预期寿命，以及临床表现、肿瘤范围和病理学特征等因素进行个体化治疗。

一、临床表现

脊柱具有保护脊髓和神经根的功能，此外还为身体提供力学支撑。肿瘤转移到脊柱后，脊柱两项功能均可受到影响。此外还可能会出现原发肿瘤引起的全身性症状，如疲劳、体重减轻和恶病质等。通过对已确诊癌症的患者进行筛查也可发现无症状

的脊柱转移性肿瘤。此外，颈椎转移性肿瘤若侵犯一侧椎动脉可导致后循环缺血相关的血管症状，症状的程度取决于对侧椎动脉的直径。

脊柱转移最常见的症状是疼痛，可见于 83%～95% 的患者[5,6]。对新发脊柱疼痛的癌症患者进行全面评估是非常必要的，有助于在患者出现持续性神经功能损害前排除脊柱转移性肿瘤。疼痛的类型和来源也因纳入诊治策略考虑因素。

神经根损伤可表现为尖锐 / 枪击性或神经病理性 / 烧灼样的神经根性疼痛，这类疼痛是由硬脊膜受压或椎体塌陷后椎间孔狭窄所导致的。生物性疼痛是一种持续性深痛，疼痛程度不随体位的改变而改变，且在夜间加重，使用类固醇或非甾体抗炎药（nonsteroidal anti-inflammatory drug，NSAID）后疼痛可缓解。这种疼痛可能由肿瘤侵犯骨膜并引发局部炎症或肿瘤侵犯脊柱旁肌肉引发，症状可在放射治疗或椎体成形术后得到改善。第三类疼痛是机械性疼痛，可在直立位和脊柱负荷的增加的情况下加重，且使用非甾体抗炎药后疼痛无法缓解。这种疼痛可能是由肿瘤转移所致病理性骨折、脊柱畸形或不稳定所导致的，因此对于这类患者因行更积极的手术治疗，在患者不适合手术的情况下可行支具外固定治疗。

脊柱转移患者第二常见的症状是神经功能障碍[7]。硬脊膜外肿瘤侵犯或病理性骨折导致神经受压可造成神经根病、脊髓病或马尾综合征。

需要注意的是，转移性肿瘤侵犯或原发肿瘤本身都可损伤髂腰肌、腰丛神经或盆腔神经，并可导致患者出现下肢无力或自主神经功能障碍。术后患者的神经功能预后与术前神经功能障碍的程度和持续时间直接相关[4]。

二、影像及检查

增强 MRI 是检测和追踪脊柱转移性肿瘤的金标准。MRI 还可用于肿瘤硬脊膜外侵犯、软组织浸润和骨折年龄的评估。此外还可通过 MRI 评估脊髓受压程度和脊髓内信号改变。新上市的 MRI 已能最大程度降低铁磁性物质造成的伪影。在无法行 MRI 检查的情况下，脊髓 CT 是首选的检查，可以用于体内植入铁磁性物质患者的随访。

脊柱 CT 在制订治疗计划、评估骨质稳定性方面具有重要价值。CT 可用于观察鉴别硬化 / 溶血性 /

混合性病变的边界，还可用于评估骨折和脊柱畸形程度、规划固定装置置入方案（螺钉尺寸和置钉路径）、指导术中神经导航，以及设计立体定向放射外科方案，尤其适用于既往有金属材料置入的患者。CT 对于评估术后骨质融合 / 植入物也具有很重要的价值。

对于已确诊的癌症患者，如在出现症状后行 MRI 筛查，或者无症状下行正电子发射体层成像（PET）发现存在新发脊柱转移性占位，都需对患者的全脊柱进行完整的增强 MRI 检查，同时由于脊柱转移性占位提示全身性肿瘤控制不良，应进一步行全身影像学检查以排查其他部位的转移性病变。首次发现脊柱转移性占位的患者需要行胸部、腹部和盆腔 CT 来确定原发灶的位置。对此类患者应在 CT 引导下对原发灶进行活检以制订合适的治疗计划。

有 10%～20% 的新发脊柱转移性肿瘤患者无法发现原发病灶，这种情况下需要对脊柱病变进行活检[8]。同理，对于很久以前确诊其他部位癌症且该肿瘤控制良好的患者，也应进行相同的诊治，以确定新发现的脊柱占位是否属于非转移性的原发恶性肿瘤。如果脊柱占位高度怀疑来源于造血系统［如淋巴瘤、绿色瘤（白血病局部浸润）或多发性骨髓瘤］，活检前需避免使用类固醇。硬化性 / 母细胞病变中细胞含量极低从而易导致活检阴性，对此类病灶可进行多次活检。在无法行诊断性活检的情况下，持续行 MRI 影像学随访也是合理的。

在治疗颈椎转移性肿瘤时，颈部的计算机体层成像血管成像（CTA）是非常有必要的，可用于判断两根椎动脉的直径和肿瘤压迫血管的范围，并评估其中的一根血管在术中是否能在必要情况下被牺牲。血管造影对于识别富血供肿瘤的供血动脉并行术前栓塞以减少术中失血（肾细胞、甲状腺癌、肝细胞和近内分泌肿瘤）具有重要价值。

核医学影像检查通常用于首次诊断癌症或确诊癌症后定期随访的无症状患者，以及新发现转移瘤的患者。核医学影像检查对肿瘤病变并没有特异性，也很难用于感染 / 炎症的鉴别诊断。骨扫描对于脊柱转移的检测灵敏度为 62%～89%[9]，但较难以识别硬化性肿瘤。单光子发射计算机体层摄影（SPECT）在识别代谢活动方面具有较高的特异度，而 PET 则由于可检测组织代谢，是一种高敏感度的筛查手段。氟 –18 PET（F-PET）和氟脱氧葡萄糖 PET（FDG-PET）可识别骨骼重塑和高代谢性病变。代谢活动越活跃的肿瘤越能通过 PET 检查得以识别。

三、诊治决策

脊柱转移性肿瘤的最终治疗目标是缓解病情和降低致残率，因为不同的治疗方案均无法改善患者的总体生存期。可通过控制疼痛、恢复神经功能和脊柱稳定来实现治疗目标，并尽可能采用微创手段、缩短患者住院时间。放射治疗和化学治疗是主要的治疗手段，手术仅作为辅助治疗。脊柱外科医生可采用多种手段来评估手术可能给患者带来的获益大小。各种评分和分级系统的建立促进了不同学科间对领域内最新进展和最新治疗范式的了解并加强化了共识。

包含神经病学、肿瘤学、脊柱生物力学、全身系统情况（neurologic、oncologic、mechanical、systemic，NOMS）的框架是当前脊柱转移性肿瘤治疗公认的最佳决策模式[10, 11]（表 32-1 和图 32-1）。

- 神经功能障碍：无论是由于硬膜外肿瘤侵犯或病理性骨折，还是存在脊髓严重压迫、脊髓病变或神经根性病导致的神经功能障碍均是手术干预的一般指征。

- 肿瘤学：肿瘤病理学类型和放射线敏感度在选择放射治疗方式及判断手术指征等方面有重要价值。对化学治疗和放射线敏感的肿瘤（如血液系统恶性肿瘤和小细胞肺癌）一般不需要行手术治疗[12]。放射线中度敏感的肿瘤包括乳腺癌、结肠癌和非小细胞肺癌。对放射线抵抗的肿瘤包括黑色素瘤、甲状腺肿瘤、肾细胞癌和肉瘤。

- 力学稳定性：脊柱创伤中有关脊柱稳定性的定义（如 Denis 分级，TILC 分级）不适用于脊柱肿瘤患者。脊柱创伤中涉及损伤机制、韧带损伤，以及骨折可经保守治疗愈合的内容均不适用于脊柱肿瘤患者。脊柱肿瘤研究组（spinal oncology study group，SOSG）提出肿瘤性脊柱不稳定评分（spine instability neoplastic score，SINS），用于衡量脊柱肿瘤患者的脊柱力学稳定性（表 32-2），该评分系统以患者的影像学结果和临床特征为基础进行评分。其中六个评分项目包括受累脊柱节段（交界节段的不稳定性风险较高）、机械性疼痛、CT 病变特征（溶骨性病变风险较高）、脊柱序列、压缩性骨折和椎体后柱结构是否受累。13～18 分代表脊柱不稳定。也有

表 32-1　当前的神经病学、肿瘤学、脊柱生物力学、全身系统情况（NOMS）决策框架				
神经病学	肿瘤学	脊柱生物力学	全身系统情况	决　策
低级别 ESCC+ 无脊髓病	放射线敏感	稳定		cEBRT
	放射线敏感	不稳定		稳定脊柱后进行 cEBRT
	放射线抵抗	稳定		SRS
	放射线抵抗	不稳定		稳定脊柱后进行 SRS
高级别 ESCC ± 脊髓病	放射线敏感	稳定		cEBRT
	放射线敏感	不稳定		稳定脊柱后进行 cEBRT
	放射线抵抗	稳定	能耐受手术	减压 / 稳定脊柱后进行 SRS
	放射线抵抗	稳定	不能耐受手术	cEBRT
	放射线抵抗	不稳定	能耐受手术	减压 / 稳定脊柱后进行 SRS
	放射线抵抗	不稳定	不能耐受手术	稳定脊柱后进行 cEBRT

高级别 ESCC 定义为脊柱肿瘤学研究组发表的评分系统中的 0 级或 1 级 [14]；高级别 ESCC 被定义为 ESCC 评分中的 2 级或 3 级 [22]；脊柱稳定治疗方案包括经皮骨水泥椎体成形术、经皮椎弓根螺钉固定术和开放椎弓根螺钉固定术；对于有无法耐受开放手术合并严重全身性疾病的患者，只能行经皮骨水泥椎体成形术或经皮椎弓根螺钉固定术

cEBRT. 常规外放射治疗；ESCC. 硬脊膜外脊髓压迫；SRS. 立体定向放射外科；改自 Laufer I, Rubin DG, Lis E, at al. NOMS framework: approach to the treatment of spinal metastatic tumors. *Oncologist*, 2013, 18:744–751.

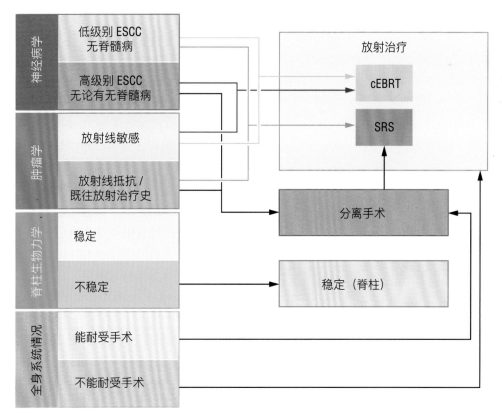

▲ 图 32-1　基于神经病学、肿瘤学、脊柱生物力学、全身系统情况（NOMS）框架的治疗策略

ESCC. 硬脊膜外脊髓压迫；cEBRT. 常规外放射治疗；SRS. 立体定向放射外科

表 32-2　脊柱稳定性评估的 SINS 标准[14]

标　　准	分　数
肿瘤位置	
交界节段（枕骨 -C₂、C₇~T₂、T₁₁~L₁、L₅~S₁）	3
活动段脊柱（C₃~C₆、L₂~L₄）	2
半固定段（T₃~T₁₀）	1
固定段（S₂~S₅）	0
疼痛	
存在	3
偶发非机械性疼痛	1
无痛性病灶	0
骨质病灶	
溶骨性	2
混合性（溶骨性 / 成骨性）	1
成骨性	0
脊柱序列影像学特征	
存在脱位 / 移位	1
新发畸形（脊柱后凸 / 脊柱侧弯）	%
连接正常	0
椎体塌陷	
塌陷程度 >50%	3
塌陷程度 <50%	2
椎体超过 50% 的区域无塌陷	1
无上述情况	0
脊柱后外侧结构受累	
双侧	3
单侧	1
无	0
总分	
稳定	0~6
不确定	7~12
不稳定	13~18

改自 Fisher CG, DiPaola CP, Ryken TC, et al. A novel classification system for spinal instability in neoplastic disease: an evidence-based approach and expert consensus from the Spine Oncology Study Group. *Spine*, 2010, 35:E1221–1229.

一些研究正在探索 SINS 评分系统对于患者发生术后不良事件的预测能力。

● 全身肿瘤控制和患者一般状况：这一项指标适用于Ⅳ期癌症患者。患者至少有 3 个月的预期寿命的情况下才具有手术干预的合理性。在不考虑肿瘤负担的情况下，应对患者共病进行评估，此外还应对患者全身麻醉的风险，以及包括术中大量失血所致血流动力学改变在内的与长时间手术相关的风险进行充分评估。

除了放射敏感性之外，肿瘤位置和转移瘤所致硬脊膜外脊髓压迫（metastatic epidural spinal cord compression，MESCC）的严重程度也是影响手术患者选择及手术方案制订的重要因素。既往的分级方法已被用于原发性骨肿瘤的评估[13]。近年有学者提出了一些具体针对脊柱转移性肿瘤的分级方法，如 SOSG 分级[14]。近来，硬脊膜外脊髓受压（epidural spinal cord compression，ESCC）评分系统（Bilsky 分级）的有效性也得到验证[15]（图 32-2）。

0 级表示仅累及骨质的病变；1a 级，存在硬脊膜外侵犯，无硬脊膜囊变形；1b 级，硬脊膜囊变形，未接触脊髓；1c 级，硬脊膜囊变形，有脊髓接触，但无脊髓受压；2 级，脊髓受压，但脊髓周围可见脑脊液（CSF）；3 级，脊髓压迫，脊髓周围无 CSF。

由抗辐射肿瘤引起的高度压迫可能需要在 SRS 之前进行分离手术（译者注：一种经椎弓根入路将压迫脊髓的瘤体与硬脊膜分离开至少 2mm 以上的手术，也称为环硬膜囊减压术），而辐射敏感的肿瘤则可行单纯 cEBRT 治疗。通常应由多学科小组成员共同制订个体化的治疗方案。

有许多临床试验（如由 Patchell 等[16]、Tomita 等[17] 和 Tokuhashi 等[18] 开展的研究）对手术治疗脊柱转移性肿瘤的效果和临床预后进行了评估。为进一步明确筛选适合行手术治疗的患者，以及预测不同手术方式的患者临床预后，一些研究还提出了相关评分系统。Tomita 及其同事发现，对于高生长率病理学类型的肿瘤，以及存在内脏 / 骨骼系统的广泛侵犯的肿瘤应避免行肿瘤扩大全切除手术。Tokuhashi 及其同事还将患者的一般功能状态和神经功能障碍纳入了评估。对于预期生存期超过 1 年的患者才适合行肿瘤全切除手术，否则（对于 6~12 个月的生存期的患者）应采取肿瘤部分切除。对改良 Tokuhashi 评分预测效能的验证研究结果显示，脊柱转移瘤的

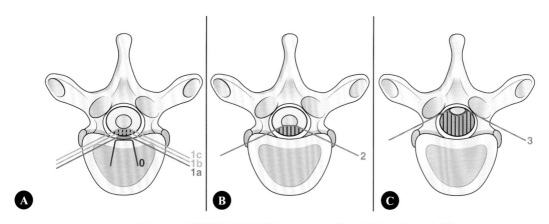

▲ 图 32-2 硬脊膜外脊髓压迫（ESCC）的 6 级评分系统示意[15]

0 级表示仅有骨质累及的病变；1a 级，硬脊膜外侵犯，无硬脊膜囊变形；1b 级，硬脊膜囊变形，未接触脊髓；1c 级，硬膜囊变形，有脊髓接触，但无脊髓受压；2 级，脊髓受压，但脊髓周围可见脑脊液（CSF）；3 级，脊髓压迫，脊髓周围未见 CSF

数量和是否发生主要器官转移是决定患者生存期的最重要预测因素[19]。此外其他的一些预后评分也可用于患者的手术风险分层和预后预期管理。有研究发现患者的改良 Bauer 评分、术前白蛋白水平和步行能力可能影响术后 1 年的临床预后[20]。有学者提出了转移性脊柱肿瘤患者虚弱指数（metastatic spinal tumor frailty index，MSTFI）以评估患者在围术期的病情和死亡率[21]。

四、手术干预

脊柱转移性肿瘤的手术属于姑息性的手术，其目标不是治愈患者，且术后必须接受放射治疗。除术后放射治疗外，患者存在较高的术后伤口并发症风险，因此术中应采用整形外科技术缝合伤口。在放射治疗后肿瘤未得到有效控制的情况下，应尽快制订手术计划。

手术方案的选择要根据具体情况，并考虑到患者临床表现和外科医生的经验。前路手术、后路手术或联合手术的选择取决于肿瘤的位置及手术目标、此外还应考虑患者的一般情况、肺活量、既往手术或放射治疗史。脊柱外的肿瘤，如肿瘤已侵犯脊柱旁的肌肉或肋骨，也应包括在手术计划中。与脊柱退行性病变或单纯脊柱畸形矫正手术不同，脊柱转移性肿瘤手术中置入固定器械的目的在于稳定脊柱并矫正肿瘤所致脊柱畸形而非促进椎体融合。

前路椎体切除术是处理转移到椎体的肿瘤的最直接手段。对于颈椎椎体转移性肿瘤，无论是否有耳鼻咽喉科医生的协助，在行标准的颈前路手术前应检查患者声带的基线功能，并确认患者的既往颈部放射治疗 / 手术史。对于颅颈交界处的肿瘤，可以采用经口或经下颌入路。术中由于作为解剖标记的钩椎关节可能难以辨认，以及椎体后方肿瘤可能侵犯后纵韧带（posterior longitudinal ligament，PLL），应仔细辨认靠近椎动脉一侧的肿瘤的范围。金刚钻可保护硬膜和非骨性结构，此外术前 CTA 检查对术中保护椎动脉有非常重要的价值。无论是否有心胸外科医生的协助，都可通过左侧胸膜外切口进行胸廓切开术，以暴露 $T_5 \sim L_1$ 节段的肿瘤[22, 23]，而对于更高节段（$T_1 \sim T_4$）的肿瘤则需要行胸骨柄 / 胸骨切开术；鉴于大血管位于上胸椎前方，预计后者的手术致残率会更高。治疗位于 $T_5 \sim T_7$ 肿瘤的左侧开胸手术中须切除肿瘤上方相应一个节段的肋骨，而 $T_8 \sim L_1$ 的肿瘤手术则需要切除肿瘤上方两个节段的肋骨。此外，在治疗 $T_{11} \sim L_1$ 肿瘤的剖腹手术中，需要解剖膈肌的起点。对于 $L_2 \sim L_5$ 节段的肿瘤，应采用左侧的腹膜后入路以达到充分暴露。

后路手术的优势在于可直接为脊髓 / 神经根减压、有更大的固定器械置入空间且手术致残率较低。此外后路手术还可暴露延伸至脊柱旁肌肉和肋骨的肿瘤，从而便于应用术中神经导航及行椎体成形术。也可采用经椎弓根入路（胸椎、腰椎和 $S_1 \sim S_2$）行椎体切除术，或者对于胸段肿瘤行肋骨横突切除术。该手术在暴露过程中可能需牺牲 $T_3 \sim T_{12}$ 神经根。设计切口时应以最大限度暴露病变为目标，如直切口或曲棍球样切口。如术中需广泛切除受肿瘤侵犯的脊柱旁肌肉，则可置入固定器械以避免医源性脊柱不稳定。为保护盆腔内脏和血管，可采用将骨质打磨至近似蛋壳厚度后再分块剥离的方式进行 S_1 或 S_2 经椎体切除。对于涉及 $S_1 \sim S_2$ 节段的肿瘤，由于无法行椎体重建，建议利用负荷分担原理，使用 $S_1 \sim S_2$ 骶髂骨螺钉行腰椎骨盆内固定术。一般来说，考虑到患者存在的脊柱畸形 / 椎体连接节段，后路固定器械置入时至少要跨越肿瘤所在椎体的上下两节段。

椎体重建：置入的钛笼（定制的或可膨胀的）可在 MRI 中产生铁磁性伪影，可能造成患者在随访检查时难以准确判断病情，因此聚醚醚酮（polyetheretherketone，PEEK）笼或聚甲基丙烯酸甲酯（polymethylmethacrylate，PMMA）材料在椎体重建（通过胸管或 Steinman 针）方面较钛笼具有显著优势[24]。还有学者认为，PEEK 笼可以使术后放射治疗剂量分布更均匀[25]。行前路椎体重建术时，应跨越病损椎体的上下各一节段置入固定钛板。

前后联合入路可导致更高的致残率，因此仅适用于行环形减压术[26]，或者行前路椎体切除后需从后路再置入固定器械以强化脊柱稳定性的情况（例如，多节段颈椎椎体切除及胸腰椎脊柱畸形矫正术）。此类手术可在一天内完成，但大多数外科医生可能选择将手术分在连续的两天内完成，通常先行前路手术。根据手术目标的不同，后路手术可采用微创手术（minimally invasive surgery，MIS）技术进行，应用该手术技术的患者临床预后与开放手术相当，但失血量更小、患者住院时间更短[27]。据报道，机器人辅助后路固定术与传统后路固定术相比在植入精准性和感染率方面相当[28]。

对于转移性硬脊膜外肿瘤脊髓压迫（metastatic epidural spinal cord compression，MESCC），在分离手术后再进行 SRS，可以在实现脊髓压迫的充分减压的同时，实现局部肿瘤控制，并避免了肿瘤切除手术后的并发症风险及大剂量放射治疗导致的放射毒性。

五、放射治疗

放射治疗方案包括：照射肿瘤周围更广泛的区域的分次传统外放射治疗（cEBRT），以及应用射波刀的低分次（2～3 分次）或单分次立体定向放射外科治疗（SRS），该方案也被称为脊柱立体定向体外放射治疗（spine stereotactic body radiotherapy，SBRT），可提供更精确的高剂量辐射，但通常需要在肿瘤和正常脊髓之间至少留有 2mm 的安全距离，以便肿瘤区域在达到足够放射剂量的同时尽量减少脊髓的放射毒性。对 cEBRT 不敏感的肿瘤更有可能对 SRS 敏感[29]。

SBRT 的理想放射剂量及分割次数仍有争议。一般来说总剂量为 24～32Gy，分 3 次进行（剂量范围从单次 18Gy 到 5 次 40Gy）。有人指出，单次放射剂量超过 8Gy 会导致显著加重的细胞死亡和血管 / 内皮损伤[30]。SBRT 既可作为术前独立治疗，也可作为手术后治疗（术后 2～3 周）或 cEBRT 后治疗（cEBRT 治疗后 3 个月）。

放射治疗可应用于轻度脊髓压迫或生物性疼痛的患者，但对脊柱不稳定导致的机械性疼痛无效。据 Redmond 及其同事发表的共识指南[31]，SBRT 的适应证包括放射治疗抵抗的原发肿瘤，肿瘤累及 1～2 个节段脊柱，以及常规放射治疗失败。放射治疗禁忌证包括完全性脊髓损伤、连续三个或更多节段脊柱受累，以及脊髓严重受压且肿瘤和脊髓之间无脑脊液（Bilsky 3 级）。

肿瘤的放射治疗敏感性和对射线的反应取决于肿瘤的病理类型、大小、放射治疗分割次数和放射线总剂量。放射治疗后第一年内建议每 2～3 个月进行 1 次增强 MRI 影像学随访，此后每 3～6 个月进行 1 次影像学检查。神经肿瘤学脊髓放射治疗反应共识（consensus spine response assessment in Neuro-Oncology，SPINO）小组将肿瘤局部控制定义为脊髓肿瘤在放射治疗后连续 2～3 次 MRI 随访无变化。放射治疗后 3 个月应进行患者疼痛反应评估[32]。最近的研究显示，由于大多数肉瘤复发位置都距离首次治疗部位五个节段以上，患者在接受 SBRT 治疗后必须进行全脊柱 MRI 检查随访[33]。然而在转移性恶性上皮肿瘤患者中，大多数放射治疗后肿瘤进展（71%）发生在治疗节段的硬膜外空间，这可能与接近脊髓区域的肿瘤接受放射线剂量不足有关[34]。

据报道，单纯 SBRT 治疗在 1～2 年内的肿瘤局部控制率为 80.5%～95%，而手术后 SBRT 照射的肿瘤局部控制率（70%～100%）显著高于 cEBRT（4%～79%）[35]。

在临床上，51% 经 cEBRT 治疗的患者恢复了行走能力[36]。在接受 SRS 治疗的肾细胞癌（renal cell carcinoma，RCC）和黑色素瘤患者中[29]，分别有89% 和 96% 的疼痛症状得到控制，87% 和 75% 实现了影像学上的肿瘤控制[37]。

伤口愈合是一个重要问题；术前 cEBRT 治疗增加了伤口出现并发症的概率，而 SRS 则在此方面风险相对较小[38]。尽管缺乏大型前瞻性研究，与 cEBRT 相比，SBRT 治疗后的脊柱融合率也相对更高[30]。

单发脊柱转移灶的高剂量放射线照射（总剂量为 38.4Gy）导致发生椎体压缩性骨折的概率较高（3%～13.7%），并且单次治疗放射线剂量越高发生椎体压缩性骨折概率越高。据报道，单次 >20Gy 导致压缩性骨折的发生率达 39%。既往压缩性骨折病史也可导致压缩性骨折进展风险增加（2.7%）[35, 39]。可通过放射治疗前骨水泥注射降低压缩性骨折风险。

迟发性放射线毒性所致脊髓病属于严重放射治疗后并发症，但发生率很低（0.4%）[35]。约 68% 的患者在 SBRT 治疗后几天内会出现短暂的疼痛发作。在放射治疗前使用类固醇或增加放射治疗分割次数[35]的情况下，发生这一症状的概率可降至 19%[30]。在治疗食管周边肿瘤时，也有出现放射治疗毒性导致食管损伤的报道（1.5%）[30]。

六、辅助治疗

（一）椎体成形术 / 骨盆成形术

行椎体成形术时，应在 X 线透视引导下，经皮通过椎弓根向椎体注入 PMMA（椎体成形），并可在PMMA 注入前行球囊充气（脊柱后凸成形）以恢复椎体高度。该手术可作为放射治疗后开放性脊柱后路手术（通过专用针头或使用空心椎弓根螺钉注射PMMA）中的一部分，也可作为脊柱后路椎体切除术的替代术式，还可通过该手术将椎弓根螺钉松动的风险降至最低。

椎体成形术的手术目的是最大程度减少生物性疼痛（通过对疼痛受体的热消融作用和最大限度地减少肿瘤血供）、一定程度上减少机械性疼痛（通过部分恢复脊柱稳定性），以及提高放射治疗有效率。因此，该手术对有严重神经功能障碍或严重力学不稳定的患者无益。

最近的研究表明，注射 PMMA 后，SRS 不仅能加快疼痛控制，也具有控制肿瘤作用。放射治疗前PMMA 注射可在放射治疗后最大程度降低患者发生病理性骨折概率，尤其是对于溶骨性病变患者[40]。

椎体成形术 / 脊柱后凸成形术并非没有手术风险；据报道，尽管椎体成形术和脊柱后凸成形术造成神经功能障碍和肺 / 器官栓塞的情况十分罕见（0%～3.9%），但椎体成形术和脊柱后凸成形术中PMMA 渗入椎管或血管的发生率分别为 31%～96%和 7%～25%[41]。由于 PMMA 难以穿透入溶骨性肿瘤的瘤腔，导致累及椎体后部的肿瘤和溶骨性肿瘤的手术并发症发生率更高。研究表明激光诱导热疗（laster-induced thermotherapy，LITT）可以使 PMMA在尸体来源椎体中的穿透作用更均匀，从而最大限度地减少 PMMA 的外渗，因此在临床上可考虑在椎体成形术之前应用该技术进行治疗[42]。此外，也可在椎体成形术 / 脊柱后凸成形术之前应用射频消融术[43, 44]。

（二）射频消融

射频消融术（radiofrequency ablation，RFA），即使用射频对肿瘤进行热消融，是脊柱转移性肿瘤的另一种治疗方案[45]，既可单独应用，也可在椎体成形术 / 脊柱后凸成形术[43, 44]或放射治疗[46]后应用，适用于手术条件差或伴疼痛症状的患者。

（三）脊柱激光间质热疗

脊柱激光间质热疗（spine laser interstitial thermotherapy，sLITT）是在 CT 或术中 MRI 等影像学引导下对肿瘤传递热量的一种治疗方案，可作为独立治疗手段或其他肿瘤治疗方案的辅助治疗手段[47, 48]。这种治疗可作为手术 / 放射治疗失败后的一个替代方案，也可作为用于控制硬脊膜外肿瘤生长的分离手术的替代方案，尤其适用于卡氏评分（Karnofsky performance status，KPS）较低（<60%）的患者。椎体成形术前应用 sLITT 也具有最大程度减少 PMMA 外渗的作用[42]。该治疗手段对于缩短患者住院时间、使患者能更早接受化学治疗方面具有优势，对该治疗的长期研究结果将有助于筛选适用该治疗的最佳患者群体。

七、药物治疗和镇痛

全身治疗是控制肿瘤的必要手段，包括新辅助化学治疗和激素治疗（对于乳腺癌和前列腺癌患者），靶向治疗和免疫治疗也在不断进步。对于有既往肿瘤有化学治疗史的患者，脊柱转移性肿瘤对化学治疗产生耐药性的可能性很大；对于既往被诊断癌症患者，脊柱转移一般发生在化学治疗期间或之后，而脊柱转移很可能来源于肿瘤细胞中的耐药克隆株。一些原发性骨肿瘤（如尤因肉瘤和骨肉瘤）通过化学治疗可得到较好的控制，在此之后可进行手术切除[49-51]。

类固醇可能对改善生物性疼痛有一定的作用，也有暂时改善神经功能障碍（无论是神经根性还是脊髓病症状）的潜在作用。化学治疗对于血液系统肿瘤（如多发性骨髓瘤、淋巴瘤）也有疗效。双膦酸盐可以抑制破骨细胞的活动，减少骨吸收。同时双膦酸盐也已被证明可以减轻患者疼痛，降低骨折风险，并减少恶性高钙血症[52]。

手术通常是治疗机械性疼痛和神经根性疼痛的首选方法，但对于非手术患者，支撑外固定 / 椎体成形术可能是一个有效的治疗方案。类固醇、放射治疗和椎体成形术对治疗生物性疼痛更为有效。控制疼痛的替代方案包括使用阿片类、非甾体抗炎药、抗癫痫药，以及局部利多卡因注射。对于更严重的疼痛症状，可选择神经根切断术、消融术或鞘内吗啡 / 布比卡因泵置入术。

结论

脊柱转移性肿瘤需要多学科治疗方案以缓解患者症状。一些医疗机构会定期召开脊柱肿瘤多学科讨论，全面评估各种治疗策略、诊治计划，以及治疗方案的局限性。诊疗计划必须综合考虑每个患者的个体化症状和临床表现、疾病严重程度和既往治疗情况。针对脊柱转移性肿瘤已有多种治疗手段，但当前更需要有关不同治疗方案的组合对患者生活质量影响的研究数据，这些数据也将有助于指导对当前手术和放射治疗适应证做出微调。

第 33 章　脊髓损伤

Spinal Cord Injury

Christopher S. Ahuja　David W. Cadotte　Michael Fehlings　著

范左栩　译　　朱　昱　校

临床要点

- 无论在发达国家还是发展中国家，脊髓损伤（spinal cord injury，SCI）都可以对患者造成毁灭性的影响，并导致高的长期致残率、死亡率和严重的经济负担。

- 脊髓损伤是一种医疗紧急情况，快速诊断、影像学检查和治疗可以为患者提供终身的功能获益。这需要对患者进行彻底的临床检查，并将患者迅速转移到专业的脊柱诊治中心，并要求医务人员具有完整的对脊髓损伤诊疗和手术的知识。

- 脊髓损伤的初始机械性损伤（原发性损伤）后可快速出现由多种机制导致的继发性损伤，包括缺血、缺氧、自由基损伤和兴奋性毒性损伤。出现明显急性"完全性"脊髓损伤的患者通常在病灶的头侧和尾侧有不完全损伤区，应积极治疗以获得最佳的临床结局。

- 许多旨在保护神经和促进损伤脊髓再生的治疗策略已处于临床转化的前沿。了解这些知识不仅有利于患者的诊治，对开展围绕治疗方案的有意义的讨论也很重要。

- 脊髓休克是指损伤平面以下的短暂性（数小时至数天）随意运动和脊髓反射抑制或缺失。神经源性休克是由于交感神经系统损伤（通常损伤位置在 T_6 或以上节段）所导致，可引起低血压和心动过缓。神经源性休克可与低血容量性休克的表现类似，两者也可共存。其最佳初始治疗包括初始容量复苏，随后使用如多巴胺等正性肌力药。

- 中央脊髓综合征由不完全性创伤性脊髓损伤影响中央脊髓区域所导致。临床表现可能存在差异性；最常见的症状是双侧交叉性无力（手臂力量弱于腿），不同程度的病变平面以下感觉丧失，以及不同程度的肠 / 膀胱功能受累。

- 对早期能够配合神经系统检查的清醒患者进行闭合双侧脊柱脱位关节复位，可缓解脊髓压迫并恢复正常脊柱序列。

- 尽管存在许多学术争议，经静脉注射甲泼尼龙（Methylprednisolone，MPSS）作为急性脊髓损伤的神经保护药，在损伤后 8h 内使用，对患者的神经功能结局显示出中等益处。最近发表的 AOSpine 指南建议在损伤后 8h 内，对颈椎损伤患者静脉注射 5.4mg/（kg·h）×24h 的甲泼尼龙。

- 脊髓损伤手术减压有几种指征。第一种是由骨折和韧带损伤造成的，可能导致进一步神经损伤的脊柱不稳定。包括急性脊髓损伤手术时机研究（Surgical Timing in Acute Spinal Cord Injury Study，STASCIS）在内的越来越多的研究结果表明，接受早期手术减压（24h 内）的患者可达到明显更好的长期神经功能恢复。

脊髓损伤（SCI）可由创伤性事件（如车祸、跌倒）、急性非创伤性事件（如血管畸形出血）或慢性进行性疾病（如脊髓型颈椎病）引起。所有的 SCI 都存在包括灰质、白质及神经根在内的脊髓神经结构受损，导致患者神经功能障碍。在本章中，我们聚焦于创伤性 SCI，并将重点放在原发性损伤后的病理生理级联反应上，这些机制解释了早期干预对于 SCI 治疗的关键性。然后我们将回顾当前对急性、亚急性和慢性损伤患者的治疗策略。最后，我们讨论目前正在研究中的、未来几年可能会获得临床转化的治疗方法。这些专业的治疗方案来源于对本章第一部分所述的病理生理机制进行深入的研究的结果，同时反映了转化医学研究的重要进展，即基于疾病最基础发生发展机制而建立的治疗策略能够最终改善患者及其家庭的生活质量。

一、流行病学

当前已在人口学上对 SCI 进行了研究，以了解这一对患者产生毁灭性后果的事件的发病率、患病率和经济支出。由于资金充足，这些研究主要来自发达国家；然而，神经创伤影响着世界所有地区，且据估计其在发展中国家和不发达国家的发生率高于发达国家。据估计，发达国家的 SCI 发病率为每百万人中有 11.5～53.4 人[1]。此数据需谨慎解读，由于数量未知的患者死于事故现场而没有在医院进行检查或治疗，SCI 的实际发病率可能超过此估计的数值[2]。据 20 世纪 70 年代的一项研究估计，事故现场或在到达医院时的患者死亡率 48%～79%，然而大多数外科医生也都认为，得益于医疗辅助和紧急医疗救治的进步，当前的这一数字应低于 20 世纪 70 年代[3]。

随着患者早期生存率的提高，与 SCI 长期诊治相关的经济支出问题变得愈加突出。这些支出大致可分为直接支出（如医疗保健、伤后调整的生活费用）和间接部分（如因伤导致的工资损失），并根据受伤程度的不同有很大差异。例如，一名 25 岁的美国脊髓损伤协会残疾量表（American Spinal Injury Association impairment scale，AIS）评分为 B 级的 C_6 损伤患者，可能伤后他 / 她的生活需要完全依靠家庭和医疗保健系统。美国国家 SCI 数据中心估计，在将该患者的预期剩余寿命缩短至 40 岁的情况下，其直接终身支出约为 350 万美元，此外还有 280 万美元的间接支出，支出总费用超过 600 万美元[4]。不幸的是，像这样的患者很常见，因为创伤性 SCI 在年轻人中的发病率高于平均，而发病时他们往往正处于开始职业生涯和建立家庭的阶段。

二、病理生理学

处理受到破坏的骨和韧带结构的稳定性是脊柱损伤后的关键问题，此内容将在其他章节中详细讨论；本章的重点是神经结构的损伤。对神经根、脊髓灰质或白质的钝性或穿透性创伤可导致运动、感觉和自主神经功能障碍。为了描述导致神经功能障碍的确切原因，研究者将损伤性事件按发生的时间顺序分为原发性和继发性损伤。原发性损伤是直接损伤神经元、神经胶质细胞和血管并破坏脊髓结构的初始外伤力。这种急性损伤会导致细胞坏死，同时也会引发一系列复杂的细胞和微环境变化，导致对脊髓形成持续、严重的损伤，称为继发性损伤（图 33-1）。事实上，在脊髓持续受压的情况下（如骨折脱位等待减压），这些细胞机制被认为被锁定在"开启"位置，直到通过闭合复位或手术减压去除物理力后才会终止。继发性损伤发作迅速，可持续数天至数月，从而为神经保护治疗提供了充足的时间窗。在本节的其余部分，我们重点介绍继发性损伤最重要的机制（图 33-1），并在本章的临床治疗一节和转化医学研究一节中介绍针对这些损伤机制的各种治

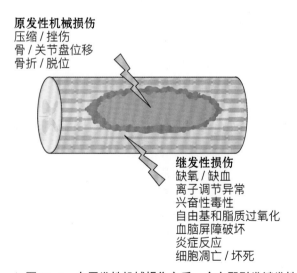

原发性机械损伤
压缩 / 挫伤
骨 / 关节盘位移
骨折 / 脱位

继发性损伤
缺氧 / 缺血
离子调节异常
兴奋性毒性
自由基和脂质过氧化
血脑屏障破坏
炎症反应
细胞凋亡 / 坏死

▲ 图 33-1 在原发性机械损伤之后，会立即引发继发性级联损伤，并在随后的数天到数月内进一步造成永久性损伤；本图展示了最常见的继发性损伤机制，其中每一种机制都有相对应的已应用于临床，或者正处于转化医学研究中的各种神经保护治疗方案

疗方法。

（一）低血压和缺氧

患者的全身心肺状态会对 SCI 后的临床结局产生巨大影响。多发伤后常出现缺氧（氧饱和度 <90%）和低血压［收缩压（SBP）<90mmHg］，而即使是短暂的缺氧和低血压也与较差的临床预后相关[5]。但这两者都很容易被识别，并且通常应在患者到达医院后立即进行治疗。具体的治疗方案将在临床治疗一节中详细讨论。在此我们强调避免患者出现低血压和缺氧的重要性，因为这些情况会加剧已经明显不足的脊髓局部灌注，并导致缺血的脊髓"半暗带"中出现细胞坏死[6, 7]。导致低血压和缺氧的特别重要的局部因素包括血管破裂（出血）、血管内膜损伤导致血栓形成、血管正常自动调节机制的丧失和间质压力增加（水肿）[8, 9]。全身性因素包括交感神经发出部位（$T_1 \sim L_2$）的损伤导致外周血管张力丧失（收缩压降低）和静脉回流障碍（心输出量减少）。此外，高位胸髓或颈髓损伤会破坏心脏的交感神经驱动，导致异常的心动过缓。从呼吸功能的角度看，横膈膜（$C_3 \sim C_5$）、肋间肌（$T_1 \sim T_6$）和腹肌（$T_7 \sim L_1$）都是完成有效通气的重要解剖结构，这些结构的功能障碍会快速导致缺氧和高碳酸血症[10]。在这些多重损伤机制的作用下会引发神经元和神经胶质细胞坏死、有害物质释放到微环境（DNA、K^+、ATP、神经递质）和循环性细胞毒性水肿，从而进一步导致损伤扩大化[11]。

（二）离子失调和兴奋性毒性

离子失调和兴奋性毒性是导致组织损伤的密切相关联事件。尤其是钙离子失调可通过多种机制导致细胞死亡，包括钙依赖性蛋白酶（钙蛋白酶）激活、线粒体功能障碍和产生自由基[12]。重要的是，钙和其他离子梯度的丧失会导致广泛的坏死性和凋亡性细胞死亡。随着细胞死亡的发生，能量依赖性转运蛋白（如 Na^+/K^+-ATP 酶膜转运蛋白）的功能障碍会导致细胞外谷氨酸水平升高，进而造成不受控制的谷氨酸释放。此外在合并星形胶质细胞对谷氨酸的清除不足，可导致谷氨酸受体的过度激活，以及钠离子、钙离子流入神经元引起的兴奋性毒性[13, 14]。对此，一种新的重要治疗策略是应用 N– 甲基 –D– 天冬氨酸（N-methyl-D-aspartic acid，NMDA）谷氨酸受体拮抗药在脊髓急性损伤期保护神经，该治疗方案正在Ⅲ期临床试验（利鲁唑治疗 SCI 的研究）阶段，

并将在转化医学研究一节中进一步讨论。

（三）活性氧自由基

过氧亚硝酸盐、羟自由基和 O_2 等自由基会破坏轴突，并通过脂质过氧化、蛋白质氧化和 DNA 损伤导致神经元和神经胶质细胞死亡[15, 16]。这些分子中的很大一部分是由浸润病变的吞噬性炎症细胞释放的；然而，当脊髓细胞开始裂解时，它们也会向微环境释放额外的活性氧。这导致邻近细胞（病灶周围区域）逐渐增加的细胞器功能障碍和钙失调[17]。过氧亚硝酸盐也与大鼠 SCI 模型中凋亡级联反应的激活直接相关[18]。在动物模型中，自由基水平在伤后持续升高约 1 周，并在伤后 4~5 周内恢复到损伤前基线水平[19]。与 NMDA 受体一样，氧自由基已成为转化医学研究中的潜在靶标，相关内容将在后文中介绍。

（四）血脊髓屏障破坏

血管内皮细胞之间的紧密连接是体循环和中枢神经系统之间的分界面。血脑屏障（blood-brain barrier，BBB）和血脊髓屏障是高度选择性膜，允许溶质（如葡萄糖）通过，而大分子、微生物和外周炎性细胞则无法渗透。内皮细胞和星形胶质细胞通常通过紧密连接桥接，其间散布着可让重要分子和离子通过的高度选择性的跨膜蛋白。SCI 发生后，这种屏障被机械性（如血管破裂）和生物性（如细胞坏死、细胞因子释放）侵害所破坏，并导致脆弱的损伤后脊髓暴露于细胞毒性分子。这种现象在注射辣根过氧化物酶的动物模型中得到了最好的证明，通常辣根过氧化物酶无法穿过血脑屏障，但其在受伤的动物中枢神经系统中可被检测到，且其含量在受伤 24h 后达到高峰。这种 BBB 的高渗透性可在受伤后持续达 2 周[20]。已经有多种化合物被确定造成了受伤后持续的血脑屏障 / 血脊髓屏障高渗透性，其中每一种都与继发性 SCI 的发生机制有关。影响血管通透性的炎症介质包括肿瘤坏死因子 –α（tumor necrosis factor-α，TNF-α）和白细胞介素 –1β（interleukin-1β，IL-1β），且两者的水平在 SCI 后均显著上调[21, 22]。其他引起相同作用的化合物包括基质金属蛋白酶、组胺，以及包括一氧化氮在内的活性氧[19]。

（五）炎症细胞浸润

SCI 后的炎症反应特别有趣，因为它不仅很复杂，还在机制上存在一些矛盾。一方面，炎症介质似乎是造成组织持续破坏和细胞毒性因子释放的原

因；另一方面，它们似乎对廓清细胞碎片至关重要，并为脊髓再生提供更理想的环境。其中最突出的非细胞性介质是 TNF-α、干扰素和白细胞介素，它们可以快速引导和激活局部和全身免疫细胞[23]。细胞性介质包括常驻小胶质细胞、星形胶质细胞和外周炎性细胞（T 细胞、B 细胞、嗜中性粒细胞和巨噬细胞）[24]。这种兼具保护和破坏双重作用介质的一个例子是 TNF-α，其在 SCI 后水平显著上调[25]。有说服力的研究表明，在动物损伤模型中应用中和抗体对抗 TNF-α 可使损伤后神经功能得到改善[26]；然而，与野生型小鼠相比，完全缺乏 TNF-α 的基因敲除小鼠在 SCI 后的细胞凋亡率更高，病变面积更大，神经功能结局更差[27]。这些结果揭示了炎症级联反应的复杂性，并充分说明应避免将任何分子靶标简单分类为"好"或"坏"，而应将许多参与炎症的分子视为相互依存且快速演变的平衡系统的一部分。

（六）细胞凋亡与坏死

通过坏死（不受调节）和坏死性凋亡（受调节）途径的细胞死亡可以通过前文讨论的几种机制启动，包括局部缺血、离子失调和脊髓暴露于细胞毒性分子。这些细胞死亡途径可以影响任何细胞类型并导致神经回路中断和轴突脱髓鞘。通过凋亡途径发生的细胞死亡在少突胶质细胞中更常见，且遵循受调节的一系列步骤。SCI 后 2～48h 内小胶质细胞被激活并表达 Fas 配体[28]。该配体与少突胶质细胞上表达的受体可相结合，并且通过 p75 神经营养蛋白受体发生通讯[29]。Fas 配体的受体主要表达于少突胶质细胞，配体与受体通过 p75 神经营养因子受体产生信息传递。Fas 配体及其受体的相互作用通过半胱天冬酶级联反应启动细胞凋亡，并最终导致蛋白水解、DNA 裂解和细胞死亡。基于这些信号通路已发现许多治疗靶点，其中部分研究成果即将实现临床转化。

三、临床治疗

（一）核心临床术语

1. 轻瘫

无力或部分瘫痪。相比之下，"paralysis"（瘫痪）和以 "plegia"（瘫痪、麻痹）为后缀的术语都指无任何运动。请牢记这些术语。当脊髓特定区域受损时会发生脊髓综合征并导致可预测的神经功能障碍模式。这些综合征在以下段落中进行了扩展，并在图 33-2 中进行了描述，同时还对 AIS 进行了描述。

2. 横断性脊髓损伤

会破坏损伤平面及以下的所有运动和感觉通路，有清晰的感觉平面，且与损伤平面相对应。

3. Brown-Sequard 综合征

其特征是半侧脊髓受损。这导致同侧上运动神经元性瘫痪（皮质脊髓束）和同侧振动觉和本体感觉（脊髓背柱）在损伤平面及以下的丧失，同时伴有损伤平面下 1～3 个节段的对侧痛温觉丧失（脊髓丘脑束）。如果损伤累及的部位处于神经纤维穿到对侧前的脊髓后角，则患者可出现损伤平面周围一块区域的同侧痛温觉丧失。

4. 中央脊髓综合征

通常由创伤性脊髓挫伤、创伤后脊髓空洞症或脊髓内肿瘤引起。这种病变往往会影响紧邻脊髓中央的神经传导通路，引发的症状可因损伤区域的大小而异。小的损伤会影响穿过脊髓前连合的脊髓丘脑束，并导致双侧痛温觉的分离性感觉障碍。如果损伤区域较大，损伤附近的区域也可能会受到影响，导致损伤平面的下运动神经元功能障碍（脊髓前角细胞），损伤平面以下的上运动神经元性瘫痪（皮质脊髓束），以及低于损伤平面的振动觉和位置觉丧失（脊髓背柱）。除了小损伤导致分离性痛温觉障碍外，如果前外侧的神经传导通路从内侧受压，则较大的损伤可导致损伤平面以下的痛温觉完全丧失。由于脊髓具有板层结构，可以观察到骶髓保留现象。

5. 脊髓后索综合征

涉及损伤平面（背柱）以下的双侧振动觉和位置觉丧失。如果损伤区域足够大，可以观察到损伤水平以下的上运动神经元性瘫痪（外侧皮质脊髓束）。除外伤外，维生素 B_{12} 缺乏或三期梅毒（神经梅毒）可导致脊髓后柱孤立受累。

6. 脊髓前索综合征

导致损伤平面以下的痛温觉丧失（脊髓丘脑束）、损伤平面以下的下运动神经元体性瘫痪（脊髓前角细胞）和损伤平面以下的上运动神经元性瘫痪（外侧皮质脊髓束）。此外，由于控制括约肌功能的下行通路位于腹侧，因此尿失禁很常见。该综合征的常见原因包括外伤和脊髓前动脉闭塞。

7. 脊髓休克

SCI 后立即出现的短暂的损伤平面以下脊髓反射和随意运动抑制。这是一个需要理解的重要概念，因为最初的神经系统查体可能无法准确反映神经环

ASIA 功能损伤评级		
ASIA 评级	完全或不完全	描 述
A	完全	骶节段 $S_4 \sim S_5$ 没有运动或感觉功能保留
B	不完全	骶节 $S_4 \sim S_5$ 及以下感觉而非运动功能保留
C	不完全	运动功能保存在神经平面以下，神经平面以下一半以上的关键肌肉的肌力等级小于 3 级
D	不完全	运动功能保存在神经平面以下，神经平面以下至少一半的关键肌肉的肌力等级为 3 级或更高
E	不完全	运动和感觉功能正常

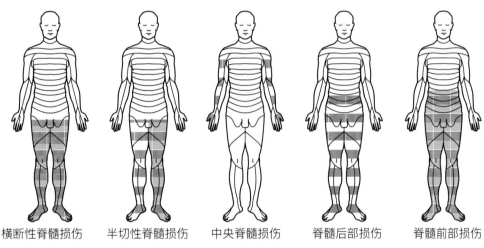

横断性脊髓损伤　　半切性脊髓损伤　　中央脊髓损伤　　脊髓后部损伤　　脊髓前部损伤

■ 震动觉和位置觉丧失　　　　　■ 痛温觉丧失　　　　　■ 运动能力丧失

▲ 图 33-2　ASIA 脊髓功能损伤分级的概述（图顶部）和脊髓综合征图示（图底部）

脊髓中央综合征是代表性的小的病变所致综合征，如果中央脊髓损伤较大，则可能累及运动功能和振动/位置觉（见下文）；肌力等级：0 = 完全瘫痪；1 = 可触及或可见的肌肉收缩；2 = 可主动运动，可全幅度运动，不可对抗重力；3 = 可主动运动，可全幅度运动，可对抗重力；4 = 可主动运动，可全幅度运动，可对抗重力，可对抗一定的阻力；5 = 可主动运动，可全幅度运动，可抵抗重力，可对抗正常阻力；NT = 不可测试，由于患者无法进行可靠的用力或由于诸如固定、用力时疼痛或挛缩等因素导致无法对肌肉进行检测；感觉测试按照以下量表分级：0 = 缺失，1 = 受损，2 = 正常，NT= 不可测试

路的受损情况，包括控制运动和感觉通路的神经环路。通常这些反射通路接收来自大脑持续的信号。当这种持续性信号被破坏时，正常的反射模式就会被破坏，具体症状不一，取决于最初受伤后经过的时间，既可表现为反射消失，也可表现为反射亢进，如果脊髓反射在受伤后消失，可能会导致潜在的误导。因此不仅应在患者就诊时对其进行检查，还应在 72h 后再次进行确认。

（二）急性期管理

SCI 的患者常伴有合并伤，可能伴有生命体征不稳定；事实上，主治医生可能不会立即识别出 SCI 的存在。严格按照高级创伤生命支持（ATLS）指南进行诊治至关重要。维持患者的气道、呼吸和循环（airway、breathing、circulation，ABC）至关重要，其次是治疗任何其他危及生命的紧急疾病。在临床和影像学上排除脊柱 SCI 前，使用背板和硬质颈托进行适当的脊柱固定，以及在转移患者时采取脊柱预防措施（例如，线性稳定手法、轴向转体动作、转移板）至关重要。这可以防止对已经脆弱的脊髓遭受重复的机械损伤。如前所述，对于神经创伤患者，快速纠正低血压（SBP<90mmHg）和缺氧（O_2 饱和度<90%）对于降低继发性损伤程度至关重要。

待患者病情稳定后必须作出诊断，并完成美国脊髓损伤协会（American Spinal Injury Association，ASIA）脊髓损伤神经学分类国际标准（International Standards for Neurological Classification of Spinal Cord Injury，ISNCSCI）基线检查并仔细记录结果（图 33-3）。ISNCSCI 评分对双侧上肢和下肢的关键的肌节和所有皮节进行分级，以产生标准化和可重复的运动和感觉功能评分[30, 31]。感觉功能分级包括不存在（0）、改变（1）、正常（2）或不可测试的。肌肉功能分级包括完全麻痹（0）、肌肉收缩（1）、不能对抗重力的完整主动活动范围（range of motion，ROM）（2）、能对抗重力的完整主动活动范围（3）、能对抗一定阻力（4）、能对正常抗阻力（5），或者不可测试。最靠尾侧的、完整的脊神经皮节被认为是患者的感觉平面。最靠尾侧的、肌力 3 级及以上（且该平面以上肌力均正常）的是患者的运动平面。神经平面是指感觉平面和运动平面中的更靠近头侧的平面，在此平面以上患者的所有功能都正常。

在完成对患者的详细检查后，存在神经功能障碍的患者应行专门的脊髓成像，包括快速进行 CT 扫描，以便确定诊断，并启动具有时效性的神经保护治疗，该治疗内容将在后文中进行讨论[32-35]。由于 X 线片可能导致 6% 的损伤被漏诊，优先建议行 CT 检查而非 X 线检查[36]。颈髓损伤和高能量损伤的患者还需要接受胸腰椎 CT 检查，以排除可能存在的合并损伤[37]。由于世界上许多医疗机构存在设备资源限制，MRI 是否可作为患者初始检查尚不明确。作者强烈建议对存在任何无法由 CT 结果解释的神经功能障碍的患者进行紧急 MRI 检查，以排除软组织（例如，血肿、严重椎间盘突出症）和韧带损伤对脊髓的持续压迫。

在整个诊断过程中，重要的是要认识到"时间就是脊髓"这一关键理念。应尽快开展检查、调查和治疗，以减轻持续的脊髓继发性损伤，并开始具有时效性的神经保护治疗。在下文中的节段中也强调了这一点，其中许多当前和即将应用于临床的治疗方案需要在患者受伤后数小时内开始实施。实施这一理念需要现场急救人员、医生、护士和治疗机构的共同努力。最后，当前美国神经外科医生协会 / 神经外科医师大会（American Association of Neurological Surgeons/Congress of Neurological Surgeons，AANS/CNS）急性颈椎 SCI 指南建议所有患者应在重症监护室接受治疗，并接受血流动力学、呼吸和心脏监测。

要构建 SCI 的概念可见图 33-4，该图展示了一名 18 岁男性 SCI 患者的 MRI。该图还展示了两个量化脊髓损伤程度的手段：计算最大椎管狭窄和最大脊髓压迫[38]。当前 AANS/CNS 对急性颈椎 SCI 诊治的建议见表 33-1。

（三）神经源性休克

神经源性休克是一种危及生命的病理状态。多发伤患者特别容易受此威胁，此类患者常因心血管损害或血容量不足而耗尽血流动力学储备。神经源性休克是由交感神经系统遭受破坏引起，而副交感神经活性得到保留。这通常见于 T_6 或更高平面损伤的严重 SCI 的患者。自主神经系统（中间外侧细胞柱）中的交感神经成分的破坏会影响冠状动脉血流、外周血管阻力、心肌收缩力（正性肌力）和心率（变律性）。在副交感神经活性得到保留的情况下，这种损伤在临床上表现为心动过缓，也可能是心律失常和严重的低血压。临床医生必须了解这一过程，并在合并其他导致循环性休克的因素（低血容量、心源性等）的情况下识别神经源性休克。

因此，神经源性休克的治疗相当困难。脊髓医学联合会建议在诊断神经源性休克之前须排除其他休克原因。在实际临床上对此类患者的治疗包括首先恢复血管内容量，如果神经源性休克症状持续存在，则给予多巴胺等血管加压药。如本章后文中"血压升高的证据"一节所述，SCI 后第一周内的治疗目标是将平均动脉压（mean arterial blood pressure，MAP）维持在 85～90mmHg。

（四）甲泼尼龙治疗的证据

甲泼尼龙（MPSS）是一种有效的合成糖皮质激素，能够上调抗炎因子并通过降低氧化应激促进细胞存活。在 SCI 的动物模型中，有强有力的数据显示甲泼尼龙可以减少 SCI 后的神经组织缺损并改善功能恢复。美国国家急性脊髓损伤研究（National Acute Spinal Cord Injury Study，NASCIS）进行了一系列三项具有里程碑意义的临床试验，旨在确定甲泼尼龙的疗效。然而关于该研究结果的争论仍在继续。在此笔者对这些研究进行了总结，并提供了有关甲泼尼龙指南的更新内容。

该系列研究中的所有试验均是多中心、前瞻性、随机和双盲的。NASCIS Ⅰ 期在没有设置安慰

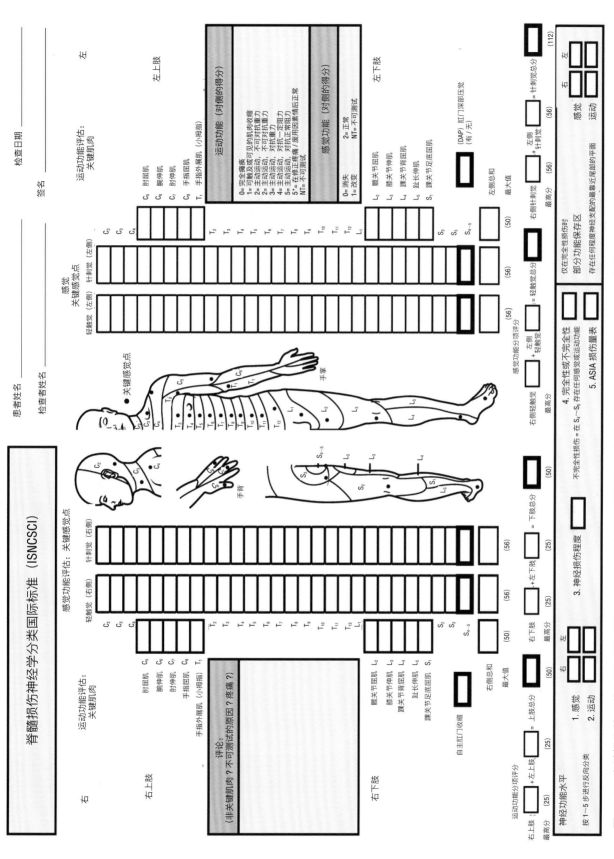

▲ 图 33-3　脊髓损伤神经学分类国际标准临床检查表（2015 年美国脊髓损伤协会和国际脊柱学会 ISNCSCI 评估表，下载自 http://www.asia-spinalinjury.org/ elearning/ International%20Stds%20Diagram%20Worksheet%2011.2015%20pt.pdf.）

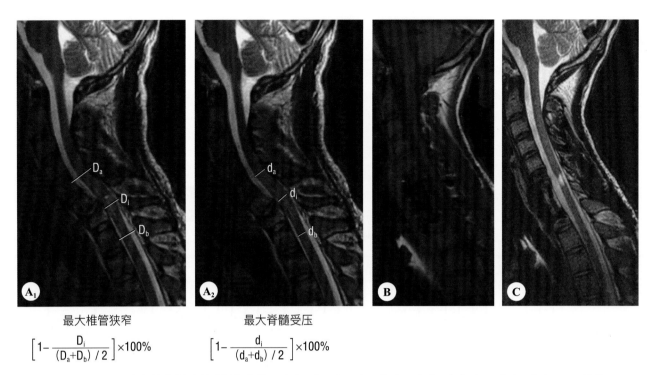

最大椎管狭窄

$$\left[1-\frac{D_i}{(D_a+D_b)/2}\right]\times100\%$$

最大脊髓受压

$$\left[1-\frac{d_i}{(d_a+d_b)/2}\right]\times100\%$$

▲ 图 33-4　18 岁男性车祸后脊髓损伤术前 T₂ 加权（A₁ 和 A₂）、术后 T₁ 加权（B）和 T₂ 加权（C）MRI 影像

A₁. 说明了如何计算最大椎管狭窄（maximal canal compromise，MCC）：D_i 为最大损伤水平的椎管前后径，D_a 为损伤水平以上最近正常的椎管前后径，D_b 为损伤水平以下最近正常的椎管前后径；A₂. 说明了如何计算最大脊髓压迫（maximum spinal cord compression，MSCC）：d_i 为最大损伤水平的脊髓前后径，d_a 为损伤水平以上最近正常的脊髓前后径，d_b 为损伤水平以下最近正常水平的脊髓前后径；B 和 C. 减压手术对缓解脊髓受压和恢复正常脊柱序列的效果

剂组的情况下，比较了使用 10 天低剂量（100mg 负荷 +25mg 每 6 小时 1 次）和高剂量（1000mg 负荷 +250mg 每 6 小时 1 次）甲泼尼龙（n=330）的作用[39]。在 1 年后未发现患者的神经功能预后在两组间存在差异。然而，高剂量组的患者伤口感染高于低剂量组（9.3% vs. 2.6%；P =0.01），高剂量组的败血症发生率、肺栓塞（pulmonary embolism，PE）发生率和死亡率均较低剂量组存在无统计学显著性的增高。NASCIS Ⅱ 期研究将较短程的甲泼尼龙 [30mg/kg 负荷剂量 +5.4mg/（kg·h）×23h] 用药、纳洛酮和安慰剂的作用进行了比较。该研究选择较高剂量甲泼尼龙的原因在于临床前动物研究表明，甲泼尼龙仅在高于某个血清浓度阈值的情况下才会产生治疗益处，而 NASCIS Ⅰ 期中选择的甲泼尼龙浓度可能未达标。总体结果显示各组的患者在 6 个月和 12 个月时的神经功能预后没有显著差异；亚组分析表明，受伤后 8h 内接受甲泼尼龙治疗的患者的运动评分提高了 5 分（P=0.03）。MPSS 组的伤口感染率和肺栓塞率与其他组相比未见统计学显著性的升高[40]。NASCIS Ⅲ 期研究在之前研究基础上，研究了急性 SCI 患者接受 30mg/kg 甲泼尼龙团注后，以 5.4mg/（kg·h）持续用药 23h 或 47h 的作用。如果患者在受伤后 3～8h 开始接受甲泼尼龙治疗，则其运动评分可提高 5 分（P=0.053）。24h 用药方案没有导致不良事件的增加；而 48h 用药方案会增加败血症和肺炎的风险[41]。2012 年发表的一篇结合了 NASCIS 和其他独立试验的结果的综合性的 Cochrane 系统性综述得出结论认为，伤后 8h 内静脉给予甲泼尼龙可一定程度上改善患者的长期运动评分[42]。鉴于 SCI 对患者和陪护人员产生的巨大影响，即使是关键肌力的适度功能增益（如握力）也会对患者的自理能力（如梳理、喂养）和他们的整体生活质量产生深远的影响。虽然 AANS/CNS 于 2013 年更新的急性颈髓 SCI 指南[5] 不推荐甲泼尼龙静脉治疗，然而一个跨学科的国际专家委员会制订了 2016 年版 AOSpine 指南，并基于本文中介绍的证据推荐在 8h 内对颈髓损伤的患者进行 24h 的经静脉甲泼尼龙治疗[44]。

表 33-1　当前脊髓损伤诊治的最佳实践

主要内容	AANS/CNS 推荐等级	指南 / 推荐
低血压	Ⅲ级	尽快纠正低血压至收缩压＞90mmHg
	Ⅲ级	维持平均动脉血压在 85～90mmHg 持续 7 天
低氧	无	应避免缺氧［动脉血氧分压（PaO$_2$）＜60mmHg 或氧饱和度＜90%］
ICU 监护	Ⅲ级	SCI 患者应在设有心脏、血流动力学和呼吸监测的重症监护室进行治疗，以识别心血管功能障碍和呼吸功能不全
固定	Ⅱ级	SCI 或疑似 SCI 患者（穿透性损伤除外）应加以固定
	Ⅲ级	脊柱固定应使用硬质颈托和带绑带、支撑块的背板
专科中心	Ⅲ级	脊髓损伤患者应迅速转移到专业的 SCI 诊治中心
检查	Ⅱ级	应按照美国脊椎损伤协会的国际标准（ASIA ISNCSCI）进行脊髓损伤神经学分类、检查并记录
影像学	Ⅰ级	对于颈部无疼痛 / 压痛、神经系统检查正常、活动幅度正常、无分散注意力性损伤的清醒外伤患者，不需要行颈椎影像学检查
	Ⅰ级	建议用 CT 代替颈椎 X 线检查
	Ⅰ级	建议对符合改良的 Danver 标准[9] 的患者行 CT 血管造影
神经保护	Ⅰ级	不建议使用甲泼尼龙[a]
脊髓减压	无	脊髓损伤后 24h 内行手术减压是安全的，手术与患者神经功能预后改善相关[10]
	Ⅲ级	对于没有延髓损伤的清醒患者，建议对骨折 / 脱位患者行早期闭合复位，复位前 MRI 不影响结果

a. 原文作者不同意指南中的这部分内容
AANS. 美国神经外科医师协会；CNS. 神经外科医师协会；SCI. 脊髓损伤
该表显示了几个关键的推荐，其中许多来自 2013 年美国神经外科医师协会和美国神经外科医师大会的脊柱脊髓和外周神经联合分会最新指南；经许可引自 Martin AR, Aleksanderek I, Fehlings MG. Diagnosis and acute management of spinal cord injury: current beat practices and emerging therapies. *Curr Trauma Rep*, 2015, 1:169–181.

（五）早期手术减压的证据

SCI 手术减压的概念受到极大关注，这主要是因为人们认识到 SCI 中的继发性损伤及"时间就是脊柱"的新兴理念，即使是短暂的治疗延迟（数小时）也会对患者的长期预后产生重大影响（框 33-1）。手术减压的目的是缓解脊髓和敏感微血管系统受到的压力，以减轻缺血。大量临床前研究聚焦于在 8～24h 内的进行手术减压。这些动物研究一致报道了早期减压可改善神经功能预后[43]。前瞻性、多中心、队列对照的急性脊髓损伤手术时机研究（Surgical Timing in Acute Spinal Cord Injury Study，STASCIS；*n*=313）比较了早期（＜24h）和晚期（＞24h）接受减压的颈髓 SCI 患者的预后，结果表明早期手术组在 6 个月时 AIS 改善 2 级或以上的可能性是晚期手术组（平均 48.3h）的 2 倍。

> **框 33-1　时间就是脊髓的理念**
>
> - 这一理念强调了加快诊断和治疗的重要性，以减轻继发性损伤的影响并改善患者的终身功能结局
> - 急性脊髓损伤手术时机研究（STASCIS；n=313）和一项加拿大队列研究（n=55）发现早期（24h 内）手术减压改善患者的长期功能恢复
> - 在第三次美国国家脊髓损伤研究（NASCIS Ⅲ）中，早期（8h 内）经静脉注射甲泼尼龙治疗与患者 1 年运动评分改善 5 分相关；损伤后 8h 内开始经静脉注射 5.4mg/（kg·h）×24h 的甲泼尼龙得到 2017 年 AOSpine 颈髓损伤指南推荐
> - 即将进行的神经保护临床试验认同"时间就是脊柱"的理念，对纳入研究的患者在受伤后数小时内进行干预［如 RISCIS 研究（12h）和 MASC 研究（12h）］

此外，早期手术组的严重不良事件发生率并未显著高于晚期手术组（24% vs. 30%；P=0.21）[35]。加拿大开展的一项针对急性外伤患者的队列研究（n=84）也证实了这一结果，患者在经康复治疗后出院时，早期手术组的 AIS 评级改善比例显著高于晚期手术组（P=0.01）。此外，一项针对 AIS A 级和 B 级患者的观察性研究发现早期手术患者的住院时间（lengths of stay，LOS）更短[34]。一项欧洲多中心研究（脊髓损伤：一项前瞻性、观察性、欧洲多中心研究，Spinal Cord Injury：a Prospective，Observational，European Multicentre study，SCI-POEM）目前也在开展中[45]。考虑到随机试验存在的伦理和安排协调方面限制，尽管这些研究的观察设计并不理想，但已经是关于该课题可获得的最佳证据。此外，对于脊髓损伤患者来说目前的治疗手段非常有限，且即使是运动功能的略微改善也是非常重要的，因此以上的研究结果为开展潜在有益的治疗提供了科学依据。AANS/CNS 急性 SCI 指南目前推荐早期手术减压[5]。

（六）血压升高的证据

全身性低血压与多类创伤后的致残率和死亡率增加有关。在颅脑损伤（TBI）和 SCI 的动物模型中，正常的血压自动调节机制丧失，且即使是短暂的全身性低血压也会导致更差的神经功能预后[46-48]。多项回顾性研究、病例系列研究和前瞻性队列研究均提示升高血压对 SCI 的治疗作用，形成了一系列将升高 MAP 推荐作为神经保护措施的

Ⅲ级循证医学证据[49-51]。其中的许多研究表明，在长期随访中，血压控制目标在 MAP≥85mmHg 或 90mmHg 的急性损伤患者的 AIS 等级得到了改善。虽然最佳血压控制时机和 MAP 目标尚未确定，但 AANS/CNS 指南提供了Ⅲ级建议，即在患者受伤后 7 天内将 MAP 维持在 85mmHg～90mmHg[5]。在临床实践中，通常通过晶体液使患者维持在正常血容量至轻度高血容量状态；此外还需要有创监测（如动脉导管）以及在监测下（如重症监护病房）中使用静脉升压药（通常通过中心静脉导管）。这些对血压的控制要求促成了急性脊髓损伤平均动脉压治疗（MAPS；n=100）临床试验的开展，该试验旨在确定较低目标血压控制（MAP≥65mmHg，持续 7 天）的非劣效性，以减少强效血管活性药物和大量液体的应用。该试验将比较不同血压控制目标患者 1 年时的运动、感觉和功能评分，该试验预计将于 2018 年结束[45]。

（七）双侧脊柱关节脱位早期闭合复位的证据

如前所述，对患者性临床查体后应进一步行脊柱 CT 检查，以及脊髓和软组织 MRI 检查。这些检查为决定后续诊治步骤提供了基本信息。严重的屈曲性损伤可导致脊柱前柱、中柱和后柱，以及韧带关节囊的破坏。这是屈曲性损伤严重后果的一个极端例子，通常会导致患者四肢瘫痪。CT 可显示一个椎体的下关节面相对于相邻椎体的上关节面向前脱位。MRI 是检查神经结构受累程度和韧带受损程度所必需的。

通常应用小关节脱位闭合复位作为这种损伤初始治疗；在进行此操作之前是否进行颈椎 MRI 检查是一个有争议的话题。一个重要的先决条件是患者必须神志清醒、精神敏锐并能够参与重复的神经系统检查。双侧小关节脱位的早期闭合复位旨在通过恢复正常的脊柱序列来减轻严重韧带损伤情况下的严重脊髓压迫。该技术应在患者受监测的情况下实施，并且需要 Gardner-Wells 钳或 Halo 支架作为颅骨的刚性固定装置。采用逐渐增加的重量施加牵引，同时监测神经功能状态的稳定性，并使用侧位 X 线片来确认骨性解剖结构。目标是在不造成进一步伤害或过度疼痛的情况下减少颈椎错位面，复位后应行 MRI 检查以排除椎间盘突出。这种治疗仅应在专科中心由经验丰富的外科医生进行操作。在任何情况下都不应因该治疗延误手术治疗。有许多基于回

顾性和前瞻性设计研究的Ⅱ级和Ⅲ级循证医学证据推荐这种治疗手段，但这些研究中患者的神经功能结局不一，包括神经功能下降、保持不变或改善[52]。其中报道出现患者神经功能下降的研究还指出，这种神经功能下降通常是短暂性的，会随着牵引重量的减少而改善。此外，许多报道患者神经功能得到改善，且相关内容纳入 AANS/CNS 指南的研究指出，早期闭合复位也可作为清醒且不伴额外延髓损伤的颈椎骨折脱位患者恢复脊柱解剖学序列的一种治疗方案[5]。

（八）康复

全面的多学科康复治疗项目也呈持续增多的趋势。目前的治疗标准方案聚焦于预防并发症的同时增强保留的脊髓功能。对一些新策略知识的掌握，有助于为当今见多识广的患者提供咨询。图 33-5 突出显示了使用神经保护、神经再生和康复疗法来提高神经功能结局的重要性，其中每个神经功能级别的上升都意味着患者对生活辅助设备需求的显著减少。

常见的传统物理治疗技术包括力量训练以防止

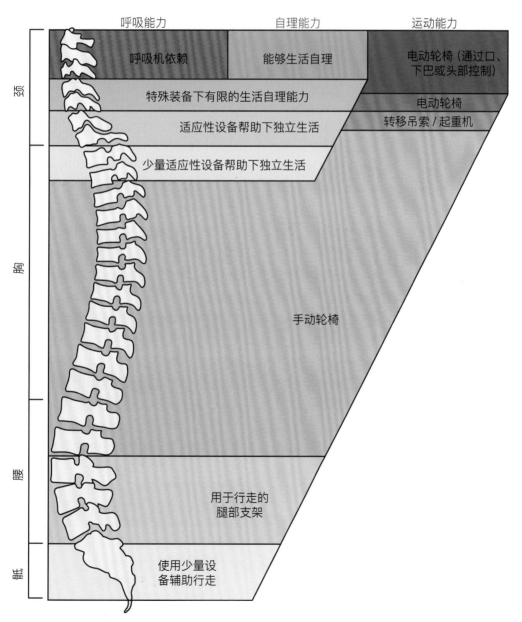

▲ 图 33-5 患者保留的神经功能水平对生活辅助设备的依赖度，以及呼吸、自理和运动能力的独立性非常重要。每一级运动功能的丧失都会导致患者对陪护和设备需求的大幅增加（版权归 Michael Fehlings，MD 所有）

肌肉萎缩、有氧运动以保持心肺功能、拉伸以防止疼痛性挛缩、注意力转移 / 走动训练，以及辅助负重练习以促进骨密度的维持。患者的个人进步和目标有助于指导社区护理的强度和类型。尽管从直觉和传闻来看，这些治疗策略应该是有效的，但仍需要高质量的研究来验证这些技术的有效性和最佳应用时机[53]。

减重运动训练（weight-supported locomotor training，WSLT）利用治疗师和辅助设备通过不同运动模式来移动患者的肢体，以试图增强腰椎（$T_{11} \sim L_1$）的运动模式发生器和损伤部位以上区域残存的连接。该治疗希望利用和运动相关的、密集的感觉和运动回路的神经可塑性来改善功能。该治疗的有效性还有待证明；然而，已有证据表明该治疗可改善心肺状况，且也有消息称该治疗可减少包括压疮和关节相关并发症在内的下肢并发症的发生率[54]。

硬膜外刺激（epidural stimulation，EDS）通过发自背侧硬膜外电极的小电流影响脊髓和脊髓圆锥。EDS 的最常见用途是治疗慢性神经源性疼痛（如 SCI、复杂区域疼痛、截肢后疼痛）。该治疗的原理是通过疼痛门控理论发挥作用，该理论认为疼痛感受（疼痛）投射神经元接收来自兴奋性低阶疼痛感受纤维的信号输入，但也通过门控作用控制非疼痛感受纤维[55]。伤后疼痛（如膝盖被撞）可通过轻柔受伤周围区域（非伤害性刺激）缓解的现象可以证明这一点。EDS 旨在激活这些分布在覆盖疼痛区域的皮节区的非疼痛通路，并门控疼痛的传递。EDS 的一个重要用途是刺激脊柱模式发生器［如呼吸（$C_3 \sim C_5$）、运动（$T_{11} \sim L_1$）］以产生功能性运动。正在进行的数项 I 期和 II 期临床试验正在评估 EDS 对这些通路的作用[45]。

功能性电刺激（functional electrical stimulation，FES）使用小电流来激活肌肉和周围神经，以试图直接重建或加强模式运动。该治疗手段使得患者在肢体仅保留很少功能的情况下重新训练他们的肢体。它还可以非常有效地防止肌肉萎缩，并促进患者心肺功能训练。FES 已被用于通过刺激负责上臂运动、手腕旋转和抓握的肌肉来恢复患者上肢的进食和梳理运动能力。该治疗手段也使患者能够进行动感单车骑行和 WSLT[56]。此外，FES 还成功应用于恢复患者的膀胱和肠道控制，而对于患者来说膀胱和肠道控制是提高生活质量最重要的一项功能[57]。一项 III

期临床试验（$n=84$）正在评估 FES 对颈髓损伤患者的上肢功能的影响。

机器人外骨骼是另一种令人兴奋的康复技术。该技术应用先进的设备将患者的肢体定位在一个由电机驱动的移动支架内。该技术已被用于恢复患者的抓握功能并促进患者使用上肢提高生活自理能力[58]，且已应用于多家公司生产的独立步行设备中。ReWalk（ReWalk Robotics Inc.）公司的产品于 2014 年获得美国食品药品监督管理局（FDA）的首个批准，既可应用于康复机构（ReWalk Rehabilitation），也可用于社区环境（ReWalk Personal 6.0）。其他类似产品包括欧洲药品管理局（EMA）/FDA 批准的 Indego（Parker Hannifin Corp.）、混合辅助肢体（Hybrid Assistive Limb，HAL；Cyberdyne）、Ekso（Ekso Bionics）和免手动 REX（Rex Bionics Ltd）[59]。这些设备中的大多数正在进行临床试验，以确定它们对患者的心肺功能训练、神经康复、骨密度、肌肉体积和社会心理预后的影响[45]。

四、转化医学研究

在本节中，我们将回顾临床试验中可能改变当前医疗实践的神经保护和神经再生治疗策略。跟上最新发展对于有效地倡导患者和提供最佳诊治非常重要。这份清单不是绝对详尽的，但是突出了最有希望的潜在疗法。

（一）神经保护策略

许多令人兴奋的神经保护治疗方案正在研究中（框 33-2），这些治疗方案均作用于前文所述的继发性损伤病理生理学机制中的特定部分。

1. 低温治疗

低温治疗（$32 \sim 34^\circ\text{C}$）已成功用于新生儿缺血缺氧性脑病的神经保护[60, 61]和成人心脏停搏后治疗[62]。

> **框 33-2　精选的在临床试验中有潜在改善脊髓损伤预后能力的神经保护治疗方案**
>
> - 利鲁唑：阻断电压门控钠通道。III 期（RISCIS）临床试验于 2019 年完成
> - 米诺环素：抑制炎性细胞因子和小胶质细胞。III 期（MASC）临床试验完成 2018G-CSF；促进细胞存活；已完成两期的 I / II a 期试验
> - 低温治疗：降低基础代谢率。即将开始 II / III 期（ARCTIC）临床试验

低温可降低所有组织，尤其是代谢要求高的中枢神经系统的基础葡萄糖和氧气消耗率，并显著减轻炎症[63]。应用于动物 SCI 模型时，低温减少了炎症细胞浸润，促进了组织保护，并改善了动物的行为学结果[64]。临床研究对 14 名急性 ASIA A 级损伤患者进行了为期 4 天的全身血管内降温。研究结果显示低温治疗具有改善神经功能的趋势（43% vs. 21%），且没有增加严重不良事件[65]。进一步由迈阿密治愈瘫痪研究项目设计和开展的 II / III 期临床研究（n=100；NCT01739010），亦被称为脊髓损伤急性快速冷却疗法（Acute Rapid Cooling Therapy for Injuries of the Spinal Cord，ARCTIC），旨在不久的将来解决疗效问题[45]。

2. 米诺环素

米诺环素是一种四环素衍生物，相当长一段时间以来一直引起神经科学领域内学者的兴趣。它已被证明在多种动物模型中具有神经保护作用，包括卒中、帕金森病、亨廷顿病、肌萎缩侧索硬化症（amyotrophic lateral sclerosis，ALS）和多发性硬化症[66]。在脊髓损伤的动物模型中，米诺环素已被证明能减少神经组织损失和改善神经功能预后[67]。其作用机制被认为是抑制小胶质细胞活化及抑制炎症细胞因子（如环加氧酶 -2、白细胞介素 -1β、TNF-α）。它也可通过抑制细胞凋亡媒介——细胞色素 C 来中断细胞凋亡[67, 68]。在一项 II 期临床试验中，接受米诺环素治疗的急性颈髓损伤患者（n=25）比接受安慰剂治疗的患者具有 14 分的 ASIA 运动评分恢复优势（P=0.05）[69]。米诺环素治疗急性脊髓损伤研究（Minocycline in Acute Spinal Cord Injury，MASC；n=248）是一项后续 III 期临床研究，旨在确定静脉注射米诺环素 7 天疗程对急性脊髓损伤的疗效[45]。

3. 利鲁唑

利鲁唑是一种苯并噻唑类抗癫痫药，自 20 世纪 90 年代末以来一直被应用于临床。它主要用于 ALS 患者，并被证明可以提高患者存活率并降低运动神经元死亡率[70]。与我们前文关于导致继发性损伤机制中的离子失调和兴奋性毒性相关，利鲁唑被认为通过阻断电压敏感的钠通道来减少神经元死亡。此外，利鲁唑还可以阻断突触前钙依赖性谷氨酸释放以减少环境中的兴奋性毒性刺激[71]。一项混合的 I / II 期临床试验（n=36）发现，早期接受利

鲁唑治疗的颈髓损伤患者在运动评分恢复方面有 15 分的优势[72]。由包括 AOSpine、安大略神经创伤基金会（Ontario Neurotrauma Foundation）、北美临床试验网络（North American Clinical Trials Network，NACTN）和 Rick Hansen 研究所组成的资深研究机构合作开展了一项称为利鲁唑治疗脊髓损伤研究（Riluzole in Spinal Cord Injury Study，RISCIS）的 III 期临床随机对照试验（randomized controlled trial，RCT），旨在评估利鲁唑对急性 $C_4 \sim C_8$ 损伤（计划入组 n=351）的疗效[45]。

（二）粒细胞集落刺激因子

粒细胞集落刺激因子（granulocyte colony-stimulating factor，G-CSF；又称集落刺激因子 3，CSF 3）是一种细胞因子糖蛋白，存在于全身的许多组织中。它能够促进细胞增殖、存活和运动。在中枢神经系统中，已被证明可以促进缺血细胞的存活并减少炎性细胞因子的表达（如 TNF-α、IL-1β）[73, 74]。两项非随机的 I / II a 期临床试验显示，G-CSF 给药未增加严重不良事件，同时改善了 AIS 患者的临床结局[75, 76]。G-CSF 对 SCI 的疗效有待进一步精心设计的随机对照试验来确定。

（三）神经再生策略

1.Rho-ROCK 抑制

成人脊髓含有大量强烈抑制再生的髓鞘相关蛋白，包括少突胶质细胞髓磷脂糖蛋白（oligodendrocyte myelin glycoprotein，OMgp）、神经突生长抑制因子 –A（neurite outgrowth inhibitor-A，NOGO-A）和髓磷脂相关糖蛋白（myelin-associated glycoprotein，MAG）。这些蛋白质与激活 RhoA（一种鸟苷三磷酸酶）的受体结合，后者进一步激活 Rho 相关蛋白激酶（Rho-associated protein kinase，ROCK）。ROCK 是一种强大的细胞骨架调控蛋白，可引发轴突生长锥的崩解，并可导致大量神经元细胞凋亡[77]。目前存在两种转化医学策略来抑制该途径。

第一种，Cethrin 是一种肉毒毒素衍生物，能够直接使 Rho 失活。当注射至动物的硬脊膜外后，可以到达脊髓实质并促进神经组织保护、增强轴突出芽和改善动物行为学结果[78]。2011 开展年的一项 I / II a 期试验（n=48）中，研究者在脊髓减压手术后将由纤维蛋白密封的 VX-210（Cethrin；Vertex Pharmaceuticals）置于硬脑膜上，结果显示接受该治疗手段的颈髓损伤患者的 ASIA 运动评分提高了

19分[79]。目前正在开展Ⅱ/Ⅲ期随机试验，以确认Cethrin 在更大样本量患者中的疗效。

2. 抗 NOGO-A 抗体

ATI335 是一种抗 NOGO-A 抗体，直接位于 Rho-ROCK 信号通路上的游髓磷脂相关蛋白之上。在啮齿动物和灵长类动物模型中行 ATI335 鞘内注射治疗都取得了重大成功，被证明可以改善神经功能结局并减少损伤区域的大小[80, 81]。Ⅰ 期（ *n*=51 ）临床安全性试验已经结束，结果等待报道[45]。欧洲脊髓损伤中心网络（European Network of Spinal Cord Injury Centres，EM-SCI）正在进行一项 Ⅱ 期临床试验，以进一步确定其在临床患者中的疗效和剂量。

3. 细胞治疗

自 1990 年以来，细胞治疗引起了媒体的广泛关注，且成为许多患者希望了解的一种治疗方案。随着几次大规模临床试验接近完成，细胞疗法中应用的细胞类型得到迅速扩大。然而，目前尚无 FDA/EMA/ 加拿大卫生部认可且经循证医学证据支持的细胞治疗[82]。我们将对具有最强临床前和临床试验证据基础的细胞疗法进行讨论（框 33-3 ）。

框 33-3 临床试验中精选的脊髓损伤神经再生策略

- 细胞治疗
  - 神经干细胞 / 前体细胞
  - 少突胶质前体细胞
  - 施万细胞
  - 嗅鞘细胞
  - 间充质干细胞
  - 脐带干细胞
- Rho 抑制药（Cethrin；Vertex Pharmaceuticals ）
- 抗 NOGO-A 抗体（ATI355；诺华公司）
- 生物材料（神经脊髓支架；InVivo Therapeutics ）

细胞治疗的早期研究主要集中在胚胎干细胞（embryonic stem cell，ESC），这些研究加深了我们对细胞多能性的理解，并促进了细胞培养材料和技术的发展。而诱导多能干细胞（induced pluripotent stem cell，iPSC）越来越多地被认为是一种可行的胚胎干细胞替代方案，因为 iPSC 的细胞量大且不受伦理问题的影响。此外，iPSC 可来源于自体（例如，患者自己的皮肤），从而减少或消除细胞移植后的全身免疫抑制治疗的必要性。许多临床前研究已经发

表了大量关于 iPSC 来源的神经干细胞、神经前体细胞及其分化后代的数据。这些研究结果已促成了多项临床试验的开展，包括由 Stem Cells Inc. 开展的两项 Ⅰ/Ⅱ 期临床研究，将人中枢神经系统干细胞移植到颈椎（ *n*=56 ）或胸椎（ *n*=12 ）SCI 患者的脊髓中。其中颈髓研究于 2017 年结束，而胸髓研究结果有待发布[45]。

多能间充质干细胞（multipotent mesenchymal stem cell，MSC）是遍布全身的结缔组织再生细胞，具有修复肌肉（肌细胞）、骨骼（成骨细胞）、软骨（软骨细胞）和脂肪（脂肪细胞）的能力。它们还能够释放强大的细胞因子，从而在损伤后调控局部和全身的炎症反应[83]。在临床前研究中，MSC 移植可以减少炎症标志物水平，并减少浸润损伤区域的外周炎症细胞数量。MSC 也可以通过增加环境中的抗凋亡神经营养因子水平来促进实质细胞存活[84]。一项针对 AIS B 级 SCI 患者的 MSC 移植（实质内或鞘内）Ⅱ/Ⅲ 期临床试验（ *n*=32 ）正在进行中[45]。

源自周围神经的施万细胞已被证明可在动物模型中诱导周围神经系统（peripheral nervous system，PNS）的再生。在中枢神经系统损伤中，如脊髓损伤，施万细胞移植减少了损伤区域大小和神经组织缺损，从而改善了运动功能结局[85]。两项由迈阿密瘫痪治疗计划开展的自体施万细胞移植治疗颈髓或胸髓损伤的临床试验正在进行中[45]。

与施万细胞相似，嗅鞘细胞（olfactory ensheathing cell，OEC）通过在嗅球和鼻黏膜微环境中快速清除细胞碎片和分泌促存活神经营养因子来保护神经元。SCI 动物模型中，OEC 移植改善了轴突再生和髓鞘再生，从而增强了动物的感觉、运动功能和行为学结果。一项 Meta 分析将世界各地众多研究脊髓损伤 OEC 的临床试验结果（ *n*=1193 ）进行了综合，发现 OEC 移植未增加不良事件发生率。不幸的是，不同研究中的方法学差异导致无法做出关于该疗法疗效的总体结论[86]。

4. 生物材料

生物工程材料是一种令人兴奋的治疗策略，因为它们可用于重建缺失的细胞外基质，填充损伤后空腔，并促进内源性和外源性细胞再生。此外，新型生物材料被设计为具有精密调控释放曲线的药物递送载体以积极改善微环境[78]，在此我们介绍处于转化前沿的最有前途的生物材料。

透明质酸 – 甲基纤维素（hyaluronan-methylcellulose，HAMC）是一种可注射的生物材料，能够在体内快速胶凝为植入细胞的结构支架。HAMC 可生物降解，无细胞毒性，可以高度可控的方式向受伤的脊髓递送生长因子[87]。当与神经祖细胞（neural progenitor cell，NPC）共同移植时，HAMC 可以减少囊性空腔的发生并增强移植 NPC 的存活率[88]。另一种令人兴奋的生物材料是一种独特的自组装肽，QL6（Medtronic Inc.）。QL6 在环境温度下是水溶性的，但当注射入脊髓后，可形成类似于天然细胞外基质结构的格子状框架。QL6 已被证明可以减少炎症细胞浸润并增强损伤后的组织保护，并促进行为恢复[89]。此外，这些治疗效果在 NPC 的协同下可进一步得到增强，展现了一种高度可转化的联合移植疗法[90]。

最后，一种被称为神经脊髓支架（Neuro-Spinal Scaffold，NSS；InVivo Therapeutics Inc.）、经大量动物研究的聚 –L– 赖氨酸（poly-L-lysine，PLL）和聚乳酸 – 羟基乙酸共聚物［poly（lactic-co-glycolic acid），PLGA］聚合物也已成为一种有效的生物材料。当与 NPC 联合移植后，NSS 提高了髓鞘再生，增加了病损周围轴突数量，并改善了运动功能[91]。这些临床前研究结果促成了一项旨在评估 NSS 置入对急性（<96h）AIS A 级胸髓损伤患者的潜在治疗作用的单组 Ⅲ 期临床试验（n=20）的开展。该研究将评估患者 AIS、感觉运动评分和 6 个月时的生活质量结局[45]。

结论

在本章中，我们介绍了针对 SCI 的严谨研究是如何促进了我们对创伤后病理生理机制的深入理解的。当前正在开展的 SCI 后继发性损伤的研究已经在动物模型中促成了许多令人激动和新颖的神经保护靶点的发现。这些研究成果进一步促成了多种已应用于临床的或正在进行临床试验的治疗方法，以期能改变患者的长期预后。此外，几种再生疗法正处于临床转化的前沿。应牢记大多数当前可用的和即将推出的治疗方法应在患者受伤后最初几个小时内应用，突出了"时间就是脊髓"理念的重要性。此外，一些治疗手段可能只能带来微小的疗效，但对于遭受毁灭性创伤的患者来说，这些微小的疗效亦是巨大的功能获益。

第34章 颅颈交界区——重新评价
Craniovertebral Junction

Atul Goel 著

孙天孚 译　黄凯源 叶 科 朱 昱 陈满涛 校

临床要点

- 显露寰枢关节，手法复位关节面，剥除关节软骨，移植骨填塞关节腔，螺钉直接固定寰枢椎关节面，形成寰枢关节生物力学强大的稳定模式，是节段性关节融合的基础。
- 对于特定的患者，可以通过牵引寰枢椎关节面来减轻颅底凹陷。
- 颅底凹陷继发于寰枢椎不稳定并是其迟发性的后果，治疗方法为寰枢椎固定。
- 除了寰枢椎间隙的改变和齿状突直接的神经压迫外，寰枢椎的不稳定性还可通过观察关节面序列和手术中对椎骨的手法操作来确定。
- Chiari I 型结构和脊髓空洞伴或不伴颅颈交界区的骨异常是继发性现象，其发病机制与长期存在的寰枢椎不稳有关。
- 寰枢椎不稳定可能与更常见的颈椎疾病（如颈椎病、颈椎后凸畸形和后纵韧带骨化等）相关，甚至可能是致病的关键原因。
- 短颈、斜颈、扁平颅底和 Klippel-Feil 异常等骨骼肌肉异常是寰枢椎不稳定的外部表现。

颅颈交界区是大自然的结构性杰作，它被设计为身体中最稳定和最灵活的区域，并且为最关键的神经和血管结构提供一个稳定和安全的通道。寰枕关节和寰枢关节构成了颅颈交界区。寰枢关节是人体最灵活的关节，在点头或是摇头时它是灵敏的，而且它一生都在不停完美地运动。另外，寰枕关节是人体最稳定的关节之一；它有钢铁般的韧带，保持头部在肩膀上并始终与脊柱相连。为了使寰枢关节能进行最大限度的周向运动，寰椎和枢椎的关节面被设计成扁平和圆形，并以砖块的形式放置在适当的位置。虽然寰枢关节的结构是为了最大限度和自由的运动而精心设计的，但它也是最容易不稳定的。在颅颈交界区，寰枢关节是运动的中心，也是不稳定的中心。强调所有颅颈交界区的不稳定都归诸于寰枢关节的不稳，这种说法可能并不是错误的。寰枕关节不稳定是罕见的，如果发生则可能与极其严重的外伤有关。寰枕关节不稳定可能是多发性关节病变的一部分，与韧带松弛综合征相关，多见于小儿。类风湿关节炎、结核和肿瘤也会影响寰枕关节的稳定性。总之，通过外科手术所希望达到的颅颈交界区的稳定实质上是指寰枢关节的稳定。

一、颅颈异常或变异

有关颅颈交界区异常的讨论和评估已经有一个多世纪。该领域已描述了大量复杂的骨和神经异常。现在看来，颅颈"异常"不是与胚胎发育障碍有关的先天性异常，而是一种旨在保护神经结构免受寰枢关节不稳定影响而自然发生的适应性改变。

二、寰枢关节脱位

寰枢关节脱位（atlantoaxial dislocation，AAD）可由多种病因引起。脱位分为活动、可复位型和固定、不可复位型。然而，目前的观念中不存在固定、不可复位性的脱位，所谓的不可复位性 AAD 中的寰枢关节（除了关节在脱位位置融合的极端罕见情况下）不仅不融合，而且是可移动的，具有病理性的异常活动度，并且可通过直接关节面牵引进行手法复位[1]。这个观念已经彻底改变了寰枢关节脱位的治疗方式，目前的治疗聚焦于稳定关节，而不是通过经口或经枕骨大孔对神经结构进行减压。

枢椎的齿状突通常与寰椎前弓非常接近。在 AAD 中，寰椎在头部屈曲时向枢椎腹侧脱位，扩大了寰齿间隙并减少了椎管直径，从而对颈髓交界区的脊髓造成压迫。在活动型 AAD 中，在头部屈曲时脱位增加，在伸展时减少。当头屈曲时若寰齿间隙＞3mm，则可诊断为寰枢椎脱位。对于儿童，3～5mm 的寰齿间隙有时可认为是在正常范围内。50 多年来，颅颈交界区不稳定的整个治疗方案都是基于上述前提。

寰枢关节脱位也可根据头部中立位时侧位或矢状位成像中关节面的对齐情况进行识别[2]（图 34-1）。在 1 型不稳定中，寰椎关节面脱位至枢椎关节面的前方。寰枢椎关节面的这种移位酷似腰骶椎滑脱中的椎体移位[3]。在这种形式的不稳定中，齿状突向后移位，寰齿间隙增加，齿状突压迫神经结构。在 2 型关节不稳定中，寰椎关节的关节面移位至枢椎关节的后方。在 3 型关节不稳定性中，寰枢关节的关节面是对齐的。这种情况下的不稳定可以通过相关的影像学和临床特征识别，但仅能在术中通过骨结构的直接操作来确诊。在 2 型和 3 型不稳定中，寰齿间距可能不受影响，齿状突可能不会直接压迫神经结构，颅颈交界区脊髓周围的蛛网膜下腔可能完全正常。2 型和 3 型寰枢椎不稳定也被称为中枢性或轴向不稳定。1 型不稳定的症状相对急性，2 型和 3 型不稳定的症状更慢性。基于关节面的是否对齐进行寰枢不稳定性评估的方式扩大了我们的视野，并为我们对该问题的理解开启了新的篇章。

对于垂直活动和可复位的寰枢椎脱位患者，当颈部屈曲时存在颅底凹陷，当头部伸直时结构又恢复正常[4]。尽管这种活动度相对较少见，但确实表明术前需要进行动力位的屈伸检查对颅颈不稳定性进行评估。垂直性脱位是由于寰枢关节和侧块的功能不全所致。

活动的和可复位的寰枢关节脱位

本章作者及其同事分析了 1988—2001 年在其所在科室治疗的 160 例活动和可复位寰枢关节脱位病

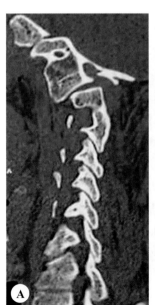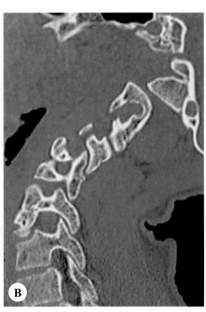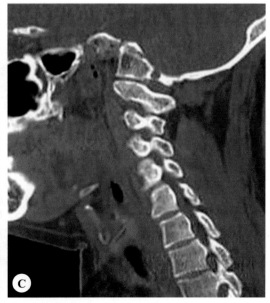

▲ 图 34-1　基于关节面排列情况的寰枢椎脱位分类

A. 影像显示 1 型不稳定，即寰椎的关节面脱位于枢椎关节面之前；B. 影像显示 2 型不稳定，即寰椎的关节面错位于枢椎关节面后方；C. 影像显示 3 型关节面的不稳定，寰椎关节面与枢椎关节面是对齐的

例 [5, 6]。在先天性脱位或与已知综合征相关的脱位中，虽然创伤会导致该区域韧带出现机械性断裂，但病因往往是韧带松弛或功能不全。

1. 临床特征

常见症状为上颈部疼痛和痉挛，及颈部活动受限。患者可能会告知使头部和颈部屈曲的外伤史（如当一个人的头背部被击中时）为诱发因素。外伤后，四肢肢体均可能出现无力和痉挛。还可能出现一系列的运动和感觉缺失，虽然感觉缺失相对较轻。颈髓延髓的严重损伤可导致四肢轻瘫 / 四肢瘫痪、呼吸麻痹、昏迷，甚至死亡。

2. 检查

头部处于屈曲和伸展位置的颅颈交界区动力位侧位平片、CT 和 MRI 可显示寰枢间隙的改变，并在前后位和垂直位上证实寰枢椎的不稳定（图 34-2）。CT 和 MRI 提供了关于原发性或原发相关的颅骨和软组织异常的有用信息。MR 和 CT 血管造影则可显示椎动脉与 C_2 和 C_1 关节面的关系。当采用侧块固定技术时，这些信息至关重要。三维（3D）CT 和 3D 模型重建正在成为一种行之有效的成像方式。3D 模型可以精确展现该区域逼真的结构。由此可以在术前确认、预演和练习手术细节及器械置入过程 [7]。

3. 治疗

由于手术暴露该区域相对困难、神经血管结构紧密且重要，以及所涉及的生物力学问题复杂，颅颈异常的手术治疗非常复杂。在 20 世纪后 25 年中，随着颅颈交界区解剖学和生物力学研究的深入，颅颈固定技术不断发展。手术的目的是实现寰枢关节的稳定，恢复其正常或最佳的对位。寰枢关节脱位的固定技术可分为涉及寰椎弓与枢椎椎板的中线固定技术和侧块固定技术。中线固定方法包括使用椎间夹、Gallie 后路 $C_1 \sim C_2$ 椎板下钢丝融合术 [8]、Brooks-Jenkins 融合术 [9]、椎板下钢丝的 Sonntag 技术 [10]。侧块固定手术包括 Goel C_1 侧块联合 C_2 椎弓根螺钉固定术（关节面间）[4, 5]，以及 Magerl 的 $C_1 \sim C_2$ 经关节技术 [11]。与寰椎椎板和椎弓的中线结构固定技术相比，侧块固定技术 [12] 证实具有更强的生物力学性能。这是因为这些关节面是该区域运动的中心点或支点。

引起症状的主要原因不是神经变形，而是不稳定导致的反复微小创伤 [13]。尽管神经结构改变后恢复其形状很重要，但寰枢关节的稳定是治疗中的首要问题。在将金属置入物用于该区域固定的初期，在为期 3 个月的骨融合过程中，若金属置入物足够坚固，则该区域可全程稳定，并提供零活动的环境。最终依赖于骨融合为该区域提供稳定性并将置入物固定到位。许多作者提出从患者髂嵴获取自体骨优于任何其他形式的骨移植物或人工材料。

4. 寰枢侧块解剖及涉及颅颈交界区的椎动脉解剖

C_1 和 C_2 椎体被称为非典型椎体，具有独特的形状和结构，以及其与椎动脉特征性的关系。椎动脉有多个弯曲，与寰椎和枢椎骨关系密切。位于 C_2 上关节面下方，以及在寰椎后弓上方走行的椎动脉沟的形状、大小和位置有很大变异。在整个走行过程中，椎动脉被大的静脉丛覆盖。静脉丛在 $C_1 \sim C_2$ 关节后方的外侧沟区域分布最大。在 $C_6 \sim C_3$ 的横突孔中椎动脉相对线性上升后，该动脉在 C_2 椎体的上关节面内侧向前形成一个襻，在其下表面形成一个深槽。襻的内侧延伸程度各不相同 [14]。Goel 首先发现，椎动脉在颅颈交界区的扭曲和转向导致了两者之间动态关系的多种可能性，即在颈部扭转期间，椎动脉在一侧伸展，对侧弯曲。静脉充血的存在则为动脉活动提供了支持，在头部转动和扭转时静脉会扩张或排空 [14]。

齿尖或齿状突两侧有两个大的关节面，向外侧延伸到相邻的椎弓峡部，并与寰椎底面构成关节。C_2 椎体的上关节不同于其他所有椎体的关节面，有两个重要的区别 [15]。第一，C_2 椎体的上关节面与位于椎板附近的其他关节面相比更靠近椎体体部；第二，椎动脉孔部分或完全位于 C_2 上关节面的下方，而在其他颈椎中，椎动脉孔的位置完全位于横突上。与所有其他椎骨的上关节不同，C_2 椎体的上关节与 C_2 下关节面不形成支柱，而是在 C_2 下关节面的前方。椎动脉走行于 C_2 上关节面下方，使其在经关节和关节间螺钉植入术中易受损伤。寰椎下关节面和枢椎上关节面几乎平坦且呈圆形，平均前后径和横径（15mm）无显著差异。

5. Goel 侧块板（或棒）和螺钉（单轴或多轴）固定的手术技术 [4, 5]

在麻醉诱导后，开始实行颈椎牵引，用于牵引的重量一般约为 5kg 或总体重的 1/6。患者取俯卧位，手术台头端抬高约 35°（图 34-3）。颈椎牵引将头部稳定在最佳的减少伸展的位置，并防止任何旋转。牵引力还能确保头部的重量与牵引力的方向一致，

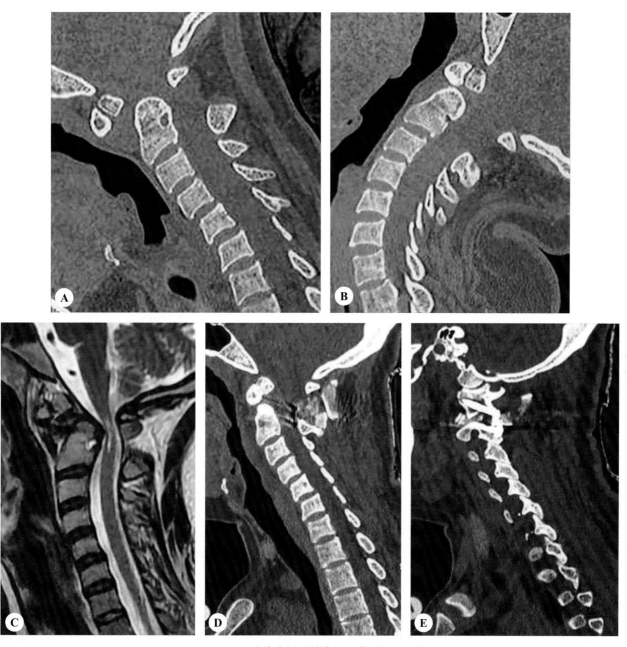

▲ 图 34-2　35 岁患有活动性寰枢关节脱位的女性患者

A. 当头部处于屈曲位时，矢状位 CT 显示齿状突游离和寰枢关节不稳定；B. 当头部伸展时，CT 显示脱位减轻；C. 当头部屈曲时，T_2 相表明脊髓受压变形；D. 术后 CT 显示寰枢关节固定后脱位减轻；E. 术后关节面的矢状位 CT 显示金属置入物

避免头枕对面部或眼球形成压力。此时，头部处于"浮动"位置，放置头枕只是为了提供额外或最小的支撑，并防止头部出现不必要的旋转。抬高手术台的头端，以起到反向牵引的作用，有助于减少手术区的静脉充血。通过以棘突为中心的约 8cm 纵向中线切开皮肤以暴露枕下区和上颈椎。在确定棘突后，则可将棘旁肌与棘突的连接处锋利地切开。椎动脉位于 C_2 神经节外侧，与其密切相关（图 34-4）。

首先对 C_2 神经节进行充分地暴露，然后向上牵拉以暴露关节面。当需要扩大侧块的暴露时，可在神经节处进行锐性切开。C_2 神经节处的切开是安全的，这可用于扩大侧块的暴露，为寰枢关节打开了一扇窗，拓宽侧块固定技术所需的视野[16, 17]。如果该区域和硬膜外腔的大静脉窦出血，可能会很麻烦，骨膜下剥离并用明胶海绵填塞可有效控制静脉出血。锐性切开关节囊后，暴露关节面。用骨凿或小磨头

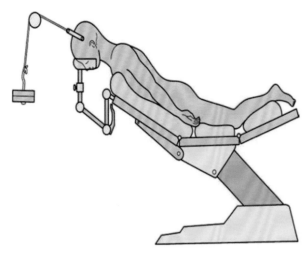

▲ 图 34-3　患者体位

患者置于颈椎牵引的情况下，抬高桌子的头端从而使患者头部"悬空"

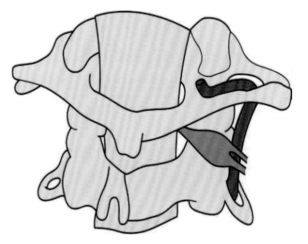

▲ 图 34-4　第二颈椎神经节与椎动脉和寰枢关节的关系

广泛去除寰枢关节相邻的滑膜关节面，并将取自髂骨的骨片塞进关节间隙。枢椎椎板的侧面和峡部的一部分经过钻孔，使枢椎侧侧块的后表面相对平坦，以便金属板 / 棒可以紧贴并平行于椎体。钻孔还有助于减少钢板的长度，并将螺钉置于更上方，差不多直接进入枢椎的侧块。无论是在枢椎峡部还是在寰椎弓的上方，都没有必要真正地暴露椎动脉。

　　通过双孔（长度约 1.5cm）金属（钛）板，在寰椎和枢椎的侧块之前已创建的导向孔中将螺钉植入。首先，将螺钉置入寰椎中。它与矢状面内侧约呈 15° 角，与轴面向上呈 30° 角。螺钉置入的首选位置在寰椎平面后表面的中心，关节面上 1～2mm。甚至可以通过在寰椎关节面上选择置入点来置入螺钉。螺钉也可经寰椎后弓外侧置入寰椎关节面。由于椎动脉关系密切，螺钉在枢椎上的置入需要精确。将螺钉置入 C_2 椎骨上关节面时，螺钉必须偏向内侧，并朝向寰椎前弓的前结节。峡部可分为九个四边形[15]；上方空间和内侧空间通常是螺钉置入最适合和最安全的位置。在置入螺钉之前确定椎弓根的内侧表面。螺钉与矢状面向内侧呈约 25° 角，与轴向面向上呈 15° 角。螺钉置入角度因局部解剖结构和椎骨大小而异。在推荐的螺钉置入轨迹中，寰椎侧块和枢椎的皮质 / 松质骨质量总体良好，提供了较好的螺钉置入点，并避免损伤椎动脉。成人患者使用的螺钉直径为 2.9mm，儿童患者使用的螺钉直径为 2.7mm。成人螺钉的大致长度为 26～28mm，儿童为

22～26mm。寰椎和枢椎中的螺钉尺寸几乎相同。它们的侧块本质上是坚固的皮质骨，尽管较好，但螺钉并不一定要同时与前后皮质接合。如果螺钉穿过前皮质，向前移位的软组织不会受损害。术中导航对确定螺钉置入的位置和方向有所帮助，但这并不是必需的（图 34-5）。然后，将取自髂骨的大块皮质松质骨移植物放置在准备妥当的寰枢椎后部。缝合切口后，停止颈部牵引。患者应尽快恢复活动，并建议佩戴颈托 3 个月。

　　通过螺钉在牢固的皮质骨块中获得固定位点，侧块板和螺钉固定技术为外科医师提供了独立操作寰椎和枢椎的机会，因此已被广泛地应用。

6. 并发症的避免

　　以适当的方式控制侧沟区静脉性大出血是手术成功的基础条件。该手术最可怕的并发症是椎动脉损伤。手术期间对动脉的损伤可能导致灾难性的术中出血，而对血管的损伤可能导致不可预测的神经功能缺损，这将取决于大脑其他动脉的血流是否充足。在解剖 C_2 神经节区域外侧沟的过程中可能会损伤椎动脉。只要可能，必须尝试识别并缝合动脉。当出血过多时，在静脉和动脉出血中识别出血点可能是一个棘手的问题。在大多数情况下，牺牲动脉是唯一的解决方案。当枢椎钻孔插入螺钉时，可能会发生其他一些潜在伤害。在这种情况下，为了控制出血，最优选的解决方案是使用相同的孔并快速置入和拧紧螺钉。在大多数情况下，此操作可止血，此外使用骨蜡或止血纱布封堵出血孔也可用于止血。

7. Magerl 技术[11]

　　Magerl 固定技术包括使用经关节侧块螺钉。该

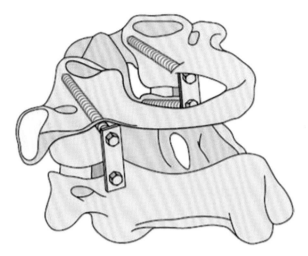

▲ 图 34-5　侧块板和螺钉固定技术

技术包括用单个长螺钉稳定寰枢椎关节面,该螺钉插入枢椎侧块的椎弓根峡部,并穿过关节然后进入寰椎关节面的骨质中。该方法目前仍很受欢迎,是一种令人满意的固定方法。

8. 双重保险固定[18]

一种结合了 Magerl 经关节固定法和 Gael 椎间固定技术的寰枢椎固定方法,是一种具有双重保险的固定技术。该技术结合两种常用固定技术的生物力学强度,并为置入物提供了最大的稳定性(图 34-6)。

9. 关节阻塞技术[19]

在关节面撑开牵引后,在寰枢椎关节内填塞尖刺垫片可提供一种满意的寰枢椎固定方法。关节阻塞技术适用于寰枢椎脱位活动不明显的病例。这种固定方法通常可以作为其他固定技术的补充,或者用于其他方法不可能实现(技术上或解剖学上)或已经失败时。

10. 枢椎螺钉放置其他可选择的点[20]

有报道将螺钉放置在大而短的棘突、椎板上、棘突连接处或椎板中,为寰枢椎固定装置的枢椎末端提供稳定的固定点[18]。将螺钉置入枢椎的下关节面也能形成一个稳定和安全点[21]。当由于椎动脉或与螺钉置入枢椎点相关的其他技术问题的限制导致无法置入侧块螺钉时,这些固定点可用于寰枢椎或枕枢椎固定。

11. 难复位性或固定性寰枢关节脱位的治疗[22]

打开关节,剥除关节软骨,手法复位和牵引寰枢椎关节面,并在关节腔内植骨,此时无论是否附加金属垫片,都可以使脱位显著或完全减轻。随后,进

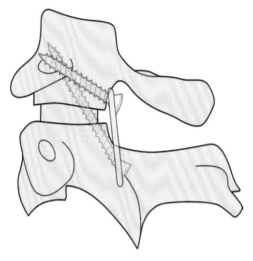

▲ 图 34-6　结构图

在充分修复主体区域后,将金属板与寰枢椎的侧块齐平;螺钉通过板上的孔直接进入 C_1 面;如 Magerl 所述,C_2 螺钉是一个经关节的螺钉;在关节腔内放置带或不带垫片的骨移植物

行可维持复位的寰枢椎固定。稳定寰枢关节并实现关节固定比减少脱位,以及复位颅颈交界区的解剖更为重要。

三、颅底凹陷

颅底凹陷是颅颈交界区异常的重要类型。Chiari 畸形和脊髓空洞症是颅底凹陷伴发的常见神经并发症。

(一)发病机制

目前已提出几种理论来阐述颅底凹陷可能的病因[23]。这些理论大多指向胚胎发育异常、遗传异常和病毒感染[24-27]。一个多世纪以来,许多学者认为其中有机械性的原因,并将其命名为"颅底压迫症"(Berg and Retzius,1855,由 Virchow 引用,1876)[28],或者"颅底凹陷"[29]。Grawitz(1880)[30]认为颅底凹陷通常是颅颈交界区发育不足或发育不良的结果。后一种异常被 Torklus 和 Gehle(1970)描述为枕下发育不良[29]。根据笔者的经验,颅底凹陷的结构和神经性改变是在慢性寰枢椎不稳情况下发生的一种保护性自然演变过程的结果。

(二)分类方式 1(1998 年):基于是否存在 Chiari Ⅰ 型畸形的分类

1998 年,颅底凹陷症的分类系统将其分为两个独立的类别。单纯根据患者无或有 Chiari Ⅰ 型畸

形，将颅底凹陷分别分为Ⅰ型和Ⅱ型[31]。两种类型中的寰枢椎脱位被认为是固定的或难以复位的[31]。本质上，Ⅰ型包括齿状突内陷进入枕骨大孔并挤压脑干的病例，或者是齿状突尖端远离寰椎前弓或斜坡下方。在这些病例中，斜坡的角度和颅后窝容积相对不受影响。另外，在Ⅱ型中，齿状突、寰椎前弓和斜坡整体向吻侧移形，导致颅后窝体积缩小。Chiari 畸形或小脑扁桃体疝出被认为是颅后窝体积缩小的结果。在Ⅰ型中，颅底凹陷是指齿状突的尖端内陷至枕骨大孔内，并位于 Chamberlain 线[31]、枕骨大孔的 McRae 线[32] 和 Wackenheim 斜坡线[33] 上方。von Torklus[29] 提出的颈椎向颅底脱位的颅底凹陷的定义适用于这组患者。Ⅱ型中颅底凹陷是指尽管存在颅底凹陷和其他相关异常，齿状突和斜坡仍保持解剖对齐。在该组中，齿状突尖端高于 Chamberlain 线，但低于 McRae 线和 Wackenheim 线。1998 年，Goel 首次定义了体积小的颅后窝、颅底凹陷和 Chiari 畸形相关的临床意义[31]。他认为其发病机制是畸形，而不是不稳定。因此治疗目标是神经结构的减压而非稳定。因此，一组患者采用经口齿状突减压术，二组患者采用枕骨大孔减压术。当减压被确定会对颅颈交界区造成不稳定时，即考虑固定。

（三）分类方式 2（2004 年）：基于是否存在寰枢关节不稳的放射学证据的分类

见图 34-7 至图 34-12。

2004 年，本章作者及其同事修改了早期分类，并确定了一个亚组的患者，即有明确的放射学证据表明该区域不稳定，表现为齿状突远离寰枢前弓和（或）斜坡，或者寰椎齿状或斜坡齿状突间隙异常增大[1]。我们将该类患者的亚组记为 A 型颅底凹陷患者。放射学检查结果表明，A 型患者的齿状突直接压迫脑干。

有些 A 型患者有 Chiari Ⅰ型畸形，这一特点使这一分类与先前的分类有所区别。在这一型中，寰枢关节是"活动的"，方向是倾斜的，而不是通常的水平方向。可以观察到 $C_1 \sim C_2$ 切面的这种位置与腰骶椎滑脱中观察到的椎体层有相似之处。在这种情况下，寰枢椎关节似乎处于异常的位置，脱位的逐渐恶化可能是由于寰椎关节面在枢椎平面上的"滑移"增加所致。基本上，A 型颅底凹陷被认定为寰枢椎不稳定。B 型颅底凹陷符合早期分类系统中的Ⅱ型，即

整个颅颈交界区复合体位于吻侧。在 B 型中，发病机制似乎是该区域的先天性发育不良。寰枢关节被认为是稳定或固定的，在此型患者中没有发现不稳定问题。

由于 A 型颅底凹陷被认为与不稳定有关，因此建议将颅颈交界区寰枢关节的固定作为治疗手段。笔者引入了通过寰枢关节面牵引和直接寰枢椎固定来减轻颅底凹陷的理念。经口齿状突减压术被认为是一种次优的治疗方式。由于该组患者中存在的颅后窝容积小的病理问题，枕骨大孔减压术被确定为 B 型颅底凹陷的治疗方法。

（四）分类方式 3（2015 年）：基于关节面对齐度和不稳定性的分类[34]

2015 年，本章作者及其同事确定寰枢椎不稳定是所有类型颅底凹陷的发病机制的关键原因，包括Ⅱ型和 B 型颅底凹陷病例。颅底凹陷的结构畸形的本质是寰枢椎不稳定。寰枢椎不稳定可通过关节面错位（当头部处于自然位置的矢状位成像上）的情况确定为三种类型。1 型关节面不稳，寰椎关节面异位至枢椎关节面前方（更常见于Ⅰ型和 A 型颅底凹陷），颅底凹陷通常见于较年轻的患者，并与更急性发作的临床症状相关。齿状突向后移位，压迫神经结构。被诊断为 2 型关节面不稳定相关的颅底凹陷中，寰椎关节面移位至枢椎平面后方。与 3 型关节面不稳定相关的颅底凹陷中，寰椎和枢椎的关节面对齐，不稳定只能通过手术中直接对关节面的操作来识别。在这种情况下，诊断不稳定性必须有高度的临床理解和手术经验。颅底凹陷伴 2 型或 3 型关节面不稳定更常见于二组和 B 型颅底凹陷。寰枢间隙是一个确定寰枢椎不稳定的经典参数，在 2 型和 3 型关节面不稳定中可能不受影响。因此，2 型和 3 型关节面不稳可标记为中心性或轴性寰枢不稳定性。在相对年长的患者中可以识别出 2 型和 3 型不稳定相关的颅底凹陷；这些类型的不稳定性与更慢性或长期存在的结构畸形有关。在颅底凹陷病例中经常发现骨骼肌改变（包括短颈、斜颈、扁平颅底、Klippel-Feil 畸形）和神经病变（如 Chiari Ⅰ型畸形和脊髓空洞症），这与 2 型和 3 型寰枢关节面不稳定有关。基于这一认识，寰枢关节固定被确定为所有类型颅底凹陷症的治疗基础。对于齿状突内陷至神经结构的 1 型关节面不稳定病例，可尝试进行颅颈重新对准，而不需要经口或枕骨大孔进行骨减压。

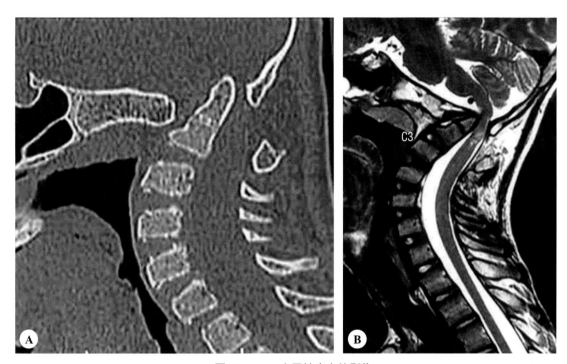

▲ 图 34-7 16 岁男性患者的影像

A. CT 显示严重的 A 型颅底凹陷和寰椎融合；B. T₂WI 上显示严重的脊髓压迫和脊髓变形

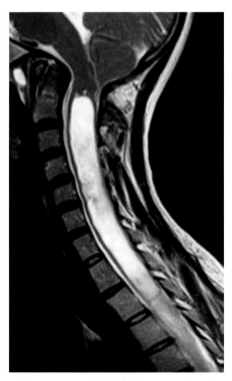

▲ 图 34-8 21 岁女性患者，T₂WI 显示有 B 型颅底凹陷、Chiari Ⅰ型畸形和脊髓空洞

（五）Chiari Ⅰ型畸形和脊髓空洞症

最近发现，Chiari Ⅰ型畸形（伴或不伴颅底凹陷或颅颈交界区任何其他骨异常）可能不是原发性病理改变，而是寰枢椎不稳的继发性、保护性自然反应。Chiari 畸形Ⅰ型畸形如同一个安全气囊，在存在明显或潜在寰枢椎不稳定的情况下，按自然方式产生位置结构改变，为关键神经结构提供软垫保护其免受椎骨之间的直接挤压[35, 36]。寰枢椎不稳定可通过关节面错位（1 型和 2 型）来识别。即使没有关节面错位（3 型），Chiari Ⅰ型畸形的存在本身也是寰枢椎不稳定的一个指标。该理念与治疗关联，提示对此类病例需要进行寰枢椎固定，而不是枕骨大孔减压[35, 36]。

有假设认为脊髓空洞症也是一种自然的神经自我破坏，旨在寰枢椎不稳时发挥整体保护作用。虽然脊髓空洞症通常与 Chiari Ⅰ型畸形有关，但即使没有 Chiari Ⅰ型畸形，其存在也可能表明寰枢椎不稳定[42]。在这种情况下，脊髓内（脊髓空洞症）、脊髓外（外部脊髓空洞症）或脊髓内外均出现过多的脑脊液（CSF）。在颅后窝脑干内（延髓空洞症）或脑干前方和小脑表面周围（外部延髓空洞症）也有过量的脑脊液。齿状突的角度、颅底凹陷程度、脑干受压程度，都与寰枢椎不稳定有关，这些可能都决定了神经结构内（脊髓空洞症、延髓空洞症）或外（外部脊髓空洞症、外部延髓空洞症）是否出现积液。

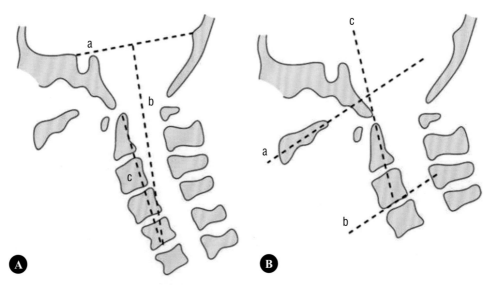

▲ 图 34-9 **A.** 颅颈和颈椎高度测量线；颅颈高度：**a** 从鞍结节至窦汇做一条线，从该线中点到 C₅ 椎体底部中点的距离（如 **b** 线所示）；颈椎高度：从齿状突尖端到 C₅ 椎体底部中点的距离（如 **c** 线所示）；**B.** 用于评估颈椎前凸的改良 ω 角测量参数；**a** 线沿着硬腭，**b** 线平行于 **a** 线，穿过 C₃ 椎体底部的中心；**c** 线从 C₃ 底部中心沿齿状突尖端延伸；**b** 线和 **c** 线之间的角是改良的 ω 角

在 B 型颅底凹陷症的病例中，出现骨融合、斜颈、扁平颅底及类似事件会使颈部（短颈）和颅骨（短头）的垂直长度变小。分析表明，在这种情况下，整个脊柱的长度都是缩短的。椎间盘间隙缩小、骨赘形成、不完全性和完全性的颈椎融合，以及颅脊和颈椎角度的改变似乎都与颈部长度缩短直接相关。由此可见，颈椎融合和寰椎的吸收可能与椎间盘高度长期存在的进行性下降有关。在这个问题上，通常的学说认为短颈和斜颈是胚胎发育不良的结果，进而引起齿状突陷入颈髓。然而，齿状突陷入导致的脊髓压迫似乎是原发的事件，所有身体结构改变和骨异常（包括短颈和短头）都是继发的自然保护反应，旨在减少齿状突凹陷上方的脊髓牵拉。变薄的神经组织位于垂直缩短和横向变宽的椎管和颅腔内。这些骨结构异常使得虽然更纤细但长度正常的神经组织不得不在较小距离的行程中，相对放松地位于异常缩进的骨骼上。此外，神经组织还得以漂浮在额外的大量的脑脊液中。所有这些反应似乎都是自然的保护性反应。基于这种理解，将 Chiari I 型畸形看作一种代偿性结构而非畸形更为恰当。

（六）寰椎前后弓双裂

在颅底凹陷的病例中，经常观察到寰椎前后弓双裂[37]。据观察，寰椎双裂弓的存在是神经减压或天然的椎板切除术的一种自发形式。寰椎环的双裂

性质似乎具有动态开合门现象，即后环在颈部屈曲时打开，在颈部伸展时关闭。寰椎双裂弓的存在似乎是对长期寰枢椎脱位的自然保护性反应，而非胚胎发育不良。寰椎关节面在双裂病例中是侧向位移的。寰椎关节面的侧向移位增加了水平方向的椎管尺寸，并降低了寰椎水平的脊柱高度。这两个特点有助于在水平和横向方向上松解脊髓，缓解脊髓受压的程度。在直接将螺钉置入椎体的手术中，确定椎体关节面的侧向位置至关重要。

（七）诊断

1. 临床特征

对于 A 型颅底凹陷病例，在症状出现前通常有轻度至中度创伤史。然而，在 B 型颅底凹陷病例中，寰枢椎不稳定的起始时间并不清楚，而且自童年早期可能就存在短颈和其他畸形。这种不稳定性似乎还发生在胎儿晚期、出生过程中或处于形态发育过程中的婴儿早期。在存在这些不稳定性的情况下，身体自发的修复工作也就很早开始了。在 A 型颅底凹陷（A 型关节面不稳定）中，锥体束症状是主要的症状。55% 的病例出现运动感觉障碍。脊髓功能障碍发生率较低（36%）。颈部疼痛是 77% 病例的主要症状。41% 的病例存在斜颈。以短颈、斜颈、骨融合、扁平颅底、Chiari I 型畸形结构及脊髓空洞症为形式的骨骼肌肉的改变是 B 型颅底凹陷伴常见的中

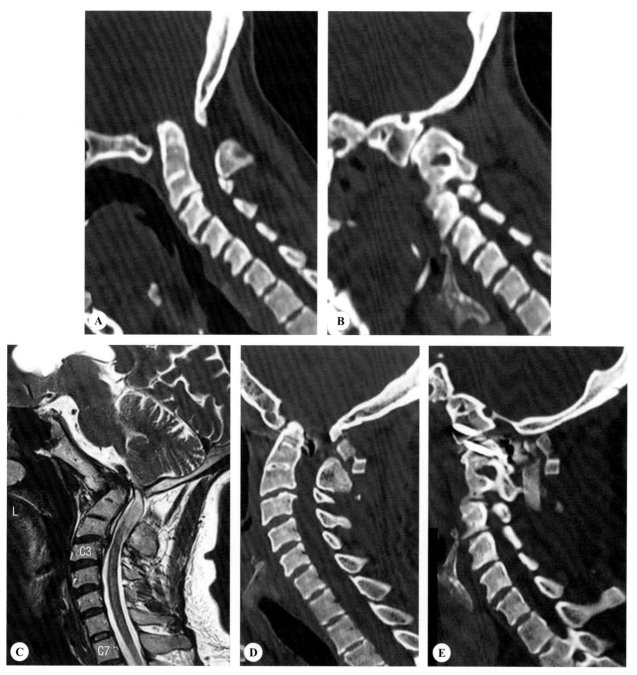

▲ 图 34-10　43 岁男性患者

A. 矢状位 CT 显示寰椎吸收、$C_2 \sim C_3$ 融合和 A 型颅底凹陷；B. 矢状位 CT 示 1 型寰枢椎关节面脱位；C. T_2WI 显示严重脊髓受压；D. 术后 CT 显示颅底凹陷减轻；E. 术后 CT 显示侧板和螺钉固定

心性或轴性关节面不稳定的特征。颈后疼痛是一种显著症状，即使在这组患者中也是如此。患者音质改变和音量降低可能是就诊时的主要症状。

2. 临床分级

基于患者的临床表现，可分为 5 个临床级别[36]。评分系统有助于评估临床状态和监测病情进展（表 34-1）。

（八）放射学标准

1. Chamberlain 线

该经典参数为从硬腭延伸至枕骨大孔环后缘的线。在 CT 的侧位重建图像和矢状位 MRI 测量 Chamberlain 线被认为是可靠和准确的。当齿状突尖端高于 Chamberlain 线至少 2mm 时[33]，诊断为颅底凹陷。基于 Chamberlain 线的颅底凹陷研究分析表明，

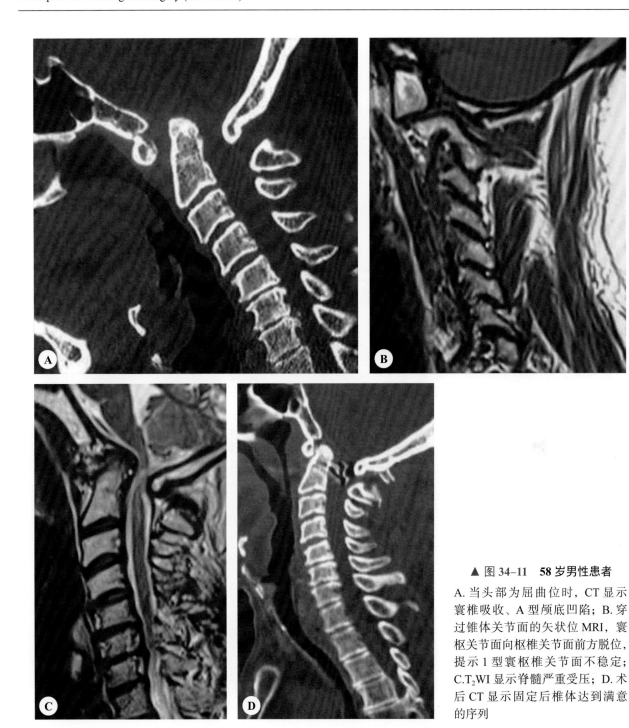

▲ 图 34–11　**58 岁男性患者**

A. 当头部为屈曲位时，CT 显示寰椎吸收、A 型颅底凹陷；B. 穿过锥体关节面的矢状位 MRI，寰枢关节面向枢椎关节面前方脱位，提示 1 型寰枢椎关节面不稳定；C.T$_2$WI 显示脊髓严重受压；D. 术后 CT 显示固定后椎体达到满意的序列

B 型颅底凹陷比 A 型更严重。

2. 齿状突尖端与桥延交界处之间的距离

MRI 上观察到的齿状突尖端到桥延交界区的距离，是确定颅后窝骨性体积减小的有用指标[31]。B 型中距离明显缩短，而 A 型中距离相对较长。

3. Wackenheim 斜坡线

Wackenheim 斜坡线是沿着斜坡画出的一条线。在 A 型病例中，齿状突尖端明显高于 Wackenheim 斜坡线。在 B 型病例中，齿状突尖端和斜坡下端，以及寰齿间隙和斜齿间隙的关系保持相对正常。这些病例中的大多数患者的，齿状突尖端仍在 Wackenheim 斜坡线[32] 和枕骨大孔的 McRae 线以下[38]。因此，颅底凹陷是由于枕骨大孔关节面位于脑干的吻侧所致。

4. 扁平颅底

沿着前颅底画一条线。这条线与 Wackenheim 斜坡线相交的角度称为基底角。基底角的减小被称为扁平颅底。

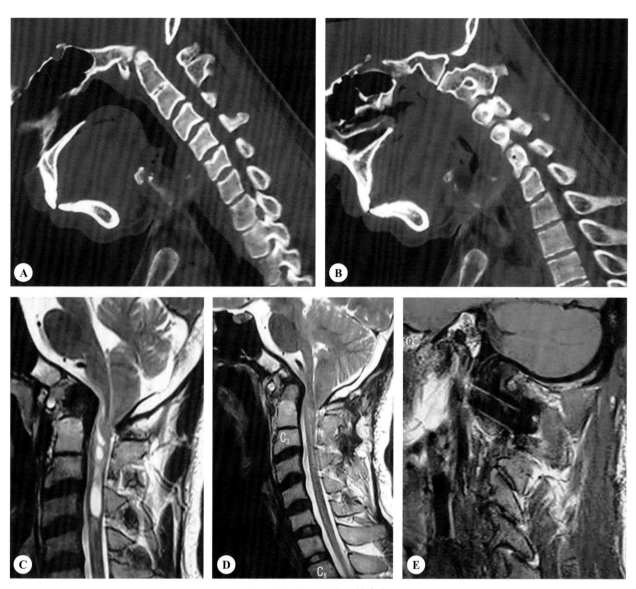

▲ 图 34-12　26 岁男性患者

A. 当头部屈曲位时，CT 显示寰椎同化、B 型颅底凹陷；B. 矢状位 CT 显示 3 型 "轴性" 寰枢椎不稳定；C. T₂WI 在矢状位上显示 B 型颅底凹陷，小脑扁桃体下疝畸形形成，以及脊髓空洞；D. 术后 T₂WI 显示，在寰枢椎固定后，小脑扁桃体下疝畸形形成减少，且部分脊髓空洞症得到缓解；E. 术后矢状位 MRI 显示寰枢关节固定

5. 颅后窝容积

在 MRI 上测量的 Klaus 高度指数[39] 被认为比基于 X 线片的常规测量要准确得多。从齿状突尖端到小脑幕线的距离表明颅后窝的高度。基于 Klaus 指数，B 型患者颅后窝垂直高度明显降低，而 A 型患者颅后窝垂直高度仅受中度影响。

6. ω 角

Klaus 所描述的 ω 角或齿状突与垂直线的成角虽然不经常使用，但是一个有用的指标[39]。Goel 将改良后的 ω 角描述为受颈部屈伸影响的垂直角度的测量值[31]。与硬腭线平行地画一条横穿枢椎底部中心的线。当这些 "固定" 的存在颅颈异常的颈部活动时，硬腭线不受头部和颈椎相对运动的影响。ω 角描述齿状突的移位方向。A 型患者的 ω 角严重减小，而 B 型患者的 ω 角则大得多。A 型齿状突 ω 角的减小表明 A 型齿状突已向水平方向倾斜呈后成角，而 B 型齿状突接近垂直并向上移位（图 34-9）。

7. 脑干周长

在 MRI 上测量齿状突尖端的有效脑干周长是一个有用的附加参数[31]，A 型的脑干周长明显缩短，B 型的脑干周长仅受轻微或未受影响，说明 B 型未因齿状突而直接压迫脑干。

级 别	描 述
表 34-1	**Goel 临床分级**
1 级	独立且功能正常
2 级	独立行走，但需要支持或帮助来完成常规家务活动
3 级	需要最低限度的支持或帮助才能行走及完成家务活动
4 级	高度依赖支持才能行走，无法开展家务活动
5 级	无法行走及无法生活自理

级别的增加表示脑神经功能的减弱

8. 寰椎枕骨化

与颅底凹陷相关的寰椎枕骨化最早由 Rakitansky 发现（Grawitz，1880 年引用）[30]，此后经常被提及[28, 30, 33, 38]。许多作者认为寰椎枕骨化是颅底凹陷的特征。寰椎的枕骨化可能是部分的或不完全的。

9. 直接物理测量

从枕外隆凸尖到 C_7 棘突尖端的颈长参数是有价值的[23, 40]。

（九）外科处理

1. A 型颅底凹陷的颅颈复位（图 34-10 和图 34-11）

通过广泛移除寰枢关节囊，钻孔剥除关节软骨，然后再通过手法操作牵拉关节，进行颅颈复位的手术，为缓解颅底凹陷和寰枢关节脱位提供了一个独特的治疗机会。目前这种治疗方式是 A 型颅底凹陷病例外科治疗的标准。A 型颅底凹陷症的常规治疗方式为经口减压术[1, 31, 41]，随后行后路枕颈固定术。然而，经口减压联合后路固定术的长期临床预后劣于不进行任何骨、硬脑膜或神经减压的颅颈复位手术的临床预后。

2. 技术

本手术适用于 A 型颅底凹陷患者。尽管首选对颅颈接合部骨进行重新复位，但手术的主要目的是获得牢固的固定和最终的骨关节融合术。与创伤后不稳定治疗期间遇到的正常颅颈序列的寰枢关节相比，颅底内陷病例的寰枢关节的暴露明显更困难且更具技术挑战性。关节位于吻侧，显微镜需要合适的角度。两侧寰枢椎关节均需充分暴露。必要时，

切开 C_2 神经节，以增加手术暴露。切除关节囊，并用微钻头将关节软骨完全切除。使用骨凿分离两侧的寰椎和枢椎关节面。将骨凿的平边插入关节，然后垂直转动以实现撑开。将取自髂峰的皮质松质骨移植物以小片的方式填充到关节中。必要时，在选定的病例下使用特殊设计的钛垫片作为支撑，并将其挤入关节中，以提供额外的支撑力和稳定性。随后在关节间螺钉和金属板的帮助下进行关节固定，提供生物力学上牢固的固定和持续的牵开。钛金属垫片上的孔为骨融合提供了空间。固定物的强度足以承受脊柱最灵活区域的垂直、横向和旋转的张力。术后停止牵引，将患者置于四柱硬颈圈中 3 个月；在此期间，所有涉及颈部的身体活动都应受到限制。

3. B 型颅底凹陷症的寰枢椎固定

对于 B 型颅底凹陷，手术目的是寰枢椎固定和关节融合（图 34-12）。寰枢关节暴露是一个较为复杂的技术，因为该关节在大多数情况下都明显位于吻侧。此外，手术区的静脉充血可能难以控制，骨骼结构异常和椎动脉走行的异常都会使手术过程变得困难。存在脊髓空洞症时，脊髓松弛，硬膜外静脉出血会显著增加。但若能暴露关节，去除关节软骨，将骨移植物嵌顿于关节腔内，并在关节面直视下进行螺钉及棒/板固定，可达到最满意的治疗效果。

4. 手术后肌肉骨骼和神经结构异常的可逆性[24]

许多肌肉骨骼畸形（包括短颈、斜颈、扁平颅底和 Klippel-Feil 畸形）和神经结构异常（Chiari I 型畸形和脊髓空洞症）与颅底凹陷有关。这些畸形在寰枢关节稳定后是可逆的。考虑到与这种形式的颅底凹陷相关的几个病理特征的可逆性，这些病例的发病机制似乎更多的是与机械性因素相关，而非先天性因素或与胚胎发育障碍相关。

四、退化性关节炎

虽然寰枢关节的骨关节炎在文献中很少被讨论，但它是一种明确的疾病，最终会导致寰枢关节不稳定。研究表明，寰枢关节是脊柱中最灵活的关节，同时也容易成为脊柱不稳定和退变最常见的部位。然而，寰枢关节退行性变似乎很少被评估、认识和治疗。随着人口的普遍老龄化，关节炎的问题变得越来越有研究价值。关节退行性变由关节面不稳定（无论伴或不伴对位不良）所导致，是一种进行性现

象，可持续数月至数年。这种不稳定可能是由于控制寰枢关节运动的肌肉无力和韧带功能不全造成的。该过程最终导致关节软骨退行性变、关节间隙缩小、继发韧带的变形和骨赘增生[42]。

累及颅颈交界区的退行性关节炎可分为三种类型：①原发性寰枢关节退行性不稳定，②寰枢关节退行性不稳定伴枢椎下颈椎退行性不稳定，③继发性退行性颈椎病伴颅底凹陷或寰枢关节不稳定。

（一）原发性寰枢关节退行性不稳定

1. 临床特征

运动时的颈部疼痛通常是最早和最突出的症状。更典型的症状包括老年患者在活动时颈部疼痛且颈部活动受限，并在几天到几个月内逐渐进展为四肢瘫。四肢瘫的发生率和严重程度因不稳定程度而异。感觉症状相对较轻，典型的包括双侧上肢和下肢肢体感觉异常和运动觉障碍。大量患者可能在诊断前几天至几年内有轻度至中度外伤史；在大多数病例中，症状一般是从创伤发生时开始发展的。运动时可触知的摩擦音也是一种症状。

2. 放射学特征

由于关节间隙缩小，侧块复合体高度降低是较常见的放射学特征。寰枢椎关节面、齿状突和枢椎椎体的退行性破坏，以及齿状突旁韧带退行性变或骨赘增生也是常见的。寰枢关节和齿状突的骨赘或异常骨软骨组织形成是判断寰枢关节退行性不稳定的标志。在各种形式的颅颈椎关节炎病例中，颅底凹陷与颅底下陷和齿状突垂直移位是同义词。在退行性关节炎的病例中，颅底凹陷仅为轻度至中度。寰枢关节关节炎及其相关的病理改变如骨赘和韧带肥大都是由寰枢关节不稳定引起的。由于齿状突周围存在不可变形的组织，脱位只能被部分复位。在某些情况下，这种细微的不稳定会使诊断变得困难。寰枢椎不稳可以属于基于关节面对合度分类方式中的1～3型。

3. 齿突后假瘤

齿突后假瘤或血管翳也称为关节囊肿、神经节囊肿、滑膜囊肿或近关节面囊肿[43, 44]。退化的组织通常在 T_1 像上呈等信号，在 T_2 像上呈等信号或低信号，无明显强化。单侧或双侧寰枢椎关节间隙缩小，可导致寰枢椎关节侧方和中线齿突周围的所有韧带出现继发性变形。后纵韧带的屈曲导致骨质增生的形成，在某些情况下可能出现肿瘤样（假性肿瘤）

表现[43]。节段性脊柱不稳定是导致寰枢区域和枢椎下脊柱退行性变的主要致病因素。就像枢椎下脊柱退变中骨赘的出现是存在节段性不稳定的标志一样，齿状突后韧带退行性肥大的存在可以作为存在寰枢椎不稳定的诊断证据，即使这种不稳定在放射影像学上没有明确显示。在少数病例中可以观察到寰枢椎关节的退化。在大多数病例中颈椎关节炎的退行性疾病可能以不同程度表现于脊柱的其余部分。

4. 手术

目前的共识是，稳定寰枢关节是治疗这些病例的主要目标。寰枢关节的稳定可以最终终止包括骨赘形成在内的继发性退行性病的加重。此外，还可以尝试通过单独植入从髂嵴采集的骨片或通过带刺的金属垫片的附加置入来分离关节面和恢复侧块的高度。关节面分离不仅有助于减轻和固定寰枢椎脱位和颅底凹陷，而且还拉伸了屈曲的脊柱后韧带，这些韧带似乎在齿突后韧带退行性肥厚的发病机制中起重要作用。而且齿突后假瘤有可能在手术后会立即消失[45]。当打开关节后，可以明显观察到相对粗糙和淡黄色的关节面，没有内板，关节间隙缩小及该区域不稳定的证据。在某些病例中，术后寰枢椎脱位和颅底凹陷的缓解是不完全的，可能是由于存在不可变形的齿状突周围韧带的退行性肥厚。尽管缓解是不完全，但治疗能获得术后即刻和持久的神经功能恢复。这种改善似乎与异常活动的消除、骨结构的重新对位有关，可能还与齿突后肥厚的挤压减少有关。

（二）寰枢关节退行性不稳定与枢椎下颈椎退行性不稳定的关系

关于退行性颈椎病的问题已经讨论了一个多世纪。最近有人提出，颈项肌肉无力相关的脊柱节段性不稳定是退行性脊柱病的主要发病因素[44-49]。脊柱的不稳定引起关节面的伸缩。韧带肥厚、骨赘形成和椎间盘间隙缩小是继发性过程，最终导致椎管管腔的狭窄。关节面的牵拉固定或关节面的单独固定是治疗退行性颈椎病的主要方式[50]。在治疗退行性颈椎病或椎管狭窄时，切除任何部分的骨、韧带、骨质增生或椎间盘似乎都不是必要的。已经观察到寰枢不稳定与颈椎病脊柱病理改变的发病机制相关，或者是其发病机制的一个节点[51]。寰枢关节不稳定可以是多节段脊柱不稳定的一部分，也可以是一个孤立的或主要的发病因素。尽管枢椎下关节的不稳定性由于其倾斜的形态而难以在放射学上评估，但寰枢关节平面由于在矢状面成像上呈矩形状，所以相对来说更容易观察到其不稳定性。在这种情况下，寰枢关节不稳定多为 2 或 3 型（中心性或轴性寰枢关节不稳定）。其神经系统症状远比枢椎下脊柱退行性颈椎病的放射学证据所提示的更严重。忽视寰枢关节脱位可能是导致颈椎关节病治疗失败的一个主要原因。寰枢关节面固定联合枢椎下关节面固定成为治疗多节段颈椎病的合理方式。

（三）颅底凹陷患者继发性颈椎退行性变

如前所述，B 型颅底凹陷与多种肌肉骨骼异常有关，最突出的是颈部缩短。颈部的缩短是椎间盘间隙高度减少的结果。椎间盘间隙高度的降低导致后纵韧带的弯曲和继发性骨赘形成。短颈的放射学特征可以模拟退行性颈椎病的特征。这种颈椎变化继发于寰枢椎不稳定相关的 B 型颅底凹陷，提示需要稳定寰枢关节，而不需要直接治疗枢椎下颈椎病。

（四）寰枢关节不稳与后纵韧带骨化

一些因素如饮食、遗传和环境，被认为与后纵韧带骨化（ossification of the posterior longitudinal ligament，OPLL）有关，由此引起的椎管管腔缩小会导致脊髓受压。在这种情况下，由于多节段骨化的存在，脊柱已被认定为比正常情况下更稳定。由于不存在脊柱不稳定，通过切除椎管前部或后部的骨质来减压是已知的治疗形式。由于担心切除多节段骨质后会出现不稳定，所以需要对脊柱稳定性的问题进行探讨。研究表明，多节段不稳定是 OPLL 的主要原因，因此多节段稳定是治疗该病的关键[52, 53]。无论通过多节段骨质切除术，后路椎板切除术或椎板成形术减压都是应避免，这些手术甚至可能适得其反。寰枢关节不稳定经常与其他脊柱节段的不稳定有关，特别是在 OPLL 延伸到较高颈椎节段的情况下[52]。据推测，当 OPLL 涉及整个颈椎或甚至只累及下颈椎时，寰枢关节不稳定可能是主要的病因[52]。

寰枢关节面不稳定可能为 2 型或 3 型（中心性或轴性），且可能没有任何能表明齿状突直接压迫神经的证据。

（五）影响颅颈交界区的类风湿关节炎

在美国约有 0.9% 的成年白种人和欧洲 1.1% 的成年人中发现有血清学阳性的类风湿关节炎[54, 55]。其中多达 10% 的患者可能需要手术治疗颅颈区不稳定。类风湿关节炎影响关节囊和形成寰枢关节的骨骼。当关节囊和囊下骨受到影响，会导致不同程度的关节脱位和颅底凹陷。这样的关节病变还可导致侧块塌陷。在涉及类风湿关节炎的病例中，颅底凹陷这一术语已与颅骨下沉和齿状突垂直移位等术语同义使用[56]。颅底凹陷通常与寰枢椎脱位有关，这种复杂情况会导致严重的颈部疼痛和脊髓病，大大加重由其他关节病变导致的残疾。

1. 手术

当前存在多种器械和方法来确保枕颈固定的稳固。对于颅底凹陷，经口减压和后路固定已成为公认的治疗方案。在没有任何骨质减压的情况下进行颅颈对位和固定，也是一种有效的手术方案[57-59]。通过钻孔广泛切除寰枢椎关节囊和关节软骨，然后通过手法分离关节，为减轻颅底凹陷和寰枢关节脱位提供了独特的治疗机会。钉状垫片的使用撑开并稳固了该区域。在骨移植和金属垫片的帮助下，将寰枢关节维持在分离和减张的位置，随后应用关节间螺钉和金属板固定关节，可达到生物力学上的牢固固定和关节持续分离。在某些特定病例中，可能还需要进行枕颈固定。

2. 齿突后血管翳

在类风湿关节炎的病例中，血管翳已被一致认为是一种继发性炎性反应。然而，继发于骨质破坏和关节间隙的减少，侧块高度也缩小，这可能导致齿状突后韧带的屈曲，从而形成一个类似于血管翳样的结构。恢复侧块高度的手术可以使血管翳样结构的体积在手术后立即缩小[59]。

第 35 章　脊柱退行性疾病（颈椎）
Degenerative Spinal Disease (Cervical)

Alvin Y. Chan　Jeffrey P. Mullin　Connor Wathen　Edward C. Benzel　著

龚江标　朱　昱　译　　翁宇翔　校

临床要点

- 脊柱的退化是一个自然发生的过程，可以通过"三关节复合体"来理解：脊柱由椎间盘和两个背侧的关节组成，任何一个关节的退化都会导致其他两个关节的退化，从而引发一系列导致脊柱退行性疾病的事件。

- 详细的病史和神经系统检查可以用来识别脊柱责任病变的节段。了解症状有助于评估脊柱退化程度，进而制订最有效的治疗计划。

- 保守治疗是针对初次发病的脊柱退行性疾病相关临床症状的首选治疗。最普遍采用的方案包括抗炎治疗，以及旨在增加肌肉力量和减轻关节负荷的锻炼。

- 治疗退行性脊柱疾病相关症状的手术方案包括椎间盘切除术、椎板切除术和融合术。尽管围绕哪种手术方案能更有效地长期缓解症状一直存在争议，但作者认为最好的方法是深入了解病因，并针对病变区域选择创伤最小的治疗方案。

- 骨融合的话题仍然存在很大争议。目前已经开展了多项评估脊柱融合作用的研究，但尚无明确证明脊柱融合使患者获益的 I 级证据。然而，除了一些 II 级和 III 级证据支持脊柱融合使特定患者群体获益外，脊柱融合可能适用于脊柱存在不稳定区域且需要建立脊柱稳定性的患者。

一、脊柱退行性疾病（颈椎）

颈椎的退行性变是很常见的，可导致患者疼痛甚至残疾。据估计，颈部疼痛和颈椎病引起的残疾发生率分别为 67% 和 4.6%[1]。患有颈椎退化的患者通常会出现轴性疼痛（即沿脊柱方向的疼痛）、根性疼痛、脊髓病或混合性疼痛[2]。对许多人来说，这一过程是有自限性的，不需要手术治疗[2]。然而随着手术治疗越来越普遍，脊柱外科医生必须对退行性颈椎变的患者进行适当的评估和治疗[3]。本章将介绍适当的评估方法、常见的颈椎退行性变类型及治疗方法。

评估

退行性颈椎病的诊断依赖于正确的评估[2]。第一步是获得主诉及详细病史。确定疼痛的特征（如位置、持续时间、疼痛性质、加重或缓解因素）。运动异常或神经功能障碍对鉴别诊断至关重要。患者可能表现出一组特定的症状，这将有助于医生做出正确的诊断。

在了解详细的病史后，必须进行彻底的神经系统体格检查；必须评估患者的皮纹、肌纹和上运动神经元体征（反射亢进、Hoffmann 征和 Babinski 征）。有时患者描述的颈部症状实际上来自于肩部，因此必须鉴别肩关节相关的病变。触诊和评估运动范围也是很关键的，可发现一些提示神经受压的征象。此外，还应鉴别某些非颈椎来源的全身性疾病（如多发性硬化症、结节病、肌萎缩性侧索硬化症）。

由于脊髓病和神经根病的表现可能相似，尤其在发病的早期阶段，两者的鉴别仍具有一定的挑战性。提示脊髓病的临床体征包括反射亢进、Hoffmann征阳性、肌张力增加或肌痉挛、Babinski征阳性和步态异常[4]。神经根病通常是由椎间孔空间受挤压引起的，具体表现取决于哪根神经根受压。如C_5神经根受压，可能表现为上肢腱反射减弱、上臂外侧感觉丧失、三角肌、冈上肌和冈下肌无力、肩胛骨内侧和上臂外侧疼痛[5]。通常情况下，颈部疼痛伴或不伴有手臂放射性疼痛，以及肌肉拉伸腱反射减弱、感觉减退和肢体无力这些症状体征都可提示神经根病[6, 7]。患者可以同时出现脊髓病和神经根病症状，导致诊断困难。详细的体格检查（如椎间孔挤压试验、Lhermitte特征、阵挛体征或Hoffmann征）通常有助于鉴别。

在体格检查结果的基础上，结合进一步的检查有助于明确诊断。肌电图有助于排除周围神经病变[8]，而影像学检查是除了体格检查之外的首选检查。正位或侧位X线片常被用于初步判断病情[2]，但由于X线片对某些病变的灵敏度较低，诊断价值有限[5, 9, 10]。除非存在检查禁忌，MRI是观察颈椎骨质结构、神经结构和椎间盘的最佳选择，也是评估脊髓病或神经根病病情的主要工具[2]。CT是一种更便宜、更快速的MRI替代检查，然而CT在判断脊髓病和神经根病方面往往有很大的局限性[2]。但对于不能接受MRI检查的患者，或者由于体内金属置入物导致出现明显MRI伪影的患者，可以选择CT或CT脊髓造影。最后，任何影像学结果都应该结合患者的症状进行解读，因为对于许多存在异常的颈椎MRI影像学表现，但没有症状的人不需要进行治疗[11]。

二、退行性病变与治疗

（一）颈椎病

颈椎病是一种与年龄增长相关的退行性改变，可导致脊髓的静态或动态压迫及脊髓病。椎间盘或关节面的退行性变也可导致骨赘从椎体中长出并进入椎管[12]。脊髓的压迫通常是脊髓病的主要原因，不过也有证据表明脊髓的缺血也可以导致脊髓病[13, 14]。通常颈椎病患者可有多个椎体受累。这种退化是一个常见的与年龄增长相关的过程，而许多影像学提示存在颈椎病的患者并没有任何临床症状[15]。

由于颈椎病患者表现出的症状和体征范围很广，对其进行评估并不容易。患者可能没有任何症状，或者存在颈部疼痛、上肢的牵涉性疼痛，或者由于神经根受压而出现其他神经功能的障碍[12]。此外，脊髓型颈椎病（cervical spondylotic myelopathy，CSM）可表现为步态不稳、肢体无力、感觉减退、大便或小便失禁，以及其他神经功能障碍[14]。正位和侧位X线片适用于对患者病情的初步评估，尤其适用于颈椎曲率或颈椎序列有异常的患者。而CT则更适合观察椎间盘、骨质增生，以及其他对手术规划具有重要价值的骨性结构[16]。MRI的T_2加权成像是评估CSM患者的最佳检查，由于其能提供高对比度影像，因此最适用于观察椎管狭窄[16]（图35-1）。

通常情况下，手术治疗适用于存在脊髓病、严重限制活动的轴性颈痛、C_3或C_4神经根压迫引起严重疼痛，或者对非手术治疗无效的患者[17]。颈椎减压的手术方式则取决于外科医生的个人偏好、患者症状和颈椎结构畸形的具体位置。对于神经根病，前路椎间盘切除融合术及后路椎板切除-椎间孔成形术是两种主要手术方案[17]。对于累及3个及少于3个椎体节段的椎管狭窄，可以考虑行前路椎间盘切除术或前路椎体切除术（图35-2），而对于更长节段的椎管狭窄，应考虑后路椎板切除术或椎板成形术（图35-3）[17]。

（二）退行性椎间盘病

颈椎椎间盘退化是一种常见病，随着年龄的增

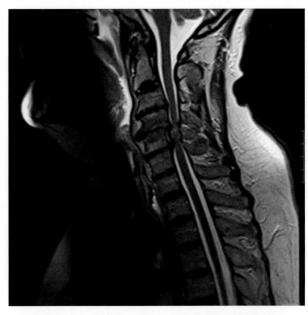

▲ 图35-1　矢状位MRI显示多节段颈椎椎管狭窄

长呈线性加重，可无任何症状[18]。椎间盘退化是渐进性的，最终会导致椎体无法抵抗轴向负荷[19]。随着年龄的增长，由纤维环包围髓核所构成的椎间盘的组成成分会发生改变，成分中的胶原蛋白和蛋白多糖逐渐被纤维组织取代。施加在椎间盘上的轴向负荷使纤维环发生撕裂，这种撕裂最常发生在背外侧[20]。椎间盘突出或脱出是由椎间盘退化而导致的

最常见椎间盘病变[21]，当纤维环撕裂的裂缝足够大，髓核就会通过这些裂缝疝入椎管。由于后纵韧带（posterior longitudinal ligament，PLL）在椎体背侧的加固作用，椎间盘通常会向椎体侧面突出。椎间盘突出的危险因素包括经常提重物和吸烟[22]。

与其他脊柱退行性疾病一样，颈椎间盘突出症可以表现为各种症状和体征。例如，患者可能会出

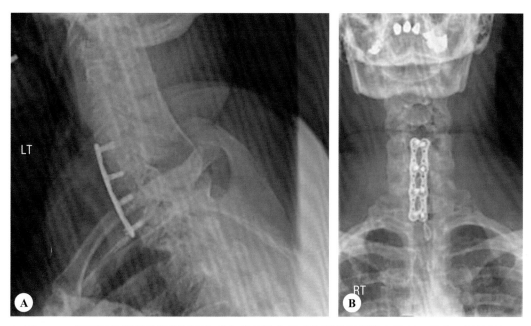

▲ 图 35–2　接受三节段颈前路椎间盘切除和椎体融合手术的颈椎椎管狭窄患者，术后 X 线片显示三个节段的椎体融合及颈椎椎体腹侧的固定板

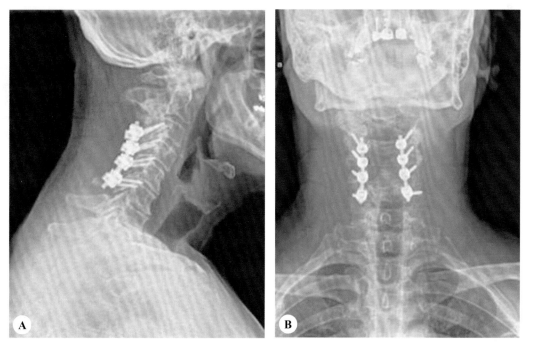

▲ 图 35–3　接受了 $C_3 \sim C_6$ 椎板切除和椎体侧块螺钉固定术的患者，术后正位及侧位 X 线片

现神经根性痛或脊髓病的症状[24]。根据椎间盘突入椎管的位置，可将椎间盘突出分为中央型、旁中央型或外侧型[25]。中央型椎间盘突出会推挤脊髓发生形变并累及脊髓灰质板层，旁中央型则会压迫单侧脊髓，而外侧型则压迫椎间孔内的神经根。MRI 常被用来观察椎间盘突出或脱出的情况（图 35-4），对此 CT 也可能有一定价值。需要手术干预的椎间盘突出症可以选择前路融合术[26]（图 35-5）、单纯前路椎间盘切除术（不行融合术）[27]，或者后路小切口 / 锁孔椎板切除 – 椎间孔扩大术[26]。

（三）弥漫性特发性骨质增生症

弥漫性特发性骨质增生症（diffuse idiopathic skeletal hyperostosis，DISH；即 Forestier 病或老年性踝关节骨质增生症）的特点是脊柱前侧和外侧的韧带骨化[28, 29]。DISH 最初的诊断标准为：①四个相邻椎体的前侧或外侧连续骨化；②受累椎体的椎间盘保留正常高度；③无骨性强直[30]。然而近期学界内将 DISH 的定义更新为：旺盛的新骨形成，以及横跨三个椎体的延伸骨桥[31]。此外，骨化通常涉及脊柱中活动度较大的部位[32]。DISH 在临床上表现为颈部僵硬、疼痛、吞咽困难或神经功能障碍[29, 33]，且症状可影响到咽部、喉部和食管[34]，其诊断依靠影像学检查[28, 30]。此外，DISH 与高胰岛素血症[35]、高 BMI 指数、血清尿酸升高和糖尿病有关[28]，但确切的病因和病理机制尚不清楚[36]。

DISH 通常不需要行手术治疗[36]，除非患者存在严重的椎管狭窄、外伤性骨折或大骨赘。例如，对于导致吞咽困难的骨赘行手术切除通常会有良好的临床效果[37]。

（四）后纵韧带骨化

颈椎后纵韧带骨化（ossification of the posterior longitudinal ligament，OPLL）是 PLL 被片状骨替代（即骨化）所导致的，可造成椎管狭窄、脊髓压迫和脊髓病[38]。OPLL 最初被认为仅发生于东亚人群，而如今已被证明并不是东亚地区所独有的[39]。相反，OPLL 目前被归为 DISH 的一个类别[40]，在全世界各地区都很普遍[41, 42]。然而，一项针对美国人群的研究表明，OPLL 在亚裔美国人中的发病率远高于美国白种人或墨西哥裔美国人[43]，由此推测 OPLL 的病因中可能包含遗传因素。此外该研究的结果显示，女性 OPLL 的发病率高于男性[43]。从影像学角度分析，OPLL 很可能会发生病情进展（即骨化增加），

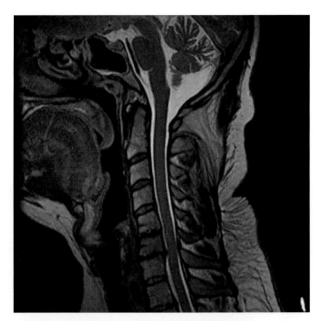

▲ 图 35-4 单节段颈椎椎间盘突出

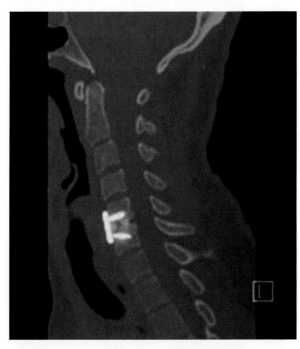

▲ 图 35-5 颈椎 CT

CT 可有效评估脊柱的骨性结构，该颈椎 CT 图像显示患者已接受单节段颈椎前路椎体融合及固定板置入手术；CT 与 MRI 相比无金属伪影，因此在评估手术置入的固定装置方面优于 MRI；通过 CT 影像观察椎体间融合器是否与上下椎体相匹配，也可有效地评估融合是否成功；在计划行固定装置置入手术前，需要仔细评估骨性结构

但对于影像学进展与脊髓病恶化之间究竟有多大的相关性，不同的研究结论不一[44]。如一项 OPLL 自然病史的研究结果显示，在发病 11 年后，约有 40%

的 OPLL 患者出现影像学进展，但这些患者中只有约50% 出现新发脊髓病或原有症状加重[45]。

对 OPLL 患者的评估包括病史、体格检查和影像学检查。OPLL 在临床上表现为脊髓病症状和体征，如下肢无力、腱反射亢进，以及步态和平衡异常[38]。C_4、C_5 和 C_6 是最常受累的节段，而通常骨化以 C_5 节段为中心。OPLL 根据影像学特征可分为四种类型：①单个椎体的局部骨化；②多个椎体的骨化，但骨化不连续；③多个椎体的连续性骨化；④混合型骨化，为不同骨化类型的组合[38, 46]。

此外，单节段脊柱的骨化又可分为中央型和偏侧型。前者位于 PLL 的中部，后者则发生在 PLL 侧方[39]。X 线片对于诊断 OPLL 的作用有限。矢状位和冠状位 CT 是显示和评估 OPLL 的最佳检查手段[38]。

椎板成形术是 OPLL 治疗的常用手术方法。椎板成形术与其他更激进的治疗方法（如前路椎体切除术或后路椎体融合术）相比具有优势，包括降低严重并发症的风险（血管损伤和脑脊液漏）。然而，椎板成形术并不直接处理 PLL，因此没有直接的减压作用[44]。这也造成术后椎管狭窄情况可能仍无法得到缓解，而这往往是椎板成形术术后被迫行早期翻修手术的最常见原因[47]。此外，椎板成形术可能导致术后发生加速进展的轴向骨化[44]。因此如果椎板成形术无法提供充分的减压，则应考虑行椎体融合术或椎体切除术。

结论

退行性颈椎病是一种影响人类健康的重大疾病，近年来退行性颈椎病的外科手术量在全世界范围内一直呈上升趋势[3]。一项研究表明，1990—2000 年，美国的退行性颈椎病手术量增加了一倍多，且患者群体在种族、年龄和伴随疾病方面的特征呈现多样化趋势。手术对于存在严重疼痛及神经功能障碍（如由神经根病和脊髓病所导致的）的患者通常是有效的治疗手段，因此对退行性颈椎病的正确评估和诊断是至关重要的。

第 36 章　脊柱退行性疾病（腰椎）
Degenerative Spinal Disease (Lumbar)

Connor Wathen　Jeffrey P. Mullin　Alvin Y. Chan　Edward C. Benzel　著
朱　昱　译　　　周衡俊　校

临床要点

- 详细的病史询问和神经系统查体有助于确定脊柱病变起源的节段。了解患者的症状有助于判断当前的退化程度，进而制订最有效的治疗计划。
- 非手术治疗是处理新发脊柱退行性疾病相关症状的首选方案。一般来说，非手术治疗包括药物治疗（消炎药和镇痛药）和物理治疗。
- 治疗脊柱退行性疾病相关症状的手术方案包括椎间盘切除术、椎板切除术和融合术。尽管围绕哪种手术方案能最有效地长期缓解患者症状的问题一直存在争议，但作者认为最好的方法是深入了解病因，并针对病变区域选择创伤最小的治疗方案。

　　虽然腰椎疾病的病因和表现形式多种多样，但本章重点讨论退行性椎管狭窄、椎间盘突出和脊柱滑脱，这三种腰椎疾病是在美国导致患者接受腰椎手术最常见的疾病类型[1]。椎管狭窄的定义为脊柱椎管空间的狭小，可由多种病因造成，其中最常见的是退行性椎间盘疾病。椎体滑脱虽然经常表现为椎管狭窄，但其定义具体指某个椎体相对于其邻近的椎体向前移位。一项研究统计表明，美国 2004—2009 年，以腰椎管狭窄为主要诊断的出院患者数量从 94 011 人增加到 102 107 人[2]。这项研究统计还发现，腰椎椎管狭窄同时伴随椎体滑脱的发病率也在增加。腰椎间盘突出虽然并非导致椎管狭窄的常见原因，但却是导致大量患者出现腰痛症状的根本原因。根据美国全国医院出院调查数据，在 2010 年美国开展了超过 342 000 例腰椎间盘切除或损毁手术[3]。鉴于腰椎病的高发病率，掌握腰椎疾病的诊断和治疗的专业知识对任何神经外科医师来说都是至关重要的。

一、正常腰椎解剖学

　　腰椎由五个椎体和椎体间的椎间盘组成。腰椎的椎体很大，且椎体横向径大于前后径。腰椎的椎弓由两个椎弓根、椎板和棘突组成。各椎板通过黄韧带连接（图 36-1）。腰椎的下关节突位于下一腰椎上关节突的后内侧。上、中腰椎的关节面沿着矢状面相接，使腰椎可在弯曲和伸展的同时抵抗旋转和侧弯。而 $L_5 \sim S_1$ 腰椎的关节面是沿着冠状面相接的，这种解剖结构有利于旋转，同时可抵抗腰椎发生前后方向的移位。

　　椎间盘是由髓核、纤维环和软骨终板组成。纤维环由 10～12 层同心的纤维组织和纤维软骨组成，其腹侧由前纵韧带加固，背侧由后纵韧带加固。髓核包绕在纤维环内，位于椎间盘中点稍靠后位置。髓核是脊索的残余物，在儿童时期是半液态的，随着年龄的增长会逐渐变得坚实和纤维化。椎间盘通过一层薄透明软骨连接上下方椎体。在腰椎中，椎间盘的高度约为 11mm，虽然椎体大小从 L_1 到 L_5 有所增加，但终板面积均约为 15cm²[4]。

脊髓的尾端延伸至 L_1 水平。在 L_1 以下，椎管内有下行的腰椎和骶椎神经根，统称为马尾神经。每个腰椎和骶椎神经根都从硬膜囊的侧方从硬膜囊分离，并行走约 1 个椎体距离后才出椎管（例如，L_4 的神经根在 $L_3 \sim L_4$ 椎间盘水平从硬膜囊分离）。与硬膜囊分离后，神经根行走在椎管外侧，并在到达相应的椎弓根后穿出椎间孔（如 L_5 根由 $L_5 \sim S_1$ 椎间孔穿出）。

二、腰椎疾病的病理生理学

有症状的腰椎疾病的常见发病机制之一是神经结构受压，包括脊髓、马尾或单条神经根，这些结构的压迫导致患者出现疼痛、无力和麻木症状。压迫引起神经功能紊乱的机制尚不明确，但机械损伤、血供不足和炎症是可能的诱因[5-10]。

（一）腰椎间盘突出

椎间盘突出的初始病理改变是纤维环的撕裂。当纤维环内环中的小裂缝扩大后，髓核就会疝出到纤维环内环和外环之间的空间。最终当纤维环的外环变得薄弱后，髓核会发生局灶性隆起，称为椎间盘膨出。如果髓核进一步疝出，就可能会完全脱离

纤维环的限制，这个过程被称为椎间盘突出。由于髓核位于椎体中点略微偏后的位置，以及后纵韧带在椎体后方中线方向的有加固作用[11]，最常见的椎间盘疝出的方向为后外侧（图 36-2）。椎间盘后外侧突出通常会导致同侧神经根在离开硬膜囊时受压。因此，$L_4 \sim L_5$ 椎间盘的后外侧突出通常会导致 L_5 神经根受压。但椎间盘的极外侧突出通常会导致同侧神经根离开椎间孔时受到压迫。因此，$L_4 \sim L_5$ 椎间盘的极外侧突出会导致 L_4 神经根受压。与椎间盘后外侧突出及椎间盘极外侧突出不同，大块的、位于中央的椎间盘突出可导致该节段椎管内的全部内容物都受压。

（二）腰椎椎体滑脱

腰椎退行性椎体滑脱最常发生在 $L_4 \sim L_5$ 节段，其次是 $L_3 \sim L_4$，再次是 $L_5 \sim S_1$[12]。早期关于疾病进展的假说认为，椎间盘空间的不稳定造成了最初的椎体滑动。由于这种不稳定，关节突关节和黄韧带发生继发性肥大，以阻止滑脱加重，而这种肥大更加剧了椎管狭窄（图 36-3）。但进一步的研究表明，有滑脱和无滑脱的患者在椎间盘功能紊乱方面没有差异[13]。此外，椎间盘和黄韧带的肥大需要脊柱在高活动度的情况下才能形成，而 McGregor 及其同事认为滑脱实际上反而易导致脊柱活动度不足[14]。

另外，椎体滑脱可能是由关节突关节的关节面倾角和排列的退行性改变引起[13]。关节面更加倾向

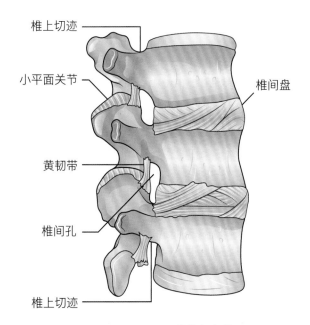

▲ 图 36-1　三关节复合体

每个运动节段都由三关节复合体组成，包括一个椎间盘和两个背侧的关节突关节；其中一个关节的退化往往会导致邻近关节的加速退化；这个特性使退行性改变的进展相对可预测

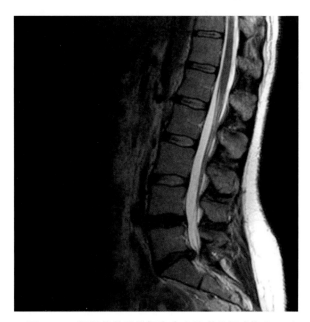

▲ 图 36-2　腰椎单节段椎间盘突出的磁共振成像（MRI）影像学表现

矢状面（>45°）时，发生退行性椎体滑脱的风险会增加25倍[15, 16]。最近的研究表明，腰椎关节突关节不匹配，即一侧关节面与另一侧关节面的对合相差7°或以上时，可导致受累及的椎体在外部运动和椎体前部剪切力的作用下出现椎间盘或关节面压力增加[17]。

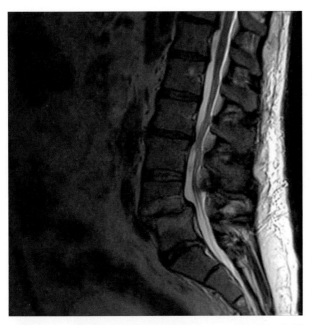

▲ 图 36-3 腰椎矢状位 MRI 显示 $L_4 \sim L_5$ 水平的 I 度椎体滑脱

（三）退行性椎管狭窄

椎间盘退行性疾病是导致腰椎管狭窄的最常见原因。随着椎间盘的退化，其承受轴向和水平方向作用力的能力降低，这导致关节突关节的负荷增加，而负荷的增加又引起关节突关节的关节炎性改变。在出现最初的关节炎性改变之后，会进一步发生关节囊的松弛、关节面的不全脱位和关节面面积的扩大，而关节面扩大被认为是机体增加关节稳定性的一种代偿。进而，脊柱所承受的压力更多地由椎间盘来承担。之后髓核会被分解和吸收，终板出现骨质增生以稳定腰椎活动节段。在这种情况下，骨质增生的撞击、椎间盘的膨出或椎体关节面的肥大均会造成神经压迫[18]。值得一提的是，下关节突的肥大因侵占了侧隐窝和中央管的空间通常会导致椎管狭窄；而上关节突的肥大通常会影响到椎间孔内的出口神经根，引起椎间孔狭窄（图 36-4）。随着椎间盘空间的缩小，椎间孔狭窄和椎管狭窄会进一步加剧，关节面出现部分脱位，进而压缩椎间孔横截面的面积，同时黄韧带出现向内折叠，多变得肥厚，偶尔也可出现钙化进而压迫硬脊膜囊。

三、临床表现

所有前文所述病理改变都会导致一定程度的神

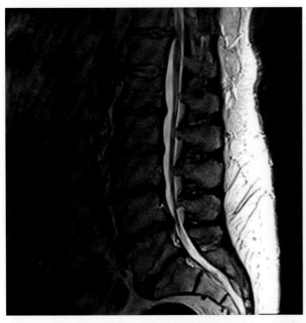
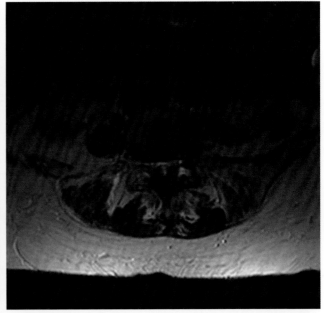

▲ 图 36-4 严重腰椎退行性变的 MRI 表现
矢状位 MRI 图像显示腰椎椎管前部和后部病变引起的多节段椎管狭窄，以及椎间盘高度的丢失；横断位图像显示关节突关节的关节面肥大，合并关节突水肿（MRI T_2 加权像中呈高信号）

经压迫，由此可导致的不同病理改变在临床表现方面可出现重叠。常见临床表现包括神经根病、神经根性跛行和马尾综合征。

神经根病是由单一神经根在离开硬脊膜囊或椎间孔时受到挤压而导致的。神经根病在临床上表现为受累及神经根分布区域的疼痛、麻木或无力。最常见的神经根性疼痛是"坐骨神经痛"，其疼痛一般集中在大腿后侧和小腿。神经根性疼痛常常因站立和行走而加剧，部分可在仰卧、抬高双腿和弯曲膝盖情况下减轻。将影响到髋部和臀部的神经根性疼痛与原发性髋关节病引起的疼痛进行区分是十分重要的。

神经源性跛行由椎管受压引起，其特点包括疲劳，以及在行走或长时间站立情况下出现下肢疼痛。如果此时患者不休息或不坐下，可能会出现麻木和无力。屈曲脊柱可增加椎管和椎间孔的空间，可缓解神经根性跛行的症状。因此，神经根性跛行的患者如果采取弯腰的姿势，其行走耐力可能会得到改善，且在坐位时往往没有症状。

马尾综合征是由构成马尾的小神经根受压引起。该综合征表现为会阴部麻木、尿潴留和尿失禁。也可伴随出现神经根病的症状。由于在治疗后是否能够完全康复主要取决于神经受压迫的持续时间，因此及时诊断和治疗马尾综合征非常重要。

（一）腰椎间盘突出

神经根病是椎间盘突出最常见的表现，由椎间盘后外侧和外侧突出引起。大块的中央型椎间盘突出也可能表现为神经根性跛行或马尾综合征，但相对较少见。背部疼痛也是常见的症状，但这种症状是非特异性的。有趣的是，背痛症状在疾病发展过程中通常会缓解，取而代之的是无力和麻木。

（二）退行性椎体滑脱

椎体滑脱最常见的表现是神经根性跛行。腰痛也是常见症状。一些患者也可出现与神经根病类似的症状，其主要原因是肥大的关节突关节面压迫神经根。最常受累的神经根是 L_5，其次是 L_4。

（三）退行性椎管狭窄

退行性椎管狭窄最常出现神经根性跛行的症状。背部疼痛也是常见症状，如患者的症状以背部疼痛为主，则患者在术后出现预后不良的概率较高。尿失禁是判断腰椎管狭窄最准确的症状[19]。阴茎异常勃起也是男性腰椎椎管狭窄患者的症状之一，这类患者往往在行走时出现阴茎异常勃起，休息后症状可得到缓解，手术减压对缓解该症状具有良好的效果。

四、诊断

（一）体格检查

体格检查可以确诊神经根病并有助于定位受神经根病累及的脊髓节段，但对于确定神经根病病因的作用不大。患者如有腿部疼痛，并在做 Valsalva 动作或直腿抬高时疼痛加剧可提示存在神经根病。然而，直腿抬高后背痛加剧是一种非特异性的症状。

体格检查也是区分神经性跛行和血管性跛行的必要手段。检查患者的足部脉搏，必要时进行血管影像学检查，可帮助判断患者是否患血管性疾病。尽管局灶性运动或感觉障碍在椎管狭窄患者中不常见，但有些阳性体征对识别椎管狭窄非常有帮助。宽大的步态、异常的 Romberg 征、肌肉无力和振动觉减退是特异性的体征，但缺乏敏感性。直肠检查对于马尾综合征患者的评估也很重要。

（二）影像学

X 线片可用于排除引起腰部疼痛的其他原因，如骨折、恶性肿瘤、感染、脊柱侧弯、强直性脊柱炎或髋关节骨性关节炎等（图 36-5）。动力位 X 线片，尤其是侧屈和侧伸位 X 线片，有助于识别脊柱不稳定。侧位和正位片可以用于观察椎体骨质增生、椎体滑脱的程度，以及判断患者是否有脊柱后凸畸形或侧弯畸形。直立位 X 线片对于全面评估椎体滑脱也很重要，因为仰卧位检查可能会导致对椎管或椎间孔狭窄的程度的低估。总的来说 X 线片等平面成像对评估椎管空间是否受压及受压程度的作用不大，但有一些特殊情况下平面成像也具有一定价值，如患者有金属置入物导致 CT 和 MRI 上有明显的伪影时可行脊髓造影检查。

CT 检查提供了良好的骨组织对比和良好的软组织对比图像（图 36-6）。CT 最适用于确定椎管空间大小，并可与硬脊膜下造影剂注射结合，提供有关硬脊膜压迫和椎间孔狭窄的信息。此外 CT 检查尤其适用于存在 MRI 检查禁忌的患者的病情评估。

MRI 是评估腰椎疾病的首选检查方式。MRI 能够提供很好的软组织对比，可识别神经根、硬脊膜囊、椎间盘和韧带结构。MRI 很适合确定神经压迫的病因。脑脊液在 T_2 加权图像上产生的高信号可产生类似脊髓造影的效果。

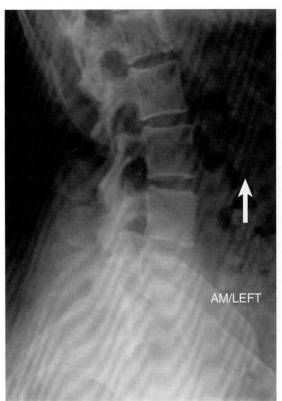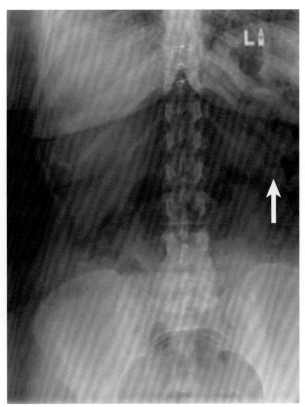

▲ 图 36–5　腰椎的侧位和正位 X 线片，X 线片可有效评估脊柱在矢状位和冠状位的序列情况，椎体间高度可反映椎间盘退变的程度

值得注意的是，尽管 MRI 和 CT 影像对腰椎疾病的诊断和治疗有很大价值，但压迫或狭窄的程度经常与症状的严重程度或减压手术的临床结局没有相关性。

（三）椎体滑脱的研究结果

退行性椎体滑脱可采用 Meyerding 分级法。分级依据是某节椎体相对于其下一节段椎体向前滑移的百分比。Ⅰ度椎体滑脱的滑动程度为 0%～25%（译者注：原文此处为 0%～5%，已修改），Ⅱ度为 25%～50%，Ⅲ度为 50%～75%，Ⅳ度为 75%～100%。对于有脊柱退行性疾病的患者，低度（Ⅰ～Ⅱ度）滑脱是最常见的，滑脱程度很少超过 50%。在 5 年随访中，30% 的病例会出现超过 5% 的滑脱进展。此外也可出现逐渐加重的椎间盘体积压缩。

（四）退行性椎管狭窄的研究结果

椎间盘退行性疾病导致的椎管狭窄的典型表现是椎管在轴位 MRI 上呈三叶草形。这种形状的形成是由椎间盘向后膨出导致脊髓腹侧受压，同时关节突关节过度肥大导致脊髓侧面受压，以及黄韧带肥大导致脊髓背侧受压所导致。

五、非手术治疗

腰椎病在考虑采取手术治疗方案之前，可先采用非手术治疗方案，但当前对于最佳的非手术治疗方案及疗程尚缺乏高质量的循证医学依据[20]。北美脊柱学会对腰椎间盘突出、椎体滑脱和椎管狭窄的治疗给出了详细的建议[21-23]。由于大量的患者从非手术治疗中获益从而避免了不必要的手术，因此强烈建议针对大多数退行性腰椎病患者进行非手术治疗的临床试验。麻醉药在腰椎病治疗中的作用尚不清楚[24, 25]。美国疾病预防控制中心（CDC）建议对慢性疼痛相关疾病应谨慎使用阿片类药物[26]。由于使用麻醉药不会改变疾病的进程，同时大多数患者的症状不会自发缓解，因此必须采用合理的临床判断来平衡药物成瘾的潜在风险与得到理想的疼痛缓解之间的关系。

（一）腰椎间盘突出

高达 90% 的腰椎间盘突出患者的症状在接受保守治疗 1 个月内得到缓解[27]。腰椎间盘突出导致的疼痛一般可通过非甾体抗炎药来控制。偶尔短疗程的激素治疗可能是有益的[28]。肌松药和卧床休息并

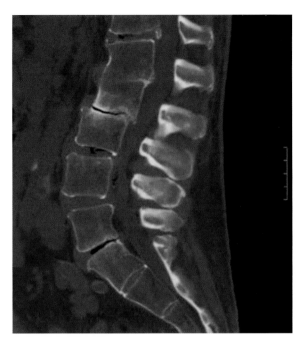

▲ 图 36-6　腰椎 CT 影像（译者注：原著图题图注有误，已修改）

CT 可有效评估脊柱的骨性结构；此腰椎 CT 显示患者已接受单节段腰椎前路椎体固定融合术；CT 与 MRI 相比无金属伪影，因此在评估置入的固定装置方面较 MRI 更有效；通过 CT 影像观察椎体间融合器是否与上下椎体相匹配，也可有效地评估融合是否成功；在计划行固定装置置入术前，需要仔细评估骨性结构；腰椎在 $L_1 \sim L_2$ 水平的脊柱自动融合可以在 CT 上被观察到，并在手术干预之前提供有用的信息

不能提供足够的治疗效果，应尽量避免[29, 30]。硬脊膜外激素注射可缓解症状，但这种缓解是暂时性的。目前尚缺乏物理治疗、背部运动和脊柱推拿等非药物疗法有效性的证据，但这些治疗方式可能有缓解症状、减少残疾的发生的作用。

（二）退行性椎管狭窄

腰椎管狭窄患者中 15%～43% 在接受非手术治疗后症状得到缓解，50%～70% 的患者症状无缓解，15%～27% 的患者会出现症状加重[31]。尽管如此，大多数患者在考虑手术之前都应尝试接受非手术治疗[32]。旨在改善脊柱弯曲度、力量和有氧运动的物理治疗可能对病情改善有益[33, 34]。牵拉脊柱旁肌肉的伸展运动有助于增加椎管的直径，缓解椎管狭窄。由于腰椎间盘突出患者往往行走困难，骑固定单车可作为一种提高有氧运动效率的更好的锻炼方式[35]。支撑运动也可以缓解症状，但其缓解症状的机制尚不清楚。治疗疼痛的一线药物为非甾体抗炎药。其

他药物包括加巴喷丁[36]。硬脊膜外激素注射通常用于治疗有症状的腰椎管狭窄。尽管激素在短期疼痛控制方面可能有一定的疗效，但不太可能改变椎管狭窄的自然病史。

（三）椎体滑脱

根据北美脊柱协会的推荐，对于神经根性症状为主的椎体滑脱，与椎管狭窄一样首选非手术治疗[23]。因此，物理治疗、硬脊膜外激素注射和非甾体抗炎药都是椎体滑脱的首选治疗方案。再次强调，应谨慎使用麻醉药止痛。对于最佳非手术治疗方案及其疗程目前尚缺乏高质量循证医学依据，但在考虑手术治疗之前，应至少尝试 3 个月的非手术治疗。

六、手术治疗

对于仅靠药物治疗无法改善病情的患者来说，可选择手术治疗。例如，对于有持续疼痛且影响到日常生活（activities of daily living，ADL）的患者应该考虑行手术。脊柱退行性疾病的外科治疗手段可因病理学机制差异而有显著不同。下面介绍一些手术治疗方案。

（一）腰椎椎体滑脱

1. 无融合的后路减压

如患者存在根性症状或脊髓病且保守治疗无效，则需要对神经结构进行减压。椎板/椎间孔切开术是常用的脊髓减压方式，同时可保持脊椎功能单元的稳定。一项研究表明，对受累脊柱节段进行改良椎板切开术和黄韧带切除术后，88% 的患者评价效果达到"良好至优秀"，87% 患椎体滑脱的患者术后在复诊时未出现疾病进展（随访时间平均 4 年）[37]。另一项研究表明，退行性椎体滑脱患者接受椎板切除术和椎板开窗术 10 年后，大部分获得良好的疗效，因病情进展或脊柱不稳定而需二次手术融合的比例很低[38]。更有一些人认为，此类手术需要进行更广泛的骨质切除（即将一侧椎弓根到另一侧椎弓根之间的骨质全部切除）。值得注意的是，由于 L_5 神经根最常被压迫，因此必须对 $L_5 \sim S_1$ 的椎间孔进行减压以缓解相关的神经根性疼痛。然而，后路骨性减压并不总是有效的，有时可能需要进行椎体融合术。

2. 后路减压加融合

虽然单纯的脊柱后路减压是有效的，但如果切除过多的骨质，虽然有利于缓解神经压迫，但有可

能导致或加重脊柱不稳定性。因此，有学者研究了在不同等级的关节突关节切除术中，在保持脊柱稳定性的前提下可以安全切除的最大骨量[39]，但这些研究并没有考虑关节面的排列关系。最近的研究结果表明，与传统的内侧关节突关节切除术相比，微创的双侧减压术可以保留关节突关节，从而获得更好的脊柱稳定性[40]。

有证据表明，减压融合术的临床结局优于单纯减压术[41, 42]。而后路减压融合术已被证明是退行性椎体滑脱的一种有效治疗方法[40]。此外，对单节段椎体滑脱的患者实施后路减压加单节段或多节段融合术也可获得较好的临床疗效[40]。

3. 后路减压加内固定融合

一般来说，内固定融合效果取决于融合方式[41, 42]。例如，研究表明，内固定融合的融合率高于单纯融合，但没有统计学差异，临床结局也基本一致[43]。此外，一项研究显示，对于低度伴峡部裂腰椎滑脱症，后路腰椎椎体间融合术的效果优于内固定后外侧融合术[45]（图 36-7），可见融合和减压的方式也可影响临床结局[44]。

新型内固定物和技术的不断涌现可能使内固定融合具有新的优势，如直接侧向椎体间融合技术或皮质骨轨迹置钉技术。因此，对于特定类型的手术方法并没有明确的适应证，外科医生应自行判断最适合患者的个体化手术方案。

（二）腰椎间盘突出

1. 腰椎间盘切除术

腰椎间盘切除术一直是治疗腰椎间盘突出最常用的手术方法。标准的椎间盘切除术具有良好的长期疗效，但潜在的并发症是残留的疼痛和椎间盘突出复发[46]。前路手术和后路手术都可采用，不过最常采用后路。椎间盘切除术的步骤包括单侧椎旁肌肉分离和半椎板切除，并进一步切除突出的椎间盘。尽管标准的椎间盘切除术疗效确切，但创伤

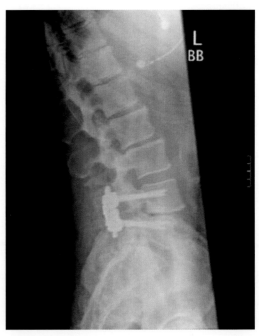

▲ 图 36-7 腰椎矢状位 MRI 图像显示 $L_4 \sim L_5$ 节段的 I 度椎体滑脱；该患者接受 $L_4 \sim L_5$ 减压融合手术

较大，因此，微创椎间盘切除术成为一种更微创的替代手术。一项研究表明，微创椎间盘切除术与标准椎间盘切除术相比具有相同的疗效，而外科医生对两种技术的熟练程度则是决定疗效的最显著影响因素[47]。

2. 腰椎管狭窄

手术治疗腰椎管狭窄已经被证明比非手术治疗更有效[48]。手术方案与椎体滑脱的手术方案类似（如单纯减压或减压加融合）。在减压方面，椎板切除术一直被认为是金标准，但也有一些研究探索对脊柱稳定性影响更小的手术方案。一项研究表明，双侧和单侧椎板切除术均能达到充分和安全的减压效果，而与单侧椎板开窗术和椎板切除术相比，双侧椎板开窗术取得了更好的疗效[49]。不行融合的减压术可能导致术后脊柱不稳定[50, 51]，因此只应在某些特殊情况下应用。

第 37 章　儿童和成人脊柱侧弯
Pediatric and Adult Scoliosis

第一部分.儿童脊柱侧弯　David W. Polly Jr.　Kristen E. Jones　A. Noelle Larson

第二部分.成人脊柱侧弯和脊柱畸形　David W. Polly Jr.　Kristen E. Jones

翁宇翔　译　朱　昱　校

临床要点

- 临床医生必须警惕任何提示患者存在潜在神经系统疾病的临床证据，包括不对称的腹壁反射、神经系统检查异常或高弓内翻足畸形。在 X 线片上，脊柱过度后凸超过曲度顶点、异常的曲线弧度、明显的躯干移位、左胸侧弯或脊柱旋转不足都可能表明患者存在潜在的神经系统疾病。这些患者应进行 MRI 检查。

- 出现明显疼痛、病情进展迅速的患者，以及 10 岁以下的儿童也应在开始治疗前对全脊柱进行 MRI 检查。

- 肩部不对称、单侧高位肩胛及急性疼痛引起的痉挛或腿长差异，均是可能导致误诊为脊柱侧弯的临床表现。站立位的全脊柱侧弯 X 线片是诊断的金标准。

- 矫形器和手术是治疗脊柱侧弯的主要手段。矫形器通常适用于侧弯度为 20°～45° 发育中的儿童。为了防止侧弯进展，矫形器对骨骼发育不成熟的患者（Risser 分级 0、1 或 2 级）和月经初潮不足 12 个月的女性最为有效。幼儿对石膏固定耐受性很好，并且由于依从性更佳，石膏固定可能优于支架。石膏固定已被证明对一些婴儿脊柱侧弯有效。

- 当青少年特发性脊柱侧弯的侧弯度＞50° 时，可进行手术治疗，通常采用后路脊柱融合。

- 成人脊柱侧弯最常见的原因是新发脊柱退行性改变、青少年脊柱侧弯进展，或者是脊柱手术中未考虑矢状面和冠状面平衡导致的治疗失败。

- 矢状面畸形导致残疾，成人畸形手术后患者康复困难与手术未能纠正矢状面不平衡有关。

- 成人脊柱畸形（adult spinal deformity，ASD）手术的目标是实现脊柱骨盆协调（腰椎前凸骨盆入射角 10° 以内、矢状垂直轴＜50mm、骨盆倾斜＜25mm）；对产生症状的神经结构进行减压；达到矢状面和冠状面平衡。

一、儿童脊柱侧弯

脊柱侧弯是一种脊柱和胸部的复杂的三维畸形[1, 2]。脊柱侧弯是指 Cobb 角＞10° 的脊柱冠状面畸形[3]（图 37-1）。小幅度的侧弯可能在骨骼生长期间进展[4]，而更大幅度的侧弯即使是在成年期也可能会持续进展[5, 6]。因此，脊柱侧弯的儿科患者应随访至骨骼成熟，对于未经治疗的侧弯曲度较大的年轻人，应定期监测侧弯进展情况。

先天性、神经肌肉性和特发性侧弯通常在儿童时期被诊断。先天性脊柱侧弯是由脊柱形成不良或脊柱分节不良导致椎体结构畸形所致。带有对侧骨桥的半椎体畸形是导致侧弯进展的最大危险因素[7]。

青少年特发性脊柱侧弯。冠状面 Cobb 角测量技术上胸弯（PT）、主胸弯（MT）和胸腰弯（TUL）曲度

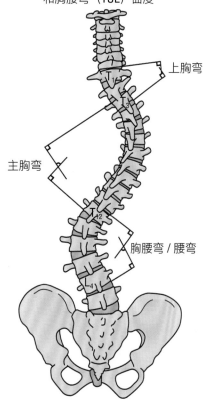

上胸弯

主胸弯

胸腰弯／腰弯

▲ 图 37-1　测量 Cobb 角以确定脊柱冠状面曲度

识别两个倾斜度最大的椎体，在上端椎的椎体上缘画一横线，同样在下端椎椎体的下缘画一横线；对此两横线各做一垂直线，这两条垂直线的交角就是 Cobb 角

特别是在幼儿中，很难预测哪些先天性侧弯会进展，并在将来需要手术干预。由于存在较高的相关风险，所有先天性脊柱侧弯儿童都需要评估可能伴随的肾、心脏和中枢神经系统发育异常。由于结构的异常，矫形器通常不适用于先天性脊柱侧弯。神经肌肉性侧弯与患者潜在的神经系统病变相关，无论这种病变是结构性的（Chiari 畸形、脊髓空洞、脊髓栓系、脊髓纵裂）还是全身性的（如脑瘫、Charcot Marie Tooth 病、肌营养不良、神经纤维瘤病）。由于特发性脊柱侧弯是一种排他性诊断，因此在诊断特发性脊柱侧弯时必须通过病史、临床检查、X 线片，以及在某些情况下需要轴位影像来排除神经性因素导致的畸形。

特发性脊柱侧弯是儿童最常见的脊柱侧弯类型。根据诊断时的年龄，特发性脊柱侧弯一般分为婴幼儿型（<3 岁）、儿童型（3—10 岁）和青少年型（>10 岁）。最近，"早发性脊柱侧弯"一词被用于 5 岁以下儿童的脊柱畸形，包括特发性、先天性和神经肌肉性脊柱侧弯，反映了目前治疗幼龄儿童脊柱侧弯领域面临的特殊挑战[8]。婴儿神经肌肉性脊柱侧弯通常是进行性的，但如果弯曲是柔韧可变的，则可以通过矫形器和石膏固定来有效治疗[9]（图 37-2）。在婴儿特发性脊柱侧弯中男性比女性更常见，多表现为左侧弯曲。与进行性婴儿特发性脊柱侧弯相关的因素包括治疗时年龄、肋椎角>20°、肋骨分叉或侧弯>60°[9-11]。

虽然特发性脊柱侧弯的病因尚不清楚，但患者家庭成员罹患脊柱侧弯的风险高于正常人群，这反映了该疾病的遗传因素[12-14]。一些基因与家族性脊柱侧弯有关[15, 16]。弯曲度>30° 的青少年特发性脊柱侧弯（adolescent idiopathic scoliosis，AIS）发病率为（1~3）/1000 名儿童[17-23]。小幅度侧弯在男性和女性中都很常见，但病情进展更常见于女性儿童。

脊柱侧弯的自然史研究表明，早发性脊柱侧弯发病率最高，而胸部侧弯患者有更高的死亡率及肺功能下降更明显[24]。在一组未经治疗的儿童型和青少年型脊柱侧弯患者队列研究中仅发现 1 例死亡（死于肺心病），其总体死亡率与普通人群相似[6]。背部疼痛与畸形的严重程度无关，尽管腰部侧弯患者的背部疼痛症状更明显[6]。由于冠状面畸形导致肺容量减少，胸部侧弯患者的肺功能往往较差[6, 25]。胸部侧弯角度>70° 可能导致肺功能明显下降，而>100° 则可能会导致出现明显的临床症状[24]。

侧弯在骨骼快速生长期有进展的风险，特别是在 0—2 岁和青少年成长期[4]。大幅度侧弯和骨骼发育不成熟是增加侧弯进展风险的危险因素（表 37-1）[4]。骨龄、生长高峰、Risser 征、肘关节和手部成熟度指数可能有助于确定侧弯进展的风险[26-30]。目前，有许多研究正在积极寻找有助于预测侧弯进展的遗传标记[31]。对于青少年特发性脊柱侧弯，如果患者存在胸部侧弯或双侧弯，则其病情进展的风险高于胸腰段侧弯[4]。在骨骼发育成熟后，<30° 的侧弯基本上是稳定的，不太会随着时间的推移而变化[5, 32]；而>50° 的胸部侧弯通常会以每年 1° 的速度进展。由于临床数据不足，对于骨骼发育成熟的、35°~50° 的侧弯的进展预测比较困难，对于此类患者应定期进行影像学检查并随访至成年期。

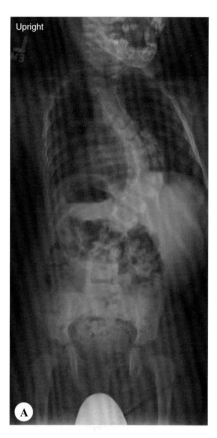
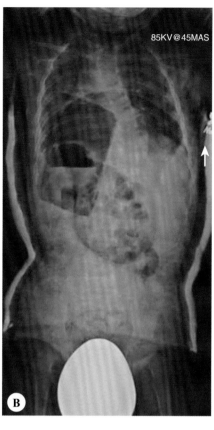

◀ 图 37-2　**A.** 14 个月大的幼儿右胸弯曲 70°；**B.** 立位片上可见通过 **Mehta** 石膏矫形后侧弯得到显著改善；尽管这是一种有效延缓病情进展的策略，但这种技术对治疗大幅度的弯曲的远期预后影响是难以预测的

表 37-1　青少年特发性脊柱侧弯治疗策略

分　类	弯曲幅度 a	治疗方法	随访时间间隔
生长期儿童 • 开放性三角软骨，Risser 0、1 级，生长速度高峰为每年 8~10cm[44] • 弯曲 5°~19° 有 22% 的进展可能[4] • 弯曲 20°~29° 有 68% 的进展可能[4]	≤25°	观察随访	4~6 个月
	25°~45°	矫形器（可在 Risser 0 级弯曲 20°~25° 时考虑使用，并记录进展）	4 个月
	>45°	手术：考虑对开放性三辐软骨的患者行前路松解	
即将成熟的青少年	≤30°	观察随访	若无进展，12 个月
闭合性三角软骨，Risser 3~4 级，月经初潮后女性 • 弯曲 5°~19° 有 2% 的进展可能[4] • 弯曲 20°~29° 有 23% 的进展可能[4]	35°~45°	考虑矫形器，但疗效未确定	若矫形器，4 个月，否则 6~12 个月
	>50°	手术	
骨骼发育成熟的儿童 • Risser 5 级，女性月经初潮 +2 年，停止生长[5, 6] • >50° 的大型胸椎弯曲可能会进展每年 0.5°~1°[5, 6] • 腰椎弯曲>40° 可能会进展[5] • 弯曲<30° 不太可能进展[5]	≤50°	观察随访	1~2 年
	>50°	手术	

a. Cobb 角的测量误差在 ±（5°~6°）

（一）适应证

安装矫形器和手术是脊柱侧弯治疗的主要手段。矫形器通常适用于侧弯角度为 20°～45° 发育中的儿童 [33]。为了防止侧弯进展，矫形器对骨骼发育不成熟的患者（Risser 分级：0、1 或 2 级）及月经初潮后 12 个月内的女性患者最为有效 [33]。目前已经有许多类型的矫形器 [34-38]，其中胸腰椎矫形器（thoracic lumbar spine orthosis，TLSO）经常被使用 [33]。矫形器的有效性已被证明 [39, 40]。矫形器治疗青少年特发性脊柱侧弯的临床试验（bracing in adolescent idiopathic scoliosis trial，BrAIST）是一项针对矫形器治疗 AIS 侧弯角度 20°～40° 患者的多中心随机对照试验，研究结果表明，矫形器显著降低了高危侧弯患者出现达到手术干预指征的侧弯曲度进展的风险，且随着矫形器佩戴时间的延长，患者的临床获益也增加 [41]。BrAIST 研究进一步表明，在女性青少年 AIS 患者中，体形外貌和生活质量评分对佩戴矫形器的依从性没有显著影响，并且这两者也不受佩戴矫形器的影响 [42]。

矫形器在发育完成后应停止使用。幼儿对石膏固定的耐受性很好，考虑到石膏固定具有更好的针对畸形的抗旋转成型作用和更好的依从性，对于幼儿来说石膏固定可能优于矫形器 [9, 10]。石膏固定已被证明在一些婴儿脊柱侧弯畸形治疗中的有效性，尽管在某些情况下这些侧弯畸形是可以自愈的 [9]。

当 AIS 的侧弯角度 >50° 时，应采取手术治疗，通常采用脊柱后路融合术。对于骨骼发育未成熟且有明显进展的患者，或者外观明显受影响或躯干移位严重的患者，即使弯曲角度未到 50°，也可以考虑进行融合手术治疗。疼痛通常不是手术的指征。严重畸形或发育不良（开放性三角软骨）的患者也可接受前路或后路融合手术治疗，以改善、矫正并防止将来的旋转畸形、冠状畸形或"曲轴"畸形 [43-46]。在椎弓根螺钉固定的时代，许多文献对脊柱前路手术的必要性进行了讨论，当然脊柱固定的方式可能取决于外科医生的偏好 [47]。胸椎前路松解、融合和内固定手术可通过开胸手术或胸腔镜手术进行 [48, 49]。胸椎前路手术，尤其是开放手术，可能会导致肺功能下降 [48-50]。可以通过脊柱后路截骨术解决较大的侧弯和复杂的畸形，以达到满意的矫正效果。按照矫正程度和神经损伤风险增加的顺序，这些手术依次为 Ponte/Smith-Peterson 截骨术、经椎弓根椎体截骨术和全脊椎截骨术 [51-53]。

神经肌肉性脊柱侧弯也遵循类似的治疗原则。肌无力或痉挛导致的渐进性失衡可能导致患者出现大幅度的胸腰段侧弯或 C 形侧弯，随后出现骨盆倾斜、躯干移位，以至于无法坐在轮椅上，造成看护困难 [54, 55]。矫形器对神经肌肉性脊柱侧弯患者的治疗作用尚未明确，但可能是一种有用的延迟病情进展的治疗策略。定制轮椅座椅系统也可以为许多神经肌肉性脊柱侧弯患者提供外部支撑。当矫形器或轮椅不能再为患者的脊柱畸形提供支撑，或者侧弯度超过 50° 时，需要进行手术治疗 [54]（图 37-3）。在神经肌肉性脊柱侧弯成年患者中，较小的侧弯可能会持续进展，而 >50° 的侧弯则进展速度更快 [56]。有心脏或肺功能缺陷基础的患者（典型者见于 Duchenne 肌营养不良症）可以从侧弯角度较小时接受的早期手术中获益，而不应在出现侧弯病情进展后才接受手术治疗 [57]。而针对 Duchenne 肌营养不良症的新的皮质类固醇治疗方案则可能会改变这类疾病的手术适应证 [58]。无法行走的神经肌肉性侧弯患者的手术治疗通常采取从上胸椎到骨盆的融合，尽管有文献发现仅仅向下融合到 L5 就可使截瘫患儿的活动能力得到改善。该技术的长期效果尚不确定。对于患有潜在神经肌肉疾病的非卧床患者，通常需要进行更长椎体节段的融合以避免后续出现矫正失代偿。

早发性脊柱侧弯的诊治具有一些特殊之处。儿童不可进行胸廓融合术，因为可能会导致胸廓功能不全综合征和躯干严重萎缩。延迟病情进展的方法包括矫形器、石膏固定和 Halo 重力牵引 [9]。当这些治疗手段对侧弯进展无效时，考虑到脊柱的生长，可进行外科干预以防止侧弯进展 [59, 60]。目前一些脊柱畸形生长固定系统已得到临床应用，该系统包括基于脊柱的装置和基于肋骨的装置 [59, 61-64]。目前尚缺乏对于这些装置的适应证和应用的共识。使用生长脊柱内固定系统被视为治疗早发性脊柱侧弯最后的手段，因为采用这种治疗的孩子每年要进行两次延长手术，并发症发生率很高，包括感染、伤口问题、早期计划外融合、置入失败，以及罕见的神经系统并发症 [59]。

磁控生长棒（magnetic controlled growing rod，MCGR）技术可通过手持磁体控制生长棒进行经皮无痛牵引。MCGR 手术可在门诊环境下安全有效地开展，最大限度地减少手术瘢痕和心理困扰，同时提供与传统

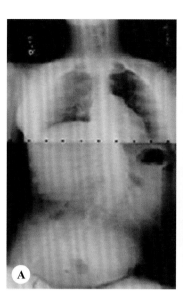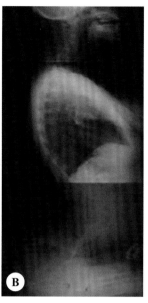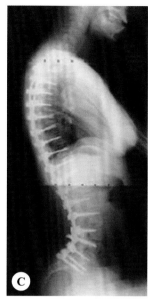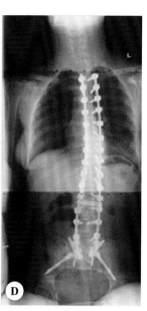

▲ 图 37-3　神经肌肉性脊柱侧弯患者术前及 T_3 至骶骨的后路脊柱融合术后的影像，采用椎弓根螺钉固定

生长棒相类似的牵引力[65, 66]。由于单棒治疗会导致并发症增加，因此应使用双棒治疗[67]。一小部分早发性脊柱侧弯患者在接受 MCGR 治疗后肺功能得到了改善[68]。可以使用超声来测量分离的距离，以便更安全地进行延长手术[69]。MCGR 在手术后 3 年期间的治疗总费用与传统生长棒手术相近[70]。

在脊柱延长完成后，应按计划进行永久性脊柱融合手术。对于传统的生长棒治疗，应用双棒结构已被证明可减少并发症并增加矫正效果，而单棒的优点则在于可以与矫形器一起使用[62, 71]。在进行外科治疗之前，必须优化患者的营养和一般身体状况。大幅度的脊柱弯曲导致呼吸做功和能量消耗的增加。因此，严重脊柱畸形的儿童往往营养不良，需要膳食补充营养，甚至常常还需要放置胃造口管，以促进伤口软组织修复并减少伤口并发症。

（二）诊断

儿童脊柱侧弯通常是无痛的，且大多数儿童是无症状的。然而，轻微的背痛也并不罕见。儿科医生或校医的筛查经常可发现儿童存在脊柱侧弯并指导其进一步接受专科治疗。父母则可能会注意到孩子肩部、肩胛骨或腰部不对称而发现儿童存在脊柱侧弯，特别是对于那些有脊柱侧弯家族史的儿童。

所有怀疑患有特发性脊柱侧弯的患者都应进行病史采集、完整的神经系统检查和 X 线检查。此外还应询问其脊柱侧弯家族史或潜在的神经系统异常病

史。对于女性患者应该询问月经初潮年龄，因为这是骨骼成熟度极好的预测指标。体检时，应仔细检查患者背部是否不对称、有无躯干移位，以及脊柱矢状面是否对齐。AIS 患者在脊柱冠状面上是平衡的，其特征是平背畸形。因此对于出现后凸畸形或躯干过度移位的患者应行轴位 X 线片检查[72]（图 37-4）。不对称的腹部反射可能提示脑脊髓神经轴异常。Adams 向前弯曲测试可以检查是否存在旋转畸形导致的胸部或腰部肋骨突出。还应对患者的骨盆进行评估以判断是否存在隐性腿长差异等问题，而隐性腿长差异可能会导致患者被误诊为脊柱侧弯。应检查皮肤是否有肿块、咖啡牛奶斑，以及是否有腋窝或腹股沟的斑点，这些皮肤改变都提示神经纤维瘤病。腰骶部存在有毛发的斑块、浅凹或色素沉着可提示椎管闭合不全。此外，应检查患者是否有韧带过度松弛或胸廓畸形，这些异常可能是由一些特殊的综合征所导致。

13%～26% 的儿童型脊柱侧弯患者和 2.6%～14% 的青少年早发性脊柱侧弯患者存在神经轴异常[73-75]。高达 50% 的左胸侧弯患者可能存在神经轴异常[75-77]。20%～50% 的婴幼儿型脊柱侧弯儿童可能存在神经轴异常[75, 78]。尽管较大的脊髓空洞、脊髓栓系或 Chiari 畸形可能需要手术干预，但患者的神经系统异常程度与治疗效果之间没有相关性[77]（图 37-5）。在某些情况下，脊柱侧弯在神经轴异常治疗后可能会得到改善，但这种改善效果是难以预测。

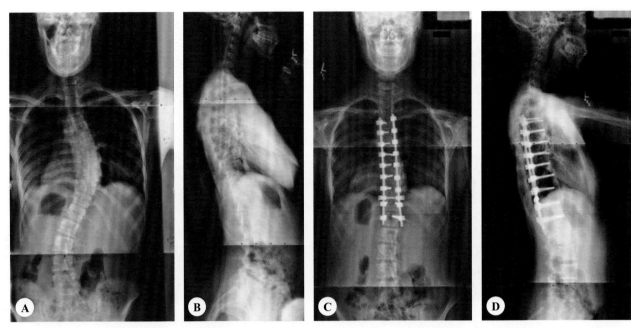

▲ 图 37-4　**A.** 青少年特发性脊柱侧弯患者的站立位脊柱正位 X 线片；**B.** 脊柱侧位片显示弯曲的后凸畸形；**C.** 椎弓根螺钉固定术后正位片；**D.** 椎弓根螺钉固定术后侧位片

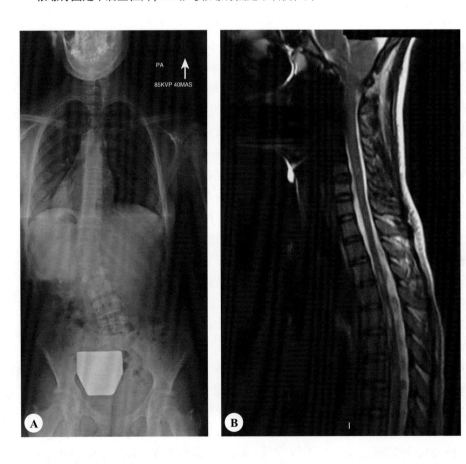

◀ 图 37-5　脊柱侧弯伴空洞

A. 女性患者的脊柱侧弯正位影像，临床症状为脊柱畸形、背痛和头痛；**B.** 脊柱的磁共振图像显示脊髓空洞和小脑扁桃体下疝畸形

站立位的正位（posteroanterior，PA）和侧位脊柱应包括颈部、锁骨和骨盆。为显示脊柱矢状位序列并排除先天畸形，应拍摄侧位图像。除非患者存在脊柱后凸畸形，站立位的 PA 成像就可以发现侧弯。

King 等[79] 和 Lenke 等[80] 对特发性脊柱侧弯进行了分类（图 37-6）。这些分类有助于术者选择融合的节段，并有助于区分特发性脊柱侧弯类型以用于学术研究。使用 Lenke 分类，预先测量的 X 线片

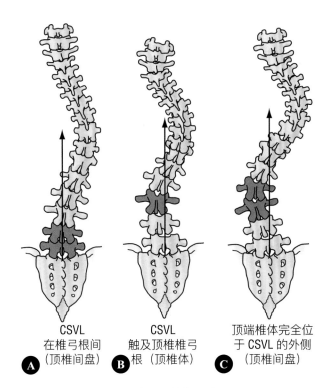

CSVL
在椎弓根间
（顶椎间盘）
A

CSVL
触及顶椎椎弓
根（顶椎体）
B

顶端椎体完全位
于 CSVL 的外侧
（顶椎间盘）
C

▲ 图 37-6　Lenke 分型中的腰椎修正型（Lumbar modifier）
腰椎修正型由腰椎弯曲中的椎弓根与骶骨中央垂直线
（CSVL）的关系决定

具有较高的评分者间和评分者内信度[80, 81]，尽管未测量的 X 线片的观察者间信度只达到差到较好的水平[81, 82]。不同观察者之间的 Cobb 角测量误差为 5°～6°；因此如果侧弯曲度的增加超过 5°，应记录为侧弯进展[83, 84]。数字成像系统可提高测量精度[83, 84]。可能需要进行治疗的儿童应在快速生长期每年进行数次 X 线检查。

（三）循证医学

脊柱侧弯的治疗方式包括观察、矫形器或石膏固定及手术。尚无大型研究支持使用运动调养、手法按摩、锻炼、物理治疗或电刺激矫正脊柱侧弯[85-88]。然而，三维物理疗法的 Schroth 矫正法已经开始流行，而对其疗效的研究正在进行。在一项随机对照试验中，与对照组相比，45 名接受 Schroth 矫正法治疗的 AIS 患者的 Cobb 角和旋转角显著降低，在诊所中接受 Schroth 矫正法锻炼 24 周的患者的 Cobb 角和腰部不对称性得到改善，但生活质量（quality of life，QOL）指标组间没有差异[89]。在一项纳入 50 名 AIS 患者的队列研究中，接受 3～6 个月 Schroth 矫正法改善了患者的修订版脊柱侧弯研究协会推荐量表（Scoliosis Research Society-22 revision，SRS-22r）中

疼痛和自我印象评分，此外还改善了患者的 Biering-Sorensen 测试（Biering-Sorensen test，BME），这些结果表明有必要对 Schroth 矫正法开展进一步研究[90]。

石膏固定已被证明对进展风险较高的婴儿脊柱侧弯有效。如果坚持佩戴矫形支架可防止侧弯进展[39-42]。

手术治疗是为了防止侧弯的进一步进展，此外还包括矫正畸形。许多外科医生对手术治疗需要达到的特定矫正目标这一重要问题进行了讨论，畸形矫正的内容包括冠状面矫正、胸廓后凸和腰椎前凸的恢复、矢状面平衡和脊椎反旋[91]。从 Harrington 棒开始，各种置入物开始被临床应用于畸形矫正，包括钩、金属丝和螺钉等[92]。椎弓根螺钉固定术是目前畸形矫正手术的标准式样，因其不会造成椎管内占位效应，且能够良好地旋转脊柱，矫正曲线，从而能改善肺功能（pulmonary function test，PFT）指标[92-95]。椎弓根螺钉可以通过解剖标志、透视或 CT 导航进行放置[96]。当解剖标识不可靠时，术中 CT 导航有助于对复杂畸形患者和先天性畸形患者准确置入椎弓根螺钉。脊柱侧弯后路脊柱融合可改善患者的外观和功能。长节段融合限制了脊柱运动，且理论上有加重相邻运动节段的压力和退行性变的风险[97]。

合适的融合节段的选择及置入物密度的选择在实践中具有高度的可变性，超出本文讨论范围[79, 98, 99]。端椎、中立椎和稳定椎的定义可能有助于选择融合节段（图 37-7）。偶尔采用前后入路手术可以减少胸腰椎侧弯需要融合的节段。鉴于当前的新式固定技术坚固可靠，术后不建议常规使用矫形器或石膏固定。

通过认真的术前计划和与医疗团队和麻醉团队的充分沟通，可减少并发症的发生。据报道，特发性脊柱侧弯患者脊柱后路融合的并发症发生率为 5%～15%[100-102]，而神经肌肉性脊柱侧弯患者的并发症发生率为 28%～33%[103, 104]。较高的并发症发生率与手术和麻醉时间延长、失血增加、混合结构材料的置入及肾病病史等因素显著相关[100, 102]。生长期脊柱侧弯患者面临 48% 的并发症发生率[62]。所有患者都应做好输血准备。AIS 的随机对照试验表明，氨甲环酸（Tranexamic Acid，TXA）可显著减少脊柱侧弯手术围术期失血及输血的需求，且不会显著增加不良事件的发生率。在手术暴露期间将平均动脉压维持在 75mmHg 以下可最大限度地提高抗纤溶作用[105, 106]。胸部手术应与神经监测团队和神经内科医

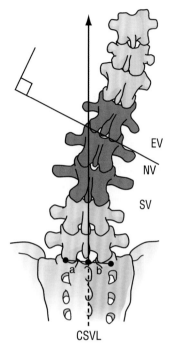

青少年特发性脊柱侧弯
端椎、中立椎和稳定椎

EV

NV

SV

CSVL

▲ 图 37-7　端椎、中立椎和稳定椎

端椎（EV）是最倾斜的椎骨，被选择用于测量 Cobb 角；中立椎（NV）是端椎下方无旋转的（椎弓根对称）最靠头端的椎体；稳定椎（SV）是端椎下方由中央骶骨垂直线（CSVL）平分的最靠头端的椎体

生合作，监测术中躯体感觉诱发电位（somatosensory-evoked potential，SSEP）和运动诱发电位（motor-evoked potential，MEP）[107]。这些监测需要采用特殊的麻醉技术，如全静脉麻醉。当无法获得患者的术中电信号时，可以使用 Stagnara 唤醒试验作为术中评估神经功能的次要方法。从麻醉学的角度来看，开展唤醒试验前可能需要较长的准备时间。应小心保护气道，并用盐水填充伤口，以防止唤醒试验时深吸气导致肺空气栓塞。据报道，将凝血酶药强行注射到椎弓根内会导致神经损伤，应避免这种操作[108]。神经功能缺损可在术后延迟出现，这可能与脊髓血管相关的一些病理机制有关[109]。截骨术、术中失血过多、术前脊柱后凸和术前存在脊髓病是术后出现神经系统并发症的危险因素。因此，对于高风险手术，应确保术后严密监测病情变化，采用补液或升血压药来维持血压，并维持血红蛋白水平。

（四）结论

脊柱侧弯是儿童中最常见的脊柱畸形。医疗器

械和监测手段的进步使脊柱后路融合手术成为既能矫正畸形又能防止成年后脊柱弯曲进展的一种安全可靠的治疗方法。关于术中成像技术对手术的作用的相关研究正在进行中。早发性脊柱侧弯的治疗是一个治疗技术种类繁多的领域，对于如何选择最佳的手术适应证和置入物这一问题仍缺乏广泛的共识。尽管脊柱侧弯的治疗方面已经取得了很大的进展，但为了更好地理解脊柱侧弯病因并改进该疾病的外科治疗，仍需要开展进一步的研究。

二、成人脊柱侧弯和脊柱畸形

脊柱侧弯定义为脊柱冠状面 Cobb 角＞10°，在 60 岁以上的无症状患者中，发病率高可达 68%[110]。与儿童脊柱侧弯不同，成人脊柱侧弯通常与严重的脊柱矢状面畸形有关，通常表现为腰背痛或腿痛。X 线摄片提示脊柱矢状面不平衡已被确定为与脊柱侧弯患者不良预后相关性最强的参数[111]。当伴有严重矢状面畸形时，成人腰椎侧弯患者的残疾程度比肢体活动障碍患者更严重[112]。术语成人脊柱畸形（adult spinal deformity，ASD）包括脊柱侧弯和脊柱矢状面畸形。脊柱专业医务人员必须清楚脊柱矢状面失平衡的影像学特征和临床特点。恢复整体脊柱平衡是治疗 ASD 的首要任务。

（一）病因与诊断

成人脊柱侧弯的病因、症状和临床治疗与青少年特发性脊柱侧弯（AIS）有显著不同。成人脊柱侧弯可由未经治疗的 AIS 进展引起，但最常见的病因是脊柱退行性病变或医源性因素。成年期常见的神经肌肉疾病，如帕金森病或肌萎缩性侧索硬化症可导致脊柱侧弯，这在初次诊断时必须注意。骨质疏松、创伤、肿瘤和感染也会导致成人脊柱侧弯。

矫形支架在 ASD 治疗中没有显著作用，因为平移运动和关节面不稳定是导致 ASD 的主要的原因，骨骼生长仅导致 AIS 而非 ASO；且矫形器所导致的肌肉失用副作用超过了其带来的暂时缓解疼痛的治疗作用[113]。成人脊柱侧弯以每年 3° 的平均速度进展，且对于伴有明显的顶椎旋转，或者 Cobb 角≥30°，或者是侧椎移位 6mm 及以上，或者 L_5 位于髂嵴连线的侧弯，其病情加速进展的风险更大[114]。

ASD 患者的体格检查应注重对站姿的评估，尤其应注意躯干移位和脊柱弯曲的灵活性，包括前屈和侧屈，以及任何肢体的长度差异。患者如果出现

身高下降或衣服合身度变化，可能提示渐进性脊柱畸形的可能。体格检查结果与临床症状的相关性判断对于识别神经根病、侧隐窝狭窄、中央椎管狭窄和脊柱矢状面不平衡非常重要，并有助于指导医师制订临床干预计划。

当今对于 ASD 的诊断和治疗是由患者脊柱骨盆影像学参数、患者神经功能和患者生活质量这三者所共同决定。双足站立姿势使得人类的头部必须位于在骨盆正上方居中位置。由于脊柱是头部和骨盆之间的连接器官，因此任何颈椎、胸椎或腰椎节段的畸形不但对每个脊柱节段本身产生影响，也会对脊柱整体的平衡产生全局性的影响[115-119]。

（二）成人脊柱畸形的脊柱骨盆影像学参数

ASD 的影像学评估首先要对脊柱冠状面、矢状面的平衡情况进行分析，并在 36 英寸的胶片上对患者的站立位和正侧位 X 线影像进行脊柱骨盆参数测量。患者的站立姿态会极大地影响侧位 X 线片的质量和效用[120]。EOS 系统（EOS Imaging 公司，巴黎，法国）于 2007 年进入医疗市场，该系统利用低剂量双平面立体放射线摄影技术，可在不到 15s 的时间内同时获取从头到足趾的正侧位成像。EOS 系统可以在排除患者站姿影响的情况下，将二维平面影像转换为三维模型，该三维模型可用于手术规划和预测畸形手术矫正的效果[121]。

只要患者的中央骶骨垂直线（center sacral vertical line，CSVL）（C_7 垂直于水平方向的直线与骶骨终板中点之间的水平距离）在 5cm 以内，脊柱冠状面不平衡就不是 ASD 患者出现残疾的主要病因[122]。冠状面上影像学需要评估的其他因素包括单侧肩部抬高和髂关节抬高。骨盆倾斜度>5° 的应考虑进行畸形矫正。

侧位 X 线片评估脊柱矢状面平衡包括颈、胸和腰椎节段前凸或后凸的 Cobb 角测量。矢状面轴向距离（sagittal vertical axis，SVA）为连接骶骨后上角与 C_7 铅垂线的水平距离。SVA>4.7cm 与残疾风险增高呈显著相关性[123]。

SVA 的准确测量依赖于患者的姿态，患者的姿势补偿会影响 SVA 测量的准确性。T_1 骨盆角（T_1 pelvic angle，T_1PA）是一个与患者姿态无关的矢状面平衡参数，其定义为股骨头中点分别与 T_1 椎体和骶骨终板中点连线所呈的夹角[124]。T_1PA 如达到 20° 提示严重残疾，对应 Oswestry 残疾指数（Oswestry

disability index，ODI）>40，而 T_1PA 每降低 4.1° 相当于 ODI 产生 1 个最小临床意义的变化值[125]。T_1PA 的目标值是<14°。

骶骨倾斜角、骨盆倾斜角和骨盆入射角等骨盆参数的测量可进一步量化矢状面脊柱骨盆平衡[116]（图 37-8）。骨盆倾斜角（pelvic tilt，PT）是一个体位相关性参数，定义为骶骨终板中点与股骨头中心的连线与躯体铅垂线的夹角。骶骨倾斜角（sacral slope，SS）也是一个体位相关性参数，定义为骶骨终板平行线与水平线之间的夹角。骨盆入射角（pelvic incidence，PI）是一个不随体位改变的固定参数，定义为骶骨终板中点和股骨头中点的连线与骶骨终板垂直线之间的夹角[126]。站立位腰椎前凸患者的骨盆入射角超过 11° 可导致严重残疾[123]。

骨盆参数的几何关系在等式 PI=PT+SS 中可得到证明。因为 PI 是一个固定的参数，当骶骨倾斜角降低时，骨盆倾斜角必然增加，反之亦然。$L_5 \sim S_1$ 椎间盘退变就是这种此消彼长关系的一个临床实例：当 $L_5 \sim S_1$ 节段前凸变平，骶骨终板则接近水平，即 SS 降低。在这种退变过程中，腰椎前凸就会减少。

骨盆后倾（骨盆倾斜度增加）是腰椎前凸不足的一种身体姿态代偿性机制，在影像学上表现为"垂直骶骨"。PT>25° 是代偿性骨盆后倾的标志，与健康相关生活质量（health-related quality of life，HRQOL）降低相关[122]。骨盆环限制了骨盆后倾的程度。一旦 PT 出现最大程度代偿从而导致较大的骨盆移位，那么患者就必须用下肢的姿势代偿来维持直立姿态，进而导致膝盖弯曲[127]。这种情况的发生与 ODI 增加有关。临床上，最大骨盆后倾表现为患者必须保持臀部和膝盖弯曲来实现头部在骨盆上方的直立姿势。这种费力的姿势持续不了几分钟，因此无法长时间站立是严重 ASD 患者的常见症状。

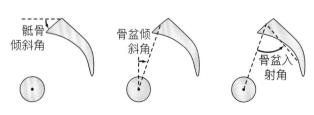

▲ 图 37-8　骨盆参数

骨盆入射角 = 骨盆倾斜角（PT）+ 骶骨倾斜角；PT>25°，或者骨盆入射角和腰椎前凸之间的不匹配度>10° 可导致残疾

随着时间的推移，作为与年龄相关的自然变化的过程，腰椎前凸会变直，SVA 则会越来越大[128]。尽管在正常老龄化过程中胸椎后凸会自然增加，骨盆倾斜角也会自然增大，但无症状个体在直立时总能保持其重力线相对于脚跟在一个恒定位置[129]。然而，矢状面不平衡的症状性 ASD 患者即使最大限度地增加了骨盆后倾程度，也无法补偿腰椎前凸的缺失，从而导致其重心线向前移动，并使站立和行走时的症状更严重。

（三）成人脊柱畸形的治疗

对于无明显矢状面畸形、Cobb 角＜30° 且无明显脊柱滑脱的患者，保守治疗是患者的第一道防线，包括物理治疗、骨密度评估和必要的药物治疗，以及诊断性 / 治疗性的经椎间孔硬膜外类固醇注射治疗[130]。

对于单节段狭窄或神经根病、Cobb 角＜30°、半脱位＜2mm、无明显滑脱或腰痛，经保守治疗无效的患者，可考虑单纯行减压手术，但应告知患者行减压手术后畸形可能会恶化[131]。对于不符合以上标准的患者，如症状进展或侧弯进展，则可以考虑进行融合手术。对成人退行性腰椎侧弯适当的治疗标准进行分类的工作表明，对于有中度及以下程度的症状且没有矢状面不平衡且 Cobb 角＜30° 的患者，可以通过单纯后路融合手术进行治疗，而无须进行畸形矫正；而对于具有中度及以上程度的症状且 Cobb 角＞30°，或者矢状面不平衡的患者，则应采用后路融合手术加畸形矫正术[132]。

对于保守治疗未能改善症状的患者，手术是治疗 ASD 患者腰腿疼痛的有效方法。国际脊柱研究小组开展的一项回顾性数据研究发现，与未接受手术的 ASD 患者相比，接受手术的 ASD 患者的背痛症状改善率提高了 6 倍，而腿痛症状改善率提高了 3 倍[133]。

Schwab 成人脊柱畸形分型是第一个将具有重要临床应用价值的 HRQOL 评分，以及该评分与治疗方案和手术计划的相关性作为基础来对 ASD 进行分型的系统[134]。该系统经过进一步修改，纳入了骨盆参数，目前仍是 ASD 分型的黄金标准，被称为 SRS-Schwab 分型[135]。

患者存在颈椎畸形被认为是预测胸腰椎畸形手术预后不良的重要指标[136, 137]。目前正在开展的许多研究旨在发现具有临床预测作用的颈椎脊柱骨盆影像学参数，以及建立颈椎 ASD 分型体系[138]。

（四）手术目标

ASD 手术的目标是恢复矢状面和冠状面平衡、对有产生压迫症状的神经组织进行减压，以及通过关节融合实现生物力学结构的稳定。手术矫正必须包括将腰椎前凸矫正至 PI＜11°，PT＜25°，且 SVA＜5cm[123, 139, 140]（图 37-9）。SVA 矫正不足、过度矫正或相关神经结构减压失败会导致持续的腰腿痛和不良临床后果[133, 140, 141]。应选择居中、稳定且无旋转性半脱位的上、下位椎体进行融合[131]。尤为重要的是在融合结构的远端应用椎体间融合器来降低假关节的发生率。对于所有涉及骶骨至 L_2，或者 L_2 以上椎体的融合，应进行骶髂关节内固定，以平衡融合结构的长杠杆臂，防止骶骨骨折或出现假关节。

（五）微创与开放手术

根据每个患者的脊柱畸形程度，可以采用不同的手术技术。应用 Mummanni 等研发的微创脊柱畸形手术（minimally invasive spinal deformity surgery，MISDEF）分类可以对 ASD 患者进行适当的筛选，为患者选择微创手术（minimally invasive surgery，MIS）或是开放式手术[142]。MISDEF I 类患者存在中央椎管、侧隐窝或椎间孔狭窄而导致神经源性跛行或神经根病变，这类患者在符合以下全部标准的情况下，可以接受单纯的 MIS 通道辅助（tubular retractor-based）椎管减压术，包括：骨盆入射角—腰椎前凸（pelvic incidence-lumbar lordosis，PI-LL）不匹配且度数差值＜10°，SVA＜6cm，冠状面 Cobb

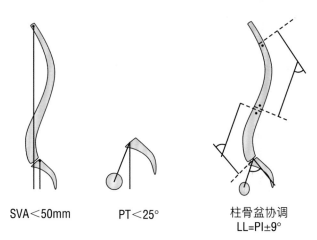

SVA＜50mm　　PT＜25°　　柱骨盆协调
LL=PI±9°

▲ 图 37-9　ASD 的矢状面复位手术目标

LL. 腰椎前凸；PI. 骨盆入射角；PT. 骨盆倾斜角；SVA. 矢状面轴向距离

角<20°且脊柱曲度可变，PT<25°，侧方滑脱<6mm，胸椎后凸<60°，Meyerding 分级 I 级或屈伸时仅有轻度半脱位。MISDEF II 级患者在满足以上大部分标准的基础上，还需满足 PI-LL 不匹配的角度差为 10°~30°、Cobb 角>20°、侧向滑脱>6mm、SVA 为 6~7cm（仰卧位时脊柱弧度可变）的条件，对这类患者可选择进行 MIS 融合手术。为防止假关节形成，椎体间融合器在任何级别的 MIS 融合中都至关重要（图 37-10）。MISDEF III 类患者具有固定的或更广泛的畸形，如 SVA≥7cm 且脊柱曲度僵硬，LL-PI 不匹配角度差>30° 且 PT>25°，或者胸椎后凸>60°，因此这类患者更适合接受开放性畸形手术（图 37-11）。

（六）手术技术

无论手术方式是 MIS、开放式还是混合式，无论入路是前、侧、后还是组合入路，最终构成的组合必须纠正矢状面和冠状面的不平衡，对产生压迫症状的神经结构进行减压，以及通过关节融合实现生物力学结构的稳定。术前仔细计算畸形需要矫正的角度对于实现合适的矢状面对齐至关重要。

将脊柱后柱截骨术与通过脊柱前凸椎体间融合器来释放或"延长"脊柱前柱的手术方式相结合，构成了目前 ASD 治疗的主要术式。一般来说，后柱截骨术中每切除 1mm 的骨质结构，就可实现 1° 的前凸矫正，但实现这种矫正必须将切除骨质产生的缺损空间进行压缩及闭合。间接椎间孔减压是通过置入适当尺寸的椎体间融合器来实现的，通常不需要直接椎间孔切开进行神经根减压。

大多数 ASD 患者可以通过椎体间融合器前凸复位术和后柱截骨术的组合术式来纠正。对于固定的矢状面畸形，以及 PI-LL 失配角度差>30° 等不太常见的病例，可进行经椎弓根椎体截骨术（pedicle subtraction osteotomy，PSO）、扩大 PSO 术（包括切除相邻的椎间盘间隙）或全脊椎截骨术（vertebral column resection，VCR）。全脊椎截骨术会导致较高的术后神经功能缺损风险及较高的术后骨不连风险，因此应用这种术式必须仅局限于 PI-LL>30°、固定的矢状面不平衡的情况下使用。一些辅助技术（如在截骨术部位使用双棒）有助于降低内固定失败和骨不连的发生率。

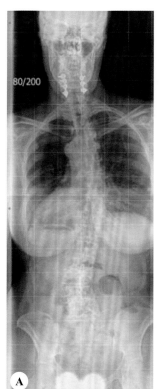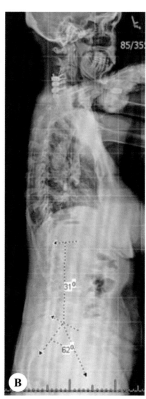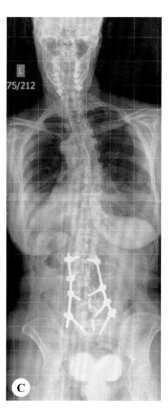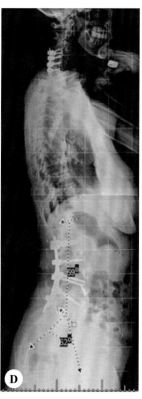

▲ 图 37-10　**62 岁女性，腰背和左大腿前部疼痛，患有成人退行性脊柱侧弯**

A. 骨盆入射角为 62°，术前腰椎前凸 31°，Oswestry 残疾指数（ODI）评分 66 分；B. 采用微创 L₂~S₁ 前后融合；C. 腰椎前凸矫正至 59°；D. 术后 12 月随访时 ODI 降至 2 分

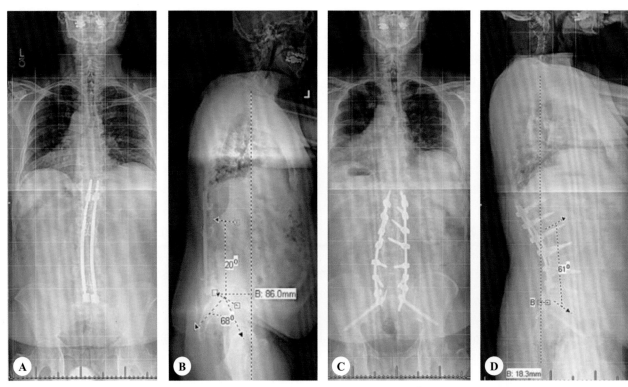

▲ 图 37-11　**A. 57 岁男子在置入哈灵顿（Harrington）棒后出现僵硬的正矢状面不平衡；B. 青少年型特发性脊柱侧弯（AIS）患者，骨盆入射角为 68°，术前腰椎前凸为 20°，矢状面轴向距离（SVA）为 +8.6cm；C 和 D. 移除 Harrington 棒、L_3 椎弓根椎体截骨术和 T_{11} 骨盆融合后，腰椎前凸矫正至 61°，SVA 现在为 −1.8cm**

（七）成人脊柱畸形手术的并发症和结局

　　ASD 手术的复杂性导致其存在很高的并发症风险。Smith 等的前瞻性研究发现，接受 ASD 手术的患者有 52% 出现围术期并发症，43% 出现迟发性并发症[143]。较高的并发症发生率与患者年龄较大、体重指数较高、内科并发症较多、既往脊柱融合手术史和接受全脊椎截骨术有关。纳入 953 名 ASD 患者的大型队列研究表明，主要并发症发生率为 7.6%[144]，最常见的并发症包括失血量超过 4L、深部伤口感染需要再次手术及肺栓塞。患者术前是否存在抑郁、术前体重指数、术前共病，以及术后是否存在残余矢状面不平衡和术后是否出现并发症则是决定 ASD 术后患者出现最佳和最差临床结局的重要因素[140]。

（八）结论

　　成人脊柱畸形是一个日益受到重视的问题，可导致患者生活质量显著下降。制订合适的手术指征、全面了解脊柱骨盆参数对于实现脊柱的矢状面和冠状面平衡，以及积极改善患者预后至关重要。ASD 手术的目标是对骨盆入射角 10° 以内、矢状面垂直轴<50mm 及骨盆倾斜<25mm 的腰椎前凸实现脊柱骨盆协调，同时松解产生压迫症状的神经结构，并纠正脊柱矢状面和冠状面不平衡。

第六篇

肿　瘤
Tumors

第 38 章	低级别胶质瘤	562
第 39 章	高级别胶质瘤	569
第 40 章	脑转移瘤	575
第 41 章	凸面、矢状窦旁和颅底脑膜瘤	582
第 42 章	松果体区肿瘤	591
第 43 章	小脑脑桥角肿瘤	610
第 44 章	垂体瘤：诊断与治疗	619
第 45 章	内镜入路治疗脑室肿瘤和胶样囊肿	646
第 46 章	脑室系统的显微手术入路	653
第 47 章	颅底肿瘤：评估与显微外科	668
第 48 章	颅底病变的内镜入路	679
第 49 章	颈静脉孔区肿瘤：副神经节瘤和神经鞘瘤	688

第 38 章　低级别胶质瘤
Low-Grade Gliomas

Ali Ravanpay　Andrew L. Ko　Kaniel L. Silbergeld　著
陈群译　王峰校

低级别胶质瘤过去常被用于描述为 WHO Ⅱ 级胶质瘤，包括弥漫性星形细胞瘤、少突胶质细胞瘤和少突星形细胞瘤。与高级别胶质瘤不同的是，低级别胶质瘤生长缓慢，但会持续生长，每年生长约 3.5mm[1-3]。尽管大多数肿瘤在确诊时不会引起神经功能的缺失，但是它们具有局部侵袭性，并且会向高级别转变。肿瘤转变为高级别胶质瘤后会侵袭周围脑组织，引起神经功能缺损，并最终导致死亡。与高级别胶质瘤常发病于老年人不同，低级别胶质瘤常发病于年轻成年人。

一、流行病学

在美国，每年有 2000～3000 例新诊断的低级别胶质瘤，约占新诊断原发性脑肿瘤（监测、流行病学和最终结果数据库：Surveillance, Epidemiology, and End Results，SEER）的 10%。低级别胶质瘤多见于年轻患者群体，发病高峰出现在 35—44 岁年龄段。

低级别胶质瘤通常位于幕上，并多见于功能区[4]。这类肿瘤首发症状常表现为癫痫发作，或者是在因头部外伤等其他原因进行的影像学检查中被意外发现[5, 6]。它们被认为在相对长的一段时间内生长缓慢，这使大脑有时间通过重塑将认知等神经功能转移到病灶邻近的脑区，这一过程也解释了为什么这些肿瘤被诊断时常不伴有严重的神经功能缺损。

新的世界卫生组织（WHO）分类

自 21 世纪初以来，随着对基因突变驱动肿瘤发生的进一步认识，脑肿瘤的细化分类得以实现。目前还根据细胞谱系、组织学特点、细胞分化和增殖对脑肿瘤进行分类。在这套系统中，常使用组织化学染色（苏木精－伊红染色或尼氏染色）进行组织

学特征研究。在 2007 年世界卫生组织的分类中，免疫组织化学标志物被加入肿瘤分类系统中，用于确定肿瘤细胞谱系。基于组织学特征和免疫组织化学染色构成的这套系统，使得星形细胞来源的肿瘤和少突胶质细胞来源的肿瘤得以被区分开。

随着基因研究的进步，我们对中枢神经系统肿瘤的发生有了更好的认识。目前已经明确的是，一些具有不同表型的肿瘤，以前常常被认为有着不同的自然史，实际上可能具有共同的驱动细胞分化，并导致肿瘤形成的基因变化。由于这些共性往往导致相似的肿瘤行为和预后，现代的神经病理在评估这些病变时应对基因突变进行分析。

在 2016 年，世界卫生组织更新了 2007 年中枢神经系统肿瘤分类体系[7]。新分类体系反映了上述的重要科学进展，这次更新将组织病理学和分子遗传学研究纳入诊断实体定义。在这种新的模式中，最终诊断是基于表型和基因型的结合。在这种新的综合分类体系中，研究者可基于某些遗传标志物的存在与否，对先前的组织病理学肿瘤分类进行更精细的细分。这种更细致的分类有助于提高肿瘤实体定义的生物学同源性和诊断准确性，并最终提高对患者的诊断、治疗和预后判断。例如，在 2007 年 WHO 脑肿瘤分类中，弥漫性星形细胞瘤只是一个单一肿瘤类型。在 2016 版 WHO 更新版本中，这些肿瘤被分类为弥漫性星形细胞瘤伴或不伴异柠檬酸脱氢酶（isocitrate dehydrogenase，IDH）突变。

组织病理学资料和分子遗传学的整合可以提高诊断过程中的客观性，这种客观性在过去往往是缺失的。例如，以往对少突星形细胞瘤（混合型肿瘤，包含低级别星形细胞瘤和少突胶质细胞瘤成分）的

诊断率在不同研究机构是有差异的。在 2016 版本中利用遗传学标准可以区分是星形细胞瘤（*IDH* 突变，*ATRX* 野生型，1p19q 完整）还是少突胶质细胞瘤（*IDH* 突变型，*ATRX* 野生型，1p19q 共缺损）。当出现组织病理学和遗传学结果矛盾的情况时，根据目前 WHO 更新内容，应以遗传学而非组织病理学结果为准。

二、影像学

（一）计算机体层成像

低级别胶质瘤最常见的首发临床症状是无明显诱因的癫痫发作，因此 CT 是一线影像学诊断的方法。因为大部分肿瘤生长缓慢，它们可能引起颅骨的扩张、重塑或侵蚀。尽管部分低级别胶质瘤在 CT 增强扫描中可见强化，但是大部分低级别胶质瘤都是不强化或者轻度强化的。此外，低级别胶质瘤很少引起显著的瘤周水肿。

少突胶质细胞瘤通常表现为混合低密度肿块，钙化（70%～90%）常常是 CT 的标志性发现。部分肿瘤可以出现为囊变（20%）。肿瘤出血往往是非常罕见的。

低级别弥漫性星形细胞瘤表现为边界不清密度均匀的占位性病变，钙化罕见。它们在 CT 增强扫描中很少强化。如果存在强化，要注意肿瘤是否已经

向高级别转化（继发性高级别胶质瘤）（图 38-1）。

（二）磁共振成像

和其他中枢神经系统肿瘤一样，增强 MRI 是最能提供有价值信息的成像方法。MRI 对于区分低级别和高级别肿瘤尤其有用，应该作为肿瘤诊断最初检查的一部分。MRI 可以提供精细的解剖学细节，便于手术规划。

在 T_1WI 上，少突胶质细胞瘤通常表现为位于大脑半球的低于或等于灰质的信号肿块，伴皮质膨胀。在增强扫描中，这些肿瘤伴不均匀强化、轻度强化或不强化。如果存在钙化，则在 GRE、SWI 或 T_2WI 上表现为低信号的"盛开"（blooming）区域。弥漫性星形细胞瘤表现为不均质的肿块，T_1WI 低信号，T_2WI 高信号。这些肿瘤大部分不强化，如果出现强化则应警惕高级别胶质瘤。

（三）磁共振波谱

磁共振波谱（magnetic resonance spectrum，MRS）是一种功能 MRI，不仅有助于区分肿瘤和非肿瘤性脑病变，还有助于鉴别肿瘤的级别。MRS 可以检测到几种关键代谢产物，包括肌醇、胆碱、肌酐、*N*-乙酰天冬氨酸、脂质和乳酸。了解这些代谢产物在神经元或胶质细胞生命周期中的作用，有助于阐明它们浓度或相对比例变化的由来，从而利用这些变化来确定肿瘤的类型和级别。

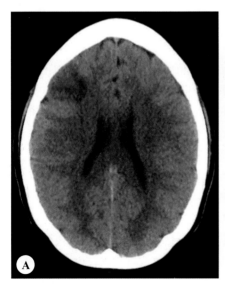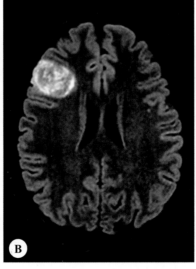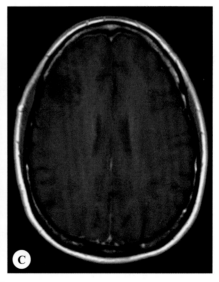

▲ 图 38-1　低级别胶质瘤的影像学表现

A. 头颅 CT 平扫，许多低级别胶质瘤是在头部 CT 平扫检查时被偶然发现的，可见右侧额叶典型的低密度病灶，少突星形细胞瘤可有钙化；B. MRI/FLAIR 序列，典型的低级别胶质瘤在 T_2/FLAIR 序列上呈高信号；C. 钆增强 T_1 成像，低级别胶质瘤通常不增强，呈 T_1 低信号

肌醇和 *N*– 乙酰天冬氨酸（*N*-acetylaspartate，NAA）是神经元和胶质细胞产生的"管家"产物。NAA 来源于天冬氨酸，由健康神经元的线粒体产生。它储存在神经元的细胞质和轴突中，被认为是神经元的标志物，代表了神经元的活力[8]。肌醇（myoinositol，mIns）是一种由星形细胞合成的单糖，参与渗透压调节[9]。因此，在低级别胶质瘤中，NAA（波谱峰位于 2ppm）和肌醇（波谱峰位于 3.5ppm）表达水平越高，说明神经元和星形细胞的完整性及相应的功能保留的越好。胆碱（choline，Cho）是细胞膜密度的标志物。肿瘤级别越高，Cho 表达水平越高，因此肿瘤级别与 MRS 中 Cho 峰值正相关。有趣的是，Ki-67（细胞增殖标志物）和 Cho 表达水平也呈相关性，这也支持了肿瘤级别和 Cho 峰呈正相关的论断[10]。肌酐（creatinine，Cr）是一种能量代谢的标志，其水平通常是稳定的，因此它常用于其他代谢物信号强度的参照物。这些比较常用比值来表示，例如低级别胶质瘤中可见 NAA/Cr 升高，又例如在高级别胶质瘤中可见 Cho/Cr 升高。值得注意的是，由于高级别胶质瘤的代谢需求显著增加，因此其 Cr 表达水平会降低。

总的来说，低级别胶质瘤在 2ppm 左右常有一个较高的 NAA 峰，肌醇峰也高于正常脑组织，且峰值随着肿瘤级别的增高而降低。Cho 是细胞膜密度和完整性的标志，低级别胶质瘤的 Cho 峰值通常高于正常脑组织背景，而低于高级别胶质瘤。Cr 是细胞基质能量代谢产物的标志物，由于高级别胶质瘤高代谢的需求，Cr 峰在高级别胶质瘤中降低。乳酸峰和脂质峰是无氧代谢的标志物，与细胞坏死和髓鞘的破坏有关，通常在高级别胶质瘤中可被检出[11]。

（四）磁共振弥散张量成像

磁共振弥散张量成像（DTI）是一种从弥散加权成像（DWI）演变而来的 MR 成像技术[12]。虽然布朗运动是局部随机的，但在轴突内会产生一定的方向性（各向异性），并由此产生一个向量（特征向量）。在中枢神经系统中，MR DTI 通过检测白质纤维束内水分子的各向异性来显示这些纤维束的走行。在低级别胶质瘤的诊治过程中，DTI 常用于以下两种情况。首先，作为一项术前诊断工具，DTI 有助于对低级别胶质瘤和其他中枢神经系统病变进行鉴别，并帮助指导后续治疗。与高级别胶质瘤不同的是，许多低级别胶质瘤生长缓慢，边界更为明确，仅有很

少的肿瘤细胞沿着白质纤维束侵袭或往白质纤维束内生长。其次，部分研究表明，两种常用的 DTI 指数［各向异性分数（fractional anisotropy，FA）；平均弥散率（mean diffusivity，MD）］可用于区分低级别和高级别胶质瘤。研究表明，尽管瘤内和瘤周区域 MD 测量无法对高级别和低级别胶质瘤进行区分，但 FA 值与肿瘤级别呈相关性。Inoue 及其同事发现，FA 在高级别胶质瘤中常升高，并建议其截断值为 0.188[13]。

三、治疗

对于神经外科医生来说，治疗低级别胶质瘤是一个非常棘手的问题。即便是偶然发现的无神经功能缺损的低级别胶质瘤患者，毋庸置疑手术仍是一线治疗手段。目前，由于缺乏准确的术前诊断工具，获得组织标本仍是进行组织病理学和遗传学分析并进行最终诊断的必须手段。此外，低级别胶质瘤是癌前实体，只要给予足够的时间，它将在生命周期的某个时刻转变为更高级别的肿瘤。通常情况下，由于这些肿瘤的体积大，毗邻功能区，并累及重要的血管结构，完全切除是不可能的。许多患者术后会残留肿瘤组织，随着时间的推移，肿瘤会继续生长并进展到更高级别。因此，制订一个术后治疗计划，以最大限度地提高无进展和总生存期是十分重要的。

来源于放射治疗肿瘤的长期结果（Long-term results of the Radiation Therapy Oncology Group，RTOG）研究表明，对于 40 岁以下的肿瘤次全切患者，以及 40 岁以上患者，术后同步放化疗比单独放射治疗无进展期和总生存期均得到延长[14]。

在这项研究中，纳入了 1998—2002 年的 250 名 Ⅱ级星形细胞瘤、少突胶质细胞瘤或少突星形细胞瘤患者，中位随访时间是 11.9 年。这些患者经历了从活检到全切各种类型的手术操作。根据患者年龄、组织病理、表现分数及术前影像学病变强化情况进行分层。将患者随机分成两组，一组进行为期 6 周共计 54Gy 的放射治疗，另一组在放射治疗的基础上接受 6 周期的 PCV（丙卡巴肼 + 洛莫司汀 + 长春新碱）静脉化学治疗。

研究显示，放射治疗联合 PCV 化学治疗中位无进展生存期为 10.4 年，单纯放射治疗组无进展生存期为 4 年。更重要的是接受放射治疗联合 PCV 化学

治疗的患者总生存期 13.3 年，单纯放射治疗组总生存期为 7.8 年。5 年生存率分别是 72%（放射治疗联合 PCV 化学治疗）和 63%（单独放射治疗）。

在这项研究中，含有特定 *IDH1* 突变（R132H）的少突星形细胞瘤和少突胶质细胞瘤患者治疗效果更好。这一发现与本章前面描述的 2016 年世界卫生组织中枢神经系统肿瘤分类一致，提示低级别胶质瘤的分子遗传学特征在诊断和预后中发挥着重要的作用。

低级别胶质瘤总体来说是一种生长缓慢的肿瘤，然而由于不同类型的遗传变异，它们表现出不同的临床行为谱。自 20 世纪 90 年代以来，在最近发现遗传差异与肿瘤长期行为关系被发现之前，Pignatti 及其同事开发了一种预后评分系统来对低级别胶质瘤进行风险分层[15]。作者分析了欧洲癌症研究与治疗组织（European Organization for Research and Treatment of Cancer，EORTC）研究术后放射治疗的两项大型 III 期临床试验的患者资料。研究发现，年龄＞40 岁，肿瘤直径＞6cm，跨中线的星形细胞病理类型（相对于少突胶质细胞或少突星形细胞瘤），以及手术时存在神经功能缺失［定义为医学委员研究会（MRC）＞2 级，与中度及以上功能损伤导致的神经功能缺失有关］与患者手术时生存率低有关。Pignatti 及其同事提出，可以通过将这些不良预后因素相加计算预后评分。在这套系统中，存在两种及以下的危险因素提示肿瘤风险较低，中位生存期超过 7 年。患者存在 2 种以上危险因素中位生存期较短。

四、手术

手术切除已经成为低级别胶质瘤的一线治疗[16, 17]。越来越多的文献表明，对于新诊断胶质瘤，切除范围（主要是基于手术前后切除范围的容积对比）较大的患者，10 年内的结局均好于切除范围较小患者[18]。

除了旨在实现肿瘤的全切除（术后 24～48h 内和术前 MRI 容积比＞90%），在规划低级别胶质瘤的神经外科手术治疗时，还需要考虑其他的一些关键因素。首先，随着分子和基因特点对低级别胶质瘤总体临床行为的影响被逐步揭示，获得足够的标本用于适当的诊断研究成为手术的关键目标之一。其次，这些肿瘤倾向于发生在大脑功能区附近[4]。肿瘤的这种脑区分布特点，意味着癫痫发作往往是患者的首发症状。因此，手术的一个重要目标是在不引起进一步的短期或长期神经功能缺失情况下，减轻肿瘤所引起的神经功能障碍。

（一）术中辅助技术

低级别胶质瘤的治疗目的是完全切除肿瘤，由于低级别胶质瘤常呈弥漫性生长且倾向于发生在功能区的特性，传统的以全切肿瘤为目的的手术治疗原则已经发生改变。当前的手术目标是在解剖和功能定位基础上进行肿瘤切除，而非仅依赖术前的影像学资料[19]。

术中电刺激定位（intraoperative electrostimulation mapping，IEM）联合功能监测是目前低级别胶质瘤精准切除的金标准。虽然 IEM 可以在全麻下进行，但只有在唤醒的状态下才能够最大限度地保证手术安全和充分切除肿瘤[20]。简单地说，在这种方法中，双极刺激器用来向大脑施加电流，直到获得功能响应。此响应可能是正常功能的瞬时干扰，如言语中断；或者功能唤起，如运动和感觉反应。通常需要重复这些测试以保证结果的可靠性[21, 22]。

术中功能定位的使用通过以下几种途径影响了低级别胶质瘤手术。首先，一些被认为无法手术的患者现在都可以进行手术切除。尽管低级别胶质瘤在空间分布上倾向于发生在功能区，但是它们生长缓慢的特性可以通过大脑的可塑性实现功能重组，从而使手术切除成为可能。其次，IEM 可以在安全的前提下扩大手术切除范围。最后，毫不意外的是，通过 IEM，最大范围的安全切除肿瘤可以延长患者总生存期[23]。术中唤醒下 IEM 精准描述肿瘤和功能区的边界和重叠区，不仅能延长患者总生存时间，还能降低神经功能永久性缺损的发生率[24, 25]。

（二）术中影像导航，术中超声，术中 CT 和 MRI

术中成像的应用已经成为胶质瘤手术的常规辅助手段。影像导航通过术前 MRI 或 CT 影像与手术区域相配准，从而辅助定位正常脑组织和肿瘤的切除边界。由于低级别胶质瘤在影像学上罕见增强，所以 MRI T_2 和 FlAIR 序列常用于低级别胶质瘤手术的影像导航。CT 很少用于影像融合，除非在伴有广泛钙化的少突胶质细胞或用 CTA 导航肿瘤内部及周围的关键血管结构。超声是肿瘤切除过程中的一种实用术中动态监测手段，因为术中影像学导航的准确性会随着术中大脑的位移而降低，超声则可以提供实时导航。

最近，术中 MRI 的应用促进沿着肿瘤边界进行的切除。但是目前尚缺乏随机对照试验验证低级别胶质瘤切除术中应用 MRI 能否获益。然而，尽管缺少随机对照试验，术中实时显示肿瘤切除边界必然有助于最大程度的切除肿瘤。

（三）治疗效果：神经肿瘤的疗效评估和 Macdonald 标准

在低级别胶质瘤患者管理中，建立统一标准以评估患者是否对药物有反应或肿瘤是否进展至关重要。Macdonald 标准是首个用于幕上胶质瘤监测的评价标准[26]。该标准于 1990 年公布，先于 2010 年建立的国际多学科神经肿瘤反应评价（Response Assessment in Neuro-Oncology，RANO）工作组[27]。

Macdonald 标准基于 CT 或 MRI 影像学上对比增强病灶的大小定义了四类肿瘤行为（表 38-1）。随着对神经胶质瘤自然史的认识和药物的进展（如贝伐珠单抗和其他抗血管生成药），这种监测系统的局限性已经越来越明显。例如，放射性坏死、假性进展、延迟免疫介导的术后 MRI 改变，以及对比增强的短暂减弱，都混淆了 Macdonald 标准。更具体地说，在低级别胶质瘤中应用 Macdonald 标准存在一定问题，因为这些肿瘤直到发展到高级别肿瘤之前，影像学上很少增强并且缓慢生长，因此强调生长标准可能无法准确反映疾病的进展。

表 38-1	基于 MRI 或 CT 增强扫描评估胶质瘤反应及进展的 Macdonald 标准
标　准	具体描述
完全缓解	影像学（CT，MRI）上增强病灶完全消失持续至少 1 个月，未应用皮质类固醇
部分缓解	影像学上增强病灶减小 50% 以上，持续至少 1 个月，激素用量稳定且临床症状稳定
疾病进展	CT 或 MRI 提示增强病灶体积≥25%
疾病稳定	临床状态稳定并且不符合其他三种标准情况

CT. 计算机体层成像；MRI. 磁共振成像

由于这些缺点，RANO 工作组制订了一套新的标准（表 38-2）。与 Macdonald 标准不同的是，

RNAO 标准依赖于和低级别胶质瘤关系更密切的 T_2 和 FLAIR 图像。在此系统中，对于肿瘤的进展评估不仅依赖于影像学上肿瘤生长，还包括了新病灶的形成、增强模式改变，以及不依赖影像学的临床表现的改变。

表 38-2	RANO 标准用于评估低级别胶质瘤患者
标　准	具体描述
完全缓解	T_2/FLAIR 序列上增强病灶完全消失，影像学无新发病灶，临床症状稳定或改善，未使用皮质激素，上述表现持续 4 周
部分缓解	T_2/FLAIR 序列上病灶截面积总和减小≥50%；无新病变，持续 4 周；临床症状稳定或改善，激素用量没有增加
轻微缓解	T_2/FLAIR 序列上病灶垂直直径乘积之和减小 25%~50%；无新发病变，持续 4 周；临床症状稳定；皮质激素用量没有增加
疾病稳定	影像学没有改变；临床症状稳定；激素用量没有增加
疾病进展	新发病变，出现新的增强病灶（提示肿瘤进展）；T_2/FLAIR 增强病灶的总和增加≥25%；并非因为肿瘤以外的原因导致的临床症状恶化

FLAIR. 液体抑制反转恢复

五、术后放射治疗和化学治疗

与 WHO Ⅰ级胶质瘤不同，低级别胶质瘤仅凭手术是无法治愈的。然而，术后放射治疗的时机一直存在争议，因为大多数低级别胶质瘤患者在诊断明确时常无明显病态，因此通常在为了确保更好的总体结局必要时才进行放射治疗，以尽可能地延迟放射治疗不良反应的发生。部分原因是发现术后即刻放射治疗可以提高无进展生存期，但不能提高总生存期[28, 29]。基于此原因，对于肿瘤全切或低风险（年龄＜40 岁）、肿瘤直径小（＜6cm）、肿瘤不跨中线、无神经功能缺失，以及 1p/19q 共缺失合并 *IDH1* 突变的少突胶质细胞瘤，可在有疾病进展证据后再行放射治疗。

如前所述，接受术后辅助放化疗的患者，长期存活优于仅接受化学治疗的患者[14]。这表明，为了改善预后，如果患者需要接受术后治疗，应联合进

行化学治疗和放射治疗。本研究的化学治疗方案包括丙卡巴肼、洛莫司汀和长春新碱（PCV）。替莫唑胺（Temozolomide，TMZ）常用于高级别胶质瘤，但对低级别胶质瘤是否有优势尚不清楚。神经肿瘤学专家历来都更倾向于使用替莫唑胺，因为它和PCV相比毒性更低并且可以口服。一项针对高风险低级别胶质瘤的Ⅱ期临床试验（RTOG 0424）表明，替莫唑胺联合放射治疗对比单独放射治疗具有生存获益[30]。到目前为止，还没有比较替莫唑胺和PCV疗效的背靠背研究。

在新兴的胶质瘤治疗方案中，Novocure电场治疗是肿瘤治疗领域中的一种新型抗有丝分裂治疗方式。当使用Novocure时，患者需要每天佩戴18h头套，头套内装有无创传感器以产生电场干扰有丝分裂的纺锤体形成，从而导致细胞在分裂时死亡。在一项随机对照试验中，在标准放化疗基础上使用Novocure可延长胶质母细胞瘤患者无进展生存和总生存时间[31]。

到目前为止，还没有研究报道Novocure治疗低级别胶质瘤的疗效。鉴于Novocure对高级别胶质瘤良好的治疗前景，在未来的研究中应该被认真考虑将Novocure作为低级别胶质瘤的辅助治疗方案。

六、预后

低级别胶质瘤生长缓慢但持续生长，最终会导致患者病情恶化。低级别胶质瘤家族包括多种组织病理类型的疾病。这种多样性随着我们对肿瘤分子遗传特征的认知而变得更加显著。基因多样性的一个后果即是低级别胶质瘤临床特点（如进展时间和总生存率）的多样性。自20世纪90年代以来，一些研究已经确定了一系列与治疗无关的、肿瘤进展到高级别的不良危险因素，这些危险因素包括年龄＞40岁、低KFS评分、术前肿瘤大、诊断时影像伴有增强、星形细胞组织类型，以及高增殖证据（MIB-1＞3%）[15, 32-34]。从遗传学的角度来看，IDH基因突变和1p/19q共缺失的患者预后较好[35]。在随机研究中，5年无进展生存率在40%～75%，反映了上述危险因素的异质性[14, 16]。少突胶质细胞瘤或低级别胶质瘤伴IDH1突变的患者接受放化疗后，5年无进展生存率有显著提高。在同一项研究中，接受放化疗的所有肿瘤类型患者中位无进展生存期是10.4年，单纯放射治疗组的无进展中位生存期为4年。

由于低级别胶质瘤之间的遗传差异和不断发展的治疗方式，其总生存期在不断提升。在最近的研究报告中，放化疗和单独放射治疗相比，放化疗患者5年生存率为72%（单独放射治疗5年生存率为63%）。放化疗组的中位总生存期为13.3年，单独放射治疗组中位生存时间7.8年[14]。

结论

随着对低级别胶质瘤自然史认识的逐步深入，我们发现低级别胶质瘤不是无害的低级别肿瘤，而是癌前病变。不管它们的临床症状如何，这些肿瘤都遵循一个缓慢而持续向高级别进展的发展轨迹，这最终将导致灾难性的神经功能缺损，并最终导致患者死亡。

正如本章前面所强调的，目前对这些肿瘤的生物学特性及对它们的准确诊断，已经发生了巨大革新。将分子遗传学标准加入低级别胶质瘤的诊断过程中，有助于对它们进行分类，从而能够更准确地预测肿瘤的临床行为。

随着对低级别胶质瘤诊断的进步和低级别胶质瘤风险标准分层的出现，很显然，最大限度的安全手术切除是最佳的一线治疗方案。甚至尽管在诊断时，低级别胶质瘤通常仅造成很小的影响（癫痫发作）或无（偶然发现）症状，实现完全切除可改善本病的总体预后。术中的目标是切除的体积＞90%（大体全切除）。由于在手术切除过程中存在脑位移，且组织结构的关系在不断发生变化，亟需应用及改进前沿的术中辅助技术能够从解剖和功能上实时显示肿瘤和正常功能脑组织的边界，从而安全全切这些倾向于在功能区附近缓慢生长的肿瘤。术中皮质电刺激定位联合术中唤醒的功能测试，在帮助确定肿瘤安全边界方面起到关键作用，可在避免永久性神经功能缺失的基础上提高患者长期生存率。此外，术中MRI的应用使外科医生能够在术中评估肿瘤切除范围，并调整手术计划以最大限度地扩大肿瘤切除程度。

来自多个研究团体大量的证据表明，低级别胶质瘤患者放化疗与单独放射治疗相比，术后放化疗患者的无进展生存期和总生存期均得到提高。综上所述，对于高风险肿瘤，现有研究结果表明，最安全的治疗方法包括广泛的肿瘤切除联合术后放化疗。对低风险的肿瘤患者，可以延迟术后辅助治疗，需要定期进行 MRI 监测。

尽管有了这些进展，低级别胶质瘤仍然是一个不祥的诊断，因为其不可避免地会进展到高级别，并最终导致患者的死亡。在此类肿瘤治疗方面有三个可预见将取得进展的领域。第一，继续研究和增进对低级别胶质瘤肿瘤细胞基因突变的认知将有助于解释这些肿瘤生物学和临床轨迹。随着对肿瘤发生和各种低级别胶质瘤亚型疾病自然史的了解，可以对患者进行个体化治疗，以达到最佳的整体效果同时保证良好的生活质量。第二，对该病及其亚型在分子水平上的深入理解，将促进靶向疗法的开发。

其核心是低级别胶质瘤的治疗应类似于高级别胶质瘤，需要一系列针对性的治疗方案，可以实现在减瘤后进一步清除和摧毁休眠期肿瘤细胞。免疫治疗旨在建立自我再生的靶向治疗手段，其可以选择性寻找并摧毁肿瘤细胞同时造成轻微的脱靶毒性。第三，同样重要的是，成像技术的进步可能不仅有助于更可靠的区分低级别和高级别肿瘤，还能区分不同的低级别胶质瘤亚型。除了能帮助初步诊断，更高级别的成像技术还可以帮助识别肿瘤内或周边的功能结构（fMRI、DTI），进而有助于在不引起神经功能缺失实现更大范围的切除。

第 39 章　高级别胶质瘤
High-Grade Gliomas

Anoop P. Patel　著

叶红星　译　　杨骥骐　陈　群　校

临床要点

- 高级别胶质瘤即使接受目前一切可能的治疗，中位生存期仍仅为 14 个月，被认为是无法治愈的恶性脑肿瘤。
- 主要治疗方法包括最大化安全手术切除联合辅助放射治疗和化学治疗。
- 尽管之前存在争议，但大多数现代临床研究结果都支持高级别胶质瘤的扩大切除。
- 手术辅助技术（包括荧光引导切除、术中磁共振成像和术中超声）有助于提高切除程度。
- 复发是不可避免的，需要新疗法（靶向疗法、免疫疗法）来改善预后。

高级别胶质瘤（high-grade glioma，HGG）是用于描述原发性恶性脑肿瘤的一个术语，传统病理学标准将其归类为世界卫生组织（WHO）分级的Ⅲ级和Ⅳ级。此类肿瘤预后极差，是肿瘤学所面临的最大挑战之一。HGG 涵盖多种病理实体，包括但不局限于间变性少突胶质细胞（Ⅲ级）、间变性星形细胞瘤（Ⅲ级）和胶质母细胞瘤（Ⅳ级）。此外，必须区分以高级别病变为原发表现（即所谓的原发高级别胶质瘤）和那些从低级别胶质瘤继发恶变的肿瘤（所谓的继发高级别胶质瘤）。在分子表达谱背景下，传统病理分级方案正在被重新定义。具体来说，异柠檬酸脱氢酶（isocitrate dehydrogenase，IDH）1 和 2 基因突变及其他各种分子突变为我们理解传统定义为"低级别胶质瘤"和"高级别胶质瘤"之间的关系提供了新思路[1, 2]。因此，本章重点讨论原发性高级别胶质瘤（*IDH* 野生型），特别是胶质母细胞瘤，并涵盖该疾病流行病学、分类、治疗、预后，以及生物学和治疗领域的新进展。

胶质母细胞瘤是最常发生的胶质瘤，在美国发病率为 3.2/100 000 人。高级别胶质瘤条目下其他肿瘤占少数，累积发病率为 0.49/100 000 人[3]。每年大约有 12 000 例新发高级别胶质瘤病例，其中大部分是胶质母细胞瘤。高级别胶质瘤患者可出现多种症状，包括但不限于头痛、恶心、呕吐（由于颅内压升高）、癫痫发作、出血和与肿瘤位置相关的局灶性神经功能障碍（对侧肢体无力、失语等）。通常使用增强 MRI 进行诊断，MRI 表现为不同程度强化浸润性病灶。胶质母细胞瘤通常表现为混杂信号伴环状强化病灶，而间变性胶质瘤通常表现为孤立或多发的斑片状强化病灶[4]。在活检或手术切除后对组织进行病理检查可明确诊断。为了区分高级别胶质瘤（WHOⅢ级和Ⅳ级）和低级别胶质瘤（WHOⅡ级），组织学标准包括细胞密度增加、核异型和有丝分裂活性增加。这些足以将肿瘤定性为高级别病变。此外，如果有坏死或微血管增生证据，则病变升级为Ⅳ级或胶质母细胞瘤[5]。

一、治疗

高级别胶质瘤的治疗是多模态的，重点是在可能情况下通过手术切除肿瘤获得病理诊断，然后进行辅助放射治疗和化学治疗[6]。以下部分讨论不同治疗方式及在这种疾病中使用每种治疗方式的支持证据。

（一）高级别胶质瘤的手术治疗

尽管通过手术可以获得组织学诊断及减轻占位效应的作用已经得到公认，但高级别胶质瘤本质上是一种浸润性病变。因此，手术的主要目的是减少肿瘤细胞，在任何情况下都不能被认为是根治性的。由于缺乏前瞻性、高质量数据，系统评估活检与扩大切除范围两者作用的努力受到限制。文献中大多数研究都是回顾性的，并且存在因各种混杂变量而产生显著性偏倚的风险。一项对老年患者人群进行的小型研究观察了单纯活检与开颅切除肿瘤的效果，结果显示与单纯活检相比，开颅切除肿瘤有微小但是显著的获益（总生存期：5.7 个月 vs. 2.8 个月）[7]。虽然这项研究是随机的，但总样本量非常小，并且其他混杂因素在两组之间并不相等。此外，总生存（overall survival，OS）率很低，可能反映了这些患者术前状态差和年龄较大，使得证据难以推广。

随后的回顾性研究试图进一步证明肿瘤切除相比于活检的益处，以及扩大切除范围（extent of resection，EOR）的益处。使用非体积评估的初步研究在很大程度上未能证明增加 EOR 的益处，但使用术后肿瘤精确体积测量的现代研究似乎确实支持增加 EOR 在无进展生存期（progression-free survival，PFS）和 OS 的益处。一项涵盖 37 项独立研究共41 117 名患者的回顾性 Meta 分析显示，与次全切除（subtotal resection，STR）相比，肿瘤全切除（gross total resection，GTR）后生存率有所提高（死亡相对风险为 0.62，95%CI 0.56～0.69）[8]。这项研究的作者评论说这些研究大多数是Ⅲ级证据，文献中只有3 项研究是Ⅱ级证据。此外，他们得出结论是，进一步的回顾性研究可能不会带来更多的好处，但前瞻性登记可以作为一种更有效工具，用于确定影响患者预后的因素。

直到最近，大多数关于 EOR 研究都是回顾性的。关于 HGG 中 EOR 的一些最引人注目的新数据来自随机临床试验，旨在证明肿瘤切除辅助技术的益处（稍后将更详细地讨论）。在一项将患者随机分为荧光辅助肿瘤切除和白光下肿瘤切除的临床试验再分析中，接受大体全切除的患者与接受次全切除的患者相比具有显著的生存获益。由于样本量小，

重新分析排除了Ⅲ级胶质瘤患者，并重点关注胶质母细胞瘤患者（Ⅳ级胶质瘤）。GTR 亚组生存期为16.7 个月，而次全切除组生存期为 11.8 个月。无论患者在放射治疗肿瘤学组 / 递归分区分析（Radiation Therapy Oncology Group/recursive partitioning analysis，RTOG-RPA）类别（预后列线图将在本章后面讨论）如何，肿瘤切除获益都是显著的[9]。该分析的重要性在于它代表了一个群体，他们术前和术后因素得到很好记录且以前瞻性方式收集数据。虽然这不是一项用来回答肿瘤切除和生存之间关系的标准随机对照试验，但它确实显著增强了有利于最大化 EOR 的证据。

在低级别胶质瘤中更普及的超全切除理念，也已应用于高级别胶质瘤。超全切除术是指部分或全部切除非强化但 T_2 或液体抑制反转恢复（FLAIR）阳性的肿瘤周边组织的做法。这一理念背后的理论是，非强化的 FLAIR 高信号区域代表肿瘤侵袭的前沿，将其切除可进一步减少整体肿瘤细胞负荷来改善结果。已经有一些非随机研究显示出超全切除术的好处。其中最引人注目的是一项包含 1229 名患者的单一机构系列研究，当切除超过 53.1% 的非增强边缘时，显示有大约 5 个月生存获益[10]。该研究还报道了对增强病灶行 GTR 可获得 5 个月的中位生存获益，这与已经讨论过的其他研究结果一致。该小组还报道手术后总体或神经系统致残率没有显著增加，因此认为在可行的情况下将切除范围扩大到超过增强病灶是有益的。值得注意的是，这项研究是使用来自单一、高容量机构的回顾性数据进行的。在该机构中，决定可以安全切除的肿瘤范围是基于外科医生的判断，因此很难总结推广。目前，有关超全切除术的价值尚未在多机构研究中得到证实，也未被广泛接受为常规临床实践。因此，可能需要进一步研究以确定这种方法在 HGG 中的价值。

（二）手术辅助工具

随着大量证据支持 EOR 益处，提高切除率的工具已经被开发出来，并在不同程度上纳入了常规临床实践。术中功能区定位（在其他章节中有更详细讨论）也可用于 HGG 病例，以指导安全手术通道选择和切除范围。立体定向计算机辅助导航系统代表了最广泛使用的辅助手段，以帮助进行手术计划和切除。虽然这项技术有很多种品牌，但基本原理是一样的。这些技术能够将空间点实时投影到术前 MRI

或 CT 上，并有助于根据术前成像确定特定区域代表肿瘤还是正常大脑。它们还可以与功能成像技术相结合，使外科医生能够在切除过程中避开功能区或重要白质纤维束。使用术前成像进行导航主要缺点是随着手术进行，肿瘤切除后大脑移位和变形会导致系统不准确。为了解决这个问题，正在开发各种术中成像技术，其中一些技术在这里讨论。

荧光引导肿瘤切除术（fluorescence-guided resection，FGR）利用癌细胞对某些发光化合物优先摄取，以便更好地观察残留肿瘤。最常用的是 5- 氨基酮戊酸（5-aminolevulanic acid，5-ALA），需在手术前口服，然后用 405nm 波长蓝光激发以在手术显微镜下可见。肿瘤细胞发出紫红色荧光，可以与周围正常脑组织相区分。前文提到的 FGR 研究是 5-ALA 引导肿瘤切除术与传统白光下肿瘤切除术的随机对照试验。研究表明，荧光引导肿瘤切除 GTR 率为 65%，而使用传统白光下肿瘤切除 GTR 率为 36%[11]。FGR 组 6 个月 PFS 为 41%，白光下肿瘤切除组为 21%。进一步研究表明，荧光引导与间变性或高级别病灶切除程度存在相关性，而与术前影像学强化情况无关[12]。这表明外科医生可以使用 FGR 以确保肿瘤切除和取样肿瘤的最高级别区域，在理论上能够改善预后并实现更准确病理分级。

术中 MRI（intraoperative MRI，iMRI）应用越来越广泛，它允许手术医生切除肿瘤后在关颅之前获得高分辨率对比增强图像，以确定是否存在残留强化病灶。借此手术医生可以实现进一步的肿瘤切除。这种方法的实用性在一项小型但实施良好的随机对照试验中得到证实，该试验将术中 MRI 引导手术与传统显微手术进行了比较。患者均为高级别强化病灶。iMRI 组 96% 的患者完全切除了强化病灶，而传统手术组为 68%。由于分配是随机的，因此研究人员能够控制各种潜在混杂因素，包括可切除性、外科医生经验和肿瘤大小。此外，他们继续对原发性胶质母细胞瘤进行了小型亚组分析，独立于 iMRI 使用，结果表明 GTR 与 PFS 相关，GTR 组患者 PFS 为 218 天，而肿瘤残留组患者 PFS 为 110 天[13]。这一发现与 5-ALA 的数据相似，代表了 EOR 与生存之间相关的有力证据，并支持使用 iMRI 作为手术辅助工具。

iMRI 的推广使用受到术中 MRI 系统可获得性限制，主要在于需要大量资金投入。术中超声

（intraoperative ultrasound，ioUS）已经成为一种被广泛使用且廉价的替代工具。尽管可以使用专用系统，其中一些系统甚至将立体定向导航与 ioUS 相结合，但这种技术也可以使用随处可获得的标准超声机器来执行。该技术的主要原理是肿瘤组织和正常脑组织之间存在声学差异。肿瘤组织在超声上表现为高回声团块，而正常脑组织则有不同程度回声，且表现出更典型的脑回结构。此外，多普勒血流仪可用于实时定位重要血管。文献中有证据表明，术中超声使用可提高胶质瘤 GTR 率，并且在高级别胶质瘤中比在低级别胶质瘤中更有效[14]。此外，有些中心已经开始尝试使用声学造影剂来提高术中超声对残余强化病灶的灵敏度和分辨能力[15]。因此，ioUS 可以成为一种很好的辅助手段，它相对廉价，应用广泛，并在手术切除肿瘤过程中提供真正实时的反馈。

（三）放射治疗 / 化学治疗

手术辅助工具有助于提高对高级别胶质瘤的 GTR 率，但完整的治疗方案在很大程度上取决于术后放射治疗和化学治疗。自二十世纪八十年代一项具有里程碑意义的随机对照试验以来，辅助放射治疗和化学治疗一直是高级别胶质瘤治疗的主要手段，该试验比较了亚硝基脲类和单独或联合放射治疗治疗高级别胶质瘤的效果。研究表明，联合放射治疗可延长 2~3 个月的生存时间，而联合放射治疗和亚硝基脲类化学治疗可使生存获益 4~5 个月[16]。在这项研究中使用的是全脑放射治疗，由于全脑放射治疗存在认知不良反应，目前已经被更具有针对性的方法所取代。随后的研究表明，全脑放射治疗和部分脑放射治疗在生存率上没有显著性差异，只有少数患者在治疗后出现肿瘤边缘 2cm 以外的复发[17]。随着时间的推移，对肿瘤切除残腔（或残留强化病灶）及肿瘤边缘外 2cm 范围进行放射治疗已经成为 HGG 放射治疗的公认范式[18]。目前的治疗标准是在 6 周内予以总剂量 60Gy，分割剂量 2Gy，且在手术切除肿瘤后 3~6 周内开始治疗[19]。

化学治疗作为放射治疗的辅助手段，其作用已经在多项随机对照试验中得到验证。当前的标准治疗是基于 2005 年发表的一项试验研究，该试验比较了单独放射治疗（X-ray radiotherapy，XRT）与替莫唑胺（Temozolomide，TMZ）同步放化疗及随后 6 个周期替莫唑胺辅助化学治疗（XRT/TMZ）之间的疗效差异[20]。接受 XRT/TMZ 患者中位生存期比仅

接受 XRT 的患者长 2 个月。替莫唑胺具有口服的重要优势，并迅速成为高级别胶质瘤化学治疗的中流砥柱。局部输送化学治疗以可生物降解的卡莫司汀（Carmustine，BCNU）浸渍片的形式也在胶质母细胞瘤中进行了研究，显示出中位生存期增加了 2.3 个月的小但统计学意义上的改善[21]。

（四）复发治疗

尽管接受了最大程度的治疗，胶质母细胞瘤复发仍是常态。复发后生存期为 1~10 个月，其高度依赖于患者具体相关因素[22]。复发胶质母细胞瘤的治疗取决于多种因素，包括年龄、卡诺夫斯凯计分（Karnofsky performance score，KPS）、既往治疗、复发部位和患者接受进一步治疗的意愿。正如预期，目前并没有可用的高质量随机数据，不同医疗机构的治疗模式差异很大。共识建议，再次手术适用于在非功能区、可手术部位且具有良好功能状态的复发患者[23]。再次肿瘤切除的好处包括减少类固醇依赖，减轻占位效应的相关症状，并可改善生活质量、延长总体生存时间[24]。此外，如果在第一次切除时尚未使用过卡莫司汀浸润片，可以采用局部卡莫司汀浸润片疗法[23]。对于不适合手术的患者，可以使用立体定向放射外科进行局灶性再照射。目前数据表明，其在生存方面可能有益，但需要小心处理放射性坏死和其他不良反应[25]。重新使用替莫唑胺或使用其他化学治疗药，包括硝基脲（卡莫司汀、洛莫司汀）、拓扑异构酶抑制药（伊立替康、托泊替康）、铂化合物（卡铂）和其他形式化学治疗（异环磷酰胺、多柔比星、环磷酰胺）已被研究，但尚未证明具有可靠益处[26]。也有人尝试将各种化学治疗和放射治疗方案结合起来，但这些尝试也没有产生令人鼓舞的结果。贝伐珠单抗（稍后讨论）已被广泛研究，可用作某些情况下的挽救疗法[27, 28]。对于复发性胶质母细胞瘤患者，应积极筛选是否符合目前开展的众多临床试验的入组条件，希望扩大对该疾病的认识并最终带来新的创新性治疗方法。例如，在复发胶质母细胞瘤患者中使用一种表面电极阵列传递的低强度中频肿瘤治疗场（tumor treating field，TTF）新型疗法，已被证明具有与传统化学治疗相似的疗效，且没有相关的不良反应[29]。该试验随后被用作在新诊断胶质母细胞瘤患者中进行随机临床试验的理由。当将 TTF 添加进标准化学治疗时，患者新增 3 个月的生存获益[30]。

二、预后

众所周知，高级别胶质瘤是一种预后极差的疾病，从诊断到接受最大化治疗后的中位生存期约为 14 个月[20]。已经做了大量工作，来进一步对患者进行分层并更好地预测预后。这很重要，因为对于预后极差的患者，维持其生活质量可能优先于最大化治疗。相反，预计生存时间最长的患者可能需要更积极的治疗方案。

该领域的一项基础研究工作具有里程碑意义。该研究使用三项肿瘤放射治疗协作组（Radiation Therapy Oncology Group，RTOG）试验的递归分区分析（recursive partitioning analysis，RPA）将患者分为不同组别，根据对治疗前后的变量预测其生存期[31]。这项研究最初包括在组织学上被归类为间变胶质瘤和胶质母细胞瘤的患者，使用年龄、KPS、精神状态、切除程度和放射剂量等变量生成 6 个 RPA 类别。这些类别的中位生存期从 VI 类的 4.6 个月到 I 类的 58.6 个月不等。回顾分析发现，I 类和 II 类代表了现在被称为间变或 III 级胶质瘤。鉴于 WHO II 级和 III 级肿瘤的行为几乎完全由 IDH 状态决定，而当时尚不清楚其意义，所以在现代实践中对扩展的、更现代的 RTOG 患者队列进行了后续分析，特别关注胶质母细胞瘤（原始 RPA III~VI 类），简化了分类方案，仅包括年龄（<50 岁或>50 岁）、KPS（<70 分或>70 分）、EOR（活检或切除）和神经功能（能够工作与不能工作）。这形成了一个简单易用的方案，其中包括 RPA III、IV 和 V 类（V 和 VI 合并），中位生存期分别为 17.1、11.2 和 7.5 个月[32]。

与简化改良的 RTOG-RPA 分类方案相比，其他的努力集中在开发更精确的预测图表上，以预测个体患者的中位生存率[33]。这些方案考虑了多种变量，包括年龄、KPS、治疗方案（XRT 与 XRT/TMZ）、EOR、神经功能（通过简易精神状态检查确定）和皮质类固醇的使用。每个因素都被分配一个点值，给定患者的所有点值总和将用于生成基于一系列回归曲线的中位生存值。此外，该预测图表特别关注一种特异生物标志物的预后价值，即 O^6– 甲基鸟嘌呤 –DNA 甲基转移酶（O^6-methylguanine-DNA methyltransferase，MGMT）基因启动子甲基化导致其沉默。在各种临床前和临床研究中，MGMT 启动子甲基化已被证明是化学治疗反应的独立预测因子，特别是 DNA 烷化剂（如替莫唑胺）。事实上，大部分替莫唑胺疗法的生存益处在对 MGMT 甲基化状态进行分层后会消失 [34]。此外，无论是否接受替莫唑胺，具有 MGMT 启动子甲基化的肿瘤都有更好的中位生存期，这表明不表达这种 DNA 修复酶的肿瘤通常对治疗更敏感。

三、前沿

如前所述，肿瘤分子特征从根本上改变了肿瘤分级概念及其与预后的关系。最近的研究焦点集中在使用分子数据来建立具有预后意义的分类，这些分类与更传统的方法相互独立或并行使用。大多数低级别胶质瘤中异柠檬酸脱氢酶（IDH）1 和 2 基因突变的发现 [1, 2]，加上已知少突胶质细胞瘤倾向于携带染色体 1p 和 19q 共缺失 [35-37]，正在重新定义低级别胶质瘤和高级别胶质瘤之间的区别。此外，胶质瘤的大规模测序发现 TERT 基因启动子的活化突变，这些突变在低级别和高级别胶质瘤的不同组织学亚型中存在不同的表达。基于 IDH 突变、1p/19q 状态和 TERT 启动子突变的分类方案已经被提出，并且似乎能够将肿瘤分类为具有相似行为和对化学治疗有可预测反应的有意义的群体 [38]。

有人认为，IDH 突变定义了我们目前所认知的低级别胶质瘤，且所有 IDH 野生型肿瘤都应被视为高级胶质瘤的一部分 [39-41]。对该范例的严格解释如下：IDH 突变等同于低级别胶质瘤，IDH 野生型等同于高级胶质瘤。越来越多的证据表明，组织病理学上被鉴定为低级别的 IDH 野生型肿瘤实际上具有更接近"高级别"肿瘤的生存曲线和行为 [42]。这一领域需要进一步研究，但有一种可能性是，IDH 突变的存在与否定义了疾病的谱系，而分级（WHO Ⅱ～Ⅳ）更多反映了特定肿瘤在该谱系中的时间点。简而言之，"低级别" IDH 野生型肿瘤只是出现在非常早期形式呈现的胶质母细胞瘤，而"高级别" IDH 突变肿瘤则是疾病在自然演化的后期呈现的肿瘤。随着我们对这些肿瘤的分子生物学了解的不断深入，这些区别将变得更加重要。一旦开发出针对特定肿瘤类型的治疗方案，分子分类方案最终将不仅为预后提供信息，还将影响治疗。最新的 WHO 分类已开始通过纳入 IDH 和 1p/19q 状态来解决这些问题 [43]。

分子谱分析的最终目标是促进开发特定疗法，这些疗法比目前标准治疗如放射治疗和 DNA 烷化疗法更有效。其中最有前景但也最令人沮丧的潜在治疗途径之一是酪氨酸激酶（tyrosine kinase，TK）的靶向治疗。TK 是一类包括表皮生长因子受体（EGFR）、血小板衍生生长因子受体（platelet-derived growth factor receptor，PDGFR）和其他信号分子的蛋白质家族。TK 表达异常，无论是过表达还是扩增，在高级别胶质瘤中存在于多达 67% 的病例中，使其成为一个有吸引力的治疗靶点 [44, 45]。此外，TK 的小分子抑制药已得到广泛研究，FDA 已批准用于治疗其他多种癌症，从而使它们能够被很容易的获取。然而，最初针对 EGFR 等酪氨酸激酶的治疗尝试几乎在所有病例中都遇到了令人沮丧的无效结果，观察到尽管继续治疗，但病情仍然进展 [46-49]。对包括 2387 名患者在内的 60 个临床试验的 Meta 分析研究表明，没有足够的证据支持常规使用酪氨酸激酶抑制药治疗胶质母细胞瘤 [50]。

有一种备受关注的方法是靶向血管内皮生长因子（VEGF）通路。VEGF 通路是肿瘤生物学的基础，是肿瘤血管生成过程中的关键调节因子。肿瘤通过该通路不断募集并促进肿瘤血管的生长。多年来，人们已经了解到胶质母细胞瘤中 VEGF 家族成员的表达情况 [51]，但直到最近才进行临床试验以测试抑制 VEGF 在胶质母细胞瘤中的疗效。该通路最常见的抑制药是贝伐珠单抗，一种通过结合 VEGF-A 受体并抑制信号传导的抗体。使用贝伐珠单抗治疗复发胶质母细胞瘤的初步研究显示出巨大潜力，在影像学上表现为强化灶和水肿的显著消退 [27, 28]。这导致 FDA 在 2009 年加速批准贝伐珠单抗用于复发胶质母细胞瘤治疗。关于贝伐珠单抗是否应该与放射治疗和替莫唑胺联合作为新诊断的胶质母细胞瘤的一线治疗进行的两项随机临床试验得出结论，两项试验均未证明对总生存率有益，并且在无进展生存期和生活质量测量方面的数据相互矛盾 [52, 53]。尽管最初对贝伐珠单抗治疗胶质母细胞瘤持乐观态度，但目前数据支持其仅用于复发胶质母细胞瘤的挽救性治疗。目前贝伐珠单抗主要是与其他形式化学治疗联合使用，以便对复发疾病进行积极治疗 [54]，或者作为单一药物用于缓解症状和降低皮质类固醇依赖 [55]。

免疫疗法作为一种颠覆性的癌症治疗方法正在崛起，并在胶质母细胞瘤的背景下得到广泛研究。在胶质母细胞瘤中正在研究的免疫治疗方法包括疫苗接种方案（自体树突状细胞疫苗、靶向特定突变抗原如 EGFRvⅢ的疫苗、基因工程改造靶向 T 细胞（CAR-T 疗法）和免疫检查点抑制（CTLA-4、PD-1 或 PD-L1 靶向疗法）。CAR-T 细胞疗法靶向产生新肿瘤抗原的特定突变，据称可诱导出明显的肿瘤消退 [56]。靶向产生截短的组成型活性蛋白（EGFRvⅢ）突变的 EGFR 疫苗最初显示出巨大希望，但在Ⅲ期试验中并未证明总生存期有改善 [57]。包括自体癌症疫苗和免疫检查点抑制药在内的通用免疫激活方法可能会更成功，因为它们一次性针对多个抗原。所有这些方法目前都是高度实验性的，但各种临床试验正在招募患者以系统地测试这些方法的疗效。

多年来，胶质母细胞瘤治疗诸多方法的集体失败令神经肿瘤学领域感到沮丧。通过更广泛的分子分析，我们开始理解治疗失败的根本原因。肿瘤的异质性，即肿瘤内部的细胞在遗传、表观遗传和表型特征上具有明显不同，正在成为各种治疗方法失败的关键因素。这个想法的起源来自研究，这些研究表明肿瘤中存在具有肿瘤启动活性 [58, 59]、放射治疗抵抗性 [60]、血管生成特性 [61, 62]，以及在化学治疗后重新填充肿瘤能力 [63] 的特权亚群细胞。虽然有争议，这些细胞被称为癌症干细胞，被认为存在于包括胶质母细胞瘤在内的多种肿瘤类型中。在原发患者肿瘤标本中观察到异质性表明旨在靶向肿瘤内多种途径和细胞类型的策略更有可能取得成功 [64]。此外，胶质母细胞瘤的可塑性使其成为一个独特的挑战，因为我们的治疗努力正试图领先于正在不断变化和发展的肿瘤。

结论

胶质母细胞瘤仍然是当今神经肿瘤学所面临的最重大挑战之一。基本治疗方法是在最大程度手术切除的基础上，术后进行辅助放射治疗和化学治疗。关于最大安全切除的作用曾经有争议，现在已经相当明确，被视为预测患者预后的因素。已经开发出各种提高切除程度的技术，并正在逐渐成为常规的临床实践。随着手术技术的改进和放射治疗、化学治疗的进展，患者生存率有了一定程度的提高。然而，针对性治疗的尝试未能显示出明显的益处，肿瘤复发是不可避免的。如果本领域要在对抗这种毁灭性疾病上取得重大进展，还需要进一步研究该疾病的生物学基础及潜在的新型治疗途径。

第 40 章　脑转移瘤
Brain Metastasis

Ryan Morton　Andrew L. Ko　Daniel L. Silbergeld　著

胡　炽　译　　郑秀珏　校

临床要点

- 脑转移瘤意味着患者处于癌症Ⅳ期，其中位生存期不到 1 年。
- 大约 50% 的脑转移瘤患者无法找到原发肿瘤病灶。
- 经过积极治疗，通常大多数脑转移瘤患者死于全身性疾病的进展，而不是脑转移瘤本身。
- 脑转移瘤的各种治疗方法疗效都十分有限，1 年局部复发率为 40%～50%。因此，治疗的选择必须综合考虑患者的卡氏评分（KPS）、内科共病、全身性疾病状态、转移灶数量、转移灶大小和位置及临床症状，进行个体化治疗。
- 这种致命性疾病的治疗方案必须由肿瘤内科医生、放射治疗科医生和神经外科医生组成的多学科团队，以及患者和家属共同做出。

在美国，脑转移瘤的发病率约为 10/100 000 [1-2]。由于对癌症患者更加完善的早期筛查和检测，以及有效的全身治疗，脑转移瘤的发病率正在逐年上升。但是这也意味着癌症患者的存活时间变得更长。近 30% 的全身性实体癌患者在其一生中会发生脑转移。而在 20 世纪 60 年代时，脑转移瘤的发病率 <5%。就诊时，39% 的脑转移瘤患者为单个病灶，54% 为 1 或 2 个病灶，<4 个病灶的占 72% [1-2]。神经外科医生、放射治疗科医生和肿瘤内科医生的任务是为这种异质性患者群体优化治疗方式。本章的目标是以通俗易懂的方式介绍已发表的研究，并提出治疗方法和结果预期，以协助临床医生在神经外科实践中对这些复杂的患者进行治疗和咨询。

转移到大脑最常见的原发恶性肿瘤是肺癌、乳腺癌、黑色素瘤、肾癌和结直肠癌（表 40-1）[3]。肺癌发生脑转移的发生率最高，部分原因是原发性肺癌在普通人群中的发病率很高。通常情况下，肺癌脑转移患者同时出现全身和脑部症状。黑色素瘤最容易扩散到大脑，尽管通常具有异时性表现[4]。黑色素瘤脑转移，就像乳腺癌一样，被认为是来源于其他全身转移灶，而不是来自于原发性肿瘤本身。当原发灶位于头和颈部时，黑色素瘤发生脑转移的风险会增加。对于乳腺癌，当 HER2 呈阳性且雌激素和孕激素受体呈阴性（HER2+、ER-、PR-）时，乳腺癌脑转移的发生率会增加。

尽管手术切除脑转移瘤的效果已被广泛评估，但其作用仍存在争议。争议不仅源于这些患者相对较短的中位生存期（10～12 个月）[5]，还源于患者群体的异质性，这都给循证医学的应用带来了挑战。

发生脑转移的过程十分复杂[6]：对于实体瘤而言，这一过程始于肿瘤细胞经静脉进入血液循环。然后，血液循环中的肿瘤细胞在躲避免疫监视的同时，穿过脑微血管的间隙。一旦进入大脑，肿瘤细胞就会经历上皮 - 间质转化（epithdial-mesenchymal transformation，EMT）过程，从而避免非贴壁依赖性死亡。在大脑中站稳足跟后，肿瘤细胞又必须经历反向 EMT，即间质 - 上皮转化（mesenchymalepithelial transformation，MET），转化回亲本细胞表型并最终形成脑转移（图 40-1）。

原发肿瘤类型	总和（%）	单发（%）	多发（%）	发生转移的时间（月）	转移至死亡的时间（月）
肺	40	48	52	3～6	4
胸部	17	49	51	40	4
黑色素瘤	11	49	51	31	5
肾细胞	6	56	44	28	6
肠胃	6	67	33	14	3
子宫 / 外阴	5	53	47	23	3
未知	5	70	30	<1	7
子房	2	57	43	23	8
膀胱	2	64	36	15	3
前列腺	2	82	18	22	3
睾丸	2	55	45	15	4
混杂来源	4	65	47	16	3
合计	100	53	47	12	4

表 40-1 脑转移瘤：组织学、多样性和生存时间

引自 Nussbaum ES, Djalilian HR, Cho KH, Hall WA. Brain metastases: histology, multiplicity, surgery, and survival. *cancer*, 1996, 78: 1781–1788.

脑转移瘤的临床表现多种多样。超过 2/3 的患者在就诊时有症状。虽然头痛是最常见的表现，但肿瘤位置决定了神经系统症状的类型和严重程度。乏力和神经认知改变亦是常见的表现。

一、脑转移瘤影像学

80% 的脑转移病灶位于幕上，通常位于灰 / 白质交界处，偶尔位于硬脑膜上，其他位置如垂体或桥小脑角区罕见。脑转移瘤在增强 CT 或 MRI 上的特征性表现是肿瘤周边或内部不均匀强化。脑转移瘤通常伴有明显的瘤周水肿，但水肿程度通常与肿瘤的大小不成比例。与其他类型的脑转移瘤相比，肾和黑色素瘤脑转移更容易发生瘤内和瘤周出血。影像学上表现为环形强化的脑病变有很多，需要与脑转移瘤鉴别的有高级别胶质瘤、脑脓肿和亚急性梗死等。磁共振成像技术有助于这些鉴别。脑转移瘤在磁共振波谱（magnetic resonance spectroscopy，MRS）上表现为乙酰胆碱（Cho）峰的升高，以及肌酸（Cre）峰和 N- 乙酰天冬氨酸（NAA）峰的降低。高级别胶质瘤通常伴有乳酸峰升高、肌醇峰降低的

坏死区域[7]。由于胶质瘤的侵袭性，可能在胶质瘤附近发现 MRS 肿瘤波谱表现（Cho 峰升高、Cre 峰和 NAA 峰降低），而与转移瘤相邻的脑通常具有正常的 MRS 波谱表现。MRS 亦可用于硬脑膜转移瘤和脑膜瘤之间的鉴别。通常来说，脑膜瘤具有升高的氨基酸峰（如丙氨酸、谷氨酰胺和谷氨酸），而转移瘤则没有这种表现（表 40-2）[8]。

因为脑转移瘤起源于不同的肿瘤类型，所以很难采用统一的预后评估体系。尽管如此，基于放射治疗肿瘤学组（RTOG）开发的递归分区分析（RPA）已经在美国被广泛应用（图 40-2）。该分析对包含 1276 名患者（构建组）的 RTOG79-16、RTOG85-28 和 RTOG89-05 队列进行了评估，并且经由 445 名患者（验证组）组成的 RTOG91-04 队列进行前瞻性验证[9]。此外，还有许多其他预后评估体系也已被开发出来。

二、单发脑转移瘤的治疗选择

（一）外科手术 vs. 全脑放射治疗

需要清晰地认识到，即便对脑转移瘤病灶进行

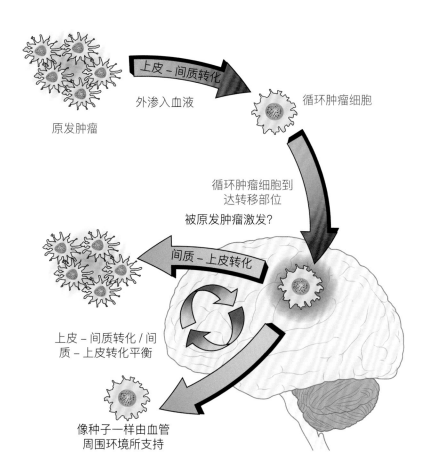

◀ 图 40-1　脑转移瘤的种子和土壤假说[6]

原发性癌细胞必须进入全身血液循环，停滞在脑内的毛细血管床，穿过血脑屏障，并在植入和增殖过程中与星形胶质细胞和小胶质细胞相互作用而存活下来；这个过程被假设为涉及"间质状态"与"上皮状态"之间的来回转变；上皮 - 间质转化（EMT）允许肿瘤细胞进入血流以避免非贴壁纸赖性细胞死亡，而反向的间质 - 上皮转化（MET）促使肿瘤细胞转化回亲本细胞表型并促进靶器官中转移病灶的增殖

图中标注：
原发肿瘤
上皮 - 间质转化
外渗入血液
循环肿瘤细胞
循环肿瘤细胞到达转移部位
被原发肿瘤激发？
间质 - 上皮转化
上皮 - 间质转化 / 间质 - 上皮转化平衡
像种子一样由血管周围环境所支持

表 40-2　脑肿瘤的 MRS 鉴别诊断

病　理	Cho/Cr	Cho/Cho	NAA/Cr	其他峰	肿瘤周边 Cho
脑转移瘤	高	高	低	Lip、Lac	低
高级别胶质瘤	非常高	非常高	非常低	Lip、Lac	高
低级别胶质瘤	高	高	低	Lip	正常
脑胶质瘤病	正常 / 高	正常 / 高	低	Ml	浸润性
胚胎性肿瘤	非常高	非常高	低	Ml、Gly	未知
脑膜瘤	高	高	低	Gln、Glx、Ala	正常
放射性坏死	低	低	低	Lip、Lac	低

Cho. 胆碱；Cr. 肌酸；NAA. N- 乙酰天冬氨酸；Lip. 脂质；Lac. 乳酸；Ml. 肌醇；Gly. 甘氨酸；Gln. 谷氨酰胺；Ala. 丙氨酸
引自 Young RJ, Sills AK, Brem S, Knopp EA. Neuroimaging of metastatic brain disease. *Neurosurgery*, 2005, 57: S10–S23.

治疗（无论使用何种治疗方法或多种治疗方法），对于 85%～95% 的患者，其生存期（length of survival, LOS）是由全身性疾病所决定的。但如果不及时治疗，超过 60% 的患者会死于脑部疾病的进展。发生脑部转移是肿瘤全身性进展的先兆。因此，在采取

任何干预措施之前，都必须根据患者近期的状况再次进行系统性分期。目前，脑转移瘤的治疗方式包括手术或放射治疗（全脑放射治疗或立体定向放射外科）。

三项随机对照试验（randomized control trial,

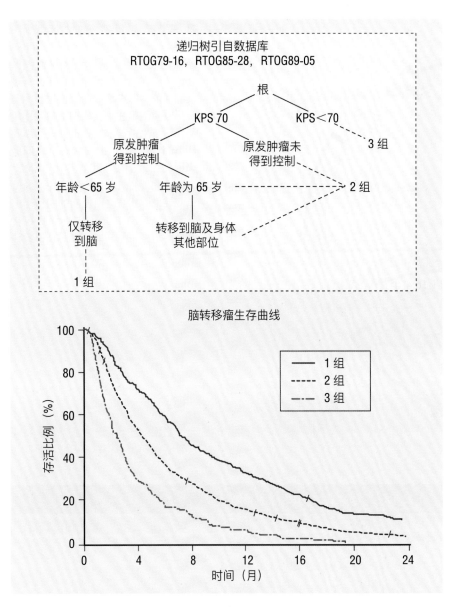

◀ 图 40-2 脑转移瘤的分组生存分析[9]

递归树显示重要预后因素的影响，包括 KPS、全身性疾病状况和年龄；下面的 Kaplan Meier 生存曲线显示了不同分组间中位生存期的差异

RCT）对比了外科手术后联合全脑放射治疗（whole-brain radiotherapy，WBRT）（"联合治疗组"）与单纯穿刺活检后联合 WBRT 的治疗效果。Patchell 及其同事[5] 发现联合治疗组患者的局部复发率显著降低（20% vs. 50%）、总生存期明显延长（40 周 vs. 15 周）、功能独立性显著延长（38 周 vs. 8 周）。Vecht 及其同事[10] 的研究也得出相似的结果，且这一结果在颅外病情稳定的患者中最为明显。值得注意的是，无论哪个治疗组，颅外病情进展的患者预后均较差。其中位总生存期为 5 个月，且功能独立性仅为 2.5 个月。另外一项由 Mintz 及其同事开展的 RCT 研究[11] 并没有发现放射治疗组和联合治疗组之间存在生存差异。由于在这项研究中患有广泛全身性疾病的患者比例较高，且纳入患者的 KPS 较低（纳入标准为 250 分），

研究结果受到了质疑。这一质疑得到了 RTOG 所做的 RPA 的支持。他们发现 KPS<70 分的患者预后更差。此外，KPS>70 分但患有不受控制的全身性疾病的老年患者（年龄>65 岁）也是如此。与 Mintz 等的研究不同，该项研究将 MRI 检查作为纳入的必要条件之一。因此，部分可能有多处病灶但未被 CT 探测到的患者，在经 MRI 检查后而被排除出研究队列。

（二）外科手术 vs. 立体定向放射外科

一项随机试验评估了手术切除联合 WBRT 与立体定向放射外科（SRS）联合 WBRT 的疗效差异，但由于累积困难和随后的低统计功效而变得复杂[12]。在这项试验结果中，尽管 SRS 联合 WBRT 治疗与手术切除联合 WBRT 治疗两组的中位生存期分别

6.2 个月和 2.8 个月，但没有统计学差异（P=0.20）。此外，两组的中位无进展生存时间为 3.1 个月和 1.7 个月，但也不具有统计学差异。在该项研究中，两组之间的生存质量在开始治疗 2 个月后没有了显著性差异。因此，目前尚没有一级证据可明确回答单发脑转移瘤首选手术切除还是放射治疗这个问题。

两项回顾性研究比较了 SRS 与手术切除联合 WBRT 之间疗效的差异。这两项研究都表明接受这两种治疗方式的患者拥有相似的生存时间[13-14]。然而，Bindal 的一项回顾性研究[15] 评估了手术切除联合 WBRT 治疗组的 62 名患者和 SRS 联合 WBRT 治疗组的 31 名患者之间的预后差异。结果表明，手术组的中位生存时间明显长于 SRS 组（16.4 个月 vs. 7.5 个月）。此外，与 SRS 组相比，手术组因神经系统原因死亡的发生率也较低（19% vs. 50%）。

（三）手术技术

当选择手术治疗时，应通过分离假包膜的周围或在假包膜内完成肿瘤的整块切除。这种方法不仅完整地去除了肿瘤的血供，而且还防止了肿瘤细胞的溢出。因此，这种方法被认为优于分块切除[16]。理想的切除范围应包括肿瘤周边大约 5mm 的范围。但如果肿瘤靠近语言皮层，则这种切除范围则很难实现。Cavitron 超声抽吸器（Cavitron ultrasonic aspirator，CUSA）因避免了分块切除，通常有助于实现这一目标。然而，Ahn 及其同事[17] 警告不要过度使用 CUSA，因为他们对其中心的数据进行分析后发现，在以分块方式切除肿瘤的患者中，软脑膜扩散的风险明显更高［风险比（HR）=3.0］，而且使用 CUSA（HR=2.64）是一个独立危险因素，独立于肿瘤与脑脊液（CSF）通路的接近程度。

（四）卡莫司汀晶片的应用

1996 年，美国食品药品管理局（FDA）批准卡莫司汀聚合物晶片（Gliadel）用于恶性神经胶质瘤患者。2007 年，Ewend 及其同事[18] 报道了他们使用卡莫司汀聚合物晶片的治疗经验。他们共纳入 25 名手术切除并接受放射治疗的孤立性脑转移患者。置入 Gliadel 的患者的中位生存期为 33 周，其中 33% 的患者存活时间超过 1 年，25% 的患者存活超过 2 年。有趣的是，在超过 36 周相对较短的中位随访期内没有观察到局部复发，但有 4 名患者发生了远处转移。此外，有 2 名患者出现癫痫发作，但没有出现伤口并发症。这表明在该患者群体中使用 BCNU 聚合物晶

片至少是安全的。

在笔者的中心[19]，卡莫司汀晶片被用于 14 名脑转移瘤患者。这些患者均没有发生术后癫痫、卒中或出血。有一名患者术后伤口感染需要二次手术。卡莫司汀晶片置入后平均肿瘤进展时间（time to progression，TTP）和死亡时间分别为 2.5 年和 2.9 年。年龄是影响接受 Gliadel 晶片患者无进展生存期（progression-free survival，PFS）的唯一变量。53 岁以下（n=7）的患者的 PFS 为 0.52 年，而 53 岁以上的患者（n=7）的 PFS 显著延长到 4.29 年（P=0.02）。PFS 与就诊时 KPS 评分（P=0.26）、脑转移瘤病灶数量（P=0.82）、肿瘤体积（P=0.54）、既往手术史（P=0.57）或既往放射治疗史（P=0.41）都无明显相关。与包括年龄在内的任何变量相关的平均总生存期都没有显著差异。

（五）术后全脑放射治疗

Patchell 及其同事进行的一项随机研究[20]，调查了 KPS≥70 分患者手术后接受 WBRT 治疗与单纯手术治疗之间的疗效差异。研究发现，接受手术切除联合 WBRT 治疗患者的局部复发风险较低（10% vs. 46%）、远处转移的发生较少（18% vs. 70%），并且神经系统死亡的可能性低于单独手术组。然而，两组的总生存期几乎是相同的。此外，WBRT 治疗后有显著降低认知能力的副作用[21]。这一结论在另一项随机对照试验[22] 中得到证实。

（六）术后立体定向放射外科

鉴于 WBRT 存在认知能力下降的风险，一些回顾性研究将术后残腔 SRS 作为 WBRT 可能的替代方案。然而，目前尚缺乏对术后残腔 SRS 治疗与术后 WBRT 治疗的疗效进行比较的随机对照研究。但是，已有的回顾性研究表明，与 WBRT 相比，SRS 局部复发率并不高于 WBRT，且对神经认知功能的损伤更小。Robbins 及其同事[23] 将手术边缘 2～3cm 的范围进行 SRS。边缘放射外科剂量的中位数为 16Gy，目标体积中位数为 13.96cm。结果表明，患者在术后 6 个月、1 年和 2 年的局部控制率分别为 88.7%、81.4% 和 75.7%。这与历史 WBRT 对照组非常吻合。然而，6 个月时新发脑转移率为 55%，略高于 WBRT 历史对照。

（七）前期放射治疗对单病灶的作用

鉴于目前已报道的数据，全切肿瘤（±BCNU 晶片置入）后对切除腔进行 WBRT 或 SRS 可能是单发

脑转移的更好治疗方式。如果患者疾病得到全身控制，则尤其如此。然而，许多患者可能因多种因素最终选择不接受手术。这可能由于肿瘤所处部位无法实现手术切除（例如，脑干或基底神经节）或是存在不适合手术的共病，抑或是其他原因。对于这些患者，前期放射治疗可能是首选方法。在选择前期放射治疗时，神经外科医生和放射肿瘤学家可以选择单独使用 WBRT，单独使用 SRS 抑或是组合使用。

Andrews 实施的放射治疗肿瘤学组 9508 号 RCT 研究[4]，将存在 1~3 个脑转移病灶的患者随机分为接受 WBRT 联合 SRS 治疗或单独接受 WBRT 治疗两组。与仅接受 WBRT 治疗相比，接受 WBRT 联合 SRS 治疗的单发转移患者（n=186）的中位生存期有明显的改善（6.5 个月 vs. 4.9 个月，P=0.039）。值得注意的是，亚组分析表明，与单独 WBRT 相比，年龄<65 岁、体能状态良好、原发肿瘤得到控制且无颅外转移的患者中接受 WBRT 联合 SRS 治疗后，生存期从 9.6 个月提高到 11.6 个月。这再次强调了受控的全身性疾病对总体生存的影响。

（八）新辅助立体定向放射外科的作用

脑转移瘤术后实施 SRS 的困难之一是放射治疗靶区的确定。Soltys 及其同事[24]发现局部控制率在接受适形性最差的 SRS 患者中却最好。因此，他们建议将切除腔周围 2mm 的边缘纳入放射治疗范围。然而，其他研究者发现，病灶完整切除的患者在接受增加 2mm 的边缘放射治疗后与 SRS 相关的毒性风险显著提高[25]。Asher 及其同事[26]提倡新辅助 SRS。他们对 47 名接受 SRS 连续治疗的患者进行了随访研究。47 名患者共有 51 个病灶，在接受 SRS 后立即手术切除肿瘤病灶。中位随访时间为 12 个月，病灶中位直径为 3.04cm（1.34~5.21cm），中位体积为 8.49cm³（0.89~46.7cm³）。该研究使用了剂量减少策略，中位剂量为 14Gy（11.6~18Gy），规定为 80% 等剂量线。结果显示，接受新辅助 SRS 治疗的患者在术后 6 个月、12 个月和 24 个月的总生存率分别为 77.8%、60% 和 26.93%。同时，术后 6 个月、12 个月和 24 个月的局部控制率分别为 97.8%、85.6% 和 71.8%。此外，38% 的患者出现远处转移。单因素分析显示，体积>10cm³ 的病灶局部失败的可能性更大。尽管这一结果令人振奋，但仍需考虑进行随机对照试验加以验证。

三、单发转移瘤的治疗结论

预防局部复发并提高单发脑转移患者生存率的首选治疗方法是在显微镜下将肿瘤完全切除后，对瘤床残腔进行 WBRT 或 SRS。对于 KPS≥70 分且颅外疾病稳定的年轻患者尤其如此。对于无法手术切除、多种共病、KPS 较差或选择退出手术治疗程序的患者，WBRT 联合 SRS 可以提供最佳的生存获益。然而，WBRT 可能伴有显著的认知副作用。所以，临床医师与患者在做出决定时必须权衡利弊。

四、未来发展方向

术中放置化学治疗晶片或近距离放射治疗，以及术后大分割放射治疗可能具有潜在的重要作用。然而，迄今为止还没有高质量的文献支持这些技术的常规使用。

五、多发性脑转移瘤的治疗选择

除非存在有与颅内转移灶相关的明显症状，多发性颅内转移瘤患者通常不会选择手术。然而，外科手术的实施可显著减少患者对长期类固醇激素的需求并降低其放射治疗的风险。此处，我们以一个巨大颅后窝转移瘤为例。由于肿瘤的占位效应，第四脑室受压并导致脑积水。需注意的是，脑转移瘤患者出现脑积水可能与整个大脑的多发转移有关（图 40-3）。

一些人提倡对仅有 2~3 个转移病灶的患者实施手术治疗（尤其是一些相对具有放射耐受性的肿瘤类型）。然而，这种主张缺乏高质量的数据来支持其在临床实践中的使用。尽管多发颅内转移瘤患者的治疗具有一定的挑战性，但放射肿瘤学在这一领域取得了一定的进展。

（一）立体定向放射外科 vs. 全脑放射治疗

对 SRS 的一个重大误解是它仅对病灶数<5 个的患者有帮助。这源自于对 SRS 治疗脑转移瘤初步临床研究中纳入标准的错误理解。在其初步研究中研究对象仅限于转移灶数<5 个的患者，这是因为存在 5 个或更多转移灶患者的不良结果被认为无法证明 SRS 的治疗价值。然而，SRS 的应用越来越广泛，特别是使用伽马刀治疗存在多处病灶的患者[27, 28]。考虑到立体定向系统提供的剂量急剧下降和一致性，存在多处病灶的患者允许在可接受毒性下进行 SRS

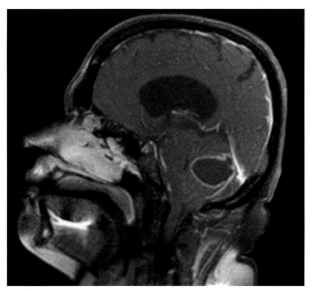

▲ 图 40-3　脑转移瘤和脑积水

矢状位 T_1 增强，显示大的囊性颅后窝转移瘤导致第四脑室受压和阻塞性脑积水

治疗。对于存在超过 4 个病灶的患者，由于从未有研究对比过 WBRT 与单独 SRS 之间疗效的差异性，因此尚不清楚两种方法的总生存率或生活质量是否不同。然而，Yamamoto 及其同事[29] 进行的一项试验，比较了 SRS 在新诊断存在 1、2～4 和 5～10 个脑转移瘤病灶患者中的有效性。纳入标准为：①最大的肿瘤体积＜10cm³，直径＜3cm；②总累积肿瘤负荷＜15cm³；③ KPS 必须≥70 分。当肿瘤体积＜4cm³ 时，他们在病灶周围以 22Gy 进行照射。而那些肿瘤体积在 4～10cm³ 时，则接受 20Gy 照射。病灶数量为 1、2～4 和 5～10 个的患者的总生存期分别为 13.9 个月、10.8 个月和 10.8 个月。其中 8% 的患者发生了 SRS 引起的不良事件，但在各组之间并没有显著性差异。这些结果表明，对于存在 5～10 个脑转移瘤病灶的患者而言，不使用 WBRT 的立体定向放射外科治疗的疗效并不劣于仅有 2～4 个脑转移瘤病灶的患者。考虑到立体定向放射外科手术的微创性及与 WBRT 相比较轻的不良反应，立体定向放射外科可能是病灶多达 10 个的脑转移瘤患者合适的替代治疗方案。

（二）软脑膜转移瘤

软脑膜转移瘤（leptomeningeal carcinomatosis，LMC）是恶性细胞种植转移到软脑膜的结果。脑脊液脱落细胞学检查发现恶性细胞的存在便可诊断为 LMC。与孤立性脑转移瘤一样，随着癌症患者寿命的延长，LMC 的发病率也在增加[30]。在实体癌患者中，高达 5% 的患者会发展为 LMC。肺癌患者 LMC 的总体发病率最高，但乳腺癌患者发生 LMC 的可能性最大，其次是黑色素瘤。值得注意的是，高达 15% 的白血病患者将会发展为 LMC[31]。如发展到 LMC 而未及时接受治疗，通常患者仅能存活 4～6 周，并最终因神经功能障碍而死亡[32]。

（三）柔脑膜转移瘤的治疗

LMC 患者的治疗方案包括手术、放射治疗和化学治疗等多种治疗的结合。外科手术是在帽状腱膜下安置带有储液器（如 Ommaya 储液器）的脑室内导管，用于鞘内化学治疗的给药，且易于获取脑脊液以进行评估。如果患者有明显的脑积水，可以置入带有阀门的侧脑室腹腔分流系统。鞘内化学治疗亦可以通过腰椎穿刺实现，但多项研究表明通过脑室内途径给药可以使药物在脑脊液中分布得更加均匀[33-34]。

即便采用最佳的手术、化学治疗和放射治疗，LMC 诊断后的平均生存期也仅为 2～3 个月。鞘内化学治疗的作用是姑息性的，主要目的是保护患者免受进一步的神经功能恶化，从而提高生活质量[30]。

结论

美国每年新诊断出超过 120 000 例的脑转移瘤病例。随着全身疗法的不断改进，患者的生存时间得到延长，同时发生脑转移的概率也越来越大。脑转移瘤的发生率是原发性脑肿瘤的 10 倍以上。全身性实体瘤脑转移患者是一个多样化的群体，中位生存期很短，通常死于全身性疾病的进展。由于可以使用多模式治疗，因此必须由神经外科医生、放射治疗科医生和肿瘤内科医生组成的团队合作优化治疗方案，并为每一位患者选择最佳的个体化治疗方案。

第41章 凸面、矢状窦旁和颅底脑膜瘤
Convexity and Parasagittal Versus Skull Base Meningiomas

Andrew Folusho Alalade　Neil D. Kitchen　著

潘德生 译　温 良 校

临床要点

- 脑膜瘤是最常见的原发性颅内肿瘤，多年以来人们对这类肿瘤的特征及其处理方式的认识不断发展。随着影像学的技术进步和检查费用的下降，以及世界卫生组织分类和分级的演变，确诊病例明显增加。尽管脑膜瘤很常见，但仍缺乏相关的临床试验作为循证医学证据来指导治疗。
- 全切除是脑膜瘤的首选治疗方式，但在某些情况下，由于肿瘤的位置（如颅底脑膜瘤常与颅底复杂的解剖结构相关），或者患者合并有其他疾病，无法实现肿瘤的完全切除[1]。在少数情况下，可以通过定期的影像学监测进行随访[2-4]。随着技术的进步，人们希望有更简单、更有效的方法来解决这一手术困境。

一、脑膜瘤

脑膜瘤是最常见的颅内良性肿瘤，占比高达13%～26%[3]。它们起源于硬脑膜蛛网膜层的脑膜上皮细胞，凸面或颅底都可以发生此类肿瘤。虽然大多数脑膜瘤是良性的，但也有少数被归类为不典型（6%）或间变型（4%）。它们可以发生在中枢神经系统中有蛛网膜细胞存在的任何地方，但偶尔也可发生在颅骨内。这些肿瘤可以单发、多发，也可以表现为脑膜的广泛增厚［斑块性脑膜瘤（meningioma en plaque）][5]。

随着技术的进步和神经影像设备的不断改进，脑膜瘤确诊数量比以往任何时候都要多[6]。历史上，脑膜瘤起初是通过X线片和血管造影进行诊断的，但CT和MRI的应用显著提高了对脑膜瘤的诊断水平。随着CT和MRI的普及，现代神经外科医生发现了大量的偶发脑膜瘤。

脑膜瘤通常生长缓慢，临床病程迁延。Virchow首先描述了脑膜瘤的典型病理学特征[7]，并提出了"砂粒体"（肿瘤内的沙粒状颗粒）这一术语。Harvey Cushing在1922年的论著中首次使用了脑膜瘤这一术语，描述了起源于硬脑（脊）膜的肿瘤[8,9]。

1957年，Donald Simpson描述了脑膜瘤切除程度与患者症状性复发之间的相关性[10]。

Ⅰ级：肉眼完全切除肿瘤，同时切除肿瘤的硬膜附着处和异常骨质（静脉窦如有受累，也一并切除）。

Ⅱ级：肉眼完全切除肿瘤，硬脑膜附着处进行电凝处理。

Ⅲ级：切除肿瘤，未对硬脑膜附着处进行切除或电凝处理。

Ⅳ级：肿瘤部分切除。

Ⅴ级：仅行活检或减压手术。

在他的报道中，当患者术后生存超过6个月时，Simpson Ⅰ级、Ⅱ级、Ⅲ级、Ⅳ级和Ⅴ级患者的最终复发风险分别为9%、16%、29%、39%和99%[11]。需要指出的是，Simpson分级系统是在CT出现之前制订的，此后又发展出了更加专业化的辅助诊断手段。有几项研究提倡使用MIB-1来预测肿瘤复发。Oya及其同事报道，对于接受Simpson Ⅱ级或Ⅲ级切除的WHO Ⅰ级脑膜瘤，MIB-1 LI值≥3%与较高的复发率相关[12]。尽管MIB-1值会帮助术者对手术策略做出选择，但目前还没有方法在术中即刻检测MIB-1值。

二、流行病学

脑膜瘤占所有颅内肿瘤的 18%～20%，每年发病率估计为 2.3/10 万人。颅内脑膜瘤占所有中枢神经系统脑脊膜瘤的 98%，脊膜瘤占其余的 2%。

尸检研究表明，脑膜瘤在 60 岁以上人群中的发生率高达 3%。女性略占优势（女性与男性的比例为 1.8 : 1），发病高峰在 30—40 岁。

脑膜瘤在较年轻的人群中较少见。不到 2% 发生于儿童和青少年，其中约 20% 的病例与神经纤维瘤病 I 型相关。

根据发生位置，矢状窦旁脑膜瘤是最常见类型，而凸面脑膜瘤为第二常见（15%）[5]。5%～15% 的脑膜瘤患者为多发性脑膜瘤，尤其是那些被诊断为神经纤维瘤病 II 型的患者[13]。据报道，诊断时的年龄是良性、非典型和恶性脑膜瘤患者生存期的重要预测因素[1, 14, 15]。

三、治疗方案

手术切除仍然是治疗脑膜瘤的金标准；然而，首次手术时最大程度地切除是最佳选择。在某些情况下，由于接近重要的结构和功能区，或者肿瘤扩展到手术无法达到的区域，肿瘤残留在所难免。放射治疗已被证明是控制肿瘤生长的有效方法，特别是对于颅底脑膜瘤切除术后残存的肿瘤[16]。放射治疗通常适用于无法切除的脑膜瘤、III 级脑膜瘤切除术后的空腔，或者已证实明确生长的残余肿瘤。虽然有大量关于脑膜瘤治疗的文献，但关于 WHO II 或 III 级脑膜瘤的放射治疗的证据很少。

经内镜手术对颅前窝底脑膜瘤特别有用。然而，该区域的脑膜瘤越向侧方扩展，通过该方法进行手术的难度越大。

四、栓塞

Manelfe 及其同事于 1973 年首次描述了用于脑膜瘤栓塞的微导管技术[17]。术前栓塞可作为重要的辅助治疗方式。然而，从文献来看，似乎没有具体的适应证。外科医生的偏好、医疗机构的习惯做法、肿瘤体积的大小、肿瘤血供丰富与否、颅底脑膜瘤的供血动脉是否难以控制等因素都对患者的选择产生了影响。术前栓塞的好处已经被强调，包括减少手术出血量、易于肿瘤切除和缩短手术时间[18, 19]。

栓塞材料可以是液体剂或颗粒剂。

液体剂包括氰基丙烯酸正丁酯（NBCA）、Onyx（溶解在二甲基亚砜中的乙烯 - 乙烯醇聚合物）和纤维蛋白胶，而使用的颗粒剂是 PVA 颗粒和微球。凸面脑膜瘤的血液供应通常来自颈外动脉供血，更容易栓塞[20]。

五、手术切除

额下入路通常更适用于大型和巨大型的嗅沟脑膜瘤，因为它可以更好地暴露肿瘤和筛区，并便于颅底的重建和封闭。经眉弓切口眶上入路可用于切除小的单侧嗅沟脑膜瘤。如果额窦不发达，这种手术方式更为有利。采用翼点入路的优势包括早期显露颈内动脉床突上段、大脑前动脉、视神经和视交叉等，使肿瘤的后方解剖更容易。翼点入路尤其适用于蝶骨翼或颞部脑膜瘤。这种入路不能很好地显示对侧，因此通常只用于中等大小的肿瘤。对于其他部位的脑膜瘤，入路可以根据具体位置量身定制，也可以根据外科医生的偏好进行选择。颅底脑膜瘤，尤其是岩斜 / 岩尖、小脑幕、乙状窦、内听道和颈静脉孔等部位的脑膜瘤，可采用颅中窝、乙状窦后、经迷路、经耳蜗、经颞下窝和迷路后入路。术前应仔细研究影像学检查，以确定最短和最安全的手术入路。手术医生必须具备在狭窄的手术通道中进行操作的精湛技能和对颅底解剖（以及将遇到的血管和神经）的深刻理解。

经鼻内镜鞍区手术由 Jankowski 于 1992 年首创[21]。20 世纪 90 年代以来，经鼻蝶入路越来越多地用于治疗蝶骨平台脑膜瘤和其他鞍区 / 鞍旁脑膜瘤。该入路的支持者强调了其优势，包括最小的脑牵拉，以及能更好地显示鞍上、鞍旁、鞍后和斜坡后区域[21, 22]。

六、分割外照射放射治疗

研究表明，对于不能根治的非典型脑膜瘤，约 60Gy 的高剂量分割外照射放射治疗（external beam radiation therapy，EBRT）可能是有益的。一些作者甚至主张无论切除程度如何，都应使用 EBRT。

对于恶性脑膜瘤，Milosevic 及其同事[23]、Dzuik 及其同事[24] 的证据支持手术切除后行 EBRT。更重要的是，他们证明了 EBRT 需要在早期进行，而不是在疾病进展后才开始[23, 25]。在比较 EBRT 和立体定向放射外科治疗恶性脑膜瘤时，放射治疗边缘区的规划和强度的设定是一个值得重视的问题。

七、立体定向放射外科

立体定向放射外科于 20 世纪 60 年代由 Lars Leksell 首次应用，但自 20 世纪 80 年代以来应用越来越广泛[26]。它被认为对直径<3cm 或体积<10cm³ 的肿瘤最为有效。影响立体定向放射外科应用的其他因素通常包括肿瘤与脑组织的界限是否清晰，是否靠近重要脑功能区、神经及其他关键结构[27]。

对于 WHO I 级脑膜瘤，12～16Gy 通常可达到良好的肿瘤控制[1, 26]。Ganz 及其同事报道，与 12Gy 以上的剂量相比，10Gy 的最小周边剂量与较高的治疗失败风险相关[28]。而 Stafford 及其同事报道，与周边剂量 16Gy 以上的病例相比，剂量<16Gy 的 5 年局部控制率并未降低[29]。此外，Kondziolka 及其同事报道，与<15Gy 的周边剂量相比，>15Gy 的周边剂量并没有改善患者预后[30]。

八、化学治疗

迄今为止，还没有一种化学治疗药被证明对脑膜瘤的治疗有效。一些化学治疗药已用于恶性脑膜瘤的治疗，并显示出一定的疗效[31-35]。干扰素 α2b 和羟基脲具有一定的应用前景，但这些药物尚未进入主流的治疗方案。

九、分类

由于蛛网膜帽状细胞的广泛分布[36]，脑膜瘤可发生于矢状窦旁的大脑凸面、嗅沟、蝶骨平台、蝶骨翼、小脑脑桥角区、岩斜区、脑室内和椎管内等部位。

颅底脑膜瘤约占所有颅内脑膜瘤的 40%[16]。曾有多种脑膜瘤的分类方法。Cushing 和 Eisenhardt 试图从解剖学的角度对凸面脑膜瘤进行分类，即冠状缝前、冠状缝周围、冠状缝后、旁中央、顶部、枕部和颞部[8, 9]（图 41-1）。

- 凸面脑膜瘤。
  - 颅盖内。
  - 颅盖外。
- 矢状窦旁 / 镰旁脑膜瘤。
  - 前部。
  - 中部。
  - 后部。
- 颅底脑膜瘤。
  - 嗅沟。
  - 鞍结节。
  - 蝶骨翼。
  - 颅中窝。
  - 岩斜。
  - 小脑脑桥角区。
  - 眶。
- 其他。
  - 侧脑室。
  - 小脑幕。
  - 脊髓。
  - 枕骨大孔。
  - 多发。

（一）凸面脑膜瘤

凸面脑膜瘤约占所有脑膜瘤的 20%。它们是"神经外科医生的乐事"，因为它们很容易"手到擒来"。Simpson I 级切除很容易实现，而且复发率通常较低。1993 年，Kinjo 及其同事提出对幕上凸面脑膜瘤进行 0 级切除，作者在肿瘤周围额外切除 2cm 的硬脑膜缘[37]。对于累及颅骨的肿瘤，他们整体切除增生肥厚的颅骨，直至健康的边缘和骨膜。

颅外脑膜瘤非常罕见（不到所有脑膜瘤的 1%），也被称为"异位或原发性硬膜外脑膜瘤"。它们可以

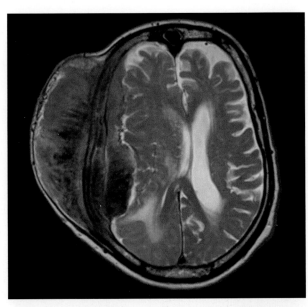

▲ 图 41-1　T₂WI 显示巨大的骨内和颅外脑膜瘤；在肿瘤的内侧边缘可见数条蜿蜒的血管，提示有明显的软脑膜供血

发生在颅盖骨的内部（原发性骨内脑膜瘤）或发生在皮下组织内且没有任何的颅骨附着。

Lang 及其同事将其分类如下[38]。

Ⅰ型：单纯颅外型。

Ⅱ型：单纯颅盖骨型。

Ⅲ型：颅盖骨型伴颅盖骨外延。

随着图像引导神经导航技术的出现，凸面脑膜瘤的手术切除效果有了显著改善。切除通常是不复杂的，因为肿瘤的硬脑膜动脉供血很容易控制（图 41-2）。

（二）矢状窦旁脑膜瘤

矢状窦旁脑膜瘤根据其沿上矢状窦的位置分为以下几类[39]。

前部：在鸡冠和冠状缝之间。

中部：冠状缝到人字缝之间。

后部：从人字缝到窦汇。

肿瘤可侵犯上矢状窦。手术切除前部的矢状窦旁脑膜瘤时可结扎上矢状窦；然而，在处理位置更靠后的脑膜瘤时，由于静脉分支数量较多，结扎上矢状窦可导致静脉性梗死（图 41-3）。

手术位置的摆放和切口的设计因矢状窦旁脑膜瘤的位置而异，通常依照上矢状窦前 1/3、中 1/3 或后 1/3 进行区分。重点是及时识别上矢状窦和避开静脉属支。在这些病例中，MR 静脉成像（MRV）可能是非常有用的术前辅助检查。

（三）嗅沟脑膜瘤

嗅沟脑膜瘤与颅前窝底有关。起源于颅前窝中线筛板处，占所有颅内脑膜瘤的 9%～12%[40]。由于它们对额叶的缓慢压迫作用，因此通常在神经功能缺失出现之前就会出现行为异常或精神症状。Foster-Kennedy 综合征是同侧的视神经萎缩、对侧视盘水肿和嗅觉丧失的三联征，是此类脑膜瘤的特征性表

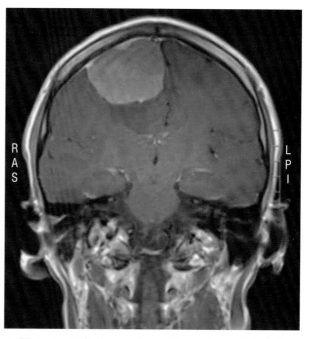

▲ 图 41-2　冠状位 T_1 加权增强 MRI 显示一个巨大的矢状窦旁脑膜瘤；有局部占位效应和血管源性脑水肿

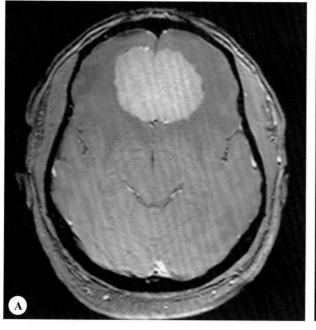

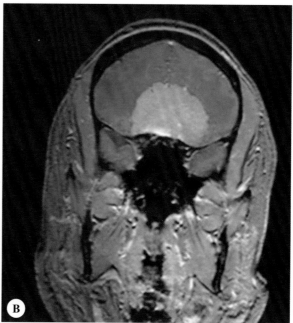

▲ 图 41-3　轴位和冠状位 T_1 加权增强 MRI 显示起源于颅前窝底的嗅沟脑膜瘤，可见大脑前动脉向后移位

现。Robert Foster Kennedy 在 1911 年注意到了这一点，但 William Gowers 在 18 年前就首次描述了这一系列症状。肿瘤的体积、对重要结构（神经和血管）的包绕，以及对鼻窦的侵犯等因素都会影响手术的难度（图 41–3）。

双侧冠状入路通常用于大型嗅沟脑膜瘤，而翼点入路适合于中等大小的嗅沟脑膜瘤。对于较小的嗅沟脑膜瘤，提倡采用内镜经鼻筛入路。内镜入路的支持者强调其优点为容易到达肿瘤下方的硬膜附着处及可以避免脑牵拉[21, 22]。

（四）蝶骨平台脑膜瘤

蝶骨平台脑膜瘤起源于视交叉沟前方的蝶骨的扁平表面。视交叉沟与蝶骨平台被一个叫作蝶骨缘（limbus sphenoitlale）的小骨嵴分开。

（五）鞍结节脑膜瘤

紧邻的是鞍结节，它是位于视交叉沟后方、蝶鞍前方的骨性隆起。鞍结节的外侧以前床突、颈内动脉和后交通动脉为界，上方是视交叉、终板和前交通动脉复合体。后界为垂体柄、漏斗和 Liliequist 膜。保留视力通常是最重要的治疗目标之一，据报道 40%～80% 的病例视力得到改善。许多外科医生认为，在蛛网膜平面内仔细解剖可以获得更好的术后效果，因为破坏蛛网膜可能会损伤该区域广泛分布的穿支血管。由于解剖位置的邻近，对蝶骨平台脑膜瘤和鞍结节脑膜瘤可以采用类似的手术入路。

（六）蝶骨嵴脑膜瘤

蝶骨嵴脑膜瘤具有独特的挑战性，因为这类肿瘤很难被完全切除，尤其是那些存在海绵窦侵犯的病例中[16]。尽管 Cushing 和 Eisenhardt 再次将蝶骨嵴脑膜瘤分为三类（翼点型、中间型和床突型）[8]，但 Brotchi 和 Pirotte 将其分为五类[41]。

A 组：内侧型或床突型。这些肿瘤常侵犯海绵窦（图 41–4）。

B 组：伴有蝶骨增生的斑块性脑膜瘤，常大面积侵犯蝶骨、视神经孔和眼眶[42]。偶尔也会延伸至颞下窝和翼腭窝。

C 组：蝶骨翼的大型侵袭性肿瘤。它们被认为结合了 A 组和 B 组的特征，表现为在呈球状生长的同时还兼具扁平肥厚样侵袭的特征。

D 组：位于蝶骨翼中间 1/3 的脑膜瘤。

E 组：位于蝶骨翼最外侧，通常被称为翼点脑膜瘤。其生物学行为和治疗原则与凸面脑膜瘤相似。

翼点入路可进行不同的改良（眶外侧入路、眶颧入路、颞下入路、经颧外侧入路、经岩骨入路等）。

（七）颅中窝脑膜瘤

这类脑膜瘤通常与海绵窦密切相关，对神经外科医生来说也是一个挑战，因为手术可能导致脑神经损伤。除海绵窦外，脑膜瘤也可起源于蝶骨翼的背面、斜坡、岩骨或颅中窝底。对于大多数的单纯颅中窝脑膜瘤，颞下入路、颅中窝入路或岩上入路通常是足够的。

（八）岩斜区脑膜瘤

由于岩斜区脑膜瘤位置较深，且靠近重要的神经和血管结构，因此其手术切除仍具有很大挑战性。许多旨在降低并发症和提高切除程度的手术方法已被描述。岩斜脑膜瘤起源于斜坡上 2/3、岩斜交界处和三叉神经内侧。脑膜瘤可跨越颅中、后窝，经 Meckel 腔累及海绵窦。广泛侵犯蝶鞍、蝶窦和海绵窦的称为蝶岩斜脑膜瘤。手术治疗这些肿瘤变得更加困难，因为它们可能压迫脑干和基底动脉。采用传统入路时，岩尖会限制对肿瘤的良好显示，因此有几种改进被提出[43]，包括颅中窝入路切除岩尖、乙状窦前入路、切除迷路后岩骨的岩后入路或全岩骨切除入路（图 41–5）。

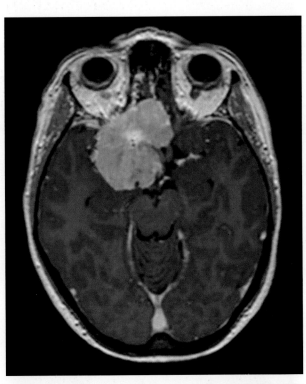

▲ 图 41–4　轴位 T_1 加权增强 MRI 显示以右侧蝶骨内侧为中心的大型脑膜瘤

小脑脑桥角区脑膜瘤约占所有颅内脑膜瘤的
1%。Desgeorges 及其同事根据肿瘤与内听道（internal
acoustic canal，IAC）的毗邻关系将这些脑膜瘤分为
三组[44]。

Ⅰ：脑膜瘤位于 IAC 前方。

Ⅱ：脑膜瘤位于 IAC 中心。

Ⅲ：脑膜瘤位于 IAC 后方。

在该区域的所有肿瘤中，前庭神经鞘瘤占
80%～90%，而脑膜瘤占 10%～15%。MRI 是首选的
诊断工具，通常有助于两者的鉴别。带骨窗的 CT 也
有助于诊断，因为当有前庭神经鞘瘤时，可显示 IAC
增宽。骨质增生、瘤内钙化、肿瘤基底宽阔且部分
位于小脑幕、脑膜尾征等均有助于脑膜瘤的诊断[5]。
Thamburaj 及其同事还报道，T_2 加权梯度回波序列可
能有助于识别微出血，这也有助于鉴别前庭神经鞘
瘤和脑膜瘤[45]（图 41-6）。

对于该解剖区域的肿瘤，常用的入路包括乙状
窦后入路和经迷路入路。与经迷路入路相比，乙状
窦后入路对听力的影响较小，可以暴露脑干和后组
脑神经，但需要牵拉小脑。经迷路入路对小脑的牵
拉较小，易于识别面神经。

（九）枕骨大孔区脑膜瘤

通常，枕骨大孔区脑膜瘤起源于斜坡的下 1/3。
Bogorodinsky 在 1936 年提出了"颅脊脑膜瘤"，指
起源于基底沟并经枕骨大孔向下突出的脑膜瘤。两
年后，Cushing 和 Eisenhardt 将位于脊髓外侧或后外
侧并通过枕骨大孔向上突出的脑膜瘤命名为"脊颅
膜瘤"[9]。这些肿瘤占所有颅内脑膜瘤的 2.9%。与枕
骨大孔区脑膜瘤相关的临床特征包括枕部头痛和因
Valsalva 动作而加重的颈部疼痛。经典的枕骨大孔综
合征表现为单侧上肢感觉和运动障碍，并可扩展至

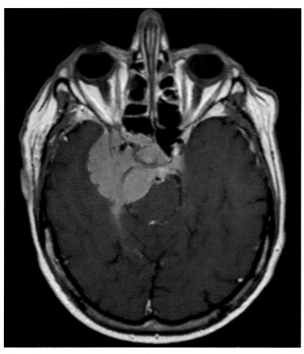

▲ 图 41-5　轴位 T_1 加权增强 MRI 显示一个巨大的蝶岩
区斜脑膜瘤，侵犯蝶窦、海绵窦和垂体窝

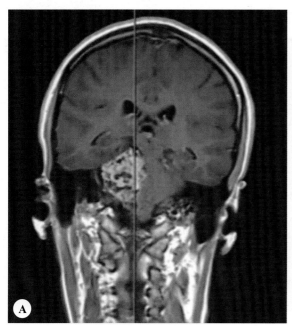
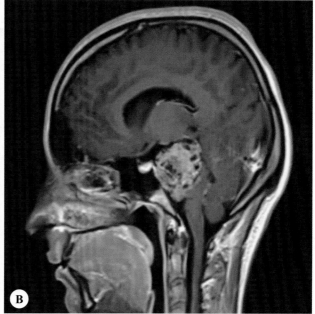

▲ 图 41-6　冠状位和矢状位 T_1 加权增强 MRI 显示混合信号强度的小脑脑桥角区脑膜瘤

同侧下肢，然后是对侧下肢，最后是对侧上肢。随着病情的进展，还可出现痉挛性四肢瘫痪和后组脑神经症状（图 41-7）。

根据肿瘤位置不同，可采用枕下后正中入路或后外侧入路。对于有侧方向硬膜下延伸或肿瘤位于脑干前方的病例，首选后外侧入路。根据脑膜瘤的远端界限，可能需要暴露 C_1 或 C_2 的后弓。

（十）眶内脑膜瘤

眼眶内脑膜瘤不常见，往往呈惰性生长。有两种类型。

原发性眶内脑膜瘤——通常为视神经脑膜瘤，起源于眼眶内的脑膜上皮细胞。很少情况下，它们由视神经鞘分离出来的其他细胞形成。生存预后良好，死亡率极低。

继发性眶内脑膜瘤——颅内脑膜瘤直接延伸至眼眶。通常起源于蝶骨翼的内或外侧面，而不是蝶骨翼的中部。它们常引起视神经管变窄，压迫视神经[20]。文献中最常见的表现为单眼视力下降和进行性无痛性眼球突出。

关于眶内脑膜瘤，文献数据表明，儿童患者的预后往往比成人患者差[14]。在这个脑膜瘤亚组中，女性发病率并不高于男性[20]。

眶内脑膜瘤的手术入路与蝶骨翼脑膜瘤的手术入路相似，但重点是处理眼眶。使用的入路多是外侧眼眶切开、眶上翼点入路和眶颞入路（图 41-8 和图 41-9）。

（十一）组织学

脑膜瘤包括多种组织学亚型。WHO 2007 年分类描述了 15 种组织病理学亚型和 3 个组织学分级[46]。

- WHO I 级。
  - 脑膜上皮型（或合胞体型）。
  - 成纤维细胞型。

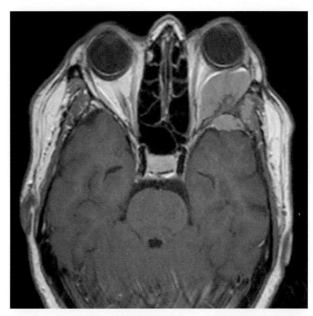

▲ 图 41-8 一个大型脑膜瘤主要位于左侧颅前窝和颅中窝，沿左侧蝶骨大翼延伸进入眼眶，导致眼球突出

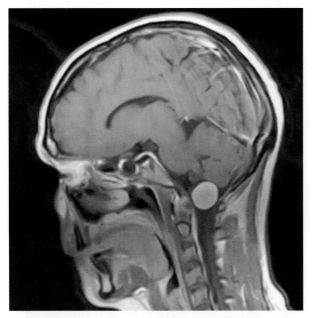

▲ 图 41-7 枕骨大孔脑膜瘤起源于 C_1 左侧肿块
虽然在这张图片中看不到，但延髓和上颈髓被肿瘤压平并向右移位；椎动脉被肿瘤包绕

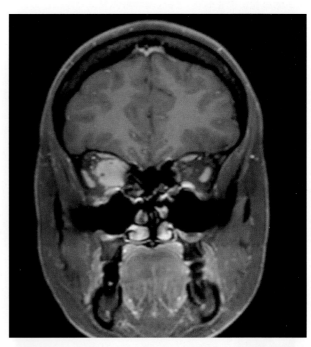

▲ 图 41-9 冠状位 T_1 加权 MRI 图像显示右侧眶内边界清楚的高信号病变（眶脑膜瘤）

- 过渡型。
- 砂粒体型。
- 分泌型。
- 微囊性。
- 血管瘤型。
- 化生型。
- 富含淋巴浆细胞型。
- WHO Ⅱ 级。
  - 脊索样型。
  - 透明细胞型。
  - 非典型的。
- WHO Ⅲ 级。
  - 乳头型。
  - 横纹肌样型。
  - 间变型（恶性）。

肿瘤的增殖能力与病理分级相关，分级越高，复发率越高。WHO Ⅰ 级脑膜瘤占所有脑膜瘤的 90% 以上。

血管外皮细胞瘤最初被认为是脑膜瘤的一种变异型（血管母细胞型脑膜瘤）[47]，但 1993 年 WHO 认识到血管外皮细胞瘤是一种独特的临床病理学种类，其复发倾向较高，并可向中枢神经系统外转移（如肺、骨和肝）。血管外皮细胞瘤的遗传特征、独特的生物学行为、免疫组织化学和超微结构特征也引起了学者们的关注。然而，对于神经外科医师和神经放射科医师而言，它们仍然是脑膜瘤的主要鉴别诊断。

十、临床表现

多种危险因素与脑膜瘤的发生相关。其中一些因素包括女性、高龄[15, 48]、激素替代治疗[34]、神经纤维蛋白 2（NF2）基因缺失、既往放射治疗和创伤。

大多数脑膜瘤病例是散发性，但研究表明脑膜瘤与一些综合征相关，如神经纤维瘤病 Ⅱ 型、多发性内分泌肿瘤病 Ⅰ 型、Le Fraumeni 综合征、Gorlin 综合征、Turcot 综合征、Gardener 综合征、von Hippel-Lindau 综合征和 Cowden 综合征等。

颅底脑膜瘤在临床上往往是无症状的良性肿瘤。由于早期症状轻微或无症状，小脑膜瘤通常难以诊断。很多颅底小脑膜瘤是在偶然中被诊断出来的，患者通常没有症状。然而，大的脑膜瘤由于它们的生长位置或它们对周围结构施加的压迫而导致患者出现症状[27]。

最常见的临床特征如下。

- 头痛。
- 无力 / 麻痹。
- 精神症状。

相对少见的是由于脑膜瘤的不同位置而引起的各种症状。

- 癫痫发作（矢状窦旁 / 蝶骨翼 / 凸面）。
- 偏瘫（矢状窦旁 / 凸面）。
- 行为改变（嗅沟）。
- 嗅觉丧失（嗅沟 / 蝶骨平台）。
- Fostev-Kennedy 综合征（额下 / 嗅沟）。
- 视野缺损（鞍上）。
- 眼球突出（眼眶 / 蝶骨翼）。
- 可触及的肿块（凸面 / 骨内）。
- 头晕。
- 眩晕。
- 三种以上耳鸣症状，与脑桥小脑三角脑膜瘤有关。
- 脑神经病变（鞍上 / 蝶骨翼内侧 / 小脑幕下）。
- 脑积水（脑室内 / 松果体区 / 幕下）。
- Parinaud 综合征（松果体区）。

十一、诊断

由于放射诊断技术的发展，脑膜瘤现在很容易诊断。CT 显示一个脑外生长的、均匀强化的占位性病变。病变通常边界清楚，并且具有脑膜尾征。偶尔可伴有骨质增生区域。在 CT 平扫中，脑膜瘤内钙化的 CT 值为 60～70Hu。伴有脑组织侵犯的病例、非典型脑膜瘤或分泌型脑膜瘤可显示肿瘤周围的血管源性水肿。

注射钆造影剂后，MRI 扫描可发现肿瘤具有明显的增强效果。脑膜瘤在 MRI 的 T_1 和 T_2 加权像上表现为特征性的等信号。MRI 的 FLAIR 序列可显示血管源性水肿。

数字减影血管造影（DSA）也在诊断中发挥一定作用。"丈母娘"征常见于脑膜瘤，表现为肿瘤显影来得早（动脉期），待得晚（超过静脉期），且非常致密。脑膜瘤通常有来自颈外动脉的供血。仅在两种情况下会考虑 DSA：术前栓塞肿瘤的供血动脉可能获益；在处理矢状窦旁脑膜瘤时评估静脉窦及皮质静脉回流情况。

现在谈及 X 线片摄影仅仅是因为它的历史意义，

它已不再对脑膜瘤的诊断起多少作用。在 CT 时代到来之前，神经外科医生通过观察 X 线片上的增宽的动脉沟、异常钙化、骨质的溶解或增生，以及其他能够提示占位性病变的特征来预测脑膜瘤的存在可能[49]。

十二、未来展望

基因疗法用于脑肿瘤（包括脑膜瘤）的研究在世界各地的神经科学实验室持续进行。基因治疗的策略包括野生型基因插入、溶瘤病毒利用、血管生成抑制药、以关键细胞信号通路为靶点的药物、生长抑素类似物，以及使用转运质粒将小干扰 RNA 转移到脑膜瘤等[33, 35]。遗憾的是，虽然有些结果显示

了一定的应用前景，但没有一个被应用于临床试验。脑膜瘤基因治疗面临的主要挑战是其肿瘤发生、进展和恶变的分子和遗传基础尚未完全了解。

结论

在诊断脑膜瘤后，神经外科医生必须仔细研究肿瘤的位置和特点，以确保制订恰当的治疗方案。手术全切除仍是首选的治疗方法，但立体定向放射外科、放射治疗和术前栓塞等其他治疗方法也可延长患者的无复发生存期并取得良好的预后。在不同的神经科学中心，多学科团队在治疗中发挥着积极的作用。由于缺乏前瞻性随机试验，目前仍没有标准化的治疗指南。

第 42 章　松果体区肿瘤
Pineal Region Tumors

Isaac Josh Abecassis　Brian W. Hanak　Richard G. Ellenbogen　著
徐庆生　译　　潘德生　校

临床要点

- 松果体区后方与小脑幕尖毗邻，下方是小脑蚓部的山顶，上方是胼胝体压部，前方是第三脑室、四叠体板和中脑顶盖。
- 松果体区肿瘤最常见的症状是颅内压升高、脑积水和中脑背侧局部受压表现。
- 建议对伴有脑积水，磁共振成像上怀疑生殖细胞瘤的松果体/第三脑室后部病变的患者进行内镜活检和第三脑室造瘘术。
- 对主要位于脑干顶盖背侧，局限于颅后窝和第三脑室后部，并没有广泛侵入第三脑室前部的肿瘤，推荐采用幕下小脑上入路。

古希腊医生 Herophilus 最早在尸体解剖中发现松果体的存在。他当时推测，松果体的功能是调节"元气"（pneuma）或思想从第三脑室向第四脑室流动。后来，帕加蒙王国的 Aelius Galenus（Galen）提出一种理论，认为小脑蚓部实际上是元气流量的阀门，松果体只是大脑深静脉系统一个平淡无奇的结构支撑物。直到文艺复兴时期 Rene Descartes 的工作，人们才重燃对松果体的研究兴趣，Descartes 将这唯一没有对称复制的中枢神经系统（central nervous system，CNS）结构称为"人类灵魂的所在地"。在接下来的两个世纪里，解剖学家开始研究松果体在非哺乳动物中的作用，以及将其作为一种感光器官的效用。哲学思想上的进步，再加上显微组织学、电子显微镜的发展，以及像 Cajal 这样敬业的神经科学家的努力，为我们目前对腺体神经分泌功能的理解奠定了基础。褪黑素的发现和分离证实了松果体在调节昼夜节律、抑制性腺发育、调节月经、肾上腺和甲状腺功能等方面的能力和重要性。松果体还分泌其他生物胺，如 5- 羟色胺和去甲肾上腺素。它由来自颈上神经节经去甲肾上腺素交感神经和视网膜通过多突触途径共同支配，光刺激抑制褪黑素的分泌。有证据表明，未分化和侵袭性松果体肿瘤可以在术前产生异常的褪黑素/昼夜节律[1]。极少数患者可出现松果体切除术后综合征，表现为术后反复发作的疼痛和抑郁[2]。

一、解剖

松果体区后方与小脑幕尖毗邻，下方是小脑蚓部的山顶，上方是胼胝体压部，前方是第三脑室、四叠体板和中脑顶盖（图 42-1）。这个区域也被称为切迹后间隙[3]。腺体位于两上丘之间。切迹后间隙的顶由胼胝体压部下表面、穹窿脚末端、海马联合组成。底的中线部为小脑蚓部的山顶，外侧部由小脑半球的方小叶组成。外侧壁由丘脑枕、穹窿脚和大脑半球的内侧表面（包括海马旁回和齿状回的后部）组成。该区域的主要脑池为四叠体池，向上通胼周池后部，向下通小脑中脑裂，向下外通环池，向外通丘脑后池。松果体被认为是中枢神经系统中的成对结构，是上丘脑的一部分，属于间脑的后部组成部分。它通过上方的缰连合和下方的后连合与第三

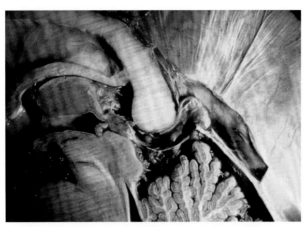

▲ 图 42-1 固定处理后人体标本的松果体区和相关结构的正中矢状位剖面，用红色注射的血管为动脉，蓝色为静脉

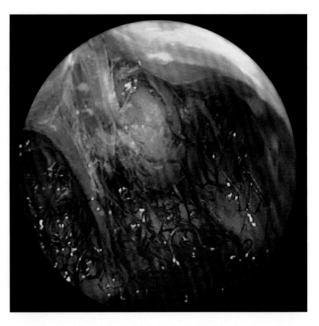

▲ 图 42-2 采用幕下小脑上入路的内镜视野，显示松果体和四叠体板

注意血管形成的变异；为未固定的尸体标本，用蓝色注射的血管为静脉，红色为动脉（A. Di-leva and M. Tschabitscher, Anatomical Institute, Medical University of Vienna, Austria. 馈赠）

脑室的后部相连。缰核历史上被认为位于松果体柄，尽管它实际上是丘脑背侧的一组核团。

该区域内有很多重要的动脉。松果体动脉是脉络丛后内侧动脉的分支，供应松果体外侧的血液。大脑后动脉（posterior cerebral artery，PCA）也穿过该区域的外侧部分，分叉为距状沟动脉和顶枕动脉。小脑上动脉（superior cerebellar artery，SCA）穿过小脑中脑裂进入松果体区。SCA 和 PCA 之间有大量的吻合，供应中脑和切迹后间隙的结构，这一结构特点对操作和血管损伤提供了相对的耐受性，避免严重的卒中或后遗症（图 42-2）。松果体区是数条重要静脉结构汇合的区域，包括由松果体上方的大脑内静脉（离开中间帆后）和基底静脉（Rosenthal 静脉）从环池外侧汇合而成的 Galen 静脉。也有来自胼周后静脉、枕内静脉、房部外侧静脉和内侧静脉及海马后纵静脉的汇入。最后，从小脑幕下经小脑中脑裂静脉汇入 Galen 静脉，形成成对的小脑上脚静脉、上蚓静脉和大脑上静脉。也有较小的丘脑、上丘脑和顶盖静脉汇聚在 Galen 静脉上。

二、松果体囊肿

松果体囊肿是一种良性病变，不属于肿瘤。显微镜下，尸检中发现松果体囊肿的概率高达 25%～40%[4]。常见的临床表现包括头痛、精神状态改变和精神创伤；大部分病变都是无症状的[5]。MRI 的典型表现包括均匀的囊内容物，囊壁薄（<2mm）而光滑，没有结节，以及囊壁的对比增强（图 42-3），尽管高达 53% 的患者可有分隔或结节强化等非典型特征[5]。关于松果体囊肿的病因有多种理论：Cooper 的假说假

设它们起源于松果体第三脑室隐窝的隔离，该理论被组织病理学偶尔发现的囊肿内的室管膜细胞所证实[6]。其他理论认为，是青春期后神经胶质细胞的缺血而导致松果体继发囊性改变，或者松果体细胞的退化。囊肿在女性中比男性更常见，这进一步支持了 Klein 和 Rubenstein 的理论，即激素的影响可能在囊肿增大/生长中发挥作用[7]。自然病史研究表明，女孩的患病率为 2.4%，男孩的患病率为 1.5%，儿童时期年龄的增加意味着患病率更高。成年人的患病率略低，男性为 0.08%，女性为 1.1%[8]。在较为罕见的情况下，松果体囊肿可出血或增大引起脑积水并导致神经系统症状或引起凝视麻痹、下丘脑症状，上述情况下应考虑手术治疗。考虑到松果体囊肿大多数为良性的自然病程，在儿童和成人人群中进行影像学观察随访和保守治疗是最合理的方法。然而，当松果体囊肿患者出现顽固性头痛而不伴有脑积水和眼球运动异常时，如何治疗成为一种临床挑战[8]。保守治疗失败后采取观察还是手术则取决于个体化的临床判断[9]。

三、松果体区肿瘤

1717 年，法国医生 Charles Drelincourt 首次报道了松果体肿瘤。在整个 19 世纪有不少病例报道，但

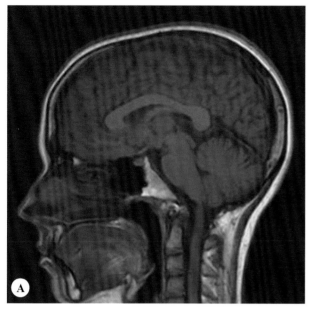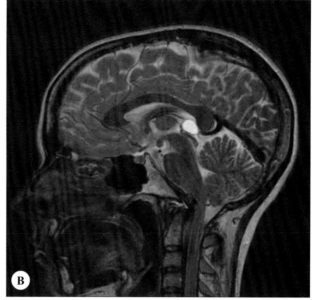

▲ 图 42-3　常规 MRI 扫描中偶然发现的典型松果体区囊肿（40 岁女性）

A. 矢状位，T₁WI；B. 在超过 15 年后的随访检查中，该囊肿完全没有变化，T₂WI（K. Turetschek, Diagnostic Center Favoriten, Vienna. 馈赠）

只能描述其大体病理。1875 年，德国病理学家 Karl Weigert 首次报道了松果体肿瘤（畸胎瘤）的组织学研究。19 世纪末，出现了内分泌异常松果体肿瘤的病例报道。有趣的是，尽管法国神经学家，同时也是神经眼科学的先驱之一的 Henri Parinaud 首先描述 Parinaud 综合征临床特点，但他当时无法确定这一临床表现的解剖学机制。

松果体区肿瘤非常罕见，仅占所有颅内肿瘤的 0.5%～1.6%[10]。但儿童发病率几乎是成人的 10 倍，占所有儿童中枢神经系统恶性肿瘤的 2.8%～9%[11]。根据世界卫生组织（WHO）2007 年的分类方案，松果体区肿瘤可分为生殖细胞肿瘤（germ cell tumor，GCT）、松果体实质肿瘤、邻近结构的肿瘤、非肿瘤性肿瘤样疾病和转移瘤（表 42-1）[12]。

（一）临床表现

松果体区肿瘤最常见的表现是颅内高压、脑积水和中脑背侧局部受压引起的症状。因此，初诊时最常见症状为头痛伴恶心和呕吐（约 80%），以及 Parinaud 综合征和复视（50%～75%）（表 42-2）。有时也可见单纯性眼外肌脑神经损害，最常见的是动眼神经损害。Parinaud 综合征（即中脑背侧综合征）是由于内侧纵束头端间质核（rostral interstitial nucleus of the medial longitudinal fasciculus，riMLF）和后连合受到压迫导致的。它包括一系列眼科病理

表现，包括上视麻痹、假性 Argyll Robertson 瞳孔（光线接近分离，瞳孔中等扩大，对光无反应）、快速上视引起的会聚 - 退缩眼球震颤、眼睑退缩（即 Collier 征），以及有时可见双眼下视（即“落日征”）。较为少见的是，随着大脑近端导水管的扩张，可以观察到中脑导水管综合征，表现为向下或水平凝视麻痹。肿瘤侵袭到附近的结构也会产生症状。例如，丘脑受侵犯可导致对侧感觉过敏或感觉异常。症状快速发展或恶化应需要注意松果体卒中的可能。部分患者可表现为内分泌改变，10% 的男性患者表现为性早熟，原因是生殖细胞瘤或绒毛膜癌异位分泌 β- 人绒毛膜促性腺激素（β-hCG），或者垂体柄受压所致。

（二）脑积水的处理

在进行手术切除或活检之前，如患者有脑积水和颅内高压应及时处理。最紧急的处理方法是放置脑室外引流（external ventricular drain，EVD），但是慢性脑积水患者的治疗可以暂时推迟。笔者机构的标准方法是同时进行内镜松果体区活检和内镜第三脑室造瘘术（endoscopic third ventriculostomy，ETV），手术可以急诊或择期进行。该策略尤其适用于临床表现和 MRI 特征一致考虑是放射敏感或化学治疗敏感性肿瘤（如生殖细胞瘤）。从历史上看，一些中心倾向于在手术切除前先处理脑积水，这可能

（续表）

肿瘤	起源	发生率
囊虫病	寄生虫	
动静脉畸形	血管形成	
海绵状血管瘤		
Galen 静脉瘤		
转移瘤	**血脑屏障缺失**	**<0.1%**
肺癌（最常见）、乳腺癌、胃癌、肾癌和黑色素瘤		

表 42-1　松果体区肿瘤分类：2007 WHO 中枢神经系统肿瘤分类

肿瘤	起源	发生率
生殖细胞肿瘤	**残留的生殖细胞**	**约 60%**
生殖细胞瘤		
成熟畸胎瘤		
未成熟畸胎瘤		
恶变畸胎瘤		
卵黄囊瘤（内胚窦瘤）		
胚胎癌		
绒毛膜癌		
松果体实质肿瘤	**松果体腺组织**	**约 30%**
松果体细胞瘤（WHO Ⅰ 级）		
中等分化的松果体实质肿瘤（WHO Ⅱ 级或 Ⅲ 级）		
松果体母细胞瘤（WHO Ⅳ 级）		
松果体区乳头状瘤		
起源于支持性结构和邻近组织肿瘤		**约 10%**
星形细胞胶质瘤（胶质母细胞瘤或少突胶质细胞瘤）	胶质细胞	
髓上皮瘤		
室管膜瘤	室管膜	
脉络丛乳头状瘤		
脑膜瘤	蛛网膜细胞	
血管瘤	血管细胞	
血管外皮细胞瘤或血管母细胞瘤		
化学感受器瘤		
颅咽管瘤		
非肿瘤性肿瘤样病变		**<1%**
蛛网膜囊肿	蛛网膜细胞	
退行性囊肿（松果体囊肿）	胶质细胞	

表 42-2　松果体区肿瘤典型症状和体征的发生率

临床症状 / 体征	发生率
头疼	
呕吐	
嗜睡	常见（约 80%）
记忆障碍	
脑积水	
眼球震颤	常见（60%～70%）
Parinaud 综合征	
会聚	
调节麻痹	经常发生（50%～75%）
核上性上视麻痹	
上睑退缩	
落日征（Collier 征）	不经常发生（约 10%）
内分泌紊乱	
性早熟（男孩）	
下丘脑功能障碍	
尿崩症	不经常发生（约 10%）
多食症	
孤立性性腺功能减退	
神经根病或脊髓病	罕见
癫痫	罕见
感觉迟钝 / 感觉异常	罕见
丘脑性疼痛	罕见
锥体外系运动障碍	罕见

适用于没有内镜专业知识或设备的中心。部分外科医生倾向在切除肿瘤前进行脑室 – 腹腔分流术[13]。一旦急性脑积水缓解，就可以制订切除肿瘤的计划。

（三）肿瘤亚型

1. 生殖细胞肿瘤

生殖细胞肿瘤（germ cell tumor，GCT）占松果体区肿瘤的 60%。53% 的原发中枢神经系统 GCT 发生在松果体区，男女比例为 15∶1[14]。历史上，日本和东亚地区颅内生殖细胞肿瘤的发病率是西方国家的 5～8 倍。因此，对于亚洲血统的患者，术前应格外注意该诊断[15]。这类肿瘤可进一步细分为生殖细胞瘤和非生殖细胞瘤性生殖细胞肿瘤（nongerminomatous germ cell tumor，NGGCT）。

（1）生殖细胞瘤：纯生殖细胞瘤占所有颅内生殖细胞肿瘤的 55%～65%，有 10% 的患者同时在松果体和鞍上区域发现，因此有这一独特的影像学发现应及时考虑这一诊断[10, 16]。这些肿瘤在血清中不分泌肿瘤标志物，但由于偶尔合并的合胞滋养细胞，可导致脑脊液中 β-hCG（高达 50mU/ml）和胎盘碱性磷酸酶（placental alkaline phosphatase，PLAP）水平轻微升高。事实上，在血清和脑脊液中均缺乏甲胎蛋白（α-fetoprotein，AFP）是诊断纯生殖细胞瘤的必要条件。

大体上，肿瘤呈实性、浅灰色、颗粒状，边界不清，局部浸润到脑室和蛛网膜下腔（图 42-4）。出血、坏死、钙化和囊变很少见。病理上，肿瘤细胞呈圆形，类似原始生殖细胞，有大泡状核，核仁突出，胞质清晰，富含糖原，纤维血管间隔可见淋巴细胞浸润（图 42-5）。这种免疫介导的反应性炎症会导致肉芽肿的形成。免疫组织化学标记 PLAP 阳性。这些肿瘤通常对放射治疗和化学治疗有反应，总体预后良好，5 年存活率超过 90%[17]。最佳的肿瘤治疗方案仍存在争议，这也突出了专家会议的重要性，如一年一度的中枢神经系统生殖细胞肿瘤国际研讨会。

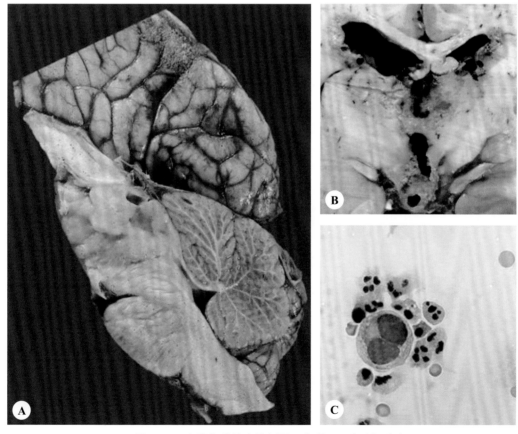

▲ 图 42-4　中线矢状位大脑剖面，肉眼可见生殖细胞瘤

A. 肿瘤正向中脑水平的脑干浸润；B. 大脑额切面，肉眼可见生殖细胞瘤长入脑室；C. 术后脑脊液中的生殖细胞瘤细胞为典型的大细胞，有两个突出的核仁［麦格吉姆萨染色法（May-Grunwald Giemsa，MGG），×600］（由 Q. Koperek, Neuropathological Institute, Medical University of Vienna 馈赠）

一般来说，对于怀疑生殖细胞瘤的患者，推荐使用内镜进行活检、脑脊液采样和第三脑室造瘘（ETV）治疗脑积水[18]。该方法的患者耐受性良好，很少出现如严重的出血、医源性肿瘤沿手术通路扩散及活检不准确或无法诊断等并发症。内镜手术也为在对比增强 MRI 中无法检测到、室管膜表面直接或远处转移性的病灶检查提供了机会，从而实现更准确的疾病分期。虽然生殖细胞瘤对放射治疗和化学治疗敏感，但如果采用显微外科手术进行诊断，那么手术减瘤理论上能减少辐射剂量和照射野体积，进而有望避免儿童患者在放射治疗期间出现神经发育延迟和神经内分泌功能障碍。尽管在这类患者中，积极的手术切除仍然是一个有争议的话题。此外，更广泛的早期切除可以提供更准确的组织病理学诊断，这往往可以揭示 NGGCT 的焦点区域，从而改变治疗方向。局灶性生殖细胞瘤疾病通常需要至少 50Gy 放射治疗，除非有肿瘤播散的证据，否则不再提倡预防性脑脊髓放射治疗。具体的化学治疗方案包括环磷酰胺、顺铂和卡铂。化学治疗的确切作用仍有待阐明；有证据表明，既可以采用单纯化学治疗[19]，也可以为减少放射治疗的辐射剂量而进行辅助化学治疗[20, 21]。

(2) 非生殖细胞瘤性生殖细胞肿瘤：非生殖细胞瘤性生殖细胞肿瘤（NGGCT）是一组异质性肿瘤，包括成熟畸胎瘤、未成熟畸胎瘤、恶变畸胎瘤、卵黄囊瘤、胚胎癌和绒毛膜癌[10, 12]。这些肿瘤可以是单一的组织学类型，或者更为常见的是混合性肿瘤；多达 25% 的儿童 GCT 表现为混合性肿瘤。一般来说，这些肿瘤比纯的生殖细胞瘤预后更差。分泌的肿瘤标志物可在血清或脑脊液中检测出来，其在诊断和监测疗效方面具有重要作用。虽然每种肿瘤都有一个独特的免疫组织化学特征，但可能会有重叠。例如，卵黄囊瘤中 AFP 有明显的升高，但畸胎瘤和胚胎癌也可以显示 AFP 升高。同样，β-hCG 在绒毛膜癌中升高最明显，但在混合性生殖细胞瘤、胚胎癌和未成熟畸胎瘤中也可有较低程度的升高。人胎盘催乳素（human placental lactogen，HPL）是绒毛膜癌的特异性抗原[10, 12, 17]。除对放射不敏感的成熟畸胎瘤外，放射治疗可使 40%～60% 的 NGGCT 得到控制。NGGCT 总体预后不如纯生殖细胞瘤。对于 NGGCT 病例，建议在初步诊断和诱导化学治疗后进行"二次手术"以实现减瘤，因为它与较少的不良事件和更好的预后相关[22]。

(3) 畸胎瘤：畸胎瘤占所有中枢神经系统 GCT 的 4%，包括成熟畸胎瘤、未成熟畸胎瘤、恶变畸胎瘤（即存在明显恶性生殖细胞或体细胞组织）。它们来源于所有三个胚层（内胚层、中胚层和外胚层），组织分化良好，呈器官样结构，一些人认为它们是与其他 NGGCT 完全不同的一类病变。它们边界清楚，多分叶状，通常为囊性，与生殖细胞瘤不同，畸胎

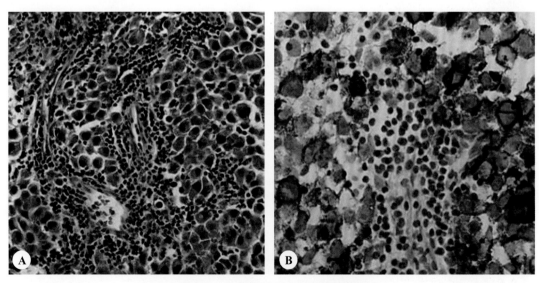

▲ 图 42-5　生殖细胞瘤的组织病理学特征

A. 沿纤维血管间隔有典型的淋巴细胞浸润（HE，×200）；B. 用胎盘碱性磷酸酶（PLAP）对胞质和细胞膜进行免疫组织化学染色（×400）（由 Q. Koperek, Neuropathological Institute, Medical University of Vienna. 馈赠）

瘤可发生恶性变。畸胎瘤在男性更常见，疾病往往更常见于年幼的儿童；畸胎瘤占所有"先天性肿瘤"的 50%。成熟畸胎瘤由完全分化的组织成分组成，而未成熟畸胎瘤具有不完全分化的组织，如神经上皮或间质，通常具有较高的有丝分裂活性（图 42–6）。由于畸胎瘤的罕见性，其确切的自然病史尚未阐明，但已经观察到一些趋势。1 岁以下患者的未成熟畸胎瘤比 1 岁以上患者表现得更具侵袭性[22]。未成熟畸胎瘤的复发率往往比成熟的畸胎瘤更高。据报道，成熟畸胎瘤的 10 年生存率高达 90%，未成熟畸胎瘤的 10 年生存率为 70%[23]。虽然关于化学治疗和放射敏感性的数据存在争议，但总体上畸胎瘤的治疗反应不如其他 GCT。事实上，如果活检诊断为 GCT，进行化学治疗及放射治疗后出现肿瘤体积增大，即使脑脊液中的肿瘤标志物有所改善，也需要考虑畸胎瘤的可能。这种现象被称为生长性畸胎瘤综合征，该现象必须与坏死或瘢痕进行区分。对于这种生长性畸胎瘤综合征，如果是未成熟的畸胎瘤，需要紧急再次手术治疗，而对于成熟的畸胎瘤则可以延期手术治疗[18]。无论是成熟畸胎瘤，或是未成熟畸胎瘤，治疗一般以手术切除为主[24, 25]。未成熟畸胎瘤通常推荐进行辅助化学治疗和放射治疗，

除非病理是低级别且病变肉眼全切除（gross total resection，GTR）[26]。

（4）卵黄囊瘤（内胚窦瘤）：卵黄囊瘤属于侵袭性肿瘤，其主要组成成分是与胚外中胚层母细胞相关的具有原始形态的上皮细胞。这些肿瘤常与纯恶性绒毛膜癌和胚胎癌合并为"预后不良"组[27]。研究表明，这组患者的 5 年总存活率仅为 9.3%，而混合性生殖细胞瘤、畸胎瘤或未成熟畸胎瘤患者的 5 年存活率为 70%[28]。在组织学上，存在典型的 Schiller-Duval 体。该结构具有中胚层核心和中央毛细血管，表面由一层立方体肿瘤细胞覆盖，细胞具有透明的细胞质，小的黑色核和突出的核仁。这些细胞通常存在于松散的黏液样基质中。免疫荧光可见 AFP 染色阳性的嗜酸性透明样小球。

（5）胚胎癌：胚胎癌是 NGGCT 中最罕见的亚型，与卵黄囊瘤相似，预后非常差。组织学上可见大的、多形的细胞以不同的方式排列（如筛状、腺状或乳头状），有较多的有丝分裂和局灶性凝固性坏死区。

（6）绒毛膜癌：绒毛膜癌由沿滋养层线（即细胞质丰富、边界清楚的中等大小细胞）的胚外分化和分泌 β-hCG 的多核合体滋养层巨细胞组成。这些肿瘤常伴有坏死和出血。大体上，肿瘤呈颗粒状和红棕色。

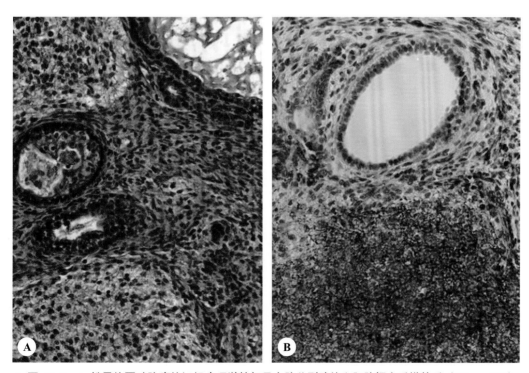

▲ 图 42–6　**A.** 松果体区畸胎瘤的组织病理学特征具有胎儿型腺体和胚胎间充质样基质（**HE，×200**）；**B.** 免疫组织化学染色，突触素染色代表未成熟神经元分化（**×200**）（由 **Q. Koperek, Neuropathological Institute, Medical University of Vienna.** 馈赠）

2. 松果体实质肿瘤

松果体实质肿瘤约占松果体区肿瘤的 30%，其范围包括从良性到侵袭性各种类型，如松果体细胞瘤（WHO Ⅰ 级）、中等分化的松果体实质肿瘤（pineal parenchymal tumor of intermediate differentiation，PPTID，WHO Ⅱ 级或 Ⅲ 级）、松果体母细胞瘤（WHO Ⅳ 级），以及最近描述的松果体区乳头状肿瘤（papillary tumor of the pineal region，PTPR）[12]。

(1) 松果体细胞瘤：松果体细胞瘤是一种罕见的生长缓慢的肿瘤，仅占所有颅内肿瘤的 0.4%～1% [29, 30]，但约占松果体区实质肿瘤的 45%。主要发生在 25—35 岁。肿瘤通常边界清楚，可伴有出血或小的囊性空洞。组织学上，肿瘤表现为类似正常松果体结构的小叶结构，有小的、分化良好和均一的细胞（图 42-7）。肿瘤可呈片状生长，并具有特征性松果体细胞瘤 / 神经细胞菊形团，中间有许多散在的肿瘤细胞突起。也可有细微的星形细胞或神经元成分。普遍的共识是，在安全可行的情况下，肉眼全切除是首选的治疗策略，但是关于活检或次全切除（subtotal resection，STR）后辅助放射治疗是否具有类似的肿瘤控制率，文献中仍有争议[24]，一项针对多个小型研究的 Meta 分析显示后者总生存率和肿瘤控制率较差[29, 31]，但一项大型单中心研究显示 GTR 和 STR 联合放射治疗有相似结果[29-31]。

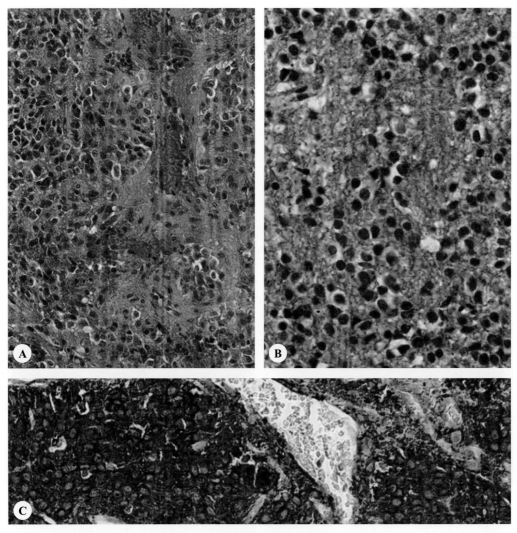

▲ 图 42-7　松果体细胞瘤的组织病理学特征

A. 具有类似正常松果体结构的特征性的小叶结构（HE，×200）；B. 外形相近的有小而圆细胞核的细胞及无细胞核区域内充满由细胞突起（神经髓）组成的精细网络（HE，×400）；C. 免疫组化突触素染色弥漫性强阳性（×200）（由 Q. Koperek, Neuropathological Institute, Medical University of Vienna. 馈赠）

（2）中度分化的松果体实质性肿瘤：PPTID 约占松果体实质肿瘤的 10%，成年后发病率最高。临床表现各不相同，WHO 分级为 II 级和 III 级，5 年生存率分别为 74% 和 39%[32]。可根据有丝分裂指数和组织病理学（神经丝染色）区分 II 级和 III 级肿瘤，其中有丝分裂指数也被认为是预后相关因素[33]。推荐初始治疗方式通过内镜活检或尝试 GTR 的手术干预，大多数肿瘤需接受辅助放射治疗。肿瘤组织病理学特点包括高细胞密度、轻度核异型性、偶见有丝分裂和缺乏松果体细胞瘤菊形团。

（3）松果体母细胞瘤：松果体母细胞瘤是一种 WHO IV 级别的高度恶性原始神经外胚层肿瘤（primitive neuroectodermal tumor，PNET），占松果体实质肿瘤的 45%～50%[10, 34]。它们通常发生在 20 岁之前，似乎更常见于男性，性别比例为 2 : 1。尽管采用了包括手术、化学治疗和放射治疗在内积极的综合治疗方案，预后仍非常差，5 年生存率仅为 10%[32, 34-36]。年龄＜5 岁和非 GTR 切除常提示预后不良[37]。大体上肿瘤质地柔软、易碎、边界不清，通常伴有坏死和出血，偶有囊性变。肿瘤侵袭、脑脊液播散和远处转移并不少见，因此初诊时的影像学检查应该包括整个中枢神经系统。组织学上可见无叠层模式致密排列的小细胞，胞质极少（图 42-8），具有特征性的 Homer-Wright 假菊形团，中间有一些神经毡，这在其他 PNET 中也可以看到，以及视网膜母细胞瘤中最常见的 Flexner-Wintersteiner 真菊形团（无神经毡的真腔）。

（4）松果体区乳头状瘤（PTPR）：松果体区乳头状瘤是一种神经外胚层肿瘤，起源于连合下器官中细胞角蛋白和巢蛋白染色阳性的室管膜细胞。该肿瘤于 2003 年首次被报道，并被列入 2007 年的 WHO 的分类指南[12]。它有着不同的生物学行为，与 WHO II 级或 III 级肿瘤类似；5 年总生存率约为 73%[38]。自然病史和最佳治疗策略很大程度上仍未知；Fauchon 及其同事报道了迄今为止最大病例数的回顾性研究，包括来自多个国家的 44 名患者，单因素分析发现手术切除程度是改善总生存率的预测因素[39]。迄今为止，文献共报道 93 名患者，最好发 30 岁左右群体[40]。小样本研究发现辅助放射治疗[41, 42]和化学治疗具有一定作用[43]。

3. 其他肿瘤类型

松果体区还有许多其他类型的非松果体细胞组织，

也可发生肿瘤，占松果体区肿瘤的 10%～14%[10, 44]。松果体中存在星形胶质细胞，但胶质瘤更常起源于松果体附近的胶质组织，而非腺体内。这一区域的大多数胶质瘤是毛细胞型黄色瘤型星形细胞瘤（pilocytic xanthoastrocytoma，PXA），罕见胶质母细胞瘤（glioblastoma，GBM）很少见，基本上不存在中间级别的胶质瘤[44]。附近的脉络丛可发生脉络丛乳头状瘤。大脑镰、小脑幕和中间帆均可发生间充质来源的肿瘤，包括脑膜瘤（占松果体区肿瘤的 6%～8%）、血管瘤和血管外皮细胞瘤。最后，尽管罕见，但体内其他部位肿瘤可以利用松果体没有血脑屏障的特点而转移至此，这种肿瘤推测是通过脉络丛后动脉经血源性扩散而来。肺癌、乳腺癌和黑色素瘤是最常见的三种原发癌症[45]。该区域其他罕见病变包括蛛网膜囊肿、囊虫病和血管畸形（如动静脉畸形、海绵状血管瘤、Galen 静脉扩张 / 静脉曲张）。

四、肿瘤标志物

肿瘤标志物可作为诊断和判断预后的工具。高水平的 β-hCG 通常与绒毛膜癌相关，轻度的 β-hCG 见于生殖细胞瘤和胚胎癌；高水平的 AFP 与卵黄囊肿瘤相关，轻度的 AFP 升高见于畸胎瘤和胚胎癌（表 42-3）[12]。AFP 是一种由卵黄囊和胎儿肝脏产生的糖蛋白，通常在出生时就停止产生。血清和脑脊液的正常值应均＜5ng/ml。β-hCG 也是一种糖蛋白，由胎盘滋养层的合胞滋养层巨细胞产生。血清和脑脊液的正常值＜5mU/ml。对于表达肿瘤标志物的松果体区生殖细胞肿瘤，血清肿瘤标志物水平越高，预后越差。血清 AFP＜20ng/ml、20～2000ng/ml 和＞2000ng/ml 分别提示预后良好、中等和不良。类似地，血清 β-hCG＜1mU/ml、＞1mU/ml 和＞1000mU/ml 分别表示预后良好、中等和不良[46-48]。绒毛膜癌、卵黄囊肿瘤和生殖细胞瘤中也可见 PLAP 升高。然而，许多肿瘤的肿瘤标志物水平不会有异常（无论在血清还是脑脊液中），因此需要通过活检或手术切除明确组织学诊断。Keene 等在 2007 年发表了一篇关于加拿大儿童中枢神经系统生殖细胞肿瘤的回顾性分析[49]。121 名患者中 83 名为生殖细胞瘤，38 名为 NGGCT。7% 的生殖细胞瘤和 36% 的 NGGCT 患者的脑脊液和血清中 β-hCG 均升高。在该研究中，34% 的 NGGCT 患者的 AFP 升高。在已知表达肿瘤标志物的生殖细胞肿瘤患者中，这些易于检测的血清肿瘤标志物在

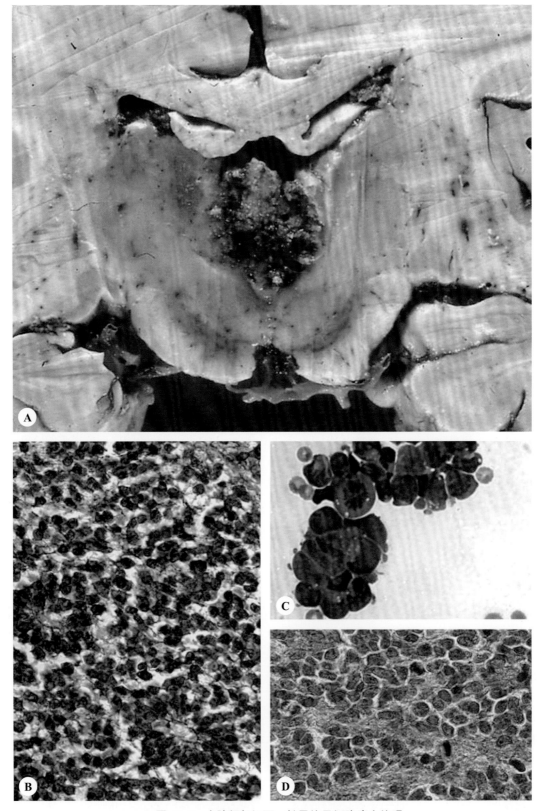

▲ 图 42-8 大脑额部切面，松果体母细胞瘤大体观

A. 肿瘤已侵入第三脑室；B. 松果体母细胞瘤的组织病理学特征为 Flexner-Wintersteiner 菊形团（HE，×400）；C. 脑脊液中存在伴有丝分裂活动的典型肿瘤细胞（MGG，×600）；D. 细胞密度高，有大量有丝分裂象（HE，×400）；（由 D. Koperek, Neuropathological Institute, Medical University of Vienna. 馈赠）

表 42–3　松果体区肿瘤的免疫组织化学特征（肿瘤标志物）

	AFP (< 5ng/ml)	β-hCG (< 5ng/ml)	HPL	PLAP	细胞角蛋白 (CAM 5.2, AE 1/3)	c-kit (CD 117)	OCT 4	褐黑素
生殖细胞瘤	–	+（<770ng/ml）	–	++	–	+	+	–
畸胎瘤	+（<1000ng/ml）	–	–	–	+	±	–	–
卵黄囊瘤	+++	–	–	±	–	–	–	–
胚胎癌	++（<1000ng/ml）	++（<770ng/ml）	–	+	+	–	+	–
绒毛膜癌	–	+++（>2000ng/ml）	++	±	+	–	–	–
松果体细胞瘤								+
松果体母细胞瘤	–	–	–	–	–			++
乳头状瘤					++			–

由 Rosenblum 等修改并提供数据；引自 Louis DN, Ohgaki H, Wiestler OD, Ca.venee WK. *WHO classification of tumours of the central nervous system*. Lyon: International Agency for Research on Cancer (IARC); 2007.

监测肿瘤对治疗的反应和治疗后复发方面具有重要价值。我们使用这些标志物的血清值的主要目的是为了判断预后，而不是单纯的诊断手段。

五、外科入路：历史回顾

解剖的复杂性和深部手术视野所固有的挑战导致早期神经外科手术切除松果体区肿瘤的结果令人失望。Cushing 在 1932 年的一份手稿中说道，他"从未成功地充分暴露松果体肿瘤以证明切除它的尝试是可行的"[50]。关于松果体区域手术入路的最早描述可以在德国文献中找到。1913 年，Oppenheim 和 Krause 首次报道了经幕下小脑上入路（supracerebellar infratentorial，SCIT）切除松果体区肿瘤[51]。随后不久，关于半球间经胼胝体入路的描述被发表[52, 53]。这一方法后来被 Dandy 修改并倡导，他报道他首次利用半球间经胼胝体入路实现了肿瘤的完全切除[54, 55]。Van Wagenen 在 1931 描述了一种经大脑皮质经脑室入路[56]。

尽管人们努力去尝试寻找安全的手术入路，但 20 世纪 50—60 年代的一系列病例报道显示松果体区手术术后死亡率或持续植物状态发生率为 25%～100%，仅有少数病例记录了长期无并发症生存的情况[57-60]。

Poppen 改进并推广了由 Horaxin 最早在 1937 年报道的枕部经小脑幕（occipital transtentorial，OTT）入路[61]，他在 1968 年发表的手术病例报道中得出结论"任何松果体区的手术入路，即使是为了获得活检标本，都面临巨大的风险，手术结果不可预料"。在他的报道中，虽然报告了 OTT 入路的一些良好结果；然而，并发症发生率仍然很高。所有 8 名接受 Van Wagenen 的经皮质经脑室入路或 Dandy 的半球间经胼胝体入路患者在手术后都发生了迅速的病情恶化和死亡或长期植物生存状态[59]。这也预示着一个时代的到来，在此期间，许多肿瘤中心的标准临床实践是通过先期放射治疗松果体肿瘤，只对出现病情恶化或对"试验性剂量"放射无效的患者采取手术治疗[62]。

随着现代显微外科技术的进步，手术切除的并发症发生率随着时间的推移而逐渐下降[13, 62-65]。此外，内镜和影像技术的进步，使得立体定向活检更为精准。由此，20 世纪 80—90 年代，临床实践中倾向于在经验性放射治疗之前先取得病理诊断。Regis 及其同事在 1996 年发表的一篇文章强调了这一转变，文章显示 1975—1992 年法国 15 个中心进行的 370 例松果体区立体定向活检存在 1.3% 的死亡率（以及

0.8% 的严重神经系统并发症）。在该研究中，只有 51% 的松果体区病变经病理证实是放射敏感的，这更突出了手术切除前活检的潜在优势[66]。

表 42-4 总结了不同手术入路的细微差别，图 42-9 显示了主要的手术入路；然而，值得注意的是，一些原则适用于松果体区的所有手术入路。环绕松果体区的深静脉系统、脑室和脑干等结构都需要格外重视。个体化的解剖学因素、肿瘤位置、范围和可能的病理诊断有助于指导外科医生选择手术入路。松果体区病变手术视野非常深，因此在病变定位、使用长的显微外科器械、最大化利用狭窄的工作通道等方面均需要充分考虑，需要仔细分析术前的影像资料，手术器械也要准备周全。可能还需要长焦距的手术显微镜，特别是在使用坐位时[67]。患者的体位很重要，因为手术不仅要考虑肿瘤的解剖和病理，而且必须考虑外科医生的舒适程度和个人喜好。无论采用何种入路，手术导航和脑室引流均有帮助。

（一）内镜第三脑室造瘘术和立体定向活检

对伴有脑积水、MR 上怀疑生殖细胞肿瘤的松果体 / 第三脑室后部病变的患者，推荐进行内镜下活检和第三脑室造瘘术（ETV）。在笔者所在中心，该手术是通过右侧单个钻孔，使用高分辨率光纤内镜进行的。无框架导航用于规划钻孔位置和经 Monro 孔到达灰结节进行造瘘和第三脑室后部活检的路径。

这种入路的唯一禁忌证是第三脑室的丘脑间联合体积较大，阻碍了内镜下松果体隐窝的显露。一般情况下，颅骨钻孔位于冠状缝线前方约 1.5cm 或更前。在过去的 10 年中，不同种类的内镜被采用，其中杆状玻璃硬镜（0° 和 30°）具有足够的工作通道；柔性内镜的光学清晰度较差，但在该位置可提供良好的可视化。在 ETV 中，首先使用一个封闭的 3F 球囊，随后缓慢扩张，造瘘的位置穿过灰结节，位于漏斗隐窝和斜坡的后方，基底动脉的前方，乳头体下方或之间。一旦造瘘口满意，脑脊液通过造瘘口流动良好，我们便引导内镜进入基底动脉和穿支动脉前面的桥前池区域，确保该区域无粘连。从桥前池中撤出内镜，轻轻地向后倾斜，到达第三脑室后部和松果体隐窝。此时注意内镜的角度，避免在穿窿上产生扭力。从肿块中取出约 6 个组织块，其中 2 个送检术中冰冻病理，以确保我们获得了病理标本。必要时在内镜下使用双极电凝止血。当活检部位持续出血且无法确定局部出血点时，也可通过温盐水冲洗，必要时用冷盐水冲洗来止血。

（二）幕下小脑上入路

幕下小脑上入路（SCIT；图 42-10 至图 42-14）利用一条自然的中线解剖通道达到松果体区，最初由 Krause[51, 68] 实施，后来由 Stein[69] 推广。尽管 SCIT 入路通常用于治疗松果体区域肿瘤[13, 62-65]，但

入　路	有利的解剖学因素	不利的解剖学因素
幕下小脑上入路（SCIT）	• 顶盖 / 脑干平面后方 • 主要在颅后窝 / 松果体 • 肿瘤延伸到第三脑室后部不是禁忌证，除非它位于第三脑室中心	• 小脑幕角度过于陡峭 • 肿瘤位于顶盖 / 脑干前方 • 幕上延伸至第三脑室或侧脑室外 • 肿瘤向外侧延伸至小脑中脑池或四叠体脑池
枕部经小脑幕入路（OTT）	• 肿瘤累及小脑幕上下方 • 大肿瘤需要联合颅后窝和幕上入路	小肿瘤更容易由其他入路切除
前部经脉络丛入路	明显延伸至第三脑室后部或丘脑 / 下丘脑的肿瘤	主要位于颅后窝或顶盖后部的肿瘤
后纵裂经胼胝体入路	• 肿瘤位于胼胝体压部下方 • 附着在大脑内静脉和第三脑室顶端的小肿瘤	主要位于颅后窝或顶盖后部的肿瘤
内镜第三脑室造瘘术（ETV）/ 活检	• 脑积水 • 患者特征和 MRI 提示放射敏感肿瘤，如生殖细胞瘤	• 大的中间块会干扰松果体病变的显露 • 基底动脉与斜坡之间的距离不足，无法安全地进行 ETV • MRI 不提示生殖细胞瘤或放射敏感肿瘤

表 42-4　松果体区肿瘤选择各种手术入路时的解剖学考虑

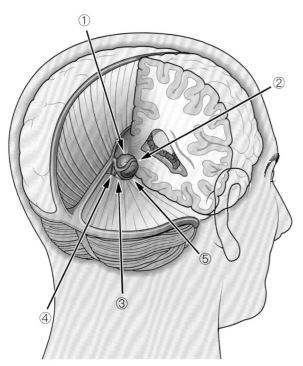

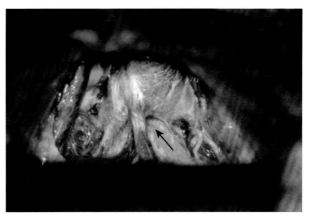

▲ 图 42-11 尸体头部解剖上显示幕下小脑上入路暴露松果体区域（黑箭）

改自 Day JD, Koos WT, Matula C, lang J, eds. *Color Atlas of Microneurosurgical Approaches*. Stuttgart: Thieme; 1997.[19]

▲ 图 42-9 从不同方向到达松果体区的手术入路示意

①后纵裂经胼胝体入路，②额部经脉络丛入路，③枕部经小脑幕入路（OTT），④幕下小脑上入路（SCIT），⑤外侧 SCIT（改自 Day JD, Koos WT, Matula C, Lang J, ads. *Color Atlas of Microneurosurgical Approaches*. Stuttgart: Thieme; 1997.[19]）

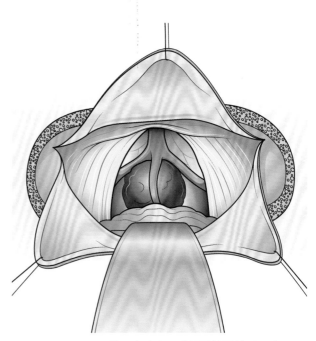

▲ 图 42-12 幕下小脑上入路暴露松果体区示意

显示松果体肿瘤与静脉系统及周围结构的关系（改自 Pendl G, ed. *Pineal and Midbrain Lesions*. Berlin: Springer; 1986.[27]）

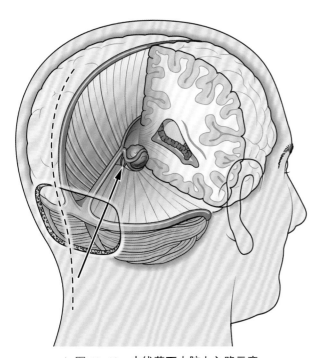

▲ 图 42-10 中线幕下小脑上入路示意

入路轨迹、皮肤切口和开颅位置（改自 Day JD, Koos WT, Matula C, Lang J, eds. *Color Atlas of Microneurosurgical Approaches*. Stuttgart: Thieme; 1997.[19]）

有些松果体区的系列手术报道并没有分析手术并发症的数据[64]，使得评估该入路相关的并发症发生率存在困难。Hernesniemi 及其同事发表了最大病例数的研究，119 名患者中采用 SCIT 的占 111 名（93%）[13]。除 1 名患有潜在心肌病的患者外，所有病例均采用坐位。总体来说，在该研究中，未发生术后即刻死亡，肉眼全切除率为 88%，并发症发生率为 18%，包括短暂性 Parinaud 综合征（9）、伤口感

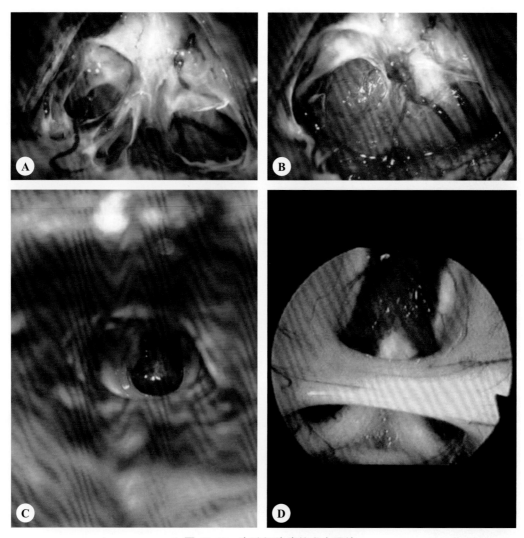

▲ 图 42-13　生殖细胞瘤的术中照片

A. 松果体区蛛网膜切开时，肿瘤在背景处；B. 肿瘤切除前；C. 肿瘤完全切除后；D. 内镜辅助进入第三脑室，可见顶部脉络丛，两侧穹窿和前连合

染（3）、轻度偏瘫（2）、脑膜炎（2）、短暂性记忆障碍（2）、脑神经麻痹（2）、硬膜外血肿（1）。这一研究证明了对松果体区肿瘤进行先期手术切除的可行性，并证明了通过优化手术入路可以降低手术并发症的发生率[13]。

根据笔者的经验，幕下小脑上入路的主要适应证是位于脑干顶盖的背侧，局限于颅后窝和第三脑室后部的松果体肿瘤，且没有广泛延伸到三脑室前部。如果顶盖未被肿瘤向下推动，而是向后移位，则向第三脑室延伸肿瘤的视野可能被阻断。此外，如果 Galen 静脉向下脱垂进入肿瘤，这可能会缩小将两条 Rosenthal 静脉向两侧推开后产生的工作通道，并且下方的顶盖可能过于狭窄。他们更希望天幕角适当平坦（＜45°）。

患者应采用坐位或俯卧位，颈部屈曲（即 Concorde 体位）。侧卧或 3/4 俯卧位也是一种合理的体位，这取决于患者的身体状况和外科医生的偏好。肥胖患者可能更适合 3/4 俯卧位。坐位利用重力使小脑自然下垂而提供了一个更清晰的手术野。然而，这种体位增加了空气栓塞的风险，即使使用了手臂支撑设备情况下也有可能导致某些外科医生手臂疲劳加剧。当选择坐位时，应进行术前超声"发泡"试验，以排除卵圆孔未闭，如果发现卵圆孔未闭，则 Concorde 体位是更好的选择。在俯卧和坐位手术期间，麻醉团队应通过心前区多普勒超声和呼气末 CO_2 监测持续监测空气栓塞的证据。

皮肤切口采取直切口，很少情况下用 U 形切口。使用无框架导航，在横窦下方或上方钻孔。以中线

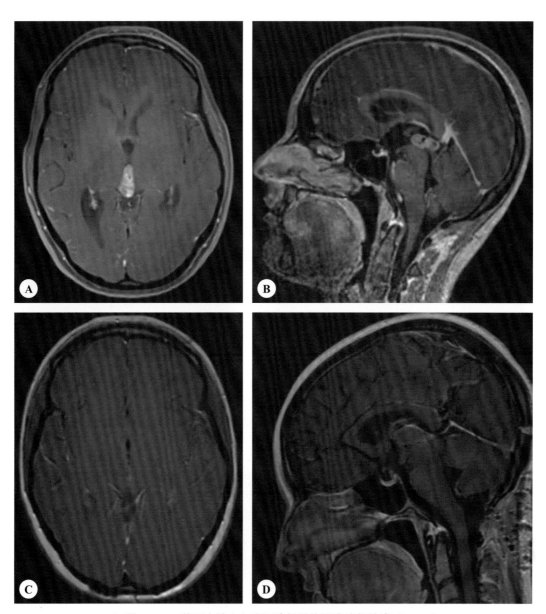

▲ 图 42–14　幕下小脑上入路切除松果体区乳头状肿瘤（PTPR）

21 岁女性表现为持续加重的头痛；头颅 MRI 平扫及增强显示 2.2cm×1.1cm×1.0cm 的松果体区肿块（A 和 B）；她因脑积水先进行了第三脑室造瘘术，其组织活检证实为 PTPR；接下来，通过幕下小脑上入路实现了肿瘤的肉眼全切除；术后图像见 C 和 D；A 和 C. 轴位 T_1 增强；B 和 D. 矢状位 T_1 增强

为中心的小椭圆形枕下开颅，暴露的颅骨范围延伸至或超过横窦。因为可以在不去除枕骨大孔缘或 C_1 椎板的情况下打开枕大池，通常不需要向枕骨大孔外侧或下侧延伸。硬脑膜以 Y 形打开。用缝线将硬脑膜瓣轻轻向上拉开，将横窦和窦汇有效地向上牵开。也可以用牵开器向上抬起小脑幕，从而拓宽手术通道。从枕大池释放脑脊液促进小脑下垂。显微解剖小脑背侧表面，向前延伸至小脑幕切迹，直到看见增厚的蛛网膜层。用蛛网膜刀小心地挑开蛛网膜，可以看到小脑中央前静脉，为了显露松果体区

和肿瘤可牺牲小脑前中央静脉。通常，Rosenthal 基底静脉推向侧方，大脑内静脉和 Galen 静脉推向上方。继续通过这条狭窄的通道进入，可以清晰地看见肿瘤在深静脉系统和中间帆的附着点。对于肿瘤下方在顶盖的附着点，以及肿瘤侧方延伸至第三脑室后部或四叠体池的部分，往往很难显露[67]。在这种情况下，带角度的硬性内镜非常有用。

（三）枕部经小脑幕入路

枕部经小脑幕入路（OTT）（图 42–15 至图 42–17）由 Horax 首创，后来由 Poppen[59, 70] 和 Jamieson[71] 推

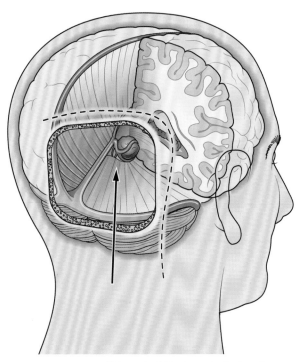

▲ 图 42-15　枕部经小脑幕（OTT）入路示意

入路轨迹、皮肤切口和开颅位置（改自 Day JD, Koos WT, Matula C, Lang J, eds. *Color Atlas of Microneurosurgical Approaches*. Stuttgart: Thieme; 1997.[19]）

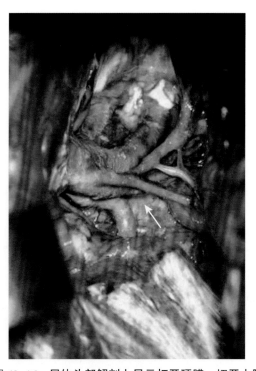

▲ 图 42-16　尸体头部解剖上显示打开硬膜，切开小脑幕后在 Rosenthal 基底静脉间显露松果体（白箭）

改自 Day JD, Koos WT, Matula C, Lang J, eds. *Color Atlas of Microneurosurgical Approaches*. Stuttgart: Thieme; 1997.[19]

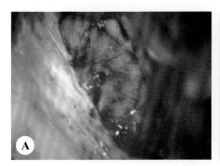
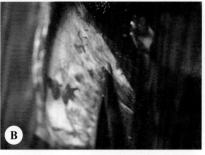
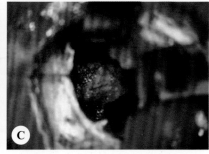

▲ 图 42-17　脑膜瘤患者术中照片

A. 切开小脑幕前，肿瘤在背景处；B. 小脑幕切开，是该入路的关键步骤；C. 完全切除肿瘤后的空腔，周围组织用速即纱覆盖

广和完善，长期以来一直是松果体病变向上或外侧延伸超出 SCIT 入路范围时的主要方法，这种入路主要用于体积大，且同时向小脑幕上方和下方延伸的肿瘤。这种入路可以很好地显示肿瘤与后方的脑干以及前方的第三脑室前部的关系，上方显示侧脑室，向下可到第四脑室。

　　患者取半俯卧位，头部旋转 30°～45°，承重侧（靠近手术床一侧）的手臂放置在悬带上。在枕部 / 枕下区域做 U 形皮肤切口。通常是在右侧行枕骨开颅术，向内侧延伸至上矢状窦，向下延伸至横窦。

然后分别在矢状窦的外侧和横窦上方做一个倒置的 T 形硬脑膜切口。但当遇到少见的后部桥静脉时应小心处置以避免损伤。考虑到视觉通路损伤的可能性，应避免在相关的枕叶上过度牵拉。在大脑半球间解剖显露小脑幕。确定小脑幕中线处的直窦走行。用一把有保护装置的蛛网膜刀在中线外 10～30mm 处沿与直窦平行方向切开天幕。可用双极电凝止血，特别是当天幕很厚或富血管时。随着这个切口延伸到小脑幕切迹，就可以看到松果体区和深静脉结构。此入路能很好地显示幕上肿瘤延伸至脑室的情况。

270° 全景视野包括深静脉系统、脑干和第三脑室前部。这是一个倾斜的视野，如果没有经验的外科医生可能会迷失方向。在这种情况下，无框架导航是一个有用的工具，可以帮助避开关键静脉结构，以切除肿瘤[67]。

在笔者的经验中，OTT 入路通常用于较大的肿瘤。因此，将死亡率/并发症发生率与采用 SCIT 入路的进行比较是具有挑战性的。尽管如此，几个专门采用 OTT 入路的回顾性研究显示，死亡率为 0%～10%，永久并发症发生率为 5%～20%[72-74]，部分学者倾向于将该入路作为切除松果体区肿瘤的主要方式[75]。

（四）后纵裂经胼胝体入路

该入路适用于小肿瘤或粘连于大脑内静脉和 Galen 静脉的肿瘤，或者小脑幕太陡而无法通过 SCIT 入路安全进入时（图 42-18 至图 42-21）。当肿瘤主要位于第三脑室后部和松果体区时，这是一个很好的选择。该入路可直接观察大脑内静脉、Galen 静脉、中间帆和整个第三脑室。该入路是在桥静脉很少的区域进行的，患者处于正中俯卧位。笔者用无框架导航引导通过胼胝体压部的路径。在可能的情况下，患者应该在手术前后进行神经心理测试，以评估胼胝体压部切开后的神经认知功能障碍。

在松果体区存在肿瘤的情况下，胼胝体压部通常会受压变薄。在矢状面切开胼胝体压部；切口通常仅需要 10～15mm 即可进入中间帆腔，可见内侧脉络丛和成对的大脑内静脉。可选择在大脑内静脉之间进入，或者将其轻轻地推向一边，然后就可以进入第三脑室后部，即可暴露肿瘤。

笔者通常使用内镜来观察 Galen 静脉下方或胼胝体下方有无肿瘤残留。初步切除肿瘤后，内镜可以显示第三脑室顶部和深静脉系统的残余肿瘤。在一项松果体肿瘤系列研究中，15 名松果体细胞瘤患者分别采用 OTT 或联合 OTT/后纵裂经胼胝体入路，30° 内镜可以显示残留的肿瘤，而单纯使用显微镜下则 40% 患者有残余肿瘤被遗漏[76]。

（五）前部经脉络丛入路

该入路用于松果体区肿瘤侵犯到第三脑室前部。当肿瘤局限于第三脑室和松果体区，没有延伸到颅后窝时，我们使用这种入路而不是 SCIT 入路。前部经脉络丛入路也常用于第三脑室前部病变的活检，如胶质囊肿[77, 78]。该入路包括纵裂经胼胝体、纵裂经穹窿间入路和经皮质经脉络丛入路。

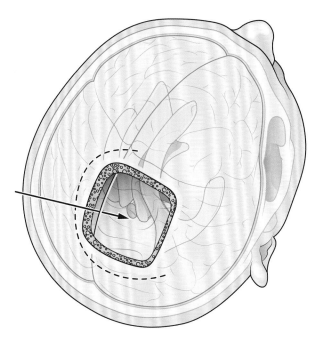

▲ 图 42-18　后纵裂经胼胝体入路示意

入路轨迹、皮肤切口和开颅位置（改自 Day JD, Koos TW, Matula C, Lang J, eds. *Color Atlas of Microneurosurgical Approaches.* Stuttgart: Thieme; 1997 .[19]）

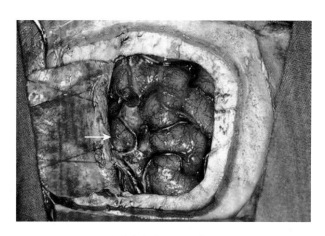

▲ 图 42-19　尸体头部解剖上显示打开硬膜，进入纵裂

改自 Day JD, Koos WT, Matula C, Lang J, eds. *Color Atlas of Microneurosurgical Approaches.* Stuttgart: Thieme; 1997.[19]

患者取仰卧位，右额开颅并暴露上矢状窦，骨瓣的 2/3 在冠状缝前，1/3 在冠状缝后。沿上矢状窦做一个十字状或翻向内侧的硬脑膜切口。小心地经纵裂解剖，以避免损伤胼缘动脉和胼周动脉。沿中线在胼胝体上切开，不超过 10～15mm，以进入侧脑室。

当这种入路应用于起源于松果体区域的病变时，通常通过经脉络丛的方法来增加经 Monro 孔的第三脑室暴露[79]，其中一侧的脉络裂被分开以进入第三

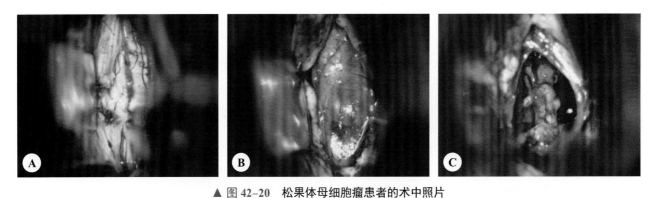

▲ 图 42-20　松果体母细胞瘤患者的术中照片

A. 使用不粘双极电凝分开胼胝体压部；B. 肿瘤位于第三脑室后部，肿瘤在切除前；C. 肿瘤完全切除

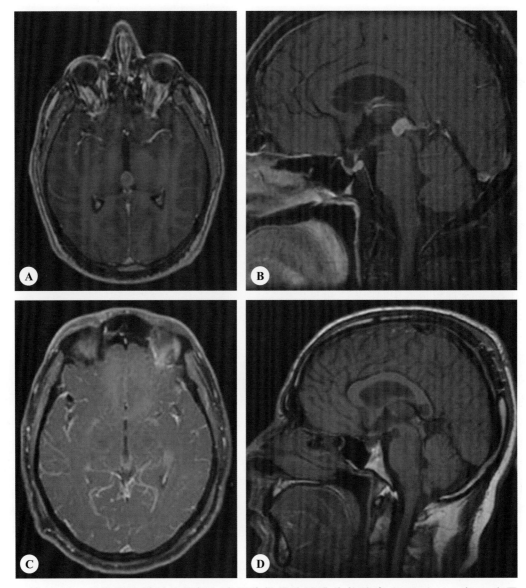

▲ 图 42-21　后纵裂经胼胝体压部入路切除松果体区乳头状肿瘤（PTPR）；一名 44 岁男性表现为头痛和全身强直性阵挛性发作；平扫和增强的脑 MRI 显示邻近三脑室后部有一 1.9cm×1.2cm×1.2cm 的肿块并伴有脑积水（A 和 B）；他先进行了第三脑室造瘘术，随后通过右侧顶叶开颅经半球间后部经胼胝体压部入路实现肿瘤的肉眼全切除（C 和 D）；A 和 C. 轴位 T_1 对比增强；B 和 D. 矢状位 T_1 对比增强

脑室。脉络裂通常在穹窿带侧分开而不是丘脑带侧，以避免损伤丘脑[64, 68]。当分离脉络裂与 Monro 孔时，要注意保持丘纹静脉完整。另一种可行的方法是由 Busch 最先描述的中线穹窿间切口[81]。Apuzzo 在 11 名不同病理类型的三脑室病变患者中证实了使用前纵裂经胼胝体经穹窿入路暴露整个第三脑室的可行性[82]。在该研究中，尽管有 4 名患者存在术后短暂的记忆问题，但所有患者均未发生长期的术后并发症[82]。笔者的首选方法仍然是经脉络丛入路。但对于那些由于肿瘤占位效应而使两侧穹窿柱分离并在其间形成一个自然平面的肿瘤，笔者仍可选穹窿间入路。

历史上，前纵裂经胼胝体入路最常与经皮质入路进入第三脑室前部相比较。在两种手术方式的比较中，前纵裂经胼胝体入路的术后脑积水发生率较高，但术后癫痫的发生率似乎较低[77]。Hassaneen 等通过对 Texas M.D. Anderson 癌症中心 1993—2007 年 38 名第三脑室肿瘤患者行前纵裂经胼胝体入路手术后并发症进行了全面的调查，发现手术死亡率为 8%，术后 30 天的总体并发症发生率为 50%，严重神经系统并发症发生率为 16%。最常见的严重神经系统并发症是脑积水（11%）和局灶性运动障碍（5%）；所有术后脑积水患者在脑室 – 腹腔分流术后临床症状均有改善[83]。

胼胝体切开对长期认知方面的复杂影响引起了学界的研究兴趣。人们早就认识到，在进入第三脑室的入路中切断胼胝体前部可能会损害触觉信息在大脑半球之间的传递[84]。有研究利用全面的神经心理学测试对 8 名接受了手术的患者（与 8 名健康对照比较）进行评估，结果显示，手术后的并发症包括言语/视觉记忆障碍（8 名中有 5 名）、执行能力障碍（8 名中有 3 名）和行为障碍（8 名中有 2 名）[85]。然而，笔者认为，当胼胝体切开长度<25mm，且小心避免对小的胼胝体穿支血管损伤时，胼胝体前部或后部切开对认知的影响是非常有限的[80, 82]。

（六）联合枕部经小脑幕/小脑上经静脉窦入路

Sekhar 和 Goel 在 1992 年首次描述了该入路[67, 86]，因为它为外科医生提供了一个足够大的手术操作空间来切除松果体区的巨大肿瘤，且对小脑和枕叶的牵拉最小，此入路在某些病例中有很大的价值（图 42–21 和图 42–22）。患者采用半俯卧位，手术侧朝下，以加强重力对脑的牵拉。做一 U 形切口，手术开颅包括三个部分①枕下开颅，②单侧枕部开颅加上矢状窦解剖，③对侧枕部开颅[87]。枕下硬脑膜在横窦下方横向切开，并开放枕大池。采用这种方法时，笔者主张在结扎非优势侧横窦前对其进行试验性阻断，并使用 20G 的蝶形针和压力计确认静脉压升高<5cmH$_2$O[67]。如果在手术结束时有任何脑水肿的迹象，建议使用短的静脉移植物进行横窦重建[67]。横窦结扎后，在直窦外侧切开小脑幕并延伸至小脑幕切迹，最小限度的牵开脑组织以辅助肿瘤切除。

致谢

感谢 Harley Silva 博士在编辑和优化章节配图和布局方面提供的帮助。特别感谢本章的上一版本的作者（Christian Matula 博士），因为一些文本是从他对这一章的最初概念修饰而成。感谢他确定和协调这些精美且具有艺术性的图片，其中大部分已经在本书的这一章中转载。在此，也感谢维也纳医科大学神经病理研究所（H. Budka）的 O. Koperek 提供的组织病理学图片；维也纳医科大学神经放射学系的 D. Prayer 提供的影像学图片；维也纳医科大学解剖研究所的 A. Di Ieva 和 M. Tschabitscher 提供的神经内镜图像及 I. Dobsak 提供的医学插图。

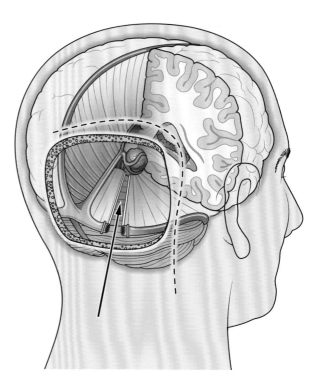

▲ 图 42–22　联合枕部经小脑幕/小脑上经窦入路：切开横窦和小脑幕后的入路轨迹

第43章 小脑脑桥角肿瘤

Cerebellopontine Angle Tumors

Robert S. Heller　Luke Silveira　Carl B. Heilman　著

郑杰胜　译　肖　峰　郑秀珏　校

临床要点

- 全面了解小脑脑桥角的复杂解剖结构是取得良好手术效果的先决条件。重要的神经血管结构应在手术中尽早确定，这样才能更好地保护它们，并指导后续的手术步骤。无论肿瘤的大小和范围如何，内听道底部和脑神经出/入脑干区域的解剖关系是不变的。
- 大多数小脑脑桥角肿瘤是良性的，完全切除后可获得良好的远期疗效。但对于仅有患侧听力存在的患者，可能会为了保留听力功能而放弃完全切除。
- 小脑脑桥角肿瘤切除的主要原则包括以下几个方面：尽早辨别面神经、耳蜗神经等重要神经结构的走行；先分块切除肿瘤；只有达到充分的瘤内减压后，才能与周围结构分离；应始终在蛛网膜平面进行解剖；尽可能避免使用双极电凝，特别是在脑神经附近。
- 笔者首选的手术方法是乙状窦后入路。这一入路安全且相对简单。它能提供小脑脑桥角区和岩斜区的全景视野，也降低手术相关并发症的发生率。此外，切除内听道上结节可暴露生长浸润至 Meckel 囊、岩斜区及海绵窦后部的肿瘤。

一、小脑脑桥角肿瘤手术的历史

小脑脑桥角（cerebellopontine angle，CPA）是颅后窝肿瘤最常见的部位。该区域的肿瘤约占所有颅内肿瘤的 10%，其中前庭神经鞘瘤占 CPA 肿瘤的 80%[1]。其他涉及该区域的肿瘤包括脑膜瘤、表皮样囊肿、蛛网膜囊肿、脂肪瘤和转移瘤等。CPA 密集分布着重要的脑神经，因此，该区域肿瘤可能导致严重的神经功能障碍。如果不治疗，甚至会导致死亡。

早在 1777 年，荷兰内科医生兼解剖学家 Eduard Sandifort 就报道了第一例 CPA 肿瘤的尸检报告[2]。然而，当时没有发现与占位的临床相关性。在 1810 年，Leveque-Lesource 将 CPA 肿瘤引起的症状与尸检结果联系起来。死者是一名 38 岁的女性，生前有呕吐、头痛、视力下降、四肢麻木、构音障碍和伸舌偏斜等临床表现。尸检中，Lesource 发现死者的肿瘤附着在一侧的第Ⅷ对脑神经上[3]。

至 19 世纪末，CPA 肿瘤的临床表现，至少其晚期症状，被临床医生越来越所熟知和认可。1894 年 11 月，Charles Ballance 成功完成第一例 CPA 肿瘤的全切手术。患者的症状包括眩晕、头痛、步态不稳和单侧失明 1 年。考虑为 CPA 占位从而进行了手术。Ballance 将手术分两期进行，时间间隔 1 周。一期行右颅后窝开颅手术。一周后，Ballance 将未戴手套的手指插入脑桥和岩骨之间，切除了肿瘤。这位患者在接受手术时为 46 岁，术后存活了 18 年。不幸的是，患者术后出现了面部麻木、面瘫和迟发性角膜溃疡，需要摘除右眼。

1903 年，Krause 提出用于切除前庭神经鞘瘤的单侧枕下入路。就像 Ballance 一样，Krause 用他的手指作为解剖和切除肿瘤的工具。由于这种方法会遇到无法控制的出血，Krause 的手术死亡率接近 85%。

1904 年，Panse 首次尝试经迷路入路切除前庭神经鞘瘤。由于手术器械有限，这一入路难以充分暴露病变，同样与高死亡率有关。1905 年，Victor Horsley 在伦敦国立医院开展了一例前庭神经鞘瘤的全切手术。然而，患者术后出现严重的脑干缺血，仅存活了数年。同年，Borchardt 首次尝试经乙状窦切除前庭神经鞘瘤。由于乙状窦外侧的致命出血，该入路被迅速放弃。由于外科医生在尝试对 CPA 肿块进行手术时会遇到大量出血的并发症，Harvey Cushing 后来将该解剖区域称为"血腥三角"（the bloody angle）[2]。

早期 CPA 肿瘤切除术的尝试由于缺乏诊断能力和精密的手术器械，加上不可靠的麻醉、有限的止血手段以及对 CPA 解剖结构的不完全了解而变得复杂。因此，早期手术中充满了术中艰难和极高的死亡率。即使由最有经验的外科医生实施手术，其死亡率也接近 70%～85%[2]。Harvey Cushing 认为这么高的死亡率是不可接受的，这也促使他在该领域的探索并成为推进 CPA 手术的下一个先驱。

1917 年，Cushing 发表著作 *Tumors of the Nervus Acusticus and the Syndrome of the Cerebellopontine Angle*。记录了他对 30 例前庭神经鞘瘤患者的手术和围术期经验。Cushing 报道的死亡率明显低于他的前辈们，最初的死亡率为 20%，后来他将其降至 4%[4]。尽管他的前辈们已经广泛认识到症状学，但正是在这段时间里，Cushing 首次创造术语"CPA 综合征"，并首次准确地描述了 CPA 肿瘤患者由耳鸣向同侧听力丧失的早期进展。

Cushing 显著改善的预后由几个关键因素促成。他认为根本不可能实现前庭神经鞘瘤的完全切除。相反，在他的囊内次全肿瘤切除中，他主要关注于实现对脑干的减压并避免对延髓的压迫。为了控制诊断时患者普遍存在的颅内压升高问题，Cushing 使用了脑室穿刺。此外，Cushing 通过双侧枕下开颅使他能够在探查两侧 CPA 的同时实现去骨瓣减压。另外，他在手术早期暴露小脑延髓池并释放脑脊液（CSF）以实现对小脑扁桃体的减压效果[4]。除了这些新入路之外，其细致的手术技术还包括对患者生命体征的密切关注及术中应用血管夹和电凝止血的坚持。

尽管 Cushing 的相对杰出的术后即刻死亡率，但他的囊内次全切除入路与高复发率相关，其 5 年总死亡率接近 54%[4]。Cushing 的学生 Walter E. Dandy 认为这种高复发率无法接受。因此，他在采用 Cushing 的双侧枕下开颅手术和彻底的瘤内减压后寻求完全切除瘤囊。Dandy 也以 Cushing 为榜样，小心地控制止血，夹闭肿瘤周围的所有血管以避免出血并发症，成为首位以较低的手术死亡率实现肿瘤完全切除的外科医生[5]。

1934 年，Dandy 放弃了双侧 CPA 入路，转而采用类似于 Krause 最先开展的单侧枕下入路[6]。除了他深厚的手术技术外，Dandy 还有一个优势，即相比以前的外科医生他通常对较小的肿瘤进行手术。Cushing 对"耳鸣先于同侧听力丧失"的普遍观察加上 Dandy 发明并使用的气脑造影术使得早期精准诊断 CPA 占位成为可能。另外，Dandy 有机会利用外科领域的其他技术进步，包括改进的电凝技术、更可靠的麻醉及输血的应用。同时，Dandy 也逐步改进他的手术技术。利用脑室和枕大池穿刺来降低颅内压力，通过切除外侧小脑半球获得足够的 CPA 通道。1941 年，Dandy 报道了 46 例前庭神经鞘瘤完全切除手术，手术死亡率仅为 10.8%[7]。

现代 CPA 手术由耳科医生 William House 开创。1961 年，House 充分利用了新兴的手术器械和设备，包括手术显微镜、耳科钻头和冲洗吸引器等，与神经外科医生 John B. Doyle 一道，通过颅中窝入路实现了小型听神经瘤的手术切除。随着听力监测方法的进步和颞骨 X 线技术的改进，House 和 Doyle 能够在肿块大到足以引发脑积水和视盘水肿之前识别出听神经瘤。对于肿瘤局限于内听道的病例而言，经颅中窝入路的显微外科手术切除肿瘤可实现较高的面神经保留率。然而，在肿瘤扩展到 CPA 时，颅中窝入路不足以充分显露术野以完全切除肿瘤。因此，House 继续与神经外科医生 William E. Hitselberger 合作，两人开创了一种显微外科入路，取代了之前被废弃的经迷路技术[8]。

截至 1968 年，House 记录了 200 例显微手术切除听神经瘤病例。其手术死亡率极低，仅为 7%。同时，面神经保留率也达到惊人的 88%。当时的神经外科医生，包括 Rand 和 Kurze，也致力于完善显微外科枕下入路。截至 1995 年，在技术改进和新的诊断成像技术（包括 CT 和 MRI 的出现）的共同努力下，听神经瘤手术死亡率总体上已降低至不到 0.5%，面神经保留率也接近 90%[8]。

随着时间的推移，人们逐渐清楚地认识到听神经瘤既不是耳蜗神经起源，也不是神经元细胞起源，而是起源于前庭神经的施万细胞。因此，既往的"听神经瘤"现已被更准确地称为"前庭神经鞘瘤"。

二、小脑脑桥角解剖

颅后窝的 CPA 是指毗邻小脑、脑干和相邻颅底的区域。CPA 内的脑神经自脑干发出后，穿过脑桥小脑池，并向颅底走行。

三叉神经、面神经和前庭耳蜗神经自小脑脑桥裂的上下肢之间，以及脑桥、小脑中脚和小脑之间的沟中发出[9]。三叉神经前行至 Meckel 囊并在那里分成三个分支。三叉神经感觉根，也称为"portia major"，位于运动根的外侧和下方，运动根也称为"portia minor"。面神经和前庭耳蜗神经则在脑桥延髓裂内相互毗邻从脑干发出。前者位于后者的前内侧。两者合并沿前外侧进入内听道。舌咽神经和迷走神经位于靠近颈静脉孔的 CPA 尾侧区。

CPA 的血管成分起源于沿脑干腹侧走行的基底动脉。小脑前下动脉（anterior inferior cerebellar artery，AICA）是 CPA 的主要动脉，尽管小脑上动脉（superior cerebellar artery，SCA）的尾干也可偶尔进入 CPA。AICA 在桥小脑池内分叉并发出头干和尾干。头干向上供应小脑中脚和脑桥小脑裂上表面，而尾干向下供应小脑腹下表面[9]。岩静脉，也称为 Dandy 静脉，是 CPA 内最大的静脉，位于小脑幕侧下方。该静脉沿岩骨嵴走行并汇入岩上窦。

内听道（internal auditory canal，IAC）位于颞骨内，是脑桥小脑池与颞骨之间的通道。内耳门是 IAC 面向脑桥小脑池的开口。IAC 内有五条神经走行：面神经、耳蜗神经、前庭上神经、前庭下神经和中间神经。IAC 内走行的血管主要为迷路动脉——AICA 的一个分支，负责耳蜗和内耳的血供。极少数情况下，AICA 本身也可以呈襻状进入 IAC。

IAC 内神经的位置是固定的，并按象限排布。面神经位于 IAC 的前上象限，耳蜗神经位于前下象限。在后方，前庭上神经位于前庭下神经的上方。上、下 IAC 由横嵴相隔，而垂直嵴（Bill bar）则将前上象限的面神经与后上象限的前庭上神经分开。中间神经在前上象限与面神经密切相连，沿面神经通过面神经管出 IAC。

三、小脑脑桥角的手术入路

（一）乙状窦后入路

乙状窦后入路可能是应用最广泛的手术入路。它提供了良好的 CPA、脑干和内听道的视野。在全身诱导麻醉后，将患者仰卧安置于手术床上并将患者头部转向对侧，使用 Mayfield 三点头架固定。如果需要的话，可使用毛毯或胶布帮助转动身体，以允许头部有更大的侧向旋转。虽然头部旋转不足会影响到 CPA 的暴露，但过度旋转会增加颈部颈内静脉水平静脉闭塞的风险。

CPA 手术中的神经监护可为术者提供重要信息。面神经运动功能可通过插入眼轮匝肌和口轮匝肌的电极进行监测。脑干听觉诱发电位（brainstem auditory evoked response，BAER）监测则可跟踪手术过程中的听力功能（图 43-1）。正常的 BAER 波形由 7 个波组成：Ⅰ 波，耳蜗神经；Ⅱ 波，耳蜗核；Ⅲ 波，上橄榄核；Ⅳ 波，外侧丘系；Ⅴ 波，下丘；Ⅵ 波，丘脑内侧膝状体；Ⅶ 波，听辐射和皮质。目前尚不清楚在前庭神经鞘瘤手术中监测听觉脑干反应（auditory brainstem response，ABR）是否能提高听力保留率。但在试图保留听力的情况下，ABR 可及时地提醒外科医生避免可能会导致听力丧失的手术操作，从而改善预后。

切口设计在乳突后约 2cm 处，自耳廓上方水平延伸至枕骨下方 2cm。通常情况下，在发际线后方 1cm 处作一个以中脑水平为中心的切口。根据外科医生的喜好，切口可以呈直线或略呈半月形以帮助头皮退缩，通过电灼向下分离直达骨膜。乳突导静脉可用骨蜡封堵止血。颅骨外表的这个孔可以作为一个有用的标志，因为它通常在横窦下方约 1cm 和乙状窦后方约 1cm 处出现。

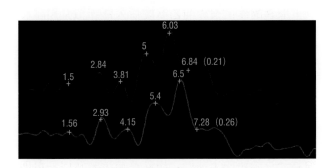

▲ 图 43-1　左前庭神经鞘瘤切除术中的 BAER 记录照片；显示了 Ⅰ～Ⅵ 波，未显示 Ⅶ 波；有关 BAER 波和神经解剖结构的相关性，请参阅正文

使用高速颅钻沿着横窦下缘和乙状窦后缘在颅骨上磨出一个凹槽后，乳突导静脉通常在乙状窦的后方与颅后窝硬脑膜交界处进入乙状窦。如果导静脉较大，可以在磨除周围的骨质后用缝线结扎静脉。而小静脉可以通过双极电凝来控制。一旦结扎乳突导静脉，暴露横窦和乙状窦的边缘后，可以从枕骨内侧剥离硬脑膜。

骨瓣的范围上至横窦下缘，外至乙状窦后缘，并向内侧 3～5cm。然后沿着乙状窦和横窦打开硬脑膜，并留下窄条的硬脑膜边用于后续缝合。硬脑膜打开后，可用脑压板轻轻抬起小脑以暴露枕骨大孔处的蛛网膜。蛛网膜切开后，须耐心地从小脑延髓池释放脑脊液。这一操作可以显著松弛小脑，减少过度牵拉和随后的水肿。然后将 Telfa 或 Biocol 覆盖在小脑表面加以保护，根据需要在小脑表面放置牵引器以暴露 CPA。

在手术早期细致识别脑神经对于神经功能保护至关重要。神经刺激器可以用来定位面神经的运动纤维，它们通常位于前庭神经鞘瘤的前方，极少数出现在肿瘤的内部或后方。早期的肿瘤瘤内减压有助于暴露和显示正常解剖结构，特别是在肿瘤体积较大的情况下。当需要暴露内听道内容物时，可磨除内听道后壁，然后在双极电凝、取瘤钳、超声吸引和抽吸的联合下切除肿瘤。

肿瘤切除后，硬脑膜须水密缝合。钻孔时暴露的乳突气房应使用骨蜡或骨水泥封闭，以减少脑脊液漏的风险。然后回置骨瓣，并根据外科医生的首选方法缝合筋膜和皮下层。

（二）颅中窝入路

当肿瘤孤立于内听道时，CPA 肿瘤的颅中窝入路最适用。然而，该入路对 CPA 池和脑干的暴露较差。

患者的体位摆放与乙状窦后入路相似并同样用 Mayfield 三点头架固定头部。应像乙状窦后入路一样使用神经监测。在耳屏前方约 1cm 处作一个切口，根据需要向上延伸。切开颞肌筋膜和下方的颞肌直达骨膜，为确保开颅与颅中窝底齐平，应向颧骨根部下方进行解剖。骨窗的直径 4～5cm。硬脑膜从颅中窝底由后向前提起，以避免损伤或抬高岩浅大神经。一旦暴露颅中窝底，用高速钻头磨除内耳道的顶壁。在岩骨嵴水平，岩浅大神经与弓状隆起夹角的中点有助于判别内听道的位置。随着内听道的打

开，肿瘤的切除便可以像前述一样进行，需仔细关注神经功能的保护。

（三）经迷路入路

经迷路入路因其能早期识别面神经及对内听道的良好暴露而备受耳科医生的青睐。然而，由于术中需去除内耳的内容物，故其并不适用于听力正常的患者。

患者仰卧位，头部转向对侧。尽管仍有许多外科医生会使用 Mayfield 三点头架固定，但这是非必要的。在耳后作一个 C 形切口，对于小肿瘤，切口的顶点在耳后皱褶后约 2cm 处，而对于大肿瘤则需更靠后。在分离暴露至骨膜和外耳道的界限后，便可进行乳突磨除。一旦识别外侧半规管和面神经乳突段，便可以切除迷路并显露内听道。

面神经常在膝状神经节处被识别，并在近端移行至迷路段。随后对颈静脉球进行骨骼化，这样就可松解从而提供对进入 IAC 的更好的能见度。骨窗开口将进一步扩大直到外科医生能可更好地识别出垂直嵴（Bill bar），从而识别位于 IAC 前上象限的面神经。然后打开通往颅后窝的硬脑膜，按常规切除肿瘤。

经迷路入路的闭合需要对内耳缺损进行填塞。通常采用筋膜、肌肉和脂肪联合填塞。咽鼓管可以先用肌肉或筋膜填塞，然后像插入塞子一样插入砧骨。最后根据外科医生的首选方法进行剩余的缝合。

四、小脑脑桥角占位性病变

CPA 占位的鉴别诊断范围很广，包括前庭神经鞘瘤、脑膜瘤、表皮样囊肿、蛛网膜囊肿、转移瘤、血管畸形如血栓性囊性动脉瘤、外生性脑干胶质瘤、室管膜瘤、三叉神经鞘瘤、面神经鞘瘤、脂肪瘤、神经系统结节病、内淋巴囊瘤、脉络丛乳头状瘤、血管母细胞瘤、脊索瘤伴硬膜侵犯、软骨肉瘤伴硬膜侵犯和胆固醇肉芽肿等。区分这些可能很困难。下面详细介绍 CPA 最常见的占位病变。

（一）前庭神经鞘瘤

前庭神经鞘瘤（vestibular schwannoma，VS）是一种起源于施万细胞生长缓慢的良性肿瘤，约占所有原发性脑肿瘤的 10%[10]。大多数 VS 起源于前庭下神经[11]。症状性 VS 发病率无性别差异，约为 1.2/10 万人[12, 13]。除了有听力前庭症状或评估 VS 之外，常规 MR 检查发现偶发 VS 的发生率高出 2～4 倍，表

明很大一部分前庭神经鞘瘤是无症状的[14, 15]。神经纤维瘤病 Ⅱ 型（NF2）患者 VS 的发病率显著高于普通人群。高达 95% 的 NF2 患者会罹患 VS，其中 90% 为双侧，5% 为单侧[16]。

综述显示 VS 的年生长率范围很广，7%~85%[17, 18]。在一项针对多项前瞻性研究的综述中，这种异质性被降低了，在 41 个月的时间里，估计肿瘤生长率大约为 29%[17]。在另外的一些研究中，VS 平均年生长速度为每年 1~2mm；然而，当生长速度计算仅限于那些已经生长的肿瘤时，这一数值增加到每年 2~4mm[18-20]。

VS 患者的症状与肿瘤直接压迫邻近神经结构导致的功能丧失有关。大多数典型患者表现为单侧听力丧失，耳鸣、眩晕和步态障碍也很常见[21-23]。当 VS > 3cm 时，非典型症状更为常见，可能包括面部麻木、复视及头痛[24]。前庭神经鞘瘤患者的听力评估结果显示肿瘤同侧感音神经性耳聋的特征性表现，以高频听力下降模式和丧失为先[25]。

影像学的发展极大地提高了 VS 准确诊断的能力，MRI 已成为影像学诊断的金标准（图 43-2）。在 T_1 加权 MR 图像上，VS 与邻近的脑桥和脑干呈等信号，在 T_2 加权 MR 图像上呈稍高信号。注射钆造影剂后，肿瘤组织明显强化，并可能含有囊性成分[26]。由于肿瘤向 IAC 及颅外间隙生长，因此它们可能具有典型的"冰淇淋蛋筒"外观。与对侧正常 IAC 相比，VS 更容易使其扩大。先进的 MRI 技术如弥散张量成像（DTI）已被证明可以准确地预测面神经与肿瘤之间的空间关系，从而协助制订手术计划[27]。

VS 的组织病理学特征是存在 Antoni A 区和 Antoni B 区[28, 29]。Antoni A 区由成束的均匀、密集排列成束状的细胞组成，而 Antoni B 区由小的深染细胞和大的细胞外基质组成。Verocay 小体是 Antoni A 区中栅栏状排列的细胞核形成的（图 43-3）。来自 NF2 患者的 VS 在组织学上更活跃，细胞密度更大，生长模式和 Verocay 小体数量增加[30]。

由于早期诊断的较小肿瘤越来越普遍，前庭神经鞘瘤的处理和决策变得越来越复杂[31]。因此，大多数患者接受包括神经外科医生，神经耳科医生和放射肿瘤医生的多学科联合治疗[32]。

VS 的保守治疗已被提倡用于较大比例的患者。保守治疗的理想患者是手术风险高、肿瘤体积小、症状较轻或是希望保守治疗的老年患者[33]。在诊断时未经治疗的肿瘤预计在 35%~50% 的患者中生长，在 40%~50% 的患者中体积保持不变，在剩余的 10%~20% 的患者中体积缩小[19, 20, 34]。在最初推荐保守治疗的患者中，有 20%~40% 的患者将来需要显微手术或放射外科治疗[20, 33, 35, 36]。对于生活质量下降、眩晕加重的患者更有可能接受治疗[37]。一些学者提出，由于存在继续生长的潜在可能，直径 2cm 或更大的 VS 需要治疗[34]。

外科治疗一直是 VS 的主要治疗方式。神经功能的保存是至关重要的，包括那些听力正常患者的听力和所有患者的面部肌肉功能。

VS 显微手术过程中的听力保留取决于几个因素，即术前听力状况、肿瘤大小和起源神经。40%~55% 术前听力正常的患者术后仍能保持相同水平的听觉

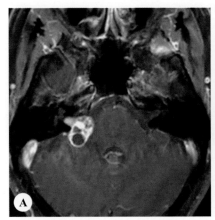
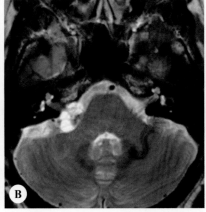
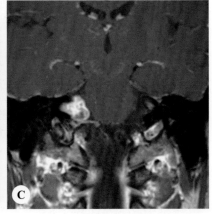

▲ 图 43-2　右侧前庭神经鞘瘤的 MRI

肿瘤明显强化伴囊性，内听道扩大；肿瘤延伸至脑桥小脑池；A. 增强轴位 T_1WI 像，B. 轴位 T_2WI 像，C. 增强后冠状位 T_1WI 像

功能[38, 39]。显而易见，手术切除较小的肿瘤比切除较大的肿瘤导致的听力损失更少[39]。听力保留手术通常在小型 VS（<1cm）患者中最为成功，在这些病例中保留率超过 90%[40]。术前听力较好的患者术后听力保留的可能性较大[38, 41]。来自前庭上神经的肿瘤也比来自前庭下神经的肿瘤更不容易引起术中听力损失[41]。

对于 VS 手术，面神经功能丧失是一个显著的并发症。House-Brackmann（HB）量表常用于评估面神经功能（表 43-1）[42]。术后即刻的 HB 评分可预测远期功能，初始评分较差的患者不太可能在随访期内恢复面神经功能[43]。在近全切和全切患者中，预计 74% 的大型 VS 患者可以保留面神经[44]。与听力保留一样，较大的肿瘤更容易出现术后面瘫[45]。为了减轻这种影响，人们选择有计划的次全切除，术后对残留肿瘤进行放射治疗。这种策略在 90% 以上的病例中保留了面神经，而在小肿瘤病例中不影响肿瘤控制率[46-48]。由于对肿瘤控制的持久性存在担忧，对次全切除后仍有中等至较大的残余肿瘤体积的疗效仍存在争议[49]。

手术入路的选择是困难的，通常取决于外科医生的偏好。尽管如此，某些 VS 还是采用了一种特定的方法。对于局限于内听道的小肿瘤，颅中窝入路是安全的，且术中听力损失的风险很小。但由于不能充分暴露脑桥小脑池，其不适用于大肿瘤的手术切除。术前听力损失的患者则可采用经迷路入路治疗。尽管该入路具有良好的肿瘤暴露和保护面神经

功能的能力，但不适用于听力正常的患者。对于各种大小的肿瘤，乙状窦后入路在保留听力和面神经功能方面是全能的[44, 50-52]。

（二）脑膜瘤

脑膜瘤是 CPA 第二常见的肿瘤类型，约占 CPA 病变总数的 10%。除听力损失外，CPA 脑膜瘤患者还经常出现头痛和小脑受压引起的共济失调[53]。由于脑膜瘤在发病时体积较大，经常表现为第 V、X 对脑神经功能障碍（三叉神经痛、面部感觉障碍、面部麻木、吞咽困难）。按其脑膜尾征相对于内听道的位置，CPA 脑膜瘤可被进一步分类。尾征出现在 IAC 之前的肿瘤被归类为内听道前肿瘤，而尾征出现在 IAC 之后的肿瘤被归类为内听道后肿瘤[54]。此外，约有 17% 的 CPA 脑膜瘤可延伸至内听道，但产生于内听道本身的病例明显较少（2%）[55, 56]。

在影像学研究中，脑膜瘤与 VS 的鉴别是很重要的（图 43-4）。与 VS 不同，脑膜瘤生长缓慢，常在 CT 上表现为瘤内钙化。在 MRI 检查中钆对比剂的使用导致脑膜瘤均匀强化并可识别"脑膜尾征"。骨质增生是与脑膜瘤相关的常见 X 线表现。在内听道内脑膜瘤的病例中，CPA 表现为颞骨增生或 IAC 狭窄[26, 55]。

CPA 脑膜瘤的手术切除被认为比 VS 更具挑战性。肿瘤血管增多、肿瘤侵入内听道和颈静脉孔等区域、与神经血管结构粘连、邻近硬脑切除的需要等均增加了颅后窝脑膜瘤手术的复杂性[57]。尽管存在这些障碍，但与 VS 手术相比，脑膜瘤切除手术导

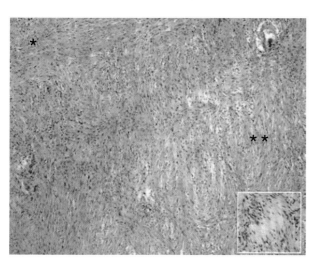

▲ 图 43-3　HE 染色的前庭神经鞘瘤标本，显示 Antoni A 区（*）和 Antoni B 区（**）；插图中显示了 Verocay 小体；笔者感谢 Knarik Arkun 博士对病理切片的帮助

表 43-1　House-Brackmann 面神经分级系统	
等　级	描　述
1	面部肌肉功能正常
2	轻度不对称，休息时通常不明显，前额和口角最明显
3	中度不对称，保持闭眼；前额只有轻微的运动
4	中度不对称，休息时明显，不完全闭眼；前额运动不能
5	重度不对称，仅眼睑和口角处肌肉轻微活动
6	面部肌肉功能缺失

改自 House JW, Brackmann DE. Facial nerve grading system. *Otolatyngo/ Heed Neck Surg*, 1985;93:146–147.

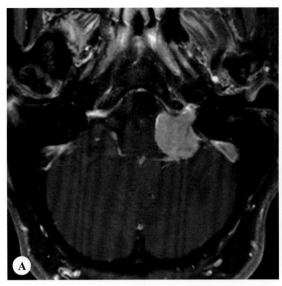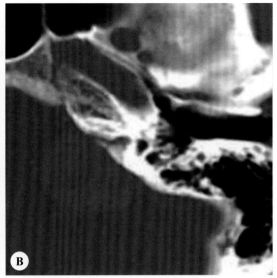

▲ 图 43-4　A. CPA 脑膜瘤从内听道延伸至脑桥小脑池；增强轴位 T_1WI 像，显示均匀强化的肿瘤；B. 放大的骨窗轴位 CT 图像，显示内听道和岩面的肿瘤内钙化和骨质增生

致的术后脑神经缺损较少。90% 以上的病例面神经功能保留，70% 以上的病例听力保留 [58, 59]。需要探查 IAC 进行肿瘤切除的病例有较高的脑神经缺损风险，这一发现可归因于肿瘤对受累神经的侵犯，而不是因为手术打开了内听道 [56]。

（三）表皮样囊肿

表皮样囊肿是 CPA 第三常见占位性病变，约占所有颅内肿瘤的 1%，其中 50% 位于 CPA。表皮样囊肿是一种良性的先天性病变，发病年龄通常在 30—50 岁，被认为是神经管形成和分离过程中外胚层细胞异常迁移的结果。临床上，表皮样囊肿的临床表现与 VS 和脑膜瘤相似。症状均与脑神经功能障碍有关，尤其是三叉神经痛、面肌痉挛，以及脑干和小脑受压 [60, 61]。

表皮样囊肿的影像学检测具有挑战性。CT 上可表现为边界清晰的低密度囊性病灶，通常难以与正常脑脊液区分 [61]。表皮样囊肿在 MRI 上有最直观的表现。尽管它们在几乎所有序列上的信号都与脑脊液类似，但在弥散加权成像（DWI）上其与脑脊液可形成鲜明对比（图 43-5）。在 DWI 上表皮样囊肿的高信号是 T_2 透射效应的结果，而不是真正的弥散受限 [62]。

鉴于次全切除后复发率超过 90%，表皮样囊肿的手术策略是在不牺牲神经功能的情况下完全切除所有囊内容物和囊壁 [63]。由于表皮样囊肿有扩大小脑脑桥角的倾向，并常生长在神经血管结构周围而

不是将其移位，因此很难实现完全切除。与单独使用显微外科技术相比，内镜的出现和日益普及使得更大的切除成为可能 [64, 65]。一些学者建议单独使用内镜，以减少脑组织牵拉和相关并发症 [66, 67]。如果表皮样囊肿扩展到多个颅内位置，如颅后窝的小脑脑桥角、颅中窝和基底池，则鼓励外科医生进行多阶段手术以获得完全切除 [68]。

（四）蛛网膜囊肿

蛛网膜囊肿是良性的、进展的脑脊液集合。尽管它是常见的颅内占位性病变，但很少出现在 CPA，并且通常是无症状的（图 43-6）。当 CPA 蛛网膜囊肿对脑干、小脑或脑神经施加足够的压力，阻碍脑脊液的正常循环，并导致神经功能受损时，才会出现症状。常见症状包括头痛、恶心、共济失调、三叉神经痛、面部麻木、面肌痉挛和听力丧失 [69-71]。据报道，手术切除囊肿和囊壁具有良好的临床效果，许多病例的症状完全或接近完全缓解 [72]。选择囊肿开窗术是通过显微手术或在内镜下将蛛网膜囊肿内液释放到桥前池内。如果是顽固性囊肿，则需行囊肿分流术。

（五）转移性肿瘤

远离中枢神经系统的原发性肿瘤转移到 CPA，虽然罕见，但可导致严重的神经系统损害。由于其早期表现与神经鞘瘤等肿瘤相似，CPA 转移性病变患者的临床和影像学评估可能会产生误导 [73, 74]。由于转移灶的侵袭性导致早期神经受压，患者的症状

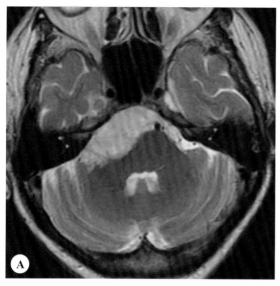
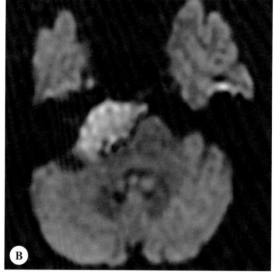

▲ 图 43-5　右侧 CPA 表皮样囊肿伴脑干受压和基底动脉移位（A，轴位 T₂WI）；除弥散加权成像外，肿瘤在所有序列上都与脑脊液信号相同，与正常脑脊液信号相比，弥散加权成像明显高信号（B）

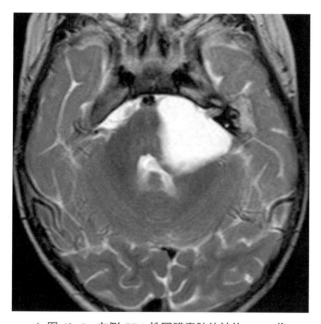

▲ 图 43-6　左侧 CPA 蛛网膜囊肿的轴位 T₂WI 像

出现比 CPA 的常见病变更早 [75, 76]。转移性病变的侵袭性加上原发性肿瘤引起的发病率，预示大多数患者的预后不良 [77]。

五、小脑脑桥角占位的放射外科治疗

随着诊断和手术技术的进步，小脑脑桥角手术具有丰富的历史。这些努力在目前的治疗方法中达到了顶峰，其中立体定向放射外科（SRS）是主要的治疗方法。1969 年，Lars Leksell 使用放射外科治疗

听神经瘤，也是放射外科首次用于治疗 CPA 占位。第一位接受伽马刀放射外科的患者是一名年轻的女性 NF2 患者。在治疗后的 12 年里，肿瘤得到控制。但此时的 CT 检查发现肿瘤的内侧生长，遂予以手术切除 [78]。首次尝试对 CPA 占位进行放射外科治疗后，成像技术的进步使得定位越来越准确，同时也改善了辐射剂量的递送。这些措施改善了对肿瘤生长的控制，减少了不必要的辐射相关组织损伤。而对剂量监测的进一步改进，加上高分辨率 MRI 的出现，将使放射外科相关的并发症降至最低，并对 CPA 肿瘤生长产生了良好的长期抑制。

立体定向放射外科治疗是在一次治疗过程中，将单次高剂量的辐射精准地递送到密闭颅腔内的靶区中。这种疗法可以用于治疗无法手术的颅内肿瘤，既可以作为初始治疗方法，也可以作为手术切除的辅助治疗。放射外科治疗的起效时间取决于肿瘤类型；生长缓慢的病变，如血管畸形和神经鞘瘤，起效较慢；快速增长的病变，如转移性病变，起效较快。因此，当患者表现出严重的临床症状或由于颅内肿物的占位效应而引起不适时，立体定向放射外科治疗可能不是一种合适的治疗选择。在这种情况下，手术切除往往是必要的一线治疗。

放射外科或立体定向放射外科可使用基于直线加速器（linear accelerator，LINAC）的系统、伽马刀或基于质子束的系统进行治疗。虽然这三种技术对颅内靶点进行高剂量放射的原理是相同的，但在患

者固定、图像规划和辐射剂量递送方面，具体方案有所不同。相比伽马射线或光子，质子束对穿透深度的控制最佳。使用伽马刀治疗，201 束来自钴 -60 的伽马射线被精确地聚焦在感兴趣的病变上，从而创造了一个局部的辐射场，而周围健康脑组织的辐射剂量相对较少。LINAC 系统则使用直线加速器作为电子源，但它的射线束比伽马刀少。

自从 1969 年 Leksell 首次使用伽马刀治疗听神经瘤以来，伽马刀因其良好的疗效和患者的偏好而逐渐演变为中小型听神经瘤患者的重要治疗选择。伽马刀已是目前治疗直径＜3cm 的听神经瘤最常用的方法。

尽管各项研究之间关于肿瘤控制定义的差异使得具体的推广有些困难，但伽马刀治疗在实现"肿瘤控制"方面始终显示出≥94% 的有效性，即不需要进一步的放射治疗或手术切除[79]。此外，伽马刀治疗在保留面神经和三叉神经功能方面也显示出良好的效果。在 2009 年的一项对 2204 名接受伽马刀治疗的听神经瘤患者的 Meta 分析中，仅有 3.8% 的病例表现出明显的面神经功能障碍，而多项研究报道的发生率也在 0%～3%[80]。

伽马刀治疗听神经瘤的目标有四个方面：①抑制肿瘤生长，②保留面神经功能，③保留三叉神经功能，④保留听力。相对于伽马刀治疗的高成功率，听力保护的结果仍然是发人深省的。在一项纳入 4234 名患者的系统性回顾分析中，44.4 个月的平均随访时间内，患者的总体听力保留率接近51%。当根据辐射剂量对患者进行分层分析时，接受低于 13Gy 辐射剂量治疗患者的听力保留率攀升至60.5%[81]。其他研究也支持这一结论，即听力保护与术前听力状况和治疗递送的辐射剂量密切相关。辐射剂量＜13Gy 及术前 Gardner-Robertson 听力分级较好的患者听力保留率更高[82]。

尽管仍有一些争议，但到目前为止的已有证据表明，放射外科治疗是脑池内直径＜3cm 的孤立性VS 的最佳治疗方法[83]。虽然显微手术在肿瘤控制和保留脑神经方面取得近似的成功率，但伽马刀治疗避免了与显微手术相关的一些固有风险，包括手术出血或麻醉并发症的可能性。伽马刀治疗是否将成为较大听神经瘤的最佳一线治疗方法仍在探索中。

第 44 章　垂体瘤：诊断与治疗
Pituitary Tumors: Diagnosis and Management

D. Jay Mccracken　Jason Chu　Nelson M. Oyesiku　著

黄凯源　译　　叶红星　校

临床要点

- 垂体瘤临床表现多样，由垂体激素分泌异常或是垂体柄等周边结构受压引起。大约 75% 垂体瘤是功能性肿瘤，其中，催乳素瘤约占一半，略少于 25% 的垂体瘤分泌生长激素，其余分泌促肾上腺皮质激素、卵泡刺激素、黄体生成素或促甲状腺激素。
- 功能性垂体瘤症状通常是由激素过量分泌所导致，而非功能性垂体瘤的症状通常是由占位效应所致。
- 经蝶垂体瘤切除术是治疗非功能性垂体瘤的一线疗法。催乳素瘤首选药物治疗，其他功能性腺瘤通常需要综合手术、药物或放射治疗。对于经验丰富的外科医生来说，通过显微镜、扩大经蝶或内镜经蝶手术都是安全和有效的。某些突破到鞍上的肿瘤可能需要开颅手术。
- 功能性垂体瘤患者需要长期随访来评估临床和实验室指标。建议在具备神经外科、内分泌科、放射治疗科和眼科医生的中心进行随访。对于所有患者都需要定期复查垂体激素。对于肿瘤残留患者，需要定期复查磁共振检查；对于视神经压迫的患者需要定期视野检查。

一、垂体

垂体调节许多其他腺体的功能，包括甲状腺、肾上腺、卵巢和睾丸。垂体还控制着生长发育、泌乳和妊娠期间子宫收缩，也通过肾脏调节渗透压和血容量。垂体共分泌 8 种短肽类激素，其中 6 种是由腺垂体分泌，另外两种是神经垂体分泌（表 44-1）。

垂体位于蝶骨上的马鞍形凹陷，即鞍区。垂体柄包含垂体门静脉和神经突触，穿过鞍膈（一层蛛网膜），视神经位于其上方（图 44-1）。海绵窦位于鞍区外侧，内含颈内动脉和第Ⅲ、Ⅳ、Ⅵ对脑神经及三叉神经的眼支和上颌支。

腺垂体即垂体前叶，存在 5 种细胞并分泌 6 种不同的激素，包括催乳素（prolactin，PRL）、生长激素（growth hormone，GH）、促肾上腺皮质激素（adrenocorticotropic hormone，ACTH）、促甲状腺激素（thyroid-stimulating hormone，TSH）及卵泡刺激素（follicle-stimulating hormone，FSH）和黄体生成素（luteinizing hormone，LH）。这些激素的分泌由下丘脑及靶向器官的下游激素进行负反馈调节（图 44-2 和图 44-3）。

神经垂体即垂体后叶，分泌的抗利尿激素（antidiuretic hormone，ADH）和催产素由下丘脑神经元产生，然后直接从神经垂体的神经末梢释放。

下丘脑通过分泌释放激素促进垂体合成激素。促肾上腺皮质激素释放激素（corticotropin-releasing factor，CRH）、促甲状腺激素释放激素（thyrotropin-releasing hormone，TRH）和促性腺激素释放激素（gonadotropin-releasing hormone，GnRH）正向调节促肾上腺皮质激素、促甲状腺激素和促性腺激素（黄体生成素和卵泡刺激素）。生长激素的分泌相对更加复杂，下丘脑通过生长激素释放激素（GH-releasing hormone，GHRH）和生长抑素进行正向与负向调节。催乳素的释放主要通过下丘脑释放多巴胺，也即催乳素抑制因子，进行负向调节。某些下丘脑因子可

表 44-1 垂体功能概述

下丘脑	垂体		靶器官		
	垂体细胞	垂体激素	器官	激素	主要功能
腺垂体					
释放因子	促肾上腺皮质激素释放激素（CRH）	促肾上腺皮质激素细胞	促肾上腺皮质激素	肾上腺	皮质醇	基础代谢；应激时需要
	促甲状腺激素释放激素（GnRH）	促甲状腺激素细胞	促甲状腺激素	甲状腺	甲状腺激素	基础代谢；影响代谢强度
	促性腺激素释放激素	促性腺激素细胞	卵泡刺激素	卵巢	雌激素，孕激素	女性性征发育和生育需要
			黄体生成素	睾丸	睾酮	男性性征发育和生育
	生长激素释放激素（GHRH）	生长激素细胞	生长激素	肝和其他组织	生长调节素——胰岛素样生长因子 I	生长；葡萄糖调控
抑制因子	多巴胺 - 催乳素释放抑制因子（PIF）	催乳素细胞	催乳素	乳腺，性腺	催乳素	泌乳
	生长抑素	促生长激素细胞	生长激素	肝和其他组织	生长调节因子	生长，葡萄糖调控
神经垂体					
	抗利尿激素（ADH）- 血管加压素	ADH 在下丘脑生成，在神经垂体储存		肾脏	ADH	肾脏水的重吸收
	催产素	催产素在下丘脑生成，在神经垂体储存		子宫	催产素	生产时子宫收缩

以影响多个腺垂体激素释放。比如，促甲状腺激素释放激素，主要是促进促甲状腺激素的产生，同时也能促进催乳素分泌。

垂体腺瘤主要由腺体细胞组成，占原发性颅内肿瘤的 10%～15%。在垂体腺瘤中，大部分是功能性的、分泌激素的肿瘤，只有约 30% 是无功能性垂体腺瘤。

垂体腺瘤相关的症状和体征主要是由于垂体功能受累或腺体解剖受累所导致。由于垂体分泌多种多样的激素，且垂体腺瘤周边结构众多，垂体腺瘤的临床表现可以多种多样，有些可表现为垂体激素分泌过多或不足，也可表现为垂体柄或周边结构受压。

二、流行病学

垂体腺瘤平均年发病率约 25/1 000 000 人，约占所有经手术切除脑肿瘤的 10%，其中无功能性垂体

腺瘤和催乳素腺瘤是最常见的垂体腺瘤[1, 2]。许多肿瘤是亚临床性的，可以终身无临床症状；尸检发现散发微腺瘤发生率为 11%～27%[3-6]。垂体腺瘤发病率仅次于胶质瘤和脑膜瘤，在所有原发性颅内肿瘤中发病率位于第三[7]。非裔美国人是好发人群，在非裔美国人中垂体腺瘤比例超过 20%[8]。

微腺瘤最常见于育龄期女性。虽然 20 世纪 70 年代一项研究表明，女性垂体腺瘤发生率要高于男性，但这有可能是因为肿瘤影响女性生殖功能，从而导致检出率较高的结果。在尸检研究中并未发现垂体腺瘤的发病率具有明显的性别差异[2]。男性垂体腺瘤患者多为发病年龄在 40—60 岁的垂体大腺瘤。

三、垂体腺瘤分类

垂体瘤的分类主要基于肿瘤大小、内分泌功能和

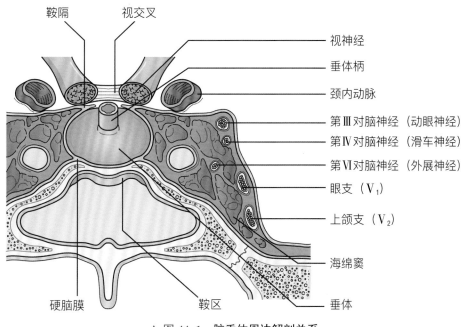

▲ 图 44-1　脑垂体周边解剖关系

蝶鞍冠状切面显示垂体与周围结构关系：海绵窦、颈动脉，以及第 Ⅱ、Ⅲ、Ⅳ、V_1、V_2 和 Ⅵ 对脑神经

组织学类型。肿瘤直径＜10mm 为微腺瘤，＞10mm 为大腺瘤，＞4cm 肿瘤为巨大腺瘤。

功能性垂体腺瘤通常根据其分泌的激素进行分类。任何类型的垂体分泌细胞都可以形成功能性肿瘤。功能性肿瘤可以分泌催乳素、生长激素、促肾上腺皮质激素、卵泡刺激素、黄体生成素或甲状腺激素。无功能性肿瘤通常不分催激素。然而，即使是无功能性垂体腺瘤，也可以分成多种不同类型，包括裸细胞型、大嗜酸性粒细胞型、静默性促性腺激素细胞或糖肽分泌型、静默性促肾上腺皮质激素分泌型和静默性生长激素分泌型[9]。

根据世界卫生组织（WHO）分类，具有良性组织学特征的肿瘤是典型性垂体腺瘤，但罕见的侵袭性肿瘤具有升高的有丝分裂率和广泛的 p53 细胞核反应性，被归类为非典型性腺瘤。垂体腺癌极其罕见，仅占所有垂体肿瘤的 0.2%，并且仅当远处存在转移灶时才可诊断[10, 11]。

四、无功能性垂体腺瘤

无功能性腺瘤约占所有垂体肿瘤的 30%[12]。无功能性是指这些肿瘤不分泌垂体激素，也不造成垂体高分泌综合征[13]。无功能性腺瘤有多种组织学起源，尽管他们不造成垂体高分泌综合征，但是组织病理学证实超过 40% 的无功能性腺瘤可分泌激素。

病理学标本证实裸细胞腺瘤不分泌激素，但是大嗜酸粒细胞腺瘤的免疫组化结果显示其存在局部垂体前叶激素样染色，说明存在胞内激素分泌。静默的促性腺激素肿瘤在形态学上与糖肽分泌肿瘤相似，并且对 FSH、LH 或常见的 α 亚基染色呈阳性。静默性生长激素瘤 GH 染色阳性，静默性促肾上腺皮质激素瘤 ACTH 阳性。但这些肿瘤不引起临床症状。

五、临床表现

无功能性腺瘤是良性病变，通常患者就诊时肿瘤已经比较大，并且伴有占位效应症状[14]。肿瘤压迫垂体会导致垂体功能减退，该症状出现在约 1/3 的患者当中[15]。激素异常可以导致月经失调、性欲减退，或者由于甲状腺激素低下导致体重增加、抑郁、乏力或反应迟缓。这些症状通常在肿瘤生长过程中比较隐匿，所以患者难以察觉。

鞍旁的神经血管结构也可能会受压。肿瘤向上会压迫视交叉，导致视野缺损。压迫下鼻侧纤维束会导致颞上象限视野缺损，甚至双颞侧偏盲。腺瘤可能会向海绵窦生长，导致眼肌瘫痪，第 Ⅲ、第 Ⅳ

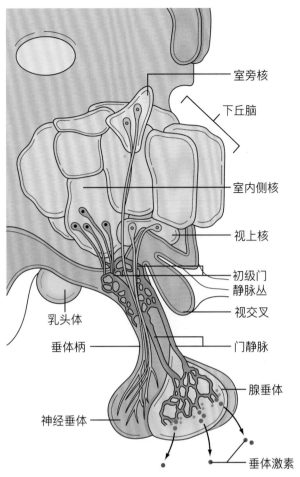

▲ 图 44-2　下丘脑对垂体的控制

腺垂体：下丘脑核的神经轴突（深绿色）终止于正中突起的门静脉系统的开窗血管；门静脉（蓝色）将释放和抑制因子带到腺垂体，在那里它们调节腺垂体激素的释放（红色）；神经垂体：下丘脑视上核和室旁核（黄色）的神经轴突（浅绿色）携带垂体后叶激素，抗利尿激素和催产素，直接从神经垂体的神经末端释放

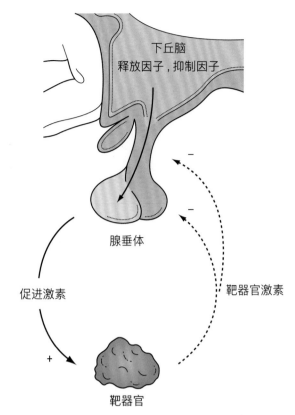

▲ 图 44-3　腺垂体的负反馈调节
腺垂体激素产生和分泌受靶器官激素产物的抑制

或第Ⅵ对脑神经受压引起瞳孔散大、眼睑下垂、面部疼痛，偶尔也会引起复视，或者交感神经受损导致的瞳孔缩小。向外侧侵犯海绵窦程度的分级通常使用Knosp 分级量表[16]（图 44-4），该量表通过肿瘤侵犯海绵窦内颈内动脉的程度进行分级。海绵窦壁受压也会导致头痛。当肿瘤较大突出鞍区，可以造成颞叶和额叶受压引起症状，也可能导致脑脊液（CSF）循环受阻引起脑积水。有时候垂体腺瘤会出血或梗死导致突发增大，即垂体卒中。垂体病变也可能在治疗其他疾病如外伤时意外发现。

六、诊断

对于垂体占位患者，应接受全面的神经和内分泌系统评估，包括详细病史和体格检查，以评估激素高分泌综合征的体征或症状，如库欣病、高催乳素血症和肢端肥大症。激素是否存在异常需要通过内分泌检查判断。实验室检查包括催乳素、卵泡刺激素、黄体生成素、生长激素、胰岛素样生长因子Ⅰ（insulin-like growth factor 1，IGF-1）、促肾上腺皮质激素、皮质醇、促甲状腺激素、甲状腺素、雌激素和睾酮。催乳素轻微的增加不能排除无功能性垂体腺瘤，因为鞍区占位可以压迫垂体柄，干扰多巴胺对催乳素的抑制作用，导致催乳素轻微升高。这种升高称为垂体柄效应，通常不会超过 150μg/ml。在垂体腺瘤治疗前后都应该常规进行包括视力和视野的眼科检查，对视力视野缺陷进行记录并监测变化。

X 线片可能发现蝶鞍扩大、变圆，鞍底由于硬膜变薄、局部磨损而呈现双重显影。鞍区高分辨 MRI能够准确评估肿瘤大小、位置，以及和视神经、海绵窦及周边结构关系（图 44-5），是必须的术前准备；而蝶窦解剖可以通过 CT 明确。

需要与无功能性垂体腺瘤相鉴别的疾病类型有

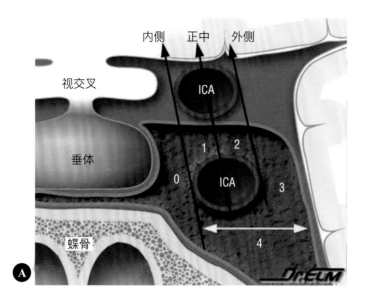

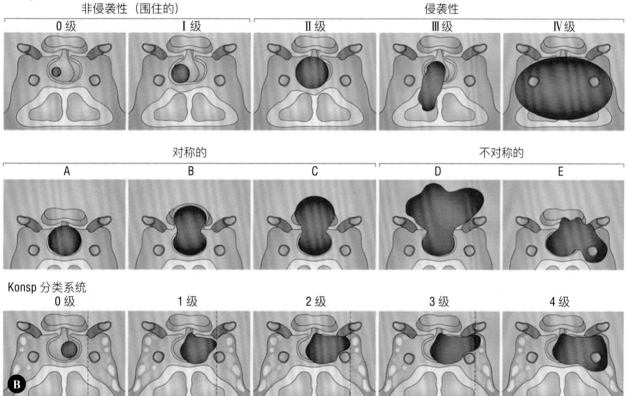

▲ 图 44-4 **Knosp 分级量表，Knosp Hardy 分级**

很多，如功能性垂体腺瘤，可以通过实验室检查进行鉴别。Rathke 囊肿可与囊性垂体腺瘤的表现类似。前床突脑膜瘤通常表现为鞍上病变。鞍区转移瘤通常导致中枢性尿崩或眼肌麻痹，这些症状在垂体腺瘤患者中非常罕见。颈内动脉动脉瘤可以占据鞍区，但是磁共振通常能显示血流流空影。炎性肉芽肿或结核性肉芽肿比较罕见。

七、治疗选择

（一）手术

内镜经鼻蝶手术是治疗无功能性垂体腺瘤的一线疗法，能够立即解除占位效应，且并发症发生率较低[17-20]。这个手术通常都是择期进行的。当肿瘤生长超过鞍膈时可能需要扩大经蝶手术，如果有广泛鞍上生长，可联合行经翼点入路开颅手术[21, 22]。

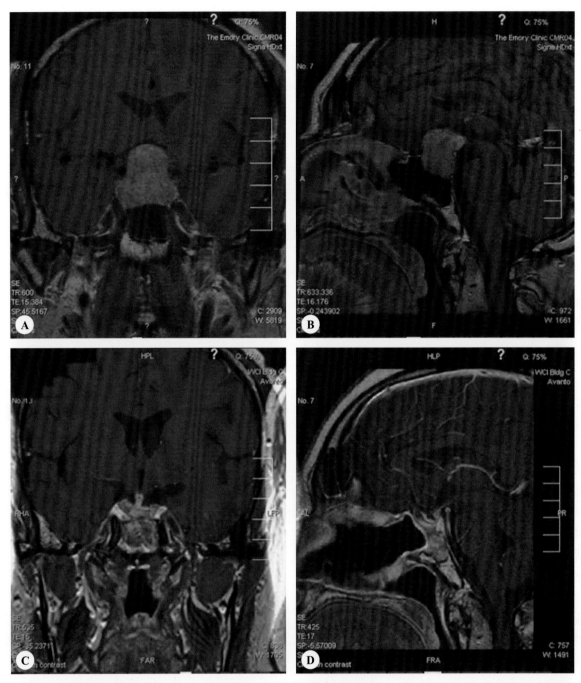

▲ 图 44-5　垂体腺瘤的冠状位（A）和矢状位（B）MRI 增强扫描显示一个未经治疗的无功能性垂体大腺瘤；同一患者经鼻蝶手术切除后的冠状位（C）和矢状位（D）MRI 增强扫描

　　手术目的是消除来自垂体和周边结构的占位效应，保存或恢复垂体功能及视力视野，尽可能切除肿瘤预防复发，并且获得组织病理学标本[23]。

　　Hermann Schloffer 于 1907 年进行了第一例经蝶垂体腺瘤切除，Harvey Cushing 在 20 年后对该术式进行了推广[24, 25]。神经外科医生此后开始尝试进行经蝶垂体腺瘤切除。经鼻或经唇下入路到达鞍区是目前标准的经蝶垂体瘤治疗方案。

　　经鼻蝶入路。在采用内镜经鼻蝶入路时，Mayfield 头架固定患者头部。患者通常取仰卧位，颈部可适当过伸，头微偏向术者，以便通过鼻孔获得良好视野（图 44-6）。

　　行直接经鼻入路时，术中直接通过蝶骨进入蝶窦。在显微镜下单鼻孔入路，在右侧鼻黏膜做一个小切口，沿着鼻中隔做一黏膜瓣直到蝶窦前壁暴露。鼻中隔可以离断后拨向对侧。

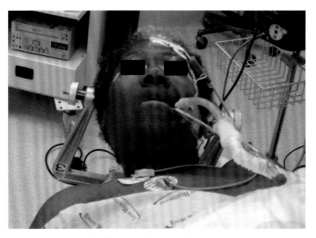

▲ 图 44-6　经鼻蝶垂体腺瘤切除术（transsphenoidal adenomectomy，TSA）的术中设置

患者应仰卧，头部置于颅骨固定装置中，如 Mayfield 头架；颈部略微伸展，头部轻轻向右转以面对外科医生，以便通过鼻腔获得良好视野；气管导管应绑在左侧下唇处

将手术显微镜置于术区，蝶窦可以用鼻骨凿和 Kerrison 钳打开。开口需要大到暴露鞍区外侧。之后有些术者会通过透视或影像导航来确认鞍区位置。但一般均能在直视下确认。

骨凿和向上的 Kerrison 钳可以用来打开鞍底。硬脑膜显露后，用 11 号刀片做一个中线垂直切口。用朝上角度的剪刀来扩大硬膜开口，暴露腺瘤。肿瘤可以在包膜内分块切除，或者沿着肿瘤假包膜进行切除。使用环形刮匙、内镜钳、吸引器或瘤腔内冲洗清除肿瘤碎片。切除过程中可能有明显出血，需要充分术中吸引，肿瘤清除后出血通常也即停止。

肿瘤切除后，鞍底通常使用 DuraForm、筋膜或者腹部脂肪、骨、软骨和人工材料进行修补。蝶窦可以使用 DuraForm、DuraSeal 或脂肪进行填充。移除鼻腔撑开器并复位鼻中隔，将黏膜复位并用可吸收缝线缝合。患者术后可能会有许多鼻腔分泌物，术后当晚可以留置一根鼻腔通气管。

如果术中出现脑脊液（CSF）漏，那么可缝合的硬膜，如可以使用 DuraSeal 或 Tisseel 缝合漏口并使用骨、软骨或人工材料，也可联合腹部游离脂肪块重建鞍底。术后也可进行腰大池引流数天。

（二）内镜

可用内镜替代显微镜手术。在内镜经蝶手术时，患者头位和体位与显微镜手术一致。使用 4mm 或 2.7mm 的内镜来显示蝶鞍隐窝。进入双侧蝶窦开口并使用蘑菇形磨头进行扩大。后鼻道的鼻中隔可以

切开并使用铊削器或直贯穿切割器切除。蝶窦前壁使用直贯穿切割器或 Kenison 凿打开。

肿瘤切除方式与显微镜手术相同。内镜可以提供更加宽阔的视野，带角度内镜可以更清楚地观察蝶窦、鞍上、鞍后和鞍旁区域，发现残余肿瘤。三维内镜可以提供立体视野、深度感知，能够更加真实、无变形地展现局部解剖结构（图 44-7）。

肿瘤切除术后，用 DuraForm 硬膜补片覆盖鞍区。用明胶海绵填塞蝶窦，NasoPore 纳吸棉覆盖双侧蝶筛隐窝。如有 CSF 漏，鼻中隔黏膜瓣可以用来辅助修补鞍底。内镜手术中不需要使用鼻腔撑开器[26, 27]。

唇下经蝶手术。唇下经鼻蝶手术适用于鼻孔较小的小儿患者或肿瘤过大的患者。牵拉患者上嘴唇，然后在牙龈上做一个水平切口。经过上颌窦和鼻腔底部建立一个通道。做一个垂直的切口，分开鼻腔黏膜。松解前鼻中隔，插入鼻腔撑开器，然后将手术显微镜或内镜放置到视野。后续操作与经鼻手术相似[28]。

（三）神经导航

TSA 可与无框架立体定向神经导航一起进行，以协助处理涉及颈动脉的大体积病变或先前手术改变了正常解剖结构的复发病变[29, 30]。手术按照前文所述进行；但是，外科医生能够在手术过程中的任何时候检查操作的位置，以评估与周围结构的接近程度或确定何时接近肿瘤边界（图 44-8）。

（四）预后

手术减压后，患者视力普遍可得到改善。内分泌功能的恢复程度相较而言较低，而手术切除一般能阻止内分泌功能逐渐丧失。在 TSA 之后，70%～89% 的患者的视野缺损会得到改善[31, 32]，7% 的患者不会有明显变化，而只有不到 4% 的患者会恶化[33]。

大约 30% 的无功能性腺瘤患者在手术前有一定程度垂体功能减退[34]。其中，有 1/4 的术前垂体功能减退的患者在术后会得到改善，但有 10% 的患者术后内分泌功能会有一些恶化[8]。口服激素替代治疗通常对那些垂体功能恶化或没有改善的患者是有效的。

经鼻手术的并发症包括颅内出血、颈动脉损伤、缺血性卒中、视觉障碍、CSF 漏、鼻中隔穿孔和鼻出血。卒中或死亡风险<1%，视力下降风险<2%，而 CSF 鼻漏风险<4%[35]。

经蝶切除腺瘤后，因为患者有垂体功能减退的

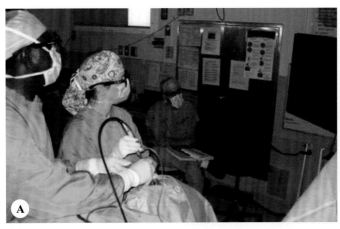
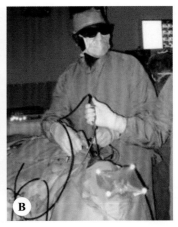

▲ 图 44-7　使用三维（3D）内镜

A. 外科医生应该使用"三手操作"技术，一名助手在一侧鼻腔内操作内镜，而主刀医生在两侧鼻腔内使用器械；3D 内镜，见图中的 Visionsense 牌内镜，比早期的二维内镜提供更真实的解剖视图；B. 需要佩戴三维眼镜

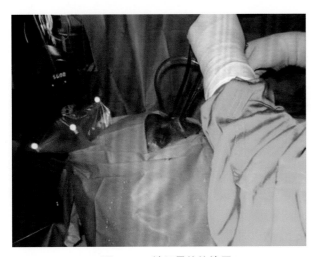

▲ 图 44-8　神经导航的使用

使用术中神经导航有利于大型或复发肿瘤手术；导航系统的头部构件被连接到 Mayfield 头架上；Tegaderm 敷料覆盖眼睛以保护角膜，同时允许在术中根据需要重新注册

风险，必须密切随访激素水平。需要连续数天检查患者的晨间皮质醇水平，对于皮质醇减少的患者根据需要使用类固醇替代治疗。

中枢性尿崩（diabetes insipidus，DI）和抗利尿激素分泌异常综合征（syndrome of inappropriate antidiuretic hormone secretion，SIADH）是经鼻手术后常见的一过性术后并发症。近 18% 患者出现中枢性尿崩，通常是一过性的 [35]。密切监测患者的液体平衡、血清钠水平和尿比重是非常必要的。少数患者，低钠血症可能在手术后 1 周或更长时间内发生。

经蝶垂体腺瘤术后典型的"三阶段"反应指术后钠水平的波动。由于下丘脑和神经垂体功能紊乱导致抗利尿激素释放减少，术后 4～5 天内会出现中枢性尿崩和低钠血症的初始阶段（第 1 阶段）。随后，随着神经垂体退化，ADH 释放导致 4～5 天的血钠正常化，甚至低钠血症 / 抗利尿激素分泌异常（第 2 阶段）。最后一个阶段是短暂或永久的中枢性尿崩（第 3 阶段），是由于抗利尿激素储存耗竭导致的。

在切除巨大腺瘤后，可能会有一些肿瘤残余，一个罕见但可能是致命的并发症是术后垂体出血性卒中。必须密切监测这种并发症的发生。在一项对 134 名患者行手术切除巨大腺瘤的研究中，有 4 名患者在术后出现致命性垂体卒中 [36]。

接受经蝶手术患者的死亡率非常低，约为 0.5%。对于巨大腺瘤患者，死亡率约为 1%。据报道，在成功手术切除后，10%～20% 的肿瘤会在 6 年内复发 [31, 32]。在 10 年随访中，80% 以上接受经鼻腔切除无功能性垂体腺瘤的患者都存活且没有复发 [8]。

（五）药物治疗

功能性肿瘤可采用药物治疗，但对于无功能性垂体腺瘤则没有可用的有效药物治疗方案。多种药物治疗方案已经过尝试。多巴胺受体激动药可使不到 10% 患者肿瘤体积略有缩小，奥曲肽可改善一些大腺瘤患者的视觉障碍 [31, 32]。然而，大多数无功能性垂体腺瘤患者不会从药物治疗中取得临床或生化方面的获益。

（六）放射治疗

对于有复发或肿瘤残余的患者，或者不能耐

受手术的患者可以使用放射治疗。放射治疗能控制 $80\%\sim98\%$ 的无功能性肿瘤生长[37]。

传统放射治疗要求每周 4～5 次，每次 1.6～ 2.0Gy，持续 5～6 周，最大剂量为 45～50Gy[9]。垂体瘤的放疗反应缓慢，患者获益会延迟一年或更长时间。

立体定向放射外科（SRS）只做一次治疗，对病变部位进行集中放射，对周围结构辐射较小。有几种形式的 SRS，包括伽马刀（gamma knife surgery, GKS）、直线加速器（LINAC）和射波刀（cyberknife）。还有分次立体定向放射外科和质子束治疗。与传统放射治疗相比，SRS 通常能够使用更高的每次分割放射剂量，而且它通常能够更早地实现内分泌控制。然而，它并非没有风险。

SRS 的主要问题是对视觉通路的放射损伤，可以通过将视神经的放射剂量控制在 10Gy 以下而减少损伤[38, 39]。腺瘤距离视丘<2～5mm 或肿瘤直径> 30mm 的患者一般不适合做 SRS，尽管他们可能会接受分割立体定向放射治疗或常规放射治疗[40]。海绵窦内的神经元和血管结构的放射敏感性较低，因此可以对存在侧方侵袭或侵犯脑神经的肿瘤给予消融剂量的治疗。这使得 SRS 可以作为手术切除的辅助手段，用于肿瘤侵袭海绵窦的患者。

与传统放射治疗一样，激素缺乏症是 SRS 最常见的不良反应，其发生率为 $13\%\sim56\%$[41-44]。与传统放射治疗相比，SRS 的辐射诱发继发性肿瘤和神经精神变化风险较低。此外，其他不良反应罕见。长期的放射性坏死发生率约为 0.2%。视神经病变的发生率为 7%，血管病变的发生率为 6.3%，神经心理病变的发生率为 0.7%，放射诱发的继发恶性肿瘤的发生率为 0.8%[45]。所有形式的放射治疗都是延迟起效的，尽管 SRS 产生病情缓解的速度比分割放射治疗更快[43, 46]。

（七）随访

术后常规 MRI 和 CT 等影像学评估应至少推迟到术后 4～6 周，因为在术后肿瘤区域通常结构不清难以分析。在术后早期看到的肿瘤占位效应通常会消失，可以采用连续的 MRI 随访[47]。

无论是否已接受治疗，无功能性腺瘤患者应每年接受 MRI 或 CT 检查，以及视觉和内分泌评估。如果这些肿瘤没有得到治疗，它们往往会在几个月或几年内缓慢增长。

由于经蝶垂体腺瘤切除术后复发率较高，而且相当多患者在放射治疗后会出现垂体功能减退，因此即使是治疗成功的患者，医疗团队也应对其密切随访。

八、功能性垂体腺瘤

功能性垂体腺瘤会分泌过量的具有生理活性的垂体激素。其症状通常表现为因激素过度分泌引起的临床综合征。大多数垂体腺瘤是功能性腺瘤。其中，分泌 PRL 的肿瘤或催乳素瘤占 $40\%\sim60\%$，而分泌 GH 的肿瘤占 $15\%\sim25\%$[48]。促肾上腺皮质激素腺瘤约占功能性腺瘤的 5%，促性腺激素和促甲状腺激素瘤占不到 1%。神经垂体的肿瘤非常罕见。

（一）催乳素瘤

1. 催乳素生理学

催乳素细胞分泌催乳素，其独特之处在于正常细胞在成熟后才可增殖。催乳素与性腺中的受体相互作用，作用于乳腺组织以启动和维持泌乳。下丘脑对 PRL 分泌的调节是通过从下丘脑弓状核的神经轴突中释放多巴胺进入门静脉循环而实现的（图 44-9）。催乳素的释放受 TRH、血管活性肠肽（vasoactive intestinal peptide，VIP）、GnRH、组氨酸蛋氨酸肽、阿片类和雌激素正向调控。药物剂量的 TRH 会导致 PRL 快速释放；然而，TRH 在催乳素产生中的生理作用尚不清楚。

PRL 是周期性分泌的，每天有 13～14 个高峰，脉冲间歇期大约为 90min。由于食物中的氨基酸对中枢的刺激，餐后会出现轻度的升高。生理性的高催乳素血症发生在运动、心理和生理压力之后。性交、乳头刺激或产后母乳喂养后会出现生理性高催乳素血症，峰值出现在睡眠的晚期。

在妊娠期间，雌激素刺激催乳素分泌细胞增生并引起高催乳素血症，但雌激素也阻断 PRL 对乳房的作用，抑制泌乳直到分娩后。在产后 4～6 个月内，基础 PRL 水平恢复正常。

2. 发病率

催乳素瘤的总发病率仅次于无功能性腺瘤，约占所有垂体瘤的 30%，占功能性垂体肿瘤的一半以上。由催乳素瘤引起的高催乳素血症会导致性功能减退和泌乳[49-51]。患有高催乳素血症的妇女通常表现为闭经、泌乳、性欲减退、不孕。性腺功能紊乱和雌激素分泌减少可能导致骨质疏松症。在男性中，

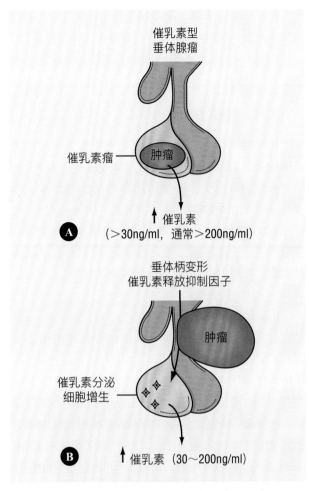

▲ 图 44-9 催乳素调节异常

A. 分泌催乳素的腺瘤可引起血清催乳素水平明显升高；
B. 垂体柄因病理过程而变形，如产生于小脑上部的肿瘤，可引起轻度至中度的高催乳素血症，称为垂体柄效应

高催乳素血症表现为性欲减退、阳痿、男子女性型乳房或因精子数量减少而不育。青少年可能表现为性发育延迟。在儿童和绝经后妇女中，可能没有性腺功能低下的症状[51]。

在尸检研究表明，催乳素瘤在男性和女性的发病率相同，但女性出现症状的可能性要比男性大四倍。由于她们较早出现症状，女性更经常表现为较小的肿瘤，而男性一般表现为较大肿瘤和占位效应。约有 5% 的原发性闭经妇女和 52% 的非妊娠引起的继发性闭经妇女有催乳素瘤，约有 2% 的阳痿男子也有催乳素瘤[52]。

3. 评估

疑似高催乳素血症患者的实验室检测包括用放射免疫法连续测量基础的、静息血清催乳素水平。由于催乳素水平在一天中会发生变化，催乳素轻微升高的情况应通过多个样本或集合样本进行确认。

男性的正常 PRL 水平为 5～20ng/ml，非妊娠期妇女为 5～25ng/ml。任何鞍区占位都可以压迫垂体柄，中断多巴胺对 PRL 的抑制作用。这导致垂体柄效应，使 PRL 水平轻度升高，一般为 20～150ng/ml，但不应与真正的催乳素瘤相混淆。血清 PRL 水平往往与催乳素瘤的大小相关，因此，微腺瘤一般导致血清催乳素水平为 100～250ng/ml，而大腺瘤可能导致血清 PRL 远高于 200ng/ml。浸润性腺瘤或巨大腺瘤可能导致每毫升血清 PRL 达到几千至十万纳克[51, 53, 54]。如 PRL 水平超过 200ng/ml 几乎可以确诊催乳素瘤。然而，对于闭经的患者，也必须排除妊娠，因为妊娠者的 PRL 水平可在妊娠第三个月时达到 100～250ng/ml。PRL 水平低于 2ng/ml 一般与垂体功能减退有关，尽管这可能是由于服用降低 PRL 的药物所致。

如果怀疑有巨大催乳素瘤，但患者的催乳素值非常低，就必须怀疑鱼钩效应（hook effect）[55, 56]。如果血清 PRL 水平非常高，催乳素抗原数量可能会使免疫荧光测定中的抗体饱和，不能形成准确测量所需的抗原和双抗体"三明治"复合物，从而导致错误的低值（图 44-10）。如果怀疑是催乳素瘤，应通过连续稀释测试 PRL 水平，以确定准确的 PRL 值[53, 57]。

在 TRH 激发试验中 PRL 的分泌被成功刺激提示存在催乳素瘤，但这种情况没有诊断学意义。在正常人中，静脉注射 200～500μg 的 TRH 可在 1h 内刺激血清催乳素水平上升 3～5 倍。然而，由于催乳素瘤患者的催乳素储备有限，通常反应迟钝，增加不到 2 倍。

高催乳素血症本身不能诊断为催乳素瘤，因为有多种生理和病理情况可使血清 PRL 升高。当然，对于患有高催乳素血症的女性患者，必须评估妊娠。高催乳素血症也可能是由于下丘脑多巴胺分泌减少或多巴胺向垂体输送中断所致；鞍区肿瘤或动脉瘤压迫垂体柄导致门静脉系统中断；既往垂体放射治疗史或空泡蝶鞍综合征；终末期肾病降低 PRL 的肾脏清除率；以及慢性甲状腺功能减退症，刺激 TRH 分泌增加，并刺激 PRL 释放。

其他病因还包括胸壁或乳房病变、低血糖、肝硬化、癫痫发作、多囊卵巢综合征或异位 PRL 分泌。高催乳素血症也可发生在高达 40% 的肢端肥大症患者中，在库欣病患者中也有报道。

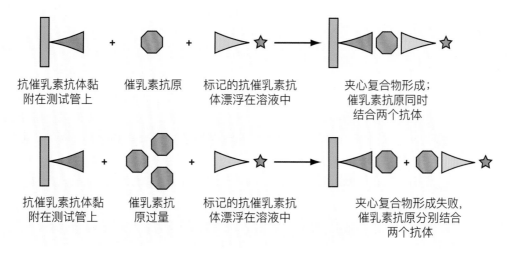

抗催乳素抗体黏　　催乳素抗原　　标记的抗催乳素抗　　夹心复合物形成；
附在测试管上　　　　　　　　　　体漂浮在溶液中　　催乳素抗原同时
　　　　　　　　　　　　　　　　　　　　　　　　　　结合两个抗体

抗催乳素抗体黏　　催乳素抗　　　标记的抗催乳素抗　　夹心复合物形成失败，
附在测试管上　　　原过量　　　　体漂浮在溶液中　　催乳素抗原分别结合
　　　　　　　　　　　　　　　　　　　　　　　　　　两个抗体

▲ 图 44-10　钩状效应（hook effect）

如果样品中的催乳素（PRL）含量过高，它将使抗体饱和，不能形成大多数放射免疫分析所需的抗体夹心复合物；多余的激素会被标记的抗体洗掉，测试结果会错误地偏低；这些浓度过高的样品应该被稀释以提供更准确的 PRL 水平

多巴胺抑制 PRL 分泌，因此任何降低多巴胺水平的药物都会增加血清 PRL。这些药物包括许多抗抑郁药，如三环类、单胺氧化酶抑制药和选择性 5- 羟色胺再摄取抑制药，以及甲基多巴、雷公藤和维拉帕米[58]。其他药物如吩噻嗪类和甲氧氯普胺阻断多巴胺受体，可间接导致 PRL 水平升高[58]。

当高催乳素血症的其他原因被排除后，应进行有磁共振平扫＋增强检查，行蝶鞍薄层扫描，以确认是否存在催乳素瘤。

4. 药物治疗

多巴胺受体激动药是治疗催乳素瘤的首选药物[59]。这些药物可以在几小时到几天内使 PRL 水平恢复正常，缩小肿瘤，恢复生殖和性功能，并使患者避免手术的潜在风险。目前多巴胺激动药包括溴隐亭、卡麦角林和培高利特，都是麦角生物碱的合成衍生物[60]。溴隐亭开始时每天口服 1 次，经过几周后增加到每天多次。大约 85% 患者的肿瘤体积会减少，近 90% 患者的 PRL 水平会降至正常。超过 10% 的肿瘤对溴隐亭不敏感[61]，5%～10% 的患者产生胃肠道不良反应不耐受，而阴道内给药可以减轻这些症状[62]。

卡麦角林比溴隐亭更贵，但它的耐受性可能更好，每周给药 1 或 2 次[63]。卡麦角林对育龄妇女的不良反应研究有限，但溴隐亭已被广泛研究，在妊娠中似乎是安全的。因此，如果希望妊娠，应使用溴隐亭[64]，然后在妊娠期间停止使用，除非出现有症状的肿瘤增大。

药物治疗一般是长期持续的，因为停用任何一种药物都可能导致高催乳素血症复发和肿瘤再次增大[65]。开始药物治疗后，应复查 MRI 和视力检查，至少每年监测一次血清 PRL 水平[66, 67]。

必须谨慎长期使用卡麦角林和其他麦角衍生的多巴胺受体激动药，因为大剂量使用时可能导致胸膜和心包纤维化浆膜炎和瓣膜性心脏病的风险增加，正如帕金森病患者大剂量使用多巴胺受体激动药会导致相同的风险[68-70]。催乳素瘤患者服用的多巴胺受体激动药的剂量远小于帕金森病患者，但尚不清楚在此低剂量下产生症状性心脏瓣膜病的风险。接受卡麦角林治疗的高催乳素血症患者，超声心动图研究报道了相互矛盾的结果[71-75]。在这些患者中，临床相关或有症状的心脏反流发生率似乎没有因卡麦角林用药产生任何统计学上的增加。笔者建议对长期接受大剂量卡麦角林的患者进行超声心动图评估。

5. 手术

药物治疗的有效性和安全性限制了大多数催乳素瘤患者的手术必要性。如果患者对药物治疗没有反应或不能耐受药物治疗不良反应，则建议手术治疗，因为手术切除后药物治疗可能更有效[76, 77]。对于接受药物治疗时出现 CSF 漏的患者或对药物反应不明显患者，即催乳素水平下降但肿瘤没有缩小患者，也建议手术治疗。如前所述，TSA 是首选手术[35, 78]。如果肿瘤突破了鞍区，可能需要采用扩大

经蝶手术。如果有广泛侵袭，应考虑开颅手术[21, 79]。

PRL 水平越高，手术的治愈机会就越低。患有催乳素微腺瘤且血清 PRL 水平＜200ng/ml 的患者，如果由大型医疗中心的经验丰富的垂体外科医生行 TSA 手术，治愈机会＞90%，而且致残率和死亡率都低于 1%[35, 76]。然而，术前 PRL 水平＞200ng/ml 的大型侵袭性催乳素瘤患者的手术治愈率＜41%[77]。对于巨型或侵袭性催乳素瘤患者，用多巴胺激动药进行术前用药可提高手术成功率；然而，长期药物治疗可改变肿瘤的质地，使手术更具挑战性[80]。

6. 放射治疗

放射治疗是手术或药物治疗失败患者的一种治疗选择[81, 82]。尽管存在垂体功能减退或视神经损伤风险，但一般认为放射治疗是安全和有效的。放射治疗可与药物或手术治疗相结合，可采用常规外放射治疗或 SRS。

传统放射治疗方案使用约 4500cGy，分 25～30 次进行[83]。83%～100% 的患者的肿瘤生长可得到控制，36%～45% 的患者的肿瘤缩小[84]。SRS 可以提供更快速的内分泌控制，同时允许在单次治疗中进行放射，并减少对周围正常组织的暴露。

多巴胺受体激动药可能对肿瘤有放射保护作用，最好在放射治疗期间停止使用[81]。在一项纳入 164 名采用伽马刀作为初次治疗的催乳素瘤患者的研究中，除 2 名患者外，所有患者肿瘤生长都得到了控制，一半以上患者实现了生化治愈[82]。

（二）生长激素腺瘤

1. 生长激素生理学

人的正常生长需要 GH，其在生命第一年的作用很小，但在青春期变得非常重要。正常线性生长需要 GH，由体细胞脉冲式地分泌。其释放由 GHRH 和生长抑素控制，它们分别刺激和抑制 GH 的释放（图 44-11）。GH 反过来刺激肝脏产生生长蛋白 -C，也被称为胰岛素样生长因子 I（IGF-1）。IGF-1 在下丘脑抑制 GH 分泌并刺激生长蛋白释放，而在垂体则抑制 GHRH 引起的 GH 分泌。

睡眠、精神压力、运动和低血糖会增加 GH 释放，而肥胖、高血糖和过量糖皮质激素会减少 GH 释放。GH 促进合成代谢，增加组织对氨基酸吸收；相反，氨基酸增加会使健康人的 GH 释放增加。GH 和 IGF-1 水平在儿童和年轻人中是最高的，而后在正常人中随着年龄增长而降低。在正常人中，血清中 GH 水平在一天中大部分时间是非常低或检测不到的。GH 半衰期为 20～30min，以短脉冲方式分泌，每天有 2～7 个峰值，导致一天中的水平出现明显波动。其中一些脉冲与进食有关，而另一些则发生在睡眠早期阶段。另外，IGF-1 半衰期为 2～18h，而且血清水平相对稳定。因此，测量 IGF-1 比测量 GH 能更可靠地反映身体内 GH 的水平。

2. 生长激素过量：肢端肥大症

过量 GH 分泌导致软组织过度生长、骨质变化和多种生化变化，在成人中导致肢端肥大症综合征，在骨骺闭合前受其影响的儿童则导致巨人症。肢端肥大症的特征包括面部特征粗大，牙齿前突和错位，鼻旁窦扩大，额部凸起，声音加深，器官肥大；多汗症，黑棘皮症，手和足增大，导致佩戴的戒指、手套和鞋的尺码被迫增加，以及头痛[85-87]（图 44-12）。胰岛素抵抗会导致糖尿病。舌头肥大可导致阻塞性睡眠呼吸暂停。手部多余软组织堆积会导致握手时多汗，而足部则会在 X 线片上显示足掌肥厚。肢端肥大症患者还可患有头痛、近端肌病、骨关节炎、腕管综合征、心脏肥大和高血压。由于患者的心血管、脑血管和呼吸系统受累，代谢紊乱可导致动脉粥样硬化加速和预期寿命缩短。患者罹患其他肿瘤风险也较高，特别是结肠癌[1, 88]。然而，随着 GH 水平适当降低，死亡风险可下降并能恢复正常[89]。

肢端肥大症的年平均发病率约为 3.3/100 万人[89]。98% 的肢端肥大症患者患有 GH 垂体腺瘤[90]。这些肿瘤中有 20%～50% 同时分泌 PRL 或其他垂体激素[91]。极少数情况下，肢端肥大症由异位产生 GH 的肿瘤所导致，如支气管类癌或胰岛细胞肿瘤、下丘脑 GHRH 释放肿瘤、抗衰老治疗的 GH 外源性给药，或者家族性综合征，如多发性内分泌肿瘤 I 型、McCune-Albright 综合征或 Carney 综合征[90]。

该病一般隐匿性发病，在 20—40 岁出现，男女都同样受影响[92]。一般来说，肢端肥大症患者在确诊前已经有 8～10 年症状，所以大多数 GH 腺瘤在确诊时已经很大[89]。许多人视觉通路受压，在肿瘤被发现时已有视力下降或双颞侧偏盲。

3. 评估

当怀疑有肢端肥大症或巨人症时，内分泌评估应包括测量基础 GH 和 IGF-1 水平，以及评估高血糖对 GH 分泌的抑制作用［口服葡萄糖耐量试验（oral glucose tolerance test，OGTT）］。由于运动和精神压

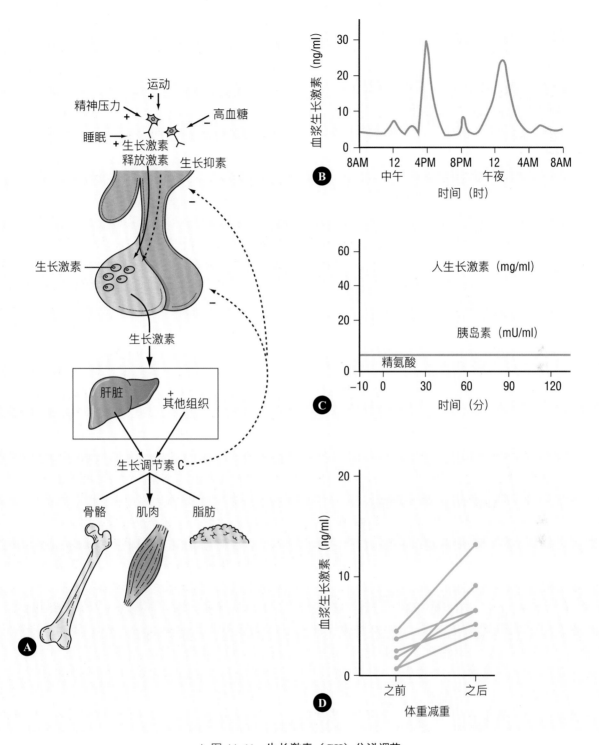

▲ 图 44-11 生长激素（GH）分泌调节

A. 下丘脑 - 垂体轴，腺垂体受生长激素释放激素（GHRH）的刺激而释放 GH，并受生长抑素的抑制；精神压力、运动、睡眠节律和高血糖会改变 GH 分泌；生长调节素 -C 或胰岛素样生长因子 I（IGF-1），对垂体和下丘脑 GH 的释放起负反馈作用；B 至 D. 血浆 GH 水平在 24h 内波动，高峰期与精神压力、运动和睡眠有关

力会刺激 GH 分泌，血清 GH 水平最好在清晨患者起床前或餐后 2h 检测，此时 GH 水平通常会被抑制。在健康人中，通常基础 GH 水平＜5ng/ml，但 90%

以上的肢端肥大症患者的 GH 水平＞10ng/ml。然而，水平差异很大，所以有些肢端肥大症患者 GH 水平正常。在活动性肢端肥大症患者中，正常脉冲式 GH 分

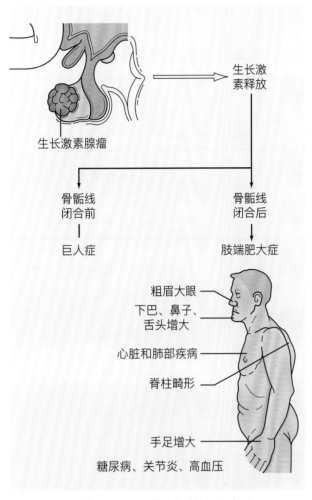

生长激素释放

生长激素腺瘤

骨骺线闭合前

骨骺线闭合后

巨人症

肢端肥大症

粗眉大眼

下巴、鼻子、舌头增大

心脏和肺部疾病

脊柱畸形

手足增大

糖尿病、关节炎、高血压

▲ 图 44-12　肢端肥大症的临床表现

泌模式会被全天持续升高的 GH 所取代。由于 GH 的半衰期短和脉冲分泌模式，随机 GH 水平的价值有限，单一的 GH 测定与疾病的严重程度相关性很差。血清 GH 水平在其他情况下也可能升高，包括未经治疗的糖尿病、肾衰竭、营养不良，以及在身体或情绪紧张时[91]。为了确诊肢端肥大症，可以进行 OGTT 试验。肢端肥大症患者中，葡萄糖负荷无法将 GH 抑制到 2μg/L 以下。

因为 IGF-1 血清水平比 GH 更稳定，所以可以使用 IGF-1 测量作为 GH 在体内总体水平的可靠指标。几乎所有肢端肥大症患者 IGF-1 都会增加，即使是那些血清 GH 水平在正常范围内的患者。IGF-1 正常水平在女性为 0.45～2.2U/ml，男性为 0.34～2.0U/ml[91]。与 GH 不同，IGF-1 不受精神压力或运动的直接影响，它与载体蛋白结合，调节其功能并稳定其水平。IGF-1 也是治疗后随访肢端肥大症的一个可靠参数，因为它反映了检测前 24h 的 GH 分泌情况[86]。

在未经治疗的肢端肥大症中，TRH 刺激可导致 GH 至少上升 50%，而正常人在注射 TRH 后，血清 GH 一般没有变化。虽然这一发现也可发生在肝病、肾衰竭或抑郁症患者身上，但在典型的临床情况下，它可能高度提示肢端肥大症。对 TRH 刺激有阳性反应的肢端肥大症患者，溴隐亭治疗可能会有疗效。TRH 刺激也可用于鉴别那些尽管手术后 GH 水平正常，但有 GH 瘤残余以及有肿瘤复发风险的患者[93]。

也可行左旋多巴试验对患者进行评估。口服左旋多巴给禁食的正常受试者会增加其 GH 分泌，但对禁食的肢端肥大症患者却会降低其 GH 水平。同样，溴隐亭，一种与 D_2 受体结合的多巴胺激动药，会提高正常人的 GH 水平，但对肢端肥大症患者则会降低其 GH 水平。其他动态试验包括精氨酸刺激试验、胰岛素诱导的低血糖刺激试验、躯体素刺激试验和 LH 释放激素试验。这些测试中的每一项都可以为肢端肥大症的诊断提供额外的信息。

由于肢端肥大症患者肿瘤往往较大，患者应进行全面的内分泌检查，以了解垂体功能减退情况，并进行规范化的视野检查，以及进行增强 MRI 检查，通过薄层扫描来确定病灶的解剖结构。由于患者的软组织结构增大，应进行睡眠监测以评估患者是否存在睡眠呼吸暂停。建议所有患者在诊断时进行结肠镜检查，如果发现有息肉，之后应每 3～5 年进行一次复查。

肢端肥大症是由非中枢神经系统分泌 GHRH 的肿瘤引起的情况较罕见。对在 MRI 上没有发现垂体肿瘤的肢端肥大症患者应进行评估，以寻找其他分泌 GHRH 的肿瘤部位。应检测血浆 GHRH。异位肢端肥大症，如来自胰岛细胞瘤或支气管类癌，会导致血液循环中的 GHRH 达到可测量水平，而当肢端肥大症是由垂体病变引起时，GHRH 几乎检测不到[94]。

4. 手术

由经验丰富的神经外科医生进行外科腺瘤切除术是治疗肢端肥大症的一线治疗方法[19, 20]。当肿瘤较大且有广泛鞍上或鞍旁侵犯时，可能需要进行开颅手术。大多数 GH 瘤是鞍区或鞍上的病变，可以通过经鼻腔入路，使用唇下经鼻中隔或用内镜或显微镜直接经鼻进行切除，如前文所述。血浆 GH 水平可能在术后数小时内迅速下降，IGF-1 水平和临床症状在接下来的数周至数月内下降[19, 95]。

严格的"治愈"或缓解标准要求随机 GH<2.5μg/L，

或口服葡萄糖耐量试验后 GH 最低值<1μg/L，以及经年龄和性别因素校正后的正常 IGF-1 水平，且无临床症状[96]。采用这些严格的标准，一项对 59 名经鼻手术患者术后平均随访 13.4 年的研究表明，52% 的患者在单纯手术后获得了长期生化缓解[97]。

20%～25% 的 GH 瘤是微腺瘤，即直径<1cm 的肿瘤，而 75%～80% 是大腺瘤，直径>1cm。在一项纳入 103 名接受 TSA 手术患者的研究中，82% 的微腺瘤患者术后获得病情缓解，60% 的大腺瘤患者术后获得病情缓解，只有 24% 侵袭性大腺瘤患者获得缓解[97]。可预测手术结果的因素包括肿瘤大小、侵袭性、向鞍外生长和分泌活动。术前的 GH 水平与手术后生化缓解的可能性呈负相关[19, 20, 98, 99]。

术后 6 周内应随访患者的 GH 和 IGF-1 水平。如果当时激素水平正常，那么可以每年对患者进行一次激素检测，如果有中枢性尿崩或垂体功能减退等并发症，应更频繁地进行检测。如果患者的 GH 和 IGF-1 水平没有恢复正常，需要进一步治疗，可以选择药物治疗和放射治疗。与初次手术相比，肢端肥大症的再次手术成功率较低，且并发症发生率较高，因此手术适用于其他治疗方法无效的患者，或者在其他治疗后仍有进行性视力损害的患者[100]。

5. 药物治疗

肢端肥大症的药物治疗方案包括生长抑素类似物、多巴胺受体激动药和 GH 受体（GH-receptor，GHR）拮抗药[101]。

生长抑素作为一种内源性 GH 分泌抑制剂发挥作用[102]。生长抑素类似物适用于等待放疗效果，以及病情不稳定无法接受手术的患者，或者是 TSA 术后有迁延性疾病患者[103]。它们也可以作为拒绝手术患者、患有严重疾病无法手术或不太可能通过手术治愈患者的首选治疗方案[103, 104]。高手术风险的患者在服用奥曲肽数月后如身体状况有所改善，则可重新考虑进行手术[105]。

在 50%～70% 的肢端肥大症患者中，生长抑素类似物可降低 GH 和 IGF-1 的水平，在 30% 的垂体手术失败患者中，生长抑素类似物治疗可使患者的 IGF-1 恢复正常[106]。多达一半患者的垂体腺瘤的体积也出现缩小[103, 105, 107, 108]。

第一代生长抑素类似物，如醋酸奥曲肽，其半衰期比天然激素长 2h，但仍需每天多次皮下注射[109, 110]。其在 2h 内达到对 GH 的最大抑制作用，并持续约 6h。

其对临床症状的缓解往往是立竿见影的，甚至在 GH 水平下降之前就可以出现。长期使用奥曲肽的不良反应相对较小，不良反应包括注射部位疼痛、腹部痉挛、轻度脂肪泻或葡萄糖耐量损害。由于胆囊排空受到抑制，长期治疗后可能出现胆汁淤积和胆固醇胆结石[107, 111]。与催乳素瘤一样，停止药物治疗可能导致激素水平反弹至治疗前水平，以及肿瘤体积反弹。

较新的生长抑素类似物作用时间更长，与老药相比，疗效相似，依从性更好[106]。这些长效生长抑素制药价格昂贵，在注射前需要应用细致的重组技术，需要长期接受医疗专业人士的协助。缓释兰瑞肽（索马杜林，短效）的作用时间为 10～14 天，需要每月注射 2～3 次，而缓释注射奥曲肽（善宁，长效）只需要每 28 天肌内注射 1 次[106]。

术前用奥曲肽治疗可使大腺瘤缩小约 40%[112]。然而，这是否会影响到手术结果是值得商榷的。两项前瞻性随机研究表明，术前使用奥曲肽对术后降低患者生长激素水平或住院时间没有益处[113, 114]。另外，一项对其他肢端肥大症患者的回顾性研究发现，术前接受过奥曲肽治疗的患者在术后 IGF-1 水平恢复正常的人数是未接受过治疗患者的 2 倍[105]。术前短期奥曲肽用药可降低存在心脏和代谢并发症的肢端肥大症患者的手术风险[115]。奥曲肽不应该用于正在接受放射治疗患者；因为它可能对某些腺瘤有放射线保护作用[81]。

如果在使用奥曲肽后 GH 水平仍然升高，建议使用奥曲肽和多巴胺激动药联合治疗[105]。尽管多巴胺受体激动药会增加正常人的 GH 释放，但它却能抑制肢端肥大症患者的 GH 分泌。多巴胺制剂似乎能通过作用于下丘脑水平来刺激正常人的基础 GH 分泌，但它们通过直接作用于生长激素细胞上的多巴胺受体而抑制腺瘤的 GH 释放[60]。

溴隐亭能有效降低 20% 的患者的 GH 和 IGF-1 水平，10% 的患者可达到正常水平[60, 104, 116]。溴隐亭的初始用药方案为睡前服用 1.25mg，然后缓慢增加到每天最多 20mg，分次给药。溴隐亭可能导致恶心、鼻塞、眩晕和低血压等不良反应。

卡麦角林和喹高利特（Quinagolide）是新一代长效 D_2 受体激动药，似乎比溴隐亭更有效、耐受性更强[41, 105, 117]。卡麦角林的血清半衰期为 65h，需要每周服用 1 或 2 次。喹高利特每天给药 1 次。一项研究表明，在 64 名长期服用卡麦角林的患者中，39%

的患者的血浆 IGF-1 水平被抑制到正常水平，28%的患者血浆 IGF-1 水平出现一定程度的下降[41]。多巴胺受体激动药对 GH 和 PRL 混合瘤最为有效，这种类型的垂体瘤可见于 30%～40% 的肢端肥大症患者[116]。

GH 受体二聚化是 GH 产生作用所必需的。培维索孟（Pegvisomant）是 GHR 蛋白的一种突变形式，通过与 GHR 结合，阻断其二聚化，从而抑制 IGF-1 分泌，起到 GHR 蛋白拮抗药的作用[101, 118, 119]。GHR 拮抗药不直接作用于垂体瘤，因此存在由于失去 IGF-1 的负反馈调节而导致 GH 分泌增加和肿瘤增大的潜在风险。然而，研究表明，尽管培维索孟可增加 GH 水平，但这种增加不是进行性的，在对患者进行长达 2 年随访中，并没有发现其导致肿瘤生长明显加快[101, 118-121]。因此，患者应该定期进行磁共振来监测肿瘤大小。

培维索孟每天一次皮下注射，似乎具有良好的患者耐受性。一项纳入 112 名肢端肥大症患者的随机、双盲多中心临床试验表明，当患者接受 10、15 和 20mg 剂量培维索孟治疗后，分别有 54%、81% 和 89% 的患者的 IGF-1 水平恢复正常[101]。培维索孟的不良反应似乎不大。有些患者在开始使用培维索孟后出现无症状的肝细胞损伤，但停药后肝酶水平可恢复正常[101, 121]。对于手术和药物治疗均无效或耐受性差的患者，应考虑使用培维索孟[122]。

雌激素受体调节药并不是肢端肥大症患者的标准疗法，但研究表明，它们可能对特定患者有一些益处。雌激素可以降低肢端肥大症患者的血清 IGF-1，且肢端肥大症的临床症状在患者妊娠期间经常能得到改善[123]。雌激素可抑制肝脏 IGF-1 合成，并通过其与转录信号通路的相互作用改变 GH 信号通路[123, 124]。一项研究表明，长期使用他莫昔芬（一种选择性雌激素受体拮抗药）可导致患者的 GH 水平短暂升高，但在 19 名患者中有 4 名患者实现了 IGF-1 的持久下降并恢复正常[125]。一项研究则使用了一种更新的选择性雌激素调节药——拉罗昔芬，在 13 名绝经后女性肢端肥大症患者中，9 名患者对生长激素类似物和多巴胺激动药疗法有耐药性。10 名患者的 IGF-1 下降了 30% 以上，7 名患者的 IGF-1 水平恢复正常[126]。一项针对男性肢端肥大症患者的研究表明，雷洛昔芬成功地降低了 IGF-1 水平；然而，男性患者在使用雷洛昔芬后临床症状没有变化[127]。

6. 放射治疗

对于不适合手术或手术失败的患者，以及药物治疗不能达到病情缓解的患者，应考虑放射治疗。传统放射治疗一般采用 1.6～1.8Gy 分割剂量，每周 4～5 次，为期 5～6 周，总剂量为 45～59Gy[128]。放射治疗后最初 2 年的 GH 水平会明显下降，此后可持续缓慢下降[128-130]。80% 的患者在 10～15 年内的 GH 浓度低于（译者注：根据上下文改为低于）5μg/L，但很少有患者能够治愈。一项研究对接受常规外放射治疗的肢端肥大症患者在放射治疗后进行了平均 12.8 年的随访，结果表明这些患者中只有 1/3 达到生化指标正常[131]。

放射治疗有很大的风险。30%～70% 的患者在放射治疗后 10 年内发生垂体功能减退[43]。放射线对视神经或视交叉的影响可能导致视力变化，垂体瘤邻近大脑的放射性坏死可能导致认知和神经功能障碍，并增加继发性脑肿瘤（如胶质瘤）的风险[128, 132]。有报道称，常规放射治疗与肢端肥大症患者的卒中死亡率增加有关[133]。

与传统放射治疗相比，SRS 导致继发肿瘤或认知变化的长期风险较低，且 SRS 缓解病情的速度比分割放射治疗更快[43, 46]。在一项关于伽马刀放射治疗（gamma knife radiosurgery，GKS）治疗 GH 腺瘤的研究中，79 名患者中有 68 名采用 GKS 作为主要治疗方法。所有病例的 GH 水平在 6 个月内都有所下降，在随访 2 年以上的 45 名患者中，96% 的患者的 GH 水平恢复正常。52% 的患者的肿瘤在 12 个月后缩小，87% 的患者在 24 个月后缩小，92% 的患者在 36 个月或更长时间后缩小[46]。之前使用射波刀放射治疗的一个小队列研究显示，在平均 25 个月随访后，44% 的患者获得了生化缓解。

（三）促肾上腺皮质激素腺瘤

1. 皮质醇生理学：下丘脑 - 垂体 - 肾上腺轴

皮质醇是维持生命及应激时维持生化和生理平衡所必需的激素。下丘脑 - 垂体 - 肾上腺（hypothalamic-pituitary-adrenal，HPA）轴调节皮质醇分泌（图 44-13）。收到来自大脑的信号后，下丘脑分泌 CRH 以产生血浆皮质醇浓度昼夜节律，以及对情绪、生化和物理刺激做出应激反应。随后 CRH 刺激垂体生产和分泌 ACTH。ACTH 进而刺激肾上腺分泌皮质醇。

ACTH 和皮质醇有脉冲式的分泌模式。在正常人

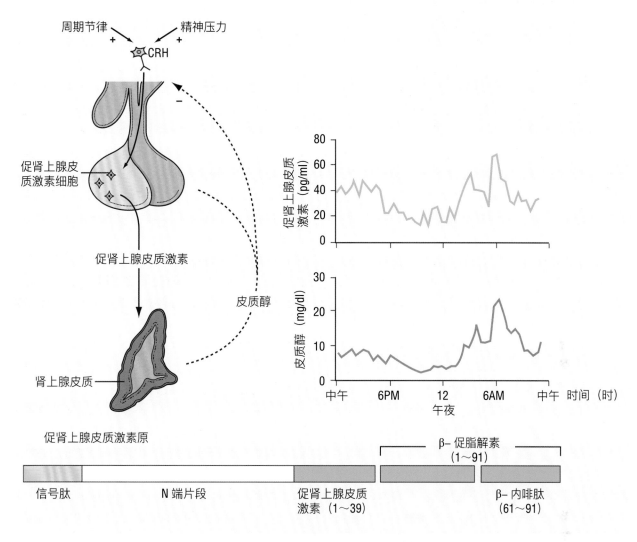

▲ 图 44-13 下丘脑 - 垂体 - 肾上腺轴

促肾上腺皮质激素释放激素（CRH）由下丘脑释放，刺激垂体前叶促肾上腺皮质激素细胞分泌促肾上腺皮质激素（ACTH），然后刺激肾上腺皮质分泌皮质醇；皮质醇在垂体和下丘脑发挥负反馈作用，抑制 CRH 和 ACTH 进一步释放

中，ACTH 在清晨达到高峰，然后在午夜左右下降到最低点。昼夜节律影响 ACTH 分泌，因此 ACTH 水平受光线和时区变化影响。身体创伤、手术、发热和低血糖都会增加 ACTH 和皮质醇的分泌。有生物活性的 ACTH 的半衰期只有 4～8min，但其免疫活性的半衰期是可变的。

糖皮质激素增加葡萄糖生成，并抑制外周组织对葡萄糖摄取和利用。随着长时间接触糖皮质激素，脂肪分解增强，身体脂肪发生重新分布。糖皮质激素抑制炎症反应，降低外周淋巴细胞数量，并增加血液循环中的粒细胞数量。它们还增加破骨细胞形成，同时抑制成骨细胞，减少新骨形成。儿童的线

性生长会受到抑制。糖皮质激素的分解代谢作用可引起肌蛋白破坏，导致肌病。成纤维细胞增殖和功能受到抑制，一些细胞外基质成分的合成也受到抑制，导致伤口愈合受损。糖皮质激素还可导致行为改变，包括情绪、睡眠和认知改变。

2. 皮质醇过多：库欣综合征

患者长期暴露于过量皮质醇会导致库欣综合征。一般来说，夜间血浆皮质醇水平比正常值 5～25ng/ml 要高，而且通常昼夜变化消失，导致平均皮质醇水平升高。这种慢性高皮质血症抑制了下丘脑 CRH 和垂体 ACTH 分泌，导致促肾上腺皮质激素细胞的萎缩。

与库欣综合征有关的症状包括向心性肥胖、沿颈部后方脂肪沉积（"水牛背"）和锁骨上脂肪垫、由于面部脂肪增厚而形成满月脸、面部毛细血管扩张、突眼、高血压、高血糖或糖尿病、多毛症、痤疮、腹部条纹、闭经或性腺功能减退、肌肉萎缩和近端肌病、骨质疏松症、色素沉着、多尿和情绪障碍，包括抑郁症或精神病（图 44-14），如果不加以治疗，5 年内患者死亡率为 50%[134]。心血管并发症是未经治疗的库欣综合征发病和死亡的一个主要原因。高血压和充血性心力衰竭也常见于此类患者。

3. 库欣病

库欣综合征是伴随着血清皮质醇过量的一系列临床症状和体征，库欣病是指患促肾上腺皮质激素垂体腺瘤，占所有库欣综合征病例的 70%～80%[134]。

促肾上腺皮质激素腺瘤可分为两类：一类是分泌 ACTH 并导致库欣病的腺瘤，另一类是含有 ACTH 但不导致 ACTH 过量的静默肿瘤。库欣病的腺瘤一般为微腺瘤。大腺瘤引起库欣病罕见，且往往是侵袭性的，难以治疗。库欣病在女性中的有发病率更高的倾向，通常发生在 25—45 岁。它是逐渐发病的，并进展缓慢；大多数患者在诊断前有 3～6 年的症状[134]。

库欣病患者的 HPA 轴保持稳态，但只对高于正常糖皮质激素水平做出反应。另外，异位 ACTH 瘤引起的库欣综合征表现为自主皮质醇分泌，对任何

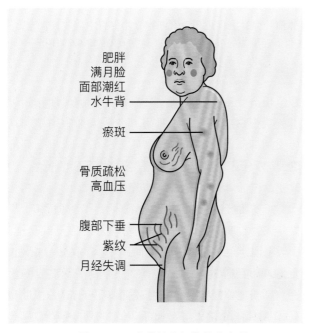

▲ 图 44-14　库欣综合征的临床表现

肥胖
满月脸
面部潮红
水牛背

瘀斑

骨质疏松
高血压

腹部下垂
紫纹
月经失调

反馈抑制都无反应（图 44-15）。

库欣病在儿童中并不常见，但占小儿库欣综合征病例的 1/3。当它发生于儿童时，通常是在青春期后开始，对男女两性影响相同。儿童库欣病表现为骨骼生长障碍和肥胖。早期治疗是非常重要的，因为如果患者在骨骺闭合前得到治疗，就有可能恢复正常的生长发育[135]。

多年来，库欣病缓解的标准各不相同，但目前大多数研究将其定义为 24h 尿液游离皮质醇水平正常，清晨血清皮质醇水平正常或低于正常，临床症状消失，肿瘤停止生长。治疗方案包括显微外科手术切除、放射治疗、药物治疗和双侧肾上腺切除术。显微外科手术切除仍然是大多数库欣病患者的第一线治疗方法。

少数库欣综合征患者有异位的、非垂体来源的过量 ACTH、CRH 或皮质醇分泌。这种分泌最常见于小细胞肺癌，但也可能是胰岛细胞瘤、嗜铬细胞瘤、甲状腺髓样癌、支气管、胸腺或胰腺类癌、肾上腺皮质激素分泌肿瘤或其他神经内分泌肿瘤。

4. 评估

当怀疑有库欣综合征时，必须首先确定确实存在皮质醇分泌过多的情况。必须测量患者的 24h 皮质醇分泌量，如通过 24h 尿液的收集来测定游离皮质醇和 17- 羟基糖皮质激素的分泌。尿液中的皮质醇分泌产物，即 24h 尿游离皮质醇水平，在库欣综合征中可从正常的 20～90μg 升高到 150μg 以上。

还应评估 HPA 轴对糖皮质激素负反馈的敏感性是否正常。这可以通过小剂量地塞米松抑制试验来完成，包括过夜地塞米松抑制试验或 6 天地塞米松抑制试验的低剂量部分。诊断库欣病的条件包括：①基础皮质醇水平升高；②对糖皮质激素负反馈有一定抵抗；③皮质醇减少可诱发 ACTH 上升；④ CRH 或血管加压素可诱发 ACTH 上升；⑤外源性 ACTH 可诱发皮质醇上升；⑥过多的 ACTH 来源于垂体（表 44-2）。

在过夜地塞米松抑制试验（dexamethasone suppression test，DST）中，患者半夜口服 0.5～1mg 地塞米松，第二天早上 8 点检查血清皮质醇水平；在 2 天低剂量 DST 中，每 6 小时口服 0.5mg 地塞米松，共 8 次。在正常人中，这种剂量足以抑制 HPA 轴，导致血清皮质醇水平 <140nmol（50μg/L），以及 24h 内尿 17- 羟基皮质类固醇（17-hydroxycorticosteroid，17-OHCS）

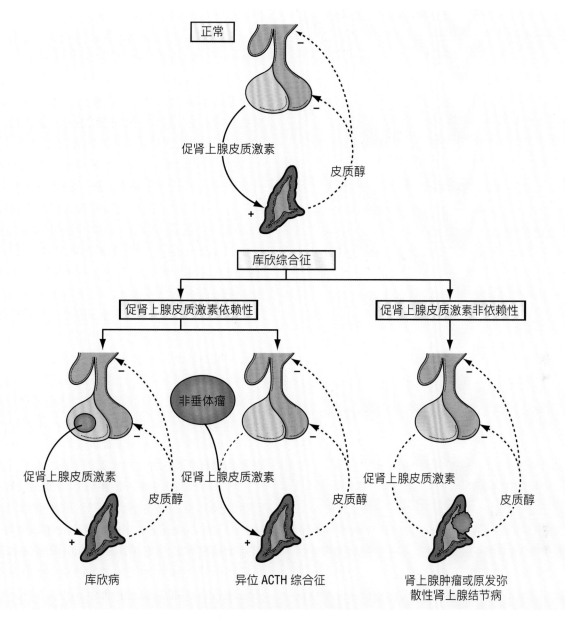

▲ 图 44-15 库欣综合征的病因

在 ACTH 依赖性皮质醇增多症中，过度的皮质醇分泌是对肾上腺皮质激素（ACTH）分泌的反应，无论是促肾上腺皮质激素细胞腺瘤还是非垂体（异位）肿瘤；在 ACTH 非依赖性的皮质醇增多症中，由于肾上腺功能异常，存在自主皮质醇过度分泌

水平＜6.9μmol（2.5mg），24h 内尿液中游离皮质醇水平＜55nmol（20μg）。而库欣综合征患者则不会出现 HPA 轴抑制。

血清游离皮质醇会过滤到唾液和尿液中，因此唾液和尿液中的皮质醇水平可准确反映指皮质醇分泌增加。唾液皮质醇化验在门诊中很容易开展，并且可以重复采样。晚 11 点的唾液游离皮质醇水平＞3.6nmol/L 高度提示库欣综合征。一旦确定患者患有库欣综合征，那么就必须确定过异常升高的糖皮质

激素是由库欣病引起还是由非垂体来源病因引起。正常 ACTH 水平＜10pg/ml（2pmol/L）。患有 ACTH 依赖性疾病的患者由于 ACTH 过多而皮质醇过多，因此血浆 ACTH 水平会产生不符合皮质醇水平的异常升高。相反，在原发性肾上腺疾病中，HPA 轴的下丘脑和垂体相对正常，因此高皮质醇症将抑制这些患者垂体 ACTH 分泌，他们的血清 ACTH 水平将无法检测到或非常低。因此必须同时检测血清皮质醇水平以正确评估血浆 ACTH 水平。

表 44-2　疑似库欣综合征患者的临床检查
确诊库欣综合征
1. 明确存在皮质醇增多症
• 24h 尿游离皮质醇
• 24h 每克尿肌酐中的尿 17- 羟皮质醇
2. 明确小剂量地塞米松抑制试验存在抵抗
• 过夜的小剂量（1mg）地塞米松抑制试验
库欣综合征的鉴别诊断
1. ACTH 依赖和 ACTH 非依赖型库欣综合征的鉴别诊断
• 血浆 ACTH
2. ACTH 非依赖型库欣综合征的诊断（肾上腺疾病）
• 肾上腺 CT 或 MRI
3. ACTH 依赖型库欣综合征的诊断
• CRH 激发试验
• 大剂量地塞米松抑制试验
– 过夜大剂量试验（8mg）
或
– 6 天低剂量，高剂量试验（Liddle）
• 双侧岩下窦取血测量 ACTH 浓度（CRH 激发或不激发）
4. 确诊
• 如果试验提示库欣病：垂体 MR
• 如果试验提示异位 ACTH 分泌：胸腹部 MR

几乎所有肾上腺肿瘤（是 ACTH 非相关性库欣综合征最常见的病因）的患者，通过 MRI 或 CT 扫描肾上腺都能发现肾上腺病变。因此，综合血浆 ACTH 水平和肾上腺影像的结果可用于诊断原发性肾上腺疾病或在病因学上排除原发性肾上腺疾病。

许多分泌 ACTH 的垂体腺瘤和异位瘤体积非常小，在影像学上不容易识别，因此诊断库欣综合征的病因是一个挑战。内分泌学的基本原理可以协助诊断。分泌 ACTH 的垂体腺瘤是起源于垂体促肾上腺皮质激素细胞的分化良好肿瘤。因此相比异位 ACTH 分泌性肿瘤，它们更有可能在地塞米松等糖皮质激素或 CRH 的刺激下产生明显反应，而异位 ACTH 分泌性肿瘤产生的 ACTH 来源于不应该分泌 ACTH 的组织，这些组织对糖皮质激素没有反应，也不含 CRH 的受体。因此，大剂量 8mg 过夜地塞米松抑制试验、Liddle 试验的大剂量部分、CRH 或精氨酸加压素（arginine-vasopressin，AVP）刺激试验及甲吡酮试验可用于鉴别诊断。

大剂量地塞米松试验一般可将库欣病患者的 ACTH 其水平抑制到基线的 50%，但异位 ACTH 肿瘤或肾上腺肿瘤患者则不会有任何明显抑制。Liddle 试验是一种高剂量的 6 天地塞米松抑制试验。患者接受 2 天尿 17- 羟类固醇基线检测，然后给予 2 天低剂量地塞米松，每 6 小时口服 0.5mg，最后给予 2 天高剂量地塞米松，每 6 小时口服 2mg。Liddle 观察到，大多数有垂体来源过量 ACTH（库欣病）的患者在大剂量糖皮质激素给药的第二天，17-OHCS 的排泄量减少了 50% 以上，而肾上腺肿瘤患者则不存在这种反应[136]。

CRH 和 AVP 是生理性分泌物，大多数垂体微腺瘤都会对其产生反应。在库欣病中，两者中的任何一种化合物都会导致 ACTH 明显增加，但在异位 ACTH 分泌情况下，ACTH 水平不会增加。甲吡酮试验是一种不太常用的试验。甲吡酮是一种可在数个生化步骤中抑制皮质醇合成的化合物，包括 11- 脱氧皮质醇向皮质醇转化的过程。作为血浆皮质醇水平下降的反应，肾上腺皮质激素细胞加快生产 ACTH，可以检测到尿液中 17-OHCS 增加。对于异位 ACTH 分泌的患者，下丘脑和垂体轴长期受到抑制，并无法用甲吡酮重新激活。

当怀疑库欣病时，必须确定肿瘤位置。如果影像学检查无法显示病变，岩下窦采血（inferior petrosal sinus sampling，IPSS）可起到辅助诊断作用。通过股静脉放置双侧导管，并沿颈内静脉推进至引流垂体的岩下窦。在注射 CRH 以刺激 ACTH 分泌之前和之后，都要测量外周循环和每个岩下窦内的 ACTH 水平。双导管可以同时对左右岩下窦进行采样，以便对比双侧的 ACTH 浓度。岩下窦之间存在浓度梯度可提示垂体内肿瘤偏侧。由于自发的 ACTH 释放是自然偶发性的，因此在采样时应给予 CRH 刺激以确保分泌。在基础样本中，岩下窦与外周血之比（IPS∶P）>2.0，具有高达 95% 灵敏度和 100% 特异度，而据报道在 CRH 给药后，IPS∶P 的峰值>3.0 具有 100% 的灵敏度和 100% 的特异度[137-139]（图 44-16）。左右岩下窦的浓度比值>1.4 可预测 75% 患者的病变位置。海绵窦取样较少采用，但可提供稍准确定位。

约 1/4 库欣病患者存在轻度高催乳素血症，因为其中一些肿瘤含有分泌 PRL 的细胞[140]。PRL 水平也可以作为 IPSS 的一部分进行检测，以协助肿瘤定位。

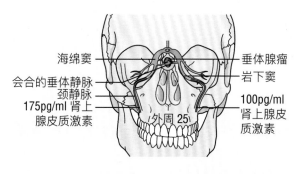

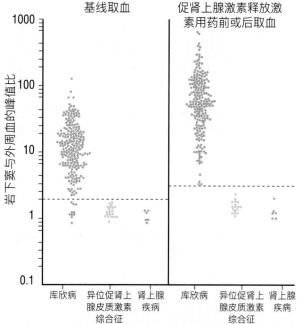

▲ 图 44-16　岩下窦取血（IPSS）

促肾上腺皮质激素（ACTH）微腺瘤术前定位可通过双侧同时进行 IPSS 实现；测量外周循环中的 ACTH 水平，并与激发试验前后双侧岩下窦中的 ACTH 水平进行比较

大多数患者都需接受以上项目的组合检测。重要的是确定患者确实有库欣综合征，然后再进行进一步检查，以明确诊断为库欣病或异位来源 ACTH 分泌。在不是库欣综合征的受试者中，垂体 ACTH 的分泌可被地塞米松抑制，并对 CRH 有反应。因此，这一结果可能被错误地归结为库欣病所致，导致正常患者接受不必要的垂体手术。

5. 手术

手术是治疗库欣病的一线疗法，治愈率高，且发病率和死亡率低[141]。大多数治疗库欣病而进行的手术都是采用经鼻手术完成的。当术中发现垂体微腺瘤并成功切除后，高达 96% 的患者会获得病情缓解[142, 143]。然而，临床恢复往往需要 6 个月或更长时

间。大腺瘤或肿瘤侵入鞍旁结构的患者的长期缓解率明显较低，为 45%～65%[142-144]。高达 25% 患者可出现复发，且复发风险随着时间推移逐渐增加[145, 146]。

手术的辅助手段包括内镜，超声波探针探测肿瘤，以及用 IPSS 指导术中探查。必须记住，小肿瘤可能隐藏在后叶、海绵窦硬膜、鞍上区、垂体柄周围，甚至在蝶骨内。必须对腺体进行完整探查，并延伸到双侧海绵窦，以及从鞍结节向下到斜坡。打开硬膜，并进行硬膜下剥离，以暴露腺体全部表面。

如果无法显露肿瘤表面，行腺内探查应首先在垂体上做一个水平切口，然后在腺体表面轻轻地施加外部压力，以期这种压力能使肿瘤从切口处挤出。

如果在初步评估腺体时未能成功找到肿瘤，可以通过 IPSS 数据提示的一侧或沿大多数促肾上腺皮质激素细胞所在的中央黏液楔形区作垂直切口来探查腺体。如果仍未发现肿瘤，应探查垂体后叶，因为有些肿瘤发生在垂体前、后叶的交界处或后叶中。

手术成功后，皮质醇会在一天内下降到 20μg/L 以下或检测不到的水平，患者可能需要皮质醇替代物，直到恢复正常皮质激素功能。如果患者病情没有缓解，应该通过回顾所有实验室、影像学和病理学结果重新评估诊断。如果确定是由垂体引起的，那么可能需要对垂体进行重新探查，可能会发现残余肿瘤或以前未发现的腺瘤。

如肿瘤无法全切，则建议行放射外科或放射治疗。对于病情严重且无法有效通过药物治疗的患者，应考虑行肾上腺切除术和垂体放射治疗。

对术后预后有利的因素包括有明确实验室结果证实 ACTH 肿瘤、术前 MRI 上可见肿瘤，以及手术时发现 ACTH 染色的肿瘤[147]。不利预后因素包括严重的、快速进展的库欣综合征、侵袭性肿瘤和大腺瘤。

尽管 TSA 风险相对较低，但任何手术都有相关并发症。一些患者在手术前会从酮康唑（一种类固醇生成抑制药）的短期疗程中获益，以帮助他们稳定病情。库欣病患者通常有多种疾病，包括慢性高皮质醇血症和糖尿病，这可能使伤口愈合困难。手术后患者出现枢性尿崩症（DI）的风险约为 18%[35]。库欣病使患者发生深静脉血栓风险增加，术后几天会出现低钠血症和其他电解质异常，尤其是出现 DI 的患者。

6. 放射治疗

尽管传统分割放射治疗能有效地减少库欣病的高皮质醇血症，但在临床和生化效果完全显现之前，会有一个明显的延迟时间。50%～83% 的患者会出现病情缓解，治疗后 5 年的这一比例可上升至 90%[148, 149]。尽管疗效的等待周期为 4～60 个月，但通常在治疗 9 个月后开始病情出现缓解，大多数患者在 2 年内得到病情缓解[148]。一项研究对 40 名手术失败的库欣病患者的长期预后进行了随访，这些患者术后接受了 45～50Gy 常规外照射治疗，分 25～28 次进行。28% 的患者在放射治疗 1 年后的皮质醇水平恢复正常，73% 的患者在治疗 3 年后恢复正常，78% 在治疗 5 年后恢复正常，84% 在治疗 10 年后恢复正常[150]。在同一研究中，62% 的患者在放射治疗后 5 年内出现垂体功能减退症，76% 在 10 年内出现垂体功能减退症。

SRS 可以作为不适合手术患者的主要治疗方法，可以作为手术、药物治疗或分割放射治疗的有益辅助手段[151]。周边剂量为 25～40Gy，而视神经剂量不应超过 10Gy[39, 151, 152]。SRS 宜选择肿瘤直径 < 30mm，肿瘤与视神经之间距离至少为 2～5mm 的患者[39, 150]。

在 SRS 术后 3 个月内，患者的血清皮质醇水平通常会明显下降；然而，生化缓解可能会推迟到 3 年后。SRS 最常见的并发症是垂体功能减退，据说在 GKS 后 5 年内发生于 16%～55% 的患者[153]。不到 2% 的病例有视神经病变的报道，不到 1% 病例诱发了继发性肿瘤。SRS 引发中枢性尿崩的风险似乎可以忽略不计[35]。

在一组接受伽马刀放射治疗的 90 名患者中，中位边缘剂量为 25Gy，其中 49 名达到病情缓解，其定义为 24h 尿游离皮质醇水平正常，缓解平均时间为 13 个月[154]。GKS 可使 60% 以上手术失败的库欣病患者得到病情缓解[155]。一份报道显示，在 20 名接受 GKS 治疗的库欣病患者中，30% 的患者的 MRI 显示肿瘤完全消失，35% 的患者 ACTH 和皮质醇水平恢复正常[152]。微腺瘤缓解率似乎比大腺瘤高，且微腺瘤患者在 SRS 后的并发症发生率低于大腺瘤[152, 156]。

SRS 后病情未能缓解的患者重复行 SRS 可能会增加患者出现视觉障碍或脑神经麻痹的风险，因此重复放射治疗只适用于不适合手术或药物治疗的患者[154]。

质子刀立体定向放射外科对肿瘤周围组织几乎无破坏性影响，通常可在一个疗程内完成，且可减轻传统放射治疗的副作用[157]。质子刀治疗库欣病患者通常具有较好的疗效，产生较高缓解率，相对安全，且很少引起垂体功能减退。它可以单独使用或与单侧肾上腺切除术联合应用。在一项纳入 98 名接受 80～90Gy 质子刀治疗患者的研究中，90% 的患者在 6～36 个月内激素值恢复正常，且无垂体瘤相关临床症状[157]。这些患者中有 94% 在放射治疗后 3～5 年仍处于病情缓解状态。

分割立体定向放射治疗（fractionated stereotactic radiation therapy，fSRT）使用多个聚焦射线束并以每次分割剂量 1.8～2Gy 方式提供约 50Gy 剂量。与传统放射治疗相比，这一过程可能会减少视神经损伤的风险[148]。在一项针对既往手术失败库欣病患者的研究中，12 名患者中有 9 名在中位数 29 个月后出现完全病情缓解，其余患者则出现部分缓解[148]。另一项研究比较了 48 名接受 fSRT 或采用基于 LINAC 的 SRS 的患者。33% 接受 SRS 患者和 54% 接受 fSRT 患者的激素水平恢复正常，平均潜伏期分别为 8.5 个月和 18 个月[158]。

间质内放射治疗，即经蝶置入放射性标记的钇 –90（^{90}Y）或金 –198（^{198}Au）棒，也是治疗库欣病的一种安全和有效方法。它没有外放射治疗那么长的疗效等待期，且可能比其他非手术治疗方法更快地达到病情缓解[159]。在一项纳入 86 名库欣病患者的研究中，接受间质放射治疗的患者的 1 年缓解率为 77%。虽然 37% 的患者出现了垂体功能减退，但无临床或影像学复发[159]。

7. 药物治疗

药物治疗适用于不能安全接受手术或手术失败的患者。药物治疗也用于已接受放射治疗并等待放射治疗效果患者的短期皮质醇水平控制。药物治疗一个主要缺点是需要终身治疗；一般来说，除非患者已接受过放射治疗，否则药物治疗中止后 ACTH 瘤会复发。

药物治疗方案主要分为三类：通过抗肾上腺素活性或酶抑制作用降低皮质醇水平的类固醇合成抑制药，减少垂体瘤释放 ACTH 的神经调节化合物，以及阻断皮质醇受体作用的糖皮质激素拮抗药。对于需要药物治疗的库欣病患者，类固醇合成抑制药是首选药物。

类固醇合成抑制药，包括酮康唑、米托坦和他莫昔芬，通过直接对类固醇合成酶的抑制作用来降低皮质醇。酮康唑是一种细胞色素 P-450 酶抑制药，是这些药物中耐受性最好的一种药物，可有效降低约 70% 患者的血浆皮质醇水平[160]。一般来说，库欣病患者在长期使用酮康唑治疗期间，ACTH 水平会增加，这表明酮康唑对这些患者的主要作用是在肾上腺皮质而非垂体促肾上腺皮质激素细胞。一项纳入 82 名患者的 Meta 分析显示，单用酮康唑治疗可使 70% 患者的血浆皮质醇水平下降。库欣病患者对药物的反应非常迅速，其临床和生化表现可在 4～6 周内得到缓解；通常需要每天 600～800mg 的总剂量才能使尿游离皮质醇恢复正常。药物不良反应包括头痛、镇静状态、恶心和呕吐、肝脏毒性、妇科炎症、性欲下降和阳痿。

米托坦在高达 83% 患者中实现了缓解病情，但只有 1/3 的患者在停止治疗后能保持病情缓解状态[161]。该药物需要经长时间的代谢，所以几个月内可能不会出现疗效。其不良反应包括厌食、腹泻、共济失调、妇科炎症、高胆固醇血症、低尿酸血症、白细胞减少症和关节炎。米托坦对希望生育的妇女存在相对禁忌，由于脂肪组织逐渐释放，该药物甚至在停药多年后还可能存在胎儿致畸作用。米托坦是一种 11β- 羟化酶抑制药，在大剂量时也可能直接抑制 ACTH 分泌。它可以作为单一疗法或与放射治疗联合应用。恶心、头晕和皮疹可能会限制其应用，而且其可能导致雄激素水平升高和高血压。

曲洛司坦是一种相对较弱的类固醇合成抑制药，它导致肾上腺合成皮质醇在一定程度上减少。其不良反应包括腹泻、腹痛、恶心、脸红、头痛、流涕、性欲减退和阳痿。氨鲁米特是一种抗惊厥药，可阻断皮质醇生物合成的第一个步骤。它作为单药治疗无疗效，但与其他药物（通常是美替拉酮）一起使用时非常有效。其不良反应包括嗜睡、头痛、甲状腺肿、甲状腺功能减退、肾上腺功能减退和醛固酮功能减退。依托咪酯是通过静脉注射给药，适用于不能口服药物的患者。依托咪酯是一种咪唑类麻醉药，可阻断脱氧皮质醇的 11β- 羟化作用并降低血浆皮质醇水平。由于它能在 12h 内显著降低皮质醇水平，经常被用于快速控制住院患者的高皮质醇血症。其不良反应包括疲劳、低血压、高血压和心动过缓。

神经调节化合物，如溴隐亭和丙戊酸，可减少肿瘤中的 ACTH 释放。其有效率较低，但没有大规模安慰剂对照临床试验的报道。在病例报道和小样本队列研究中，约有 40% 患者经长期溴隐亭治疗其尿液或血浆糖皮质激素恢复正常[162]。接受丙戊酸控制癫痫发作的患者，其体内 ACTH 浓度会降低。然而，尽管病例报告表明丙戊酸对降低 ACTH 存在一定疗效，但安慰剂对照研究并不支持将其作为单一疗法使用[162]。

米非司酮（RU486）能竞争性地拮抗糖皮质激素、雄性激素和孕激素受体，以抑制内源性配体作用。其对库欣综合征治疗作用的研究仅纳入少量异位 ACTH 分泌患者和一名库欣病患者[163]。罗格列酮是一种具有过氧化物酶体增殖物激活受体 γ（peroxisome proliferator-activated receptor γ，PPARγ）结合亲和力的噻唑烷二酮类化合物，可抑制肿瘤中 ACTH 的分泌并抑制肿瘤细胞生长。在库欣病患者中，罗格列酮可减少皮质醇分泌，降低血浆 ACTH；用药 30～60 天后，患者的尿游离皮质醇水平恢复正常[164]。

8. 肾上腺切除术和 Nelson 综合征

当患者的库欣病很严重，并且之前多次治疗均告失败时，可考虑行双侧肾上腺切除术。肾上腺切除术可在腹腔镜下操作，是一种有效治疗方法，可消除内源性皮质醇并有效地治疗库欣病。然而，这些患者将需要终身服用类固醇。

双侧肾上腺切除术后，由于失去了过量皮质醇对垂体腺瘤 ACTH 分泌和生长的抑制作用，会导致血浆 ACTH 水平非常高。高水平 ACTH 可能会增加皮肤色素沉着，并导致分泌 ACTH 的垂体腺瘤进展，偶尔会出现侵袭甚至转移。这被称为 Nelson 综合征，肾上腺切除术后发病率为 8%～42%[165-167]。此类侵袭性肿瘤不太可能通过 TSA 治愈；在一项研究中，11 名 Nelson 综合征患者中只有 5 人在术后获得病情缓解[168]。在行肾上腺切除术之前，通常建议行垂体放射治疗，以减少发生 Nelson 综合征风险。

（四）促性腺激素腺瘤

1. 促性腺激素生理学

FSH 和 LH 由腺垂体促性腺激素细胞产生和释放并调节卵巢和睾丸功能（图 44-17）。在女性中，FSH 刺激卵巢卵泡颗粒细胞生长并控制其分泌雌激素。在月经周期的中点，不断增加的雌二醇水平刺激 LH 分泌激增，随即触发排卵。排卵后，LH 促进

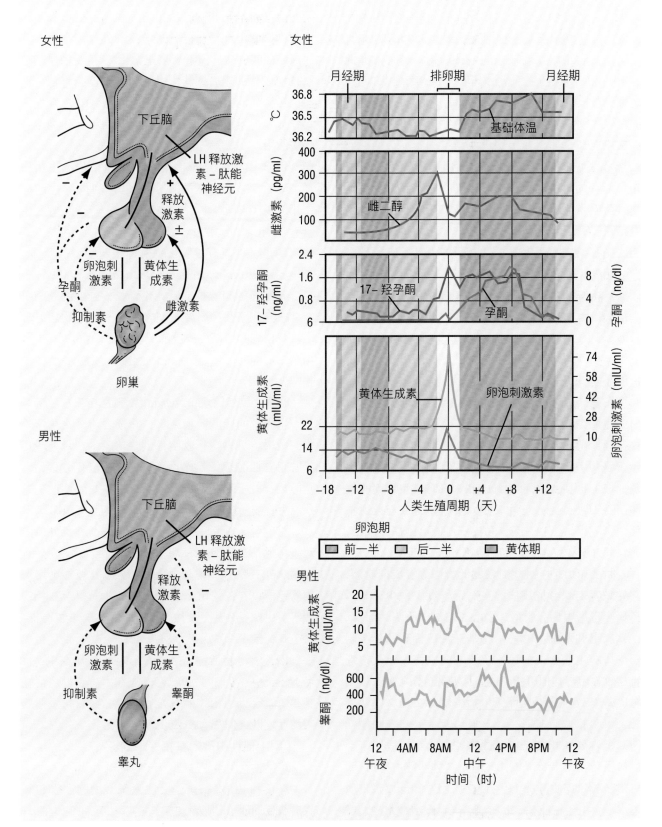

▲ 图 44-17　下丘脑 - 垂体 - 性腺轴

来自下丘脑的促性腺激素释放激素（GnRH）脉冲式释放刺激垂体卵泡刺激素（FSH）和黄体生成素（LH）的间歇性释放；性类固醇、雌激素和睾酮，以及来自卵巢或睾丸的多肽抑制素发挥负反馈调节作用

黄体形成。FSH 对卵巢的作用是 LH 受体表达的必要条件。在男性中，LH 促进睾丸间质细胞产生睾酮。生精小管在 FSH 和睾酮的联合刺激下产生精子。

作为对下丘脑脉冲式分泌 GnRH 的反应，FSH 和 LH 分泌是脉冲式发生的。由于能有效地刺激 LH 分泌，GnRH 也被称为 LH 释放激素（LH-releasing hormone，LHRH）。FSH 和 LH 水平受多个因素的平衡调节，包括 GnRH 的刺激，卵巢和睾丸分泌抑素肽的负反馈调节，以及性激素对垂体和下丘脑的作用。女性和男性的正常性发育和生殖功能都需要适当浓度的 FSH 和 LH。血液中循环的 LH 和 FSH 与垂体中一样，主要以单体形式存在。FSH 的半衰期为 3～5h，因此其血清水平比 LH 更稳定，LH 半衰期为 30～60min。

在生命最初几个月，GnRH 会刺激垂体分泌促性腺激素。然后垂体会中止对 GnRH 产生反应，直到青春期，此时 GnRH 的脉冲式分泌会引发 FSH 和 LH 的脉冲式分泌。在绝经期，当性腺功能衰竭时，由性激素提供的负反馈消除，血清中 FSH 和 LH 水平增加。

2. 促性腺激素腺瘤

FSH 和 LH 升高可见于多囊卵巢综合征、副肿瘤性促性腺激素分泌、性早熟和促性腺激素垂体腺瘤。尽管分泌 FSH 或 LH 的垂体腺瘤在临床上少见，但大约 5% 垂体腺瘤存在促性激素或其亚基的阳性免疫组织化学染色。糖蛋白类垂体激素（TSH、FSH 和 LH）分别由两条糖肽链组成，一条是共用的 α 链，一条是独特的 β 链。性腺腺瘤中最常升高的激素是 FSH，其次是 LH、α- 亚基和 LH 的 β- 亚基。可能由于这些激素相对缺乏典型临床症状，促性腺激素腺瘤是最迟被分类的功能性垂体腺瘤类型。

许多既往被归类为无功能性垂体瘤的实际上是促性腺激素腺瘤。大多数临床上不活跃的、未分化的垂体腺瘤可在免疫组化筛选中显示出 α- 亚基。该亚基经常与 PRL、ACTH 或 GH 一起在其他功能性垂体瘤中被分泌。

这些垂体瘤通常直到出现占位效应症状时才会被发现，如垂体功能减退、头痛和视觉问题。此类肿瘤诊断大多数发生于中年男性，育龄妇女中少见。绝经后妇女的 LH 和 FSH 水平自然升高，所以不易发现性激素的过度分泌。可能无法产生正常的 LH，患有促性腺激素腺瘤的男性的睾丸激素水平较低，但这很少影响到性功能。

（五）促甲状腺激素腺瘤

1. 垂体 - 甲状腺轴

甲状腺激素包括甲状腺素（thyroxine，T₄）和三碘甲状腺原氨酸（triiodothyronine，T₃），其产生和分泌通过下丘脑分泌的 TRH 进入门静脉系统进行调节。作为对 TRH 的反应，促甲状腺激素细胞释放 TSH，并作用于甲状腺以释放 T_4 和 T_3。T_3 和 T_4 可抑制下丘脑 TRH 的分泌和垂体 TSH 的释放（图 44-18）。生长抑素、糖皮质激素和多巴胺也可抑制 TRH 的释放和垂体对 TRH 的反应。

2. 甲状腺功能亢进和减退

甲状腺功能亢进（甲亢）的症状包括震颤、焦虑、热不耐、腹泻和精神状态改变。大多数甲亢患者都有循环甲状腺刺激性抗体、甲状腺腺瘤或甲状腺炎。垂体腺瘤导致的 TSH 分泌过多相当罕见，只见于不到 1% 的甲状腺功能减退（甲减）患者。

导致继发性甲状腺功能减退的 TSH 缺乏是由垂体或下丘脑疾病引起的。TSH 缺乏可伴随由大型垂体腺瘤或鞍上肿瘤导致的垂体多激素功能减退症。甲状腺功能减退症的体征和症状包括疲劳、皮肤干燥、畏寒、脱发，严重情况下会出现黏液水肿性昏迷。大多数甲状腺功能减退症患者是由甲状腺疾病引起的原发性甲状腺功能减退症。自身免疫性桥本甲状腺炎、¹³²I 治疗后的甲状腺破坏，以及甲状腺功能亢进手术是导致原发性甲状腺功能减退症的最常见原因。在原发性甲状腺功能减退症中，甲状腺激素对垂体和下丘脑的反馈抑制作用缺失，导致 TRH 和 TSH 水平升高。当患者未得到治疗时，TRH 分泌的增加会刺激甲状腺肥大，并可能导致垂体肥大。由于 TRH 也刺激 PRL 分泌，这些患者可能被误诊为 PRL 垂体瘤或 TSH 垂体瘤。

垂体腺瘤过度分泌 TSH 导致甲状腺功能亢进的情况较罕见。TSH 垂体腺瘤是最不常见的腺瘤，占所有功能性肿瘤的不到 1%。TSH 垂体腺瘤在男性和女性的发病率相同。肿瘤一般是大腺瘤，虽然患者通常有甲状腺功能亢进和甲状腺肿，但他们往往表现为占位效应的症状。

α- 亚基和 β- 亚基的生产量是不平衡的，α- 亚基的分泌量更大，从而使血浆 α- 亚基与血浆 TSH 之比超过 1.0。在甲状腺功能亢进症患者中，TSH 水平升高以及 α- 亚基与 TSH 浓度之比升高，提示存在分泌 TSH 的垂体腺瘤，并需要进一步评估垂体。许多

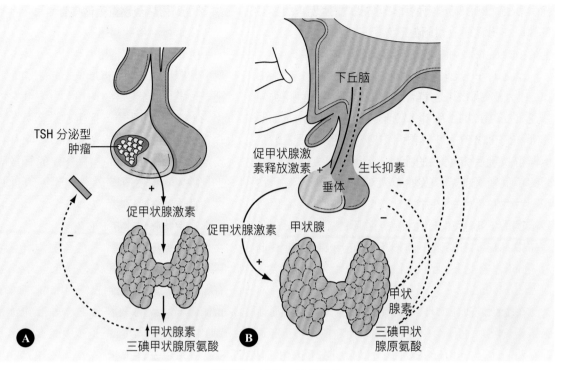

▲ 图 44–18　下丘脑 – 垂体 – 甲状腺轴

A. 下丘脑释放的促甲状腺激素释放激素（TRH）刺激垂体释放促甲状腺激素（TSH）；TSH 促进甲状腺释放三碘甲状腺原氨酸（T_3）和甲状腺素（T_4）；然后甲状腺素通过对下丘脑和垂体的负反馈调节，抑制 TRH 和 TSH 的进一步释放；B. 垂体中的促甲状腺激素腺瘤分泌过多的 TSH，刺激甲状腺分泌 T_3 和 T_4 增加，导致继发性甲状腺功能亢进

分泌 TSH 的垂体腺瘤也分泌 GH 或 PRL。这些腺瘤是嫌色性的，而 TSH 的 α– 亚基和 β– 亚基均呈阳性染色。

3. 治疗

标准的治疗方法是经蝶垂体腺瘤切除术。研究表明，奥曲肽也可用于降低血清中的 TSH 水平，并适用于无法耐受手术的患者或在手术前减少肿瘤负荷[169-171]。

由于甲状腺功能亢进很常见，而 TSH 垂体瘤很罕见，许多 TSH 垂体腺瘤患者最初被误诊为甲状腺功能亢进症，并接受甲状腺消融治疗。因此当患者的垂体腺瘤被发现时，才发现并不存在甲状腺功能亢进。在这些患者中，当患者服用甲状腺激素时，升高的血浆 TSH 水平不能被完全抑制，而且 TSH 对 TRH 的反应也会减弱。由于诊断被延误，TSH 垂体腺瘤在被发现时往往已经是大的、侵袭性肿瘤。接受甲状腺消融术后 TSH 垂体腺瘤演变为大型侵袭性垂体瘤的情况似乎类似于 Nelson 综合征中肾上腺切除术后出现 ACTH 肿瘤的情况。

九、垂体卒中

垂体卒中是一种威胁生命的疾病，指肿瘤突然发生出血或梗死。病变快速扩大，导致垂体、视神经和海绵窦的急性压迫。症状包括突然头痛、呕吐、视力下降、眼球运动障碍、意识障碍和急性激素低下。

急性垂体功能减退症可导致危及生命的皮质醇缺乏和心血管衰竭。可能需要立即补充皮质类固醇，并密切监测患者的液体和电解质平衡。

垂体卒中后可能出现永久性的视野缺损和激素异常。然而在昏迷事件发生后几天内接受手术的患者的视力受损恢复机会明显高于推迟 1 周或更长时间接受手术的患者[172, 173]。

幸运的是这种情况相当罕见。高达 25% 的垂体腺瘤可出现临床上无症状的梗死或出血[174]，这一比例显著高于有临床表现的垂体卒中。约 50% 垂体卒中患者是无功能性腺瘤[173]。放射治疗、内分泌变化、抗凝血治疗和严重全身性疾病会增加发生垂体卒中的风险，但大多数病例似乎无明显诱因[172]。

十、儿童垂体腺瘤

垂体腺瘤在小儿群体中非常罕见，占小儿幕上肿瘤的不到 3%，发生率为 0.1/100 万儿童[175]。由于垂体解剖位置和垂体前叶激素对发育期的重要性，垂体腺瘤可引起明显的症状，包括发育延迟和月经过少。在小儿患者中发现的大多数垂体病灶是大腺瘤[176]，并且肿瘤大小往往与内分泌和神经系统功能障碍的严重程度呈正比。因此，早期诊断可取得更好的临床结局。因此，有生长或发育异常的青少年患者需评估是否存在垂体病灶[177]。

结论

垂体腺瘤可能会出现一系列神经系统症状，包括视觉或激素异常。内分泌检查对于协助诊断是必要的，而肿瘤的激素性质将在很大程度上决定是否采取手术或药物治疗。由于需要对垂体腺瘤患者进行密切的内分泌、视力和神经系统监测，因此参与每个患者治疗的各科医生之间的密切协作非常重要。内分泌科、神经眼科、神经病理科、神经放射科和放射外科的共同协助对于该类患者的诊治非常关键。

第 45 章　内镜入路治疗脑室肿瘤和胶样囊肿

Endoscopic Approaches to Ventricular Tumors and Colloid Cysts

Helen Quach　Scott D. Wait　Vijay Agarwal　Charles Teo　著

潘新发　译　　叶红星　校

临床要点

- 熟悉医疗器械和在尸体上实践操作，或者接受经验丰富的神经内镜医生指导，这是至关重要的。
- 定位和解剖是一切的基础。解剖学知识将确保你知道你所在的位置，你看到的结构，以及你的方向。如果你不确定，请终止手术。
- 取内镜之长处，勿争其短处。增加角度内镜的使用，扩大视野范围。
- 在将内镜应用于神经肿瘤之前，要熟悉脑积水的内镜治疗（内镜第三脑室造瘘术）。
- 脑室内镜应用不是全或无。一些病变可以通过开放式显微外科手术更安全地处理。在这些情况下，使用内镜辅助是有利于手术者的方法。

神经内镜检查在脑室内肿瘤和胶样囊肿治疗中的作用正在扩大。内镜提供了显微镜下通常看不到的扩展视野，它也是确认显微切除完整性的有用辅助工具。就它本身而言，它可用于肿瘤活检、治疗脑积水，并确定肿瘤是否被完全切除。

在世界各地许多神经外科中心实践中，内镜检查仍然是一个相对较新的工具，它为新从业者提供了一个重要学习曲线。本章概述了在胶样囊肿和脑室内肿瘤诊治和内镜辅助显微手术过程中如何实现其最佳应用。

一、历史

内镜长期以来一直应用于神经外科。第一例神经内镜手术是在 1910 年由 Victor L'Espinasse 进行的，他使用膀胱镜治疗儿童脑积水[1]。接着，Walter Dandy 在 1922 年进行了首例内镜下脑室造瘘术[2]。虽然一些神经外科先驱探索了内镜在脑室手术中的使用，但由于在可视化、照明和器械方面的困难，其使用受到了限制[3]。直到透镜、导电和光纤技术发展起来，新一代内镜才得以诞生[4-6]。自 20 世纪 80 年代以来，人们对神经内镜检查重新产生了兴趣，最初是关于内镜第三脑室造瘘术[7-11]。这种手术越来越普及，神经外科医生进一步探索使用内镜治疗更复杂病变[12-14]，如脑室肿瘤活检和切除[15-18]、颅底肿瘤治疗[19, 20]，甚至应用于脊柱手术[21, 22]。神经内镜的应用在过去一个世纪里发生了巨大变化，并且随着技术进步和下一代先锋外科医生的加入，它将继续发展。

二、仪器设备

内镜由带有透镜系统和光源（通常是光纤）的软性或硬性管组成。内镜的两种主要类型是硬质内镜和软性纤维内镜。硬质内镜长度和几何形状都是固定的，并且有不同视角（距内镜的长轴分别为 0°、30° 和 70°）。它们在光学上比软性内镜更优越，也更容易操控方向。软性瞄准镜是由可塑性光纤电缆组成的，因此可沿三个轴操纵，并能够在弯曲的通路上使用。这种功能在诸如松果体肿瘤活检过程中沿着弯曲路径穿过 Monro 孔到达第三脑室后部等的手术中特别有用（图 45-1）。器械是有限制的，因为与硬质内镜相比，软镜的工作通道更小，范围更少。使用软性纤维镜的外科医生也应格外小心，不要在软性纤维镜弯曲状态下缩回，因为这会对周围的重要结构造成重大损伤。这两种不同类型内镜有它们自己独特的用途，并且可以相互结合使用。

一些外科医生选择使用硬质内镜支架，这就不需要助手来握镜，并允许外科医生使用双手进行手术。虽然支架可以减少震颤和意外的手运动，但很难实现小的动态调整。

无框架立体定向神经导航可用于定位完整室管膜下的脑室周围囊肿，以及在胶样囊肿切除中选择手术路径和钻孔位置[23]。当外科医生迷失方向或缺乏解剖标识时，它增加了神经内镜手术的安全性[23-24]。

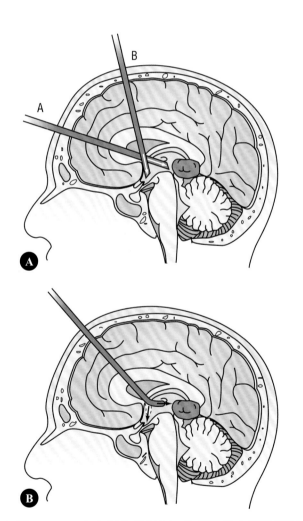

▲ 图 45-1　**A.** 在大多数情况下，使用硬质内镜需要两种入路来进行内镜第三脑室造瘘术和松果体肿瘤活检；**B.** 使用软性内镜可以通过内镜第三脑室造瘘术的传统单孔入路进行相同的操作（经 **Barrow** 神经学研究所许可改编；**Winn HR, ed. *Youmans Neurological Surgery*. 6th ed. Philadelphia: WB Saunders; 2011.**）

这可能对没有脑室扩大的患者特别有用，如果存在脑室扩大，则提供了一个更宽的自然手术通道。

目前，器械的限制阻碍了脑室内囊肿和肿瘤的切除。可变抽吸组织切除器正成为一种潜在的解决方案，可以减少肿瘤分离和减瘤时间。据报道，它们在仅能通过狭窄工作通道到达和清除肿瘤方面是安全有效的[25-28]。一项关于其在神经内镜切除脑室内肿瘤中的应用研究表明将其应用于各种病变的可行性，虽然直径>20mm 的肿瘤仅被大部切除[28]。它们适用于无血供或血供不丰富的肿瘤，因为肿瘤在减瘤前不能被该设备断除血供[29]。

三、原则

内镜手术分为纯内镜神经外科、内镜辅助神经外科或内镜控制显微手术[30]。纯粹的内镜技术通过一个钻孔进行，器械通过鞘中的工作通道引入。它被认为是同轴入路，因为内镜系统的组成部分（照明、摄像机、工作通道、冲洗通道和仪器）是平行的，并封闭在一个鞘中。这样退出和引入器械对周围脑组织的损害被最小化。大多数脑室内镜手术都是同轴的[31]。

轴外入路涉及引入与内镜分离的器械。内镜辅助显微手术和内镜控制显微手术被认为是轴外的。在内镜辅助显微手术中，在显微镜下采用双手技术使用器械，内镜协助角落里和角落周围的可视化。通过内镜控制的显微手术，视频图像用于引导显微手术器械，而不是显微镜。在这种情况下，可以利用弯曲的器械和吸引器进行转角操作。由于周围弯曲、使用角度镜存在的定向困难，以及手术视野靠近内镜尖端，导致更大程度的技术难度。然而，掌握这一技能可以达到更精确地解剖和更完整地切除病变。

对于特定的胶样囊肿和脑室肿瘤的治疗，单纯内镜技术是安全有效的[32-36]。在立体定向引导下通过钻孔将内镜引入入侧脑室。通过同时使用显微镜和内镜观察，有助于脑室内和脑室周围大肿瘤及血管性肿瘤的切除。表 45-1 总结了内镜和显微镜的优缺点。

四、胶样囊肿简介

由于治疗风险和病变相对良性的特点，胶样囊肿处理一直是神经外科实践中有争论的话题。胶样囊肿是一种罕见的良性神经外胚层起源的病变[37, 38]，

表 45-1　神经外科手术中使用显微镜和内镜的优缺点		
	优　点	缺　点
内镜	<ul><li>显微镜下看不到的区域更清晰可见</li><li>大景深不需要对焦</li><li>查看小细节时更精确，内镜越接近被观察物时，图像越清晰</li><li>视野范围广</li><li>单纯内镜技术更为微创</li></ul>	<ul><li>器械和定位有学习曲线</li><li>很容易被出血模糊视野</li><li>看不见内镜后方</li><li>手术操作仅限于一只手</li><li>需要一个助手，或者内镜支架来握持内镜</li><li>视野很容易被出血所模糊</li><li>有限的器械</li><li>单纯内镜技术仅适用于小肿瘤</li></ul>
显微镜	<ul><li>笔直通路中对观察物有良好视野</li><li>对手术野有良好的俯瞰</li><li>允许空出双手操作</li></ul>	<ul><li>观察更深结构和隐藏角落存在困难，可能需要牵拉脑组织</li><li>需要聚焦；视野有限</li><li>需要更大手术切口</li></ul>

起源于第三脑室顶部。它们可引起 Monro 孔和脑脊液出口的堵塞。这可能导致一系列症状，从头痛到意识丧失，有时还会导致猝死[18, 39-41]。穹窿压迫还会导致记忆损害[42]。

五、胶样囊肿的管理

治疗方案包括：①保守治疗。观察肿瘤和脑室是否增大（"观察和等待"）。②放置脑室 - 腹腔分流管治疗脑积水。③手术切除病变，这是唯一根治性治疗方法。

由于有急性梗阻性脑积水和猝死风险，手术通常适用于有症状患者或有脑室扩大患者[34, 43, 44]。传统上，开放的经胼胝体或经皮质显微手术入路是手术切除的首选方法，因为它们允许双手操作轻松进入囊肿和周围结构[45-47]。然而，一项对 1278 名接受手术治疗的胶样囊肿患者进行 Meta 分析显示，开放性显微外科手术入路具有显著风险，总并发症发生率为 16.3%[48]。相比之下，内镜入路的并发症发生率风险较低，为 10.5%。这是内镜入路的主要优势；两者在死亡率和分流依赖方面没有统计学差异，而开放性显微手术切除通常全切率更高，复发率更低。随着双通道和双器械技术的使用，提高了胶样囊肿和脑室肿瘤切除的 GTR 率，内镜手术已经取得了可喜的进展[45, 49-51]。

传统手术指征是脑室扩大或症状性脑积水。一般来说，扩大的脑室更容易进入，并提供了一个自然的工作区域[52]。然而，笔者也建议对一些无脑积水的间歇性脑室梗阻症状患者进行手术。我们已在 16 名无脑室扩大患者中取得了良好结果[52]。我们研究比较了 18 名无脑积水和 53 名伴有脑积水的患者，这些患者均接受内镜下切除胶样囊肿。所有患者均达到近全切除，并发症发生率和死亡率无差异。

立体定向引导用于定位脑室并规划适当的入路。应注意避免损伤位于 Monro 孔上缘和穹窿前缘。通过使用剥离鞘，有助于在操作时保持脑室大小，从而在内镜周围形成一个自然的真空。脑室接受持续冲洗，脑脊液（CSF）可以通过一个通道流出。在手术过程中，患者生命体征也需持续监测，以避免引起包括高血压、心动过缓、呼吸暂停在内的库欣反应[53]。外科手术技术进一步细节将在本章后文概述。

在手术前对患者进行检查时也应全面了解病史。胶样囊肿通常偶然发现于头痛原因不明的患者中。视觉障碍、意识丧失、位置性头痛、感觉障碍、短期记忆丧失、尿失禁、痴呆或共济失调等症状提示间歇性脑室梗阻。神经内科医生也应该检查外科手术患者，以排除头痛的其他原因。

对于囊肿>2cm 且内镜下切除时间可能延长的患者，以及不易抽吸的致密蛋白囊肿的患者，显微手术更适合。对于不引起继发性脑积水且直径<1cm 的偶然发现的胶样囊肿患者，其治疗选择是有争议的。如果患者知道与囊肿共存的信息后焦虑，那么手术的选择取决于知情同意和外科医生的经验。相反，如果患者确实没有症状，对猝死风险的焦虑程度在可接受范围内，认识到脑积水的发展有时可能是隐匿的和潜伏的，并愿意定期进行影像学检查和随诊，那么单独观察是合理的。

（一）计划

在手术开始前，应进行仔细的手术计划。

1. 获得术前 MRI 影像，用于无框架立体定向导航。

2. 确认囊肿大小、位置和周围结构累及情况。

3. 在开始操作前，确保视频链接和图像引导的所有元件都处于工作状态。

4. 将患者头部用三点头钉固定，与水平面呈 45° 屈曲，无侧屈或旋转。

5. 在距鼻根 8cm、非优势半球中线旁 5～7cm 处钻一骨孔（图 45-2）。

(1) 如果优势侧脑室扩张更为明显，则考虑从优势侧入路。

(2) 切口应该是直的，正好在发际线前方或后方。

(3) 如果需要扩大切口，则因美容原因使用冠状切口。

(4) 对于秃头男性，如果切口不能隐藏在发际线后面，就可以考虑在矢状面做一个切口，以减少对感觉神经的损伤。

6. 使用无框架立体定向技术来确定手术路径。

（二）步骤

1. 创建一个足够大的钻孔，以便于操作内镜；11mm 通常就足够了。

2. 确保内镜和其他仪器处于正常工作状态。

3. 在立体定向引导下进入侧脑室，瞄准额角。

(1) 避免靶向胶样囊肿。这一路径有损伤尾状核

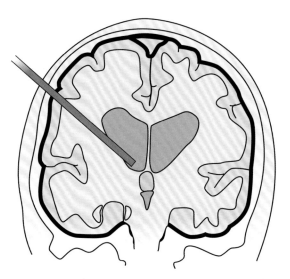

▲ 图 45-2　推荐的胶样囊肿内镜下切除入路是鼻根后 8cm 和中线右侧 5～7cm 处；在插入护鞘 / 内镜时，应避开尾状核头

头部的风险。

(2) 不要用内镜或护套敲击脑室。

4. 使用 0° 内镜来识别胶样囊肿和 Monro 孔的解剖标识，如隔静脉和丘脑静脉和脉络丛。在这个初始步骤中，使用 0° 内镜以方便定位。

5. 更换成 30° 内镜。

6. 确保助手持续冲洗，以保持脑室开放。温热的乳酸林格溶液优于生理盐水。内镜脑室手术中需要置换大量液体，使用生理盐水有可能引起神经细胞损伤和术后电解质紊乱[54]。

7. 麻醉师应监测提示颅内高压的库欣反应。如发生这种情况，允许液体流出（脑室）。

8. 继续切除囊肿。

(1) 如果囊肿很小。

① 电凝上覆的脉络丛，避开穹窿。

② 如果可能，电凝对侧脉络丛。

③ 使用抓钳将囊肿整体切除。如果不能做到这一点，那就电凝并打开囊肿，吸出内容物。

④ 准备一个头端切割成 45° 斜面的儿童气管内吸痰管。如果囊肿是黏液性的，尖端可以用来刺破囊肿并吸出其内容物。

⑤ 如果内容物太黏稠而无法吸出，请用镊子取出。

(2) 如果囊肿很大。

① 通过囊肿下方的 Monro 孔或在囊肿上伸展的同侧变薄透明隔来减压囊肿。请注意，同侧穹窿也被拉伸在囊肿上方，应尽一切努力尽量减少对该结构损伤。

② 电凝囊肿。

③ 继续抽吸囊肿内容物。

9. 一旦内容物被吸除，随后从第三脑室顶部的附着处分离囊肿壁。

(1) 必要时使用电凝、钝性分离或锐性分离。

(2) 如果部分囊壁仍黏附在大脑内静脉或穹窿上，则可能无法完全切除。在这种情况下，如果认为使用标准显微外科技术可以切除残余囊壁，则考虑转换为开放入路。

10. 如果在手术过程中发生出血，有几种技术可以实现止血。

(1) 最好先用冲洗来控制出血；在大多数情况下，这就足以实现止血效果。

(2) 如有出血来源，使用内镜压迫血管。这种方法对于保存大的静脉结构尤其重要。

（3）也可以通过单极或双极镊电凝血管，但这是困难的。

（4）作为最后的手段，可以从脑室排出脑脊液并在充满空气的（脑室）环境中电凝，或在出血无法控制时转化为开放手术。强烈建议通过向脑室注入空气来排出脑脊液，以减少脑室塌陷的风险。

11. 在手术结束时，内镜下探查侧脑室和第三脑室以清除可能形成的血凝块是至关重要的。在用明胶泡沫封堵皮质开口之前，向脑室内填充液体。秃顶患者可选择使用盖孔板。以分层的方式关颅。

表 45-2 列出了手术计划中的重要因素清单。

六、神经囊尾蚴囊肿

神经囊尾蚴病（neurocysticercosis，NCC）是由猪囊尾蚴引起的一种疾病。它是大脑中最常见的寄生虫感染形式，最常表现为癫痫发作[55-56]。脑室系统中的囊肿可引起脑脊液梗阻和脑积水[57]。在这种情况下，传统上对患者采用脑室腹腔分流术[58]。然而，内镜下切除囊肿已被证明是安全有效的，现在越来越成为首选的治疗方法[59-64]。脑脊液分流也可以在手术中通过对第三脑室造瘘来实现，进一步减少了分流管放置的必要[65]。

与其他手术一样，建议在手术前仔细评估术前影像。确定要探查的脑脊液空间和检查每个空间的最安全路径。该方法可以通过使用软镜的单一入路或根据需要使用硬镜的多个入路来执行。确保使用一次性塑料鞘来维持皮质通路，因为有时需要整个金属护套随抓钳一起移除来保持囊壁的完整性。如果囊肿壁破裂，内容物溢出到脑室，那么术后类固醇将减轻无菌性脑膜炎的一些症状。当使用硬质内镜时，如果脑室没有引流，用力冲洗可使同侧囊肿进入视野，可以用镊子夹住囊肿并取出。

七、其他囊肿

在对其他囊肿（如蛛网膜囊肿）进行手术时，务必牢记相同的原则。计划和可视化是关键。在脑室充满液体的空间内工作使内镜成为这些囊肿开窗术的理想选择。然而，解剖结构经常会变异，蛛网膜表面又厚又不透明。因此，在开窗之前，使用立体定位辅助观察任何可能隐藏在不透明膜后面的解剖结构是有益的。避免钝性穿孔，因为这可能会无意中损伤靶点后方的神经血管结构。

表 45-2 胶样囊肿手术治疗的重要因素

A. 患者和肿瘤因素

- 囊肿会引起影像学上的脑积水吗
- 患者是否有符合间歇性脑室梗阻症状
- 这些症状的其他原因是否被排除了
- 患者是否完全知情并同意手术切除囊肿
- 患者是否被告知该手术的风险和获益（风险包括暂时性记忆丧失、复发和死亡）
- 囊肿是否很小（直径＜1.5cm）
- 影像学检查显示囊肿是黏液性的而不是稠密的吗
- 囊肿是附着在穹窿上或是脑内静脉上吗

B. 外科医生因素

- 外科医生在使用内镜、立体定向和其他器械方面是否经验丰富和满怀信心
- 在手术通路中是否识别并避开关键结构
- 外科医生和团队有沟通吗
  - 工作人员是否熟悉该设备和设置
  - 麻醉师是否在监测患者生命体征，以了解可能因液体流失失败导致颅内压升高而引起的库欣反射
  - 助手是否持续冲洗脑室，特别是在电凝脉络丛时？通道是否通畅允许液体流出
  - 助手们是否注意避免不小心撞到外科医生或内镜
- 在开始手术前，外科医生是否检查过设备正常工作情况
- 标记的切口和患者的体位是否正确
- 切口大小合适吗？它是否太小而无法舒适地移动器械，或者是过大
- 外科医生和工作人员是否能够按照人体工程学工作
- 设备、屏幕和手术床位置是否允许这样摆放？内镜的视野能保持吗
  - 如果有出血，外科医生是否能够实现止血
  - 如果无法通过冲洗实现止血，请考虑使用器械作为压迫的手段或电凝血管或作为最后一招在找到出血点之前行侧脑室引流
- 如果有必要，外科医生是否准备好将手术转变为开放手术

八、脑室内肿瘤切除术

与胶样囊肿一样，最容易接受内镜下切除的脑室内肿瘤具有以下特征。

- 小。
- 相对血供不丰富。
- 部分或完全为囊性。

- 位于扩大的脑室内。

肿瘤要安全地进行活检或切除，应存在至少正常大小的脑室[66, 67]。

以下肿瘤通常血供不丰富，适合纯内镜技术进行治疗。

- 室管膜下瘤。
- 室管膜瘤。
- 室管膜下巨细胞星形细胞瘤伴有结节性硬化症。
- 神经细胞瘤。
- 外生性低级别胶质瘤。
- 下丘脑错构瘤。

对于脉络丛和有蒂肿瘤，如果其血供容易接近和电凝，也可以适用。

（一）计划

在计划内镜脑室内肿瘤切除术时，选择一个能最大限度减少过度"挡风玻璃擦拭"（windshield wiping）的手术通路尤为重要。这会对周围结构造成损伤，如位于 Monro 孔前缘的穹窿。正确的手术通路（图 45-3）具有以下特征。

1. 在进入点与目标病灶之间有一些正常的脑室，可以更好地观察正常结构和定位。

2. 允许到达病灶供血动脉。

3. 允许进入脑室壁或脉络丛附着点；如果肿瘤血供和附着点可以早期阻断，肿瘤通常可以快速整块切除而不是分块切除。

4. 不起源于或穿越功能区结构。

5. 允许处理相关脑积水或不通畅的脑脊液空间。

神经导航有助于规划正确的手术通道。对于第三脑室肿瘤，从肿瘤最前缘到 Monro 孔画一条线；可以向外延伸条线用于找到合适的进入点和角度。这条线有助于最大限度地减少内镜的近端移动。

另一个应该被考虑和控制的重要因素是迷失方向的风险。这是内镜下脑室肿瘤切除相关并发症的主要原因。通过以下方式将其最小化。

(1) 选择正确手术通道。

(2) 在进入脑组织前，要仔细检查和定位设备和视频图像。

(3) 掌握正常脑室解剖学知识。

(4) 注意内镜引起的光学失真。

(5) 使用无框架立体定向引导。

（二）方法

1. 使用脑穿刺针或脑室造口导管穿入脑室。

2. 使用无框架立体定向导航将剥离鞘放置在管道中。

3. 在电凝肿瘤前使用杯钳进行肿瘤活检，以保证标本质量。

4. 电凝供血血管和肿瘤表面，断开肿瘤蒂部。

5. 确保助手持续用乳酸林格溶液冲洗，以防止脑室内过热并控制任何出血。

6. 最好是整体切除肿瘤。

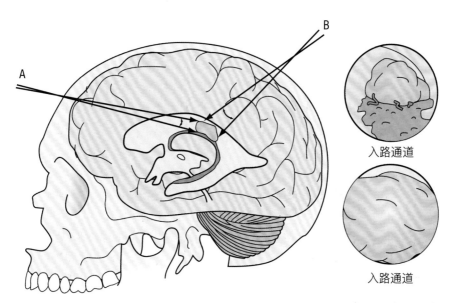

▲ 图 45-3　选择一种合适的入路，可以在遇到肿瘤之前穿过正常脑室，更好地观察肿瘤和周围的解剖结构；并允许识别和阻断病灶血供（经 **Barrow** 神经学研究所许可改编；**Winn HR, ed.** *Youmans Neurological Surgery*. 6th ed. Philadelphia: WB Saunders; 2011.）

（1）如果不能整体切除肿瘤，请考虑将其内容物打碎并使用头端切割成 45° 的儿童气道内吸痰管或不锈钢套管进行抽吸。

（2）避免分块切除和肿瘤通过脑室播散。

（3）内镜下的超声抽吸器是可用的，可以帮助治疗较大的肿瘤。

7. 一旦肿瘤大部分被切除，检查脑室是否有残留物或血块，特别是在 Monro 孔或中脑导水管。

8. 当存在梗阻风险时，一些外科医生可能会选择放置脑室外引流管，尽管笔者因其有感染风险而不推荐常规使用。

9. 透明隔切开术或第三脑室造瘘术可预防术后脑积水。

九、脑室内肿瘤活检术

脑室周围中枢神经系统淋巴瘤和"不能手术"的胶质瘤可以通过内镜进行适当的活检。使用图像引导可以减少肿瘤定位难度。据报道，5-ALA 也是通过完整室管膜识别胶质瘤的有用工具[68]。

肿瘤活检最常见并发症是脑室内出血。其他并发症包括张力性脑积气、梗阻性脑积水和大血管损伤。用乳酸林格溶液填充脑室可以避免张力性脑积气。

为了防止脑室内出血，在尝试操作任何结构之前，都要确保有足够的可视化。前文已经概述了几种处理出血的技术。

十、内镜辅助显微手术

当开放显微手术入路更适合切除脑室内或脑室周围肿瘤时，内镜仍然可以通过扩大视野发挥重要作用。内镜可用于辅助显微外科手术的病例包括：①颅咽管瘤的脑室内部分切除；②在开颅手术切除肿瘤的实体成分前进行囊肿开窗和萎陷。

囊性和大肿瘤特别适合这种方法，因为在显微镜下对病变的初始减压创造了一个操作内镜的工作空间[69]。这减少了脑组织牵拉的需要，并最大限度地减少了脑实质损伤。

诊断性脑室镜检查通过内镜进行。30° 内镜最适合于这些情况，因为它提供了一个广阔的视野，并最大限度地减少了牵拉脑组织的需要。脑室镜可用于执行各种功能：①识别在 MRI 上未显示的室管膜肿瘤沉积物；②确定导水管或其他脑脊液通路的通畅程度；③检查有无残留的血凝块或肿瘤残余物。

步骤

1. 为患者准备好所有内镜设备。

2. 护理人员应在外科医生显微镜下实现止血的同时打开内镜设备：使用内镜之前实现止血尤为重要，因为出血很容易模糊内镜视野。

3. 从显微镜切换到内镜。

（1）在显微镜引导下引入内镜。

（2）将显微镜抬离患者，以便可以轻松地重新引入内镜。

十一、结论与未来方向

内镜彻底改变了神经外科医生处理常规脑肿瘤的方式，特别是脑室内肿瘤。脑室提供的自然通道使内镜检查特别适用。纯粹脑室内肿瘤，如胶样囊肿和其他血供不丰富病变，可以通过钻孔和单一的无创伤皮质通道完全切除，其具备的良好视野、止血技术和成肿瘤床角度探查均确保切除的完整性。内镜辅助显微外科手术同样有益，它使外科医生能够环顾四周，在没有多个进入点的情况下从多个腔室切除肿瘤，并早期识别神经血管结构以防止不可逆损伤。内镜在神经外科是一种动态实践，进步不断发生。正如角度内镜可以提供不被遮挡的更佳视野一样，弯曲和可调节器械现在允许治疗以前看不到的病变。组合器械，如可调节的吸引器 – 双极，允许神经外科医生单人同时处理内镜和器械。未来，促进内镜下锐性分离和止血的进展受到欢迎。还需要为软镜和硬质内镜提供更清晰成像模式，并更好地与立体定向导航系统集成。

早期将内镜技术整合到培训项目中有助于内镜和器械开发的重大进展。随着越来越多神经外科医生将这些技术和方法融入临床实践中，对更精确观察和精细器械的需求将会增加。正如内镜已经成为普通外科和整形外科等其他专业的中流砥柱一样，它很快将成为所有神经外科医生的必备技能，以便为患者提供最佳的脑室内病变的治疗选择。我们希望商业供应商、工程师和神经外科医生能够合作，继续推进这一领域的发展，并跟上当前和未来从业者稳定和不断增长的需求。

第46章　脑室系统的显微手术入路
Microsurgical Approaches to the Ventricular System

Timothy H. Lucas Ⅱ　Michelle Chowdhary　Richard G. Ellenbogen　著
张路远　译　　潘德生　校

临床要点

- 脑室内病变的临床症状和体征通常是非特异性的，可发生在各年龄段。在被确诊之前，它们可能已经生长得相当大。对脑室内病变周围的显微外科解剖结构和神经功能的详细了解，并与影像学检查相结合，使外科医生能够确定最有效和最安全的病变切除入路。
- 显微手术切除基本的原则是通过最直接路径到达这些深部病变，使其对大脑皮质和神经功能的破坏最小化。另外，显微手术目的包括：采用最利于整体病变可视化路径，实现最佳的供血动脉近端控制，静脉引流的最小干扰，以及脑脊液最小的污染。
- 经皮质或纵裂经胼胝体入路是整个脑室系统病变合适的入路。经皮质入路是脑积水患者的理想选择，经纵裂入路不论脑室大小均可选择。各种显微手术都可利用这两种入路通过脉络裂或穹窿间进入第三脑室。
- 中线经膜髓帆入路（telovelar 入路）对于切除从中脑导水管延伸到闩（obex）的第四脑室病变是安全有效的，无须切开小脑蚓部。
- 肿瘤切除后完全的脑室间连通是一个重要目标。囊性间隔应被切除，以达到解剖学和生理学上脑脊液间的流通。在手术结束时使用显微镜或内镜进行探查，确认血凝块、残余肿瘤或隔膜没有残留，以确保达到脑室间连通。
- 显微手术入路应根据病变位置、病理类型和外科医生经验而个性化制订。每种入路都有明确的技术优势和相关的功能风险。内镜入路可用于切除特定的脑室内病变，最常见的是第三脑室胶样囊肿。内镜器械的发展、术前功能成像和纤维束的识别在未来几年将影响手术的策略。

　　脑室肿瘤显微手术对外科医生来说既有挑战性也有可能治愈患者。脑室肿瘤只占所有脑部病变的一小部分[1]，为神经外科医生呈现独特的临床经验和优美的显微外科体验。脑室内肿瘤能长到非常大，难以早期诊断，直到它们引起脑积水快速失代偿或颅内压升高。切除侧脑室和第三脑室肿瘤的手术入路，总是需要神经外科医生由大脑进入，无论是经大脑皮质还是经胼胝体。通过经皮质入路或纵裂经胼胝体入路，这些病变常可完全切除。第四脑室手术入路的不同之处在于，其可以通过膜髓帆入路分开裂隙达成第四脑室从中脑导水管到闩的显露，而不用牺牲任何小脑组织（图 46-1）。

　　脑室内肿瘤发病年龄从婴儿跨越到老年人[2]。术前症状通常是非特异性的，包括头痛（35%）、虚弱（25%）、感觉缺失（25%）、恶心和呕吐（22%）、痴呆（18%）和视觉丧失（18%）[2-7]。病理类型的范围从缓慢生长的惰性病变到侵袭性的恶性肿瘤。第三脑室和侧脑室的肿瘤通常（但不总是）生长缓慢且为良性[4, 5]，而第四脑室的病变包括良性和恶性病理类型，可因脑脊液阻塞和脑干体征而快速进展。

　　尽管存在这些挑战，但脑室内肿瘤手术对患者来说是值得的。当临床症状主要与这些肿瘤引起的阻塞性脑积水有关时，临床症状改善可能会立竿见影。低级别病变全切除可能是治愈性的。自 1922 年 Dandy 首次描述脑室内肿瘤手术以来[8]，技术和设备的改进大大改善了脑室内肿瘤患者的预后。

脑室病变切除的独特挑战是为这些位于深部病变制订一条几乎不会引起并发症的路径，为手术到达肿瘤部位提供足够的通道，尽可能地完成根治性切除。显微外科手术入路的基本原则是基于最直接路径，即对大脑皮层和神经功能破坏最小。此外，手术入路的设计目的是为整个病变可视化和切除制订最有利的路径、最佳的供血动脉近端控制、最小的静脉引流干扰及最小的脑脊液污染。

在本章中，将基于笔者的经验讲述一些脑室的主要显微手术入路，特别关注相关的解剖及每种入路的风险和益处。

一、显微外科解剖

掌握相关的脑室解剖在侧脑室的显微外科入路中至关重要。更详细的解剖学综述可以在 Alben L.

Rhoton 教授经过多年实验室和手术室研究编写完成的优秀专著中查询到[9]。

侧脑室是左右两侧成对的各自由大脑中间的丘脑锚定的 C 形结构。每个侧脑室分为五个部分。从前部和上部开始，向后移行，它们分别是①额角，②体部，③颞角，④三角区，⑤枕角（图 46-2）。这五个部分的每一个都有底壁、顶壁、内侧壁和外侧壁，这些部分包含的结构对外科医生在脑室中的导航至关重要。尤其是，这些结构要么可以耐受操作，以方便视线的到达，要么相反，不应该被操作。在考虑经皮质或经脉络体入路时，这些关系很重要。

如果从冠状面观察侧脑室，其解剖学关系如下。在侧脑室额角的层面，外侧壁由椭圆形的尾状核构成，内侧壁是分隔两个额角的透明隔。顶壁由胼胝体膝的顶组成，底壁由胼胝体喙组成，在它到达前连合纤维前，其环绕覆盖侧脑室并转折到侧脑室下方。在侧脑室体部的层面，也存在一些相同的关系。胼胝体构成顶壁，尾状核构成外侧壁，而内侧壁又被透明隔隔开。在侧脑室内向后，底壁由丘脑组成。

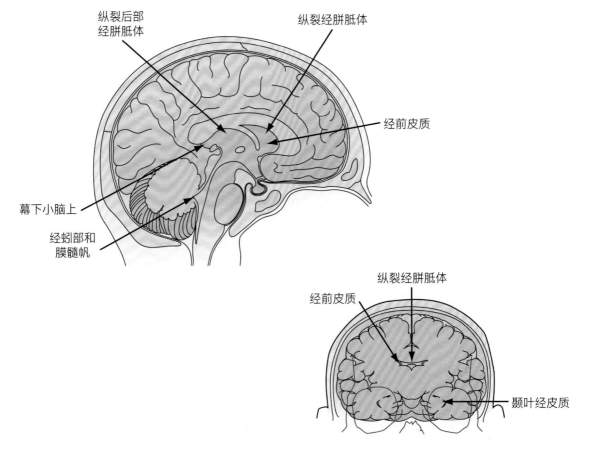

▲ 图 46-1　矢状位和冠状位展示了根据脑室病变位置可采用的各种入路来进行切除手术

在底壁的中线上有穹窿柱。在侧脑室体的底部，位于穹窿和丘脑之间的是脉络丛，附属于称为脉络裂的手术关键结构。每条穹窿柱也形成了弯曲的室间孔上缘和前缘，移向颞角，每条穹窿柱都开始于颞角内侧壁的海马伞（fimbria of the hippocampi）。在发出连合纤维后，这些神经束作为穹隆继续走行在侧脑室体的下内侧壁。颞角顶部是胼胝体毯（tapetum），底部包含折叠的海马回。在侧脑室内移到后界，可以看到三角区和枕角。三角区和枕角在枕叶形成了一个三角形的脑脊液腔。同样的，胼胝体毯覆盖了三角区的侧壁和顶壁。大钳（forceps major，也称后钳）是通过胼胝体压部连接两个枕叶的纤维束，走行于三角区上部。三角区的底壁由侧副三角构成，内侧壁是由距状裂皮层的禽距（calcar avis）[7]。

侧脑室内的主要动脉是脉络丛前动脉和脉络丛后动脉[7, 10]，其分支为该区域的肿瘤供血。了解动脉走向有助于外科医生为每个病变选择合适的入路，从而在可能情况下能够早期近端控制供血血管。

脉络丛前动脉起源于颈内动脉，在后交通动脉远侧仅1mm左右。它离开前切迹间隙（anterior incisural space），通过脉络裂进入侧脑室，朝后靠近脉络丛后外侧动脉[7, 10]。脉络丛前动脉通常供应颞角和三角区的脉络丛。因为脉络丛动脉穿过脉络裂，所以尽早打开脉络裂也有助于近端控制供血血管。

脉络丛后动脉分为外侧和内侧两部分。脉络丛后外侧动脉由1～6根分支组成，通常来自大脑后动脉，走行于环池和四叠体池内。然后这些分支穿入脑室，绕过丘脑枕，在穹窿伞/体水平进入脉络裂，在脑室的后颞角、三角区和体部供应脉络丛[7]。脉络丛后内侧动脉起源于脚间池和大脑脚池中大脑后动脉的1～3根分支。这些动脉环绕中脑，走行至松果体，进入第三脑室顶，并驻留在称为中间帆（velum interpositum）的脉络丛组织，与大脑内静脉相邻。脉络丛后内侧动脉供应第三脑室顶部的脉络丛，有时也供应侧脑室的脉络丛[10]。

静脉可作为侧脑室内的解剖学界标帮助定位，尤其是患者存在脑积水的情况下（图46-3）。有许多重要静脉可被分成外侧组和内侧组，而在手术和血管造影定位中最著名的可能是丘纹静脉，它帮助外科医生定位室间孔。丘纹静脉穿过靠近尾状核和丘脑之间脉络裂的脑室体外侧壁，然后形成静脉角，向后急转进入室间孔，汇入穿过中间帆的大脑内静脉。颞角中的静脉在通过两侧的环池时会入Rosenthal静脉（基底静脉）。来自三角区和枕角的静脉也汇入基底的大脑内静脉，最后汇入Galen静脉（大脑大静脉），后者再汇入直窦和窦汇[7]。

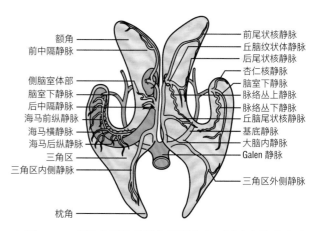

▲ 图46-3 从脑室系统的轴向视野中显示侧脑室静脉关系

一旦进入脑室，脑室静脉就可以作为解剖学标识；它们分为成对的深部/内侧血管组和成对的外侧血管组；脑室内侧静脉会入大脑内静脉，大脑内静脉走行于第三脑室顶的中间帆；它们由成对的Rosenthal基底静脉汇合，汇入Galen大静脉，然后是直窦，最后会入窦汇；从额角开始，外侧血管组由额角的前尾状核静脉和前中隔静脉组成，它们与邻近脉络裂的丘脑纹状体静脉会合；内侧和外侧三角区静脉位于三角区和枕角，脑室下和杏仁核静脉位于颞角（改自 Rhoton AL Jr. The lateral and third ventricles. *Neurosurgery*. 2003;53:8235-8299.）

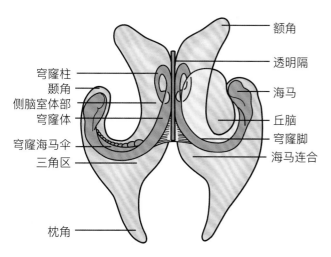

▲ 图46-2 每个C形侧脑室被同侧的丘脑锚定

脑室的分部包括额角、体部、颞角、三角区和枕角；透明隔位于额角和侧脑室体的内侧缘；海马结构位于颞角的底部；穹窿环绕丘脑，走行于颞角、三角区和体部的内侧（改自 Rhoton AL Jr. The lateral and third ventricles. *Neurosurgery*. 2003;53:8235-8299.）

二、病理类型

侧脑室肿瘤的鉴别诊断取决于几个因素：患者年龄、肿瘤位置，以及 CT、MRI 和脑血管造影所描述的特有影像学特征[11, 12]。在 5 岁以下儿童中发现的侧脑室肿瘤通常是脉络丛肿瘤，而在年龄较大的儿童则更倾向于星形细胞瘤或室管膜瘤[11]。脉络丛肿瘤是罕见病变，发病率为 0.3/100 万。仅占所有脑瘤的 1%，主要发生在儿童，发病时中位年龄为 3.5 岁[13, 14]。脉络丛肿瘤通常血供丰富，在 CT、MRI 和脑血管造影上表现为肿瘤染色。在 MRI 上，它们可具有由坏死和钙化引起的异质性信号特征，在 T_1WI 像上相对于白质来说是等信号到低信号。

在侧脑室体部或室间孔中最常见的低信号或等信号非强化肿瘤是室管膜下瘤。在患有结节性硬化症儿童中，这些病变通常是室管膜下巨细胞型星形细胞瘤（subependymal giant cell astrocytoma, SEGA）。大约 6% 的结节性硬化症患者发生 SEGA[15]。在这个部位，它们在被诊断之前可能会变大，有时被发现是由于单侧脑室梗阻[16-18]。星形细胞瘤可以在侧脑室的任何部位存在，因为它们被白质束包围。星形细胞瘤最常见于丘脑，呈浸润性生长。室管膜瘤位于幕上时，可以位于脑室内，也可以位于脑实质内[11]。

在 30 岁以上的成年人中，脑膜瘤是最常见的侧脑室三角区肿瘤。侧脑室内脑膜瘤边界清楚，病灶均匀强化[19]。在 T_1WI 像上，脑膜瘤倾向于与大脑等信号，使用钆对比剂后明显增强。脑室内肿瘤包绕脉络丛球、呈钙化或血管造影显示有脉络丛动脉供血者，通常为良性脑膜瘤[20, 21]。

在三角区之外，老年患者的侧脑室肿瘤通常是原发性或转移性恶性肿瘤[11]。在生命晚期出现的原发性或转移性恶性肿瘤，呈现附着于侧脑室壁和脑实质侵袭[11]。恶性侧脑室内转移瘤包括肾细胞癌、肺腺癌、胃肠道癌、移行细胞癌和肾上腺皮质癌。

中枢神经细胞瘤主要发生在 20—40 岁的成年人，似乎附着于透明隔上或从透明隔中生长出来，具有特征性的影像学表现[22]。这些病变在 MRI 上可能是囊实性的，具有流空效应，在 CT 上可能有钙化表现[23]。这些 WHO Ⅱ级的良性病变名称来源于一种黏附在透明隔和脑室壁的分化良好的神经病变的最初描述[24]。这些肿瘤在出现临床表现时已经相当大了。虽然这些病变的自然病史和长期预后尚不完全清楚，但获得手术全切的患者似乎是可治愈的。然而术中大量失血，以及肿瘤与丘脑和第三脑室结构的"黏性的"连接，可能使根治性切除的尝试变得复杂。1/4 的中枢神经细胞瘤可能更具侵袭性，因此被称为"非典型中枢神经细胞瘤"。通常，它们有 MIB-1 标记＞2% 和一些非典型的组织学特征，通常需要术后放射治疗[25]。

囊性病变包括第三脑室胶样囊肿和感染性病变，如神经囊尾蚴病、诺卡虫病和隐球菌病。胶样囊肿在另一章中有介绍，而在笔者所在机构常规采用单孔内镜入路切除。其他非肿瘤性病变，如囊肿、结节病、黄色肉芽肿（CT 中表现致密，伴有钙化斑）、动静脉畸形和海绵状血管瘤也可在侧脑室发现，且伴有地区性差异[26]。在世界某些流行地区，新发癫痫或伴有脑室内囊性病变的脑积水常提示神经囊尾蚴病。在笔者所在的机构中，病史、MRI 和血清或 CSF 标志物可以确定神经囊尾蚴病的诊断，然后这些患者会接受药物治疗。当症状或检查有指征时，内镜下探查和切除可用于去除梗阻性脑室神经囊尾蚴病病灶。

三、术前计划和手术一般注意事项

因为在筛查工作中易于诊断，CT 通常是患者便捷完成的第一个影像学检查。CT 图像上钙化的存在可以进一步缩小鉴别诊断的范围[27]。钙化可见于中枢神经细胞瘤、SEGA、脑膜瘤和室管膜瘤。

随后的 MRI，无论是否使用钆对比剂，都能显示侧脑室内病变的准确位置和范围，从而有助于指导手术入路。MRI 至少应包括 T_1WI 序列（平扫和增强）、T_2WI 序列和液体抑制反转恢复（FLAIR）序列的矢状位、冠状位和轴位重建图像。这些序列足以完善鉴别诊断并开始基本的手术计划。新的 MRI 序列正在快速进展。弥散张量成像（DTI）允许重建大的纤维束，通过破坏性最小的路径来指导手术轨迹，有助于手术计划[28]。功能 MRI（fMRI）有助于涉及运动和语言皮质的入路设计。一些作者主张磁共振波谱（MRS）来显示可能需要活检的恶性病变中的化学构成特征[29]。然而，笔者发现 DTI 和 fMRI 对手术计划更有帮助。他们的做法是同时进行磁共振血管造影（MRA）和静脉造影（MRV）。这些图像有多种用途。首先，它们可以显示出病变的血供情况。其次，包含颅顶的 MRV 允许外科医生基于皮质静脉的引流来调整开颅手术的位置。最后，在考虑脉络丛解剖以进入第三脑室时，MRV 是有帮助的[30]。

如果注意到肿瘤血供丰富，在适当情况下，笔者更希望我们的神经介入团队进行血管内栓塞，以减少流向病变的血流。在术前成功栓塞肿瘤的情况下，肿瘤切除明显更容易，失血也少得多。我们已经对年仅 2 岁的儿童进行了较大侧脑室内病变的脉络丛血管栓塞术。在幼儿中，看似少量的失血会造成显著的血容量减少，并可能迅速引起休克或导致外科医生停止手术。无论是成人还是儿童，只要在技术上可行，我们都支持术前栓塞。

作为基线检查的一部分，笔者对所有患者进行术前视野测试、神经眼科检查和神经心理评估。这些检查通常能够反映出神经系统评估中未意识到的细微缺陷。综合的神经心理学检查由智力、学业、感觉运动、语言、空间、记忆、注意力和执行技能的全面评估组成。术后以不同的时间间隔重复检查，以便为更客观的结果评估提供数据，并在必要时指导康复。

肿瘤切除后的脑室沟通是一个重要的目标。需要清除脑室间的分隔，各脑脊液间隙需要在解剖学和生理学上都保持连通。可通过显微镜或内镜检查以确认不存在血块或残余肿瘤，确保获得脑室内连通。透明隔造瘘是在关颅之前使用的使两侧侧脑室能够连通的一种策略。充满盐水或乳酸林格溶液的盐水加温器用以确保在脑室内冲洗和探查期间生理状态的维持。

对需进行皮质切开的患者在术前给予负荷剂量的抗癫痫药。如果患者术前无癫痫发作，术后预防性抗惊厥治疗大概维持 1 周。

在脑室内放置一根标准脑室外引流管，术后通过一个颅骨钻孔引流至硬膜外。它提供了术中产生的蛋白质物质和血性成分的外引流，并可作为一个简易的颅内压监护仪。

侧脑室美妙的解剖结构为多种手术入路提供了便利。病变部位和大小、半球优势、术前缺陷、相关脑积水、病变的血管分布，以及外科医生的经验都有助于手术入路的最终选择。完全没有 Ⅰ 级或 Ⅱ 级证据表明一种入路优于另一种入路。最佳手术入路有助于实现外科手术的主要目标，即在对周围结构和神经功能最小创伤情况下，行病变全切除。在笔者所在机构，大多数侧脑室病变入路是通过经皮质入路、经胼胝体入路或在极少数情况下两者结合

使用。如下所述，这些入路提供了对第三脑室和侧脑室内病变的极佳路径（图 46-4）。

四、开颅皮瓣和皮质切口

多种切口可用于脑室手术，包括直线形、"之"字形、双冠状、马蹄形、问号形和蛇形切口。所有切口都位于发际线内。"之"字形和直线形切口愈合良好，似乎较少引起美容美发问题，且不影响手术暴露。无论切口类型如何，目标都是为开颅手术提供足够暴露，尽量减少脑皮质的牵拉。例如，对于前方经皮质入路，骨瓣内侧边界将靠近但不超过中线，其前界将高于颅前窝底。单侧冠状或改良的双侧冠状切口会更好地实现这一目标。对于后方经皮质入路，开颅边界应邻近矢状窦和横窦；直线形、蛇形和马蹄形切口都很好。对于颅中窝入路，开颅术应基于颅中窝底部并扩大到足够高，以使所有的三个颞回均可见；一个标准的问号或 T 形切口是足够的。半球间切口可以是直线形、"之"字形或盒形的。跨中线开颅，可以通过在对侧钻孔，并在使用开颅器之前剥离矢状窦。如果患者没有脑积水且需要脑脊液引流，腰大池引流可能对半球间入路有帮助。

皮质切口的大小和位置很重要。位置选择基于脑沟和脑回的局部解剖、基于映射所得的功能区皮质定位、DTI 图谱及无框架导航。在经皮质入路中，选择通过脑沟还是脑回进行皮质切开仍然是一个讨论的主题，主要还是取决于外科医生的偏好。脑沟切口用于切除皮质下肿瘤或动静脉畸形效果良好，而脑回切口，它可以延长，是切除大型脑室内肿瘤的理想选择。

为了直接进入侧脑室，笔者常采用一种简单技术，即在无框架立体定向引导下放置一根脑室引流管，但有时也会徒手穿刺脑室。一旦确定了进入脑室的路径，就做一个小的皮质切口，随后沿着导管一直向下，用不粘双极电凝或者可冲洗双极电凝打开室管膜进入脑室。皮质造口处使用平滑的显微器械或显微吸引器，形成通向病变的皮质下通道。切除少量皮质下白质，置入扁平可弯曲的脑牵开器或显微外科扩张器以增加可见度。皮质造口的目标并不一定是最小，而是最合适。经皮质手术的优点是具有宽阔的路径和可操作的显微手术术野[31]。

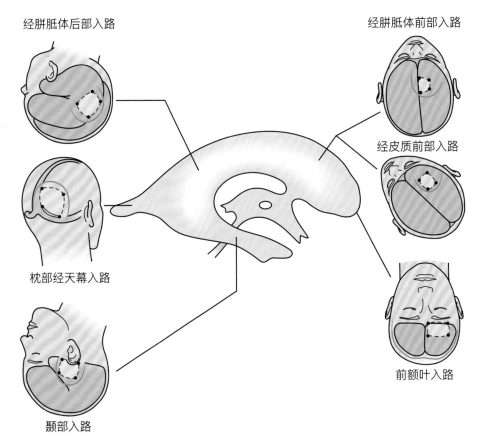

▲ 图 46-4　脑室系统的各个手术入路

最佳手术入路是让外科医生在较短工作距离内对病变部位有一个垂直视线，同时尽量减少因损伤周围结构而造成的功能障碍；图中显示脑室各特定部位手术入路的皮肤切口和骨瓣；（切口可以是曲线、直线、蛇形或"之"字形，具体取决于外科医生的手术偏好；颅骨瓣形状可以调整以提供适当的暴露）

五、前方经皮质入路

侧脑室额角区的肿瘤主要有星形细胞瘤、SEGA、室管膜瘤和中枢神经细胞瘤。额角区的肿瘤可长得非常大，引起室间孔阻塞伴脑室扩张。经额中回脑皮质入路是切除同侧侧脑室前角、侧脑室体前部和第三脑室前部肿瘤的优良入路。从侧脑室向下延伸到第三脑室并且需要穿穹窿间或脉络丛下暴露才能切除肿瘤，可以用经皮质或经胼胝体入路[10]。对于小脑室、双侧脑室肿瘤或侧脑室体部肿瘤的患者，采用经胼胝体入路。

经皮质入路主要优点是可以直接观察到侧脑室内的病变。侧脑室额角、体部和三角区中的孤立病灶可以很容易地到达。这种入路策略对于从侧脑室的侧壁获得血液供应的病变或牢固附着于构成侧脑室侧壁结构的病变特别有吸引力。尾状核、丘纹静脉、丘脑和内囊膝可以在经皮质入路中早期识别。

经皮质入路也有很多限制。由于路径是线性的，这种入路可能无法提供对侧脑室的最佳视野，可能会遗漏位于显微镜视线之外的病变。经皮质入路也可能使患者易于发生术后癫痫。文献中术后癫痫发作发生率为 5%～70%[2, 3, 32-35]，高于未进行脑皮质切开的经胼胝体入路（0%～10%）。然而，笔者的经验是，经皮质入路术后的癫痫发作率与经胼胝体入路术后相似。具体来说；采用非常小的脑皮质切除术（直径<15mm）和预防性抗惊厥治疗 1 周，经皮质入路术后癫痫发作率成功地降低到 5%～7%。

该入路患者取仰卧位，头部抬高 10°～30°。骨瓣大小约为 3cm×4cm，位置位于额中回的中央部分。骨瓣以冠状缝为基础，内侧界至中线，前界在冠状缝前方至少 2cm 处，后界在冠状缝后方约 2cm。硬脑膜以矢状窦为基底呈十字形或盒形切开，然后将脑室引流管置入侧脑室额角。随后对脑白质进行

图中标注：
经胼胝体后部入路　　　经胼胝体前部入路
经皮质前部入路
枕部经天幕入路
前额叶入路
颞部入路

显微手术分离，直至室管膜内层。用小型 3/8 英寸脑压板或脑扩张器拓宽手术通道。一旦进入脑室内，可以利用解剖标识辨识方向。最重要的标识是室间孔、丘纹静脉、脉络丛和穹窿。将棉片放在室间孔上和病灶周围，以尽量减少肿瘤切除过程中血液成分和组织碎片进入脑脊液循环。

第三脑室病变也可以通过经皮质入路到达。如果室间孔因为脑积水或病变本身而扩大，则不需要额外的切开。如果没有，则可以通过经脉络丛或脉络丛上、经中间帆的分离进一步进入第三脑室[36]。为了实现这种暴露，需要在穹窿和丘脑之间打开脉络裂[37]。脉络丛上或经脉络丛入路在穹窿和脉络丛之间分离出穹窿带。脉络丛下入路在脉络丛和丘脑之间分出脉络丛的丘脑带。后一种入路更常与丘脑静脉和丘脑的直接损伤相关。Rhoton 一生精美的作品被收录在 *Neurosurery* 中，可以说是这方面最完整的作品[9, 38]。在他的脑室手术经验中，他证明了经脉络丛或脉络丛上入路，通过穹窿带打开脉络裂，是既安全又有效的[18]。尽管笔者已经通过在丘脑带一侧的脉络丛下入路安全地打开了脉络裂，但丘脑损伤风险是相当现实的，假如只有单侧，甚至是灾难性的。相反，在穹窿带一侧打开脉络裂并造成单侧穹窿损伤通常不会导致永久性记忆丧失（图 46-5 和图 46-6）。无论如何，上述考虑因素很重要，但必须应用于脑室内解剖时的特定解剖过程。周围结构损伤的并发症会导致偏瘫、缄默症、健忘综合征和意识混乱[39]。总之，这些风险通过脉络丛上入路最小化。然而，保持两个穹窿的完整性对于保存记忆功能很重要。据报道，穹窿携带的轴突数量是视束的 5 倍[40]，它将海马结构（包括海马体、齿状回、海马旁回和下丘）与隔核、乳头体、下丘脑和丘脑核连接。穹窿的视野可能会被基底位于透明隔的病变所掩盖，如中枢神经细胞瘤。耐心解剖和细致技术将获得良好的预后。

虽然肿瘤切除的精确方法是根据具体病例确定的，但我们在所有病例中都应该遵循共同原则。在进入病变之前，必须首先注意进入肿瘤的供血血管。一旦它们都被电凝和离断，肿瘤包膜本身也可能被电凝和切开。然后通过超声抽吸对肿瘤进行内部减容。在切除早期，采集冰冻标本进行病理检查。要注意每隔一段时间进行彻底止血。随着切除的进行，外科医生可能会定期使用周围的解剖标识和神经导

航来重新定位。保持穹窿、尾状体、丘脑和正常血管的完整性以避免术后功能缺损至关重要。

一旦病灶切除，探查周围的脑室表面以确保已切除任何黏附的肿瘤。有时，手术医生无法直接观察所有脑室表面。30° 内镜或牙科镜有助于观察侧脑室顶和第三脑室后半部。

肿瘤切除后，大量冲洗可清除脑室中的血液和碎屑。我们常规进行室间隔造瘘术，以促进脑室之间的脑脊液流动。如果使用内镜，也可以进行内镜下的第三脑室造瘘术。牵开器需渐进式撤出以利于止血。最后，一根脑室内导管在直视下通过皮质切开术置入。硬脑膜以水密的方式关闭，必要时用骨膜或人工硬膜和纤维蛋白胶加强。将开颅骨瓣复位并刚性固定，脑室导管通过单独的后部穿刺切口引出。

六、颞角入路

经皮质入路是切除从颞尖向后延伸至环池的颞角肿瘤的主要方法。然而，颞角是五个脑室中最不可能存在肿瘤的区域。

头皮切口需要暴露包括颧骨、星点和翼点在内的骨性标志物。开颅范围需要到达颞底，但要注意避开中耳；在关颅之前，需要封闭遇到的气房[42]。在解剖学上，切除颞角肿瘤时必须注意其内侧结构，包括海马及其投射、颞干、大脑后动脉、脉络丛前动脉和脑干后部。更重要的是，必须避开视束、Meyer 环和弓状束[6, 41]。

三个脑皮质切口可进入侧脑室颞角：①颞中回，②外侧颞顶交界处，③枕颞回或侧副沟。

其中枕颞回或侧副沟切口可能是最安全的[43]，尤其是在优势半球。Spencer 和 Collins 于 1982 年描述了这种切口[44]，并首次用于癫痫的外科治疗。它旨在去除海马体和相关结构，为许多专门治疗癫痫的神经外科医生所熟悉。该方法尤其适用于位于一侧大脑半球，体积较大并向后延伸到脑干的血管性病变。切口也可以在颞下回以及枕颞回或侧副沟。一旦进入颞角，就可以识别脉络裂。该裂隙可以通过显微外科技术沿穹窿伞分开，将脉络丛向丘脑提起，并保持丘脑带和丘脑的完整。该步骤使血管结构可视化，包括脉络丛前动脉和脉络丛后动脉、Rosenthal 静脉和大脑后动脉。裂隙可分离远至环池。这种方法几乎没有牵拉，保留了 Labbé 静脉和颞叶

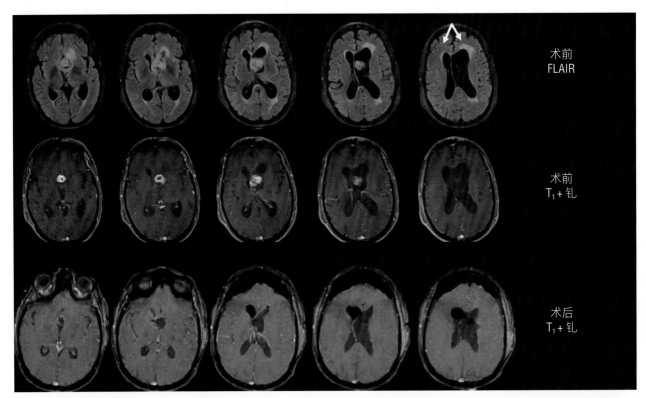

▲ 图 46-5 成年男性患者，既往无神经系统病史，在几个月内出现了性格改变、记忆力下降和头痛；病变起源于侧脑室额角底壁内侧，靠近室间隔核；病变在注射钆造影剂后会迅速增强；FLAIR 成像显示不对称性的脑脊液向室管膜下渗出，提示左侧脑室流出受阻（箭）；通过经额中回脑皮质入路接近该病灶，以实现肿瘤全切除和透明隔开窗；患者恢复了患病前的基本功能，并从事律师工作，没有出现功能障碍或癫痫发作；病理检查显示为室管膜下巨细胞型星形细胞瘤

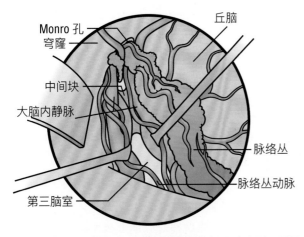

▲ 图 46-6 沿脉络丛与穹窿的附着部位打开脉络裂，暴露第三脑室；脉络裂可在丘脑一侧或穹窿一侧切开，但在穹窿侧切开可避免损伤丘脑；暴露出第三脑室顶部中间帆中的大脑内静脉和脉络丛后内侧动脉

静脉。可以获得对脉络丛前血管的早期控制，使肿瘤或血管畸形切除的难度稍降低。然而，对于体积较大肿瘤，在切除大部分肿瘤之前，可能无法暴露供应肿瘤的脉络丛后动脉分支。Luders 及其同事们

描述了位于下颞叶的一个基础语言区域[45]，它最容易被皮质刺激激发。它的切除并不都会导致语言缺陷，因为它可能代表辅助语言皮质。笔者的经验与 Luders 及其同事们的经验相似。笔者也在一些患者中绘制了该语言区域，但尚未记录使用这种入路进行脑室肿瘤切除术后的语言缺陷[20]。

颞中回切口为许多颅中窝脑室病变提供了直接的手术入路。在非优势半球，该入路被广泛采用，并发症发生率最低。但是在优势半球，对语言皮质构成的危险却是一个问题，需要改进技术或使用如前所述的通过侧副沟的下侧路径。Ojemann 细致详细说明了语言定位的个体差异[46]，包括一些个体语言编码在距颞尖 3.5cm 以内和颞上回以外的脑回中。因此，在优势半球病变中，如果使用颞中回入路，通过术中脑皮质刺激和定位可以最有效地防止语言缺陷的风险。面部失用症也曾在优势脑球中报道过[41]。侧脑室颞角的颞中回入路有可能影响视束，导致不同程度的暂时性和永久性缺陷[5, 18, 30, 47]。因视束向外侧膝状体走行，因此可以在颞角的上内侧区域找到

它。视辐射沿着颞角上外侧的 Meyer-Archambault 环，以及三角区和枕角顶部和外侧的毯部，向距状裂皮质走行。颅中窝的脑皮质切口最好平行于 Meyer-Archambault 环，以避免引起象限盲或另外的视野缺损。

颞顶叶外侧交界处入路适用于角回和缘上回被正下方非优势半球的侧脑室三角区大型肿瘤压扁的患者。在这种情况下，该入路是到达肿瘤最短和最直接的路径。这种方法优点是从大脑皮质到肿瘤只需要横断一小部分脑组织。这种手术入路缺点是可能会产生明显的神经心理后遗症，在处理角回时已有报道。对于覆盖薄皮质的非常大的肿瘤是有用的。无论是哪个大脑半球，颞顶叶交界处脑皮质切口都会因视辐射中断而导致视野缺损[48]。优势半球角回脑皮质切除也可引起左右混淆、数字失认、失写和失算（即 Gerstmann 综合征）[49]。在非优势半球，可能会导致视觉记忆丧失和忽视，这也可能导致残疾[48]。然而，笔者的经验仅限于非常大的肿瘤，其

中大脑皮质极度萎缩，几乎没有皮质覆盖肿瘤。在这些患者中，在对纤维束进行 DTI 分析后采用牵拉最少且最短路径产生了更好的神经心理学结果。这可能是因为患者功能已经受损，而替代手术路径会使这些纤维处于更大的风险中（图 46-7）。

七、后方经皮质入路

上顶叶入路是到达侧副三角、侧脑室体后部和三角区的最佳入路之一[47, 50-53]。它已被用于治疗三角区的血管畸形和肿瘤[50, 54]。如果邻近距状裂皮质的三角区内侧壁受到损伤，则可能会出现术后皮质损伤，表现为视野缺损；然而，大多数患者的皮质切口是高到足以避开视辐射。它类似于脑脊液分流时放置后部脑室引流管通过脑皮质的路径。上顶叶经皮质入路在优势半球风险更高。潜在风险包括失用症、失算症、视觉空间扭曲和典型的 Gerstmann 综合征[6, 55]。然而，这种手术可以在优势半球安全地进行。一系列顶叶入路都已能达成根治性的肿瘤

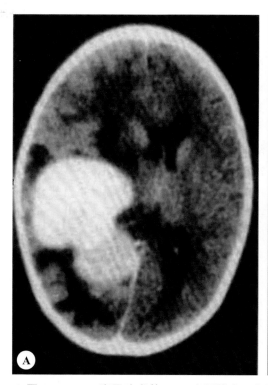
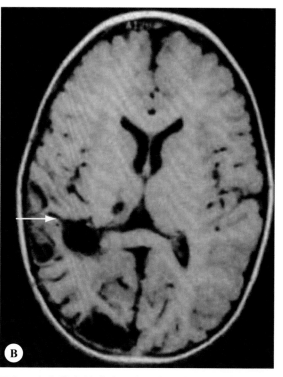

▲ 图 46-7　A. 3 岁男孩术前 CT，左侧脑室三角区有一个非常大的脉络丛癌；患者表现出偏瘫、巨头畸形和乏力；该患儿在手术前需要对其脉络丛后外侧供血血管进行栓塞；随后，他成功地进行了外侧颞顶入路，对肿瘤进行全切除；尽管位于优势半球，但这是切除该大型肿瘤和获得近端血管控制的最直接手术入路；虽然栓塞非常有价值，使这个肿瘤血供比大多数脉络丛肿瘤少，但仍有一个血管蒂需要术中结扎；经过 5 年辅助化学治疗，该患者神经系统稳定，没有出现偏瘫；B. 术后 MRI 上的白箭显示了患者脑皮质切口和手术入路（改自 Ellenbogen RG. Transcortical surgery for lateral ventricular tumors. *Naurosurg Focus*. 2001; 10:1–13.）

切除，且没有神经心理后遗症[56]。肿瘤供血动脉很深且绕行肿瘤，可能需要牵拉，这对顶上小叶有害，因此术前栓塞可能对这些患者有帮助。手术时患者呈 3/4 俯卧位，顶结节位于最上方的位置，面部朝向地面。脑皮质切口在顶上小叶的长轴上进行，通过无框架导航指向侧脑室三角区。脑皮质切开需做得足够高以避开视辐射，并且足够靠后以避开颞顶叶交界处的语言中枢。从侧脑室体部，三角区和同侧穹窿脚的交界处上方进入侧脑室。从冠状面上，人们可以将脉络丛和脉络裂视为导航标志。禽距和胼胝体将构成内侧壁，丘脑枕构成前壁。侧副三角将构成底壁。这也是一个切除延伸到侧脑室三角区的丘脑病变的极好入路。脉络丛后动脉可在丘脑枕和穹窿脚之间的脉络裂中显露[7]。侧脑室三角区周围环绕着对视力至关重要的皮质下白质束。紧接在毯部纤维薄层下方的是视辐射，其离开外侧膝状体核的上部以支配距状裂的上方[57]。距状裂下壁接收来自外侧膝状体下部的纤维，这些纤维沿着侧脑室的颞角向前环绕。这些纤维负责传导来自上半部视野的视觉，延伸穿过侧脑室颞角的上壁，然后在三角区向外下方形成环状结构[57]。在这个交界处打开脉络裂将暴露大脑内静脉与中间帆内部中的脉络丛动脉。还可能看到 Rosenthal 静脉和 Galen 静脉。在三角区内，脉络丛的血管球接收来自脉络丛前动脉和后外侧动脉的血液。因此，进入侧脑室三角区的入路需要仔细注意周围解剖结构。根据脑皮质解剖结构、引流的皮质静脉和脑室周围白质束，三角区还可以从顶枕经皮质入路进入[58]。上顶叶入路需要在中央后沟和顶枕沟之间进行脑皮质切除术[55]。这些入路并非没有并发症的风险[59, 60]。对于三角区内侧表面（如楔前回）引起的病变，后方半球间入路可能优于经皮质入路[28, 61]。使用这种入路，大脑通过有限的皮质切除术进入胼胝体压部外侧。显然，这种入路可能并发术后偏盲。另一种更上方的入路从顶叶进入压部外侧的大脑，对视觉损伤会更小[61]。侧方入路通过颞叶后部和顶叶进入三角区[62]。

八、纵裂经胼胝体和第三脑室后方入路

前方或后方纵裂经胼胝体入路与经皮质入路相比具有不同的优势。经胼胝体入路不会破坏脑皮质，因此术后癫痫发作的发生率较低[63]。此外，在经皮质入路可能观察到的功能损害，在经胼胝体入路中很大程度上不会发生[64]。尽管需几厘米的胼胝体分离才能够充分暴露侧脑室或第三脑室[28]，但前 2/3 胼胝体切开通常不会引起严重的临床后果[65]。

经胼胝体前部入路最适用于位于侧脑室额角、侧脑室体部和第三脑室前部的病变[66]。但是经胼胝体入路的局限性阻碍了该入路在所有患者中应用。该入路在侧脑室内的侧向暴露范围是受限的。与经胼胝体到达第三脑室入路相关的并发症包括偏瘫、失忆和运动不能的缄默[39]。交叉优势的患者，即语言偏向一侧大脑半球，而优势手功能偏向另一侧的患者，禁止切断胼胝体前部[67, 68]。胼胝体切断可能导致这些患者的言语和书写缺陷。

标准的经前部胼胝体到达侧脑室的入路，患者取仰卧位，头部略微前屈。对于经后部胼胝体入路，患者取俯卧位。神经导航可协助外科医生根据脑室内目标确定开颅范围。开颅手术可以在任意一侧进行，因为经胼胝体入路可以平等地进入两侧脑室[69]。然而，笔者的做法是在右侧进行这些开颅手术，以最大限度地减少与辅助运动区综合征相关的语言功能障碍的风险，这可能会在优势半球的半球间隙牵拉之后发生[70]。在解决第三脑室病变时，入路选择哪一侧更为重要，以求最大限度地通过室间孔，直接到达病变。笔者利用神经导航来计划开颅手术。与经前方脑皮质入路一样，他们更喜欢双冠状切口，因为它具有广泛的暴露，也不会对容貌产生破坏。

开颅必须越过中线。硬脑膜切开时基底应位于内侧，以便观察大脑镰。开颅位置在更后方的位置时，桥静脉和静脉窦腔隙需要被小心保护，但是一些位于前部的静脉被损伤一般不会导致问题。用脑压板牵拉脑皮质，并结合大脑镰自然形成的对向牵拉作用，就可以进行半球间的分离。在胼胝体下方，扣带回经常与胼周动脉粘连紧密。锐性解剖和细致显微外科技术将保留软脑膜边界。胼胝体表面呈亮白色，胼周动脉位于胼胝体上方。将胼胝体纵向分开，其分开的范围由病变大小和部位决定。进入侧脑室后就会遇到一些通常的解剖标识。如果没有见到这些解剖标识，则可能已进入透明隔腔。穿过透明隔壁将进入侧脑室，然后就可如前所述的经皮质入路一样，进行肿瘤切除和进入第三脑室。

本章无意详细回顾松果体区肿瘤。更完整的回

顾见第 37 章。鉴于复杂的解剖关系，位于第三脑室后部的病变可能难以接近。然而，松果体区是通往第三脑室后部的通道。

通过胼胝体压部的经胼胝体后部入路可用于治疗第三脑室后部的多种肿瘤[4, 71, 72]。后方半球间入路是延伸到松果体区域的大型第三脑室病变的理想途径。与前方入路相比，后路的桥静脉要少得多，因此经纵裂间入路至胼胝体压部通常更容易。然而，因为穿过胼胝体压部的路径会使外科医生靠近深部引流静脉，如 Galen 静脉，所以必须保持谨慎。尽管担心切开胼胝体压部可能导致神经心理后遗症，但患者通常能很好地耐受这种情况。而且，当压部变薄时，这种方法可以成功地用于儿童和成人的大小病变（图 46-8A 至 E）。

Yasargil 提倡对该区域行正中小脑上入路，因为它利用了小脑和小脑幕之间的自然通道[28]。这种入路的必要条件是小脑幕的角度不能太陡。这种解剖，也称为幕下小脑上入路，允许进入松果体和缰连合上方的中间帆。Horsley 被认为是第一个尝试使用这种方法治疗松果体区肿瘤的人[73]。该入路从枕骨中线和枕下开颅开始。需要仔细保护覆盖在窦汇和横窦上的硬脑膜。在横窦下方打开硬脑膜，在小脑上表面进行解剖。在可能情况下，应保留侧静脉；然而，当上蚓静脉和小脑中央前静脉阻碍肿瘤视野时，必须牺牲它们。在入路深部，四叠体池是明显的。起源于松果体的第三脑室后部肿瘤通常向后突入四叠体池。在此解剖过程中，这些病变会在四叠体池上方立即显现。在肿瘤包膜内进行减瘤操作可以对第三脑室后部进行减压。非起源于松果体的第三脑室内病变，可以通过在第三脑室内以中间帆为上缘扩展潜在间隙，从松果体上方接近肿瘤。然而，这是一条极长极深的狭窄通道。

幕下小脑上入路的主要局限性在于患者体位，以及外科医生必须在深邃狭窄的通道内工作。尽管幕下小脑上入路可以在俯卧位或协和式飞机体位（Concorde position）进行，但它通常在坐位进行，以允许小脑下垂以获得更好的可视化效果。在这个位置进行开颅手术的相关并发症是空气栓塞[74, 75]、出血[76]、张力性气颅[77]和颈椎屈曲性脊髓病[78]。

第三脑室后部区域手术的另一种主要入路是经枕小脑幕入路。经枕小脑幕入路是一种非常有效的入路，可提供 270° 松果体区视野，包括主要血管、脑干、第三脑室和侧脑室。它最适合占据幕上和幕下空间的大病灶。由于小脑幕角度陡峭，低位窦汇患者的解剖结构可能有利于经枕小脑幕入路。可以在许多体位进行经枕小脑幕入路，包括侧卧位或公园长椅位。无框架导航有助于在接近小脑幕上方和下方的病灶时保持正确方向。

普遍认为，松果体区肿瘤分为三个主要病理类别：①生殖细胞肿瘤，②原发性松果体细胞肿瘤，③神经胶质细胞肿瘤和所有"其他"肿瘤[74]。在血清或脑脊液中具有阳性标志物的肿瘤中，监测这些标志物是有价值的[74]。在第三脑室后部肿瘤有恶性生殖细胞成分的患者中，当甲胎蛋白或 β- 人绒毛膜促性腺激素水平升高时，需对这些指标进行监测，以评估他们对辅助治疗的反应。

九、侧脑室和第三脑室内镜辅助下的显微外科入路

神经内镜在脑室内手术中的使用已有详细描述，笔者几乎在所有手术中都使用神经内镜[79]。神经内镜可以通过与显微外科手术相同的或完全不同的入路进行[80]。微创技术是传统显微外科手术有吸引力的替代方案，因为它们几乎不需要牵拉脑组织。内镜由于摄像镜头接近病变和高强度照明，提供了卓越的可视化效果。内镜辅助切除在选定病例中实现 80% 的总切除率[81, 82]。内镜辅助肿瘤切除术的主要限制与器械技术上的局限性有关。这个问题在第 42 章讨论。

十、第四脑室入路

第四脑室肿瘤最通用的手术入路是中线下蚓部或膜帆入路，其中膜帆入路可以避免损伤小脑蚓部。患者俯卧位，头部屈曲为协和式飞机体位，调整手术床角度使开颅部位与心房平齐，从而降低空气栓塞风险[83]。根据外科医生偏好，进行枕下骨窗开颅或骨瓣开颅。Y 形切开硬脑膜并向上翻折后，去除 C_1 椎板后弓。打开枕大池可获得充分的脑松弛。小脑扁桃体之间的粘连通过锐性分离，暴露出位于中线的小脑蚓部。

继续小心地进行解剖，识别和保护第四脑室底部。一旦确定了小脑蚓部之下的第四脑室底部，笔者通常是用棉片保护它。根据第四脑室病变性质，手术时可能在到达脑室之前就先进入肿瘤内了。尽

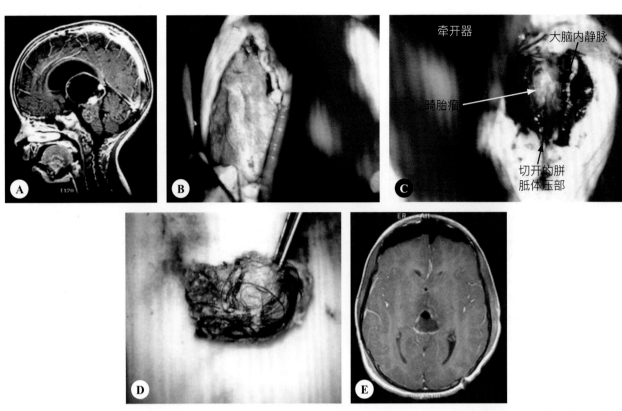

▲ 图 46-8　A. 儿童巨大的第三脑室后部肿瘤，导致脑积水和神经系统功能下降；该肿块是包含多种成分的混合信号；B. 在俯卧位进行后纵裂经胼胝体入路，将胼胝体压部分开，显示出中间帆；C. 一旦中间帆打开，就可以看到一对大脑内静脉中的一条位于这个起源于脑室后部的大型肿块上；D. 肿块被完全切除，是一个畸胎瘤，其成分包括毛发、脂肪瘤和钙化；E. 术后轴位 MRI 显示完全切除，5 年后，患者神经系统状况良好

管可能需要切开蚓部，但自 20 世纪 90 年代以来，笔者已避免对大多数肿瘤（包括大肿瘤）进行这种操作。髓母细胞瘤经常出现这种情况，它们位于中线并且起源于下髓帆 [84]。就对患者的不良反应而言，通常是不希望分离蚓部的。膜帆或小脑延髓裂入路允许外科医生通过扁桃体蚓垂沟进入第四脑室 [28]。这种入路也是通过枕下开颅手术进行；沿着蚓部的外侧隐窝分开脉络丛和下髓帆进入脑室 [85]。这个操作可以打开一个宽阔的开口，而不会干扰蚓部或从小脑到丘脑的神经束。很少有已知的缺陷是由于打开了脉络丛和髓帆。甚至可以将脉络丛开口延伸至第四脑室外侧孔，从而暴露脑干和小脑侧隐窝。在第四脑室底部进行肿瘤切除时需使用脑棉片，除了保护作用，还为了确保外科医生能够始终如一地明确肿瘤和脑室底部之间的平面。一旦进入第四脑室并切除上方中脑导水管的肿瘤，幕上脑室系统与第四脑室畅通，术野会立刻充满脑脊液。需小心切除病灶以保持第四脑室底的完整性。使用这种安全有效方法，可以切除从闩到中脑导水管的各种体积的血管源性肿瘤（图 46-9）。

十一、术后缺损和并发症的避免

术后视野缺损是后方脑皮质入路和颅中窝入路最常见并发症（表 46-1），其中最常见的是同向偏盲或象限盲。

作为一种已知的并发症，脑皮质切口相关术后癫痫的真实发生率很难确定，因为许多因素都可能导致癫痫发作，包括肿瘤组织学类型、术前癫痫发作的存在，以及许多术后问题。

大多数术后无力可能是牵拉的结果，一般会消退。通过使用最小或间歇性牵拉、新的牵开器 / 脑扩张器系统、避免血管系统损伤和 DTI MRI 引导来避免并发症，降低了这种风险。

当肿瘤位于优势半球时，可能会出现语言障碍。在这种情况下，10%～30% 的患者会出现新的语言障碍或术前障碍恶化 [86]。认知障碍和人格障碍更难客观测量，尤其是在术前没有进行神经心理学评估的情况下。有时留下少量肿瘤残余是明智做法，特别

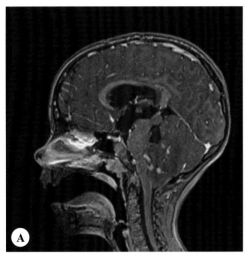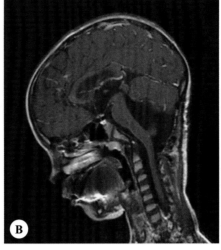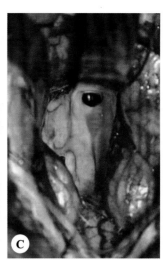

▲ 图 46-9　患儿出现头痛、恶心、步态不稳，随后出现第 Ⅵ 对脑神经麻痹

A. 矢状位钆增强 MRI 图像显示第四脑室的大型肿瘤伴脑积水；B. 术后 MRI 增强图像显示通过膜帆入路彻底切除该肿瘤，并解决了脑干压迫和脑室扩张；C. 切除后图像示小脑半球抬高，没有损伤任何小脑蚓部；第四脑室底保持完整无损，手术视野一直延伸到中脑导水管；患者神经功能得到改善，且无术后小脑性缄默症

表 46-1　显微外科切除脑室病变的手术入路：适应证和风险

手术入路	适应证	潜在并发症
经额回前部脑皮质入路	同侧额角、选择性的双侧病灶、侧脑室体部前部病灶和第三脑室前部，特别适用于脉络裂入路	任一半球入路均可能导致注意力缺陷（罕见）；优势半球言语失用症或语言障碍；潜在的脑皮质塌陷和硬膜下积液；癫痫
经颞叶入路；经颞中回入路；颞顶外侧切口；经枕颞回/侧副沟或颞下回入路	颞角病变向前延伸至颞极，向后延伸至环池和大脑脚池	优势半球语言障碍、偏瘫、非优势半球会更安全；视野缺损、颞叶或 Labbé 静脉牵拉损伤；优势半球角回损伤的 Gerstmann 综合征；半侧空间忽略和视野缺损；脉络丛组织血管结构损伤、视野缺损
前纵裂经胼胝体入路	双侧前角和侧脑室体、第三脑室前部经脉络裂或穹窿间入路	皮质静脉损伤、静脉梗死或牵拉引起的偏瘫、胼周血管损伤、癫痫
后纵裂经胼胝体入路	第三脑室后部、三角区内侧面和松果体区	大脑内静脉或深静脉系统损伤、Gerstmann 综合征、牵拉损伤
经后方脑皮质入路	三角区、枕角、侧脑室体后部和中部、侧副三角、丘脑枕、丘脑、胼胝体或四叠体池	优势半球同侧视野缺陷、偏瘫、神经精神缺陷
小脑/第四脑室经蚓部或膜帆入路	从闩到中脑导水管的第四脑室	小脑性缄默症（在膜帆入路时较少见）、小脑损伤、脑干或脑神经损伤、顽固性呕吐

是如果它附着在基底节或穹窿等关键结构上，尤其是如果病变还是良性的。通常情况下，对脑室内病变选择次全切除是肿瘤组织学类型及其起源部位所决定的，而不是手术入路的问题[86-88]。

硬膜下积液是一个常见的问题，尤其是在大型肿瘤伴有脑室扩大的患者中。脑室显著减压后的硬膜下积液在经皮质或经胼胝体入路都可能发生，发生率约为 5%[2]。手术后脑皮质表面可能塌陷或脱离硬脑膜，形成血肿或积液，最终可能需要进行分流。在手术完成前用无菌盐水或乳酸林格溶液填充脑室，并保留硬膜下和脑室内导管，可减少硬膜下积液和脑积水发生率。一些外科医生认为，在脑皮质表面涂抹纤维蛋白胶会显著降低硬膜下积液发生率[43]。笔者倾向于在术后的前 8h 内让患者的手术侧朝下，以减少更多皮质脱离硬脑膜和颅骨的可能性。硬膜下积液治疗可能需要硬膜下穿刺、外引流或硬膜下分流。然而，大多数慢性硬膜下积液是自限性的，只需要单纯观察。

术后脑室扩大很常见。但是并非所有患者都需要放置分流。肿瘤切除后的分流手术准确发生率是不可预测的，其取决于多种参数，例如肿瘤类型、留在脑室中的血液和组织碎片量，以及其他技术和个体生物学问题[52]。术后出现脑室外引流依赖或顽固性假性脑膜膨出，可能表明颅内压升高需要脑脊液分流。由于脑脊液中存在血液成分和颗粒状物质，所有患者都可能出现某种形式的脑膜刺激症状。这种类型的化学性脑膜炎最好通过积极的术后脑室引流、镇痛药和逐渐减量的类固醇激素来治疗。在所有脑室内肿瘤的显微外科手术中，只有偶尔一些患者需要术后永久性脑脊液分流。无论如何，术后脑室外引流或硬膜下外引流均有利于减少分流依赖性脑积水的发生率。尽管脑室内手术和脑室外引流存在脑室炎风险，但手术后感染率低于 5%[86]。

在过去，死亡通常继发于灾难性的术后出血或肺栓塞[17, 18, 31, 47, 86-90]。尽管如此，即使我们在显微外科、神经麻醉和术后技术方面取得了巨大进步，合适的手术入路对于降低并发症和死亡率依然非常重要。术前栓塞或通过联合方法分阶段切除非常大的血管性病变优于充满风险和失血过多的单一、漫长和困难的手术。

术后注意事项

术后患者需在重症监护室观察治疗。需要将留置的脑室外引流管放置在外耳道上方 10～15cm 的高度，直到脑脊液变得更清亮。然后逐渐脱离脑室外引流。笔者通常在术后 48h 内进行 MRI 检查，以记录切除范围。术后神经心理学和眼科评估为便于康复可延迟进行。

所有病例都需在多学科的肿瘤会议上讨论。虽然恶性疾病的病例会考虑辅助治疗，但是有人主张在良性病变（如中枢神经细胞瘤）次全切除的病例中也采用放射治疗。在适用情况下，辅助治疗最早可在术后 2 周开始。患者可能会出现延迟性脑积水、假性脑膜膨出或硬膜下积液等并发症[91]。虽然已知这些手术有进行永久性脑脊液分流的风险，但笔者已经成功地通过积极的脑室引流或腰大池引流来管理患者。

十二、未来方向

自最初描述脑室内肿瘤的手术以来，这些病变的治疗取得了实质性进展。早期诊断、增强的术前成像、神经导航、显微外科技术和内镜辅助都改善了临床结果。这些方面进展肯定会改善结果。最大进步可能来自于内镜器械领域的技术改进和脑肿瘤的靶向治疗。例如，软性内镜和机器人内镜可以改善脑室内病变的可视化。灵活的肿瘤切除器械可以进一步减少经皮质入路中的脑牵拉。脑室系统需要靶向递送抗肿瘤药、免疫疗法和病毒载体，这些都正在开发中[92]。笔者所在的研究机构已经对 SEGA、下丘脑错构瘤和内生性脑室内胶质瘤进行了新的热激光消融术试验，在肿瘤控制方面取得了不同程度的成功，这可能是一种有益的辅助疗法。在控制 SEGA 和下丘脑错构瘤方面，它尤其有希望[93]。术前成像和功能定位的进一步发展，将使外科医生能够围绕与功能重要的脑皮质区相关的纤维束来规划手术入路[38]。

结论

脑室内病变很少见，需要特别的神经外科考虑。基于病变部位、大小和与周围结构的毗邻关系，经皮质和经胼胝体显微手术入路各具不同的优势。对于大型病变，当一种入路无法观察到关键的解剖标识时，有必要采取联合显微手术入路（图 46-10）。神经内镜入路可以实现对仔细选择的病灶进行全切除。未来，脑室内手术将聚焦于术前功能成像、DTI 和神经内镜的改进。

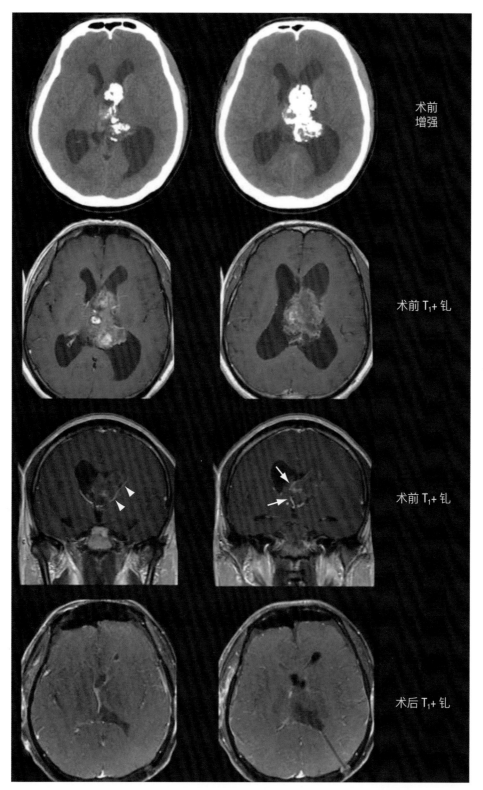

▲ 图 46-10　成年男性患者，出现性格改变和头痛数月；在上方的 CT 图像显示广泛钙化和脑积水；病变附着于脑室壁上方，外侧为尾状核和丘脑，内侧是透明隔，下方是室间孔、丘脑和脉络丛；轴位 MRI 显示成分混杂的病灶充满侧脑室体部；–，不含钆；+，含钆；冠状位 MRI 显示病变与周围神经血管结构的关系；丘纹静脉位于病变外侧缘，而扩大的透明隔静脉将肿瘤供血引流至大脑内静脉；在手术时，用包括经皮质和经胼胝体两种入路的联合策略，这些血管很容易被识别；病理类型是中枢神经细胞瘤；完成了根治性切除，患者在 6 个月内恢复了基线功能和工作

第 47 章　颅底肿瘤：评估与显微外科
Skull Base Tumors: Evaluation and Microsurgery

Salvatore Di Maio　Laligam N. Sekhar　著

张　超　译　金　晶　校

临床要点

- 颅底肿瘤手术入路的基本原则是要求对病灶的最佳暴露，以减少对正常神经结构的牵拉及损伤。
- 每一个颅底肿瘤的术前准备应该明确所需要暴露的解剖区域，并且熟知每一种手术入路的局限性。根据肿瘤部位不同，可以选择锁孔入路、经鼻内镜入路或联合多种开颅入路来确定最理想的手术入路。
- 关颅和颅底重建技术也是术前准备中的重要环节，尤其是对于二次手术或联合辅助放射治疗的患者。

颅底神经外科是一个非常具有挑战性的亚专科，因为颅底包含脑神经、脑动脉、静脉窦，以及脑干这些复杂的解剖结构。同时，一些颅底手术入路可能需要去除周围邻近的解剖结构，如眼眶、鼻旁窦、颅颈交界区及头颈部结构。作为颅底神经外科医生，必须掌握足够的外科解剖，熟悉一系列复杂的手术入路同时熟练掌握内镜及开颅技术，必要时可以多学科合作。获得颅底神经外科专家的指导及花费时间在尸头上练习对于掌握这些技能非常重要。本章概述了颅前、中、后窝常用的开颅手术入路（表 47-1）；内镜入路与一些开颅入路在解剖上有重叠，将在下一章讨论。本章节总结了一些重要手术入路，但是并不能替代相关的颅底解剖及手术文献[1-5]。

颅底手术的基本原则是充分暴露颅底复杂的病灶，从而减少对正常神经结构的牵拉。本章概述的常见手术入路在实际病例中会有各种演变。因此熟知各种手术入路的局限性有助于更充分的术前准备。在某些病例中，可能只需要单一手术入路，但在有些病例中可能需要多入路联合。同理，理想的手术入路可以只是单一锁孔入路或扩大经鼻内镜入路。

关颅和颅底重建同样非常重要，可以避免术后脑脊液漏、感染、不美观，以及切口相关的并发症，尤其是术后需要辅助治疗，比如放射治疗。如果患者是二次手术，那么术者应考虑到颅底重建的重要性，并做好充分的术前准备。

表 47-1　颅底开颅手术入路分类之一
前方入路
• 扩大经基底入路
• 经上颌骨及扩大经上颌骨入路
• 经口入路
前外侧入路
• 额颞眶颧入路
• 颞下经颧弓磨除岩尖入路
• 耳前颞下 – 颞下窝入路
侧方及侧后方入路
• 乙状窦前经岩骨入路
• 远外侧经髁入路

一、颅底肿瘤的评估

（一）影像

绝大多数情况下，根据患者术前磁共振可以确定初步诊断、病变范围及病灶周围结构。CT 的骨窗可以清楚地反应颅底骨质被肿瘤侵袭的程度。如有大动脉受累，可能需要脑血管造影来进行评估。对于颈内动脉或椎动脉受累，需要通过向对侧注射造影剂来评估侧支循环。对于静脉窦受累，则需要评估静脉的引流方式及所有侧支的引流情况。肿瘤周围的引流静脉需要仔细评估，并在肿瘤切除过程中充分保护（如邻近矢状窦旁脑膜瘤的 Trolard 静脉）。如果有动脉受累，同时侧支循环较差或闭塞实验失败，那么术前要充分评估合适的供体血管，为术中旁路移植做好准备。最后，术前造影的同时可以栓塞肿瘤的供血动脉，尤其是手术过程中无法早期离断的供血动脉。

（二）手术入路的选择

在选择理想的手术入路时，必须考虑肿瘤的类型及肿瘤起源。对于脑膜瘤来说，大部分倾向于低级别（WHO I 级），鉴于解剖限制，只能用单一手术入路。对于颅底脑膜瘤，手术入路的目标是将其变为凸面脑膜瘤，意味着在理想情况下，可以完美地暴露肿瘤及其受累的硬脑膜，这样可以在早期切断肿瘤血供，并且在手术过程中减少对脑组织及神经的牵拉。有些巨大脑膜瘤沿颅底生长，涉及多个解剖区域，同时可能侵犯骨质，如蝶骨 - 眶 - 海绵窦脑膜瘤或涉及颅中后窝病变的岩斜脑膜瘤。在这些病例中，为了更好地暴露肿瘤，往往需要扩大颅底入路或多种手术入路联合。

其他类型的肿瘤，尤其是恶性鼻窦肿瘤或局部侵袭性骨肿瘤（如脊索瘤），通常会侵犯解剖边界，影响到骨性颅底、硬脑膜、鼻旁窦和硬膜内间隙。为了充分暴露肿瘤边界，会影响到术者对手术入路的选择。以上病例需要联合多种入路。对于从鼻腔通过筛板和硬脑膜侵犯颅内的鼻腔恶性肿瘤，需要开颅联合经鼻入路，或者具有明显侧方侵犯的脊索瘤，需要中线联合侧颅底入路。需要重点强调的是，必须做好充分的颅底重建以避免术后脑脊液漏，同时避免术后伤口相关的并发症，如取骨膜来修补肿瘤切除术后导致的颅前窝底硬脑膜缺损。这对于恶性肿瘤患者来说非常重要，因为绝大多数患者将在术后几周内接受辅助放射治疗。

（三）麻醉和术中监测

对于颅底手术，神经麻醉师通过动脉导管、中心静脉导管或颈静脉球血氧饱和度监测将血压和血氧饱和度控制在正常范围内。通过适量过度换气、利尿药、腰大池引流或侧脑室造瘘来降低颅内压。

对于时间较长的手术，可以静脉输注氨甲环酸或氨基丙酸来止血。

实施术中监测（intraoperative monitoring，IOM）的指征和类型取决于切除肿瘤的风险。如果使用 IOM，通常需要静脉麻醉或吸入麻醉，在需要 IOM 的手术阶段，避免使用肌松药。在大多数情况下，经颅皮质诱发的运动诱发电位（motor-evoked potential，MEP）和躯体感觉诱发电位（somatosensory-evoked potential，SSEP）在手术过程中提供了完整的有关长神经传导束的信息。根据需要，可以在第 III、VI 对脑神经（通常在眶周邻近上直肌和外直肌分别放置电极），第 V、VII、IX、X 对脑神经（使用电极或专门的气管插管），第 XI 和 XII 对脑神经的支配肌肉中使用神经刺激器进行术中监测。对于面神经，经颅电刺激可以提供面神经皮质诱发的运动电位，并在整个手术过程中提供有关功能连续性的相关数据。当听力受到影响时，可以记录听觉诱发电位——如在听神经瘤手术中或需要磨除颞骨的手术中。这些技术包括脑干听觉诱发电位、耳蜗神经动作电位和耳蜗电图。

二、外科手术入路

（一）前颅底

前颅底入路是针对前颅底中线区，包括蝶骨平台、垂体窝和整个斜坡。在这一区域出现的典型病变包括颅前窝脑膜瘤（嗅沟、蝶骨平台、鞍结节）、嗅神经母细胞瘤、侵袭性垂体腺瘤、颅咽管瘤、斜坡脊索瘤和鼻窦肿瘤，如鳞状细胞癌、腺癌和腺样囊性癌。

1. 扩大额下入路

这种入路适用于前颅底、鼻旁窦的硬膜内或硬膜外病变，以及大部分中线颅底，包括鞍内和斜坡直至枕骨大孔区域。包括鼻窦肿瘤、硬膜内和硬膜外的混合病变，如嗅神经母细胞瘤、脊索瘤、软骨肉瘤和颅内肿瘤，如脑膜瘤。根据需要，该入路可以提供更多的侧方暴露，包括海绵窦和额颞区域。

患者取仰卧位，头部保持中立位，身体固定，可以根据需要进行倾斜。颈部可以稍微后仰，通过重力作用使额叶下垂，远离前颅底。在发际线内做一个冠状切口，并将皮瓣翻向前方，直到暴露皮瓣的穿支血供，通常在眼眶边缘的 1～2cm 内。缝合骨膜的破口，并在手术时保持皮瓣湿润。这个皮瓣对于在手术结束时修复硬脑膜缺损，以及带蒂修复鼻旁窦至关重要。要注意保留滑车上神经或眶上神经，它们可以从眶缘上方切迹或小孔中穿出。在后一种情况下，需要磨穿小孔，将神经与周围骨膜完整游离。在行双额开颅术时，要注意不能损伤硬脑膜及上矢状窦。额窦通常会打开，黏膜应该剥除。将额底硬脑膜从双侧眶顶游离，保留筛板和嗅沟硬脑膜，然后用铣刀去除双侧额眶（图 47-1）。结合眶柱，经过中线的鼻额缝处的鼻筛复合体，绕过筛板保护嗅沟硬脑膜。沿眶顶后部切开的部位根据病灶及所需暴露的范围决定。骨瓣的孔在关颅固定骨瓣时可以协助复位。对于硬膜内肿瘤，如脑膜瘤，开颅已经完成，而且手术入路与颅前窝平齐。脑膜瘤的另一个步骤为沿额筛缝切开内侧眶周硬膜。在那里，需要电凝和分离分别位于距前眶壁约 12mm 和 24mm 处的筛前动脉和筛后动脉。视神经管位于筛后动脉后方约 6mm 处。最后，在前颅底最低处剪开硬脑膜，缝扎上矢状窦最前端，并且剪开大脑镰。如果嗅束

没有被肿瘤侵犯，可以锐性分离嗅束，从而避免牵拉额底时出现牵拉损伤。

必要时，可以从硬膜外切断嗅神经和累及的硬脑膜来暴露肿瘤。如果肿瘤没有累及嗅神经和黏膜，可以选择将筛骨、硬脑膜和附着区黏膜袖套与额部硬脑膜一起移位。这两种方法都可以暴露蝶骨平台和鞍结节。在显微镜下，用磨钻或超声波骨刀去除视神经管的顶盖。切除蝶骨平台和鞍结节可进入蝶窦、垂体窝和两侧海绵窦内侧壁。如果需要，可以在硬膜外暴露颈内动脉海绵窦段。肿瘤切除后，海绵窦出血可通过填塞含氧纤维素（Surgicel）来控制。从硬膜外可以暴露蝶窦、蝶鞍和斜坡，如果需要的话，可以沿斜坡钻到枕骨大孔。颈内动脉的海绵窦段和岩段构成该入路的边界。

关颅涉及水密缝合硬脑膜，然后将带蒂骨膜覆盖到颅底及硬脑膜缝合处。从皮瓣和眶周切除黏膜。用钛板螺钉固定眼眶，用黏膜覆盖额窦，使颅内与鼻腔分隔。回纳骨瓣，缝合皮肤。

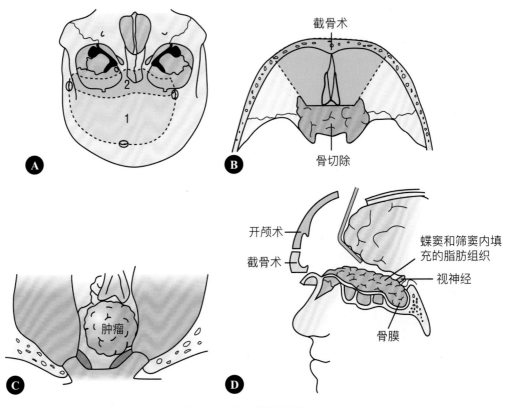

▲ 图 47-1 扩大额下入路

A. 开颅和眼眶截骨；B. 上面观，眼眶截骨范围及蝶骨平台用高速磨钻磨除范围；C. 蝶骨平台磨除后及视神经管打开后视图，注意双侧为颈内动脉海绵窦段；D. 利用自体脂肪及骨膜重建前颅底（版权归 Dr. Laligam N. Sekhar）

2. 经上颌骨入路及扩大经上颌骨入路

这种入路最适合蝶窦及中上斜坡的中线区域病变，如脊索瘤和软骨肉瘤。侧方暴露极限为海绵窦、颈内动脉及翼状肌区域。根据病变范围，可以通过扩大经上颌入路到达下斜坡、颈髓前方及侧方颞下区域。

手术切开唇下牙龈，从骨膜下朝双侧翼上颌裂，向上朝眶下裂及梨状孔的方向解剖暴露上颌骨。行 Le Fort I 型截骨术（图 47-2）。上颌骨的完美复位对于防止关节脱位、发音亢进或吞咽困难非常重要，因此在截骨前要对固定系统适当塑形，提前钻好固定孔。然后进行截骨。将骨性鼻中隔从硬腭向下游离，然后离断。

肿瘤切除后，如有硬脑膜缺损，则用腹部筋膜和纤维蛋白胶修补，并用腹部脂肪填塞。对于较大的骨质缺损，需要用钛网加固，上颌骨则用钛板钛钉固定。黏膜用可吸收线缝合。

对于从蝶窦到下斜坡或颅颈交界区的大范围病变，可以在 Le Fort I 型截骨术后行硬腭离断。切开硬腭的黏膜，向后延伸至软腭及悬雍垂的一侧，从中切牙之间沿中线离断硬腭。用牵开器固定硬腭及上颌骨切口，暴露鼻咽间隙及斜坡的纵向区域。然后将延后黏膜沿着斜坡和锥体前放肌肉之间切开，切除肿瘤。在离断硬腭之前要设计好固定系统，这样可以减少术后腭裂，因脑膜修复及黏膜缝合与前面相似。

经上颌入路及扩大经上颌入路的并发症包括脑脊液漏、牙根损伤，以及与腭裂和颌骨重建有关的问题，如口鼻瘘、吞咽困难和发音困难、咬合不良等。这些并发症大多可以通过严密修补硬脑膜缺损及重建骨质来避免，但是会增加手术时间，手术也变得相对复杂。

3. 经口入路

经口入路适用于下斜坡、颅颈交界处及 C_1/C_2 水

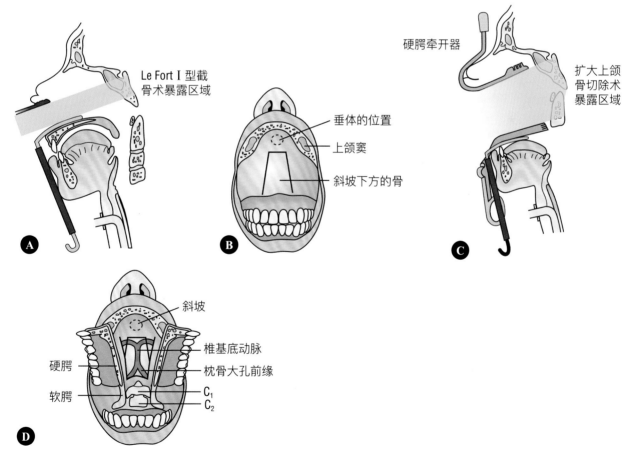

▲ 图 47-2　经上颌骨及扩大经上颌骨入路

A 和 B. 经上颌骨入路的正侧位示意，显示了鞍内及中上斜坡的暴露范围；C 和 D. 采用扩大经上颌骨入路，暴露范围向下扩大到上颈椎（版权归 Dr. Laligam N. Sekhar）

平前方的中线硬膜外病变。与经上颌骨入路及扩大经上颌入路相比，喙侧暴露受到硬腭限制，而且更多的侧方暴露也受到限制。枕颈交界处腹侧的退行性或风湿性疾病，以及一些骨性肿瘤可能适合采用这种入路。

术前，必须评估口腔开口是否有足够的移动性和足够大的空间，以便于进行手术。患者取仰卧位，根据病变的位置和性质，颈部可有不同程度的伸展。使用咽部牵开器，固定软腭。然后，沿咽后壁中线作纵向切口，并将颈长肌，头肌与咽黏膜一起向两侧牵拉。如果要暴露的部位偏上，可以沿中线切开软腭，直至悬雍垂。这样就可以暴露 C_1 前结节及 C_2 锥体。可以切除部分鼻中隔来暴露更多的斜坡，可以切除骨源性肿瘤。硬脑膜缺损修复类似经上颌入路。咽部黏膜及肌肉，以及上腭均需分层次缝合。

（二）前外侧颅底

1. 额颞眶颧入路

额颞入路结合眶颧部的各种延伸的变化是最常用的颅底入路之一。对于涉及颅前、中窝、眼眶、眶尖、海绵窦、鞍旁及鞍区，以及基底动脉尖的血管及肿瘤病变，此入路可减少对脑组织的牵拉（图 47-3）。

患者取仰卧位，根据病变情况，将头偏转 20°～45°，稍后仰，使颧骨突起处成为最高点。在患者发际线内，从耳屏前方作一到中线或接近中线的翼点切口或改良冠状切口。皮瓣翻向前方，保护颞浅动脉及颞肌和筋膜。遇到浅筋膜，需要行筋膜间或筋膜下剥离以保护面神经颞支。遇到眶上孔，要游离周边骨质以保护神经血管束。到眼眶和颧弓根时，要从骨膜下剥离，暴露整个颧骨。游离颞肌，注意不要损伤颞深筋膜，这里有颞肌的血供和神经。可以在颞上线上留下一条肌肉和筋膜，有助于后期重建。颞肌从骨面游离后去除骨瓣，开颅的内侧范围到眶上切迹，外侧到颅中窝底。要注意识别额窦，如果破损要进行修复。

眶周和额底的硬脑膜需要小心的剥离，颞肌和咀嚼肌要从颧弓上游离大约 1cm 范围，以便放置钛板。眶下裂可以从框内及颅内触及。用脑压板保护眶周筋膜和额叶，用铣刀行眶颧截骨。骨窗的内侧缘为眶上切迹外侧，由外向内转弯，包含眶顶前后

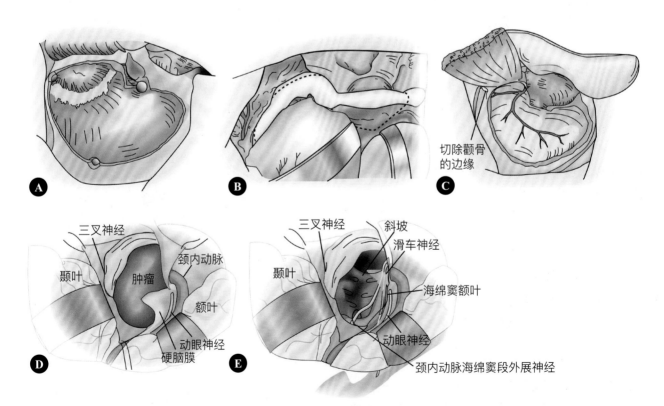

切除颧骨的边缘

三叉神经　颈内动脉　额叶　肿瘤　颞叶　额叶　动眼神经　硬脑膜

三叉神经　斜坡　滑车神经　颞叶　海绵窦额叶　动眼神经　颈内动脉海绵窦段外展神经

▲ 图 47-3　额颞眶颧入路

A. 额颞骨瓣去除后示意；B. 眶颧切割示意；C. 眶颧去除之后示意；D. 分离侧裂，打开海绵窦外侧硬脑膜后暴露海绵窦肿瘤；E. 肿瘤切除后，暴露出上斜坡及海绵窦（版权归 Dr. Laligam N. Sekhar）

2/3 范围或 3cm 的范围，这个距离对于视神经管和眶上裂来说是相对安全的。否则，沿眼眶的巨大骨质缺损，会导致搏动性眼球凹陷。然后用铣刀从眶下裂到关键孔，从颧骨前下方朝向眶下裂，最后从颧弓根部从后向前沿颞骨鳞部铣开骨瓣，轻轻折断余下连接的骨质，将骨瓣整体游离，去除所有附着的筋膜和肌肉，黏膜也要去除。

对于蝶骨嵴内侧脑膜瘤，磨除前床突，打开视神经管有助于切断肿瘤血供，解除视神经管侵犯。去除骨瓣后，如有必要，可以将颞叶硬脑膜从眶上裂包覆的硬脑膜及三叉神经上颌支的硬脑膜鞘中锐性分离。这个操作需要电凝和切断眶脑膜韧带和动脉，有助于分离额部和颞部的硬脑膜，可以更好地暴露前床突内侧。咬除剩余变薄的眶外侧壁，注意不要将碎骨片嵌入眶上裂。额部硬脑膜从蝶骨小翼向后移位至视神经管。在硬膜外，视神经管看起来像是一个沿着蝶骨小翼的小凹陷。用高速磨钻，边冲洗边减压视神经管，磨除前床突内侧的松质骨。在磨除前床突与视神经管、视柱及眶上裂的连接后，可以将床突从周围的硬脑膜反折中游离，注意不要损伤内侧的视神经、外侧的动眼神经及床突和视柱深部的颈内动脉。一旦去除前床突，海绵窦的出血就可以用氧化纤维素或纤维蛋白胶控制。在某些病例中，蝶窦及前床突可能气化良好，在这种情况下，必须小心地用脂肪或骨膜修复缺损，以防止术后脑脊液鼻漏。额颞部硬脑膜打开，切除肿瘤之后，减压视神经管的一个重要步骤是剪开镰状韧带，镰状韧带是硬脑膜在视神经管近端的硬脑膜反折。这个操作可以通过钩子（如 Rhoton 9#）提起镰状韧带，然后用小刀片或显微剪来剪断。

肿瘤切除后，重建过程包括用脂肪或者骨膜修补鼻旁窦的硬脑膜缺损，严密缝合硬脑膜。骨瓣用钛板和螺钉固定。为了完美复位，可以在去骨瓣之前预先设置好螺钉位置，颞肌和筋膜解剖复位，在关键孔处需要充分填充来保持外观完美。

2. 颞下经颧骨磨除岩尖入路

该入路也称为岩前入路，非常适合于累及岩尖、上斜坡、海绵窦后方和 Meckel 腔的病变，包括累及颅后窝前外侧及上段脑干的病变（图 47-4）。经此入路切除的典型病变包括三叉神经鞘瘤、岩尖病变如胆固醇肉芽肿、胆脂瘤和软骨肉瘤、累及海绵窦和天幕的脑膜瘤、一些岩斜区脑膜瘤和基底动脉尖的

血管病变。

患者仰卧位，头部向对侧偏转 70°，颈部略后仰。检查中心静脉压避免过度转颈可能导致颈静脉受压。在额颞区做一个较小的反向问号切开，切口下端正好在耳屏的前面。与眶颧入路一样，保留骨膜以进行硬脑膜重建，并对颞浅筋膜行筋膜间或筋膜下剥离。颞肌作为单独的层次分离。暴露颧弓。去除颞部骨瓣，咬除颞骨鳞部，更好的暴露颅中窝底。根据情况，离断颧弓可以将颞肌向下牵拉更好，可以提供更多的空间。切口刚好在眶外侧，可以保护面神经和颧弓根。

在显微镜下，将颞叶硬脑膜从颅中窝底剥离，可以看到脑膜中动脉穿过棘孔，岩浅大神经（greater superficial petrosal nerve，GSPN）和三叉神经下颌支穿过卵圆孔，以及弓状隆起。脑膜中动脉是最外侧

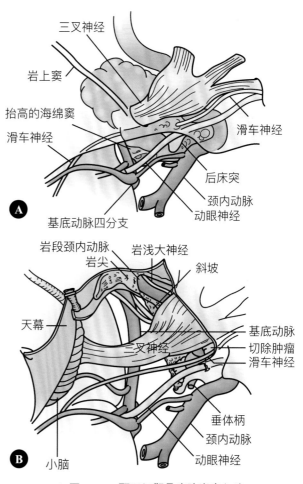

▲ 图 47-4 颞下经颧骨磨除岩尖入路

A. 海绵窦肿瘤向岩段颈内动脉水平段延伸；B. 此入路切除肿瘤之后暴露出的解剖结构（版权归 Dr. Laligam N. Sekhar）

的结构，仔细电凝然后切断。颞部硬脑膜在三叉神经 V_2 和 V_3 分支处移行，限制硬脑膜活动，GSPN 可以从颞部硬脑膜锐性分离，一直到看见岩尖。用钻石刀切开 V_2 和 V_3 穿出硬膜的部位可以帮助辨别颞部硬脑膜及三叉神经外膜，并在暴露岩尖是减少对这些神经的牵拉。在 V_2 及 V_3 之间磨除骨质时，要注意不能穿透蝶窦黏膜。

向内侧游离颞部硬脑膜，直至看到岩尖凹槽，用脑压板牵拉颞叶以便在磨除骨质时保护颞叶。岩尖的边界包括内侧及上方的岩上窦，外侧界为 GSPN 和颈内动脉岩骨段，前界为三叉神经 V_3，后界为弓状隆起。特别注意的是，耳蜗位于这些边界的后方，应注意不要损伤耳蜗导致听力受损。在这些边界内磨除岩骨，可以暴露出颅后窝及 ICA 近端脑膜，向下可达岩下窦。外展神经离这些结构非常接近，在剪开硬脑膜或需要电凝是要非常小心。

磨除岩尖之后就可以打开硬脑膜，首先应该在平行于岩上窦的上方剪开颞部硬脑膜。从上方可以看见天幕，其游离缘位于滑车神经进入天幕硬脑膜的近端。在颅后窝硬膜上做一垂直切口，结扎并剪断岩上窦，这样就可以进一步剪开天幕缘，从幕上及幕下暴露颅后窝前外侧及脑干上段。如果需要，可以剪开三叉神经的近端及远端来增加暴露。不同的病例中，三叉神经可以向内侧或外侧移位，对于侧方移位的，需要特别注意，在切除肿瘤时不要损伤三叉神经。

修复硬脑膜缺损是可以用骨膜或牛心包。水密缝合是非常困难的，一般选择用阔筋膜或骨膜覆盖来修补硬脑膜缺损，或者在回纳骨瓣前填塞自体脂肪，固定骨瓣后，颞肌和筋膜解剖复位，缝合皮下及皮肤。

岩前入路的具体并发症包括耳蜗损伤所致的听力损失、GSPN 损伤所致的干眼或面部无力、膝状神经节和面神经的牵拉性损伤、硬膜外牵拉或肿瘤剥离过程中导致的三叉神经损伤，以及与颞叶牵拉相关的并发症，包括癫痫发作、语言障碍和挫伤。

3. 耳前颞下 – 颞下窝入路

颞下 – 颞下窝入路是颞下经颧弓入路向下的扩展，适用于中、下斜坡的病变，如岩斜区脊索瘤和软骨肉瘤（图 47-5）。斜坡显露是通过向前游离颈内动脉岩骨段来实现的。与颞下经颧弓入路一样，去除包括颞部骨瓣，从硬膜外暴露颅中窝底。去除包括颞

下颌关节窝的眶颧骨质，切开颞下颌关节外膜，牵开下颌头，用铣刀从颞下颌关节窝的前后做一 V 形切口，汇合到棘孔外侧，铣开颧弓根，颧骨及眶外侧壁。在显微镜下切断脑膜中动脉，锐性分离 GSPN 和 V_3 硬膜，可以看到颈内动脉岩骨段。磨除水平段和垂直段周围骨质，切开咽鼓管，填塞肌肉，然后结扎缝合。要避开位于颈内动脉岩骨段后膝部后方的耳蜗。在颈内动脉入口处包绕颈内动脉的纤维软韧带必须锐性分离。去除 V_3 内侧及颈内动脉岩骨段前方剩余骨质，将 ICA 向前移位。这样就暴露出斜坡内侧，这片区域向下一直到颈静脉结节和岩枕交界区的肿瘤浸润都可以切除。

颞下经颧弓入路及颞下 – 颞下窝入路的最主要的并发症是损伤颈动脉。术中使用多普勒、神经导航，以及做好颈内动脉破裂的准备都是预防并发症的措施。用自体脂肪填塞骨性无效腔，封闭咽鼓管都可以避免术后脑脊液鼻漏。在截骨前预先安置好钛板螺钉固定孔可以避免术后颞下颌关节并发症。术后颞下颌关节锻炼有助于缓解症状。其他的并发症包括颞叶牵拉损伤或 Labbé 静脉损伤。可以通过释放脑脊液及轻柔的颞叶牵拉来减小损伤。

（三）外侧及后外侧入路

1. 乙状窦前经岩骨入路

乙状窦前经岩骨入路对于起源于岩斜坡区及天幕的肿瘤有优势，同时该入路可以更好地暴露脑干腹侧中上段。尽管有很多不同的描述（如迷路后、部分迷路切除 / 岩尖切除、岩骨切除等），但是该入路基本包括乳突磨除、乙状窦前硬脑膜暴露、去除颞部骨瓣及天幕切开。此入路可用于岩斜区、岩骨嵴及天幕切迹起源的脑膜瘤（图 47-6），侵犯硬膜内的岩斜部脊索瘤或软骨肉瘤，低位基底动脉尖分叉动脉瘤，以及一些椎基底动脉交界处动脉瘤。

术前评估包括仔细评估相关的静脉解剖，如同侧乙状窦的大小及是否为优势侧，以及包括 Labbé 静脉在内的颞叶引流静脉的形态。该入路的禁忌包括颞叶引流静脉直接汇入乙状窦或天幕、高位颈静脉球或同侧乙状窦特别突出或解剖位置向前变异。如果肿瘤向上超过鞍背水平，则需要过度牵拉颞叶，在这种情况下，经侧裂入路可能更好。如果肿瘤向下生长，低于脑神经，那么乙状窦前入路会受限，在这种情况下可以采用乙状窦后入路或远外侧入路。同时，岩斜坡区域脑膜瘤的血供来源需要仔细

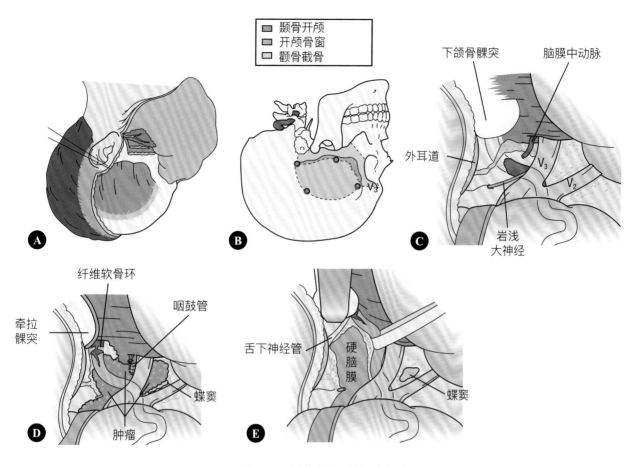

▲ 图 47-5　耳前颞下 – 颞下窝入路

A. 皮肤切口；B. 颞部骨瓣去除范围、骨质磨除范围及颧骨离断；C. 颞叶硬脑膜被抬起，脑膜中动脉和岩浅大神经被切断，岩段颈内动脉水平段被部分暴露；D. 切开半月神经节，以及 V₂ 和 V₃ 之间的硬脑膜，看到肿瘤已经延伸到 Meckel 腔和蝶窦；E. 纤维软骨环切除后，移位岩段颈内动脉（版权归 Dr. Laligam N. Sekhar）

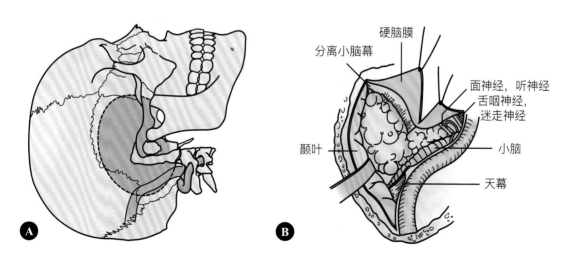

▲ 图 47-6　后路经岩骨入路

A. 颞枕下开颅联合颧骨截骨及后路经岩骨入路；B. 剪开颞部及乙状窦前硬脑膜，剪断岩上窦及天幕，暴露出天幕上下所有肿瘤（版权归 Dr. Laligam N. Sekhar）

确认。一般来说，这些肿瘤至少有一部分血供来源于颈内动脉到天幕的分支，包括脑膜垂体干。这类血供可以在剪开天幕的过程中切断或可以考虑采用术前介入栓塞。最后应该评估患者的听力。如果听力丧失，那么术中可以磨除迷路，最大限度地暴露肿瘤。

根据患者颈部活动度，可以采用仰卧位 – 头向对侧偏转 70°、侧卧位或公园长椅位。切口为从乳突上方到颞上线上方至颧弓根的大 C 形切口。颞肌及筋膜向下牵拉，枕下肌群牵拉至远离乳突。第一个洞打在横窦上方，离横窦乙状窦交界处后方至少2cm。对于乳突，有好多方法可以去除。然后在乙状窦后方打洞，暴露或不暴露横窦硬脑膜都可以。可以选择先铣开乳突外侧或乳突后方，然后向前沿颧弓根，颞下颌关节窝及外耳道上方铣开。注意不能损伤乙状窦和外耳道。

在显微镜下，用微型磨钻磨除乳突外侧，暴露出乳突气房、乙状窦、颈静脉球部硬膜及颞盖。在磨除乳突气房的过程中可以看到覆盖外侧半规管的骨质。外侧半规管的前下方是面神经后膝部。仔细磨除乳突段面神经后缘骨质和后半规管及前半规管周围的骨质。在磨除部分迷路及岩尖过程中，迷路会打开，为了保护听力并防止淋巴漏，通常会用骨蜡封堵。然后切除上后半规管。这样可以增加岩尖及 Meckel 腔的暴露。在某些情况下，可以去除乙状窦后的骨质，以便在必要时可以向后牵拉乙状窦。

然后平行颅中窝底剪开颞部硬脑膜，在颈静脉球上方平行乙状窦剪开硬脑膜。注意剪开颞部后方硬膜时要仔细辨认，保护 Labbé 静脉。结扎岩上窦，在颞叶下方可以看到天幕缘，从滑车神经汇入天幕缘的后方，电凝并切开天幕。这样就可以暴露脑干外侧，从中脑到延髓上部，包括第Ⅲ~Ⅳ对脑神经，这样在切除肿瘤时可以减小对小脑和脑干的影响。如果有需要，可以切开 Meckel 腔外侧硬膜，切除沿半月神经节和三叉神经生长的肿瘤，对于静脉出血，可以用氧化纤维素或纤维蛋白胶压迫止血。

关颅时，严密缝合硬脑膜是非常困难的，通常会用骨膜或者硬脑膜替代品修补。对于开放的气房，要用骨蜡封堵，然后用生物蛋白胶覆盖。乳突缺损处可以用自体脂肪填塞，也可以将颞肌的后 1/3 作为带蒂皮瓣向后翻转，修补缺损处。回纳骨瓣，如果需要，可以用钛板重塑乳突轮廓。

仔细的手术操作及预防措施可以减少乙状窦前入路的并发症。如果损坏半规管或部分迷路切除术中骨蜡封堵不好可能会导致传导性耳聋。通过严密修补硬膜（通过骨膜或阔筋膜多层重建）、封堵乳突气房，以及用脂肪或肌肉填塞乳突无效腔可以有效地避免术后脑脊液通过中耳或咽鼓管漏。如果外耳道破损，必须仔细缝合。如果没有看到滑车神经，那么在切开天幕缘或切除肿瘤的过程中会非常容易受损。术中应尽量减少牵拉，尽可能保护引流静脉，在手术结束时，应仔细检查每处脑挫伤，防止变成脑实质血肿。

2. 远外侧入路

此入路特别适用于枕骨大孔区的下端脑干及上端颈髓腹外侧的暴露，以及下斜坡的病变。前面已经描述了该入路的几种变形，包括髁后入路、部分经髁入路、经关节突入路、经髁入路、经颈静脉入路和经小关节入路[6]（图 47–7）。本节的目的仅介绍部分及完全经髁入路。一般情况下，部分经髁入路足以显露下段脑干的腹侧硬膜内病变，如枕大孔脑膜瘤和神经鞘瘤。完全经髁入路的适应证是累及髁突及下斜坡的硬膜外病变，如脊索瘤。

术前 CT 或 DSA 及静脉造影可以充分评估同侧及对侧的椎动脉管径，以及颈静脉的引流优势，同时可以了解椎动脉的走行。如果肿瘤广泛侵犯髁突，那么必须进行分期手术，包括肿瘤切除，然后行枕颈融合术。

患者侧卧位，头部相对居中，稍下垂，轻轻牵拉同侧肩部。对于这种入路的切口有很多种，有些术者偏好皮肌瓣一起剥离，有些则将枕下肌群单独分离。笔者偏好作 C 形切口，从耳朵上方的颞后部开始，曲线向后经过乳突和胸锁乳突肌后缘。经胸锁乳突肌从乳突上锐性分离，连同皮瓣一起翻转，整体分离枕下肌群，可以避免阻挡手术视野，同时也便于定位椎动脉。从乳突上切断头夹肌及头长肌，并向内下方翻转。同样的方法从下项线切断头半棘肌，并向枕骨大孔和 C_1 后弓方向翻转。这样就暴露出了构成枕下三角的肌肉，即上斜肌、下斜肌及头后大直肌，这样就可以定位椎动脉 V_3 段。

有一个可以安全辨别椎动脉的方法就是触摸 C_1 横突，其紧贴乳突尖。椎动脉的 V_3 段在横突内侧，在进入硬脑膜前跨过 C_1 后弓。如果需要，也可以用术中多普勒。横突的前方是副神经和颈内静脉。从

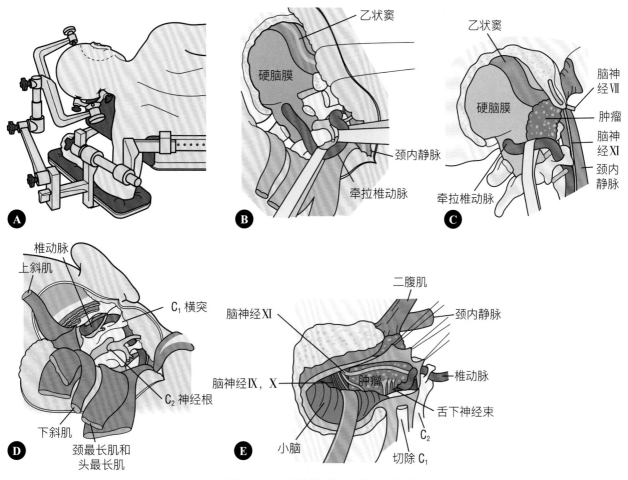

▲ 图 47-7 远外侧部分 / 完全经髁入路

A. 远外侧完全经髁入路的患者体位与手术切口；B. 乙状窦后骨瓣，包括去除枕骨大孔外侧缘及 C$_1$ 后弓；去除 C$_1$ 后弓后将椎动脉向内侧移位就可以暴露出枕髁，根据暴露肿瘤的需要来去除枕髁；C. 磨除枕髁后暴露肿瘤；D. 去除 C$_1$ 横突上的肌肉附着，可以直观地显示椎动脉、C$_2$ 神经背根、C$_1$ 椎板及枕髁之间的关系；E. 舌下神经鞘瘤采用远外侧部分经髁入路，硬膜下暴露显示肿瘤与后组脑神经及椎动脉的关系（版权归 Dr. Laligam N. Sekhar）

C$_1$ 横突的外侧切断上下斜肌的附着处，肩胛提肌的附着处也在这里，但是通常可原位保留。椎动脉在枕下三角通常会有一个肌支分出，可以电凝后切断。用咬骨钳去除 C$_1$ 后弓的外侧 1/3。如果在 C$_1$ 水平有实质性肿瘤，那么应避免使用咬骨钳，应使用磨钻去除后弓，避免损伤延髓及上颈髓。为了游离椎动脉，可以电凝椎静脉丛并切断。将椎动脉轻轻地向内侧牵拉，可以暴露出寰枕关节。去除乙状窦后骨瓣，磨除乳突，暴露乙状窦和横窦交汇处边缘，在显微镜下用磨钻或超声骨刀去除枕骨大孔侧方的较厚骨质，暴露出枕骨大孔。同理，尽量不要用咬骨钳去除枕骨大孔，最好用磨钻磨薄，然后将骨片剥除，尤其是在脑干已经被肿瘤压迫的情况下。

枕髁的磨除范围根据肿瘤的类型和位置，以及手术入路决定。对于侵犯枕髁及下斜坡的脊索瘤可能需要磨除较大的范围，对于硬膜下的枕骨大孔区神经鞘瘤或脑膜瘤来说，髁后入路就足够了。枕髁和颈静脉结节可以用磨钻或超声骨刀磨除。髁导静脉可以电凝后切断。舌下神经管位于枕髁后缘深处 8mm，寰枕关节上方 4mm 处，由后内侧向前外侧走行。到达舌下神经管意味着已经磨除了 1/3 的枕髁。如有需要，可以继续向下磨除骨质，注意不要侵犯咽部间隙。这样就可以暴露出环绕椎动脉的硬脑膜，如果有必要，硬脑膜开口可以在椎动脉穿过硬脑膜的前方，这样可以为延髓腹侧提供很好的视野。根据需要，可以切除齿状韧带和 C$_1$ 神经根部，在切除肿瘤的过程中减少对脑干及后组脑神经的牵拉。

对于术后重建，可以取骨膜行硬脑膜重建术，要把椎动脉周围的硬脑膜袖包裹。同时可以取自体脂肪填塞无效腔，尤其是在完全经髁入路和磨除大量斜坡骨质的情况下。根据髁突磨除的程度，有些患者可能需分期行枕颈融合术。

此入路最大的风险是椎动脉的损伤。通过术前影像了解椎动脉的走行，以及了解椎动脉、枕下肌群和 C_1 后弓之间的解剖关系，同时在显微镜下进行分离可以避免这种情况。在磨除骨质的过程中，有可能会造成颈静脉球或静脉窦出血，可以用氧化纤维素或明胶海绵来压迫止血。在去除骨质的过程中，不要用咬骨钳咬除枕骨大孔或者 C_1 后弓，可以防止损伤脑干。术后枕部疼痛可以通过避免 C_2 神经根损伤来预防，C_2 神经根从 C_1 下端发出。仔细封堵椎动脉入颅处的硬膜可以预防术后脑脊液漏。

三、颅底入颅的并发症

与颅底入路相关的并发症大致可分为手术入路选择错误、患者选择和术前计划错误，以及手术技术造成的并发症。手术并发症可能与神经血管、美观和伤口愈合相关，包括脑脊液漏。通过掌握手术解剖、术前计划（包括结构影像和血管成像）、术中监测，以及对手术每个环节的充分准备，这些并发症中的大多数是可以避免的。

血管相关的并发症可能是颅底手术入路中最让人担心的并发症。这可能与肿瘤侵犯基底动脉环、手术技巧欠缺或准备不足（神经导航、术中多普勒，以及植入物的准备）有关。对于涉及颅底血管的肿瘤，术前应通过血管造影评估侧支循环，必要时可以进行闭塞实验。对于侵犯血管的肿瘤，应利用多普勒检查动脉和静脉，并为患者做好旁路移植的准备。对于侵犯大静脉窦的肿瘤，应该充分评估脑静脉的引流模式。手术中利用临时阻断夹夹闭受累的静脉窦，然后用测压仪评估静脉压，有助于确定是否需要重建静脉窦。静脉窦可以原位重建也可以利用筋膜瓣重建。在颅内血管使用器械时要非常小心，

尤其是使用咬骨钳或金刚钻的时候。

即使在较大的颅底手术中，美容问题也是非常重要的，因为这些可能影响到患者的自我感觉，以及对术后护理的总体满意度[7]。尽量将切口设计在发际线内或自然的皮肤褶皱内，保护头皮的神经血管，仔细分离肌肉筋膜层，避免灼烧，原位回纳骨瓣或塑形好的钛板等植入物，以恢复正常的颅骨轮廓，避免损伤脑神经的感觉及运动功能等可以有助于优化术后美容效果。

脑脊液漏几乎在所有进入硬脑膜下的手术后都有可能发生，因为脑脊液池与各种手术入路相通。如果可能的话，水密缝合硬脑膜切口，外面可以用筋膜或纤维蛋白胶覆盖，这样可以完美避免术后脑脊液漏。对于前颅底手术入路，除了缝合硬脑膜，用中厚骨板，以及带蒂骨膜修补骨质缺损也是非常必要的。也可以采用腰大池引流。对于侧颅底和颅后窝入路，应用骨蜡仔细封堵开放的气房，如果咽鼓管开放应缝扎，用带蒂颞肌封堵乳突开放的气房，比如在颅后窝磨除岩骨的入路，可以有效地防止脑脊液耳漏和鼻漏。

颅底入路中钻孔的位置需仔细设计，因为也会有各种并发症。眶颧入路关键孔必须包括至少 2/3 的眶顶，以防止术后眼球搏动或眼球内陷。如果开颅不当或被肿瘤侵犯，眶壁可能需要用人工材料或移植骨来重建。回纳骨瓣后要仔细检查眶周筋膜是否卡压，防止术后眼球活动受限。骨瓣回纳不好可能会导致不美观及颞下颌或腭部并发症，这些可以通过在去骨瓣前预留复位孔来避免。

结论

目前颅底手术入路可以进入颅底的所有区域。然而，对于解剖学的正确理解、在解剖实验室足够时间的正规训练，以及对本章中描述的手术各个环节可能出现并发症的细节的把握，再加上出现并发症后的处理能力，这些都是确保手术成功的必要条件。

第 48 章　颅底病变的内镜入路
Endoscopic Approaches to Skull Base Lesions

Paolo Cappabianca　Alessandro Villa　Luigi Maria Cavallo　Teresa Somma
Umberto Marcello Bracale　Oreste de Divitiis　Domenico Solari　著
温　良 译　　张路远　沈　杰 校

临床要点

- 在尸体上或在经验丰富的神经内镜医师的指导下了解设备和操作。
- 颅底的位置和解剖结构是一切的基础。在任何时候都需要完全了解你所在的位置，你看到的结构，以及你的方向。本章定义了与颅底入路相关的最重要的一些神经血管结构。如果不确定，请终止手术。
- 要利用内镜的优点，并避免它的缺点。增加角度镜的使用以扩展视野的大小。
- 在将内镜应用于颅底神经肿瘤之前，需要熟悉鞍区病变的内镜应用。
- 内镜应用并不是全或无的选择。即使对于经验丰富的内镜医生，一些病变也可以通过显微镜手术方式进行更安全的处理。在这种情况下，使用内镜作为辅助更加合适。
- 标准内镜下经鼻入路进入鞍区的目标是蝶鞍。由于蝶鞍是矢状面和冠状面交叉点的中心，该入路是大多数扩大经鼻手术模式的起点。
- 内镜下经鼻入路扩大了视野，使外科医生可以接触到颅底不同区域的几种疾病，即鞍上、鞍后、脑室、斜坡、颞下和鞍旁间隙，避免了脑牵拉。实际上它提供了相关解剖结构优越的特写视角及扩大的工作角度，增加了手术区域内的全景视野。

从解剖学和外科学的角度来看，颅底是人体最迷人且最复杂的部位之一。它位于大脑和颅外腔隙之间的特殊的位置，由许多解剖结构组成。它可涉及多种病变，无论是肿瘤性的还是非肿瘤性的，是原发起源的还是继发累及的。这类病变的外科处理可能极其困难，尤其是深部病变。虽然已经有多种创新的颅面入路来进入整个颅底[1-9]，但是这些入路通常具有组织破坏和神经血管操作的特点，导致围术期并发症或死亡率的增加。

随着持续的技术创新和手术进步，连同影像学诊断技术和术中神经导航系统的发展，颅底入路的侵袭性逐渐降低，也提供了经蝶技术的发展与变化。内镜的引入促进了神经外科的进步。目前，内镜下经鼻蝶入路是治疗几种颅底疾病的可行方式：它被定义为通往鞍区创伤最小的途径，提供了一种极好的手术视野，同时避免牵拉脑组织和神经血管操作，尤其是对于视交叉/视神经复合体上方的结构，也包括鞍上区域、斜坡后方和第三脑室区域的病变[10-16]。扩大内镜下经鼻蝶入路允许通过鼻腔暴露整个中颅底和旁正中区域，并且避免大脑牵拉，从而可以治疗传统经颅入路的不同病变（鞍结节脑膜瘤、颅咽管瘤、斜坡脊索瘤等）[17-37]。

内镜为外科医生带来了好处（手术目标区域视野更广、更近，复发治疗更容易），也给患者带来了益处（鼻创伤少，无鼻腔填塞，并发症发生率较低，术后疼痛较轻，恢复较快）[11, 38]。

一、历史回顾

1910 年，芝加哥的泌尿科医生 Victor Darwin Lespinasse 进行了第一次纯内镜手术，他实现了脑室内镜下电凝脉络丛来治疗脑积水[28, 39]。经蝶手术始于 19 世纪末，这要归功于意大利外科医生 Davide Giordano 的解剖学研究[40, 41]，维也纳外科医生 Herman Schlover 依靠该技术于 1907 年首次对患者进行了手术[42-44]。多年来，由于 Theodor Kocher[45]、Albert Halstead[46]、Harvey Williams Cushing[47]、Norman McOmish Dott[48]、Jules Hardy[49] 等的贡献，这项技术不断得到改进，他们推动了经鼻蝶入路治疗鞍区和鞍旁疾病的发展。

1963 年，Gerard Guiot 是第一个在经鼻中隔显微手术入路中采用内镜的人：他在应用显微外科技术切除垂体大腺瘤后，对鞍区内容物进行了内镜探查[50]。20 世纪 70 年代末，Michael L.J. Apuzzo[51] 捕捉到了这个概念：在手术过程中使用内镜照亮暗区和深部的解剖角落能增加显微经鼻蝶手术的安全性和精确性。

在 20 世纪 90 年代早期，在有关内镜技术的零星报道（其中最重要的是 Bushe 和 Halves[52] 所描述的）之后，随着耳鼻喉（ear，nose，and throat，ENT）外科医生在功能性内镜鼻窦手术（functional endoscopic sinus surgery，FESS）中的贡献[53-57]，使用内镜经鼻蝶手术变得越来越广泛[58-64]。内镜下经鼻蝶手术中采用了许多技术，促使匹兹堡耳鼻喉科医生 Ricardo Carrau 和神经外科医生 Hae-Dong Jho[12, 16] 二人确定了“纯”内镜经鼻入路；紧接着，笔者的 Naples[10, 65] 团队在欧洲首次采用该技术，这也促使了脑垂体和颅底病变治疗领域的革命性进程。

内镜设备（计算机芯片、电视摄像机[66]、氙气冷光源）和辅助仪器（神经导航系统、多普勒超声）的内在技术进步使得经蝶技术的发展已经将入路扩展到鞍区之外，主要针对从前颅底到颅颈交界处和邻近区域的整个颅底中线[33, 67-70]。Martin Weiss 于 1987 年首次定义扩大经鼻蝶入路的概念，即通过鞍结节和蝶骨平台在视神经管之间进行额外的骨质去除，并在鞍膈上方打开硬脑膜[71]。然后得益于内镜的使用，Amin Kassam 在 Pittsburgh 的团队推广了这种入路，并采用了严格的解剖方法，在矢状面和冠状面上对颅底的主要入路进行了分类[34, 35, 72-77]。内镜下经鼻蝶手术已扩展到处理鞍区周围的病变，如脑脊液漏、颅咽管瘤、鞍结节脑膜瘤和上斜坡脊索瘤[23, 24, 29, 36, 37, 78-85]。笔者在 Naples 的团队采用了这项技术来治疗各种中线颅底病变，进一步促进了手术技术原则和策略的改进，以及重建策略、并发症和器械的完善[11, 38, 86, 87]。

二、颅底解剖结构：经鼻视角

如内镜下经鼻通道所示，颅底可分为三个主要区域。

* 前颅底中线区（从额窦到筛后动脉），通过内镜下经鼻筛板入路。
* 中颅底（从蝶骨平台到鞍底），通过不同的通道显露：内镜下经鼻蝶骨平台 – 鞍结节入路进入鞍上区或标准内镜下经鼻蝶入路进入鞍区。
* 后中线颅底（从鞍背到颅颈交界处），通过内镜下经鼻斜坡入路暴露。

（一）前中线颅底

从经鼻的角度来看，前中线颅底对应于鼻腔的顶部。在去除前、后筛窦细胞复合体和鼻中隔后部后，前颅底被确定为一个矩形区域，其外界为眶内侧壁，后界为蝶骨平台，前界为双侧额窦隐窝。这个区域可以被筛窦的垂直板平均分成两个隔室；两侧的筛窦迷路占据鼻腔的外侧，而两侧的筛板内侧都有一个被细小的嗅丝穿透的薄骨层。

筛板硬脑膜由眼动脉的分支 – 筛前动脉（anterior ethmoidal artery，AEA）和筛后动脉（posterior ethmoidal artery，PEA）供血。当通过内镜经鼻通道接近前颅底时，建议移除筛骨纸样板的上部，并在两侧分离筛前动脉和筛后动脉。颅前窝硬脑膜打开后，可以见到嗅神经和额叶的基底面。

（二）中颅底

从鼻腔看，中颅底对应于蝶窦的后壁和侧壁。鞍底位于蝶窦后壁的中心，向上延伸至蝶骨平台，向下延伸至斜坡。该区域周围有几个解剖标识：上方的视神经隆起由覆盖视神经的骨质形成；下方的颈动脉隆起覆盖 C 形的海绵窦内的颈内动脉；在这两个隆起之间，存在双侧的视神经颈内动脉隐窝[38, 88]。打开后可以见到鞍底及其硬脑膜，以及腺垂体。在后方，可以观察到柔软紧密地附着在鞍壁上的神经垂体部分，并且可以看到垂体上方的鞍膈和外侧海绵窦内的颈内动脉。

在蝶鞍的上方和蝶骨平台的下行部分之间有一个宽而浅的凹痕；当从经颅入路观察这种结构时，它被称为鞍结节，而当从经鼻视角观察时，因其独有的特征和角度，它被称为鞍上切迹[89]。去除鞍结节和蝶骨平台的后部可以暴露和探索鞍上区域。我们通过视交叉下缘与乳头体连线的水平面，以及视交叉后缘与鞍背的垂直面这两个理想平面可将此区域分为视交叉上区、视交叉下区、鞍后区和第三脑室区四个区域[90]。

视交叉上区由视交叉和终板池及其内容物组成，主要结构包括视交叉和视神经、大脑前动脉、前交通动脉和 Heubner 回返动脉，以及额叶直回。

在视交叉下区中，垂体柄位于中央，可见垂体上动脉及其穿支通过，以垂体上侧面为界，也可见鞍背（图 48-1）。可以通过内镜在垂体柄和颈内动脉之间探查鞍后区，可见基底动脉的上 1/3、脑桥、小脑上动脉、动眼神经、大脑后动脉，随后是乳头体和第三脑室底部。

最后，可以探查第三脑室区，尤其是其前部区域，具有极佳的手术可操作范围和视野。在漏斗和室间孔区域，手术可操作性似乎比在中脑区更好，但无法通过经鼻入路到达第三脑室顶盖区域[91]。

（三）后中线颅底

经鼻通道能通过蝶骨斜坡面的腹侧面，到达从鞍背延伸到颅颈交界处的整个区域。斜坡可以被蝶窦底分为上半部分或上 1/3（蝶窦部）和下半部分，后者包括中 1/3 和下 1/3（鼻咽部）。

从侧面看，在斜坡的蝶骨部分，斜坡旁的颈动

脉束代表通道的外侧界；切除骨质后可以延伸到斜坡的下 1/3，进入斜坡的鼻咽部。一旦去除斜坡骨质和硬脑膜层，即可显露脚间池；可看到基底动脉及其分支（大脑后动脉、小脑上动脉和小脑前下动脉）和前组脑神经（主要是第Ⅲ和Ⅵ对脑神经）。通过切除枕骨髁的前 1/3 可进一步扩大入口。剥去鼻咽部黏膜后，就能看到寰枕膜、头长肌和颈长肌、寰椎和枢椎。解剖肌肉结构后，可切除寰椎前弓，暴露齿状突并分离韧带。

三、仪器和工具

由于仪器的改进，颅底经蝶入路以一种简单、安全、优雅的方式发展[92]。手术室里的所有仪器（被视为此类手术的基本设备）包括内镜、摄像机、监视器、光源、录像系统、神经导航仪、电凝器、钻头、微多普勒探头等，形成一个链条，在手术过程中每个环节都应该运作良好以使整体机制稳固。

（一）专用手术室

一体化手术室有助于优化团队合作和改善患者照护[38, 87]。内镜设备的所有组件（光源、摄像机、监视器、神经导航仪和录像系统）均按照人体工程学的原理放置在患者头部后方，主刀医生无论是右利手还是左利手，都位于患者的右侧。一助在左侧，洗手护士位于患者腿部水平位置。

（二）内镜设备

通常采用长度为 18cm，直径为 4mm 的硬质旋转透镜内镜进行针对颅底的整个内镜经鼻手术。根据物镜的不同，镜头的视角范围为 0°～120°，但最常用的是 0°、30° 和 45° 镜头。目前已经开发了一种新的装置，可以在固定水平位上进行 15°～90° 的移动（EndoCAMeleon, Karl Storz, Tuttlingen, Germany）[93]。

可以使用内镜护套，它连接到冲洗系统能对远端镜片进行清洁和除雾，而并不需要将内镜从鼻孔中退出。护套不嵌入任何手术通道；主器械插入到同一鼻孔中并排滑动或插入到对侧鼻孔中。颅底手术中的内镜可徒手使用或固定在镜架上，即一种可操纵或可延伸的机械臂或是一个直的、弯曲的或是气动的关节臂。

内镜与高清（high-definition，HD）摄像头相连；其中最常见的是使用 3-CCD（电荷耦合器件）传感器，每种颜色（red 红色，green 绿色，blue 蓝色；RGB）有一个单独的芯片，从而导致更好的色彩分辨、更

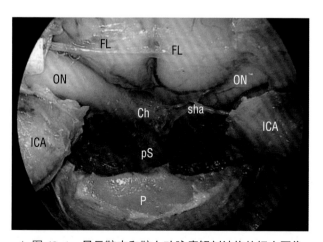

▲ 图 48-1 显示鞍内和鞍上动脉瘤解剖结构的标本图像

Ch. 视交叉；FL. 额叶；ICA. 颈内动脉；ON. 视神经；P. 垂体；pS. 垂体柄；sha. 垂体上动脉

鲜艳的颜色、更清晰的图像及更高的对比度[94]。另一项创新是 Karl Storz Image 1 Spies（Storz 专业图像增强系统）相机平台。它与新的全高清三芯片摄像头相结合，具有与改进的图像质量可视化系统相关的开创性技术[95]。

另外，应该说三维（3D）内镜的使用日益扩大；它避免了传统内镜固有的深度感知不足的主要限制，但它仍然具有成本更高、尺寸更大和重量更大的特点[96-98]。此外，长期使用 3D 内镜也会导致手术医师出现复视和恶心等症状[99]。

（三）专用手术器械

由于内镜经鼻技术创造的独特环境，显微镜手术场景中的常规器械不能最佳地适应内镜经鼻手术[87, 92, 100-102]。自从引入内镜经鼻蝶入路以来，已经设计了新的器械来满足这些特定标准[86, 87, 92, 102]：在有限的手术通道中容易且安全的可操作性、平衡良好且符合人体工程学的安全操作、流线型运动，以及器械和内镜的协调。这些器械需要沿着与内镜相同的轴线插入，并且在其整个长度上保持与内镜相同的位置。此外，内镜经鼻入路适应证的扩大，几乎遍及中线颅底，也促进了新手术器械的定义以试图增加在这种情况下的可操作性[26, 38]。

（四）电凝器

控制出血，尤其是动脉出血，是内镜经鼻手术的主要问题之一。单极电凝可通过特制的单极棒在鼻腔内轻松使用，但不建议广泛使用，以免损伤嗅觉纤维和主要的血管黏膜供血。此外，单极烧灼不能防止晚期再出血，如果血凝块脱落，可能再次出血[103]。由于这些原因，应首选双极电凝。可以通过鼻部使用经典的显微外科双极镊，但可操作性有限。由于经鼻内镜手术设计了不同的鼻内双极镊，其直径和长度各不相同，经鼻内镜手术中所使用的双极镊的类型应该是直的且带有手枪握环手柄，带动尖端的闭合来进行电凝[38]。

（五）高速钻头

高速钻头是内镜下经鼻颅底入路中打开骨质和进入硬膜间隙的基本工具[29, 30]。高速钻头应满足几个要求，如低的剖面、足够的长度且不太笨重。

（六）神经导航系统和微多普勒探头

神经导航仪由一个带有两个红外摄像头的移动多关节传感臂阵列、一个带有监视器的计算机工作站和手持探针组成。手术器械配有标记，可将红外线反射至摄像头以进行位置计算。定位后，为了建立患者头部和计算机体层成像（CT）/磁共振成像（MRI）坐标之间的关联，首先需要进行一个称为"图像数据注册"的过程，以匹配导航图像数据集和患者头部[104]。在内镜下经鼻颅底手术中，图像引导神经导航系统对于术中识别主要血管和神经结构、确定病变与它们之间的关系，以及最终设计骨窗开口非常有用，尤其是当解剖学标识不易识别时[105]。

此外，如果病变靠近血管结构，使用微多普勒探头探测动脉是非常有价值的[29, 106-108]。每次在鞍区最外侧进行锐性分离或在斜坡区打开硬脑膜时，都应推荐使用此装置，以尽量减少颈动脉或基底动脉损伤的风险。

四、颅底的内镜下经鼻入路

到中线颅底的路径可以根据从经鼻角度定义的解剖通道来划分[34, 35, 72, 109]（图 48-2）。

（一）鞍区的标准内镜下经鼻入路

1. 适应证

该入路适用于切除垂体腺瘤、微腺瘤和大腺瘤，以及其他膈下鞍上病变，如颅颊裂囊肿和颅咽管瘤；适应证与传统显微手术相同[10, 12, 110]。对于复发或残留肿瘤，内镜下经鼻蝶入路的使用具有额外的优势，这些肿瘤已经接受过显微外科经蝶入路手术，因此可能可以克服因解剖结构扭曲、鼻粘连、鼻中隔穿孔、蝶窦黏液囊肿和鞍内瘢痕而导致的定向困难。

2. 手术技术

几种不同的手术方法（鼻内、经鼻、单或双鼻

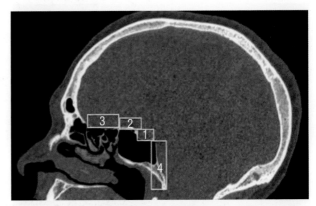

▲ 图 48-2　中线颅底不同内镜鼻内入路的分类示意
1. 标准内镜下经鼻蝶入路进入鞍区；2. 经鼻鞍结节入路进入鞍上区；3. 经鼻筛板入路进入筛窦平面；4. 经鼻斜坡入路进入斜坡

孔、使用或不使用显微镜等）[12, 84, 111-113] 已被描述用于切除各种类型的鞍区病变。在本节中，我们将描述双侧鼻孔，两名外科医生，三或四手的技术。它遵循与显微外科手术相同的原则，并且使得主刀医生可以在手术一助动态地握持内镜的同时进行双手解剖和肿瘤切除。

全麻下，患者仰卧位，躯干抬高约 10°，头部处于中间位置，略微转向外科医生，并置于马蹄形头枕上。当采用神经导航时，使用刚性 Mayfield-Kees 三点头架固定。

将浸泡在聚维酮碘溶液中的棉拭子沿着鼻腔底部轻轻塞入；此后，使用小的 Killian 型鼻窥镜，将其他棉拭子经过肾上腺素 2ml、20% 稀释的利多卡因 5ml 和生理盐水 4ml 混合溶液的浸泡后，塞入中鼻甲和鼻中隔之间，以缓解鼻黏膜充血并减少渗血。棉拭子放置约 10min，期间准备好患者的鼻和面部消毒，无菌铺巾，并设置好所有的内镜设备。

整个手术过程包括三个不同的步骤：鼻部阶段、蝶窦阶段和鞍区阶段。在前两步中，创建通向病变的通道和舒适操作空间；在第三步中，切除病变并完成适当的重建。

3. 鼻部阶段

此时，将内镜（直径 4mm，长度 18cm，0° 透镜）插入所选鼻孔，通常是右侧，平行于鼻底；识别外侧的下鼻甲和内侧的鼻中隔。用棉片保护中鼻甲，然后轻轻地（为了避免筛板损伤）侧向推移以扩大操作空间，从而创建足够的手术通道。然后沿着鼻腔底部滑动，可以辨认出后鼻孔和蝶筛隐窝，后者位于后鼻孔顶部上方 1~1.5cm 处。为避免蝶腭动脉分支出血，先对蝶筛隐窝黏膜进行轻度单极电凝。此后，运用微型金刚钻（通常直径为 4~5mm）将鼻中隔的根部从蝶骨喙分离。这样就有可能暴露蝶窦的前壁。最后，将内镜引入另一个鼻孔中，并执行相同的程序，允许内镜和另一个外科器械可在鼻孔内移动。

4. 蝶窦阶段

该阶段开始于蝶窦前壁的宽大开口（即蝶窦切开术），这是允许器械在窦内和随后在蝶鞍水平处进行适当操作的基本步骤。用微型磨钻或骨打孔器向四周扩大骨孔，注意不要在蝶腭动脉或其主要分支所在的下外侧方向过度扩大开口。一旦完成蝶窦切开术并电凝其边缘，即可看到蝶窦后壁及其主要解剖标识[114]：中心为蝶鞍、上方为蝶骨平台-鞍结节交

界处，下方为斜坡凹陷，两侧为双侧颈动脉隆起和外侧的视神经颈内动脉隐窝。

5. 鞍区阶段和肿瘤切除

从这一步开始，主刀医生通过双鼻孔进行双手解剖，同时一助动态地握持内镜（所谓的三或四手技术[115]）。去除蝶窦黏膜，并根据鞍底的情况（完整、侵蚀、变薄），根据病变的体积和扩展的需要打开蝶窦，通常在冠状面上从一边海绵窦到另一边海绵窦，在头尾方向上从两个海绵间窦打开[116]。在骨切开过程中，保留可靠的硬膜外界面是有用的，以便在术中脑脊液（CSF）泄漏的情况下允许有效的鞍底硬膜外闭合。

肿瘤切除根据显微神经外科手术中使用的相同规则进行，并根据病变的大小（微腺瘤或大腺瘤）而变化。当肿瘤包膜和正常腺体之间有一个清晰的界面时，特别是在分泌性微腺瘤的情况下，尝试使用包膜外分离技术整块切除[117]。

在大腺瘤的病例中，从病变的下方和侧面（从海绵窦到海绵窦）开始分块切除，以避免鞍上池的过早暴露和多余的鞍膈下降到术野而减少肿瘤全切的机会。对于较大的肿瘤，为降低术中对正常垂体、垂体柄和海绵窦内容物的损伤，最好使用吸引器先进行囊内减瘤。

减瘤后，可从鞍上池剥离其假包膜。Valsalva 动作可使鞍上池落入鞍内，并最终切除鞍上残留肿瘤。

如果肿瘤穿过海绵窦内侧壁向海绵窦内侵犯，可以使用弯曲的吸引器轻轻地追随肿瘤进入病变本身形成的静脉通道内的空间；最终的静脉出血可以用止血剂和脑棉片，或者通过轻轻按压内侧壁并用盐水冲洗几分钟来控制。

对于膈下颅咽管瘤，在硬脑膜切开后，引流病变的囊性成分，同时从鞍壁或鞍上池锐性分离实体部分，尽量不损伤它。如果由于粘连或与周围神经血管结构的紧密相连，囊壁不易分离，则采用所谓的囊蝶窦造瘘术：在实现最大允许肿瘤切除后，将 X 或 T 形硅橡胶导管放置在肿瘤腔内，以在肿瘤囊腔和蝶窦直接相连[118]。

关于鞍上颅颊裂囊肿，在硬脑膜切开后排空囊肿，并且可以通过锐性分离取出囊肿壁的所有漂浮部分，同时减少术后垂体功能受损的概率。

内镜技术允许近距离的最终探查；如果怀疑有肿瘤残留，使用 30° 或 45° 内镜能观察所有盲角。所

谓的潜水技术[119]，即通过内镜的冲洗鞘管对残腔进行持续冲洗，使外科医生能有机会探查瘤腔并最终清除病变的微小残留物，同时实现止血。

在手术结束时进行重建（将在"重建技术"段落中描述），随后在前蝶窦切开术的基础上完成止血，并重新复位中鼻甲。通常不需要鼻腔填塞。

（二）经鞍结节 – 蝶骨平台入路进入鞍上区

1. 适应证

该入路需要在蝶骨平台上方打开一个更宽的骨窗，以提供观察肿瘤延伸和安全切除的直接视野[38, 120-123]，并且允许处理涉及前颅底最后方和鞍上区域的病变。因此，它被用于切除特定的垂体腺瘤病例，即广泛涉及鞍上的垂体腺瘤；哑铃状、复发性、纤维性腺瘤或伴颅内侵袭的巨大腺瘤。然而，它对位于内镜经鼻入路的可视性和可操作性之外的腺瘤无效[120]。

对于鞍上颅咽管瘤，内镜下经鼻鞍结节及蝶骨平台入路具有以下优点：较短的硬膜内通道，鞍上神经血管结构的抵近观察，最重要的是能够充分暴露垂体柄 – 漏斗轴和视交叉下和视交叉后区域。此入路能帮助外科医生沿着颅咽管瘤生长路径的主轴进入并处理颅咽管瘤，最大限度地降低对周围神经血管结构的牵拉[124, 125]。

鞍结节脑膜瘤适合采用这种入路，因为它提供了一个直接的中线轨迹，无须处理大脑和神经血管结构即可到达病变位置（图 48-3）。此外，通过此入路，能在切除肿瘤之前先电凝硬脑膜附着处，从而能早期阻断肿瘤血供。

然而，在一些与入路本身及肿瘤相关的情况下，会限制或禁止使用该入路。蝶窦的气化程度是基础，在鞍前型或甲介型蝶窦的病例中，主要解剖标识难以识别，因此在去除骨质的过程中损伤海绵窦内颈内动脉和视神经的风险增加。关于颅咽管瘤的肿瘤相关条件和鞍后延伸，高鞍背的存在会增加到达和处理肿瘤的难度。最重要的是要记住，当病变表现出坚硬和（或）橡胶状的质地、偏离正中和旁正中颅底的偏心延伸（即超出颈内动脉或毗邻颅中窝）、超出视野和可操作性的安全范围（包裹或紧密黏附于神

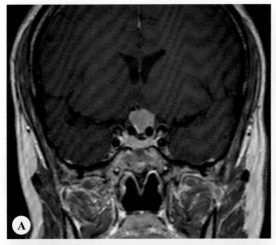
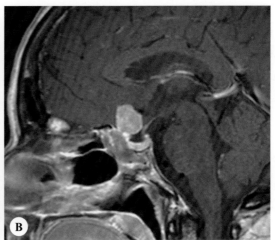
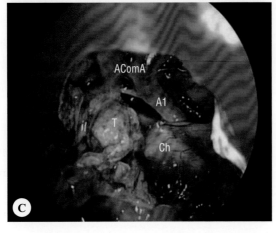

▲ 图 48-3　**A 和 B.** 术前冠状位和矢状位 MRI 扫描显示鞍结节脑膜瘤；**C.** 术中照片显示肿瘤从视交叉处分离并分块切除

A1. 大脑前动脉前交通段；AComA. 前交通动脉；Ch. 视交叉；T. 肿瘤

经血管结构）时，手术可能受到限制。

2. 手术技术

手术步骤与前述的标准入路相同，并根据扩大内镜下经鼻手术的范例整合了一些额外的操作[73, 81, 126]。

患者头部伸展约 10°，以使内镜在手术过程中处于最佳位置：不要太靠近胸部或垂直于患者头部。必须消毒腹部脐周区域并铺巾，以便在重建阶段采集自体脂肪。通过横向移动一侧的中鼻甲，并移除插入内镜的鼻孔中的中鼻甲，可以得到更宽的鼻腔通道[34]。根据需要切除双侧筛窦和鼻中隔的后部，以及更大范围的蝶窦切开，避免延伸到对侧中鼻甲前部以减少瘢痕的形成[35]。

在进行这些操作时，应注意不要损伤筛后动脉和蝶腭动脉分支；此时制备鼻中隔黏膜瓣（Hadad-Bassagasteguy 瓣）：沿着鼻中隔的矢状面做两个平行切口，并在前方通过垂直切口连接。在手术结束时黏膜瓣复位，以减少术中鼻出血，并避免蒂部扭转导致缺血[127]。

一旦蝶窦腔暴露并识别出所有标志，就可以切除鞍结节（从经鼻角度看也被称为鞍上切迹）[89]和蝶骨平台后部。

鞍上切迹应切除至视神经颈内动脉隐窝（opticocarotid recess，OCR），暴露其下方的硬脑膜。进入鞍上区到达视交叉前池；在 OCR 内侧上方，骨窗的延伸受到向视神经管和眼眶走行的视神经突起的横向限制。

在前后方向上，骨切除的范围取决于肿瘤的大小和位置，也可使用神经导航在术中对其进行改进。

在切除鞍结节的过程中，可能会发生上海绵间窦（superior intercavernous sinus，SIS）出血；在实质性鞍内和鞍上病变的情况下，上海绵间窦可能受压并最终闭塞，而在囊性病变的情况下，当它没有受压时，必须将其闭合。然而，任何的海绵窦间的最终出血都应该使用止血药进行止血，或者最好使用双极电凝闭合海绵窦并进行横切；并进一步电凝海绵间窦两侧的硬脑膜使其回缩，以便逐渐在蝶骨平台上打开硬脑膜，然后将硬脑膜向两侧视神经突起方向呈 Y 形切开，以便进入鞍膈上方的鞍上间隙并探查内容物。

肿瘤的解剖和切除遵循与显微外科手术相同的原则，并根据病变制订个体化手术方案。与传统的显微外科技术一样，对视交叉池中的蛛网膜带进行锐性解剖，将病变从周围的神经血管结构（若涉及视交叉、前交通动脉复合体，以及 Heubner 回返动脉）中分离出来，同时进行内部的减瘤[34, 128]，并在连续直视下使用近距离视角对病变进行解剖。视交叉血液供应的最主要血管为垂体上动脉和视交叉下穿支血管，术中必须将其识别和保护。也需早期识别附着于肿瘤包膜后缘的垂体柄，以避免在解剖过程中将其损伤。

（三）经筛板入路到达筛窦平面

1. 适应证

该途径通常用于治疗累及嗅沟区的颅内病变，尤其是脑膜瘤，或者延伸至嗅沟区域的病变，如鼻窦恶性肿瘤（包括嗅神经母细胞瘤）。

2. 手术技术

筛板被包裹在两个眼眶内侧壁之间，从鸡冠向后延伸至蝶骨平台。在鼻部阶段，根据暴露的需要，将鼻中隔的前附件从颅底分离。在进行骨质切除之前，必须切除所有软组织，最终可以分离和电凝所有从鼻部血管发出的供血动脉。使用 3mm 高速金刚头磨钻沿头尾方向去除筛板直至双侧眼眶内侧壁。识别并电凝筛前、筛后动脉对肿瘤实现早期的血供阻断；相反，若早期未阻断这些血管，最终动脉回缩可以导致难以控制的出血而伴发球后血肿[129]。

暴露时，电凝硬脑膜并在大脑镰两侧打开。接着，根据常规显微外科原理切除肿瘤。最终使用超声波吸引器进行减瘤，直至锐性解剖进行囊外剥离；在术野中严格保护视神经和前交通动脉及其远端分支，将肿瘤下极从主要神经血管或大脑镰分离后切除。如果肿瘤有软膜下脑浸润，应轻柔解剖和抽吸肿瘤，以确认脑组织的完好无损[34]。

（四）经斜坡入路到达斜坡

1. 适应证

经斜坡入路被认为是内镜下经鼻入路的向下延伸，可以切除累及斜坡区的脊索瘤和软骨肉瘤或广泛延伸至鞍下的巨大腺瘤，如侵袭蝶窦腔的腺瘤[120]。该入路也被用于切除生长于脑干和后组脑神经前方的正中和旁正中硬膜内病变，如斜坡和岩斜坡脑膜瘤。

2. 手术技术

手术的初始步骤遵循先前描述的扩大内镜下经鼻入路的范例，但需要进行一些改进才能实现对斜坡三个部分的完全暴露。

(1) 上 1/3。斜坡上 1/3 的颅骨延伸部由鞍背和后床突外侧界定。一旦进行了广泛的前蝶窦切开术，从鞍底水平开始骨切除，到达鞍结节 / 筛骨平面交界处。硬脑膜应从上海绵间窦（SIS）暴露，向下至下海绵间窦（inferior intercavernous sinus，IIS），后方至蝶鞍 - 斜坡交界处。

处理完海绵间窦后，在视交叉旁池上方十字形切开硬脑膜，切开鞍隔以游离垂体柄和垂体。此时，切断连接垂体囊和内侧海绵窦的韧带，然后向上移动垂体（垂体转位技术[75]）。通过这种方式，形成一个到达鞍后硬脑膜的通道，电凝并打开硬脑膜，暴露鞍背和后床突。现在有足够的空间可以通过磨钻小心地移除这些骨性结构，注意避免损伤颈内动脉和第Ⅲ和Ⅵ对脑神经，以便观察和打开斜坡后硬脑膜及其基底神经丛。这些操作可能导致严重的静脉出血；然而，通常使用普通止血药便可以很好地控制。

另一种方法是采用硬膜外途径建立所谓的鞍下通道，特别适用于鞍后中线区病变。打开鞍底和斜坡旁颈动脉突起之间的斜坡，而无须打开蝶鞍硬脑膜。通过这种方式就能将垂体窝整体抬高以便进入鞍背区域。

这时起，切除肿瘤应遵循常规原则：在特写视角直视下，首先对病变进行内部减积，随后对周围神经血管结构进行锐性分离。必须及早识别脚间池和前池内的神经血管结构，以及后交通动脉和外侧的动眼神经。基底动脉尖及其穿支通常向后推移并附着于肿瘤包膜，因此该区域的手术操作应尽量保留这些血管。同时也应保留 Liliequist 膜的水平下层，以减少蛛网膜下腔血液向基底池扩散。

(2) 中 1/3。如前所述，这部分代表位于蝶窦后壁上的薄骨，包围在颈内动脉的上行段（斜坡旁）之间，代表骨切除的外侧界限。对于位于颈内动脉后方的病变，应打开颈内动脉岩骨管、暴露骨膜并推移颈内动脉以增加操作空间。

在磨开斜坡骨质暴露硬脑膜和基底神经丛之前，必须识别出通向破裂孔的翼管神经并保持在其水平之上，从而可以辨认出颈内动脉岩骨段[77]。硬脑膜开口应在神经监测的辅助下在中线进行，以避免损伤第Ⅵ对脑神经。事实上，后者被肿瘤推向内侧的情况并不罕见。

(3) 下 1/3。鼻中隔需要与蝶骨的前表面完全分离，鼻中隔需要与蝶骨的前表面完全分离，且必须往蝶窦的底部研磨，以便在鼻咽部形成操作空

间。从蝶骨缘和斜坡表面剥离鼻咽筋膜，直视下借助图像引导系统，仔细地磨除斜坡前表面直至枕骨大孔间的骨质。硬脑膜开口根据肿瘤情况决定，但需注意其应位于椎基底动脉交界处（venebrobasilar junction，VBJ）下方[130]。

（五）重建技术

切除病变后，必须精确地修复颅底缺损。这一步在外科手术中与其他步骤同样重要，如果执行不当，可能对最终的手术预后产生极大的影响。重建应遵循以下原则：保护鞍上池、填充"无效腔"和闭合骨硬膜缺损。

对于鞍内和鞍上膈下病变，即当鞍上池未受到侵犯时，可以用明胶海绵或硬脑膜补片和纤维蛋白胶（Tisseel, Baxter, Vienna, Austria）填充最终的无效腔来保护鞍上池[131]。另外，在扩大内镜下经鼻入路（尤其是鞍上区或斜坡）过程中，由于骨硬膜开口较大，并伴有蛛网膜下腔或第三脑室的开放[132]，必须进行细致的闭合。通常，依照 Kelly 的范例，重建技术应根据缺损特点和脑脊液漏的实际情况进行调整，以确保水密闭合。重建从蛛网膜密封开始，继续闭合骨硬膜缺损，最终需要覆盖和支撑；依据适合的技术决定，不同的材料可以单独使用，也可以组合使用[133-135]。

笔者的团队采用了所谓的"三明治技术"：手术腔填充脂肪，缝合到三层阔筋膜或硬脑膜补片上；前两层位于硬膜内，第三层位于硬脑膜和颅骨之间，并嵌入硬膜外间隙（图 48-4）。然后使用纤维蛋白胶将材料固定。一旦形成水密屏障，可以用黏膜瓣（通常是从中鼻甲取下的游离黏膜软骨膜瓣）覆盖蝶窦后壁。Hadad-Bassagasteguy 所描述的带蒂鼻中隔黏膜瓣也被 Carrau 及其同事推广用于加强颅底重建[127, 136-139]。这种基于鼻中隔后动脉黏膜瓣的应用能显著降低脑脊液漏和其他颅内并发症的发生率。同时能够覆盖硬脑膜缺损，利于鼻黏膜的快速修复。

最后，可在蝶窦内放置适度充盈的 12～14 French Foley 球囊导管（填充 7～8ml 生理盐水）以支撑重建[140]。导管通常在 5 天后取出。除非已取用带蒂鼻黏膜瓣，否则不需要填塞鼻腔。

五、结果和并发症

内镜下经鼻颅底手术的肿瘤切除、预后、临床症状缓解和并发症发生率至少与主要的显微外科系

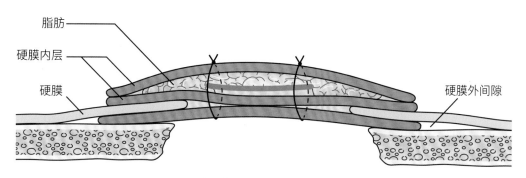

脂肪

硬膜内层

硬膜

硬膜外间隙

▲ 图 48-4 在冠状视图中的所谓三明治技术的重建

列报道的结果相当[141-147]。此外，考虑到术后舒适度和住院时间，患者的依从性无疑更好。

在内镜下经鼻手术过程中，死亡率较低（＜1%），但并发症仍会发生[116,148-150]。可根据不同步骤中涉及的解剖部位列出，从而可以分析鼻腔、蝶窦、鞍区、鞍上和鞍旁并发症；此外，还有内分泌并发症。

鼻腔并发症与入路本身有关，主要包括蝶腭动脉分支的迟发性出血或鼻孔内的瘢痕/结痂（通常在扩大入路后）。为了防止对蝶腭动脉及其分支的损伤，当蝶窦前切口向下和向外延伸时，应使用双极镊对蝶腭动脉进行电凝。瘢痕/结痂通常通过用盐水溶液冲洗鼻腔来解决，或者对于顽固性病例，可使用雾化治疗。

关于蝶窦并发症，主要有黏液囊肿和蝶窦炎。黏液囊肿是一种罕见的迟发性疾病，由窦口鼻道复合体气流阻塞引起；仅对有症状的患者才考虑再次手术。

关于蝶鞍并发症，损伤蛛网膜后导致的脑脊液渗漏是最常见的。在标准术式中，其发生率约为1%，在扩大术式中，其发生率达到4%～5%。当发生脑脊液漏时，除非是极轻微的间断性漏，否则必须再次手术进行颅底重建。这种情况下可以采用清醒状态内镜下经鼻密封技术[151]。还有其他更罕见的鞍区并发症，但需要仔细考虑的是蛛网膜下腔出血、血管痉挛和张力性气颅。后者通常需要卧床休息和补液治疗；必须进行CT以评估积气吸收情况。

鞍上和鞍旁并发症包括中枢神经系统损伤（出血或缺血、下丘脑损伤）、脑神经损伤（视神经、嗅觉神经、外展神经等）和血管问题（筛前和筛后动脉、大脑前-前交通动脉复合体、颈动脉、垂体上级动脉分支、基底动脉、海绵窦等）。它们取决于所治疗病变的解剖学、生理学和生物学特征，当然也取决

于所使用的内镜下经鼻颅底入路。另一种并发症是由于脑脊液渗漏或直接污染引起的脑膜炎；脑膜炎必须用针对性抗生素治疗。视交叉或动眼神经损伤后的视觉并发症通常是暂时性的，可以通过皮质类固醇治疗后改善。最后，尽管非常罕见，颈内动脉损伤为最危险的术中并发症，并往往危及整个手术。必须立即进行蝶窦填塞，以便进行血管造影和最终的支架置入或栓塞术。

最后，内分泌并发症是经蝶手术后最常见的并发症，可能涉及神经垂体和腺垂体功能不全（垂体功能减退症和尿崩症）。后者可以是暂时性的或永久性的，可通过抗利尿激素治疗，最终的腺垂体功能减退可以通过适当的药物替代治疗[149,152]。

结论

内镜能够提供解剖结构的内部视野及清晰广泛的中线暴露，其在颅底外科手术中占据了稳固地位。此外，每种内镜下经鼻蝶入路都能更好地辨认骨性标识及硬脑膜内的手术标识，在避免脑牵拉和颅神经操作的情况下从神经血管结构中更安全地剥离肿瘤，是侵袭性更小的手术入路。位于或累及颅底中线的病变，曾经只能通过侵袭性更高的经颅手术切除，现在则可以通过经鼻途径进行切除。然而，此类手术存在一些局限，需要额外的特殊技能。该技术的主要局限性是病变本身的特征（体积大，不对称，主要血管包裹）和路径上的解剖结构（蝶窦气化，鞍区大小）。相较之下，骨硬膜缺损重建技术的进步大大提高了该手术方式的安全性。内镜下经鼻入路的技术学习需要进行足够数量的标准入路并熟悉内镜下解剖学和并发症管理，而颅底的扩大内镜下经鼻入路则需要在实验室、解剖室和手术室进行更专门的培训。

第 49 章　颈静脉孔区肿瘤：副神经节瘤和神经鞘瘤
Jugular Foramen Tumors: Paragangliomas and Schwannomas

Michael Gleeaon　著

金　晶　译　潘德生　校

临床要点

- 与搏动性耳鸣、听力丧失相伴随的第Ⅸ、Ⅹ、Ⅺ对脑神经功能进行性缺失是颈静脉孔区肿瘤最常见的临床表现特征。
- 颈静脉孔区肿瘤鉴别诊断高度依赖 MRI 和 CT。
- 虽然副神经节瘤和神经鞘瘤是出现在颈静脉孔中最常见的内源性肿瘤，但在诊断时必须考虑许多其他类型肿瘤。
- 评估肿瘤易感综合征的可能性并需要对患者谱系进行基因筛查，现在已经是副神经节瘤患者的标准管理。
- 副神经节瘤和神经鞘瘤处理方案包括定期影像学随访、立体定向放射外科和手术切除。每种治疗方式都有其特定的适应证。
- 术前的脑循环和肿瘤栓塞评估是手术治疗副神经节瘤的重要步骤。

一、颈静脉孔区

外科解剖

颈静脉孔有时被描述为后颅底复杂的神经血管交叉路口，它位于枕骨和颞骨之间，在枕骨大孔上外侧沿着岩枕裂的一个大的开口（图 49-1A）。通常右侧比左侧大，反映了乙状窦和颈静脉的右侧优势。在颅底颈静脉窝紧邻并稍靠前内侧是颈动脉管开口（图 49-1B）。

按照常规，颈静脉孔分为两个部分：前内侧神经部分和后外侧血管部分。这两个"部分"都包含神经和血管，因此严格的解剖学描述，将较大的后外侧部分定义为"乙状窦部"，较小的前内侧部定义为"颞部"更为准确。前内侧部包含舌咽神经（Ⅸ）及其分支 Jacobson 神经，以及位于更内侧的岩下窦，并由纤维隔与较大的后外侧部分开。后外侧部包含位于外侧的颈内静脉，以及从前往后依次为迷走神经（Ⅹ）、脑膜后动脉、副神经（Ⅺ）和迷走神经的

一个分支 Arnold 神经。第Ⅸ、Ⅹ、Ⅺ对脑神经外裹结缔组织袖套穿过颈静脉孔，该组织袖套连接硬脑膜及颅外骨膜，岩下窦在第Ⅸ和Ⅹ对脑神经之间穿过该组织袖套。

二、颈静脉孔区肿瘤

在颈静脉孔内和周围可以发生各种肿瘤，这促使可以根据肿瘤是由孔内固有组织还是由孔外组织发展而来进行分类。

（一）内源性肿瘤

包括副神经节瘤和神经鞘肿瘤，以神经鞘瘤为主，其次为脑膜瘤。在老年人来自原发性支气管、乳腺或前列腺肿瘤的转移最常见。来自面部和口腔鳞状细胞恶性肿瘤的神经周围扩散也应始终被认为是淋巴瘤和黑色素瘤。颈静脉孔也是原始神经外胚层肿瘤（primitive neuroectodermal tumor，PNET）可以发生的部位。

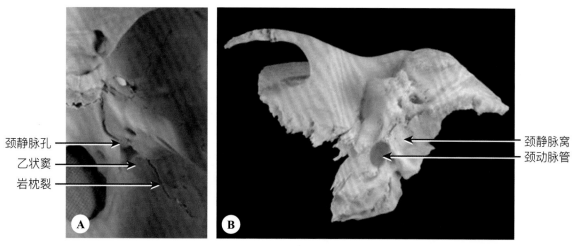

颈静脉孔
乙状窦
岩枕裂

颈静脉窝
颈动脉管

▲ 图 49-1 颈静脉孔和颈静脉窝的颅内（A）和颅外（B）视角；从颅内观，可见乙状窦形成的凹槽流入颈静脉孔上部，位于舌下神经管上方，紧邻内听道；颅外视角显示其与颈动脉管外口的关系非常密切

（二）外源性肿瘤

肿瘤来源丰富，多起源于颞骨，如内淋巴囊肿瘤、癌、软骨肉瘤或脊索瘤。偶尔，神经胶质肿瘤或血管外皮细胞瘤会从上方破坏颈静脉孔，或者横纹肌肉瘤从颞骨下方的深筋膜间隙浸润颈静脉孔。

无论是孔内还是孔外来源的肿瘤，所有这些肿瘤均可造成以第Ⅸ、Ⅹ、Ⅺ对脑神经功能缺失为特征的颈静脉孔综合征。这些神经功能损害发生的顺序及其相关症状和体征（如搏动性耳鸣、传导性或感音神经性耳聋、Horner 综合征或偏侧舌肌萎缩）为肿瘤的可能范围和性质提供了更多的信息。

（三）诊断

如今，诊断主要是依据磁共振成像（MRI）、计算机体层成像（CT）、血管造影和正电子发射体层成像（PET）相结合的影像学特征。这彻底改变了对这类患者的诊疗流程，使他们避免了许多令人不适且可能很复杂的操作，如活检。

在发展的早期阶段，颈静脉副神经节瘤侵蚀位于颈静脉窝和颈内动脉管入口之间的颈静脉脊，继续发展可在颞骨内产生特征性的虫蚀样骨质破坏，通过高分辨率、薄层、轴位 CT 能够清楚地看到（图 49-2A）。相比之下，神经鞘瘤在 CT 骨窗上则表现为颈静脉孔呈扇形扩大、骨皮质完整（图 49-2B）。副神经节瘤特征性 MRI 表现是一种高度血管化的肿瘤，因血流流空而出现典型的"盐和胡椒"征（图 49-2C）。MRI 还能提供孔内肿瘤沿着颈内静脉向下方增殖，或者沿着乙状窦和横窦、侵犯颈内动脉（ICA）的更详细的信息。神经鞘瘤在 T_1WI 上呈低信号，与

脑组织等同等增强（图 49-2D），T_2WI 上呈高信号，中等程度增强。瘤内可有囊变，肿瘤周边可见代表其血供的血管流空信号[1]。

三、副神经节瘤

（一）手术病理

副神经节瘤通常是一种起源于肾上腺外神经嵴组织的良性肿瘤，因而均发生于头颈部的特定部位。副神经节瘤因其血供极其丰富而声名狼藉。它具有特征性的组织学表现，分叶状或巢状的嗜酸性主细胞被毛细血管网和嗜碱性支持细胞所包围（Zellballen 结构）。主细胞表现为嗜铬粒蛋白 A 和突触素阳性，而支持细胞 S-100 阳性。不到 1% 的副神经节瘤为恶性。非常小的比例会分泌血管活性胺（图 49-3）。

颈静脉副神经节瘤发生于颈静脉球外膜，起初其血液供应来自咽升动脉，生长极其缓慢[2]，通过充满中耳裂口、侵蚀骨质、硬脑膜和血管侵犯的方式扩散，可在颈静脉和颅内静脉窦内等管腔内大量增殖。患者就诊时，颈静脉球往往已被肿瘤堵塞，肿瘤常见向下蔓延至颈内静脉或向上蔓延至乙状窦。肿瘤破坏颈静脉球上方的骨质并浸润中耳，中耳内肿瘤呈息肉样，操作时容易出血。最终肿瘤包绕面神经和颈内动脉，并向下延伸至咽鼓管。如果没有浸润到颈静脉孔的神经部，颅内扩散至颅后窝会损害迷走神经和舌咽神经的根丝。肿瘤继续发展可压迫脑干，并从椎动脉及其分支获得血供。

（二）遗传易感综合征

几种副神经节瘤遗传易感综合征及其分子基础

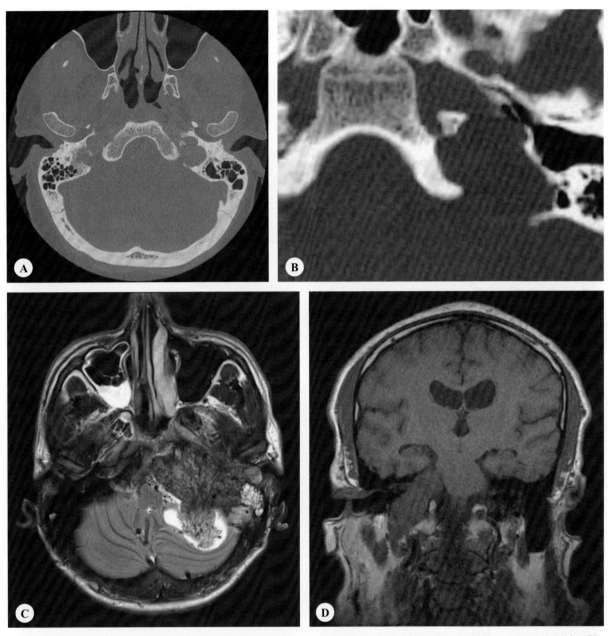

▲ 图 49-2　A. 轴位 CT 显示因颈静脉副神经节瘤产生的右侧颈静脉孔区虫蚀样改变；B. 轴位 CT 显示迷走神经鞘瘤导致颈静脉孔呈骨皮质完整的扇形扩张；C. 轴位 T_2 MRI 显示一个巨大的颈静脉副神经节瘤，内含大量血管流空信号；D. 哑铃形迷走神经鞘瘤的冠状位 T_1 MRI，与受压脑干的脑实质呈等信号

已被清楚地认识。6 种最常见的基因突变见表 49-1，与其他一些疾病相关的突变也与副神经节瘤相关，如 NF、RET 和 MEN[3]。有这些遗传异常的患者终身易患副神经节瘤，其中一些可能是恶性的。一旦确诊，医生就有义务为他们的家系提供和安排遗传咨询和筛查。至少 30% 的副神经节瘤患者发现有肿瘤负荷的遗传基础，肿瘤可能分布在多个部位。这要求参与患者治疗的内外科医生改变管理模式。虽然以前都是由外科医师负责管理，但现在最好由多学

科团队来管理这些患者，团队不仅有耳鼻咽喉科医师、神经放射科医师和神经外科医师，还有临床遗传学家、内分泌科医师和放射肿瘤科专家参与。目前的治疗指南建议对所有诊断为副神经节瘤的 45 岁以下患者进行基因筛查[4]。由于大多数患者都在 45 岁前得到诊断，因此为所有患者提供遗传指导和诊断应该是种明智的做法。DOTA-TATE PET 可以很容易地检测出多灶性副神经节瘤，并提醒临床医师新发肿瘤可能出现的区域，因此建议对这组患者每 5 年

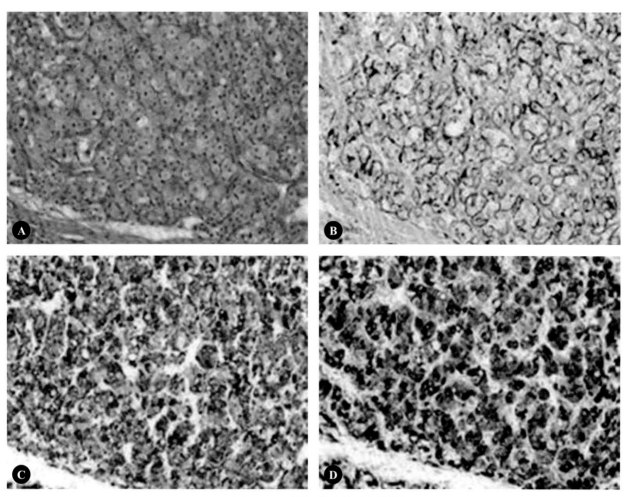

▲ 图 49–3　副神经节瘤的形态学特征

A. 形态均一的主细胞排列在紧密的小叶中，被细小的分支毛细血管网分隔，HE 染色；B. 小叶周围支持细胞 S-100 阳性；C. 突触素广泛阳性；D. 主细胞嗜铬粒蛋白 A 阳性；比例尺：250μm

表 49–1　副神经节瘤相关的最常见基因突变						
综合征	VHL	PGL1	PGL2	PGL3	PGL4	TMEM127
遗传特征	AD	AD（MI）	AD（MI）	AD	AD	AD
基因	*VHL*	*SDHD*	*SDHAF2*	*SDHC*	*SDHB*	*TMEM127*
位点	3p25-26	11q23	11q13.1	1q21	1p36	2q11
头颈部肿瘤比例	0.5%	41%	73%～86%	100%	8%	1%～2%
多发肿瘤比例	56%	55%	0%	9%	11%	33%
恶性比例	4%	0%	0%	0%	32%	5%
嗜铬细胞瘤发生风险	10%～34%	53%	0%	<3%	28%	25%
诊断年龄	22（5—67）	27（5—65）	?	?	34（12—66）	43（34—54）

AD. 常染色体显性遗传；MI. 母本印记；大多数头颈部副神经节瘤与 *SDHD* 和 *SDHAF2* 基因相关；*SDHB* 基因的患者有 30% 的机会发展为恶性副神经节瘤

进行一次 PET 检查。

（三）临床表现

颈静脉孔副神经节瘤患者最常见临床症状是搏动性耳鸣。这种症状开始时很隐蔽，只有在安静环境中或深夜醒来时才能听到，有时在运动或劳累后才会被注意到。当肿瘤生长并开始侵犯中耳时，就会发生传导性耳聋。随着肿瘤进一步的生长和浸润，患者会因舌咽神经和迷走神经麻痹而出现声音沙哑和吞咽困难、误吸。少数会出现面瘫。

体格检查时，通常透过中耳内的鼓膜可以看到肿瘤，它起源于下鼓室，外观类似于日落或日出征。与鼓室副神经节瘤截然不同的是，颈静脉孔副神经节瘤的外耳道底常有丰富血供，细小但很明显。有颈静脉孔神经部浸润的患者很可能发展出现舌咽神经和迷走神经麻痹，表现为咽反射消失和声带麻痹。因第Ⅶ、Ⅺ、Ⅻ对脑神经受侵犯所致的面肌完全性或部分性瘫痪，以及同侧斜方肌、舌肌萎缩并不常见。

（四）流行病学

据估计，全身所有部位的副神经节瘤发病率为每年（2～8）/100 万人，患病率为 1/30 000，女性略占优势。在头颈部，这些肿瘤往往与舌咽神经和迷走神经密切相关。最常见部位是颈总动脉分叉处的颈动脉体。不太常见的起源部位是颈静脉孔正下方的迷走神经节，颈静脉孔内的颈静脉球壁，以及在中耳岬上起源于舌咽神经的鼓室支，Jacobson 神经，或者迷走神经的耳支（Arnold 神经）。估计在人群中，颈静脉副神经节瘤的发病率约为 1/100 万。

（五）分型

Fisch 分型[5] 是最常用的分型系统，在手术规划和临床研究中均有实用价值。颈静脉副神经节瘤从一开始的 C 型肿瘤，逐渐向颅内扩散而成为 D 型（表 49-2）。

（六）处理

为副神经节瘤患者选择最佳或最合适的治疗方案在很大程度上取决于他们的年龄、共病、预期寿命、肿瘤分型，以及它是单发肿瘤还是遗传易感综合征的一部分。必须准确、仔细地告知患者并获得知情同意。

不增加任何神经损伤的完整切除无疑是金标准，但这实际上是很难做到的。正是由于这个原因，保守的外科处理策略越来越受到欢迎。现在有些人提

表 49-2　颞骨副神经节瘤的 Fisch 分型系统	
A 型	肿瘤起源于中耳岬鼓室丛
B 型	肿瘤起源于中耳伴有下鼓室骨质破坏但颈静脉球部骨质完整
C 型	肿瘤起源于颈静脉球并破坏其表面覆盖的骨质
C$_1$ 型	肿瘤侵蚀颈动脉孔但未侵犯颈内动脉
C$_2$ 型	肿瘤破坏颈动脉管垂直段
C$_3$ 型	肿瘤沿颈内动脉水平段生长
C$_4$ 型	肿瘤生长至破裂孔并沿颈内动脉生长至海绵窦
D 型	肿瘤向颅内延伸
D$_{e1}$ 型	后颅窝硬脑膜移位<2cm，未突破硬脑膜
D$_{e2}$ 型	后颅窝硬脑膜移位>2cm，未突破硬脑膜
D$_{i1}$ 型	突破硬脑膜延伸<2cm
D$_{i2}$ 型	突破硬脑膜延伸>2cm
D$_{i3}$ 型	硬脑膜内无法切除

倡进行有计划的次全切除，目的是保留神经功能，配合术后放射治疗，以期望控制残留病变。即使是次全切除也不容易，以至于常常是做一些对患者帮助甚微的更类似于活检的切除。根据三级转诊中心的经验，患者通常在所谓的次全切除术后出现大量肿瘤残余和严重的、危及生命的并发症，如果手术经验更丰富，这些并发症本可以避免。立体定向放射外科治疗越来越普及，但对于体积较大的肿瘤并不总是可行的[6]。质子刀已经在一些中心进行试验，但长期结果尚未发表。鉴于这些肿瘤生长缓慢，可以选择性对特定病例进行定期随访，连续的影像学观察是一种慎重的方法。

（七）单发肿瘤

年轻、健康的单发肿瘤（C$_1$、C$_2$ 或小 C$_3$）患者最好接受手术切除，大多数外科医生会采用 Fisch 描述的 A 型颞下窝入路[7]。一些没有颅神经功能障碍的患者，可首选立体定向放射外科治疗。这种方法几乎没有损伤，手术可以延后至疾病进展的时候。D$_{i1、2}$ 型肿瘤最好采用分期切除策略。乙状窦后入路可以很好地显露颅后窝肿瘤，间隔一段时间后再经 A 型颞下窝入路完成全切除。对于 D$_{i2}$ 型肿瘤患者谨慎的做法是行预防性脑室外引流术。这样无论是在手

术过程中还是在术后，可以最大限度地减少因血凝块堵塞第四脑室所致的突然发生的急性梗阻性脑积水风险。术前肿瘤的栓塞有利于肿瘤切除和减少术中出血。对于肿瘤包裹颈内动脉的患者，术前可谨慎考虑使用球囊闭塞，但需要评估对侧血流代偿来确定。

对于老年患者或有严重的共病（有或没有神经功能障碍）的患者建议首选放射治疗，除非肿瘤相对较小可以随访观察一段时间。

（八）伴多发肿瘤的综合征患者

对多发肿瘤患者的主要考虑是保留迷走神经。头颈部多灶性副神经节瘤可有几种组合形式。许多综合征的患者有对侧迷走神经副神经节瘤、颈静脉或颈动脉体瘤，影响迷走神经和喉的功能。虽然单侧高位迷走神经麻痹的治疗存在困难，而双侧迷走神经麻痹更糟糕，通常需要永久性气管切开，也可能需要经皮内镜胃造瘘。这给患者治疗方案的选择造成了巨大的困难。未造成神经损伤的颈静脉副神经节瘤通常采用放射治疗，并考虑同时治疗其他共存的迷走神经副神经节瘤。在综合征患者中，由于颈静脉副神经节瘤的生长范围，导致手术治疗是唯一选择。必须记住，当肿瘤在颅内的迷走神经根周围扩散时，保留迷走神经功能是不可能的。作者首先切除对侧适度的颈动脉体副神经节瘤，作为分期治疗计划的一部分，保留了该侧的迷走神经功能。当存在同侧颈动脉体瘤时，可将两个肿瘤同时切除。

（九）禁忌证

除了患者年龄、预期寿命、一般健康状况、共病、对侧迷走神经功能和个人选择之外，还有其他重要因素可能不利于采取手术治疗。充分的静脉侧支回流至关重要。在切除肿瘤侧的颈静脉球时，孤立的、严重不对称的、对侧静脉回流细小可能会导致静脉梗死。在弥漫生长的肿瘤中，颈内动脉可能需要球囊闭塞，除非对侧动脉有足够的代偿，否则卒中风险很高。切除仅存听力一侧的肿瘤将使患者完全失聪。这些情况往往都会成为手术禁忌证。

四、神经鞘瘤

（一）流行病学

起源于颈静脉孔内或邻近舌咽神经、迷走神经和副神经的神经鞘瘤比较罕见，占所有颅内神经鞘瘤的 2%～4%。前庭神经鞘瘤、面神经鞘瘤和三叉神经鞘瘤更为常见。女性略多，大多数是在 30—60 岁确诊。通常很难分辨颈静脉孔神经鞘瘤起源于哪根神经，但迷走神经和舌咽神经最常受牵连。

（二）临床表现

大规模的病例报道很少，目前规模最大的病例报道（204 名患者）是一项对 23 年随访病例进行的 Meta 分析[8]。由于神经鞘瘤生长缓慢，通常直到出现神经功能障碍后才被发现。肿瘤症状往往出现的相对较晚，许多肿瘤是为其他目的行影像学扫描而在引起神经功能障碍之前被偶然发现。最常见症状包括声音嘶哑、吞咽困难、共济失调、听力减退和耳鸣，这些症状可能是脉动性的，因为肿瘤倾向于堵塞或阻碍通过颈静脉球的静脉回流。极少情况下，颈静脉孔神经鞘瘤可表现为舌咽神经痛性晕厥综合征。表现为突发咽部神经痛，有时因颈部转向一侧而诱发，随后出现严重心动过缓、低血压和意识障碍。

（三）分型

由 Kaye[9] 设计并由 Pellet[10] 改良的分型方法比较简单，被大多人采用。Samii[11] 及其同事[12] 对该方案进行了重大修改，强调分型还应有助于确定最合适的手术入路，特别是那些侵犯颅骨内的病灶（表 49-3）。

（四）处理

有些神经鞘瘤在首次发现时可能已经停止生长，并在随访数十年中保持稳定。除非肿瘤有明显生长或脑干压迫，门诊定期复查随访是大多数患者最佳的选择。以前认为手术是这种肿瘤首选治疗的观点已经过时。

如果神经鞘瘤正在生长并且大小合适，尤其是如果它没有引起神经麻痹，则应考虑立体定向放射外科治疗。同样的，如果一个小的迷走神经鞘瘤已经引起了神经麻痹，应该考虑立体定向放射外科治疗，或者至少需要首先被列入治疗选择。大型神经鞘瘤患者及获得充分知情同意仍坚持要求手术的患者建议行手术切除。

切除颈静脉孔区神经鞘瘤会给术前无神经功能缺损的大多数患者带来神经功能损伤。对于肿瘤较大的患者，一些学者建议进行肿瘤次全切除术，以期保留迷走神经功能。也有学者建议减积术后残留的肿瘤应采用立体定向放射外科处理。如前所述，

分　型	定　义	手术入路
A	肿瘤局限在脑神经脑池段，颈静脉孔内未明显累及	乙状窦后入路
B₁	局限在颈静脉孔内的肿瘤	神经内镜辅助乙状窦后－迷路下入路
B₂	颈静脉孔内肿瘤并向脑池内扩展	神经内镜辅助乙状窦后－迷路下入路
B₃	颈静脉孔内肿瘤并向颞下窝扩展	神经内镜辅助下经颈入路
C	肿瘤起源于脑神经颅外段	经颈入路
D	累及颅内、颈静脉孔内、颅外的哑铃型肿瘤	联合经颈入路和神经内镜辅助乙状窦后迷路下入路

表 49-3　颈静脉孔神经鞘瘤分型

颈静脉孔区病变引起的急性迷走神经麻痹会产生严重的吞咽困难和误吸问题，尤其是那些肿瘤生长至咽旁的患者。即使有良好的语言治疗干预，许多患者的生活质量仍会显著下降。高龄是高危因素，特别是那些有严重合并症的患者可能永久残留严重的迷走神经麻痹。

手术入路的选择取决于肿瘤的起源部位和分型。颅内肿瘤切除最好采用乙状窦后入路联合迷路下暴露颈静脉孔进行切除。主要局限于咽旁间隙的肿瘤可以通过经颈入路联合迷路下暴露来切除颈静脉窝和颈静脉孔内的病变。

五、颈静脉孔区肿瘤切除术相关并发症

颈静脉孔区肿瘤手术相关并发症有很多，尤其是手术所致的迷走神经和舌咽神经功能障碍。很多并发症可以通过精心的术前准备而避免，尤其是副神经节瘤的手术。必须不惜一切代价避免感染，关键在于严格无菌操作、预防性使用抗生素和细致的伤口护理。感染播散会增加脑膜炎风险。

对于外科医生来说，颈内动脉出血是令人恐惧的并发症。在颞骨内修补颈内动脉是非常困难的。关键是先要充分暴露颈内动脉，以便在动脉壁破裂时控制近端和远端的血流。当动脉损伤风险很高甚至可预测的情况下，可以在术前用球囊闭塞颈内动脉。否则应考虑血管内支架置入。即便后期可能出

现血管闭塞，也有较大机会是缓慢闭塞，从而允许形成足够的侧支循环而避免卒中发生。

如前所述，在切除大型颅内副神经节瘤术中和术后都有发生梗阻性脑积水的风险。与任何神经外科手术一样，所有颅内出血点必须在关颅前得到控制。如果在手术中有大量出血，临时的脑室外引流术是预防脑积水的一个明智措施。

A 型颞下窝入路需要面神经移位，而一些颈静脉副神经节瘤可能已经包绕面神经。小段面神经损伤可通过直接吻合修复。如果外科医生技术允许，长节段的面神经损伤最好是通过即刻的移植物移植来修复。如果技术水平不够，后期神经交叉吻合和肌肉移位技术可以获得更好的远期疗效。

大多数患者能适应单一后组脑神经麻痹，多个后组脑神经麻痹则影响较大，后期康复困难。少数患者需要气管切开或经皮内镜胃造瘘。但如果气道保护出现问题，建议早期气管切开。有奉献精神且经验丰富的语言康复治疗师十分重要。对于经过充分治疗后仍不能恢复有效语言的患者，应考虑行甲状软骨成形术。

硬脑膜缺损的严密闭合和仔细封堵咽鼓管或乳突气房是避免术后脑脊液漏的关键。除此之外，应用腰大池脑脊液引流并避免负压引流可将脑脊液漏的风险降到最低。如果脑脊液渗漏持续超过 14 天，则必须重新探查伤口，确定并修复渗漏部位。

第七篇

放射外科和放射治疗
Radiosurgery and Radiotherapy

第 50 章　现代放射治疗设备的应用及放射生物学 …………………………………… 696

第 51 章　中枢神经系统肿瘤与动静脉畸形的放射外科治疗 ……………………… 709

第 52 章　质子治疗简述 …………………………………………………………………… 717

第 50 章　现代放射治疗设备的应用及放射生物学

Application of Current Radiation Delivery Systems and Radiobiology

Pankai J. Agarwalla　Trevor J. Royce　Matthew J. Koch　Julliane Daartz　Jay S. Loeffler　著

姚　瑶　译　　叶　科　校

临床要点

- 放射治疗依靠向靶区组织递送能量，通过 DNA 损伤最终破坏细胞功能。
- 高能光子或带电粒子的物理学性质决定了其能量的递送特点及生物效应。
- 放射外科在历史上由神经外科医生发展而来，其应用精准的立体定向技术，以单次或少量分割对靶区组织进行高剂量照射。
- 目前已有许多种放射外科或放射治疗递送系统在临床上应用，尚未有明确的证据显示任何一种模式相较于其他具有明显的优势。

放射治疗，尤其是放射外科是神经外科治疗的关键组成部分。一般来说，放射治疗是用高能光子或带电粒子来诱发特异性的生物学变化从而治疗各种肿瘤和血管病变等实体性病变。而放射外科特指用立体定向定位技术以 1～5 次分期（或分割）完成大剂量照射。在此，我们综述现今放射治疗和放射外科技术的物理学及生物学基础。在此基础上，我们进一步介绍临床放射肿瘤学的基础、放射外科的历史和发展，以及与神经外科医生密切相关的现代递送机制。

一、放射治疗的物理学

物理学是放射治疗不可或缺的组成部分。德国物理学家 Wilhelm Rontgen 于 1895 年发现 X 射线，几个月内便开始被应用于治疗乳腺癌患者[1]。放射治疗利用了电磁波谱中的电离辐射部分。术语"电磁辐射"常用来描述携带能量的垂直的正弦电磁波。顾名思义，电离辐射能够通过其携带的能量激发原子中的电子，从而产生能破坏细胞的离子和活性核素。能量通常由患者外部的放射源产生，可穿透部分正常组织到达预定的靶区。临床辐射剂量的计量单位是戈瑞（Gray，Gy）。它代表物质的每单位质量所储存的能量[1]。靶区辐射剂量的最大化和正常组织剂量的最小化是放射治疗计划的核心目标。

（一）光子放射治疗

光子是一种光速传播的无质量粒子，携带所有电磁辐射中的能量，包括微波、可见光、紫外线和 X 射线，是用于放射治疗中最常见的电离辐射形式。光子的能量影响着光子与物质之间相互作用的性质。在千电子伏（keV）的能量范围内，用于大多数诊断性 X 射线装置，光子与物质相互作用后主要产生光电效应[2]。光子与被原子核紧密绑定的电子相互作用，电子吸收大部分能量后脱离原子的束缚，然后它游离出来与附近的其他原子相互作用。这种相互作用高度依赖于被照射物质的原子序数，诊断性 X 射线成像正是利用这一现象。例如，骨骼中钙含量高（原子序数为 20），而软组织主要是碳、氢和氧（原子序数分别为 6、1 和 8），因此骨骼比软组织更容易与这些光子相互作用。这种相互作用的差异是诊断性 X 射线成像的基础。

在较高的能量如大多数治疗性辐射的能量，Compton 效应占主导地位[2]。这一效应的主要原理是兆电子伏（MeV）范围的高能光子与松散轨道运行的电子相互作用，导致电子从原子中弹出并使光子散射。散射后的光子能量发生了变化。有趣的是，这种相互作用与被辐射物质的原子序数无关，而依赖于电子的密度。因此，在成像方面来自治疗能量 X 射线（如在兆电子伏范围内）不如诊断性 X 射线，因为在骨和软组织之间存在较小的对比度。然而，这个能量范围在放射治疗中是有用的，因为它具有高度穿透性，可以与所有组织平等地相互作用。

放射治疗中高能光子有两种主要来源。第一个来源是放射性衰变，即具有不稳定核的元素随着核发生级联衰变形成稳定结构而引起能量释放的自然过程。钴 -60（^{60}Co）是放射治疗装置中最常用的放射性元素，其经历已知的 β 衰变成为镍 -60（^{60}Ni）的过程。这导致了一种高能光子的发射，即伽马射线（γ 射线）。^{60}Co 放射性衰变产生的光子的平均能量为 1.25MeV。利用放射性衰变的放射治疗设备用一个屏蔽的放射源，和一个小的孔径（准直器）引导射线束形成所需的大小和形状。这是用于伽马刀（GK）等设备的放射源。

高能光子的另一个主要来源是直线加速器（linear accelerator，LINAC）。LINAC 使用微波加速电子至高能状态。根据能量守恒定律，这些电子直接与高原子序数的靶标（如钨）碰撞，在靶标的原子与加速的电子之间产生高能光子束（X 射线），这过程被称为韧致辐射（bremsstrahlung），又叫制动辐射

（"braking" radiation）。当电子经由与靶标的原子相互作用减速时，光子通过韧致辐射现象而产生。X 射线和 γ 射线之间的区别仅在于它们的起始位置：X 射线在电子的相互作用过程中产生，而 γ 射线由放射性核衰变产生。与 ^{60}Co 衰变产生的 γ 射线不同，LINAC 产生的 X 射线能量是基于设备的性能，并可以由操作人员进行调整。通常情况下，大多数商品化的设备能够提供多种能量的选择。这些 X 射线是在机器的臂部和头部（被称为机架）产生的，可以通过一个放置在 X 射线源和患者之间的被称为多叶准直器（multileaf collimator, MLC）的可控叶片系统来塑形（图 50-1）。

光子的物理特性决定了它们的生物学效应。光子以特有的模式沉积剂量，在进入患者体内后，沉积剂量能量增加，随后呈指数下降（图 50-2）。光子是间接电离辐射：它们释放直接电离辐射——电子，然后电子继续移动，并负责在原始相互作用位点附近的实际能量沉积。剂量累积区域是源于初始释放电子量的增加。这种剂量的增加被光束中初级光子数量的减少所抵消，使进入组织的剂量进一步减少。这个剂量 - 深度曲线的形状取决所涉及的光子的能量。高能量光子表现出更大的皮肤保护效果，但它们穿过组织时衰减速度较慢，并且由于高能量的次级电子而具有略大的半影。一般来说，1~6MeV 能量范围内的光子束可以用于大脑立体定向放射外科（SRS）。SRS 是在单次或几次（通常少于 5 次）治疗

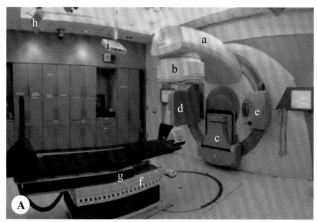
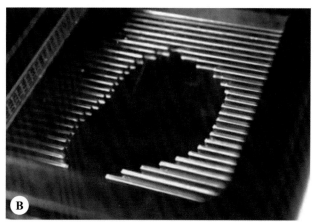

▲ 图 50-1　直线加速器（A）及多叶准直器（B）

直线加速器包括 a. 机架；b. 多叶准直器的治疗头；c. 兆伏（MV）成像面板（在收回位置）；d. 千伏（kV）成像面板；e. 千伏（kV）X 线管（在收回位置）；f. 治疗台；g. 高精度治疗床；h. 监控治疗床的红外摄像机；i. 治疗过程中监测患者移动的红外摄像机；Integra Radionics 公司生产的微型多叶准直器的正面视图显示每一片叶片的位置都可调节，从而形成任意的孔径轮廓；一叶宽度通常为 2.5~10mm

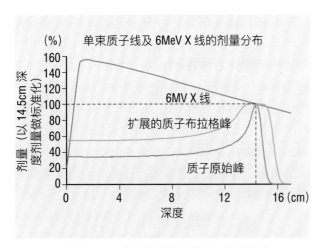

▲ 图 50-2　光子和质子的剂量 - 深度曲线

X 轴表示组织深度，Y 轴表示总剂量的百分比（100% 剂量点设置在组织深度 14.5cm 处，这也是 SRS 治疗过程中的常用深度）；光子辐射（图中 6MeV 光束所示）在进入组织后能量逐渐增加，直到到达最大值，然后以与行进距离的平方成反比的方式减少；质子辐射（原始质子峰）表现出一个较低的入射剂量和一个称为布拉格峰（Bragg peak）的能量积聚区；对于较大的病变，尽管这会导致较高的入射剂量，可以使用扩散布拉格峰（spread-out Bragg peak, SOBP）来确保整个靶区体积被高剂量区域覆盖（由 Marc Bussiere，MSc 提供）

中向靶区递送高剂量的电离辐射。

（二）质子放射治疗

尽管远不如光子的应用范围广，带电粒子用于放射治疗也已数十年。迄今为止，使用的众多离子物质（仅举几例，如质子、氦和碳）中，质子是最广泛采用的离子，可以提供质子治疗的医疗中心数量也在稳步增长。质子是氢原子的原子核，是一个带正电荷的大约一个原子质量单位的亚原子粒子。为放射治疗的目的，它们是从氢气分子中剥离电子而产生的离子源，然后在同步加速器或回旋加速器中将其加速到治疗能量。带电粒子是直接电离的，这意味着它们通过与原子的电子碰撞来储存能量。当一个粒子穿过介质时，它会在无数次的碰撞中失去能量，最终完全停止。因为粒子损失的能量越多，其运动越慢，一个有用的特征就出现了——在粒子运动结束时出现一个峰值即布拉格峰。质子相对光子的主要优点是无靶区外剂量外溢和近端剂量递减（图 50-2）。为了覆盖延伸到深部的病变，由具有不同初始能量质子的多个布拉格峰叠加形成一个扩展的布拉格峰（SOBP）。与光子相比，质子的有利剂量特性也存在两个缺点：即物理技术上的不确定性和

高成本。鉴于剂量的急剧下降，能精确计算和递送剂量是至关重要的，使治疗边缘最小化的目标仍然是一个持续发展的领域。其次，为了产生治疗能量的质子束，需要相对较大的加速器。迄今为止，大多数设施都有足球场那么大，多个治疗室共用一个大型加速器。目前，更"袖珍"的技术正在开发中，并且已经成为现实。

二、放射治疗的生物学

一般认为电离辐射导致细胞死亡的主要机制是 DNA 损伤。电离辐射导致电子从受辐射组织的原子中释放出来并形成离子。由于细胞中最主要的成分是水，因此光子或质子最有可能与水分子相互作用产生活性氧，如超氧化物和羟自由基。这些活性物质破坏 DNA，导致复制失败和细胞死亡。正是由于这个原因，人们相信放射治疗在有氧的情况下更有效，而肿瘤的缺氧区域对电离辐射的作用可能不太敏感[3-5]。

尽管电离辐射可能导致许多不同类型的 DNA 损伤，其双链断裂被认为是最关键事件。双链断裂对细胞而言是很难修复的，修复过程会产生异常染色体而导致有丝分裂失败，或者产生突变而导致 DNA 复制适应性降低[6]。双链断裂的重要性可以通过共济失调 - 毛细血管扩张（ataxia-telangiectasia, ATM）基因的缺陷突变患者中得到证明，该基因是 DNA 双链断裂的关键感应器之一，也是双链断裂修复的组成部分[7]，对电离辐射损伤高度敏感[8]。

双链断裂的产生与电离辐射向组织递送能量的效率有关。这一概念被量化为不同辐射模式的线性能量传递（liner energy transfer, LET），并导致了不同辐射类型的相对生物效应（relative biological effectiveness, RBE）的差异。例如，^{60}Co 产生的光子被认为具有较低的 LET，其 RBE 为 1。然而，LET 随能量和辐射中使用的粒子类型而变化。中子是一种大的不带电粒子，具有非常高的 LET，因此会导致更复杂的基因损伤，从而导致更高的 RBE[9]。具有治疗能量的质子，尽管质量与中子相似，但没有表现出类似的高 LET。在临床实践中，与 ^{60}Co 产生的光子相比，用于放射治疗质子的 RBE 指定为 1.1[10]。这意味着，对于给定的吸收剂量，质子的生物效应将增加 10%。为了避免混淆，考虑到该校正系数，质子治疗剂量通常报告为戈瑞（相对生物效应）或

Gy（RBE）。

虽然DNA损伤是已知辐射作用的主要机制，但放射治疗的细胞靶点更有争议。恶性肿瘤细胞具有高度的增殖能力而且其DNA修复能力经常受损[11]。人们认为靶点是癌细胞本身，因为它们难以修复电离辐射造成的DNA损伤。此外，癌细胞在细胞周期中的快速进展能触发更多可能导致细胞死亡的潜在检查点。因此，癌细胞比正常细胞对辐射更敏感。这种效果在临床上可以看到，因为恶性组织的放射治疗通常会导致病变的临床或影像学消退，而邻近的正常组织则被保留。

相反，在良性疾病中，细胞的增殖能力较弱而且可能处于细胞周期的抵抗期。这些观察结果使一些人推测良性肿瘤具有相对的抗辐射能力[12]。然而，在临床实践中，放射治疗可以诱导良性肿瘤处于一种静息状态，这与影像学及临床稳定性相对应[13, 14]，表明良性肿瘤也对放射治疗有反应。有可能这些肿瘤经历了DNA损伤导致复制被限制，但这一过程的生物学原理尚不清楚。

尽管肿瘤细胞一直被认为是放射治疗的主要靶点，然而许多研究表明放射治疗对血管内皮的损伤作用也是诱导细胞死亡的主要方式，特别是在SRS中使用的高剂量下[15, 16]。在以15～20Gy的剂量照射小鼠体内B16黑色素瘤细胞外植体后，可以在照射后1～6h内观察到大量内皮细胞凋亡[16]。这些内皮细胞的反应对肿瘤控制是至关重要的，因为内皮细胞的Bax特异性突变（细胞凋亡的关键调节因子）可使这些细胞外植体对15Gy的剂量不敏感。因此内皮细胞凋亡可导致肿瘤直接缺氧坏死或分泌诱导肿瘤细胞死亡的标志性分子。然而其他研究表明，在更高的辐射剂量（>20Gy）下，受辐射的胃肠道细胞死亡的方式似乎与内皮细胞的凋亡无关[17]。这也提示剂量－反应关系是复杂的，可能在不同组织中受到不同的调节。这些差异是许多研究的主题，并且在考虑联合化学治疗或靶向治疗时可能变得更加重要。

这些观察结果与放射外科的实验数据相关联，这些实验将正常大鼠脑或肿瘤外植体暴露于放射外科剂量的电离辐射中。例如，在10～40Gy剂量照射人听神经鞘瘤异种移植物后的检查显示，肿瘤血管明显减少同时血管内呈玻璃样改变[18]。此外，15～30Gy的大鼠脑照射可引起局部血流改变、白

细胞－内皮相互作用、动脉瘤样结构形成及血栓形成等[19]。这些数据表明，单次高剂量放射治疗动静脉畸形的血管改变可能是其临床效果的重要组成部分[20]。

（一）临床放射肿瘤学

在患者确定接受放射治疗后，他们将进入放射治疗计划阶段。在大多数情况下包括所涉及身体部位的固定和CT。CT计划有两个目的：①获得解剖结构的完整三维显示以便勾画靶区和计算剂量的电子密度；②确定患者在治疗期间的体位。后一个步骤需要以某种形式固定患者，通常还需要设置外部标志（如图钉大小的皮肤标记），这将有助于实现在实际治疗过程中的可重复性。在某些情况下，外部标记（例如，外科手术中置入颅骨的钢珠或置入前列腺的金属棒）的放置是先于CT获得的单独流程。通过各种固定技术尽可能减少患者的活动和保障患者摆位的可重复性对于成功、精确的放射递送是至关重要的[21]。在CT计划完成后，可以另外采集高分辨率MRI并与CT图像融合从而帮助确定靶区。

靶区体积（如肿瘤）和回避结构（如视交叉）的勾画需要采用放射治疗计划软件在CT图像上进行（图50-3）。回避结构通常被称为危及器官（organ at risk，OAR）。常见的靶区包括大体肿瘤靶区（gross tumor volume，GTV，或者可见肿瘤）、临床靶区（clinical target volume，CTV，即包含GTV加上潜在的显微镜下肿瘤扩展的范围）及计划靶区（planning tumor volume，PTV，即CTV加上由患者摆位和活动产生的不确定性边缘区域）[22]。在中枢神经系统SRS的情况下，在GTV基础上的CTV和PTV扩展通常是最小的，因为通过使用高分辨率MRI图像、立体定向框架和在精准的定位规范内具有高度校准功能的治疗设备，可以实现很高的设置和靶区勾画精度。

靶区及危及器官的勾画完成后，需在医学物理师和剂量师的帮助下形成放射治疗计划。剂量师是在放射治疗计划方面经过专门训练的专业技术人员。制订放射治疗计划需要考虑靶区、危及器官、放射治疗模式、射线束的物理性质及其穿过异质性组织时的生物学行为。剂量－体积直方图（dose-volume histogram，DVH）是一种常用的工具，用于评估给定计划中的结构将接受的辐射剂量（图50-4）。在治疗前评估计划涉及许多关键因素，包括轮廓勾画的

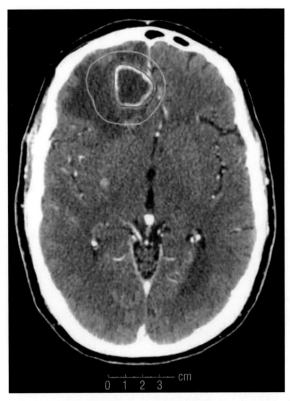

▲ 图 50-3　靶区勾画示例

增强轴向 CT 图像中肿瘤或肿瘤区（GTV）以红色线条勾画，临床靶区（CTV）以品红色线条勾画，计划靶区（PTV）以蓝绿色线条勾画

正确性，射线束排布与能量的适宜性，靶区的辐射覆盖，OAR 的辐射暴露，以及递送或预先设定的辐射剂量与技术。

　　放射治疗计划被批准后要经过严格的质控检查。当放射治疗计划准备就绪时，将患者的体位调整为与 CT 定位时相同。现代治疗中，多采用身体外部标志（皮肤标记）与 X 线或锥形束 CT 相结合的方式来完成摆位，并随后由放射治疗师（在机器操作、患者摆位和固定方面受过训练的专业人员）、医学物理师和医生共同执行放射递送。表 50-1 和表 50-2 总结了立体定向放射外科或放射外科过程中的关键步骤。

（二）分割放射治疗与放射外科

　　中枢神经系统肿瘤的放射治疗通常提供以下两种放射治疗技术的一种：立体定向放射外科（SRS）或分割放射治疗（有时称为常规放射治疗）。SRS 通常包括使用精确定位系统提供的单次高剂量放射治疗；而常规放射治疗通常包括低剂量递送的每日治疗或分割治疗，这被认为可以减少辐射对正常组织的影响，分割放射治疗允许 DNA 得以修复（repair），有利于正常细胞保留完整的 DNA 修复蛋白[23]。此外，分割放射治疗允许缺氧区域的再氧合（reoxygenation），导致先前缺氧恶性细胞的敏感性增加[24]。另外，分割放射治疗允许细胞周期得以再分布（redistribution），因为处于细胞周期的 G_2/M 期细胞对辐射敏感，而处于 S 晚期及 G_1 期的细胞对辐射抵抗。因此，每日给予分割放射治疗可以使那些处于放射治疗抵抗细胞周期的细胞在随后的分割放射治疗中进入放射治疗敏感的细胞周期[25]。分割放射治疗的缺点是允许肿瘤细胞在治疗过程中再增殖（repopulation）。再氧合、再分布、再修复及再增殖，被称为放射生物学的"4R 原则"，并解释了每日分割放射治疗的放射生物学基础。

　　对于某些组织而言，分割放射治疗的价值更为明显。这些组织通常具有高增殖率，且对尚不致死的 DNA 损伤的修复能力相对较弱。这一概念被量化为 α/β 值——一个基于放射反应模型的放射生物学概念[26]。α/β 值试图解释组织对分割的不同敏感性。α/β 值高的组织对放射治疗反应迅速，且对较小的分割剂量敏感。这些所谓的早反应组织的范例包括胃肠道、淋巴细胞和皮肤。α/β 值较低的组织对辐射的反应较慢，通常增殖能力较弱，显示出较高的 DNA 修复能力，称为晚反应组织，如神经组织和肺。

　　α/β 值可用于计算生物等效剂量（biologically equivalent dose，BED）。BED 试图量化不同的分割大小所给的总剂量。公式为：BED =（分割次数 × 分割剂量）×［1 +（分割剂量 ÷ α/β 值）］[26]。尽管在放射外科中使用高剂量下，该模型的有效性存在争议，但它允许人们近似地估计分割放射治疗和放射外科的等效剂量。例如，如果一个肿瘤的高 α/β 值为 10，则单次分割 20Gy 的剂量在生物学上相当于 8 次分割的 40Gy 总剂量，或者 25 次分割的 50Gy 总剂量。然而，对于 α/β 值接近 3 的正常脑组织，20Gy × 1 的 BED 为 153.3；而 5Gy × 8 的 BED 为 106.7；2Gy × 25 的 BED 为 83.3。因此，对于 α/β 值较高的组织，前面的方案具有相同的 BED，但对于 α/β 值较低的组织而言，较大的分割剂量也意味着更高的 BED。这意味着，尽管对肿瘤（α/β 值较高）控制而言，20Gy 的单次照射与总剂量 50Gy 的 25 次分割照射是等效的，但放射外科的剂量对正常脑组织（α/β 值较低）产生更为深远的影响。虽然 BED 只是

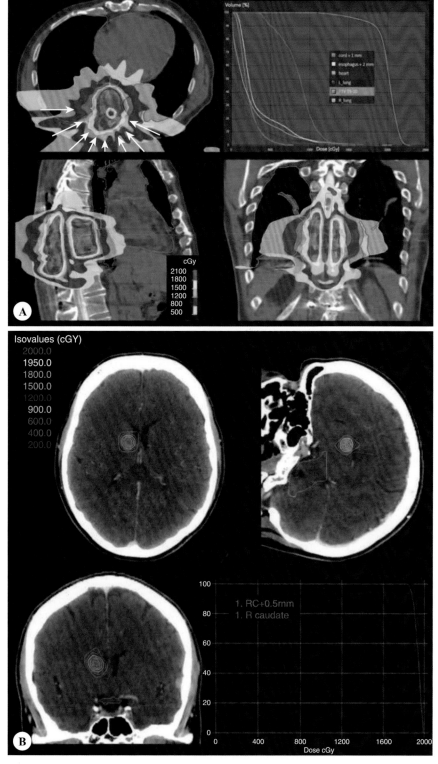

▲ 图 50-4　剂量 – 体积直方图（DVH）

A. 脊柱放射外科病例的典型剂量分布和 DVH，CT 逐层描绘靶区和累及器官，脊髓通过 CT 显示，如左上方白箭所示，脊髓病灶以 8 束静态放射线行调强放射治疗（IMRT）靶向治疗；利用 IMRT 技术可以在临界结构周围设置高剂量区域；在右上方的面板中，剂量 – 体积直方图显示体积（Y 轴）占感兴趣结构的百分比（%），灰色剂量（Gy）（X 轴）占该体积的比例；B. 小脑转移（品红色区域）的典型剂量分布和 DVH，在直线加速器上用锥形弧治疗；该患者接受了 4 个非共面弧治疗，共计 270 弧度，标化至 90% 等剂量线

生物效应的近似值，而不是一个真实的量，但在考虑放射靶区接近重要的正常结构（如脑神经）使用的辐射剂量时，BED 是有用的。

考虑到分割放射治疗的这些优点，放射外科的放射生物学原理并非一目了然。然而，放射外科的支持者认为 SRS 在放射生物学上仍具有一定的优势。首先，放射外科依赖于被治疗病灶的精确固定与定位，伴有正常组织的最小边缘涵盖。此外，如本章后续章节所述，SRS 治疗设备的设计在精准限定的空间内产生高剂量辐射，而在靶区体积外剂量迅速下降。当靠近低剂量耐受的关键器官时，可使靶区剂量最大化。

放射外科治疗恶性疾病其良好临床疗效的另一个可能的解释是，可能需要高剂量的辐射来杀死抗辐射细胞。新出现的数据表明，由于抗氧化基因表达的增加，肿瘤内的克隆细胞可能具有更强的内在抗辐射能力[27]。非常高的辐射剂量才有可能克服这种作用，导致那些克隆细胞死亡从而肿瘤得到控制。

最后，如前所述，在高剂量照射下，细胞死亡的主要模式可能是由于内皮损伤。这也许可以解释为什么在考虑观察 SRS 的临床疗效时，分割放射治疗中的放射生物学原理可能并不适用，特别是对于动静脉畸形等靶区。如果辐射诱导内皮细胞凋亡是对高剂量的反应，那么长时间的低剂量分割放射治疗可能会导致正常组织的毒性降低，同时也会降低对靶区病灶的控制。所有这些机制都是推测性的，仍需以严谨的科学方式加以证明。

重要的是，本文中概述的放射生物学问题表明，在某些情况下，选择分割放射治疗可能比单次放射外科更有利。考虑到包括脑神经在内的正常神经组织反应较晚，α/β 值约为 3，它们对大剂量辐射比小剂量辐射更敏感。若放射治疗靶区非常靠近这些结构之一（如视神经鞘脑膜瘤[28]或非常靠近视交叉的垂体瘤）[29]，采用分割治疗可能更为慎重以减少脑神经损伤的风险。相反，对于激素分泌的肿瘤而言，存在高剂量放射治疗与更快的激素水平正常化相关的生物学证据[30]。因此，在选择放射外科还是分割放射治疗时，必须权衡许多放射生物学和临床的参数。

三、神经外科在放射外科历史上的重要性

不容置疑，神经外科在中枢神经系统（CNS）放射治疗的发展中发挥着不可或缺的关键作用。CNS 的放射治疗通常需要使用立体定向技术对病灶进行高度精确的定位，而立体定向工具和技术是由神经外科医生首先发明的。立体定向的字面意思是指将三维空间排列成一个坐标系[31]。1947 年，Spiegel

表 50-1	立体定位放射外科计划及执行的一般流程
1	患者评估及知情同意
2	立体定位装备的使用：包括头架、面罩及面部标记等
3	CT 定位
4	CT 与高分辨率 MRI 融合后在配准图像上勾画病灶及可能累及的正常器官
5	放射治疗计划的制订、优化及质控
6	治疗实施和随访

表 50-2　立体定位放射外科设备的主要特点			
放射治疗设备	放射源	定位方式	附　注
伽马刀	钴 -60	传统采用头架固定，随着图像导航技术的发展也开始采用无创固定技术	仅适用头部治疗
直线加速器	直线加速器	根据放射治疗部位有所不同；对于头部病变，通常使用无框热塑面罩	临床多见，易获得
射波刀	直线加速器	图像引导无须外框架固定	实时图像引导，直线加速器安装于机器臂上可移动
质子治疗	回旋加速器及同步加速器产生的质子	框架或面罩固定	布拉格峰允许有限的出射剂量

Wycis 及其同事们在三维 Cartesian 坐标系中使用固定的石膏模型，并首次将基于动物的立体定向框架应用于人类[32]，然后通过对立体定向框架的 X 线扫描并结合应用气脑造影确定患者特定的脑内靶区坐标。尽管最初由 Spiegel Wycis 发明的立体定向框架是一个具有标准 X、Y 和 Z 坐标的简单正交坐标系，但瑞典神经外科医生 Lars Leksell 当时开发了一个优雅的"弧形象限"（arc-quadrant）定位系统[33]，该系统本质上创造了一个三维的球形空间，并将靶区设定为球体的中心。当靶区在球形空间中居中并处在设置好的深度时，就可以沿垂直或水平弧线以最短的路径到达靶点。这些立体定向系统的定位原则为现代立体定向放射外科系统铺平了道路。

一旦立体定向系统绘制出高精度的三维空间后，下一个挑战是在立体定向坐标中构建患者自己的三维解剖。神经外科医生很快意识到外部标志和 X 线片的偏差太大，以至于无法校准或"融合"解剖和立体定向空间。外部标记的不可靠性使得解剖、立体定向和成像空间的融合变得复杂，难以实现安全、可重复和精确的瞄准[34]。早期选择的内部标记是钙化的松果体和 Monro 孔。但 Talairach 及其同事主张使用大脑前后连合作为校准点，因为这些结构在气脑造影（这在当时是和血管造影一样主流的成像方式）上是可见的[35-37]。不久以后，通过回顾这些图谱并在所有空间融合后进行相应调整，可以得到病灶定位的坐标。随着 CT、MRI 和现代计算机技术的出现，立体定向的能力得到了极大的提高。然而，解剖、成像和立体定向空间的融合仍然是立体定向靶区定位的关键。

立体定向技术在神经外科手术中被证明可行且可重复之后，迅速被应用于放射治疗中，并预示着立体定向放射外科时代的到来。1951 年，Leksell 早期发表了一篇关于将他的"立体定向"装置用于放射外科的报道，后来他和他的合作者 Borje-Larsson 发表了在垂体肿瘤放射外科中使用质子放射治疗的报道[33, 38]。此外，也有其他研究人员，包括 John Lawrence 和神经外科医生 Raymond Kjellberg，开始用质子束治疗垂体病变患者[39-41]。Kjellberg 博士后来也发表了质子束放射治疗动静脉畸形的论文[42]。

（一）立体定向放射递送的进展

从立体定向系统的历史及其在放射递送中的应用可以清楚地了解，放射递送的准确性是现代 SRS

的一个重要组成部分。为了尽量减少辐射体积，需要收紧靶区边缘，并且必须在固定、机器设置和实际递送中保持准确性。一个关键的进步是改进了治疗期间的机载成像，以便在放射递送中评估和指导治疗。机载成像或图像引导放射治疗（image guided radiotherapy，IGRT），可以通过减少几何不确定性（特别是来自患者运动的不确定性），从而改善正常组织的剂量。也许更为重要的是，它可以在单次治疗前和多次分割治疗之间证实放射递送的准确性[43, 44]。例如，在 kV 范围内的锥形束 CT（cone-beam CT，CBCT）产生较高质量的 X 射线旋转阵列，可以在治疗前、治疗中和治疗后重新格式化，形成 CT，以监测放射线递送的质量[43]（图 50-5）。正如上文所述，通过机载成像系统提高递送的质量已导致对其他"范式"进行改进，包括剂量递增、毒性降低、低分割和适应性[44]。另外，其他的历史进展，包括多叶准直器的应用、调强放射治疗（intensity-modulated radiation therapy，IMRT）和逆向计划，目前已是现代立体定向放射外科的常规和关键。

四、当代放射递送系统

（一）伽马刀放射外科

Lars Leksell 将弧形象限框架概念应用于创建 GK 系统（Gamma-Knife system）（Elekta Instruments AB，Stockholm，Sweden）[45]。在它早期的迭代中，GK 系统本质上是一个包含 201 个 ^{60}Co 源的半球外壳。这些放射源利用 Leksell 的弧形象限原理对准一个等中心[45]。准直器包括一个固定的主准直器和一个"头盔"形的次级准直器，并包含四个可调节的准直器直径：4mm、8mm、14mm 和 18mm。患者的头部被固定在立体定向框架中，然后将框架精确地与半球壳对接，使机器的立体定向等中心与患者的靶区等中心对齐。使用先进的软件，可以通过调整头盔上的孔来设计多个等中心和靶区轮廓的治疗计划。^{60}Co 源通过衰变为 ^{60}Ni 同时释放出 1.117MeV 和 1.33MeV 两种不同能量的 γ 射线，作为其主要的治疗能量。与此同时，β 粒子也随 0.1MeV 的低剂量轫致辐射 X 射线释放，被特殊的外壳衰减。^{60}Co 源的半衰期为 5.26 年，需要定期更换。尽管这是传统的 GK 方法学对策，但有一种新的模式，GK-Perfexion 系统，已经在美国被广泛采用，并改变了 GK 的放射递送[45]。

在 Perfexion 系统中，192 个 ^{60}Co 源呈圆柱体环

形排列替代了原来的半球形排列[45]。与以前的装置不同，每个环上的源到焦点距离略有不同，并且只有一个准直器阵列环，这样就不需要头盔了。此外，准直器采用 4mm、8mm 和 16mm 3 种尺寸而非旧系统中的 4 种尺寸。在横截面上，环形准直器分为八个扇区。每个扇区有 24 个 60Co 源，且可在治疗过程中被设置为 4mm/8mm/16mm 三种尺寸之一，或者被"屏蔽"。如果所有扇区都设置为相同的准直器，这将与经典的 GK 系统相当。通过改变每个单独的扇区准直器和治疗期间专门屏蔽其他扇区，可以实现高度适形的剂量分布。以前，定位系统只能移动患者的头部，但现在，必要时整个治疗床可将患者移动到多中心靶点的位置。此外，这些扇区准直器的调整和治疗床的移动都是自动的，从而能够更快地治疗[46, 47]。随着新模式和新功能的开发，该技术还将不断发展[48]。

（二）基于直线加速器的放射治疗

基于直线加速器的放射治疗（Linear accelerator-based radiotherapy，LINAC）是最常用的 SRS 递送技术[49]。LINAC 利用微波能量将电子加速到高速来产生光子 X 射线。一旦 X 射线束形成，它就被塑形并瞄准靶区。对于基于立体定向的 LINAC 治疗，传统的技术涉及一个弧，当射线束在一个平面内以固定半径在设定点移动时，进行连续的放射递送。围绕同一点的非共面弧可以使用多个射线束。患者必须固定在 LINAC 平台上，方法包括一个真正的立体定向框架，或者更常见的，如前所述的无创面罩或牙模[50]。基于 LINAC 的 SRS 的广泛可用性和技术进步提高了这种模式的安全性、精确性和普及性[49, 51]。

随着放射外科及低分割放射治疗的应用增加，专门用于 SRS 的 LINAC 已经开发以确保其准确性，最大限度地提高患者舒适度和依从性。基于

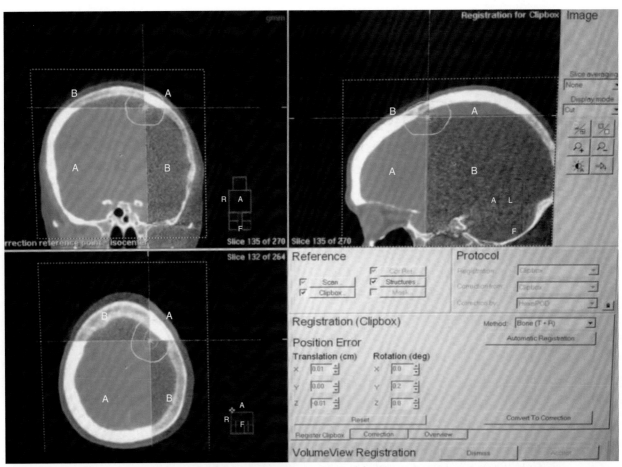

▲ 图 50-5　治疗前定位 CT 图像（A）与患者治疗前摆位的锥形束 CT 图像（B）融合的操作界面

锥形束 CT 图像是由直线加速器上安装的 X 射线管和成像面板(图 50-1d 和 e)在机架围绕患者旋转的过程中获取的，图像融合后由专用软件自动进行高精度的位置校正从而调整治疗床的位置及高度，治疗床的移动通过红外摄像机及定位标记物来确定

LINAC 治疗的一个早期缺点是需要基于锥形的弧形递送。多叶准直器（multileaf collimator，MLC）的出现提供了轻松地准直射线束到任何所需形状的关键优势。对于三维适形射线束，叶片被设置为精确匹配靶区的形状。为了向健康组织递送低剂量的三维计划，需要 8～12 个射线束方向。MLC 能以其他方式应用。在调强放射治疗中，每个射线束均可以使用多个 MLC 形状的孔径（图 50-6）。这样做

的好处是在射线束上有不同的强度分布，可以用来产生高度不规则的剂量分布。这提高了适形性，但潜在的代价是增加对正常组织的低剂量辐射和延长治疗递送时间[52]。后一个问题随着容积弧形调强放射治疗（volumetric intensity modulated arc therapy，VMAT）的出现而得到改善[53]。VMAT 是一种通过弧形递送的 IMRT 形式。当机器围绕患者旋转时，叶片以不同的速度移动，机架的速度不断变化，剂量

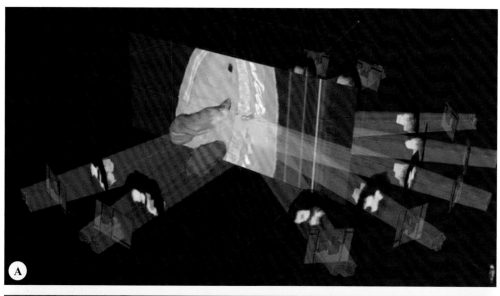

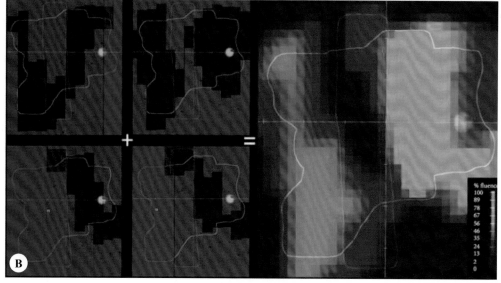

▲ 图 50-6　调强放射治疗的治疗原理

A. 处于第 10 胸椎高度的靶区采用九个不同方向的调强射线束照射；在每个方向上，射线束的强度为在该方向上多个分割区域（本处为四个多叶准直器形状）的总和，从而使危及器官（红线勾画的脊髓区域）得到保护并使靶区剂量（棕色线条勾画的 PTV）最大化；B. 左侧四个图像显示了 MLC 的位置，导致右侧热图所示的剂量分布；左侧图像的总和显示了 MLC 的位置，导致右侧的剂量分布，表示为热图

MLC. 多叶准直器

率也受到调制^[54]。复杂的计算机算法决定了所有这些参数的最佳组合。同样，在显著减少患者的治疗时间并增加适应性的同时，可能存在增加正常组织剂量的风险。放射外科专用的 LINAC 系统现在可以从 Brainlab、Varian、Accuray 和 Elekta 等公司获得，这里仅举几个主要系统的例子。尽管每个制造商的产品都有其内在的微妙之处，但它们都朝着改进图像融合 / 引导、精度、治疗时间和适形性的共同目标前进。最近的发展以 MR-LINAC（Elekta，ViewRay）为特征，旨在实现响应于治疗过程中靶区和周围组织变化的自适应剂量递送。在放射治疗室中引入 MR 成像提供了增强的软组织对比，能更准确地评估治疗反应和解剖变异性。

（三）机器人放射外科治疗

有一种采用 LINAC 技术的递送系统是射波刀（CyberKnife）（Accuray, Sunnyvale, California）^[55]（图 50-7）。同样由神经外科医生 John Adler 开发的"射波刀"是一种无框架放射外科系统。在机械臂上安装了一台小型直线加速器。使用实时图像引导，机械臂和基于 MLC 的射波刀跟随靶区的运动而移动，从而获得高度的适形度和治疗精度。与其他方式相比，实时图像引导会增加治疗时间。它不仅适用于单次放射外科，也适用于多分割治疗。该系统的独特之处在于其实时图像跟踪系统和定位精度，可与传统的基于框架的方法相媲美^[55]。

（四）质子束放射外科

前面概述的所有方法都使用光子辐射，但也可采用质子放射治疗。如前所述，由于在布拉格峰沉积的能量集中和缺乏出射剂量，质子提供了相比光子的剂量学优势。笔者所在的麻省总医院（Massachusetts General Hospital，MGH）在立体定向放射外科中使用质子放射具有丰富的经验^[56, 57]。在质子 SRS 之前，患者首先在局部麻醉下将 3 个 1/16 英寸的外科级不锈钢基准标记物置入颅骨外表^[58]。基准点是一种容易识别的不透射线物体，用于治疗内 X 线定位，便于患者摆位。在同一次就诊中，可为牙列良好的患者提供定制的牙模和 Styrofoam 缓冲垫，用于改良的可重复定位的 Gill-Thomas-Cosman（GTC）框架^[59]。对于牙列较差或肿瘤位置较低的患者，则可以采用定制的热塑面罩（图 50-8）。在基准点置入和固定后，患者行计划 CT，并与先前的高分辨率 MRI/CT 图像融合以进行 SRS 计划。质

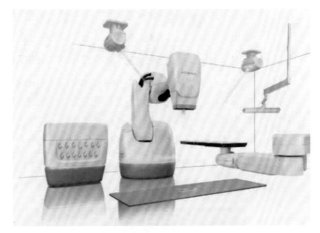

▲ 图 50-7 射波刀装置示意
图象版权归 Accury 公司

子 SRS 的计划通常需要 1～4 个适形入口，由于缺乏出射剂量，入口的灵活性略高（图 50-9）。质子 SRS 计划的一个关键方面是对组织密度的敏感性。采用了许多策略来减轻这种不确定性对剂量分布的潜在影响（例如，在选择质子束方向时避免非均匀区域，使用质子束的特定边缘等）。对于每个治疗野，定制的黄铜隔栅确定治疗野的边缘，Lucite 补偿器定义远端布拉格峰的边缘（图 50-10）。

在治疗时，患者佩戴连接于高精度治疗床上的 GTC 或热塑面罩。诊断性 X 线片、可视化骨解剖和基准标记确保准确的摆位。在笔者的机构中，质子可以在类似于 LINAC 的传统旋转机架的装置中递送，也可以在质子束不会移动的固定束装置中递送（图 50-11）。后一种方法涉及使用放射外科立体定向（STAR）对准装置，使患者围绕固定质子束移动和旋转^[60]。

结论

本章综述了几种用于中枢神经系统放射治疗的不同模式和技术，并强调了每种模式的优缺点。这些治疗模式没有优劣之分，最重要的是良好的技术和合适的治疗递送。目前已经发布了明确的质量控制流程和指南以确保任何类型的放射治疗都能符合严格的标准，以确保患者的舒适度、安全性和治疗效果（如美国放射学会指南）。随着放射生物学和物理学的进步，以及立体定向的定位、成像和计算方面的里程碑式进步，放射治疗已经成为神经外科医生的医疗设备库中的一个强大工具。

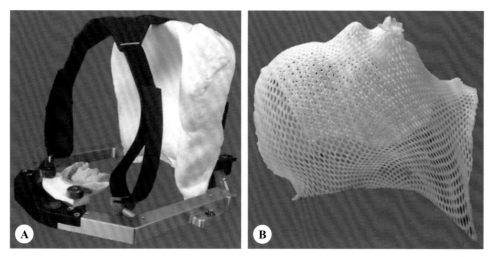

▲ 图 50-8　**A.** 改进的 **Giii-Thomas-Cosman** 框架，患者定制牙科模具和 **Moldcare** 缓冲垫；缓冲垫后面的碳纤维杯提供了后部的刚性，扣带将牢固地连接到患者的头部；该设备将治疗过程中的运动限制在 **0.5mm** 以下；**B.** 带有定制口含器的热塑面罩；口含器提高了头部定位的可重复性

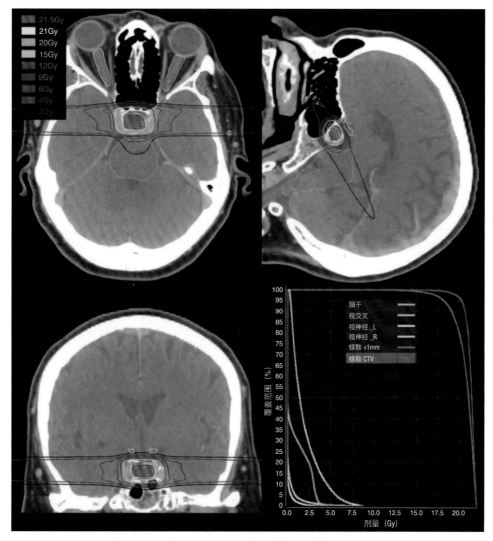

▲ 图 50-9　垂体腺瘤（红线所示靶区）的典型质子治疗方案

治疗计量为 20Gy（RBE），采用三个射束方向，每束辐射剂量相等；最终形成的剂量 - 体积直方图（DVH）

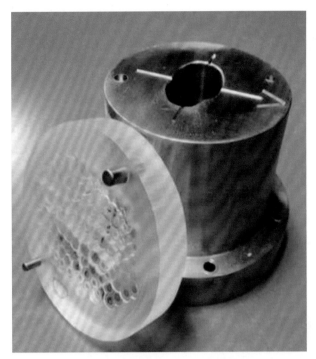

▲ 图 50-10　质子治疗过程中患者特制的装备

在每个光束入射方向上采用定制的黄铜隔栅遮蔽侧向散射的射线束并阻断健康组织接收质子；而距离补偿器是一个在每个点被磨成不同厚度的塑料片，以便在局部提高能量并适形远端目标靶区

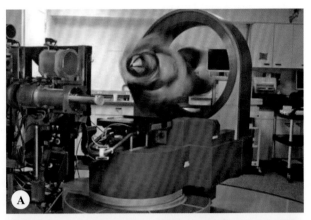

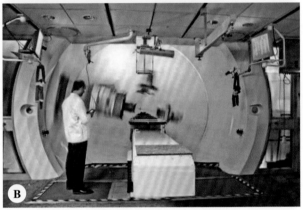

▲ 图 50-11　麻省总医院用于质子放射手术的治疗室

A. 质子束在水平面上固定；患者绕身体纵轴旋转，以适应冠状面外的光束；B. 质子源被安装在旋转机架上，患者被放置在一个水平的治疗床上，入射光束的角度由机架的位置决定

第51章 中枢神经系统肿瘤与动静脉畸形的放射外科治疗

Radiosurgery of Central Nervous System Tumors and Arteriovenous Malformations

Amparo Wolf　Douglas Kondziolka　著

叶　科　译　　　徐庆生　校

临床要点

- 随机对照和前瞻性试验研究已经证实：立体定向放射外科对中枢神经系统转移性疾病包括多达 10 个病灶的脑转移瘤具有较好的生存优势和较高的局部控制率。
- 前庭神经鞘瘤选择伽马刀放射外科或手术切除的配对队列研究表明：对于中小型肿瘤，两者的肿瘤控制率相似。然而，伽马刀放射外科降低了面瘫的发生率（<1%），提高了听力保存的可能性，并避免了开颅手术的并发症。
- 几项前瞻性纵向研究报道颅内良性肿瘤包括脑膜瘤、神经鞘瘤、垂体腺瘤和副神经节瘤等立体定向放射外科治疗后的高控制率和最小的放射副反应。
- 长期随访的多中心队列研究证实了动静脉畸形立体定向放射外科治疗后的良好效果，包括低组织毒性及 50%~85% 的动静脉畸形闭塞率。

立体定向放射外科（SRS）是许多中枢神经系统肿瘤和动静脉畸形（AVM）的一线治疗选择。它对病灶的控制率高，对周围结构的损伤小，并避免了手术相关的并发症。基于头架固定的伽马刀放射外科可以在高分辨率影像辅助下从不同方向投射多达200 条钴射线束，可以为不规则形状的病灶创建高度适形的计划。其高选择性是基于辐射向周围结构的急速衰减，从而将放射毒性降至最低并提高治疗安全性。

高剂量的单次照射可引起单链和双链 DNA 断裂，从而抑制肿瘤细胞的增殖。放射外科的一个主要特点是剂量的不均一性，较高的中心剂量提供了潜在的放射生物学优势[1]。与常规分割放射治疗相比，单次剂量 SRS 的一个潜在缺点是无法利用细胞周期时相的再分布及缺氧肿瘤细胞的再氧合来最大化地杀死肿瘤细胞[2]。低分割 SRS 可以克服这些局限，但

这一结论需要更多的临床证据。

本章总结了放射外科的技术和效果，包括 SRS 主要适应证如脑转移瘤、前庭神经鞘瘤、脑膜瘤、垂体腺瘤和动静脉畸形的控制率、常用处方剂量和潜在的放射不良反应（adverse radiation effect，ARE）。虽然 SRS 在其他中枢神经系统肿瘤如其他神经鞘瘤、血管球瘤、血管外皮细胞瘤、松果体肿瘤、血管母细胞瘤、颅咽管瘤和胶质瘤等作用明显提高，但不在本章中讨论。

一、中枢神经系统肿瘤

（一）中枢神经系统转移瘤

脑转移瘤已成为 SRS 最常见的适应证，包括单发转移、多发转移和术后瘤床照射等。开颅手术切除主要适用于组织病理不明确、有明显占位效应或

有神经损伤症状的肿瘤。SRS 的治疗目标是实现高水平的肿瘤控制并延迟全脑放疗（whole brain radiation therapy，WBRT）的施行。其临床实践的演变是基于三项随机对照试验（RCT）和一项 Meta 分析，它们比较了单独 SRS 与 SRS + WBRT 在 1~4 个脑转移患者中的作用[3-6]，结果表明 SRS 与 WBRT 结合没有生存优势。尽管 WBRT 联合 SRS 局部控制率较高，但也发现 WBRT 对认知功能和生活质量（quality of life，QOL）有显著影响。实际上，一项 Meta 分析表明，在 50 岁以下的患者中，单用 SRS 具有生存优势[6]。被寄予厚望的决定性试验 NCCTG N0574 表明：患者在 SRS 后进行 WBRT，包括即时回忆、长期记忆和语言流利性等认知功能显著下降，且辅助性的 WBRT 没有改善总生存率[7]。现在对适合 SRS 治疗的脑转移患者建议进行 SRS 初始治疗和密切监测，以更好地保护认知功能。虽然针对＞4 个病灶的脑转

移瘤还没有随机对照试验，但一项前瞻性的观察研究表明，同时存在 2~4 个寡转移病灶对比 5~10 个多发转移病灶，患者的总体生存率无明显差异[8]。无论如何，总的肿瘤体积而不是脑转移的个数能更好地预测患者总体生存和肿瘤局部控制[9]。

SRS 可实现 70% 到 90% 以上的高局部控制率，其程度取决于处方剂量、肿瘤大小及可能的组织学类型[9-11]（图 51-1）。常用的处方剂量在 16~20Gy 变化（在一些中心甚至高达 24Gy），对于体积较大或位于关键部位的肿瘤则需要调低剂量。SRS 可以安全地与细胞毒性化学治疗、靶向药物或免疫疗法相结合，通过增加血脑屏障破坏从而改善药物进入中枢神经系统的途径及对免疫系统的刺激作用，最终产生可能的附加或协同效应。SRS 与靶向药物或免疫疗法相结合治疗脑转移瘤是当前和未来研究的一个重要领域[12, 13]，有一些证据表明炎症增加也是应答的一部分。

处方剂量 18Gy，等剂量线 50%

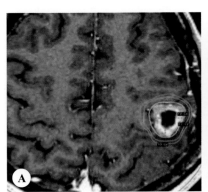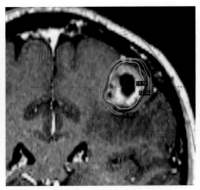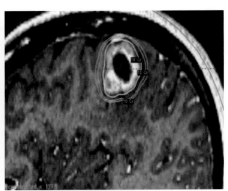

SRS 后两个月

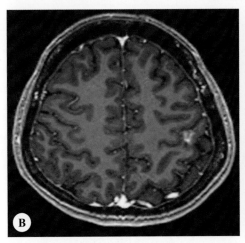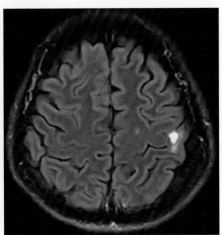

▲ 图 15-1　50 岁女性患者，乳腺癌（ER+、PR+、Her2Nu-）脑转移，病灶位于左侧中央后回
A. T₁ 钆增强 MRI 和 SRS 计划，等剂量线 50%，处方剂量 18Gy，靶区体积为 4.01cm³；10Gy 和 12Gy 等剂量线以绿色表示；B. SRS 后 2 个月的轴位 MR 图像，包括 T₁ 钆增强（左）和 FLAIR（右），显示肿瘤明显消退
SRS. 立体定向放射外科

ARE 可以发生在 SRS 后的早期或晚期。由于血脑屏障的破坏，往往会发生无症状的血管源性水肿。急性症状性 ARE 通常是短暂的，且对短疗程的皮质类固醇反应良好。迟发性 ARE 发生在 SRS 后数月甚至数年，在 MRI 表现为新近出现的瘤周信号改变，难以与肿瘤复发鉴别。据报道，约 5% 的脑转移患者出现症状性 ARE[14]。SRS 常见适应证的处方剂量、并发症和随访建议汇总见表 51-1。

（二）前庭神经鞘瘤

前庭神经鞘瘤的放射外科治疗目标是控制肿瘤，保护面神经和三叉神经功能，并尽可能地维持有效的听力。SRS 避免了显微手术相关的风险，包括切口感染、脑脊液漏、脑膜炎、出血和卒中等。在美国，前庭神经鞘瘤的治疗模式已演变为显微外科和 SRS 平分秋色。目前，笔者认为，在可开展 SRS 的机构中，显微外科手术优于放射外科的主要适应证包括症状性脑干受压引起的平衡障碍、顽固性头痛、三叉神经痛与脑积水，以及诊断不明和患者的意愿。

尽管目前没有进行 RCT 研究，但治疗模式已倾向于由手术向 SRS 转变，尤其是中小型前庭神经鞘瘤。通过配对队列研究的方法，已有多个研究团队比较了前庭神经鞘瘤的显微外科手术和 SRS 治疗[15-17]。结果表明：手术和 SRS 的肿瘤控制率相似，10 年以上的控制率可达 95%～98%[18]；与手术相比，SRS 在面神经和三叉神经功能及听力保护方面的结果更好，任何分级的面神经功能障碍均低于 1%[16-19]；三叉神经功能障碍为 1%～3%[20]。对于内听道内肿瘤，保守治疗患者的听力保留率在第 1、第 2 和第 5 年时分别下降为 78%、43% 和 14%[21]；相比之下，SRS 术后 5 年的功能性听力保持在 50%～70%[21]。术前听力状况较好、年龄较小和耳蜗平均剂量 <4Gy 是 SRS 术后听力保存的关键预测因素。耳鸣和失衡的症状在 SRS 和显微手术组中无明显差异。研究还表明：与手术切除相比，SRS 与住院时间和病假时间的缩短、患者满意度的提高及成本效益的提升有关[22]。几项较小规模的研究证实了 SRS 在直径 3～4cm 的较大前庭神经鞘瘤中肿瘤控制的有效性，很少有患者需要后续的手术治疗[23-25]。

表 51-1 SRS 常见适应证的控制 / 闭塞率、处方剂量 + 重要结构剂量与放射不良反应总结 a

疾 病	控制 / 闭塞率	处方剂量（Gy）+ 重要结构剂量	放射不良反应
脑转移瘤	1 年局部控制：<10mm，> 94%；10～20mm，88%～92%；>20mm，67%～84%	16～20Gy，取决于体积和位置对于脑干病变、体积较大肿瘤和功能区肿瘤需降低剂量	• 取决于位置 • 症状性放射不良反应发生率：5%～10%
前庭神经鞘瘤	95%～98%，其中 70% 缩小，25%～28% 稳定	• 听力保留：12～12.5Gy • 听力丧失：13Gy • 耳蜗平均剂量尽可能 <4Gy 以保存听力	• 三叉神经功能障碍（大肿瘤）：约 3% • 面瘫：<1% • 脑积水：<1%
脑膜瘤	WHO Ⅰ级，10 年 95%，其中 45% 缩小，50% 稳定	• WHO Ⅰ级：12～14Gy • WHO Ⅱ级：15～20Gy • 视路最大剂量：8～10Gy	取决于脑膜瘤的位置，总体致残率：7%～10%[28, 30, 33]
垂体瘤	10 年 80%～85%，其中 60% 缩小，20%～25% 稳定	• 无功能性：12～16Gy • 功能性：15～30Gy • 视路最大剂量：8～10Gy	• 视神经功能障碍：6.6%[35] • 第Ⅲ、Ⅳ、Ⅴ对脑神经功能缺失：9%[35] • 垂体功能不全：20%～30%[35]
动静脉畸形	取决于位置与体积，总闭塞率 50%～85%[42]	16～25Gy，根据位置和体积	• 取决于位置与体积；出血类似于伽马刀治疗前的每年 2%～4%（如果有出血病史则更高） • 约 1.5% 的晚期囊性变[55] • 2%～10% 的不良反应[50, 51]

a. 脑转移瘤、前庭神经鞘瘤、脑膜瘤、垂体腺瘤和动静脉畸形立体定向放射外科（SRS）治疗的控制率、处方剂量和不良辐射效应总结；此信息仅列举一些已发布的数据，其他处方剂量和治疗结果也是可能的

肿瘤处方剂量通常为 12～13Gy（图 51-2），以平衡肿瘤控制与放射副反应，可以根据患者的现存听力状况、肿瘤体积和既往手术史等因素调整剂量。SRS 治疗 6 个月后，通常会表现出肿瘤中心的强化减弱。在一些患者中，SRS 治疗后可能会出现肿瘤囊腔的短暂扩张，一般认为是由辐射引起的炎症反应所致[26]。

在非 NF2 患者中，前庭神经鞘瘤 SRS 治疗后的恶性转变极为罕见，文献报道的病例少于 15 例[27]，其中许多病例缺乏组织学证实。而 NF2 患者的恶变率可能会高一些[27]。

（三）脑膜瘤

与前庭神经鞘瘤一样，实际上脑膜瘤的治疗模式也发生了改变。最初，SRS 主要用于手术切除后残留或复发的脑膜瘤。不过，鉴于开颅切除手术的相关风险，尤其是颅底脑膜瘤，使用 SRS 作为主要治疗方法的情况越来越多见。手术切除仍是具有症状性占位效应的大型脑膜瘤及需要视力保留的视神经鞘脑膜瘤的首选方法。WHO I 级脑膜瘤术后 SRS 的总体控制率为 93%[28]，而据报道未经手术的脑膜瘤控制率也超过 90%[28]。当然 WHO II 级和 III 级肿瘤的控制率要低得多。较高的 WHO 分级、较大的靶区体积和手术失败后才进行 SRS 是肿瘤控制率低的预测因素[29]。在一项 4565 名脑膜瘤患者的大样本研究中提示：影像学诊断的脑膜瘤对比组织病理证实的脑膜瘤，女性患者对比男性患者，散发脑膜瘤对比多发脑膜瘤，其肿瘤控制率更高[30]。脑膜瘤的部位也可能影响控制率：凸面脑膜瘤的肿瘤控制率低于颅底脑膜瘤[31]。WHO I 级脑膜瘤的处方剂量为 12～14Gy，II 级和 III 级肿瘤的剂量需更高，为 15～20Gy[32]。据报道脑膜瘤的总体发病率约为 7%[28-30]。对于鞍区和鞍旁脑膜瘤，共有 10% 的患者报告了包括视神经、动眼神经、滑车神经和三叉神经等脑神经损伤[33]。34% 的患者 SRS 治疗后其脑神经功能得到改善，尤其是三叉神经与外展神经[33]。在对颅后窝脑膜瘤的研究中，5% 的患者出现症状性水肿，2% 的患者发展为分流依赖性脑积水[34]。对于颅前窝和鞍区 / 鞍上脑膜瘤，为减少与辐射相关的视神经损伤，视路的最大耐受剂量为 8～10Gy。

对于次全切除的脑膜瘤，一些神经外科医生主张对残留肿瘤进行辅助 SRS，以降低后期肿瘤进展的风险。对于 WHO III 级肿瘤，彻底切除再追加术后分割放疗仍是最佳治疗方案。SRS 可能对 WHO II 级和 III 级脑膜瘤中的散在结节状肿瘤起作用（图 51-3）。

（四）垂体腺瘤

垂体腺瘤 SRS 的适应证包括术后复发或残余生长的肿瘤（图 51-4）。垂体腺瘤 SRS 的治疗目的是控制肿瘤，维持正常的垂体和神经功能，并使功能性腺瘤中的激素分泌正常化。对于已经造成视路严重受压或组织学不明确的相关肿瘤，首选手术切除。然而，许多垂体腺瘤无法完全切除，尤其是侵犯海绵窦的部分。北美伽马刀联合会的一项回顾性研究共观察了 512 名无功能性垂体腺瘤患者，其中 93.5% 的患者曾接受过切除手术[35]。SRS 后第 3、第 5、第 8 和第 10 年的精算肿瘤控制率分别为 98%、95%、91% 和 85%。肿瘤控制的预测因素包括肿瘤体积、肿瘤复发次数和处方剂量[36]。队列中 9% 的患者有新发或恶化的脑神经损伤[35]，其中约 6% 的患者出现新发或恶化的视神经功能障碍。近 20% 的患者在 SRS 治疗后会出现新发或恶化的垂体功能减退，最常见的是肾上腺皮质功能减退及甲状腺功能减退。既往放射史和较高的处方剂量与 SRS 后内分泌疾病的进展相关[35]。

对于功能性垂体腺瘤，肢端肥大症患者通常对 SRS 反应最好，其中 50%～75% 的患者生长激素分泌恢复正常[37, 38]。同样，50%～70% 的库欣病患者实现内分泌缓解[39]。与非功能性腺瘤相比，功能性垂体腺瘤通常需要更高的处方剂量（15～30Gy），生化缓解可能需要几年的时间。生长抑素类似物和多巴胺激动药可能具有辐射防护作用，建议在 SRS 前停用[37]。其他生化治愈的预测因素包括靶区体积和初始激素水平等[40]。

二、动静脉畸形

SRS 可导致 AVM 血管发生增殖性血管病变。这一过程始于高剂量电离辐射对内皮细胞的损伤[41]，继而血管玻璃样变，直至管腔闭塞。闭塞的 AVM 可能在几年后最终形成一个胶质增生瘢痕。SRS 治疗 AVM 的目标是消除颅内出血风险或减少可能存在的癫痫发作，从而使神经系统发病率降到最低。

AVM 的 SRS 适应证包括中小型 AVM、功能区或关键部位的 AVM、深部 AVM、栓塞后或手术切除后残余的 AVM，以及不适合手术或栓塞的巨大 AVM（图 51-5）。国际伽马刀研究基金会对 2236 名接受

处方剂量 12Gy，等剂量线 50%

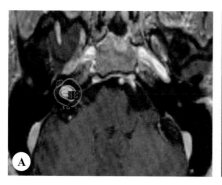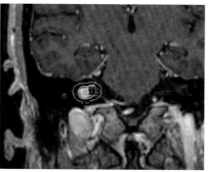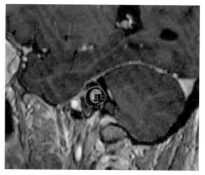

SRS 治疗后 6 个月

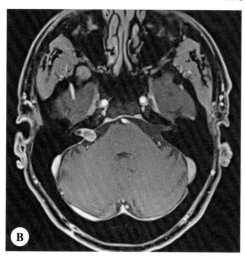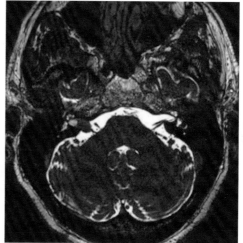

SRS 治疗后 18 个月

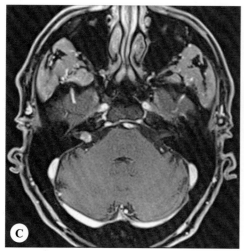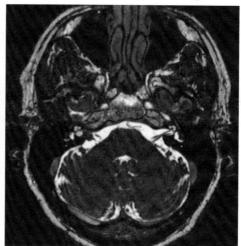

▲ 图 51-2　53 岁男性，右侧前庭神经鞘瘤

A. SRS：T_1 钆增强 MRI 和 SRS 计划，等剂量线 50%，处方剂量为 12Gy，靶体积为 335mm³；5Gy 等剂量线以绿色描绘，耳蜗以蓝色描绘；B. SRS 治疗后 6 个月的轴位 MRI，包括 T_1 钆增强（左）和 T_2-CISS（右），显示肿瘤中心对比增强消失；C. SRS 治疗后 18 个月的轴位 MRI，包括 T_1 钆增强（左）和 T_2-CISS（右），显示肿瘤部分缩小

SRS. 立体定向放射外科

处方剂量 16Gy，等剂量线 50%

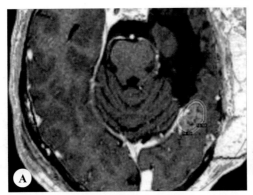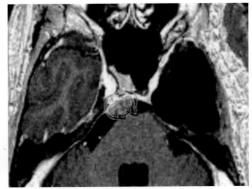

SRS 治疗后 12 个月

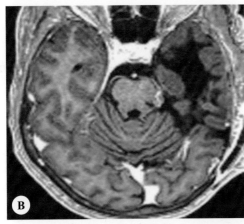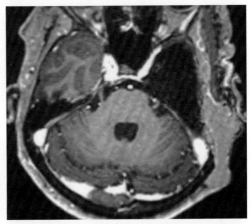

▲ 图 51-3　57 岁女性，左侧天幕非典型性脑膜瘤，有多次复发及切除病史

A. T₁ 钆增强 MRI 与右侧斜坡和左侧天幕脑膜瘤的 SRS 计划，等剂量线 50%，处方剂量为 16Gy，12Gy 等剂量线以绿色表示；B. SRS 治疗后 12 个月钆增强的轴位 T₁WI 显示明显的肿瘤缩小
SRS. 立体定向放射外科

SRS 治疗的 AVM 患者进行了长期随访，总闭塞率接近 65%（50%～85%）[42]。确认闭塞的金标准是全脑血管 DSA，通常在 SRS 后 3 年进行。随访 MRI 分别在 6 个月、12 个月，随后每年进行一次。AVM 闭塞的预测因素包括较小的年龄、较小的靶区体积、较高的处方剂量（通常为 16～25Gy）。更大的 AVM 对应更低的闭塞率，但是可能受益于分期或分体积治疗的模式[43]。

大多数研究认为，在 SRS 治疗后的潜伏期内，其出血率并不高于每年 2%～4% 的自然出血率，一些研究报道也证实了出血率的降低[44, 45]。然后，在闭塞发生之前的潜伏期内，患者仍有出血事件发生的风险。男性、Spetzler-Martin 分级Ⅰ～Ⅲ级、较小的 AVM 和较高的处方剂量与 SRS 治疗后较低的出血率相关[46]。有出血史的患者比无出血史的患者更容易发生 SRS 治疗后出血。血管曲张或动脉瘤的存在

与 SRS 治疗后较高的出血率有关，SRS 治疗后应考虑动脉瘤的介入或手术治疗以降低出血风险[47]。

AVM 的 SRS 治疗可长期有效控制癫痫发作。研究报道称，在 SRS 前癫痫发作的患者中，80%～90% 的患者在平均随访时间为 37～66 个月内无癫痫发作[48, 49]。许多患者成功停用了抗癫痫药。

主要 ARE 相关的永久性神经功能缺失的发生率为 2%～3%[50, 51]。ARE 的发生率取决于 AVM 的处方剂量、部位和体积。ARE 在脑干、丘脑和基底节 AVM 中更为常见，据报道发生在 4%～12% 的患者中[52-54]。在 SRS 治疗后最初的 3～12 个月内，可能会出现表现为 T₂ 信号增高的周围脑组织水肿，通常是暂时性和无症状的。症状性 ARE 的治疗包括皮质类固醇、贝伐珠单抗、己酮可可碱和维生素 E 等。伽马刀放射外科治疗后 5 年以上的迟发性辐射诱发病变已有报道，包括晚期囊肿形成。既往接受过栓塞、

处方剂量 12Gy，等剂量线 50%

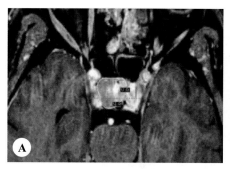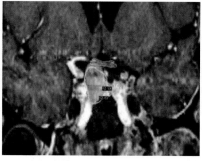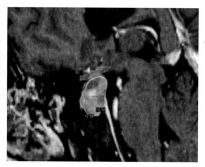

SRS 治疗后 6 个月

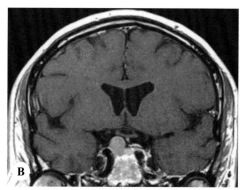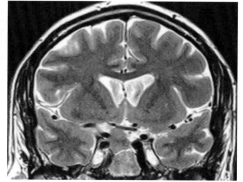

SRS 治疗后 18 个月

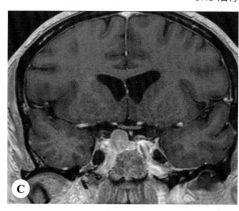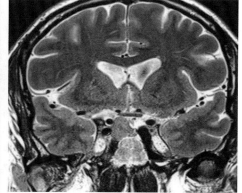

▲ 图 51-4　**56 岁男性，垂体腺瘤，经蝶部分切除术后残留**

A. T₁ 钆增强 MRI 和 SRS 计划，等剂量线 50%，处方剂量 12Gy，视交叉用蓝色表示，靶体积为 2.43cm³，视交叉最大剂量为 8Gy；B 和 C. 冠状位 MRI，包括 SRS 治疗后 6 个月（B）和 18 个月（C）的 T₁ 钆增强（左）和 T₂WI（右），显示肿瘤部分消退，对视交叉的压迫减轻
SRS. 立体定向放射外科

反复 SRS 治疗后及出现放射相关脑水肿的患者晚期形成囊肿的概率增加[55]。

结论

SRS 导致了一些神经外科疾病治疗模式的转变，包括良性肿瘤（前庭神经鞘瘤、脑膜瘤、垂体腺瘤）、脑转移瘤和 AVM 等。SRS 可以联合手术切除、常规放射治疗和药物治疗，患者可以个体化治疗，以最大限度地提高肿瘤控制（动静脉畸形闭塞）、保护神经功能和改善生活质量。

处方剂量 18Gy，等剂量线 50%

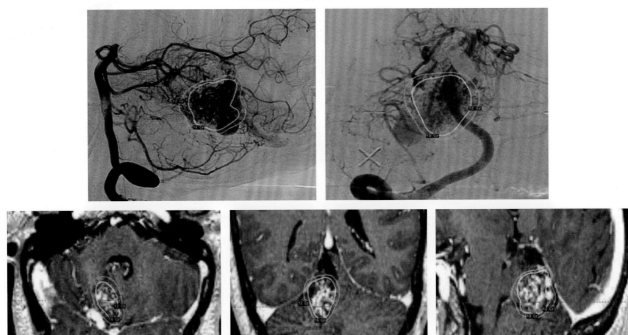

SRS 治疗后 18 个月

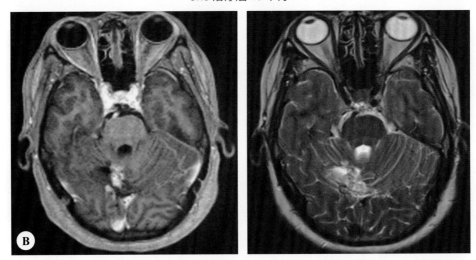

▲ 图 51-5　45 岁女性，患有小脑动静脉畸形（AVM），破裂出血并进行了部分栓塞

A. 残余 AVM 在 18Gy 处方剂量、50% 等剂量线下接受 SRS 治疗，描绘了 18Gy（黄色）和 12Gy（绿色）等剂量线，靶区体积为 3.87cm³；B. 轴位 T_1 钆增强（左）和 T_2WI（右）显示 SRS 治疗后 18 个月 MRI 上 AVM 接近闭塞
SRS. 立体定向放射外科

第 52 章　质子治疗简述
Description of Proton Therapy

Yolanda D. Tseng　Lia Halasz　著

姚　瑶　译　　叶　科　校

临床要点

- 与光子不同，质子线剂量沉积会形成一个局部的剂量峰，称为布拉格峰（Bragg peak）。附近的正常器官结构可以免于出射射线的影响，从而减少了放射线对正常组织的毒性作用（例如，神经认知功能损伤、内分泌功能障碍、继发性恶性肿瘤等），并可以提高靶区照射剂量以强化局部控制。
- 质子治疗的优势在接受全脑全脊髓及颅后窝治疗的髓母细胞瘤患者中得到极好的验证。除了耳蜗和垂体外，通过对胸部、腹部和骨盆的前中线结构进行剂量控制，初步证据表明质子治疗的急性毒性和内分泌疾病的发生率较低，导致继发性恶性肿瘤的预测风险也较低。
- 质子治疗允许颅底和脊柱的原发性骨肿瘤（脊索瘤、软骨肉瘤）的安全剂量提高，5 年局部控制率（local control，LC）分别为 70% 和 80%~90%。除放射剂量外，LC 还受基于肿瘤复发、金属置入和残留程度等前期治疗因素的影响。
- 虽然没有关于质子治疗的随机研究，但早期的单臂前瞻性研究正在兴起：在用质子治疗的低级别胶质瘤患者中，治疗后的神经认知功能保持稳定，生活质量或继续工作的能力没有下降。

与用于常规外放射治疗的光子不同，质子是一种具有质量、电荷的重粒子，其在放射治疗过程中优越的剂量分布特性最初是被 Raben Wilson 所发现[1]。质子在穿透组织的最后几毫米内迅速失去能量，从而产生一个急剧的局部剂量峰值，称为布拉格峰（图 52-1）。布拉格峰的远端没有额外的剂量沉积。通过调节质子能量，布拉格峰可以精确地设置在患者的任何治疗部位，并且在治疗过程中几个布拉格峰可以在深度上移位和加权，从而创建一个扩展布拉格峰（spread-out Bragg peak，SOBP），这对治疗非常有用。精确的递送系统和定位装置对于质子治疗是至关重要的（图 52-2）。

一、质子治疗基本原理

放射不良反应的程度与放射剂量及正常组织受照射的体积有关。此外，放射毒性也可能受患者年

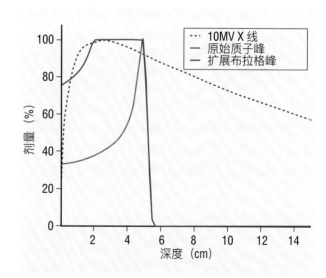

▲ 图 52-1　光子（蓝虚线）、单个布拉格峰（橙实线）及几个布拉格峰在不同深度上叠加形成扩展布拉格峰（绿实线）后辐射深度与剂量分布的比较；与光子相比，质子没有沉积剂量外的出射剂量；图片由 Dr. Sara St. James 馈赠

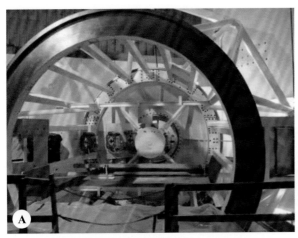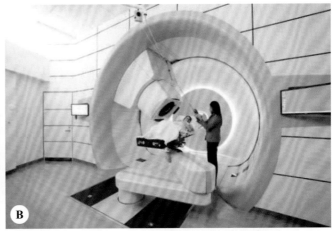

▲ 图 52-2　西雅图癌症治疗联盟质子治疗中心在施工（A）和操作中（B）用于提供质子治疗的机架

龄、性别和是否接受过其他治疗（如化学治疗或手术）的影响[2]。质子治疗的基本原理基于两个前提：第一，减少对正常器官的剂量可提高治疗耐受性并降低晚期并发症发生率；第二，假如需要可以降低对周围正常组织的辐射剂量，并对肿瘤组织的辐射剂量调强。第一个前提在总体上推动了质子治疗在儿童及青少年肿瘤包括颅骨肿瘤治疗中的应用。下丘脑 - 垂体轴（hypothalamus-pituitary axis，HPA）、耳蜗、颞叶和正常脑组织非常接近，对这些结构的照射可引起内分泌功能障碍、听力损失、神经认知功能障碍和继发性恶性肿瘤。这些都是不容忽视的晚期反应，特别是当现代治疗已使某些疾病的总生存率（overall survival，OS）上升到 85%～90% 时。质子治疗减少了靶外的低剂量照射，以降低这些晚期反应的风险（图 52-3）。

（一）神经认知

检测放射治疗辐射对认知功能的影响可能具有挑战性。许多颅内肿瘤患者在接受任何治疗前，在各种认知能力测量中存在基线缺陷[3]。另外，辐射相关的神经认知缺陷可能是隐匿和不易察觉的，很难通过简化的测量方法如智商（intelligence quotient，IQ）检出[4]。例如，在 60 名髓母细胞瘤、胶质瘤、颅咽管瘤和室管膜瘤接受质子治疗的儿童患者，其中 47% 接受全颅全脊髓照射（cranial spinal irradiation，CSI），53% 接受局部脑照射。在韦克斯勒全面性量表（Wechsler full scale）中 IQ、语言理解、感知推理 / 组织和工作记忆能力均没有显著变化[4]。然而，处理速度得分平均显著下降 5.2 分，这在低龄儿童（＜12 岁）和基线得分最高的儿童中更为显著。

这可能反映了与同龄人相比，患儿的技能获取速度变慢，而不是技能的直接丧失[4]。

在质子治疗低级别胶质瘤（low grade glioma，LGG）后，儿童（治疗时中位年龄为 11 岁）[2] 或成人患者（中位年龄为 37.5 岁）的认知功能未见明显下降[5]。另外，年幼患者（＜7 岁）和左颞叶 / 海马体接受高剂量治疗的患者语言理解能力和智商显著下降[2]。总之，这些结果表明，年长患者在质子治疗后神经认知表现稳定，而年轻患者即便在减少脑区照射剂量的情况下认知功能也很容易受损[6]。

一项单一的回顾性研究试图比较质子和光子对儿童神经认知的影响。接受质子治疗的患者智商没有明显的暂时性下降，而接受光子治疗的患者智商平均每年下降 1.1 点。然而，随着时间的推移，质子和光子之间的智商影响没有发现统计学上的显著差异（每年下降 0.7 点 vs. 1.1 点；P=0.509）[7]。虽然这些发现的可靠性还需要后续研究证实，但其反映的问题在后续研究中应该被考虑到，包括潜在的治疗人数较少的限制，光子和质子治疗患者的治疗时间及随访时间的差异，以及使用敏感性有限的简化认知评估方案（如 IQ 量表）。此外，光子放射治疗患者年龄更小（中位年龄，8.1 岁 vs. 9.2 岁），这是值得注意的，因为放射不良反应在年幼的儿童身上更明显。

（二）内分泌功能障碍

内分泌疾病的风险取决于 HPA 接受的照射剂量及所关注的激素类型，生长激素是辐射最敏感的。在 29 名接受质子治疗的儿童颅内 LGG 患者中，9 名（31%）因肿瘤累及 HPA 而怀疑有基线水平的内分泌

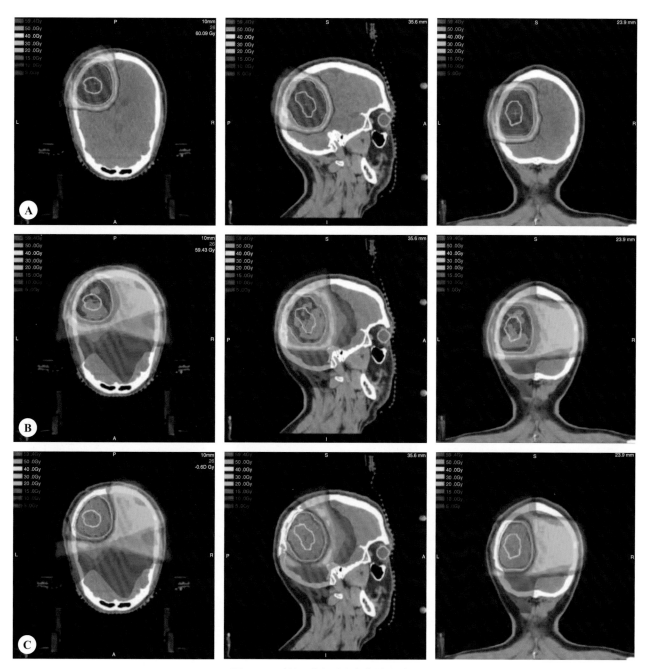

▲ 图 52–3　低级别胶质瘤患者的治疗计划

红色代表 100% 处方剂量，紫色代表 10% 处方剂量；A. 质子治疗计划；B. 调强放射治疗（IMRT）计划；C.IMRT 外扩剂量

异常。除一例外，所有的内分泌疾病都发生在 HPA 接受超过 40Gy［相对生物效应（relative biological effectiveness，RBE）］放射治疗的患者中 [2]。因此，即使使用质子等适形技术，当目标靶区邻近或累及危及器官（organ at risk，OAR）时，其受照剂量也是不可避免的。

（三）继发性恶性肿瘤

放射引起的继发性恶性肿瘤往往发生在暴露于低或中等剂量的组织内。值得注意的是，尽管质子治疗可以减少此类剂量，但它会产生与继发性恶性肿瘤相关的中子散射剂量。与调强放射治疗（intensity modulated radiotherapy，IMRT）、容积弧形调强放射治疗（volumetric intensity modulated arc therapy，VMAT）等光子适形放射治疗技术相比，质子放射治疗在治疗低级别胶质瘤 LGG [8]、颅咽管瘤 [9] 和髓母细胞瘤 [10] 后引发继发性恶性肿瘤的风险更低。

继发性恶性肿瘤风险差异最大的可能是髓母细胞瘤患者，他们有大量的辐射暴露（如 CSI）。在一项对 17 名儿童髓母细胞瘤患者的研究中，计算了质子或光子 CSI 后的终身归因风险（lifetime attributable risk，LAR），主要的癌症风险来自肺部，光子 CSI 对所有患者的所有器官都有更高的风险[10]。对于继发性癌症发病率，质子 LAR 与光子 LAR 的比值（RLAR）为 0.10～0.22（即质子治疗相关继发性癌症发生率更低）[10]。癌症发病率和死亡率的 RLAR 均随着辐射暴露时的年龄增大而降低。除了组织敏感性以外，另一个影响大龄儿童癌症风险降低的因素是整个椎体不包括在 CSI 靶区体积内。这将使得靶区前部器官组织更加远离照射区域。

由于辐射引起的继发性恶性肿瘤在出现之前有 10～15 年的潜伏期，尽管初步数据很有希望，但先前建模数据的临床确认可能还需要数年时间。在美国哈弗回旋加速实验室中接受质子治疗的 500 余名患者与接受光子治疗的患者在癌症监测、流行病学和最终结果注册上进行了匹配比较。质子和光子治疗后继发性恶性肿瘤 10 年累积发病率分别为 5.4% 和 8.6%。然而，在缺乏辐射剂量和辐射场数据的情况下，作者无法确定继发性恶性肿瘤与辐射相关[11]。如在质子或光子治疗视网膜母细胞瘤患者中，辐射诱发的继发性恶性肿瘤的 10 年累积发生率在质子治疗组中较低（0% vs. 14%；P=0.015），但在所有继发性恶性肿瘤 10 年累计发病率中两者并无显著差异（5% vs. 14%；P=0.12）[12]。

（四）抗辐射组织的剂量递增

质子的第二个优势是能够调强靶区照射剂量并使得附近的器官结构免受辐射。脊索瘤和软骨肉瘤等原发肿瘤通常起源于颅底或椎体，更高的辐射剂量能够改善 LC[13]。此外，考虑到这些肿瘤的位置，完全切除可能难以实现，因此质子治疗经常被纳入局部辅助治疗或初始治疗之中（详见脊索瘤和软骨肉瘤章节）。

（五）可变质子相对生物效应的潜在含义

相对生物效应（RBE）代表两种不同辐射（如光子和质子）产生相同生物效应所需的剂量之比。在临床实践中，质子的 RBE 通常是 1.1，这反映质子和光子之间类似的细胞杀伤。事实上，已知 SOBP 的末端部分具有剂量异质性，其中 RBE 可能高达 1.2 或 1.3[14]。鉴于布拉格峰远端范围的 RBE 可变，理论上

存在质子治疗增加毒性的问题，特别是在质子束终止于 RBE 可能最高的关键器官内。

这种物理性质导致了对质子治疗后放射性坏死率的审查。单一机构报道的范围为 3%～31%[15-17]。机构间看似不一致的发生率可能来源于对放射性坏死的定义不同（影像 vs. 症状）和患者群体的差异。虽然没有明确的风险因素，但与之相关的变量包括年轻人[15]，肿瘤位于颅后窝[15]，接受过多种化学治疗药[17]，以及非典型畸胎样横纹肌瘤（atypical teratoid rhabdoid tumor，ATRT）病史[17]。

与光子相比，质子治疗相关的放射后 MRI 改变发生率较高（T_2 高信号，T_1 增强）。在对儿童室管膜瘤患者的回顾性分析中，质子治疗（n=37）后发生这些变化的概率高于接受 IMRT 治疗的患者（n=35）：43% vs. 17%；并且质子治疗后 MRI 变化发生时间点较光子治疗更早（中位时间，3.8 个月 vs. 5.8 个月）。尽管质子治疗患者更年轻（33.7 个月 vs. 73.3 个月），但放射类型和年龄之间无显著交互作用（P=0.518）。在多变量分析中，质子治疗相对于 IMRT 而言仍然与放射后影像改变发生率显著相关（OR=3.89，P=0.024）[18]。其中，3 名 IMRT 治疗后患者和 4 名质子治疗后患者出现症状性影像学改变。在接受类固醇、贝伐珠单抗或高压氧治疗后，所有光子治疗后患者放射治疗相关症状均得到恢复，而质子治疗患者均有持续症状，其中 1 名患者死亡，并通过尸检明确了其放射性坏死[18]。目前，有关质子治疗后放射性坏死的资料仍处于初步研究阶段，但随着质子的使用在未来可能会不断增加，应予以更多的关注。

二、髓母细胞瘤

鉴于标准风险的儿童髓母细胞瘤预后良好（5 年无事件生存期和 5 年生存率为 85%），目前的放射治疗策略（如 ACNS 0331）正在测试能否安全地降低放射剂量梯度，包括降低 CSI 剂量和增加总照射体积。事实上，考虑到 CSI 照射的体积较大，质子治疗在早期就被采用，第一份治疗研究报告描述了在 2001—2003 年见于美国洛马林达大学治疗的 3 名儿童患者[19]。

虽然鞘膜囊和神经根是 CSI 的靶点，但是对生长期儿童治疗时通常将全部椎体包含在靶区内从而预防放射治疗造成的椎体生长失衡。对于已达到身体发育完全或接近完全的青少年，椎体则被排除在

靶区以外以避免骨髓毒性。质子治疗过程中，射线由脊柱后方进入患者体内，不会对胸部、腹部和骨盆形成额外的照射（图 52-4）。与光子相比，对全脑全脊髓和颅后窝区域的质子治疗能够明显减少胸部（心脏、食管、肺）、腹部（胃、肝、胰腺、肾）、颈部（甲状腺）和颅骨（耳蜗、颞叶、脑垂体）的照射剂量[20-23]。

不出所料，质子 CSI 的急性期不良反应更加有限。典型的放射毒性，比如吞咽困难、声音嘶哑、恶心、呕吐和腹泻在儿童[19]和成人[23, 24]髓母细胞瘤质子治疗后均少见，因为质子治疗前中线结构可以免受辐射影响。在对 40 名成人髓母细胞瘤患者的回顾性研究中，接受 CSI（21 个光子，19 个质子）治疗的患者质子治疗后 2 级恶心和呕吐反应明显减少（26% vs. 71%；P=0.004），体重下降明显减少（1.2% vs. 5.8%；P=0.004），可能因食管炎的就医比例明显下降（5% vs. 57%；P＜0.001）[23]。由于质子治疗对前椎体影响较小，因此引发放射治疗相关性血细胞减少的概率也明显下降[23]。

由于位于颅后窝外侧的耳蜗受照及基于顺铂的联合辅助化学治疗，听力损失是放射治疗过程中一个常见的严重不良反应，它对年轻患者的学业有较大的影响。尽管与光子放射治疗相比，质子放射治

疗于耳蜗处放射剂量较低[21, 23]，但是儿童髓母细胞瘤患者在质子治疗后前瞻性随访过程中依然表现出全频率的听力下降，尤其是高频听力的下降尤为明显。1 年内 3～4 级耳毒性反应发生率为 5%[25]。接受光子 CSI 和调强放射治疗的患者中，3～4 级听力损失的比率为 6%～18%[26,27]。研究队列间耳毒性反应的差异反映出调强放射治疗体积的不同，相比有边界的瘤床照射，包含整个颅后窝的调强放射导致耳蜗所受的剂量明显升高。

接受 CSI 的患者有内分泌疾病的风险，包括直接照射导致的甲状腺、肾上腺和性腺功能紊乱（即原发性）或放射治疗后 HPA 损伤（即继发性 / 中枢性）导致的内分泌紊乱。然而，质子治疗似乎也降低了此类风险。在对 University of California San Francisco（UCSF）接受光子治疗的 40 名髓母细胞瘤患者和在 Massachusetts General Hospital（MGH）接受质子治疗的 37 名髓母细胞瘤患者进行回顾性比较分析中，接受质子治疗的患者明显降低了甲状腺功能减退的风险（23% vs. 69%；P＜0.001），性激素缺乏的风险（3% vs. 19%；P=0.025），及需要进行任何内分泌替代治疗的风险（55% vs. 78%；P=0.03），且坐姿高度标准差得分较大（平均值，-1.19 vs. -2；P=0.02）。后一个发现很出人意料，因为无论光子还是质子治

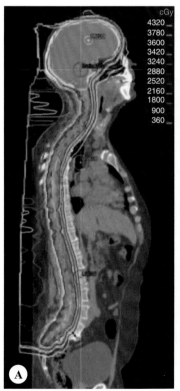
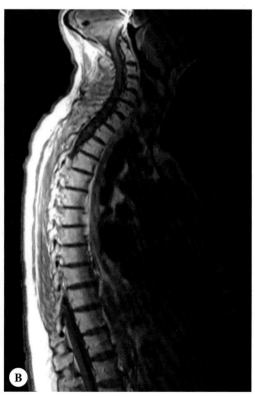

◀ 图 52-4 **A.** 计算机体层成像 – 成人质子全脑全脊髓照射（**cranial spinal irradiation, CSI**）计划，患者仰卧时质子从后方进入，仅对鞘膜囊和神经根进行照射，前椎体和骨髓受外扩剂量的照射；**B.** 治疗后，脊柱 **T₁** 加权磁共振图像显示椎体后方高信号脂肪改变

疗中，都对生长发育期儿童的整个脊柱进行照射[28]。值得注意的是，在 UCSF（主要是光子患者），生长激素（growth hormone，GH）检测仅在愿意接受 GH 替代治疗的患者中进行，因此生长激素缺乏症发病率可能是被低估的。

三、室管膜瘤

室管膜瘤约占儿童颅内肿瘤的 10%，确诊中位年龄为 5 岁。成人和儿童的受累部位不同：90% 的儿童病灶局限于颅内，幕下受累（如第四脑室）最常见于 3 岁以下儿童。相比之下，大多数成人病例发生在椎管内。治疗包括最大限度的安全切除，然后进行放射治疗。考虑到诊断时年龄很小，且瘤床靠近脑干、脑神经、耳蜗和大脑在内的关键结构，适形放射治疗被认为可以降低邻近危险器官的放射剂量和相关毒性。

在一项剂量学研究中，比较了两个"具有代表性"的接受光子 IMRT 与质子治疗的儿童患者，接受质子治疗患儿的大脑和颞叶、HPA、视交叉和耳蜗处平均剂量更低。正如预期的那样，直接与肿瘤组织相邻或被肿瘤组织包裹的正常结构获益较少[29]。此外，还评估了两种用于质子治疗的技术：①三维适形质子治疗，一种质子束形状与肿瘤形态匹配的正向规划算法；②调强质子治疗（IMPT），一种反向规划算法，预先指定剂量限制和覆盖范围，治疗计划系统确定匹配所有输入条件的最佳计划。与 3D 适形质子相比，IMPT 能够进一步减少邻近器官结构的辐射剂量。

质子治疗的结果与历史上的基于光子治疗的队列相似。70 名室管膜瘤患儿（53% 为典型，47% 为间变性）在 MGH 接受中位剂量 55.8Gy（RBE）治疗，中位随访时间为 46 个月；3 年无进展生存率（progression-free survival，PFS）为 76%[30]。在对接受光子治疗（中位剂量 59.4Gy）的 153 名患儿（44% 典型，56% 间变性）的最大前瞻性研究中，中位随访 5.3 年，7 年 EFS 为 69.1%[31]。已有报道质子治疗后 5 年 LC 约为 77%[30, 32]，与 Merchant 及其同事在他们的前瞻性光子研究中报道的结果相似（7 年 LC 为 83.7%）[31]。

考虑其整体剂量较低，质子治疗也被用于复发或转移性室管膜瘤的二次放射治疗。20 名患者在先前接受中位剂量 55.8Gy（RBE）治疗后，接受 33 个疗程的质子再照射［中位剂量 50.4Gy（RBE）］。3 年

OS 和 PFS 分别为 78.5% 和 28.1%，与手术切除复发性疾病相关的 OS 较长（风险比 =9.19）。在 14 名接受局部再照射的患者中，3 名（21%）有 2 级放射相关治疗改变[33]，提示分割再照射的安全性。然而，再次照射后的二次局部进展率为 45.5%，尽管 5 名局部失败中有 3 名采用了低剂量姑息治疗。

尽管没有质子和光子治疗室管膜瘤患者的比较数据，质子治疗的内分泌异常和听觉毒性的发生率相对较低。在 MGH 的上述研究中，在 32 名甲状腺激素随访和 25 名生长激素随访患者中，分别只有 1 名和 2 名患者有中枢性甲状腺功能减退和生长激素缺乏的实验室证据[30]。患者在治疗前后的平均身高下降 2.6 个百分点（P=0.142）。最后，23 名患者中有 2 名发生辐射导致的听力损失，这 2 名患者均为肿瘤扩散至 Luschka 孔（第四脑室外侧孔），导致耳蜗剂量增高[30]。在 Paul Scherrer Institute（PSI）治疗的 50 名颅内室管膜瘤患者中，毒性特征相似：3 名患者均患有生长激素缺乏或中枢性甲状腺功能减退，需要激素替代治疗，2 名单侧耳聋病例均为幕下肿瘤累及内听道[32]。

四、颅咽管瘤

颅咽管瘤是早期使用质子治疗的肿瘤类型之一，因其可治愈，对颅咽管瘤放射治疗后晚期反应的关注度较高[34]。与 IMRT 相比，质子治疗与神经认知、视交叉和耳蜗相关结构的整体剂量降低有关[35, 36]。美国 MD 安德森癌症中心和贝勒医学院比较了 1996—2012 年接受质子治疗或光子 IMRT 治疗的 52 名儿童颅咽管瘤的结果。两组在 OS 或疾病控制方面无差异。3 年 OS、结节性无进展生存率和囊性无进展生存率分别为 96%、95% 和 76%。在质子治疗期间，40% 的患儿出现囊腔增大，其中 20% 的患儿需要手术治疗。同样，光子组 33% 和 27% 的患儿在治疗后出现即刻或迟发的囊腔增大，40% 的患儿需要进行干预[37]。以上经验强调了在治疗过程中监测囊腔增大的重要性，以便干预或重新规划放射治疗[38]。

五、低级别胶质瘤

与高级别胶质瘤相比，Ⅱ级胶质瘤患者更年轻（20—40 岁），预后良好，中位生存期（median survival，MS）为 5～15 年。更长的生存期与少突胶

质细胞瘤特征及 *IDH1* 突变相关[39]。前期辅助放射治疗可显著改善中位 PFS，但对 OS 无显著影响[40]。因此，立即治疗或延后治疗的选择需要平衡潜在长期神经毒性和疾病复发的可能性。对 11 名低级别胶质瘤（LGG）患者的质子和光子 IMRT 剂量学比较显示，质子治疗对关键结构（如对侧颞叶、耳蜗和垂体）的辐射剂量降低了 10～20Gy[8]，但相对获益仍取决于肿瘤位置。根据正常组织并发症概率模型，平均减少剂量可使听力功能障碍（5% vs. 10%）和辐射诱发的继发颅内肿瘤 [（47 vs. 106）/10 000 例年] 减少50%[8]。

治疗 LGG 的质子急性放射毒性较轻，最常见的不良反应是疲劳、头痛、脱发和头皮红斑[5, 41, 42]。晚期反应也很轻微，至少对成年患者是这样。对 20 名 LGG 患者（中位年龄 37.5 岁）接受 54Gy（RBE）治疗进行了前瞻性随访，内容包括全面基线和治疗后定期的神经认知和生活质量（QOL）评估[5]。8 名患者在一个或多个神经认知领域（即语言、视觉或言语记忆、处理速度）存在基线损伤。神经认知评估的中位随访时间为 3.2 年，随着时间的推移，所有领域的表现保持稳定或略有改善。QOL 保持不变，大多数在放疗前全职工作的患者（11 名中有 9 名）在疾病进展的最后一次随访时仍继续全职工作。4 名在放射治疗前兼职工作或处于残疾状态的患者在随访过程中可以兼职甚至全职工作[5]。5 年的 PFS 为 40%，未观察到 4 级或 5 级的神经毒性。这些初步结果表明，质子可以减轻脑辐射的晚期毒性。此外，这些年轻患者在治疗后仍能正常工作，或者可能重返工作岗位。

六、高级别胶质瘤

鉴于对正常脑组织的影响较小，质子治疗可用于高级别胶质瘤（high grade glioma，HGG）的治疗，实现更高治疗剂量的递送。接受过替莫唑胺治疗的初诊胶质母细胞瘤患者在接受 ≥90Gy（RBE）的质子治疗后其中位生存期可达 20 个月，在治疗阈值达到 90Gy（RBE）的区域中观察到一例复发。不出所料，7 名患者出现了放射性坏死[43]。日本筑波大学质子医学中心发表了 23 例采用光子（50.4Gy）和质子 [46.2Gy（RBE）] 联合的大分割伴调强放射治疗，放射治疗与盐酸尼莫司汀或替莫唑胺化学治疗同步进行。同样，6 名患者中位生存期有所提高（21 个月），

但以症状性的放射性坏死为代价[44]。NRG 肿瘤学会（NRG Oncology）正在研究剂量递增在替莫唑胺同步及辅助化学治疗过程中的作用。BN-001 是一项随机临床试验，通过质子或光子放射治疗，比较了当前标准方案（30 次分割 60Gy）及针对有限体积的剂量递增方案（30 次分割 75Gy）的治疗效果。虽然剂量的增加可以改善 LC，但是这种改善往往以症状性放射性坏死的风险为代价，两者的平衡是改善整体结果的关键。NRG 试验对于确定质子治疗是否能优化治疗比率至关重要。

七、脑膜瘤

在脑膜瘤的治疗中，质子治疗相比光子治疗有两个主要优势。对于非典型和恶性脑膜瘤，若使用质子治疗，剂量递增是可行的，否则采用常规辐射剂量（如 54Gy）的失败率很高。对于良性脑膜瘤患者，质子治疗明显减少颞叶、海马、耳蜗、脑干和垂体的照射剂量。由于这种剂量的减少，质子有望降低神经认知功能下降和继发性肿瘤发生的相关风险（每年 10 000 例，1.3 vs. 2.8；$P < 0.002$）[45]。

根据几个不全切除或复发的良性脑膜瘤质子治疗研究，治疗后 5 年或 10 年 LC 为 88%～100%，治疗毒性可以接受[46-51]。质子治疗也被用于不可切除的脑膜瘤，包括那些起源于海绵窦和视神经鞘的脑膜瘤。质子治疗能够使得邻近的脑干、视觉通路（如海绵窦脑膜瘤）和视神经（如视神经鞘脑膜瘤）免于放射损伤。在 25 名接受常规分割放射治疗的视神经鞘脑膜瘤患者中（其中 12 名采用质子治疗），21 名（95%）视力改善或稳定[52]。

复发或残留的非典型或恶性脑膜瘤的 LC 较低，在33%（质子治疗后 2 年）至 71%（质子治疗后 5 年）不等。这种不一致的变异性可能反映了病例数较少的单一机构队列中受到选择偏倚的困扰[47, 50, 53-55]。多项研究表明，提高辐射剂量可改善 LC，包括美国印第安纳大学健康质子治疗中心的一系列研究；辐射剂量 >60Gy vs. <60Gy（RBE），其 5 年 LC 为 87.5% vs. 50.0%（P=0.038）[54]。照此，人们努力探索使用适形治疗技术，如 IMPT 或新型成像技术调强剂量到复发风险最高的区域[56]。

立体定向质子治疗也用于脑膜瘤治疗中[57-59]。在 50 名良性脑膜瘤患者中使用专用立体定向射线束进行中位剂量为 13Gy（RBE）的放射外科治疗，

3 年 LC 为 94%，永久性晚期反应为 5.9%。然而，由于质子治疗机构相对较少，且需要专用的立体定向射线束及可替代的基于光子的放射外科平台，质子放射外科的应用目前仍受到限制。

八、垂体腺瘤

1963 年，美国加州大学伯克利分校的劳伦斯放射实验室首次提出使用质子疗法治疗库欣病[60]。垂体腺瘤由于其位置相对较浅（易受到低能质子的攻击）且易于确定靶点（普通 X 线片上的鞍区），因此对质子来说是一个有吸引力的早期靶点。Loma Linda 和 MGH 的后续系列研究表明，无论是分割质子治疗还是立体定向质子放射外科治疗（SRS），垂体腺瘤治疗后 LC 均＞98%[61, 62]。MGH 分析了 1992—2012 年接受质子 SRS（92% 的患者）或分割放射治疗的 165 名功能性垂体腺瘤患者。3 年生化完全缓解率（定义为无药物治疗的 3 个月以上实验室指标正常），库欣病为 54%，Nelson 综合征为 63%，肢端肥大症为 26%，催乳素瘤为 22%。不到一半患者（45%）在治疗 3 年后出现垂体功能减退[62]。

九、脊索瘤和软骨肉瘤

脊索瘤和软骨肉瘤的治疗具有挑战性，因为它们经常发生在重要结构（如脊髓、脑干）附近，并且具有相对的抗辐射性，因此需要较高的辐射剂量。尽管脊索瘤和软骨肉瘤具有两种不同的组织学特征，对辐射的反应和结果也各不相同，但由于它们具有相似的临床表现、解剖位置和治疗方法，本文遂将它们一起分析。

（一）颅底脊索瘤和软骨肉瘤

20 世纪 60 年代和 70 年代脊索瘤的早期治疗包括高达 55Gy 的常规光子放射治疗。不幸的是，由于邻近的脑干和视觉通路的辐射敏感性，其治疗剂量无法继续增加，5 年 OS＜50%[63]。从那时起，质子治疗已被用于改善脊索瘤的 LC 与复发率。在目前最大的一个队列研究中，MGH 报道了 519 名颅底脊索瘤（n=290）或低级别软骨肉瘤（n=219）患者接受 66～83Gy（RBE）治疗的结果。中位随访 41 个月，5 年局部无复发生存率分别为 73% 和 98%，10 年为 54% 和 94%[64]，与其他队列相似[65, 66]。

LC 似乎与辐射剂量有关。在 Loma Linda 的队列研究中，脑干受累与 LC 下降相关（53% vs. 94%；

P=0.04），可能与手术切除困难及邻近脑干辐射剂量较低有关[66]。其他预后因素包括残余肿瘤体积，在印第安纳大学治疗的 39 名斜坡脊索瘤患者中，5 年 LC 为 70%，其中 21 名残余肿瘤体积＜20cm³ 的患者采用＞67Gy（RBE）放射治疗，5 年 LC 提高至 81%[67]。

根据 MGH 经验，脑干表面的剂量限制为 67Gy（RBE），在此治疗剂量下 5 年无显著脑干毒性的生存概率为 92%。在同一队列研究中显示，颞叶损伤和视神经病变的 5 年风险分别为 13% 和 4.4%[64]。在 Loma Linda 接受治疗的患者中，7% 遭受 3～4 级晚期毒性反应，5% 有症状[66]。这些较低的概率可能反映了较保守的剂量增加，因为毒性风险似乎与高剂量照射的剂量和体积有关[68]。

自从这些早期的报道发表以来，现代光子处理技术已经得到了改进，能够实现更安全的剂量增加，从而引发了关于质子价值的争论。立体定向光子放射治疗已与 80% 的 OS 相关[69]，并越来越多地用于较小体积的残余病灶[70]。然而，质子技术也随着点扫描（即可适形的单质子束）的使用而改良[71, 72]，这提高了高剂量区域的适形性并保护颞叶和脑干不受额外照射[73]（图 52-5）。

（二）脊椎脊索瘤和软骨肉瘤

虽然手术切除是目前脊椎脊索瘤和软骨肉瘤的首选治疗方式，但只有少数患者可能完全切除而没有功能损伤。甚至即便肿瘤切缘为阴性，复发率也高达 67%[74]。因此，放射治疗被用于减少局部复发的辅助治疗或无法行手术切除肿瘤的最终治疗。作为相对抗辐射的肿瘤，脊索瘤和软骨肉瘤治疗剂量＜60Gy 的情况下很少治愈[75]。然而，剂量的增加受到附近正常脊髓组织的限制，脊髓的放射剂量耐受性约为 50Gy[76]。此外，靶区前器官——颈胸肿瘤的食管、肺和心脏和腰骶肿瘤的肾、肠、膀胱和卵巢——在常规光子放射治疗中也是有剂量限制的；而后置质子束因为没有出射剂量，所以不存在上述限制与担忧。

MGH 治疗 50 例脊柱肉瘤（58% 脊索瘤，28% 软骨肉瘤）的二期临床研究的长期结果显示了令人印象深刻的 LC：原发肿瘤的 5 年和 8 年 LC 分别为 94% 和 85%，包括局部复发性疾病的 LC 分别为 81% 和 74%。尽管中位剂量为 76.6Gy（RBE）[范围 59.4～77.4Gy（RBE）]，但 8 年 3～4 级放射治疗

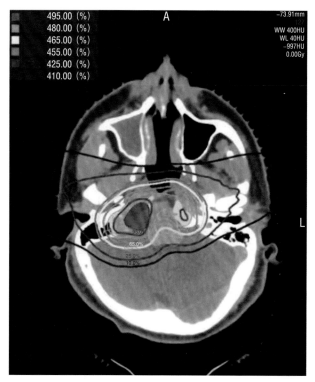

▲ 图 52-5　质子计划使用铅笔束扫描治疗斜坡脊索瘤患者；患者接受了多束光子和质子的混合治疗

晚期并发症的风险仅为 13%，并且未见脊髓疾病。3 例骶神经病变仅在 76.6～77.4Gy（RBE）剂量后出现[77]。除剂量外，与 LC 相关的其他预后因素还包括疾病初发与复发时所使用的放射治疗方式。虽然这可能反映了高危亚群的选择偏倚，但也有可能是重复的手术操作在缺氧组织中造成肿瘤播散。支持这一观点的是，如果术前给予辅助放射治疗，LC 会得到改善（72% vs. 54%；P=0.0113）[78]。

金属置入物给质子治疗带来了双重问题。首先，CT 上的金属伪影影响了用于计算光束范围和剂量的亨氏单位（Houndsfield unit）。虽然伪影可以被覆盖，但会影响 CT 数据的可靠性。其次，考虑到质子与金属相互作用并散射，射线路径经过金属后远端靶区剂量可能不足。总的来说，这可能会降低 LC。MGH 报道，使用钛金属脊柱稳定装置的患者局部复发率为 31%，而没有使用的患者局部复发率为 18%（P=0.277）。同样，在接受 PSI 治疗的患者中，5 年 LC 为 100%，但如果有金属置入物，则下降至 30%（P=0.0003）[79]，目前已经在探索减少金属物遮蔽及剂量不确定性的方法，包括模拟金属对质子束路径影响的软件，以及使用多个质子束角度对靶区进行照射。这些策略可能会减少剂量误差。美国佛罗里达大学最近报道，在接受光子和质子混合治疗的 23 名患者中，金属置入物对 LC 没有显著影响[15]。

结论

与光子相比，质子治疗没有出射剂量，因此能够更好保证邻近的关键器官结构接受低或中等的剂量照射。这将减轻放射治疗后急性和晚期并发症发生率（儿童和年轻患者需考虑），并能够增加目标靶区剂量以改善 LC。质子治疗各种中枢神经系统肿瘤后的初步临床数据正在不断发表，光子及质子治疗的剂量学数据比较结果也对质子治疗的应用提供了支持。随着质子治疗设备和治疗患者的数量增加，我们现在对质子治疗的疗效、安全性、耐受性和长期不良反应的认识正在不断完善。

第八篇

功能性疼痛
Functional Pain

第 53 章 三叉神经痛··· 728

第 54 章 痉挛：分类、诊断和治疗·· 736

第 55 章 颞叶癫痫外科手术··· 743

第 56 章 颞外手术和大脑半球切除术治疗癫痫··· 753

第 57 章 脑深部电刺激治疗运动障碍性疾病··· 763

第 58 章 立体定向功能性神经外科治疗精神疾病、疼痛及癫痫··································· 780

第53章 三叉神经痛
Trigeminal Neuralgia

Da Ⅵd C. Straus Andrew L. Ko Laligam N. Sekhar 著

吴晔 译 吴凡 校

临床要点

- 细致的临床诊断是正确选择三叉神经痛手术治疗患者的关键。
- 在微血管减压时，必须探查第 Ⅴ 对脑神经从脑干到 Meckel 腔入口的整个脑池段，多个责任血管并不少见，这些都需要减压以获得令人满意的结果。
- 治疗推荐应根据具体患者而定，需权衡每种方式各自的利弊。

一、概述和历史

三叉神经痛早在 18 世纪被 James Fothergill 首次详细描述。这是一种严重的以前称为"自杀性疾病"（suicide disease）的面部疼痛。早期的治疗方式主要聚焦于周围神经的离断。Carnochan 于 1856 年对这种疾病进行了第一次成功的手术治疗，他采用经鼻窦入路沿着上颌神经回溯到半月神经节，随后将其切除。19 世纪 90 年代，Victor Horsley 将手术发展为颞下入路离断半月神经节节前神经纤维。同样在 19 世纪 90 年代，Hartley 和 Krause 分别描述了通过硬膜外入路的半月神经节切除术。19 世纪 90 年代后期，Cushing 对该手术加以改进，采用了一个更靠基底的入路来避免脑膜中动脉出血 [1]。20 世纪 20 年代，Dandy 首次采用枕下外侧入路（"小脑入路"）治疗三叉神经痛 [2]。与其他技术类似，它也涉及节前三叉神经的切断。由于经颅后窝入颅，他首先注意到三叉神经在脑池段受到血管压迫迹象的频繁出现。因此他提出感觉根受压可能是三叉神经痛发病的一个重要因素 [3]。20 世纪 60 年代，Gardner 深化了这一理论并报道了神经根血管减压术的成功结果 [4, 5]。随着手术显微镜的出现，Jannetta 充实了血管压迫作为三叉神经痛基础病因的理论，并通过大型队列研究证明三叉神经微血管减压术

（microvascular decompression，MVD）极好的反应率和手术安全性 [6-8]。

三叉神经经皮治疗技术与开放手术治疗并行发展。早在 1910 年，Harris 就证明了经皮半月神经节酒精注射治疗三叉神经痛的病例。1914 年，Hartel 描述了经前路进入半月神经节的解剖学标识和路径。Sweet 进一步建立了射频脊神经根切断术（radiofrequency rhizotomy，RFR）[9]，而 Mullan 发展了球囊压迫技术 [10]。此外，应用放射手段实现三叉神经损毁是 Leksell 在 20 世纪 50 年代将立体定向放射外科（SRS）首次应用于临床 [11]。总的来说，MVD、RFR、球囊压迫、甘油注射神经根离断术和 SRS 这些技术继续代表着治疗三叉神经痛现行的干预手段。

二、发病机制

关于三叉神经痛发病机制的一个重要假说可能是由于三叉神经感觉纤维脱髓鞘（通常在神经根，偶尔在脑干）所致。在大多数情况下，脱髓鞘往往涉及神经根的近端部分，而髓鞘在中枢神经系统（CNS）内由少突胶质细胞，而不是施万细胞（Obersteiner-Redlich 区）构成 [4]。脱髓鞘的常见原因是动脉压迫，少见的原因也可以是静脉压迫、多发性硬化症

（multiple sclerosis，MS）或颅后窝压迫性病变。这些脱髓鞘的局部区域能使来自较大的 Aα 和 Aβ 感觉纤维的轴突与邻近的传递疼痛信号的无髓鞘小 Aδ 和 C 纤维的轴突直接并置。这种解剖构造能够实现这些并置纤维之间的突触传导以及自发神经冲动的异位产生。与血管压痕相关的畸形进一步加剧了这种自发活动。神经根的搏动性减压通过解除神经根丝局部的手术变形并将脱髓鞘的神经根丝分离从而防止神经信号异位和外延扩散来快速缓解疼痛。随着时间的推移，髓鞘再生的影响可能在长期预防三叉神经痛复发中发挥作用[12]。

Devor 于 1994 年首次提出另一种假说。该假说强调在半月神经节中，一群受损的神经元变得过度兴奋并形成一个"扳机"。随后这些异常的神经元在神经节内自主放电，直至达到神经不应期才会停止[13]。这可以解释在没有占位性病变、脱髓鞘疾病或神经血管压迫的情况下三叉神经痛仍高发（高达 17% 的病例）的原因[14]。

三、临床特征与诊断

三叉神经痛的年发病率约为 4.5/10 万。每年总体患病率高达 27/10 万。女性的发病率约是男性的 2 倍并在 50—60 岁时发病率达到高峰[15]。与三叉神经痛相关的面部疼痛的经典描述为一种单侧、尖锐、撕裂样或电击样疼痛，伴有间歇性无痛期。通常，扳机点或活动（如吃饭、刷牙）可诱发疼痛发作。尽管可能存在轻微的感觉减退，但在体格检查时三叉神经功能通常无受损表现。

大多数患者对卡马西平等抗惊厥药产生初步反应。约 50% 的患者在服药后 6 个月或更长时间内疼痛得以缓解。然而，近 4/5 的患者在最初诊断后疼痛会复发[16]。疼痛的发作频率存在显著的个体差异，从偶尔的突然发作，到"三叉神经痛持续状态"的不间断刺痛。三叉神经痛的疼痛区域分布以三叉神经 V_2 支和 V_3 支支配区最为常见（占 1/3）。约 15% 的患者表现为单独 V_2 或 V_3 支，或者 V_1 支和 V_2 支的疼痛。单独的 V_1 支疼痛较为少见（约 4%）[17]。在评估三叉神经分布区疼痛的患者时，重要的是评估面部疼痛的其他潜在原因，包括牙科疾病、颞下颌关节疼痛、偏头痛、带状疱疹后神经痛和颞动脉炎[18]。同样重要的是应该认识到，三叉神经痛可能会被其他不太了解该诊断的医生所忽视，在确诊三叉神经痛之前，面部痉挛性疼痛的患者可能会经历诸多牙科手术或其他类似的治疗。

国际头痛学会将三叉神经分布区域的神经源性面部疼痛分为症状性三叉神经痛和特发性三叉神经痛[19]。症状性三叉神经痛是由病因明确的颅内外病变所造成的三叉神经痛，如小脑脑桥角肿瘤。特发性三叉神经痛是没有明确病变的三叉神经痛。由于两者的治疗策略截然不同，因此区分症状性三叉神经痛和特发性三叉神经痛尤为重要。对于症状性三叉神经痛的患者，如由于多发性硬化症、神经鞘瘤、脑膜瘤、转移性肿瘤、表皮样囊肿、蛛网膜囊肿或其他病变引起的。对于这类患者，最好的处理是直接的病因治疗。在无其他脑神经病变的新发三叉神经痛病例中，MRI 检查提示约 15% 的病例可能存在基础的病理（不包括三叉神经的血管压迫）[20]。MRI 研究的汇总数据显示，77%（灵敏度）的有症状患者的神经受到血管压迫，而 71%（特异度）的无症状患者的神经没有受到血管压迫。

MS 患者的三叉神经痛尤其需要考虑。MS 患者发生三叉神经痛的风险是非 MS 患者的 20 倍。约 5% 的三叉神经痛患者同时合关 MS，而约 2% 的 MS 患者将合并有三叉神经痛。由于这些患者通常不能像非 MS 患者一样耐受抗惊厥药，因此更出现受药物难治性疼痛。与特发性三叉神经痛相比，它们对 MVD 的反应也不佳，且更容易出现手术并发症[21]。因此，对这类病例需要特殊的考虑，在许多病例中疼痛可以通过 RFR 或 SRS 等侵入性较小的手术得到很好的控制。特发性三叉神经痛可根据其临床表现被进一步分类。典型三叉神经痛（1 型 TN）一半以上具有尖锐的、撕裂样、电击样的疼痛伴有无痛间歇和典型三叉神经痛。"非经典"三叉神经痛（2 型 TN）一半以上的症状表现为持续性疼痛、抽痛或烧灼样疼痛[22]。典型三叉神经痛患者在手术中更常被发现有血管压迫，并且对微血管减压有更快速和更持久的反应。尽管与典型三叉神经痛相比，非典型三叉神经痛患者的手术受益相对较小，但仍然对治疗有明显的反应，也仍然是手术的候选者。其他形式的三叉神经痛也存在，如传入神经阻滞性疼痛（与先前的神经根切断术有关）、神经病理性疼痛（与周围三叉神经损伤有关）和非典型面部疼痛[23]。然而，这些类型的疼痛及其最佳处理方式在文献中均没有得到很好的定义。

四、治疗方式和结果

（一）药物治疗

药物治疗是典型三叉神经痛的一线治疗方法。患者通常对药物治疗表现出良好的初期反应。典型的麻醉性镇痛药无法充分缓解痉挛性疼痛。因此，抗惊厥药通常作为三叉神经痛的一线治疗。强有力的数据支持卡马西平的使用（200～1200mg/d）。四项安慰剂对照研究已证明其治疗典型三叉神经痛的疗效。这些研究的结果可靠地表明卡马西平可以减少疼痛发作的频率和强度。这些试验中需治疗人数仅为 1.7～1.8，证明卡马西平能有效缓解典型三叉神经痛患者的疼痛。然而，它的实用性受到其相对狭窄的治疗指数的限制，轻微副作用仅需 3.4，严重不良事件仅需 24。

奥卡西平（600～1800mg/d）——一种具有类似于卡马西平的生物化学结构的钠通道阻滞药也在临床试验中得到充分的验证。三项比较奥卡马西平和卡马西平的双盲随机对照试验（randomized controlled trial, RCT）显示，奥卡西平的疗效并不逊色于卡马西平，可使 88% 的患者发作频率降低 50% 以上。奥卡西平具有更稳定的药物效力学特征，其严重不良反应的发生率也显著降低，特别是粒细胞缺乏症和再生障碍性贫血。鉴于其同等疗效和更有利的风险获益，奥卡马西平常被用作治疗典型痉挛性疼痛的一线药物。

已有许多其他药物治疗三叉神经痛的研究，但没有一种药物可以比肩卡马西平或奥卡西平。苯妥英钠是第一个报道成为应用于痉挛性疼痛的抗惊厥药。然而没有临床对照试验评估其疗效。巴氯芬在一项试验中显示可减少疼痛发作的次数。拉莫三嗪则已被证明是一种有效的辅助疗法。在一项试验中，匹莫齐特和妥卡尼比卡马西平有更好的疗效。其他抗癫痫药，如加巴喷丁、氯硝西泮和丙戊酸钠也显现出疗效，但都不如卡马西平。在安慰剂对照的 RCT 中，眼部的局部麻醉已经被证明是无效的。同样没有足够的证据来评估静脉药物在痉挛性疼痛的急性治疗中的效用，也没有足够的证据来评估常用于神经病理性疼痛的药物，如普瑞巴林和血清素 – 去甲肾上腺素再摄取抑制药的应用。总之，卡马西平和奥卡西平是典型三叉神经痛的一线治疗方法。如果其中任何一种药物无效或有难以耐受的不良反应，那么下一步将考虑手术治疗[20]，也可使用二线药物。常用的是拉莫三嗪和加巴喷丁。这两种药物的疗效相当，不良反应较少，但支持这些主张的证据质量较差[24]。

（二）外科手术

尽管许多患者通过药物治疗获得了良好的初期反应，但多达 50% 的患者最终出现药物难治或在控制疼痛所需的剂量下遭受无法耐受的药物不良反应。外科干预是药物难治性三叉神经痛患者的下一个选择。有一些证据表明患者应该早期接受外科干预。在一项对 245 名接受手术治疗的患者的研究中，报道 78% 的患者愿意在病程的更早期接受手术治疗[25]（然而，这项研究存在选择偏倚，仅涉及被证明为药物难治性并随后接受手术的患者）。当前，三叉神经痛的外科治疗策略主要有三种：立体定向放射外科、经皮神经根离断术和微血管减压术。一种治疗方法的采用并不排除其他治疗或重复治疗的选择。

1. 经皮神经根离断术

经皮神经根离断术可通过三种不同的方法来实现：射频热凝消融、球囊压迫或甘油注射。所有的方法都须在面颊上通过穿刺针进入半月神经节。生理学目标是选择性地破坏感知的 Aδ 和 C 纤维并保留 Aα 和 Aβ（触觉）纤维。

射频神经根离断术的过程通常是在监护下使用快速可逆药物如丙泊酚进行麻醉。患者颈部略微伸展，头部向对侧旋转。完成面颊部消毒铺巾后，用针在口角外侧 2.5cm 处穿刺面颊部皮肤。然后，将针向前推进向上方对准耳屏前方 2.5cm 处和同侧瞳孔内侧缘处的交汇点。该通道横穿颊肌，经下颌骨冠状突的内侧，通过翼腭窝至颅底。此时，可以使用改良的颏顶位透视图来识别卵圆孔并确定进针轨迹（图 53-1A）。随后，将针穿过卵圆孔进入 Meckel 腔，穿过硬脑膜外层可以感觉到"砰"的一声，这也被下颌的抽搐或从针头中流出的脑脊液所证实。头部恢复至中立位，将透视装置旋转到正侧位图像。进针深度应与患者疼痛的分布相关：斜坡线可用来模拟 Meckel 腔内 V_2 支的位置；V_1 支位于斜坡线外 1mm；V_3 支位于斜坡线腹侧 1mm（图 53-1B）。此时可唤醒患者，并进行低频刺激用于确认放置在三叉神经根丝内的正确位置，以治疗相应的神经分布。一旦确定，再次麻醉患者，然后使用更高频率的刺激相继产生射频诱导的热损伤。

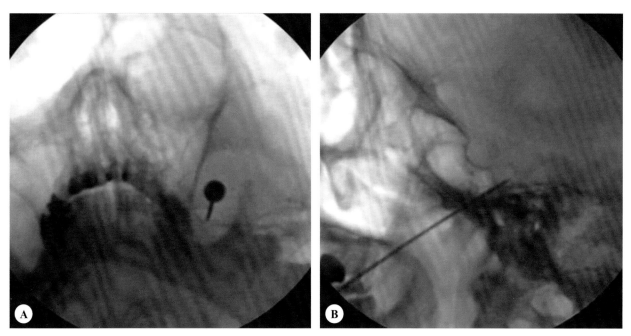

▲ 图 53-1 针进入 Meckel 腔的轨迹

球囊压迫神经根离断术最常在全身麻醉下进行。使用 14 号针头以类似方式刺入 Meckel 腔后，插入一个 4-Fr Fogarty 球囊并用不透射线的显影剂缓慢充填。随着它的膨胀可以观察到 Meckel 腔的形状（图 53-2）。将球囊进一步充填到设定压力 1.25atm 并持续 1min 可导致脊神经根离断。

甘油神经离断术同样可通过以类似的方式进入 Meckel 腔来实施。通过透视和不透射线显影剂注射确认针安置在 Meckel 腔后，患者置于坐姿（注射后继续保持 2h）并注射无水甘油充满 Meckel 腔。

这些经皮技术为治疗三叉神经痛提供了一种相对无创且立即改善症状的方法。高达 90% 的患者在治疗后疼痛立即缓解，且约 75% 的患者在 1 年内无疼痛发作。然而，这一疗法的持久性并不理想，约 50% 的患者在 5 年内出现复发性疼痛。在疼痛复发后，这些手术操作仍可以重复进行且疗效相当。经皮神经根离断术的副作用包括近 50% 的感觉丧失，同时 6% 的患者报告有令人不安的感觉障碍。此外，约 4% 的患者出现角膜麻痹，且高达 4% 的患者可能会出现痛性感觉缺失。其他并发症如其他脑神经病变、脑膜炎和死亡的风险是极小的（<1%）[20]。在手术过程中，在 Meckel 腔内操作期间可能存在反射性心动过缓或心搏停止的风险。因此，麻醉团队应该意识到这一风险，准备在血流动力学不稳定时进行干预（按顺序应用格隆溴铵、阿

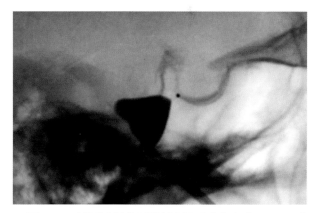

▲ 图 53-2 用不透射线显影剂充填后球囊充满 Meckel 腔的形状

托品，经皮起搏）。经皮手术方式的选择在一定程度上取决于外科医生的习惯。与前两种经皮手术相比，甘油神经根离断术持久性较差。尽管其出现麻木或痛性感觉缺失的风险略低，但其精确靶向注射也更困难。对于不能耐受清醒手术或在手术过程中不能有效地与手术团队沟通的患者，球囊压迫术可能是更好的选择。对于以 V_1 支分布区症状为主的罕见患者，因为甘油神经根离断术其角膜麻痹的风险略低，也是更可取的。然而球囊压迫术出现咀嚼无力的风险明显更高。射频神经根离断术是三者中最精确的方法，但其技术难度更大，且需要患者配合，并且可能有稍高的并发症如角膜麻痹和痛性感觉缺失的风险。

2. 放射外科

与经皮技术类似，立体定向放射外科提供了一种治疗三叉神经痛的创伤更小的方法。以框架为基础的伽马刀治疗的数据最多，但没有数据显示其他放射外科平台的结果存在差异。这种技术通过损伤神经根来发挥其生理作用。放射外科的靶点被界定为神经向 Meckel 腔走行的脑池段。在安装好头架后，获得立体定向 MRI 以识别靶神经并制订治疗计划。治疗的靶点以三叉神经与脑桥连接处腹侧 3~8mm 为中心使用一个 4mm 的等中心点。通常规定的中位最大辐射剂量为 80Gy，须注意让脑干位于 20% 等剂量线之外。通常在治疗后患者症状不会即刻发生任何变化。疼痛的缓解通常发生在治疗后 1 个月，69% 的患者维持 1 年。放射外科治疗与经皮手术相比其持久性较低。仅约 52% 的患者在术后 3 年内可维持疼痛缓解[26]。需要注意的是，立体定向放射外科后疼痛的改善将继续服用三叉神经痛药的患者和不服用药而无疼痛的患者分为两组。9%~37% 的患者可能出现面部麻木，但令人烦恼的感觉异常或感觉丧失仅发生在 6%~13% 的患者中。痛性感觉缺失及三叉神经以外的并发症均为罕见。对于复发的病例，再次行 SRS 仍是一种选择。通常选择与既往略有不同的靶点并在第二次治疗时将剂量降至 70Gy。

3. 微血管减压术

开放性手术技术治疗三叉神经痛的目的是试图解除神经血管压迫，同时保留三叉神经功能。神经电生理监测常用的有体感诱发电位（somatosensory evoked potential，SSEP）/运动诱发电位（motor evoked potential，MEP），第 V、Ⅶ对脑神经监测和脑干听觉诱发反应（brainstem auditory evoked response，BSAER）。乙状窦后开颅用于暴露颅后窝硬膜，进一步的颅骨切除暴露横窦和乙状窦的交界处。打开硬脑膜后，从外侧小脑延髓或小脑脑桥角池释放脑脊液以松弛颅后窝。轻柔地牵拉开小脑，锐性分离覆盖在脑神经上的蛛网膜。在这一过程中，须注意避免撕裂岩静脉。三叉神经位于手术野的上部。在确定三叉神经的位置后，应对其周围进行探查。特别注意三叉神经与脑桥会合点附近的神经根进入区域，并沿着它一直找到 Meckel 腔的入口。小心地游离与神经紧密接触的血管，可使用小块卷起的 Teflon 毡来支撑动脉并隔离神经。在某些病例中，也可以进行神经内部松解从而分离出单个神经束[27]。高达 89% 的病例中发现神经血管受压，其中小脑上动脉（superior cerebellar artery，SCA）是最常见的从上方压迫神经的血管（75% 的病例）；约 10% 的责任血管为小脑前下动脉（anterior inferior cerebellar artery，AICA）；约 10% 的病例中存在静脉压迫。手术的效果很好，为三叉神经痛提供了可及的最持久的治疗方法。约 90% 的患者早期即获得疼痛缓解，且超过 80% 的患者在 1 年内疼痛完全消失。5 年后，73% 的患者依然没有疼痛发作[6]。并发症发生率低，4% 的患者出现严重并发症，如脑脊液漏、梗死或血肿。术后，无菌性脑膜炎相对更为常见（11%）。第 Ⅳ、Ⅵ 或Ⅶ对脑神经的永久性损伤极为罕见。尽管永久性听力损失在术中使用 BSAER 时较为少见，但最常见的脑神经损伤是同侧听力损失（在一些病例系列中高达 10%）。尽管这不是典型的感觉迟钝，但 7% 的患者会出现感觉丧失[20]。总的来说，微血管减压是一种耐受性很好的手术，具有极好的反应率，为三叉神经痛患者提供最持久的治疗。全身麻醉和颅后窝手术必然会带来一些小的前期风险。

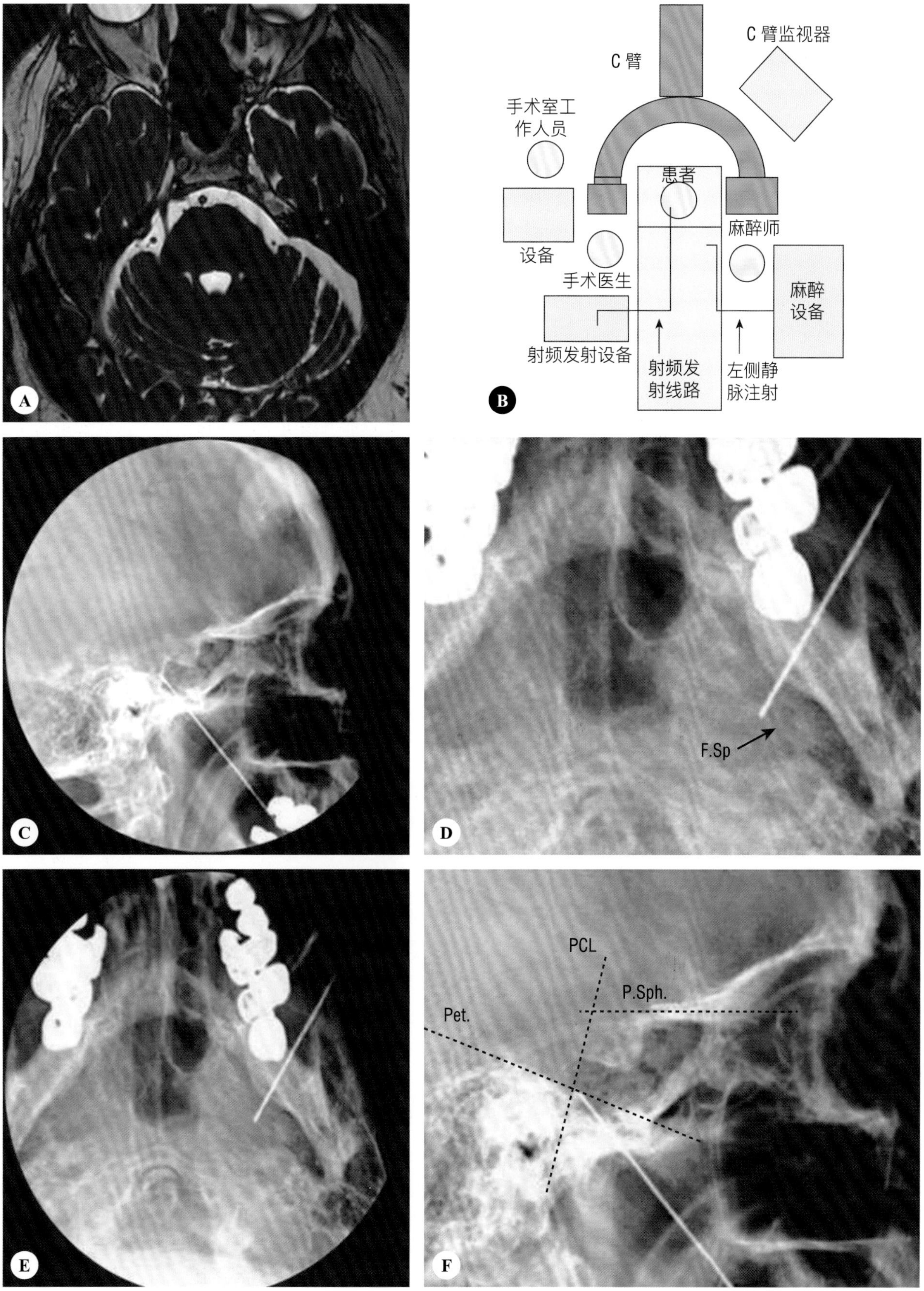

▲ 图 53-3　经皮神经根离断术病例

A. 术前 MRI；B. 房间设置；C 至 F. 瞄准和针头定位

55 岁女性患者，既往体健，因左下颌严重的顽固性阵发性尖锐刺痛 5 年就诊。诱发因素包括吃饭、说话、接触冷物、洗脸和刷牙。在诊断为三叉神经痛之前，她最初接受了牙科治疗，包括拔牙。她尝试了几种不同的镇痛药，包括卡马西平和加巴喷丁，但没有一种能持久地缓解疼痛。患者被转诊接受手术评估，术前 MRI 检查显示左侧有血管与三叉神经接触（图 53-4A 和 B）。她接受了左侧乙状窦后开颅术和三叉神经微血管减压术（图 53-4C 和 D）。术后，她感觉疼痛完全缓解，并且一直没有疼痛，也没有服药。

4. 其他治疗

这里描述的手术治疗是三叉神经痛最常用的治疗策略。在个别情况下，有一些替代疗法可以使用。周围神经手术，如周围神经射频离断术；注射麻醉药或毁损药，如链霉素、酒精或酚类；冷冻消融术；或者外科神经切除术均已被应用，但表现出明显较低的反应率和毁损性周围神经手术 1 年后症状的快速复发。鉴于它们与先前所提及的技术相比相对劣势，因此它们并不常用，仅可能在极少数情况下应用。在椎基底动脉延迟扩张造成大血管压迫的病例中，仅用 Teflon 毡作微血管减压可能不足以解除动脉的压迫。在这种情况下，动脉固定术可用于治疗复发性面部疼痛[28]。此外，如果有持续的病理或神经压迫，可能需要经岩骨入路打开 Meckel 腔。最后，在最极端的难治性病例中，可实施三叉神经束切断术。这时，在解剖和神经生理定位的基础上，定向损毁在延髓中的三叉神经脊髓束，以使面部和咽部痛温觉丧失的同时保留触觉。

图 53-5 显示了前面讨论的不同手术治疗的综合并发症发生率[20]。

五、结论和治疗原则

典型的三叉神经痛包括阵发性的、尖锐的、电击样的撕裂性疼痛，明显发生于三叉神经的皮肤分布区域（最常见的是 V_2 和 V_3）。诊断根据临床病史和体格检查得出。但在所有病例中，通过影像学排除潜在病变的可能性是至关重要的。药物治疗的尝试，通常是卡马西平或奥卡西平，作为一线治疗是合适的。对于药物治疗耐药或出现难以忍受的不良反应的患者，应采用微血管减压、经皮神经根离断或立体定向放射外科治疗。

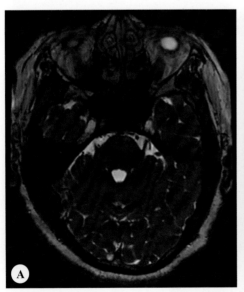
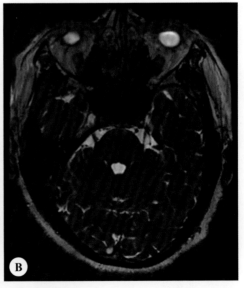

▲ 图 53-4　微血管减压术病例

A 和 B. 术前影像

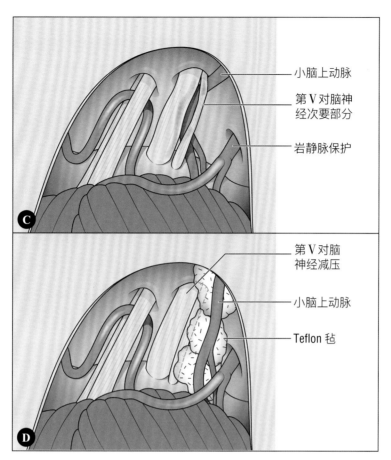

▲ 图 53-4（续）　微血管减压术病例

C 和 D. 微血管减压术示意

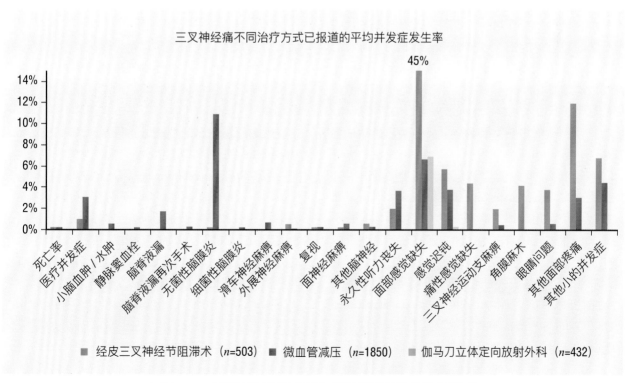

▲ 图 53-5　三叉神经痛不同治疗方式已报道的平均并发症发生率

第54章 痉挛：分类、诊断和治疗
Spasticity: Classification, Diagnosis, and Management

Robert H. Bonow　Kelly L. Collins　Chibawanye Ene　Samuel R. Browd　著

吴 晔 译　黄凯源 校

临床要点

- 痉挛是一种肌张力亢进的形式，随着被动肌肉拉伸速度的增加或被动运动超过临界角度而变得更加明显。这种疾病是由上运动神经元损伤引起的，如脑性瘫痪、卒中或脊髓损伤。
- 物理和职业疗法是痉挛患者照护的核心。肉毒毒素和口服抗痉挛药如巴氯芬是有用的辅助药物。
- 也可以通过置入鞘内微量泵直接将巴氯芬输送到脑脊液中。此方法可能适用于口服药物难治性痉挛患者。
- 选择性脊神经背根切断术是一种外科手术，包括部分切断马尾感觉神经根，以中断引起痉挛的病理反射弧。该手术最适合痉挛性双瘫的患者。

痉挛被定义为被动肌肉拉伸时出现的肌张力亢进，并满足以下两个条件之一：肌张力亢进随着肌肉拉伸速度的增加而增加，或者肌张力亢进超过关节运动的某个临界角[1]。痉挛应与强直区分，强直的特征是肌张力亢进在运动速度极低时出现，而快速运动或超过阈值时不会恶化[2]。痉挛可以根据受累肢体的数量进行分类：痉挛性四肢瘫痪影响所有肢体，痉挛性双侧瘫痪影响下肢，痉挛性偏瘫只影响一侧肢体。

一般来说，对于痉挛和肌张力亢进已经有了几种分级方案。改良 Ashworth 量表见表 54-1[3]。虽然该量表是最常用于评定痉挛的严重程度，但它并不能区分肌张力亢进是由于痉挛、强直还是肌张力障碍引起的。因此，它不是对痉挛本身进行分级，而是反映了患者整体肌张力亢进的严重程度[2]。粗大运动功能分级系统（gross motor function classification scale，GMFCS）见表 54-2，用于描述儿童痉挛引起的整体功能限制，但它也没有具体描述痉挛本身[4]。

痉挛是由上运动神经元损伤导致脊髓运动神经元过度活跃引起的。当拉伸速率或拉伸程度达到阈

值时，这种过度活跃与从松弛到收缩的不自主的反射性转换有关。在成人中，它可能是脊髓损伤、多发性硬化症、卒中或其他上运动神经元损伤的结果。在儿童中，大脑损伤远比脊髓损伤更常见。脑白质病变在早产儿中是特别常见的原因，主要是因为少突胶质细胞前体对妊娠晚期缺血缺氧性损伤的敏感性[5]。遗传和代谢疾病，如 X 连锁肾上腺 - 脑白质营养不良、异染性脑白质营养不良和 Pelizaeus-Merzbacher 病也可以引起这种临床表现[6]。

脑性瘫痪（cerebral palsy，CP）是儿童痉挛的常见原因。这种异质性的疾病影响每 1000 名活产儿中的 1.5～3 名，其特点是运动和姿势的异常，干扰正常的活动[9]。根据主要的运动表现，尽管没有标准化的分类方案，可以将其大致分为痉挛性和运动障碍性两类。痉挛性脑性瘫痪患儿，肌张力会增高，干扰正常的活动和照护；运动障碍性脑性瘫痪患儿以不自主运动的异常模式为特征。危险因素包括早产、低出生体重和一系列遗传和代谢因素[10]。

出现脑性瘫痪症状和体征的儿童应接受彻底的评估，包括发育情况、一般病史和相关的神经损害

表 54-1 改良 Ashworth 量表 [3]	
0	无肌张力增加
1	肌肉张力略微增加，受累的部分被动屈曲或伸展时，在活动范围结束时表现为羁绊或释放，或者最小阻力
1+	肌张力略有增加，表现为羁绊与释放，随后在运动范围的剩余部分出现最小阻力
2	大部分活动范围内肌张力明显增加，但受累的身体部位仍然可以轻松活动
3	肌张力的显著增加，以致被动运动变得困难
4	受累的部分在屈曲或伸展时是强直的

表 54-2 粗大运动功能分级系统	
Ⅰ级	能够在社区中行走和爬楼梯而不使用栏杆；跑步和跳跃是可能的，但速度、平衡和协调受限
Ⅱ级	一般能够在没有帮助的情况下行走，尽管在不平坦的地形或长距离行走时，患者可能需要辅助设备；跑步和跳跃受到严重限制；爬楼梯需要栏杆
Ⅲ级	行走需要手持移动设备；长途旅行需要轮椅
Ⅳ级	在大多数情况下，需要他人的身体协助或动力移动设备；可以在辅助或助行器的帮助下进行短距离行走
Ⅴ级	保持头部和躯干姿势，以及控制四肢运动的能力有限；需要轮椅运送

筛查，如癫痫或感觉障碍。体检应侧重于肌肉体积、肌张力、姿势，如果孩子足够大，还应包括步态。应该获得大脑的磁共振成像来评估可能存在的结构异常。脑性瘫痪患儿通常不会在功能方面出现倒退，如果出现已获得的"发育里程碑"的再度缺失，应进一步检查和评估。值得注意的是，严重程度会随着患儿的警觉性和情绪状态而变化，这可能使幼儿的评估复杂化。

相关的神经损伤是常见的。1/3 的脑性瘫痪患儿会出现癫痫发作，治疗富有挑战性，通常需要多种药物联合 [11]。发育迟缓也经常出现，受影响的领域在儿童之间有很大差异。一些语言智商有限的孩子可能有正常的非语言智力，而语言智商正常的孩子可能在其他类型的推理方面有严重的缺陷。因此，应在所有脑性瘫痪患儿中进行详细的神经精神测试 [12]。

脑性瘫痪的症状和体征通常在 1 岁时出现，在超过一半的病例中，症状实际上会随着时间的推移而改善 [13]。尽管如此，其他神经功能障碍，如发育迟缓和癫痫发作，可能会持续存在。

与其他由上运动神经元损伤引起的疾病一样，痉挛几乎总是与反射亢进、阵挛、无力和运动控制不良有关。虽然肌张力亢进会引起功能问题，但相关的无力和缺乏控制更可能是导致残疾的主要因素 [6, 7]。事实上，痉挛在某种程度上是对控制力下降的适应性反应。对伴有无力的痉挛进行彻底治疗实际上会导致功能下降，如头部或躯干控制能力或行走能力的恶化 [6, 8]。

并不是所有的肌肉群都受到同样的影响。一般来说，屈肌比伸肌，内收肌比外展肌，内旋肌比外旋肌受影响更大 [8]。肌张力亢进的累积效应会随着时间的推移而引发问题。由于长时间不自觉的肌肉收缩，肌肉和肌腱会出现固定挛缩，导致组织缩短，活动范围减小。由这些变化引起的僵硬程度增加可在肌张力增高引起的僵硬上叠加使临床表现模糊不清。在严重的情况下，骨和关节畸形，如髋关节脱位，可能会进展并引起明显的不适。这些软组织和骨质的改变会严重损害活动能力并使日常护理复杂化。

一、非手术治疗

物理和职业疗法是痉挛患者照护的核心。目标是教会父母和看护人如何将肌张力亢进对日常生活的影响降到最低。运动可以帮助解决肌肉萎缩，拉伸可以用来防止挛缩，尽管在严重的肌张力亢进情况下，拉伸可能是不可行的。跑步机训练等辅助疗法有助于改善步态，已有实验证据表明，经颅刺激可以通过调节皮质活动来改善儿童对这种干预的反应 [14, 15]。直接电刺激肌肉也被发现有助于改善运动范围和步态 [16, 18]。

对于痉挛影响功能、美观或日常护理的患者，应考虑降低肌张力。肉毒毒素是由肉毒杆菌产生的神经毒性蛋白，用于局部控制痉挛。该药物肌内注射后，由神经肌肉连接处的突触前神经元内化，以防止乙酰胆碱的释放。在 7 种肉毒毒素中，A 型和

B 型对人体有生物活性，可在美国市场上买到；在这两种类型中，A 型得到了更广泛的研究[8]。肉毒毒素非常有效。它已被证明能显著改善目标肌肉的痉挛状态，它的使用也有助于缓解疼痛。几项随机试验也显示步态和功能状态有显著改善，尽管功能结局的改善尚未被普遍观察到[19-24]。当注射与职业治疗结合时，功能改善似乎更明显[1, 25]。石膏矫正法辅助肉毒毒素治疗是一种有效的治疗儿童马蹄足的方法[26]。

口服药物也可用于治疗全身痉挛。巴氯芬是一种 γ- 氨基丁酸（gamma-amino butyric acid，GABA）受体激动药，在一些研究中显示，它可以减少痉挛，改善被动和主动关节活动度，但目前尚缺乏有关改善功能结局的高质量证据[24, 27, 29]。包括镇静和意识模糊的不良反应可能比较明显。突然停用会有戒断综合征的风险。替扎尼定作为一种中枢性的 α2 受体激动药也已被使用，有限的证据表明它可能比巴氯芬更有效，耐受性更好[30, 31]。也可考虑使用地西泮[24]。

二、矫形外科

严重痉挛的患儿经常需要矫形手术来帮助解决畸形。挛缩通过肌腱延长术来改善活动范围。也可能需要截骨术来纠正骨性排列不齐并将肌肉恢复到所需平面[32]。关节融合术用于进行性脊柱侧弯，以帮助坐位，并可能需要明确治疗跗外翻（大跗趾跗囊炎）。尽管这些畸形可能会随着孩子的年龄增长而依次出现，但许多医疗服务提供者现在更愿意等到孩子 7—9 岁时再进行干预。延迟手术可以让医生更好地了解肌张力障碍和痉挛对整体临床情况的相对影响，也有助于步态分析，这在手术计划中很重要[32, 33]。这个年龄段的孩子已经足够成熟来理解自己的情况和手术原因[32]。这些手术应该在一次麻醉的状态下同时进行，这种方法被称为一次麻醉下的多级手术（single-event multilevel surgery，SEMS）。同时进行这些手术可以防止"生日手术"的现象，即随着畸形的出现，患者在发育过程中几乎每年都要进行定期手术。这种治疗状态导致了一种近乎持续的恢复和康复状态，严重损害儿童正常生活能力。SEMLS 在短期和长期随访中都显示出良好的结果[34, 35]。髋关节脱位是一个重要的例外，如果发生应该尽早治疗[32]。

三、鞘内注射巴氯芬

（一）患者选择

鞘内注射（intrathecal，IT）巴氯芬的适应证是难治性痉挛患者，他们无法通过药物治疗控制，或者口服巴氯芬有无法忍受的不良反应[36]。总体而言，在几项小型试验和较大的 Meta 分析中，巴氯芬似乎是痉挛的有效治疗药。一项小型随机对照试验首次显示巴氯芬对脊髓损伤或多发性硬化引起的痉挛患者的持续和长期益处[37]，这一发现在 Meta 分析中在也得到了证实[38, 39]。支持将其用于痉挛性脑瘫患儿的证据很快就出现了，巴氯芬现在被常规用于严重痉挛患儿[40-43]。尽管个体对治疗的反应不尽相同，但平均而言，患者在 Ashworth 量表上得到了大约 2 分的改善[39, 43]。

在置入鞘内注射泵之前，必须经常给予测试剂量的巴氯芬鞘内注射。具体做法因不同治疗中心而异，但测试剂量一般在 50～100μg，一些中心使用临时导管来评估不同的剂量。在给药后的特定时间点评估脉搏、呼吸频率、血压和基于 Ashworth 量表的肌张力评分。如果患者对 100μg 鞘内给药没有反应，则认为反应不充分，不应接受泵置入[36]。如果给药后 Ashworth 评分在 4h 内下降 2 分，大多数医生都会为患者提供泵置入[36]。起始日剂量通常是测试剂量的 2 倍，约为 20μg/d。

（二）手术技术

该系统由导管和泵组成，患者在手术室里于全麻状态下置入（图 54-1）。患者麻醉后置于侧卧位。如果患者有胃造口管，置入系统应该放在右侧。经右下象限皮肤作约 8cm 斜切口，外侧止于髂前上棘上方，通过外斜肌筋膜继续分离，在筋膜与肌肉之间形成一个囊。将泵放置到筋膜深处有助于减少切口的张力，并有助于防止伤口愈合中可能出现的并发症，尤其是对于幼儿和体重过轻的患者[44, 45]。泵就位后，在腰椎上方开一个 1～2cm 的切口，继续向下分离到筋膜。然后将 Tuohy 针插入脊膜囊，鞘内导管向前推进。对于痉挛性双瘫患者，导管尖端放置在 T_{10}～T_{12}，并通过术中 X 线透视确认定位[45]。痉挛性四肢瘫痪需要放置在 C_5～T_2，然后拔出 Tuohy 针，并将导管固定在筋膜上。检查导管的末端是否有脑脊液自发回流。一旦确认了这一点，导管就经由皮下隧道绕过胁腹部与泵相连。

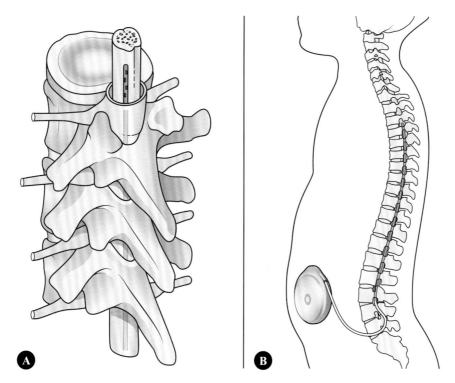

▲ 图 54-1　巴氯芬泵放置

A. 将鞘内导管置于脊膜囊内，并推进到适合治疗指征的水平；痉挛性双侧瘫痪的目标
水平为 $T_{10} \sim T_{12}$；对于痉挛性四肢瘫痪，$C_5 \sim T_2$ 是靶点；B. 然后将导管绕胁腹部穿入泵，
泵放置在前腹壁的筋膜下囊袋中

使用外部程控可以调整给药率，滴定治疗效果。随着患者对药效的适应，达到预期效果所需的剂量通常会随着时间的推移而增加[39]。更高的巴氯芬剂量会更快耗尽泵的储存量，需要更频繁地进行补充。幸运的是，这可以经皮完成，很少需要超过每 2～3 个月 1 次。然而，随着时间的推移，该设备的电池会逐渐耗尽，需要每 5～7 年在手术室更换一次泵。

（三）并发症

一些与置入相关的并发症包括局部感染（4%）、药物过量（2%）和需要手术探查的导管功能障碍（17%）[36]。泵功能障碍可导致危险的戒断综合征，其特征为肌张力亢进、发热、癫痫发作，甚至心搏骤停、昏迷和死亡[46, 47]。需要立即用口服药替代巴氯芬鞘内注射，在严重的情况下，也可能需要加用苯二氮䓬类和肌肉松弛药如丹曲林[46]。

四、脑室内巴氯芬给药

巴氯芬脑室内（intraventricular，IV）给药是一种新方法，研究少于 IT 巴氯芬。在一项回顾性研究中，22 名因与 IT 巴氯芬相关的并发症而接受 IV 巴

氯芬治疗的患者，研究人员发现 IV 给药可以获得类似的治疗缓解率，但手术并发症率较低[48]。在另一项研究中，接受 IT 巴氯芬的患儿与接受 IV 巴氯芬给药的患儿疗效相同；然而，尽管他们发现 IV 巴氯芬给药有降低导管或渗漏相关并发症风险的趋势，但这一趋势没有统计学意义[49]。

五、选择性脊神经背根切断术

选择性脊神经背根切断术（selective dorsal rhizotomy，SDR）是一种缓解脑瘫相关痉挛的神经外科手术。腰骶感觉神经根切断术治疗下肢痉挛的概念可以追溯到 20 世纪初，当时 Foerster 描述了一组患者，他们进行了 L_2、L_3、L_5 和 S_1 的神经后根全切断[50]。该方法后来被法国蒙彼利埃的 Gros 及其同事所采用，$L_1 \sim S_1$ 的 80% 的脊神经后根被切断[51]。对该技术的进一步改进导致了"选择性"脊神经根切断术，根据患者的功能状态制订神经根切断程度。被认为具有"致残性"痉挛节段的脊神经根丝被切断，而被认为"有益的"节段被保留。Fasano 及其同事[52] 和 Peacock 及 Arens[53] 提出的另一项改进是通过术中电

刺激脊神经后根根丝的电生理结果决定脊神经根丝切断程度。与持续或弥漫性肌肉收缩相关的脊神经根丝被离断，直到刺激只产生短暂的局部收缩[54]。该方法的基本原则是痉挛节段的异常周围传入可以通过对脊神经根丝刺激的电生理反应来识别。现代技术倾向于利用生理和电生理信息来确定脊神经根丝的切断程度。

暴露神经根的方法多年来也有所发展。Peacock 及其同事[54] 所描述的技术包括广泛的腰椎椎板切除，暴露和刺激 $L_2 \sim S_1$ 的两侧脊神经背根根丝。没有证据表明脊柱不稳定是接受手术的成年人的晚期并发症。然而，幼童多节段椎板切除与进行性脊柱后凸畸形、前路半脱位和随年龄增长的脊柱畸形有关。一项研究发现，在多节段椎板切开术后，通常不会导致儿童脊柱畸形，但 15 岁以下的患者中有 46% 发生脊柱畸形，15—24 岁的患者中有 6% 发生脊柱畸形[55]。另一项研究发现，在 SDR 后不进行椎板成形的广泛椎板切开术后，发生结构性脊柱畸形的风险为 36%，6% 的患者在 SDR 后平均 4.9 年需要进行脊柱稳定手术[56]。

针对 SDR 后进行性脊柱不稳定的担忧，Raimondi 及其同事[57] 在 1976 年描述了一种技术，该技术利用椎板切开术和神经根切断后重建脊椎后部结构。一项对 79 名接受 SDR 椎板成形术的无脊柱畸形患者进行的研究发现，脊柱侧弯发生率为 16%，腰椎滑脱发生率为 12%[58]。一项直接比较椎板切开术和椎板成形术的前瞻性研究发现，与无痉挛患者和历史对照人群相比，SDR 后脊柱畸形的发生率更高，包括腰椎前凸、腰椎滑脱和脊柱侧弯，但椎板成形术患者和椎板切开术患者的脊柱畸形发生率无显著差异[59]。

1993 年，Park 及其同事[60] 推广了一种 SDR 技术，该技术进一步减少了脊柱破坏的程度，仅在 $L_1 \sim L_2$ 处使用椎板切开术，术中超声识别圆锥。随后在 2006 年报道了 1500 名手术患者，他们通过圆锥水平的单节段椎板切开术进行 SDR[61]。与多节段椎板切开术相比，单节段椎板切开术的优点包括缩短手术时间，减少术后疼痛，减少未来腰椎不稳的风险[61]。

（一）患者选择

可能成为 SDR 候选者的儿童应接受专家的跨学科评估，专家包括物理治疗师和职业治疗师、康复医学医师、骨科医生和神经外科医生。对肌张力、肌力、活动范围、运动控制、步态和动作，以及家庭和其他社会因素进行全面的体检和评估[62]。获取

脊柱正侧位 X 线片，以及大脑和脊柱的磁共振成像扫描，以评估手术解剖。通过视频观察或三维步态分析来评估步态。根据这些术前评估确定目标肌肉群和功能目标。

SDR 最适用于因 CP 引起的痉挛性双侧瘫痪儿童，但也适用于痉挛性四肢瘫痪的 CP 儿童和一些 40 岁以下轻度痉挛性双侧瘫痪并能独立行走的成年人[61]。该手术不适用于偏瘫性 CP，因为在这种情况下痉挛并不是运动障碍的主要原因[61]。2 岁以下儿童中不能明确诊断 CP；因此，在此年龄之前不能进行 SDR。合并的肌张力障碍不会因 SDR 而加重，也不是禁忌证。相反，强直不会随 SDR 而改善，MRI 上基底节的严重损害提示可能存在强直，此为 SDR 的禁忌证。其他禁忌证包括因固定畸形而进行的多次矫形手术，症状改善潜力受限的严重肌无力，以及由 CP 以外其他疾病如脑积水、宫内和新生儿感染、神经迁移障碍和头部创伤引起的肌张力增高，因为这些都对 SDR 没有反应。作为最后一个禁忌证的例外是脑裂畸形引起的痉挛性双瘫[61]。

（二）手术技术

在笔者所在的机构中，手术技术使用了 Park 及其同事的单节段椎板切开术的延伸[61]，正如 Bales 及其同事所描述的那样，该技术还分别检测背侧和腹侧神经根的肌电刺激反应并进行了比较[62]（图 54-2）。简而言之，诱导全身麻醉，患者俯卧位。麻醉医生应使用短效神经阻滞药，以便在插管后不久获得肌电图记录。刺激期间的麻醉是静脉丙泊酚和最小肺泡浓度 0.5 的七氟醚的组合。记录电极应用于 $L_2 \sim S_2$ 神经根支配的两侧肌肉。记录的肌肉有双侧臀肌、髂腰肌、髋内收肌、股二头肌、股直肌、股内侧肌、股外侧肌、胫前肌、腓肠肌、拇内收肌、拇长伸肌和肛门括约肌群[62]。

术前磁共振成像确定圆锥以下的椎体水平，选择椎板切开术。术中透视用于确定所需的水平，并在已经消毒铺巾的皮肤上作切口计划。暴露适当的椎板后，用 Kerrison 咬骨钳进行部分椎板切开术。术中超声证实暴露水平低于圆锥的水平，然后完成椎板切开术。硬脊膜在中线打开，在马尾各神经根的腹侧插入硅橡胶片。

神经根刺激采用 3.11Hz 的 0.1ms 方波脉冲双极刺激。神经根必须保持无张力，清除脑脊液，刺激电极尖端距离在 5～10mm[63]。刺激电压的振幅从 0

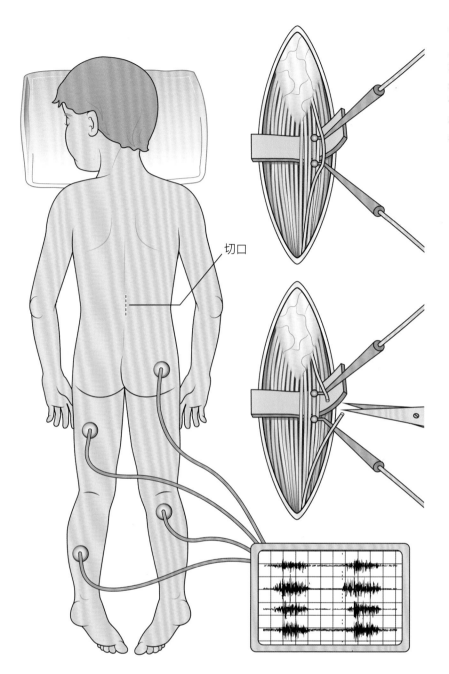

◀ 图 54-2　选择性脊神经背根切断术
患者俯卧位，连接神经生理监测导联；在脊髓圆锥水平的下方做一个小切口，然后进行椎板切开术；打开硬脑膜，识别脊神经根丝；分别刺激各脊神经根丝，对有病理神经电生理反应的后根进行切断

逐渐增加到 5mA，直到观察到应答。腹侧（运动）根的阈值往往＜0.4～0.5mA，而背侧（感觉）根的阈值＞0.5mA，通常高于 1.0mA。

　　一旦建立了刺激阈值，所有脊神经根丝被依次刺激。运动根丝放在硅橡胶片后面被排除，在任意骶骨水平上与肛门括约肌反应相关的脊神经根丝也是如此。腰椎脊神经根丝刺激引起的括约肌反应被认为是病理反射活动，并不妨碍对这些脊神经根丝进行切断[63]。然后将感觉根丝分成更小的亚束，在大多数患者中总共测试了 60～80 个脊神经根丝。感觉根丝暴露于 50Hz 的 1s 的强直刺激下，肌电反应

由电生理学家根据以下标准分为正常、轻微异常或明显异常：持续的反应；渐增或渐弱的反应；增加、减少或突发的反应；强直反应扩散到其他肌肉群。在一个目标肌肉群中引起反应的脊神经根丝被显微剪刀剪断。根据这些标准，异常的程度决定了脊神经根丝切断的数量。如果反应明显异常，75%～90%的脊神经根丝被切断。对于轻微的异常反应，50%的脊神经根丝被切断。如果对强直刺激的反应是正常的，但脊神经根丝只支配目标肌群，那么 50% 的脊神经根丝被切断。非目标肌群中正常反应的脊神经根丝被保留。

感觉神经根丝切断完成后，冲洗鞘内间隙，初步闭合，并贴上自体血补片。术后3天严格平卧。随着活动量的增加，患者被转移到住院康复病房，完成为期3周的强化物理治疗，随后是每周3～5天的门诊强化治疗。

（三）患者预后

对9个月和12个月随机临床试验结果的对比分析和Meta分析证实，与单纯物理治疗相比，SDR加物理治疗可减少痉挛和更大的功能改善[64]。多因素分析显示，神经背根组织切断率与功能改善量之间存在关系；然而，切断率不是随机的，切断技术在不同的研究中也有所不同。该综述还得出结论，SDR加理疗对粗大运动功能有小幅但显著的积极作用[64]。

Steinbok等对63篇描述SDR结果的文章[65]进行了回顾，列出了一系列广泛的结果测量，其中包括损伤程度、仪器步态分析、坐位、行走、粗大运动功能分级系统、残疾儿童能力评估量表（pediatric evaluation of disability inventory，PEDI）、上肢技能质量量表（quality of upper extremities skills test，QUEST）、SDR后骨科手术的发生率和SDR后髋关节半脱位的发生率。综述表明：有确凿证据表明SDR可减少下肢痉挛并增加下肢活动范围，有强有力但非确凿的证据表明SDR可改善运动功能，有中等证据表明SDR改善残疾并产生积极的超节段效应，有微弱证据表明SDR可能减少骨科手术的需求[65]。尽管大多数研究时间随访时间较短，最长随访时间也有12年。

SDR也被发现对膀胱功能失调的排尿症状有益。

在一项研究中，无症状的膀胱功能障碍和明显的膀胱症状都有显著改善。在尿动力学测试中，总膀胱容量和压力比容量在SDR后均有显著改善。所有患儿术后神经功能改善，71%的术前尿失禁患儿术后可以恢复正常，无一例尿动力学恶化[66]。也有人提出，接受SDR的CP患儿可能在特定的注意力和认知功能方面有所改善，其可能机制与情绪改善、身体不适减轻、治疗干预增加，以及SDR可能对皮质产生影响等因素有关[67]。

最近，随着接受SPR患者队列年龄的增长，已经有可能开展长期结局研究（表54-3）。

（四）并发症

不同系列报道的SDR并发症包括支气管痉挛（5.5%）、吸入性肺炎（3.5%）、尿潴留（7%）和感觉丧失（2%）[68]。如上所述，进行性脊柱畸形包括脊柱前凸、脊柱后凸、腰椎滑脱和脊柱侧弯。

结论

痉挛是导致患有神经系统疾病的儿童和成人残疾的重要因素。尽管非手术治疗包括物理和职业疗法、降低肌张力药和肉毒毒素注射仍是治疗的主要手段，但许多患者还需要手术治疗。痉挛的累积效应会导致骨骼和软组织的改变，需要骨科医生进行矫正。对口服药无反应的严重痉挛病例可以用鞘内巴氯芬治疗。最后，SDR是一项重要的技术，可以显著改善儿童和青少年痉挛性双侧瘫痪患者的步态。

表54-3 选择性脊神经背根切断术后远期疗效观察

研　究	例　数	随访时间	粗大运动功能分级系统		不良结局
			I、II、III	IV、V	
Josenby, 等[69]	24	5～10年	术后前5年功能技能、行动能力、照顾者协助自我照顾、照顾者协助行动能力改善与术后5～10年比变化较小（无统计学意义）	术后前5年有改善，5年后无改善	未报道
Bolster, 等[70]	29	5～10年	5年随访GMFM-66平均分与基线相比显著升高（$P<0.001$）；5年和10年随访的差异无统计学意义	未包括	脊柱侧弯1例，峡部裂和滑脱1例，半脱位3例
Tedroff, 等[71]	18	10～15年	选择性脊神经背根切断术（SDR）后下肢肌张力恢复正常的效果中位持续时间为17年；术后3年功能最佳，之后逐渐下降；SDR不能改善长期功能，也不能预防挛缩，但可以减轻疼痛		未报道

第 55 章　颞叶癫痫外科手术
Surgery for Temporal Lobe Epilepsy

Andrew L. Ko　Chao-Hung Kuo　著

马跃辉　译　　詹仁雅　校

临床要点

- 颞叶起源的癫痫是最常见的适合手术治疗的药物难治性癫痫。
- 颞叶内侧癫痫占所有可定位癫痫的很大比例。其癫痫发作起始于海马、海马旁回和杏仁核。颞叶内侧癫痫也具有常见的诊断特征，包括脑电单侧发作间期和发作期，以及 MR 颞叶内侧结构硬化特征、抗癫痫药物耐药和选择性切除有效。这种综合征的发病机制代表了一种特殊的病理基础：即所谓的颞叶内侧硬化。
- 颞叶癫痫的病变可见于许多组织病理学实体，如肿瘤（星形细胞瘤、胚胎发育不良性神经上皮肿瘤和神经节胶质细胞瘤）、血管畸形和发育性病变（皮质发育不良、神经元异位和其他）。
- 选择性杏仁核海马切除术和前颞叶切除术均可获得控制癫痫的良好的手术效果。激光间质热凝消融海马毁损术为颞叶癫痫和颞叶内侧硬化患者提供了一种创伤较小的治疗方法。与开放手术相比，激光间质热凝消融治疗引起的神经精神缺陷更小。

国际抗癫痫联盟将癫痫发作定义为：大脑中异常的过度或同步化的神经元活动引起的一种短暂的体征或症状[1]。癫痫发作有多种类型，但诊断癫痫需要有持续的致痫性异常，这种异常是大脑固有的、自发产生的阵发性活动。对癫痫的"实用"描述将其定义为以下任何一种[2]。

- 至少两次的无诱因（或反射性）癫痫发作，间隔 24h。
- 一次无诱因（或反射性）发作，并且在未来十年内再发生的概率类似于两次无诱因发作后再次发作的概率（至少 60%）。
- 诊断为某种癫痫综合征。

流行病学研究提示有 6800 多万人患有癫痫，这是一项重大的全球疾病负担，大致相当于男性的肺癌和女性的乳腺癌[3, 4]。新发癫痫的患者中，有很大一部分单药治疗后无癫痫发作；然而，1/4～1/3 接受治疗的患者尽管接受多种药物治疗，但仍然是药物难治性的[5-7]。颞叶癫痫是药物难治性癫痫最常见的

病因，也是最常见的需要外科手术治疗的癫痫类型之一[8, 9]。重要的是，未受控制的颞叶癫痫与进行性认知功能下降相关[10]，且高发作频率患者的死亡相对风险是无发作患者的 4 倍以上[11]，死亡原因通常是不明原因的猝死[12]。

颞叶癫痫（temporal lobe epilepsy，TLE）通常被认为是一种与海马硬化相关的获得性、药物难治性疾病。对于药物难治性、致残的局灶性癫痫患者，如果可以切除致痫起源区域，且致残性的认知或神经功能障碍的手术风险较低，则考虑行选择性切除。幸运的是，颞叶癫痫手术治疗效果很好，两项随机对照试验表明，前颞叶切除术（anterior temporal lobectomy，ATL）的外科疗效优于最佳的药物治疗[13, 14]。这些研究表明，切除颞叶内侧结构包括海马、海马旁回和部分杏仁核可提高无癫痫发作率和生活质量，并且成功的神经外科治疗将显著降低慢性癫痫的致残率和死亡率[15, 16]。

一、常见颞叶癫痫综合征

颞叶内侧癫痫是最常见的可手术治疗的癫痫综合征，其疗效已被随机对照试验证实[13,14]。癫痫发作通常以幻嗅、恐惧、似曾相识感（déjà vu）或似曾陌生感（jamais vu）等先兆开始，并进展为意识障碍、口面部自动症、同侧手部运动和对侧姿势异常。最常见的基础病变是海马硬化，病理特征为CA1、CA3和齿状回的神经元缺失[17]。结构异常包括体积缩小和内部结构改变，这些可以通过高分辨率磁共振成像（MRI）显示（图55-1）。

外侧的颞叶新皮质癫痫通常不同于颞叶内侧硬化的症状学。潜在病变包括肿瘤，如脑膜瘤、神经节细胞瘤、不典型增生神经上皮肿瘤和胶质瘤。发育异常如Ⅰ型或Ⅱ型局灶性皮质发育不良可与癫痫相关。由卒中或创伤引起的萎缩性病变也是癫痫的重要原因。患者也可能有颞叶内侧硬化，导致"双重病因"。如果神经影像学显示病变和颞叶内侧硬化（medial temporal sclerosis，MTS），切除病变和萎缩的海马可获得较好的癫痫预后[18]。

二、术前评估

当癫痫患者选择了两种合适的抗癫痫药（antiepileptic drug，AED），能耐受不良反应却不能达到无癫痫发作时，就可以考虑是药物难治性癫痫[19]。"无癫痫发作"的定义取决于两个考虑因素。首先是治疗前观察到的癫痫发作频率。例如，如果患者在治疗前这一年仅发生过1次癫痫发作，则在接受新治疗后6个月内保持无癫痫发作可能是意料之中的。"三比一法则"通常用于建立评估治疗反应情况的可信区间：无发作持续时间至少为干预前最长无发作持续时间的3倍是治疗有效的可靠指标。

另外一个考虑因素是观察到对治疗有临床意义的持续应答；人们似乎一致认为，12个月无癫痫发作与生活质量指标（如焦虑、抑郁和就业率）有意义的改善相关[19]。因此，一般而言，无癫痫发作的定

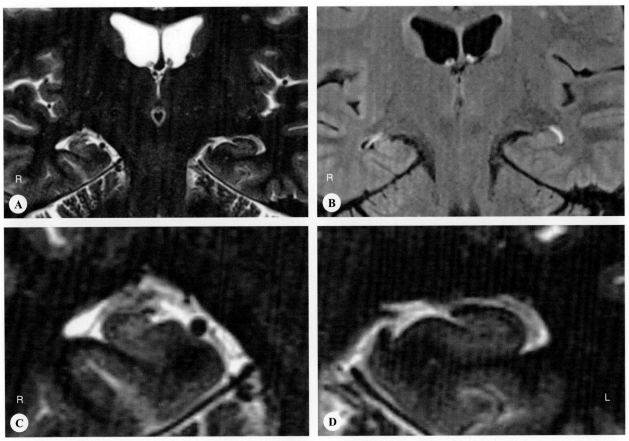

▲ 图 55-1　高分辨率 MRI 显示颞叶内侧硬化

A. T₂- 反转恢复（inversion recovery，IR）序列显示右侧海马体积减小；B. FLAIR 成像也经常显示硬化侧的信号增强；C 和 D. 与左侧（D）相比，右侧的正常海马结构也被破坏（C）

义为干预前最长发作间期的 3 倍或 12 个月，以较长的一项为准。

药物难治性癫痫患者应在癫痫中心进行评估，以确认诊断，确定癫痫综合征和是否可能接受神经外科干预。

（一）症状学

颞叶癫痫可起源于海马及邻近结构，也可起源于海马外新皮质区。长程视频脑电图（video-electroencephalogram，vEEG）监测用于记录局灶性癫痫发作和评估疾病的偏侧性，如果可能，可捕获多次癫痫发作以确认单一病灶。具有经验现象（如人格解体感或熟悉感，幻视或幻嗅）的先兆存在与颞叶新皮质起源的癫痫有关。70% 的上腹部先兆发生于颞叶内侧癫痫；然而，如果腹部先兆演变为主要累及远端肢体的自动发作，则这一比率显著增加（98% 的病例）[20]。恐惧和嗅觉的先兆通常与累及杏仁核有关，而味觉先兆则可能发生在海马区或起源于海马外新皮质区[21]。"似曾相识感"的发生被认为与海马和颞叶新皮质的同时激活有关，但对两者的激活无特异性。

通常，发作期行为表现出不同的模式，包括行为停滞和静止凝视，这是典型的颞叶内侧起源的症状。口咽自动症（咀嚼、咂嘴、伸舌和撅唇）和手自动症（手动摸索行为、抓取和擦搓）均与颞叶癫痫相关[22]。自动症的早期发病常与主要累及颞叶内侧有关；此外，同侧手自动症与同时发生的对侧肌张力障碍姿势的关联可以定位正确的偏侧。发作前的对侧头部旋转及继发全身性和单侧强直和肌张力障碍姿势对定位有价值，但它们并不总是准确的[23]。发作期言语和发作后的语言障碍被认定与优势半球的癫痫发作一致；此外，发作后阅读能力的主动测试表明癫痫发作集中在语言优势半球。有文献报道，发作后的早期擦鼻是指向同侧半球的可靠偏侧标志[24]。

（二）放射学评估

高场强（3T）容积脑 MRI 成像包括冠状位高分辨率 T_2 或液体抑制反转恢复（fluid-attenuated inversion recovery，FLAIR）序列，对识别颞叶内侧硬化或局灶性皮质发育不良等脑结构性异常特别有用。通过连续薄层冠状位图像进行海马 MRI 容积研究，可以比较两侧海马的体积，揭示正常和受累的颞叶内侧结构之间体积的最终差异[25]（图 55-1）。

核医学研究也用于放射学评估。发作间期 $^{18}F-$ 氟代脱氧葡萄糖（^{18}F-fluorodeoxyglucose，FDG）正电子发射体层成像（positron emission tomography，PET）测量脑组织的葡萄糖代谢。无论 MRI 表现如何，单侧发作间期颞叶低代谢可以强烈预测患侧颞叶切除后无癫痫发作[13]（图 55-2）。使用 $^{99m}Tc-$ 六甲基丙烯胺肟（HMPAO）的发作期单光子发射计算机体层摄影（SPECT）是另一种方法。这种放射性示踪剂需要在发作期尽早注射以被脑组织迅速摄取，可以评估发作期脑血流量。结合发作间期注射扫描和数字减影技术可用于强化颞叶内侧结构和皮质癫痫灶的定位，对切除 SPECT 诊断的癫痫灶的癫痫阳性结果的正相关性预测准确性接近 80%[26]。

（三）神经心理学测试和语言优势

全面的神经心理学评估是药物难治性癫痫术前检查的一部分。该检查强调记忆功能和精神共病的筛查，可作为手术干预前的基线测量，并可根据现有缺陷深入了解致痫发作的点。此外，神经心理学测试对于评估该人群常见的情绪、行为和精神障碍至关重要[27]。尤其是抑郁症，许多术前因素和预期可影响手术决策、手术获益和生活质量[28]。

长期以来，大脑异戊巴比妥试验（Wada 试验）被用于确定优势半球和评估通过颈内动脉注射麻醉一侧大脑半球对言语记忆的影响[29]。该检查是有创的，其使用存在差异。由于右侧病变的右利手患者占主导地位的概率很小[30]，因此如果神经心理测试显示的缺陷与电生理检查结果一致，这些患者可能不需要通过颈内动脉异戊巴比妥测试对优势半球进行广泛研究。功能性 MRI 是一种对优势半球和记忆的微创评估方法，但对语言和记忆的准确测试及其可靠性仍是一个有争议的话题[31]。

（四）有创评估

如果无创检查提示病变可切除，但有一定的不确定性，则通常考虑有创 vEEG 检查。硬膜下或硬膜外间隙脑皮层电图学（electrocorticography，ECoG）电极或脑实质内立体脑电图（stereo-electroencephalography，sEEG）电极可以更精确地确定致痫灶的范围及其与语言功能区的关系。随后数天内对癫痫发作进行监测，以定位典型的癫痫发作；使用脑皮层电图学确定功能皮层也可以在床旁完成，通常可以避免开颅术中唤醒和术中刺激定位。

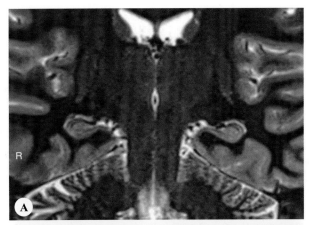

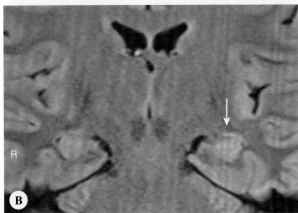

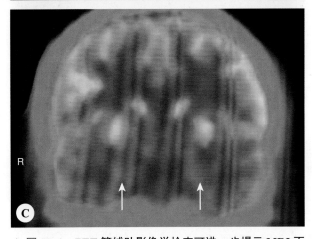

▲ 图 55-2　PET 等辅助影像学检查可进一步揭示 MRI 不明确时的发现

A. T$_2$-IR 序列显示两个海马大小相等，内部结构完整；B. FLAIR 成像显示左侧海马内信号增强（白箭）；C. 发作间期 PET 图像显示，与右侧（白箭）相比，左侧颞叶内侧结构的代谢降低，与颞叶内侧硬化相符

三、外科技术

包括杏仁核和海马复合体在内的颞叶切除是经典的技术，在 20 世纪 50 年代被 Penfield 及其同事推广为 "Montreal 术式"，并被 Falconer 改进为包括内侧结构的整块切除[32, 33]。该方法已被广泛描述，并且是随机对照试验中使用的方法，显示了手术治疗颞叶内侧癫痫优于药物治疗[13, 14]。

该方法需要切除外侧颞叶新皮质，在许多病例中，外侧颞叶新皮质可能与癫痫发生无关。由于担心这一额外切除对神经心理的影响，因此开发了几种选择性切除更强的手术方法。

经侧裂[34]、经皮质[35] 和颞下入路[36] 的设计目的是避开外侧颞叶皮质，从而最大限度地减少癫痫手术对记忆和认知功能的影响。尚无随机对照试验支持选择性切除可以改善神经心理预后的说法，也没有强有力的数据支持可以获得无癫痫发作的同等疗效。一项 Meta 分析比较了标准 ATL 和选择性 ATL 治疗癫痫的效果，这项研究也没有找到充分的证据证明使用选择性切除的方法可以获得更好的神经心理学结局[37]。一个潜在原因可能是，即使选择性切除颞叶内侧结构时也可能导致手术入路周围脑组织的附带损伤[38]。不同的研究间存在异质性、样本量小且缺乏标准化结局评估，因此使该 Meta 研究难以得出强有力的结论[37]。

最近，立体定向、MRI 辅助的海马激光热凝消融技术的发展已成为治疗颞叶内侧癫痫的一种新方法[39, 40]。该方法的优点是避免了对邻近脑结构的附带损伤，一些证据支持更好的神经心理预后，同时减少了对词语记忆和物体命名的影响[41, 42]。虽然对这种新技术和标准 ATL 的癫痫发作结局进行直接比较还在进行，但早期结果表明，采用这种选择性更强的方法时，无癫痫发作的发生率较低[40]。尽管如此，次要获益包括缩短住院时间、改善患者舒适度，以及不愿考虑开放切除性手术的患者可获得更多治疗机会。因此，在个体仔细考虑风险、获益和替代方案的情况下，激光热凝消融术成为一个有吸引力的合理治疗选择。

（一）颞叶解剖和标准颞叶切除

标准 ATL 的手术步骤可分为：颞叶显露、颞叶外侧切除、内侧结构切除、显露颞角并游离海马、关颅。掌握解剖结构和各结构之间的关键关系，才能保证手术的安全性和有效性。掌握这些关系对于执行更有选择性的切除方法也至关重要。以下是相关结构的详细描述，并讨论了它们在更有选择性的方法中的应用。

标准 ATL 的显露采用 Falconer 切口。开颅时注意尽可能暴露前部和下方，以便尽可能多地观察到外侧裂和颞下回。外侧颞叶切除术采用环形皮质切除术，在颞极后4cm处穿过颞上、中、下回外侧表面。使用超声吸引器行软膜下剥离暴露外侧裂的下表面。然后沿着颞上回的内下表面向前剥离到颞极，直到识别出嗅沟。外侧下切口自外侧切口起始沿颅中窝底延伸，直至识别颞下沟、外侧颞枕沟和侧副沟。然后沿着侧副沟向前延伸，切除梭状回。嗅沟可与侧副沟相连续；如果不连续，则是沿侧副沟平面继续前进，即可完成环状皮质切除术。前外侧颞叶可以被整块切除。

以软脑膜下的方式从后内侧将内嗅皮质切除，从而识别出小脑幕的边缘。切除环回［译者注：又叫阿宾比斯回，它和半月回（semilunar gyrus）一起覆盖杏仁核］后，暴露颈内动脉，并向上切除，直至通过软脑膜可见大脑中动脉近端。因为钩回的后段位于这个软脑膜皱襞的内侧，向后切除可见钩回。该标志有助于确定近内侧切除时的关键结构（图55-3A）。

颞角的钩回隐窝位于钩沟的上方。解剖钩回隐窝（译者注：钩回隐窝位于海马头部与杏仁体之间，需注意，这个结构是从脑室内的颞角内侧面观察到的海马外侧面的结构）上方和侧方可以进入脑室。海马旁回和下托在软脑膜的外侧和后方，并在上方与海马沟相连。

软脑膜下技术用于切除海马旁回；透过软脑膜可以看到大脑脚、外侧中脑裂，然后是顶盖板。除此之外，海马体旁峡会很明显，因为它在脑干后部向内侧弯曲。在此切除术中保留软脑膜至关重要（图55-3B）。

切除海马旁回后，沿海马的纵长向后延伸开放颞角，即可见脉络丛，用一长棉条沿其下表面进行保护。基底外侧杏仁核突出于海马体头部。此时可进一步切除下外侧杏仁核，注意保持在下脉络膜点和大脑中动脉起始点（颈动脉脉络膜线）建立的平面的下方和外侧操作。

切除海马需要三个切口。在下脉络膜点的前方，通过钩状沟切开进行之前的钩回切除，离断海马的头部（图55-3D）。脉络丛通过脉络组织与海马体相连，由伞带和丘脑带（译者注：伞带是白质结构，丘脑带是靠近丘脑一侧的脉络组织）组成的双层蛛网膜平面组成。通过丘脑带沿脉络丛穹窿侧向内侧分离海马体和尾部，以避免间脑、脉络丛前动脉和脉

络丛后外侧动脉损伤（图55-3E）。这样就可以到达海马沟，沿着这个蛛网膜平面切开就可以游离海马体（图55-3F）。在尽可能远的外侧仔细电凝和离断小的海马滋养动脉，将避免损伤在近端海马沟内走行并为脑干和丘脑供血的脉络丛前动脉和大脑后动脉的返支[43]。后方切面横跨海马尾部，此处，海马尾开始沿着顶盖板，侧副三角的内侧向内弯曲，在那里可以看到脑室底部突起的禽距（译者注：侧脑室后角内侧壁上的隆起，在后角球的下方，系距状沟侧向延伸所致）。要注意保持在脉络丛的下方和外侧操作，因为丘脑在此处软脑膜的上方和内侧（图55-3C）。

（二）选择性杏仁核海马切除术

更具选择性的手术尝试是在保留外侧皮质的同时进行类似的内侧结构切除。最直接的可能是经皮质选择性杏仁核海马切除术（selective amygdalo-hippocampectomy，SAH）。在这个操作中，在颞中回的线性皮质切除术进入颞角。颞角位于一个垂直于大脑表面的平面上；在临床实践中，神经导航是必要的，以避免意外穿过脑室上方进入大脑脚。一旦进入颞角，放置牵开器以暴露并保护脉络丛。在侧副沟内侧切除海马旁回和钩回，然后按照之前的描述进行杏仁核和海马切除。

颞下入路可以完全保留外侧皮质。开颅手术沿颅中窝底进行，比标准ATL的开颅手术稍微靠后。一个牵开器沿着颅中窝底推进，直到暴露侧副沟。在侧副沟内侧行线性皮质切除术。动眼神经穿过小脑幕的点是一个有用的标志，在此点后1～1.5cm处做皮质切口，垂直于沟底部切开即进入颞角。由下外侧进入脑室；侧副沟在颞角底部形成侧副隆起。一旦进入脑室，就可以看到海马和杏仁核。切除海马旁回和钩回，并用标准的ATL方法进行离断海马，杏仁核的切除也使用类似的标志。

经外侧裂入路需要分离外侧裂前3cm。在大脑中动脉M1段外侧，颞极动脉和颞前动脉之间做一个皮质切口。然后用软脑膜下剥离方法切除基底外侧杏仁核和钩回。钩沟是进入颞角的一个有用的标识；在它的外侧切除海马旁回，从下面暴露海马沟，颞角在这个切除的后下方被打开。然后根据前面描述的方法游离海马。

（三）立体定向激光杏仁核海马消融术[16, 44]

采用激光间质热疗法（laser interstitial thermotherapy，LITT）的立体定向下激光杏仁核海马消融术

（stereotactic laser amygdalohippocampotomy，SLAH）
是一种治疗难治性癫痫伴 MTS 患者的微创方法。该
方法利用相干光（译者注：两束满足相干条件的光被
称为相干光，这两束光需要满足在相遇区域：①振
动方向相同；②振动频率相同；③相位相同或相位

差保持恒定）在磁共振（MR）热成像的引导下对脑
结构进行热消融，磁共振热成像能提供实时的损失
评估（图 55-4）。

在 MTS 治疗中，基于框架或无框架的立体定
向系统将激光导管经枕部入路沿海马长轴方向置入。

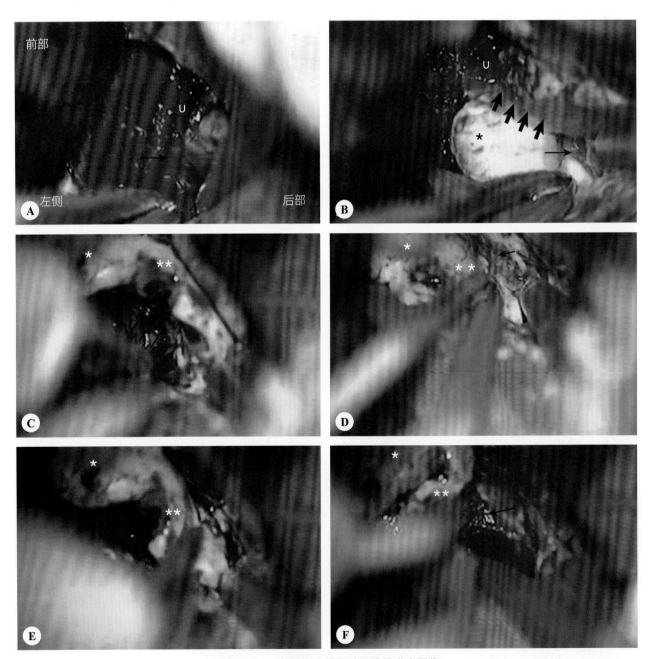

▲ 图 55-3 左侧标准前颞叶切除的术中图像

A. 对患者进行定位，以便切除外侧颞叶新皮质，并使用软膜下剥离术切除钩回（U）；暴露钩沟（黑箭），并在其外
侧切除海马旁回；B. 向后进入并打开颞角，进入先前切除的梭状回；杏仁核（黑箭，粗）位于海马头（＊）上方；
可见之前切除的钩回（U），下方的脉络丛点（黑箭，细）；C. 进一步切除海马旁回，从下方显露海马沟（黑箭），
即可游离海马头部（＊）和海马体部（＊＊）；D. 沿穹窿伞向上进行软膜下剥离暴露海马沟（黑箭），进一步游离海
马头部和海马体部（分别为＊和＊＊）；E. 通过海马的尾部做一后切口，注意保持在脉络丛的外侧；海马的头部和
体部如上所示；F. 沿着海马沟（黑箭）从后向前方向离断海马（海马的头部和体部分别用＊和＊＊表示）

手术计划的初始靶点外侧中脑沟与顶盖板之间的海马足中央（译者注：海马足这个词已很少使用，它其实就是海马头，因为海马头表面有几条浅沟，像猫爪，故而叫海马足）。向颅骨延伸的路径应避开血管、侧脑室颞角和脉络丛。如果在手术室进行激光导管植入，可使用 C 型臂透视或术中 CT 来确认光纤的位置。在 MR 扫描仪中，沿光纤轴向采集轴位和矢状位 T_1 解剖图像，并在同一平面与实时 MR 热像图进行配准；如果温度超过 45～50℃，则在脑干、丘脑和视束上方放置温度安全点，以防止热损伤。消融后的即刻效应可在弥散加权成像、FLAIR 像、T_2 和钆增强 T_1 序列上显示。

一过性头痛是术后常见的主诉。围术期应用类固醇激素可减轻激光消融引起的局部炎症反应。术

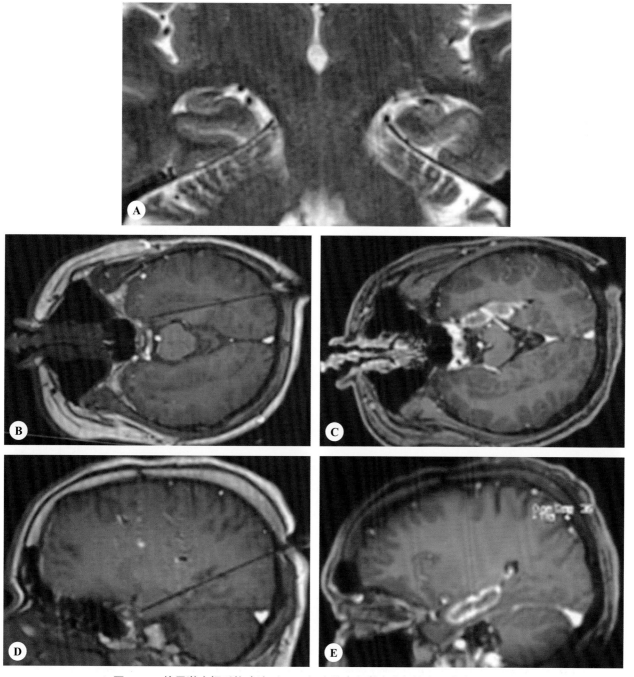

▲ 图 55-4　使用激光间质热疗法（LITT）立体定向激光杏仁核海马消融术（SLAH）

A. T_2 加权 MRl 显示左侧 MTS；B. 术中成像显示消融前轴位 T_1 成像上的激光导管；C. 激光消融杏仁核和海马后的对比增强 T_1 成像；D. 同一操作的矢状位视图显示导管置入；E. 消融后对比增强 T_1 成像的结果

后继续使用抗惊厥药至少 6 个月，并在门诊随访期间进行调整。迄今为止，该疗法的无癫痫发作效果略差于标准颞叶切除术。另外，大部分并发症发生率较低，且保留了认知功能（特别是在治疗优势半球时），使其成为开颅手术的一个有吸引力的替代方案[45]。

（四）放射外科

与开颅切除性癫痫手术比较；无创的放射外科治疗也可能是一种有吸引力的替代方案。Régis 及其同事于 1995 年首次报道了 4 名经放射外科治疗的颞叶内侧癫痫患者[46]。他们对 7 名颞叶内侧癫痫患者进行了试验。靶区包括海马头部及海马体前部、杏仁核传出部、内嗅区，平均治疗体积 6500mm^3，等剂量线 50%，周边剂量 25Gy。放射治疗后 10 个月左右癫痫发作明显改善。随访 24～61 个月，所有患者均无癫痫发作[47]。Quigg 等回顾了 83 名经放射外科治疗颞叶内侧癫痫患者的 9 项研究。该综述报道了无癫痫发作率的范围很广，从 0%～86%，各研究的平均值为 51%[48]。

其他作者报道用放射外科治疗颞叶内侧癫痫的阳性结果较少。在这些论文中，放射外科手术并不能持续控制癫痫发作，有时还会导致与脑水肿和颅内高压风险相关的短暂性癫痫发作恶化[49-51]。所有作者都支持对放射外科治疗失败的患者进行手术切除杏仁核 – 海马复合体。

（五）神经调控

双侧颞叶内侧癫痫患者要么被排除在切除性手术之外，要么接受包括癫痫灶不完全切除和癫痫仍发作的手术风险。神经调控治疗已被建议作为这些患者的替代疗法。一般而言，这些手术被认为是姑息性的，手术的目标是降低癫痫发作频率或严重程度，而不是停止癫痫发作。研究者提出并刺激了几个神经解剖学靶点，包括迷走神经、丘脑、小脑和发作起始区[52]。

迷走神经刺激（vagus nerve stimulation，VNS）是多灶性癫痫患者的替代疗法，也适用于部分性和全身性特发性癫痫、全身性强直阵挛发作、Lennox-Gastaut 综合征和结节性硬化症相关的多灶性癫痫患者。迷走神经刺激器应置入左侧，以避免类似于颈前路椎间盘切除术的心脏不良反应。在胸锁乳突肌内侧缘深部和肩胛舌骨肌深部分离可以暴露颈动脉鞘；迷走神经位于颈内静脉和颈动脉之间，应暴露

该神经 3cm，以便放置电极锚钉、阴极和阳极。发生器可以通过锁骨下切口或腋窝切口置入胸部皮下间隙。在术中导线阻抗试验中，可能会发生心动过缓或心脏停搏，因此在阻抗试验前应通知麻醉医生。手术并发症包括心律失常、咽喉功能障碍、阻塞性睡眠呼吸暂停和膈神经刺激。通常在置入后 2 周开始 VNS，采用推荐的刺激参数设置[53]。较低的无发作率通常是可以接受的，但高达 2/3 的患者癫痫发作频率获得有益的降低。使得 VNS 治疗成为无法行切除性治疗时的替代方案。事实上，考虑到心理社会和癫痫发作减少的疗效，约 80% 的患者认可这种疗法[54]。

VNS 提供开环刺激，参数由临床医师设定，并且在两次门诊访视之间保持不变。反应性神经刺激系统（responsive neurostimulator system，RNS）（NeuroPace, Mountain View, California）是难治性癫痫和癫痫灶不可切除的患者的一种替代治疗[55]。这是一个闭环系统，可连续监测颅内皮质电活动，并通过编程对异常活动做出反应，通过实时刺激抑制和预防癫痫发作。RNS 有两个可置入的组件，包括一个由电池供电的神经刺激器，连接到一个或两个导线，可以是深部电极，皮质下条状电极，或者两者的组合。每根导线包含四个电极触点。导线放置在由放射学成像、脑电图或 ECoG 监测结果确定的致痫灶内[56]。Geller 及其同事[57] 报道了一组 111 名颞叶内侧癫痫患者。76 名仅使用深部电极，29 名同时使用深部电极和条状电极，6 名仅使用条状电极。随访 6 个月，29% 的患者无癫痫发作；经过 1 年以上的随访，15% 的患者无癫痫发作。总体而言，约有一半患者的癫痫发作频率降低了 50%。与装置相关的不良反应包括术中颅内出血和装置置入部位感染[55-57]。这些结果足以让美国食品药品管理局（FDA）批准 NeuroPace 系统在美国用于癫痫治疗。对于双颞叶癫痫患者，或者对 VNS 治疗无效或不愿意 VNS 治疗的患者，RNS 系统提供了一种安全有效的姑息治疗方式。

Fisher 及其同事报道了一项纳入 110 名药物难治性部分性癫痫（包括通过双侧丘脑前核刺激治疗的继发性全身性癫痫）患者的双盲、随机试验。在 2 年的随访中，54% 的患者癫痫发作减少，14 名患者至少 6 个月无发作[58]。一篇循证医学研究回顾了包括 12 项脑深部电刺激或皮质刺激治疗癫痫患者的随机试验。它表明，前丘脑和反应性发作起始区刺激具

有中度至高度疗效，海马刺激具有中度至低度疗效。没有强有力的证据支持在其他部位，如丘脑中央中核、小脑或伏隔核，进行刺激治疗有效[52]。

四、疗效及并发症

2001 年，Wiebe 及其同事提出了一项随机对照试验，该试验纳入了 80 名颞叶癫痫患者。40 名患者采用标准 ATL 治疗，其余患者采用单纯药物治疗。在 1 年的随访中，癫痫无发作的累积百分率在 ATL 组为 58%，药物组为 8%（P<0.001）。手术组的生活质量也显著高于药物组[38]。另一项前瞻性随机对照试验比较了 ATL 时部分和完全海马切除的癫痫发作和神经心理预后。全海马切除组癫痫发作结局具有统计学意义的优于部分海马切除组；海马切除范围扩大，神经心理方面的副作用也没有增加[59]。这意味着更完整地切除内侧结构对癫痫发作结局有益，且不会产生额外的认知后遗症。

各种手术方式的癫痫无发作结局已经得到了充分讨论。一项[60]来自六个随机临床试验的[61-66]关于颞叶癫痫手术预后的 Meta 分析研究，纳入 337 名选择性海马杏仁核切除术患者和 289 名标准 ATL 患者。术后 1 年随访，两组间癫痫无发作率差异无统计学意义。Schmeiser 及其同事的另一项研究回顾了 458 名手术治疗的药物难治性颞叶内侧癫痫患者。采用 ATL 治疗 155 名，经侧裂 SAH 治疗 191 名，经颞下 SAH 治疗 24 名。术后 1 年随访时，72.8% 的 ATL 患者、70.3% 的经侧裂 SAH 患者和 59.1% 的经颞下 SAH 患者癫痫发作得到控制。这些癫痫控制比例在 2 年随访和 5 年以上的长期随访中保持稳定。不同术式的癫痫控制率在短期和长期随访结果中的差异均无统计学意义[67]。至少在 TLE 和 MTS 患者中，癫痫发作控制结局似乎与是否切除内侧结构相关，而不是与切除内侧结构的特定入路相关。

颞叶切除术后癫痫无发作的阳性预测因素包括术前单侧海马硬化、发作间期痫样放电的局灶性、术前无全面性发作、肿瘤病因、病灶是否完全切除（伴或不伴内侧结构）[68,69]。儿童期热性惊厥病史能否作为 ATL 后无惊厥发作的良好预测因素，目前存在争议。在一项回顾性研究中，作者回顾了 400 名接受 ATL 治疗 TLE 和 MTS 的患者，指出热性惊厥病史是 ATL 术后无癫痫发作的良好预后因素[70]。然而，另一项回顾性研究纳入了 262 名接受 ATL 治疗

的 MTS 合并 TLE 患者。有或无儿童期热性惊厥史的患儿术后惊厥转归无统计学差异[71]。

任何外科手术，包括颞叶切除术或海马杏仁核切除术，都有一般外科手术的风险和特定手术的固有风险。手术并发症包括出血、梗死、感染、脑积水，神经系统并发症包括脑神经损伤、偏瘫、失语和偏盲等，与任何手术操作方法均无显著相关性[67]。然而，在颞叶内侧手术中也存在不同程度的功能障碍。即使在选择性手术中，也可出现由 Meyer 环路（译者注：是围绕侧脑室的膝距束纤维，通过颞叶向前进入距状裂）损伤引起的视野象限缺损[72]。对于更外侧和后部病变，如果病变的边界不清楚或接近语言区，可能需要进行语言功能定位。

此外还需考虑神经心理结局。颞中叶和新皮质颞叶结构在记忆功能中发挥重要作用，尤其是优势半球。无论何种手术方式，在优势侧和非优势侧切除均观察到更多的语言学习定向障碍和语言延迟自由回忆与识别障碍[67]。在一项纳入 389 名 TLE 伴 MTS 患者的研究中，平均随访 8.7 年，不同类型的手术（包括 ATL、经皮质 SAH 和经侧裂 SAH）在癫痫控制方面观察到相似的手术效果。然而，在这项研究中，接受 ATL 治疗的患者比接受经皮质 SAH 治疗的患者有更严重的认知障碍[73]。

精神并发症与术前精神病史、术后认知功能障碍呈正相关[73]。Bujatski 及其同事报道了一项回顾性分析，该分析包括 69 名 MTS 和 TLE 患者（30 名患者接受 ATL 治疗，39 名患者接受跨颞中回 SAH 治疗，平均随访 9.7 年）。标准 ATL 组与显著较高的术后偏执评分相关[74]。

激光间质热凝消融疗法为合并 MTS 的 TLE 患者提供了一种创伤更小的治疗方法，但目前尚未完成对两种技术的直接比较。初步研究表明，具有效果略差的癫痫控制结果。一项前瞻性研究纳入 20 名接受激光消融治疗的难治性颞叶内侧癫痫患者。2 年随访时无癫痫发作的患者比例为 60%[75]。Attiah 及其同事展示了一系列包括 68 名接受海马激光热凝消融疗法的 TLE 伴 MTS 患者。通过文献复习，比较激光消融与 ATL 的临床疗效，结果强调了激光消融和 ATL 具有相似的癫痫控制效果[76]。与开放性切除手术相比，激光间质热凝消融疗法的神经心理损失似乎减轻[45,75]。这是由于 LITT 损伤的皮质体积较小，特别是保留了内嗅皮质和潜在的皮质下白质连接，这些

连接即使在选择性开放手术中也可能被破坏。

停用抗惊厥药的时间尚未明确。Lee 及其同事调查了 171 例经 ATL 治疗的连续病例。在该组病例中，34.5% 的患者在无癫痫发作 2 年以上时停药。多因素分析结果显示，年龄＞30 岁、术后 10 个月内减少抗癫痫药的患者术后复发风险增加 [77]。与 SAH 组相比，ATL 组撤药后癫痫复发率较低 [74]。长期随访显示，年龄小、病程短的患者术后成功停药的可能性更大 [77, 78]。

结论

颞叶癫痫是药物难治性癫痫最常见的病因。在适当的群体中，颞叶切除术是一种非常有效的癫痫治疗方法。通过新的放射学、解剖学和生理学技术所获得的诊断进展，可能会扩大从外科治疗策略中获益的人群。合适的手术方式不仅要考虑电生理和影像学检查结果，还要考虑术前评估中患者的社会心理和神经心理因素。

第56章 颞外手术和大脑半球切除术治疗癫痫
Extratemporal Procedures and Hemispherectomy for Epilepsy

Chao-Hung Kuo　Jeffrey G. Ojemann　著

马跃辉　译　　詹仁雅　校

临床要点

- 难治性致残性癫痫、可定位的致痫灶和较低的（不可接受的）术后功能缺陷风险是纳入癫痫手术患者需要考虑的三个基本原则。
- 颞外切除术应根据病因和功能区边界选择合适的手术方式。
- 功能性大脑半球切除术在涉及一侧大脑半球的疾病（如围产期卒中、Sturge-Weber 综合征或 Rasmussen 脑炎）中尤其有效。
- 对于边界明确的局灶性病变，激光热凝消融疗法具有创伤小、住院时间短的优点。

癫痫是一种具有反复自发性发作特征的广谱疾病。对于药物难治性且病灶可通过手术治愈的癫痫患者（病灶可能高度局限，也可能广泛至整个大脑半球），手术切除是有较大机会获得无癫痫发作的唯一可选择的方案。其他手术方案也能有效缓解病情。

上一章阐释了颞叶癫痫和颞叶切除手术。此外，相当一部分癫痫患者在颞叶内侧以外存在致痫灶。这些所谓的颞外癫痫（extratemporal lobe epilepsy，ETLE）患者面临独特的治疗挑战。随着对 ETLE 特征的深入了解，其独特的诊治挑战也得到了更好的定义。其结果是癫痫发生的新理念和新诊断技术的发展，以及从神经外科的角度上手术技术的发展和完善。

一、颞外癫痫的病因学

ETLE 是指发生于颞叶以外（通常是指任何累及颞叶内侧结构以外）的癫痫，可能与多种病因相关。ETLE 的发作症状学可以是复杂的，取决于发作起源的部位。ETLE 的性质决定了其发作起始区域不一定会导致临床表现，直到症状产生区域被激活。当发作期起始部位为颞外时，症状学提示的起病部位更有可能是继发传播的结果，从而导致潜在的诊断混淆。

国际抗癫痫联盟（International League Against Epilepsy，ILAE）简化了癫痫的分类，将其分为"已知"和"未知"两组[1]。"已知"或"有症状"群体是指由已知疾病（包括结构性、代谢性、炎性、感染性、毒性或遗传性疾病）引起的癫痫。根据发病时间可以细分为急性的（卒中、中毒或脑炎）、远期的（创伤后、卒中后或脑炎后）和进展性（脑肿瘤）。影像学检查特别是 MRI 检查，可以明确几种潜在的致痫病变，包括皮质发育不良和肿瘤，以及其他疾病如结节性硬化症、Sturge-Weber 综合征、半球巨脑畸形、血管畸形和下丘脑错构瘤（图 56-1）。这些因素可导致广泛的影像学表现、复杂的癫痫症状学和可能的弥漫性脑电图（EEG）表现。

由于癫痫发作时脑电的快速扩散和肌肉活动的干扰，EEG 数据可能特别难以解读。从头皮脑电记录深部皮层区（如半球间和岛叶区）癫痫活动尤其困难。癫痫发作起始于这些区域的患者可能会面临挑战，因为标准 EEG 阵列上可能记录不到癫痫的脑电活动，或者可能完全错误地将其起源定位于另一个区域。

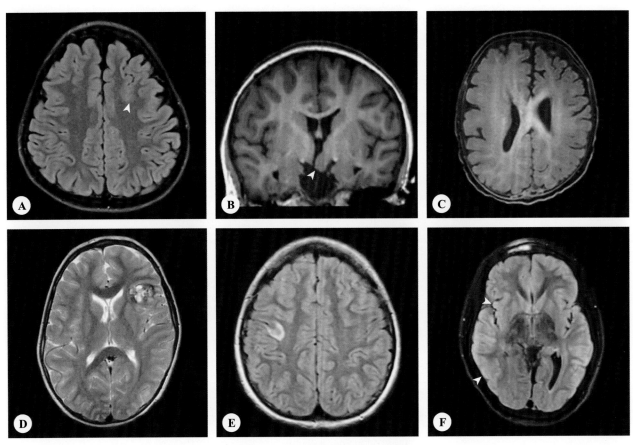

▲ 图 56-1　引起颞外癫痫的各种病因

A. 皮质发育不良（箭头）；B. 下丘脑错构瘤（箭头）；C. 半球巨脑综合征；D. 海绵状血管畸形；E. 神经节细胞胶质瘤；
F. Rasmussen 脑炎（箭头所示信号增强区域）

二、手术评估

见图 56-2。难治性癫痫、可定位的致痫灶和术后功能障碍风险低是决定患者是否考虑接受癫痫手术的三个因素[2]。重要的是要认识到，药物难治性使患者成为进一步研究癫痫手术合理性的候选者，但这并不能确保最终给予手术治疗。对癫痫手术的评估应全面，包括高分辨率 MRI 扫描、视频脑电图监测、正电子发射体层成像（PET）和神经精神检查[3]。在实施手术之前，必须确认患者术后总体生活质量大概率能得到改善[4]。

任何患者评估的起点都应包括详细的病史和体格检查，特别需要关注癫痫症状学。应注意定侧和定位体征，如发作期眼球运动、运动或感觉特征、发作期言语存在与否，以及是否有先兆。视频脑电图监测有助于将患者癫痫发作期间行为与头皮脑电记录的变化相关联。MRI 检查包括轴位 T_2、轴位和冠状位液体抑制反转恢复（FLAIR）、矢状位 T_1 和高

分辨率（薄层）冠状位快速梯度回波（magnetization prepared rapid gradient echo，MPRAGE）序列有助于确定患者疑似的颞外病变[5]。如果 MRI 和 EEG 信息不能明确的或 MRI 正常，则其他检查如数字减影单光子发射计算机体层成像（SPECT）、PET 或脑磁图（magnetoencephalography，MEG）可提供补充信息，可能有助于构想手术假设（图 56-3）。这些研究也可作为多脑叶病变或数据不一致患者的辅助检查[6]。功能性检查如功能磁共振成像（fMRI）和 Wada 试验（颈内动脉异戊巴比妥钠试验），可用于研究大脑语言区（图 56-4）。

所有资料提交多学科诊治团队讨论，该团队应包括癫痫专科医生、神经外科医生、神经心理学医生、精神病学医生、社会工作者和神经放射科医生。当各种研究所预测的定位一致时，我们就可以对癫痫发作起始区做出强有力的假设，从而确定手术方案。如果定位可疑而未得到证实，有创性监测有助于定位癫痫病灶，是否使用深部电极、硬膜下电极

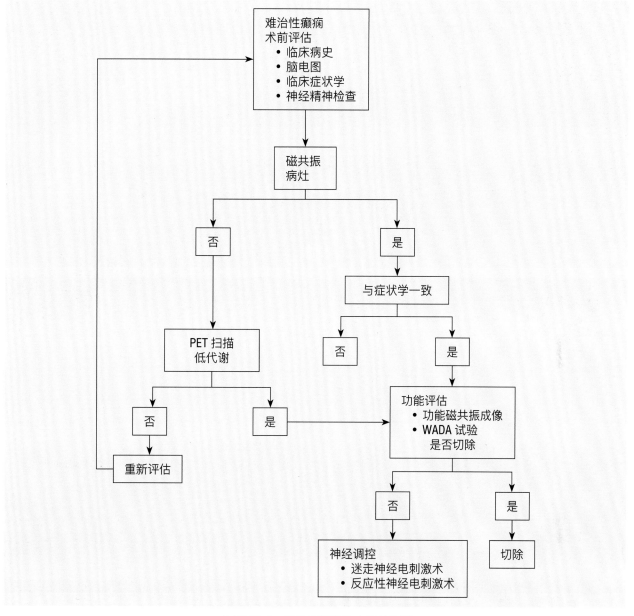

▲ 图 56-2　颞外癫痫评估方案的流程

或两者结合，取决于哪种方法最适合该患者。

置入性颅内电极在定位功能区皮质方面也有明显优势。因此，当癫痫被认为起源于功能区或附近时，应考虑在这些区域放置电极，对于不能耐受清醒开颅手术患者的功能区皮质定位尤其有用（图 56-5）。

三、外科技术

可以考虑多种手术技术治疗颞外癫痫。这些手术可分为切除性技术和姑息性技术[7]。切除性技术包括病灶切除术、个体化的局灶性切除术、脑叶切除术、多脑叶切除术和大脑半球切除术及其他变体。

姑息性技术包括胼胝体切开术、多处软膜下横切术、迷走神经刺激术和反应性皮质刺激术。目前正在研究的其他刺激性技术包括丘脑靶向的脑深部刺激术和经颅刺激术。

手术方式不仅取决于手术和功能解剖，还取决于患者的年龄、内科共病和基础疾病。某些类型的局灶性皮质发育不良、肿瘤和海绵状血管瘤可以在皮质脑电图引导下进行病灶切除，通常可以获得良好的手术预后[8-10]。一般原则是，对局灶性疾病进行局部切除，对弥漫性或多灶性疾病逐渐扩大切除范围。病变区域以外扩大切除范围可以在术中脑皮层

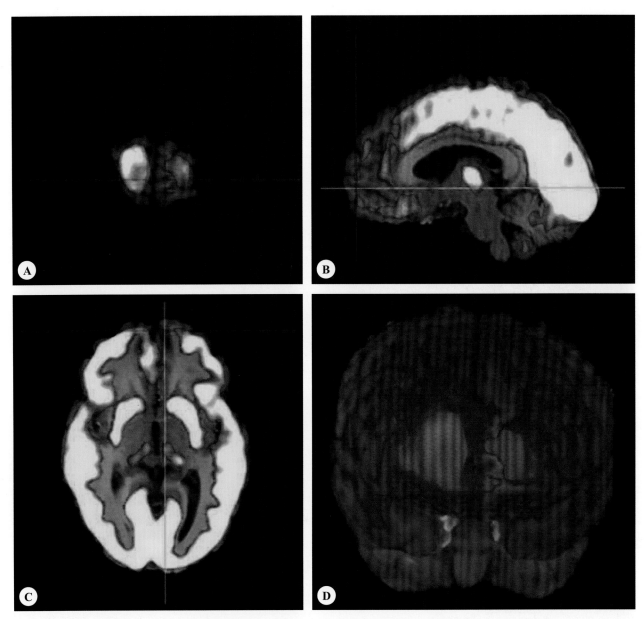

▲ 图 56-3　^{18}F- 氟代脱氧葡萄糖（FDG）正电子发射体层成像（PET）显示左额叶低代谢
A. 冠状位；B. 左侧正中矢状位；C. 轴位；D. 三维重建

电图学、躯体感觉诱发电位（SSEP）或颅内置入电极的术前记录的辅助下完成。

在考虑进行大脑半球切除术时，理想的患者应是单侧大脑半球受累引起的癫痫。大脑半球切除术分为两大类：①完全切除大脑半球皮质；②部分切除大脑半球皮质和离断大脑半球[11]。解剖性大脑半球切除术仍然用于某些病理过程如半球巨脑综合征和弥漫性皮质发育畸形，部分原因是可能会遇到高度变异的解剖结构。也常应用在曾经失败的离断性大脑半球切除术患者[12]。围产期卒中、Sturge-Weber综合征或 Rasmussen 脑炎[13]患者通常考虑采用离

断性大脑半球切除术，手术的目的是离断半球皮质，同时降低围术期的风险，这些风险在解剖性切除术中更为常见（如失血，可能还包括降低术后脑积水发生率）。从实际角度来看，这意味着额叶水平纤维、颞叶内侧结构、胼胝体、内囊和放射冠的离断[14]。除癫痫病因外，离断的彻底性与手术预后直接相关[15]。

每种大脑半球切除术均有其独特的优缺点，应根据患者的解剖结构和基础疾病进行个体化选择。对于半球巨脑症等皮质发育畸形患者，解剖性大脑半球切除术是彻底切除畸形组织的最直接方式。这

运动区定位（右指叩击）　　　　　　　　　　　　语言

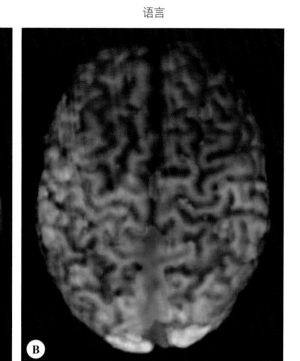

▲ 图 56-4　**A.** 右手指扣击运动时左侧运动区激活；**B.** 在功能磁共振成像（**fMRI**）中通过词语联想记录的左侧半球语言优势

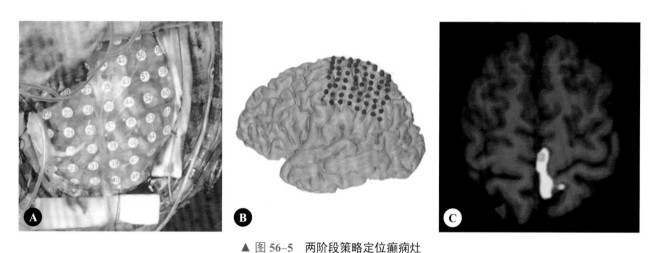

▲ 图 56-5　两阶段策略定位癫痫灶

A. 放置硬膜下条状电极的术中示意；B. 重建图像显示条状电极及条状电极所在大脑半球位置；C. 致痫灶（蓝）和运动区位置（黄）

些患者通常脑室较小，无清晰的灰质 / 白质界面；通过创伤更小的大脑半球切除术很难完全离断。然而，解剖技术的缺点是围术期并发症的发生率略高，术后脑积水发生率较高。功能性手术技术非常适合正常灰质 / 白质解剖结构完整的 Rasmussen 脑炎患者。这些微创技术的优点包括减少了失血和脑积水的风险，缺点是术后癫痫持续发作且皮质组织保留原位，再手术率较高。

（一）解剖性大脑半球切除术

患者头部固定在三点头架或靠在头部支架上，旋转 90°，同侧肩膀支撑到位。局部麻醉后，做一个巨大的 C 形切口，下至颧骨根、耳屏的前方，上至侧脑室的上方。取下颅骨瓣后，硬脑膜缝合悬吊，硬脑膜打开翻向中线。检查皮质的表面并确定外侧裂。保护桥静脉，避免灾难性静脉出血。最初的离断可以从打开外侧裂开始，暴露并牺牲豆纹动脉分支以远的大脑中动脉（MCA）。然后暴露岛叶的上、下环状沟（图 56-6），必要时通过双极电凝和手术夹结扎 MCA。

然后是侧裂下解剖和进入脑室。通过下环岛沟离断颞 – 顶白质纤维，便于进入侧脑室颞角。在杏仁核前方打开脑室，继续向后，从前方到三角区暴露整个颞角。然后打开颞角的侧脑室沟，沿着侧副沟进入小脑幕边缘和颞叶内侧软脑膜。此时可切除外侧杏仁核和颞叶内侧结构（包括海马），切除软脑膜内侧的结构。吸除海马旁回，暴露小脑幕边缘，电凝软脑膜，并从颞极分离到三角区。大脑后动脉分支可以电凝切断，这些分支在大脑后动脉走向颞枕叶皮质的途中穿过小脑幕缘。

在侧裂上解剖时，打开上环岛沟以分离放射冠并纵向暴露侧脑室。用棉片或明胶海绵封闭同侧 Monro 孔，以防止血液进入对侧大脑半球。保护脉络膜和基底节区，以尽量减少出血。将额 – 顶叶白质吸除打开整个脑室系统，在外侧裂下分离断开与颞叶后部的连接。外侧裂后方大脑中动脉分支电凝并离断。

然后进行额顶叶内侧离断和胼胝体切开。仔细吸除侧脑室顶部，在与透明隔交点上方可以看到胼胝体。扣带回的灰质很容易识别。吸除部分扣带回可清晰显示胼周动脉和胼胝体。在此过程中，外科医生必须小心避免损伤两侧胼周动脉，因为很难确定哪一支供应对侧大脑半球。然后小心地吸除扣带回和胼胝体以实现完全离断，避免损伤对侧额叶。在侧脑室后部、胼胝体压部前方抽吸离断同侧穹窿。

继续离断胼胝体前部，将额叶内侧的软脑膜和前循环的所有分支分离，直达嗅神经。大脑镰和胼周动脉提供了一个很好的解剖学参考，以确保完全离断额叶。在大脑镰下缘上方电凝并离断额顶叶内侧软脑膜和前循环分支，以确保对侧额叶不受损伤。然后沿着大脑镰直至小脑幕进行后部胼胝体离断，有效地连接到侧裂下颞叶底部的离断处。

此刻，唯一没有离断的是额眶面底部。吸除剩余的额眶组织，从外侧裂前延伸到额底后部，并分离额眶软脑膜。抽吸直回时应注意保护对侧额叶。沿嗅神经分离外侧的软脑膜，以避免嗅神经损伤。以颈内动脉为后界切除前额叶基底。

电凝同侧脉络丛可能降低术后脑积水的风险。

术腔内放置脑室引流，然后常规关颅。

（二）功能性大脑半球切除术

Rasmussen 描述的功能性大脑半球切除术指的是切除颞叶（包括内侧结构），以及对额顶叶组织进行局限的中央切除术[16]。通过这种有限的切除允许进入侧脑室，以便通过脑室间隔分离剩余的大脑半球。然后将大部分离断的大脑半球留在原位，以减少围术期并发症（失血、脑积水）和远期的浅表脑组织含铁血黄素沉着症风险。有各种不同的手术入路如垂直或外侧入路，均可以达到类似的离断结果。这些术式的主要差异是术者进入脑室时切除的组织量不同，最近技术的改进侧重于减少切除的脑组织量。

1. 功能性大脑半球切除术：岛周入路[17-21]

岛周入路属于外侧入路，由 3 个手术阶段组成，分别是岛叶上窗、岛叶下窗、岛叶切除或离断（图 56-6）。

（1）岛叶上窗阶段：全身麻醉，取仰卧位，头部转向侧方。切开皮肤，取下颅骨瓣，硬脑膜剪开并翻向中线。在这一阶段，切除大脑半球的侧裂上部分脑组织，经侧脑室到达胼胝体。解剖额盖和顶盖皮质，保留动脉和静脉，使术者能够看到岛叶和外侧裂的血管。环岛沟水平的白质在垂直于岛叶的平面上被切断，直达侧脑室，保留基底节和丘脑。一旦脑室打开，就可以识别到胼胝体。然后从侧脑室的内侧壁进行胼胝体切开术。胼周血管是一个很好的解剖学标识；直至观察到大脑镰和对侧扣带回即表明完成胼胝体切开术。一旦胼胝体切开完成，分别在胼胝体喙部水平和基底节区前方的冠状面上，以及在胼胝体压部水平和丘脑后方的冠状面上离断所有连接，将额叶或顶枕区与同侧大脑半球结构分离。

（2）岛叶下窗阶段：通过颞上回（T_1）切除颞叶，包括内侧结构，并向后方延伸至三角区。切除钩回和杏仁核，离断海马体。

（3）岛叶阶段：通过软脑膜下吸除岛叶，也可以在屏状核 / 外囊水平进行潜行切除。

2. 功能性大脑半球切除术：垂直入路[13, 14]

全身麻醉，患者取仰卧位，头轻度屈曲。直的横切口和额顶部矢状窦旁开颅，切除额叶皮质达到侧脑室的室管膜。进入侧脑室，首先确认 Monro 孔。沿着侧脑室顶向中间至第三脑室顶，切除胼胝体体部和压部，常以大脑镰作为中线的标志。在侧脑室

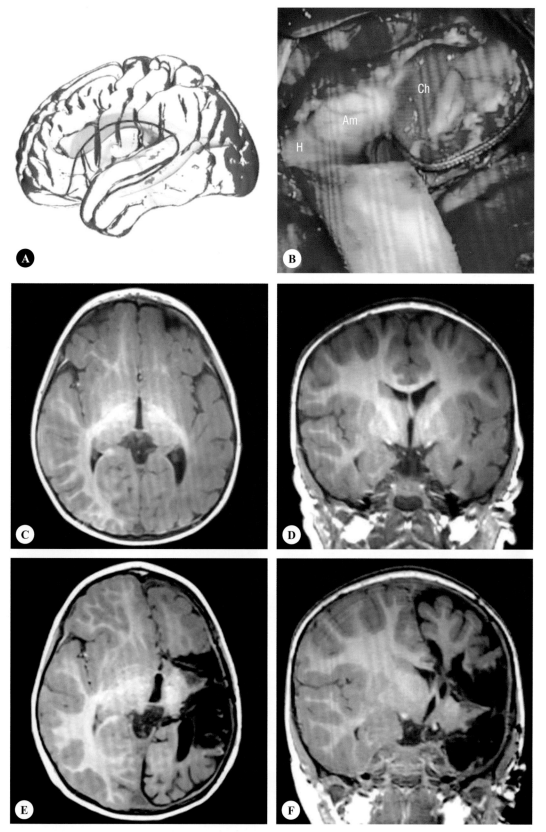

▲ 图 56-6　功能性大脑半球切除术的手术入路、术中所见和术后复查情况

A. 显示沿侧脑室的岛叶周围切口，最好在尾状核头部上方；B. 术中所见，通过颞上回（T_1）可见下岛叶，进入侧脑室后显示杏仁核（Am）、海马（H）和脉络丛（Ch）；C 和 D. 术前轴位和冠状位 MRI 图像显示左侧半球巨脑畸形；E 和 F. 轴位和冠状位 MRI 图像显示大脑半球功能性切除术后的情况

三角区水平切断穹窿后柱，以离断海马后部。另一垂直解剖在丘脑外侧进行，由颞角脉络丛引导，然后沿着颞角从三角区到脑室最前部，保留白质。进一步切除直回后部，不仅可以清晰地显示大脑前动脉和视神经，而且可以提供足够的手术空间，通过尾状核前外侧直切口实现直回到颞前角的完全离断。

（三）颞外入路

对于颞叶外的病灶，手术方法与病变切除术相似，均基于症状学、神经心理学、影像学和 EEG 等的综合信息。对于额叶和后头部（顶叶和枕叶）的癫痫灶，手术切除的原则是将病理性脑叶与大脑其他部位分离、限制失血量和手术时间。沿着软脑膜到顶点，然后沿着大脑镰进行皮质切除完成离断。在切除脑室前方或后方时，沿脑室内侧面进行分离，直到遇到下边界，然后将内侧和外侧切除连接起来。术前需要进行功能定位，以确定关键区域，通常是感觉运动皮质和语言区。更激进的延伸至脑室的离断术与大脑半球切除术有相似的技术要求。

岛叶切除需要特别考虑。对于单独的岛叶切除术，经侧裂入路可能限制了入路，但确实可以观察到大部分岛叶和大脑中动脉分支。对于局限性的岛叶切除术，尤其是上岛叶切除术。切除岛盖可以更好地暴露岛叶，尤其是非优势侧[21-22]。

打开侧裂时，应该减少对侧裂静脉和大脑中动脉 M2 分支的牵拉与操作。穿入岛叶皮质的较短分支通常不是血管并发症的来源，因其供应的脑组织将被切除。M2 段较长的分支可能供应锥体束，可能会引起运动功能障碍[23]。M1 的穿支通常不影响局限性的岛叶切除[24-26]。锥体束附近切除时，连续电生理监测运动诱发电位有助于以防止神经功能缺损[27]。

四、激光间质热疗法[28]

激光间质热疗法于 1990 年被首次用于脑内病变的治疗[29-30]。激光治疗的基本原理是利用激光热能损伤 DNA 和引起蛋白质变性来诱导细胞死亡[31]。磁共振热成像技术的发展解决了最初无法监测热效应的问题，使治疗得到更精确的控制和监测[32]。

全身麻醉后，用立体定向头架固定患者体位。通过枕部轨迹进入海马长轴定位时，应避免头架影响枕部路径。然后，患者接受头部 CT 平扫，并和术前高分辨率 MRI（T_2/FLAIR）图像融合以制订手术计划。

激光消融已广泛用于海马杏仁核切除，但也可用于颞外靶点。穿刺路径应该避开任何主要血管结构，一般来说，也要避开脑室（图 56-7）。由冷却导管和激光光纤组成的激光发生器通过脑实质进入。靶区及周围组织的实时磁共振热成像可用商用软件监测，并估算热坏死面积。术后 MRI（弥散加权、T_2 或钆增强 T_1 图像）扫描，以验证坏死灶的位置和体积。

五、临床结局和并发症

在评估颞外癫痫的手术疗效时，各种纳入的因素包括切除术后存在发作间期癫痫样放电[33]（但在其他系列中未出现[34]）、疑似致痫灶的完整切除，以及除 I 型局灶性皮质发育不良之外的其他疾病[34, 35]。大脑半球切除术治疗多数单侧病变的难治性癫痫有效，但对于半球巨脑症患者，癫痫控制率不如其他

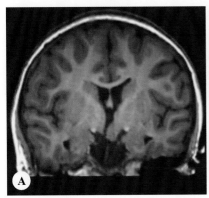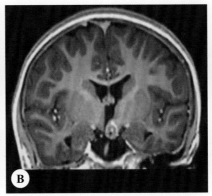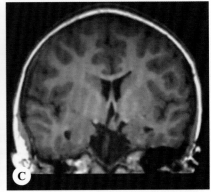

▲ 图 56-7　激光消融治疗下丘脑错构瘤
A. 术前冠状位影像提示左侧下丘脑错构瘤；B. 术中所示；C. 术后 1 年随访，病灶缩小

病因的患者高[36, 37]。在颞外致病部位中，额叶是最常见的来源，其次是顶叶和枕叶[38, 39]。Lazow 及其同事[40] 证明，在接受额叶癫痫手术的 58 名患者中，33 名患者（57%）在整个随访期间（中位 79 个月）无癫痫发作，73% 的患者达到 Engel Ⅰ/Ⅱ级疗效。在后头部皮质中，Jehi 及其同事[41] 发现枕叶和顶枕叶切除术的疗效优于顶叶切除术（无癫痫发作率分别为 89%、93% 和 52%）。一项系统综述和 Meta 分析纳入了 36 项研究，共有 1259 名接受切除性手术（大脑半球切除术除外）的儿童颞外癫痫患者。其中 704 名（56%）术后无癫痫发作（Engel Ⅰ级）。结果还表明，早期干预可能是有益的，与无病灶的癫痫相比，有病灶的癫痫比无病灶的癫痫发作结局更好[42]。鉴于病灶、切除体积与预后的关系，在一组 43 名局灶性皮质发育不良患儿中，癫痫控制良好的预后仅与病灶切除的完全程度相关，而与病灶部位或病灶周围切除的体积无关[43]。

关于大脑半球切除术，多项研究显示大多数患者预后良好。Moosa 及其同事[44] 回顾 186 名接受大脑半球切除术的儿童患者，平均随访时间为（5.3±3.3）年。170 名患儿中 112 名（66%）无癫痫发作（Engel Ⅰa 级）。总体而言，136 名患者（80%）无癫痫发作或有明显改善。在另一项 92 名接受功能性大脑半球切除术的儿童患者的研究中；无癫痫发作率为 85%，每年的无癫痫发作率保持稳定[37]。在另一项对成人癫痫患者进行功能性大脑半球切除术的研究中，27 名随访超过 1 年的患者无癫痫发作率为 81%，其中 37% 患者没有使用抗癫痫药。在这篇文献中，研究人员提出，与儿童癫痫患者相比，接受大脑半球切除术的成人患者不必担心会有更多的功能缺陷问题，并且他们中的大多数人在几项生活质量方面均从手术中获益[45]。

癫痫手术的并发症可以从多个角度进行分析：即刻的和迟发的、轻微的和严重的、开颅手术的一般并发症和特定手术的并发症，以及神经系统的和外科手术的并发症。这些划分可以进一步分为预期的和意外的，可能取决于切除的位置。如果预期术后功能障碍是手术不可避免的后果，并且患者根据这一预期接受了咨询，则所导致的功能障碍通常不被视为并发症。

Tanreverdi 等在 2009 年发表了一项 1905 名患者共 2449 例次癫痫手术后并发症发生率的分析。在这 1905 例患者中，对额叶、中央叶、顶叶、枕叶或多脑叶切除术的相同亚组手术并发症进行分析后发现，并发症发生率分别为 5.6%、1.5%、14%、0% 和 4%。尽管该研究中顶叶切除术的神经系统并发症发生率最低，但在所有已报道的组中，顶叶切除术的手术相关并发症发生率却是最高的。感染是最常见的手术并发症（2.1%），其次是血肿（1.5%）。仅 1 名患者出现脑积水[46]。

颞外脑切除术后最常见的神经系统并发症是继发于功能区附近的神经系统并发症。例如，据报道，顶枕叶切除术后视野缺损是最常见的术后并发症，随后是新发的或加重的偏瘫、偏身感觉丧失和失语。在优势半球的顶叶附近进行切除性手术可能会导致特征性的脑功能缺损。额叶手术最常见的并发症是偏瘫；然而，在优势半球的额盖或附近手术时，失语也是一个潜在的并发症[47]。术前使用有创监测定位功能区皮质有助于预防和预测术后神经功能缺损。当手术计划涉及切除功能区邻近皮质时，致痫区与功能区的关系可能限制了无癫痫发作结局的可能性。

与脑叶切除术相比[12]，接受大脑半球切除术的患者发生特定并发症的风险增加，包括出血、梗死、脑积水、凝血功能障碍、贫血和无菌性脑膜炎。这些风险在术后急性和迟发性情况下均有所增加，并可能并发术后半球性脑水肿或梗死，从而导致颅内高压和死亡[48]。通过手术和药物共同治疗可避免并发症。可以采取脑室内引流、围术期使用地塞米松和重症监护室等措施来避免并发症。术后 24h 内进行常规 MRI 检查，评估切除程度、是否有出血和术后脑室大小。

激光间质热疗法已用于下丘脑错构瘤等颞外癫痫的临床疗效研究。在 14 名接受激光间质热凝消融疗法的儿童下丘脑错构瘤患者中[49]，尽管平均随访时间很短（9 个月），但 86% 的患者无癫痫发作。虽然这种疗法具有手术创伤小、住院时间短的优点，但关于治疗后并发症的报道也不少。在一组下丘脑错构瘤中，Wilfong 等发现 14 名患者中有 1 名存在无症状的少量蛛网膜下腔出血。在另一个病例报道中，一名 19 岁的下丘脑错构瘤患者接受了激光热凝治疗，该患者曾接受过右颞叶切除术。消融术后影像学检查显示双侧乳头体水肿，这可能是导致持续性记忆障碍的原因，尽管先前脑叶切除术的作用尚不确定[50]。

结论

　　ETLE 患者在药物难治性癫痫人群中占很大一部分。外科治疗为这些患者提供了一种有效的治疗选择。手术成功率因部位、病理和切除程度而异。尽管对癫痫患者进行术前评估以团队为基础，但确定手术方案的主要责任仍然是神经外科医生。有创颅内监测可个体化应用以定位或进一步确定癫痫灶。激光消融的新技术也提供了一种微创治疗方法。需要进一步研究来确定最佳的手术时机和方法，以改善长期的生活质量，最大限度地提高无癫痫发作率，并最大限度地减少手术的副作用。

第 57 章　脑深部电刺激治疗运动障碍性疾病
Deep Brain Stimulation for Movement Disorders

Ludvic Zrinzo　Jonathan A. Hyam　著

王　峰　译　　詹仁雅　校

临床要点

- 功能神经外科涉及对解剖结构的精确靶向手术，以调节神经功能。脑深部电刺激（deep brain stimulation，DBS）由于其早期的可逆性和灵活性，可同时进行双侧干预且不良反应发生率低，因此已经成为运动障碍性疾病的标准治疗方法。
- DBS 是一种终身治疗方法。神经外科、神经内科，以及相关的医疗保健专家必须密切合作才能取得良好的结果。选择合适的患者和细致的方法是并发症最小化的关键。
- 当帕金森病患者的运动症状对药物不再有足够的反应时，丘脑底核脑深部电刺激（subthalamic nucleus deep brain stimulation，STN-DBS）是最常用的手术方法。手术预期能够改善患者的僵硬、运动迟缓和震颤，减轻运动波动，并减少所需的抗帕金森病药物剂量。苍白球腹后部是一个有效的替代靶点，但是对它进行 DBS 治疗并不能减少抗帕金森病药的剂量，这点与 STN-DBS 不同。
- 丘脑腹外侧中间核通常被用作帕金森病、原发性震颤和其他病理情况下控制震颤的 DBS 靶点。优势手的震颤改善通常足以改善生活质量。双侧干预可能会加重先前存在的轴向症状，如言语和平衡问题。
- 苍白球腹后部 DBS 是原发性和颈部肌张力障碍患者有效的干预措施。继发性患者的临床结果变化较大。DBS 对肌张力障碍的全部益处可能会延迟数周或数月后才出现。

功能神经外科涉及解剖结构的精确靶向手术，以调节神经功能。最终目的是改善慢性神经系统疾病患者的临床症状和生活质量，因此必须将手术的并发症和死亡率降至最低。选择合适的患者是确保满意结果的关键。立体定向技术仍然是该学科的核心。然而，与其他神经外科亚专业一样，医学技术的进步对功能神经外科的实践产生了重要的影响。磁共振成像（MRI）和脑深部电刺激（DBS）技术的进步正在推动功能神经外科的复兴，使其成为发展最快的神经外科领域之一。如果不了解功能神经外科的历史演变，就无法正确理解 DBS 治疗运动障碍性疾病的现代实践。

一、历史

功能神经外科起源于 20 世纪之交，1890 年 Horsley 切除了一名患者的运动皮质区以缓解其手足徐动症[1]。在接下来的几十年中，在大脑皮质、中脑和脊髓水平对锥体系统的毁损总是伴随着显著的运动缺陷[2-4]。

（一）基底节作为运动障碍的手术靶点

19 世纪后半叶，研究者注意到帕金森病（Parkinson disease，PD）和舞蹈病患者基底节内的病理改变[5]。动物实验和临床观察表明，基底节在运动生理学中起到至关重要的作用。几位先驱注意到，策略性地损伤基底节区具有治疗运动障碍性疾病的可能性。

Irving Cooper 放弃了一名帕金森病患者的大脑脚切开术，因为意外损伤迫使他结扎了患者的脉络膜前动脉，于是没有再进行大脑脚切开处理。然而，术后发现患者的震颤症状消失，并且没有伴随出现神经功能缺损症状，这种改善被归因于苍白球和豆状核的血管损伤[6]。外科医生开始探索微创入路，在局部麻醉下通过钻孔将探针置于脑实质深处，最初仅通过 X 线片和直觉进行解剖学定位。首先利用局部麻醉或轻度热处理的方法在靶点处制造一个可逆性损伤，评估干预的效果，然后再行永久性的消融损毁。尽管个别患者的神经功能有所改善，但毁损点的解剖位置缺乏精确性，导致了临床结果难以重复。

（二）立体定向技术

精确的神经外科靶向依赖于立体定向技术，其原理由 Clarke 和 Horsley 于 1906 年首次报道[7, 8]。术语"立体定向"的字面意思是"三维接触"，这正是这种强大导航技术的核心理念。本质上，立体定向是通过参考固定的解剖学标识确定三维平面坐标，从而为颅内目标提供准确定位，并以微创方式进入脑深部靶区。

颅内目标的无法可视化促进了立体定向脑图谱的发展，这种脑图谱描绘了神经解剖结构相对于可定位的解剖标识的空间关系。1947 年，神经学家 Spiegel 和神经外科医生 Wycis 将立体定向原理与脑室造影相结合，把立体定向技术引入外科实践，并描述了该技术在精神疾病、疼痛和不自主运动性疾病治疗中的应用[9]。基于框架的立体定向手术应用一个框架，为颅骨提供固定的外部参考点（基准点），这些基准点可以按照颅内坐标系进行定位。将框架固定于颅骨，随后对患者进行颅脑成像，进而获得脑内结构的相对坐标。前连合（anterior commissure，AC）和后连合（posterior commissure，PC）很容易在脑室造影上观察到，并且非常接近靶点结构，这使其成为最受欢迎的颅内解剖学标识。

立体定向脑图谱的开发，为解剖定位提供了依据[10, 11]。一旦前连合、后连合和前后连合中点在空间中的位置被确定，外科医生便可根据立体定向脑图谱建立起标准的立体定向坐标系，并进一步确定靶点的大致位置。然而，这种方法并不能消除解剖学变异的问题。事实上，解剖学变异导致同一结构在不同的文献中具有不同的坐标参数[12]。在根据前后连合中间点建立的坐标系中，表 57-1 列出了一些常用靶点的初始间接定位坐标。在现代功能神经外科手术实践中，AC-PC 线仍起着核心作用（图 57-1）。

在 20 世纪 50 和 60 年代，由于立体定向技术、立体定向脑图谱和脑室造影的结合，到达脑深部结构的靶向手术变得安全，功能神经外科学得以蓬勃发展。在随后的几年里，数万名有精神和神经病学适应证的患者接受了功能性神经外科手术[13]。

（三）初始手术靶点的调整

解剖定位的间接性和手术对临床症状的"探索"性，以及手术会不可避免地产生脑毁损灶，这些都要求在手术过程中增加一个调整求精的步骤。因此，传统上功能性神经外科手术是在局部麻醉下进行的。这使外科医生能够实时评估手术干预的临床效果，包括对临床症状的改善程度，以及可能伴随的不良反应。可以使用多种方法行靶区的"可逆性"毁损以评估临床效果，包括热处理、局部麻醉药注射和高频电刺激。术中观察包括测量电阻抗和通过宏电极记录神经活动[14, 15]。这个过程通常涉及通过大脑

表 57-1　间接定位坐标			
	相对于前后连合中点的坐标		
	侧方（X）	前后（Y）	上下（Z）
丘脑底核（STN）	12	−2	5
后侧、下侧和外侧（运动）苍白球内侧核（GPi）	21	2	5
丘脑腹侧中间核（Vim）	13	−6	0

常用的相对于前后连合中点（mm）的间接定位坐标：正向 Y 轴和 Z 轴值代表前后连合中点前方和下方的测量距离；负值代表距离前后连合中点的后方和上方的测量距离

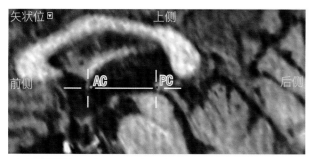

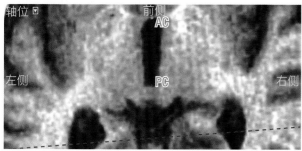

▲ 图 57-1　前、后连合在磁共振矢状位和轴位 T_1WI 上的定位

前连合（AC）和后连合（PC）被标识

皮质到靶点的许多轨迹，特别是在记录神经活动时，被称为脑图[16]。外科医生传统上使用这些观察结果的组合来确定进行手术干预的解剖位置。1961 年，法国神经生理学家 Denise Albe Fessard 和神经外科医生 Gerard Guiot 合作，将半微电极记录首次引入功能神经外科[17]。记录微电极尖端插入过程中的神经活动模式，可以为电极定位提供替代性的标记。许多功能神经外科医生至今仍然采用类似的技术来改进常规临床操作中的解剖定位。

（四）手术干预

在功能神经外科发展的早期几十年中，毁损是最常用的干预措施。在清醒的患者中，局部麻醉、轻度热处理或高频电流的可逆性损害，允许在永久性损毁之前预估干预的效果。毁损可以通过多种方法造成，包括酒精注射、冷冻，以及最常见的射频消融。

根据不同的适应证，毁损基底节内各种不同的靶点。苍白球及其传出纤维是毁损性手术治疗运动障碍的早期靶点。在功能神经外科的第一次浪潮中，丘脑作为基底节区的靶点越来越受欢迎，因此在 20 世纪 60 年代末和整个 80 年代，丘脑毁损手术的出版物数量远远超过了苍白球毁损术[18, 19]。

术中电刺激作为在毁损之前确定大脑靶点的一种重要手段，在很早期的立体定向功能手术中就开始使用[20]。虽然通常被认为是一种现代技术，但在 20 世纪 50 年代和 60 年代，许多作者就报道了对大脑慢性电刺激的早期尝试[21]。

（五）功能神经外科的衰亡与复兴

运动障碍性疾病的功能性手术在 20 世纪 60 年代中期就已经初具规模，然而在 20 世纪 60 年代末随着左旋多巴被应用于治疗帕金森病，手术数量急剧下降[22]。

在 20 世纪末期，临床医生们越来越清楚地认识到，尽管药物对许多患者具有显著的疗效，但也有一些患者经药物治疗后症状无明显缓解，或者是出现明显的不良反应。在帕金森病患者中，有时震颤特别难以通过药物控制，而运动障碍似乎是药物的主要不良反应。在 1992 年发表的开创性论文中，Laitinen 重新回顾了 Leksell 的苍白球腹后部射频毁损术，是神经外科治疗运动障碍性疾病复兴的一个重要因素[23]。目前，对大脑许多靶点的射频热凝毁损仍然是一种卓越的手术技术，为控制各种运动障碍性疾病的临床症状提供了一种廉价而有效的方法[24-26]。

（六）丘脑底核在功能神经外科中的应用

20 世纪 80 年代，对灵长类动物的研究为丘脑底核在帕金森病症状病理学中的作用提供了大量证据[27, 28]。通过毁损灵长类动物帕金森病模型的丘脑底核提示帕金森病的症状是可以逆转的。然而，人们担心损伤丘脑底核会引起永久性的舞蹈动作，以及双侧损伤可能增加手术风险[29]。研究证明，对灵长类动物帕金森病模型中的丘脑底核进行高频的脑深部电刺激（STN-DBS）可以改善运动功能，且没有诱发偏瘫[30]。这导致 Grenoble 小组开创性地进行了人类双侧 STN-DBS[31-33]。另有许多中心也取得了广泛性的阳性结果，并最终在几项随机对照试验中得到了证实。同时，STN-DBS 还具有减少患者多巴胺能药物服用剂量的潜力，因此 STN-DBS 取代了苍白球腹后部切开术，成为 20 世纪 90 年代治疗帕金森病的首选手术方式[19]。

（七）脑深部电刺激的优势

在运动障碍性疾病的手术治疗中，相比于毁损性手术，DBS 具有许多优势：能够同时进行双侧手术；降低了轴性并发症的发生风险；早期可逆比立体定向消融更容易被社会所接受。此外，DBS 也为脑功能的科学研究提供了一个独特的机会。尽管存在一些缺点，如成本高、可能出现硬件相关并发症，以及需要具备程控专业知识，但在当代神经外科实践中，DBS 实际上已经取代了毁损性手术[19]。

（八）影像学在功能神经外科中的作用

Leksell 以其特有的洞察力认识到 MRI 在功能神经外科中的重要性，他在文章中写道："在临床实践中，脑成像现在可以分为两个方面，即诊断神经放射学和术前立体定向定位技术。后者是治疗过程的一部分。这是外科医生的责任，应该与手术紧密结合[34]。"

影像学技术的进步，意味着与功能神经外科相关的大多数解剖靶点可以在个体患者的立体定向 MR 图像上可视化和定位。在大多数情况下，靶点结构的可视化使得第一次穿刺就能准确到位，从而进一步降低了手术的并发症和死亡率。立体定向 MRI 还提供了一种术后评估穿刺准确性的方法。此外，立体定向 MRI 可以验证刺激电极的位置，并在必要时为调整刺激电极的位置提供信息。这种方法摆脱了对其他替代定位标志物的依赖，并允许在全身麻醉下进行 DBS 手术[35]。MRI 引导和验证的 DBS 手术的详细方法已经超出了本章的范围。然而，由于手术时间、舒适性、成本和安全性方面的优势，这项技术越来越受欢迎[36]。

二、神经运动控制系统

运动控制依赖于中枢神经系统几乎所有主要功能区的整合作用（图 57-2）。皮质中心包括运动前皮质、辅助运动区和初级运动区，这些区域与运动命令的发生、准备和执行有关[37]。小脑与运动任务的学习和协调有关[38]。感觉运动信息的处理发生在脊髓和脑干水平，以及皮质 – 基底节 – 丘脑 – 皮质环路和小脑皮质 – 皮质下通路。

皮质和脑干区域的下行运动通路允许与脊髓运动系统相互作用。"最终共同通路"是由运动神经元和受神经支配的肌纤维组成的运动单元。来自各级感觉机制的输入，对于调节这些运动系统是至关重要的。

（一）神经环路的组织

主要负责边缘、联系和感觉运动功能的皮质区域与相应的皮质下区域相连，这些皮质下区域又被划分为不同的功能亚区[37]。来自基底节的信息通过丘脑传递回皮质。20 世纪 80 年代中期，学者们详细

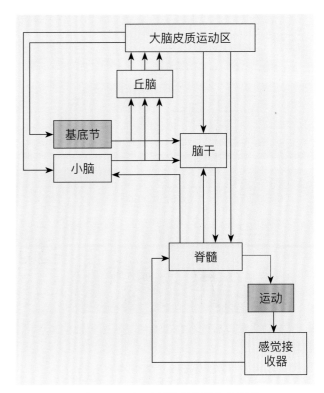

▲ 图 57-2　运动系统的总体组织结构

来自皮质的信息由两个主要的中央"环"处理，一个涉及小脑，另一个涉及基底神经节；这两个环路之间的相互作用逐渐被学者们所重视；下行通路起源于大脑皮质和脑干；被运动神经元支配的肌纤维为运动提供了共同的最终通路；每个层面的感觉反馈在完善和调节运动控制方面都是至关重要的

描述了由此产生的平行环路[37]（图 57-3A）。然而，人们越来越认识到，汇聚和重叠会导致多个功能亚区之间的串扰[39-41]。有学者提出，这些环路之间存在着可变的功能分离，并且受到多巴胺的调节：多巴胺水平高时会增加功能的分离，而多巴胺水平降低时则会导致功能环路最大限度的汇集和重叠[42]。

脚桥核（pedunculopontine nucleus，PPN）是中脑尾部和脑桥喙部的一个网状核团，具有许多重要功能。PPN 与大脑皮质、基底节之间有着紧密的相互联系，并下行投射至其他脑干中心和脊髓[43]，被认为参与了轴性姿势和运动的控制，并且与注意力、觉醒和睡眠周期有关[44, 45]。

（二）基底节的功能和功能障碍模型

基底节内信息流的"环路图"用于说明病理状态下观察到的活性"过度"和"不足"区，并解释局部手术干预是如何改善临床症状的（图 57-3）。然而，这样的描述导致了明显的悖论，即该模型不

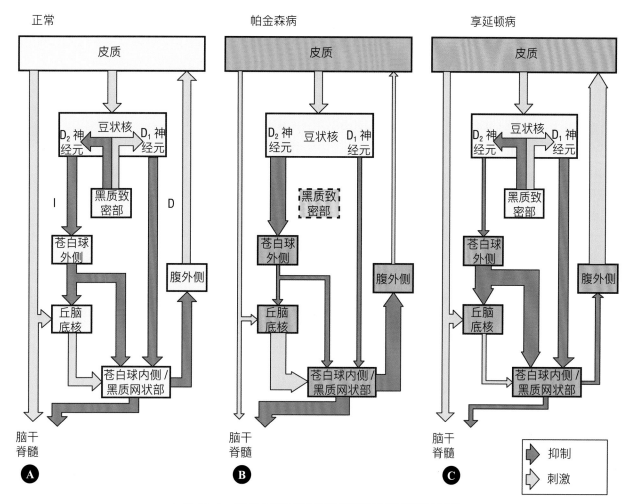

▲ 图 57-3　健康与疾病状态下的基底节连接"环路示意"

A. 正常；来自大脑皮质的兴奋性谷氨酸能输入投射到纹状体，这是基底节的主要的输入核；经过处理后，这些信息通过直接或间接通路被传递到基底节输出核 - 苍白球内侧部（GPi）和黑质网状部（SNr）；直接和间接通路由纹状体 GABA 能"棘状"投射神经元中的不同细胞群构成，这些神经元由它们的细胞表面受体区分：分别为 D_1 和 D_2 受体；直接通路神经元（D）直接投射到输出核（GPi/SNr）；间接通路神经元（I）的信息通过多突触通路到达输出核，其中一种经典的通路是通过苍白球外侧部（GPe）和丘脑底核（STN）；基底节输出核（GPi/SNr）对丘脑腹外侧（VL）神经元起到紧张性抑制作用；兴奋性丘脑皮质投射返回至大脑皮质，完成这个环路；GPi 和 SNr 对脑干核也有着重要的抑制性投射；多巴胺能黑质致密部（SNc）经黑质纹状体通路投射到纹状体；除了 STN 和 SNc 在 D_1 纹状体神经元上的兴奋性投射外，基底节内部连接和输出连接都是抑制性的（GABA 能）；B. 帕金森病；黑质纹状体神经元的丢失引起直接通路（D_1）活性降低和间接通路（D_2）活性增加，导致 GPi/SNr 核"过度活跃"；"过度活跃"的 GPi 和 SNr 核抑制了丘脑（腹外侧）到皮质的投射，导致皮质活动减弱；C. 享延顿病；D_2 神经元的早期丢失导致了对 GPi 和 SNr 活性的抑制增加；随后"过度活跃"的"丘脑皮质投射"引起了大脑皮质运动活性的不自主增加，这在临床上表现为舞蹈病（引自 Wichmann T, De Long MR. Functional and pathophysiological models of the basal ganglia. *Curr Opin Neurobiol.* 1996;6:751-758.）

能解释立体定向功能神经外科手术期间的生理学和临床观察结果[42, 46]。例如，该模型未能解释为什么运动丘脑损伤后帕金森病的运动迟缓有所改善。事实上，根据图 57-3，人们会预测运动迟缓将出现恶化。

人们试图去解释这种矛盾。一个例子是时间编码假说，即神经元的放电形式和速率对信号传输和信息流动至关重要。因此，异常信号可能比无信号更具破坏性[47]。在基底节环路内异常同步化导致病理状态的假说中，这个概念得到进一步发展[48, 49]。事实上，通过高频刺激 STN 或多巴胺给药控制帕金森病症状与 STN 内异常 β 同步的减少有关[50, 51]。

有关基底节在正常运动功能中确切作用的理论很多。有人认为基底节的作用是将运动系统聚焦于一个期望的运动并调节其幅度，但这与观察到的基底节活动倾向于跟随而不是先于皮质激活的结果不一致[41]。

基底神经节是比较皮质运动指令的传出拷贝和来自外周的本体感觉反馈的理想位置。这将允许向皮质运动区发送一个适当的"误差信号"。这种微调对于正在进行的运动的流畅排序至关重要。在发生新的或外部事件的情况下，误差信号也可能会中断正在进行的皮质排序，并促成一个替代的运动方式[41, 42]。

三、与运动障碍手术相关的神经解剖学概述

运动障碍性疾病的手术靶区集中在基底节区，基底节是由纹状体（尾状核和壳核）、苍白球外侧部（globus pallidus par externus，GPe）和内侧部（globus pallidus par internus，GPi）、丘脑底核（subthalamic nucleus，STN），以及黑质网状部（substantia nigra pars reticulata，SNr）和黑质致密部（substantia nigra pars compacta，SNc）组成的皮质下核团的集合体（图 57-4）。其他相关的深层结构包括各种丘脑核、未定带和脚桥核。

涉及感觉运动功能的区域包括后连合（后部）壳核、GPi 的下后外侧部、上 - 后 - 外侧 STN 和丘脑的腹侧和板内核[52, 53]。一个躯体定位结构存在于这些感觉运动区域内。

（一）纹状体

纹状体由尾状核和壳核组成，它们被内囊纤维部分分开（图 57-4）。尾状核是一个细长结构，在其整个长度上毗邻侧脑室。尾状核头凸入侧脑室额角，其前部和下外侧与壳核融合。尾状核体位于丘脑的上方和外侧，这两个结构被终纹和丘纹静脉分开。尾状体尾位于侧脑室颞角的顶部，与尾状核体一起形成 C 形，被侧脑室额部、体部和颞部包围。在前方，尾状核尾通过豆状核柄与壳核重新融合。该融合与杏仁核的上部、内侧和后侧密切相关，杏仁核是一种复合核，在侧脑室颞角的前内侧和上部，位于颞叶的上方内侧部。

壳核位于岛叶皮质深部、外囊内侧，外髓板的外侧。细长的灰质桥通过内囊后肢连接尾状核和壳核。

在感觉运动纹状体（壳核）内，躯体投射定位的排列遵循皮质传入神经的排布：腿部位于上和后部，躯干、上臂和头位于下部和前部[54, 55]。

纹状体是基底节的主要输入结构，谷氨酸能传入神经来自大脑皮质的广泛区域[56]。多巴胺能传入神经来自黑质致密部和腹侧被盖区（ventral tegmental area，VTA）。

中棘神经元是纹状体的主要传出神经元。投射到 GPi/SNr 的神经元与投射到 GPe 的神经元不同，可以通过其细胞表面受体进行区分：分别为 D_1 和 D_2 受体。多巴胺通过促进 D_1 神经元和抑制 D_2 神经元，在纹状体功能中发挥关键作用[57]。来自感觉运动纹状体的抑制性 GABA 能传出神经元主要投射到 GPe 和 GPi，而那些来自联合纹状体和边缘纹状体的神经元主要投射到黑质致密部[58]。

（二）苍白球

苍白球与壳核一起形成豆状核，外侧被外囊包绕，上覆屏状核、最外囊和岛叶，内侧被内囊界定[59]。苍白球或"苍白核"的名字源于穿行于其内部的大量有髓纤维。苍白球由外髓板与壳核分开，随后被内髓板分为内段和外段。副髓板位于内段内（图 57-5）。下连合的下部被称为腹侧苍白球（ventral pallidum，GPv）[60]。

苍白球由大的神经元组成，其特征是盘状树突状分枝，平行于苍白球的外侧面，垂直于进入纹状体的轴突[60]。

豆核襻和豆核束形成了 GPi 的主要输出通道。豆核襻向内侧缠绕在内囊后肢的前部和下部。豆核束穿过内囊后肢，在红核前区（Forel-H 区）与豆核襻汇合，随后到达丘脑束（H_1），形成 Forel-H_2 区[61]。

感觉运动苍白球位于苍白球下后外侧部[62]。来自非人灵长类动物研究的证据表明，苍白球内仍存在躯体特定区排列[63]。GPe 和 GPi 的边缘区位于前下和内侧区[60]。

来自纹状体的苍白球传入神经主要是抑制性 GABA 能。GPi 和 GPe 相互之间也存在着 GABA 能连接。谷氨酸能的兴奋性输入来自 STN。苍白球还接收来自丘脑（主要是 CM-Pf）、脚桥核、SNc 和 VTA 的传入。

苍白球的传出神经为抑制性 GABA 能。GPe 主要投射到 STN、GPi/SNr 和脚桥核。从 GPi 到腹前和腹外侧丘脑的 GPi 传出构成了返回大脑皮质信息

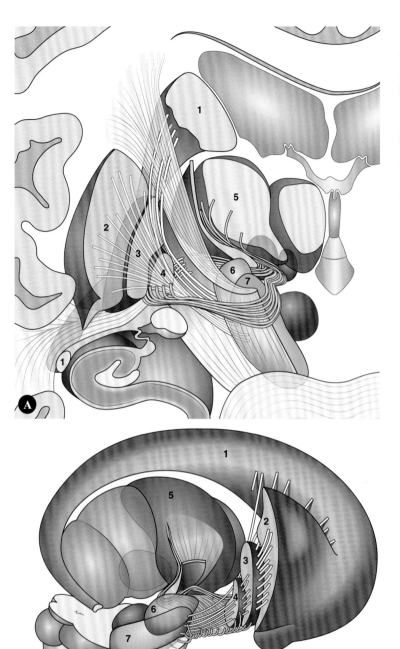

基底节的三维示意：前视图（A）和侧视图（B）；尾状核（1）和壳核（2）形成纹状体，并被内囊部分分离；壳核（2）、苍白球外侧核（3）和苍白球内侧核（4）形成豆状核；GPi 输出分为两条主要的通路：豆核束穿过内囊，豆核下襻包绕内囊，进入 Forel-H 区；在绕过未定带后，进入丘脑外侧核（5）；丘脑底核（6）位于黑质（7）的上方（经 Springer Berlin 许可，复制自 Nieuwenhuys et al.）

环的一部分。GPi 传出到丘脑 CM-Pf，随后纹状体形成基底节输出和输入结构之间皮质下反馈回路的一部分。

（三）丘脑底核

1865 年，Jules Bernard Luys 首次描述了 STN 的厚杏仁形状，它在中脑内呈双倾斜方位；上极位于下极的后外侧部[53, 64]（图 57-6）。STN 的最长轴约12mm，最大厚度为 4mm，其方向是一个凸面朝向前

侧、外侧和下部（ALI 表面）；另一面朝向后内侧上部（PMS 表面）。大脑脚位于 ALI 面上部，黑质（SN）位于 ALI 面的下部（图 57-7）。豆核束（Forel-H$_2$ 区）和未定带（ZI）毗邻 PMS 面的上边界和上部。ZI 将豆核束（H$_2$）与丘脑束（Forel-H 区）分开；H$_1$、ZI 和 H$_2$ 位于丘脑底核下方和丘脑上方之间。PMS 面的下半部分邻接下丘脑后外侧区和 Sano Q 束。豆状核沿着 STN 的前下缘向内侧穿过，并在 Forel-H 区与

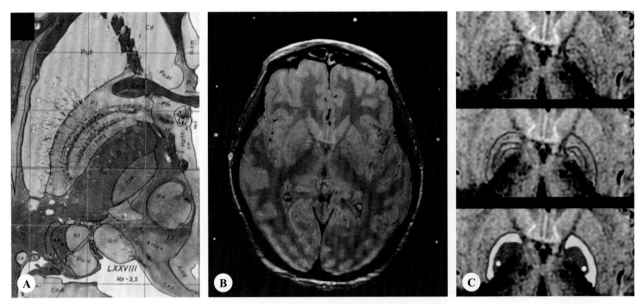

▲ 图 57-5　豆状核的神经解剖和相关的磁共振成像

A. 在前连合水平通过豆状核的轴位截面；外髓板将壳核（Put）与外侧苍白球（Pl）分开，然后通过内髓板与内侧苍白球（P.m.e 和 P.m.i）分开；副髓板再将内侧苍白球分为外侧部（P.m.e）和内侧部（P.m.i）；B. AC-PC 水平的立体定向轴位质子密度 MRI；C. MRI 的细节清楚地显示了三个髓板，中间用红色勾勒（从外到内：外髓板、内髓板和副髓板）；下图中的外侧苍白球为黄色，内侧苍白球为蓝色，白色圆点表示在 AC-PC 平面上的"运动"苍白球靶点（图 A 经 Thieme 许可，引自 Schaltenbrand G, Wahren W. *Atlas for Sterootaxy of the Human Brain.*）

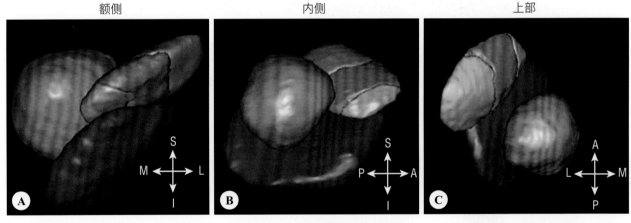

▲ 图 57-6　丘脑底核的功能分区

丘脑底核的三维表现，红核（红色）和黑质（灰色）在冠状面（A）、矢状面（B）和轴状面（C）上的投影，改自 Yelnik 等[53]；感觉运动 STN 区显示为绿色，联合区显示为紫色，边缘区显示为黄色；请注意，上极位于下极的后外侧。A. 前；I. 下；L. 外；M. 内；P. 后；S. 上

豆核束相连[11]。

　　丘脑底核功能分为运动、认知和边缘部分，并且与其他基底节结构的功能相对应。动物、影像学和临床研究有很多证据表明，丘脑底核的最上部、外侧和后部具有感觉运动功能[65-68]（图 57-6）。通常，丘脑底核的"背外侧"部这样的术语也许应该避免，因为它引入了不确定性：术语"背侧和腹侧"的含义

从菱脑的后部和前部转变为前脑的上部和下部，在中脑弯曲处，背侧和腹侧的含义容易混淆。

　　STN 从皮质的广泛区域接收兴奋性传入，来自初级运动皮质的传入神经通常是锥体束或纤维发出的侧支，这些传入神经同时也支配纹状体。STN 的皮质传入，称为"超直接"通路[69]，主要是谷氨酸能的。抑制性 GABA 能传入神经通过底丘脑束从苍

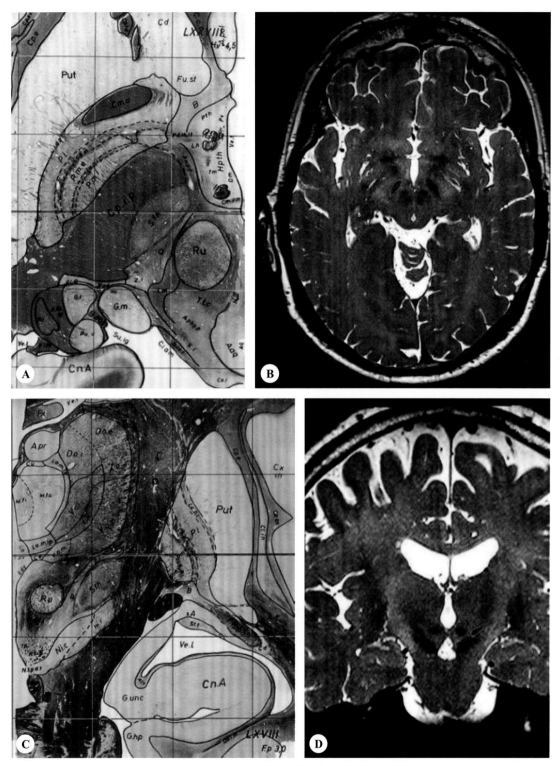

▲ 图 57-7　丘脑底核的神经解剖与相关磁共振成像

A 和 C. 通过丘脑底核层面的组织学图像；A 至 D. AC-PC 连合中点下方 4.5mm 的轴状面（A 和 B），连合中点后方 3mm 的冠状面（C 和 D）；丘脑底核（STN）以红色勾勒出来；其他相关结构包括 An.pd：豆核襻；H_1：Forel-H_1 区；Ni.c：黑质致密部；Ni.r：黑质网状部；Ru：红核（n.ruber）；ZI：未定带；T.mth：乳头丘脑束；B 和 D. 接受 STN DBS 的帕金森病患者相应的轴位和冠状位 T_2WI-MRI（3T）；丘脑底核在轴位和冠状位图像上表现为可被识别的低信号结构，在图像的一侧用红色勾勒出来；在轴位和冠状位图像上都可以看到丘脑底核与低信号的红核的关系，在冠状位图像上可以看到与黑质的关系（左侧的组织学切片经Thieme 许可，引自 Schaltenbrand G, Wahren W. *Atlas for Stereotaxy of the Human Brain.*）

白球外部到达 STN [70]。来自束旁（parafascicular，Pf）核的谷氨酸能丘脑传入神经投射到 STN 前内侧的"边缘和联合"区，而来自中央中核（centromedian，CM）的谷氨酸能丘脑传入神经投射到感觉运动区域。STN 还接收来自脑干核的传入，包括 SNc（多巴胺能）、背侧被盖核（胆碱能）和 PPN（胆碱能和非胆碱能）。

主要的 STN 输出是谷氨酰胺能，到达 GPi 和 GPe。STN 还支配黑质的两个组成部分、纹状体和脑干核，特别是 PPN 和腹侧被盖区。

在进行性核上性麻痹（progressive supranuclear palsy，PSP）中，STN 严重萎缩，是神经元严重丢失的部位。然而，STN 在帕金森病中没有表现出这些病理变化。Hamani 及其同事对运动障碍背景下的 STN 进行了全面综述 [64]。

（四）黑质

黑质（SN）位于中脑内丘脑底核的下外侧、大脑脚的后内侧。黑质得名于 4 岁后细胞内沉积的黑色素，分为位于其内侧后下部的致密部（SNc）和位于外侧前上部的网状部（SNr）[71]。

SN 的传入主要来自纹状体、GPe、STN、PPN 和大脑皮质。抑制性 GABA 能纹状体和苍白球黑质纤维构成了对 SNr 神经元的解剖投射。因此，纹状体神经元通过终止于 SNr 细胞体的苍白球传入，对 SNr 远端树突产生直接影响，并对相同的 SNr 神经元产生间接影响。谷氨酰胺介导的兴奋性 STN 传入优先终止于 SNr 神经元，而胆碱能 PPN 传入主要终止于 SNc 神经元 [72]。

SNc 内侧与腹侧被盖区（ventral tegmental area，VTA）融合，其神经元含有高浓度多巴胺。SNc 和红核后区（retrorubral area，RRA）的多巴胺能神经元分别对应于 Dahlström 和 Fuse 的 A9 和 A10 细胞群。它们共同产生黑质纹状体（中纹状体）多巴胺能系统，投射进入尾状核和壳核内。SNr 的投射神经元主要是 GABA 能，终于丘脑运动核，与上丘和 PPN 相连 [71]。

1919 年，Konstantin Tretiakoff 首次注意到帕金森病患者 SN 内的色素神经元大量丢失 [73]。20 世纪 50 年代末，Arvid Carlsson 提出了脑内化学传递的概念，并提出多巴胺作为一种神经递质的作用 [74]。20 世纪 50 年代，Herbert Ehringer 和 Oleh Hornykiewicz 首次报道了帕金森病患者纹状体多巴胺的耗竭 [75]，为临床实践中常规使用左旋多巴铺平了道路 [76]。

（五）丘脑

许多神经科学家专门用大量的文章描述丘脑（图 57-8）。基于对丘脑的连接和发育研究，将其分为三个主要的亚区，具体如下。

1. 上丘脑：包括室旁前核、室旁后核和缰核。

2. 腹侧丘脑：包括网状核、未定带、外侧膝状体的腹侧核和 Forel 区核。

3. 背侧丘脑：丘脑的主要部分，进一步细分为几个核组，包括前组、内侧组、板内组、外侧组、腹侧组和后丘脑（膝状体）[77]。

丘脑位于侧脑室体的底部，其内侧边界形成第三脑室的外侧壁。丘脑的网状核位于丘脑的外髓层和内囊后肢之间（图 57-8）。网状核向下方延伸进入底丘脑区，成为未定带 [71]。

在横截面上，丘脑的主要部分被弯曲的内髓板分隔，内髓板将丘脑内侧核与丘脑腹侧核和外侧核分隔开。在前部，内髓板在冠状面上呈 Y 形，因此核的前组位于分叉上方。再往后，这个 Y 的上分叉合并形成前核的后界，而髓干的下部扩大以包围中央中核和束旁核，是板内核团中最大的核 [77]。

目前，两种基于组织切片的主流命名法用于人类丘脑核的分类。Hassler 的分类（1959 年）被纳入 Schaltenbrand 立体定向图谱，经常受到功能神经外科医生的青睐 [11]。而 Hirai 和 Jones（1989 年）的命名法更受其他神经科学家的青睐，因为这种命名法对人类和猕猴都是通用的 [78]。

腹侧核群包含所谓的运动丘脑，对应于 Hassler 分类中的 Voa、Vop 和 Vim 核，以及 Hirai 和 Jones 分类中的 VLa/VLp 核（表 57-2）。

Hassler 认为，Voa 通过 H₁ 束从内侧苍白球接收大量输入，Vop 通过齿状核丘脑束接收小脑输出到丘脑的主要纤维，Vim 接收前庭丘脑束和本体感觉肌梭传入。所有这些丘脑核都投射到运动皮层。其他作者对 Hassler 的丘脑传入神经的分割理论提出了质疑 [79]。

（六）未定带

未定带（zona incerta，ZI）是位于丘脑和豆状束之间的灰质移行，是丘脑网状核的延伸（图 57-8）。研究者已经报道了四个主要分区，每个分区都有一个占主导地位的作用。喙侧 ZI 主要具有内脏功能，

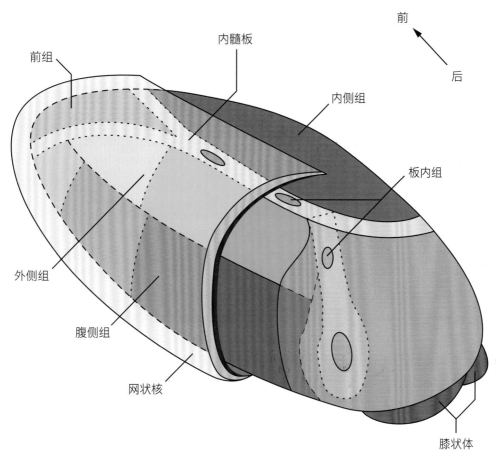

▲ 图 57-8　左侧丘脑及其亚区示意

背侧丘脑是丘脑的主要组成部分，并进一步细分为几组核，包括前组、内侧组、板内组、外侧组和腹侧组，以及后丘脑（膝状体）（改自不受版权限制的各种来源）

核　组	Hassler（1959 年）	Hirai 和 Jones（1989 年）
	腹嘴前核（Voa）	腹外侧前核（VLa）
腹组	腹嘴后核（Vop）	VLa 后部 / 腹外侧后核下部（VLp）前部
	腹中间核（Vim）	VLp

表 57-2　功能神经外科中与运动障碍疾病相关的丘脑核命名法

而背侧 ZI 与唤醒有关，腹侧 ZI 与注意力有关。尾部（caudal portion ZI，cZI）与运动功能相关[80]，接受来自基底节、网状结构和皮质区的传入。ZI 传出到达基底节输出核、丘脑 CM/Pf 和腹外侧核、中脑运动区和皮质。cZI 位于 STN 后外侧部（运动）的后内侧，也被用作 DBS 的靶点[81]。

（七）脚桥核

脚桥核（pedunculopontine nucleus，PPN）构成脑干喙侧运动区的一部分，被认为在步态的启动和维持中起着核心作用[43]。作为脑桥外侧和中脑被盖网状区的细长神经元集合，PPN 横跨脑桥中脑交界处，长轴大致平行于第四脑室底。喙极位于中下丘水平，PPN 向尾部延伸约 5mm 到达脑桥喙部[82]。三组投射通路包围了 PPN 区：小脑上脚及其交叉、中央被盖束和丘系（图 57-9）。

四、脑深部电刺激的作用机制

慢性高频脑深部电刺激（high-frequency deep

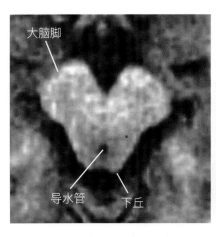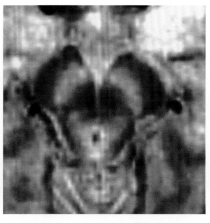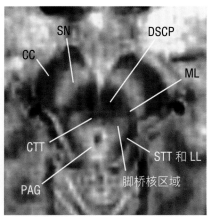

▲ 图 57-9　脚桥核的影像学解剖

CC. 大脑脚；CTT. 中央被盖束；DSCP. 小脑上脚交叉；LL. 外侧丘系；ML. 内侧丘系；PAG. 中脑导水管周围灰质；
SN. 黑质；STT. 脊髓丘脑束（经 Oxford University 出版社许可转载）[82]

brain stimulation，HFS）通常表现出与永久性损害相似的临床效果，但有更大的可逆性、灵活性和适应性。用于慢性 DBS 的市售设备通常采用四极的脑刺激电极，通过皮下连接线连接到置于胸或腹部筋膜上的置入式脉冲发生器（implantable pulse generator，IPG）。

通过医生或程控人员与患者的 IPG 进行通信连接，可以改变 IPG 的设置和调整刺激模式。单极刺激涉及在 DBS 电极上选择阴极（负极或"刺激"触点），将 IPG 作为正极。可选择多个阴极来增加受刺激组织的容积。双极刺激涉及在 DBS 电极上指定正极和负极触点。其他可调整的电参数包括波幅（电压或电流）、频率和脉宽。这种刺激参数的改变允许在一定程度上灵活地塑造置入电极周围的电流场和受刺激脑组织的容积。单极刺激倾向于产生一个球形场，而双极刺激的电流场能够更紧密地与电极轨迹相吻合。许多团队已经使用了详细的理论模型来预测置入 DBS 电极周围的电流扩散[83, 84]。

DBS 的作用机制一直是众多文献综述的主题[85-87]。DBS 的临床收益通常类似于对受刺激核的手术毁损。然而，从动物、临床和尸检观察中所获得的许多证据表明，当 DBS 采用常规刺激参数和市售电极时，不会诱导周围神经组织发生变性[88, 89]。对受刺激神经核的早期记录显示，刺激期间和刺激后核团活性降低，从而产生了 HFS 通过去极化阻滞或突触抑制"阻塞"神经元的理论。然而，进一步的传出核记录表明 DBS 期间受刺激核的输出增加，为上述假说带来了不确定性[90]。

动物实验的电生理数据表明，临床实践中常用的电参数主要影响大的髓鞘神经纤维，而不是直接影响细胞体或无髓鞘神经纤维[91]。

尽管没有令人信服的证据表明 STN-DBS 会改变帕金森病的临床进展，然而实验证据表明它可能对残留的多巴胺能神经元提供一定程度的保护[92]。STN-DBS 似乎与左旋多巴具有协同作用，可能是通过调节剩余多巴胺能神经元的放电频率[93]。

脑深部电刺激通常应用超过 130Hz 的频率。然而，60Hz 左右的低频 STN-DBS 可能会对经过筛选的患者产生较小的有害反应[94]。

在如肌张力障碍等某些情况下，DBS 的完全益处可能会延迟数周或数月才显现。有学者提出，DBS 激活神经纤维的顺向和逆向传导，诱发突触可塑性变化，随后才能获得完全的症状改善[95, 96]。这得到了以下观察结果的支持：一些肌张力障碍症状在停止刺激后可能需要不同的时间才能复发[97]。

功能影像学为研究 DBS 的"网络效应"提供了一个系统层面的视角。大多数功能研究使用 PET[98]，但也有研究使用 fMRI[99]。从这些研究中可以清楚地看出，对范围很小的脑结构进行刺激，可以引起复杂而广泛的脑活动改变，进而获得临床症状的改善。

五、脑深部电刺激治疗运动障碍

DBS 目前是治疗多种运动障碍性疾病的成熟方法，已经取代了毁损性手术。DBS 是一种终身治疗方法，多学科联合诊治至关重要。团队的核心成员必须是对运动障碍性疾病感兴趣且具有 DBS 程控经验的功能神经外科医生和神经内科医生。通过与神经心理或精神科医生、专科护士、语言治疗师、物理治疗师和职业治疗师的密切联系，可以提高对患者的评估和随访。与任何手术治疗一样，患者的选择是治疗成功的主要决定因素。

（一）帕金森病

1. 患者选择

患者的选择至关重要。几种神经系统疾病，如多系统萎缩和进行性核上性麻痹，可以表现为与特发性帕金森病相似的症状和体征，患有这些疾病的患者对 DBS 反应不佳。神经外科医生必须对所治疗的疾病有深刻的了解。对于出现神经功能迅速恶化、认知能力下降，或者异常眼动的患者应谨慎。详细的病史和检查应包括对症状如何影响功能的分析。在向患者推荐手术前，治疗团队必须确定，DBS 对个体患者症状的可能改善是否能够转化为生活质量的显著提高。

最可靠的 DBS 术后效果预测指标是患者对左旋多巴冲击的反应。震颤是一个值得注意的例外，因为这种症状即使药物难治，通常也会对 DBS 有反应。应告知患者，不要期望功能的改善能超过药物治疗效果最佳时的状态，因为治疗的主要目的是增加最佳状态持续时间和减少开关波动。必须让他们知道，DBS 不能治愈这种疾病。DBS 是一种终身疗法，可以帮助缓解帕金森病的许多但不是全部运动症状。他们应该知道，手术后的语言功能通常不会像平衡和冻结等其他轴性症状那样得到改善，且可能会随着时间的推移而恶化。

神经心理评估是一种重要的术前筛查工具。认知能力明显下降的患者往往是较差的 DBS 候选者，手术后认知能力可能会进一步恶化。非多巴胺能药物继发的活动性抑郁症和精神病是手术禁忌证。

虽然没有严格的临界值，但年龄是一个重要的考虑因素，尤其是考虑到高龄者脑出血或认知能力下降的发生率更高。对于认知能力下降至临界状态或 70 岁以上的患者，可以考虑对丘脑底核以外的靶点进行分期或单侧干预。

MRI 筛查可以排除结构性异常。此外，过度萎缩，尤其是皮质下萎缩导致脑室扩大，可能表明功能储备的减少，手术后功能恶化的风险更大[100, 101]。

2. 患者治疗结果和手术靶点的选择

许多开放标签研究的系统评价报告显示，STN-DBS 后运动评分和生活质量均得到显著改善，其中统一帕金森病评定量表（unified Parkinson's disease rating scale，UPDRS）Ⅲ的运动评分降低 52%[102, 103]。而不良事件的发生可能会抵消这些改善。手术并发症包括感染、癫痫发作和出血导致的神经功能缺损或死亡。与刺激或药物改变有关的并发症包括构音障碍、运动障碍、行为障碍和认知能力下降[104]。

然而，许多随机对照试验支持使用 DBS 治疗晚期帕金森病。Deuschl 研究（2006 年）将患者随机分为 STN-DBS 手术组或最佳药物治疗组。一项随访 6 个月的非盲评估研究显示，STN-DBS 患者的运动评分和生活质量得到了明显改善，但这种益处被较高的严重并发症发生率所抵消，包括一例致命性脑出血（1.3%）[105]。

Weaver 及其同事的研究（美国退伍军人事务部合作研究计划，2009 年）将 255 名患者随机分配到 DBS 组或最佳药物治疗组。在这项研究中，随机分配到 DBS 组的患者再被随机分配到 STN-DBS 或 GPi-DBS 组，由对治疗不知情的评分者对患者进行运动评估。在 6 个月的随访中，DBS 患者（作为一个组）运动评分和生活质量明显改善，但这种益处再次被较高的严重并发症发生率所抵消，包括 1 例致命性脑出血（0.8%）[106]。该研究的扩展研究对比了 299 名随机分配到 GPi-DBS 或 STN-DBS 组的患者在 24 个月时的结果[107]。数据表明，刺激任意一个靶点，运动功能都有相似的改善。然而，这些结果受到质疑，因为 STN-DBS 后 UPDRS Ⅲ 降低了约 25%，远低于其他开放标签和盲法研究中发现的约 50% 的预期[108]。

Williams 及其同事的研究将晚期帕金森病患者随机分配到手术联合最佳药物治疗组或单纯的最佳药物治疗组[109]。大多数随机接受手术的患者都进行了 STN-DBS。1 年随访时的非盲法评估显示，手术联合最佳药物治疗比单纯的最佳药物治疗更能改善患者的生活质量。这些益处再次被较高的严重并发症发生率所抵消，包括 1 例致命性脑出血（0.6%）。

Odekerken 及其同事（2013 年）的研究再次将患者随机分为双侧 STN-DBS 或 GPi-DBS[110]。这项研究中的运动结果与开放标签研究中发现的结果相似，STN-DBS 患者有更多的药物使用量减少，更低的电池消耗，因此作者得出结论，STN 应该是帕金森病患者 DBS 的首选靶点。

多学科团队在评估个体患者时，必须始终充分利用已有的证据。然而，患者和靶点选择仍是一个细致入微的过程，需要根据患者制订个体化方案。例如，虽然丘脑底核仍然是笔者所在机构大多数晚期 PD 患者的首选靶点，但笔者团队仍经常选择替代靶点，如选择苍白球作为严重的双相运动障碍患者的 DBS 靶点，或者采用单侧 VIM-DBS 治疗 70 岁以上且主要表现为震颤和临界型认知困难的患者。

3. 长期结果

STN-DBS 治疗帕金森病的长期预后（5 年以上）反映了该疾病的进展性病理变化。虽然 DBS 通常对四肢症状（震颤、运动迟缓）仍然有效，但其他症状（认知能力下降和轴性症状，如言语、平衡和冻结问题）往往仍会有进展，并最终影响患者的生活质量。然而，患者将终身受益于 DBS，其症状通常好于未接受 DBS 的预期水平[111, 112]。

4. 手术时机

随着手术优于最佳药物治疗的证据的积累，以及老年患者的手术风险会有所增加，医生更加倾向于在疾病的早期就进行手术。EARLYSTIM 研究将 251 名帕金森病早期患者（平均病程 7.5 年）随机分为 STN-DBS 联合药物治疗组和单纯药物治疗组。在治疗两年时，DBS 组在运动障碍、日常生活活动和左旋多巴导致运动并发症等方面都显著好于单纯药物治疗组[113]。

当生活质量已经恶化到妨碍患者的生活方式时，可能已经丧失了 DBS 的机会。相反，在没有努力优化药物治疗之前，即使再小的手术风险也不应该被接受，特别是因为 DBS 通常不会改变病程的进展，并且几年后可能会出现 DBS 难以控制的症状。再次，手术时机是个体化的决定，在与患者进行讨论时必须保证患者的充分知情[114]。

5. 脚桥核作为 DBS 的靶点

作为 DBS 的潜在靶点，人们对脚桥核（PPN）一直有浓厚的兴趣，希望它能够帮助患有多巴胺难治性冻结和跌倒的患者。然而，不同的团队在实施 PPN-DBS 时产生了不一致的结果[45, 115-117]。任何记录到的微小获益似乎都不会维持很长时间，一项精心设计的双盲试验得出结论："与之前的开放标签研究提示的高水平预期相比，总体结果令人失望"[45]。PPN-DBS 本质上仍然处于研究阶段，因为它受到许多未知因素的影响，包括患者的选择标准、最佳刺激部位、最合适的刺激参数、需要单侧还是双侧手术，以及 PPN 单独刺激或同时刺激其他结构[118, 119]。

（二）震颤

特发性震颤是最常见的神经系统疾病之一。在病情严重的病例中，手臂在随意运动过程中的运动性震颤可以扩散到身体的其他部位，或者在休息时发生运动性震颤。严重的运动障碍会导致生活质量明显下降。然而，在多达一半的患者中，症状可能是难治性的。

DBS 是毁损性手术的一种替代疗法，解剖靶点通常是丘脑腹侧中间核（VIM）或尾侧未定带。与帕金森病患者不同，这些患者经常被要求在夜间关闭刺激以防止成瘾。

VIM-DBS 对震颤的控制效果几乎是立即的，而且可能是相当显著的。大量的 DBS 开 / 关状态下和少量的 DBS 手术前后的研究，采用 Fahn-Tolosa-Marin（FTM）震颤评定量表进行定量研究，提供了 VIM-DBS 能够显著改善震颤的Ⅳ级证据。尽管在长期随访（7 年）中，DBS 对震颤的控制效果有所下降，但 DBS 对日常生活和健康相关生活质量的一些益处仍然存在，即使在进一步衰老和共病的背景下也是如此[120]。

除了与 DBS 手术相关的风险外，VIM-DBS 最常见的不良反应是构音障碍和平衡障碍的恶化。通过单侧或分阶段干预，可以最大程度地减轻这些不良反应。然而，由于优势侧手部震颤的缓解与生活质量的改善密切相关，因此需要仔细权衡是否进行双侧手术。

DBS 可能对继发于其他疾病的震颤也有效果。以震颤为主的帕金森病患者可能不适合 STN-DBS，这时 VIM-DBS 则提供了一种替代方案。1980 年，Brice 和 McLellan 首次对继发于多发性硬化症的震颤进行了 VIM DBS 治疗[121]。文献报道的患者数量仍然很少，对个体患者的益处常常无法持续，或者可能被多发性硬化患者本来就很脆弱的语言和平衡功能恶化所抵消[122]。严格的患者选择仍然是关键。

另据报道，DBS 对其他形式的震颤也可能有效，包括红核震颤和直立性震颤[123, 124]。

（三）肌张力障碍

肌张力障碍定义为异常持久的肌肉收缩，通常产生扭曲和重复的运动或异常的姿势。许多病理生理机制可能导致肌张力障碍，使其成为第三常见的运动障碍。肌张力障碍可发生于多个脑区，最常见的是基底节和丘脑、脑干和小脑。遗传损害也可能引起肌张力障碍，许多单基因位点（DYT）被鉴定。DYT 突变具有不同的外显率，可能会引起原发性肌张力障碍、肌张力障碍叠加（附加有帕金森病或肌阵挛等体征），以及阵发性肌张力障碍或运动障碍。

神经连接、可塑性，或者突触调节等异常可导致肌张力障碍。抑制作用受损、皮质可塑性异常，以及异常的感觉处理是神经生理学的特征。

许多肌张力障碍量表已经被用于评估特定类型的肌张力障碍[125]。两种最常用的量表是 Burke-Fahn-Marsden 肌张力障碍评定量表（Burke-Fahn-Marsden dystonia rating scale，BFM）和多伦多西部痉挛性斜颈评定量表（Toronto Western spasmodic torticollis rating scale，TWSTRS），主要关注颈部肌张力障碍。

药物治疗往往效果欠佳或是伴有不良反应。有一些例外值得注意，包括多巴胺反应性肌张力障碍，一些局灶性肌张力障碍中使用肉毒毒素的化学去神经支配。

手术治疗包括外周去神经支配和功能性立体定向手术。在 20 世纪 60 和 70 年代，外科先驱注意到手术可以治疗帕金森病患者的肌张力障碍症状后，以丘脑和苍白球为靶点的损毁性手术被用于治疗难治性肌张力障碍。丘脑毁损术（腹嘴前核和腹嘴后核：Voa-Vop）仍然被一些团队所采用且效果良好。然而，肌张力障碍手术的发展与帕金森病相似，并且在 1999 年的早期报道之后，在当代实践中 DBS 几乎完全取代了立体定向损毁术。

苍白球腹后部已成为 DBS 治疗肌张力障碍最受欢迎的靶点。法国一项苍白球 DBS 治疗原发性全身性和节段性肌张力障碍的多中心研究，将手术后 3 个月的患者随机分配到双盲交叉研究中[126]。经由对刺激状态不知情的评估者证实，刺激后的平均肌张力障碍运动评分显著提高。在 3 年的随访中，平均运动能力较基线改善了 58%[127]。

在一项德国 I 级多中心研究中，在全身性和节段性肌张力障碍接受苍白球 DBS 后的前 3 个月，将患者随机分配到刺激组或假刺激组[128]。评估者对受试者的干预措施分配不知情，通过录像评价肌张力障碍的严重程度，证实受刺激患者的运动功能得到了显著改善。来自不同中心的大量报道进一步证实

了苍白球 DBS 对几种不同类型肌张力障碍的积极作用。另有少量的开放标记研究报道了其他脑靶点 DBS 对肌张力障碍的有益作用，包括丘脑底核、腹侧中间核（ventralis intermedius，VIM）和丘脑 Voa-Vop 核。

临床表现的复杂性，以及研究设计、手术实践和程控技术的不统一，使得预测个体患者的预后极具挑战。尽管如此，既往的研究结果对预判 DBS 手术的效果仍有很大帮助[129]。

原发性肌张力障碍和迟发性肌张力障碍往往对苍白球 DBS 反应良好，特别是在症状出现后的早期阶段时进行的手术，以及残疾程度较轻的患者。此外，DYT-1 阳性肌张力障碍患者往往比 DYT-1 阴性患者的反应更好，后者的效果可能是参差不齐的。如果存在固定的骨骼畸形，则预后较差。

在盲法和开放标签研究中，颈部肌张力障碍（痉挛性斜颈）对苍白球 DBS 反应良好。苍白球 DBS 治疗 Meige 综合征的结果也优于其他形式的局灶性或节段性肌张力障碍。对于较少病例数的阵挛性肌张力障碍患者，苍白球 DBS 的效果也是如此。

在 X 连锁肌张力障碍——帕金森综合征（Lubag，DYT-3）和阵挛性肌张力障碍的患者中，少数病例的肌张力障碍对苍白球 DBS 有良好而稳定的反应，在肌张力障碍的活动组成上尤其明显。迟发性肌张力障碍患者似乎对 GPi-DBS 也有良好的反应。其他形式的继发性肌张力障碍则对这种手术有不同的反应。具有肌张力障碍和痉挛混合表现的严重"脑瘫"患者，是一个特殊的挑战。在精心筛选的患者中，即使肌张力障碍评定量表上有极小的改善，也可提高护理的效果，并对生活质量带来有价值的影响。

苍白球 DBS 能够改善遗传变性病（如亨廷顿病或泛酸激酶相关性神经变性病）的运动评分和抑制疼痛，但没有证据表明它有助于改善相关的非运动症状或延缓潜在的退行性过程。其他靶点的 DBS，如丘脑底核和丘脑 Voa 核，在治疗肌张力障碍方面显示出一定前景[130, 131]。

应告知患者及其家属，DBS 对肌张力障碍的全部疗效可能会延迟数周或数月才能显现。有人提出，DBS 激活顺向和逆向纤维，诱发突触可塑性变化，随后才能获得完全的症状改善。这得到了观察结果的支持，即在停止刺激后，一些肌张力障碍症状可能需要不同的时间才复发。

六、脑深部电刺激的手术方法

手术方法在不同的中心之间差异很大，几乎没有证据支持哪一种技术优于其他技术。各中心越来越多地在 MRI 上直接确定解剖靶点。选择合适的 MR 序列来显示相关的神经解剖，减少了由于解剖变异而引起的靶向误差。神经外科医生必须意识到 MR 成像的细微差别和潜在的陷阱，如对 MR 的失真进行校正[132, 133]。图 57-5 和图 57-7 中的 MR 序列可以清晰地显示 STN 和 GPi。

许多团队在手术前获得 MR 图像，并在手术当天将这些图像与立体定向 CT 融合。这种方法可能导致继发于解剖变异和图像融合算法的靶点定位误差，因此有必要进行术中的验证和调整。通常需要规划多个穿刺轨迹来纠正最初的靶点定位误差。

一些团队在靶点调整过程中依次采用单条通道，而另一些团队则同时采用多条通道，通常为 3 或 5 个通道[134]。在已发表的文献中曾经记录了单个靶点采用了多达 9 个通道的情况[135]。

许多用于术中调整的技术已经被开发出来，包括动态阻抗监测、光学系统、局部场电位记录、神经活动方式的半微电极和微电极记录[14, 136-138]。通过观察手术探针对患者症状的干预作用，以及采用微电极、半微电极或宏电极进行急性刺激后临床症状的变化，可以帮助对靶点的调整和改进。这种术中观察需要高度专业化的设备，并且往往依赖于专业人员的主观解释。情况复杂时，需要患者在局部麻醉下进行长时间的配合。通过使用多种"调整和改进"技术收集的数据可能会存在冲突，这使得在最终确定放置电极的位置时，很难决定依赖哪种方式[134]。

这些问题导致许多团队越来越重视使用立体定向 MRI 进行精细的直接解剖学定位，术中通过立体定向影像学检查验证电极位置，并详细评估靶点的准确性，从而允许在必要时通过最多增加一条通道来进行改进和调整。

通常认为，DBS 电极位置距离预期靶点超过 1.5～2mm 的误差将导致疗效降低，或者出现无法接受的不良反应。尽管一些团队使用安装在颅骨上的微型框架，但这种级别的精确性通常需要基于立体定向框架的导航[139]。另有团队采用机器人技术来提供所需的精度水平，然而目前还没有证据表明其精度优于基于立体定向框架的方法[140]。

一旦 DBS 电极被固定，强烈建议在进行下一步操作之前进行术中立体定向影像学检查。这是因为在此阶段框架仍然固定在头部，一旦发现电极位置有误，能够很容易地将其重新放置。如果可能，尽量使用 MRI 成像，因为在 MRI 影像上解剖靶点和 DBS 电极能够同时可见，而不会出现由于影像融合或脑移位带来的误差。使用 MRI 对置入的 DBS 硬件进行检查时，必须遵守安全注意事项[141]。这些工作并不繁重，并且大多数商业用 DBS 电极都带有 MRI 条件标签。

影像学引导下的 DBS 置入具有明显的优势，它不仅可以引导而且可以验证电极的放置位置，允许患者在全身麻醉下进行手术，甚至可以省去耗时且昂贵的术中神经生理学监测[142-145]。此外，越来越多的证据表明，影像学上的电极位置是一个很好的预测长期临床预后的指标[112, 146, 147]。

IPG 通常置于胸壁或腹壁的皮下。连接 DBS 电极与 IPG 的导线穿行于皮下隧道，可能会引起不适或引起美容方面的问题。导线的走行轨迹经过胸骨上切迹会降低这种情况的发生概率[148]。

七、脑深部电刺激后的患者随访

DBS 是一种终身治疗。神经外科医生、神经内科医生及心理治疗师必须密切合作才能取得良好的效果。在管理 DBS 患者方面有丰富经验的护理专家也是必不可少的。

（一）程控

DBS 程控的方法在各个中心有所不同。许多医生在开始刺激之前都会等待任何有益的"微损伤"效应的消退。虽然有些症状在最佳刺激开始后的几秒钟内就有反应（如震颤），但其他症状可能需要数天、数周或数月才能达到最大疗效（如肌张力障碍）。因此，DBS 程控需要患者和程控人员的耐心。

通过触点的单极筛选，确定急性刺激诱导副作用（如内囊影响）的阈值，从而对治疗窗进行限制。对 DBS 的程控尚缺乏循证指南。大多数中心使用≥130Hz 的频率，但也有一些中心报道较低频率（60～80Hz）的不良反应较少[94]。目前已有关于 DBS 程控的实用编程算法可供使用[149, 150]。

（二）并发症、不良反应、监测和故障排除

如果 DBS 手术未能改善患者的症状，则需要评估 DBS 的电极位置是否理想。这强调了手术后进行

适当的影像学检查的重要性，特别是能够清晰显示相关解剖结构的立体定向 MRI 序列（图 57–10）。

如果患者发生不良反应的阈值较低，可以采用双极刺激或交叉脉冲电刺激等程控策略来应对，但是如果这些措施无法解决问题，则可能需要重新放置电极。

症状的复发可能是由于晚期硬件故障，如 IPG 电池耗尽、电极或连接线故障，这些问题需要进行手术干预。应该对 DBS 患者终身随访，安排合理的 IPG 置换时间，防止刺激意外停止后的症状反弹，否则有可能出现需要急诊处理的情况[151]。

应教育患者和护理者警惕早期和延迟感染的迹象，以及在初次手术或维护性手术后早期寻求专家建议的重要性。局部应用抗生素似乎能显著降低 IPG 置换手术的感染率[152]。硬件感染的处理比较困难，因为症状的反弹并不总是能轻易地得到缓解（如肌张力障碍）。一些中心建议，在使用抗生素根治腹部 IPG 袋感染的同时，通过外挂 IPG 和远端连接线来维持刺激[153]。另有报道在移除硬件之前，通过已置入的电极进行消融损毁[154-156]。

八、脑深部电刺激硬件的研究进展

商用 DBS 硬件解决方案的种类有所增加，硬件的选择必须适合特定的患者。在进行双侧电极置入时，可以使用双通道和单个 IPG。然而，一些中心提倡使用两个独立的单通道 IPG，特别是对于严重轴性肌张力障碍患者[157]。这种方法降低了当 IPG 失效后刺激完全停止所导致的严重危及生命的肌张力障碍反弹的风险。在合适的患者中可充电 IPG 可能具有显著的优势，特别是肌张力障碍患者经常需要使用更高的电流消耗。分段接触技术允许一定程度的"电流转向"（current steering），有希望能够改善刺激的治疗窗[158, 159]。

电流传递的方法是一个有发展潜力的领域。传统的 DBS 始终以固定参数提供电刺激，而闭环或自

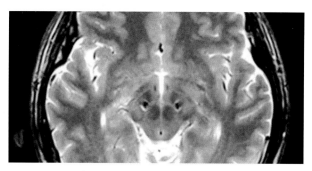

▲ 图 57–10　轴位立体定向 T$_2$WI-MRI 显示定位良好的 STN-DBS；在中脑水平，红核的前外侧，在低信号的丘脑底核内部可见脑深部电刺激电极的伪影

适应 DBS（adaptive DBS，aDBS）则主动监测目标的局部场电位，只有在检测到某种病理信号时才提供短暂的电刺激。虽然早期报道显示了很好的前景，但还需要进一步的长期研究来确定其临床意义[160]。

九、伦理学

许多神经外科干预有可能改变患者的情绪、性格和认知能力，功能神经外科手术和深部脑刺激也是如此。神经外科医生一直站在考虑深部脑刺激伦理影响的最前沿[161]。尽管个人和社会可能对脑/机接口的任何产品都感到不安，但真正的伦理学困境是试图预测手术是否可能缓解或加剧病情，以及如何最好地就这种风险收益比与患者和照护者沟通。持续的多学科联合是筛选患者和确定治疗方案的关键[162]。

结论

在影像学技术和硬件改进的支持下，在临床需求和学术探究的驱动下，治疗运动障碍性疾病的功能性神经外科已成为神经外科领域发展最迅速的亚专业之一。虽然它可以显著缓解症状并改善生活质量，但这只能在多学科团队的背景下，通过一丝不苟和深思熟虑的患者选择、手术干预和终身随访的方法才能得以实现。

第58章 立体定向功能性神经外科治疗
精神疾病、疼痛及癫痫
Stereotactic Functional Neurosurgery for Mental Health Disorders, Pain, and Epilepsy

Jonathan A. Hyam　Ludvic Zrinzo　著

王　峰　译　詹仁雅　校

临床要点

- 现代立体定向功能性手术包括毁损术和刺激术。两者各有优点和缺点，对它们的选择应根据个体患者的治疗目的和具体情况进行调整。
- 立体定向手术对精神障碍有效性的证据存在差异。随机对照试验提供了功能性神经外科治疗强迫症和Tourette综合征疗效的 I 级证据。
- 丛集性头痛的脑深部电刺激直接根据功能神经影像学检查结果来确定治疗方案，可以减轻头痛并提高患者的生活质量。
- 癫痫的脑深部电刺激仍在探索中，在癫痫学专家的诸多治疗手段中，其地位仍有待确定。

　　自古以来，医学文献中就有精神障碍、疼痛和癫痫的明确记载[1]，然而两千年后，这些疾病的诊治仍然极具临床挑战性，许多患者仍难以治愈。自20世纪中叶以来，与运动障碍一样，这些疾病是通过立体定向毁损手术进行治疗的。20世纪90年代功能性神经外科复兴以来，脑深部电刺激（DBS）一直是人们关注的焦点。DBS所具有的选择性和可逆性调节不同脑区的特点，吸引着国际神经科学界将DBS作为研究的一个重点，特别是针对癫痫和精神障碍性疾病，如抑郁症、强迫症（obsessive-compulsive disorder，OCD）和Tourette综合征。手术只是这些患者持续性多模式治疗中的一个方面，而不是治愈性治疗手段。本章重点介绍当前实践中应用最多的适应证，并对那些仍在实验研究中的适应证进行讨论。

一、精神健康疾病

　　精神健康疾病的手术干预应作为治疗计划中的一个部分，由精神病学专家领导，并由多学科团队共同推动。自20世纪50年代以来，这些疾病一直都在接受立体定向手术，包括毁损术和电刺激术（综述见Harris，2016）[2]。

（一）Tourette 综合征

　　Gilles de la Tourette 首先描述了这种综合征，表现为突然的短暂抽搐，包括声音和运动，通常在抽搐之前出现冲动（译者注：又称抽动秽语综合征）。目前，有关其潜在的病理生理学仍知之甚少。有学者提出，纹状体神经元的异常活动抑制了黑质网状体和苍白球内侧（globus pallidus internus，Gi），后两者抑制丘脑活动和多余的、不恰当的行为。然而，在Tourette综合征患者中，丘脑这种抑制作用被解除。抽动除了限制患者的社交能力外，还可能具有暴力倾向，可能对患者或其他人造成意外伤害。对于重症患者，药物治疗（如 α₂ 受体激动药、抗精神类药、苯二氮䓬类和肉毒毒素注射）难以控制患者的临床症状，因此，学者们开始探索对这些患者的手术治疗。

1. 毁损术治疗 Tourette 综合征

一些小样本的试验显示毁损术对抽动症状有所改善，这对理解该疾病有所帮助。手术的靶区包括前扣带回皮质（anterior cingulate cortex，ACC）（扣带回切开术）、边缘脑白质（包括扣带回切开术和尾状核下神经束切断术）、丘脑（腹外侧核；图 58-1）和未定区（综述见 Houeto，2009）[3]。据报道，毁损性手术可能会导致严重的不良反应，如偏瘫或肌张力障碍。

2. 脑深部电刺激治疗 Tourette 综合征

DBS 需要将一根直径为 1.3mm 的电极置入这些关键的结构内，然后调节神经活性，而不是进行损毁。此外，刺激参数是可修改的，可在有效性和不良反应之间取得平衡，同时它也是可逆的。因此，DBS 是一种值得探索的替代治疗方案。Hassler 观察到的丘脑毁损效应，为 Tourette 综合征的现代 DBS 试验奠定了基础[4]。Vanderwalle 及其同事将

DBS 电极置入丘脑中央中核（centromedian nucleus of thalamus，CM）和腹嘴内侧核（ventral oralis internus nuclei）及室旁核（substantia periventricularis）。3 名患者在 8 个月至 5 年的随访期间症状显著改善[5]。在使用高频、宽脉冲宽度刺激时，每 10 分钟抽动频率改善了 72%～90%。该操作的技术要求较高，需要六处硬件修订程序[6]。

英国 Queen Square 神经病学研究所的一项随机双盲交叉试验招募了 15 名严重的、药物难治性 Tourette 综合征患者，平均年龄为 34.7 岁，其中 13 名患者的数据完整[6]。所有患者均接受双侧 GPi 电极置入（图 58-2），在前 3 个月中以 1 : 1 的比例随机接受刺激和无刺激处理，然后在接下来的 3 个月内接受相反的刺激处理。患者和评分员都不知道治疗分配的方案。在无刺激对照组中，耶鲁大体抽动严重程度量表（Yale global tic severity scale，YGTSS）的平均得分从基线的 87.9 分提高到 80.7 分，提高了 7.2 分。在刺激组中，YGTSS 的平均得分显著改善了 19.6 分（从 87.9 分提高到 68.3 分）。

3 名患者出现严重不良反应，2 名患者在置入电池的部位发生感染。由于他们所获得的良好治疗效果，他们重新参加了试验并接受了 DBS 再置入。1 名患者出现轻躁狂并伴有抽搐恶化，需要入院治

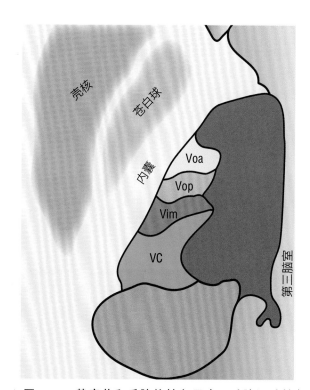

▲ 图 58-1　基底节和丘脑的轴向示意：丘脑运动核包括腹嘴前核（**ventralis oralis anterior**，**Voa**）、腹嘴后核（**ventralis oralis posterior**，**Vop**）和腹中间核（**ventralis intermedius**，**Vim**）；丘脑感觉核位于腹尾核（**ventrocaudal**，**VC**）内，包括腹后外侧核（**ventroposterolateral**，**VPL**）和腹后内侧核（**ventroposteromedial**，**VPM**）

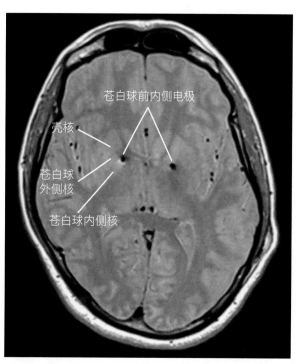

▲ 图 58-2　质子密度加权轴位 MRI 显示 Tourette 综合征的前内侧苍白球内侧脑深部电刺激电极

疗，接受苯二氮草类药物治疗和刺激参数调整。上述三个不良事件均通过积极治疗得到解决。67% 的患者发生了相对轻微的不良事件，包括轻度构音障碍、失眠和易激惹，但 60% 的患者最终得到了缓解。2 名患者因同时伴有肌张力障碍症状而接受了后腹侧 GPi 刺激，其他所有患者均接受了前内侧 GPi 刺激。需要指出的是，这项研究的目的不是比较不同靶点的优劣。

DBS 治疗 Tourette 综合征临床试验的总体治疗效果是积极的，但各个试验在靶点选择、患者纳入标准、硬件参数和刺激策略方面有所不同，治疗的有效率也不尽相同。因此监管机构尚未批准 DBS 治疗 Tourette 综合征的正式临床应用。美国 Tourette 协会推出一个 DBS 注册和数据库来解决这个问题[7]。

（二）强迫症

在一般人群中，强迫症的患病率为 2%～3%[8]。严重的强迫症可以显著限制患者的日常活动、社交和工作能力。强迫症的治疗包括认知行为疗法和药物治疗。在过去的半个世纪中，一些顽固性强迫症病患接受了手术治疗。

1. 强迫症的毁损术

强迫症的神经回路仍不明确，然而已有大量证据表明与额叶和基底节及穿过内囊前肢（anterior limb of the internal capsule，ALIC）的额叶 - 纹状体 - 苍白球 - 丘脑 - 额叶环路有关。前扣带回毁损术（图 58-3A）和内囊前肢毁损术是治疗强迫症最常见的两种毁损术。这些操作通常安全且耐受性良好。在麻省总医院进行的一项包含 1000 次扣带回射频毁损术的系列研究中，未发生死亡或感染病例。只有 1% 的患者出现癫痫发作，其他不良反应轻微或短暂，包

括头痛、发热和短暂性排尿功能障碍[9]。谨慎的患者选择是必要的，应对严重程度进行客观评价，如使用耶鲁 - 布朗强迫症量表（Yale-Brown obsessive compulsive scale，YBOCS），纳入标准为低于 20 分，以及评估残疾严重程度的功能大体评定量表（global assessment function，GAF），纳入标准为低于 50 分。对 20 项内囊前肢毁损术治疗强迫症的研究进行回顾分析，共计 108 名患者，有 51% 的患者在 61 个月时 YBOCS 有改善[10]。Ballantine 的一组接受扣带回毁损术治疗强迫症的患者中，25%～30% 的患者疗效显著，另有 10%～15% 的患者部分有效[11]。

最近，在一项伽马刀扣带回毁损术治疗强迫症的研究中，接受治疗患者的中位 YBOCS 改善 28.6%，而假手术仅为 5.8%（$P=0.04988$），其中接受治疗的 8 名患者中 2 名疗效良好。这项针对 16 名患者的研究优势在于令人信服地使用了手术和假手术组，患者可以躺在伽马刀治疗舱中，也可以躺在伽马刀室专门为患者建造的假手术室中。由于放射外科操作不会产生任何感觉异常，因此患者的盲法设计是高标准的[12]。

2. 脑深部电刺激治疗强迫症

DBS 治疗强迫症的最有希望的两个靶点是内囊前肢（ALIC）和前内侧丘脑底核（anteromedial subthalamic nucleus，amSTN）。Nuttin 及其同事通过对 1 名患者进行双侧 ALIC 刺激，发现其强迫症状得到迅速改善[13]。随后他们为 6 名患者进行双侧 ALIC-DBS 置入，刺激期间平均 YBOCS 为 19.8，而非刺激期间为 32.2[14]。多年来，该小组逐渐将靶点向后移至终纹床核（bed nucleus of the stria terminalis），并报道了 24 名患者的结果，其中 17 名患者的刺激效果

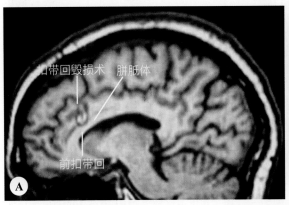

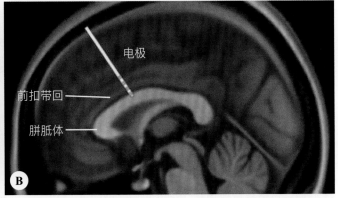

▲ 图 58-3　A. 矢状位 T₁ 加权 MRI 上的扣带回损毁灶；B. Montreal 神经研究所标准脑图谱上的扣带电极示意

优于假手术组[15]。阿姆斯特丹小组的 ALIC-DBS 研究也有类似的改善，较之假刺激组患者，治疗组的 YBOCS 得到显著改善[16, 17]。

法国的一项包括 16 名患者的多中心假交叉设计研究证实，amSTN-DBS 对重度难治性强迫症有效[18]。然而，长期临床结果尚未公布。

Pepper 及其同事回顾 20 项研究，评估了 62 名接受腹侧尾状核 / 腹侧纹状体和伏隔核 DBS 患者的治疗结果[10]。他们发现 YBOCS 总体改善率为 40%。然而，这明显低于内囊前肢毁损术组 51% 的改善。此外，DBS 更常出现明显的不良反应。因此，即使在 DBS 时代，毁损术仍是这些患者的一种重要选择。无论采用 DBS 还是毁损术，随着时间的推移，受试患者的症状似乎都会逐渐改善。此外，在手术前无法接受认知行为疗法或虽然接受认知行为疗法但无改善的患者，DBS 似乎与认知行为疗法有协同作用[19]。

（三）抑郁症

重度抑郁症可能危及患者生命，据估计，可能有高达 30% 的患者对药物治疗无效[20]。研究者们已经探索了多种立体定向靶点和技术，包括 ALIC 和伏隔核（综述见 Morishita 等，2014）[21]。Brodmann 25 区是扣带回的膝下部分，是抑郁症主要的立体定向靶点。它在严重抑郁症患者中表现出脑血流量的增加，并随着治疗而得到改善[22, 23]。

1. 抑郁症的毁损术

如前所述，扣带回毁损术通常耐受性良好。治疗效果可能需要一些时间才能显现，这被认为是由于神经通路的中断和重组所致。在 Ballantine 的研究队列中，64% 的患者在 8.6 年的随访中被认为获得了有价值的疗效，表现出比强迫症患者更好的疗效反应[24]。Spangler 及其同事发现，在 15 名抑郁患者中，有 60% 的患者在扣带回毁损术后贝克抑郁量表（Beck depression inventory，BDI）改善率＞50%，12% 的患者出现部分疗效反应[25]。Cosgrove 随访 12 个月的结果发现，术前左侧丘脑和膝下额前皮质高代谢程度预示着术后更大的 BDI 改善率[26]。Dundee 小组报道毁损扣带回更前一些，临床疗效反应则更优越[27]。

2. 脑深部电刺激治疗抑郁症

在抑郁症患者中已试验了多个 DBS 靶点，包括缰核、ALIC/ 伏隔核和膝下扣带回，临床结果各不相同。Mayberg 及其同事对 6 名抑郁症患者行膝下扣带回 DBS 治疗，其中 4 名在 6 个月后症状明显改善，汉密尔顿抑郁量表（Hamilton depression rating scale，HDRS）评分降低了 50% 以上，PET 信号恢复正常[28]。Lozano 及其同事对 21 名患者进行的试验发现，有效率仅为 29%，HDRS 平均改善率为 41%[29]。一项对 Brodmann 25 区进行 DBS 的多中心前瞻性随机（Brodmann Area 25 deep brain neurostimulation，BROADEN）研究，在无效性分析计算出该试验只有 17% 的成功概率后，该研究被中止[21]。内侧前脑束曾被提出作为治疗抑郁症的靶点，然而其有效性尚需要在包含假手术组的对照研究中得到证实。因此，抑郁症的 DBS 仍是实验研究的重点。

二、疼痛

疼痛定义包括 "一种不愉快的感觉和情绪体验，与实际或潜在的组织损伤相关"[30]，最近被描述为 "由躯体感觉神经系统的损害或疾病所引起的"[31]。美国人群的慢性疼痛患病率高达 8%[32]，英国人群为 6.4%[33]。近 50% 的慢性疼痛患者在社交活动、驾车、行走和性生活中存在问题[34]。立体定向手术治疗疼痛可分为两个主要适应证，即慢性神经性疼痛和头痛。

（一）慢性疼痛通路和立体定向靶点

疼痛是一种激发性感觉，是保障身体安全的信号。但慢性疼痛是一种适应障碍，对机体不再有益。疼痛传入投射至背根神经节，进入脊髓的板层 I 和板层 II（包括胶状质），随后交叉投射至对侧上行束。脊髓内存在两条平行的上升通路：外侧系统从脊髓丘脑束上升至丘脑腹侧核，即腹后外侧（ventral posterior lateral，VPL）和腹后内侧核（ventral posterior medial，VPM），随后上升至躯体感觉皮质；内侧系统上升到脑干、边缘系统和丘脑内侧核（综述见 Moore 等，2014）[35]。在大脑中，这些通路与其他涉及回避和自我保护的网络相交，如运动、边缘和自主系统。痛觉通路中任何部位的损伤，都有可能导致慢性疼痛。将以下的脑深部区域作为靶点，可以通过立体定向技术治疗慢性疼痛。

感觉丘脑：感觉丘脑［腹尾侧（ventrocaudal，VC）］紧靠运动丘脑背侧（图 58-1）。虽然在运动障碍性疾病的手术中应避免损伤腹尾核，但该结构却是治疗神经性疼痛的一个确定的靶点。腹尾核进一步分为腹后外侧（ventroposterolateral，VPL）和腹后内侧（ventroposteromedial，VPM），分别是对侧半身和面部疼痛的靶点。在慢性疼痛患者的微电极记录中可以发现感觉丘脑神经元爆发活动的增加[36]，并且在疼痛发作期可记录到一种被称为纺锤波（spindle）的特征性可重复的神经元活动[37]。高频刺激感觉丘脑会引起疼痛[38]，因此在治疗上应用低频刺激。

中脑导水管周围 / 脑室周围灰质：中脑导水管周围 / 脑室周围灰质（periaqueductal/periventricular gray，PAG）是一种间脑和中脑结构，与第三脑室毗邻，并围绕中脑导水管。PAG 在疼痛调节和自主反应中起着非常重要的作用。其背侧柱唤起"战斗或逃跑"反应，表现为心血管的激动作用和非阿片类介导的镇痛作用。其腹侧柱产生被动应对反应，表现为抑制作用和阿片类介导的镇痛作用（综述见 Hyam 等，2012）[39]。Reynolds 通过刺激啮齿动物的 PAG，诱导出对剖腹手术的镇痛作用。随后，Richardson 和 Akil 对慢性疼痛患者进行了 PAG 刺激[40]。Hosobuchi 也进行了 PAG 刺激，产生了纳洛酮可逆的疼痛缓解[41]。

前扣带回皮质（anterior cingulate cortex，ACC）：ACC 是前脑内侧面的一个大的脑回（图 58-3），是边缘系统的一部分，与杏仁核和 PAG 有着重要的联系。它涉及多种网络，包括疼痛、自主神经、认知、运动和唤醒。ACC 尤其与疼痛感知的情感成分有关[42, 43]。功能成像证实疼痛刺激可以激活 ACC[44, 45]，对 ACC 的电生理记录也显示疼痛所诱发的电位[46]。

1. 脑深部电刺激治疗慢性疼痛

刺激疗法治疗慢性疼痛始于 20 世纪 50 年代。Heath 以隔区为靶点治疗癌痛患者[47]。当代模式的 DBS 治疗慢性疼痛开始于 20 世纪 70 年代，用于治疗各种病因的慢性疼痛，如脑卒中后疼痛、臂丛神经损伤和截肢痛。对感觉丘脑或 PAG 的低频 DBS 已经取得了不同程度的成功。Richardson 和 Akil 报道了 30 名接受 PAG 刺激的患者，其中 18 名疼痛得到了显著的改善（＞50%），然而有 12 名患者疼痛没有或仅轻微改善[48]。4 名患者因为癌痛接受治疗。其中 1 名在手术前已丧失行动能力，但在 DBS 刺激下变得活跃且无痛，直到 8 个月后死于恶性肿瘤。Green 及其同事进行了一项单病例随机对照（N-of-1）试验，7 名神经痛患者按照随机盲法打开或关闭

DBS。3 名患者在 90% 以上的试验中正确地判断了刺激的减弱或激活。其他 4 名患者的判断正确率仅为 30%～60%[49]。

Bittar 及其同事对 1977 年以来的 66 项研究进行 Meta 分析，发现病因不同治疗效果也会存在差异[50]。大约 50% 的脑卒中后患者在 DBS 术后 1 周内获益，随后接受了连接线及电池的置入，其中 31% 的患者达到良好的疼痛缓解。在幻肢痛和残肢痛中，57% 的患者最终置入了电池，总体有效率为 44%。DBS 治疗伤害性疼痛（如腰痛和背部手术失败综合征）的长期成功率为 63%，高于传入障碍性疼痛的 47%。刺激 PAG 或联合刺激 PAG 和感觉丘脑，比单独刺激丘脑更有效。

DBS 似乎能诱导疼痛患者远离靶点的许多其他部位出现改变。脑磁图显示，开启或关闭 DBS 时，尾部和喙部 ACC、前辅助运动区和脑干等区域的活动发生了变化[51]。学者们还研究了其他系统的生理学变化，包括心血管、呼吸和泌尿系统[52-58]。

双侧 ACC 刺激较新，已由牛津的 Aziz 团队进行了试验[59]。感觉丘脑 /PAG 的低频刺激（＜50Hz）具有治疗作用而高频刺激却会加剧疼痛，ACC 刺激与其相反。治疗性的 ACC 刺激频率约为 130Hz，脉宽 450μs。电极靶点位于脑室额角最前端的后方 20mm。电极应跨越扣带回全宽，最深触点在胼胝体（图 58-3B）。他们报道了 16 名患者，病因包括背部手术失败综合征、臂丛神经损伤和脑卒中后疼痛。其中 5 名由于缺乏疗效、无法依从治疗或感染等原因而将 DBS 硬件移除。视觉模拟疼痛评分总体改善 24.5%，范围从改善 100% 到恶化 42%。生活质量评分有了明显提高，该指标常独立于视觉模拟疼痛评分。在生活质量评价量表（Short Form-36，SF-36）中，身体功能改善 64.7%，躯体疼痛改善 39%。EuroQol 健康指数量表（EQ-5D）提高 20%（范围为 0%～83%）。

2. 慢性疼痛的毁损术

有多个解剖部位用作毁损手术的靶点，如中脑神经束毁损术[60]和感觉丘脑毁损术[61]，但此类手术已经基本被 DBS 取代。研究者们对扣带回毁损术的兴趣有所回升，靶点与前面所描述的 ACC-DBS 的靶点相同。对 11 篇文献中的 224 名患者进行系统回顾，60% 的患者在随访一年时疼痛得到显著改善[62]。不良反应包括短暂性精神错乱和尿失禁。严重的后遗症包括癫痫发作（＜5%）和轻偏瘫（＜1%）。

（二）脑深部电刺激治疗丛集性头痛

慢性丛集性头痛（chronic cluster headache，CCH）是一种三叉神经自主性头痛。该疾病临床中很少见，患病率为 0.2%，且男性多于女性[63]。其中 10%～20% 的患者发作持续超过 1 年而无缓解，或者缓解但持续不到 1 个月，因此被认为是慢性病[64]。发作时表现为严重的疼痛，通常位于眼睛周围，伴有相关的自主神经症状，如结膜充血及单侧的面部或额头出汗。发作频率常在每年 1 月和 7 月达到高峰，提示与生物节律周期有关[65]。丛集性头痛每天可发作数十次，这种情况被称为"自杀性头痛"[66]。

有学者提出，三叉神经传入支和面 / 岩浅大神经传出支形成了 CCH 环路。下丘脑是中枢自主神经网络的关键组成部分[39, 67]，认为参与了该环路的形成。下丘脑在调节内分泌、自主神经、激素和昼夜节律活动中的作用，与上述 CCH 的临床和生化特征相符合[68, 69]。

CCH 的立体定向治疗是功能影像引导外科手术的成功案例。May 及其同事进行的 PET/CT 研究显示，在急性丛集性头痛发作期，同侧下丘脑的下后部激活增加[70]。Leone 及其同事直接将深部电极置入该位点[71]，在刺激 48h 后丛集性头痛发作减少。

笔者所在的研究小组在全身麻醉下进行电极置入。靶点是疼痛同侧的下丘脑后部 / 腹侧被盖区，将最深的触点（通常是主动触点）置于红核和乳头丘脑束之间，靠近乳头体（图 58-4），需要避开第三脑室和基底动脉等重要的毗邻结构。可靠的立体定向技术对于避免危险的并发症至关重要。患者可能在手术后立即出现复视，但常会自行缓解。手术多为单侧，但如果患者双侧都存在症状，也可进行双侧手术。在某些情况下，患者可能会产生置入 / "眩晕"（stun）效应，从而减轻头痛的严重程度和频率。刺激频率通常为 185Hz 左右，脉宽约 60μs。刺激电压的目标值为约 3V，具体取决于患者的疗效和不良反应，包括视振荡、复视和眼肌麻痹。

2003 年，Franzini 及其同事首次报道了接受 CCH-DBS 治疗的 5 名患者[72]。随访时间为 2～22 个月，随访期间所有患者疼痛消失，其中 2 名患者不再需要药物治疗。没有手术并发症，DBS 刺激耐受性良好。Schoenen 及其同事报道了一组 6 名患者，其中 1 名术后出现致命性脑出血。然而，总体而言，来自多个中心的报道结果显示出良好的安全性[73]。

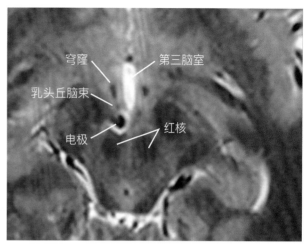

▲ 图 58-4　1.5T 轴位 T$_2$ 加权 MRI 显示腹侧被盖区内的深部电极，使相邻的乳头丘脑束（mammillothalamic tract, MthT）发生移位

在笔者所在的英国 Queen Square 神经病学研究所对 19 名患者进行的前瞻性试验中，随访时间为 9～48 个月，其中 17 名患者随访至少 1 年[74]。患者没有发生手术并发症。1 名患者出现一过性复视，另 1 名既往有动眼神经麻痹病史的患者出现了持续性复视。12 个月时头痛负荷改善 69%，多种生活质量指标均得到了显著改善。无效率为 26%（5 名患者）（综述见 Messina 等，2016）[75]。

三、脑深部电刺激治疗癫痫

DBS 在癫痫外科治疗中的地位仍在探索之中。癫痫的病因和临床表现千差万别，治疗的方式也多种多样，除 DBS 外，还有离断、消融、癫痫灶切除和迷走神经刺激等。DBS 已经在频繁发作的部分性发作患者（伴有或不伴有继发性全身性发作）中进行了试验。这些患者至少一年来对两项药物治疗方案产生了耐药性。目前尚未确定 DBS 是否应仅用于对侵袭性治疗无效的患者，或者是在使用这些侵袭性治疗前先进行 DBS 试验。

（一）立体定向靶点

1. 丘脑中央中核

丘脑中央中核（centromedian nucleus of thalamus，CM）被认为更适合治疗全面性和额叶癫痫，而不是颞叶癫痫，这是由于 CM 与额叶弥漫性的连接。CM 投射到包括 ACC、额叶背外侧皮层、中央前回及壳核在内的区域[76]。基于 CM 的弥漫性连接，Wilder Penfield 提出将 CM 作为治疗癫痫的特定靶点[77]。

2. 丘脑前核

丘脑前核（anterior nucleus of thalamus，ANT）是边缘系统（尤其是 Papez 环路）的一个组成部分。Papez 环路由海马、穹窿、乳头体 / 乳头丘脑束、丘脑前核、扣带回和内嗅皮层构成。有研究通过毁损或药理学破坏 ANT 的功能研究中，癫痫发作频率降低（综述见 Klinger 和 Mirtal，2016）[78]。

3. 丘脑底核

Benabid 及其同事报道了 1 例随访 30 个月的病例，发现以丘脑底核（subthalamic nucleus，STN）为靶点的 DBS 抑制了患者 81% 的癫痫发作，其机制可能是通过改变丘脑底核对黑质网状部和黑质顶盖投射的作用来实现的[79]。已有动物实验证实黑质网状部及黑质顶盖投射受到抑制可以减少痫性发作[80]。此外，在帕金森病中观察到 STN 刺激对运动功能有显著的抑制作用，支持将其应用于治疗局灶性运动性癫痫发作[81]。

（二）结果

刺激丘脑前核治疗癫痫（stimulation of the anteriornucleus of the thalamus for epilepsy，SANTE）试验是一项主要在北美地区开展的多中心研究，其中 110 名患者在前 3 个月内随机分成双侧 ANT 刺激组或不刺激组，此后两组均接受非盲刺激。患者均为成年部分性癫痫发作（包括继发性全身性发作），发作频率为每天 6～10 次，使用三种抗癫痫药难以控制。

在登记患者中有 24.5% 既往进行了癫痫手术，其中 VNS 占 44.5%。对于使用 VNS 的患者，在 DBS 手术前将 VNS 移除。在前 3 个月的盲法阶段，与非刺激组相比，刺激组癫痫发作减少了 29%，使用预测模型评估，"最严重"和复杂部分性癫痫发作显著减少。在历时两年的非盲随访阶段，54% 的患者癫痫发作减少 50% 以上，癫痫发作频率中位数减少 56%。无出血或感染发生。刺激组中发生抑郁或记忆问题的概率更大。在 3 个月的盲法期间没有发生死亡。在 3 年的随访期间发生 5 名死亡，其中 1 名为自杀，中心调查人员判断这些死亡与设备本身无关[82]。

在此之前的其他一些研究招募了 6 名或更少的患者，发现癫痫发作频率降低了 14%～75%[83-86]。DBS 治疗癫痫已成为许多基础科学和临床研究的热点，了解合适的 DBS 靶点部位，对于确定难治性癫痫的治疗计划是非常重要的。

结论

立体定向功能神经外科可以为顽固性心理健康障碍、疼痛和癫痫的患者提供治疗。然而，迄今为止，证据最多的适应证似乎是强迫症、Tourette 综合征和三叉神经自主性头痛，对其他适应证的效果仍在探索中。由于疾病的复杂性和所涉及的多模式治疗，患者的选择都应该由多学科团队进行，神经外科医生只是这个团队中的成员之一。

第九篇

杂 类
Miscellaneous

第 59 章　中枢神经系统、颅骨和脊柱感染的外科治疗·····················788

第 60 章　成人脑积水·····················803

第 61 章　周围神经损伤的处理·····················813

第 62 章　周围神经卡压性疾病和周围神经肿瘤·····················823

第 63 章　神经创伤的院前处理·····················841

第59章　中枢神经系统、颅骨和脊柱感染的外科治疗
Surgical Management of Infection of the Central Nervous System, Skull, and Spine

Harley Brito Da Silva　Pablo Picasso De Araújo Coimbra　Ricardo Rocha
Flavio Leitão De Carvalho Filho　Wolfgang Deinsberger　著
李奇峰　译　　黄红光　校

临床要点

- 脑脓肿多由血行播散、直接播散和外伤引起。
- 直接播散通常来自化脓性额窦炎、筛窦炎或乳突炎。
- 化脓性脑脓肿多为细菌性，其中链球菌属是最常见的病原体。
- 切除脑内脓肿的包膜可防止复发。
- 脊柱感染可快速导致神经功能恶化而成为神经外科急诊。
- 由于脊柱不稳定，晚期骨髓炎可能需要复杂的内固定。
- 术后伤口感染的处理需清除所有异物、植入物和感染的骨质或软组织，并辅以长期抗生素治疗。

中枢神经系统（CNS）感染很常见，但大多数不需要手术干预[1, 2]。如果药物治疗不足以控制或根除感染，严重的 CNS 感染可能危及生命。感染的致病原因很多，与 CNS 感染相关病原体的完整列表超出了本章范围。本章仅讨论神经外科医生面临的常见原发性和继发性感染，如不及时治疗，原发性和继发性 CNS 感染都会致命[3]。

CNS 感染在 19 世纪 80 年代变得更加常见。人类免疫缺陷病毒（human immunodeficiency viru，HIV）相关的感染一直是主要原因之一。一个常见原因是器官移植手术后使用免疫抑制药和正在接受化学治疗的癌症患者[4]。CNS 感染的早期检测和诊断至关重要，因为感染在早期阶段治疗更容易，可能无须手术干预。然而，神经外科医生经常面临脑或脊柱的晚期感染。本章介绍 CNS 最常见感染类型的手术治疗。

一、脑脓肿和硬膜外、硬膜下积脓的处理

脑脓肿和脑积脓的发病率为（0.4～0.9）/10 万[2, 5]。由于 HIV 感染、免疫抑制药的使用，以及创伤性脑损伤数量的增加，免疫功能低下患者数量的增加，导致此类感染的发病率增加。此外，目前的影像学技术使早期诊断更加容易。

实际上，根据外科手术目的，中枢神经系统感染可以根据受累的解剖学部位分为：脑实质、脑膜、脑室或脑实质外感染。第一类包括脑脓肿、囊肿或弥漫性脑炎；第二类包括脑膜炎和室管膜炎；第三类包括脑室炎，最后一类包括硬膜下和硬膜外积脓。

MRI 是诊断脑和脊柱感染的首选检查[6, 7]。对比增强扫描的高分辨率、多平面成像的能力和特征性的信号改变是诊断感染的基础。其他有助于 CNS 感染的检测和诊断的 MRI 技术有：波谱、弥散、灌注

和磁化转移。当有骨受累时，CT、X 线片和核素骨扫描有助于确定感染的程度 [8, 9]。脑脓肿和硬膜外或硬膜下积脓的其他常见实验室检查结果包括白细胞计数升高、红细胞沉降率和 C 反应蛋白水平升高。

脑脓肿是大脑或小脑白质内化脓性细菌增殖的结果。在大多数情况下，脑脓肿和积脓的细菌培养难以获得确切的结果，只能提示多种可能的病原体。表 59-1 列出了一些可能的感染原因和最常见的病原体。最常见的脑脓肿是通过血行播散 [10] 或慢性鼻窦炎 [11, 12] 或乳突炎 [13, 14] 的直接播散形成的。其他邻近病灶播散包括头部外伤所导致颅骨骨折和血脑屏障开放 [15]、皮毛窦 [12] 和硬膜裂（dural dehiscence）等先天性畸形、口腔的感染 [16-18]，以及继发于脑肿瘤手术和放射治疗后的并发症 [19]。形成完全的脑脓肿在影像学上通常表现为脑实质内占位性病变，本质上是一个充满脓液伴周围脑组织水肿的大空腔。在 MRI 上形成完全的脑脓肿（图 59-1），在 T_1WI 像上相对于大脑表现为低信号，相对于脑脊液（CSF）的

高信号；在 T_2WI 像上，脑脓肿相对于脑组织表现为高信号，相对于 CSF 为等信号。注射造影剂钆后，脓肿边缘强化，脓肿的包膜显示为高信号。而脑脓肿发生的早期阶段，MRI 上仅有一些弥漫性浸润性变化，因此难以诊断。脑脓肿的形成过程包括早期脑炎（3～5 天）、晚期脑炎（4～5 天至 10～14 天）和包膜期，包膜期通常从第 3 周开始，此期内常规 CT 表现为弥漫性高密度灶，注射造影剂后呈环状强化（图 59-2）。脑脓肿的 MRI 和 CT 可能与某些高级别胶质瘤 [7, 20]（特别是胶质母细胞瘤）、脑内囊性肿瘤 [21]、放射治疗后坏死和术后脑改变等相混淆（图 59-3）。因此磁共振波谱（MRS）是区分脑脓肿和其他的具有边缘增强效应病变的首选方法 [22]。脑脓肿的 MRS 结果显示胆碱（Cho）、肌酸（Cr）和 N-乙酰天冬氨酸（NAA）水平升高，乳酸（Lac）水平降低（图 59-4）。多形性胶质母细胞瘤的 MRS 表现出不同的特征，乳酸、胆碱和脂质增加，NAA 和肌醇减少。硬膜外或硬膜下积脓的 MRI 表现出以下特征：硬膜外

表 59-1　脑脓肿的易感因素和微生物分离株	
易感因素	**常见的微生物分离株**
免疫功能低下	
HIV* 感染	弓形虫、诺卡和分枝杆菌属、单核细胞增多性李斯特菌、新型隐球菌
中性粒细胞减少症	需氧革兰阴性杆菌、曲霉属、毛霉菌、念珠菌和赛多孢菌属
移植	曲霉菌和念珠菌属、毛霉菌、赛多孢菌属、肠杆菌科、诺卡菌属、弓形虫、结核分枝杆菌
细菌的直接播散	
穿透性创伤或神经外科手术	金黄色葡萄球菌、表皮葡萄球菌 / 链球菌、链球菌（厌氧和需氧）、肠杆菌科、梭状芽孢杆菌属 †
中耳炎或乳突炎	链球菌属（厌氧和需氧）、拟杆菌属和普雷沃菌属、肠杆菌科 †
鼻窦炎	链球菌属（厌氧和需氧）、拟杆菌属、肠杆菌科、金黄色葡萄球菌、嗜血杆菌属 †
细菌的血行传播	
肺脓肿、脓胸、支气管扩张	梭杆菌属、放线菌属、拟杆菌属、普雷沃菌属、诺卡菌属、链球菌属
细菌性心内膜炎	金黄色葡萄球菌、链球菌属
先天性心脏病	链球菌和嗜血杆菌
牙齿感染	梭杆菌属、普雷沃菌属、放线菌属、类杆菌属和链球菌属（厌氧菌和需氧菌）混合感染

*. HIV 表示人类免疫缺陷病毒
†. 肠杆菌科包括大肠埃希菌和肠杆菌、克雷伯菌、变形杆菌和沙门菌

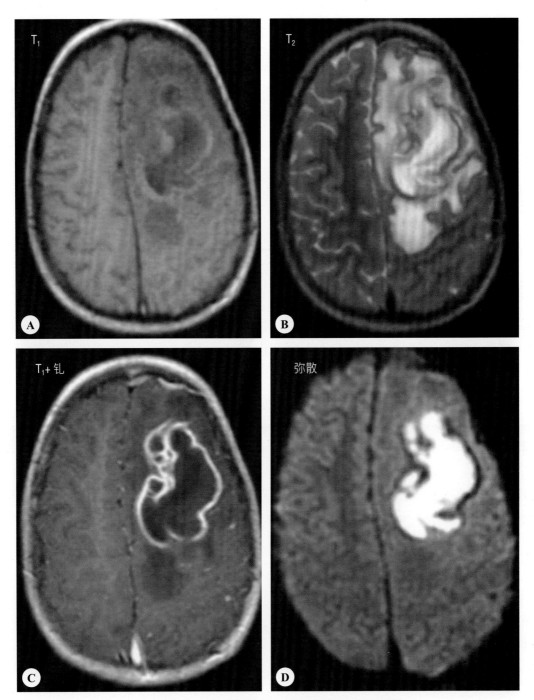

▲ 图 59-1　巨大的左侧额顶叶脑脓肿轴位 MRI 扫描

A. T_1WI；B. T_2WI；C. 钆增强 T_1；D. 弥散序列；T_2WI 显示周围大范围脑水肿导致中线偏移，T_1 增强图像显示脓肿周围的高信号边缘；这些图像显示了某些类型的高级别胶质瘤和形成完全的脑脓肿之间的相似性

积脓通常呈双凸透镜形状，而硬膜下积脓呈双凸透镜形状或新月状[23]（图 59-5）。在 T_1WI 像上，积脓相对于脑组织呈低信号，相对于 CSF 呈高信号。在 T_2 和质子密度像上，病灶相对脑组织是高信号，相对于 CSF 是等信号或低信号，在 T_1 增强序列上也有环状增强。

脓肿的包膜通常在第二个周末时形成，在此之前，主要的治疗手段是静脉注射抗生素。应避免腰穿，因为颅内压明显升高腰穿有诱发脑疝的风险。然而，在少数情况下，特别是在感染的初始阶段，

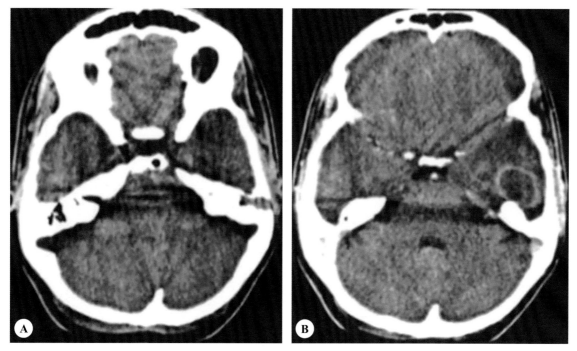

▲ 图 59-2　由左侧慢性乳突炎（左侧乳突气化）引起的典型的颞部脑脓肿
CT 扫描，造影剂注射之前（A）和之后（B）；图 B 中可见环形增强

临床表现仅仅为脑膜刺激征，患者在接受影像学检查之前就已经进行了腰椎穿刺。但遗憾的是，在这种情况下，由于缺乏特征性的发现，CSF 样本很少可以用作诊断和治疗的依据。

CNS 感染的手术包括钻孔和开颅两种方式。在神经外科中，需要手术处理的三种最常见的感染性疾病是脑脓肿、硬膜外积脓和硬膜下积脓。常用的病灶定位方法包括立体定向技术和术中 MRI 和超声辅助的神经导航技术[6]。随着新技术的发展，术中荧光技术也被用于脑脓肿手术[24]。

治疗硬膜外或硬膜下积脓时可使用钻孔。然而，在脓液过于黏稠的情况下，术者常常不得不选择开颅手术。如果脓液和包膜不能被彻底清除，积脓复发的可能性很高，此时则应行开颅手术，充分引流脓液，彻底清除包膜。对于硬膜外和硬膜下积脓，在清除脓液和包膜后，使用含有抗生素的生理盐水对手术部位进行持续流动冲洗。

对于脑实质脓肿，应通过开颅手术处理。外科医生应使用与切除脑内肿瘤相同的显微外科技术来处理脓肿。该技术需要利用脑回间的解剖，通过大的脑沟经过灰质和白质到达脓肿包膜。一旦到达脓肿包膜，小心将其打开并吸除脓液；收集一定量的脓液（2～4ml）并送往实验室进行微生物学研究。

尽量避免脓液扩散到邻近的脑组织或脑室系统，因为脓液进入脑室会引起脑室炎，而扩散到蛛网膜下腔会引起脑膜炎。为避免这种并发症，应在囊壁打开过程中使用棉片保护脑组织和邻近结构。脓液排出后，应仔细排查残腔。然后，外科医生应使用显微外科的双手操作技术，小心地将包膜与邻近的脑组织分离；在手术的这个阶段，用一个或两个脑牵开器来保持脓肿腔处于开放状态。包膜的完整去除格外重要，残留的包膜会增加脓肿的复发机会。与前述硬膜外（下）积脓的手术类似，对脑脓肿应尽可能长时间地用含有抗生素的生理盐水冲洗手术产生的空腔，清除所有的包膜碎片。取出所有棉条并仔细止血后，缝合硬脑膜，骨瓣复位，然后逐步缝合切口。

如果脑脓肿是由额窦或鼻窦感染引起的，则开颅范围必须足够大，以便外科医生能够打开感染的额窦并进行窦内容物清除术。鼻窦内容物清除包括打开鼻窦、去除所有黏膜、用有活性的颅骨膜瓣或从腹部采集的脂肪填充鼻窦，以及用肌肉封闭泪管。对于中耳感染或乳突炎导致的颞部脑脓肿，需要多学科合作，根据病因进行根治。例如，乳突胆脂瘤是颞部脑脓肿的常见原因，需要仔细磨开乳突进行乳突根治，接着行颅内病灶的切除。

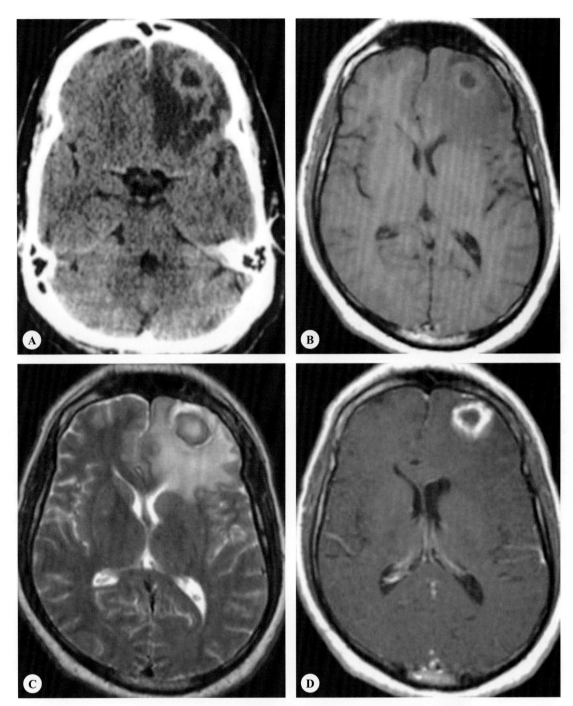

▲ 图 59-3　左侧额叶晚期脑脓肿的轴位像，CT 平扫和 MRI 图像

A. CT；B. T₁WI；C. T₂WI；D. 钆增强 T₁；T₂WI 显示四周大范围的脑水肿导致中线偏移，T₁ 增强像显示脓肿周围的高信号边缘

二、脑结核和神经囊尾蚴病的处理

（一）脑结核

结核病和寄生虫感染[25] 可导致有明显占位效应的实质性肿块（图 59-6），从而引起典型的颅内压升高症状和其他神经功能障碍。外科医生应该像处理脑瘤一样，通过开颅手术和显微外科技术切除这些感染灶[26]。肉芽肿性病变可以通过显微手术完全切除，手术技术类似于切除脑膜瘤等实体脑肿瘤。

结核感染可导致脑脓肿。浅表脓肿的手术如前所述，对于无法通过开放手术切除的深部脓肿（图 59-7），可以选择 MRI 立体定向引导抽吸[27]。抽吸将降低颅内压，收集的脓液可用于诊断结核分枝杆菌。

（二）神经囊尾蚴病

神经囊尾蚴病是因摄入感染了猪肉绦虫幼虫的未煮熟食物而引起的感染传播，并且累及中枢神经系统[28]。脑实质内的神经囊尾蚴病可以通过药物治疗，对这些病例进行手术干预的价值有限，除非神经囊尾蚴病已导致药物难治性癫痫。然而最常见的手术适应证是神经囊尾蚴病导致脑脊液（CSF）循环阻塞而发生非交通性脑积水[29]（图 59-8）。手术方式取决于神经囊尾蚴病在脑室系统中的位置。神经内

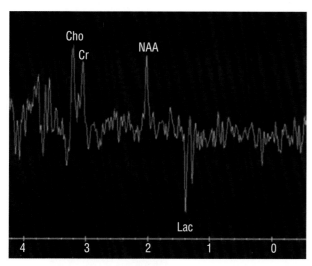

▲ 图 59-4　MRS 上脑脓肿的特征性表现：胆碱（Cho）、肌酸（Cr）、N- 乙酰天冬氨酸（NAA）升高和乳酸（Lac）降低

镜手术是目前的首选方法[30]，它可以观察整个脑室系统，去除神经囊尾蚴病，治疗脑积水，还可以行脑室造瘘术。而脑室 - 腹腔分流术和其他类型的分流手术可能出现术后分流系统阻塞，并可能导致感染扩散。总体而言，尽管神经内镜手术是目前的首选方法，但神经囊尾蚴病的治疗仍然具有挑战性。

三、中枢神经系统感染的特殊问题

脑室 - 腹腔分流、脑室外引流、手术置入材料与中枢神经系统感染

发生感染后，置入的手术材料应尽快移除[31]，否则药物治疗将很难奏效[15]。黏附在置入物上的细菌会形成一层膜，因此唯一可行的选择是将置入物完全去除。脑室 - 腹腔分流术后感染[32, 33] 和相关处理方案在第 60 章中讨论。长期脑室外引流（external ventricular drain，EVD）的患者都可能会发生 CSF 感染，而与 EVD 导管的类型（有 / 无抗生素涂层）无关。使用恰当的手术技术建立引流管隧道对于预防感染非常重要。由于这类患者是否预防性使用抗生素仍存在争议，每日对 CSF 取样进行培养将有助于在早期发现感染并制订适当的抗生素治疗方案。经常更换 EVD 装置可以起到预防感染的作用，但对于应该多久更换一次 EVD 系统并没有明确的指南可供遵循。对 EVD 感染的经验性预防包括可能的情况下每周更换一次 EVD。

对于其他所有类型的人造合成材料，如钛网、

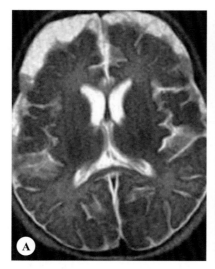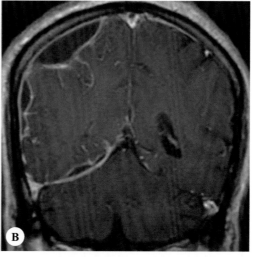

▲ 图 59-5　A. T$_2$WI 轴位 MRI 图像：积脓相对于脑组织是高信号，相对于脑脊液是等信号或低信号的；B. T$_1$ 增强：积脓相对于脑组织呈低信号，相对于脑脊液呈高信号，周边存在环状强化

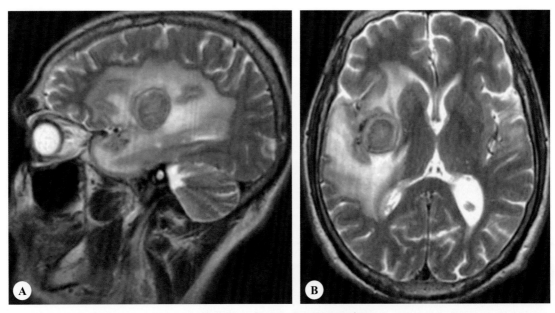

▲ 图 59-6　矢状位和轴位 T₂WI 像

显示大范围的中枢神经系统感染，由干酪样结核肉芽肿引起，具有实性中心

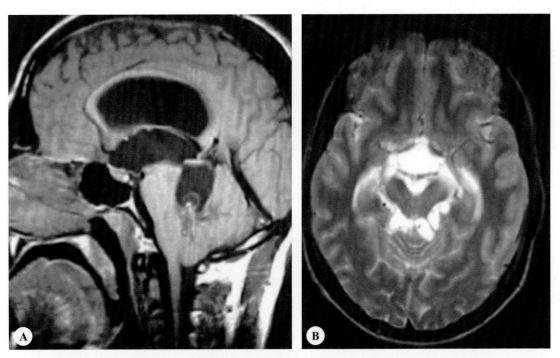

▲ 图 59-7　神经囊尾蚴病患者的矢状位 T₁WI 和轴位 T₂WI 像

一个大的囊肿位于第四脑室内，导致非交通性脑积水；另外在第三脑室和双侧环池内可见葡萄状型神经囊尾蚴病

钛板、微型螺钉、人工硬脑膜和颅骨成形修补材料，一旦检测到感染，都应尽快移除。在感染治愈之前，不应再使用其他合成材料。应反复用生理盐水长时间冲洗感染部位。硬脑膜缺损应使用远离感染部位的颅骨膜或阔筋膜修补闭合。如果存在颅骨骨瓣感染，则颅骨缺损处留待感染治愈后再进行颅骨修补，

这可能需要在几个月之后。只有感染被完全治愈后，患者才可以返回手术室进行任何重建手术。

四、脊柱感染的外科处理

因为存在急性临床神经功能恶化的可能性，脊柱感染的外科处理经常是急诊手术[34]。疼痛、肢体

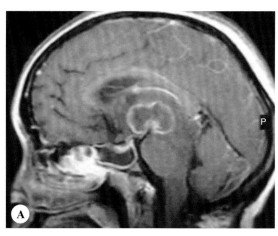
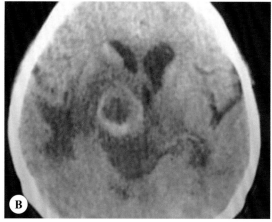

▲ 图 59-8 MRI T₁ 增强图像（右侧）和 CT 增强扫描的轴位图像显示 HIV 阳性患者因结核引起的脑脓肿

无力、局灶性无力、感觉异常、神经根症状和脊髓损害症状通常是主要的神经病学主诉。此外还有非特异性的非神经系统主诉，包括不适和发热[34-36]。表 59-2 总结了脊柱感染的临床特征和神经功能缺损。脊柱在解剖上的空间限制是神经功能缺损快速发作的原因，需要进行紧急干预。

手术入路和手术类型取决于感染的程度、范围、性质和特征。可采用的手术入路包括椎板切除术、经椎弓根入路、肋骨横突切除术和外侧胸腔外入路。对于累及椎体的颈椎感染，椎体切除术联合前路或后路融合是脊柱外科医生经常使用的技术[37]。本书第 29、30、35 和 36 章描述了脊柱手术方法和器械。

（一）脊椎骨髓炎

脊椎骨髓炎是脊柱感染。与感染有关的常见微生物有金黄色葡萄球菌、大肠埃希菌、变形杆菌、肺炎链球菌和结核分枝杆菌。脊椎骨髓炎在 X 线片上的特征是椎间盘间隙高度的丧失。感染可沿椎体的终板发展（图 59-9）。在 MRI 上，受累的椎体在 T₁WI 像上显示为低信号，在 T₂WI 像上显示终板高信号和椎间盘间隙缩小（图 59-10）。

无论发生于哪个节段，脊椎骨髓炎的手术必须遵照以下原则：所有的神经结构都要得到减压、清创、去除感染的椎体，以及在脊柱不稳定的情况下进行脊柱内固定[38-40]（图 59-11）。

（二）结核性脊椎骨髓炎

由结核分枝杆菌（mycobacterium tuberculosis, Tb）引起的骨髓炎发病率在第三世界国家较高[41, 42]，俗称 Pott 病。这种病发展隐匿，腰大肌脓肿是其常见的临床特征[43]。胸椎和腰椎水平是最常受影响的平面。在影像学表现上，疾病早期可保留椎间盘间隙和椎体终板，这不同于其他类型的化脓性脊椎骨髓炎。结核感染可以扩散到脊柱的前柱和后柱（图 59-12）。可以进行药物治疗，但对于脊髓和神经受压，以及存在脊柱不稳定的晚期病例，通常需要手术治疗[44]（图 59-13）。因为需要去除受感染的骨质并使用内固定维持脊柱稳定性，手术可能很复杂[45]。因为钛比不锈钢更能抵抗细菌定植，复杂的脊柱内固定装置最好使用钛材质的[46]。

（三）脊柱硬膜外积脓和脊柱脓肿

硬脊膜外积脓相对少见，约占住院患者的 1/10 000[47]。最常受影响的脊椎是胸椎，其次是腰椎和颈椎。积脓可位于脊髓的前方或后方。积脓可能是通过细菌的血源性传播或直接播散导致的。常见的原因有皮肤感染（疖）、肠外营养、尿路感染、细菌性心内膜炎、肺部或呼吸道感染，以及咽部甚至牙部脓肿。其他原因包括压疮、穿透性创伤和皮毛窦等先天性畸形。

患者常主诉疼痛、神经根症状、四肢和局部的无力，以及感觉异常。可能会出现典型的感染征象，如发热、不适、出汗和寒战，但很难根据这些症状就能做出明确诊断。未经治疗的硬膜外脓肿可能出现病情的快速进展，在不到一周的时间内从脊柱疼痛进展到截瘫[48, 49]。

脊柱积脓的 MRI 特征与大脑相似[23, 49]。与脊髓相比，硬膜外积脓在 T₁WI 序列上呈等信号或低信号，而在 T₂WI 序列上呈高信号（图 59-14）。脊柱硬膜外积脓通常位于脊髓后方，少数位于脊髓前方，此外还有与解剖变异相关的脊髓周围硬膜外积脓。

表 59-2　化脓性脊椎骨髓炎患者的严重神经功能缺损——病例对照研究的特征和危险因素			
	对照组（n=297）	病例组（n=97）	P
临床特点			
平均年龄 ± 标准差，年	62 ± 16.6	64.8 ± 13.7	0.203
性别比例（男性 / 女性）	2.1（200/97）	2.2（67/30）	0.848
诊断时发热（＞38℃）（%）	158（53.4）	54（57.4）	0.568
诊断时的脊柱疼痛（%）	284（95.6）	85（87.6）	0.01
诊断前平均时间 ± 标准差，天	44.8 ± 75.1	26.9 ± 27	0.062
吸烟史（%）	97（39.6）	35（42.2）	0.958
糖尿病（%）	49（20.9）	30（32.3）	0.044
肝硬化（%）	7（3.2）	9（9.8）	0.023
其他免疫缺陷（%）*	10（4.3）	26（27.7）	0.035
受累水平（%）			
颈椎	38（12.8）	33（34）	＜0.001
胸椎	82（27.6）	55（56.7）	＜0.001
腰骶	251（84.5）	3（34）	＜0.001
多发脊柱受累	30（10.1）	30（30.9）	＜0.001
诊断时的平均 CRP ± 标准差，mg/L	121.4 ± 104.9	205.2 ± 114.1	＜0.001
放射学发现（%）			
硬膜外炎症 [†]	92/284（32.4）	96/97（99）	＜0.001
硬膜外脓肿 [†]	23/236（9.7）	48/91（52.7）	＜0.001
脊髓缺血	NA	20/61（32.7）	—
微生物取材的来源（%）			
血培养	120（40.4）	77（79.4）	0.124
椎间盘 – 椎体活检	117（39.4）	15（15.5）	＜0.001
手术样本	7（2.4）	42（43.3）	＜0.001
微生物（%）			
金黄色葡萄球菌 [‡]	120（40.4）	62（63.9）	＜0.001
凝固酶阴性葡萄球菌	37（12.5）	3（3.1）	
链球菌	51（17.2）	15（15.5）	
肠球菌	25（8.4）	0（0）	
肠杆菌属	34（11.4）	14（14.4）	

（续表）

	对照组（n=297）	病例组（n=97）	P
其他	28（9.4）	2（2.1）	
多种微生物	9（3）	3（3.1）	
心内膜炎（%）	30（13）	8（11.2）	0.7
3 个月时的死亡率（%）	23（7.7）	12（13.3）	0.19

*. 其他免疫缺陷：免疫抑制药、HIV 感染、化学治疗或活动性肿瘤

†. 硬膜外炎症定义为增强 MRI 上硬膜外组织具有增强效应；硬膜外脓肿定义为在 MRI 上出现液体聚集信号，边缘具有环状增强

‡. 182 名金黄色葡萄球菌患者中，16 名为耐甲氧西林金黄色葡萄球菌（对照组 8 名，病例组 8 名）；显著的组间差异定义为 P＜0.05

引自 Lemaignen A, Ghoul I, Dinh A, at al. Characteristics of and risk factors for severe neurological deficit in patients with pyogenic vertebral osteomyelis: a case-control study. *Medicine (Baltimore)*, 2017, 96: e6387.

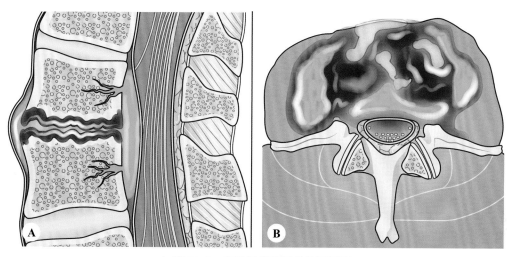

▲ 图 59-9　化脓性脊柱炎的绘画示意

由于病情会恶化迅速，本病通常需要手术治疗。如果没有骨髓炎的放射学征象，并且积脓位于后部，则首选广泛的椎板切除术和脓液引流。收集脓液或分泌物送实验室进行诊断分析（图 59-14）。下一步用生理盐水和抗生素溶液长时间冲洗硬膜外腔，直到实现彻底的清创。仔细止血并进行一期闭合。在没有骨感染的放射学征象时不推荐多节段椎板切开术。然而，如果进行多节段椎板切开术，椎板可以冷冻保存，在 6~8 周后二次手术中再将其植入。硬膜外积脓的其他类型，例如位于脊髓前方的可能需要后外侧入路。已经出现骨髓炎的病例，其涉及的步骤在前面章节中已有提及和描述。

根据脓肿部位，脊髓髓内脓肿可呈现出不同的临床特征。患者可能会出现与典型的脊髓前部、后部或中央脊髓综合征相似的体征。弥漫的神经根病变和根性背痛也是常见的临床症状。其他特征包括脊髓躯体感觉和运动传导束受压导致感觉异常或迟钝，背侧柱的损害伴有振动和位置觉丧失、痉挛和无力。膀胱和肠道功能的损害通常发生在晚期病例中[47, 48, 50]。

脊髓内脓肿的影像学特征类似于脑脓肿。可以通过 MRS 检查与脊髓内肿瘤进行鉴别；另外，在影像学上，髓内脓肿的膨胀性不如髓内肿瘤明显。注射钆造影剂后，T_1 快速自旋回波（TSE）脂肪抑制序列上，脊髓内脓肿的强化程度比髓内肿瘤低（图 59-15）。

与脊髓髓内肿瘤类似，术中神经电生理学监测对于脊髓脓肿手术过程的安全性是至关重要的（见第 31 章）。术中 MRI 辅助神经导航是一种有价值的

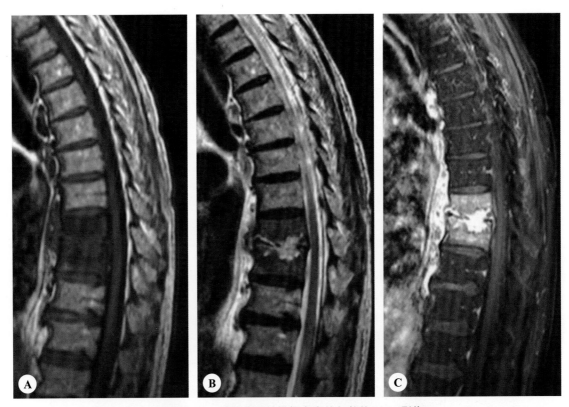

▲ 图 59-10　胸椎化脓性椎间盘炎的矢状位 MRI 影像

A. T$_1$WI；B. T$_2$WI；C. T$_1$ 增强快速自旋回波脂肪抑制（TSE fat sat）；图 C 中的椎间盘和终板有高信号存在

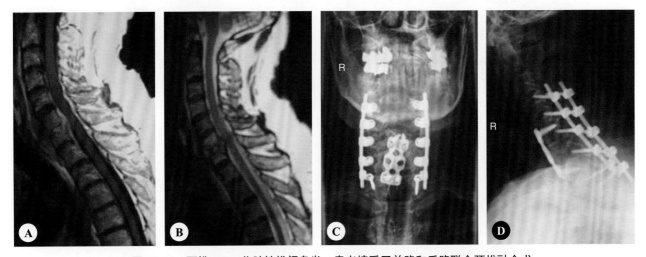

▲ 图 59-11　颈椎 C$_5$/C$_6$ 化脓性椎间盘炎，患者接受了前路和后路联合颈椎融合术

工具，有助于获得脓肿的精确定位。手术方法包括椎板切除术，然后打开硬脊膜并仔细分离脊髓，直到到达脓肿，引流并用生理盐水冲洗。逐步闭合硬脊膜和切口。

五、术后感染处理的注意事项

即使是术前采取了预防措施，术后感染也难以避免。如本章前面所述，一旦发生感染，任何类型的修补物或硬脑膜置入物都应尽早移除。然而，颅骨或椎骨的感染，以及切口附近软组织的感染都是难以处理的问题。当感染与颅骨相关时，需要去除所有受感染的颅骨一直达到安全的骨缘，此外别无他选。这个标准是相当主观的，因为虽然有核素骨显像[8]、MRI、CT 和 X 线片等影像学的帮助，但所

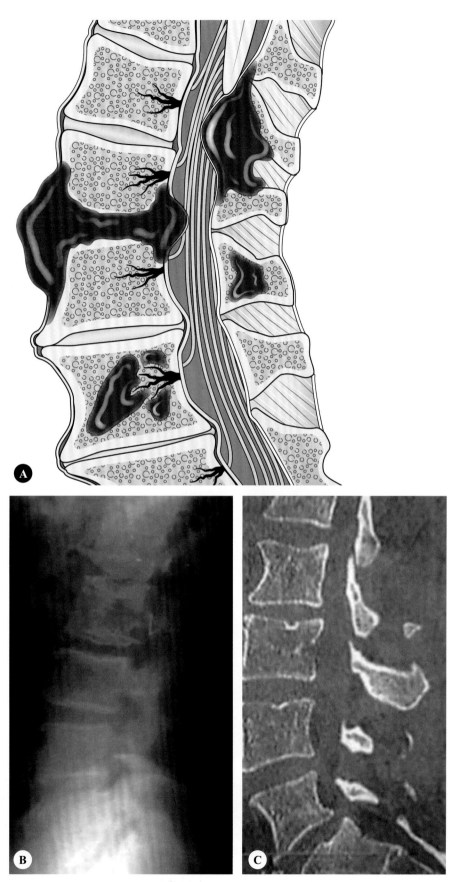

▲ 图 59-12 A. 结核分枝杆菌导致脊柱感染的绘画示意；B. 感染导致的典型溶骨性破坏；C. 同一患者腰椎的 CT 骨窗扫描显示椎体破坏

有这些检查都不能精确地建立无感染的安全边界，所以还需要依赖外科医生的术中判断来决定骨去除的程度。通常受感染的颅骨在开颅手术的范围内，因此去除骨瓣就足够了。应将骨瓣碎片或受感染的颅骨送去进行细菌培养。术后脊柱骨髓炎的处理应如前所述。

颅面手术切口及其周围区域软组织的感染需要仔细探查，清除所有感染的软组织，移除所有异物，并用含抗生素的生理盐水冲洗伤口。感染组织的样

本应送去进行微生物培养。颅面部区域的感染有时需要分期清创[51]。如果是这种情况，可能需要旋转皮瓣的整形外科技术。

脊柱软组织的术后感染的处理基本上遵循与颅面部感染相同的原则。可以使用盐水进行持续冲洗。与颅面部感染有所不同的是脊柱感染的伤口可以通过初期或二期闭合。如果外科医生选择二期闭合，则需要按照以下步骤：伤口缺损用碘伏纱布包扎；每隔 8 或 12 小时换药一次；如果伤口仍有化脓，用 50% 的碘伏溶液 1～2L 冲洗，否则用 1～2L 生理盐水冲洗；应给予静脉滴注抗生素治疗达 6～8 周；每周进行一次伤口取样以进行培养。根据伤口的恢复程度，二期闭合可能需要等到 2～3 个月后。

六、术后的药物治疗

一旦确定感染的病因，假如感染的性质是化脓性的，对于颅骨和脊柱感染，抗生素治疗可能需要 3～6 周。如果在确定病原体之前必须开始抗生素治疗，第三代头孢菌素、万古霉素和甲硝唑的组合是一个很好的经验性治疗方案。表 59-3 总结了导致脑脓肿和其他中枢神经系统感染的最常见病原体的抗生素治疗。

结核病的药物治疗需要异烟肼、乙胺丁醇、利福平和吡嗪酰胺。神经囊尾蚴病的药物治疗应仅在活动性感染时进行，包括阿苯达唑和吡喹酮的口服治疗，以及口服皮质类固醇和抗惊厥药。

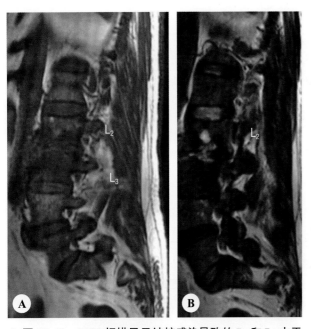

▲ 图 59-13 MRI 扫描显示结核感染导致的 L_2 和 L_3 水平腰椎破坏；这种类型的病变称为 Pott 病或 Pott 脊柱；图 A 是 T_1WI 像，图 B 是 T_2WI 像

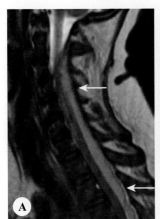
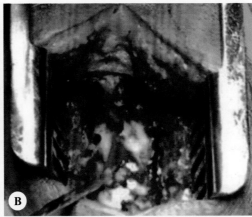
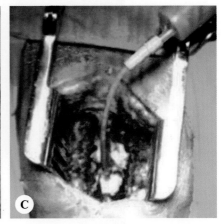

▲ 图 59-14 A. 颈胸段脊髓后方广泛积脓的术前 MRI 图像，导致脊髓受压；B 和 C. 显示 C_2～C_7 椎板切除术后行积脓引流（由 Eliseu Becco 博士馈赠）

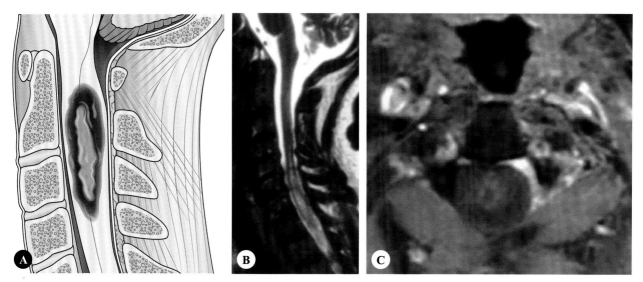

▲ 图 59–15 **A.** 髓内脓肿的绘画示意；**B.** 髓内脓肿的冠状位 **T$_2$WI**；**C.** 轴位 **T$_1$** 快速自旋回波脂肪抑制的 **MRI** 图像；可以通过 **MRS** 检查与脊髓内肿瘤进行鉴别；另外，在影像学上，髓内脓肿的膨胀性不如髓内肿瘤明显；注射钆造影剂后，**T$_1$** 快速自旋回波脂肪抑制序列上，脊髓内脓肿的强化程度比髓内肿瘤为低

表 59–3 推荐用于脑脓肿的抗生素方案，也可用于积脓和脊柱感染		
	治　疗	**方　法** *
经验治疗	标准	头孢噻肟或头孢曲松 + 甲硝唑；或者，美罗培南（如果感染病原体可能是金黄色葡萄球菌，加用万古霉素，待进行微生物鉴定和体外药敏试验）
	对于移植受者	头孢噻肟或头孢曲松 + 甲硝唑、伏立康唑和磺胺甲唑 – 甲氧苄啶或磺胺嘧啶
	对于 HIV 感染者	头孢噻肟或头孢曲松 + 甲硝唑、乙胺嘧啶和磺胺嘧啶；考虑使用异烟肼、利福平、吡嗪酰胺和乙胺丁醇来预防可能的结核感染
基于病原体的治疗	**细菌** †	
	放线菌属 ‡	青霉素 G
	脆弱拟杆菌 ‡	甲硝唑
	肠杆菌科 ‡	头孢噻肟或头孢曲松
	梭杆菌种 ‡	甲硝唑
	嗜血杆菌属 ‡	头孢噻肟或头孢曲松
	单核细胞增多性李斯特菌	氨苄西林或青霉素 G §
	结核分枝杆菌	异烟肼、利福平、吡嗪酰胺和乙胺丁醇
	诺卡菌属	磺胺甲唑 – 甲氧苄啶或磺胺嘧啶
	产黑素普雷沃菌 ‡	甲硝唑
	铜绿假单胞菌	头孢他啶或头孢吡肟 §
	金黄色葡萄球菌	
	甲氧西林敏感	萘夫西林或苯唑西林

（续表）

治 疗	方 法*		
基于病原体的治疗	耐甲氧西林	万古霉素	
	咽峡炎链球菌群，其他链球菌属 ‡	青霉素 G	
	真菌		
	曲霉属	伏立康唑	
	念珠菌属	两性霉素 B 制剂 ¶	
	新型隐球菌	两性霉素 B 制剂 ¶	
	毛霉目	两性霉素 B 制剂	
	尖端赛多孢子菌	伏立康唑	
	原虫		
	弓形虫	乙胺嘧啶加磺胺嘧啶	

*. 肝肾功能正常的成年人每日首选的抗生素剂量如下（除非另有说明，否则建议静脉给药）：头孢噻肟，每 4～6 小时 2g；头孢曲松，每 12 小时 2g；甲硝唑，每 6～8 小时 500mg；美罗培南，每 8 小时 2g；万古霉素，15mg/kg，每 8～12 小时 1 次，以保持 15～20μg/ml 的血清谷浓度；青霉素 G，每 4 小时 200～400 万单位（或连续输注 1200～2400 万单位）；氨苄西林，每 4 小时 2g；异烟肼，每 24 小时 300mg（口服）；利福平，每 24 小时 600mg（口服）；吡嗪酰胺，每 24 小时 15～30mg（口服）；乙胺丁醇，15mg/kg，每 24 小时 1 次（口服）；磺胺甲噁唑 - 甲氧苄啶，10～20mg 甲氧苄啶加 50～100mg 磺胺甲噁唑每天每公斤体重，分 2～4 次给药；磺胺嘧啶，每 6 小时 1～1.5g（口服）；头孢他啶，每 8 小时 2g；头孢吡肟，每 8 小时 2g；萘夫西林，每 4 小时 2g；苯唑西林，每 4 小时 2g；伏立康唑，每 12 小时 4mg/kg，两次剂量为 6mg/kg，每 12 小时 1 次；两性霉素 B 脱氧胆酸盐，每 24 小时 0.6～1.0mg/kg，曲霉菌病或毛霉菌病患者的剂量高达 1.5mg/kg；两性霉素 B 脂质复合物，每 24 小时 5mg/kg；脂质体两性霉素 B，每 24 小时 5～7.5mg/kg；乙胺嘧啶，每 24 小时 25～75mg（口服）；磺胺嘧啶，每 6 小时 1～1.5g（口服）

†. 具体药物的选择取决于体外药敏试验的结果

‡. 分离出的细菌可能只是混合感染的一部分，因此可能需要联合治疗

§. 还应考虑使用氨基糖苷类（例如，庆大霉素每 8 小时 1.7mg/kg）

¶. 应考虑每 6 小时增加氟胞嘧啶 25mg/kg；氟胞嘧啶的血清谷浓度应维持在 50～100g/ml

引自 Brower MC, Tunkel AR, McKhann GM 2nd, van de Beek D. Brain abscess. *N Engl J Med*, 2014, 371: 447–456.

第 60 章　成人脑积水

Hydrocephalus in Adults

Ahmed Toma　著

兰　平　译　　王萧逸　校

临床要点

- 脑积水定义为脑脊液动力学的紊乱。
- 急性脑积水和分流梗阻属于神经外科急症。
- 虽然分流术的并发症相对常见，但脑脊液分流术仍是脑积水的主要治疗选择。
- 内镜第三脑室造瘘术是梗阻性脑积水患者一种可以选择的治疗方法。

"脑积水"一词是由希腊语 *hudrokephalon*，*húdōr*（水）和 *kephalē*（头）演变而来的现代拉丁语[1]。脑积水不是一种单一的疾病，它是一系列有脑脊液（CSF）动力学紊乱状况的疾病谱[2]。

成人脑积水的治疗方法与儿童不同。它涉及对各种病因导致的新发高颅压性脑积水患者的处理。很大一部分患者涉及正常/低压脑积水患者，如正常颅压脑积水（normal pressure hydrocephalus，NPH），或者成人长期明显的脑室扩张症（long-standing overt ventriculomegaly in adults，LOVA）。成人脑积水的治疗还包括照护在儿童时期接受脑积水治疗的患儿过渡到成人的患者。特发性颅内高压（idiopathic intracranial hypertension，IIH）虽然不是严格意义上的脑积水状况，但通常也作为成人脑积水的一部分进行处理。

一、发病机制

脑室是大脑中四个互相连通内衬室管膜细胞并充满 CSF 的腔。CSF 是一种无色透明的液体，包绕着大脑、脊髓和马尾。CSF 不是血液的滤出液，它主要由脑室内的脉络丛主动分泌产生，以约 0.35ml/min 的速率形成。成年人每天产生的 CSF 量约为 500ml。年轻成人 CSF 的总容积约为 150ml——也就是说，CSF 大约每天完全置换 4 次。只有 25% 的 CSF 容积在脑室中，其余的存在于脑和脊髓蛛网膜下腔[3]。

CSF 循环从两个侧脑室开始，通过 Monro 室间孔到第三脑室，然后通过 Sylvius 中脑导水管到达第四脑室。从第四脑室 CSF 通过正中的 Magendie 孔和两侧的 Luschka 孔进入大脑和脊髓周围的蛛网膜下腔（图 60-1）。CSF 循环不仅包括 CSF 的定向流动，还包括脉冲式的往复流动。以前认为硬脑膜静脉窦内的蛛网膜绒毛和颗粒在 CSF 吸收中起重要作用。然而，目前的研究对这一理论提出了质疑。当前公认的理论是，CSF 是随着围绕在嗅神经、视神经及脊神经根周围蛛网膜下腔内的 CSF 大量流动来进行清除的[3, 4]。

CSF 的功能包括对大脑的保护，作为缓冲液减少对脑组织的冲击。通过保持大脑的漂浮状态，大脑的净重从约 1400g 减少到约 50g，从而减轻了对大脑底部和重要的大脑基底动脉的压力。CSF 也是将激素输送到大脑其他区域的媒介。CSF 在血管周围循环，从蛛网膜下腔进入血管周围间隙（Virchow-Robin spaces）。我们开始了解到，睡眠期间大脑废物的清除可能依赖于作为类淋巴系统一部分的 CSF 循环[5]。

颅内成分的体积与颅内压之间的关系在许多脑积水综合征的病理生理学中起到重要作用。Monro-

Kellie 学说强调颅骨是一个体积恒定的封闭性骨性腔室。其中的一种颅内成分体积的增加，或者是占位性病变（肿瘤或血肿）的存在，都会导致颅内压（ICP）升高。

注：颅内成分体积（恒定）= 脑组织体积 +CSF 体积 + 血液体积 + 占位病变体积

当 CSF 和血液分别进入椎管和颅外血管时存在一个生理缓冲过程以进行代偿。超过这一阈值时，ICP 急剧上升（图 60-2）。ICP 增高到一定程度可引起危及生命的脑疝综合征[6, 7]。

水平侧卧位时，公认的正常颅内压值为 8～

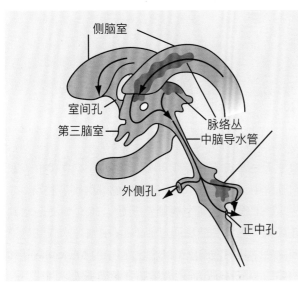

▲ 图 60-1 脑脊液流经脑室系统

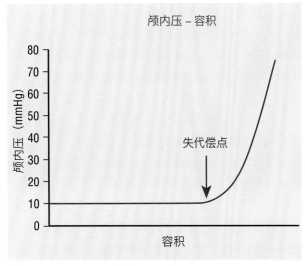

▲ 图 60-2 颅内压 – 容积关系

改自 Toma AK. Hydro-cephalus. *Surgery-Oxford International Edition*. 2015; 33:384-389.

12mmHg。这是在水平侧卧位时进行腰椎穿刺获得的 CSF 初始压力。颅内压的一个重要贡献因素是 CSF。在仰卧位时，整个系统（颅内和脊髓硬膜腔）的压力应该是相同的，但在直立或坐位时，重力会产生静水压力梯度。人类大部分时间都是直立的。正常的 ICP 在直立或坐位时被认为是负的。与体位改变相关的 CSF 和 ICP 变化也可能受到与体位相关的腹腔或硬膜静脉窦压力变化的影响，而腹腔或硬膜静脉窦压力又相应地与胸腔内和脊髓硬膜外静脉丛压力相关[8, 9]。

二、病因及分类

脑积水有不同的分类方案。广泛使用的分类是基于 CSF 动力学，其中根据脑室系统或更远的蛛网膜下腔是否存在 CSF 循环的梗阻，将脑积水分为梗阻性（非交通性）和非梗阻性（交通性）。该分类对 CSF 腰大池引流的安全性有临床意义，梗阻性脑积水患者禁止行腰椎穿刺。脑积水综合征也可以根据发病年龄分为新生儿、婴儿、儿童或成人脑积水。成人脑积水通常又分为高颅压脑积水或正常（低）颅压脑积水[2, 10]。

脑积水综合征的根本原因可大致分为先天性、获得性和特发性。先天性脑积水通常出现在新生儿期。小脑扁桃体下疝畸形（Ⅱ型）通常与脊髓脊膜膨出相关。Dandy-Walker 综合征是一种由 Luschka 和 Magendie 孔闭锁引起，同时伴有小脑蚓部发育不全的特殊类型脑积水（图 60-3）。导水管狭窄在成年期可表现为第三脑室积水：扩大的第三脑室和侧脑室，以及较小的第四脑室（图 60-4）。根本原因可能是导水管分叉畸形、隔膜形成、真性狭窄或胶质增生。X 连锁隐性基因是导水管狭窄的罕见原因。

脑积水的获得性原因包括出血、感染或肿瘤。在成人中，交通性脑积水是蛛网膜下腔出血的常见并发症。化脓性脑膜炎或结核性脑膜炎后也可出现脑积水[11]。

肿瘤等占位性病变可阻断 CSF 通路从而引起梗阻性脑积水（图 60-5）。颅后窝肿瘤（如星形细胞瘤或转移性肿瘤）的首发表现通常是由脑积水引起的 ICP 升高。第三脑室的胶样囊肿可导致间歇性脑积水或急性脑积水。松果体肿瘤可引起导水管狭窄和第三脑室积水。脉络丛乳头状瘤或癌是通过过多的 CSF 产生而引起脑积水的罕见类型。

正常颅压脑积水常见于老年人，其根本原因尚未完全了解。据认为，脑血管病引起的血管弹性（Windkessel）效应的慢性损害可导致脑搏动增加和脑室周围组织受压，从而引起脑室扩大，并可能引起脑室周围白质纤维束拉伸和室管膜下微血管缺血[10, 12-14]。

三、流行病学

大部分成人脑积水患者在儿童时期接受过分流

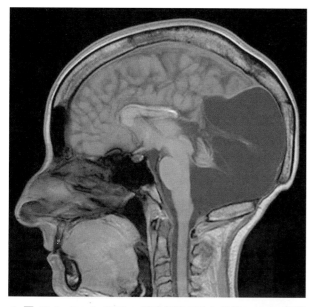

▲ 图 60-3　Dandy-Walker 综合征患者的矢状位 T₂ MRI 扫描

术。小儿脑积水的发病率低于 1/1000。在发达国家，由先天性畸形或感染引起的脑积水发病率呈下降趋势。另外，早产儿出血后脑积水的发生率随着存活率的提高而增加[13]。

基于人群的研究估计，正常颅压脑积水在老年人群中的患病率为 1.4%～2.9%，每年发病率约为 5.5/10 万。一些研究估计，痴呆人群中正常颅压脑积水的患病率为 1.6%～5.4%[15-16]。

四、诊断

脑积水的临床表现因病因而异。在成人中，高颅压脑积水患者表现为 ICP 升高的相关症：晨起头痛通常更严重（这是由睡眠期间相对的高碳酸血症和随后的血管舒张所致）；呕吐常可通过度通气清除 CO_2 缓解头痛，从而改善颅内压；复视是由于相对细长的第 Ⅵ 对脑神经扭曲导致神经麻痹引起的；其他症状包括嗜睡和行为障碍。体征包括视盘水肿和第 Ⅵ 对脑神经麻痹。如果不及时治疗，可能会出现意识障碍。ICP 的进一步升高将导致脑疝。即将发生的脑疝与高血压、心动过缓和不规则呼吸有关。患者将出现去大脑强直，并开始出现瞳孔改变。如果不采取紧急措施，几分钟内就会出现不可逆转的脑疝和死亡[11, 12]。

正常颅压脑积水常见于老年人。它可能是特发性的，也可能继发于脑出血、肿瘤或既往外伤史。

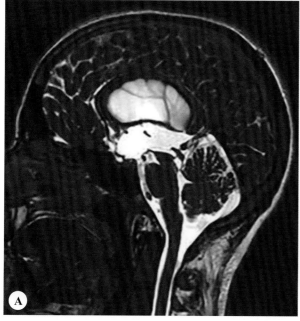
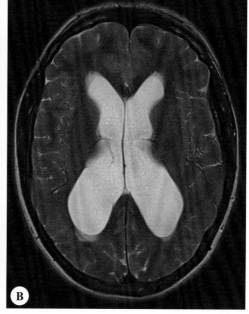

▲ 图 60-4　A. 导水管狭窄患者矢状位 CISS 序列 MRI 扫描；B. 同一患者的轴位 T₂ MRI 扫描显示脑室扩大

正常颅压脑积水的典型表现是步态和平衡障碍、认知障碍和尿失禁。

步态障碍是正常颅压脑积水最容易识别的特征。正常颅压脑积水患者的步态模式有许多不同的描述，如失用症（apractic）、黏足（glue footed）、磁吸式（magnetic）、帕金森式（parkinsonian）、短步（short stepped）和拖脚（shuffling）。冻结步态是一个常见的特征。在神经系统检查中，下肢无力通常不明显。

在疾病的早期阶段，尿频和尿急加重，但没有发生实际的尿失禁。随着疾病的进展，通常会进展严重的尿失禁。

特发性正常颅压脑积水的主要认知功能障碍提示存在皮质下损害，主要涉及额叶功能，如注意力、精神运动速度、语言流畅性和执行功能。与阿尔茨海默病相比，这类患者再认记忆和定向力相对较好[17]。

LOVA 是被认为是发生于儿童时期（代偿性脑

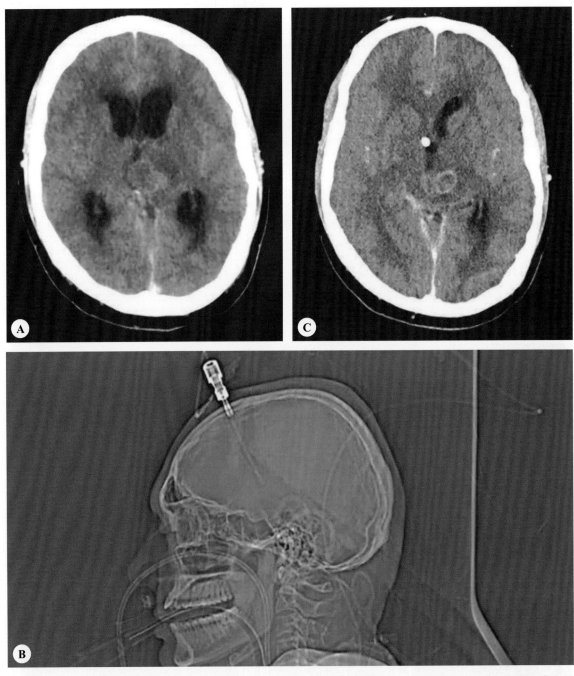

▲ 图 60-5　**A.** 丘脑病变阻塞第三脑室引起急性脑积水的 CT 增强扫描影像；**B.** 头颅侧位 X 线片显示同一患者置入了螺栓脑室外引流（EVD）；**C.** 同一患者急诊行 EVD 后的头颅 CT 影像；在室间孔右侧可见脑室外引流管尖端

积水）并在成年期出现症状（失代偿性脑积水）的脑积水的一种形式。头颅影像学显示重度脑室扩大（图 60-6）。虽然部分患者可能表现出高颅压脑积水的症状和体征，但许多 LOVA 患者表现为头晕、头痛、认知障碍、步态障碍和尿失禁等低颅压脑积水的症状[18]。

五、鉴别诊断

任何导致 ICP 升高的疾病都可能以与脑积水类似的方式出现。鉴别诊断包括脑肿瘤、脑脓肿、颅内出血、偏头痛和特发性 ICP 增高。

NPH 常见于老年人群，步态障碍、痴呆和尿失禁是其常见的症状，因此鉴别诊断包括以下多种情况。

• 可能对步态产生影响的疾病，如周围神经病变、颈椎或腰椎椎管狭窄、关节炎、前庭疾病和帕金森病。

• 在 NPH 中观察到的认知障碍与其他皮质下痴呆有一些相似之处，如帕金森病、弥漫性路易体病和血管性痴呆。是否存在失用症、失认症和失语症有助于 NPH 与阿尔茨海默病等皮质性痴呆的鉴别。

• 男性前列腺疾病或女性慢性尿路感染可能引起泌尿系统相关症状[19]。

六、辅助检查

神经影像学对脑积水的诊断至关重要。头颅 CT 是急诊情况下的主要检查方法。它可以快速完成，并提供有关脑室大小，以及是否存在出血、钙化或颅内占位性病变等有用的信息，增强扫描有助于此类病变的鉴别诊断。

脑积水的影像学特征包括脑室扩大、额角圆钝和第三脑室的呈气球样扩大、颞角＞2mm、脑室周围水肿、脑沟变窄和 Evans 指数（额角宽度与最大双顶径之比）＞0.3[10]。

CT 的主要缺点是存在辐射暴露。脑积水是一种慢性病理状态，患者一生中可能需要进行许多次影像学检查。因此，在非急诊情况下，MRI 应作为一种替代方法。MRI 具有较高的空间分辨率和多平面成像特点，有助于显示潜在病变。MRI 对 CSF 流量的检查有助于评估 CSF 循环中不同部位的流量（如导水管）[13]。

在正常颅压脑积水中，一些影像学特征已被发现与分流管置入后症状的改善相关（图 60-7），特别是顶部凸面和中线蛛网膜下腔变窄的出现并伴有增宽的侧裂［蛛网膜下腔不成比例扩大的脑积水（disproportionately enlarged subarachnoid-space hydrocephalus，DESH）][20]。其他特征包括狭窄的

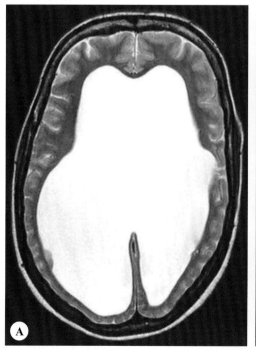
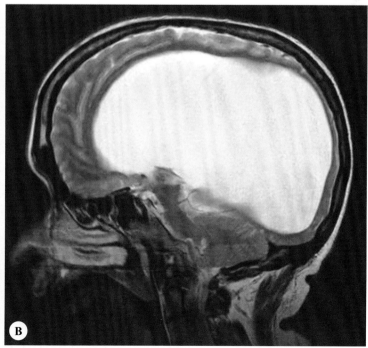

▲ 图 60-6　成人长期明显的脑室扩张症患者轴位（A）和矢状位（B）T_2 MRI 扫描

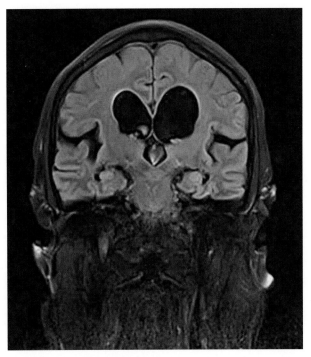

▲ 图 60-7　正常颅压脑积水患者的冠状位 T₂ MRI 扫描显示胼胝体角狭窄和 DESH 征

胼胝体角（在垂直于前后联合平面的后联合冠状位 MRI 上测量侧脑室顶部的夹角）、胼胝体局灶性累及和变薄。

（一）持续颅内压监测

持续 ICP 监测的优势在于它可以检测到因腰椎穿刺仅能测量瞬时 ICP 而遗漏的实时 ICP，例如，与体位相关的分流过度。它通过在脑内置入一个颅内探头，并用开颅钻钻孔固定螺栓来实现。探头监测器与存储原始数据的计算机连接，然后分析每分钟平均的收缩压和舒张压值以及脉冲振幅。由脉冲振幅估计间接顺应性。通过比较夜间和白天的数据，可以推断出与体位相关的压力变化。遥测（置入式）ICP 监测仪已成为脑积水常规处理的一部分，在 IIH 患者治疗方面有特殊的价值。在 NPH 中，了解间接顺应性 / 脉动性有助于预测分流术的效果[21]。

（二）脑脊液输注试验

CSF 输注试验是对主动输注或抽取 CSF 后压力反应的测试，旨在评估患者 CSF 吸收能力的充分性。该测试基于 CSF 压力 - 容积的数学模型，其中脑积水是由 CSF 引流障碍引起的，即 CSF 流出阻力升高。在输注实验中，CSF 压力的异常和持续上升表明吸收能力下降。计算基于 Davson 公式。

ICP=CSF 形成率 × CSF 流出阻力 + 矢状窦压力

CSF 输注试验的主要指标是脑脊液流出阻力（CSF outflow resistance，Rcsf）。Rcsf 的正常范围通常为 4～10mmHg/（ml·min），超过 13mmHg/（ml·min）通常认为是异常的。

有三种不同类型的 CSF 输注研究。

1. 恒定的流量输注：以恒定速率输注 CSF，ICP 随之升高，直到达到稳定状态（平台期），此时外部输注加上形成率将等于吸收率。Rcsf 的计算方法为输注过程中平台期的压力与静息压力之差除以输注速率。

2. 恒定的压力输注：通过注入人工 CSF 达到预定的压力水平。测量维持每个压力水平所需的人工 CSF 的流入量。流入量应与 ICP 呈线性相关。

3. 快速输注：这种类型涉及快速输注少量人工 CSF（通常约 4ml），并观察 ICP 对该注射的反应[22, 23]。

在正常颅压脑积水中，根据临床表现和脑室扩张情况进行分流置管可使 50% 患者的病情得到改善。因此，各种试验通常用于预测疑似 NPH 患者的分流效果。这些都是基于生理学的试验（如 CSF 输注、确定 CSF 流出阻力的研究，以及通过 ICP 监测评估间接颅内顺应性）或功能性试验［如 CSF 放液试验和持续的腰大池引流（extend lumbar drainage，ELD）］。

（三）诊断性放液试验

该试验常用于交通性低颅压脑积水，对患者进行腰椎穿刺并引流出相对大量的 CSF，并根据行走速度改善程度及神经心理方面对治疗效果进行评估。放液试验对正常颅压脑积水分流效果的阳性预测价值高，阴性预测价值低（图 60-8）。

（四）持续腰大池引流方案

该试验包括置入腰大池引流管，持续引流 CSF 72h，并根据行走速度的改善程度及神经心理学评定对效果进行评估。持续性腰大池引流的结果具有较高的阳性和阴性预测价值。

（五）处理

手术是脑积水的主要治疗方法。利尿药如乙酰唑胺和呋塞米可减少 CSF 的产生。然而，这些药物效果很小且具有不良反应。

1. 临时措施

以下程序可作为临时措施，通过将颅内压维持在正常范围内来防止 / 延迟分流手术的需要。它们通常用于紧急情况，特别是在蛛网膜下腔出血后伴发的急性脑积水的情况下。这些患者中约 50% 不需要

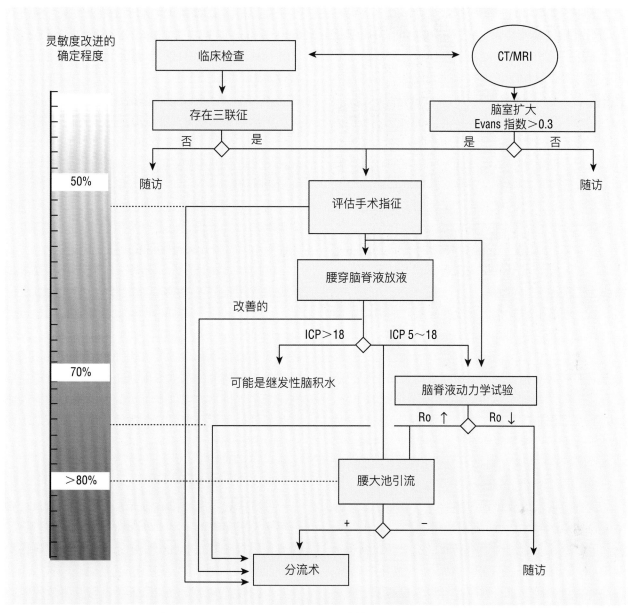

▲ 图 60-8　用于预测分流效果的方案

正常颅压脑积水的初步诊断仅基于临床查体和 CT/MRI 扫描；在评估手术指征时，在未进行进一步试验就进行分流手术，其灵敏度为 46%～61%（左侧量表）；脑脊液（CSF）放液 40～50ml 阳性反应高度预示分流效果量好（72%～100%），但灵敏度较低（26%～61%）；直接进行灌注试验或在 CSF 放液试验后进行灌注试验将提高灵敏度至 57%～100%，并与 75%～92% 的阳性预测值相关。需要住院的外引流与最高的灵敏度（50%～100%）和最高的阳性预测值（80%～100%）有关，并且症状在停止引流后不久就会得到改善；ICP. 颅内压〔引自 Marmarou A, Bergsneider M, Klinge P, et al. The value of supplemental prognostic tests for the preoperative assessment of idiopathic normal pressure hydrocephalus. *Neurosurgery*. 2005;57(3 Suppl): S17-28; discussion ii-v.〕

永久性 CSF 分流术。CSF 中血液成分高的情况下置入分流管，可导致分流管的早期阻塞。这些措施也用于怀疑感染的急性脑积水患者，以允许 CSF 采样和便于鞘内抗生素给药（在有脑室外引流的患者中）。

(1) 连续腰椎穿刺或腰大池置管引流：仅可用于交通性脑积水患者。

(2) 脑室外引流（EVD）：通过手术将硅胶管通过磨钻或开颅钻制备的额部骨孔置入侧脑室额角，然后通过皮下隧道将其与引流袋相连形成一个封闭系统进行引流。最近，自带螺栓的脑室外引流管已被使用，其间硅胶管通过一个空心螺栓固定在颅骨钻孔处。

2. 最终措施

(1) 梗阻性病变切除术：如压迫第四脑室引起梗阻性脑积水的颅后窝肿瘤的手术切除。肿瘤的手术切除可以解除脑积水，避免了通过分流手术进行引流的需要。通常需要置入 EVD 进行临时处理。

(2) 内镜第三脑室造瘘术（ETV）：该手术常用于中脑导水管水平或远端梗阻性脑积水。内镜通过额部钻孔进入侧脑室，然后通过 Monro 室间孔进入第三脑室。使用球囊导管，在第三脑室底部作一个开口使其在基底池处与蛛网膜下腔相通。据报道，成人梗阻性脑积水患者 ETV 的成功率约为 75%。

(3) CSF 分流术：这是治疗脑积水最常用的手术选择。它们将 CSF 从脑室或腰段脊膜囊转移到 CSF 能被吸收的另一个体腔内。

分流术是用硅胶管在近端和远端之间做皮下隧道而达成。分流系统有三个主要组成部分：近端导管、控制 CSF 排出量的阀门和远端导管。有一些证据表明，抗生素和银离子涂层导管的使用可减少急性分流感染。根据分流管近端和远端位置的不同，分流手术有不同的类型。①脑室 - 腹腔分流：这是最常见的类型。近端导管通过颅骨钻孔进入脑室，远端导管同时经皮下隧道通过一个小切口进入腹腔。近端导管可进入额叶、顶叶或枕叶等位置。②脑室 - 心房分流术：远端导管经颈内静脉置入右心房。③脑室 - 胸膜腔分流术：远端导管置于胸膜腔内。④腰大池 - 腹腔分流术：这类手术只能用于交通性脑积水或没有小脑扁桃体下疝畸形的特发性颅高压的患者。近端导管进入腰大池，远端导管进入腹膜腔。⑤不常见的分流手术类型包括脊髓空洞 - 胸腔分流术（从脊髓空洞引流至胸膜腔）和腰大池 - 胸腔分流术（从腰大池引流至胸膜腔）。

3. 分流阀的类型

主要有两种类型。

(1) 机械装置中装有流量调节阀，用于稳定流量而不是压力。

(2) CSF 分流阀主要采用压差调节阀。当近端和远端之间存在压差时，阀门打开。阀门设计包括球形和锥形、裂隙膜及弹簧型。压差调节阀分为两种亚型。①简单固定压力阀门：具有固定的开启压力，低、中、高（取决于开启压力）。②可调（程控）阀门：阀门的开启压力可以通过操控一个内置的磁性元件进行无创调节，以达到根据患者需要量身定制的最佳功能效果。早期的可调阀门对强磁敏感，阀门开启压力可能会因此发生意外改变（例如，当患者进行 MRI 扫描时）。新一代的可调阀门有一个内置的安全装置，用于防止开启压力的意外改变。这些阀门具有 MRI 兼容性。在脑积水的治疗方面，没有证据表明可调压阀优于简单的固定压阀。然而，它们的使用可以增加无创治疗患者引流过度或引流不足症状的灵活性。在低颅压和正常颅压脑积水的处理中有特别的价值。

(3) 分流储液囊：是一种硅胶腔体结构，可以是分流阀的内置部件，也可以是附加组件。它们可作为使用小针穿刺分流阀抽吸 CSF 的一个进入点。

(4) 抗虹吸和抗重力分流组件：这些装置被越来越多地用于分流手术，以防止体位相关的过度引流（虹吸）。它们可以是分流阀的内置部件，也可以是附加组件。在低颅压和正常颅压脑积水的患者中，它们特别有助于减少过度引流导致的并发症，同时也可提供可调节的抗重力阀。在手术置入时需要特别注意确保抗重力组件平行于身体的重力轴，以便其在患者处于直立位时充分激活，而在患者处于仰卧位时失活。

七、术后管理及随访

术后常规头颅影像学检查和分流套件 X 线检查可用于发现和纠正异位，并为未来的随访提供基线。患者术后分流真正的独立是罕见的，因此建议终身进行神经外科随访和年度复查。

出院时，应充分告知患者分流管发生故障时的症状和体征，并建议患者在怀疑发生故障时立即就医。建议为分流患者提供"分流身份证"，详细说明分流类型、阀门类型、设置参数及阀门是否为 MRI 兼容型的[10, 12]。

正常颅压脑积水患者需要定期随访以监测患者的行走速度和认知功能。分流系统故障可能导致病情突然恶化。在这种情况下，分流的修正有益于机能的恢复。

八、并发症

与儿童年龄组相比，成人分流相关问题较少发生。

（一）感染

分流感染常发生在置入过程中，通常在手术后几周内出现。患者可出现浅表或深部切口感染，表现为炎症、积液或脓性渗出，伴或不伴发热、脑膜炎或 ICP 升高体征。更常见的分流感染是 CSF 或腹腔感染，患者表现为发热、不适、脑膜炎或分流功能障碍。应排除其他感染来源（如尿路或肺部感染）。CSF 标本对诊断至关重要，对交通性脑积水的患者进行腰椎穿刺可获取 CSF 标本。此外，也可以在严格的无菌操作下对分流储液囊进行 CSF 穿刺取样。应对 CSF 进行白细胞计数、革兰染色及培养。慢性轻度感染可在晚期以分流障碍的形式出现。急性分流感染是神经外科急症。早期诊断的疏忽可能会带来严重后果。

分流感染的预防涉及严格的无菌手术技术和预防性抗生素的使用，包括脑室置管时鞘内抗生素治疗和抗生素或银离子涂层分流导管的使用。全程化护理或标准化手术方案已被证明可降低感染率。分流感染需要手术加抗生素治疗。对于分流依赖患者，可以采取移除分流系统并置入脑室外引流管，或者将现有分流管外置作为临时措施，并计划在感染控制后置入新的分流管。对 CSF 和分流管进行微生物检测，同时应立即开始使用抗生素，革兰阳性菌尤其是表皮葡萄球菌是最常见的病源菌。不太常见的病原体包括金黄色葡萄球菌和革兰阴性菌。鞘内抗生素与全身抗生素是否联合使用取决于临床情况和感染病原体。

（二）分流管阻塞

阻塞是分流管故障最常见的原因。临床上，患者表现出与未经治疗的脑积水相似的特征，头颅影像学显示急性脑积水的特征。在分流依赖性高颅压脑积水中，分流管阻塞是神经外科急症。除非进行分流翻修手术，否则患者病情会迅速恶化，并死于 ICP 升高。在低颅压脑积水患者中，分流梗阻可表现为原有症状的复发。通常需要重复进行 CSF 放液试验或输注试验等诊断性试验才能进行诊断。

阻塞可发生在分流管的不同部位：近端导管被脉络丛所阻塞，分流阀功能障碍或阻塞，或者远端导管阻塞、脱出或移位。分流管阻塞可能与近端或远端导管的移位有关。

（三）断开或断裂

特别是在老式分流器中，X 线片上分流套件通常可以看到断开或断裂迹象。分流管间断性通畅可导致间断性分流管阻塞症状，这需要通过手术

进行处理。

（四）引流不足或引流过度

在高颅压脑积水患者中，引流不足的临床表现为头痛等颅高压症状。可根据头颅影像上脑室持续扩大的特征进行诊断。另外，在低颅压脑积水中，引流不足表现为症状的持续或部分改善。通常需要反复进行 CSF 放液或输注等诊断性试验进行确诊。

引流过度可导致低颅压头痛、头晕和恶心。头颅影像学特征包括脑室缩小、硬膜下积液或血肿。如果患者安装的是可调节阀，可通过调节分流阀压力进行治疗。此外，必要时需要对分流阀进行翻修或是增加一个抗重力组件。

（五）其他并发症

其他不常见的并发症包括癫痫、颅内出血、分流管末端的移位、心内膜炎和肾炎（心房分流）和继发性小脑扁桃体下疝畸形（腰大池 – 腹腔分流）[10, 12]。

九、特发性颅内高压

特发性颅内高压（IIH）不是脑积水。然而，由于其治疗通常涉及通过置入分流器引流 CSF，经常将其与脑积水一起讨论。

IIH 是一种在没有任何中枢神经系统疾病和结构异常并且脑脊液成分正常的情况下，以颅内压增高为特征的神经系统疾病。诊断标准见表 60-1。IIH 是一种罕见但可能致盲的疾病，因此，它并不完全是良性的。另一种术语称为良性颅内高压（benign intracranial hypertension，BIH）或假性脑瘤[24]。

表 60-1　特发性颅高压诊断标准
• 颅内压升高的症状
• 颅内压升高或视盘水肿的体征
• 脑脊液初始压力升高
• 正常脑脊液成分
• 影像学排除脑积水、占位或结构性病变
• 未发现颅内压升高的继发性原因

据报道，IIH 在普通人群中的患病率为每年每 10 万人中有 1～3 例。然而，肥胖患者和育龄妇女的患病率更高[25]。

IIH 首先采用内科措施处理，这包括降低 ICP 的药物（如乙酰唑胺）和减肥。腰椎穿刺通常作为一

种临时措施，初始压力往往较高。CSF 的引流达到 20ml 或压力降低至初始压力的一半。部分患者因视力迅速恶化、药物治疗失败或不耐受而有手术处理的必要。这些患者的手术选择包括通过分流管置入进行的 CSF 分流术和视神经管开窗术[26]。

静脉窦狭窄越来越被认为是本病的致病因素。经导管脑静脉造影中出现的伴有压力梯度的狭窄被认为是一个可能的病因。血管内支架置入已经被证明可以改善 IIH 患者的症状。然而，没有高质量证据支持这种情况下支架置入的有效性[27]。

第 61 章 周围神经损伤的处理
Management of Peripheral Nerve Injuries

Mustafa Nadi　Rajiv Midha　著

陈满涛　译　　吴　晔　校

临床要点

- 2.8% 的外伤患者存在周围神经损伤[1]。
- 相对于中枢神经系统，周围神经系统的一个重要特征是可以通过轴索的再生和再髓鞘化获得康复的能力。
- 为了能给周围神经损伤提供最佳的治疗，首先要对受伤部位、损伤类型和严重程度做出准确判断，这需要及时地从病史、体格检查、电生理检查和影像学检查中获得相关信息。
- 每根周围神经由来自多个脊神经根的纤维组成；相应地，每根脊神经都为不止一根周围神经提供神经纤维。
- 神经节前损伤是背根神经节近端的损伤，不可能自主恢复，需要早期手术干预。另外，在神经节后损伤中，神经元在适当的条件下会再生轴索。
- 神经修复手术的目的是维持或恢复神经连续性。无张力接合是必须的，可以是端 – 端吻合，或者情况允许下使用神经移植。
- 神经移位是很多重度臂丛神经损伤的推荐选择。
- 对于患者期望值的处理是非常重要的，因为神经损伤后的恢复可能需要数月到数年，而且恢复是不完全的。
- 神经修复可以通过肌肉或肌腱移位来增强，从而最大限度提高功能结果。

一、前言：周围神经损伤

清楚地了解周围神经系统损伤的表现、损伤类型和对创伤的反应对于提供有效治疗是至关重要的。本章简要讲述了急性周围神经损伤（acute peripheral nerve injury，APNI）的机制及治疗的策略和方法，卡压性神经病将在第 62 章进行详细的讨论。急性周围神经损伤可因多种情况引起，包括钝性或穿透性创伤、压迫和医源性原因。

二、神经损伤的基本类型

1. 牵拉相关损伤

是最常见的类型。由于细胞外基质和结缔组织层的存在，周围神经具有弹性，且对牵拉有一定程度的承受力。当牵拉力超过神经伸展的能力时就会引起损伤[2]。尽管在大多数情况下神经的连续性得以保持，但有时牵拉力大到足以引起连续性的完全丧失，如臂丛神经撕裂就是一种神经完全中断的例子。牵拉相关损伤的另一个重要方面是它常与其他类型的损伤相关联，如在肱骨骨折的病例中，由于肱骨与桡神经毗邻，肱骨骨折常导致桡神经损伤。

2. 撕裂伤

由锐器造成，约占重型神经损伤的 30%。即使其受伤机制为撕裂性损伤，神经的连续性仍然有可能部分保留，完全横断的概率相对较低[3-6]。

3. 压迫伤

是周围神经损伤（peripheral nerve injury，PNI）的第三种常见原因。这些损伤可能表现为相对急性，例如由于桡神经受压所致的"周六夜麻痹"（saturday night paralysis），也可能是较长时间受压后才发生，如卡压性神经病。虽然神经连续性是完整的，但是运动和感觉功能仍可能完全丧失[7]。

4. 混合性损伤

发生创伤时，神经的损伤往往是混合性的。机动车和运动相关的神经损伤主要由于拉伸或牵引所致，然而挫伤和裂伤也可能发生。火器伤可以导致神经挫伤或横断，但是神经连续性通常还是保留着的，空化效应会导致显著的神经内损伤。压迫损伤可能是医源性的，如麻醉期间的体位摆放不当，这种情况下的损伤机制经常是挫伤和缺血的结合。锐器穿透经常引起神经撕裂，尽管软组织损伤及引起的筋膜室血肿和压力增加会导致神经肿胀并伴有继发性压迫。

三、神经损伤患者的一般评估

PNI 的最优化处理取决于受累神经、影响部位、损伤类型和严重程度的有效判断。这需要对相关解剖和生理学及病史和体格检查有全面的理解。辅助的电生理诊断和影像学检查对于整合临床信息和制订最佳的治疗计划是非常必要的。

每一根周围神经都拥有多根脊神经根的纤维，可想而知，每根脊神经都会为不止一根周围神经提供神经纤维。基于以上信息，我们可以根据神经系统的临床表现来区分神经根病和 PNI。在神经根病中，受累肌肉的无力通常是轻到中度（因为同时有其他脊神经参与支配该肌肉），并且感觉的改变以皮节分布的形式出现（统称肌皮节模式）。与此形成鲜明对比的是，PNI 通常表现为更明显的肌肉麻痹，感觉变化的区域也更精准和明确（神经区域），以及由某一神经受损导致的特定肌肉萎缩。

四、周围神经的显微解剖学基础和生理学（分类）

周围神经的显微解剖结构（图 61-1）是由结缔组织层（神经内膜、神经束膜和神经外膜）包绕神经纤维组成，并由血管、淋巴组织和神经鞘神经强化支撑。一旦周围神经损伤，一系列复杂且精确调节

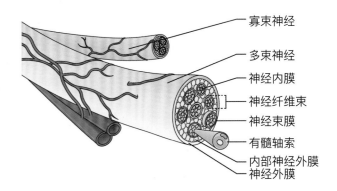

寡束神经
多束神经
神经内膜
神经纤维束
神经束膜
有髓轴索
内部神经外膜
神经外膜

▲ 图 61-1　周围神经的显微解剖结构

的事件开始清除损伤组织并启动修复过程。除损伤部位外，脊髓和背根神经节中的细胞体也会对神经损伤做出反应。施万细胞、巨噬细胞、炎症细胞和神经营养因子在神经退化和随后的再生中起着关键作用[7]。

周围神经能否成功恢复，以及这一过程的持续时间，取决于初始损伤的严重程度。已经有两种有效的临床分级系统来评估损伤的严重程度，即Seddon[8] 和 Sunderland[9] 分类，它们将损伤的显微改变与患者表现相关联（图 61-2）。

Seddon 按照严重程度将神经损伤分成三大等级：神经失用、轴索断裂和神经断裂。神经失用是最轻微的损伤类型，神经和轴索连续性得以维持，功能障碍来自于短暂的传导阻滞。在较严重的神经失用中还可以观察到髓鞘结构的细微变化，此类损伤往往需要数周的时间才能恢复。轴索断裂属于第二个等级的损伤，神经轴索和周围髓鞘完全破坏，而神经束膜和神经外膜得以保留。轴索和髓鞘变性发生在损伤部位的远端，导致完全去神经支配。在这个等级的损伤中，完整的神经内膜和神经束膜为再生的轴索提供了精确的路径，以便在再生过程中重新支配它们自己的靶器官，因此可以预期较好的恢复。神经断裂是最严重的一类，神经完全断裂，功能完全丧失。由于周围间充质引导的丧失和瘢痕形成，如果没有手术干预，预计不会恢复。

Sunderland 的分级系统根据严重程度将神经损伤分为五级。一级损伤相当于 Seddon 分级中的神经失用。二级损伤相当于轴索断裂。三级损伤发生时，除了轴索断裂外，还有部分或完全的神经内膜损伤。神经功能是否能够自行恢复，取决于神经内膜损伤的严重程度。Sunderland 把 Seddon 分级中的神经断

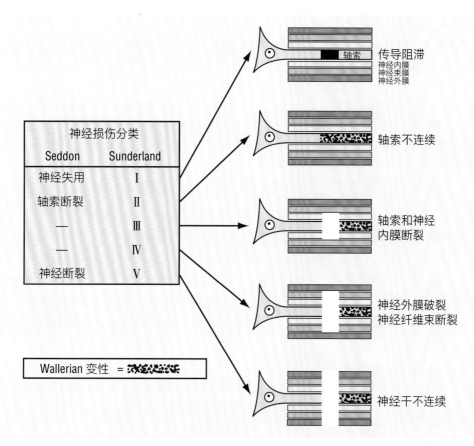

▲ 图 61-2 神经损伤的 Seddon 和 Sunderland 分类

裂分成四级和五级损伤。四级损伤中，除了神经外膜外，神经的所有成分都被破坏，所以神经的外形完整，但实际上已经失去了内部连续性，必须通过手术才能去除瘢痕部分（连续性神经瘤）和重建神经间隙。五级损伤导致神经完全断开，需要手术治疗。

一级损伤的组织学改变非常轻微，甚至观察不到，仅仅表现为神经传导的阻滞。在其他级别的神经损伤中，因为轴索不连续，损伤远端发生Wallerian 变性[10]。在 Wallerian 变性中，最初的组织学改变包括轴索和髓鞘的碎片化，大约在损伤后数小时内开始发生。在这个过程中，神经小管和神经微丝变得杂乱无章，轴索由于肿胀，轮廓变得不规则。受伤后 48～96h，轴索连续性被破坏，冲动传导停止。与轴索溶解相比，髓鞘崩解稍有延迟，但在损伤后 36～48h 已有明显进展。

施万细胞在 Wallerian 变性中起着关键作用。它们在受伤后 24h 内活性增加，表现为细胞核和细胞质增大及有丝分裂率增加。这些细胞快速分裂形成去分化的子代施万细胞，这些子代细胞的多种分子的基因表达发生上调，参与退化和再生过程。施万

细胞主要协助清除退化的轴索和髓鞘碎片，然后它们将这一作用传递给巨噬细胞，巨噬细胞被施万细胞和其他细胞释放的细胞因子募集到受伤的神经中。施万细胞和巨噬细胞共同作用，吞噬和清理损伤部位，这一过程在周围神经中通常持续 1 到数周。在最初的阶段，神经内膜管会因外伤而膨胀，但 2 周后它们的直径变小。到 5～8 周，退化过程通常已经完成，仅剩下由神经内膜鞘内的施万细胞组成的 Bungner 带，用于接收和引导轴索再生。

在部分三级和几乎所有四级的损伤中，因为束内和束外的损伤更大，局部反应也更为明显。由于神经内膜的弹性，断裂的纤维末端会缩回。神经滋养血管的损伤引起出血和水肿，从而导致严重的炎症反应。这些反应触发成纤维细胞的增殖并形成纤维瘢痕，连同再生的轴索束和增殖的施万细胞，导致受伤部位出现梭形肿胀（连续性神经瘤）。于是整个神经干的连续性虽然得到保留，但被永久地扩大了，并且远端轴索的有效再生已无可能。

轴索近端和细胞体的病理改变取决于损伤部位与细胞体的距离。细胞核迁徙到细胞周边，某些细

胞质成分（如尼氏颗粒和内质网）发生染色质溶解。结构改变对应着特定的分子改变，其中一些维护性基因和结构蛋白基因下调，而另一些与再生相关的基因发生上调。神经元细胞能否存活取决于即刻环境中的施万细胞和营养分子（框 61-1）。

神经损伤早期，在远端轴索完全退化之前，在远端节段仍可观察到运动和感觉神经电位。肌肉的去神经支配发生得更晚。因此用于预测病变严重程度和指导治疗的电生理学研究应推迟到损伤后 3～4 周。

如果神经再生不发生，去神经化的肌肉会发生一系列结构变化。在 2 个月内，肌肉出现萎缩，横截面积有平均 70% 的下降 [7]。钠通道退化为胚胎形式，乙酰胆碱受体重新分布以覆盖整个肌肉表面。这种对乙酰胆碱的过度敏感在临床上表现为自发的不协调的肌肉活动，称为束缩，而在肌电图上表现为纤维性颤动。

五、受伤史

确定运动和感觉变化发生的时间和位置，对于准确评估急性神经损伤至关重要。例如，在损伤当时就出现的神经功能缺失，意味着损伤部位周围神经的直接受累。与之形成鲜明对比的是，迟发性的

神经功能缺损往往提示周围神经受压迫而导致的神经损伤。因此在神经功能缺损进行性恶化的情况下，必须警惕神经附近的较大范围的病灶并给予紧急处理（如来自石膏、夹板或血肿的压迫）。此外，一些神经功能缺失会在伤后较长的时间才出现，如肘部创伤后的骨痂引起迟发性尺神经麻痹。

了解损伤的确切机制对于评估恢复的可能性和指导治疗具有重要价值。在低冲击或无冲击创伤的情况下，如从站立位置跌倒，可能仅仅会导致神经失用。相反的，机动车事故中的高冲击力通常会导致更加严重的神经损伤，如轴索断裂或神经断裂。

臂丛损伤可以分为神经节前或节后损伤（图 61-2 和图 61-3），这在判定是否需要手术干预时很有意义。神经节前损伤是指背根神经节近端的损伤，伴有永久性麻痹，以及由撕脱神经根所支配区域的完全性感觉丧失。此外，受累的脊神经根不可能自发恢复。然而，节后臂丛损伤保留了脊髓前角内细胞体及其周围轴索的连续性，因此在适当情况下有再生的潜能。

急性神经损伤可进一步分为开放性或闭合性损伤。开发性损伤包括锐器撕裂伤和火器伤，而闭合性损伤包括牵拉伤或压迫伤。对于清洁的锐性裂伤，目前的指南建议早期（数天）或立即修复，对于污染的神经撕裂伤，则建议延迟至数周后修复。对于伴随血管损伤的火器伤，要早期积极探查。不建议对闭合性损伤进行早期手术干预，因为这可能导致神经的功能性麻痹或其他低级别的损伤。与手术重建相比，自发性再生可提供更好的功能结果。基于这

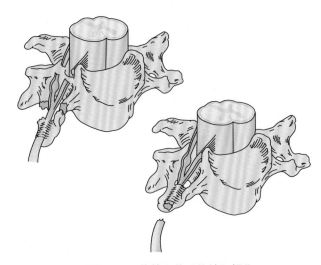

▲ 图 61-3　节前和节后的神经损伤

些考虑，对周围神经和臂丛损伤的手术治疗策略在图 61-4 中阐述[14]。

六、体格检查和临床意义

PNI 患者的体格检查包括几个部分。

• 通过检视和观察，擦伤、瘀青和裂伤等体征可以帮助检查者找到神经损伤的位置。例如，肩上的路疹（road rash）提示上臂丛神经损伤，而腋窝沿胸壁延伸的路疹提示下臂丛神经的损伤。类似地，Horner 征（上睑下垂、瞳孔缩小、无汗症和眼球内陷）意味着潜在的 T_1 脊神经根近端或臂丛神经下干的损伤。严重的局部肿胀可能提示骨骼肌损伤，如肌肉或肌腱断裂，如果此时存在运动功能缺失，则说明还合并有神经损伤。周围神经损伤的后期还会出现束缩和肌肉萎缩。

• 由于神经和血管走行的紧密关系，相关血管的评估也是体格检查的重要部分。如臂丛神经围绕腋动脉，正中神经靠近肱动脉。血管损伤提示可能

同时伴发神经损伤，应对神经的完整性进行评估。

• 运动能力和运动的范围需要同时评估。如果运动范围显著受损，应该考虑存在骨骼肌损伤，故运动功能无法准确评估。一个完整的运动功能检查对于神经功能的评估至关重要（*Aids to the Examination of the Peripheral Nervous System* 是一本图文并茂的优秀参考书）[15]。快速创伤检查难免产生错误，对神经支配的肌肉的系统性检查可以最大限度地减少这种错误。例如，检查手指外展（尺神经）可能会被误认为是手指背伸（桡神经），从而导致检查者得出桡神经完好的错误结论。

• 同样的，准确检查感觉功能对于避免因皮节重叠所导致的误判非常重要。因此建议测试受神经支配的皮肤固有感觉区（例如，小指掌侧的尺神经）以尽量减少此类错误。

• Tinel 征的存在可以提示神经再生，但不能反映再生的功能如何。这个体征可以用于评估神经的生长；预期的生长速度是每天远端延伸 1mm。如果

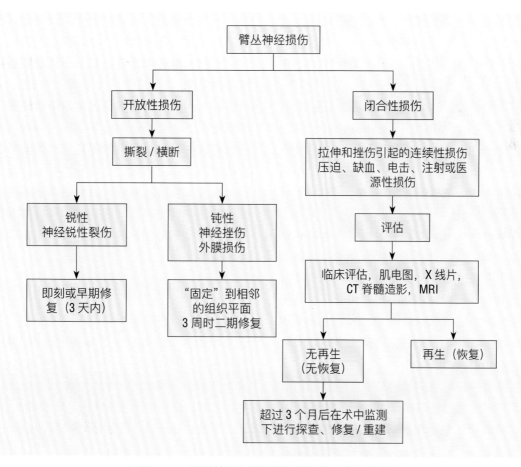

▲ 图 61-4 周围神经和臂丛神经损伤的手术治疗流程

改自 Dubuisson A, Kline DG. Indications for peripheral nerve and brachial plexus surgery. *Neurol Clin*. 1992;10:935-951.

未能以预期的速度进展，则表明需要进行手术探查。

• 评估膈肌（膈神经损伤）功能至关重要，特别是累及臂丛上干的损伤。

• 检查者利用所有这些信息来准确定位损伤（涉及哪些神经和神经组成）及严重程度、完全性或不完全性。

七、辅助研究和检查

电生理学检查（electrodiagnostic testing，EDT）被普遍认为是评估的关键部分。此外，不同的影像检查方式被越来越多地使用。

（一）电生理学检查

神经传导速度（nerve conduction velocity，NCV）检查和肌电图（electromyography，EMG）可以为神经损伤部位、严重程度和预后提供重要的信息[16, 17]。连续电生理学检查（serial electrodiagnostic testing，SEDT）用于记录神经去支配和有临床意义的再生。该检查最早可在受伤后 7～10 天进行，以获得基线并定位受伤部位。尽管如此，在长达 1 周的时间里，难以将传导阻滞与轴索断裂或神经断裂进行区分，并且肌肉去神经支配的证据通常要到受伤 3 周后才会出现。因此，建议在受伤后 3 周进行初次 EDT。神经再生的电生理表现可在 2 个月后的任何时间引出。感觉神经动作电位（sensory nerve action potential，SNAP）和躯体感觉诱发电位（somatosensory evoked potential，SSEP）也可用于确定受伤部位。在没有 SSEP 的情况下出现正常的 SNAP（临床上当受影响的皮节区存在麻醉时）表明神经节前损伤[18]。

（二）X 线片

长骨和颈椎的 X 线片可以显示与某些神经损伤相关的骨折。例如，肱骨骨折可能与桡神经损伤有关，尺 / 桡骨骨折可能与尺神经和正中神经损伤有关，髋部骨折与坐骨神经损伤有关，股骨远端骨折与腓 / 胫神经损伤有关[19]。此外，在臂丛损伤的病例中，胸片可以显示偏侧膈肌升高（膈神经损伤）。

（三）磁共振成像

磁共振成像（MRI）在臂丛神经中具有重要作用，目前它是用于评估脊髓根部损伤的金标准成像技术。在这方面，MRI 可以显示根损伤的直接迹象（完全或部分性根撕脱）和间接特征（如假性脑脊膜膨出、侧索移位、硬膜内根纤维化、竖脊肌去神经支配和脊髓水肿）[20]。

尽管外伤后立即进行 MRI 无法区分神经失用和轴索断裂性损伤，但它提供了具有临床价值的数据。MRI 可以在包括横截面在内的不同平面上显示神经。它可以显示去神经支配所导致的肌肉变化，特别在短时反转恢复（short tau inversion recovery，STIR）序列中，阳性改变早于 EMG。早在创伤后 4 天，MRI 变化就会很明显，并随着神经再支配的发展而缓慢恢复[21, 22]。

因为 MRI 变化的恢复与神经改善相关，所以磁共振神经造影可用于检测神经恢复。此外，在慢性神经损伤中，它可以反映剩余肌肉组织的活性并预测可能的肌肉神经再生[19, 23, 24]。另一种复杂的 MRI 技术，磁共振弥散张量纤维束成像，是一种有望使周围神经通路可视化的定量技术。随着未来的进一步改进，该方法将帮助检查者区分轴索断裂和神经断裂，并通过显示轴索再生来监测恢复情况[25, 26]。

（四）超声

这种检查方式的主要缺陷是具有外周肌肉和神经评估知识的超声医生数量有限。尽管如此，超声在许多方面都有帮助，并且在周围神经损伤评估方面迅速普及。超声的用途包括。

• 神经病理学，可以显示神经直径和远端神经末端的存在。

• 神经外部的病理学，如软组织受累、瘢痕组织或血肿。

• 区分神经连续性和不连续性的能力，以及确定病因的能力。

这些有价值的发现可以帮助确定神经损伤的级别、范围和严重程度。因此超声可以改变很大一部分患者的诊断和治疗方式，并可以用于随访评估神经恢复情况[27-29]。

八、神经损伤的治疗：策略和选择

（一）治疗概述

神经损伤的类型和严重程度决定了治疗方式，要么采取保守方式进行密切的临床和电生理随访，要么在适当的时候进行手术干预。此外，早期活动、早期物理治疗和疼痛管理也是需要考虑的方面。

在接诊神经损伤患者时，要回答的第一个问题是手术还是保守治疗。根据损伤的类型属于开放性或闭合性，建议分别使用两种指南流程[19]（图 61-5）。

值得注意的是，该领域的一些专家倾向于早期

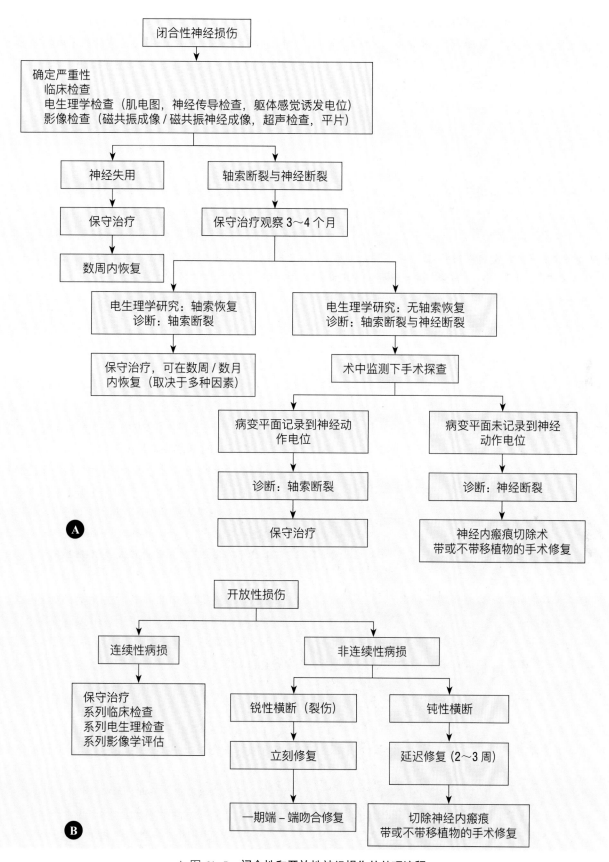

▲ 图 61-5　闭合性和开放性神经损伤的处理流程

引自 Grant GA, Goodkin R, Kliot M. Evaluation and surgical management of peripheral nerve problems. *Neurosurgery*. 1999; 44:825-839.

手术探查，无论损伤是开放性还是闭合性。探查的目的是进行术中评估，是否需要进一步的手术修复。采用这一策略的理由是，与延迟重建相比，早期探查比较容易（瘢痕较少），早期神经重建的效果也更好[30]。笔者的方法是尽早探查那些可能有神经撕裂伤的患者，并对其他患者进行跟踪随访。

周围神经修复发生在结缔组织水平，通过近端和远侧残端的接合完成，并非是细胞的修复。迄今为止，神经损伤后的功能恢复往往是不完全的，这仍需要广泛的研究（框 61-2）。

框 61-2　神经修复手术的总体原则

术前

- 全面了解周围神经的大体解剖学
- 术前详细询问病史和体检检查
- 电生理学测试，影像学研究
- 确定神经损伤的类型和手术方案
- 告知患者，使患者充分了解手术方案和预期结果
- 手术目的是恢复近端和远端神经节段之间的连续性，使自发恢复无望的靶器官重获神经支配

术中

- 合适的体位和铺巾，允许充分的神经暴露和远端肌肉评估
- 在放大镜或显微镜下使用 8-0 到 10-0 尼龙线显微缝合
- 使用短效肌松药，以便进行肌肉刺激
- 充分暴露损伤近端和远端的神经
- 切除受损的神经，直到正常的神经束
- 无张力吻合
- 优选直接吻合，如果近端和远端神经之间存在间隙，则应采用插入移植物
- 考虑在严重的和近端的臂丛神经损伤中进行适当的神经移植

（二）手术技术

1. 神经松解术包括从神经周围去除瘢痕组织（外部神经松解术）和从神经束之间去除瘢痕（内部神经松解术）。解剖从近端和远端未受伤的神经末端开始，朝向相关的损伤部分。术中 EDT 可以识别损伤节段是否可以传导电信号。受累节段存在神经动作电位表明仅神经松解就足以使神经恢复[31]（图 61-6）。

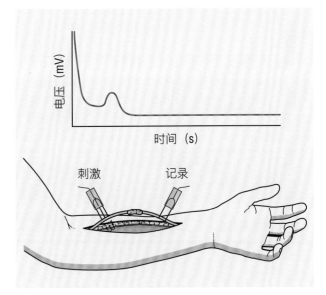

▲ 图 61-6　神经动作电位的电生理学追踪

引自 Spinner RJ, Kline DG. Surgery for peripheral nerve and brachial plexus injuries or other nerve lesions. *Muscle Nerve.* 2000;23:680-695.

2. 当两端可以在无张力或张力很小的情况下连接在一起时，大多数周围神经损伤都会进行直接（端-端）吻合修复。当神经单纯是运动神经或单纯是感觉神经时，恢复的效果更好[32]。与神经移植相比，直接修复更有利于功能恢复。吻合应该是无张力的。通过近端和远端神经的移位，以及适当调整周围软组织和骨的位置，以缩短神经两端的间隙，可以减少修复过程中的张力。有三种直接修复技术：神经外膜型、成组神经束型和神经束型修复。这些技术可以在适当的情况下酌情选用，尽管没有令人信服的临床数据证明其中一种优于另一种。

3. 在切除无功能神经节段后，如果存在的间隙太大而无法在没有张力的情况下直接修复时，需要进行移植修复（图 61-7）。移植物的长度应该是间隙的宽度加上 10%～15%，这样即使在肢体或关节运动范围最大的情况下，修复也是无张力的。自体移植物通常取自腓肠神经、前臂内侧皮神经或桡浅神经，因为这些小直径移植物比大直径移植物的效果更好（更快的血供重建）[33]。在准备近端和远侧残端时，需要切除神经外膜和束间成分，以产生新的束。分束组的直径必须与神经移植物的直径相匹配。人工移植物和神经管正在积极地研究中，但尚未常规用于主要神经的修复，根据相关文献及笔者的经验，它们可以用于短间隙的小直径神经（如指神经）[34-36]

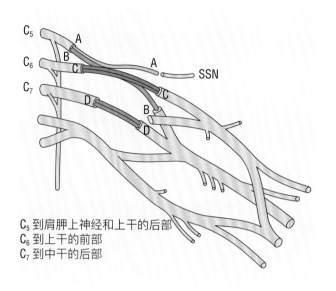

C5 到肩胛上神经和上干的后部
C6 到上干的前部
C7 到中干的后部

▲ 图 61-7 受损臂丛神经的移植修复

4. 神经移位术或神经植入术是将健康的（供体）神经接合远端（受体）神经来进行的，用于近端残端不可用的情况下。它主要用于修复破坏性臂丛神经损伤，特别是在节前撕脱性伤的情况下[37, 38]。

神经移位术的适应证[39-43] 见表 61-1。

表 61-1 神经移位术的适应证

- 严重的臂丛神经损伤
- 距目标肌肉很远的高位近端损伤
- 重要部位的瘢痕组织
- 当肢体创伤需要多处神经移植时
- 脊髓根部撕裂伤
- 延迟就诊和从受伤到手术的间隔时间长（直接神经修复通常在伤后 9～12 个月后无效）
- 之前失败的臂丛或近端神经修复

与神经移植相比，使用神经移位的好处是更早的运动或感觉恢复，因为利用了邻近的健康神经，修复的位点更接近终末器官。然而，这需要牺牲一条运动神经作为供体，并承受相应的功能缺失。因为转译功能的恢复依赖于皮质可塑性，还需要进行大量的再教育和康复训练工作[44]。

主流的神经移位（供体 – 受体）的例子包括：①为恢复肩外展而行脊髓副神经移位到肩胛上神经[45-48]，或者桡神经（三角肌分支）到腋神经[49, 50]；②为恢复肘部屈曲，使用胸内侧神经[51, 52]、肋间神经[53, 54]、膈神经[55] 或尺神经移位到肌皮神经[56, 57]（图 61-8）。

（三）端 – 侧吻合修复

端 – 侧神经吻合是指将横断神经（受体神经）的远侧残端连接到一条完整的相邻神经（供体神经）的侧方。这种技术的优点是没有长度限制。端 – 侧吻合技术只有少数的个案或系列报道，结果从差到一般，但很少有良好的[58-60]。实际上，目前端 – 侧吻合的临床作用仅限于经过选择的感觉神经损伤病例。

九、术后管理

为了使手术获得最佳结果，术后管理十分重要。通常应在关节处于近伸展位置时进行神经修复手术，以降低缝合和修复时的干扰风险。在这些情况下，术后不需要固定。如果在手术过程中关节处于屈曲位，术后关节必须保持屈曲位约 3 周，让神经缝合修复区域愈合和加强，然后关节才可以逐渐活动。对于接受臂丛神经修复术的患者，在切口周围放置大块敷料 1～2 周，以提醒患者尽量减少运动，并使用肩固定或吊带固定 3 周。随后进行物理治疗，以恢复被动运动的程度，而不会在修复的部位产生张力。

之后的康复包括物理和职业治疗，应在合适的范围内进行运动，以防止挛缩的发生；在神经再生完成之前，对未受损伤影响的肌肉要保持其力量，对受损伤影响的肌肉要保持其活动性和弹性。鼓励

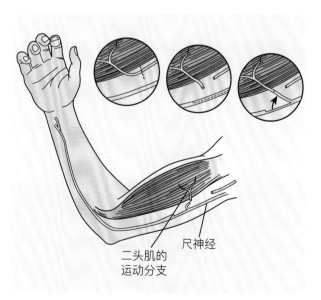

二头肌的
运动分支

尺神经

▲ 图 61-8 尺神经束移位到肌皮神经

患者恢复到其以前的工作能力和独立活动能力，至少是达到一个经过调整的预期。必须告知患者康复过程可能需要数月至数年，而且通常不能完全恢复。

患者常常会抱怨感觉异常和电击感，这可以使用针对神经性疼痛的药物（如加巴喷丁）和一些三环类抗抑郁药来控制。神经根撕脱引起严重且顽固的传入神经阻滞性疼痛，可以通过背根进入区（dorsal root entry zone，DREZ）手术得到有效缓解。对于难治性病例，建议转诊至疼痛专家。术后功能恢复可以通过临床和电生理检测。一些患者可能需要更好的功能恢复，在这种情况下，可以考虑肌肉或肌腱移植，并酌情转诊至整形外科医生。

十、预后

神经损伤的最终结果取决于几个因素：患者年龄、损伤机制、神经损伤的类型和位置、间隙长度、损伤的病理生理学、相关血管损伤和手术的方式及时机（受伤到修复之间的时间），因此损伤的预后可能很难评估。然而还是可以根据损伤的病理生理学对预后进行大致的推测[61]。

• 神经失用性损伤（局部缺血和局灶性脱髓鞘）应在 3 个月内完全恢复。

• 混合性神经失用和轴索断裂损伤（脱髓鞘 + 轴索）表现为双相或双峰恢复：神经失用部分迅速消退，随后轴索断裂恢复较慢，具体取决于远端轴索发芽、损伤部位的轴索再生及受伤的位置。通过加强锻炼，肌肉纤维可能会肥大，从而在受伤几周后提供额外的恢复。通常，此类损伤的患者会经历相对较快但不完全的恢复，随后缓慢的进一步恢复。在运动（力量）恢复达到平稳状态后，感觉恢复可能会持续。大多数患者恢复接近正常。

• 部分性轴索断裂也可能具有双峰恢复模式，早期不完全恢复由远端轴索出芽所主导，后期的恢复则由轴索再生所驱动。大多数患者结果良好，偶尔也有极好的结果。

• 神经断裂损伤的预后最差。对于神经连续性中断的损伤，需要早期手术修复。对于连续性还存在的，神经功能的恢复依赖于轴索再生，不过这只发生在少数人身上。因此建议等待 2~4 个月，在因受伤而失去神经支配的肌肉中寻找神经再生的迹象。出现自发恢复迹象的患者采用保守治疗。无轴索再生迹象的病灶应手术治疗，最迟在 6 个月内进行探查修复，但手术的预后差异很大。

根据神经的本身性质及受伤部位和原因，神经的恢复情况各不相同。一个很好的例子是正中神经、桡神经和尺神经之间功能结果的差异（表 61-2）[62]。

作者的结论是，正中神经和桡神经修复后的良好结果归因于以下几点。

• 正中神经和桡神经供应的近端较大的手指肌肉不进行精细运动。与之形成鲜明对比的是，尺神经供应远端精细的手部肌肉，这需要更广泛的神经支配。

• 桡神经中运动纤维占优势，运动 / 感觉神经交叉再支配的发生概率较低。

• 桡神经支配的多块肌肉执行相似功能，从而最大限度地减少了具有相反功能的肌肉的错误支配。

表 61-2　1837 例上肢正中神经、桡神经和尺神经损伤的功能结果汇总			
	正中神经	桡神经	尺神经
锐性撕裂伤的修复	91%	91%	73%
二期缝合	78%	69%	69%
二期移植	68%	67%	56%
病灶连续性存在，术中动作电位阳性，行神经松解术	97%	98%	94%
病灶连续性存在，术中动作电位阴性，行缝合修复	86%	88%	75%
病灶连续性存在，术中动作电位阴性，行移植修复	75%	86%	56%

第 62 章　周围神经卡压性疾病和周围神经肿瘤
Entrapment Neuropathies and Peripheral Nerve Tumors

Mustafa Nadi　Rajiv Midha　著

吴　晔　译　　金林春　校

临床要点

- 为了掌握周围神经系统疾病，医生需要对周围神经的走行、骨性标识，以及相关的韧带和关键肌肉 / 肌腱有解剖学上的认识。此外，理解肌肉运动的相关知识对于正确诊断周围神经系统疾病是至关重要的。

- 卡压性神经病是获得性周围神经病变的一种类型。该病的神经损伤通常由外力或邻近解剖结构压迫（更常见）引起。

- 临床病史和特异的体征对诊断是至关重要的，而电生理学检查是确诊卡压性周围神经病变所必需的。磁共振成像和超声有助于诊断卡压性周围神经病，对诊断可疑的周围神经肿瘤更是不可或缺的。

- 对于大多数卡压性神经病变，保守治疗可以是外科干预前的第一步，包括对患者体位和活动的干预，以减少压力或神经刺激；外科治疗的目的是神经减压，当保守治疗失败或在晚期临床情况下推荐外科治疗。

- 腕管综合征是手部最常见的卡压性神经病变，也是引起手部神经症状最常见的原因。其次是肘部尺神经受压，但其发病率比腕管综合征低得多。

- 自 20 世纪 90 年代以来，对周围神经肿瘤的认识有了很大的发展，尤其是随着神经影像学和基因学的进展。

- 恶性周围神经鞘瘤患者应由包括神经外科医生、肿瘤科医生、遗传学家和肿瘤外科医生在内的多学科团队进行评估和管理。

一、定义

周围神经系统（peripheral nerve system，PNS）包括第Ⅲ～Ⅻ对脑神经、脊神经、颈丛、臂丛和腰骶丛，以及四肢的神经。换而言之，它是一个连接中枢神经系统（central nervous system，CNS）与运动、感觉、躯体和内脏末端器官的纤维或轴突系统[1]。

二、周围神经病变与卡压性周围神经病

周围神经病变（peripheral neuropathy，PNP）是指周围神经的广泛病变导致的感觉障碍、神经痛、运动无力和反射异常。这可以是遗传性的，也可以后天获得性的。卡压性周围神经病（entrapment neuropathy，EN）是指由邻近解剖结构或外力的压迫引起的周围神经损伤或功能障碍[2, 3]。

有些神经在特定部位特别脆弱。神经卡压通常发生在穿过受限的空间或经过关节旁时，如肘部和手腕[4]。在解剖学上狭窄的空间中，重复运动和动力因素可能会加剧卡压。这两种情况如下所述。

- 在一种情况下，纤维 - 骨通道里神经的压迫是静态的（图 62-1A）。通道内的神经的空间可能会

以两种方式受限制。第一种是由于通道内容物的扩大，如在腱鞘炎的情况下。第二种是通过通道壁压缩通道内容物，如当一段扩大或移位的腕骨移位到腕管中时。

• 在另一种情况下，纤维腱性结构对神经的压迫是动态的（图 62-1B）。神经通过肌肉的两头或腹部，在静态条件下不会受压[5]。然而，当肌肉收缩时，会收紧神经周围的空间，导致神经压迫。这可发生于尺侧腕屈肌（flexor carpi ulnaris，FCU）的两个头部，尺神经的肘管远端[6]，以及 Frohse 腱弓，在桡神经通过旋后肌处。

最常见的症状是疼痛（经常在休息时出现，夜间更为严重，因逆行放射可能怀疑是更近端的病变所致），最常见的体征是卡压点压痛。卡压性神经病变可能与某些全身性疾病有关（框 62-1）。

三、卡压性神经病神经损伤的病理描述 / 机制

缺血和机械压迫是导致这种损伤的两种机制[7]。

为了简便起见，将病理改变也相应地分为两个部分，但也应充分考虑其他可能的机制（框 62-2）。

（一）缺血的作用

缺血有几个影响。

1. 微血管流动障碍是神经卡压的主要病理生理因素[8]。静脉和淋巴管阻塞预示着进行性压迫。这导致神经缺血，进而导致上皮损伤和进行性水肿；水肿在恶性循环中加剧了神经的缺血和肿胀。

2. 在周围环境的限制下神经的严重肿胀可能会导致进一步的神经压迫，这一术语可以被称为"微小筋膜室综合征"[9]。

这种损伤是可逆的，除非缺血持续超过 8h，否则很少或没有组织学改变。如果缺血持续超过这个时间，就会产生广泛的轴突受损和 Wallerian 变性[7]。

（二）机械压迫的病理改变

见框 62-3。

神经卡压阻断轴突运输（神经元细胞水平的变化）。

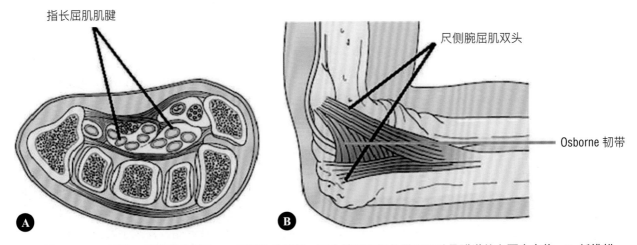

指长屈肌肌腱

尺侧腕屈肌双头

Osborne 韧带

▲ 图 62-1　**A.** 纤维 - 骨隧道的例子——手腕处的腕管，正中神经和指长屈肌肌腱是隧道的主要内容物；**B.** 纤维拱廊的例子——肘部的肘管，尺神经进入尺侧腕屈肌双头（Osborne 韧带）形成的纤维腱弓

框 62-1　与卡压性神经病相关的系统性疾病
• 糖尿病
• 甲状腺功能减退
• 肢端肥大症
• 淀粉样变性
• 癌症
• 风湿性多肌痛
• 类风湿关节炎
• 痛风

框 62-2　卡压性神经病需要考虑的病理生理学因素
• 病理生理变化取决于压迫的程度、速率和持续时间。例如，轻微和短暂的压迫会导致可逆的神经传导阻滞，而长时间和持续的压迫会导致结构变化
• 对压迫的敏感性不同，这取决于：①神经成分，外膜较多的神经比外膜较少的神经更不容易受压迫（图 62-2）；②神经内纤维的位置，浅层纤维表现出更多的退行性变化；③有髓纤维与无髓纤维，前者（触觉和运动功能）比后者（冷和痛感觉）对压迫更敏感

1. 从神经细胞胞体到轴突，再到突触的顺行运输可分为快慢两种；快速转运携带的是与膜相关的物质，慢速转运携带的是细胞骨架相关蛋白。神经压迫同时阻碍了顺行快速和慢速转运，因纤维内运动的轴浆堵塞导致受压近端的神经肿胀。因此，细胞骨架成分、轴突成分和突触传导所需的递质物质的分布会因顺行运输的阻塞而受损。

2. 从突触到轴突，再到神经细胞胞体的逆向运输同样受到神经压迫的阻碍。这导致末端器官来源的神经营养因子转移到神经细胞胞体的量减少。逆行轴突运输受损导致的神经细胞胞体的变化类似于周围神经切断后发生的变化，包括核偏位、尼氏体分散（染色质溶解）、细胞核和全细胞体积的减少。轴浆运输障碍的总体结果是膜通透性受损和传导阻滞。

3. 髓鞘水平（有髓纤维）的病理改变是另一个需要考虑的因素。急性和严重压迫时，可观察到髓鞘

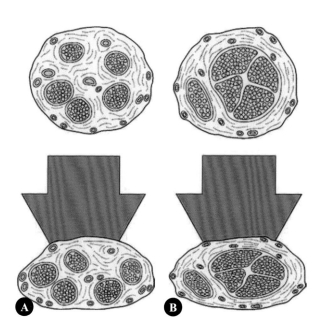

▲ 图 62-2　有大量外膜（A）的神经比有少量外膜（B）的神经更不容易受到压迫

框 62-3　慢性周围神经卡压的病理分期总结

- 神经束膜下和神经内膜水肿
- 血 – 神经屏障损害
- 结缔组织改变引起神经束膜和神经内膜增厚
- 脱髓鞘
- Wallerian 变性

特征性的连续性内陷或套叠现象（图 62-3）。内陷的极性在压迫边缘处会发生反转。慢性压迫时，在压迫的部位可以发生脱髓鞘，这是神经传导速率减慢的原因。

在早期，受压部位远端神经纤维形态正常。但随着压迫的持续，会导致受压节段的轴突溶解，进一步导致远端沃勒变性（图 62-3）。

四、卡压性神经病：按神经压迫部位

一些周围神经易受卡压（表 62-1）。本章讨论了临床相关的卡压性神经病变综合征。

（一）正中神经：腕管综合征

腕管综合征（carpal tunnel syndrome，CTS）是最常见的卡压性神经病[13]，涉及位于腕部腕管内的正中神经受压。腕管背侧由腕骨、腹侧由腕横韧带构成。腕骨形成一个浅凹并与腕横韧带形成一个骨 – 纤维隧道。隧道内含正中神经、指深屈肌腱（flexor digitorum profundus，FDP）、拇长屈肌的浅肌和肌腱（图 62-1A）。任何影响滑膜鞘的病变都可能压缩腕管的横截面直径，从而可能导致卡压性神经损伤。包括 MRI 和 CT 在内的一些的研究表明，CTS 患者的腕管横截面直径往往较小，这可能是先天性或发育性的[14]。女性腕管横截面直径较小可能是女性 CTS 发病率较高的原因。

1. 临床特征

大多数患者发病时为中年人，男女比例为 1 : 3[15]。主要症状为手部疼痛、灼热、刺痛感和麻木感，通常表现在一整只手，但也可表现在手的外侧半和桡侧三指半，包括相应手指的背侧至近侧指间关节[16]。疼痛可延伸至前臂近端，甚至手臂至肩部，并可与

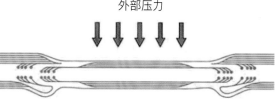

正常的神经纤维

外部压力

受压的神经纤维

▲ 图 62-3　急性和严重神经压迫时髓鞘伸长

表 62-1　周围神经卡压及部位 [10-12]

神　经	部　位	病　因	临床表现
肩胛上神经	肩胛上切迹	特发性的；神经节、骨折愈合形成的骨痂	手臂外展和外旋无力
		下肩胛横韧带肥大	仅手臂外旋无力
腋神经	肱骨外侧和四边形空间	纤维带，假肢装置	三角肌萎缩
肌皮神经病	喙肱肌水平	肱骨骨软骨瘤	屈肘前臂旋后无力
正中神经	髁上	Struthers 韧带或髁上骨刺	
	肘关节	肱二头肌纤维腱膜、肥厚的旋前圆肌、浅桥（指浅屈肌腱弓）	旋前圆肌综合征
	手腕	腕横韧带或腕管内容物	腕管综合征
骨间前神经	前臂	旋前圆肌或指浅屈肌的纤维带。通常不会发现异常	骨间前神经综合征
尺神经	肘关节	尺侧腕屈肌双头间筋膜带	肘管综合征
	肘关节	陈旧性骨折，外翻畸形	迟发性尺神经麻痹
	手腕	神经内或腕关节神经节，重复性创伤，钩骨骨折	Guyon 管综合征
桡神经	前臂	旋后肌缘，筋膜带，脂肪瘤	桡管或旋后肌综合征
骨间后神经	前臂	Frohse 腱弓，脂肪瘤，纤维瘤	骨间后神经综合征
桡浅神经	前臂	前臂深筋膜位于桡侧腕伸肌长肌和短肌之间，外伤	桡浅神经综合征，Wartenberg 综合征
臂丛神经	颈部	外伤，颈肋骨，纤维带，斜角肌肌腱	胸廓出口综合征
股外侧皮神经	臀部	腹股沟韧带及相关筋膜	感觉异常性股痛
腓神经	膝盖	局部压力，肿块性病变	腓神经病
胫后神经	足踝	不规则软组织，肿块性病变	跗管综合征
隐神经	大腿	Hunter 管顶部深筋膜	隐神经卡压

神经根型颈椎病混淆。夜间痛（可靠的诊断线索）是腕管综合征的典型症状，患者描述夜间经常因疼痛而醒来，然后甩手，甚至用冷水洗手以获得缓解。双侧症状多见，在优势手的症状更明显。在晚期病例中，患者表现为握力减退和容易掉落物体，后者是由于拇指和食指的敏感性降低所致。在记录病史时，应回顾腕管综合征的局部和系统危险因素（表62-2）[17, 18]。早期患者的体格检查很少有阳性发现。正中神经分布区可出现指尖针刺、轻触感觉和两点辨别觉障碍。大鱼际肌萎缩，尤其是拇短展肌萎缩，

可见于晚期病例。

Tinel 征可通过轻敲腕横纹处的正中神经诱发。如果这导致正中神经分布区的刺痛感，则为阳性（60% 的病例）。Phalen 测试是通过要求患者将手腕弯曲到 90°，持续约 60s 来进行的。如果这导致正中神经分布区的感觉异常，则为阳性（80% 的病例）[19]。这两项检查都是支持性的，但不是确诊性的 [20]。腕管综合征应与颈神经根病（许多患者可能并存）、胸廓出口综合征、旋前圆肌综合征、桡骨茎突狭窄性腱鞘炎和反射性交感神经营养不良相鉴别。

表 62-2 腕管综合征危险因素	
局部因素	**全身因素**
• 肥厚性腱鞘炎	• 酒精性或糖尿病性多发性神经病变
• 肿块：神经纤维瘤、血管瘤、脂肪瘤、腱鞘囊肿	• 遗传性神经病
• 异常的肌肉和肌腱	• 肢端肥大症
• 持续性正中动脉伴或不伴血栓形成、动脉瘤	• 正中神经近端病变（"双卡压"综合征）
• 急性掌间隙感染	• 妊娠
• 出血	• 月经期
• 先天性小腕管	• 子痫
• 原发性或家族性腕横韧带增厚	• 绝经
• 腕骨骨折或 Colles 骨折后畸形愈合或骨痂	• 避孕药
• 腕部未复位脱位	• 雷诺病
• 不适当的手腕固定	• 肥胖
• 铸模（石膏）压迫	• 长期血液透析
• 外生骨疣	• 黏液水肿
• 手腕烧伤	• 肢端肥大症
	• 类风湿关节炎
	• 皮肌炎
	• 硬皮病
	• 风湿性多肌痛
	• 黏多醣贮积症
	• 黏质贮积症
	• 淀粉样变性
	• 软骨钙质沉着病
	• 痛风

2. 诊断

肌电图（EMG）和神经传导速度（nerve conduction velocity, NCV）有助于诊断和鉴别腕管综合征[21]。神经传导速度的感觉潜伏期比运动潜伏期敏感。最早期的发现是由于脱髓鞘导致的感觉潜伏期>3.7m/s，运动潜伏期>4.5m/s。感觉诱发反应将表现为振幅减弱，甚至可能消失。运动潜伏期异常发生在病程晚期。肌电图可显示运动单位电位的丧失和大鱼际肌因轴突丢失而出现的去神经电位。在临床上，它是对两点辨别能力受损的反应。

影像学检查不是常规检查，只有在怀疑占位性病变或结构畸形时才需要进行。腕关节 MRI 可显示神经肿胀和腱鞘囊肿。超声可以在诊断不明确时使用。同样，当危险因素提示患者可能患有糖尿病或

甲状腺疾病时，需要进行血液化验。

3. 治疗

2011 年更新的美国骨科医师学会临床实践指南总结了基于循证医学方法的广泛接受的治疗策略。表 62-3 总结了一些有关正中神经和尺神经的研究。在症状轻微的早期病例中，或者对于综合征的预计是短暂的患者（如围产期），保守治疗是首选。重度腕管综合征 1 年内复发率为 90%，而轻度为 60%[26]。非手术治疗包括夜间中立位手腕夹板（初始缓解率约 50%）、一个疗程的维生素 B_6 治疗和非甾体抗炎药（NSAID）。在正中神经周围注射局麻药和类固醇可能是有益的[27, 28]，但意外注射到正中神经可能会导致令人烦恼的感觉异常，因此笔者不主张注射治疗。当保守措施失败，症状超过 1 年，或者大鱼际肌萎缩时，建议开放手术治疗或内镜减压手术[22, 29]。手术切开腕横韧带的步骤见图 62-4。通常采用局部或区域阻滞麻醉[30]；笔者的偏好是局部麻醉加镇静[31]。如果患者极度紧张，可能会采用全身麻醉。

表 62-3 卡压综合征的循证管理	
研　究	**结　论**
腕管综合征	
• 腕管综合征的手术与非手术治疗：随机平行组试验（Jarvik 等，2009）[22] • CTS 的优化管理（Ono 等，2010）[23]	• 手术松解的结果优于非手术选择，具有中度的临床相关性 • 倾向早期手术而不考虑正中神经的去神经支配
肘管综合征	
• 前部移位术与单纯减压术治疗肘管综合征的比较（Zlowodzki 等，2007）[24] • 肘部尺神经压迫的治疗（Chung 等，2008）[25]	• 简单的神经减压是主要的选择，除非有令人信服的指征进行尺神经移位 • 皮下和肌下移位技术的结果与单纯减压相似

内镜下腕横韧带松解术（endoscopic carpal ligament release, ECTR）于 1989 年首次被提出，并在临床得到应用[32]。它可以缩短术后恢复期，最小限度地破坏腕管结构的完整性；然而，损伤尺动脉和尺神经的风险更大。低质量的证据显示，接受 ECTR 治疗的患者比接受开放腕管松解术（open carpal tunnel

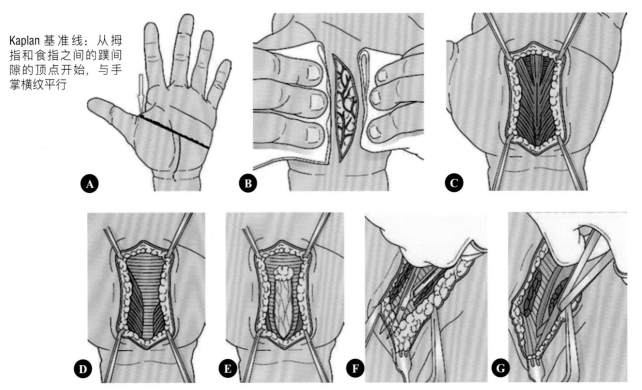

Kaplan 基准线：从拇指和食指之间的蹼间隙的顶点开始，与手掌横纹平行

▲ 图 62-4　**A.** 皮肤切口从腕横纹延伸到大鱼际间隙的 **Kaplan** 基准线与完全伸展的拇指（红线）相交；可考虑在前臂远端进行延伸（曲线中断线），以便暴露腕横韧带的近端和前臂深筋膜的远端部分；注意，主要的皮肤切口不在掌侧皮肤皱褶处，而只是在掌侧皮肤皱褶的内侧；**B.** 皮肤切开后，手掌皮下脂肪突出；**C.** 掌腱膜外露；**D.** 中线切开后腕横韧带暴露，掌腱膜回缩；隐约可见腕横韧带远端缘与手掌深筋膜融合；腕横韧带近端被小鱼际肌和鱼际肌覆盖；在许多情况下（图中未显示），它们可能在中线相遇并交叉，阻挡腕横韧带；**E.** 腕横韧带 80% 已切开，暴露正中神经；注意暴露远端正中神经浅表的恒定脂肪球；**F.** 近端皮肤牵拉，以利于腕横韧带近端部分的暴露；**G.** 腕横韧带最近端和前臂远端深筋膜的切开

release，OCTR）的患者平均早 10 天重返工作岗位。在重大并发症方面，证据的质量低或很低；复发和再手术，以及 ECTR 在轻微并发症方面的优势尚不确定[32]。患者术后应活动手指，以尽量减少瘢痕形成。在高达 90% 的情况下，手术会有一个好的结果，但如果已经表现为无力和肌肉萎缩，结果就不那么令人满意了[33, 34]。

（二）尺神经

尺神经主要由 C_8、T_1 脊神经根组成。它可以在肘部和手腕处受到卡压。尺神经在肘部受压的结构是① Struthers 弓；②内侧肌间隔；③内上髁；④肘管；⑤深屈肌腱膜。其中，肘管最为常见。它是继腕管综合征之后第二常见的卡压性周围神经病。

1. 肘管综合征

肘管是一个纤维骨隧道，由尺侧腕屈肌的两个头的腱膜连接和横跨这两个头的坚韧筋膜带覆盖，也称为弓状韧带或 Osborne 韧带。这个顶部间隙位于尺骨鹰嘴和肱骨内上髁之间[35, 36]。底部是由肘关节内侧副韧带形成的。这种解剖结构迫使尺神经在肘部运动时在隧道内滑动和拉伸。尽管神经可伸展 5mm，但动态因素在这一过程中起主要作用。屈肘时，管腔形状由卵圆形变为椭圆形，管腔变窄 55%，导致肘管内压力增加（图 62-1B）。

2. 临床特征

患者表现为小指和无名指的感觉改变。感觉丧失可以是第一个主诉。这可能伴有手内在肌肉的无力和萎缩，在拇指蹼背侧更为明显（第一背侧骨间肌）。通常这些症状是逐渐进展的。男性发病率是女性的 3 倍。虽然大多数病例没有明确的病因，但有时如陈旧性髁上骨折、肘部腱鞘囊肿或肘部外翻畸形或肌肉异常如滑车上的肘后肌等因素也不少见。

在体格检查中，手部尺神经支配的肌肉，包括外展肌、对掌肌和小指屈肌、拇内收肌、内侧两个蚓状肌和所有骨间肌，都有无力的表现，尺侧腕屈肌没有受到影响，因为这块肌肉的运动纤维在神经的深层，相比于固有肌肉的浅层纤维更容易受到压迫。然而，肘关节水平的压迫通常会导致小指 FDP 的无力，这一发现应该仔细探究，因为它是重要的局部症状。肘关节屈曲（拉伸联合）或直接压迫内上髁上方的尺神经可能重现症状。

Wartenberg 征可能是最早的发现之一，是由掌侧骨间肌无力和小指伸肌无对抗作用导致的小指不自主外展造成的。通过让患者用食指和拇指抓住一张纸来抵抗，就可以发现拇示指捏夹征。拇内收肌无力的患者，由于拇长屈肌（由骨间前神经支配）替代了拇内收肌无力，拇指远节指骨会出现屈曲，近节指骨会出现伸展。可能出现爪形手畸形；在发生的严重尺神经损伤试图伸展手指时，第 4 和第 5 指及较小程度的第 3 指在掌指关节处发生过伸（指伸肌未受到骨间肌和尺骨蚓状肌Ⅲ和Ⅳ的对抗），在指间关节处发生屈曲（由于长屈肌的牵拉）。

肘管综合征应与影响 C_8 和 T_1 分布区的病变鉴别，如颈椎间盘疾病、脊髓空洞症、脊髓肿瘤、神经纤维瘤、脑膜瘤、肺上沟瘤（可能累及臂丛下干）和尺神经远端腕部卡压（Guyon 管）。

3. 诊断

尺神经电生理诊断中的运动部分比感觉部分更有助于定位卡压部位。如果通过肘关节的速度 <48m/s 或通过肘关节的速度 >10m/s 且小于肘关节上方或下方的速度，那么运动 NCV 表现就会异常。即使速度正常，相较之于肘关节上方，肘关节下方的振幅衰减也可以超过 20%。对尺神经支配肌肉的针刺电生理检查可以显示失神经电位。

4. 治疗

在早期阶段和症状轻微的情况下，可以保守治疗，主要为患者教育。患者应佩戴肘垫以防止直接压迫神经，避免刺激性活动，如长时间的肘关节屈曲，并避免涉及剧烈投掷的运动，如棒球。关于睡眠姿势的咨询很重要，以防止肘关节屈曲，尤其是将肘置于头顶。对于保守措施不起作用的病例，以及症状进行性进展和肌肉萎缩的病例，应考虑手术。手术有单纯原位减压、皮下前移位、肌间前移位、肌下前移位、内上髁切除。

对于大多数不复杂的病例，简单的肘管松解就能获得满意的疗效。在 75%~90% 的患者中，疼痛缓解效果良好。肌无力的改善通常需要几个月的时间，有些甚至难以改善。手术步骤见图 62-5。前瞻性随机对照研究结果表明，单纯减压术与前路皮下移位术疗效相似，但单纯减压术并发症较少[37-40]。移位术的指征包括单纯减压失败、肘关节外翻 / 内翻畸形、肘关节屈曲时尺神经内上髁脱位。

（三）桡神经

桡神经（radial nerve，RN）起源于臂丛三干的后束，接受来自 C_5~C_8 脊神经发出的神经纤维。神经沿肱骨的桡神经沟下行，在那里很容易受到挤压或因骨折而损伤。随后进入手臂的前间隙，就在肘关节的上方。桡神经支配肱肌、肱桡肌和桡侧腕长伸肌（extensor carpi radialis，ECR），然后分为骨间背神经（posterior interosseous nerve，PIN）和桡浅神经。

骨间背神经在旋后肌的两个头之间下行，通过一个叫作 Frohse 腱弓的纤维带，并支配前臂的伸肌。桡浅神经（感觉）是桡神经的延续，其终末分支到达腕关节后表面并供应手部后表面外侧 2/3 的皮肤，包括解剖鼻烟壶，以及外侧三个半指的近节指骨的后表面。

1. 桡神经沟处桡神经病变

神经在靠近桡神经沟的区域容易受到压迫。"周六夜麻痹"一词被用来描述这种疾病，这种疾病可能经常发生在醉酒的人身上，表现为手腕和手指伸展无力。虽然它不是一种真正的卡压性病变，但为了完整起见，也被包括在这一部分中。

体格检查显示三头肌保持全部力量，但腕伸肌（垂腕）、指伸肌和肱桡肌无力。感觉丧失可能表现在手背，但范围也可能延伸到后前臂。拇指外展受到影响，因为拇长展肌是一个桡神经支配的肌肉。保守治疗通常适用于桡神经一过性压迫损伤的患者（如桡神经"周六夜麻痹"）。物理治疗，手腕夹板和疼痛处理是最重要的。完全恢复的预后一般良好，可能需要长达 6 个月（0.5~6 个月）[41]。缺乏任何临床或电生理改善需要影像学检查和手术探查。

2. 骨间背神经病变

这种情况可能是由于肿块压迫（脂肪瘤，神经节，纤维瘤），Frohse 弓卡压，手臂的过度使用，也可能是由于反复的创伤（尽管有争议）。患者表现为拇指和手指明显的伸肌无力（指下垂）。与桡神经麻痹相区别的是，由于桡侧腕伸肌的短肌和长肌被

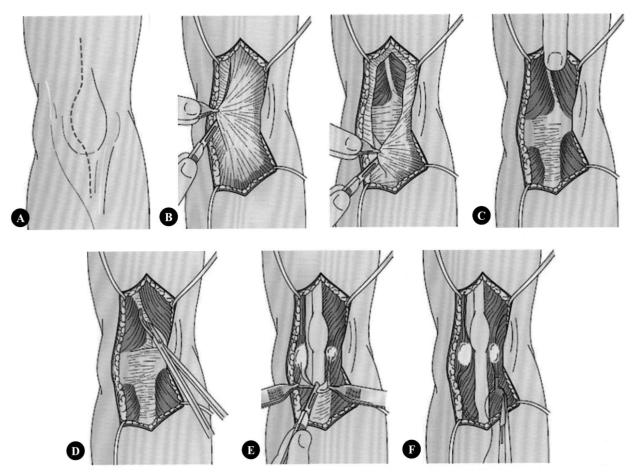

▲ 图 62-5　A. 尺神经减压术的切口，注意切口在贵要静脉附近停止；B. 手臂和前臂深筋膜切开术；C. 手指触诊臂内侧肌间隔和尺神经；D. 尺神经上筋膜的切开；E. 在横跨尺侧腕屈肌双头的致密筋膜切开；尺神经球状扩大是明显的；F. 将切下的筋膜边缘缝合在两侧屈肌上，以防止肘管的再形成

保留，以及继发于尺侧腕伸肌受累的腕关节桡偏移，因此没有出现腕下垂。前臂旋后可能较弱，且无感觉丧失。治疗通常以保守治疗开始，持续 4～8 周。应进行影像学检查以排除肿块性病变，并进行电生理检查以支持临床诊断。如无改善，应进行手术探查以解除压迫[42]。

3. 桡管综合征（旋后肌综合征）

该综合征可能是由于桡神经在从桡骨头延伸至旋后肌下缘的桡管内受到压迫所致。在这种情况下不存在伸肌无力[43]，患者表现为腕关节桡侧和拇指背侧疼痛，可能向上放射至肘关节，或者肘关节桡侧疼痛向下放射至手背。可引起桡神经浅支分布区的感觉异常。这可能是由多种原因引起的，包括旋后肌边缘、筋膜带、桡侧副血管[44]和占位性病变，如血管瘤、脂肪瘤、副肌或桡骨头脱位。虽然在这种情况下电生理检查未显示异常，但由于进行了确认性试验，因此这种诊断是临床诊断[45]。特殊临床

检查包括。

(1) 用检查者的拇指从近端到远端逐步按压桡神经，以识别压痛点。标出压痛区域，压力保持在该区域，试图重现疼痛，如果症状重现，测试是阳性的。

(2) 疼痛表现在前臂抗拒旋后，手臂与身体并排，肘部屈曲 90°，中指抵抗伸展。如果疼痛是可重复的，测试是阳性的。

(3) 局部麻醉浸润（1% 利多卡因 2ml 和曲安奈德 40mg）应用于最大压痛区。如果疼痛消退，这有助于诊断。

此综合征应与阻力性"网球肘"（外上髁炎）相鉴别，其中局灶性压痛在外上髁位于伸旋肌的起源处。包括理疗、休息、非甾体抗炎药和在某些情况下类固醇注射在内的治疗对大多数患者有效。尽管手术后疼痛缓解率高，但应该在保守治疗无效的时候进行[43, 44]。

（四）肩胛上神经卡压

这条神经起源于臂丛神经的上干。它支配冈上肌和冈下肌的运动，并从肩锁关节和盂肱关节接收感觉分支。最常见的卡压部位是肩胛上切迹，其次是冈盂切迹[46]（图 62-6）。每个部位的卡压都具有不同的临床特征。肩胛上切迹处的压迫表现为肩部疼痛（位于肩胛骨上缘的深部和搏动性疼痛），以及肩部外展无力（冈上肌）（尽管三角肌很强壮）和外旋无力（冈下肌）。肌肉萎缩也可能会出现。冈盂切迹处的神经损伤导致肩关节外旋无力和冈下肌萎缩，通常无疼痛。创伤可能导致肩胛上损伤，如肩袖撕裂或跌倒[12]。其他机制，如伸展、牵引或重复运动，可能会损伤肩胛上神经。这可以在运动员如棒球运动员，排球运动员和举重运动员中看到[47]。在后者中，获得影像（MRI 或超声波）以排除腱鞘囊肿的肿块压迫是很重要的。肩胛上神经病应与包括肩部、C_5 和 C_6 神经根病、腋神经病变和神经痛性肌萎缩等肌肉骨骼病相鉴别。

诊断检查可能包括 X 线片（显示肩胛上切迹）、CT（寻找过度的骨痂形成、骨发育不良、骨肿瘤、肩胛上切迹的骨变异、肩胛横韧带的骨化）和 MRI（评估盂唇、肩袖肌腱和相关的腱鞘囊肿；寻找该区域少见的神经肿瘤；观察失神经肌肉的脂肪浸润情况）。超声对评估肩袖病理和腱鞘囊肿也有很好的价值。

肌电图研究可能显示冈上肌和冈下肌失神经支配，伴有纤颤和尖波。在神经传导速度研究中，肩胛上神经的运动传导速度提供了从 ERB 点到冈上肌和冈下肌的潜伏期值以及肌肉之间的潜伏期值。双侧研究可能有助于与正常侧进行比较。

大多数单独的非占位性病变引起的肩胛上病变起初可以保守治疗。它包括纠正活动方式，物理治疗和非甾体抗炎药，以及保持活动范围和加强肩袖肌肉的锻炼。对于保守治疗效果不佳的患者，应行肩胛横韧带松解术（图 62-7）或关节镜下肩胛上神经减压术[48, 49]。囊肿或肿瘤应分别予以减压或切除。

（五）股外侧皮神经（感觉异常性股痛）

感觉异常性股痛是一种由股外侧皮神经卡压于大腿腹股沟区域的综合征[50]。通常是指大腿前外侧的烧灼样疼痛。大腿股外侧皮神经起于腰丛，出于腰大肌外侧缘，斜向下向前下行于髂筋膜下，穿入

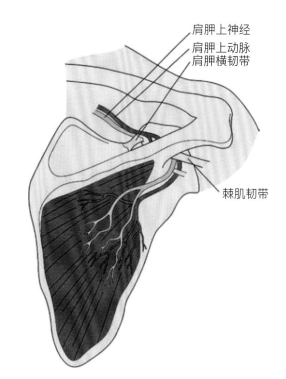

▲ 图 62-6　肩胛上神经解剖

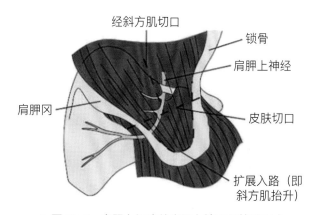

▲ 图 62-7　肩胛上切迹处肩胛上神经开放减压术

在后路手术中，患者俯卧位，头部用马蹄形支架支撑；皮肤切口可垂直或平行于肩胛骨；在分裂斜方肌后，冈上肌被识别并以类似的方式分裂；其次，确定肩胛上血管在肩胛横韧带上方的走行；在这一点上，外科医生应该能够识别在韧带下走行的神经，并对其进行解剖；然后用手术刀安全地横断韧带（引自 Laxton AW, Midha R. Suprascapular nerve palsy. In: Midha R, Zager E, eds. *Surgery of Peripheral Nerves*. New York: Thieme; 2008.）

髂前上棘附近的韧带，在阔筋膜下走行约 5cm，再穿阔筋膜而成皮下（图 62-8）。它支配着大腿前外侧和臀部的皮肤。

卡压发生在股外侧皮神经穿过腹股沟韧带的腹股沟区域。前腹壁下垂、松弛的肥胖患者更容易患

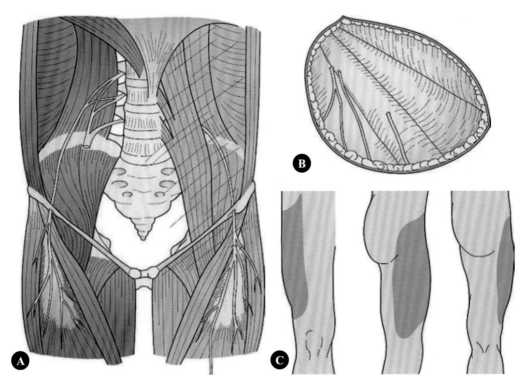

▲ 图 62-8　股外侧皮神经的起源、走行及分布

A. 在标本右侧，腰大肌和筋膜已被切除，并不是所有的腰丛分支都显示出来；B. 股外侧皮神经在大腿的解剖；C. 股外侧皮神经在大腿的分布

这种疾病。那些一天中大部分时间都在行走或站立的人，如巡警、邮政工人和旅行销售人员，也更容易受到影响。患者主诉在大腿前外侧有刺痛感、爬行感、刺痛感、"如坐针毡"感。大腿前外侧可出现不同程度的感觉丧失。由于该神经纯粹是感觉神经，因此没有运动异常或反射变化。如果存在，应考虑其他诊断。电生理检查无助于确定感觉异常性股痛的诊断。但可用于排除其他累及腰骶丛或马尾的疾病。确认诊断的最佳试验是神经阻滞，在髂前上棘内侧注射 5ml 利多卡因，症状暂时缓解预示手术效果良好。大多数患者可以通过 1～3 周的治疗神经性疼痛的药物（三环类抗抑郁药或加巴喷丁衍生物）或联合类固醇成功治疗。顽固性疼痛（通过阻滞仅暂时缓解的患者）适合手术治疗。骨盆压迫试验可松解神经，缓解疼痛[51]（图 62-9）。它还可以预测手术效果。神经松解和腹股沟外侧韧带切断的技术见图 62-10。

（六）胫后神经（跗管综合征）

这种相对罕见的综合征是胫后神经或是其分支的局部卡压性神经病变[52]。相关的骨纤维管道在屈肌支持带深处（锯状韧带），在足的拇展肌内[53, 54]。

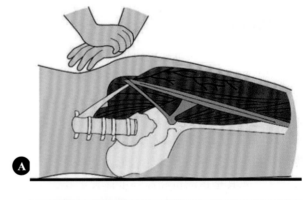

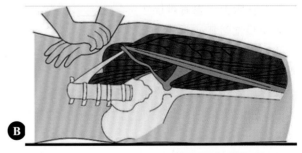

▲ 图 62-9　感觉异常性股痛的骨盆压迫试验

A. 患者侧卧在检查床上；B. 向下施加压力并维持约 45s，30s 后，患者被问及症状是否缓解，阳性反应构成阳性测试结果

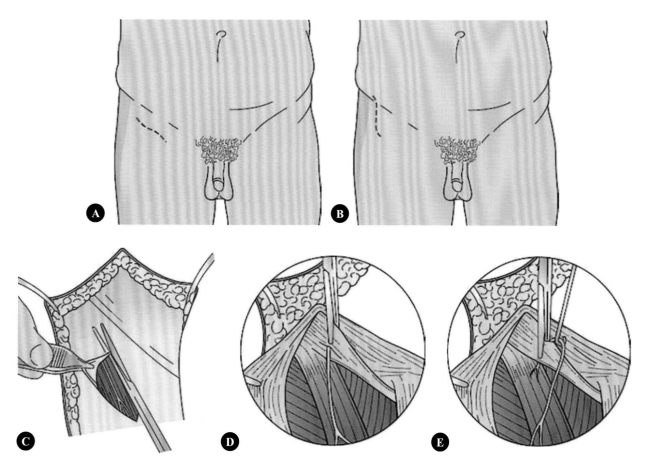

▲ 图 62-10 **A.** 常规用于显露股外侧皮神经的皮肤切口；**B.** 作者首选的皮肤切口；**C.** 缝匠肌前缘的阔筋膜部分；**D.** 腹股沟韧带浅部的切开；**E.** 神经后侧筋膜带切开

它从踝关节后下内踝区延伸到足中[55, 56]。跗管的底部由胫骨远端、距骨、距骨支持带的内侧壁形成[57]，胫后肌腱、趾长屈肌腱、胫后动脉和静脉、胫后神经和拇长屈肌腱在跗骨隧道内由前内侧向后外侧通过[55]。发病率尚不清楚，但多见于女性，多见于成人[58, 59]，尤其是运动员和高强度体育运动的个体好发[60]。临床上，患者可能主诉局部感觉异常；感觉异常和感觉过敏，通常累及踝后区域放射到足底、前足指，或者偶尔足跟区域。足跟通常不受影响，因为它的感觉分支常出现在管道的近端。晚上或长时间行走或站立后症状加剧。患者可能会出现足内侧纵弓痉挛。症状通常为单侧，很少为双侧[52-54, 61]。在某些情况下，当卡压部位的神经受到撞击，疼痛可以向近端放射至小腿中区（称为 Valleix 现象）。夜间症状较重，夜间疼痛严重者可影响睡眠[52, 62]。根据病理病因可出现内踝局部压痛、肿块或肿胀等体征。患者可能无法外展、内收、弯曲或伸展大跚趾。

在晚期慢性病例中，趾屈肌和外展肌可能会羸弱甚至萎缩[58]。病因见表 62-4[63-66]。Tinel 征是由内踝后下叩击神经引起的，可产生远端放射的感觉异常。50% 以上的跗管综合征患者为阳性[54]；然而，一些专家认为，在未受影响的人中，它也可以是阳性的（框 62-4）。

框 62-4 跗管综合征的病因

- 特发性的
- 继发性的（TTS BIO 记忆法）
  - T. 肿瘤和占位性病变（骨赘、骨软骨瘤）
  - T. 外伤（先前踝关节骨折或脱位）
  - S. 软组织不规则（屈肌支持带肥大或肌腱病变）
  - B. 生物力学
  - I. 炎症性关节病（类风湿关节炎、血清阴性脊椎关节病）
  - O. 肥胖与下肢水肿

1. 诊断

病史、胫骨区感觉丧失，以及Tinel征阳性可能会让人高度怀疑是跗管综合征。如果电生理检查阳性，可以确诊，并有助于与其他情况鉴别。如果怀疑肿块病变，MRI是金标准工具。它可以确定肿块的边缘、病变范围，以及肿块与神经的关系[67]。在88%有症状的患者中显示有意义的发现，因此有助于制订手术计划[68]。在这方面，由经验丰富的超声医生进行的高分辨率超声检查（HR-US）与MRI不相上下[69]。两者都可以显示屈肌支持带厚度及管道内容物。如果怀疑骨质异常，建议对踝部和足部进行负重X线或CT。所有的测试都应该在两侧进行，以将研究侧与对侧进行比较[62, 63]。区分肌肉骨骼问题和神经或血管卡压是至关重要的，因为治疗将会有很大的不同（框62-5列出了最常见的问题）[70]。

2. 治疗

在做出正确的诊断后，针对有经典病史及确认性电生理学检查结果的患者，可实施阶梯式的治疗方案。初始可以进行保守治疗[53, 55, 58, 71]。当神经功能缺损存在，或者如果有肿块病变时，以及保守治疗无效的病例可采取手术治疗[72]（图62-11）。有文献报道了一种内镜治疗的方法，它几乎允许患者在术后立即行走；这种治疗被认为是安全的，复发率或失败率低[73]。手术治疗跗管综合征的疗效尚不清楚。尽管如此，许多研究表明，手术可以解决高达85%～90%病例的大部分症状[74]。另外，一些研究表明手术效果仅部分改善或没有明显改善[75]。认为影响手术松解成功的主要因素如下[76]。

框62-5　跗管综合征的鉴别诊断

A. 局部因素

- 足底筋膜炎
- 足后跟垫萎缩
- 肿瘤
- 骨髓炎和骨囊肿
- 跟骨应力性骨折
- 跟骨刺和滑囊炎
- 胫后肌腱功能障碍
- 深屈肌群筋膜室综合征、踇长屈肌和趾长屈肌腱鞘炎

B. 系统因素

- 痛风
- 缺血
- 药物毒性

C. 源自上级结构病变的辐射

- 神经根病，$L_3 \sim S_1$ 神经根综合征
- 胫神经近端损伤或梨状肌下卡压

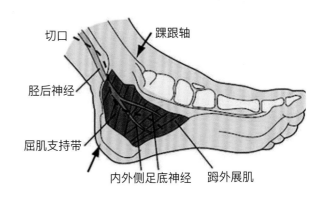

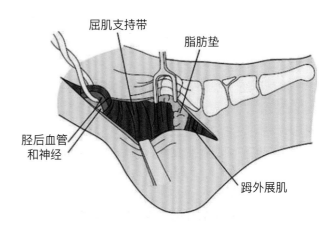

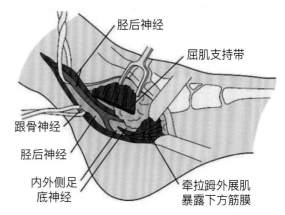

▲ 图62-11　胫神经及其分支与屈肌支持带和踇外展肌的关系及治疗跗管综合征的手术技巧；采用曲线形切口，约内踝后下方1.5cm；切断屈肌支持带，松解踇外展肌深筋膜，切除病理性病变，减压胫神经及其远端分支，直至其潜入肌肉内

- 错误的初步诊断。
- 跗管手术松解不全。
- 早期减压后的粘连性神经炎。
- 延迟减压超过 10 个月。
- 与直接神经损伤或全身性疾病相关的神经内破裂。
- 存在占位性病变（框 62-6）。

框 62-6　跗管综合征保守治疗的方法

- 活动改变
- 将病理足固定在中立位置，固定支架
- 支持患足内侧和外侧纵弓的矫形器
- 腓肠肌、比目鱼肌、胫骨前后肌、腓骨肌的伸展和加强
- 针灸、按摩、软组织手法
- 冰冻、冷冻治疗
- 非甾体抗炎、镇痛、阿片或 GABA 类似物、三环抗抑郁药
- 皮质类固醇浸润或局部麻醉

（七）腓总神经损伤（腓总神经麻痹）

腓总神经（common peroneal nerve，CPN）可因压迫而受伤，并与以下主要特征相关[77]：①腓总神经是最常见的发展为急性压迫性麻痹的神经；②腓总神经麻痹是下肢最常见的卡压性神经病[78]；③压迫是最常见的病因，尽管许多其他原因被证实也可致病；④压迫最常见的部位是腓骨头水平，然而，也可以在其过程中的任何一点[79]；⑤腓总神经损伤最常见的表现是急性足下垂，可以是完全性的，也可以是部分性的。

1. 解剖学特征

腓总神经在腓骨头后的浅表处弯曲，位于筋膜下，通常在皮下脂肪垫下，然后深至腓骨长肌。这种解剖位置使它容易受到创伤或压力。紧邻腓骨颈的远端，它分为以下几个部分。

(1) 腓深神经（deep peroneal nerve，DPN）主要支配足趾伸肌（姆长伸肌、胫前伸肌、趾长伸肌、第三趾短伸肌），以及第一和第二趾之间的一小块区域的感觉。

(2) 腓浅神经（superficial peroneal nerve，SPN）支配腓骨长肌和腓骨短肌，以及小腿外侧、远端和足背的感觉。

腓深神经位于腓骨前表面 3～4cm，然后缠绕腓骨，形成前外侧肌间隔的前内侧。这使得神经在伸展时容易在该区域受压[80]。神经在踝部的伸肌支持带下继续，在大姆趾和第二足趾之间的背区作为一个感觉分支终止。腓浅神经在小腿外侧间隙向远端下降，位于小腿中部腓骨皮质上，然后穿过腓骨尖上方 10～12cm 的骨前筋膜。在腓骨远端的前侧，SPN 在踝关节骨折固定过程中易受损伤。该分支终止于背内侧皮神经和中间皮神经。

腓总神经损伤的原因包括以下几点：①当它穿过腓骨长肌时被腓骨颈或通过腓骨隧道中的纤维带卡压；②腓骨头部的压力（如双腿交叉在膝盖水平）；③医源性损伤也很常见，臀部、膝盖和足踝手术后经常出现急性足下垂、长期卧床、麻醉时的体位、石膏固定、绷带、气压泵的使用[81]；④腓骨头附近的肿块，如囊肿和骨肿瘤；⑤创伤，包括膝盖脱位，严重的足踝内翻伤，撕裂伤，直接钝性创伤和腓骨骨折，创伤性损伤通常与较差的结局相关[82]；⑥神经内肿瘤：神经纤维瘤、神经鞘瘤、腱鞘囊肿等（神经内或神经外）；⑦糖尿病和其他代谢性周围神经疾病。

临床表现因病因、部位，以及损伤的严重程度和解剖变异而有所不同。足下垂是最常见的临床表现。它可以是急性的或在几天到几周的时间内发展，也可以是完全的或部分的。小腿外侧、足背和第一趾蹼间隙的感觉改变可能伴随着无力。下肢检查应彻底，以排除其他原因的足下垂。小腿上外侧感觉减退提示腓骨头近端病变，可能累及坐骨神经或腰骶神经根[77]。胫神经病变和 L_5 神经根病变必须在足被动背屈时通过检查足内翻来判断。小腿下外侧和足背感觉改变，足外翻无力，提示腓浅神经受累。足第一趾蹼背侧感觉减退，伴有足/趾背屈无力，提示腓深神经受累。这些情况可以单独出现。如果两者同时存在，提示腓总神经病变。腓骨颈附近可能有神经叩击的 Tinel 征。偶尔，只有腓深神经受累时，可出现足下垂，而感觉丧失有限。

从出现症状开始，肌电图通常需要 2～4 周才能转为阳性。NCV 的测定有助于判断损伤的严重程度，检测损伤后神经的恢复情况和鉴别 L_5 神经根病。所有患者都应进行基线测试和随访（每 3 个月）。

如果寻找外伤性骨损伤或骨病变，在最初的检查中应考虑 X 线和 CT。当软组织肿块被怀疑是

卡压的原因时，应该做核磁共振和超声检查。它们可以显示出上胫腓关节起源的腱鞘囊肿或神经鞘瘤[77]。

2. 治疗

腓神经麻痹的初始治疗是观察，因为可能会随着时间的推移而部分或完全康复。避免使腓总神经处于危险的位置和活动改变，如停止跷二郎腿。在直接外伤后对突出的腓骨头进行衬垫，甚至可以在夜晚佩戴，以防止睡眠中的压迫。为了防止完全性足下垂的挛缩，建议使用踝足矫形夹板。物理治疗、使用矫形装置和定制踝足矫形器有助于提高步行时的足间距。

另外，当存在肿块或保守治疗后未见好转时，可考虑手术探查和减压。

(1) 压迫性肿块和病灶如腱鞘囊肿、神经鞘瘤、神经纤维瘤、腓骨骨软骨瘤和血管畸形应切除或减压。

(2) 应考虑术后 / 特发性压迫。对于膝关节置换术或胫骨截骨术后出现的麻痹，如果保守治疗（至少 3 个月的试验）没有改善，建议在腓骨颈进行外科神经松解术[83]。如果电生理学检查显示严重传导丢失或运动神经中断的迹象，应强烈考虑手术而不是保守治疗。

三、周围神经肿瘤

周围神经肿瘤在神经外科和神经内科门诊是不常见的，除非是治疗神经纤维瘤病的患者。周围神经肿瘤和肿瘤样疾病越来越被人们所了解。神经影像，特别是 MRI 和超声对这一领域产生了重大影响。

（一）分类（表 62-4）

良性周围神经鞘瘤（benign peripheral nerve sheath tumor，BPNST）生长于周围神经束之间。它们通常都是局限性的。神经鞘瘤可能发生退行性改变[84]。通常是散发性的，但有些与神经纤维瘤病 I 型和 II 型、神经鞘瘤病或 Carney 复合体有关，它们很少在放射线照射后发生[84-87]。

恶性周围神经鞘瘤（malignant peripheral nerve sheath tumor，MPNST）表现出向神经鞘的任何细胞成分（施万细胞、成纤维细胞和神经束膜细胞）的突变分化[88]。它们占软组织肉瘤的 5% 以上，在一般人群中的发病率为 0.001%[89, 90]。5%～10% 的神经纤维瘤病患者可受其影响。此外，它们可能是偶发的[91]，

表 62-4 周围神经系统肿瘤分类	
内源性周围神经鞘瘤	外源性周围非神经鞘瘤
良性神经鞘瘤 • 神经鞘瘤（神经鞘瘤或神经鞘瘤） 　– 蜂窝状 　– 丛状 　– 黑色素 • 神经纤维瘤：孤立性或丛状 • 神经鞘瘤 • 混合神经鞘瘤 • 真皮神经鞘黏液瘤 **良性非肿瘤性神经肿瘤** • 神经瘤 • 肉芽肿 • 神经炎性假瘤 • 麻风病 • 肥厚性神经病	**良性肿瘤** • 周围神经节囊肿 • 局限性肥厚性神经病 • 脂肪瘤 • 静脉血管瘤、血管外皮细胞瘤、血管球瘤和血管母细胞瘤 • 骨化性肌炎 • 骨软骨瘤 • 神经节神经瘤 • 脑膜瘤 • 囊性湿疹 • 肌母细胞瘤或颗粒细胞瘤 • 表皮样囊肿 **非神经鞘源性良性肿瘤** • 硬纤维瘤 • 神经鞘黏液瘤
恶性周围神经鞘瘤（MPNST）：从头开始或从先前存在的肿瘤和去分化到其中一个细胞（施万细胞、成纤维细胞和神经束膜细胞） • 神经源性肉瘤 • 间变性神经纤维瘤 • 恶性神经鞘瘤 • 恶性神经鞘瘤变异型 　– 上皮样 MPNST 　– 间充质分化型 MPNST 　– 黑色素性 MPNST 　– 腺分化型 MPNS	恶性：来源为乳腺癌或肺癌、淋巴瘤和黑色素瘤

既可以是原发性的，也可以是由先前存在的神经纤维瘤引起的，或者在较小程度上是由神经鞘瘤引起的[88]。

周围型非神经鞘瘤（peripheral non-neural sheath tumor，PNNST）很罕见。良性周围神经鞘瘤包括许多病灶（表 62-4）。恶性周围神经鞘瘤可发生于乳腺癌或肺癌等肿瘤[92]，这些肿瘤可直接累及神经或转移到神经；也可以通过移位或附着在神经上间接

或直接参与包围或浸润。骨或软组织肉瘤累及神经罕见。

（二）周围神经肿瘤相关综合征

在实践基础上，应注意周围神经肿瘤（PNT）与综合征的相关性或作为综合征的一部分。它们可能在中枢神经系统病变的神经学检查中被发现。相反，如果同时发现存在几个 PNT，那么该患者可以被认为是综合征。三种主要类型的神经纤维瘤病可以通过临床和遗传学进行识别：神经纤维瘤病 I 型、II 型和神经鞘瘤病。

神经纤维瘤病 I 型（NF1），也称为 von Recklinghausen 病，是最常见的形式。NF1 的特征是多发性牛奶咖啡斑和神经纤维瘤。当临床特征局限于身体的一个区域时，它被称为节段性 NF1。它是一种常染色体显性遗传性疾病，发病率为 1/3000，可能是家族性（50%）或散发性突变（50%）[93]。隐性 NF1 的发病率约为 1/40 000 [94]。作为肿瘤抑制基因的 *NF1* 基因位于染色体 17q11.2 [95]。其外显率完全，但即使在同一个家族中也有不同的表达 [96]。突变导致神经纤维蛋白（*RAS* 癌基因的负调节因子）的数量减少，神经纤维蛋白是由该基因编码的功能蛋白，导致包括 PNTS 在内的几种临床发现。

临床表现依以下顺序出现：咖啡牛奶斑、腋窝或腹股沟斑、Lisch 结节（虹膜错构瘤）和神经纤维瘤 [97]。骨性病变出现在患者出生后的第一年，以及症状性视神经胶质瘤通常发生在患者 3 岁时。其他肿瘤在生命的第一年后开始出现。肿瘤的恶变可能发生在儿童期，但通常发生在青春期和成年期。良性肿瘤和恶性肿瘤的频率在一生中都在增加；在这些肿瘤中，神经纤维瘤是最常见的良性肿瘤 [98]。患有 NF1 的人发生恶性肿瘤的风险比 50 岁以下的普通人群高 2.5～4 倍 [99]。

周围神经纤维瘤是由施万细胞、成纤维细胞、神经束膜细胞和肥大细胞混合而成；它们可能沿着一条神经出现，累及多个束（丛状神经纤维瘤）或作为局灶性生长（结节状）。它们可能位于皮肤，沿着皮肤下的周围神经，或者更深的身体内部，或者沿着邻近脊柱的神经根。

诊断标准广泛存在于文献和标准教科书中。基因检测不是强制性的，但可以对不符合诊断标准或只是有牛奶咖啡斑和腋窝斑点的儿童进行诊断。

建议对 MPNST 进行 MRI 筛查，但 MRI 筛查不

属于 NF1 指南的一部分 [100]。肿瘤症状和体征的改变是 MRI 的一个指征。正电子发射体层成像（PET）可能有助于鉴别 MPNST 和良性丛状神经纤维瘤 [101]。如果怀疑有恶变，可对先前存在的丛状神经纤维瘤的几个部位进行活检。

目前还没有专门针对 NF1 患者的治疗药物被批准，可对出现的临床症状进行个性化治疗。肿瘤治疗取决于肿瘤类型及其对附近结构的影响。手术指征包括以下几点：①皮肤和皮下神经纤维瘤：疼痛、出血、功能障碍、毁容；②丛状神经纤维瘤：气道压迫、畸形或脊柱并发症。

目前确切的治疗策略尚不清楚 [102]。手术切除通常仅限于特定区域大病灶的减容手术，以避免因损伤邻近结构或绕过功能性神经而引起的并发症。

四、神经纤维瘤病 II 型

神经纤维瘤病 II 型（NF2）也被称为双侧听神经肌瘤病和多发性遗传性神经鞘瘤、脑膜瘤和室管膜瘤（multiple inherited schwannomas，meningiomas，and ependymomas，MISME）综合征。NF2 的特征是双侧前庭神经鞘瘤（vestibular schwannoma，VS）。除了最常见的 VS 外，NF2 还易使患者罹患其他神经系统肿瘤，如颅内、脊髓脑膜瘤和室管膜瘤 [103, 104]。还可见皮肤结节和真皮神经纤维瘤。

它是一种显性遗传性疾病，由染色体 22q12.2 上的 *NF2* 基因突变引起，导致肿瘤抑制蛋白施万膜蛋白（膜突样蛋白）失活。50% 以上的病例为无阳性家族史的新发肿瘤，发病率高达 1/25 000 [93, 105, 106]。有临床意义的肿瘤中有起源于背根并可能呈哑铃形的脊髓神经鞘瘤。大约 2/3 的患者显示皮肤病变可以表现为一种以上的形式 [105]。

- 沿周围神经的皮下结节。事实上，这些结节代表神经肿胀。

- 皮内肿瘤，如 NF1 患者的病变。然而，它们是神经鞘瘤而不是神经纤维瘤。

早期发现 NF2 可减少其并发症。有以下情况的人应进行筛查 [107, 108]：①多发性脊柱肿瘤（神经鞘瘤、脑膜瘤）。②皮肤神经鞘瘤。③年龄＜30 岁的患者有明显的散发性 VS，＜20 岁的患者有脊柱肿瘤或脑膜瘤。

对于那些患有单侧前庭神经鞘瘤的人来说，筛查 NF2 是指年龄＜20 岁的人。筛查包括临床和家族

史，皮肤和眼睛检查，以及颅脑脊髓 MRI 检查，并对内听道进行专门观察。如果家族史是阳性的，那么对该突变进行分子测试。

NF2 的管理是复杂的，应该由一个多学科的团队来管理，以预防或治疗各种并发症。神经外科的作用是在病灶开始导致功能丧失时清除病灶。NF2 与大量的发病率和缩短的生存期有关，无论是否积极治疗。NF1 和 NF2 之间的差异列于表 62-5。神经鞘瘤病是一种常染色体显性遗传的多发性非皮肤神经鞘瘤和成年期疼痛的疾病，伴有双侧前庭神经鞘瘤。它是由 22 号染色体上的一个位点的 *SMARCBJ*（或 *INi1*）和 *LZTRJ*（肿瘤抑制基因）突变引起的。最常见的是散发性的，但是神经鞘瘤家族史在 20% 的病例中可以是阳性的。诊断的中位年龄为 40 岁。每年发病率约为 0.58/100 万 [106]，占所有神经鞘瘤切除术患者的 2%～10%。

表 62-5 NF1 和 NF2 的主要区别		
	NF1	**NF2**
咖啡牛奶斑	特征	很少
Lisch 结节	常有	无
脊神经根肿瘤	纤维神经瘤	神经鞘瘤
认知障碍	相关的	无关的
双侧前庭神经鞘瘤	无此特征	特征
恶性转化	更多	少见

NF. 神经纤维瘤病

最常见的表现是疼痛（57% 的患者）。在大多数病例（80%）中，疼痛与肿块无关。41% 的患者以肿块为主要症状，大多数患者（67%）无痛 [109]。其他症状是基于肿瘤的位置，但可以包括局灶性麻木、无力和肌肉萎缩。少数患者可能是偶然被诊断出来的。慢性疼痛可能影响大约 2/3 的患者，是神经病理性和伤害性疼痛的混合体，可能会致残。

多发性神经鞘瘤是这种疾病的标志。它们是神经鞘的良性肿瘤，影响周围神经、脑神经或脊神经根。可以是离散的，也可以是丛状的。少数患者诊断为 MPNST，恶变的风险尚不清楚，但可能很少。

患者表现为多发性神经鞘瘤可考虑诊断为 NF2，特别是有家族史的患者。

治疗基本上是对症的，理想情况下应该由一个多学科团队进行，重点是疼痛管理。在难治性疼痛或其他结构的严重影响的情况下需要手术干预。应根据肿瘤的大小和位置、病理形态的必要性、神经功能缺损的进展或疼痛而采取个体化方案。

在监测方面，理想的成像类型和频率尚未确定，应根据症状和进展体征的严重程度进行调整。基因检测既不被推荐，也不是诊断所必需的。这种疾病的自然史没有很好的文献记载。与 NF2 和 NF1 相比，它不影响寿命。

1. 临床表现

除了 NF1 和 NF2 外，没有一组特殊的症状可以唯一提示某一神经肿瘤。通常表现为软组织肿块、疼痛或局灶性神经学表现。病程和进展速度对判断潜在的恶性变性有重要意义。详细的家族史对所有 PNT 患者至关重要。应寻找上述综合征的临床特征。PNT 倾向于垂直于神经轴移动。与脂肪瘤或神经节囊肿相比，新生肿瘤质地坚固。疼痛可以在肿瘤区域复制，但可以是非特异性的。神经上的 Tinel 征有助于神经定位。应该寻找神经区的感觉和运动缺失，但通常不存在。

2. 检查和影像方式

影像学在 PNT 评估中具有重要价值。事实上，许多病灶是由于疼痛、肌肉无力和感觉改变的成像而被识别的，许多是偶然发现的、无症状的小病灶。

MRI 被认为是最有价值的方法，有几个原因，包括但不限于这样一个事实，即它可以显示肿块的存在，无论肿块是神经固有的还是非固有的，并确定邻近组织的受累 [110]。它还可以用于确定病变恶性变性的可能性，包括已知肿瘤大小的迅速增加、增强模式的改变、出血和坏死的出现。此外，肿瘤超过 5cm，边缘不明确，侵犯脂肪平面，肿瘤周围水肿，增加了恶性肿瘤的可能性 [110]。

超声在实践中广泛应用有几个原因。它是安全的，引起患者最低程度的不适。长节段神经可以纵向实时扫描。它能区分囊性和实体性肿瘤，并能了解肿块与主要血管的关系。可用于术中难以看到的肿瘤的定位和切除后残留肿瘤的寻找。某些肿瘤的形态可以通过超声诊断出来。例如，神经纤维瘤的中心回声比周围回声高（靶征），这与肿瘤的良性性质有关[111, 112]。氟脱氧葡萄糖 PET 扫描在鉴别 MPNST 和良性肿瘤方面有一定的应用前景[113]。CT、MRI 和 PET 扫描可以确定原发肿瘤，并在神经转移的情况下确定肿瘤的分期。EMG 和 NCV 都不能帮助周围神经肿瘤的评估。任何周围神经肿瘤都没有特殊的电生理学特征，良性或恶性肿瘤之间也没有区别。尽管如此，这种检查手段至少可以提示哪些神经或神经丛的哪些部分受到了影响，以及这些神经还有多少功能[114]。在这方面，电生理监测在术中是非常有用的，作为一种辅助手段，可以最大限度地减少对功能性神经组织的进一步医源性损害。

活检在 PNT 评估中可能起重要作用，尤其是在深部（胸、腹、盆腔）病变或怀疑恶性变性时，病理可以决定下一步的管理。根据一项关于神经纤维瘤病 MPNST 的国际共识声明，所有疼痛、软组织肿块增大、质地改变或进行性神经功能缺损的患者必须进行活检以评估恶性肿瘤[115]。

3. 管理和手术选择

对于无症状或稳定的良性肿瘤患者，宜采用保守治疗，并建议进行一系列临床和影像学随访。主要的手术指征是毁容、疼痛、神经功能缺损、肿瘤增大和怀疑为恶性肿瘤[116]。

对于良性肿瘤，目标是在没有或最小神经功能缺损的情况下切除。手术视野的暴露应保证受影响的神经的近端和远端能被控制。在使用血管环切除之前，应首先识别和保护邻近的有危险的神经和血管。神经束应通过显微镜和电刺激器在肿瘤表面标绘。术中必须使用显微镜和显微外科技术。

神经鞘瘤通常是偏心性肿瘤，而神经纤维瘤大多位于中央。应确定肿瘤上无神经束的区域，在肿瘤囊内纵向行外膜切开术。保留肿瘤假包膜，对于进入、退出和环绕肿瘤（肿瘤的外壳）的神经束，应识别和测试其功能，并使用钝性分离。随后将神经束推移到一边，并进行很好的保护。切除进出肿瘤的神经束有助于大肿瘤切除，锐性的解剖是有帮助的。对于较大的肿块采用分块切除技术。单侧 PNT 的目标应该是完全切除，完全保留旁路束。累及多个神经束的丛状病变应谨慎处理，减容手术并切除

大的肿瘤结节可能是最好的方法。

恶性周围神经鞘瘤作为恶性软组织肉瘤进行治疗和分期。这些情况需要多学科团队（外科、整形外科、肿瘤内科和放射肿瘤医生）协作诊治。对于原发性 MPNST，最佳方案是进行切缘足够宽的手术切除，这对于实现可能的根治性手术具有重要意义，通常包括保留肢体的广泛软组织和区域化切除。在某些情况下，需要在肿瘤的近端截肢，甚至截断肩关节或髋关节，并牺牲神经、神经干和邻近的软组织[85, 114]。由于被切断神经近端的性质，以及术后放射治疗和 MPNST 的自然病史等因素，通常不需要进行神经移植。一个不断发展的理念是前期辅助放射治疗或放化疗，以允许进行广泛的软组织手术，然后进行同期软组织和神经重建。

4. 预后及预后因素

主要从 20 世纪 90 年代末开始（仅有 1981 年和 1986 年的两篇文章）[117, 118]对预后及预后因素进行了深入的研究（但有些资料很难挖掘肿瘤的性质和发生率）。并对此后的结果进行了总结在表 62-6 中。

在一项包括 BPNST、MPNST 和 PNNST 的研究[119]和一篇文献综述中，作者确定了影响临床预后（疼痛、运动强度和感觉功能）和复发风险的因素。良好的预后取决于以下条件。

(1) 运动强度和感觉功能的改善，特别是在切除臂丛和和上肢的 BPNST 肿瘤术后。

(2) 在对 BPNST、MPNST 和 PNNST 的一系列分析中，BPNST 是一个良好的预后指标，可以反映切除范围、降低并发症的风险和降低术后缺陷的风险。

(3) 肿瘤直径<5cm 是无进展生存期（PFS）和总生存期（OS）预后良好的指标。MPNST 患者术后功能缺损、局部复发和转移的发生率较低。

(4) 切除范围也是一个因素，因为是否全切除与运动和感觉功能的显著改善密切相关。

复发的独立危险因素是 NF 病史和 MPNST 或 PNNST 的诊断。详细的不良预后因素总结见表 62-7。

尤其是 MPNST 的预后不佳，即使进行积极的切除和放射治疗。预后不良的指标是肿瘤直径>5cm、肿瘤级别较高、年龄较大的 NF1，诊断时有转移，无法获取恶性肿瘤的切缘阴性[85, 90, 114, 120]。

表 62-6 1981—2016 年 1 月 48 项研究结果（共 3510 例）			
研究变量	良性周围神经鞘瘤	恶性周围神经鞘瘤	周围型非神经鞘瘤
病例数	2002	1251	257
平均随访（月）	良性周围神经鞘瘤	74.8	84.6
总生存期中位数	未到达	68.6	数据不足
无进展生存期中位数	未到达	27.4	数据不足
5 年和 10 年生存率	100%	52.7% 和 42.9%	数据不足
5 年和 10 年无进展生存率	96.4%	36.4% 和 23.3%	数据不足
复发率	3.8%	43.8%	数据不足

表 62-7 不良预后因素		
预后因素	预后不良变量	结果和结局
部位	头 / 颈第Ⅶ和第Ⅻ对脑神经腰骶丛	• 更多的术后并发症和新发功能障碍 • 术后疼痛加重
肿瘤类型	神经纤维瘤	与神经鞘瘤相比，有更多的神经缺陷，PFS 和 OS，复发风险较高
肿瘤大小	5cm 以上	影响 PFS 和术后功能缺损
切除程度	次全切除	较高的复发风险、PFS 和 OS
组织学	恶性的周围型非神经鞘瘤（良性和恶性）	• 预后较差 • 复发风险高于 2002 例良性外周神经鞘瘤

PFS. 无进展生存期；OS. 总生存期

第 63 章　神经创伤的院前处理
Prehospital Neurotrauma

Mark Wilson　著

金林春　译　　李奇峰　校

临床要点

- 从受到创伤的那一刻开始，患者的病情就在不断演变，而我们作为临床科学家的职责就是尽量减轻继发性脑损伤。
- 因此，如果最初的创伤打击未导致患者死亡，则仍有机会进行救治，并将致残率或死亡率降至最低。
- 创伤性脑损伤有很多种类，但由于缺乏现场诊断，所以它们只能按照统一的模式接受处理。若能实现现场诊断，那么未来对于脑损伤进行针对性的治疗将成为可能。
- 缺氧仍然是一种常见的、易于控制的继发性损伤。
- 争取在超急性／院前阶段，即在脑损伤进一步进展之前就开始积极救治，有可能显著改善预后。

颅脑损伤（TBI）的年发生率超过 1000 万例，严重者需住院治疗，甚至导致死亡。大约 60% 的 TBI 是由于道路交通事故所引起。世界卫生组织预测，到 2020 年，TBI 将超过许多其他疾病成为死亡和残疾的主要原因[1]。创伤的发生率不断上升意味着 TBI 患者数量及由此给家庭和社会造成的负担将继续增加，尤其是在那些资源匮乏的国家。由于老年人口的增加、跌倒和抗凝血药的使用等原因，TBI 正在逐渐从年轻男性的疾病转变为老年人的常见病[2]。

卫生政策部门及立法人员可通过制订道路和车辆标准、头盔的使用规范等，最大限度地降低原发性脑损伤的发生率。科学家和临床医生们的作用则是尽量减少继发性脑损伤的影响，即研发减缓损伤进展的技术和药物，或者制订精准的超急性期治疗方案。神经和心脏组织耐受缺血时间短，且损伤后不能恢复，此时超急性期干预或许是更好的，因其可在创伤发生后的前几分钟便阻止神经／心脏的损失，而传统的重症监护手段则是利用监测设备和技术在损伤发生后几天的时间里争取改善"缺血半暗带"。如果患者在急救人员到达时没有死亡，那么就

有干预治疗的机会。我们医护人员控制继发性损伤的能力决定了患者的预后。

脑创伤基金会已发布并修订了 TBI 院前管理的指南。这些都是本章内容的重要基础。

一、损伤机制

头部创伤最常见的原因是道路交通事故、跌倒和袭击。虽然接触性运动损伤因脑震荡和"重返赛场"的问题引起人们的注意，但它们通常不会立即危及生命。

我们可以通过创伤机制和患者特征来预判潜在的脑损伤。直接打击头部更容易导致颅骨骨折和硬膜外血肿。突然的减速可造成剪切伤，且最有可能导致硬膜下血肿和弥漫性轴索损伤，如戴头盔的摩托车驾驶员在突然减速时头部受到的损伤。

在非战争区域，穿通性脑损伤相对罕见，然而美国是个例外。在美国，12% 的 TBI 及 35% 的 TBI 相关死亡都是由枪击引起的。在 25—34 岁，枪击是导致 TBI 的主要原因。大约 90% 的枪击导致的 TBI 是致命的，许多人在入院前已死亡。这与使用枪支来

自杀（男性最常见的自杀机制）和帮派械斗有关。

向 TBI 患者分配最适当的医疗资源是非常关键的。如果患者的病史清楚且伤情严重（例如，从两层楼以上的高处坠落或车祸时从汽车内弹出），或者意识水平有明显的下降，那么除了常规的救护车救援外，还应该启动高阶创伤救治（如本章后面所述）以改善患者的预后。

脑创伤性窒息

虽然经常被人们遗忘，但头部受到打击后的早期反应之一就是短暂的呼吸暂停[3]。这是动物 TBI 实验中的一个众所周知的现象，然而发生 TBI 时临床医生很少在场，故在人类损伤中未得到充分重视[4]。头部受到打击的能量越大，呼吸暂停的持续时间越长，而酒精似乎会加剧这种呼吸暂停。

在脑创伤性窒息（impact brain apnea，IBA）的动物模型中会发生儿茶酚胺的大量释放，紧随其后的是心血管功能衰竭。大约在 13% 的单纯性头部损伤病例中会出现脑创伤性窒息，且很容易被误认为是血容量不足[5]。

如果在脑创伤性窒息的同时还存在与意识水平下降相关的气道堵塞，可导致患者在急救人员到达之前死亡，或者因治疗不及时而导致缺氧性脑损伤。这些都需要现场人员的干预。平时加强对儿童和公众的培训，在事件发生时及时通知受过培训的人前来处理，只有这样才能在专业急救人员到来之前最大限度地减轻缺氧所造成的损伤（图 63-1）。

缺氧本身可导致脑和视网膜微出血[6, 7]。在阅读磁共振影像时，很可能误以为是弥散性轴索损伤（diffuse axonal injury，DAI），因此了解损伤的机制是非常重要的。在虐待性头部创伤（非意外损伤 / 摇晃婴儿综合征）中，微出血的程度似乎与神经系统的结局相关[8]。

了解超急性期的病理过程对于制订正确的治疗方案至关重要。有证据表明，快速纠正缺氧可能会加重微出血的形成[6]，但这一点还需要进一步研究。

二、与运动相关的"脑震荡"

脑震荡是一个不恰当的术语[9]，常用于相对轻微的 TBI 后的暂时性神经功能障碍。脑震荡不是本章的重点，但是人们可以使用如运动脑震荡评估工具（sports concussion assessment tool，SCAT 3）进行评估，进而为"重返比赛"的决定提供依据。必须记住的是，运动员们有时可能会有更严重的伤病，且需要干预。尽管媒体更关注运动员，但是因为日常生活、职业和交通事故而"脑震荡"的人远比运动员要多。

三、现场处置

管理事故现场（特别是现场安全）是急救到达

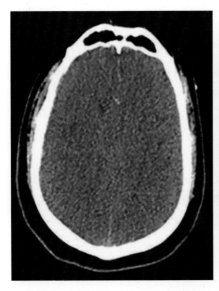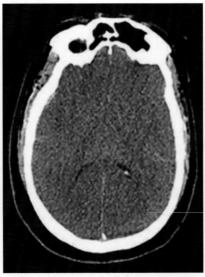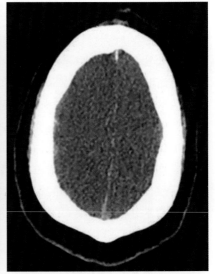

▲ 图 63-1 颅脑 CT 显示缺氧性脑损伤

通常这类患者被标记为颅脑损伤，但脑挫裂伤的程度很轻；更准确的诊断应该是继发于创伤性窒息的缺氧性脑损伤（引自 Wilson MH, et al. Impact brain apnea-a forgotten cause of cardiovascular collapse in trauma. *Resuscitation*. 2016; 105:52-58.）

时的首要任务。在接近患者时，通常可以通过"读取残骸"来评估头部受力的方向、大小以及损伤机制。一个"牛眼"状破损的汽车挡风玻璃（图 63-2）和一个较远距离处的伤者，往往提示受冲击力较大的头部损伤。即使患者看起来状态异常的好，这一点也必须要考虑到。使用以气道、呼吸、循环为框架的评估及管理体系是恰当的。但重点是对伤者进行个体化的"有意义的干预"，尽快转运患者至有治疗条件的单位，改善患者的预后[10]。格拉斯哥昏迷量表（GCS）及评估瞳孔反应对于了解损伤程度及如何进行后续处理至关重要[11]。

四、颈椎保护

颈椎保护一直是高级创伤生命支持（advanced trauma life support，ATLS）教学的重要部分，在美国国家指南中仍然非常重要。传统上是通过使用颈托、沙袋和绷带进行的三重固定来实现的。然而，一段时间以来，人们开始质疑这些方法是否真正有益[12]，其中，在使用沙袋和绷带的基础上附加使用颈托的方法备受挑战[13]。颈椎固定的风险，尤其是误吸、压疮和颅内压升高的风险[14-16]，已经促使一些国家修订其指南。一些文献综述对颈托持批评态度[17]，而其他的一些评论仍建议同时使用颈托、沙袋和绷带[18]。挪威的一项研究报道采用侧卧位保护气道并

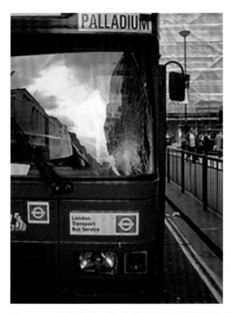

▲ 图 63-2 "牛眼"状破损的汽车挡风玻璃，**80%** 的病例会出现严重的头部损伤，如果在玻璃破损处发现血液和头发，比例则接近 **100%**

没有增加脊髓损伤的风险[19]，澳大利亚和新西兰复苏委员会则不再建议使用半刚性颈托[20]。

五、脑性躁动患者的管理

当患者处于躁动状态时，通常很难确定其躁动的原因究竟是因为自身性格、药物 / 酒精的影响，还是颅脑损伤所导致的。重要的是控制这种躁动，以便能够进行更好的评估。如果口头安慰不能使患者依从治疗，且 TBI 可能是躁动的原因，那就需要进行镇静处理（如咪达唑仑或氯胺酮）。这通常会降低患者的意识水平，随后可能需要气管插管，因此使用此类药物的人员必须具备较强的气道管理能力。然而，考虑到患者接受 CT 检查时也需要安静平躺，镇静处理可以加快临床处理进程。在这种高风险情况下，不干预可能会导致患者病情发展，但干预可能会损伤患者的气道。针对此类患者如何进行最佳处理的研究报道很少，因此对于每一个病例进行个体化分析与治疗是必要的。

值得注意的是，尽管很长时间以来，人们对氯胺酮的使用有所担忧，但氯胺酮似乎并没有显著增加颅内压，而且它还可能具有神经保护及维持气道反射的作用[21, 22]。

六、初步的气道管理

TBI 的患者经常并发面部损伤，这可能会导致气道受损及缺氧加重。实际上，人们通过一些简单的操作就可以减少脑损伤后缺氧导致的死亡率增加[23, 24]。托下颌及简易的鼻 / 口咽通气道可以保持气道通畅，通常在转运患者途中或是在准备气管插管的时候临时使用。由于存在一定程度的风险，特别是存在错误插入颅内的可能，一些指南建议不要使用鼻咽通气道（nasopharyngeal airway，NPA），但笔者仍然认为应该评估风险和权衡利弊，因为气道的维护始终是优先考虑的事项。在放置 NPA 时，应开大患者的嘴，以确保 NPA 从软腭后方进入口咽部。对于面部汹涌的出血，可以使用鼻腔气囊填塞、牙垫和颈托等来进行控制。

七、颅脑损伤患者的气管插管

许多研究表明，头部外伤患者的院前气管插管会增加死亡率[25]。圣地亚哥的 Davies 及其同事证明，TBI 患者在急救过程中气管插管增加了死亡率[26]。我

们需要谨慎看待此类研究的结果，因为实施院前插管和院内插管的医务人员的受训程度有所不同。von Elm 及其同事进行的 Meta 分析回顾了截至 2007 年的文献，结论是没有证据表明院前插管有益[27]。

我们需要非常清楚地了解院前气管插管的原因。针对单纯性 TBI 有两个常见原因。

• 气道通气能力不足，如 GCS 评分低（＜8 分）、舌后坠、喉损伤。

• 可能的病程进展预期，如躁动的患者（GCS 评分为 12～14 分）。

TBI 患者有很高的呕吐和误吸风险。通常来讲，大量饮酒可加剧这种风险。对 GCS 评分＜8 分的患者插管是为了在转移过程中维持和保护气道。对躁动患者进行插管也是基于同样的理由，另外还可以有效地控制躁动，安全、快速地转移到医院进行影像学检查。相比于操作本身，气管插管的风险收益比在更大程度上与这项操作的培训和管理，以及操作人员的安全有关。

在英国，管理良好且由医生主导的高质量医疗服务已经证明院前插管是安全的[28]。在澳大利亚，经良好培训的辅助医务人员实施插管后，患者 GCS 评分在统计学上有改善[29]。一项小型研究表明，约 1/3 的躁动患者 CT 异常[30]。

人们对气管插管诱导剂普遍存在争议，在英国，已经出现了一种趋势，即不再使用硫喷妥钠 / 依托咪酯（作为镇静药）和琥珀胆碱（作为肌松药）及后续的吗啡和咪达唑仑，转而使用芬太尼、氯胺酮和非去极化型肌松药，如罗库溴铵。在一项小型研究中，新的药物组合已被证明可以提高喉镜检查的质量[31]。

值得注意的是，院前插管的考虑因素与院内插管不同，因为院内插管的条件自然会优越很多。院前插管的实施需要培训和有效的管理。例如，（在理想情况下）患者应离开地面，放置于可以让操作者 360° 接近头部的位置（例如，不在救护车的后部），插管前的病情简介和核查表也是必要的。

八、脑血流灌注的优化

脑灌注压（CPP）是指平均动脉压（MAP）和颅内压（ICP）之间的压差，其概念是由 Miller 等在 20 世纪 70 年代提出的。在院前环境中，ICP 通常是未知的；然而，考虑到病理机制，ICP 可能会升高，因此很多指南都有一种趋势，即建议升高 MAP（以

维持 CPP）。面对其他穿透伤和多发伤时，目前很多指南都认为"允许性低血压"是更好的，因为提高此类患者的血压可增加血栓形成和进一步出血的风险。

缺氧和低血压的继发性损害会显著增加死亡率，人们普遍认为低血压发作会使死亡率倍增[23, 32]。然而，缺氧和低血压的影响可能并不相同。许多研究表明，低血压与较差的预后相关[33, 34]。然而，我们很少看到头部损伤后低血压产生分水岭梗死或其他"缺血性"问题。在一项小型研究中，排除受伤 12h 内即死亡的患者后，发现缺氧使死亡率倍增，但低血压却没有[24]。这可能意味着低血压与死亡存在关联性而非因果关系，也就是说，脑损伤合并（未得到恰当处理的）多发伤而出现低血压时，患者更有可能死亡，而不是低血压增加脑损伤患者的死亡率。不同类型颅脑损伤的最佳 CPP 可能并不相同（例如高 CPP 可能会加剧硬膜外出血，而对于弥漫性轴索损伤，高 CPP 则有利于维持灌注）。针对损伤患者的脑灌注优化方案亟待更多深入的研究。在这样的研究完成之前，维持正常或轻微升高的血压应该是当下院前 TBI 管理的目标。

低血压的治疗需要以患者为中心。患者是否有可逆的低血压原因（如张力性气胸）？是否有多发损伤（骨科）或可能的脊柱损伤？是过度镇静导致的吗？如果患者的血流动力学因低血容量而受损，那么输血是最合适的治疗方法。

九、通气

过度通气可以降低呼气末二氧化碳（end tidal CO_2，$EtCO_2$），导致血管收缩和缺血，从而降低颅内压[35]（图 63-3）。然而，最佳通气策略尚不明确。高潮气量通气与 TBI 后急性肺损伤的发生有关。

当大脑顺应性接近极限时，过紧的颈托可以显著增加颅内压[15, 36]，因此颈托的使用原则是限制活动即可，不能过紧。静脉压的静水压效应可以是相当大的[37]，因此抬高头部可以降低颅内压，同时保持足够的脑血流量。

疼痛和焦虑会增加肌肉张力，可能通过静脉压升高来增加颅内压。通过药物干预上述反应，以及通过肌松药（和插管）降低肌张力可以降低颅内压。通过维持正常 $EtCO_2$ 来控制通气（见前述）和最低程度的正压通气都可以促进脑静脉回流。

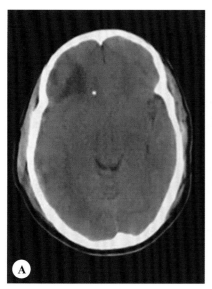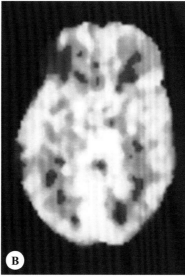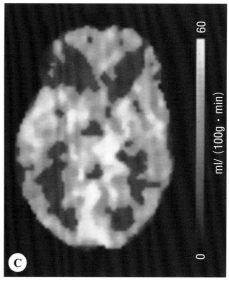

▲ 图 63-3　过度通气对脑灌注的影响

A. CT 图像；B. 血二氧化碳相对正常时的正电子发射体层成像（$PaCO_2$ 35torr = 4.7kPa）；C. 低碳酸血症（26torr = 3.5kPa）；黑色代表＜10ml/（100g·min）（引自 Coles JPJ, et al. Effect of hyperventilation on cerebral blood flow in traumatic head injury: clinical relevance and monitoring correlates. *Grit GalS Med*. 2002;30: 1950-1959.）

十、渗透性利尿药

使用甘露醇（1～2g/kg）或高渗盐水（6ml/kg，5%）可在手术前争取更多的时间。在大多数院前治疗措施中，主要的用药指征是脑损伤后出现单侧或双侧瞳孔的散大/固定。尽管人们普遍认为它们是通过减轻脑水肿起作用的，但最新观点认为它们的初始作用机制是将全身的血管外液体向血管内转移，进而改善血流动力学，最终改善脑灌注。到底使用哪一个药物更好一直都存在争议。从实际应用上来说，高渗盐水不同于甘露醇，其好处在于在寒冷的天气里不会沉淀和浑浊。从生理学角度来看，有证据表明高渗盐水的作用持续时间稍长，可能对多发伤的治疗有益[38]。然而，需要强调的是，两者都只是暂时起作用，加快予以病因性治疗才是首要任务。

十一、降温

由于降温可以降低颅内压，因此对于头部受伤的患者进行降温是一种普遍的做法。人们也认为，降温可能会降低脑代谢，并提供一些神经保护的作用。然而，很多研究表明，在重症监护[39]或院前环境[40]中降温对预后并无益处。为进一步研究降温是否有益，一项被称为减轻 TBI 的预防性低温临床试验（prophylactic hypothermia trial to lessen traumatic brain injury，POLAR RCT）正在澳大利亚进行。

十二、TBI 和凝血功能障碍

凝血功能障碍可以是之前就存在的，通常是由药物引起的，或者确实是由脑损伤恶化而引起的。在钝力所致的 TBI 急诊患者中，凝血功能障碍较为常见，且与更高的死亡率相关[41]。

十三、脑损伤导致的凝血功能障碍

大约 30% 的颅脑损伤患者会发生凝血功能障碍[42]，GCS 评分＜8 分、蛛网膜下腔出血及中线移位是独立的风险因素[43]。凝血功能障碍会导致死亡风险增加 10 倍，其发病机制尚不清楚；然而，研究者们提出，随着脑损伤后低灌注的发生，组织因子释放、弥散性血管内凝血、血小板功能障碍和蛋白 C 通路激活等一系列事件会导致局部和系统性的凝血和纤溶通路异常[44]。床旁检测国际标准化比值（international normalized ratio，INR）、血小板和血栓弹力图有助于更好地理解并早期纠正凝血功能障碍。

使用氨甲环酸已被证明对创伤救治有益[45]。目前，一项 Crash 3 临床试验正在开展，研究者使用氨甲环酸来减缓血肿/脑挫裂伤的进展。

INR 和活化部分凝血活酶时间等传统的凝血功能

障碍评估办法太慢，无法用于急诊室或手术室内正在出血的创伤患者的实时监测。随着专为院前环境设计的新设备的出现，使用血栓弹力图或类似方法进行床旁检测变得越来越普遍[44]。

十四、TBI中药物诱导的凝血功能障碍

抗凝血药的使用越来越普遍，并且在不断增加，尤其是在老年人群中[2, 46]。在评估老年人的颅脑损伤时，或者是存在与伤情不匹配的皮肤瘀斑和挫伤时，必须考虑其是否使用抗凝血药。

（一）华法林

华法林（主要降低凝血酶原和凝血因子Ⅶ）的作用可以通过凝血酶原复合物浓缩物（prothrombin complex concentrates，PCC）或新鲜冰冻血浆和维生素 K_1 来逆转[47]。随着床旁INR检测的投入应用，可以在创伤现场立刻给予患者注射PCC，而不是在患者送达医院和CT后再给药[48]。这可以防止出血/脑挫裂伤的进展，在处理老年人脑损伤的院前治疗中，这可能是最重要的干预手段。

（二）新型抗凝血药

达比加群是一种凝血酶因子Ⅱa直接抑制药，它的作用只能用依达赛珠单抗来逆转。利伐沙班是一种Xa因子抑制药，可阻断内源性和外源性途径，它不抑制凝血酶或血小板。正处在研究阶段的一种潜在逆转药是安得塞奈α（Andexanet α），是一种Xa因子的重组衍生物。然而，在院前急救阶段，甚至在大多数医院，还没有逆转这两种新型抗凝药的手段。处理使用这些药物的患者是极其困难的，一旦他们住院，应立即与血液科医生协商后决定。

（三）抗血小板药

阿司匹林和氯吡格雷抑制血小板聚集，但在院前阶段很难减轻它们的作用。去氨加压素（Desmopressin，DDAVP）（0.3μg/kg体重，静脉推注，配50ml生理盐水）和类固醇[49]可能有用。对自发性脑内出血补充血小板并无益处，这提示对创伤性颅内出血的患者补充血小板也可能很少或根本没有益处[50]。

十五、患者的检伤分类和转移

对于同等程度的损伤，与那些在非专科中心接受治疗的患者相比，在神经科学中心接受治疗可获得最高3倍的生存概率[51, 52]。这一重要发现促进了英国大型创伤中心的发展，并且为管理部门制订规范化流程提供支持证据，要求救护车绕过当地急诊科而直接前往配有神经外科专业的医学中心，因为这样可以最大限度地减少二次转运引起的治疗延迟。

两种主要的运输方式，各有其考虑。

（一）地面运输

救护车的转运应该是迅速而不匆忙。急加速后的紧急刹车会导致患者颅内压剧烈的变化，从而给患者的管理造成困难。移动时的血压读数往往不准确。如果患者没有插管，那么移动也会引发呕吐。此时可以考虑使用止吐药物。

（二）空中运输

对于道路救援，直升机运输是常见的。在飞行时，应确保患者的头部不会朝下。转移未插管、躁动的患者显然存在风险，因此需要认真评估。固定翼飞机的转移通常是较长距离的二次转移，但运输要点是相同的。

十六、未来展望

（一）现场诊断

现场诊断可分为两种形式：解剖学和非解剖学诊断。解剖学诊断需要某种形式的影像技术来显示病变的位置，非解剖学诊断包括生物标志物（如s100）或生成量化指标的工具（如对脑损伤的可能性进行评分预测）。这些工具需要极其灵敏，假阴性率低，因为漏诊脑损伤的代价可能是灾难性的。

（二）现场影像学检查

超声技术的发展极大地提高了颅外损伤的诊断水平，如气胸、心包压塞、腹腔积液和骨折，都可以迅速而准确地显示出来。然而，尽管经颅多普勒被认为是测量脑血流量的合适工具，但颅骨妨碍了这种无创性检查对各种颅内血肿或脑损伤的可靠诊断。超声可以通过测量视神经鞘的直径来反应颅内压，但是这并不能体现脑损伤的性质[53]。近红外光可以穿透颅骨，而且血凝块对近红外光有相当大的吸收，因此可以用来识别硬膜外或硬膜下血肿。在进行上述这些检查时，其结果的可靠性会受到操作者技术水平的限制，另外帽状腱膜下血肿也会对检查结果产生干扰[54]。对于脑卒中，移动CT能够帮助进行快速诊断，目前已在几个欧洲城市的特别设计的救护车中使用[55, 56]（图63-4）。

（三）颅内压

尽管我们在院前阶段无法知道颅内压数据，但

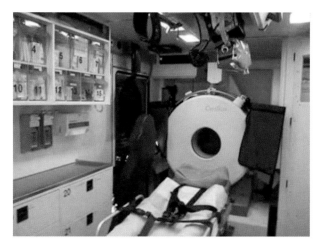

▲ 图 63-4　装备有卒中急救移动平台（stroke emergency mobile，STEMO）的救护车中的 CT 扫描仪，该图片来自柏林[56]；超急性期脑损伤的影像学检查是否能帮助我们制订针对特定类型脑损伤的治疗方案呢

引自 Ebinger M, Fiebach JB, Audebert HJ. Mobile computed tomography. *Cuff Opin Neurol.* 2015;28:4-9.

有一些简单的技术可以最大限度地降低颅内压，见框 63-1。

框 63-1　在院前阶段降低颅内压的技巧

- 松开颈托：改善静脉引流
- 体位：头部抬高至 35° 角（倾斜担架，并在头端下方用一个毯子垫高）
- 充分镇静 / 镇痛
- 肌肉松弛
- 如果插管，应使 $EtCO_2$ 正常化（4.5kPa）（避免过高的正压）
- 渗透性利尿药

注：这些技术可能会在院前环境中（颅内压通常未知）中降低颅内压；将血氧正常、血二氧化碳正常和血压正常作为处理的目标；如果可以确定颅内压升高的原因，则对其进行针对性治疗

（四）神经保护药

尽管在动物研究中表现出色，迄今为止还没有任何神经保护药被证明对人类有益。这或许是因为人类中枢神经系统更加复杂，但更可能的原因是设计临床试验时的实际情况导致了药物的有效窗口期被错过。TBI 种类繁多，有可能掩盖了神经保护药物在对于某一特定损伤类型的益处。迄今为止尚未证实有效的潜在药物包括类固醇[57]、黄体酮[58] 和 NMDA 拮抗药。目前正在进行的临床试验是氨甲环酸和抗疟疾的青蒿琥酯，如果在 TBI 的超急性期（第一个小时）给予此类药物可能是有益的。

（五）远程技术

近年来，对英国脑损伤患者预后影响最大的是大型创伤救治体系的出现。后勤和组织结构发展的好处超过了药物或临床操作的进步。互联网和应用程序技术的发展可以继续提高这些成果。例如，向经过培训的旁观者发出关于重伤患者的警报，让他们保持患者气道畅通，或者实施心肺复苏术，这意味着甚至在救护车到达之前就可以提供高质量的救治[59]。

（六）神经外科手术

钻孔探查术在现代的 TBI 诊治中的价值极为有限。在西方世界大部分地区都可以及时获得影像资料。在某些情况下，诊断已明确但患者转运延迟（例如，由于距离或天气限制），此时由非神经外科医生进行钻孔手术是可行的[60]。传统上，双侧瞳孔固定及 GCS 评分 3 分时预后极差[61]，但如果是硬膜外出血造成的，那么预后常常好得出人意料[62]。

（七）低代谢状态

也许院前环境中的终极治疗手段是诱导低代谢状态，来延缓继发性损伤的进展[63]。现场诊断、神经保护和此类技术的发展使神经创伤的院前管理达到了一个新的高度。

结论

TBI 具有相当高的发病率和死亡率，自 20 世纪 90 年代以来，其治疗重点是院内重症监护。然而，在超急性期积极治疗，尽可能地减轻继发性脑损伤，却能为患者带来最大的收益。随着有效的干预措施越来越多，传统的脑损伤"抱起来就跑"的模式正在发生演变。随着现场诊断成为可能，人们将制订针对具体疾病的特定干预措施。同时，对缺氧、低血压和潜在颅内压升高的管理在院前神经创伤救治中扮演着重要角色。

相　关　图　书　推　荐

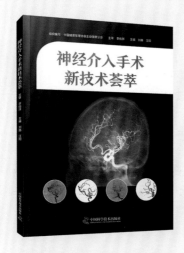

主编　刘　赫　汪　阳

定价　128.00 元

本书汇集了神经介入领域的最新手术技术，为了让读者能够更好地理解和运用，本书先概要介绍了脑血管内手术相关的基础知识部分，包括血管解剖结构、功能及血管变异、常见的手术入路、并发症处理等内容，然后系统阐述了有关动脉瘤、血管畸形、缺血性脑血管疾病、静脉性疾病等 30 余种介入手术新技术，其中不仅对使用频率较高的多套微导管系统栓塞技术进行了解析，还对近年出现且被越来越广泛使用的"吊脚楼"技术进行了解读。本书是众多神经介入专家丰富实战经验的精华总结，书中展示了大量丰富的操作细节，有助于广大神经介入初学者和亟须进阶的医生提升手术技能，早日跻身手术"达人"之列。

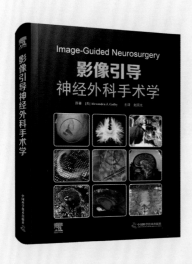

原著　[美] Alexandra J. Golby

主译　赵国光

定价　278.00 元

本书引进自 Elsevier 出版社，由美国哈佛大学医学院神经外科与放射学专家 Alexandra J. Golby 教授领衔编写。著者全面介绍了神经成像相关知识及影像引导技术在神经外科领域的应用，详细阐释了影像引导神经外科手术在神经功能障碍、颅脑肿瘤、血管病变及脊柱疾病等不同疾病临床治疗中的应用价值。书中所述不仅涵盖影像引导下垂体手术、脑血管手术、癫痫的外科治疗及影像引导神经外科机器人技术等多种实用治疗方式，还涉及治疗相关解剖学基础等丰富内容，有助于读者更好地学习、掌握、应用影像引导神经外科手术。本书内容翔实，图文并茂，非常适合神经外科学及医学影像学等相关专业医生、医学生阅读参考。

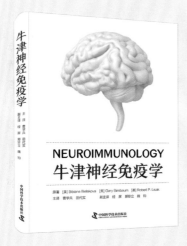

原著　[美] Bibiana Bielekova 等

主译　曹学兵　田代实

定价　148.00 元

本书引进自牛津大学出版社，由国际神经免疫学领域的知名专家 Bibiana Bielekova 博士、Gary Birnbaum 教授、Robert P. Lisak 教授联合编写，旨在为读者全面介绍神经免疫学领域的相关进展。全书共 11 章，囊括了当前有关神经免疫学领域的重要信息，重点阐述了神经免疫疾病的早期诊断和治疗，向读者介绍了快速发展的神经免疫学前沿知识。本书内容丰富，编排新颖，形式创新，紧跟学术前沿，有助于国内神经病学内、外科医师了解和掌握免疫学，熟知神经系统疾病的病理生理机制、诊断与治疗领域的进展，进一步提高临床分析思维能力和实践水平。

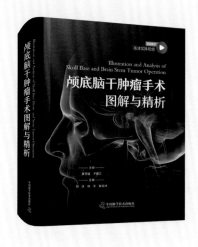

主编　刘　庆　杨　军　陈菊祥

定价　398.00 元

本书精选了中南大学湘雅医院神经外科近 10 年手术治疗各种颅底脑干肿瘤的典型病例与疑难病例。作者从理论到实践，对相关解剖病理特点及手术操作技术进行了系统阐述。全书共 12 章，先从解剖与病理视角宏观阐述了颅底脑干肿瘤的分类与特点，提炼了颅底脑干手术的微创理念与要点；然后详述了颅底脑干肿瘤的经典与复杂手术入路的相关要领；此外，还结合翔实的临床病例资料，全面介绍了各种颅底脑干肿瘤临床治疗的手术策略与技术要点，并细致记录了术者对相关微创手术的心得体悟。本书内容贴近临床，图文相得益彰，非常适合神经外科医生及相关医学生在临床实践中借鉴参考。

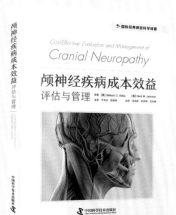

原著　[美] Seilesh C. Babu 等

主译　汪永新　张洪钿　巴永锋

定价　128.00 元

本书引自 Thieme 出版社，由神经外科专家 Seilesh C. Babu 博士与 Neal M. Jackson 博士联袂编写，系统介绍了各种颅神经疾病的成本效益评估与管理。书中所述不仅包括颅神经相关疾病、颅神经疾病的成本效益评价、颅神经病变的放射影像学，还涉及颅底解剖学、临床评估、诊断评估、治疗方案等相关内容。以成本效益为关注点进行内容呈现，切合临床实际，有助于读者理解和掌握相关知识并从中获益，非常适合神经外科、眼科、言语语言病理学科、放射科及不同亚专科领域的耳鼻咽喉科医师阅读，也可供神经解剖学和神经生理学研究人员参考。

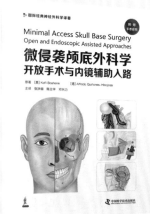

原著　[美] Kofi Boahene 等

主译　张洪钿　陈立华　邓兴力

定价　228.00 元

本书引进自 JAYPEE 出版社，由来自国际颅底中心的权威专家结合多年大量实践经验及深厚的临床知识精心打造，经国内多家医院具有影响力的专家联袂翻译而成。本书阐述了颅底手术相关的解剖学，强调将内镜作为一种工具，成为通过鼻腔内的自然开口（鼻内）及次选入路（经眶、经口）用于颅底手术的微创入路，并添加了微创治疗半规管闭合不全等内容，通过六篇 31 章解析了颅底手术的一般概念、手术相关的解剖学、常见颅底病变的处理及以微侵袭方式进行经眶、经鼻和经口的颅底手术。本书编排独具特色，图文并茂，阐释简明，不仅适合神经外科医生、耳鼻咽喉科医生、头颈外科医生在临床实践中借鉴参考，而且对经头部自然腔道和次选通道等微创手术入路有了解需求的相关人员来说，亦是一部不可多得的临床必备工具书。

相　关　图　书　推　荐

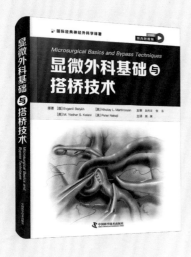

原著　[俄] Evgenii Belykh 等
主译　郭　庚
定价　128.00 元

本书引进自 Thieme 出版社，由多位资深神经外科专家结合多年实践经验精心打造。相较于其他显微外科著作，本书著者以显微神经外科技能培训为着眼点，将实验室练习与临床实践相结合，通过科学翔实的培训内容呈现了如何在实验室环境中进行有效、充分的显微神经外科练习，旨在提高神经外科医师的手术技能，具有很强的实用性和指导性。此外，本书还配有精美插图及高清视频，可以帮助读者更好地理解相关细节。全书共 12 章，编排独具特色，图文对应，阐释简明，非常适合广大神经外科医师在学习显微外科手术操作时参考。

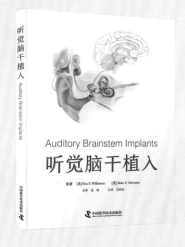

原著　[美] Eric P. Wilkinson 等
主译　汪照炎
定价　128.00 元

本书引进自 Thieme 出版社，由著名 ABI 专家 Eric P. Wilkinson 和 Marc S. Schwartz 领衔编写，由上海交通大学医学院附属第九人民医院耳鼻咽喉头颈外科团队共同翻译，是专门介绍听觉脑干植入的专著。本书汇集了来自世界各地的富有开创性的临床专家们的丰富经验和创新思路。全书共 20 章，不仅涵盖了 ABI 的历史和发展，相关的神经解剖学和生理学，耳蜗、耳蜗神经、脑干和听觉系统的成像，ABI 的临床适应证，还详细介绍了经迷路、乙状窦后和迷路后入路、儿科应用、听觉中脑植入物、设备特定工程和术中监测，以及听觉测试、性能变量和结果的审查，并对未来的创新方向进行了展望，如穿透多位点微电极和光遗传学的使用。本书内容系统，图文并茂，适合广大听力学家、耳鼻咽喉科医生、神经科医生和神经外科医生参考阅读。